《徐恩多外科解剖学》编写人员

名誉主编 何维为 于 频

主　　编 凌光烈 刘元健 田振国

副 主 编 舒 强 王 竞 鹿晓理 关丽明 冯 虹 孙世奎

编　　委 凌光烈 刘元健 田振国 舒 强 王 竞 鹿晓理 关丽明 冯 虹 孙世奎 李 玉 马文峰 公茂青 张世刚 白希壮 朱 悦 孟 强 刘天忠 任国成 郑立国

编　　者 （按姓氏汉语拼音排序）

白希壮 中国医科大学
陈峻青 中国医科大学
陈丽萍 中国医科大学
陈锡昌 武汉大学医学院
冯 虹 沈阳医学院
傅志良 河北医科大学
高克明 中国医科大学
公茂青 中国医科大学
关丽明 中国医科大学
郭光文 中国医科大学
韩子玉 中国医科大学
姜树学 中国医科大学
李 斌 中国医科大学
李 玉 中国医科大学
李智勋 哈尔滨医科大学
林元问 东南大学医学院
凌光烈 中国医科大学
刘里候 中南大学湘雅医学院
刘天忠 辽宁省大石桥市中心医院
刘元健 中国医科大学
刘忠堂 中国医科大学
卢 敏 中国医科大学
鹿晓理 中国医科大学
马文峰 中国医科大学
孟 强 中国医科大学
孟昭鲁 吉林大学白求恩医学部
皮 昕 武汉大学医学院
任国成 辽宁省朝阳市中心医院
沈国华 哈尔滨医科大学
石恩金 中国医科大学
侍 德 南通大学医学院
舒 强 中国医科大学
孙 娟 中国医科大学
孙世奎 铁法煤业集团总医院
田振国 辽宁中医药大学
王 竞 中国医科大学
王大玫 北京大学医学部
王舒宝 中国医科大学
王云祥 哈尔滨医科大学
吴景天 中国医科大学
吴永沐 南京医科大学
夏德昭 中国医科大学
徐恩多 中国医科大学
薛兴文 哈尔滨医科大学
杨凌洪 中国医科大学
张宝钧 中国医科大学
张朝佑 河北医科大学
张世刚 中国医科大学
张镇钟 中国医科大学
赵希武 中国医科大学
郑立国 辽宁省北票市第二人民医院
朱 悦 中国医科大学

秘　　书 鹿晓理

绘　　图 刘元健

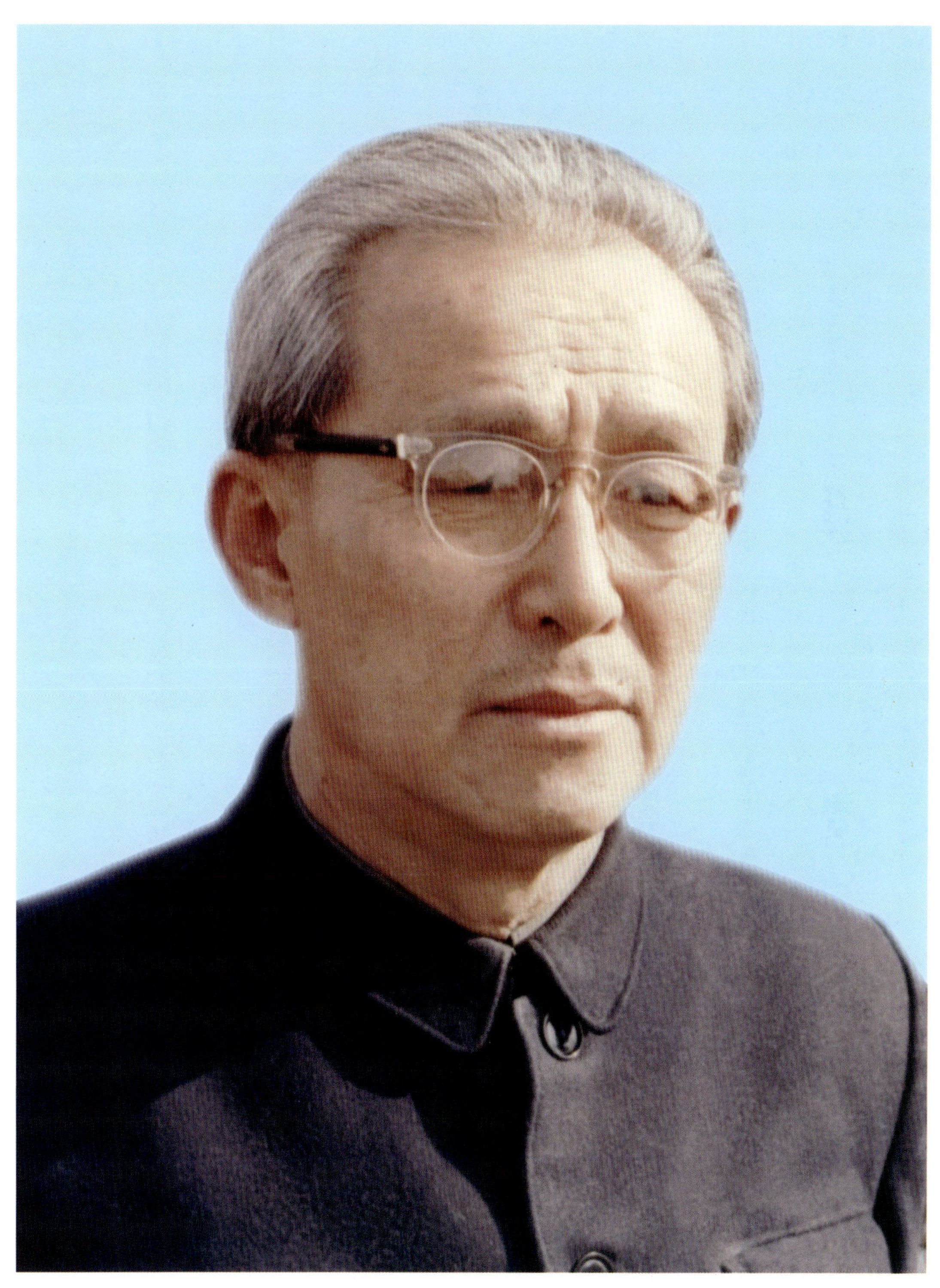

徐恩多教授

1924～2001

徐恩多外科解剖学

第二版

主 编　凌光烈　刘元健　田振国

科学出版社

北　京

内 容 简 介

《徐恩多外科解剖学》是由全国10余所高等医学院校50余名解剖学、外科学专家针对临床实际需要编撰的解剖学参考书。本书共设八篇：头部、颈部、胸部、腹部、盆部和会阴、脊柱和脊髓、上肢及下肢，约240万字，附有线条图（含套色线条图）约1400余幅，影像图片百余幅。文中在详述中国人人体局部解剖学之后，紧密联系临床疾病的相关诊断与治疗进行论述，重点讨论与手术有关、易于造成手术失误的相关解剖特点。

本书可供广大工作于临床第一线的外科医生、五官科医生、妇科医生、医学生以及从事教学工作的医学院校教师等参考使用。

图书在版编目(CIP)数据

徐恩多外科解剖学/凌光烈，刘元健，田振国主编. —2版. —北京：科学出版社，2008

ISBN 978-7-03-021197-2

Ⅰ.徐… Ⅱ.①凌…②刘…③田… Ⅲ.外科学：解剖学 Ⅳ.R602

中国版本图书馆CIP数据核字(2008)第027016号

策划编辑：黄 敏 / 责任编辑：戚东桂 / 责任校对：刘小梅
责任印制：刘士平 / 封面设计：黄 超

科学出版社 出版
北京东黄城根北街16号
邮政编码：100717
http://www.sciencep.com
中国科学院印刷厂 印刷
科学出版社发行 各地新华书店经销
*
1992年12月第 一 版 由辽宁教育出版社出版
2008年5月第 二 版 开本：787×1092 1/16
2008年5月第一次印刷 印张：71 1/2 插页：1
印数：1—2 000 字数：2 385 000

定价：498.00元

（如有印装质量问题，我社负责调换〈科印〉）

第一版序

外科解剖学是每个医生必须掌握的基本知识，对外科医生来说更为重要。进行手术时，从切口部位的选择到分离各部位的脏器以及分辨主要血管、神经的走行，无不需要熟悉手术部位的局部解剖；同时，还要考虑到解剖上的各种变异和畸形。换句话说，只有掌握了解剖学知识，才能将病变的部分切除，将正常的组织保留，并完善地予以修复，而使手术完满成功。

鉴于这个原因，中国医科大学徐恩多、何维为、于频教授邀请了全国 10 所医学院校的 41 位解剖学家共同编写了这本《外科解剖学》。全书分为八篇：头、颈、胸、腹、盆和会阴、脊柱、上肢、下肢，洋洋 150 万字，附有插图 1300 余幅；图文密切配合，易于理解。作者在参考了大量国外的新近资料外，主要叙述了近年我国解剖学家对中国人解剖学的新的研究和发现，详述了中国人解剖学的基础资料和其不同特点，因此，这是一本有关中国人体质解剖特点、极有价值的参考书。

作者在每个章节后都写有外科讨论的内容，概括地叙述了在各种常用手术中有关解剖上的重要环节，指出了手术操作中在解剖上的注意事项，包括在不同个体的变异和畸形。特别值得提出的是，作者鉴于近年显微外科技术的迅速进展，还详述了人体表面各个部位不同皮瓣、肌(皮)瓣的显微外科解剖，十分有益于整复外科的工作。因此，这是一本对各种手术有指导意义的实用参考书。

我国还缺少这样一本针对外科、五官科、妇产科、口腔、颌面等方面的较全面的解剖学书籍，我热忱地推荐这本书给所有的临床医生，特别是在成长中的青年外科医生。

同济医科大学　裘法祖

1991年春节

第二版前言

徐恩多教授为我国解剖学、外科学的著名专家,《外科解剖学》初始撰写人。现今,随着解剖学、临床医学的日新月异,本书亦需更新再版。虽然徐恩多教授已然逝世,但我们仍延续其认真严谨、专心治学的精神,完成了本书的编撰工作。现值本书再版之际,将其更名为《徐恩多外科解剖学》,以示对徐恩多教授的尊敬与追悼!

本书由全国10余所高等医学院校50余名解剖学、外科学专家共同编著而成,分为八篇:头部、颈部、胸部、腹部、盆部和会阴、脊柱和脊髓、上肢及下肢,约240万字,附有插图1400余幅,且全部重新绘制,改为套色图,并增加影像图片百余幅,以适应临床实际工作的需要。本书切实结合中国人人体解剖特征,参考国内外大量最新科研资料,将解剖学内容与临床紧密结合,重点讨论与手术有关的、易于造成手术失误的局部解剖特点。

本书是一本针对临床实际需要编撰的解剖学参考书,对广大工作于临床第一线的外科医生、五官科医生、妇科医生、医学生以及从事教学工作的医学院校教师等均适用。希望本书能为临床医学的发展贡献绵薄之力。

凌光烈　刘元健　田振国

2008年3月

第一版前言

临床医学的飞速发展，要求基础医学，特别是解剖学方面能够不断提供新资料，把解剖学资料与临床更好地联系起来，以此对临床工作有所帮助或推进，这是人们长久以来的愿望，也是我们撰写本书的目的。

本书由全国10所高等医学院校41位解剖学、外科系统的专家和临床解剖学者共同编著而成。另外，还邀请著名外科专家裘法祖、黄莘庭、冉瑞图、黄志强教授和解剖学专家何光篪教授等审阅指导，对提高本书在临床、教学和科研方面的实用价值将起到重要作用。

本书共设有八篇：头、颈、胸、腹、盆、脊柱、上肢、下肢，共约170万字，1300幅插图，图文并茂，便于阅读学习。其特点是解剖内容紧密结合临床，在每章或节之后均设有"外科讨论"一项，重点讨论有关手术的局部解剖学、手术中容易发生的错误和危险及其预防；另外，也涉及诊断学某些解剖学基础（包括影像诊断），这将使读者感到甚为有用。

书中收入近代国内、外大量新的科研资料，特别是主要介绍了中国人的解剖新资料和新发现，因此，本书是具有中国人体质解剖特征、很有实用价值的一本参考书。对广大基层外科医生、五官科及妇产科医生、医学生和医学院校的教师等均为适用。本书并与沈魁、何三光教授主编的《实用普通外科手术学》相辅相成，互称姊妹篇。

徐恩多　何维为　于　频

1992年10月

于中国医科大学

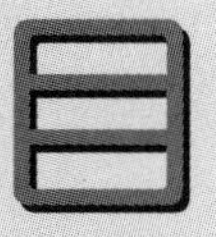
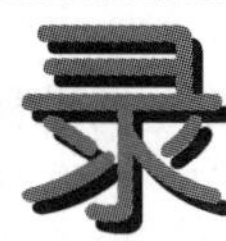

目录

第一篇 头 部

第二篇 颈 部

第三篇　胸　　部

第四篇　腹　　部

第五篇　盆部和会阴

第六篇　脊柱和脊髓

第七篇　上　　肢

第八篇　下　　肢

第一篇 头 部

第一章　头部解剖概述

第一节　头部的境界和分区

头部与颈部相连，两者以下颌骨下缘、下颌角、乳突、上项线和枕外隆凸的连线为界。

枕外隆凸 protuberantia occipitalis 为位于枕部向后最突出的隆起，其深面为窦汇。枕外隆凸在儿童不明显，成人的则较大，易误诊为骨瘤。

上项线是由枕外隆凸向两侧延伸的骨嵴，其深面为横窦。

顶枕点又称人字点，为矢状缝和人字缝的相交点，位于枕外隆凸上方约 6cm 处。

乳突 processus mastoideus 位于外耳后下方，其根部前缘的前内侧有茎乳孔，面神经由此出颅。乳突深面的后半部为乙状沟，乙状沟处的颅骨与乙状窦壁粘连紧密，这可作为颅后窝手术时判断是否到达乙状窦缘的一个标志。

颧弓 arcus zygomaticus 位于眶下缘和枕外隆凸间连线的同一水平面上。其中点的上方约 3.8cm 处与大脑外侧沟下缘相对，可作为额、颞叶分界的体表标志。

翼点 pterion 为额、顶、颞、蝶四骨的会合处，此处常构成"H"形的缝，是颅盖骨的薄弱部分。颅骨钻孔时应轻柔，尤其是对颅内压增高者更应注意，以免钻头刺入颅内。翼点内面紧邻脑膜中动脉（常有血管压迹或血管通过的骨管）。翼点位于颧弓中点上方约一横指处。

冠状点又称额顶点，为冠状缝和矢状缝相交点，位于鼻根和枕外隆凸连线的前、中 1/3 交界处。

额结节为额骨最突出部分，深面为额中回。

眶上（孔）切迹 incisura supraorbitalis 位于眶上缘的中、内 1/3 相交处，眶上血管、神经由此出眶。

眶下孔 foramen infraorbitalis 位于眶下缘中点下方 0.5～0.8cm 处，为眶下血管、神经出骨部位。

颏孔 foramen mentale 位于下颌第一、二双尖牙的下方，下颌体上、下缘连线的中点或其稍上方，距正中线约 2.5cm 处，为颏血管、神经出骨部位。颏孔实际上是一短管，朝外上方开口。颏孔的位置和开口方向可随年龄的增长而逐渐上移或后移，7～8 岁儿童略低于成人，15 岁时上升到成人位置，脱牙老人则多接近于下颌体上缘。

> 眶上切迹、眶下孔和颏孔三者之间的连线，一般为一直线。前两孔是三叉神经（第一、二支）痛注射酒精治疗的部位，在行眶下神经注射时，皮肤进针点应在眶下孔下 1cm 稍内处，刺入孔内的深度以 0.5cm 为宜，过深易伤及眼球。

第二节　颅脑的体表投影

从头部表面测定颅脑的某些结构，如中央沟、外侧沟和横窦等，在临床上有一定意义。

一、中央沟简易测定法

额骨颧突后一横指与颧弓上一横指的交点为翼点，由该点向矢状线中点后 1cm 处做一连线，此线大致相当于中央沟的位置。另一方法是从眉间到枕外隆凸连线中点后 1cm 处，向前下做一与矢状线成 67°的斜线，即为中央沟的位置。

二、Krönlein 测定法

Krönlein 测定法常以 6 个标线为依据：下横线（从眶下缘至外耳门上缘的连线）；上横线（从眶上缘向后绘一与下横线平行的线）；矢状线（从鼻根至枕外隆凸的连线）；前垂直线（经颧弓中点做一与上、下横线成直角的线）；中垂直线（经颞下颌关节中点做一与前垂直线平行的线）；后垂直线（经乳突后缘做一与前、中垂直线平行的线）。

脑膜中动脉主干，相当于下横线与前垂直线的相交处；脑膜中动脉前、后支，相当于上横线与前、后垂直线的相交处。

中央沟在前垂直线和上横线的交点与后垂直线和矢状线交点的连线上，相当于中、后垂直线之间的一段。

中央前、后回分别位于中央沟体表投影线的前、后各 1.5cm 处的范围内。

外侧沟相当于平分中央沟投影线与上横线交角的线处(图 1-1-1)。

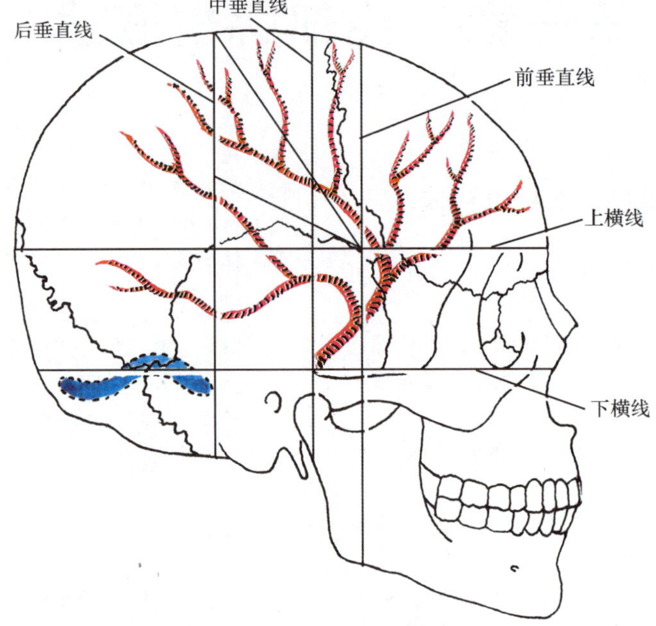

图 1-1-1　颅脑体表投影标线

第三节　常用的颅脑断面解剖

在行外科手术和阅读 CT 与 MRI(磁共振成像)的影像时，必须了解颅脑各个断面的解剖结构。由于两侧大脑半球的沟回并不对称，以及 CT 和 MRI 的断面是代表一定厚度和角度的脑组织重建图像，因此，解剖学所见与图像之间，在所含的解剖结构内容上有一定差异。现将几个较重要的颅脑断面解剖介绍如下：

1. 水平断面　是以**眶耳线**(OM)即外眦与外耳道的连线为基线，向上间隔一定距离所做的断面。

OM 线上方 1.5cm 处的断面，可见蝶骨、鼻骨、颈内动脉、海绵窦、横窦；基底动脉位于脑桥前池正中部，在动脉硬化时可偏于一侧；脑桥前池和桥小脑角池相连，两池扩大或缩小对脑桥本身或其附近的病变诊断很有帮助；第四脑室居正中线，在后方可见向外侧延伸的侧隐窝，呈马蹄形。第四脑室受压、移位与扩大对确定幕下病变很有意义。另外，还有颞叶、脑桥和小脑等(图 1-1-2，图 1-1-3)。

OM 线上方 3.0cm 处的断面，可见颈内动脉、大脑前动脉、大脑中动脉、中脑、直回、钩(海马旁回)以及鞍上池等(图 1-1-4，图 1-1-5)。鞍上池(由直回、钩和中脑或脑桥共同形成)呈四角形或五角形、六角形，含视神经、颈内动脉、垂体柄和鞍背等。其大小有个体差异，小儿和老年人较大，因此，在诊断时应注意。

OM 线上方 4.5cm 处的断面，可见侧脑室前角、尾状核、壳、苍白球、丘脑等(图 1-1-6，图 1-1-7)。内囊在基底核内，将尾状核及丘脑与豆状核分开，左侧呈“<”形，右侧呈“>”形。在 CT 片上，内囊前肢较后肢的对比度稍差，随年龄的增长而逐渐显示得较清楚。

OM 线上方 6.0cm 处的断面，可见侧脑室和其中的脉络丛、尾状核、丘脑等(图 1-1-8，图 1-1-9)。

OM 线上方 7.5cm 处的断面，可见额上、中、下回以及顶上小叶和扣带回等(图 1-1-10，图 1-1-11)。

OM 线上方 9.0cm 处的断面，可见众多的脑回和脑沟等(图 1-1-12，图 1-1-13)。

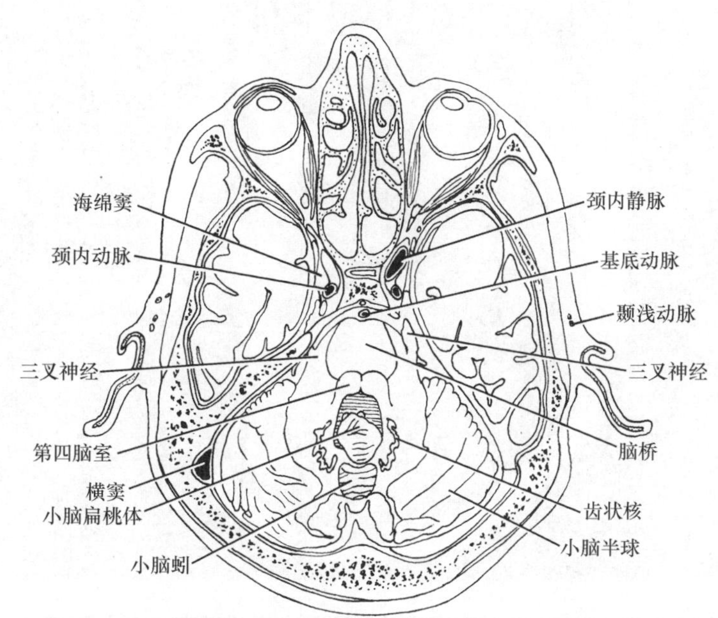

图 1-1-2 颅脑 OM 线上 1.5cm 水平断面

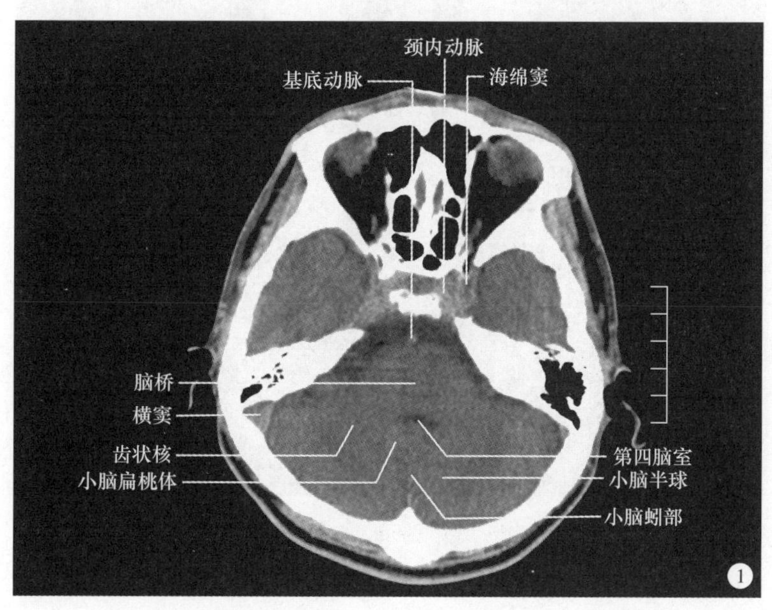

图 1-1-3 颅脑 OM 线上 1.5cm 水平断面 CT 及 MRI

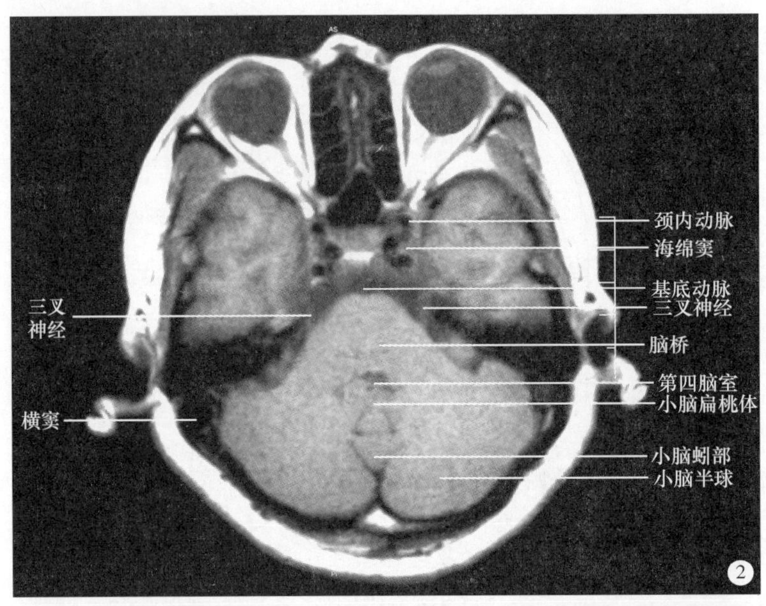

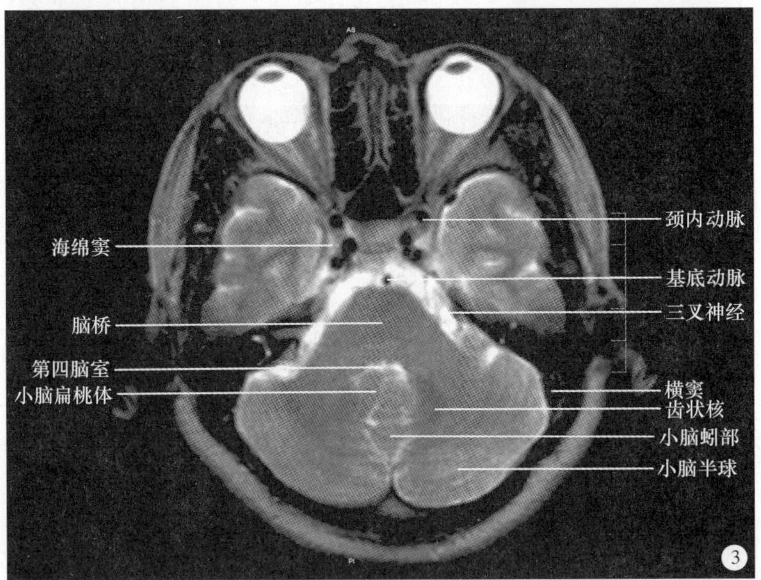

图 1-1-3 颅脑 OM 线上 1.5cm 水平断面 CT 及 MRI(续)

1. CT；2. MRI T_1 加权像；3. MRI T_2 加权像

大脑前动脉
视神经
颈内动脉
大脑前动脉
漏斗隐窝
大脑后动脉
下丘脑
动眼神经
海马
侧脑室下角
大脑后动脉
钩(海马旁回)
小脑蚓
中脑水管
小脑半球
小脑幕
直窦
大脑镰
窦汇
枕叶

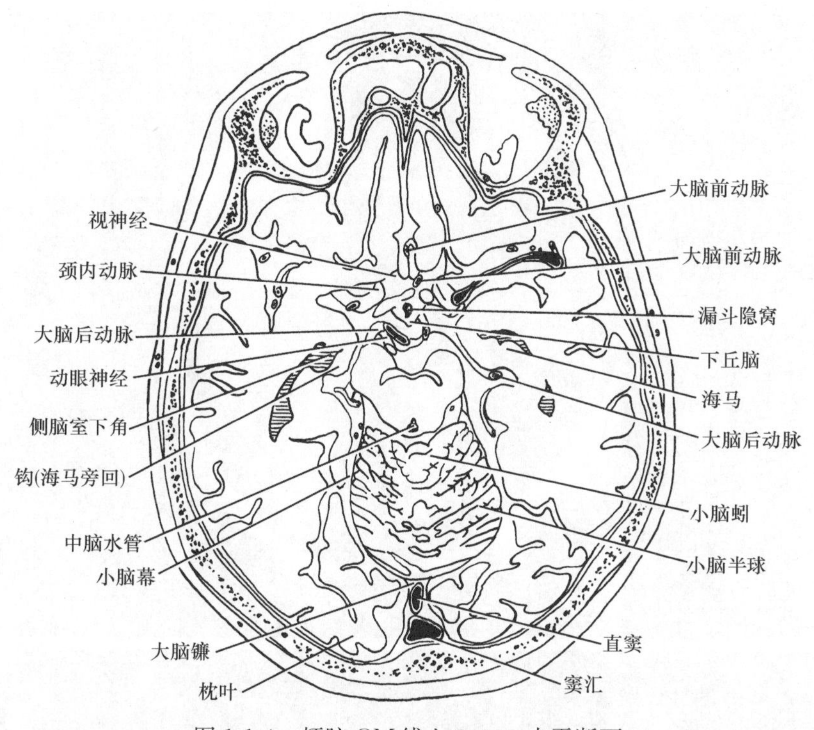

图 1-1-4　颅脑 OM 线上 3.0cm 水平断面

大脑前动脉
漏斗隐窝
视交叉
颈内动脉
下丘脑
侧脑室下角
海马
大脑后动脉
中脑导水管
枕叶
小脑半球
窦汇
小脑蚓部
1

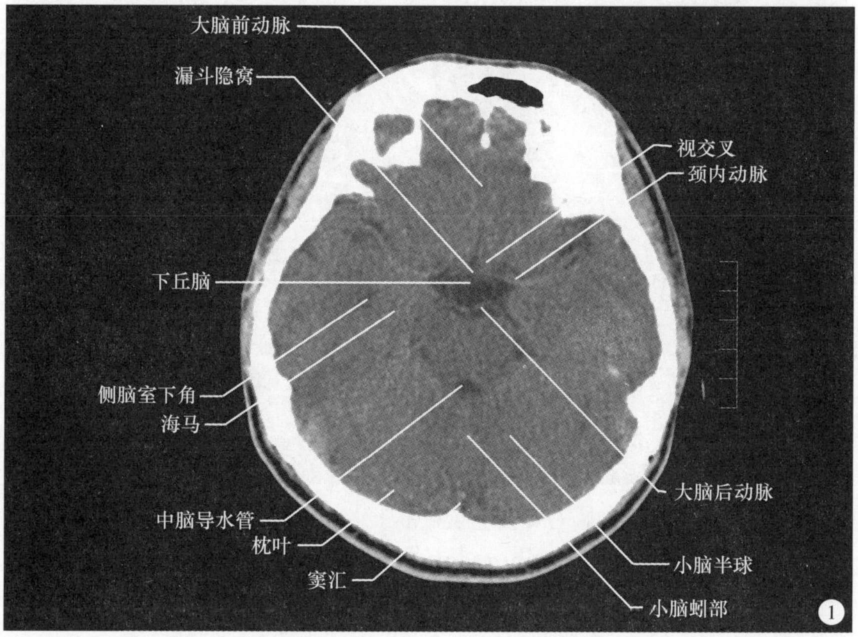

图 1-1-5　颅脑 OM 线上 3.0cm 水平断面 CT 及 MRI

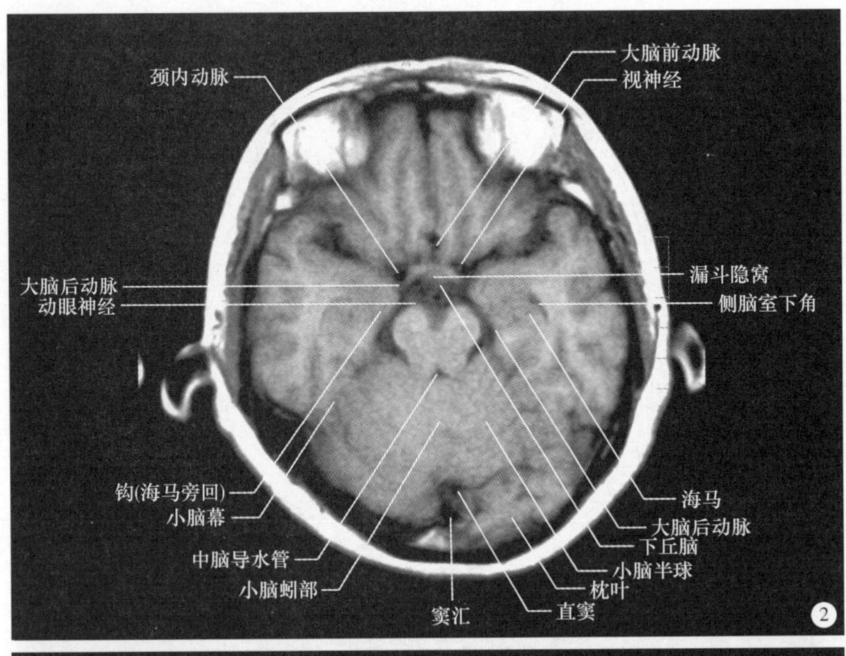

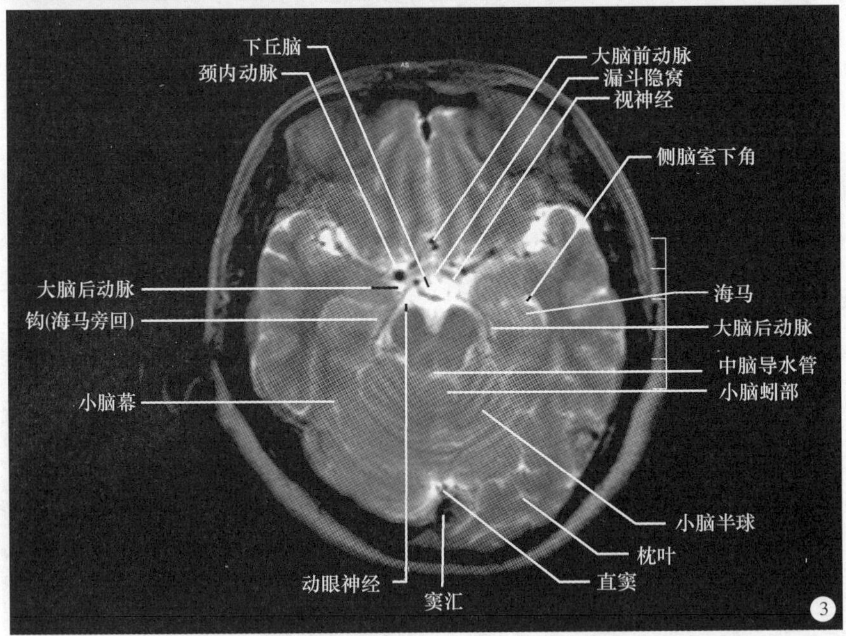

图 1-1-5 颅脑 OM 线上 3.0cm 水平断面 CT 及 MRI(续)

1. CT;2. MRI T_1 加权像;3. MRI T_2 加权像

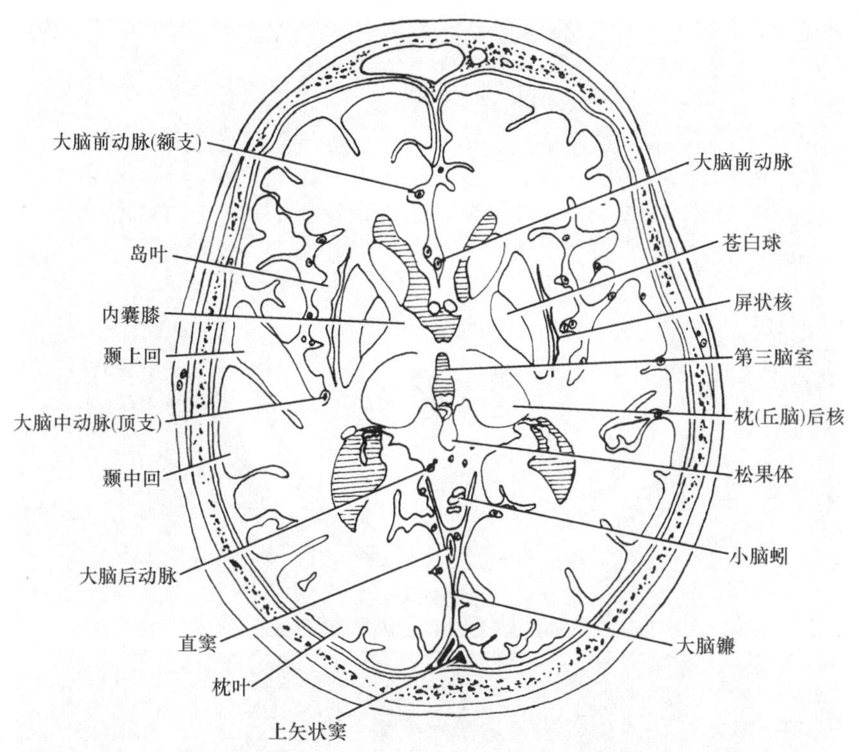

图 1-1-6 颅脑 OM 线上 4.5cm 水平断面

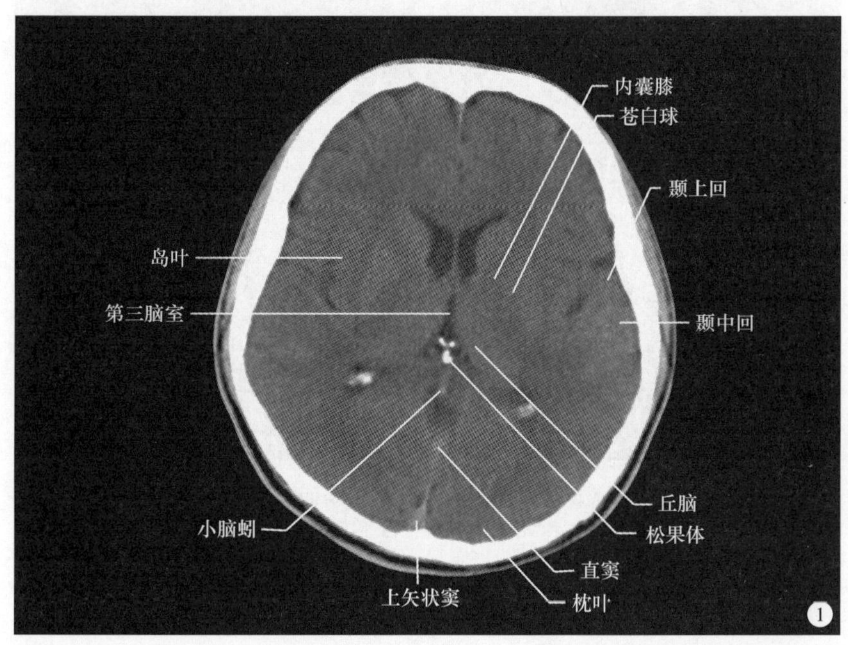

图 1-1-7 颅脑 OM 线上 4.5cm 水平断面 CT 及 MRI

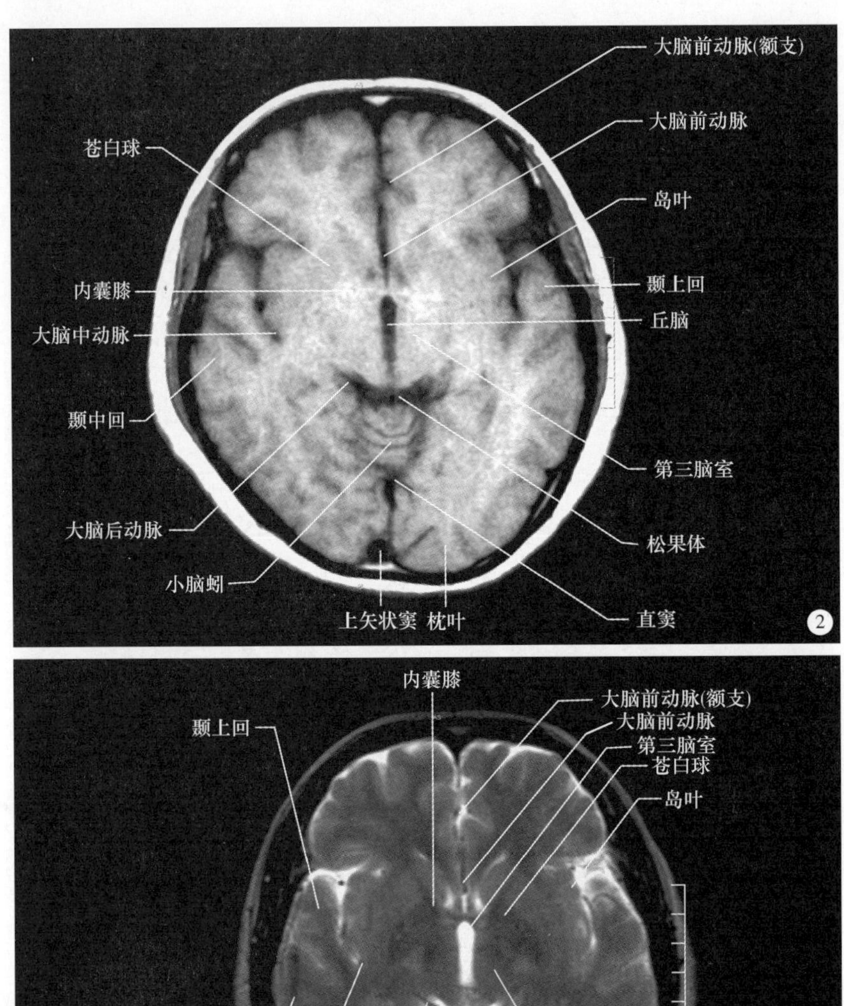

图 1-1-7　颅脑 OM 线上 4.5cm 水平断面 CT 及 MRI(续)

1. CT；2. MRI T_1 加权像；3. MRI T_2 加权像

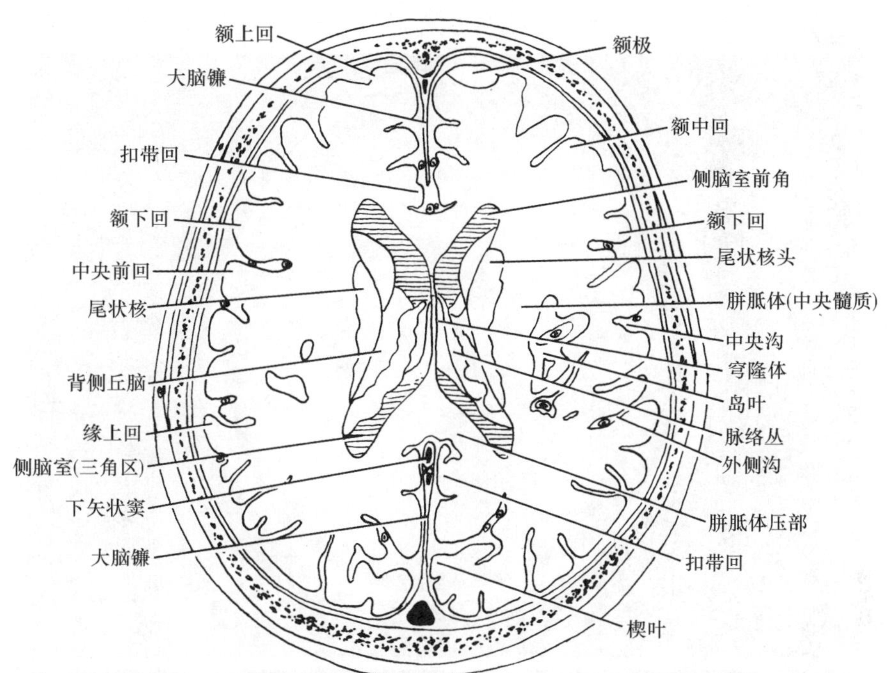

图 1-1-8　颅脑 OM 线上 6.0cm 水平断面

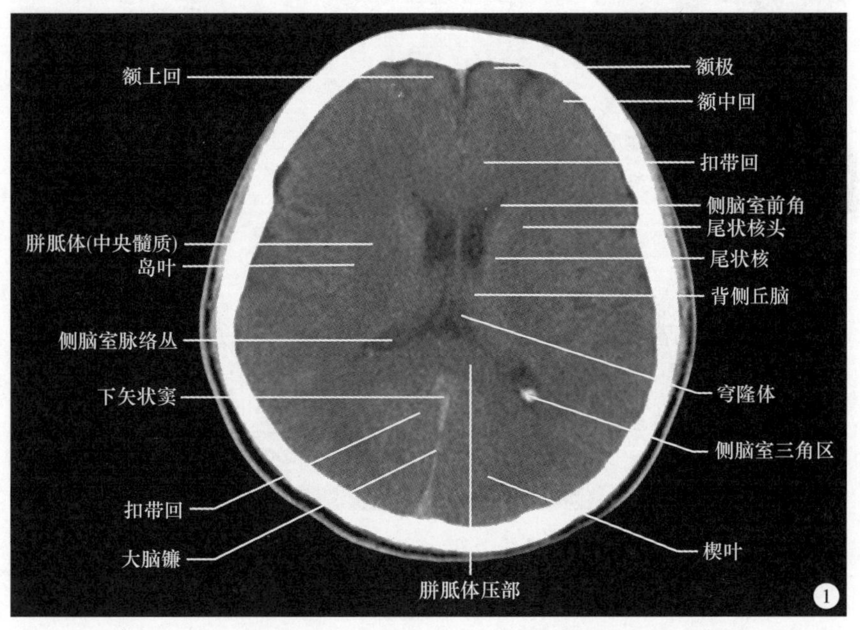

图 1-1-9　颅脑 OM 线上 6.0cm 水平断面 CT 及 MRI

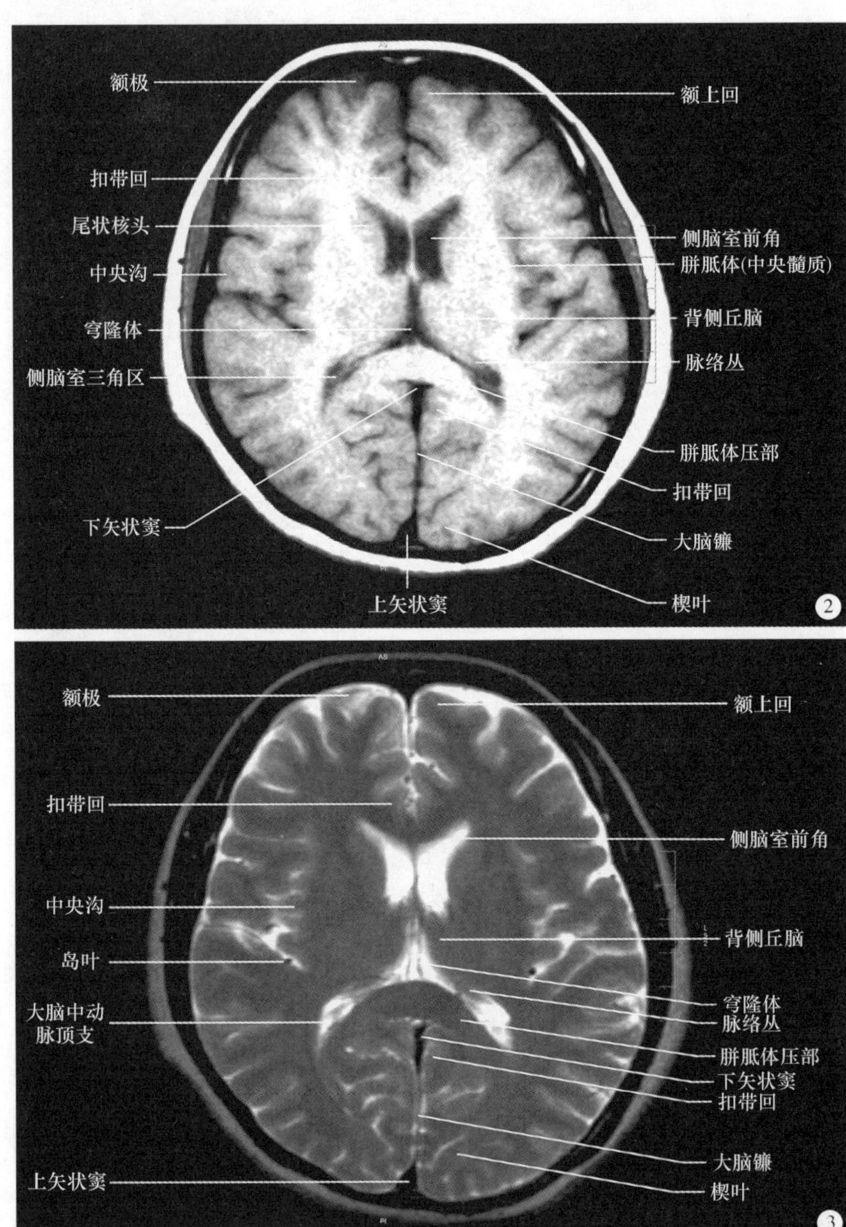

图 1-1-9 颅脑 OM 线上 6.0cm 水平断面 CT 及 MRI(续)

1. CT；2. MRI T_1 加权像；3. MRI T_2 加权像

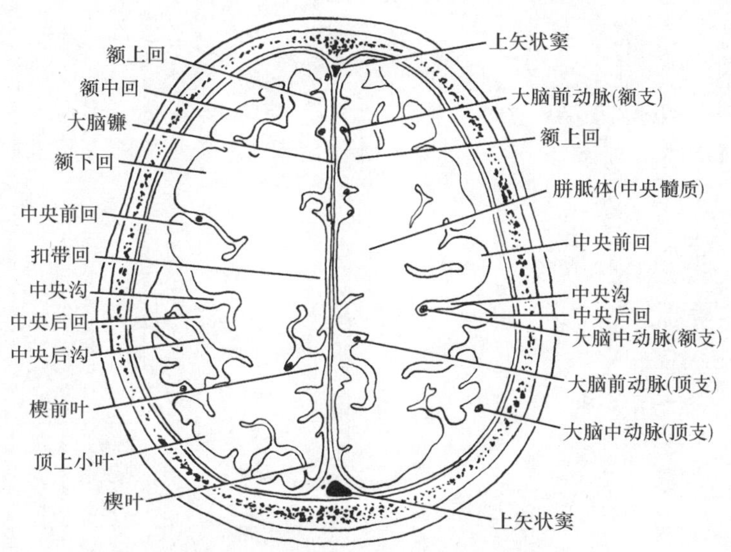

图 1-1-10　颅脑 OM 线上 7.5cm 水平断面

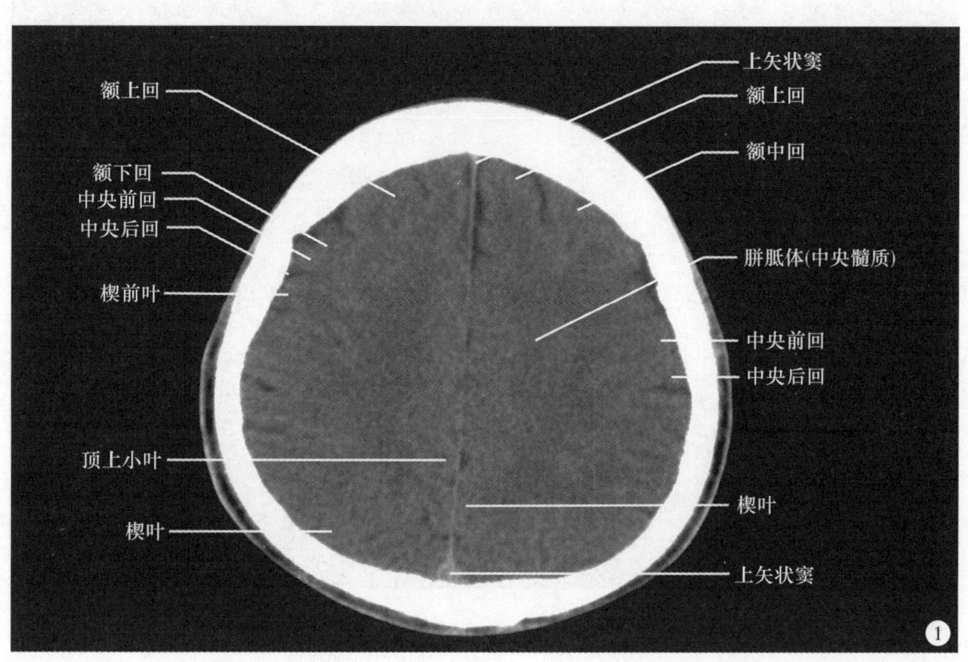

图 1-1-11　颅脑 OM 线上 7.5cm 水平断面 CT 及 MRI

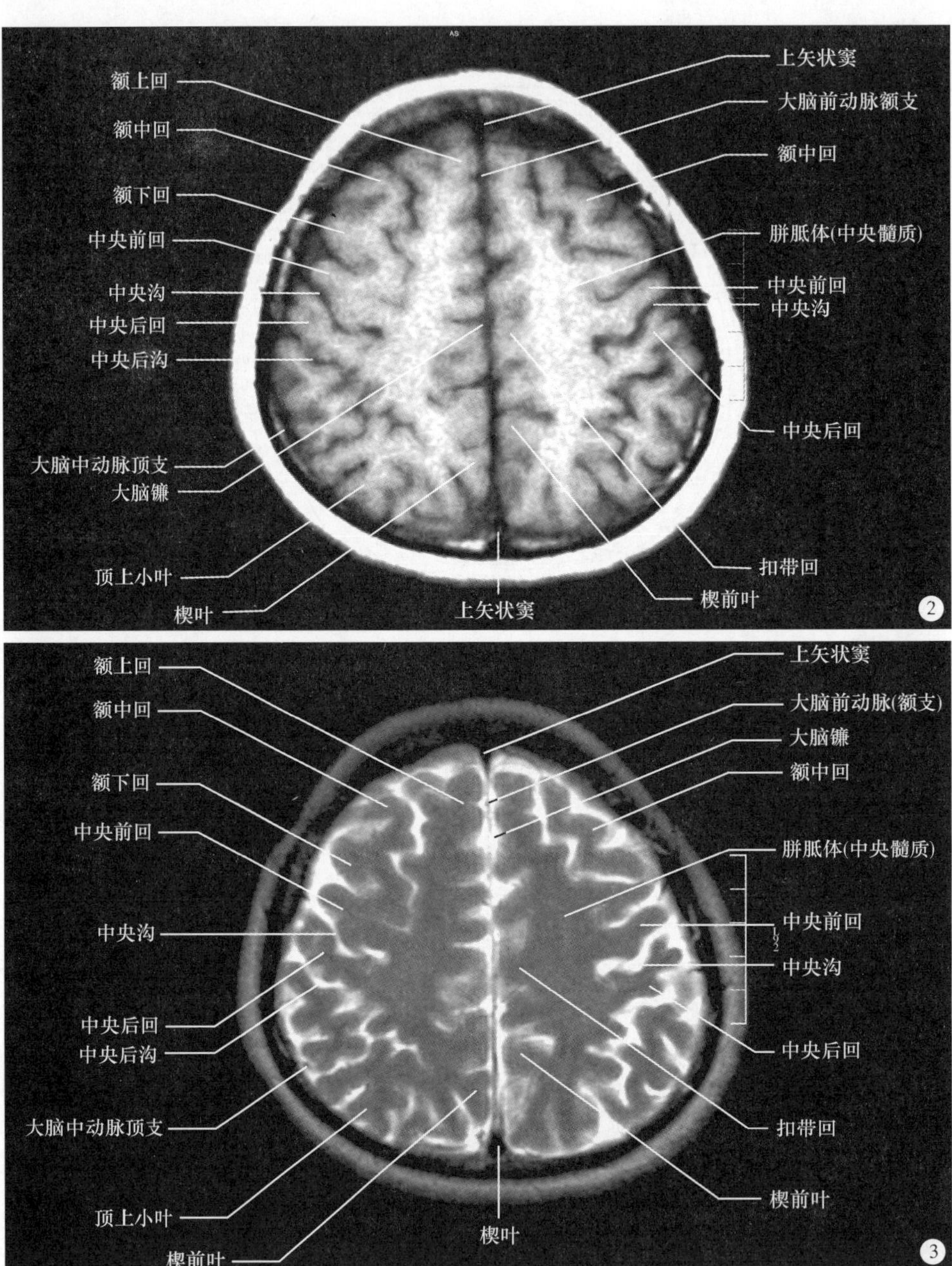

图 1-1-11 颅脑 OM 线上 7.5cm 水平断面 CT 及 MRI(续)

1. CT；2. MRI T_1 加权像；3. MRI T_2 加权像

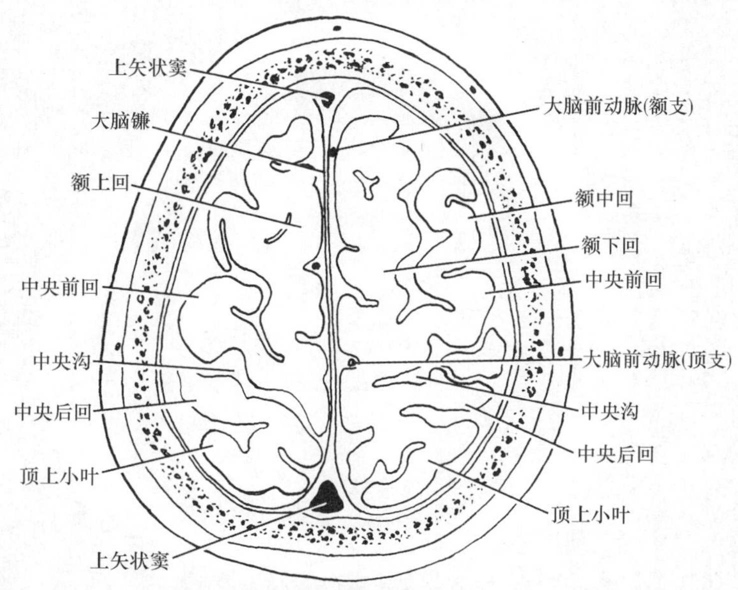

图 1-1-12 颅脑 OM 线上 9.0cm 水平断面

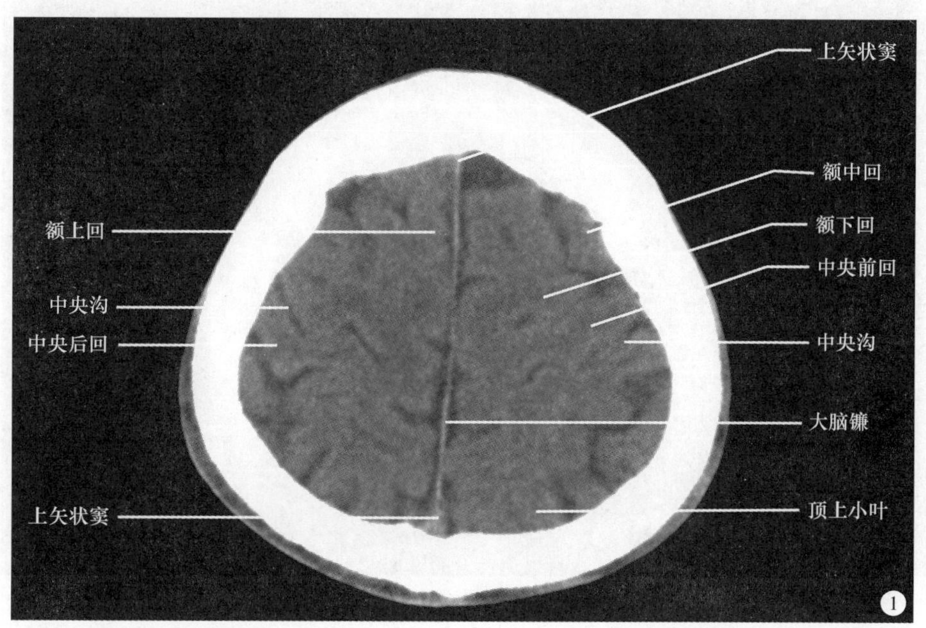

图 1-1-13 颅脑 OM 线上 9.0cm 水平断面 CT 及 MRI

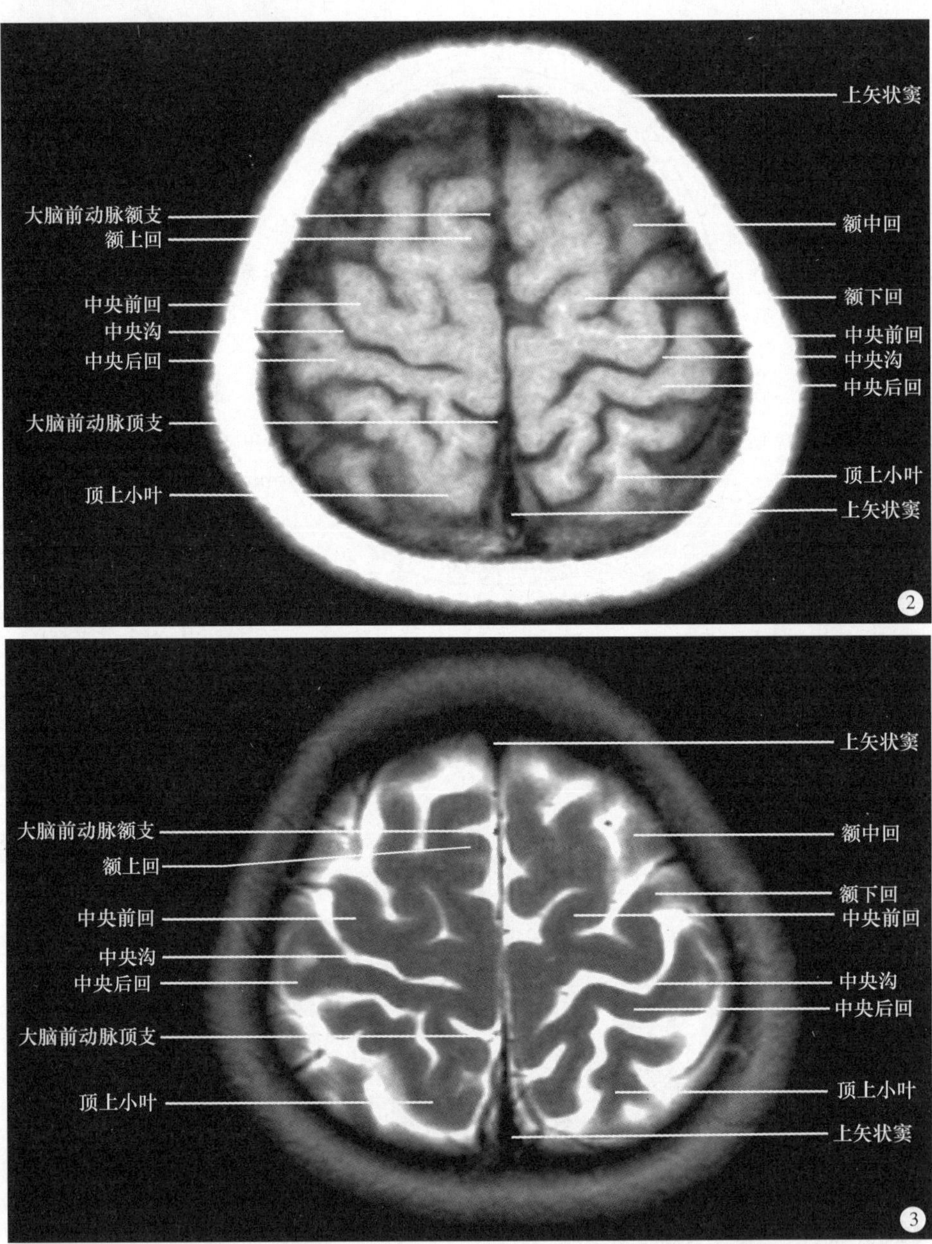

图 1-1-13 颅脑 OM 线上 9.0cm 水平断面 CT 及 MRI(续)

1. CT;2. MRI T_1 加权像;3. MRI T_2 加权像

在 CT 和 MRI 片上,脑沟随年龄的增长,显示机会增多,高龄时易于认出,其出现率与沟的深度和走行有关。中央沟及中央前、后沟呈三条平行的带状影,以中央沟为最长,颅内压增高时脑沟可消失。

2. 冠状断面 是通过蝶鞍的断面,可见侧脑室前角、透明隔、丘脑、垂体、额上回和颞极等(图1-1-14)。

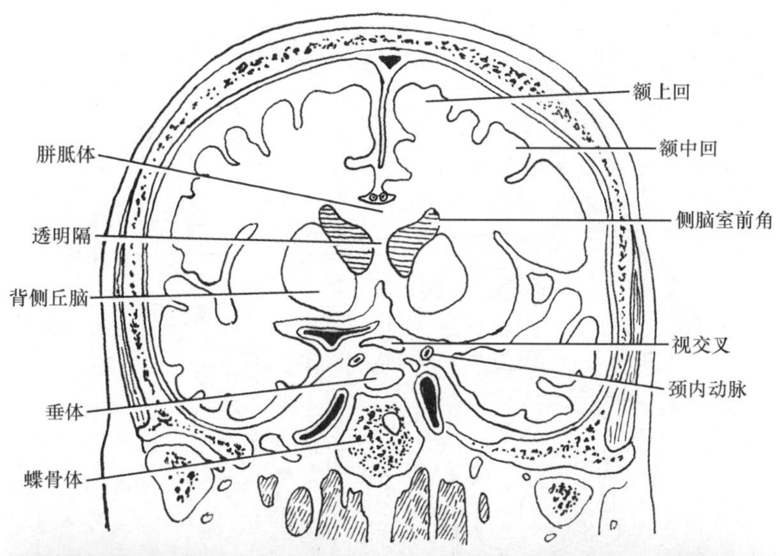

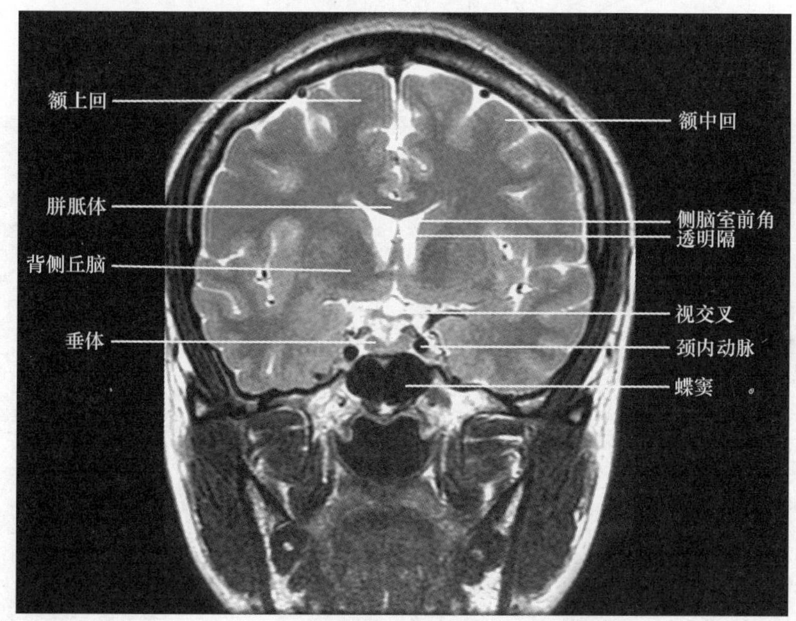

图 1-1-14　颅脑冠状断面示意图及 MRI T_2 加权像

3. 矢状断面　是通过大脑纵裂的断面，可见大脑半球内侧面、丘脑、中脑、脑桥、延髓及各脑池等（图1-1-15）。在 MRI 上，脑干和脊髓基本位于同一轴线上。如有成角变化，对诊断枕骨大孔畸形很有帮助。

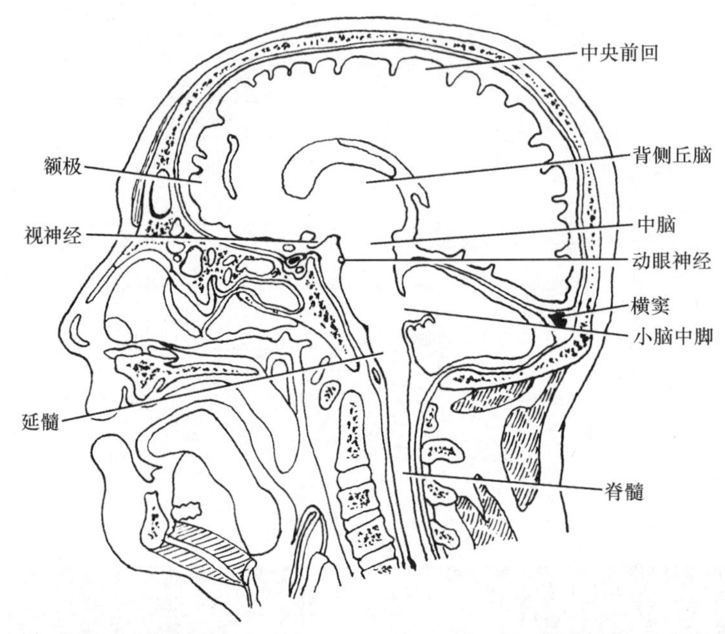

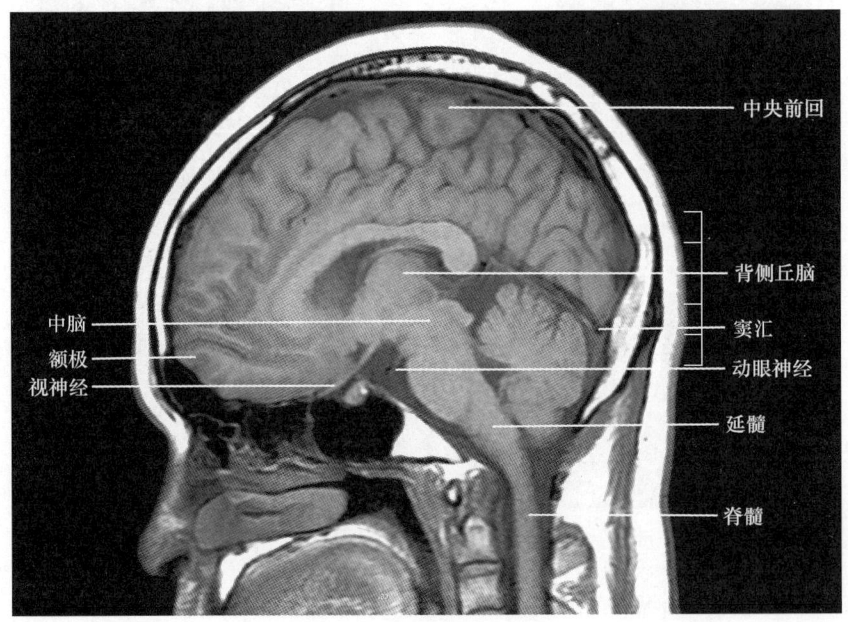

图 1-1-15　颅脑矢状断面示意图及 MRI T_1 加权像

第二章 颅脑部

第一节 颅顶部软组织

颅顶部软组织由浅入深分为5层，即皮肤、浅筋膜（皮下组织）、帽状腱膜及颅顶肌 m. epicranius（枕额肌）、腱膜下疏松结缔组织和颅骨外膜。软组织中的神经、血管均行于浅筋膜内（图 1-2-1）。

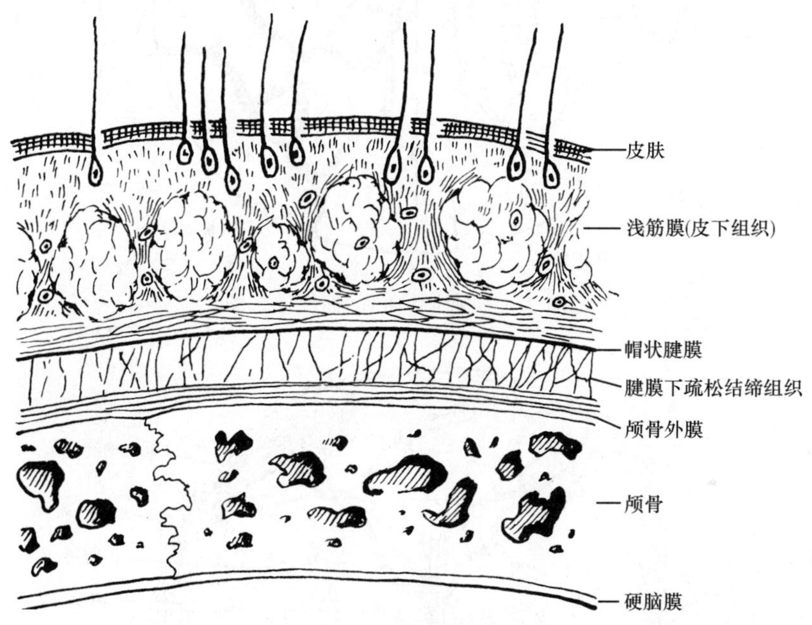

图 1-2-1 颅顶部软组织

1. 皮肤 cutis 颅顶部的皮肤厚而致密。除额部以外均有头发，并有大量汗腺和皮脂腺。

2. 浅筋膜 fascia superficialis 由脂肪组织和粗大而垂直的纤维束构成。浅筋膜内的脂肪组织由纤维束将其分隔成无数小区，小区内还有神经和血管，所以，此层的出血不易蔓延扩散，可压迫神经末梢而引起疼痛。血管在皮下组织内往往和纤维束相连，外伤或手术时血管壁不易收缩，因此需要加压才能达到止血的目的。

颅顶部的血管和神经均由颅底侧向颅顶侧走行（图 1-2-2）。

（1）颅顶的动脉和神经：根据分布部位，可归纳为前、后、外3组。

1）前组：前组又包括内、外侧两组。外侧组距正中线约2.5cm，有眶上动脉和眶上神经。内侧组距正中线约2cm，有额动脉和滑车上神经。眼上动脉系眼动脉的分支，与眶上神经伴行，在眼眶内于上睑提肌和眶上壁之间走行，至眶上孔（切迹）处绕过眶上缘到达额部。额动脉是眼动脉终支之一，与滑车上神经伴行，在外侧组的内侧绕额切迹至额部。上述两组动脉和神经的伴行情况，常常是眶上动脉在眶上神经的外侧，额动脉在滑车上神经的内侧。眶上神经和滑车上神经皆为眼神经的分支，所以，三叉神经痛病人可表现眶上缘的内、中1/3处疼痛。

2）外侧组：包括耳前和耳后两组（图 1-2-3）。耳前组是颞浅动脉及其伴行的耳颞神经。颞浅动脉是颈外动脉直接延续的终支之一。从下颌颈后方开始，在腮腺深面，越颧突根部上行，在颧弓上方2～3cm处分为前、后两支。该分叉点在眶上缘平面以上者占65％，在眶上缘平面以下者占35％。颞浅动脉起始处

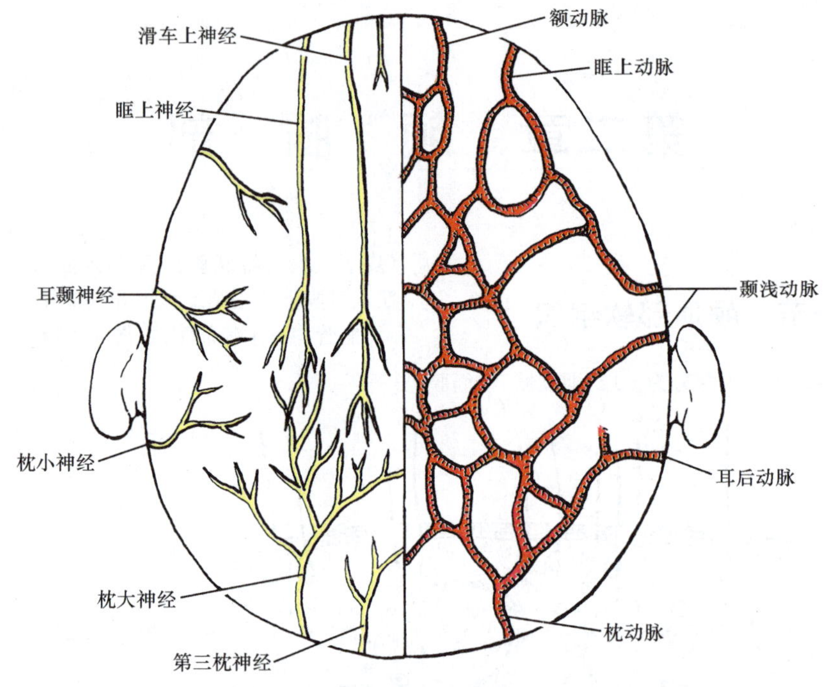

图 1-2-2　颅顶部血管、神经模式图

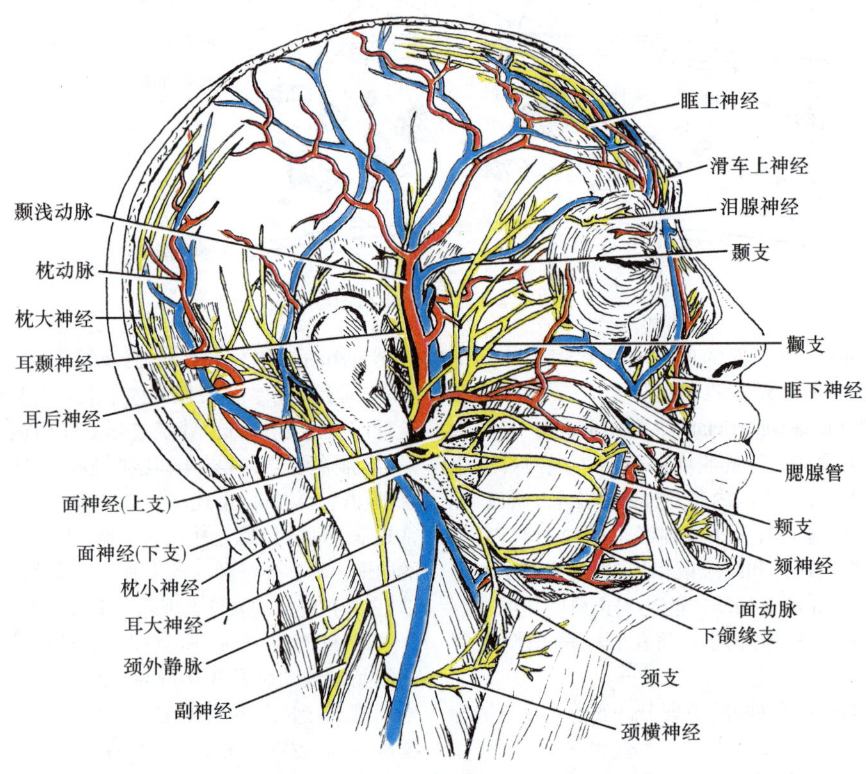

图 1-2-3　颅顶部血管和神经(侧面)

外径平均 2.6mm。前支多数比后支粗(67%)，外径平均1.8mm。行程中多数(82%)经额肌或帽状腱膜表面。前支垂直向上后方发出 2～5 条额顶支，分布于颅顶部。后支稍细，平均外径1.7mm，经颞筋膜浅面至顶结节。后支呈主干型分支者占 67%。耳颞神经是三叉神经第 3 支下颌神经的分支，在深层绕过下颌关节的内侧和后侧，以直角弯曲向上而与颞浅动、静脉伴行。三者的排列关系由前向后依次为颞浅静脉、颞浅动脉和耳颞神经，越过耳屏前方，分布于颅外侧部分。颞浅动脉在耳前部分较浅表，所以可在此处触到搏动。

耳后组包括颈外动脉的耳后动脉、颈丛的耳大神经后支和枕小神经。耳大神经和枕小神经分布于皮肤。

3) 后组：枕动脉和枕大神经分布于枕部(图 1-2-4)。枕动脉起自颈外动脉后壁，行向上后方，经颞骨乳突的枕动脉沟，而后多数穿胸锁乳突肌与斜方肌附着点之间的肌膜(61%)到达皮下。其体表位置在枕外隆凸下方 2～3cm 距正中线 3～4cm 处，在眶上缘水平线高度。多数枕动脉只有一个主干(76%)，少数分为两支(23%)，其外径均超过1.1mm。枕大神经穿过项深部肌群后，在上项线平面距正中线 2cm 处穿斜方肌腱膜，然后与枕动脉伴行，走向颅顶。枕动脉在枕大神经外侧，两者之间有一定距离。

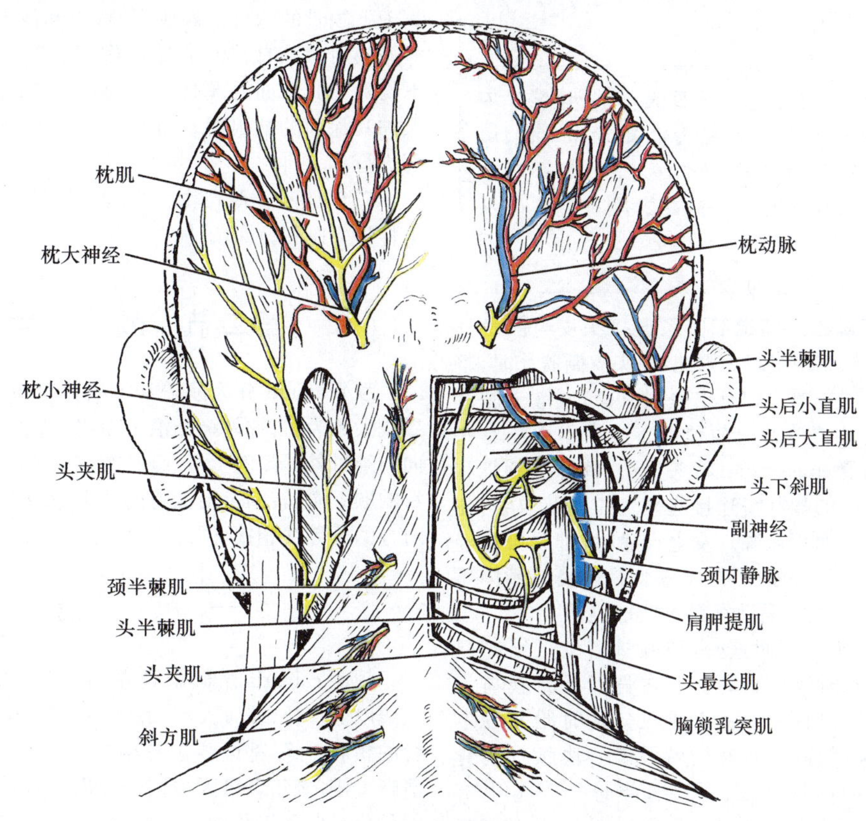

图 1-2-4　颅顶部血管和神经(后面)

颅顶的动脉有广泛吻合，不但前后、左右互相吻合，而且与颈内动脉系等也有联系。头皮内的血管十分丰富，据笔者观察，认为此处与身体他处皮肤的微血管构筑不同，即乳头层血管不典型，很少呈垂直走行；乳头下层血管网比较密集，血管较粗；真皮层血管网，由于有较大的毛囊、汗腺和皮脂腺的存在，血管网的分布也具有一定的特点：在无皮肤附属器处分布稀疏，在毛囊、汗腺和皮脂腺处则围绕毛根形成柱状血管网；筋膜层血管网密度较低，呈干线形交错走行。血管比较粗大，上下几层血管网借中间部的柱状血管网互相沟通，使其成为一体，故外伤或手术时头皮出血甚多。由于血管、神经皆从颅底侧向颅顶走行，所以，在行骨瓣开颅术时，皮瓣蒂部应设于颅底侧，即使在做一般切口时也应考虑这一解剖特点，以免损伤更多的血管和神经。颅顶的神经皆走行于皮下组织中，所以，在行局部麻醉时必须将药液注入此层内。

(2) 颅顶的静脉:也位于皮下组织内,广泛吻合形成静脉网,主干与同名动脉伴行。额外侧静脉和额内侧静脉向下回流至内眦静脉,再注入面静脉。内眦静脉借眼上静脉与颅内的海绵窦相交通。颞浅静脉向下与上颌静脉合成面后静脉,面后静脉也可通过上颌静脉经翼丛而与颅内静脉相交通。耳后静脉与枕静脉,皆回流到颈外浅静脉。

3. 帽状腱膜 galea aponeurotica 及额、枕肌 帽状腱膜位于浅筋膜的深层,前连额肌,后连枕肌。帽状腱膜的两侧较薄,与颞筋膜的浅层相续。帽状腱膜比较坚实,与皮肤和浅筋膜紧密相连,临床上所谓的头皮,就是这三层的合称。

> 头皮外伤若未伤及帽状腱膜,则伤口裂开不明显;如帽状腱膜同时受伤,由于额、枕肌的牵拉,所以伤口常裂开,尤以横行伤口为甚。缝合头皮时一定要将此层缝好,这样,既可减少皮肤的张力,有利于伤口愈合,也有利于止血。

4. 腱膜下疏松结缔组织 系连接头皮与颅骨外膜的一薄层疏松结缔组织。因此,在头皮撕脱伤时,整个头皮可从此层分离。如有出血或感染,血液或脓液可沿此层蔓延甚至波及全颅顶部。这一层内还有些小动脉和**导血管**emissarium 将头皮动、静脉与颅骨和板障静脉及颅内的静脉窦连接起来。如伤及血管,在此层中可引起大面积血肿。发生炎症时,则感染可经血管而扩延到颅骨或颅内,继发颅骨骨髓炎或颅内感染。因此,外科将此层称为颅顶的"危险层"。

5. 颅骨外膜 薄而致密,与颅骨借少量结缔组织相连,故手术时较易剥离。但在骨缝处骨膜与骨缝愈着紧密,所以骨膜下感染或在分娩时胎儿发生骨膜下血肿时,脓液或血液仅局限于一块颅骨的骨膜下,而不会向四周蔓延。另外,颅骨外膜上也有一层血管网,主要营养外板,手术剥离后并不引起骨坏死。

上述的颅顶各层与颞部的层次略有不同。颞部由浅入深的层次是皮肤、浅筋膜、颞浅筋膜、颞深筋膜、颞筋膜下疏松结缔组织、颞肌及颅骨外膜。现简述颞部层次的特点:

1. 皮肤和浅筋膜 前部较薄,能移动。后部较厚,含脂肪较多。在浅筋膜内有颞浅动、静脉、耳颞神经及面神经颞支走行。

2. 颞浅筋膜 很薄,为帽状腱膜的延续,向下至面部逐渐消失。

3. 颞深筋膜 覆盖在颞肌表面,其上缘附于上颞线;向下则分为深、浅两层,分别附于颧弓的内、外面。两层之间有脂肪组织,以及颞中静脉和发自上颌动脉的颞中动脉。

4. 颞筋膜下疏松结缔组织 除颞肌附着处外,均含有大量脂肪组织,并经颧弓深面与颞下间隙相通,再向前则与面部的颊脂体相连续。因此,颞筋膜下间隙内有出血或炎症时,可向下蔓延至面部,形成面深部的血肿或脓肿。而面部的炎症,如牙源性感染亦可蔓延到此层内。

5. 颞肌 呈扇形,起自颞窝。肌纤维向下集中,止于下颌骨的喙突。颞肌强厚,它和位于其浅层的颞深筋膜对颅脑有很好的保护作用。即使在某些情况下切除了其深面的颞骨鳞部,颞肌和颞深筋膜仍足以保护其深面的脑组织,所以,一般外科减压术常选颞部进行。

6. 骨膜 很薄,紧贴颞骨表面,因而,此处很少发生骨膜下血肿。

第二节 颅 骨

颅 cranium 分为颅盖和颅底两部分,两部间的分界线大致为:自枕外隆凸沿上项线至乳突的根部,继续向前经过外耳门的上缘、颞骨颧突的根部,再经蝶骨大翼的颞下嵴,转向上沿额骨的眶上缘向内直至中线,与对方的分界线相接(图 1-2-5)。

一、颅 盖

颅盖 calvaria 由额鳞及左、右顶骨和枕骨鳞部上项线以上部分、蝶骨大翼、颞鳞的一部分构成。颅盖各骨的相对骨缘,都以缝韧带相连结。青年头骨的骨缝清晰可辨,老年者可因缝韧带骨化而消失,但不同骨缝的骨化时期各不相同。因此,根据不同部位的骨缝骨化程度,可大致估计出年龄的大小。

1. 缝 sutura 额骨与顶骨之间有近于横位的**冠状缝** sutura coronaria;左、右两顶骨之间有**矢状缝** sutura sagittalis;枕鳞和左、右顶骨的后缘连结成**人字缝** sutura lambdoidea。从冠状缝的两端斜向前下方,到达蝶骨大翼上缘处,称为**翼点** pterion。冠状缝与矢状缝前端相交而成**冠矢点** bregma。人字缝两侧下部与颞骨乳突部上缘相遇处,称为**星点** asterion。人字缝与矢状缝的交点,称为**人字缝尖** lambda。偶尔两侧额鳞在中线未愈合,则呈现额中缝,以下

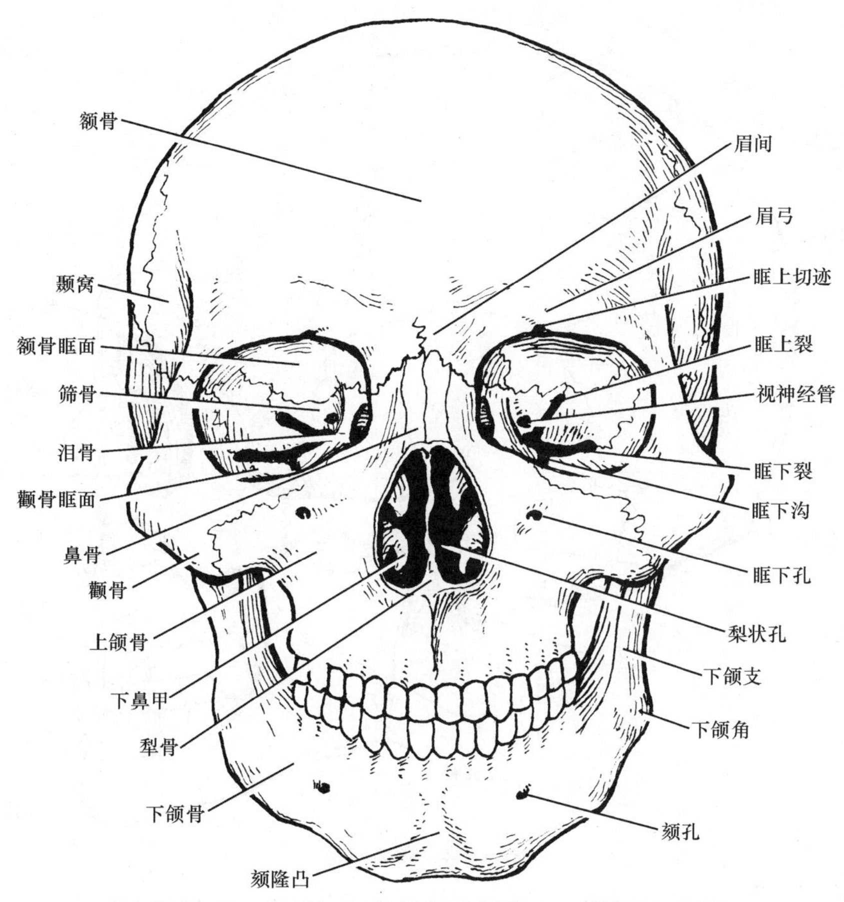

图 1-2-5 颅前面观

部出现率为高。中国人的出现率约为 4.7%(图 1-2-6,图 1-2-7)。

新生儿有许多颅骨尚未发育完全,骨与骨之间的间隙较大。颅盖各骨之间的间隙为结缔组织膜所充填,称为**囟** fonticulus。最大的囟位于矢状缝的前端,呈菱形,称**额(前)囟** fonticulus frontalis。在人字缝与矢状缝相交处,有三角形的**枕(后)囟** fonticulus occipitalis。顶骨前下角与蝶骨大翼以及额鳞后下角与颞鳞相对处,有**蝶囟** fonticulus sphenoidalis。在顶骨后下角处则为**乳突囟** fonticulus mastoideus。前囟在出生后 1~2 岁时闭合,其余各囟皆在出生后不久融合(图1-2-8)。

2. 颅盖外面 可以颞线划分为 3 部。颞线呈弧形,起自额骨颧突,向外上后经过顶骨,转而向下前,延至颞鳞,终止于颞骨颧突的根部。位于两侧颞线之间以上的部分为中间部,左、右颞线以下部分为左、右外侧部。

中间部光滑凸隆,在额骨眶上缘的上方有弓形的**眉弓** arcus superciliaris,弓的深面为额窦。眉弓间的区域为**眉间** glabella,眉弓上方的隆起称额结节。顶骨后方的最凸隆点称**顶结节** tuber parietale。两顶结节距离为颅盖最宽处。在此平面,靠近矢状缝处有成对的**顶骨孔** foramen parietale,有动脉和静脉导血管(顶导血管)通过。中国人的顶孔出现率约为 78%左右。

颅盖外侧部为**颞窝** fossa temporalis 的底。

3. 颅盖内面 与硬脑膜直接相连。有与脑回、脑沟相对应的压迹和骨嵴,两侧部有树枝状的动脉沟,是脑膜中动脉及其分支的压迹。在正中线上,从前至后有**上矢状窦沟** sulcus sinus sagittalis superioris,向后止于枕内隆凸。在矢状沟两旁有许多蛛网膜颗粒的压迹。

4. 颅盖骨的结构 颅盖各骨属于扁骨。其厚度成人约为 5mm,但最厚处可达 10mm,而最薄处为颞区和枕区,仅有 2mm。颞区有颞肌附着,临床上常选此区进行颞肌下减压手术。

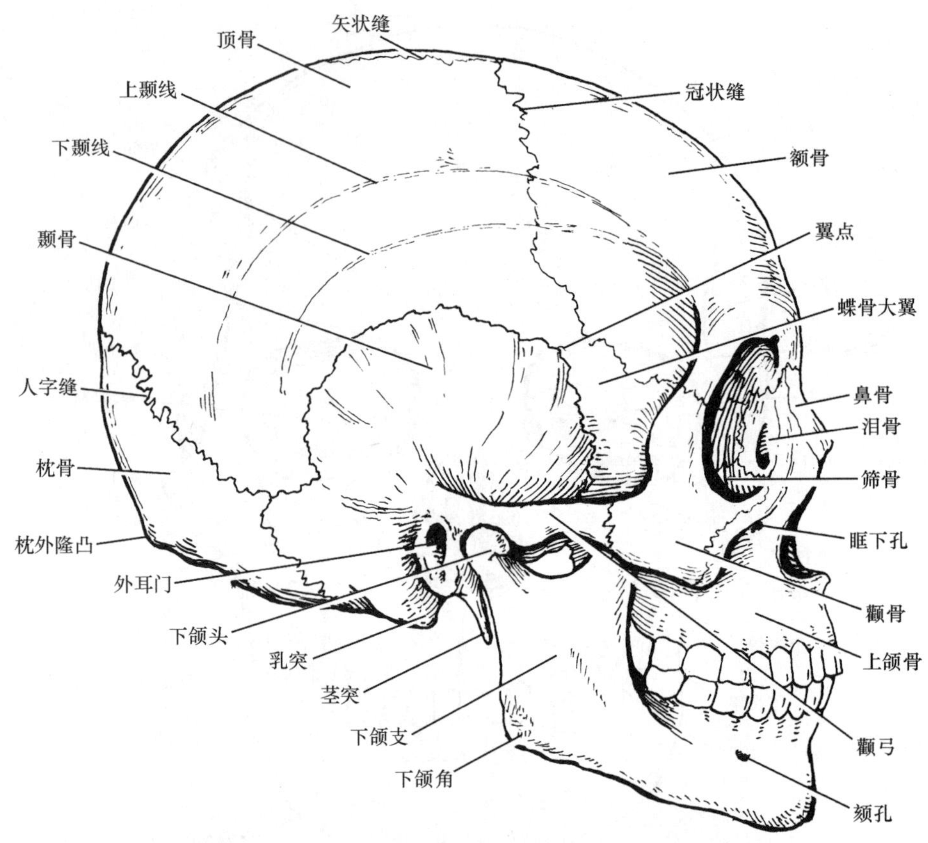

图 1-2-6　颅侧面观

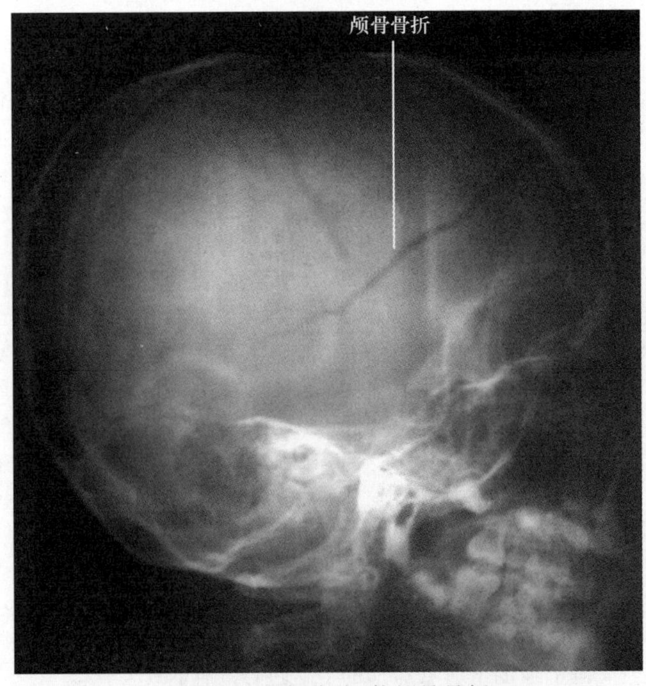

图 1-2-7　颅侧位片(伴颅骨骨折)

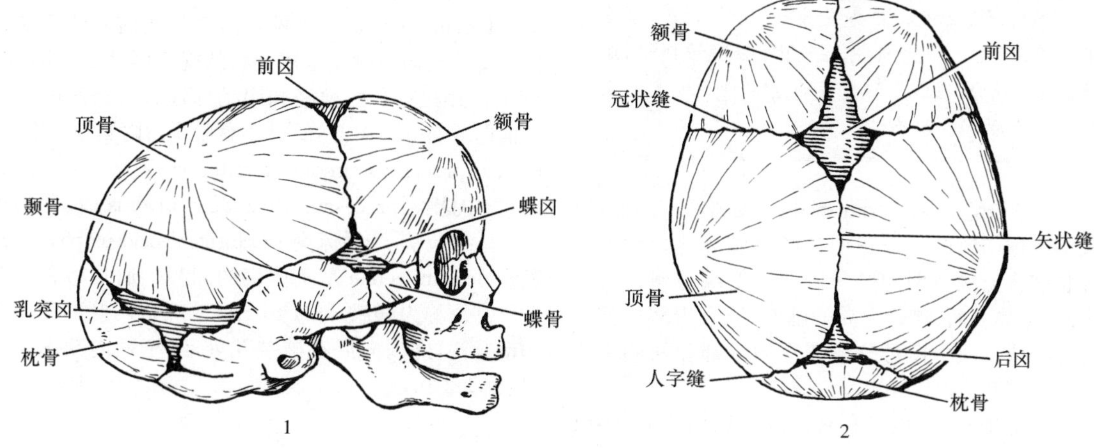

图 1-2-8 新生儿颅

1. 侧面观;2. 上面观

颅盖各骨由外、内密质骨板及夹在其间的一层松质骨即板障所构成。人出生时,颅盖骨只有一层密质骨,尚未分化出三层结构。由于静脉长入其内,分支再分支,相邻的静脉互相吻合。围绕静脉的有骨髓,到 2 岁时形成了板障和内外板。成人**外板** lamina externa 较厚而致密,能耐受较大的张力,但弧度较内板为小。**内板** lamina interna 较薄,质地较脆弱,有玻璃样板之称,发生骨折时,内板损伤程度常较外板严重(图 1-2-9)。

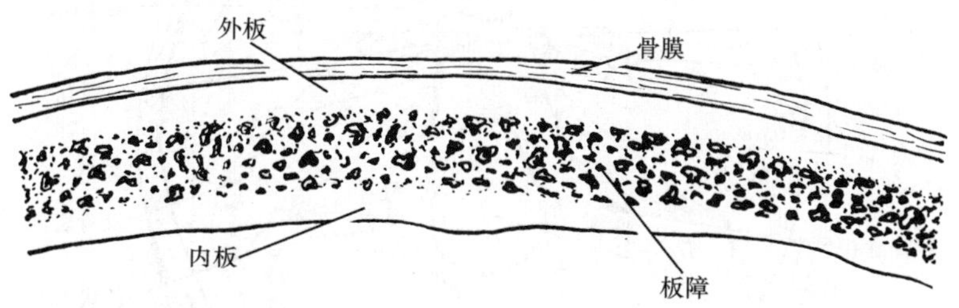

图 1-2-9 扁骨

板障 diploe 在内外板之间,为骨松质,内含骨髓,并有板障静脉通行其中。板障静脉与颅内、外静脉均有交通。板障静脉经过内、外骨板处有骨性管道,该管道可在 X 线片上显示出一条状影,易被误认为骨折线,应注意鉴别。

颅盖骨中除上述具有 3 层结构的板障骨外,尚有薄而透明的无板障骨,如颞骨鳞部和枕骨鳞部,以及含有气窦的额骨。因此,在钻孔时应注意此点。

二、颅 底

颅底 basis cranii 从前向后依次由额骨、筛骨、蝶骨、颞骨和枕骨等构成。颅底承托脑髓,有脑血管和脑神经等由此出入颅腔,结构复杂。下面按颅底内面和颅底外面分述如下:

1. 颅底内面 与颅底面的形态和结构相适应。由于脑底面的额叶最高,颞叶次之,小脑最低,故颅底内面也相应形成了 3 级阶梯似的前、中、后 3 个颅窝。

(1) **颅前窝** fossa cranii anterior:位于颅窝前方,容纳大脑半球的额叶,由额骨眶板、筛骨筛板的小部分、蝶骨的前部及其小翼等构成。

颅前窝及其后方的颅中窝以蝶骨小翼的后缘及交叉沟的前缘为界。窝底的正中线上,自前向后,有**额嵴** crista frontalis、**盲孔** foramen caecum、**鸡冠** crista galli 等结构。筛板上有近 20 个筛孔,通鼻腔,为嗅神经嗅丝所通过。

颅前窝骨折时，常易发生于筛骨筛板处，多累及嗅丝，发生嗅觉障碍。若有硬脑膜被撕裂，脑脊液可从鼻腔流出。额骨眶部骨折时，血液可淤积于眼结膜下和眶内。

（2）**颅中窝** fossa cranii media：较颅前窝为低，容纳大脑半球的颞叶及居正中位的脑垂体等。颅中窝以蝶骨鞍背上缘及两侧颞骨岩部的上缘与颅后窝为界，由蝶骨体上面、蝶骨大翼的脑面、颞骨岩部的前面等部分构成。颅中窝可分成较窄的中部和两侧宽广深凹的外侧部。

中部亦即鞍区，以呈马鞍形的蝶鞍为中心，中央凹陷，为**垂体窝** fossa hypophysialis。该窝前方有**鞍结节** tuberculum sellae，分隔垂体窝与其前方的视交叉沟。交叉沟向两侧连至短管状的**视神经管** canalis opticus，通眶腔，有视神经和眼动脉通过。鞍区的两侧从前向后有 3 对突起：蝶骨小翼后缘的内侧端突出，为**前床突** processus clinoideus anterior；鞍结节外侧端膨出，为**中床突** processus clenoideus medius；鞍背的外上方呈结节状，为**后床突** processus clenoideus posterior。**鞍背** dorsum sellae 是垂体窝的后界。通常将鞍背和垂体窝统称为**蝶鞍** sella turcica。蝶鞍两侧的浅沟为颈动脉沟，此沟向后在破裂孔处，续于颈内动脉管内口（图 1-2-10）。

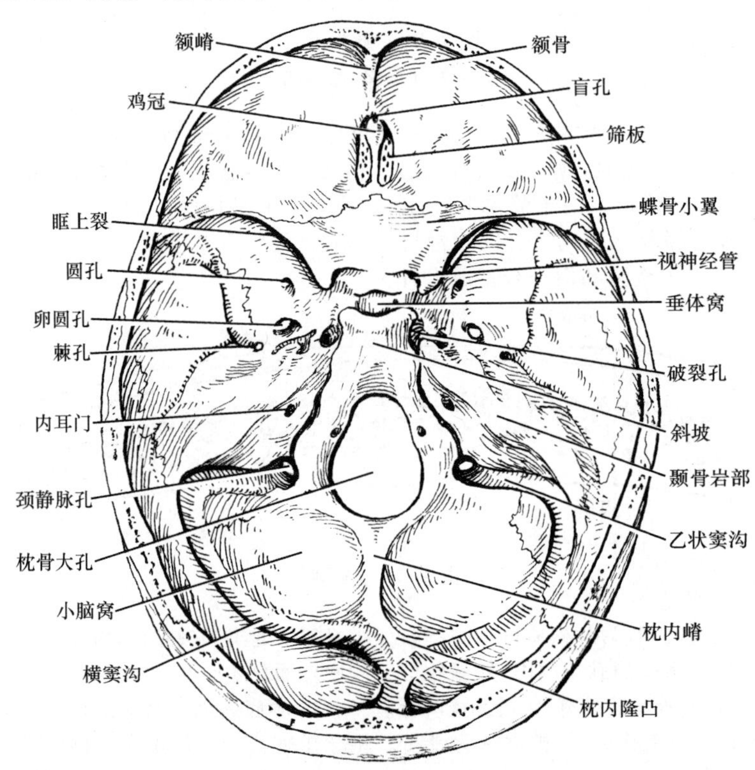

图 1-2-10　颅底内面观

垂体窝容纳脑垂体。垂体借垂体柄，穿经鞍膈与第三脑室底的灰结节相连。垂体的前后径约为 8mm。中国人蝶鞍的前后径平均约有 11.9mm，横径14.0mm，垂直径（深径）平均为 9.5mm。如垂体发生肿瘤，在 X 线片上，可见到蝶鞍扩大与变形。垂体窝的顶为硬脑膜形成的鞍膈。在鞍膈上方有视神经和视神经交叉。垂体窝的底仅隔一薄层骨壁与蝶窦相邻，故大的垂体肿瘤可侵及蝶窦。垂体窝的两侧为海绵窦，窦内有颈内动脉、动眼神经、滑车神经、展神经以及三叉神经的分支——眼神经和上颌神经等，垂体的病变也可累及这些结构（图 1-2-11）。

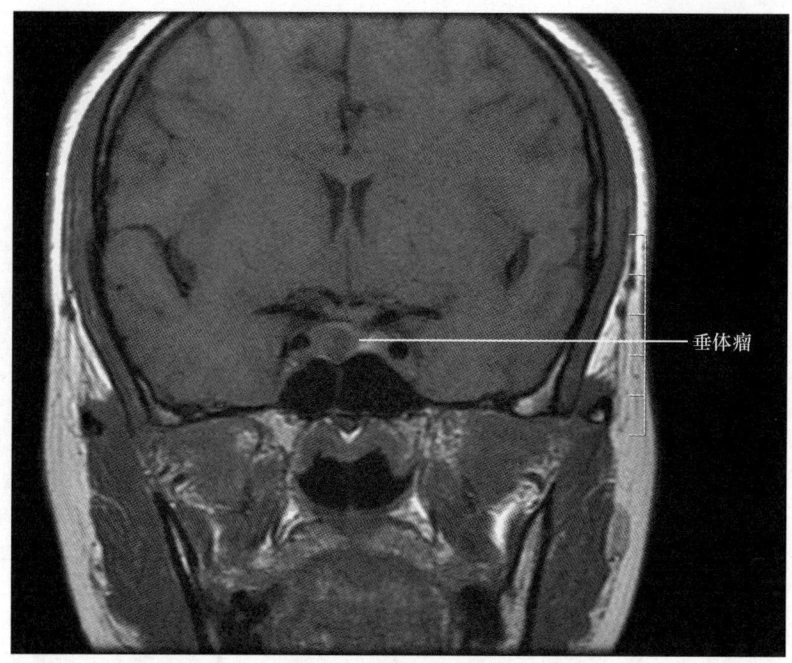

图 1-2-11 垂体肿瘤

关于脑垂体腺瘤手术

本手术根据入路不同，大体可分为两种：

1. 经颅内入路 由于脑垂体位于颅底骨的中心部，故在经额骨钻孔时，应将前外侧的骨孔设在额骨颧突附近，这有利于显露蝶骨嵴，以便沿蝶骨嵴找到前床突和视神经，并进一步发现肿瘤。如该骨孔所设的位置较高，颅底侧会留一较高的骨槽，将给下一步的手术操作带来困难。在鞍区若有蛛网膜粘连，视神经将会显露不清，此时，应以嗅束与蝶骨嵴的相交点作为标志来寻找视神经，因该处恰相当于视神经孔的部位。一般地，找到一侧视神经后，再稍向后即可见到视交叉。视交叉居于鞍膈和脑垂体上方者为正常型(87%)，居鞍结节上方者为前置型(3%)，在鞍背上方者为后置型(10%)。在正常型中，腺瘤多位于视神经内侧，高出视神经水平，视神经可被拉长、压扁，并呈弧形向外移位；在前置型中，腺瘤多偏后；在后置型中，腺瘤多偏前，较易显露(图 1-2-12)。各型视交叉的前缘与鞍结节间距离是：正常型平均为 4mm；前置型平均为 7mm。当此距离小于 2mm 时，经额至脑垂体的术野较小，不宜采取这一入路，而应改用经颞或额颞联合入路。对硬韧的腺瘤需用垂体钳分块取除，避免强行牵拉与鞍壁牢固粘连的部分。否则，在两侧可伤及海绵窦，后方可伤及中脑，上方可伤及下丘脑，下方可穿通鞍底，从而引起相应的严重并发症。另外，在抬起额叶时，脑压板的前端不应越过视交叉，因视交叉是组成下丘脑的一部分。

2. 经蝶窦入路 术前需摄蝶窦和蝶鞍的 X 线片，以了解蝶窦和蝶鞍的毗邻关系及其大小。蝶窦的形状、大小等变异较大，一般将其分为如下类型：未发育型、甲介型、鞍前型、半鞍型，合计占 14%；全鞍型、枕鞍型占 76%；额面分隔型、冠面分隔型占 10%(图 1-2-13)。例如为未发育型者，因无蝶窦，手术根本无法进行；甲介型者，窦腔很小，其后壁与鞍前壁之间可有厚约 1cm 的骨隔，故不适于经蝶窦手术；鞍前型者，窦腔也小，其后壁位于蝶鞍前方，经窦手术有一定困难。其次，蝶窦为单房者占 82%，双房者占 17%，多房者占 1%；窦隔居中者甚少，绝大多数都偏向一侧或左或右，故不能将窦隔作为判定中线结构的可靠标志。窦腔很大者，可扩展到枕骨或斜坡，与脑桥之间仅有一薄层骨板相隔，术中若不慎损伤此骨板，血可流入颅后窝而引起危险。手术时对蝶窦、鞍底的定位必须确切，必要时可用 X 线透视电视监视或摄片。造成定位错误的原因：病人头位过仰，超过 20°～30°，致使窥鼻镜放入过深而将筛窦当成蝶窦处理，尤其是多房者。

据调查，中国人的蝶鞍形状70%为卵圆形，圆形次之，扁形较少。成人其纵径平均为11.2mm，横径为14.7mm，深为8.7mm。蝶鞍的容积平均为722mm³，在患脑垂体腺瘤时，有的容积可达4500mm³。正常人蝶骨平面与鞍前之间的角度约为直角，如蝶鞍增大，此角即变为锐角，因此，在刮取肿瘤时应注意。鞍底的形状常因人而异，有扁平、凹形或凸形之分，底的骨质厚度多数在1mm以内，少数可达4～5mm，了解这些，对切除鞍底骨质时将会有所帮助。薄的鞍底或腺瘤穿破鞍底突入蝶窦者皆有利于经蝶窦至脑垂体的手术。

脑垂体的形状往往与蝶鞍的形状大体近似。脑垂体的纵径平均为9.9mm，横径为13.9mm，垂直径为5.5mm，基本为椭圆形。脑垂体占鞍窝的大部分，其余空间多被静脉充填。脑垂体的下面一般与蝶鞍底一致。脑垂体腺瘤常挤压正常垂体，甚至会有一部分被挤到周围组织中去。术中可根据脑垂体的大小，特别是其填充蝶鞍的程度来估计腺瘤的病程等。能否做肿瘤全切，应视肿瘤的大小和发展阶段而定(图1-2-14)。垂体内型为理想选择性切除时机，垂体外鞍内型则可能全切，但不易与正常垂体区别而损伤垂体。

经蝶窦入路切除脑垂体腺瘤术后的并发症可有视力障碍、颈内动脉破裂出血、鞍内血肿、脑脊液鼻漏等。这些并发症的发生，与局部解剖学的特点、变异均有一定关系。例如，视神经和蝶鞍底部可凸入蝶窦；一侧或两侧颈内动脉海绵窦段凸入蝶窦的后外侧并形成隆起。轻度和显著隆起者占62%，其隆起的程度与蝶窦气化程度成正比。在覆盖隆起处的骨壁厚度多为0.4mm，蝶窦气化良好者可为半环状骨壁，厚度为0.04mm，少数无骨壁而蝶窦与动脉之间只隔一层黏膜。此外，颈内动脉海绵窦段的管壁比其入颅前明显变薄，管壁的结缔组织成分减少2/3，这些都是术中易于将其损伤或术后因继发感染而招致鼻腔大出血的主要原因。海绵窦位于脑垂体的两侧，而窦内颈内动脉内侧缘与脑垂体间虽有一薄层结缔组织膜相隔，但相距很近，平均为2.3mm。有时颈内动脉经海绵窦内侧壁突出而嵌入垂体，故影响垂体形状。有时垂体有一小舌突至颈内动脉的上方或下方，这些结构特点和变异均可增加手术难度和危险。

脑垂体附近有两组静脉窦，即海绵间窦和丛状窦。海绵间窦为海绵窦之间的横行连接；丛状窦为脑垂体表面的血管网，将脑垂体的血液导入海绵间窦或海绵窦。海绵窦分为三组，即海绵间前窦、海绵间后窦和海绵间下窦。在蝶鞍内，60%左右分别走行于垂体的前、后、下三方的硬脑膜中。一般来讲，前窦比后窦大，大的海绵间前窦在切开鞍底的硬脑膜时可有较多的出血。垂体表面的渗血与丛状窦损伤有关，应注意止血。一般认为，垂体的供血不十分丰富，笔者从灌注墨水的标本中见到，前、后叶的小血管分布比较密集，故对脑垂体手术的残腔应仔细止血，以免发生鞍内血肿。蝶鞍内是否有蛛网膜下隙问题，尚无统一看法。根据笔者们的研究证实，鞍内不存在蛛网膜下隙，但鞍膈孔较大者(鞍膈孔的直径约在2mm以内者居多，少数可达8mm)，蛛网膜虽不进入鞍内，但却与由鞍膈孔露出的垂体紧贴，致蛛网膜下隙接近垂体前叶上面。所以，对鞍膈孔较小的病人，术中只要不损坏鞍膈，通常不会使蛛网膜下隙破裂。鞍膈孔较大者，由于蛛网膜与外露的垂体接触，以及鞍膈孔缘的硬脑膜与垂体囊间有较多纤维相连，因此，在手术操作上应特别轻柔，以免损伤局部蛛网膜而于术后发生脑脊液鼻漏。

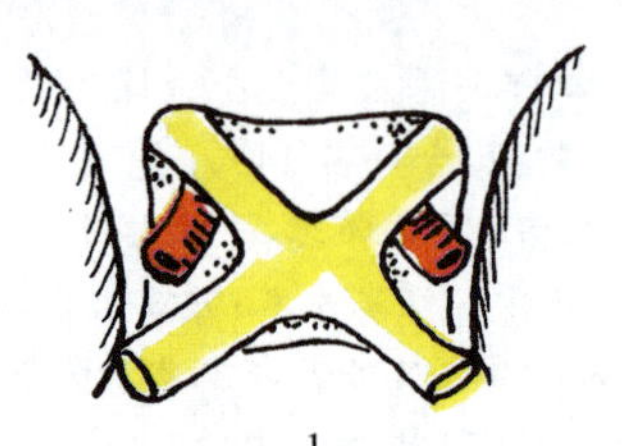
1

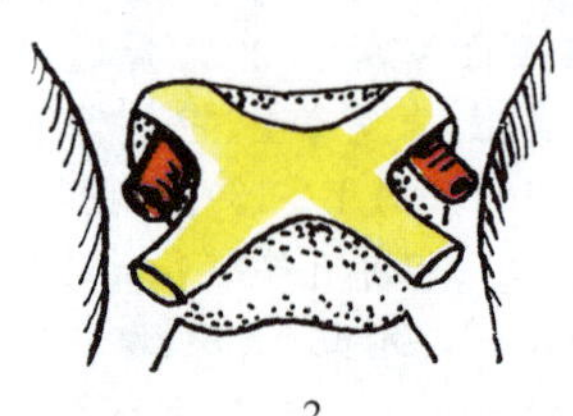
2

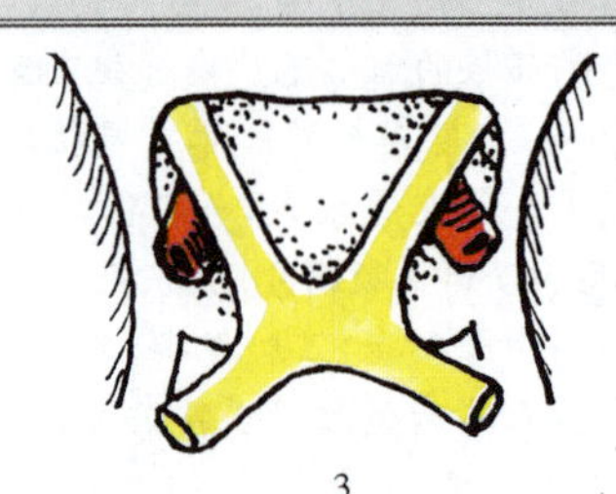
3

图1-2-12　视交叉位置类型及与垂体腺瘤关系

1. 正常型；2. 后置型；3. 前置型

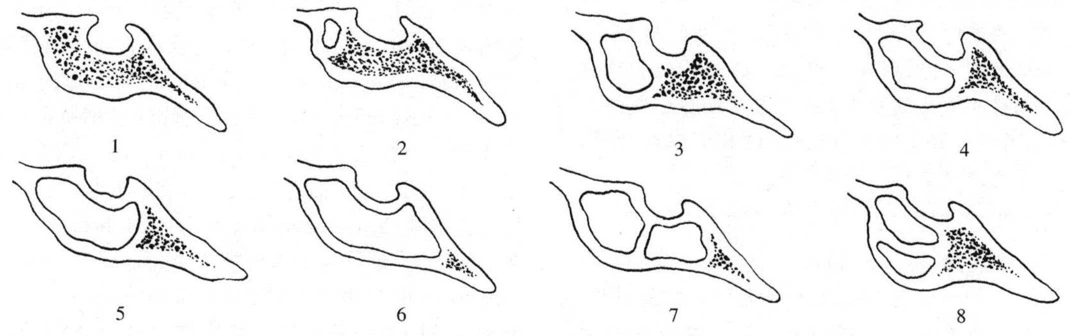

图 1-2-13 蝶窦发育的不同类型

1. 未发育型(1%);2. 甲介型(2%);3. 鞍前型(3%);4. 半鞍型(8%);5. 全鞍型(55%);6. 枕鞍型(21%);7. 额面分隔型(9%);8. 冠面分隔型(1%)

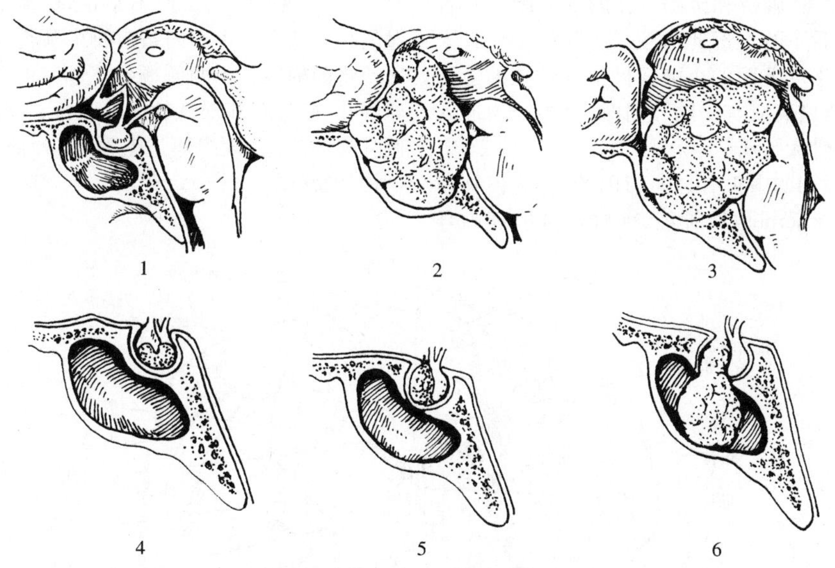

图 1-2-14 脑垂体腺瘤常见发展方式

1. 正常脑垂体局部解剖关系;2. 肿瘤向上发展;3. 肿瘤向后发展;4. 垂体内型;5. 垂体外鞍内型;6. 肿瘤穿破鞍底突入蝶窦

颅中窝的两侧部低而深凹。其前方有位于蝶骨大、小翼之间的**眶上裂** fissura orbitalis superior，眶上裂与眶腔相通。在蝶骨大翼的内侧份，由前向后外依次可见位于眶上裂内侧端后方的**圆孔** foramen rotondum、**卵圆孔** foramen ovale 和**棘孔** foramen spinosum，分别有三叉神经的第二支(上颌神经)、第三支(下颌神经)和脑膜中动脉通过。棘孔的外侧见有**脑膜中动脉沟** sulcus arteriae meningeae mediae，为脑膜中动脉及其分支的走行轨迹，故可据此沟的形态了解脑膜中动脉的分支和分布。据文献报告，中国人脑膜中动脉的分支可分为高、中、低三种类型：低位分支型(总干在距棘孔 20mm 以内)占 51.8%±1.71%；中位分支型(总干在距棘孔 20～30mm 之间)占 22.9%±1.44%；高位分支型(总干在距棘孔30～45mm 之间)占 25.3%±1.49%。在颞骨岩部前面近尖端处有浅而光滑的**三叉神经节压迹** impressio trigemini。位于岩部中央的隆起，为**弓状隆起** eminentia arcuata，由内耳上半规管向上突起而成。该隆起与颞鳞之间的平坦骨面为**鼓室盖** tegmen tempani，其下即为**鼓室** cavitas tympanica。

> 颅中窝骨折时，因有多对（第Ⅱ至第Ⅵ对）脑神经从此窝出颅，则可出现相应的脑神经损伤症状。若骨折波及鼓室盖，则可有血或脑脊液流入中耳，再经咽鼓管流入口腔；若鼓膜也同时破裂，血或脑脊液可直接经外耳道流出。

（3）**颅后窝** fossa cranialis posterior：为颅窝中最深、最大的一个，容纳小脑、脑桥和延髓，主要由枕骨和颞骨岩部后面构成。该窝的中央最低处有**枕骨大孔** foramen magnum，与脊柱椎管相通。中国人枕骨大孔的形状以卵圆形、菱形和椭圆形为多。其长径平均约为36.4mm，宽径平均约为30.2mm。枕骨大孔的前方为**斜坡** clivus，承托脑桥和延髓。孔的前外缘上有舌下神经管内口，舌下神经经此出颅。小脑位于枕骨大孔后上方，小脑半球下面的小脑扁桃体紧贴孔的边缘上方。当颅内压增高或有小脑肿瘤时，可被压迫嵌入枕骨大孔，称枕骨大孔疝。

颞骨岩部后面的中央有开向前内的孔，为内耳门 porus acusticus internus，面神经、前庭蜗神经和内耳血管经此通行。外耳道的长度其前壁约为13mm，后壁约为10mm。在岩部后面的上缘和后缘分别有岩上窦沟 sulcus sinus petrosi superioris 和岩下窦沟 sulcus sinus petrosi inferioris，为同名的硬脑膜窦所在部位。其外侧份尚有乙状窦沟 sulcus sinus sigmoideus，容纳乙状窦。颅后窝的后壁呈现"十"字形隆起，其交汇处称为**枕内隆凸** **protuberantia occipitalis interna**。由此向上的浅沟，延伸为上矢状窦沟 sulcus sinus sagittalis superioris，向两侧续于横窦沟 sulcus sinus transversi，分别容纳同名硬脑膜窦。横窦沟在枕骨及颞骨内面向外侧横行，续而转向前下内，改名为乙状窦沟，其末端侧续于颈静脉孔 foramen jugulare。颈静脉孔除通过颈内静脉外，还有舌咽、迷走和副神经通过。

2. 颅底外面 高低不平，结构复杂，神经血管通过的孔裂甚多。可用两条横线将颅底分成前、中、后3区。将前横线置于两侧颞骨下颌窝的前界，该线通过卵圆孔、破裂孔和蝶枕软骨结合部。将后横线置于两侧乳突的前缘，该线通过茎乳孔、颈静脉孔后缘及舌下神经管（图1-2-15）。

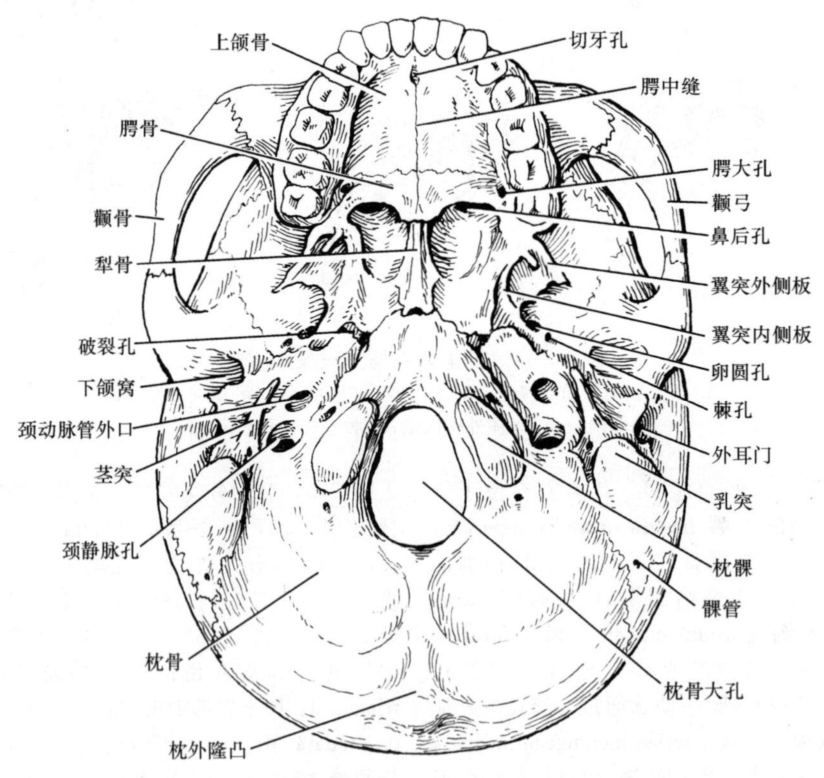

图1-2-15 颅底外面观

(1) 前区:为前横线以前部分,包括以下结构。

位于最前方的为两侧上颌骨的牙槽突构成的**牙槽弓** arcus alveolaris。该弓的后内侧为上颌骨腭突及腭骨水平板构成的骨腭(硬腭)palatum osseum。骨腭正中有腭中缝,缝的前端有**切牙孔** foramen incisiva,内有血管、神经通过。骨腭后外侧角对第3磨牙处,有**腭大孔** foramen palatinum majus,内有腭大神经和血管通过。

鼻后孔 choanae 位于硬腭之上,开口向后方。其顶部和两侧壁分别由蝶骨体和翼突构成,鼻中隔将其分为左、右两半。中国人鼻后孔的长径平均约为25.9mm,宽径平均约为14.3mm。在蝶骨翼突外侧有**颞下窝** fossia infratemporalis,该窝向外侧通颞窝,向前经眶下裂至眶,经翼上腭裂通翼腭窝。

(2) 中间区:位于前后两横线之间的区域。该区正中部分为枕骨基底部。两侧部分可以蝶骨大翼尖端向下突出的**蝶骨棘** spina ossis sphenoidalis 为中心,该棘的前方为棘孔,棘的后方为颈动脉管外口,棘的内侧经肌咽鼓管可达鼓室,棘的外侧则为下颌窝,与下颌头相关节,窝的前缘隆起,为关节结节。蝶骨、枕骨基底部和颞骨岩部汇合处,围成不规则的**破裂孔** foramen lacerum,活体为软骨所封闭。中间区的后外侧部还有颈静脉孔和茎突。

(3) 后区:位于后横线以后的部分。此区中央有一大孔,即枕骨大孔。孔的两侧各有一朝向下的椭圆形关节面,为**枕髁** condylus occipitalis。该髁的外侧为乳突。髁的前外侧上方有舌下神经管外口。枕骨大孔的后方为枕鳞,其后方正中线上有枕外隆凸。枕骨侧部和颈骨之间有**颈静脉孔** foramen Juglare。

关于骨切除开颅术

切除或清除幕下占位性病变均用骨切除开颅术。此手术以往曾用"T"形切口和弧形切口,因需横断颈部肌肉附着部、枕动脉和枕神经,现已很少应用。目前常采用的切口有正中直切口、中线旁直切口或钩形切口等(图1-2-16)。

上述切口损伤肌肉、神经和血管较少,例如,正中直切口只切开项韧带,向两侧剥开枕骨鳞部的部分肌肉附着部,术中出血少,术后创口愈合好。在枕骨鳞部钻1～2个骨孔或更多骨孔,咬除枕骨鳞部,做一能满足手术需要的大小适宜的骨窗。枕骨嵴处可有较粗的板障静脉,出血较多。乳突后方的导血管孔也可出血,应先用手指按压,然后用骨蜡止血。

钟世镇等研究发现,椎动脉绕过寰椎后弓时呈极度弯曲,在穿出寰椎横突孔后,水平向内走行一小段,再弯向上垂直上行入枕骨大孔,入枕骨大孔后斜向上至中线(图1-2-17)。有人对椎动脉的管壁进行了研究,证实椎动脉的外膜与中膜从颅外进入到颅内后有明显的改变,即表现管壁变薄,弹力纤维逐渐消失。在切除枕骨大孔后缘和寰椎椎弓时,如过于偏向侧方或动作不轻柔,也可造成椎动脉损伤。一侧椎动脉损伤尚不会引起严重症状,但另一侧因病或先天性狭窄,此时则可导致脑干缺血。在显露桥小脑角时,骨窗后外上缘应达乙状窦后缘,否则即会留一较高的骨槽,影响下一步手术操作;在咬除近乳突处的骨质时,最好不使乳突小房开放,一旦开放,应以骨蜡封闭并将该处的硬脑膜缘与骨缘上的骨膜或肌肉缝合在一起,以免术后发生感染。颅后窝手术病人常取俯卧或侧卧位,有时由于头颈部过度前屈,可压迫气管和颈静脉而引起呼吸道机械性梗阻和脑静脉淤血。如不立即转换头位和体位,脑组织常因缺氧和水肿从骨窗向外膨出或崩裂出血,使手术无法进行,甚至导致严重后果。若为囊性肿物,应先排空囊液后再进行脑内其他操作,即可简化手术。如第四脑室肿瘤固定于菱形窝底部者,可做大部切除或将其上极切除,打通脑脊液通路,不要勉强全切。笔者的经验是,对与延髓闩部粘连的肿瘤更应小心,即使是较轻微的牵动,也常引起呼吸深大或暂停,因该处是呼吸中枢的所在部位(图1-2-18)。有时虽不一定立即如此,但多在术后或1～2日内死亡。硬脑膜切口可不予以缝合,需向创腔内放一引流管,引出血性脑脊液,以减轻术后头痛和发热等反应。

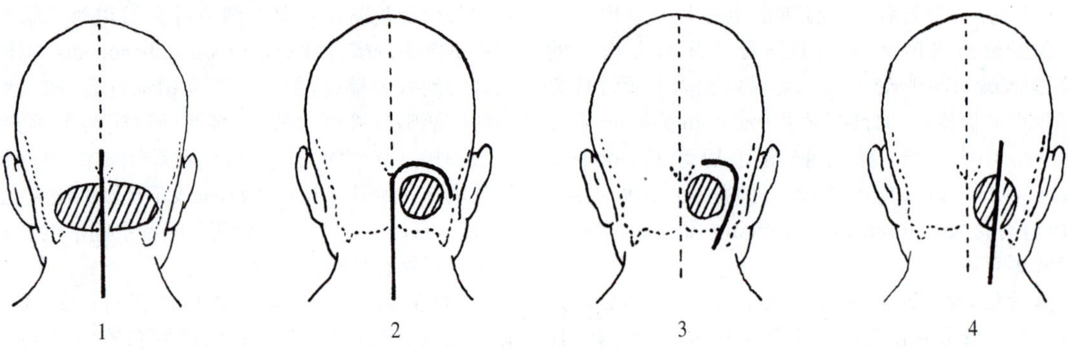

图 1-2-16 骨切除开颅术切口

1. 正中直切口；2. 反钩形切口；3. 钩形切口；4. 中线旁直切口

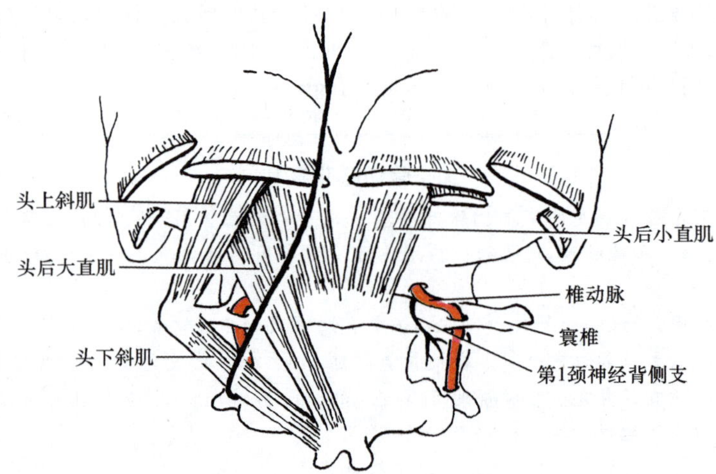

图 1-2-17 椎动脉颅外段与周围结构的关系

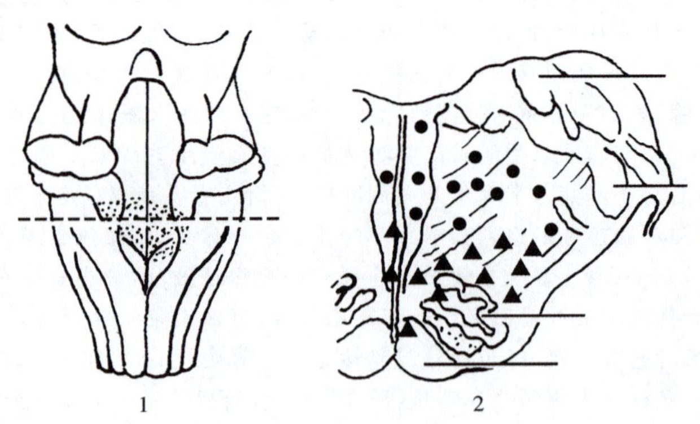

图 1-2-18 延髓中呼吸中枢

1. 延髓背面；2. 延髓横切面

图 1 细点区相当于图 2 三角区和圆点区；刺激圆点区产生呼气运动，刺激三角区产生吸气运动

关于骨瓣开颅术

骨瓣开颅术是用于切除或清除幕上占位性病变的主要方法。

额叶病变尽可能将皮肤切口设于发际内,皮瓣翻向颅底侧,而骨瓣与颞肌相连(图1-2-19)。颞叶和顶叶病变可在侧方或跨中线的相应部位做一皮肤颅骨相连的骨瓣。枕叶病变多做一以枕部皮肤为蒂的皮瓣,骨瓣与颞肌相连(图 1-2-20)。硬脑膜一般做瓣状切开。由于硬脑膜有丰富的血管网,可不考虑硬脑膜瓣的供血来源,其基部可设于中线侧,也可设于颅底侧或其他侧。在颅内压极高的情况下,切开硬脑膜之前,须静脉滴注甘露醇溶液或行侧脑室穿刺或将囊性肿物穿刺放液,以兹降压。否则,贸然切开硬脑膜,脑组织会从切口向外鼓出。严重者脑皮质崩裂,大小血管同时出血,此时难以止血。若诊断为脑膜瘤,经用降颅内压药物处理后,而硬脑膜张力仍如充气的皮球状,在切开硬脑膜的方法上就应予以考虑。对浅表的肿瘤,可沿肿瘤周边部剪开硬脑膜,使肿瘤自动向外挤出一部分,待颅内高压缓解后,再进行下一步操作。近年,笔者对有颅内压极高的浅在性胶质瘤,常以“十”字形硬脑膜切口代替瓣状切口。“十”字形切口恰置于肿瘤部位,且应小些,即有意识地使肿瘤借颅内高压经切口向外鼓出,然后,边吸除突出的瘤组织,边钳闭或电灼其中的血管。待颅内压下降后,再根据需要做补充切开。这样,可减少正常脑组织的损伤和出血。

在大脑半球进行手术时,应尽量避开脑的重要中枢,尤其是运动区。术前虽在头皮上标出中央沟的位置,然而,当翻开骨瓣和切开硬脑膜后,标志线即被掩盖,以使术者难以认清中央沟的所在部位。国内有人对中央沟的走行进行调查,以中央沟是否为过渡回所阻断而将其分为两型,即完整型与中断型。完整型占87%,中断型占 13%。按中央沟走行的曲直,又分为两型,即弯曲型和直线型,弯曲型占 88%,直线型占12%。中央沟上端与大脑半球上缘交点的位置距额极 15cm,距枕极 12cm。术中若能将头皮标志线和中央沟走行等结合在一起考虑,那就有可能比较正确地识别出运动区的部位,在此基础上又可间接地推测出言语运动区的位置而予以保护。此外,术中还应熟悉脑血管的解剖,特别是较大的动脉和静脉。对一些重要的血管不应为了控制出血而任意钳闭或结扎,因阻断了某些动脉或静脉可引起脑功能障碍,甚至发生危险。例如,钳闭了基底动脉能招致立即死亡;钳闭了两侧大脑前动脉也可招致死亡;钳闭了大脑中动脉及其主要分支可致偏瘫或失语等;钳闭了大脑后动脉的主干,可产生同侧偏盲;钳闭单侧额叶汇入上矢状窦的静脉很少发生暂时性额叶综合征,而钳闭双侧有时就会引起较持久的精神紊乱;钳闭中央沟静脉、Trolard 静脉皆能引起严重的神经功能障碍。Trolard(1870)规定,凡是沿大脑外侧沟后支向后上方汇流于上矢状窦后1/3处的大脑上静脉与大脑中静脉间的吻合,称 Trolard 静脉。冯固把 Trolard 规定范围以外该两者的吻合称 Trolard 吻合,并对 160 个半球进行了统计,有 Trolard 静脉的占 13%,有 Trolad 吻合的占 78%(图1-2-21),所以,在识别 Trolard 静脉时应十分小心。段国升认为,在切除矢状窦旁脑膜瘤时,可钳闭切断 1~2支中央沟前方的静脉,但中央沟静脉必须设法保留,应将其从瘤体剥出或绕过静脉切除肿瘤,以免造成偏瘫。

手术完毕,若有可能,应将硬脑膜切口全部缝合。较重要的是,将骨窗周围的硬脑膜与骨膜或帽状腱膜悬吊固定,以防术后发生硬脑膜外血肿。如硬脑膜有广泛渗血,可将硬脑膜的蒂部再进一步缩窄或在蒂部间断结节缝合几针,以使硬脑膜瓣的供血减少到最低限度,如此,既可减少出血,又可避免因电灼止血而致硬脑膜皱缩,影响缝合。

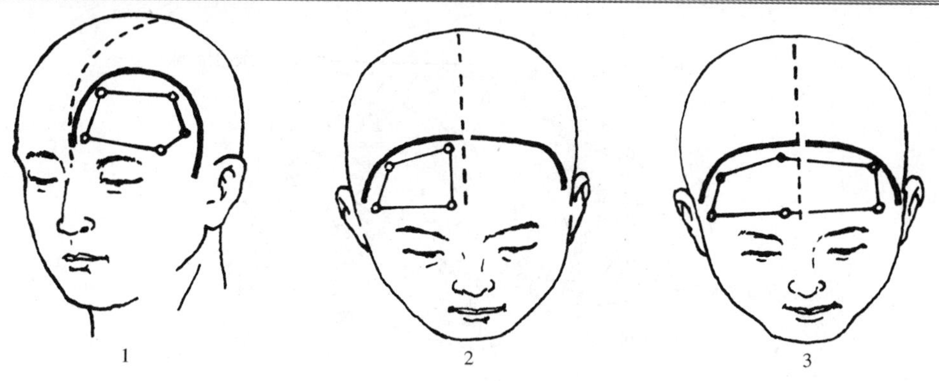

图 1-2-19 额部开颅切口

1. 近中线切口;2. 冠状切口,单侧开颅;3. 冠状切口,双侧开颅

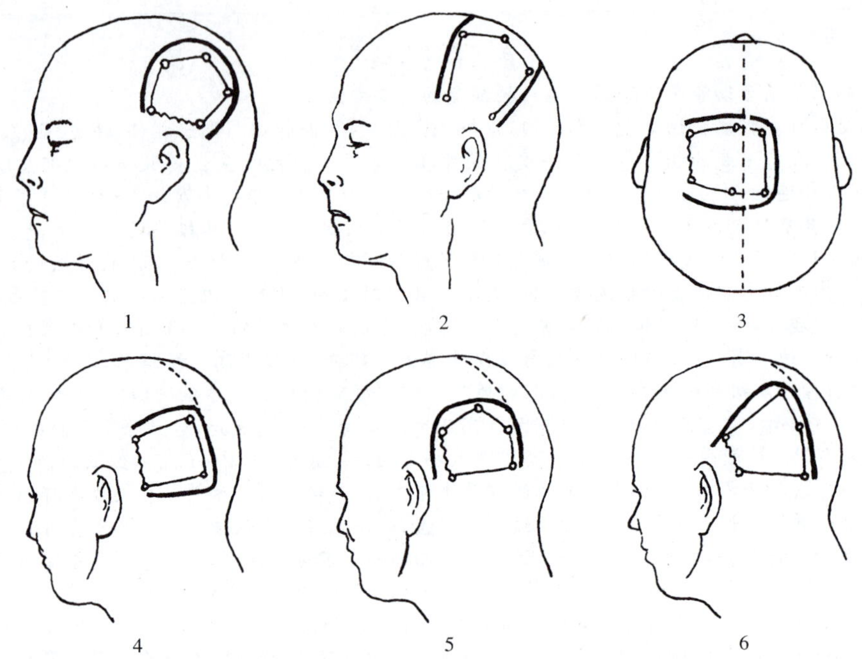

图 1-2-20 颞部、顶部和枕部开颅切口

1. 颞部切口；2. 顶部切口；3. 顶部跨中线切口；4. 基部向颞部切口；
5. 基部向枕部切口；6. 基部向枕部的三角形切口

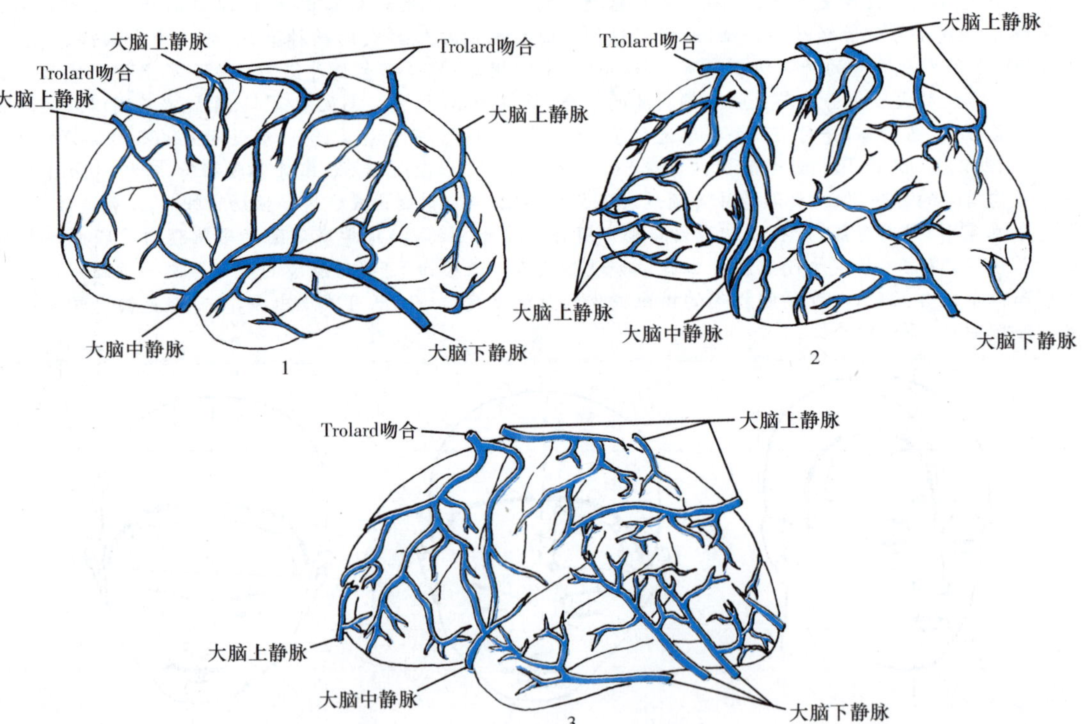

图 1-2-21 Trolard 吻合

1. 沿中央前回前方而行；2. 沿外侧沟前升支上行；3. 沿额叶而行

第三节　脑　　膜

脑表面包有三层被膜，由外向内依次为硬膜、蛛网膜、软膜，具有保护和支持脑的作用。

一、硬　脑　膜

硬脑膜 dura mater encephali 比较坚韧，主要由胶原纤维构成，其厚度各处不等，枕大孔处最厚约1mm，平均为0.46 mm左右。硬脑膜分为两层，外层为颅骨内膜，紧附于颅骨内面，且有许多细小纤维束伸入颅骨内板。在颅顶部除骨缝处粘连较紧密外，其他部位附着疏松，尤其是枕部和颞部，易从颅骨剥离，称为易剥离区。当颅脑损伤时，在此处所形成的硬脑膜外血肿可由蝶骨小翼后缘沿颅顶向后扩展到枕内隆凸处（图1-2-22，图1-2-23）。

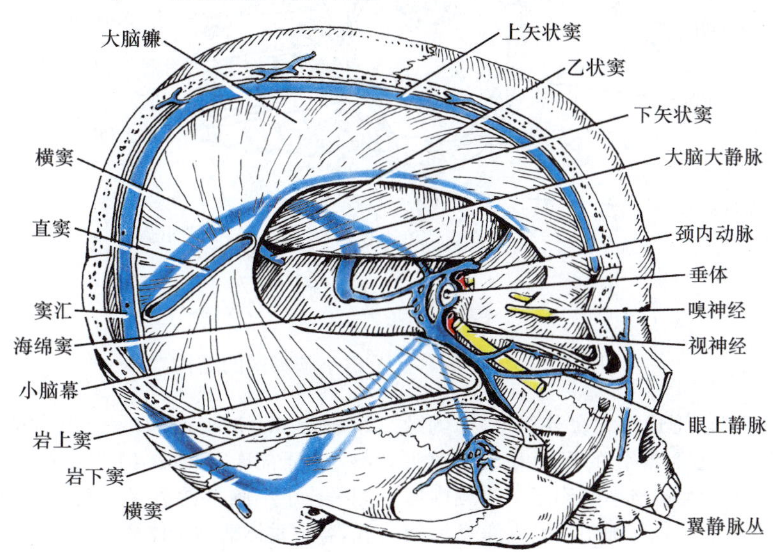

图1-2-22　硬脑膜及硬脑膜窦

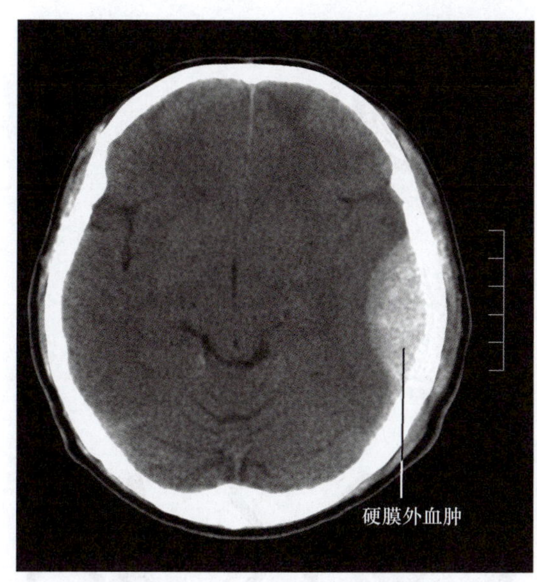

图1-2-23　硬脑膜外血肿

颅底的硬脑膜则与颅骨紧密粘连，在骨突出部和孔裂处尤甚。在眶上裂处，硬脑膜与眶腔的骨膜相续；在脑神经出颅处，硬脑膜则成为神经鞘。故颅底骨折时，容易将硬脑膜与蛛网膜撕裂，形成脑脊液漏。

硬脑膜在一定部位褶叠而形成隔幕，并突入脑的裂隙中，以承受和分散外力对颅骨的影响，并对脑起支持作用。现就其中主要的隔幕介绍如下：

1. 小脑幕 tentorium cerebelli　形似帐幕(图1-2-24)，横位于大脑半球枕叶基底面与小脑之间，成为颅后窝和小脑的顶盖。它由左右两部分合成，两部分分别向内上方于正中线处相遇，并连于大脑镰。

小脑幕前缘和内侧缘游离，呈切迹状，称**小脑幕切迹**。切迹侧缘向前与蝶骨鞍背围成一卵圆形孔，称**小脑幕裂孔**，围绕中脑。小脑幕后缘分为两叶，附于枕骨横窦的上下两缘，与硬脑膜外层围成横窦，其两侧缘附于颞骨岩部。在颞骨岩尖处，其前缘与两外侧缘彼此交叉。前缘前端附于前床突，并向外侧方分出一叶

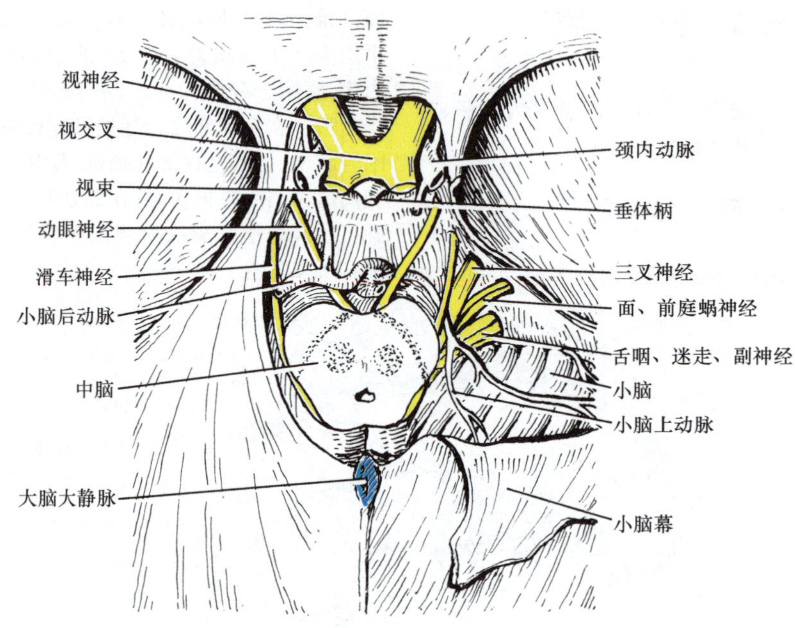

图 1-2-24　小脑幕孔及桥小脑脚区的结构

硬膜，与颞凹的硬膜相连，形成海绵窦外侧壁，两侧缘前端则附于后床突。小脑幕裂孔的形状和大小随头的指数不同而异，经此孔大脑与小脑沟通。当颅内压增高时，海马回沟可经此孔向下疝出，形成海马沟回疝；或小脑上蚓部由下向上经此孔疝出，形成小脑上蚓疝。

2. 鞍膈 diaphragma sellae　又称**垂体幕**，呈水平位。前方附于前床突和鞍结节，后方附于鞍背和后床突，两侧缘连于小脑幕游离缘。其周缘厚、中央薄，正中有孔，容纳垂体柄和垂体血管通过。

据文献报道，鞍膈孔的变异很大。Busch 通过观察 788 例标本将鞍膈分成为三型(图 1-2-25)：Ⅰ型，鞍

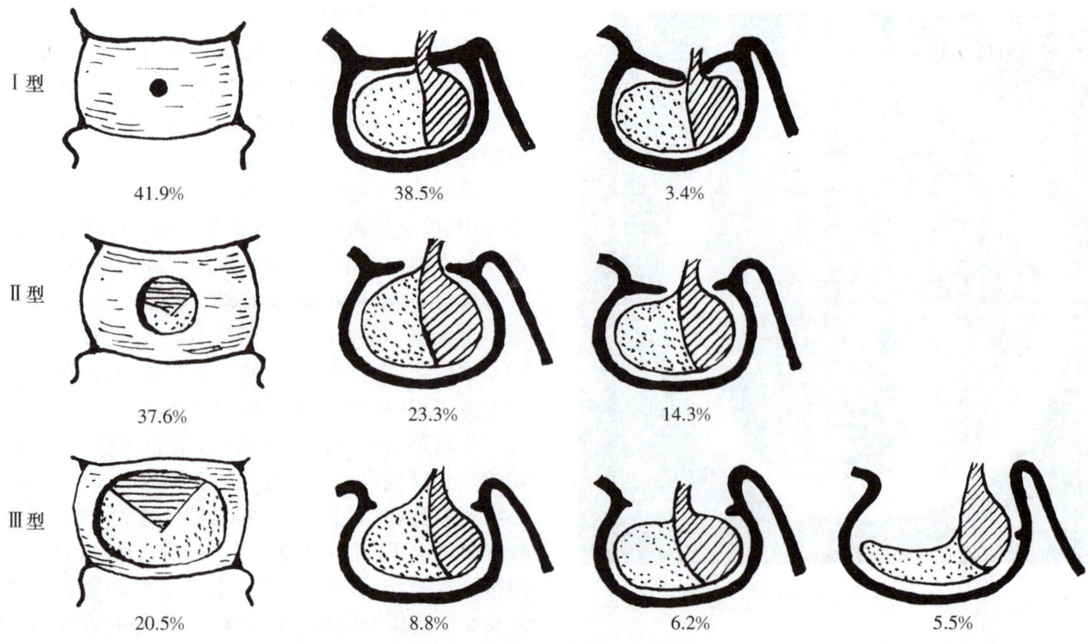

图 1-2-25　鞍膈分型

膈上仅有容纳垂体柄通过的小孔；Ⅱ型，鞍膈上有直径3mm大的孔。Ⅲ型，鞍膈为硬膜环，垂体窝几乎完全敞开，脑蛛网膜进入垂体窝覆盖于垂体表面。Ⅲ型多见于妇女(图1-2-25)。

3. 大脑镰 falx cerebri 呈镰刀形，沿正中线伸入大脑半球间裂。前段窄，宽约1cm，愈向后愈宽，后段宽达5cm。大脑镰及其邻近的蛛网膜是脑膜瘤的好发部位。

大脑镰前端连于筛骨的鸡冠上，后段底部斜向下后附于小脑幕上面的正中嵴处，其中含有直窦。其上缘前端附于颅骨正中线的两侧，与硬膜外层共同围成三棱形的上矢状窦，向后止于枕内粗隆上。其下缘较薄，游离于胼胝体之上，含下矢状窦。大脑镰系由两层膜构成，新生儿在其后部两层易分开。成人的大脑镰后部以及沿颅顶部分较坚韧，其他处则较薄弱，有时呈窗孔状。

4. 小脑镰 falx cerebelli 是一小三角形硬脑膜皱襞，嵌于小脑两半球之间。其上缘向上连于小脑幕；前缘游离；后缘附于枕内嵴，内含枕窦。

硬脑膜在一定部位分为两层，形成腔隙，内含静脉血，为颅内静脉血的血流管道，称为**硬脑膜窦** sinus durae matris。大脑的静脉和部分小脑静脉、眼静脉、迷路静脉、脑膜的静脉、板障静脉等均注入窦内。窦壁无平滑肌，内面只衬一层内皮细胞，故无收缩性，因此，静脉窦损伤时出血较多。

硬脑膜窦分为甲、乙两组。甲组包括上矢状窦、下矢状窦、直窦、横窦、乙状窦等。乙组有海绵窦、岩上窦、岩下窦、基底丛等。每组静脉各有汇集点和引流去向。甲组将脑的大部分静脉血和硬脑膜静脉血收集到窦汇，然后经横窦引流到颈内静脉。乙组则以海绵窦为汇集点，主要收集来自眶部的血液，并经岩窦引流至乙状窦和颈内静脉。事实上，各静脉窦均相互沟通，与颅外静脉亦相互联系，又兼无完整瓣膜，故在某一静脉窦引流受阻时，其他静脉窦即可代偿，尚不致引起血液循环障碍。

1. 上矢状窦 sinus sagittalis superior 不成对，在大脑镰上缘，位于上矢状窦沟内。前方起自盲孔，向后进入窦汇，然后再分流入左、右横窦。横窦弓行向前，再入乙状窦，继之则续行为颈内静脉。据国人资料，上矢状窦分支流入左、右横窦，以流向右横窦的为多见。上矢状窦横断面呈三角形。上矢状窦前1/3段收纳额叶前部外侧面的静脉血。其中1/3段收纳额顶区的中央回静脉组及顶枕静脉组的血液。此段如受损伤，由于影响大部分的脑静脉回流，从而会产生广泛性脑水肿，后果严重，故对其处理应特别慎重。上矢状窦后1/3段收纳枕叶静脉组的血液，如受损伤，因静脉回流障碍和枕叶损伤，后果严重。上矢状窦除收纳脑部静脉的血液外，尚收纳硬脑膜和颅骨静脉的血液，并通过顶骨和枕骨的导静脉与颅外静脉相交通。上矢状窦两侧的硬膜内有许多大小不等的腔隙，称为窦外侧隐窝，内含静脉血和蛛网膜粒，并通过细孔与上矢状窦相通。

2. 下矢状窦 sinus sagittallis inferior 不成对，位于大脑镰下缘的后半，向后逐渐增粗，终于直窦，收纳来自大脑镰及大脑半球内侧面的静脉血。此窦结扎无不良影响(图1-2-22)。

关于跨矢状窦脑膜瘤手术

本肿瘤常侵犯矢状窦和硬脑膜，严重者也可波及局部颅骨和颅外软组织，因此，多不能按常规翻开骨瓣的方法进行手术。该部位肿瘤血供非常丰富，头皮扩张的血管可通过病变处的增大骨孔与颅骨板障静脉、硬脑膜血管(硬脑膜动静脉和静脉窦)、肿瘤的颈内动脉供应血管互相吻合沟通，形成一个以肿瘤为中心的而且较为孤立的血循环单位，故从切开头皮时起，直到手术结束为止，在整个手术过程中都会有较多的出血。笔者根据肿瘤的血液循环特点，在切口标志线外2cm处，绕切口结节缝合一周。这样可明显减少头皮和颅骨的出血，甚至也可减少硬脑膜和肿瘤的出血，这是由于阻断了部分供血。为了减少在分离颅骨、硬脑膜时的出血，一般常将受累的颅骨、硬脑膜和肿瘤一并切除。剪开硬脑膜，游离肿瘤，最后决定是否结扎切断矢状窦。上矢状窦分前、中、后三段，前段位于冠状缝以前，中段相当于中央沟上端的前后，后段位于人字缝以后。有人统计，汇入上矢状窦的大脑上静脉，其干数为3～16支，以7～9支为多见。大脑上静脉收集大脑半球背外侧面的血液，其干间及支间吻合较少，与大脑中、下静脉间的吻合也少(图1-2-26)。由于这种解剖关系，如肿瘤位于矢状窦前1/3，不管肿瘤中间部的矢状窦是否通畅，均可将这部分矢状窦与肿瘤一并切除；如肿瘤位于矢状窦的中、后1/3，在术前或术中应确定窦腔是否通畅。当窦腔已完全闭塞时，可予以切除，否则，需保留矢状窦，仅做肿瘤次全切除。若贸然结扎、切除，势必造成两侧大脑半球淤血、水肿、四肢瘫痪，甚至死亡，故一般需待残余肿瘤将窦腔完全阻塞，脑静脉侧支循环充分建立，在二次手术时才能予以结扎、切除。

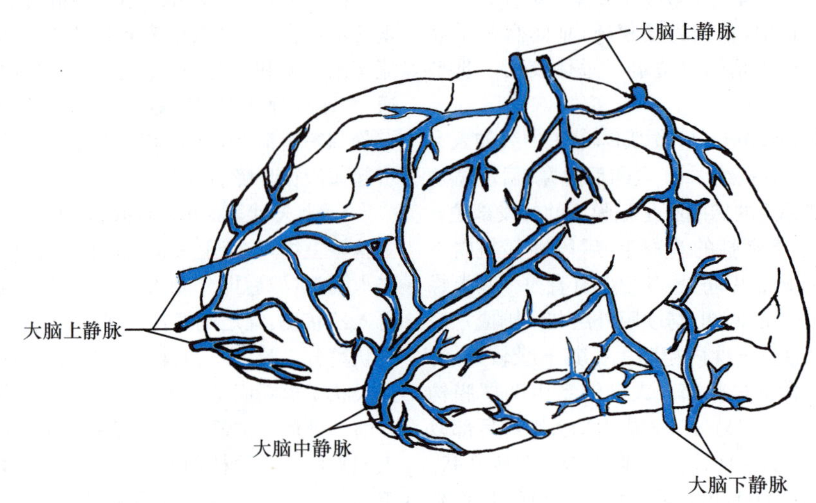

图 1-2-26　大脑上静脉的吻合

关于矢状窦旁脑膜瘤手术

该部位的脑膜瘤一般多采用骨瓣开颅术，骨瓣的内侧缘多超过矢状线或位于矢状线上。在锯开颅骨和翻开骨瓣时，颅骨可有较多的出血，用骨蜡涂抹即可控制出血。与此同时，肿瘤所在部位的硬脑膜和矢状窦两侧的静脉陷窝均可有出血。国内有人调查，上矢状窦两侧的静脉陷窝，儿童多不明显，每侧为0～3个；成人发育良好，为0～6个；老年人这些静脉陷窝可彼此接近，形成一个较长的陷窝。每个静脉陷窝可有几个开口部，接受1～3条大脑上静脉的血液，并与上矢状窦相通(图 1-2-27)。所以，当将静脉陷窝从颅骨内面剥下后可有很多出血，在患脑膜瘤时尤为明显。根据笔者的经验，止血方法是：在上矢状窦附近或两侧的硬脑膜上缝2～3条丝线，将明胶海绵或棉片结扎固于出血处，一般均可收到满意效果。

曹郁琦和笔者们研究发现，在上矢状窦窦壁内见有粗细不等的神经纤维束通过。在神经束中，既有念珠状有髓神经纤维，又有较细的无髓神经纤维，其走行方向与上矢状窦的长轴基本一致；神经束的数量以上矢状窦的后段为最多，中段较少，前段极少。Belo观察到上矢状窦后半的窦壁内有一海绵状间隙系统，由结缔组织包绕而成，为一种膨胀式结构。这个间隙系统在神经调节下，由硬脑膜小动脉的充血而充满。当海绵状间隙充满时，则阻滞脑血液流出，导致脑内静脉淤血；当海绵状间隙系统空虚时，则促进脑血液的流出。基于上述解剖关系，在处理肿瘤与上矢状窦的粘连时，操作应轻柔，尽量减少对窦壁的压迫、牵拉或出血，以免引起反射性血压下降和脑血液循环障碍。

3. 横窦 sinus transversus　成对，是最粗的硬脑膜窦，位于小脑幕后外侧缘内，沿枕骨横沟向外行走，至小脑幕附于颞骨岩部弯向下方的乙状沟，续行为乙状窦。横窦的大小受上矢状窦血液流向的影响，右侧大于左侧的占63.30%。横窦收纳来自上矢状窦、直窦、大脑大静脉、大脑下静脉、小脑下静脉、板障静脉等的血液，并经乳突和枕骨髁的导血管与颅外静脉交通。此窦受损伤或闭塞时，由于颅内血液回流障碍，可引起脑水肿和颅内压增高。

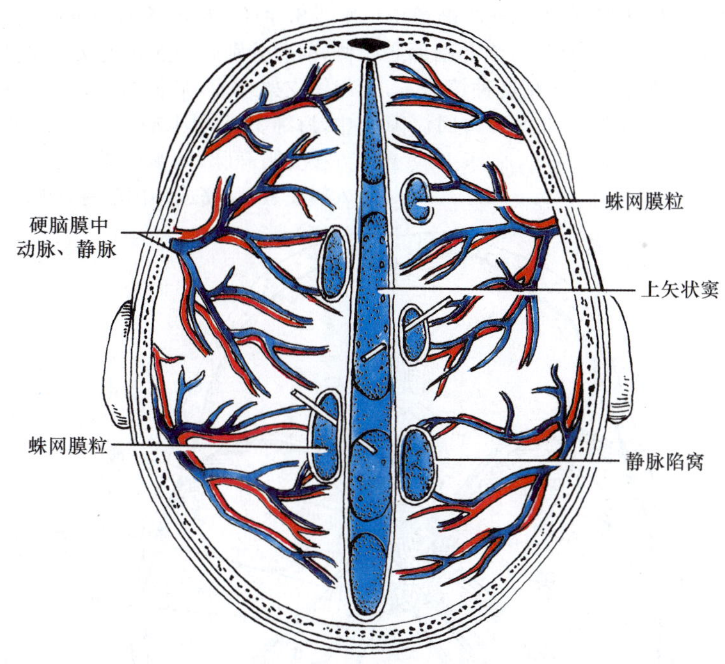

图 1-2-27 上矢状窦与静脉陷窝

关于横窦手术结扎

从解剖学上来看，右侧横窦多续于上矢状窦，而左侧横窦可续于直窦。有时，左、右横窦可共同起源于窦汇或上矢状窦与直窦的分叉部。横窦除收纳上矢状窦和直窦的血液外，还接受大脑下静脉、Labbe 静脉、小脑和脑干等静脉的血液。国内有人统计，左、右横窦以右侧偏大者居多，右侧比左侧大 3 倍以上者占 26%，而左侧大于右侧者只占 4%。横窦容量与颅骨横窦沟容量的关系：有 11% 两侧横窦容量是相等的，但两侧横窦沟容量可表现不相等，甚至还有一侧完全缺如；32% 两侧横窦沟容积是相等的，但两侧横窦容积可表现不相等，有的一侧可为另一侧的 1.5～4 倍。因此，不能间接地仅根据其在颅骨 X 线片上的表现来推断横窦的具体宽窄。在行横窦处凹陷骨折复位以及经幕上、幕下入路的手术时，在未直接弄清两侧横窦孰大孰小的情况下，切不能轻易将其结扎，一旦将宽大的一侧横窦结扎，术后就会导致脑血液回流障碍，引起脑水肿、颅内压增高和昏迷等。另外，该处的窦壁较薄，支撑力弱，局部止血必须彻底，否则，即使在横窦上形成一较小的凝血块(3～4ml)，也可将其压扁，造成窦腔闭塞；止血时，亦不应向局部垫较多的海绵，以免影响窦腔通畅。

4. 乙状窦 sinus sigmoideus 成对，位于乙状窦沟内，是横窦的延续，向下通颈内静脉。此窦与乳突小房仅隔一薄的骨板，故在乳突炎症时易波及乙状窦而引起血栓形成(图 1-2-28)。

5. 直窦 sinus rectus 位于大脑镰和小脑幕相连处。国人资料表明，直窦多为下矢状窦的延续，主要收纳大脑大静脉的血液。

6. 枕窦 sinus occipitalis 多为 1～4 条，位于小脑镰的后缘(附着缘)内，由枕大孔周围的数条小静脉起始，向后终于窦汇。此窦甚小，但变异较大。据国人资料，其条数可在 0～6 条之间，以 1 条者较多，占 69.82%±4.26%；管径最小者约为 0.09mm，最大的可达 11.30mm(图 1-2-28)。

7. 窦汇 confluens sinuum 由上矢状窦与直窦在枕内隆凸处汇合而成。左、右横窦则由窦汇分出。据文献报告，由于静脉窦汇合方式不同和窦流方向各异，窦汇可分为窦汇型、双分支型、上矢状窦分支型、直窦分支型、异侧偏侧型和同侧偏侧型 6 个主型和 8 个亚型。由于上矢状窦偏续方向因个体而异，结果受上矢状窦偏续一侧的横窦及其相续的乙状窦和颈内静脉的口径均较大。中国人约 62%(国外报道为 60%～70%)的人右侧横窦比左侧的粗大,因而脑部通过该侧颈内静脉回流的血液也较多。在这种情况下,如结扎颈内静脉,将会引起脑部静脉血液的回流障碍,出现不同程度的颅内压增高,因此,临床上应予注意。

8. 海绵窦 sinus cavernosus 位于颅中窝蝶鞍两侧,前后分别以小支相连接。整个由许多小支和结缔组织支架组成,形似海绵,故称海绵窦。在硬脑膜窦中,海绵窦与周围结构的联系和交通最为广泛。其前方接受眼静脉,两侧收纳大脑中静脉,向后经岩窦通入横窦、乙状窦或颈内静脉(图 1-2-28,图 1-2-29)。

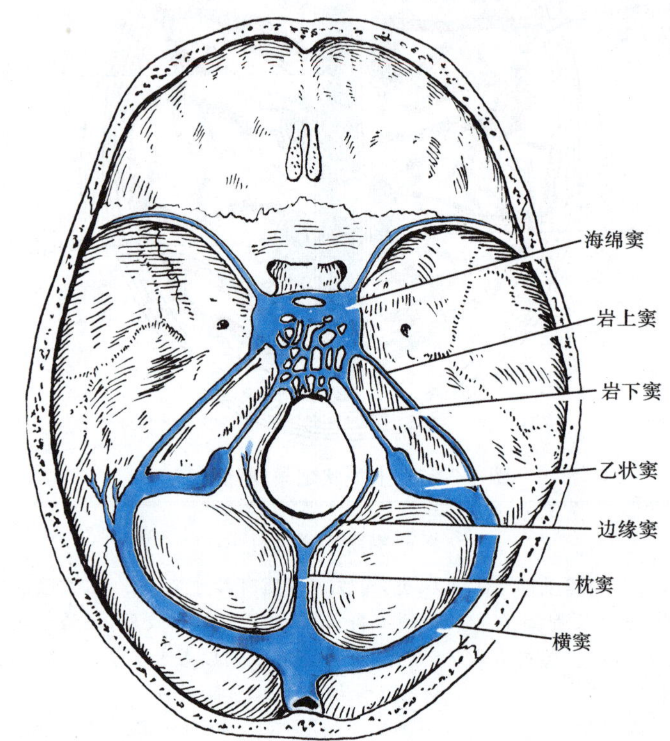

图 1-2-28 硬脑膜窦

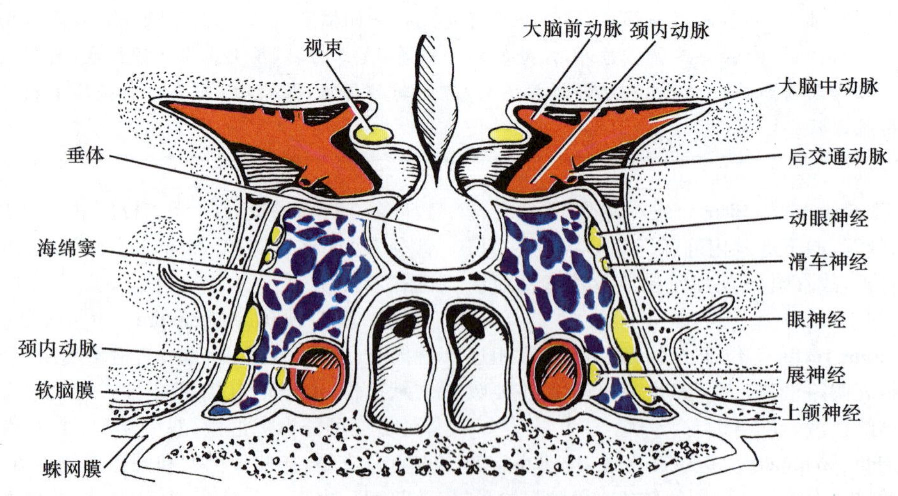

图 1-2-29 海绵窦

颈内动脉颅内段和展神经的一段通过海绵窦内，而动眼神经、滑车神经、三叉神经的分支——眼神经和上颌神经则通过海绵窦的外侧壁。有人认为，展神经不经海绵窦内，而是经过海绵窦的外侧壁（图1-2-29，图1-2-30）。

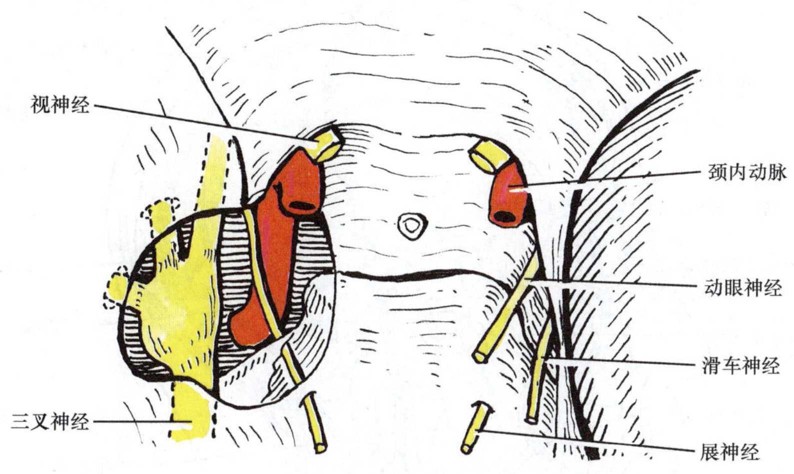

图 1-2-30　海绵窦解剖

在正常情况下，眼眶内部分静脉血通过内眦静脉流向面部静脉，同时又经眼静脉流入海绵窦。因此，面部感染常可波及海绵窦，造成海绵窦炎症和血栓形成，以致压迫上述经过此窦的神经。因眼静脉无瓣膜，故当颅内血管系统的压力有大的变动时，则可互相倒流，以便调节。当颅内压升高时，也会引起眼眶静脉的回流障碍，可见结膜水肿及静脉迂曲、淤血、视神经乳头水肿或眼底出血等。此外，垂体肿瘤和颈内动脉瘤如向侧方发展，皆可压迫通过此窦的神经，出现瞳孔散大和眼球运动障碍等症状。颅底骨折所致的颈内动脉颅内段撕裂，动脉血直接流入窦内形成颈内动脉海绵窦瘘，不仅会出现上述神经受压症状，还将出现与海绵窦血液环流障碍等有关的其他体征。

9. 岩上窦 sinus petrosus superior　较细小，起自海绵窦后端，向后外经颞骨岩部的岩上沟，终于横窦。它收纳数条小脑静脉和大脑下静脉等的血液。

10. 岩下窦 sinus petrosus inferior　较细小，起自海绵窦后端，向后经颞骨岩部与枕骨基底部之间的岩枕沟内，终于颈内静脉。它收纳内听静脉及延髓、脑桥、小脑等处的静脉血液。

11. 基底丛 plexus basilaris　由静脉网构成，位于枕骨基底部硬脑膜两层之间，与左、右岩下窦交通。

硬脑膜窦内血液的流向如图 1-2-31：

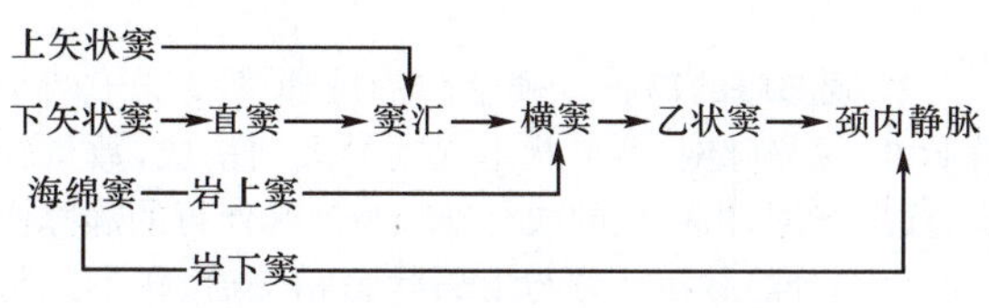

图 1-2-31　硬脑膜窦内血液流向

硬脑膜静脉窦除上述流向外，还通过板障静脉和穿通颅骨的导静脉与头部的浅静脉相交通。通过破裂孔导静脉使海绵窦和翼丛相交通；经顶导静脉使上矢状窦与颞浅静脉相交通；乳突导静脉使乙状窦与枕静脉相交通；枕骨髁导静脉使乙状窦与枕下静脉丛相交通。由此可见，导静脉的存在，一方面在颅内静脉过度充盈时可起导流的作用，另一方面，头皮的感染也可通过导静脉和板障静脉波及到颅内（图 1-2-32）。

硬脑膜的血管和神经：

1. 硬脑膜的动脉　有数个来源，最主要的是脑膜中动脉。硬脑膜的血液供应与脑的血液供应互相分开，且少交通。

（1）**脑膜中动脉 a. meningea media**：发自颈内动脉，经颅底部的棘孔进入颅腔，继而向前行于颞骨鳞部之前部的脑膜中动脉沟内，并分前后两支：①前支（额支）较大，经蝶骨大翼至顶骨蝶角的沟或骨管内，随即分支分布于硬脑膜的前部；②后支(颞顶支)向后经过颞骨鳞部而至顶部，随即分支分布于硬脑膜上。一侧脑膜中动脉的分支与对侧同名动脉的分支及脑膜前后动脉的分支互相吻合(图1-2-33)。

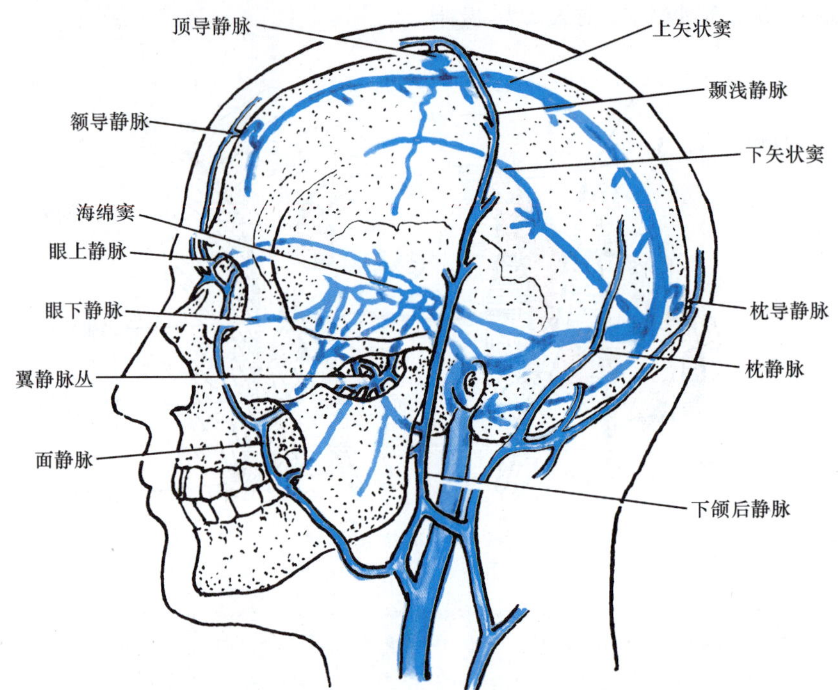

图 1-2-32　颅内外静脉的交通

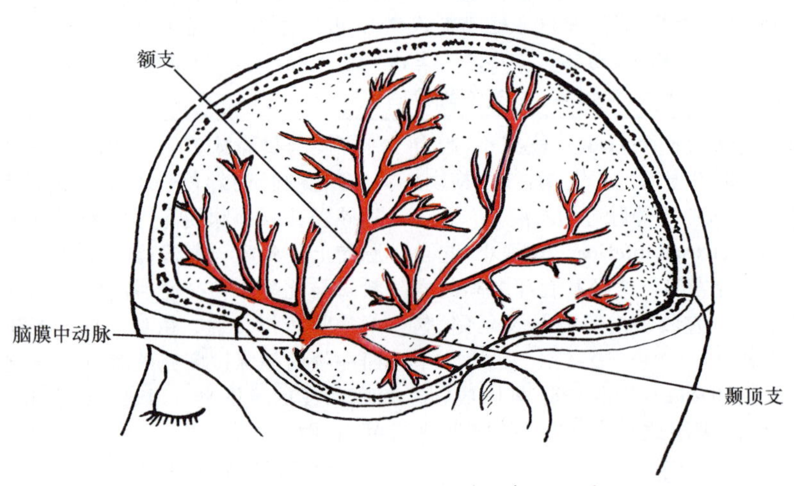

图 1-2-33　脑膜中动脉

(2) **脑膜前动脉** a. meningea anterior：很小，为筛前、后动脉的分支，仅供应颅前窝的硬脑膜。

(3) **脑膜后动脉** a. meningea posterior：包括来自枕动脉、椎动脉和咽升动脉的脑膜支，分布于硬脑膜后部。

2. 硬脑膜的静脉　硬脑膜静脉通常发源于两个静脉网：深静脉网，由形状不规则的大网构成，数量较少；浅静脉网，由单独的或与硬脑膜动脉伴行的静脉构成。大部分静脉在上方与上矢状窦相交通，在下方与翼静脉丛相交通。此外，在硬脑膜两层之间还有腔窦状的静脉池，也称 Trolard 静脉池。多数静脉池位于上矢状窦两旁，部分静脉池则位于邻近横窦的小脑幕内，或大脑镰的基底部。硬脑膜静脉池与硬脑膜静脉、硬脑膜窦、大脑表面的静脉以及颅骨板障静脉和导静脉等均有交通。

3. 硬脑膜的神经支配 感觉神经主要来自三叉神经和上三对颈神经；交感神经节后纤维来自颈交感干，属血管运动纤维。硬脑膜神经一般伴随动脉而行，位于硬脑膜外层，多形成血管周围神经丛，其余部分神经纤维则终于结缔组织内。脑膜血管的收缩与舒张功能发生障碍或颅压升高压迫脑膜时，常可引起头痛。

三叉神经的硬脑膜分支有：

(1) 眼神经的分支：①**硬脑膜前神经 n. meningeus anterior** 发自眼神经的鼻支，分布于鸡冠处的硬脑膜和额窦黏膜；②小脑幕支 r. tentorii 向后走行，跨过滑车神经，分布于小脑幕、大脑镰下部和颅顶部硬脑膜。

(2) 上颌神经的分支：①脑膜中支（神经）r. meningeus medius 随脑膜中动脉走行，与棘神经合并；②脑膜支 r. meningeus 沿脑膜中动脉分支分布于颅顶和颞部硬脑膜。

(3) 下颌神经的分支：**棘神经 n. spinosus** 多在卵圆孔外发出，而后进入棘孔，随脑膜中动脉分布于硬脑膜。

此外，还有来自迷走神经的**硬脑膜后神经 n. meningeus posterior**，分布于颅后窝硬脑膜。

二、蛛 网 膜

脑**蛛网膜** arachnoidea encephali 为薄而半透明的膜，位于硬脑膜和软脑膜之间。蛛网膜与硬脑膜之间彼此借结缔组织小梁互相连结，蛛网膜与软膜之间彼此亦借结缔组织小梁互相连结。蛛网膜与软膜之间虽有蛛网膜下隙相隔，仍有许多结缔组织小梁彼此相连。蛛网膜覆于脑髓表面，跨越脑的沟裂，除半球间裂外，均未深入沟裂之内。蛛网膜与软膜之间有蛛网膜下隙，腔内充满脑脊液(图 1-2-34)。

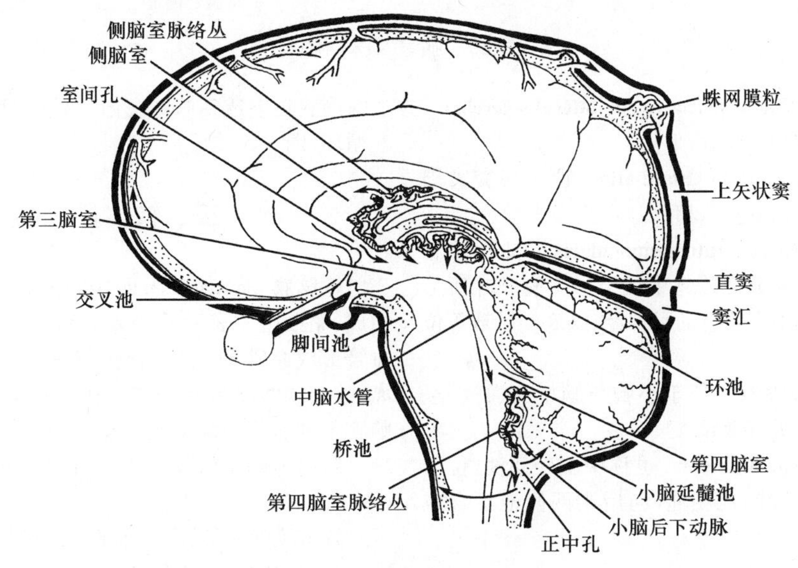

图 1-2-34 脑脊液循环模式图

(一) 蛛网膜下池

蛛网膜下隙并不是一个同等深浅的空腔，而是由许多深浅不同且互相交通的裂隙构成。在脑的突出部(如在脑回上)，蛛网膜与软膜相贴近，腔变浅；在脑的凹陷部分(如在大脑沟裂处)，两膜相距较远，腔则变深。其中较深大的腔隙，称为**蛛网膜下池** cisternae subarachnoideales 。较大的蛛网膜下池有：

1. 小脑延髓池 cisterna cerebellomedullaris 介于延髓与小脑下面之间，呈三角形。临床上可在此处穿刺，以抽取脑脊液进行检验(图 1-2-35)。

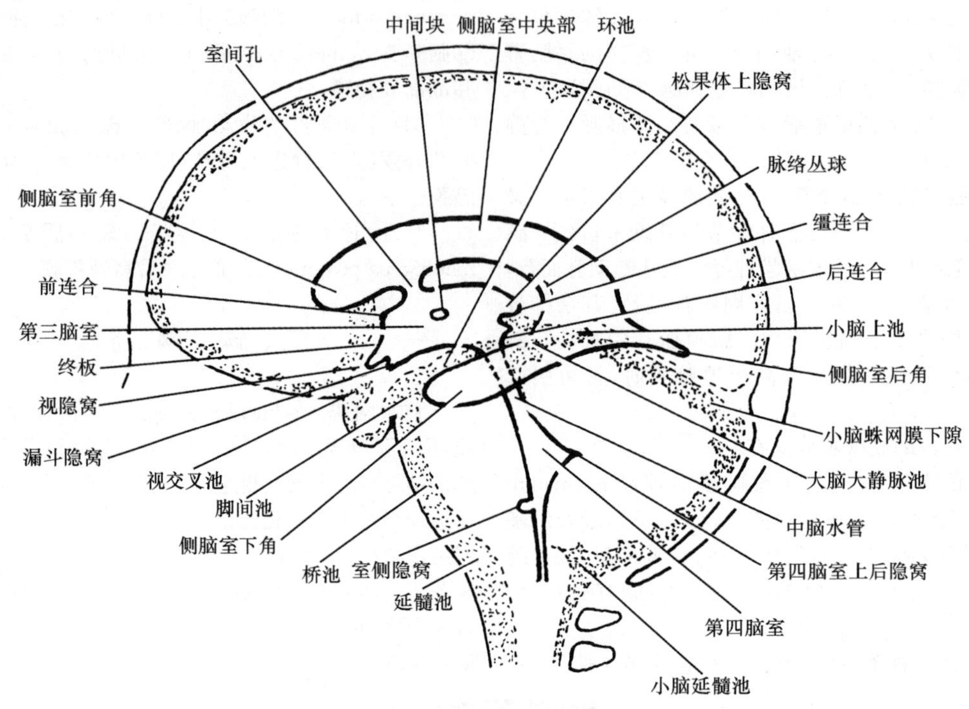

图 1-2-35 脑室及蛛网膜下腔

2. 大脑外侧窝池 cisterna fossae lateralis cerebri 由蛛网膜跨越大脑外侧沟所形成。

3. 视交叉池 cisterna chiasmatis 位于视交叉周围，向前与视神经鞘下间隙相通。

4. 脚间池 cisterna interpeduncularis 又称基底池，为蛛网膜由一侧颞叶跨越中线至另一侧颞叶所形成。该池较大，其中主要有动眼神经、脑底动脉环等位于其中。

5. 小脑-脑桥脚池 位于小脑与脑桥交通处，呈三角形，外方与内听道紧邻。

6. 环池 cisterna ambiens 也称中脑外侧池，位于中脑两侧，向前与脚间池相通，向后则两侧池汇合成四叠体池。

（二）蛛网膜粒

蛛网膜粒 granulationes arachnoideales 是蛛网膜与软膜共同形成的绒毛状突起，穿过硬脑膜的内层，突入硬脑膜静脉窦或静脉窦侧陷窝内，多见于上矢状窦两旁。其次，在海绵窦等处的蛛网膜外面，有较多灰白色颗粒状结构，大如黍粒，质地可软可硬，随年龄增长而数目增多，此乃蛛网膜绒毛扩张而成，脑脊液通过蛛网膜粒渗透到静脉窦内，以维持其与血液间的不断循环（图 1-2-36）。

三、软 脑 膜

软脑膜 pia mater encephali 很薄，由疏松结缔组织构成，紧贴脑的表面并深入其沟裂之中，同时围绕脑血管形成血管鞘，与血管伴行进入脑组织内一段距离，故与脑实质不易分离。在脑室壁的某些部位，软脑膜上的血管与脑室膜上皮共同突入脑室，形成脉络丛。脉络丛的室管膜上皮是分泌脑脊液的主要结构（图 1-2-36）。

软脑膜的神经：有细小的神经束与血管伴行，亦有在结缔组织间单独走行者。神经纤维粗细不等，互交织成网，以分布于脉络膜、脉络丛和基底部软脑膜为最多。神经纤维最后形成终末器，与血管共同深入脑实质内。软脑膜富含神经，因此，对机械、温度、电感应等刺激虽不敏感，但对血管的收缩和舒张则反应迅速，表明神经对血管调节、脑脊液循环以及维持颅内压恒定有重要意义。

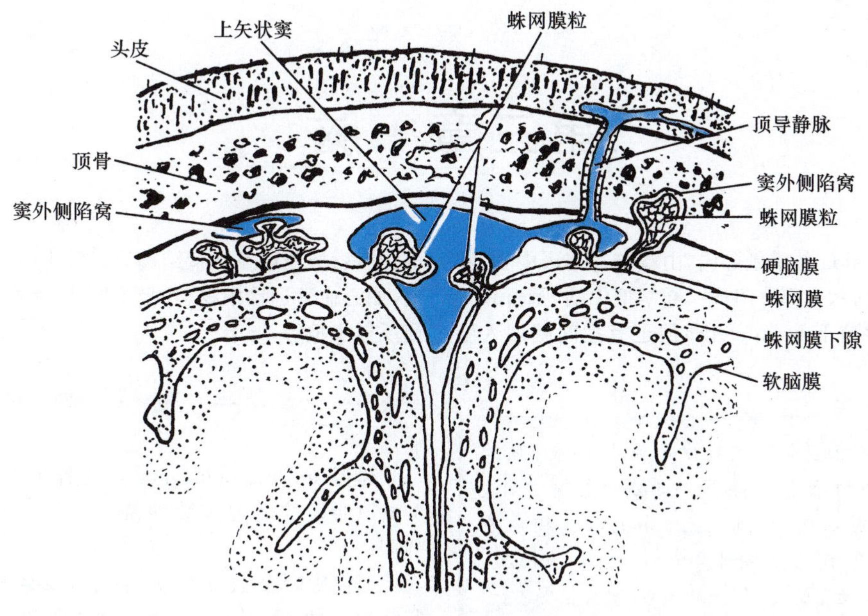

图 1-2-36 上矢状窦及蛛网膜粒

第三章　脑

脑 encephalon 位于颅腔内，由端脑、间脑、中脑、脑桥、延髓和小脑六个部分组成。通常把中脑、脑桥和延髓三部合称为**脑干** brain stem，但也有把间脑列入脑干的。

> 正常脑的发育与颅的发育互相适应，脑的外形与颅腔的形态相符合。当脑的发育不全、体积过小（脑小畸形 microencephaly）时，相应地颅也小，即所谓小头畸形 microcephaly。相反，由于各种原因，脑室某一局部阻塞（常发生于中脑水管），以致脑脊髓液正常循环受阻，颅内压增大，脑室扩张，脑过度膨大，胎儿的头也特别大，即脑积水 hydrocephaly。由于颅骨发育不全，可造成脑膜膨出 meningocele，或由于颅骨缺损而产生脑与脑膜一并突出。
>
> 儿童、成年人与胎儿及两岁以内的婴儿不同，颅骨相互间连结牢固，几乎没有伸展性，因此，当发生脑脊髓液循环受阻、颅内血肿、颅内肿瘤等颅腔内容体积增加时，颅腔容积不能随之增加，从而使颅腔内压力增高，甚至将脑实质挤向某些有限的空隙内（如枕骨大孔）形成脑疝，压迫周围重要结构，引起严重的临床症状。

中国人脑的重量男子平均为 1375.3g，女子平均为 1305.14g。新生儿脑相对较重，大体在 350～450g。根据资料，1 周岁末增加一倍多，可达 900g 以上。20 岁左右脑最重，以后随年龄的增长而逐渐减少。脑重量的个体差异很大，单以脑重论智力高低并不科学。

第一节　脑　　干

脑干 truncus encephalicus 包括延髓、脑桥和中脑三部分。它上续间脑，下连脊髓，背侧与小脑相接。脑干是脊髓、小脑、间脑、大脑互相联系的枢纽。脑干内有 3～12 对脑神经的核团和薄束核、楔束核、上橄榄核、红核、黑质以及网状结构等。脑干内有许多重要中枢，如心血管运动中枢、呼吸中枢、吞咽中枢、视听和平衡反射中枢等。

一、延　　髓

延髓 medula oblongata 自枕骨大孔向上 2.5～3cm 以明显的横沟接续脑桥，向下与脊髓并无明确界限。

延髓腹侧面（图 1-3-1）在前正中裂两侧各有一条纵行隆起，称**锥体** pyramis，由锥体束纤维组成。大多数锥体束纤维交叉至对侧，构成**锥体交叉** decussatio pyramidum（图 1-3-2）。交叉后的纤维沿脊髓侧索下降，称为皮质脊髓侧束，是支配对侧肢体随意运动的重要传导束。在锥体外侧的卵圆形隆起称为**橄榄** oliva，内藏**下橄榄核** nucleus olivaris inferior，橄榄小脑束由此核发出，参与身体平衡的调节。舌下神经由锥体和橄榄中间的前外侧沟出脑，在橄榄后沟中，自上而下依次排列着舌咽、迷走和副神经出脑的根丝，三者根丝间无明显分界（图 1-3-1）。

延髓背侧面下部形似脊髓，上部中央管敞开，形成**第四脑室**。脊髓后索的薄束和楔束延续至延髓背面下部，终止于**薄束核** nucleus gracilis 和**楔束核** nucleus cuneatus，由两核起始的二级纤维组成**内侧丘系** lemniscus medialis，形成内侧丘系交叉（图 1-3-3～图1-3-5）。内侧丘系传导身体对侧本体感觉和精细触觉冲动。

延髓背面上半构成第四脑室底（图 1-3-4），即菱形窝下半。

第Ⅻ、Ⅺ、Ⅹ、Ⅸ四对脑神经的起始核和终止核位于延髓。舌下神经核是舌下神经的起始核，属运动性，支配舌肌的运动。副神经核控制胸锁乳突肌和斜方肌的运动。迷走神经背核属副交感性，是迷走神经的重要成分，其节后纤维支配颈部、胸腔和除降结肠以下的消化器及盆腔脏器以外的大部分腹腔脏器的活动。疑核发出的纤维加入舌咽神经和迷走神经，控制咽喉横纹肌的活动。孤束核是接受各种内脏感觉的核团。各

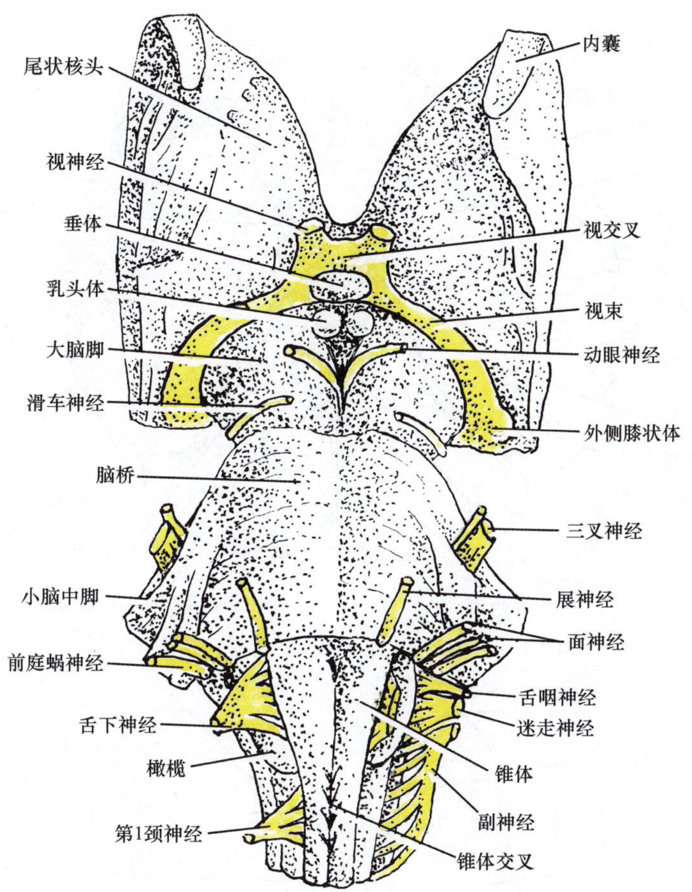

图 1-3-1　脑干外形(腹侧面)

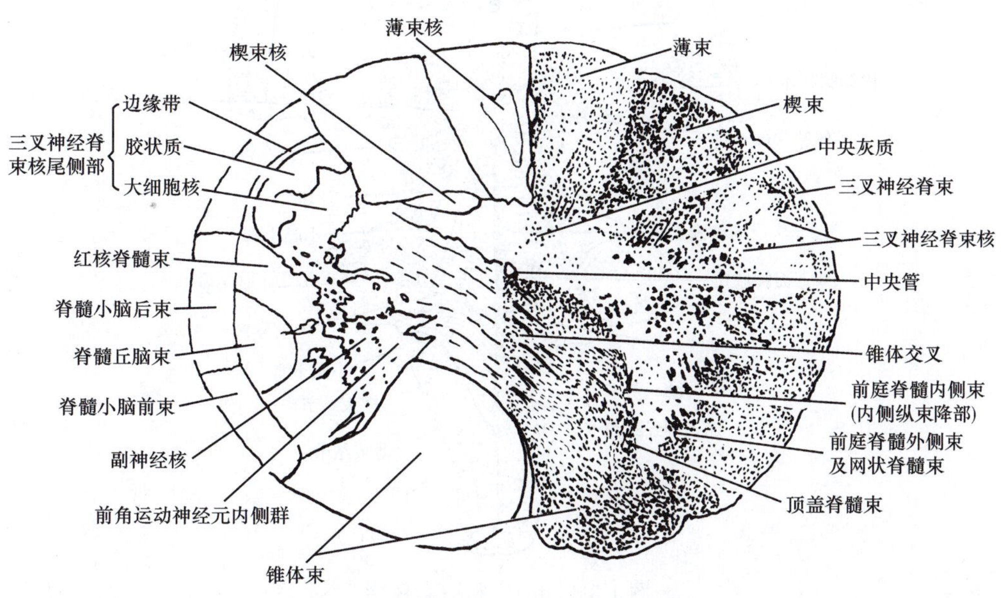

图 1-3-2　延髓水平切面(经锥体交叉)

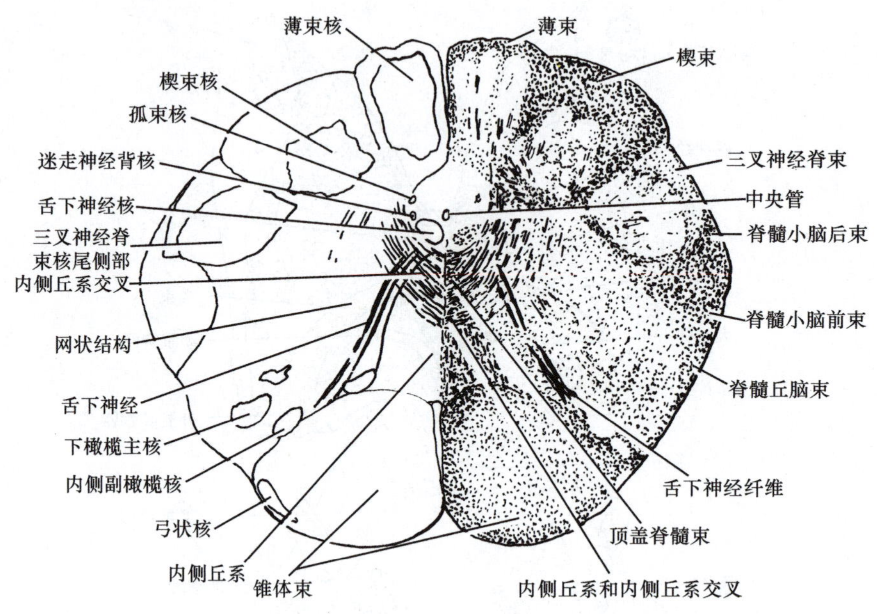

图 1-3-3　延髓水平切面(经内侧丘系交叉)

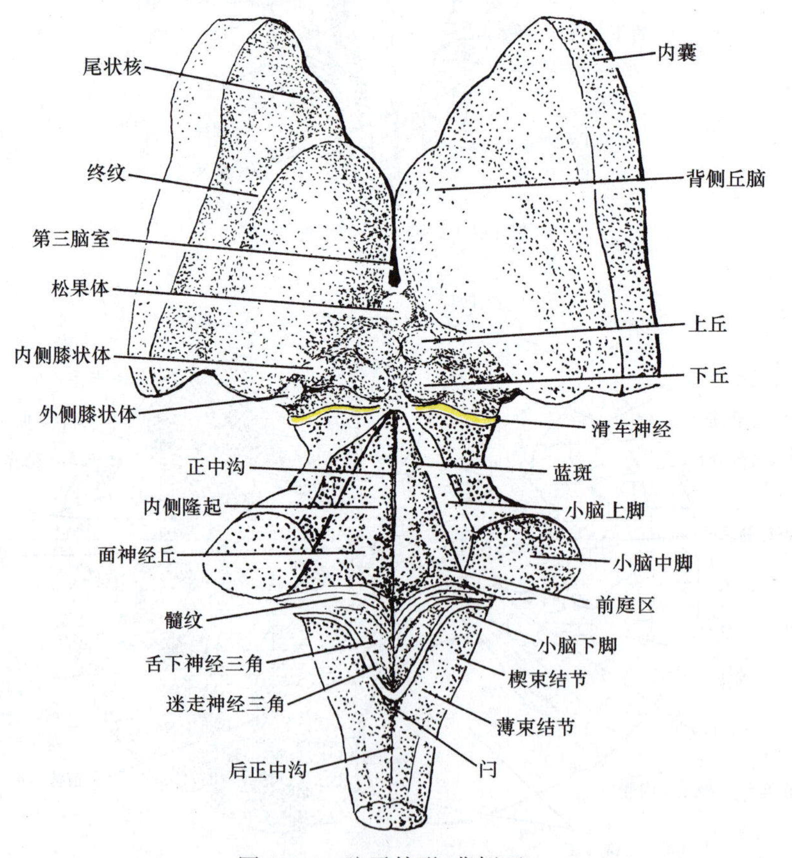

图 1-3-4　脑干外形(背侧面)

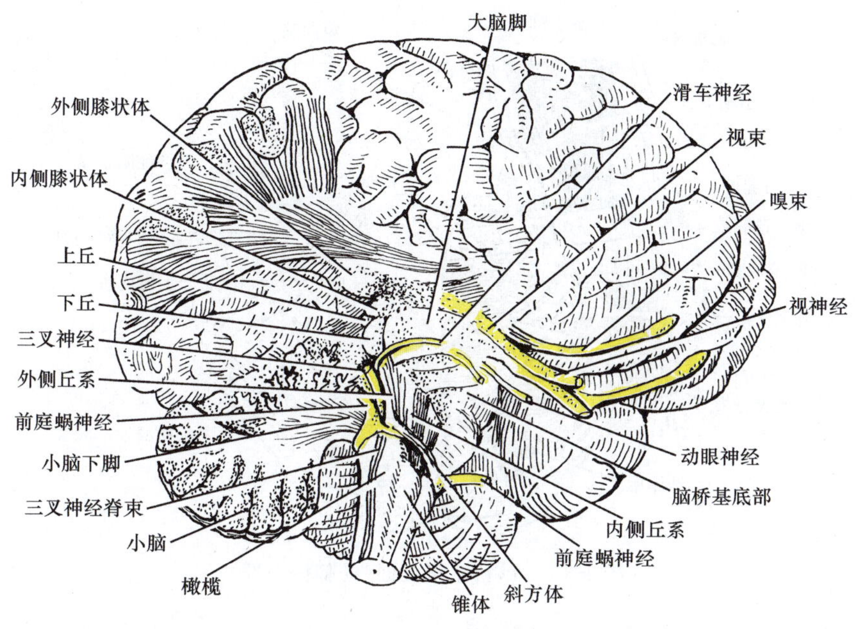

图 1-3-5 内、外侧丘系

种内脏感觉、咽、咽鼓管和舌黏膜感觉以及舌后 1/3 的味觉，经舌咽和迷走神经中的感觉纤维，传入脑干，终于孤束核。下泌涎核属副交感核，经由舌咽神经的分支控制腮腺的分泌活动。

延髓管理着吞咽、发声、胃肠运动、呼吸和循环等重要功能活动。延髓的病变(肿瘤的压迫、炎症、出血等)可出现严重的心血管功能障碍，危及生命。

延髓血管性病变中最常见的是小脑后下动脉闭塞，特别是椎动脉闭塞所造成的延髓背外侧部的损害。因影响三叉神经脊束核和脊髓丘脑束而出现同侧面部和对侧半身痛、温觉障碍(交叉性感觉障碍)。第Ⅸ、Ⅹ对脑神经损伤，发生同侧软腭、咽喉部及声带麻痹，咽反射消失及构音障碍。损伤前庭神经核和前庭神经根以及脊髓小脑束，可出现眩晕、呕吐、眼球震颤和同侧共济失调。中枢性交感性下行纤维受损，可发生 Horner 综合征(眼裂变小、瞳孔缩小、眼球内陷、面部出汗减少)。

延髓的慢性进行性变性疾患(如肌萎缩、侧索硬化症等)常波及第Ⅸ、Ⅹ、Ⅻ对脑神经核，出现双侧舌咽、迷走及舌下神经麻痹。依病变的轻重，可有不同程度的发声困难、吞咽障碍、喝水及进食呛咳等，检查可见舌肌瘫痪、萎缩，临床上常称此为延髓麻痹。

二、脑　桥

脑桥 pons 是介于延髓与中脑之间膨隆扩展的脑部。腹侧称基底部，背侧称被盖部。两部以斜方体和内侧丘系为界(图 1-3-5)。

脑桥基底部腹面宽阔膨隆，沿中线有纵行浅沟，为基底沟，容纳基底动脉。基底内部由纵、横纤维和位于纤维之间的神经细胞集团，即**脑桥核** nuclei pontis 构成。

纵行纤维乃是经中脑大脑脚下降进入基底部的锥体束，它分成许多小束，穿过脑桥核和桥横纤维，沿中线下行(图 1-3-6)。一部分纤维出脑桥下缘延续为锥体；另一部分纤维行程中，陆续离开锥体束向背侧，进入脑桥被盖部，是皮质核束纤维的一部分，与其余部分的皮质核束(皮质脑干束)纤维一起，终于脑干脑神经运动核。

除舌下神经核及面神经核支配面下部肌的细胞群，只接受对侧的皮质核束纤维之外，其他所有脑神经运动核，均接受双侧皮质核束纤维，受两侧大脑运动皮质的支配。所以，当额叶皮质、内囊、大脑脚等处的病变波及皮质核束时，只引起对侧眼裂以下面肌和对侧舌肌的瘫痪，其余的面肌、咀嚼肌、眼外肌、腭肌、咽喉肌等，因受双侧支配，故不发生瘫痪。因病灶在脑神经运动核以上的上神经元，故通常又称核上瘫。核上瘫

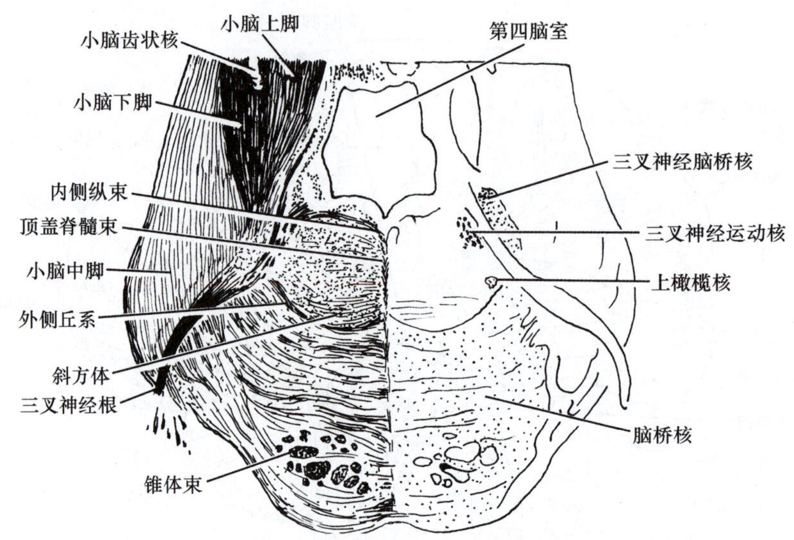

图 1-3-6　脑桥水平切面（经脑桥中部）

病人的主要症状为鼻唇沟消失，口、眼歪斜，流涎，伸舌时舌尖偏向病灶对侧（图 1-3-7，图 1-3-8）。

桥横纤维是脑桥核发出的纤维，起自额、顶、枕、颞叶皮质的皮质脑桥束，止于同侧脑桥核。自脑桥核发出的桥小脑纤维，越中线集聚为小脑中脚（桥臂）至小脑皮质。脑桥核也接受锥体束纤维侧支。大脑皮质随意运动的兴奋，经皮质脑桥小脑束，在一定程度上传向小脑皮质，启动小脑皮质的活动，通过齿状核、小脑上脚和丘脑以调整环路的形式返回大脑皮质，使随意运动精确而有层次。

脑桥被盖部含有第Ⅷ、Ⅻ、Ⅳ、Ⅴ对脑神经的核团，简述如下：

蜗神经核 nuclei cochleares 传导听觉，由蜗神经核发出的纤维，组成斜方体，越边至对侧，延续为外侧丘系（图 1-3-5）。

上橄榄核 nucleus olivalis superior 是听传导通路上的重要中继核团之一，发纤维加入外侧丘系和脑干运动核，借以完成各种听反射活动。

前庭神经核团由内、外、上、脊髓四个核组成核群（图 1-3-9），传导平衡觉。

由前庭神经核发出的纤维有**前庭脊髓束**，由外侧核发出，在同侧脊髓前索下降脊髓全长，止于同侧前角运动神经元。此束能促进提高伸肌张力。内侧纵束是一个复合的纤维束，位于第四脑室底，正中线两侧。前庭神经核向正中线发出上行或下行纤维，加入内侧

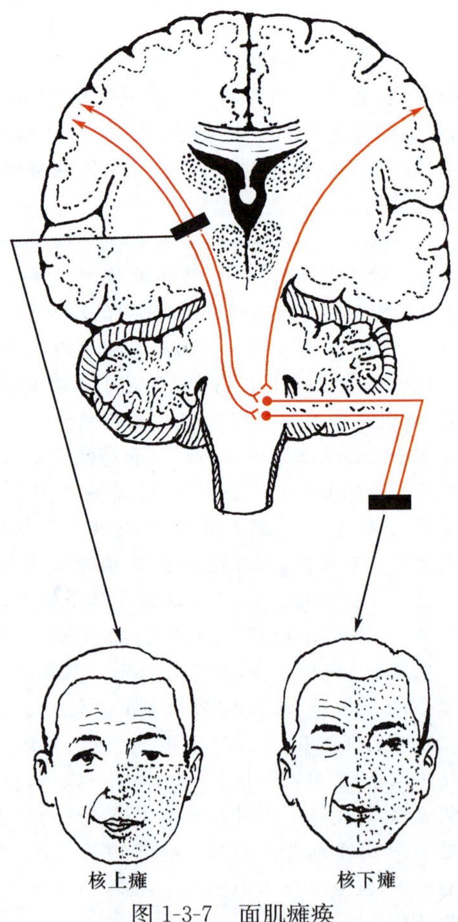

图 1-3-7　面肌瘫痪

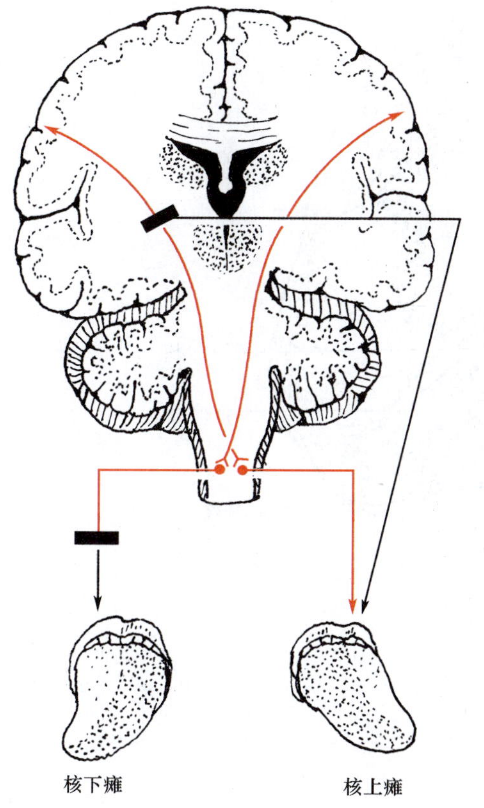

图 1-3-8　舌肌瘫痪

纵束，向上止于动眼、滑车、展神经核；向下止于副神经核和脊髓颈节前角运动细胞，协调转眼、转头动作和完成眼肌的前庭反射（图 1-3-9）。在临床上，刺激内耳前庭器观察眼球震颤，是测定前庭功能的重要方法。

内侧纵束还含有与两眼同向水平运动相关的核间联系纤维。它把展神经核与动眼神经核联系起来，当两眼在水平方向上向任何一侧注视时，协调一眼的外直肌（展神经）和另一眼内直肌（动眼神经）的运动。前庭小脑纤维由前庭神经核发出的纤维及直接来自前庭神经根的纤维组成，止于小脑皮质和室顶核，向小脑传递平衡器活动的信息。

面神经核 nucleus nervi facialis 是面神经的起始核，在脑内勾绕展神经核（两者形成面神经丘）后出脑（图 1-3-10），支配全部面肌、二腹肌后腹和镫骨肌。面神经核有两群，支配面上部的枕额肌和眼轮匝肌核团，接受双侧皮质核束（皮质脑干束）纤维的支配；支配面下部肌的核团，只接受对侧皮质核束纤维支配。因此，面神经核以上皮质核束受损害，与核以下特别是面神经损伤而致面肌瘫痪表现不同。核上瘫只出现病灶对侧眼裂以下面肌瘫痪，核下瘫则出现伤侧面肌全部瘫痪（图 1-3-6）。

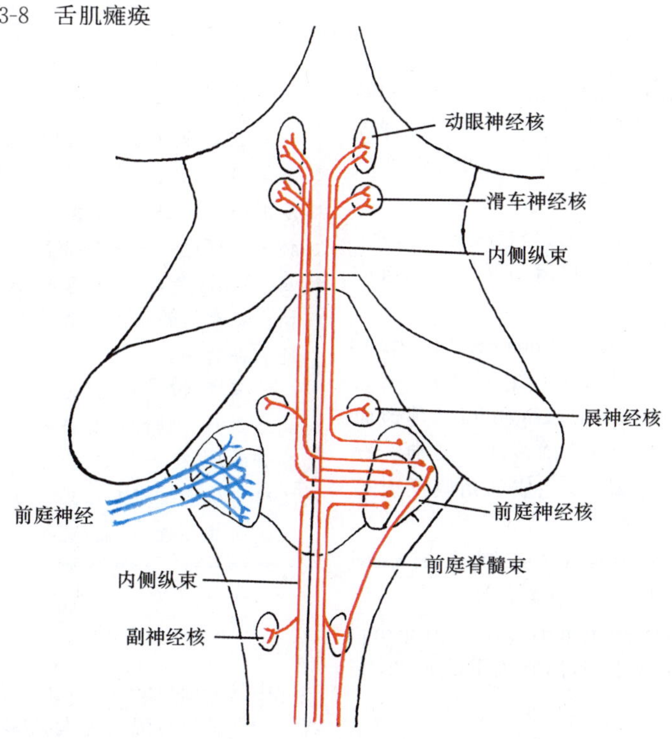

图 1-3-9　前庭神经核、内侧纵束及平衡觉传导通路

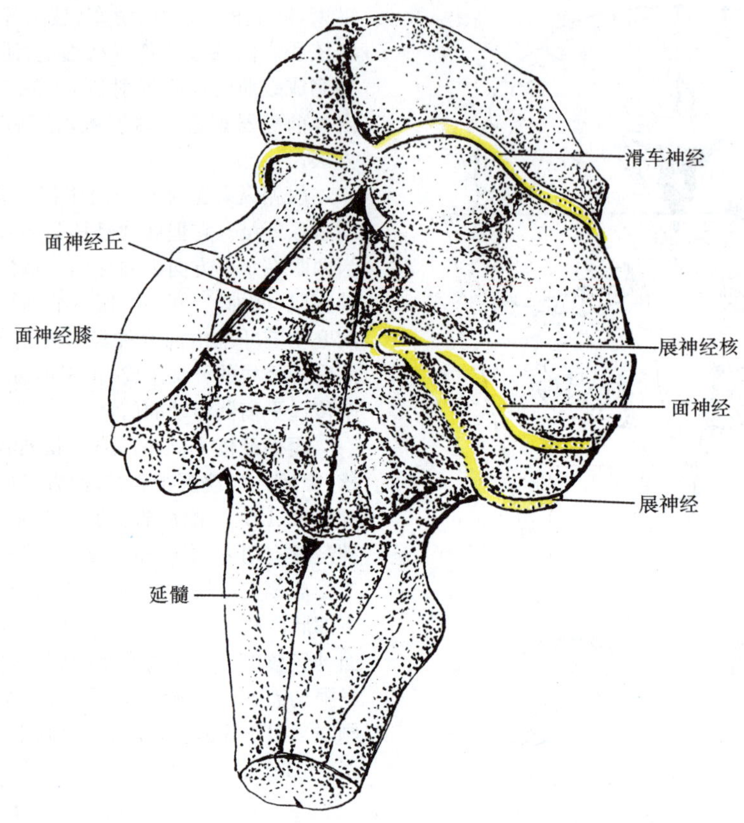

图 1-3-10　面神经与展神经

展神经核 nucleus nervi abducentis 是展神经起始核(图 1-3-10),支配眼球外直肌。病人若出现眼球外直肌瘫痪,同时伴有面肌瘫痪时,提示病灶可能在展神经核及其周围。

三叉神经的核团共四个核,三个核是感觉性的,一个是运动性的。其感觉纤维和运动纤维共同组成三叉神经。

三叉神经脑桥核 nucleus pontinus nervi trigemini 是传递面部触、压觉冲动的核团(图 1-3-8)。**三叉神经脊束核** nucleus spinalis nervi trigemini 是传递面部痛、温觉的核团。三叉神经脑桥核和三叉神经脊束核发出纤维联系脑干运动核,完成如角膜反射等各种反射。

三叉神经中脑核 nucleus mesencephalicus nervi trigemini 可能与眼球外肌的本体感觉有关。

三叉神经运动核 nucleus motorius nervi trigemini 发出纤维组成三叉神经根小部,出脑入下颌神经,支配咀嚼肌等。

> 三叉神经核与周围性损害出现的感觉障碍是不同的。周围性损害与三叉神经各分支的分布范围一致,且痛、温、触觉一起减弱或丧失。核性损害则出现感觉障碍分离,有面部触觉障碍而无痛、温觉障碍,病灶在脑桥核;相反则病灶在脊束核。脊束核的损害常伴有邻近结构,如延髓或颈髓上部的损害。
>
> 第Ⅷ对脑神经根恰好位于延髓,脑桥和小脑的交角——脑桥小脑角处,三叉、面、舌咽、迷走等脑神经根,位于其周围。患听神经纤维瘤时,病人除了有听力障碍和小脑损害的表现外,还可波及上述与其邻近的脑神经根。

三、中　　脑

中脑 mesencephalon 上界为视束,下界为脑桥上缘。两侧的纵行隆起为**大脑脚** pedunculus cerebri ,动眼神经沿大脑脚内侧出脑。

中脑背面有四个成对排列的小丘，称**上丘** colliculus superior 和**下丘** colliculus inferior。在横切面上，中脑的室腔为一细管，称为**中脑水管**，上、下连接第三、四脑室。围绕中脑水管的灰质，称**中央灰质** substantia grisea centralis。中央灰质背侧的上、下丘，称**中脑顶盖**，腹侧统称为**大脑脚**。大脑脚由背侧的被盖、中间的黑质和腹侧的脚底三部分组成。中脑除中央灰质外，还有以下几类核团。

上、下丘组成**中脑顶盖** tectum mesencephali。其上丘是应答视、听和躯体刺激的重要反射中枢；下丘是听觉传导路的重要中继站，也是听觉的反射中枢。

上丘和间脑的交界处称**顶盖前区**，含有一些核团。视束的纤维经顶盖前区中继至同侧和对侧的动眼神经副核，组成瞳孔对光反射弧。

滑车神经核 nucleus nervi trochlearis 在下丘水平属运动性(图 1-3-11)，神经根交叉后出脑，支配眼球上斜肌。

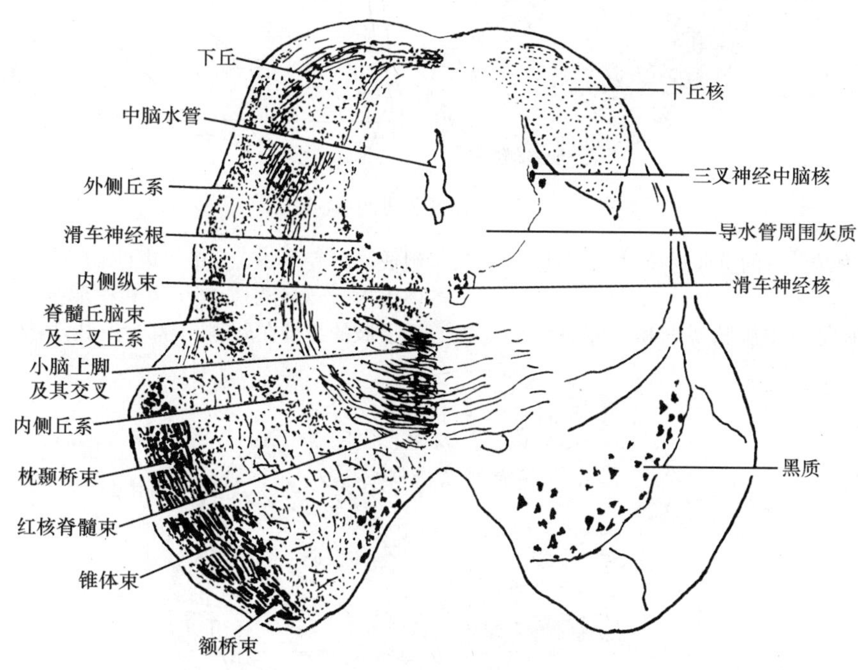

图 1-3-11 中脑水平切面(经下丘)

动眼神经核团位于上丘水平，属运动性(图 1-3-12)。核团分两类：**动眼神经核** nucleus nervi oculomotorii，为躯体运动性核团；**动眼神经副核** nucleus oculomotorius accessorius (Edinger-Westphal 核)，属内脏运动性(副交感)。躯体运动纤维支配除上斜肌和外直肌以外所有眼球外肌和提上睑肌。副交感性节前纤维至睫状神经节换神经元，其节后纤维支配瞳孔括约肌和睫状肌。

光线刺激视网膜引起的视觉冲动，经视神经、视束至顶盖前区，由此再至同侧与对侧动眼神经副核、动眼神经，在睫状神经节换神经元，其节后纤维支配瞳孔括约肌和睫状肌，完成瞳孔对光反射和对晶状体曲度的调节。

红核 nucleus ruber 为肉眼可见的大核，占据中脑被盖的中央部(图 1-3-12)。红核发出红核脊髓束，终于延髓网状结构和脊髓前角运动细胞。红核还发出纤维至面神经核、三叉神经感觉核、后索核和小脑等处，同时接受小脑和大脑皮质的纤维。红核是锥体外系的重要协调中枢。小脑和锥体外系通过红核及红核脊髓束，对全身骨骼肌发挥着无意识自动运动的调节作用。

黑质 substantia nigra 属锥体外系核团，仅见于哺乳动物，在人特别发达，位于中脑被盖和脚底的分界处，从中脑尾侧一直延伸到间脑。核的多数细胞含有大量的黑色色素颗粒，肉眼可见。黑质和纹状体间有往返的纤维联系并接受额叶的纤维，同时发出纤维至丘脑腹侧核。近年实验证明，黑质的细胞能合成多巴胺(DA)，经过黑质纹状体纤维把 DA 颗粒运到尾状核

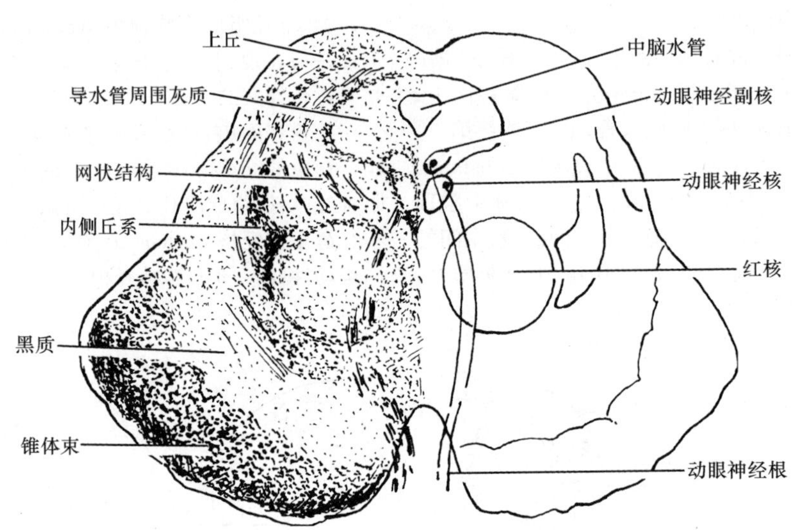

图 1-3-12　中脑水平切面(经上丘)

和壳核,DA 是锥体外系的重要递质之一,与躯体运动功能有关。

大脑脚脚底是由皮质脑桥束和锥体束纤维聚集组成。脚底中 3/5 为锥体束(图 1-3-12, 图 1-3-13),锥体束内、外侧分别为额桥束和枕颞桥束。锥体束中支配下肢的纤维在外侧,中部为上肢,内侧为面部。

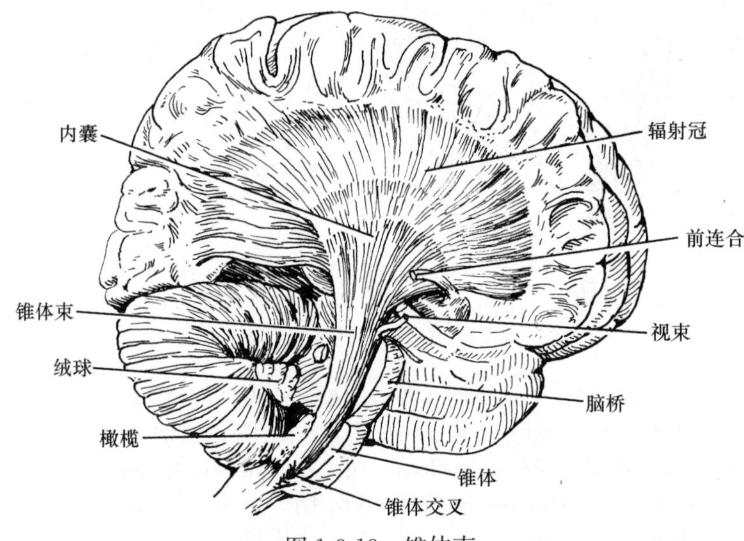

图 1-3-13　锥体束

> 肿瘤的压迫、炎症及外伤有时可引起大脑脚脚底的局部性病变,由于损害锥体束和动眼神经,发生同侧动眼神经麻痹和对侧偏瘫(Weber 综合征,图 1-3-14)。

四、网 状 结 构

在脑干内,除脑神经核、薄束核、楔束核、红核、黑质等一些边界明确的核团和传导束以外,在延髓、脑桥和中脑的中央部有一个灰、白质交织的区域,称**网状结构 formatio reticularis**。根据种系发生的资料,丘脑内侧部分也属于网状结构。网状结构现在记载有 96 个核。

网状结构与中枢神经系统各部都有联系,包括来自大脑各部的传入纤维、至大脑和脊髓的传出纤维、网状结构自身各核间的联系纤维(上行的和下行的)。

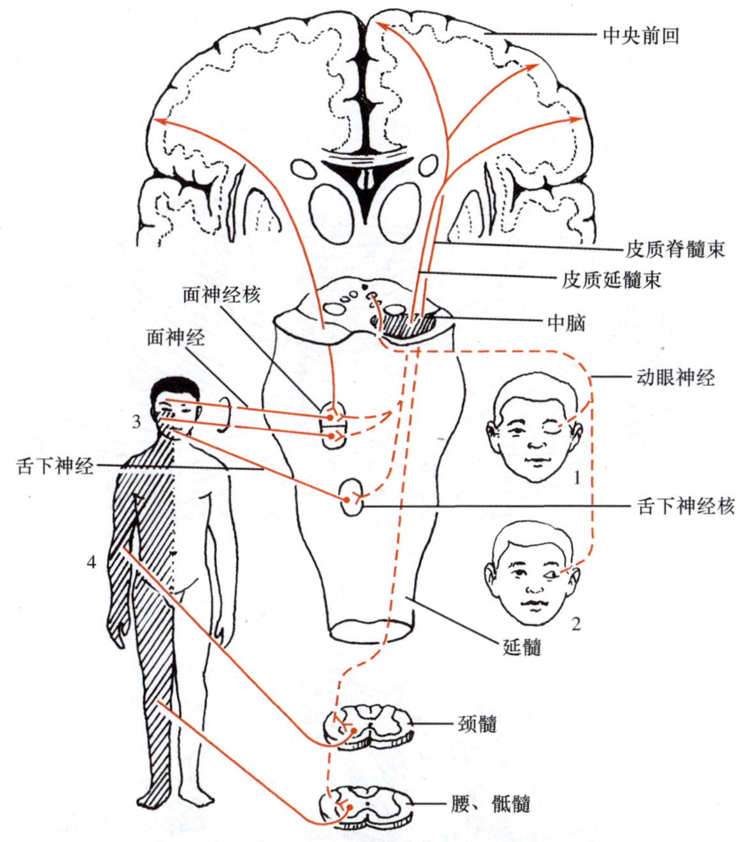

图 1-3-14 大脑脚底损伤图解

———表示损伤后的神经及传导束;1、2. 左动眼神经瘫,左眼睑下垂,左眼向外方斜视;3. 面神经与舌下神经核上瘫;4. 右半身上神经元瘫

网状结构的功能

浅、深、内脏感觉与视、听、味、嗅构成通常传向大脑的感觉传导路,或叫做特异性传入系统。网状结构是第二传入系统,或叫做非特异性传入系统。网状结构同特异性传入系统一样,接受所有如痛、光、音等传入冲动,但它没有接受某一种感觉的特异化神经元,它的同一神经元能接受所有的传入冲动并将其传入大脑各叶和皮质各层,但并不引起特异的感觉,而是调节整个大脑皮质紧张度和保持觉醒状态的重要神经结构,称为非特异性上行激动系统。网状结构虽具有多种功能,但最主要的是它决定着大脑皮质各种形式意识状态的水平,从完全的警觉、注意,到昏昏沉沉和睡眠状态。上行激动系统的形态学基础是脑干网状结构和非特异性丘脑核团,其中包括丘脑向大脑皮质的非特异性投射纤维。

实验证明,破坏动物中脑网状结构,虽然特异性感觉传导路完整无损,但动物却陷入昏迷状态。在临床上,由于脑干的病变,也常导致病人昏迷或昏睡。一些镇静药物,或由于抑制和阻断特异性传入系统与网状结构的联系,或者是抑制和阻断非特异上行激动系统,使大脑皮质易于进入抑制状态,起到镇静作用。一些研究指出,脊髓网状纤维与慢痛、弥散性痛传导有关。麻醉药物容易作用于网状结构这种多突触的传入系统,使其发生传导阻滞。非特异性上行激动系统还可能参与针刺镇痛机制。

第二节 小 脑

小脑 cerebellum 位于颅后窝,上面由一层硬脑膜,即**小脑幕** tentorum cerebelli 与覆盖其上的大脑相隔;下面凹陷,容纳延髓。中间缩窄部,为**小脑蚓部** vermis cerebelli 卷曲如环;两侧膨隆,称**小脑半球** hemispherium cerebelli 。小脑表面由大量平行的沟隔成许多小脑叶片。小脑与脑桥及延髓之间有第四脑室。小脑借上、中、下三对小脑脚与大脑、脑桥和延髓相连。小脑半球下面前内侧部有一突出部，称**小脑扁桃体**，它靠近枕骨大孔。由于颅脑损伤、颅内肿瘤，导致颅内压增高时，小脑扁桃体被挤压可嵌入枕骨大孔，产生小脑扁桃疝(枕大孔疝)，可压迫延髓，危及生命。

小脑的分叶很复杂，不一一叙述，参见表 1-3-1 及图 1-3-15，图 1-3-16。

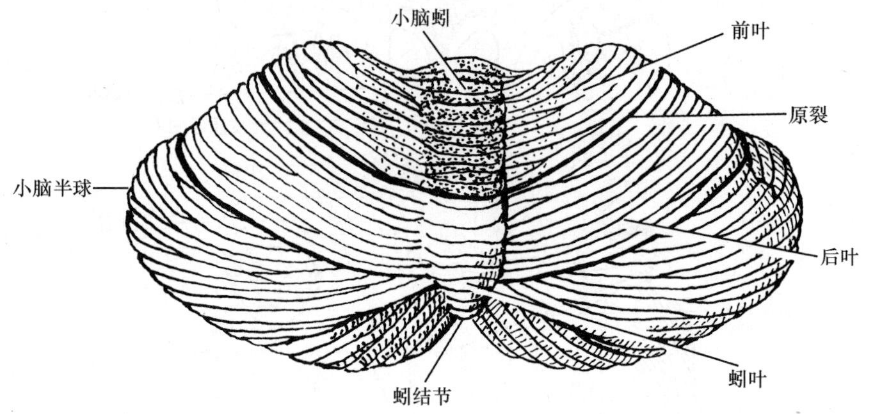

图 1-3-15　小脑(上面)

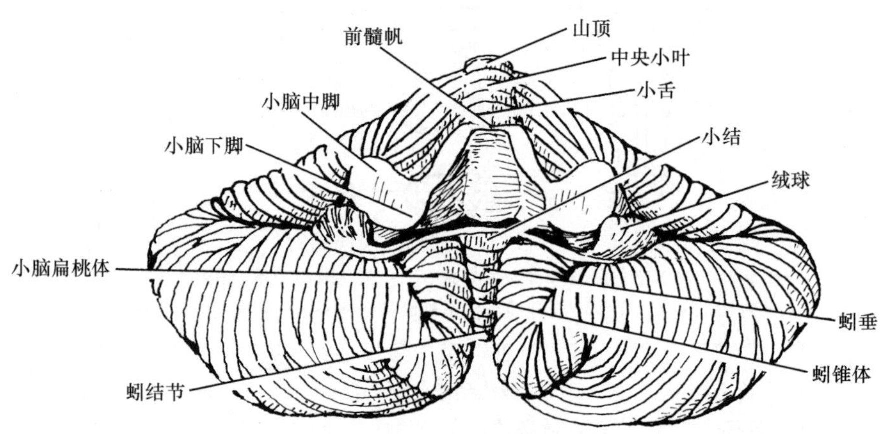

图 1-3-16　小脑(下面)

表 1-3-1　小脑的分叶

<table>
<tr><th></th><th colspan="2">人体解剖学命名</th><th>比较解剖学命名</th></tr>
<tr><td rowspan="4">上面(前→后)</td><td>小脑蚓</td><td>小脑半球</td><td rowspan="2">小脑前叶(旧小脑)</td></tr>
<tr><td>小脑小舌
中央小叶
山顶</td><td>中央小叶翼
方形小叶[前部]</td></tr>
<tr><td colspan="3">原裂</td></tr>
<tr><td>山坡
蚓叶</td><td>方形小叶[后部](单小叶)
上半月小叶</td><td rowspan="3">小脑后叶(新小脑，但蚓垂、蚓锥体属旧小脑)</td></tr>
<tr><td colspan="3">水平裂</td></tr>
<tr><td rowspan="3">下面(后→前)</td><td>蚓结节
蚓锥体
蚓垂</td><td>下半月小叶
二腹小叶
小脑扁桃体</td></tr>
<tr><td colspan="3">后外侧裂</td></tr>
<tr><td>小结</td><td>绒球及绒球脚</td><td>绒球小结叶(古小脑)</td></tr>
</table>

小脑表面被覆一层灰质，称为**小脑皮质** cortex cerebelli，内部的白质称为髓体。在髓体内埋藏有四对**小脑核** nuclei cerebelli，即**顶核** nucleus fastigii、**球状核** nucleus globosus、**栓状核** nucleus emboliformis 及**齿状核** nucleus dentatus。

上述诸核具有不同联系。顶核与内耳前庭器相关联。球、栓状核主要接受脊小脑前、后束，两束传导深部感觉，并与躯干运动相关。齿状核与新小脑一起主要参与由大脑皮质起动的四肢精巧随意运动的调节。此外，齿状核和下橄榄核之间，以橄榄小脑束相连，共同参与维持身体平衡。

小脑髓体由自小脑皮质至小脑各核以及小脑与相邻脑部联系的各类神经纤维组成。小脑与相邻各脑部的联系纤维组成上、中、下三对小脑脚(图 1-3-17)。

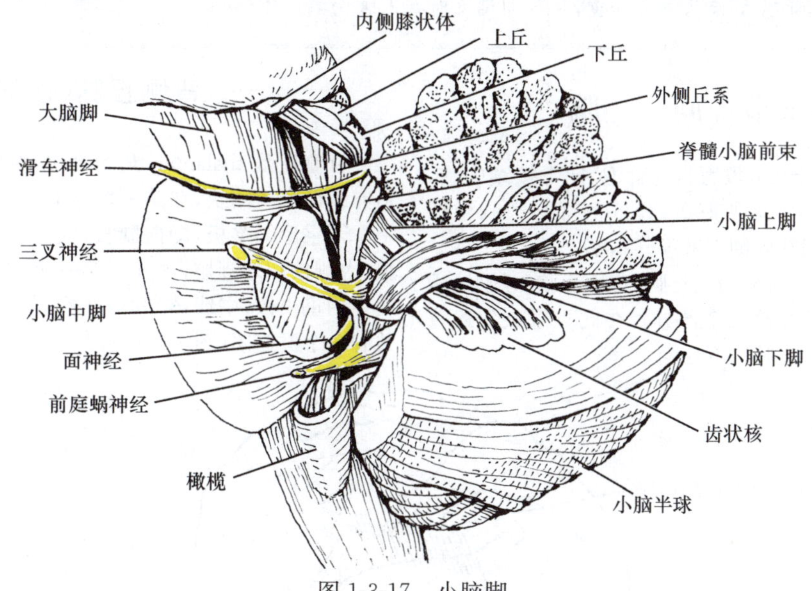

图 1-3-17 小脑脚

小脑借下脚获得深部感觉装置和前庭器发来的信息，自动地对其他脑部运动功能进行调整。

小脑借中脚，主要是皮质桥小脑束，参与对随意运动的调节。

小脑上脚联系红核、丘脑和脊髓。小脑借此渠道参与锥体外路而影响于脊髓(图 1-3-18)。

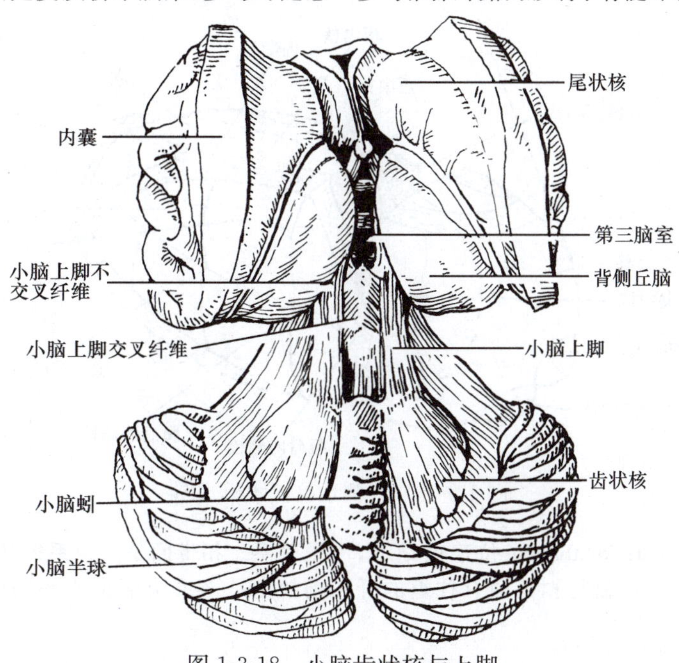

图 1-3-18 小脑齿状核与上脚

小脑的主要功能是维持身体的平衡,调节肌肉的紧张度和协调肌肉的运动。绒球小结叶(古小脑)的损伤主要引起平衡失调,站立和行走摇晃不稳。前叶(旧小脑)的损伤主要影响对重力的反射运动,肌肉失去紧张,步态蹒跚。四肢肌肉随意运动的调节靠新小脑。新小脑损伤的主要表现是共济运动失调、辨距障碍、轮替运动障碍以及意向性震颤等,表现出肢体运动时出现震颤,静止时消失,肌肉收缩的强度与运动所要达到的目的不相称,失去调节运动幅度与距离的能力,如步行时举足太高,握取物件时过度伸开手指等。小脑性共济失调与脊髓后索病变时造成的脊髓性共济失调不同。小脑性共济失调无深部感觉障碍,视觉不能代偿,闭目时失调症状并未加重,步行或站立时病人常向病灶侧倾倒。

第三节　间　　脑

间脑 diencephalon 发育自前脑泡,向下接续中脑,向上被左、右大脑半球所遮盖,其外侧部与大脑半球实质融合,两侧间脑内侧夹着第三脑室。

间脑在形态上可分为上丘脑、背侧丘脑(丘脑)、后丘脑、底丘脑和下丘脑五个部分。在此只重点叙述背侧丘脑(丘脑)、后丘脑和下丘脑。

一、背侧丘脑(丘脑)

背侧丘脑 thalamus dorsalis 亦称**丘脑** thalamus,是卵圆形灰质团块,在第三脑室和内囊之间。丘脑被一"Y"字形纤维板,即内髓板,大致划分为三大核:前核、内侧核和外侧核,再加上第三脑室壁背侧,室周灰质中的正中核(中线核)和分布在内髓板里的板内核,共有 5 个群核团(图 1-3-19)。

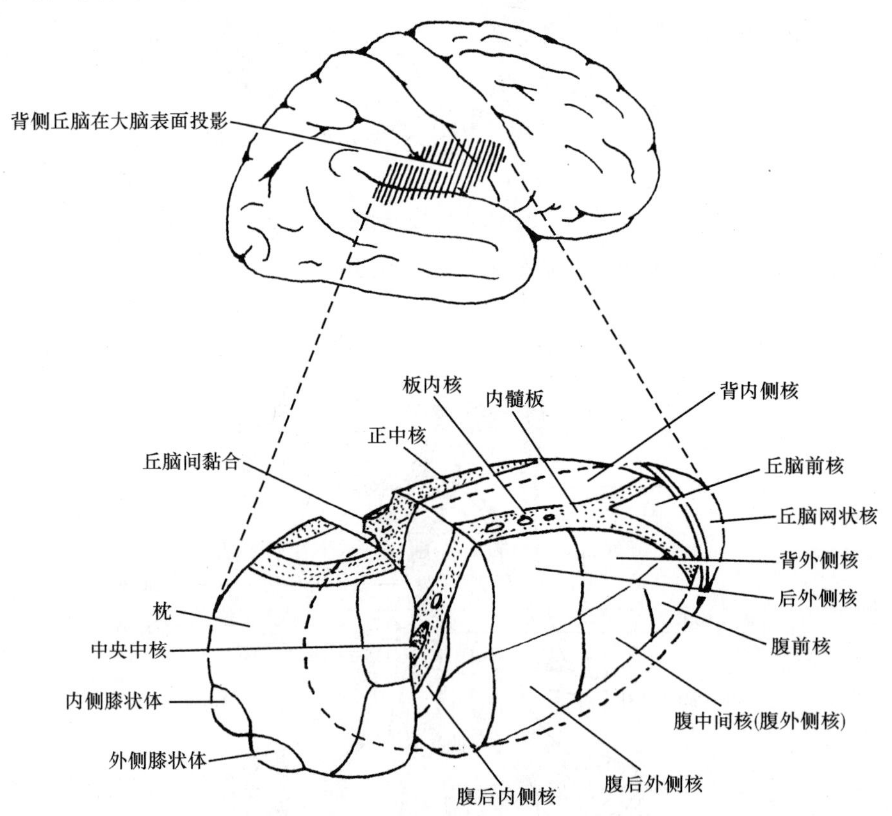

图 1-3-19　背侧丘脑核团模式图

丘脑前核 nucleus anterior thalami 位于前结节,内髓板分叉部的前上方,前核与扣带回有往返的纤维联系。扣带回是边缘系统的重要组成部分,丘脑前核则是该系统中重要环路中间站。乳头丘脑束自乳头体至丘脑前核。损伤乳头丘脑束，病人可失去近期记忆。刺激或切断乳头丘脑束，还可影响内环境平衡的调节和内脏的活动。

丘脑内侧核 nucleus medialis thalami 居内髓板内侧，主要为背内侧核 nucleus medialis dorsalis(DM)(图1-3-19)。我们在研究人丘脑辐射纤维时，看到 DM 与额叶前部有大量联系纤维。DM 可能是联合躯体、内脏、感觉冲动的整合中枢，参与情绪和意识活动。破坏 DM 或切除额叶前部，病人发生情感的变化，对疼痛或其他刺激常漠然置之。

丘脑外侧核 nucleus lateralis thalami 占据内髓板外侧，分为背、腹两部。腹侧部最重要，它又分为**腹前核 n.** ventralis anterior (VA)、**腹外侧核 n.** ventralis lateralis (VL)与**腹后核 n.** ventralis posterior (VP)(图1-3-19)。VP 是丘脑最主要的体躯感觉中继核。全身的浅、深部感觉均通过 VP 的中继到达大脑皮质中央后回。VP 又分为腹后内侧核及**腹后外侧核 n.** ventralis posterior medialis et lateralis (VPM, VPL)。VPM 形如半月或弓状，故又名半月核或弓状核。由分布于头、面和眶内结构的感觉纤维组成的三叉丘脑束，终止于 VPM。传递头、面部肌肉的本体感觉纤维也终于此核。VPL 是内侧丘系和脊髓丘脑束的最后中继站。从对侧薄束核来的纤维终止在 VPL 的外侧区；由对侧楔束核来的纤维终止在 VPL 的内侧区。据认为，脊髓丘脑束的纤维进入 VPL 的尾侧部，并有大量纤维和侧支止于延髓网状结构。发自 VPM 与 VPL 的纤维经内囊后脚(枕部)至皮质中央后回，其中 VPM 的纤维至中央后回下份，VPL 至中央后回上 2/3 处。

正中核(中线核)nuclei mediani 和**板内核** nuclei intralaminares：正中核位于第三脑室侧壁的室管膜下。板内核位居内髓板的实质内及其附近，此核群中重要的有**中央中核** nucleus centromedianus (CM)和**束旁核** nucleus parafascicularis (PF)。据推断，CM 可能是痛觉传导至丘脑接替核的闸门，当损坏 CM 时，痛闸门关闭，疼痛得到缓解。近年来对 PF 的研究指出，它可能在针刺镇痛中起作用。

二、后 丘 脑

后丘脑位于丘脑的后方，在丘脑尾端有隆突伸向中脑上方，名**枕** pulvinar。枕的下方有两个卵圆形隆起，即**内、外侧膝状体** corpus geniculatum mediale et laterale (图1-3-2,图1-3-19)。内侧膝状体接受传导听觉的外侧丘系纤维的终止并和中脑下丘共同构成听觉的皮质下中枢。视束终止于外侧膝状体和枕，后两者与中脑上丘组成视觉的皮质下中枢。

丘脑的非特异性核团是古老的核团，主要包括正中核(中线核)、板内核、丘脑网状核和腹前核等。这部分古老核团中，如中央中核和网状核，在高等动物还有所发展，变得较为显著。它们除接受脑干网状结构和脊髓丘脑束的纤维外，还接受中脑中央灰质等处的纤维。这群核团被认为是把脑干网状结构发出的非特异性传入冲动，转达到大脑皮质，称为非特异性丘脑投射纤维。所谓非特异性传入冲动是指网状结构接受、汇集并综合来自体内外的各种刺激，自此发出的冲动已无特异性，不能引起痛、温、触、压、视、听等特异性感觉，而是弥散地传导到大脑皮质各区，借以保持大脑皮质处于清醒状态。作为上行激活系统的丘脑非特异性投射，可能是通过多突触联系实现的。丘脑非特异性核团是网状结构与大脑皮质之间的桥梁，只有通过丘脑非特异投射系，网状结构才能发挥对大脑皮质的作用。

基于丘脑由众多的各种不同性质的核团组成并具有广泛的传出和传入联系，因此，它的功能比较复杂，大致可归纳为以下几个方面：

第一，丘脑是重要的皮质下中继站，除嗅觉外，来自机体内外的一切感觉，都要在丘脑中继后，转递至大脑皮质。此外，丘脑也接受下丘脑、小脑和脑干(网状结构)等处来的信息。在形成某种意识时，几乎所有的兴奋都要通过丘脑，故而丘脑可称之为“通向意识之门”。

第二，丘脑不单是中继站，而且是对各种不同传入信息的重要整合和调节器官。例如，疼痛、舒适、不愉快等感受是在丘脑先进行整合再传向大脑皮质的。一些粗略的疼痛、冷、热等感觉可能在丘脑水平就被意识到，因此，即使切除感觉皮质，也能感知疼痛的刺激。

第三，丘脑以其与锥体外路的联系还可作为对疼痛以及对其他具有强烈情绪影响的一种回答而产生的表情运动中起重要的整合作用。

第四，丘脑与大脑皮质具有双向联系，即同时自皮质运动区获得信息，因而对运动，诸如像小脑和锥体外系所支配的功能而发挥修饰性影响。

第五，已如前述，丘脑是网状结构上行激活系统的组成部分，并在其中起着重要的作用。刺激丘脑的特异性核团只引起大脑皮质特定部位的反应，但刺激丘脑非特异性核团或中脑网状结构，则引起整个大脑皮质的兴奋。

丘脑的疾病常由血管的病变所引起。其损伤时常见的症状是感觉功能方面的紊乱。一般是对侧半身感觉减弱，特别是深部感觉障碍，躯干和四肢比面部明显。触、痛、温度觉阈值升高，感觉表现为超常、倒错，甚至与刺激极不相符。例如，轻度疼痛刺激即可引起强烈的烧灼痛、刺痛和撕裂痛，即痛觉过度 hyperpathia，对视、听刺激亦如此，如悦耳的音乐可以引起病人不愉快的感受。此外，常伴有痛苦的对侧半身感觉异常 paresthesia（麻木、蚁走感、刺痛感等）。这些皆可由过度疲劳、兴奋和紧张而增强。

除感觉功能紊乱外，若损伤小脑、红核、苍白球丘脑纤维，则可引起意向震颤，确切地说，出现偏身共济失调，伴随舞蹈病、指痉病的不安运动，呈现独特的痉挛姿势，特别表现在手上（丘脑手）。

丘脑损伤也可出现情感障碍，如病人具有强迫性哭或笑的情绪易变倾向，这可能是损伤了丘脑前核或其与下丘脑及边缘系统联系的结果。由于丘脑的病变而伴随内囊水肿，但内囊本身并无损伤时，则可能有一过性对侧半身轻瘫。

三、下　丘　脑

下丘脑 hypothalamus 位于丘脑的腹侧，其结构与功能比较复杂，分几个方面加以叙述。

下丘脑前界为视交叉和终板，后界为乳头体的后缘，两侧包括下丘脑沟以下的第三脑室旁壁上的结构。终板以后，紧靠视交叉前方延至前连合的区域，称为视前区。在发生上起源于端脑，但在功能与结构上与下丘脑相同，故归属下丘脑（图 1-3-20）。

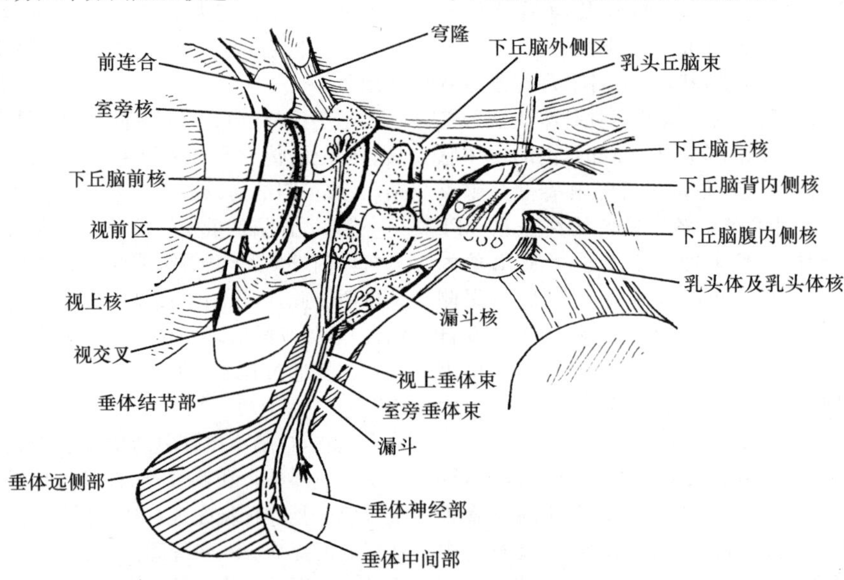

图 1-3-20　下丘脑主要核团

从脑底面观察下丘脑，自前向后有**视交叉** chiasma opticum、**灰结节** tuber cinereum、**漏斗** infandibulum 和**乳头体** corpus mamillare。漏斗连于灰结节部有一球状隆起，称**正中隆起**，但在人脑并不明显。在视交叉后方，漏斗末端连接一小指头大的极为重要的内分泌器官，即**垂体** hypophysis。此腺体是由不同源的两叶组成，前叶来自口腔原基，属一般腺体；后叶起源于间脑，与下丘脑某些核团关系十分密切。

从矢状面上观察，自前向后将下丘脑分为视前、视上、结节和乳头体四部，各含有一些核团（图 1-3-20）。

视前核位于视前部，是性中枢的一部分。**视上核** nucleus supraopticus 和**室旁核** nucleus paraventricularis 是下丘脑最重要的两个核。两核发出的纤维称视上垂体束和室旁垂体束，将神经分泌产物经轴突微管输送到垂体后叶（图 1-3-21）。

下丘脑的功能：下丘脑管理与调节着全身的自主性功能。它在情绪反应，内脏活动，稳定与平衡机体内环境，调节饮食、性欲，控制体温以及垂体内分泌活动等神经性、神经内分泌性和体液性调节机制中皆占有重要位置，是边缘系统中的一个重要结构。

在垂体后叶中贮存着由视上核和室旁核细胞分泌的**催产素** oxytocin 和**加压素**(抗利尿激素)vasopressin，释放冲动时，将这两种激素释放入血(图 1-3-21)。

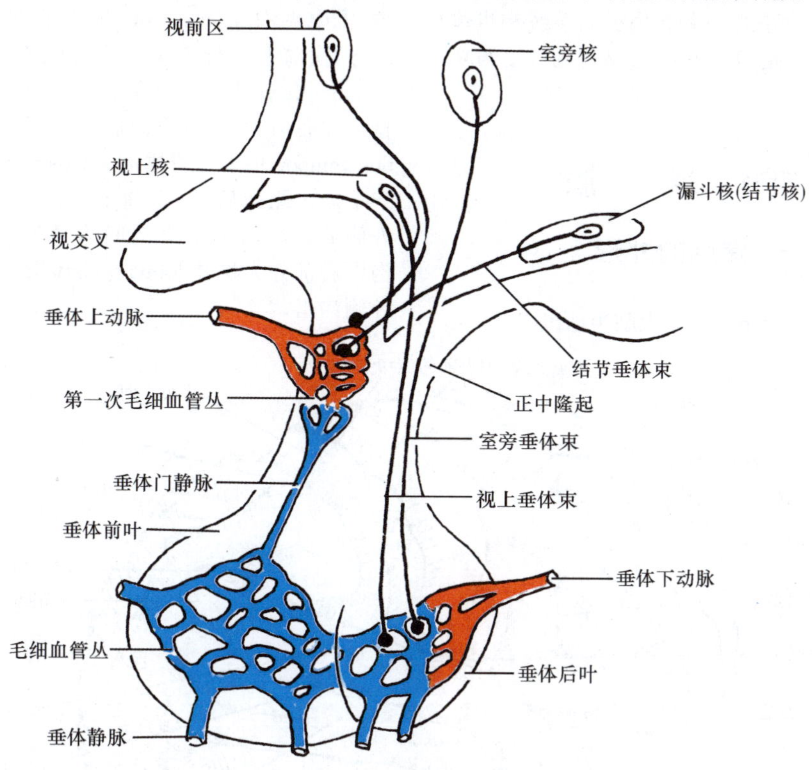

图 1-3-21 下丘脑和垂体及垂体门静脉系

下丘脑与垂体前叶的关系也很密切。垂体上动脉发自大脑动脉环，在正中隆起和漏斗干处形成第一次毛细血管丛(图 1-3-21)。此毛细血管丛又汇集成数条小静脉，称为垂体门静脉。起自正中隆起和漏斗上部的行路较长，称长门静脉；起自漏斗下部的较短，称短门静脉。这些静脉往下达垂体前叶后形成第二次毛细血管丛，最后汇入垂体静脉，此即**垂体门静脉系统**。腺垂体的分泌细胞就浸浴在二次毛细血管丛中。下丘脑分泌细胞所分泌的释放因子和抑制因子，经垂体门静脉系统，输送至垂体前叶，促进或抑制各种激素的释放，进而控制外周各靶腺激素的分泌，借以调节全身的多种生理功能。

下丘脑是全身自主性神经系的重要上级中枢。刺激下丘脑前部，尤其是视前区，可使副交感性功能增强，如出汗、血管扩张、流涎、血压下降、脉搏变缓以及膀胱收缩和蠕动增强等(胃肠道的功能也是由下丘脑调节的)。在临床上，因急性下丘脑损伤导致胃肠道出血并不罕见。刺激下丘脑后部，出现瞳孔散大、血压上升、心率加快、呼吸紧迫、蠕动减弱和高血糖等交感性功能增强现象。

下丘脑的损伤可由各种肿瘤、脑炎、脑膜性疾病、多发性硬化症、慢性酒精中毒以及出血、动脉瘤、脑软化等引起。下丘脑供血良好，因此，产生大的脑软化灶比较少见。一些小的血管阻塞，只能在一个较小的核区，引起限局性软化。在垂体肿瘤发展过程中，可能突破鞍膈侵入下丘脑。若肿瘤突然胀破鞍膈，可发生急性视觉障碍，此时常需立即手术，以解脱对视交叉、视神经或视束的压迫。

损伤下丘脑可引起尿崩症、肥胖性生殖器营养障碍、中枢热以及精神障碍等症状。如果损伤部位在视交叉或视束附近，则伴随视野缺损。若肿瘤侵入第三脑室，则常见有脑积水，并可波及邻近的丘脑和基底核而出现相应的临床症状。

近年来，应用许多新研究方法证实，神经内分泌系统对机体生长发育与衰老过程的调节有特殊的重要性。在功能上，下丘脑是神经内分泌系统和机体自主调节的中枢。因此，下丘脑形态结构的改变与功能的衰退对人体衰老过程的发展有深刻影响。

第四节 端 脑

一、端脑的外形

端脑 telencephalon 由左右大脑半球组成。

大脑半球以三个沟为标记分为额、顶、枕、颞四个叶和一个脑岛（图 1-3-22，图 1-3-23）。三个沟是：①**中央沟** sulcus centralis 起自半球上缘中点稍后方，向前下斜行于半球背外侧面，沟的前方为**额叶** lobus frontalis；②**外侧沟** sulcus lateralis 较深，起自半球底面，自前下行向后上，沟的下方为**颞叶** Lobus temporalis；③**顶枕沟** sulcus parietooccipitalis 位于半球内侧面后部，自前下走向后上，并略转至背外侧面。此沟至中央沟间为**顶叶** lobus parietalis，沟以后部分为**枕叶** lobus occipitalis。脑岛则深藏在外侧沟里。

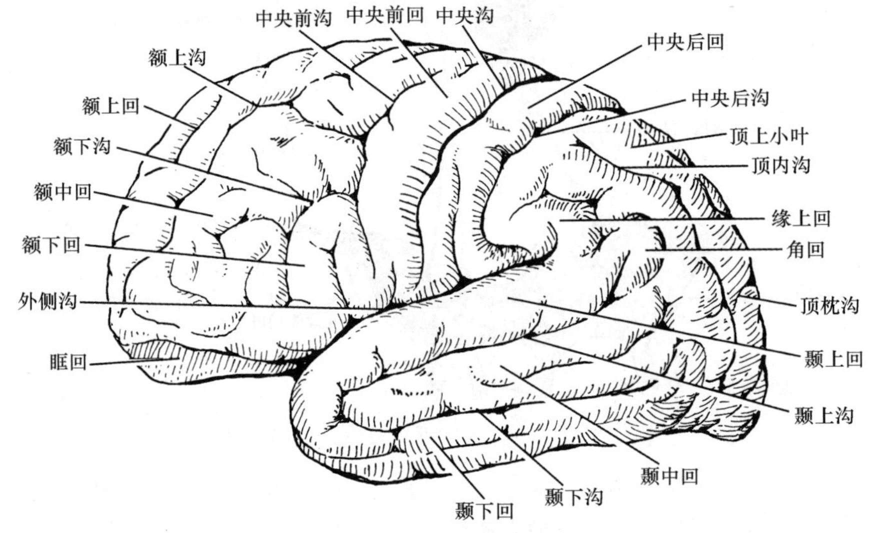

图 1-3-22 大脑半球(外侧面)

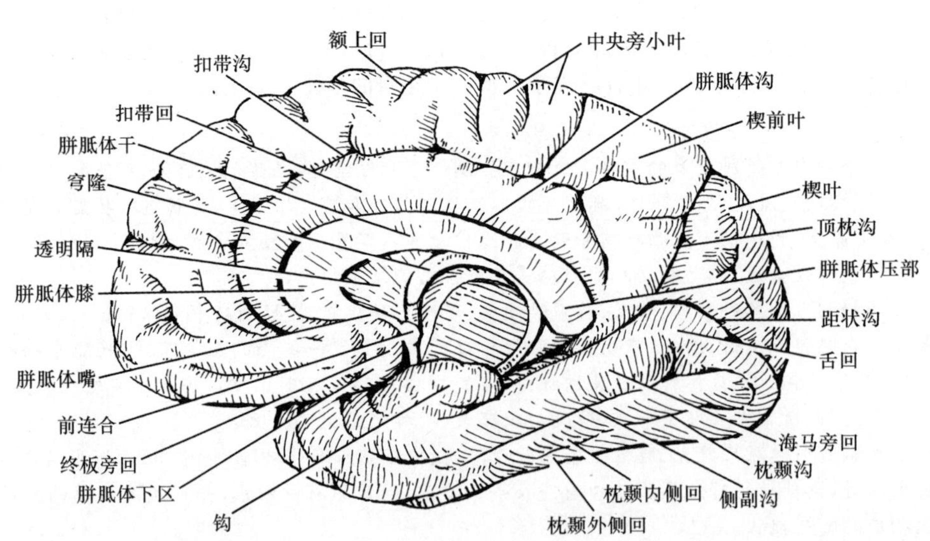

图 1-3-23 大脑半球(内侧面)

端脑背外侧面的主要沟回有：中央沟前方为**中央前回** gyrus precentralis，后方为**中央后回** gyrus postcentralis。顶内沟的上下分别为**顶上小叶** lobulus parietalis superior 和 **顶下小叶** lobulus parietalis inferior。顶下小叶又被一小沟分为前后两部，前部围绕外侧沟上端为**缘上回** gyrus supramarginalis，后部为**角回** gyrus angularis。在中央前回前方有前后走行的额上、中、下回。颞叶上面有颞上回，其上面有若干横行的小回，称**颞横回** gyrus temporalis transversi，藏在大脑外侧沟内。颞中、下沟常断续不定，所以，颞中、下回的界限也不明确。在枕叶的背外侧有些不规则的沟裂。

额、顶、枕、颞四叶都部分地扩展至大脑内侧面（图 1-3-23）。内侧面上最重要的脑沟是**距状沟** sulcus carcarinus，在枕叶内侧面，自枕极约呈弓形向前，在胼胝体后部，弓顶与顶枕沟会合后走向前下方。

内侧面的主要**脑回有中央旁小叶** lobulus paracentralis，是中央前、后回上端翻过大脑半球上缘，延续至大脑内侧面的部分，仍以中央沟上端延线为界，分为前、后两部。环抱胼胝体的脑回称**扣带回** gurus cinguli。属于颞叶的脑回有**海马旁回**（海马回）gyrus parahippocampalis(gyrus hippocampi)，其前端突起并弯向后，称**钩** uncus（图 1-3-23）。

额、颞、枕三叶的一部分构成脑底面。在额叶底面有短小多变的眶沟，它分隔出若干眶回。在眶回内侧有一对与大脑纵裂平行的白质带，叫做**嗅束**，其前端膨大为**嗅球**。嗅球与嗅神经相连。嗅束向后扩展为嗅三角。嗅球、嗅束和嗅三角组成**嗅叶** lobus olfactorius，嗅叶向后没于前穿质，构成嗅脑周围部。嗅觉信息由周围部传至海马旁回钩、海马、齿状回和杏仁核等嗅脑中枢部。病变刺激钩区和杏仁体，常可引起幻嗅。

关于大脑半球切除术

该手术用于治疗婴儿性偏瘫伴顽固性癫痫的病人，最初包括基底核的全大脑半球切除，后来则采用保留基底核的大脑半球切除术。

1. 大脑半球全切除　需做一大的骨瓣，沿外侧沟显露出大脑前、中动脉和颈内动脉。在前交通动脉以上钳闭大脑前动脉，在大脑中动脉的中央支以上钳闭大脑中动脉，在后交通动脉以上钳闭大脑后动脉。一般认为，大脑动脉环（Willis 环）变异较大，在正常情况下无重要意义，只是在某一管道被阻塞时对脑血液循环起到代偿调节作用。供应纹状体、内囊及丘脑的动脉统称中央动脉，可分为几群，但有一共同点，即它们皆分别发自大脑动脉环和其附近的大脑前、中、后动脉。所以，在钳闭血管时必须遵守上述的原则，否则，有时会引起健侧大脑半球和术侧基底核缺血。然后，沿大脑纵裂处理通向静脉窦的血管，切断胼胝体达侧脑室内，自侧脑室沿基底核外侧切开白质，整块切除已被游离的半球，电灼脉络丛止血。

2. 大脑半球次全切　除根据皮质脑电图的改变，留下部分额极或枕极。有人认为，留下的部分脑组织对健侧半球可起支撑作用，有减少大脑镰摆动和预防重复性迟发性颅腔出血的作用，但抗癫痫的疗效降低。笔者近 1～2 年共做了 5 例半球次全切除术，手术时主要依 CT 和术中所见（无小脑回等）来确定切除范围，不强求一律，以免术后加重脑的功能障碍。为提高抗癫痫的疗效，对残留的胼胝体全部切开，对露出的杏仁体也予以切除，这样，既可发挥手术治疗各种癫痫的优点，又能多保留些相对健康的脑组织。由于病例尚少，需继续观察研究。从经验上看，半球次全切除可按下述方法去处理脑血管，即在要切除的脑组织周围，以丝线结节缝扎一圈，一般均可获得满意的止血效果，因病人的脑动脉和静脉多较正常人细而少。所以，在一个不太大的骨瓣开颅下即可完成此手术。为减少术后并发症，应将残余的脑组织与附近的硬脑膜或大脑镰缝合固定。颅腔放一引流管，引出血性液体。

二、端脑的内部结构

大脑半球的内部结构中主要叙述基底核、胼胝体和内囊。

（一）基底核

基底核 nuclei basales 位于大脑半球基底壁内，为接近脑底的一些灰质团块，包括纹状体、屏状核和杏仁体（图 1-3-24）。

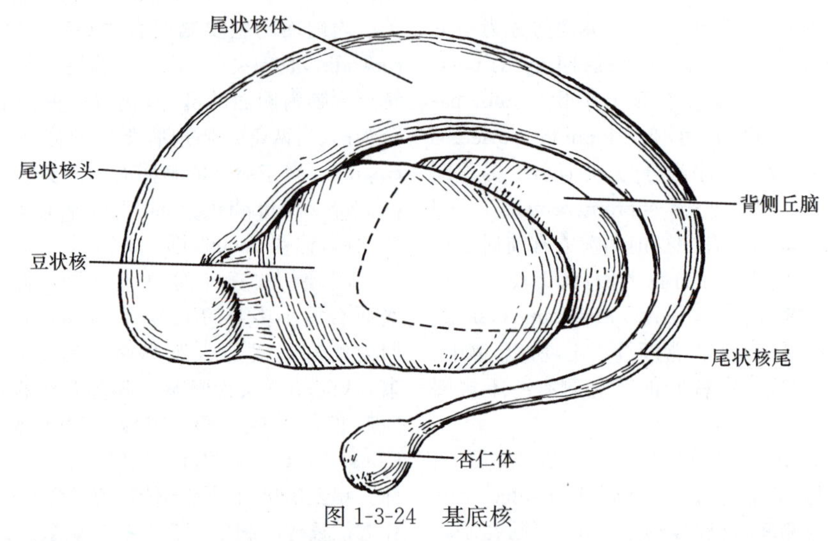

图 1-3-24 基底核

关于高血压基底核出血的手术

高血压脑出血多发生于基底核，占脑出血的2/3(壳出血约为44%)。在发病后20～30分钟内形成血肿，随之出血自行停止，6小时后由于血肿的占位性作用及血液分解产物等的影响，使周围正常脑组织发生软化和水肿。

自从应用CT扫描以来，对高血压脑出血可迅速做出正确诊断，如血肿量大于30ml，经药物治疗病情仍不见好转或继续恶化者，有时可采取手术治疗。目前有许多报道，经外侧裂(沟)“小骨窗”超早期(6～7小时内)手术优于延缓治疗的结果。此手术需通过脑岛(叶)进入，其深面依次为屏状核、外囊、壳、苍白球和内囊。脑岛位于外侧裂(沟)内，被额、颞、顶叶覆盖。外侧裂(沟)的浅面还有1～3支较粗的大脑中静脉，以及大脑中动脉分支，并与蛛网膜粘连紧密，因此，在分离外侧裂(沟)时就比较困难，而且容易引起出血。外侧裂(沟)与运动性语言中枢的额下回、运动中枢的中央前回下部相邻，在牵开外侧裂(沟)时须严防损伤。从我们的经验看，经颞上回或颞中回的前部入路，在该处做一小洞并吸除部分脑组织，深达2～3cm便可发现血肿。如此，可减少出血，而且对脑功能也无明显损害。脑出血的血管主要为大脑中动脉的内、外侧穿动脉，内侧穿动脉1～2支为最多，少数可为4～5支；外侧穿动脉1～4支为最多，少数可为5～7支(图1-3-25)，这些穿动脉与其他动脉一起在基底核处形成较密集的血管网。所以，在清除血肿和软化脑组织过程中，须尽量少钳闭血肿周围的粗大穿动脉，以免影响基底核供血。此外，对血肿腔内的较多渗血，应耐心止血。

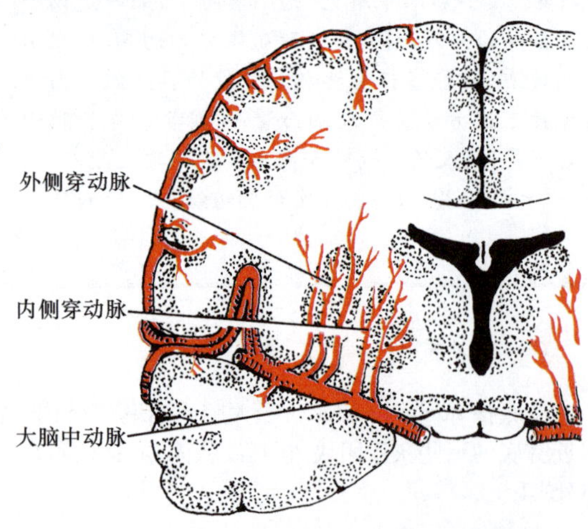

图 1-3-25 大脑中动脉的内、外侧穿动脉

纹状体 corpus striatum 由尾状核和豆状核组成，两核在前端和腹侧面互相连接。**尾状核** nucleus caudatus 伴随侧脑室，沿丘脑背侧延伸，属锥体外系，参与躯体运动的调节。

豆状核 nucleus lentiformis 包埋在内囊外侧的白质中。在切面上呈三角形，被白质分隔为三份。外侧份最大，称**壳** putamen，内侧两份称为**苍白球** globus pallidus (图1-3-26)。苍白球称**旧纹状体**；尾状核和壳出现较晚，称**新纹状体**。

杏仁体 corpus amygdaloideum 在海马沟内，与尾状核的末端相连，属边缘系统。

屏状核 claustrum 是位于大脑半球髓质中、岛叶皮质和豆状核之间的灰质薄板。此核与新皮质尤其与躯体感觉区及视区间有双向的纤维联系，提示该核的功能可能是参与汇聚来自感觉皮质多种形式的传入信息。

纹状体是锥体外系皮质下的重要结构，它辅助锥体系对随意运动的稳定、肌张力的调节、运动的协调发挥重要作用。

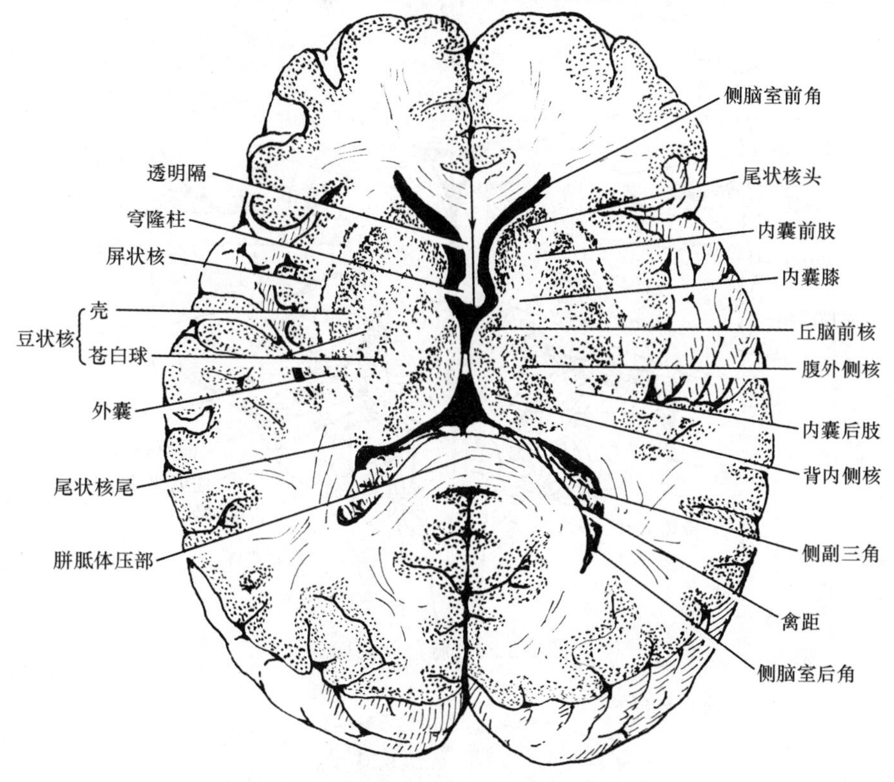

图 1-3-26　脑水平切面

近年来对帕金森病的病因研究发现，纹状体要进行正常功能活动，需要内部神经递质多巴胺和乙酰胆碱的含量保持平衡，特别是多巴胺的含量要有一定水平。多巴胺(DA)来源于黑质神经元，经黑质纹状体纤维运至纹状体。已知多巴胺系抑制性递质，乙酸胆碱是兴奋性递质。黑质病变引起纹状体内多巴胺含量减少，纹状体兴奋性增高，引起丘脑腹外侧核兴奋，促使大脑运动皮质发放过多冲动，导致 γ 运动神经元过度活动，肌梭功能紊乱，α 运动神经元持续不断兴奋，出现肌张力过高，或肌强直，从而令帕金森病病人随意运动始动困难，主动运动显著减少而又缓慢。临床上应用多巴胺的前体(左旋多巴)治疗帕金森病取得了一定的疗效。最近，应用肾上腺髓质脑内移植术治疗人类帕金森病也初见成效。

（二）胼胝体

胼胝体 corpus callosum 属大脑半球白质的连合系(图 1-3-27)，位于大脑纵裂底，主要由连合两半球新皮质的纤维构成。笔者发现，人丘脑辐射纤维有一部分加入胼胝体走向对侧，可能至对侧半球各叶皮质，也可能至对侧丘脑。因此，胼胝体不仅是大脑两半球皮质间的连合纤维，还可能包含有一侧皮质和对侧皮质下结构(如丘脑等)的联系纤维。

在正中矢状切面上，胼胝体很厚，自前向后分为嘴、膝、干、压四部(图 1-3-23，图 1-3-28)，人胼胝体含有近 2 亿条神经纤维。在水平切面上，胼胝体纤维向额、顶、枕叶辐射。胼胝体下面构成侧脑室顶，在手术切开胼胝体时，需注意此点。胼胝体后端一部分纤维弯曲向下进入颞叶(图 1-3-26)。

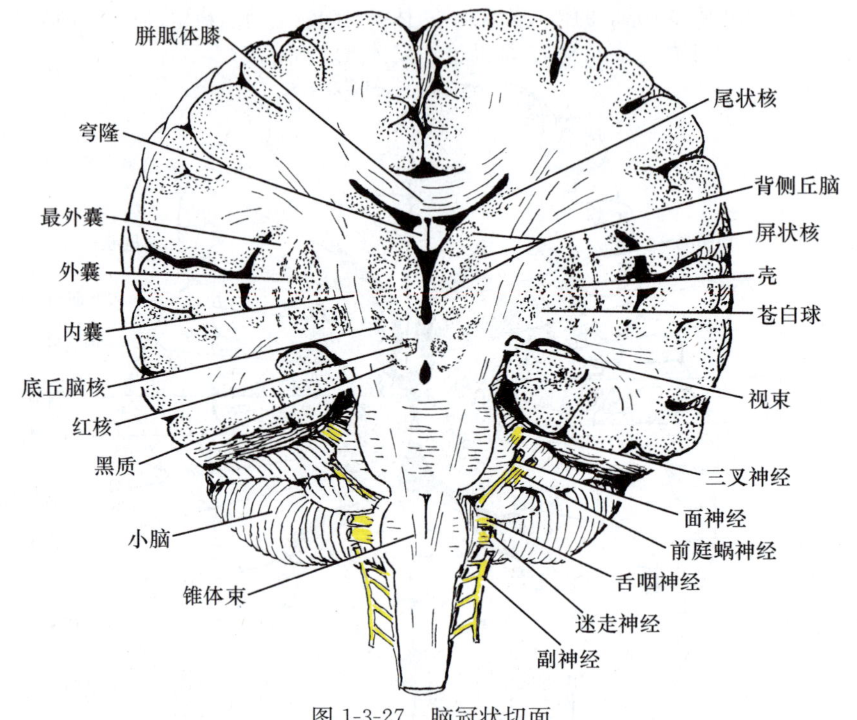

图 1-3-27 脑冠状切面

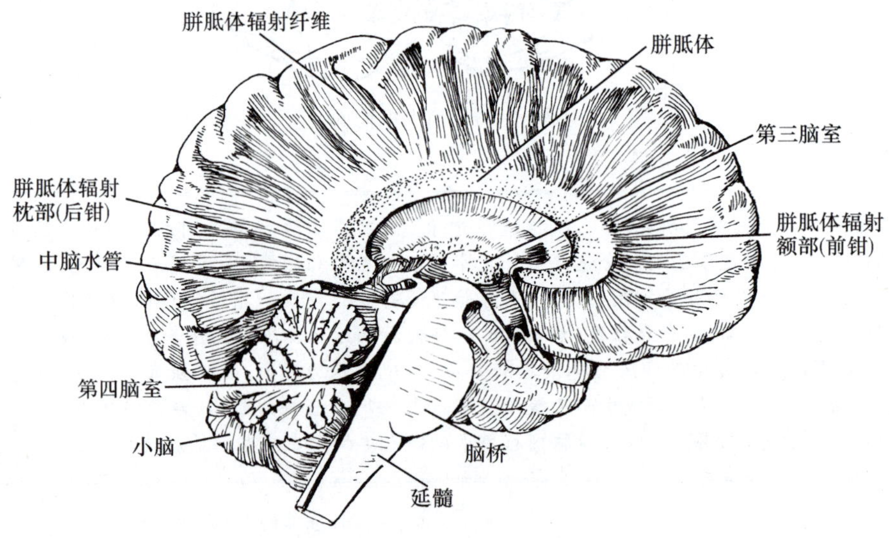

图 1-3-28 胼胝体正中矢状切面

脑外科手术切断胼胝体治疗顽固性癫痫取得了肯定的效果。特别对有明确癫痫病灶和单发的癫痫，疗效更显著。近年来临床实践证明，胼胝体切断术不但可以控制顽固性癫痫的发作，而且有益于智能的提高。这可能是因为癫痫病灶放电扩展的主要通道是胼胝体，它不仅引起大脑皮质功能紊乱，也可波及到对侧皮质下结构(如丘脑)，极大地破坏了神经系统各层次结构相互协调的活动原则，病人出现极为严重的精神神经症状。手术切断胼胝体，中断了癫痫放电向对侧皮质和皮质下结构的扩散，从而控制了癫痫发作。又因癫痫发作的停止或减少，所用抗癫痫药物减少，大脑皮质的正常功能活动不被扰乱而有所恢复，进一步改善了智能及其他心理状态。

胼胝体在形态上有年龄差和性别差。据报告,在形态上小儿胼胝体与成人有显著区别,主要表现为小儿胼胝体曲度较小,膝与压部不明显。对40例成人胼胝体测量的资料表明,胼胝体干厚度5.80mm左右,胼胝体干距离脑上缘36～40mm。胼胝体压部面积及其上下最大宽度,女性大于男性,差异极为显著。因此,手术治疗枕叶与颞叶癫痫时,对女性应注意全部切断胼胝体压部纤维,才可收到满意的效果。

除胼胝体外,如图1-3-29、图1-3-31所示,属大脑白质连合系的还有**前连合**(连接两侧嗅球和颞叶)和**穹隆连合**(连接两侧海马)。图1-3-30、图1-3-31则表示连接本侧半球不同部位皮质的纤维,称**固有连合系**,主要有大脑弓状纤维、上纵束、下纵束、钩束和扣带等。

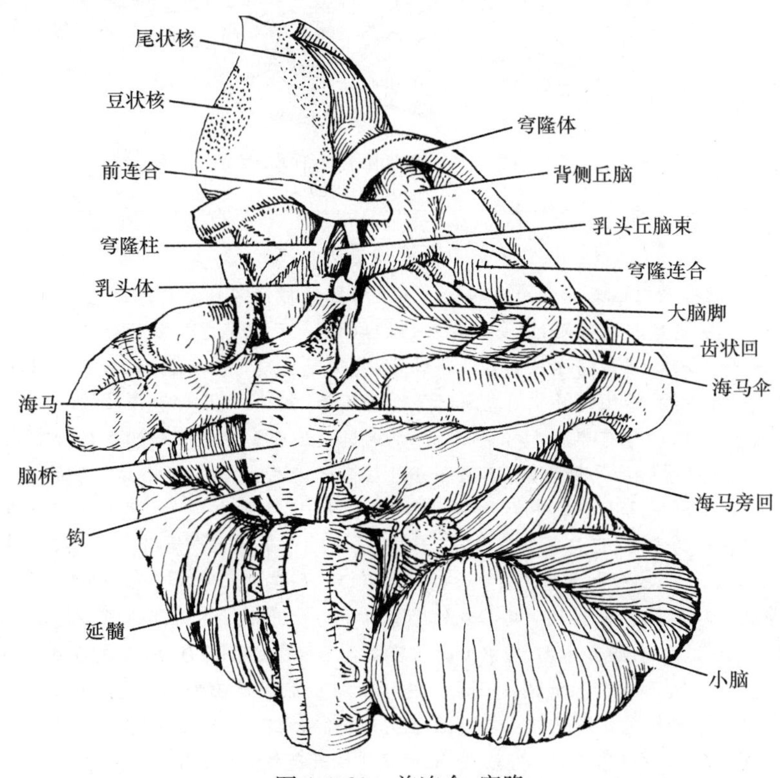

图1-3-29 前连合、穹隆

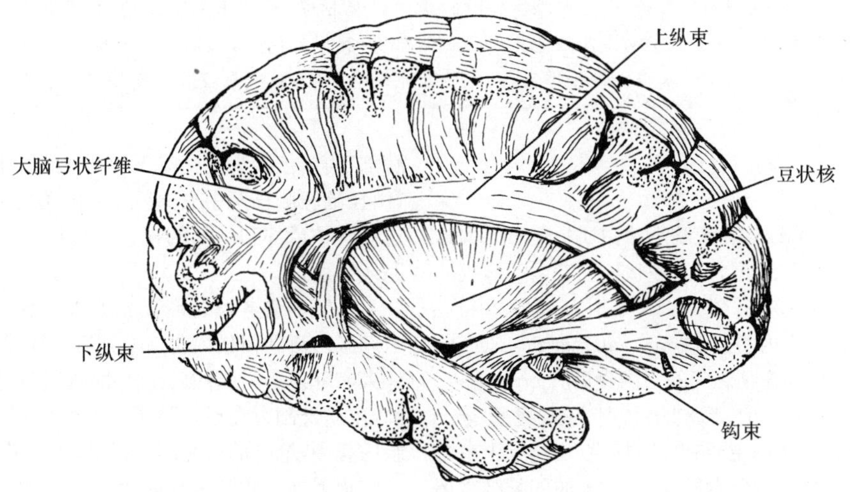

图1-3-30 上纵束和钩束

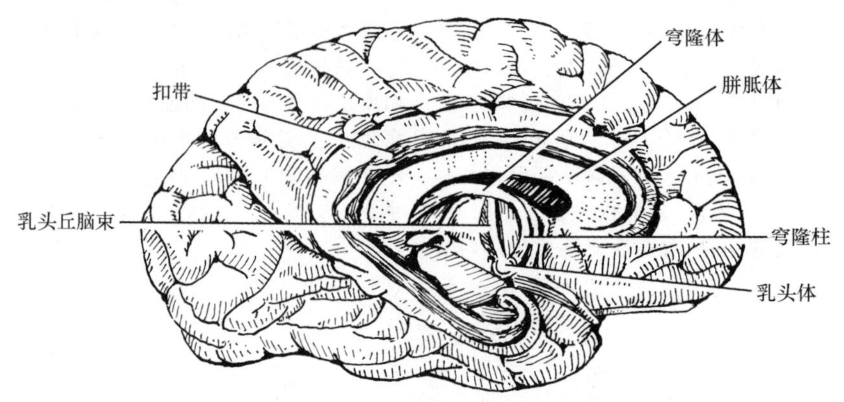

图 1-3-31 扣带和乳头丘脑束

关于大脑连合系切开术

此手术主要用于治疗顽固性癫痫或因癫痫发作而致神经精神异常且不能正常生活者。目的不是切除癫痫病灶,而是阻断癫痫放电的扩散径路,提高癫痫发作的阈值。有人通过动物实验证实,癫痫放电可从一侧大脑半球扩散到另一侧半球,其传播途径主要是胼胝体,其次是皮质下。Sanderland 发现,猴脑两半球间的连合纤维在走行上有固定的顺序:额叶纤维通过胼胝体嘴和膝部,颞叶中、后部和顶叶的纤维通过胼胝体体部,枕叶纤维通过胼胝体压部,颞叶前部及其内侧部纤维则通过前连合。在该实验的基础上有人提出,可用切断大脑连合系(胼胝体、前连合和海马连合)的不同部分纤维来治疗由大脑各部病变所致的癫痫。最初是切开整个胼胝体、穹隆、前连合、海马连合或中间块,手术难度较大,而且也较危险,术后还可产生失连合综合征(或称裂脑综合征),表现为学习、记忆等功能障碍,因此,这一手术未被推广应用。Huck 等(1980)认为,一般的癫痫多为额叶病灶所致,而癫痫放电是通过胼胝体前部扩散,所以,在手术治疗时仅切开胼胝体前部。Harbangh 等(1983)只切开胼胝体和海马连合,在控制癫痫发作上也取得与切开胼胝体前部的同样效果。谭启富等(1985)报道,7 例患者仅切开胼胝体嘴、膝和体部,其中 1 例术后发生急性失连合综合征,表现为缄默,一侧上肢不完全瘫痪,双侧巴宾斯基征阳性,历时 10 余天恢复正常。我们对 23 例顽固性癫痫病人均行胼胝体体部(干)切开,术后短期疗效与上述各作者的报道结果近似,少数也发生失连合综合征或出现拒食、撅嘴反射和掌颏反射。总之,大脑连合系切开术对顽固性癫痫有一定治疗效果,至于有关切开范围,目前尚在探索中。现就国内一般施行的方法叙述如下:采用右额矢状窦旁或跨矢状窦的骨瓣开颅术,翻开骨瓣和切开硬脑膜后,电灼和切断较细的桥静脉,将右额叶从大脑镰侧向外牵开,分离大脑纵裂中的蛛网膜和粘连,显露出大脑前动脉,直到看清灰白色的胼胝体为止。用细吸引器或剥离子由浅入深地横断胼胝体嘴、膝及体部的纤维,切开的长度一般为 7~8cm。由于胼胝体的深面是脑室的顶部,术中需仔细进行,切勿切开此处的室管,以免血液流入侧脑室和第三脑室。

(三)内囊

内囊 capsula interna 为大脑半球白质中最重要的结构,是投射纤维在丘脑、尾状核、豆状核三者之间形成的宽厚的白质层(图 1-3-26,图 1-3-27)。位于尾状核和豆状核之间的部分,为**内囊前脚** crus anterius capsulae interne;介于豆状核和丘脑之间的为**内囊后脚** crus posterius capsulae internae;前、后脚接合部为**内囊膝** genu capsulae internae。膝部主要有皮质核束(皮质脑干束)。后脚由前向后依次为皮质脊髓束(支配上肢的纤维靠近膝部,向后依次为支配躯干和下肢的纤维)、丘脑皮质束(由丘脑腹侧核至中央沟后方的皮质)、枕颞桥束以及通过豆状核后部和下部的视、听辐射。此外,还有锥体外路纤维通过。

人脑内囊各投射系统的排列并不全如上述。根据电刺激内囊和损伤内囊追踪其溃变纤维的结果认为,锥体束实际位于后脚的后 1/3,排列顺序仍为皮质核束在前,皮质脊髓束在后。除了上述各投射系统以外,在人脑内囊中,笔者的研究结果提示,还有另外一个系统,即丘脑辐射加入胼胝体趋向对侧的纤维,是连片的,位于已有投射系统的最内侧，应在内囊中占有独立的位置。

内囊区域狭小，却是许多重要传导束集中通过的地方，因此发生在内囊及其附近的脑血管病变，虽然范围不大，但可同时损伤几种传导束。损伤出现的症状视病变的位置而定。如病变限于内囊后脚，引起上、下肢偏瘫和偏身感觉障碍（皮质脊髓束和丘脑皮质束受损）；如病变范围向前后扩展，则可同时波及皮质核束和视辐射，出现下部面肌、舌肌的瘫痪和偏盲。

关于大脑中心部手术

大脑中心部包括基底核、丘脑和内囊、胼胝体等，这些部位有时也发生胶质细胞瘤或脓肿。如为丘脑胶质细胞瘤，手术可经侧脑室前角入路，在侧脑室体的底部可见隆起的肿瘤，表面覆有薄层室管膜，先行试验穿刺，然后切开，分块切除瘤组织。术中注意避开内囊，尽量少损伤正常的丘脑组织。在手术方法上，基底核肿瘤基本与丘脑肿瘤相同，通常从额中回相当于运动区前方切开皮质进入侧脑室前角，在不损伤附近脑组织的情况下分块切除瘤组织。胼胝体肿瘤以胶质细胞瘤较为多见，原发于胼胝体者较少。多数由一侧大脑半球而来，侵犯胼胝体同时向对侧发展，所以，常为双侧受累，有时广泛浸润可累及基底核或侧脑室周围白质。由于肿瘤广泛浸润，可酌情进行部分切除以便减压。上述三个部位的占位性病变，当其达到一定大小时，皆可出现精神症状、偏瘫、偏侧感觉障碍以及不同形式的言语障碍，如言语停止、构音困难、命名不能、言语迟缓和言语混乱等，这可能是由于病变干扰了皮质-丘脑-皮质神经环路，即在丘脑水平上的特异传导系统的相互作用失去平衡，而导致人脑在处理文字信息时发生言语编码和形态编码障碍。总之，该部位的手术野深在，解剖结构重要，在显露和切除占位性病变时，应加倍保护其深浅部的健康脑组织，减少副损伤，以免加重原有的精神症状、偏瘫和言语障碍等。

三、大脑皮质

端脑 telencephalon 主要包括左右大脑半球，每个半球表面覆盖一层灰质，称**大脑皮质** cortex cerebri（pallium）。皮质的深方是白质，白质中还埋藏一些灰质核团，称基底核，人类的新皮质 neocortex 约占全部皮质的96%。大脑皮质全部表面积为 2000～2500cm^2。皮质中1/3露于表面，2/3隐于脑沟壁和沟底。皮质的平均厚度为2.5mm，但各区差异很大，如中央前回运动区，厚度可达4.5mm，而距状裂底部的皮质厚度仅为1.5mm。

（一）大脑皮质的分区和功能定位

占整个皮质96%的新皮质，按细胞构筑基本分为六层。在大脑皮质的不同区域，根据各层的厚薄、神经纤维的疏密以及细胞类型、排列和分布的密度，可将大脑皮质分成许多不同的区和亚区。其中 Brodmann 的分区（52区，1909区）为大脑皮质的功能定位提供了较为合理的形态学资料，在基础与临床方面得到了广泛的应用（图 1-3-32）。

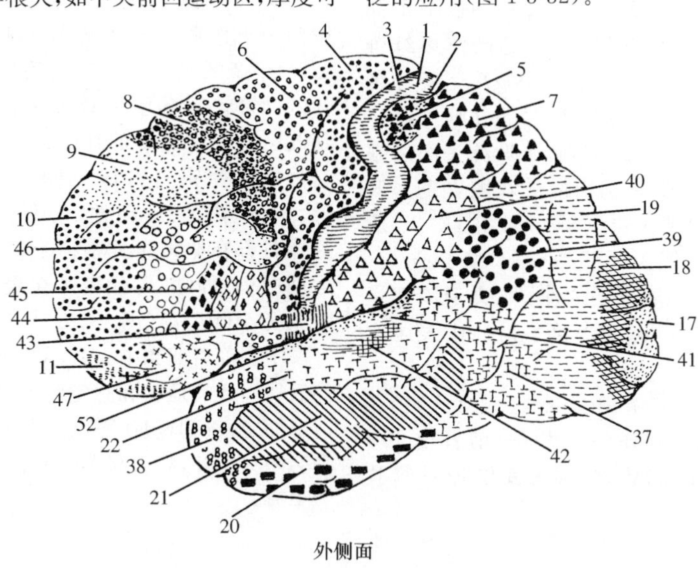

外侧面

图 1-3-32 大脑皮质分区

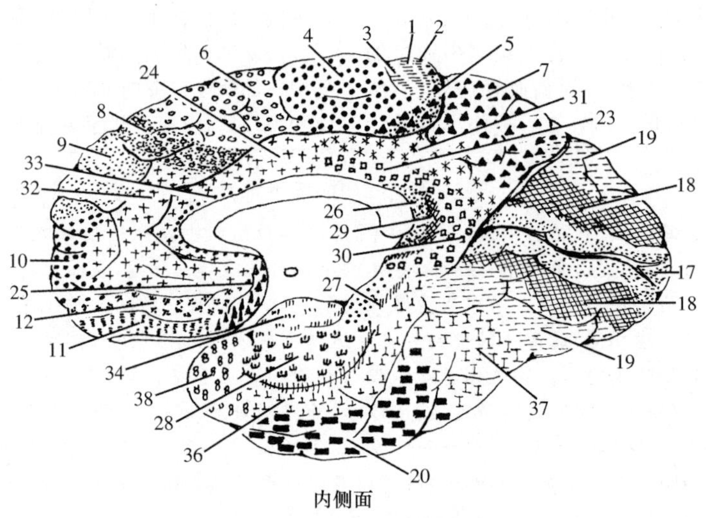

图 1-3-32　大脑皮质分区(续)

根据近年神经形态、生理及神经心理等方面的研究提示,大脑皮质的中枢在结构与功能上是分层次的,即分为初级、二级和三级中枢。下面将概述各级中枢的结构与功能特点。

1. 躯体运动中枢　其初级运动中枢在中央前回和旁中央小叶的前部,主要在 Brodmann 4 区(以下皆按 Brodmann 分区)。二级中枢在 6、8 区,约 40%的锥体束纤维发自 4 区,其中发自 Betz 细胞的纤维只占 3%~4%,其余发自 4 区其他锥体细胞;约 20%的纤维发自中央后回;其余的部分起源于额叶的 6 区(运动前区)和 8 区以及顶叶,特别是 5 区和 7 区。

一侧大脑半球皮质管理身体对侧舌肌、下半面肌和上、下肢骨骼肌的随意运动,这是锥体束纤维大部分在脑干左右互相交叉之故。除了交叉纤维之外,有部分锥体束纤维终于同侧大部分脑神经运动核以及脊髓前角运动细胞,故躯干肌及头部的眼外肌、前额肌、咀嚼肌、咽喉肌均接受双侧支配。肢体各部在中央前回的定位排列顺序如图 1-3-33 所示,宛如倒置的人形,但头面部是正的,头顶向上。身体各部在运动皮质代表区的大小,取决于该部运动功能的精细和复杂程度,如手及手指的代表区比下肢就大得多。

除上述躯体运动中枢外,在灵长类(包括人类)还证实有第Ⅱ躯体运动区和补充运动区。前者位于 4 区下端的前方岛盖处,据认为,其主要管理对侧肢体运动。后者位于半球内侧面、额上回和扣带回上。此区发出的纤维也加入锥体束,其功能是参与管理身体双侧运动。

> 临床上,损伤上神经元引起痉挛性瘫;损伤下神经元引起弛缓性瘫。近年来的研究指出,4 区的损伤即上神经元损伤,在对侧半身相应部位产生弛缓性瘫,而不是痉挛性瘫。只有同时损害运动前区(6 区),即同时阻断了锥体外路纤维,才产生痉挛性瘫。

2. 躯体感觉中枢　其初级中枢在 3 区,即中央后回中央沟后壁和中央旁小叶后部。其二级中枢在 1 区、2 区、5 区,即中央后回的后大部和顶上小叶的前部。丘脑腹后核发来的躯体感觉信息传递到此区。其中更多的纤维终止于初级中枢第 3 区,它直接接受来自身体对侧一般躯体感觉(痛、温、触、压、位置觉、运动觉,后两者也传入中央前回)。身体各部在躯体感觉中枢上的投影,亦如第Ⅰ躯体运动中枢,即咽、舌代表区在最下方,小腿和会阴在中央旁小叶后部(图 1-3-34)。

中央前后回和中央旁小叶延展范围较广,它们损伤后所引起的运动和感觉障碍,视损伤部位和面积的情况而定,例如,损伤部位仅限于左半球中央前回上部和旁中央小叶,只引起右侧下肢的运动障碍,临床上称为单瘫。

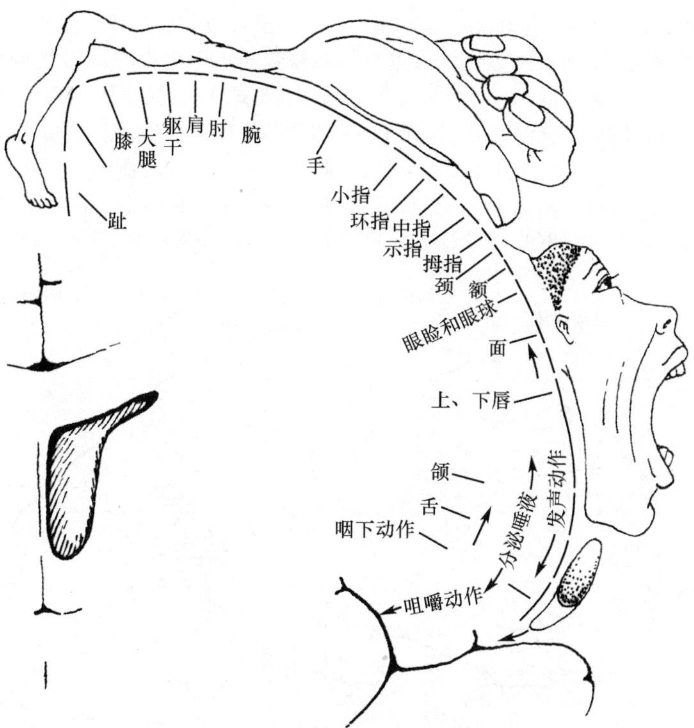

图 1-3-33 人体各部在第Ⅰ躯体运动区的定位

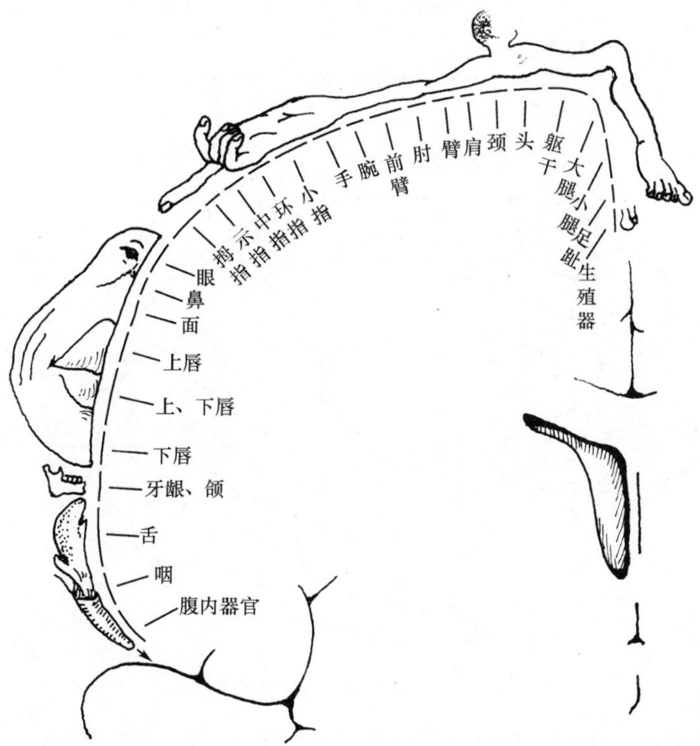

图 1-3-34 人体各部在第Ⅰ躯体感觉区的定位

在人脑中央前、后回的最下部，存在第Ⅱ躯体感觉区，亦有定位，安排顺序是头前脚后，功能与身体双侧感觉相关。

3. 视中枢 视觉的初级中枢在枕叶的内侧面上，距状沟上下沿皮质，即17区。与17区相邻的18区、19区为视觉的第二级中枢（图1-3-35，图1-3-36）。17区皮质较薄，厚约1.5mm。发自视网膜传导视觉信息的纤维，经外侧膝状体中继后，投射到此区。每一侧半球视觉初级中枢都与两眼视网膜同侧半相联系。例如，右半球17区接受同侧视网膜颞侧半（右侧半）和对侧视网膜鼻侧半（右侧半）传来的信息。所以，每半视野的代表区皆在对侧的半球上。因此，一侧大脑半球初级视觉中枢的损伤，不会出现全盲，只有两侧同时损伤，才会出现全盲。

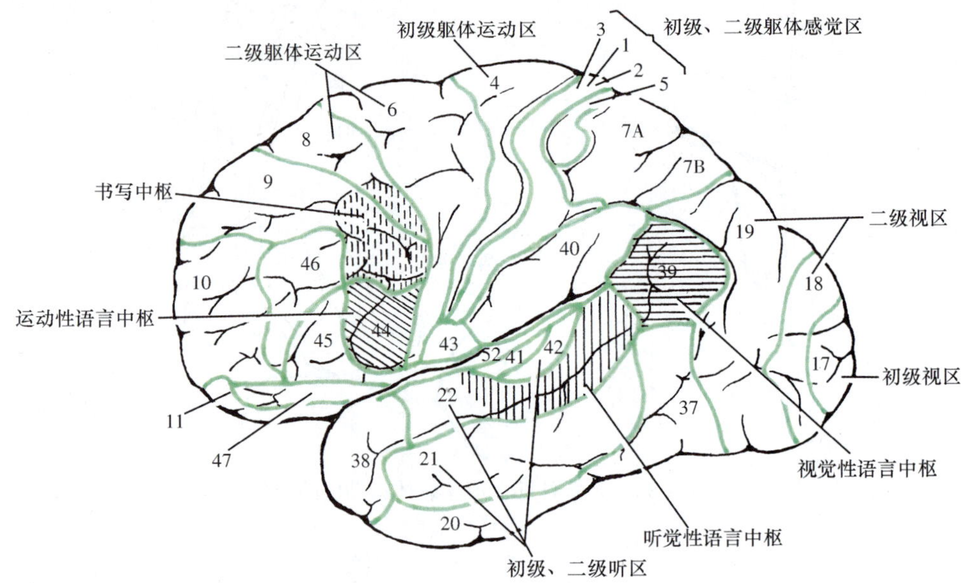

图1-3-35　大脑皮质中枢（外侧面）

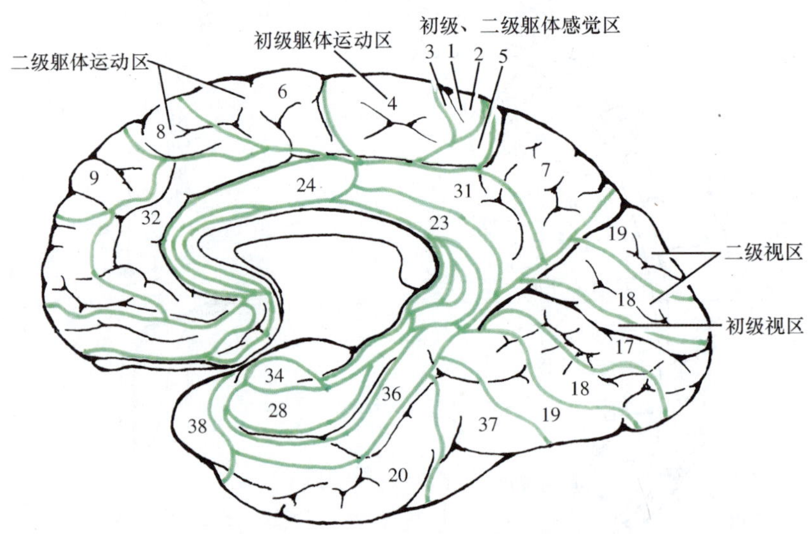

图1-3-36　大脑皮质中枢（内侧面）

4. 听中枢 听觉的初级中枢位于颞横回，相当于41区。听觉的第二级中枢位置在颞上回后半和颞中回的一部，相当于22区、42区及21区的一部分（图1-3-35，图1-3-36）。每侧的听觉初级中枢均接受来自两耳的听觉信息。因此，一侧听中枢的损伤，不会引起全聋。但一侧内侧膝状体多接受来自对侧耳蜗核发出的纤维，故一侧半球接受对侧听觉信息是主要的。

5. 管理头部位置与运动的中枢 位于皮质何处，目前尚不确切。但根据一些资料有理由认为，前庭器与听器投射到同一皮质区，即颞叶。如损伤颞中、下回的20区及21区，病人出现共济失调，即平衡紊乱，站立时身体摇晃不稳。此处皮质对人体直立行走极为重要，尤其对驾驶喷气机的飞行员具有特殊意义，因为在飞行中前庭器官的感受性大为降低。

6. 内脏、血管以及皮肤的不随意肌和腺体管理 传入冲动进入中央前、后回下部皮质，由此发出的远心纤维至皮质下自主神经中枢。皮质运动前区（6区、8区）被认为是实现自主性与动物性两种功能结合的皮质区。当然，影响人体自主性功能的皮质区比较广泛，不只限于此区。

7. 语言中枢 早在17世纪，就有人发现左、右大脑半球在语言功能方面不同。18世纪前半叶，有的学者明确提出，大脑两半球具有不同功能，语言是由左半球控制的。1861年，Broca首次发现语言中枢在左半球额叶，即语言优势半球是左半球。语言区的损伤可产生各种失语症aphasis。

(1) **运动性语言区**（说话中枢）：在额下回后1/3处（44区），又称Broca回，在中央前回下部，即支配口唇、舌和喉肌运动的初级皮质区的前方（图1-3-35，图1-3-36）。Broca回能分析综合与语言相关肌肉来的刺激。此区损伤，咽、喉、舌、唇肌肉虽未瘫痪，但丧失说话能力，临床上称为运动性失语症。44区前方的45区，据认为，也与语言特别是与唱歌有关，此区受累，病人可失去唱歌能力。

(2) **听觉性语言区**：在颞上回后部（Wernicke中枢）（图1-3-35，图1-3-36）。此区受伤的病人，虽能讲话，但混乱而割裂。能听到别人的讲话，但又不解其意，对别人的问话常答非所问，临床上称为感觉性失语症。

(3) **视运动性语言区**（书写中枢）：在额中回后部，与支配上肢，特别是手的躯体运动初级中枢相邻（图1-3-35，图1-3-36），因为写字必须有上肢特别是手的配合。此区损伤，虽然手的运动功能仍然保存，而写字、绘画等精细运动发生障碍，临床上称为失写症agraphia。

(4) **视觉性语言区**（阅读中枢）：在顶下小叶的角回（39区）（图1-3-35，图1-3-36），靠近视觉的第二级皮质区。损伤此区的病人视觉无障碍，但原来识字的人变得不能阅读，临床上称为失读症alexia。

综上所述，中央沟以前为运动性语言功能区，中央沟以后则为感觉性语言功能区。在临床上，对不易细分的语言功能障碍病例，根据症候的性质，可概略地把病变定位在中央沟的前或后。

上述语言区域开始时两半球均有基础，继后很快出现语言功能的侧向性。对一组颅脑外伤儿童的观察说明，在开始说话以前，左、右半球受损伤，对说话时间的早晚影响不大。有人观察，4岁以下儿童，左侧半球损伤数月内，失语可恢复，说明语言功能的侧向性并不完全，可以代偿。但这种代偿有一定限度，因为有人观察，婴儿5个月时，做半球切除术，9～10岁时检查发现，他们的语言发音均无困难，但右半球切除者能发现句子语法结构的错误，而左半球切除者却不能。结合其他研究资料可以看出，左半球不仅对语言，而且在所有同语言相联系的高级心理活动形式，如范畴认知、言语记忆、逻辑思维等方面均起重要作用，右半球只在较小程度上参与，但右半球在认识空间时间关系方面起重要作用，如对空间定位，形状、结构的识别，画几何图形，拼图形等占优势。右半球损伤后，丧失对形状、距离、空间关系的识别能力。有的病人徘徊在自己住房的周围，却找不到家门。

临床实践和对大脑两半球功能的试验表明，绝大多数（95%以上）的右利者，其语言中枢在左半球，其余在右半球。70%的左利者其语言中枢也在左半球，其余15%在右半球，另15%在两侧半球均有。不管右利者还是左利者，大多数语言中枢在左半球。但在临床上，因患脑卒中而失语的病人中，左利者语言功能恢复得快，且比较完全。

（二）大脑皮质结构与功能的分层次原则

上述各种躯体运动、躯体感觉及视、听等初级中枢都是投射区，是传递各种感觉的终止处，离皮质的运动通路也由此发出。初级皮质在形态结构上，第四层即内颗粒层（和身体外周感觉器官联系的层次）及第五层（和身体各部肌肉联系的层次）很发达，功能有严格的局部定位，由刺激所引起的兴奋范围局限。刺激视觉的初级中枢（17区），病人声称突然看到闪动的光点、带色的球或火舌等。这些不成形的光幻觉，严格地取决于皮质区哪个部位受到刺激。刺激听觉的初级中枢(41 区),也出现像噪音、声音等最简单的听幻觉。

第二级皮质区或称为认知的皮质区,在形态结构上,由密集的小锥体细胞和星形细胞组成的第 2 层、第 3 层(又称颗粒上层或联络层)功能发达,刺激视觉第二级中枢(18 区、19 区),引起的是复杂而且成形的视觉映像。被试者看见的是人群、蝴蝶,走路的或者做手势的人,飞行中的鸟,而不是单一的闪光点或火舌等。视觉第二级皮质区的损伤,病人并不会失明,他能继续很好地看清对象的个别部分和个别特征。视觉的主要缺陷在于不能把这些特征整合成为完整的形象。刺激听觉的第二级皮质区,会出现音乐的旋律。若刺激左半球听觉第二级区,被试者说他听到了单词、句子或歌曲。

上述事实说明,来自视、听等周围感觉器官的冲动,首先传入相应的皮质初级中枢,然后扩散到第二级皮质中枢。在此,对外周传来的、按局部定位原则投射到初级中枢的信息,靠第二级皮质中的第 2 层、第 3 层神经元进行整合加工成为复杂的功能组织系统。躯体运动与感觉亦然。4 区相应的代表区能支配对侧肢体相应肌肉的收缩,而 6 区、8 区(二级皮质区)能整合协调各群肌肉的运动,使锥体外系辅助锥体束,产生复杂但又配合良好的随意运动。躯体感觉的第二级中枢(1 区、2 区)能对粗感觉进行质与量的识别并加以综合。5 区,又称触觉识知区。这些二级区对物体形状的立体认识和辨别,如估计重量,两点距离,物体的光滑、粗细、软硬等起重要作用。

列于第二级皮质区之上的还有第三级皮质区。此区主要包括前额部的 9 区、10 区、11 区、12 区、32 区、45 区、46 区、47 区,脑后部顶叶的 7 区、39 区、40 区和额叶的 21 区和颞—枕叶的 37 区(图 1-3-35,图 1-3-36)。在形态结构上,大脑皮质第 2 层、第 3 层(联络层)细胞高度发展,其功能是对外周传来的各种信息进行高度的整合。第三级皮质不仅综合直观的信息,而且对于理解词的意义、复杂的语法结构和逻辑结构的运用、数的系统和抽象的相互关系的运用都是重要的。

以脑后部第三级皮质区为例,这一部分受损伤的病人,易于失去空间走向的能力。如从病房到走廊去,回来时找不到路;铺床时把被子横着铺;穿衣服找不到袖子;无论受教育的水平如何,不能在地图上定向等。若伤在优势的左半球,病人在分析符号关系和理解较复杂的逻辑语法结构时感到困难。医生让病人出示示指、中指、无名指时,出现明显障碍,不能口头表达手指的名称,这种空间定向障碍和不能用语言表明手指名称的征候群,常是诊断左半球顶枕部损伤的重要依据之一。

边缘系统 limbic system 在种系发生上也是古老的。在脑的内侧面,扣带回向后接续海马旁回,两回围绕胼胝体几乎形成一环,加上被挤到侧脑室下角的海马和齿状回(两者合称海马结构),共同组成边缘叶 limbic lobe。边缘叶与附近的额叶眶部、岛叶以及属皮质下结构的隔区、杏仁体、下丘脑、丘脑前核、部分丘脑背内侧核、中脑内侧被盖区等,在结构与功能上,构成一个统一的系统,称边缘系统。边缘系统各结构间有着复杂的纤维联系。

边缘系统的重要功能是个体保存和种族保存,它通过对全身自主神经系和躯体神经系的影响,调节着内脏活动、情绪反应和性活动等。

第五节　脑　　室

脑室 ventriculus encephali 是存在于脑内的空腔,包括左、右两个侧脑室及第三脑室和第四脑室。各脑室间以室间孔和中脑水管相连。脑室内充满脑脊髓液。

一、侧　脑　室

侧脑室 ventriculi laterales 是位于两大脑半球白质内、左右对称的窄裂,以**室间孔** foramine interventriculare 与第三脑室相通,此孔直径 6～8 mm,位于穹隆和丘脑前端之间(图 1-3-37,图 1-3-38)。侧脑室内腔的延伸,大致与大脑半球的外形分叶相适应,内腔大小因人而异,可分为中央部及前、后、下角(图 1-3-24,图 1-3-37,图 1-3-38)。侧脑室的中央部位于顶叶内,是狭窄的水平裂隙,其顶为胼胝体,底由穹隆、脉络丛、丘脑背侧和尾状核构成,内侧壁为透明隔。中央部向前伸入额叶,形成**前角** corun anterius ,它在额状切面上呈三角形,夹在胼胝体、透明隔和尾状核头之间。侧脑室向后外伸入枕叶的部分为**后角** cornu posterius ,尖端稍向内侧弯曲,左侧后角比右侧大。下角最大,呈弓形,向前下且向内伸入颞叶,腔呈裂隙状,长约 3～4cm,下角尖距颞极约 2. 5cm。其表面投影位置大致与颞上沟相当。**侧脑室脉络丛**位于中央部和下角,是产生脑脊髓液的主要部位,向前经室间孔与第三脑室脉络丛相连(图 1-3-37,图 1-3-38)。在体的后端及后角和下角之间,即颞、枕两叶交接处为**侧脑室三角区**,是侧脑室扩大的部分。

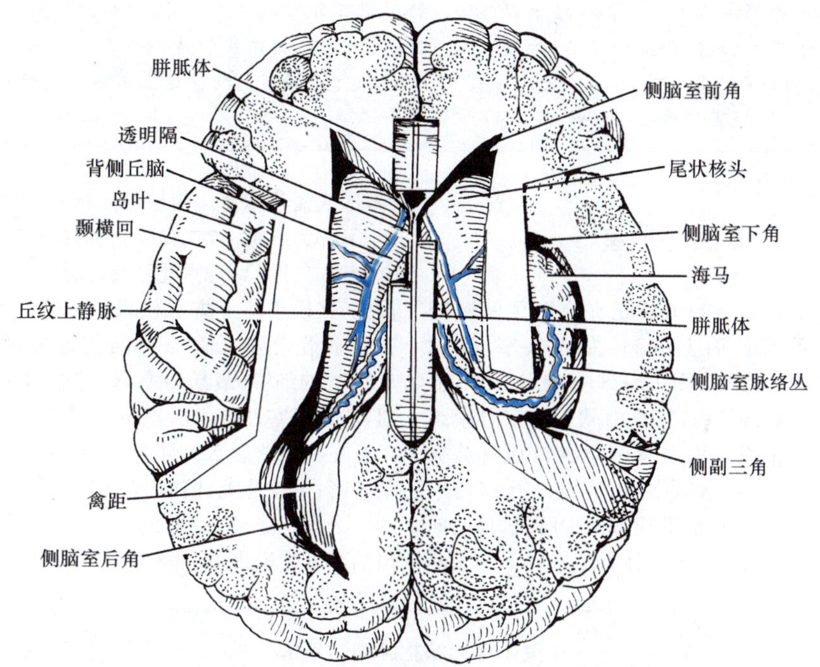

图 1-3-37 侧脑室(上面)

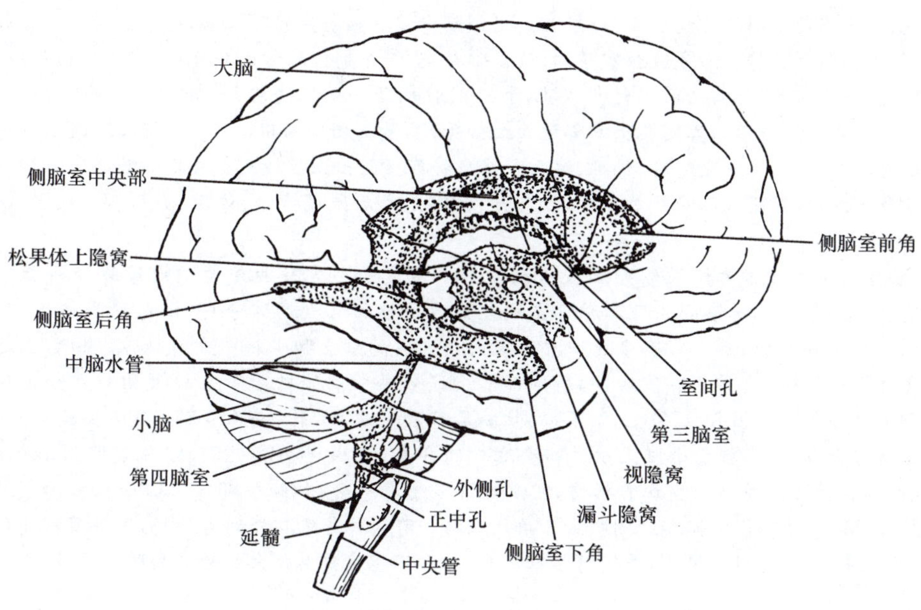

图 1-3-38 脑室投影

因为侧脑室各部伸延于大脑各叶之中，所以，大脑半球各部的占位性病变(肿瘤、脓肿、血肿等)可使相应的侧脑室部分发生移位、缺损和变形；如顶叶占位性病变，可使侧脑室中央部移位变形；长在胼胝体和透明隔上的肿瘤，可使两侧脑室前角和中央部分离或使侧脑室向下移位，故临床上常根据显示出的侧脑室移位、缺损和变形以诊断某些神经系统疾病。

二、第三脑室

第三脑室 ventriculus tertius 是夹在两侧间脑间呈矢状位的腔，前后长而上下高，左右狭窄，仅宽 0.4cm(图 1-3-27，图 1-3-28，图 1-3-38)。有 6 个壁，上壁(顶)为第三脑室脉络组织，它是由软膜和室管膜组织形成的。在脉络组织的内面有两条纵行血管丛突入第三脑室，形成**第三脑室脉络丛**，经室间孔移行于左、右侧脑室脉络丛。下壁由下丘脑结构所成，自前向后有视交叉、漏斗、灰结节和乳头体。室腔向下伸入漏斗，形成**漏斗隐窝**。前壁的上部由穹隆柱和前连合形成，下部为终板。在前壁与底的移行部，恰在视交叉上方，有一角形隐窝，称**视隐窝**。后壁由松果体和后连合构成，在松果体上方有**松果体上隐窝**(图 1-3-38)。第三脑室借中脑水管与第四脑室相通。此管是长约 1.25cm的细管，最易阻塞，引起管以上部分脑脊液潴留，造成阻塞性脑积水。

在脑室造影 X 线正位片上，第三脑室呈垂直裂隙状狭影；侧位片上，前端有两个不规则突出部分，前面的一个即视隐窝，后面的一个为漏斗隐窝，而后端突出的部分为松果体上隐窝。

关于第三脑室肿瘤的手术

第三脑室位于大脑的深部，其后下部为中脑及四叠体，前下部为下丘脑，顶部有收纳脑中心部静脉血液的较大静脉，所以，在切除该部位的肿瘤时危险性很大。

第三脑室前部或中部的肿瘤切除，一般常采用经额中回侧脑室室间孔入路，这是因为手术比较直接且能避开重要中枢和大的静脉。先做脑室穿刺，放出脑脊液，沿穿刺针的方向分开脑组织，抵达侧脑室前角，找到室间孔。如为前部肿瘤，向前扩大室间孔，也可同时切断一侧穹隆柱；如为中部肿瘤，向后扩大室间孔，以取瘤钳分块切除肿瘤。室间孔上方邻近丘纹静脉，尽量不钳闭剪断。有人认为，阻断丘纹静脉无任何影响，但也有人报道，可发生嗜睡、偏瘫、缄默或基底神经核的出血性梗死。在室间孔的下缘即为丘脑下沟，其下方属下丘脑，对下丘脑应严加保护，切勿损伤，以免术后造成情绪、体温、血压、食欲、水代谢、睡眠和生物钟等紊乱。

第三脑室后部肿瘤常为松果体瘤和胶质细胞瘤。该区的上方有两条大脑内静脉和胼胝体压部静脉；两侧有供应松果体的脉络膜内侧动脉分支和大脑后动脉的长旋动脉分支，以及松果体上、下静脉和基底静脉、侧脑室后静脉；后下方有来自四叠体表面动脉网的细支和小脑中央前静脉。由于上述那些动静脉像"笼子"一样笼罩着第三脑室后部，所以，给显露、分离和切除肿瘤带来极大困难。如损伤大脑内静脉，将引起间脑(丘脑、丘脑上部、丘脑下部、丘脑后部和底部)水肿，病人昏迷；损伤长旋动脉支，可引起 Parinauds 综合征；过多损伤小脑上动脉四叠池内的分支，可出现共济失调、眼球震颤、Horner 综合征及浅感觉障碍。为了避免和减少血管损伤，曾设计许多手术入路，如经枕部幕上(Poppen)和经幕下小脑上(Krause)入路；经顶部胼胝体和经侧脑室三角区入路。前两种是从脑外到达肿瘤，可在直视下保护大脑大静脉及其属支，而后两种进路深，手术野显露不充分，且不能直接监视大的静脉和脑的重要结构，因此不够理想。

三、第四脑室

第四脑室 ventriculus quartus 是脑室系统最尾侧的扩张部分，位于颅后窝。在延髓、脑桥和小脑之间，向上经中脑水管通第三脑室，形似帐篷，向下连脊髓中央管，借两个外侧孔和一个正中孔通入蛛网膜下腔(图 1-3-38)。

第六节 脑的血管

一、脑的动脉

由于功能的需要，脑组织的耗氧量很大，约占全身耗氧量的20%～50%。因此，脑的血液供应非常丰富并有某些特点。主要是：①进入颅内的血管均有一段极为弯曲的行程，这些弯曲使原有的动脉搏动迅速减弱或消失。②脑内大的动脉外膜和中膜较薄，缺乏外弹性膜，小的动脉和小动脉的中膜内平滑肌与身体其他部位同等动脉的平滑肌相比要少。脑内各级动脉的内弹性膜特别发达。总之，脑内各级动脉管壁厚度与身体其他部位同等动脉管壁相比均较单薄。这些结构特点皆是削弱脑部动脉搏动或使其失去搏动的有利因素。

脑的动脉来自一对颈内动脉和椎动脉（图1-3-39）。前者分布于大脑半球的前2/3，后者供应大脑半球的后1/3以及小脑和脑干，故脑的血液供应以顶枕沟为界，前为颈内动脉系统供应区，后（包括小脑、脑干）为椎动脉系统供应区。两动脉系统在脑底部互相以交通动脉连接形成大脑动脉环。椎动脉和颈内动脉分布于脑的分支有两类，即皮质动脉和中央动脉。皮质动脉长短不一，是由各叶皮质表面进入脑实质，营养皮质及其下的髓质。中央动脉垂直向上由脑底穿入脑实质，分布于间脑、基底核、内囊。所以，大脑和间脑是由两类血管直接供血，据一些材料认为，两者自成体系，在脑内不互相吻合。但近期（1991）有研究报告认为，两者借髓质皮质动脉互相吻合。

（一）颈内动脉

颈内动脉 a. carotis interna 按其行程通常分为四段：颈段是指自颈总动脉分出后（图1-3-40），直抵颅底，此段无分支，其后走在颞骨岩部颈动脉管内，称**颈动脉管段**。出颈动脉管经破裂孔入颅，在两层硬脑膜之间，经三叉神经半月节下方，在蝶鞍侧面，入海绵窦内前行，称为**海绵窦段**。动脉前行至前床突内侧，呈“S”状弯曲，穿硬脑膜内层和蛛网膜进入蛛网膜下隙至脑，称为**脑段**。最后，在对前穿质处分为大脑前动脉和大脑中动脉而终（图1-3-41）。通常将海绵窦段及其上方的弯曲称为**虹吸部**（siphon）。

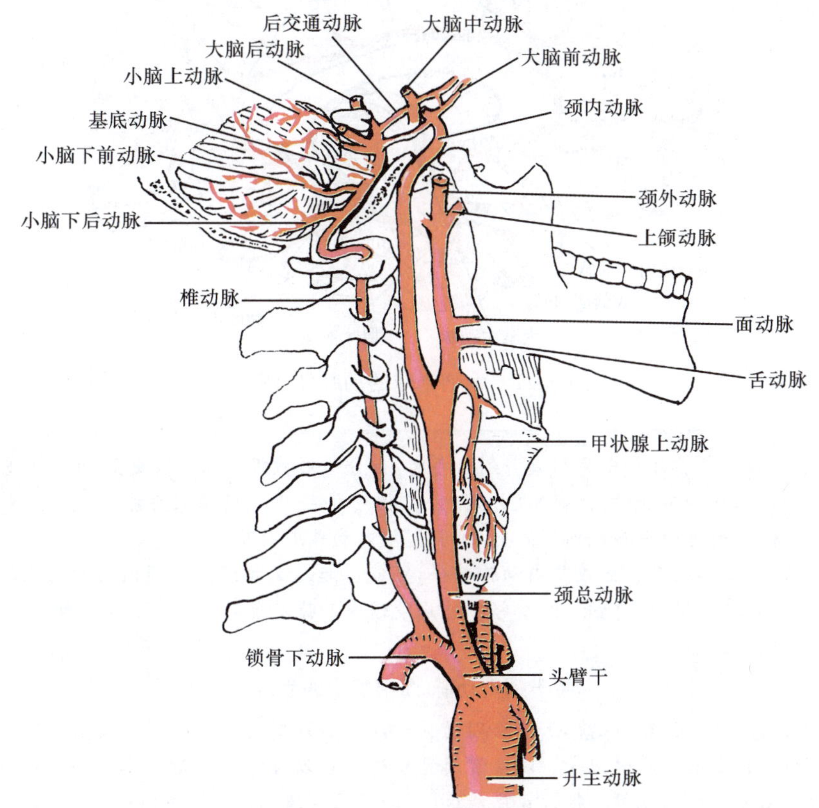

图1-3-39 颈内动脉与椎动脉

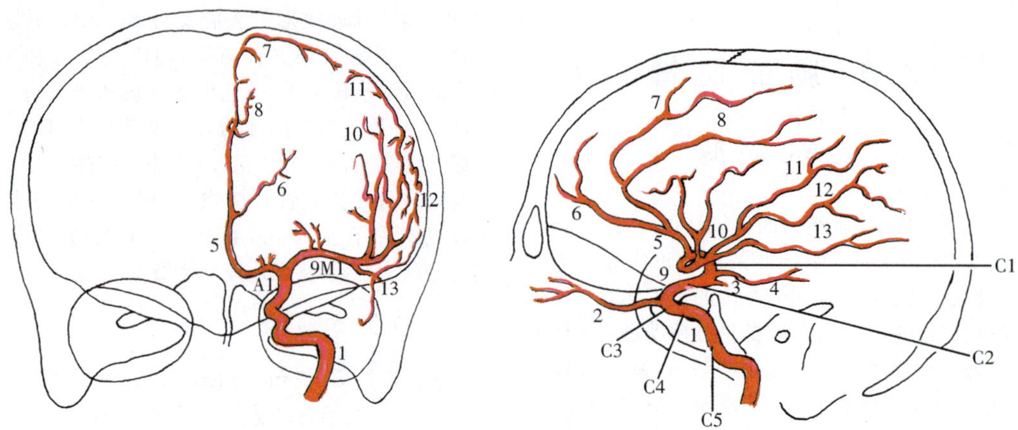

图 1-3-40　正常颈内动脉血管摄影

1. 颈内动脉；2. 眼动脉；3. 后交通动脉；4. 脉络丛前动脉；5. 大脑前动脉；6. 额极动脉；7. 胼胝体缘动脉；8. 胼胝体周围动脉；9. 大脑中动脉；10. 额顶升动脉（再分为中央前沟动脉、中央沟动脉和顶前动脉）；11. 顶后动脉；12. 颞中间动脉；13. 颞后动脉

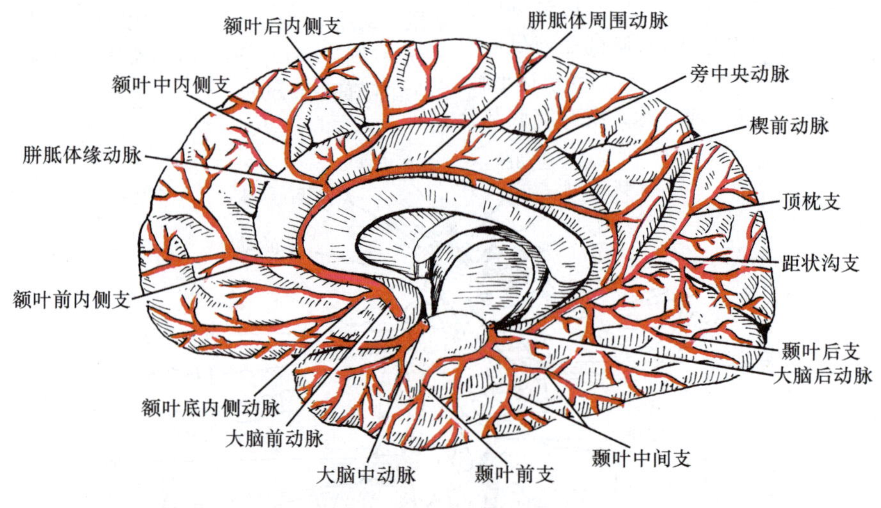

图 1-3-41　大脑半球的动脉（内侧面）

颈内动脉管段仅以薄骨片与中耳相隔。到老年时，部分骨质被吸收而变得更薄，因而可能听到一种持续性杂音。一般认为，这种杂音对人体健康并无影响，但对神经衰弱病人则可能造成很大精神负担和苦恼。由于骨片很薄，有时可因中耳或内耳的感染，引起颈内动脉周围炎。

神经节段（C_5段）的颈内动脉瘤或颈内动脉扩张，可能引起三叉神经痛。颈内动脉的海绵窦段（C_4段）与走行在窦外侧壁内的第Ⅲ、Ⅳ对脑神经毗邻。若此段颈内动脉发生动脉瘤或形成动静脉瘘时，因这些神经受压而引起眼外肌瘫痪。

关于颈内动脉-海绵窦瘘的手术

手术的目的在于堵住颈内动脉瘘孔，消除因动脉血注入海绵窦内所造成的搏动性突眼、视力障碍、颅内血管性杂音，以及改善脑血液供应等。以往常用结扎患侧颈动脉方法来治疗本病，一般来说，疗效不甚满意，其原因是多数病人的侧支循环很快建立，血液仍经瘘孔继续流入海绵窦内；与此同时，健侧颈内动脉的血液通过前交通动脉也经瘘孔进入海绵窦，于是便出现“盗血”现象，可进一步引起脑缺血。为了避免发生“盗血”，有人主张用孤立手术，如经脑血管造影交叉试验证实脑的侧支循环良好，此时即可开颅结扎瘘孔远心侧的颈内动脉，在颅外结扎瘘孔近心侧的颈内动脉，两个步骤可分别或一起完成。

联合孤立及栓塞术：在颅内、外联合颈内动脉结扎后，仍有小吻合支与海绵窦内颈内动脉相通。为了阻断颈内动脉海绵窦段的全部侧支循环，可在颅内结扎颈内动脉后，经颈外动脉切口将肌肉片送入颈内动脉，并借助血流的冲力使肌肉片到达颈内动脉海绵窦段，以堵塞瘘孔。

放风筝式栓塞术：切开颈外动脉，将系一尼龙单丝的肌肉栓子，通过插至颈总动脉的“Y”形管，加压注入颈内动脉(图 1-3-42)，以堵塞瘘孔。单丝的尾端固定于颈外动脉壁上，这可防止肌肉栓子进入动脉远端造成脑栓塞。

海绵窦铜丝直流电凝固术：在开颅直视下向海绵窦内插入直径为 0.15mm 的裸铜丝，接上直流阳电极，使海绵窦内血液形成血栓。本法既可堵塞瘘孔，又能保持颈内动脉通畅，比较合理。海绵窦位于鞍旁两层硬脑膜之间，前起于眶上裂内侧端，后至颞骨岩部的尖端，平均长 2cm，宽 1cm。有人观察，8 岁以下儿童的海绵窦多属于静脉网，仅 15%显示有静脉间隙，无统一的腔。成人海绵窦则有统一的腔(69%)，内有许多结缔组织小梁；窦由许多静脉间隙组成(27%)，无统一的腔；少数仍为静脉网(4%)。因此，在插入铜丝时应从海绵窦的后半部开始。如遇有阻力而无法插入时，应想到海绵窦结构有否特殊。

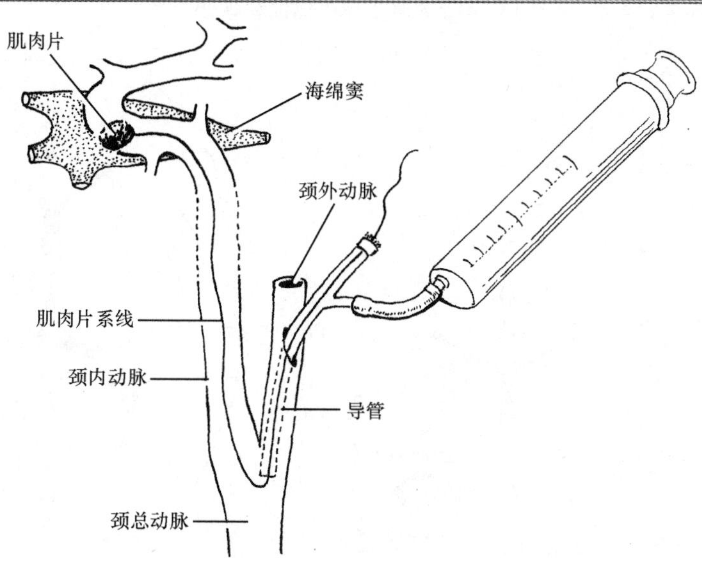

图 1-3-42　颈内动脉-海绵窦瘘的放风筝式栓塞术

颈内动脉在分成两个终支之前，有下列一些分支：

1. 在硬膜外发支至鼓室、硬膜、半月节和垂体等。

2. 眼动脉 a. ophthalmica　在硬膜外腔前膝段(C_3)发出，伴视神经至眶腔，分布于全部眶内结构及蝶窦、筛窦等。末梢支与发自颈外动脉的面动脉和上颌动脉分支吻合。

3. 后交通动脉 a. communicans posterior　向后与大脑后动脉吻合(图 1-3-43)，参与组成大脑动脉环。后交通动脉的粗细长短变异较大，据曾司鲁等统计，最长的可达 34mm，短的只有 2mm。管径比较粗大的可直接移行为大脑后动脉，管径很细的可小于 1mm。每侧后交通动脉在一般情况下都发出 3～8 支中央动脉，穿入附近的脑实质。

4. 脉络丛(膜)前动脉 a. chroidea anterior　与视束伴行，向后经脉络膜裂至侧脑室下角，参与形成脉络丛，其终支与大脑后动脉，特别与脉络膜后动脉吻合。此动脉分布范围广，主要分布于内囊、基底核、背侧丘脑、下丘脑、乳头体、灰结节、外侧膝状体、视束、红核、黑质、大脑脚以及海马、海马旁回和钩等部(图 1-3-44)。脉络膜前动脉在蛛网膜下隙中行程最长，且管径较细，易发生栓塞，临床上多出现苍白球和海马受损的症状。

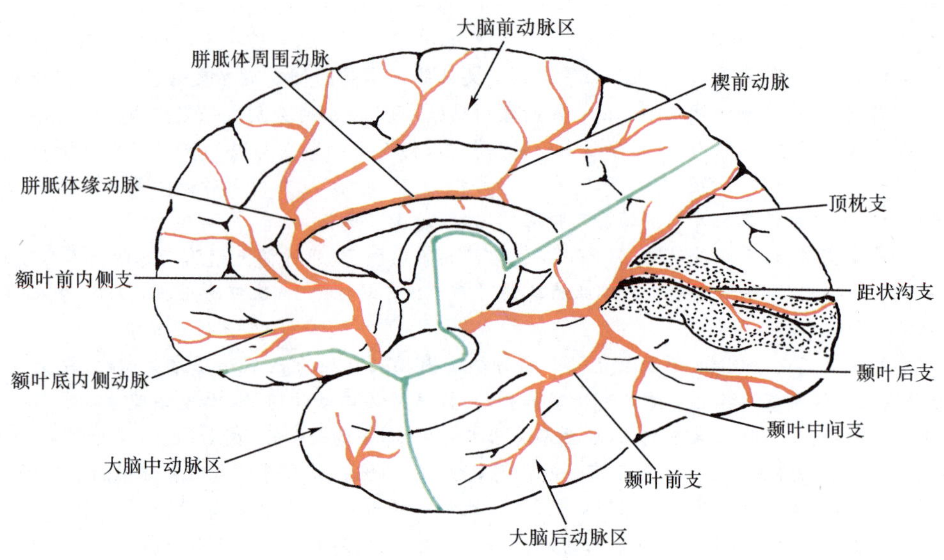

图 1-3-43　大脑半球内侧面动脉分布区

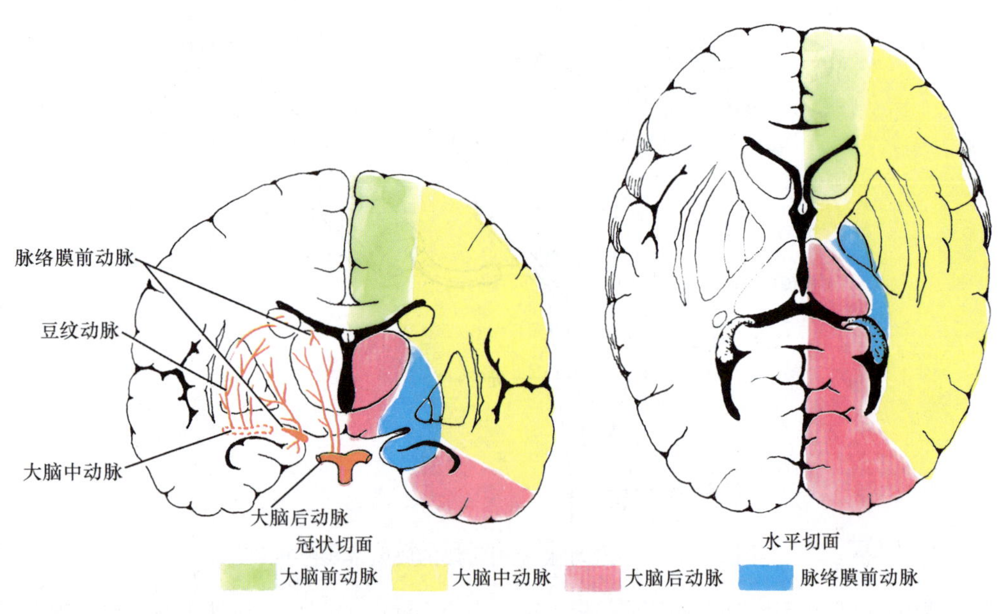

图 1-3-44　脑内结构动脉及分布区

颈内动脉的两个终支是大脑前动脉和大脑中动脉。

大脑前动脉 a. cerebri anterior 发出后水平向前内进入大脑纵裂，沿中线贴胼胝体背侧并行向后，在终板高度，左、右大脑前动脉以前交通动脉相连（图 1-3-45）。大脑前动脉的皮质支主要分布于顶枕沟以前的大脑内侧面以及额叶底面一部分，部分分支越过半球上缘转至额、顶二叶背外侧面的上部（图 1-3-41，图 1-3-43，图 1-3-46）。

大脑前动脉的中央支又称前内侧丘纹动脉，可分为两群：一群较长，发自大脑前动脉外侧缘，返向后外走行，分为 2～3 个小支自前穿质入脑实质，分布于壳核前端、尾状核头、内囊前脚等处。另一群较短，是 1～2个较大的支（纤细时分支可多达 8～10 个），自前穿质入脑实质，分布于尾状核头及体的一部分（图 1-3-44）。

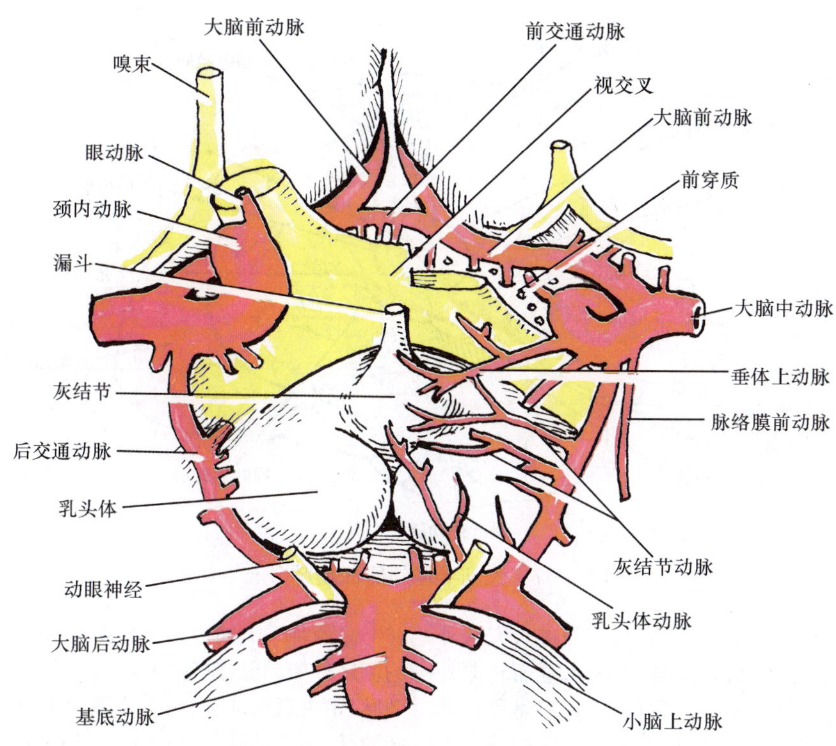

图 1-3-45 大脑动脉环

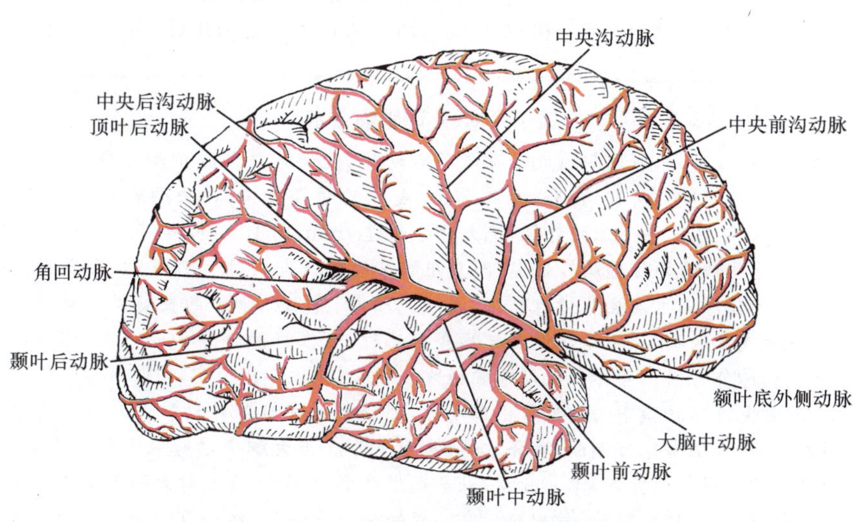

图 1-3-46 大脑半球的动脉(外侧面)

一侧大脑前动脉交通前段发育不良变得极为纤细的，在中国人出现率比较高，占 922 例的 7.59%，以右侧发育不良为最多，此时两侧半球内侧面的血液主要来自对侧发育良好的大脑前动脉，若突然结扎该侧颈总动脉，则两侧半球内侧面的血液供应将无法代偿。因此，在临床上进行脑血管造影和颈内动脉结扎时，应该重视这种变异情况。

大脑中动脉 a. cerebri media 是颈内动脉的直接延续，较大脑前动脉粗大。它分布于大脑背外侧面额、顶、颞叶重要功能区，且易患脑栓塞，临床意义很大(图 1-3-44，图 1-3-47)。

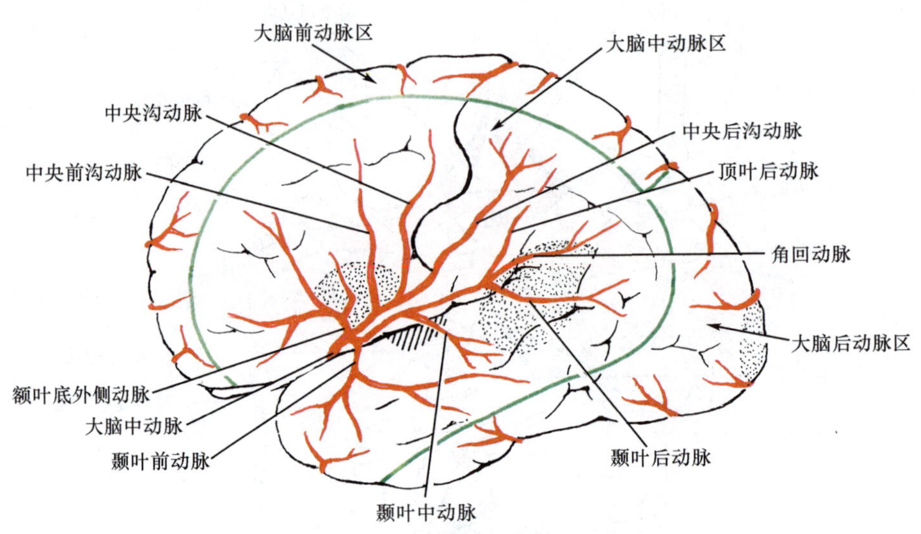

图 1-3-47 大脑半球外侧面动脉分布区

大脑中动脉自颈内动脉发出后，立即进入大脑外侧沟内，向外上方，沿脑岛表面向后走行，继而转向外侧至皮质表面，以略呈"S"形的为最多，也有呈弓形或平直走行的。根据研究资料，对大脑中动脉的分支类型有的分为单干型(13%)、双干型(76%)和三干型(11%)三种；有的则分为单干型(40%)和双干型(60%)两种。大脑中动脉的皮质动脉分为由上干发出的额底外侧动脉(眶额外侧支)、中央前沟动脉、中央沟动脉、中央后沟动脉；由下干发出的有颞前动脉、颞中间动脉、颞后动脉、顶后动脉及角回动脉。顶后动脉和角回动脉也可发自上干。在单干型，这些皮质动脉分别从总干上、下缘分出(图 1-3-46，图 1-3-47)。

关于颈内、外动脉吻合术

在颈内动脉系统缺血时，一般选用颞浅动脉或耳后动脉、枕动脉与大脑中动脉分支进行吻合(图 1-3-48)。有人为了提供在开颅部位所需的颞浅动脉前、后支等的管径数值，在头颅表面确定了几个观察点。经测量，上述各动脉在 A、B、C 点上方的外径，绝大部分超过 1mm，因 1mm 即可满足吻合术的需要(图 1-3-49)。另外，也见到：这些动脉的位置均较恒定，而且组织学结构又与其他动脉不同，表现在动脉硬化或钙化时管腔不易变窄，吻合后还可发生代偿性扩张，因此是颅内、外动脉吻合的良好供血动脉。但少数颞浅动脉的分支比较分散或管径细小，不适于做动脉吻合。此时，可根据动脉分支分布互为代偿规律，在其邻近区域找一合适的动脉作为供血动脉。枕动脉管径比较粗大，位置亦较恒定，是与角回动脉或颞后动脉吻合的适宜动脉。有时也可用脑膜中动脉作为供血动脉，因该动脉发自颈外动脉。采用脑膜中动脉则有以下优点：较易显露，邻近大脑半球外侧面，吻合方便；其管壁厚度与大脑中动脉的管壁厚度近似，更适于吻合。缺点是，血管与硬脑膜粘连紧密，不易分离，且易发生痉挛，应加注意。对大脑中动脉的闭塞或狭窄需做颅内、外动脉吻合时，切开硬脑膜后，首先应确定病变的脑血管部位，然后再选择合适的皮质动脉作为受血动脉(图 1-3-50)。大脑中动脉主干行于外侧裂(沟)的深部，其分支类型有三种，即主干型(13%)、双干型(76%)和三干型(11%)。在双干型和三干型中，至颞叶和角回的动脉常发自下干。如果大脑中动脉的闭塞或狭窄发生于上、中干，此时应从外侧裂(沟)以上的动脉中选择受血动脉，不应从外侧裂(沟)以下的颞动脉中选择，以免重建的血流注入闭塞或狭窄动脉的近侧段，而起不到增加灌流量的作用。另外，皮质支管径的大小也是选作受血动脉的主要条件。据调查，大脑外侧裂（沟）以上的中央沟动脉、中央前沟和中央后沟动脉的外径约 80% 以上为 1mm，均能满足手术的要求。在外侧裂（沟）以下的颞后动脉和角回动脉，其外径约有 95% 以上为 1mm，也是较好的受血动脉。颞后动脉从外侧裂（沟）后端浅出后，由上向下斜越颞上回。角回动脉越颞上回时，形成一凸向下的弓形弯曲。上述两动脉多为 1 支，走行比较恒定，术中易于识别。有人认为，在颈内动脉闭塞或狭窄时，应选用颞前动脉作为受血动脉，因其靠近大脑中动脉的近侧段，颅外流入颅内的血流与脑侧支循环的血流方向一致，可扩大供血范围。有人主张选用额顶升支，因该部血管多垂直走行，便于手术操作，且血管接近侧裂（沟）三角区，对中央回和深层脑组织可提供较多的灌流血量，有利于失语和偏瘫的康复。

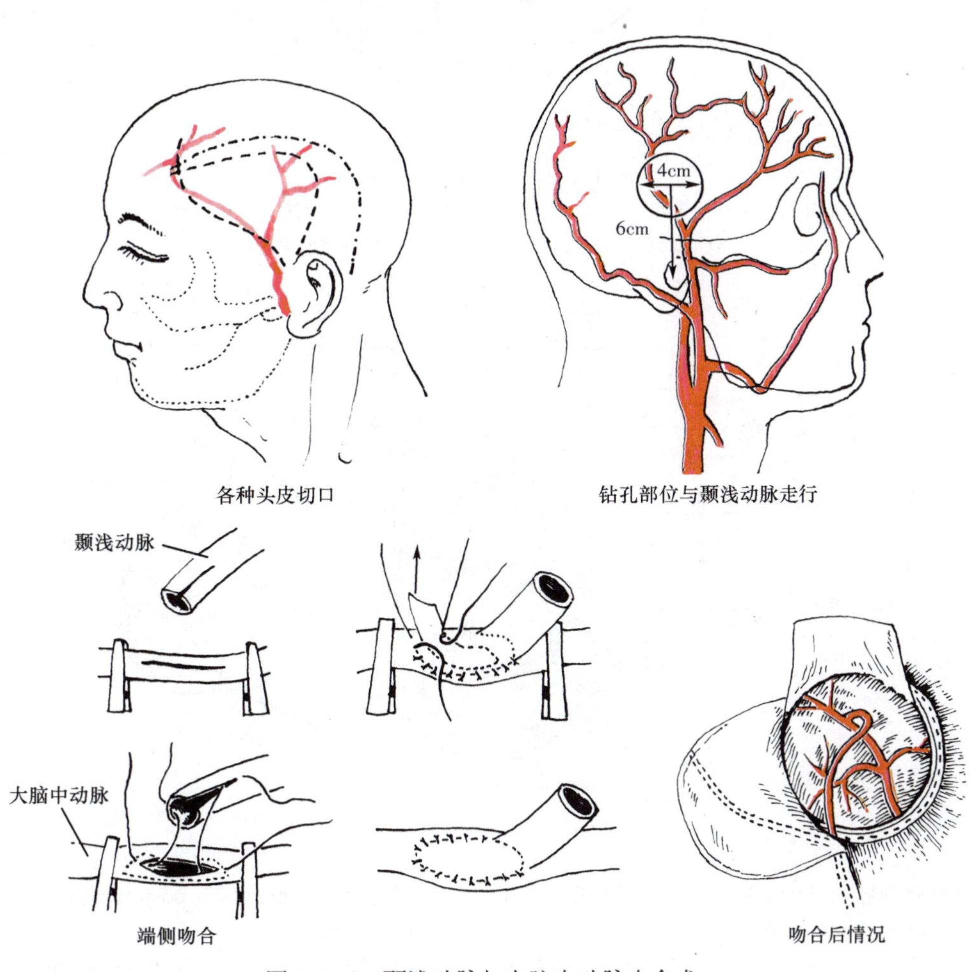

图 1-3-48 颞浅动脉与大脑中动脉吻合术

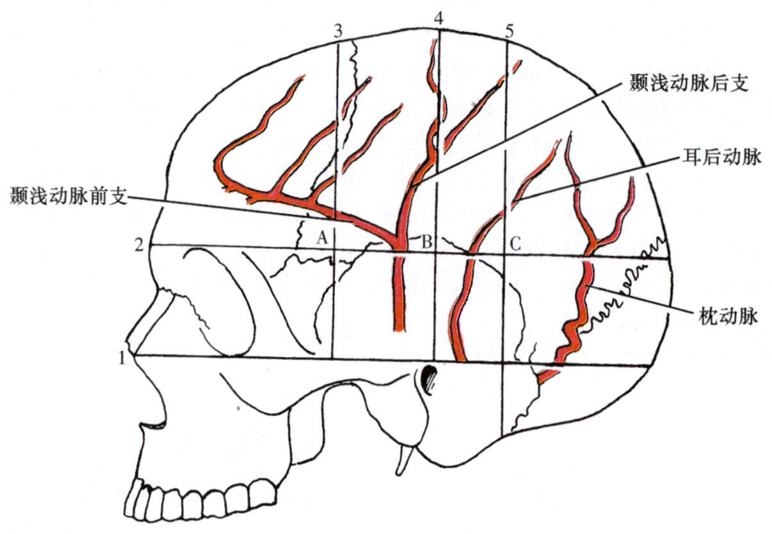

图 1-3-49　颞浅动脉体表投影

1. 眶下缘与外耳门上缘的连线；2. 眶上缘与 1 的水平线；3. 颧弓上缘中点的垂直线；4. 外耳门上缘中点的垂直线；5. 乳突后基点的垂直线

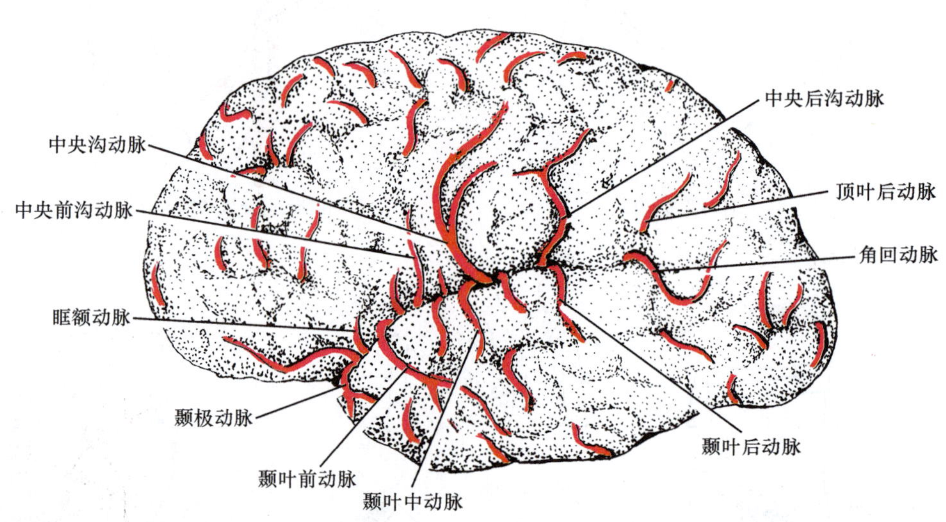

图 1-3-50　大脑中动脉皮质支

额底外侧动脉 a. frontobasalis lateralis 分布于眶额外侧半、Broca 区和额中回前部。

中央前沟动脉 a. sulci precentralis 多为 2～3 支，分布于额中、下回后部，中央前回下 3/4。

中央沟动脉 a. sulci centralis 绝大多数为一支，分布于中央沟下 3/4 前后沿的皮质。

中央后沟动脉 a. sulci postcentralis 分布于中央后回下方大部及缘上回。

顶后动脉 a. parietalis posterior 分布于缘上回和顶上小叶下部。

颞前动脉 a. temporalis anterior 、**颞中间动脉** a. temporalis intermedius 和**颞后动脉** a. temporalis posterior 分布于颞叶。

角回动脉 a. gyri angularis 沿颞上沟向后上行，分布于角回及顶上小叶后部下缘。

大脑中动脉分布的大脑重要功能区包括运动前区、运动区及体感区(两区支配下肢部分除外,它们由大脑前动脉分布)、听区以及各种语言中枢。若阻塞发生在分出中央动脉以后时,出现对侧上肢、面肌和舌肌瘫痪,对侧上肢和面部的感觉障碍。损伤若发生在优势半球,除有对侧半身运动和感觉障碍外,则视不同损伤部位,可出现各种语言功能障碍。如运动性失语症(Broca 区)、失用症(缘上回)、失读症(角回)、感觉性失语症(颞上回后部),以及失写症(额中回后部)等。

大脑中动脉中央支称前外侧中央动脉,又称前外侧丘纹动脉或豆纹动脉(图 1-3-44,图 1-3-51)。它多分为内、外侧两群,即内侧穿动脉和外侧穿动脉。内侧穿动脉以 1～2 支最多,占 62%～67%;外侧穿动脉以 1～4 支最多,占 87%～91%。它们在前穿质处以直角发出(少数可发自颈内动脉),入脑后,略呈"S"形弯曲上行,分布于部分尾状核头、体和壳核中部、苍白球外侧部、内囊前脚、膝部的背外侧、后脚背侧以及外囊和屏状核。过去认为,此动脉最外侧至内囊的最长分支极易出血,故名为Charcot **出血动脉**。但近年一些研究者则认为,这些动脉支管径相等,其中任何一支出血,皆会导致对侧半身瘫痪和感觉障碍,将一特定分支认作出血动脉并不确切。

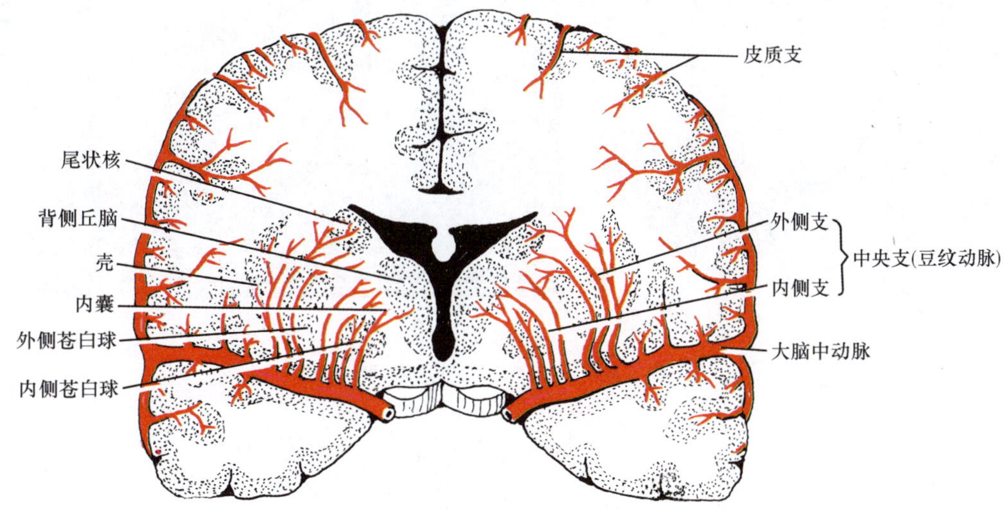

图 1-3-51　基底核和背侧丘脑的动脉

关于颈动脉结扎

颈动脉结扎适用于颈内动脉破裂出血、颈内动脉颅内段动脉瘤,特别是海绵窦段及床突下段动脉瘤,以及突入蝶窦内的外伤性颈内动脉瘤并引起大量鼻出血者(图 1-3-52)。

经研究证实,分布于脑的动脉,无论在皮质或髓质,全部血管均呈连续的网状吻合(图 1-3-53),故在一般情况下,结扎一侧颈动脉后,脑侧支循环仍可保证脑的血液供应。但必须认识,脑动脉吻合的口径往往很小,有时还不能迅速地建立起有效的侧支循环,术后是否会出现缺血症状尚取决于其他因素。如血管阻塞程度轻、缓慢闭塞、吻合口径粗、全身状态良好,侧支循环可起到代偿作用。与此相反,脑侧支循环就不易建立或不足以达到代偿作用。临床上,为了减少脑血管意外的发生,在做颈动脉结扎前,应行脑血管造影交叉试验,以了解脑侧支循环的情况,并做 Matas 试验,以促进脑侧支循环的建立。对脑侧支循环良好者,方可行急性结扎。对脑侧支循环不良但又必须做结扎者,宜做慢性结扎。

急性结扎:显露出颈动脉,以静脉穿刺针穿刺颈内动脉,测量动脉压力,用动脉夹阻断颈总动脉血流后,如压力下降小于 50%,则说明脑侧支循环良好,可行结扎。否则,可先做颈总动脉部分结扎,几天后做全部结扎。

慢性结扎:将 Selverstone 夹置于颈总动脉上,拧动螺旋使颈内动脉压力下降10%,术后完全钳闭的时间依术中阻断颈总动脉后所测得的颈内动脉压力而定,如压力降低不到50%者,可逐次拧动螺旋,在3~4天内将其完全闭紧;如大于50%者,则需5~7天。

尽管采取上述各种方法和措施,术后仍有发生脑缺血的可能。其主要原因是:按目前的临床检查还不能对大脑动脉环是否有变异等做到全面了解,以致给本手术带来一定盲目性。另外,脑的侧支循环除与颈内动脉、椎动脉系统之间的吻合和颈内动脉各分支之间及椎动脉各分支之间的系统内吻合有关外,与颈外动脉和颈部各动脉(图 1-3-54)以及颈内动脉和颅外动脉的吻合也有一定联系(图 1-3-55)。因此,对有的病人来说,待所有侧支循环均建立后,则可使最初的疗效降低。

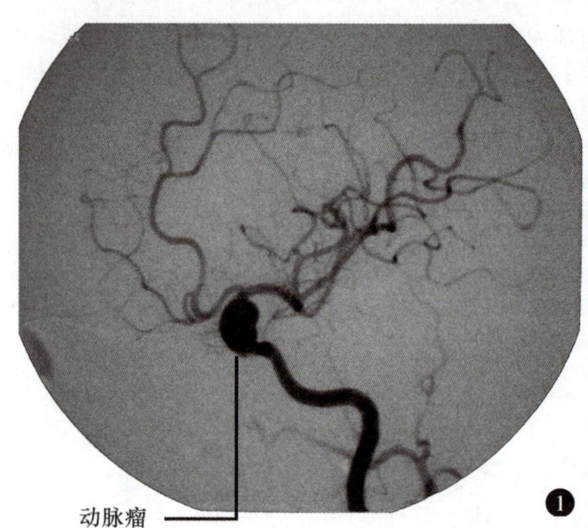

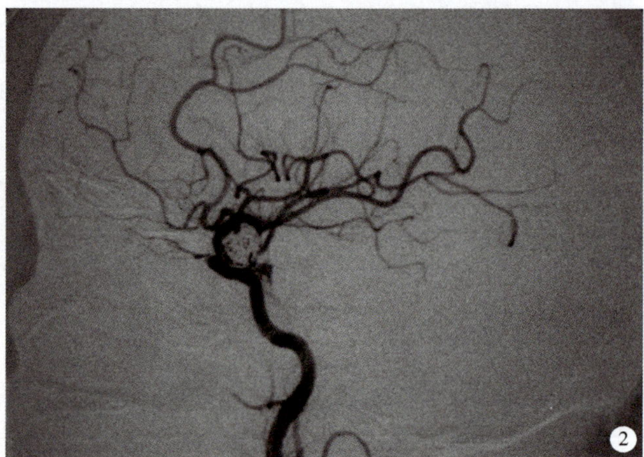

图 1-3-52
1. 血管造影(术前);2. 血管造影(术后)

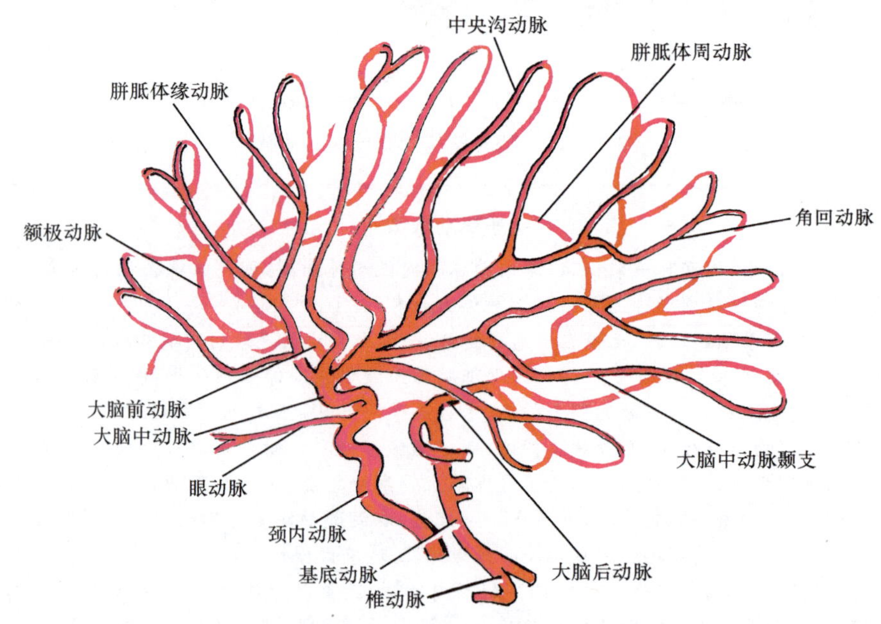

图 1-3-53 大脑前、中、后动脉的吻合

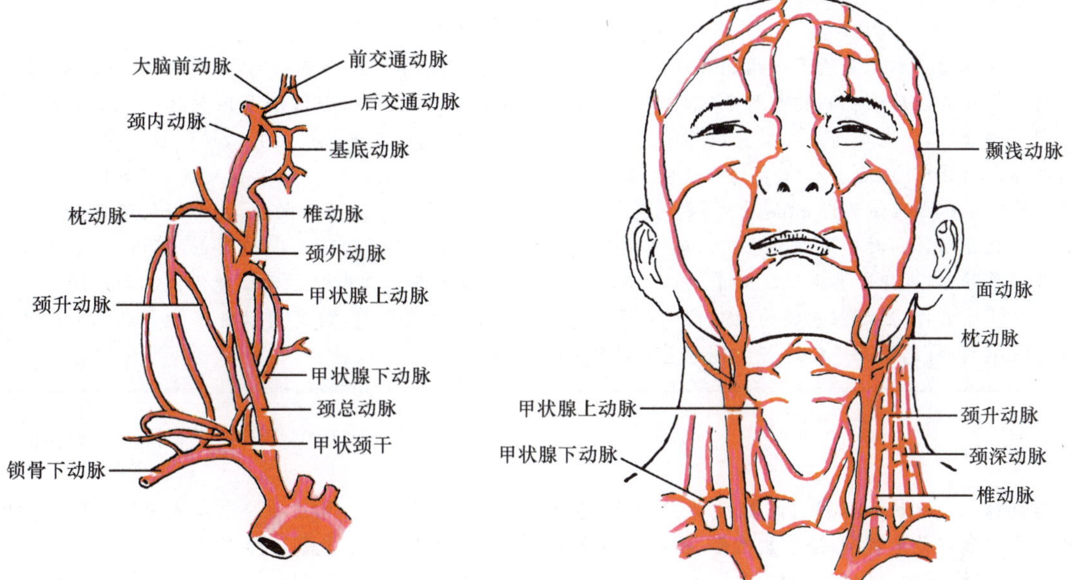

图 1-3-54　颈外动脉和颈部各动脉的吻合

（包括颈总动脉结扎后的侧支循环）

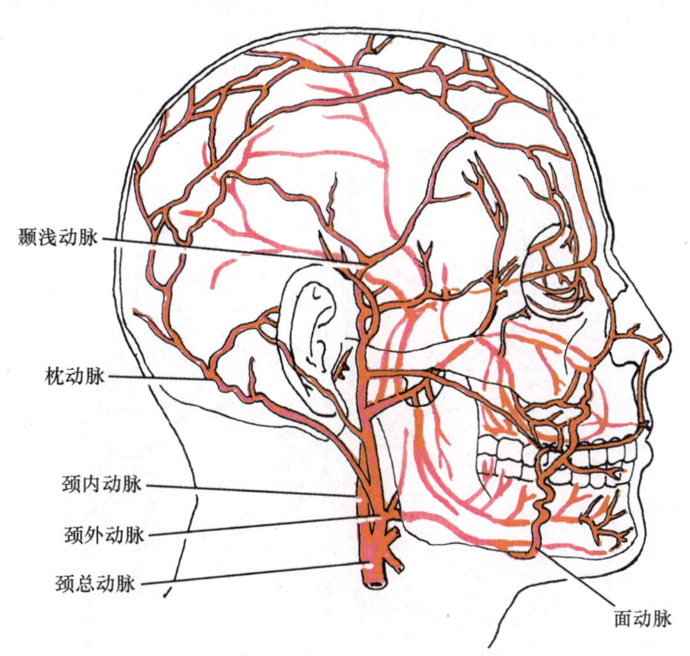

图 1-3-55　颈内动脉和颈外动脉的吻合

关于脑血管造影交叉试验

颈动脉结扎术前必须了解两侧大脑半球的侧支循环情况，如不了解而贸然结扎，对大脑动脉环变异者有时可招致严重后果。一侧大脑半球的血液主要来自同侧的颈内动脉，当该侧颈内动脉发生闭塞或狭窄而引起缺血时，血液可通过脑侧支循环予以代偿。在许多的侧支循环中，前、后交通动脉最为重要，前者与对侧颈内动脉相通，后者与椎-基动脉系统相通。脑血管造影交叉试验检查的是前交通动脉的通畅程度，此法比颈动脉压迫试验（Matas 试验）更为可靠，主要用于判定结扎一侧颈总动脉后，另一侧颈内动脉能否通过前交通动脉向对侧大脑半球提供足够的血液。方法是：在健侧颈动脉注射造影剂的同时用手指压迫患侧颈总动脉，以阻断其血流。如前交通动脉发育正常，在前后位像上即可显示出双侧大脑前动脉和大脑中动脉。反之，只显示注射侧的大脑前动脉和大脑中动脉，此时应认为，前交通动脉不能向患侧大脑半球提供足够的血液，因此不能进行该侧颈总动脉结扎。

（二）椎动脉

椎动脉 a. vertebralis 发自两侧锁骨下动脉，穿过上 6 个颈椎横突孔至寰椎，绕过寰椎侧块，急转弯水平向后内，在寰椎与颅底之间，经枕骨大孔入颅，进蛛网膜下腔。此后，两侧椎动脉逐渐向中线靠拢，多在脑桥下缘合成基底动脉（图1-3-39）。

椎动脉的主要分支有：

1. 脊髓前、后动脉 a. spinalis anterior et posterior（图 1-3-56）分布于脊髓，其中脊髓前动脉除营养脊髓外并分支至延髓腹侧部，故脊髓前动脉阻塞会引起延髓内侧综合征，表现出舌下神经和锥体束损伤的交叉性瘫。

2. 延髓支，一般 1～3 支，穿入延髓实质并发出分支供应舌咽、迷走及副神经根。

3. 小脑下后动脉 a. cerebelli inferior posterior（图 1-3-57）是椎动脉最大的分支，平橄榄下端发出者最多。发出后，绕橄榄下端自延髓腹侧至其外侧，紧邻舌咽及迷走神经根上行至脑桥下缘，转弯向下，形成较恒定的凸向外或上外的襻曲（外侧襻）后，沿第四脑室外下缘至小脑，再度形成凸向上的襻曲下行，分为内、外侧支，分布于小脑下面后部和延髓后外侧部。

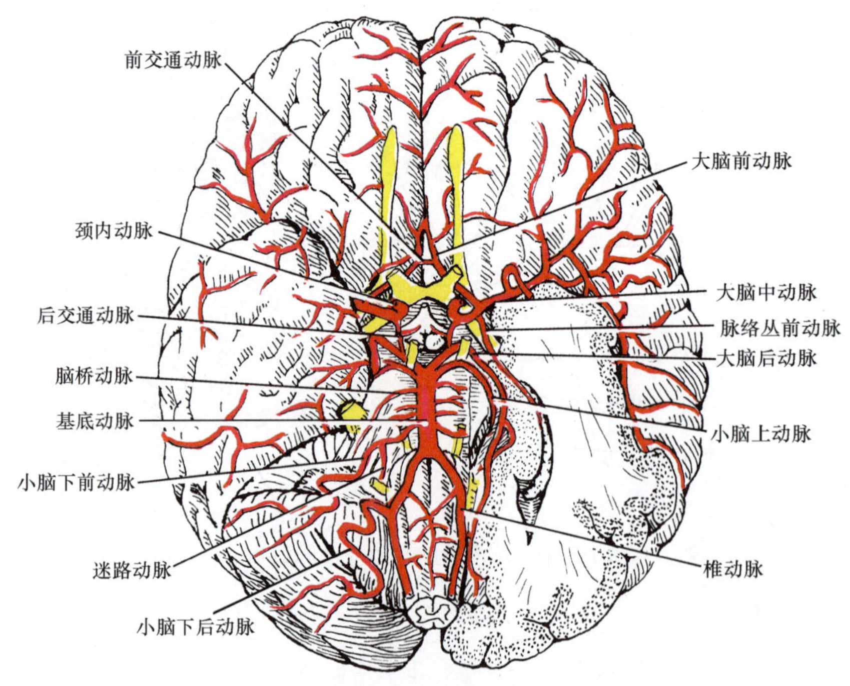

图 1-3-56 脑底的动脉

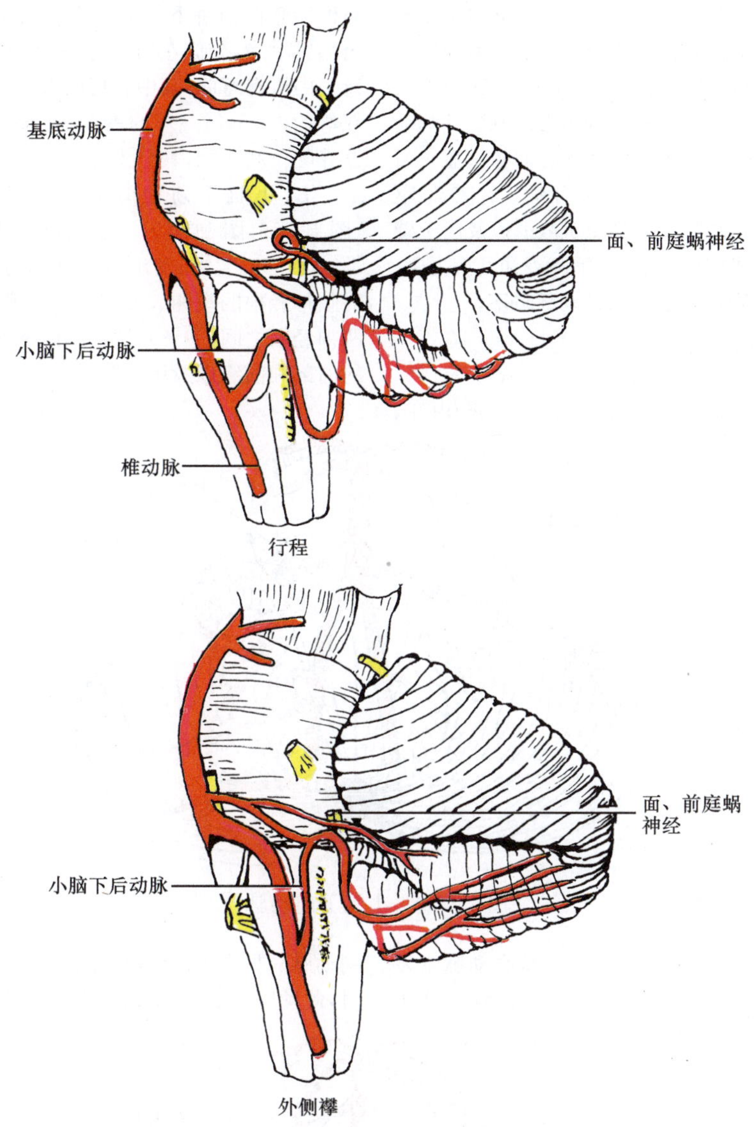

图 1-3-57 小脑下后动脉

小脑下后动脉走行迂曲，常可形成多个襻曲。最有实际意义的是在延髓外侧形成的外侧襻（图 1-3-57）。此襻曲位于脑桥小脑角内，可与第Ⅶ、Ⅷ对脑神经接触，做听神经瘤手术时应多加注意(图 1-3-58)。

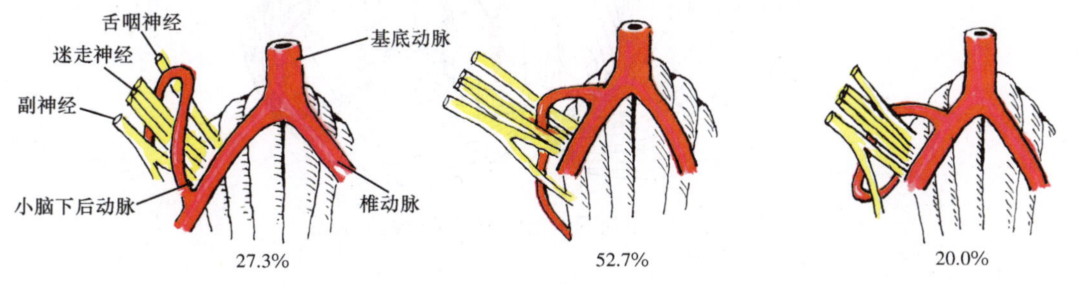

图 1-3-58 小脑下后动脉与舌咽、迷走副神经的关系

延髓外侧主要由小脑下后动脉和椎动脉的短旋支供应。据最近国人脑干血管研究资料，小脑下后动脉缺如或不发出延髓外侧动脉的占 11.7%，此时延髓外侧主要依靠椎动脉供血。相反，椎动脉不发出延髓外侧动脉的占 6.7%，此时则主要依靠小脑下后动脉供血。血管的阻塞可引起延髓外侧综合征。临床症状有眩晕、呕吐、眼球震颤、患侧霍纳征、交叉性感觉减退以及由于疑核与前庭神经核等的损害可引起吞咽障碍和共济失调。若同时出现锥体束损伤症候，则为椎动脉阻塞。

（三）基底动脉

基底动脉 a. basilaris（图 1-3-39，图 1-3-56）由左、右椎动脉在脑桥下缘会合而成，沿脑桥腹侧面正中，至脑桥上缘，分成左、右大脑后动脉而终。基底动脉在行程中可有弯曲，其中直行的占 45%，单弯的占 37%，双弯的占 15%，三弯的占 3%。基底动脉的分支主要营养脑干和小脑，其分支有：

1. 小脑下前动脉 a. cerebelli inferior anterior（图 1-3-56，图 1-3-59） 多数以单干发自基底动脉下 1/3 段（66.5%）。发出后向外斜行，横过第Ⅵ、Ⅶ、Ⅷ对脑神经根的腹侧（50.5%）或背侧（10.5%），有的穿两神经根之间（39%），达小脑前下面，分布于小脑下面的前部和前缘以及尾侧脑桥被盖。

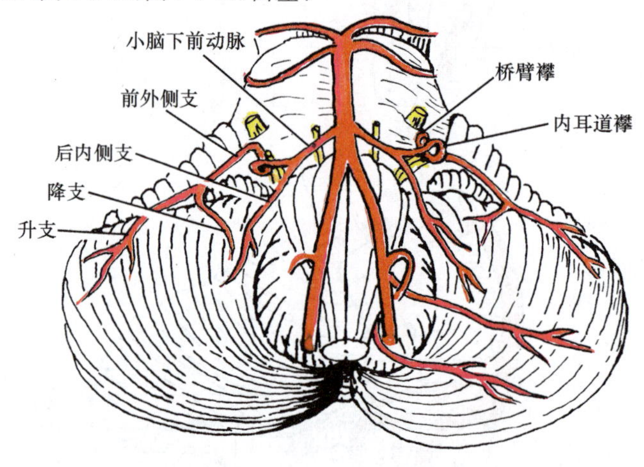

图 1-3-59 小脑下前动脉

在小脑下前动脉的上方或下方，自基底动脉常发出小脑下中动脉（图 1-3-60），也称小脑上副动脉或下副动脉。根据国内资料，左、右侧出现率各占9.0%。有时，此动脉接触，甚至缠绕三叉神经根。

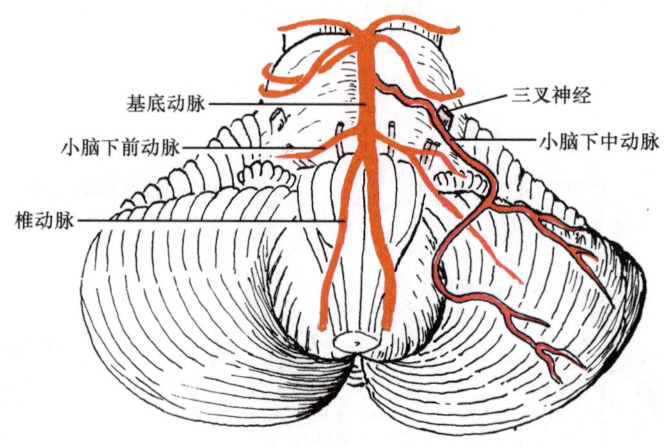

图 1-3-60 小脑下中动脉与三叉神经的关系

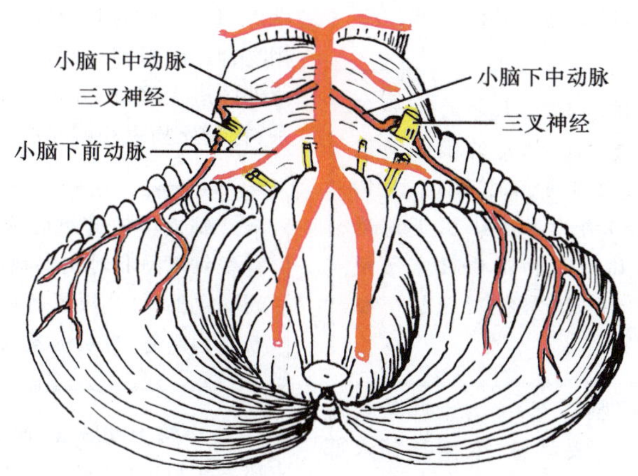

图 1-3-60 小脑下中动脉与三叉神经的关系(续)

小脑下前动脉的主要分支如下:

(1) 小脑半球支:以前外和后内两支分布于小脑半球。前外侧支行向上外与主干一起在延髓脑桥沟或此沟上方形成尾襻,然后弯向上外侧,在第Ⅶ、Ⅷ对脑神经下方和脑桥臂上形成内耳道和桥臂两个襻(图 1-3-59)。有资料证明,分布于脑桥小脑角的血管中,小脑下前动脉及其分支与面、前庭蜗神经接触最多,占 81.01%。内耳道襻出现率为72.41%,大多数是在面、前庭蜗神经之间。桥臂襻位于第Ⅶ、Ⅷ对脑神经之间或第Ⅷ对脑神经与绒球之间,此襻的最高点可与三叉神经感觉根的后下面接触。

后内侧支通常在第Ⅵ对脑神经外侧自主干发出,向后下越过延髓脑桥沟和外侧隐窝(第四脑室),到达小脑半球。前外和后内侧两支皆发小支至第四脑室脉络丛(脉络丛支)。

(2) **迷路动脉** aa. labyrithi (内耳道支,图1-3-56):细长,少数发自基底动脉下段,也有发自小脑下前动脉与小脑下后动脉共干的。迷路动脉发出后,伴前庭蜗神经进入内耳道,在面神经与前庭蜗神经间入耳,分布于耳蜗和前庭。

(3) 脑桥支:数小支,多发自小脑下前动脉的桥臂襻。它们与基底动脉的短旋动脉、小脑上动脉的脑桥支在三叉神经入脑处附近互相吻合(图1-3-61)。

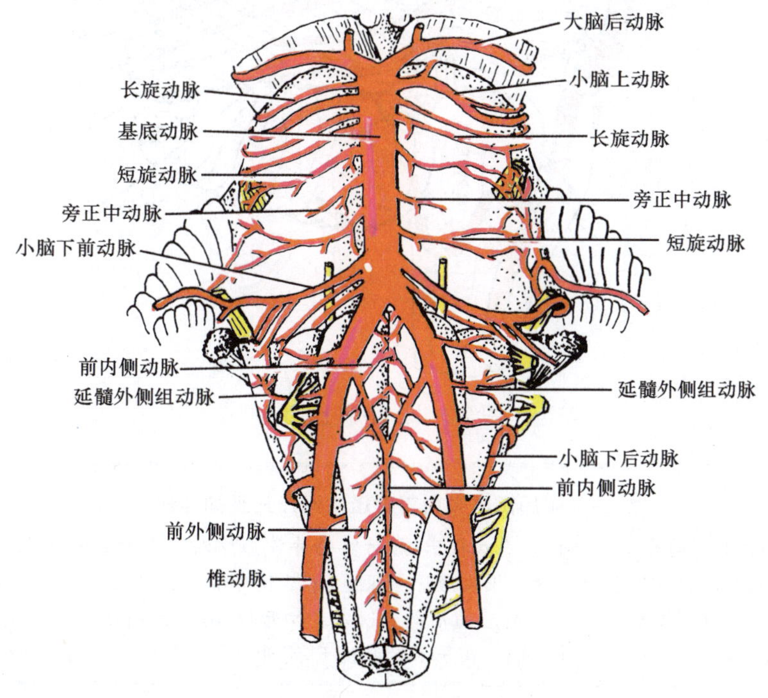

图 1-3-61 脑干腹侧的动脉

(4) 延髓支：约为三支，供应延髓外侧上部。

> 小脑下前动脉是脑桥和延髓上部的主要供血来源。脑桥小脑肿瘤手术后继发的小脑功能障碍、面神经麻痹、耳聋、面部痛、温觉减退、对侧躯干痛、温觉丧失等症状，均为术后小脑下前动脉血栓形成而引起的动脉闭塞和脑桥被盖区梗死所致。因此，在此区手术时，需特别保护小脑下前动脉。

2. 脑桥动脉 aa. pontis（脑桥支） 为十几条长短不一的细支，是供应脑桥的主要动脉，根据其穿入部位和供应范围可分为前组、外侧组和后组（图 1-3-61）。

前组为旁正中动脉，起自基底动脉的背外侧壁。自中线两侧穿入脑桥，供应锥体束、内侧丘系腹侧部及桥核等。外侧组称为短旋动脉，至脑桥腹外侧穿入脑实质供应三叉神经根腹内侧部、面神经根及其核的一部分以及皮质脊髓束、内侧丘系各一部分和桥横纤维等，它们与小脑上动脉及小脑下前动脉的脑桥支互相吻合。后组即长旋动脉，起自基底动脉上段，自脑桥背外区进入脑桥，分布于第Ⅴ～Ⅷ对脑神经核、内侧丘系、脊髓丘脑束和网状结构等。

> 脑桥动脉前组的血栓形成，可出现病灶侧展神经核下瘫和对侧偏瘫（脑桥基底内侧综合征、Foville 综合征）。基底动脉部分闭塞及脑桥动脉短旋动脉的闭塞，可引起交叉性感觉障碍和交叉性瘫。

3. 小脑上动脉 a. cerebelli superior 自基底动脉末段发出（图 1-3-62），行向外，经动眼神经根下方，过小脑幕下，绕至脑桥后外侧至小脑，分布于小脑上面、小脑核、脑桥首侧部、小脑上脚及下丘。小脑上动脉的主干或一个分支，常在三叉神经根附近形成不同程度的弯曲。据统计，有 44.4%（也有资料为 51.5%）和神经根有接触。因此，小脑上动脉是压迫三叉神经根较多见的血管。

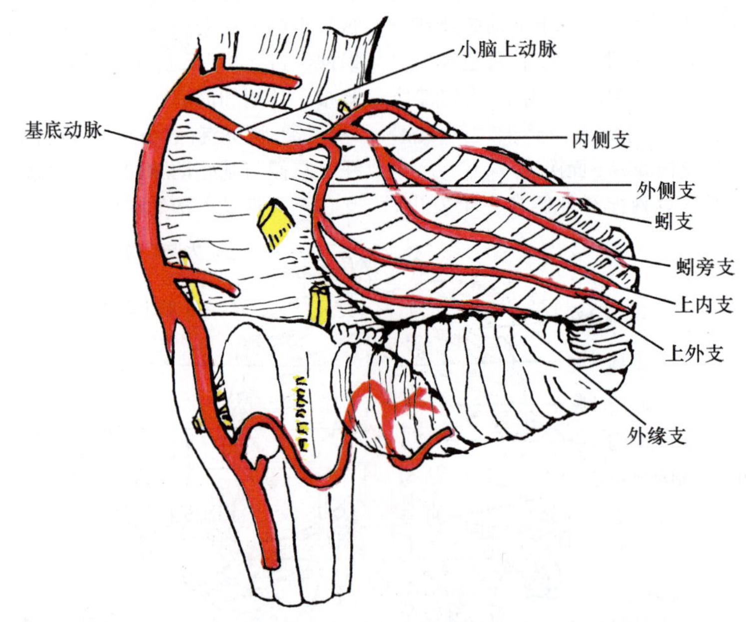

图 1-3-62 小脑上动脉

> **关于颅后窝显微血管减压术治疗三叉神经痛**
>
> 三叉神经痛的病因迄今尚有争议。有人提出，颅后窝的异常血管对三叉神经根的压迫是引起疼痛的主要原因，并用显微血管减压进行治疗。据左焕琛等报道，术后使疼痛消失者占 91%，减轻者占 3%，无效者占 6%。手术可采用耳后乳突上半部向后的横行直切口。切开硬脑膜后，将小脑外上角牵向内下方，沿岩上窦下方逐渐深入，显露出三叉神经根。在手术显微镜下，剪开贴附于神经根上的蛛网膜，向内侧分离直

至神经根的出脑处。压迫神经根的血管多为小脑上动脉，其次为小脑下前动脉，前者压迫神经根的上缘，后者常压迫神经根的下缘；少数为基底动脉或小脑下后动脉或几条血管共同压迫；一部分可为脑桥处的静脉平行压迫神经根的上、下缘，脑桥表面的静脉吻合较多，走行极不规则，其外侧面的前区和后区的静脉可穿越三叉神经根(图 1-3-63)。总之，上述那些动、静脉与三叉神经根都很邻近，尤其有变异者，术中应仔细识别。对由动脉所造成的压迫，用显微剥离子将动脉与神经分开，在两者之间放一小的 Teflon 棉片。对由静脉所造成的压迫，将其游离后用双极电凝器烧灼剪断。动、静脉血管多沿脑干表面走行，对三叉神经出脑处要详细检查，以免遗漏异常血管。牵拉血管的动作应轻柔，如损伤较大的血管，可引起脑干血循环障碍，后果严重。

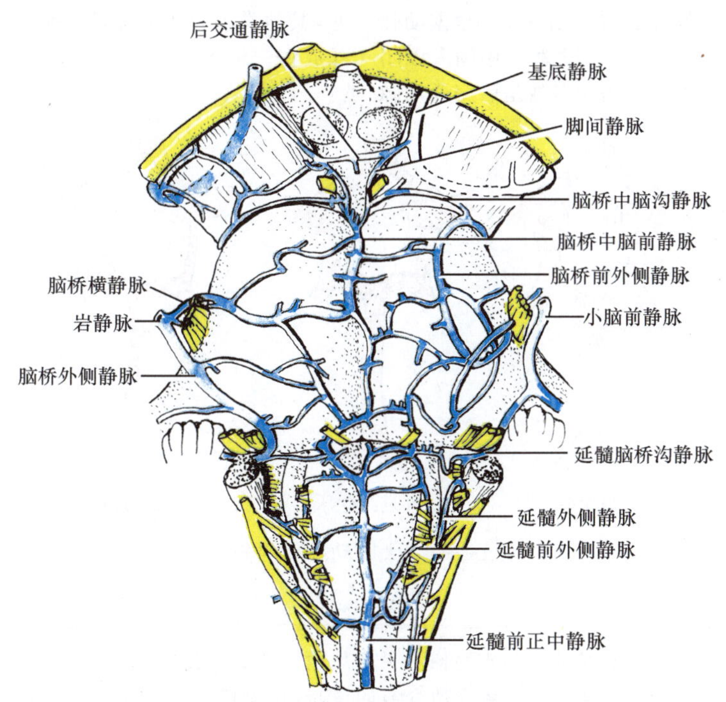

图 1-3-63 脑干腹侧面的静脉

4. 大脑后动脉 a. cerebri posterior 是基底动脉的终支，经动眼神经根腹侧向外，环绕大脑脚转向背侧，横过海马旁回后端入距状沟，再向后分成两个终支，即顶枕动脉及距状沟动脉。

大脑后动脉也分为皮质支和中央支。主要的皮质支有颞前支、颞中间内侧支、颞后支、距状沟支及顶枕支等，供应全部枕叶和颞叶的底面，还发出分支，参与组成第三脑室脉络丛(图 1-3-41，图 1-3-44)。

大脑后动脉发出后，向外侧走行短距离即与来自颈内动脉的后交通动脉吻合，参与组成大脑动脉环。以此吻合处为界，大脑后动脉可分为交通前、后两部分。

自交通前部发出的中央动脉称后内侧中央动脉，发自后部的称后外侧中央动脉。

(1) **后内侧中央动脉** aa. centrales posteriomediales：有 3～7 支，总称**脚间窝动脉**，自后穿质入脑实质，分布于红核、黑质及、第Ⅲ、Ⅳ对脑神经核。其最大的分支称丘脑穿动脉，供应下丘脑下部、丘脑内侧区和前外侧丘脑核基底部。

(2) **后外侧中央动脉** aa. centrales posterolaterales：以脉络膜后动脉和丘脑膝体动脉等主要分支分布于内、外侧膝状体和上丘、小脑上脚、丘枕以及脉络丛等。

大脑后动脉始段与小脑上动脉之间夹有动眼神经根(图 1-3-45),这两对动脉任何一方发生动脉瘤时,均可能压迫动眼神经,导致眼球运动障碍。在大脑后动脉行程中,有一段跨过小脑幕切迹,走行于小脑幕上面半球内侧面。当颅内压增高、颞叶的钩(海马旁回)移向小脑幕下面而发生海马疝时,大脑后动脉也相应移位,可压迫并牵拉动眼神经,主要损害缩瞳纤维(副交感纤维)。若大脑后动脉受小脑幕游离缘压迫,可引起枕叶的梗死,发生偏盲。后内侧中央动脉的丘脑穿动脉阻塞,则引起两侧丘脑软化。

大脑动脉环 circulus arteriosus cerebri:是颈内动脉与椎-基底动脉入颅后,在大脑底部借前、后交通动脉联结形成的一个多角形环,又名Willis 环,位于脚间池内,环绕视交叉、漏斗、灰结节、乳头体和后穿质。根据动脉环的完整与否分为闭锁型和开放型两种。中国人以闭锁型为最多占 96.3%。开放型当中多数是后交通动脉缺如(图 1-3-45、图 1-3-64)。

根据大脑动脉环后部各组成动脉的变异及种系发生史,尚可分为 5 型,如图 1-3-64 所示,除 5 型外,其他类型者占 0.2%。前 4 型属闭锁型,最后为开放型。

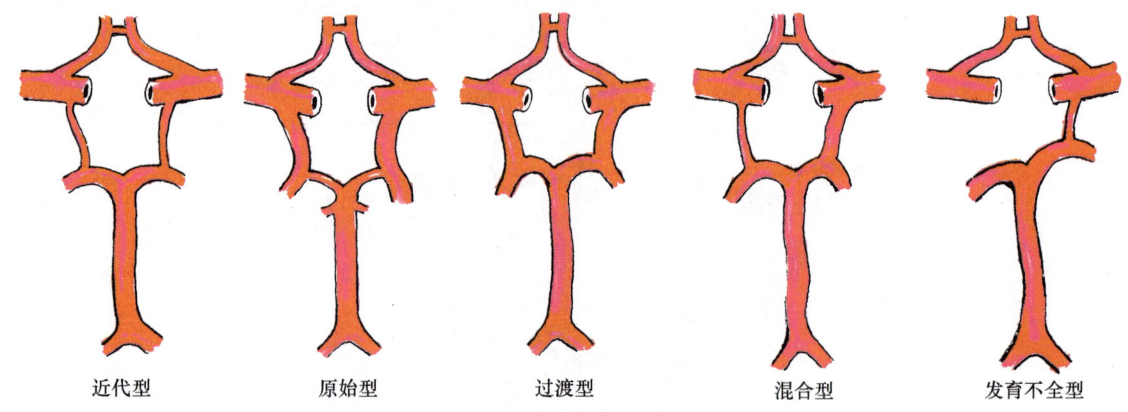

图 1-3-64 大脑动脉环的分型

大脑动脉环是具有潜在代偿能力的重要侧支循环结构。在正常情况下,来自颈内动脉和椎动脉的血液,在环内并不相混,而是沿各自的分支流向所分布的区域,借以保持正常的平衡。由于某种原因出现血流量减少或发生阻塞时,若动脉环发育良好,则血液沿环重新分配,以达到新的平衡。但是由于环的类型不同,其潜在代偿能力的差异也很大。有下面几种情况可供临床参考。

对于原始型大脑动脉环来讲,当该侧大脑后动脉交通前段极端细小时,其代偿的潜在能力是很小的。曾有过报道,对原始型大脑动脉环的人进行颈内或颈总动脉结扎时,能引起严重的视觉障碍。

其次,有人曾统计脑软化病人发现,后交通动脉细小的占 49%。有的资料提出,后交通动脉管径小于 1.0mm 时,大脑动脉环的代偿潜能是很小的。值得注意的是,根据 103 例国人资料统计,后交通动脉管径小于 1.0mm 者,约占 19%;后交通动脉缺如者占 3%左右(图 1-3-65)。

大脑动脉环前半部和后半部的多发性变异,其代偿能力最差。大脑前动脉交通前段(简称 A1)发育不良是常见的大脑前动脉异常,出现率约占 10%,多见于右侧。前交通动脉瘤的发生可能与 A1 发育不良有关。其他异常少见,如图 1-3-66 所示,A1 的变异形态可供脑血管造影时参考。

脑内动脉瘤最常见于大脑动脉环,特别是其前部,通常在动脉交叉处或动脉弯曲处。这可能是由于血流动力的局部变化使该部接受压力最大所致。临床资料还表明,动脉环变异者的动脉瘤发生率较正常者高两倍。动脉瘤体积小时,也可不出现临床症状,但达到一定大时,可压迫周围结构而产生局部症状。动脉瘤可因高血压而破裂,造成蛛网膜下腔出血,引起严重的临床症状。

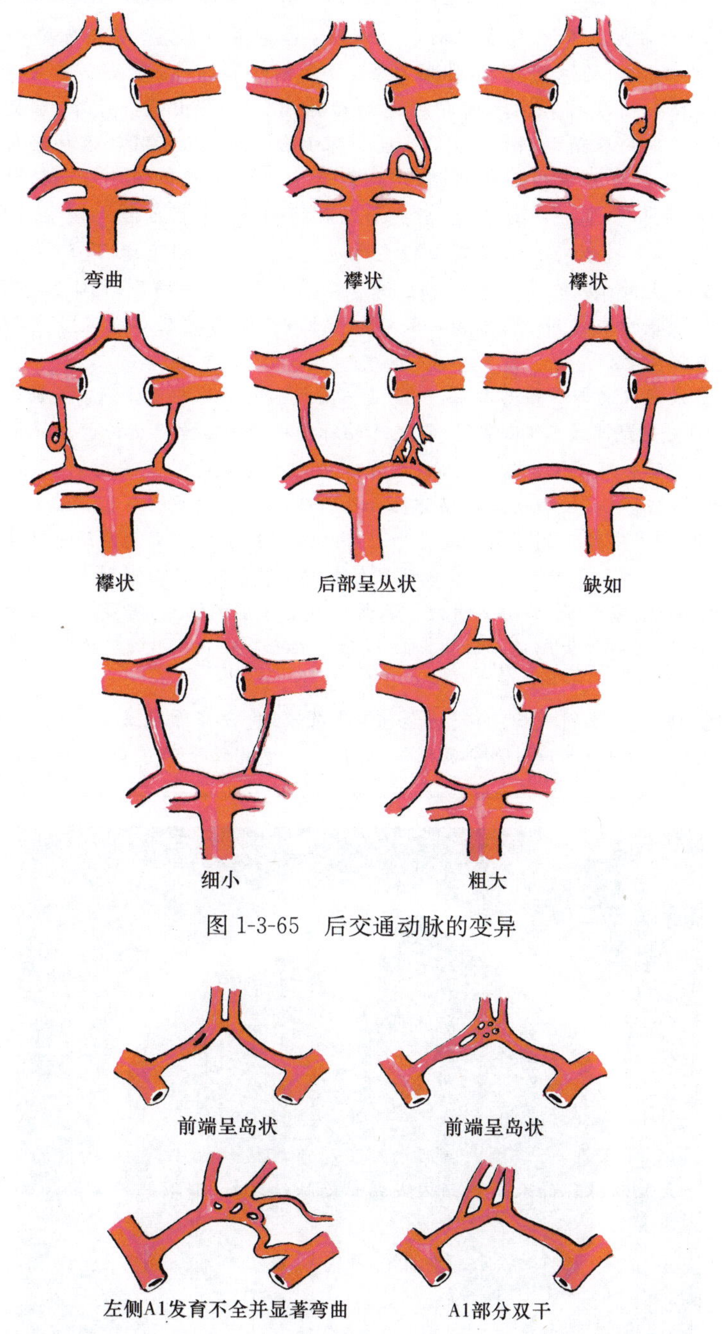

图 1-3-65　后交通动脉的变异

图 1-3-66　大脑前动脉交通前段(A1)异常

关于前、后交通动脉瘤的直接手术

从病理解剖学来看,动脉瘤常发生于大脑动脉环附近(图 1-3-67)。Padget 认为,大脑动脉环有变异者,动脉瘤的发生率比正常型高 2 倍。Alper 认为,大脑前动脉和前交通动脉的变异与动脉瘤的发生也有一定关系。因此,术中对脑血管的解剖应有充分了解。

后交通动脉瘤较为常见。手术时多取额颞部入路，电灼蝶顶窦后，沿蝶骨嵴向内找到视神经和颈内动脉。切开外侧裂(沟)的蛛网膜，放出脑脊液，分开额叶和颞叶，进一步显露颈内动脉末端分叉部，在颈内动脉下缘和小脑幕游离缘之间即可见到动脉瘤(图 1-3-68)。另外，后交通动脉是在蝶鞍和动眼神经的上面，水平向后稍向内行，与大脑后动脉吻合，术中也可用动眼神经作为标志去寻找动脉瘤(图 1-3-69)。以锐器分开瘤颈部蛛网膜，用细剥离子分离瘤颈两侧及后面的粘连，同时，应注意了解后交通动脉的粗细和长度。一般来说，后交通动脉较粗者，其长度相对较短。有人统计，后交通动脉最长者为 34mm，最短者为 2mm，而其管径变异也很大。比较粗大者可直接移行为大脑后动脉，有的管径很细，可小于 1mm，对此要予以兼顾。每侧后交通动脉，除特别纤细者外，都发出 3～8 支穿动脉，其中一些小支分布于灰结节、漏斗和乳头体等部位，在剥离时应尽量减少其损伤。显露出瘤颈后，用动脉瘤夹缓慢钳闭之。

前交通动脉瘤多采用双额部骨瓣开颅术，一般沿一侧大脑前动脉即可找到前交通动脉和动脉瘤(图 1-3-70)。前交通动脉可分为两大类型：正常型(前交通动脉是一条，呈横行或斜行)；异常型(包括两支以上或其他形式或无前交通动脉)(图 1-3-71)。由于大脑前动脉交通前段的变异对前交通动脉的类型影响很大，故有人将大脑前动脉交通前段与前交通动脉结合在一起又做了更多的分型。看来，前交通动脉变异较多而形式也相当复杂，若术中找不到瘤蒂的具体所在部位或分辨不出何者为动脉瘤的主侧动脉，此时应想到有上述变异的可能。由于前交通动脉位于视交叉的前方、侧方或上方，是连结左右大脑前动脉的短干(图 1-3-72)，并由于瘤周空隙很窄，如动脉瘤由一侧大脑前动脉主侧供血，当处理瘤蒂有困难时，亦可钳闭该侧大脑前动脉第一段，但对侧大脑前动脉第一段纤细或缺如(图 1-3-73)，应视为禁忌，否则可引起两侧额叶内侧部缺血坏死。

另外，在前交通动脉背侧面可发出 1～8 条穿支，多数较细，分布于交叉、终板、胼胝体和扣带回前部(图 1-3-74)。故在显露瘤蒂时，不应过多分离周围脑组织，以免损伤全部穿支，而造成精神障碍和偏盲。

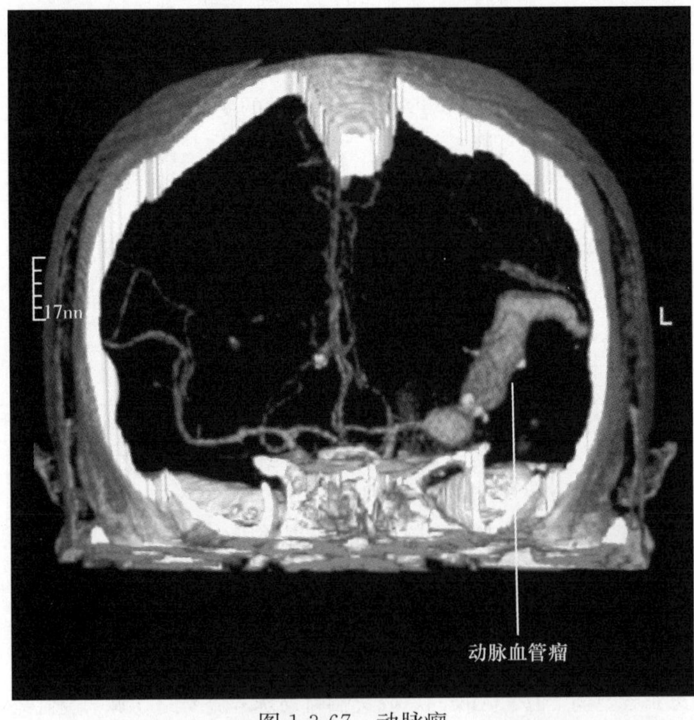

图 1-3-67 动脉瘤

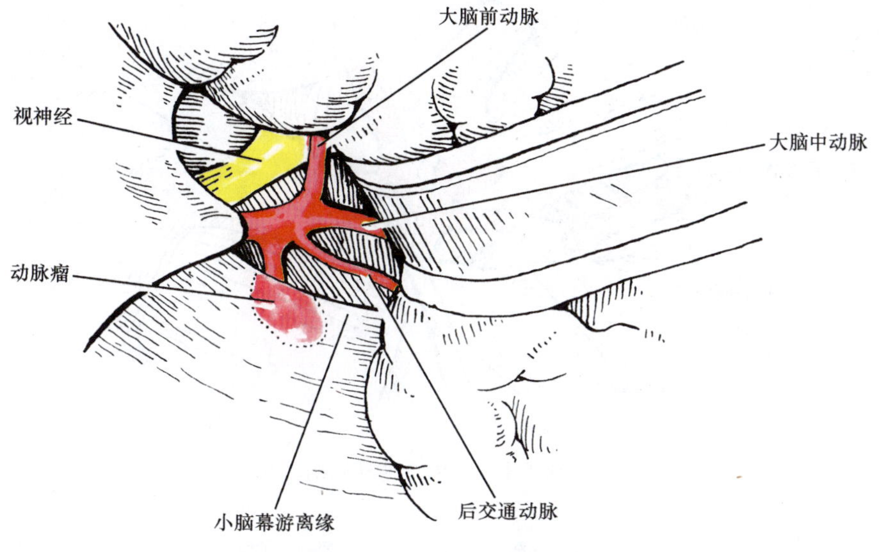

图 1-3-68　后交通动脉瘤的位置

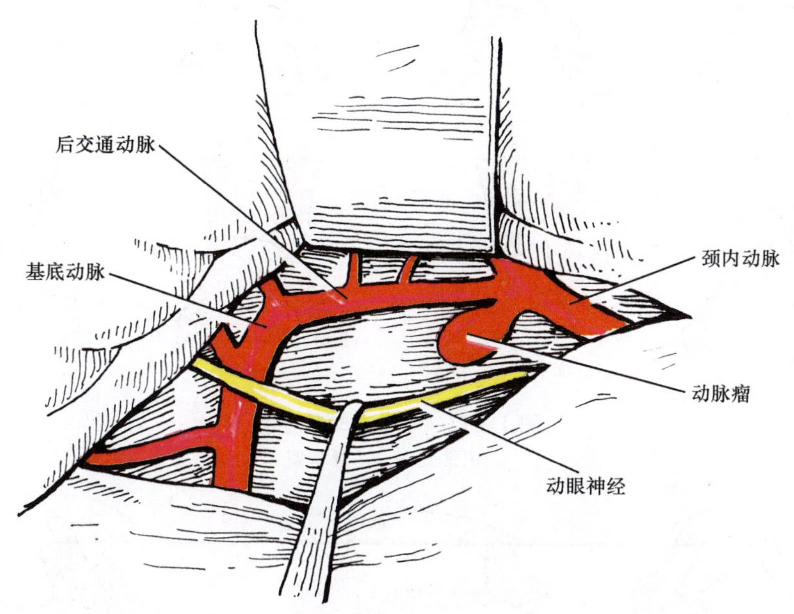

图 1-3-69　后交通动脉瘤与动眼神经的关系

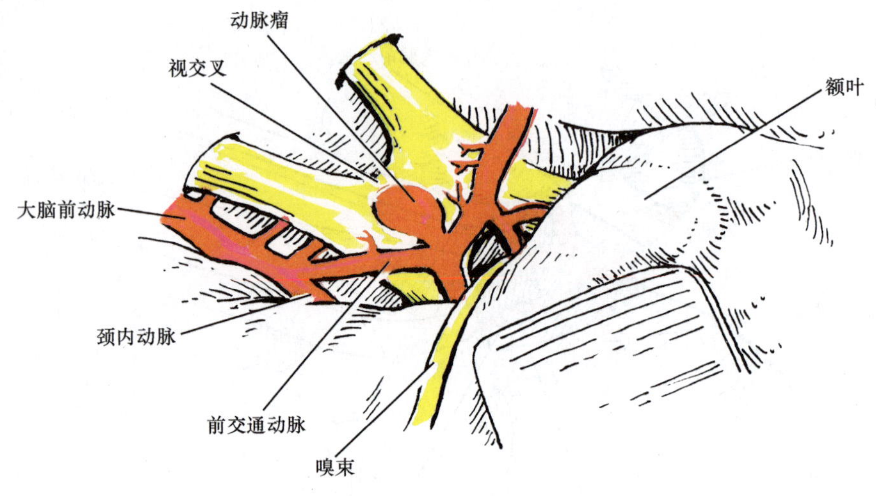

图 1-3-70　前交通动脉瘤

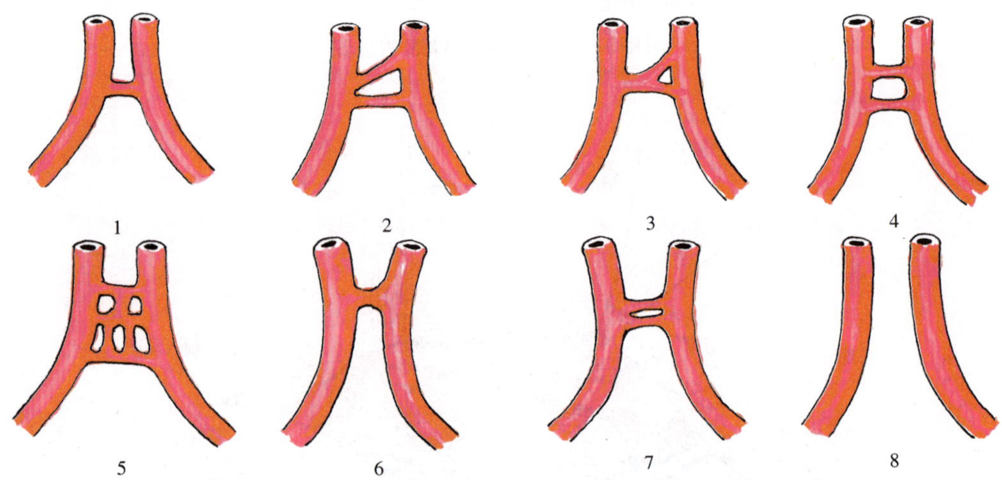

图 1-3-71　前交通动脉分型

1. 正常型;2～8. 异常型

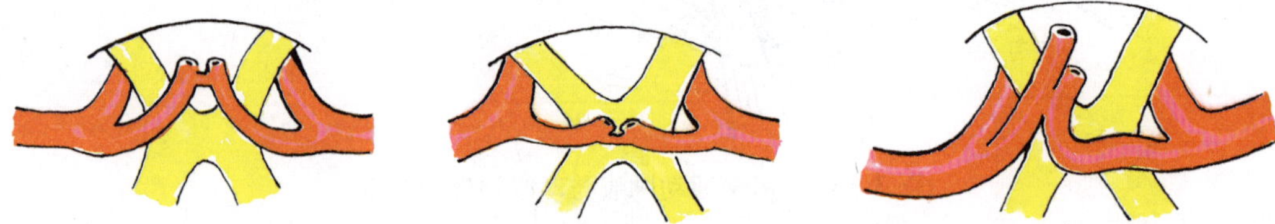

图 1-3-72　前交通动脉与视交叉关系

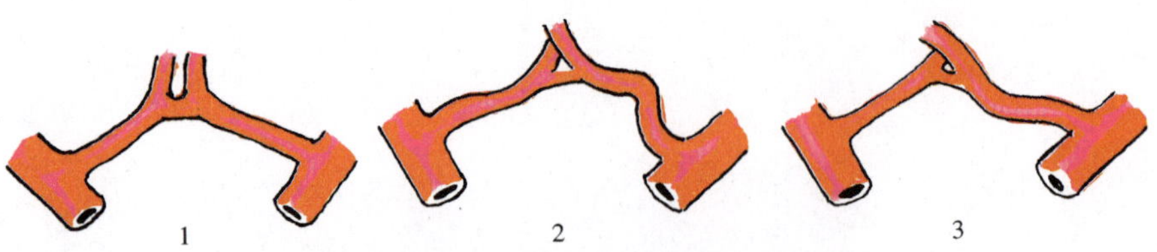

图 1-3-73　大脑前动脉近侧段发育情况

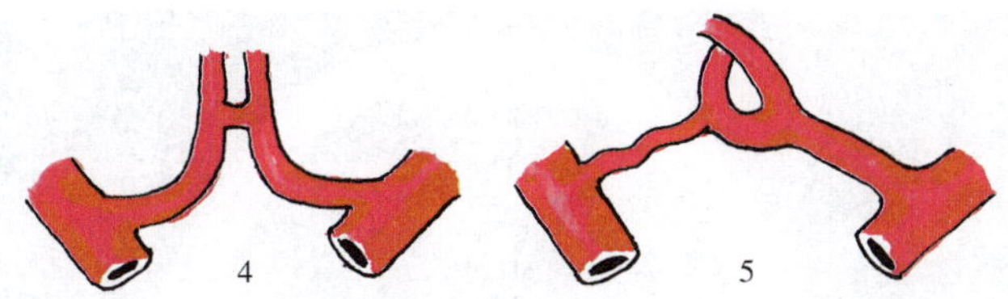

图 1-3-73 大脑前动脉近侧段发育情况(续)

1. 正常型;2. 近侧半弯向下内方,远侧半弯向上外方(左);3. 近侧半弯向上外方,远侧半弯向下内方(左);4. A1 分水平段和上升段;5. A1 发育不全,有弯曲

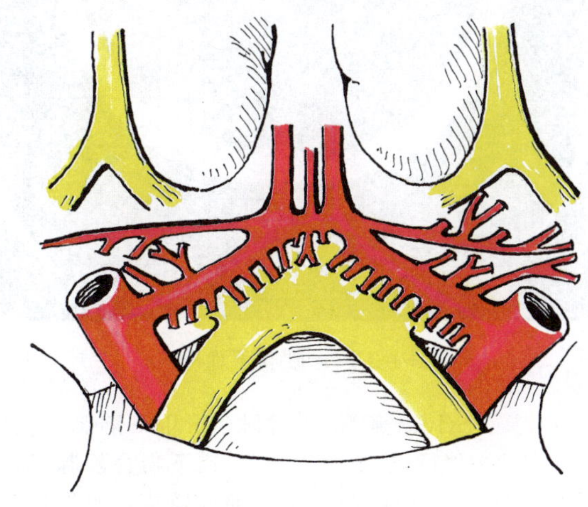

图 1-3-74 前交通动脉穿支

二、脑的静脉

脑的静脉分为浅、深两组。大脑浅静脉主要汇集半球皮质及髓质的静脉血。从脑表面穿出,然后逐步汇合成大的静脉,注入各硬脑膜窦。大脑深静脉主要汇集半球深部髓质、基底核、内囊、间脑和脑室脉络丛的静脉血,最后汇合成一条大脑大静脉,注入直窦。

脑的静脉与身体其他部位静脉相比,管壁薄,无弹性,这是因为管壁缺乏肌肉和弹力纤维。大多数脑静脉均不与动脉伴行。脑的静脉干自软膜穿出,进入蛛网膜下腔,然后入硬膜,注入硬膜静脉窦。除在脑静脉开口于硬膜静脉窦处有静脉瓣外,静脉内和窦内没有静脉瓣装置。其中有些静脉(如大脑大静脉和一些浅静脉)呈锐角,以逆流方式进入静脉窦。因脑静脉无瓣膜,无收缩力,一般认为,静脉窦内血液的排出主要靠颅外大静脉的吸引力。但由于静脉逆流进入静脉窦,又可对抗这种吸引力,使颅内静脉窦里血液免于排出过多。

(一)大脑浅静脉

半球背外侧面及部分内侧面和底面的静脉血汇集于**大脑浅静脉** vv. cerebri superficiales。按此组静脉自始至终地走行,可分为五段:始段,在灰、白质内;软膜段;蛛网膜下腔段;硬膜下腔段和位于硬膜窦旁的硬膜段。大脑浅静脉五段中的硬膜下腔段又称**桥静脉**,因它像桥一样架在蛛网膜和硬膜之间。当脑因暴力而移动时,由于脑硬膜位置不动,造成桥静脉断裂,发生硬膜下血肿(图 1-3-75)。

1. 大脑上静脉(图 1-3-76,图 1-3-77) 可分为额、顶、枕三组。额组的静脉支数最多,有 2～7 支,其他为 1～3 支。顶、枕组分支以血流逆向注入的方式斜穿上矢状窦,在注入口处有半月形瓣膜装置,可防止血流倒流。这种注入方式可能有助于提高静脉窦血压,防止静脉壁塌陷,从而有利于脑血液循环的正常运行。

据报道,额、顶、枕叶桥静脉的长度多为 5～20mm。在进行脑外科手术时,要注意这些较短的桥静脉,以防止术中意外出血。

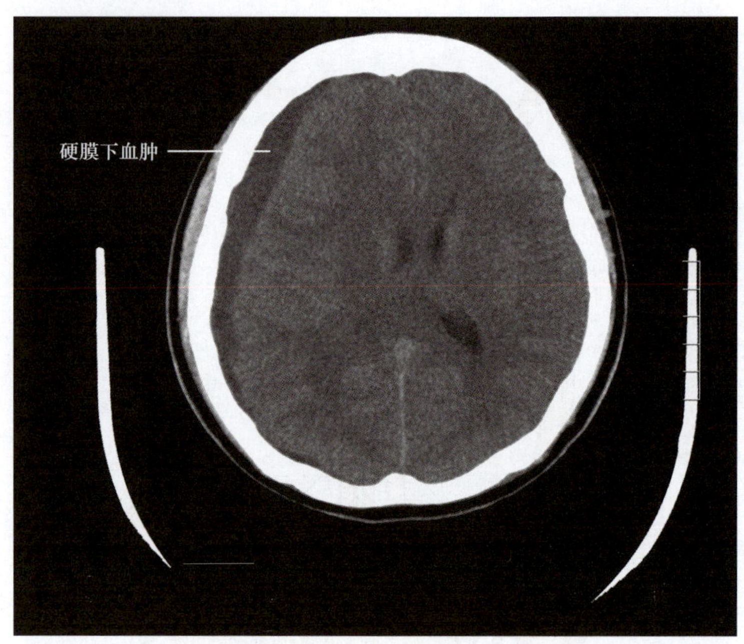

图 1-3-75　硬膜下血肿

2. 大脑中浅静脉(图 1-3-76)　又名**Sylvian 静脉**，多为 1～3 支，占 85.6%。与大脑中动脉伴行，是唯一与动脉伴行的大脑静脉，汇入海绵窦、岩上窦或蝶顶窦。它主要收集半球背外侧面的静脉血，并借上**吻合静脉**(Trollard 静脉)与大脑上静脉吻合，注入上矢状窦；借**下吻合静脉**(Labbe 静脉)与大脑下静脉吻合，通入横窦。颅外伤时，蝶骨小翼的骨片可割破此静脉，造成出血。

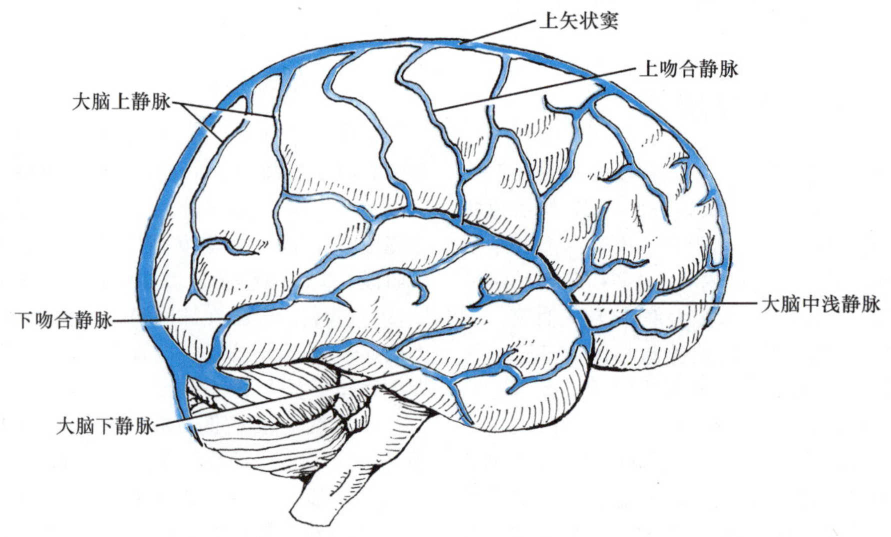

图 1-3-76　大脑的静脉(外侧面)

3. 大脑下静脉(图 1-3-76)　主要汇集颞叶、枕叶外侧面、底面及部分枕叶内侧面的血液。据国人资料，大脑下静脉以 2～3 支为最多，占 74.5%，行于大脑半球背外侧面下部，向后汇入横窦。其桥静脉长 20～65mm。

（二）大脑深静脉

大脑深静脉 vv. cerebri profundae 汇集来自大脑半球实质深部的静脉血。这组静脉的主要特点是从四周流向中线，最后在松果体后缘合成大脑大静脉注入直窦。

1. 大脑大静脉 又称Galen 静脉（图 1-3-77～图 1-3-79），由两侧大脑内静脉合成的一条短粗的深静脉主干，由前向后，在胼胝体压部以锐角注入直窦。大脑大静脉在行程中接受基底静脉以及枕内侧静脉、胼胝体背侧静脉（大脑后静脉）、小脑中央前静脉、蚓上静脉等小支。位于脑中央部的肿瘤，往往可以引起大脑大静脉的移位，使其汇入直窦而形成的向下开放的锐角变为直角或钝角。另外，大脑大静脉壁薄而脆，易破裂出血。

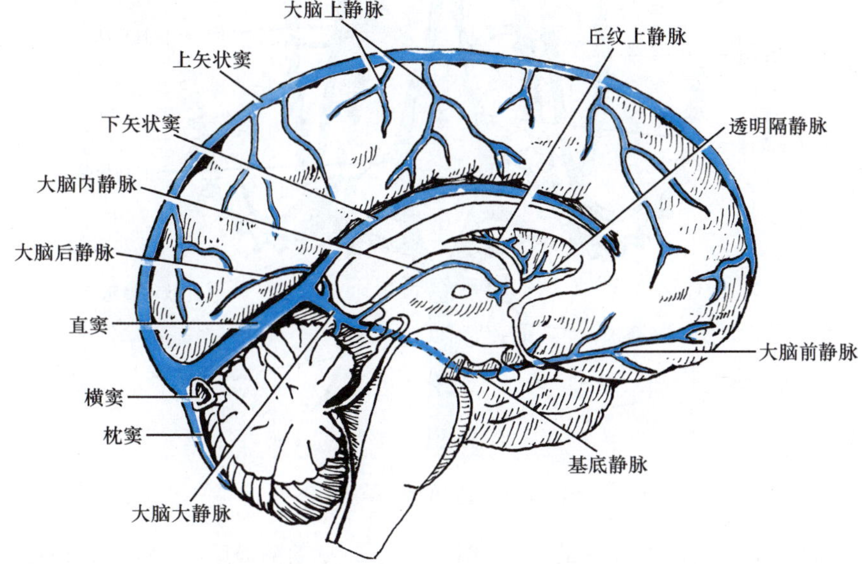

图 1-3-77 大脑的静脉（内侧面）

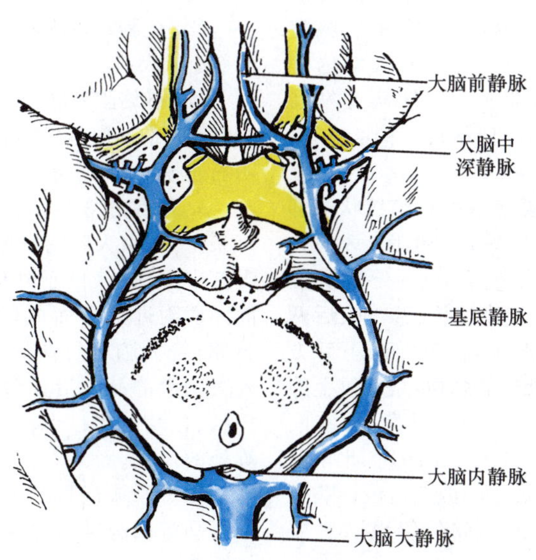

图 1-3-78 脑底的静脉

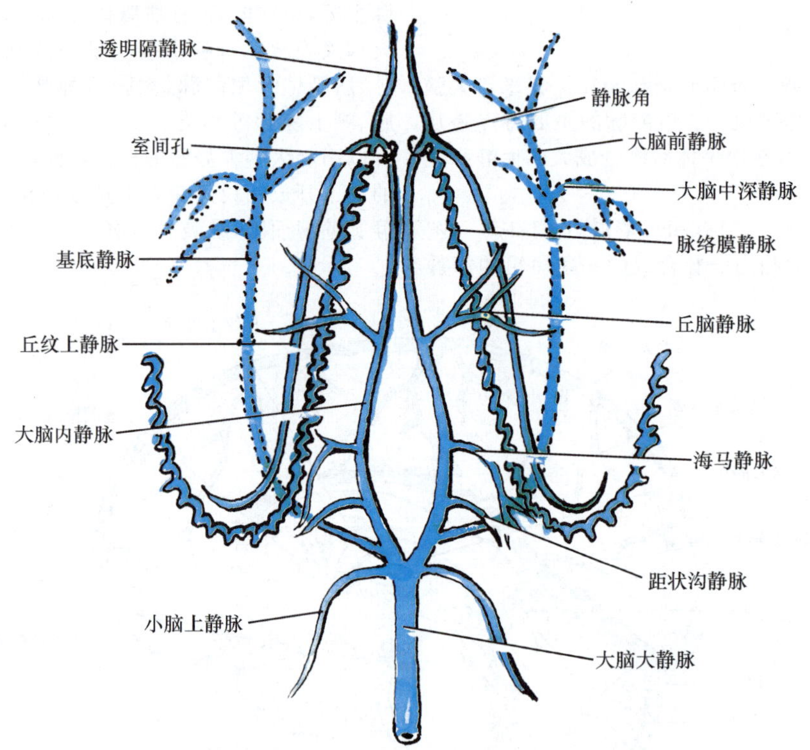

图 1-3-79 脑的静脉(深组)

2. 大脑内静脉 是大脑深部静脉的主干(图 1-3-80,图 1-3-79),左右各一支,位于第三脑室顶中线两侧的脉络丛内。多数(约 80%)始于室间孔后缘,少数平丘脑前 2/3 或 1/3 处起始,沿第三脑室脉络组织两侧向后至松果体后方,左、右大脑内静脉合成大脑大静脉。大脑深部的占位性病变发展至一定时期,大脑内静脉可向对侧移位。

大脑内静脉的主要属支有:

(1) **丘纹上静脉**:又称**终静脉**或称**丘脑纹状体静脉**,由前、后两支合成(图 1-3-77,图 1-3-80,图1-3-81)。前终静脉位于尾状核头部室管膜下方;后终静脉位于尾状核与丘脑之间的沟内,与终纹伴行。前、后两支汇合至室间孔后缘的室管膜下,再弯向内下后方移行于大脑内静脉。其拐弯处称**静脉角**,是丘纹上静脉与静脉角汇合成大脑内静脉时所夹的角,距室间孔后缘 0～10mm 的占 93.33%(图 1-3-79)。此角位置较恒定,是室间孔位置的标志。颅内有占位性病变时,室间孔常移位,静脉角的形态和位置也随之变化,在临床上有实际意义。

(2) **透明隔静脉**:在透明隔的两侧,侧脑室内侧壁,由前向后走行。据国人资料,此静脉与丘纹上静脉汇合成大脑内静脉的占 50%(图 1-3-79)。

(3) **侧脑室内侧静脉**:又称**侧脑室静脉**,在丘脑尾侧部汇入大脑内静脉。

(4) **脉络膜静脉**:包埋于侧脑室脉络丛内,并沿其外侧蜿蜒向前内至丘脑背侧面,汇入大脑内静脉或透明隔静脉与丘纹上静脉汇合处。

3. 基底静脉 又称Rosenthal **静脉**,是深静脉的一条主干,由大脑前静脉(行路类似大脑前动脉)和大脑中深静脉(位于外侧沟的底部)在视交叉侧方前穿质附近汇合而成(图 1-3-78)。汇合后沿视束腹侧,绕大脑脚行向后上,过内、外侧膝状体间,汇入大脑大静脉。沿途收集侧脑室下角、颞叶底面、丘脑、丘脑下部、丘脑上部、膝状体、大脑脚、四叠体等处的血液。

基底静脉行程长而迂曲。若显著弯曲向下低于海马旁回沟时,在侧位造影片上,似小脑幕疝,需加注意。

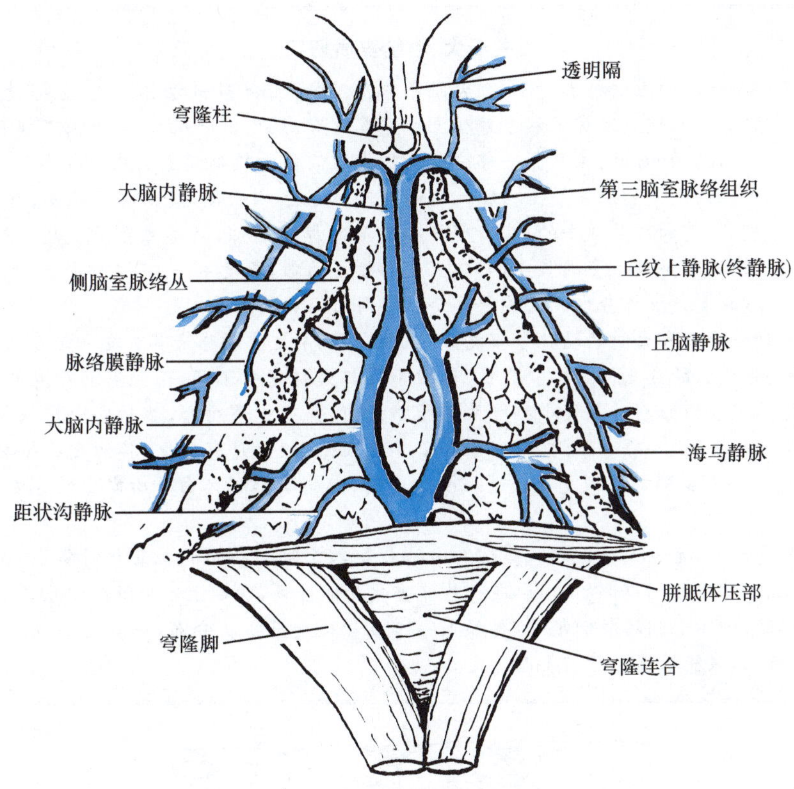

图 1-3-80　大脑内静脉

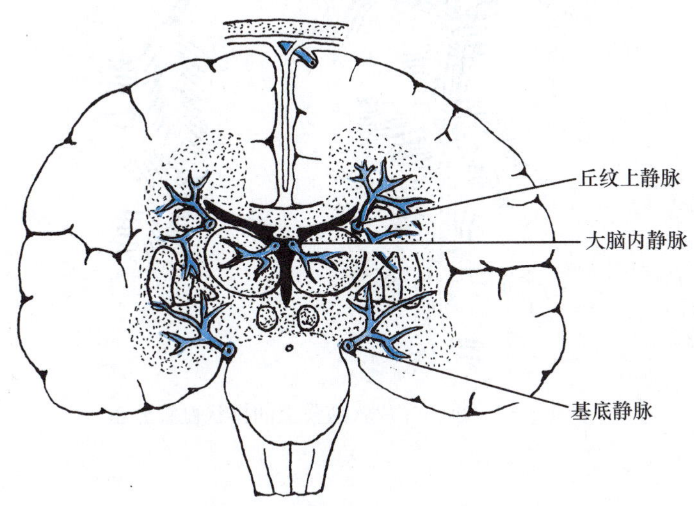

图 1-3-81　脑内静脉及其汇集区

（三）小脑的静脉

小脑的静脉可分为上、下内侧组和上、下外侧组。上、下内侧组静脉汇集小脑蚓部、半球内侧部和小脑核的静脉血，其中上内侧静脉汇入大脑大静脉；下内侧静脉汇入窦汇及横窦。上、下外侧组静脉前半部汇入岩上窦，后半部汇入横窦。

关于大、小脑皮质切口

笔者通过7例脑动脉的灌注标本对14个大脑半球、14个小脑半球的动脉分支、分布情况做了观察和比较。结果是：大脑表面的较大动脉虽然在外观上可见其弯弯曲曲、出出入入，走行很不规则，但是都不横穿脑实质，而是沿脑回凸面和脑沟走行。一部分脑动脉在脑沟内的软脑膜上互相形成吻合，并发出许多短支，这些短支分布于脑沟两侧的脑皮质上。脑回凸面的动脉也互相吻合，发出许多短支，它和脑沟内的短支一样，有的如毛刷状，有的则是单一的，其长度与脑皮质的厚度近似，只是滋养脑皮质。另外，又见到从脑表面的血管网上还发出为数不多的长支，它比上述的短支为粗，长度不一，穿过脑皮质，顺着白质中的投射纤维走行，在沿途又发出少许分支。这些长支是供应白质血液的血管。

小脑表面的动脉分布和大脑的动脉分布类似。小脑的几条主要动脉及其分支也是在软脑膜上互相吻合，但是自小脑动脉发出的分支，其样式、数目、长短等则与大脑完全不同，而且有其本身的特点。小脑表面的动脉分支先是呈直角分别进入各小脑叶片间的脑裂内，并有少许吻合，然后发出排状长支，从这些长支又逐次发出排状短支，进入每个脑沟，分布于每个叶片表面，即叶片有多少，其短支的排数就有多少（图1-3-82）。尚未见到如大脑那样的短支直接进入小脑皮质，但向小脑深部白质所发出的分支却与大脑的白质分支相似。

从神经外科角度看，无论大脑、小脑，其脑沟内的血管都比脑回凸面的血管相对集中，因此，在做大脑的手术时，为了减少脑实质切口部的出血，在一些非重要功能区处，原则上不应沿脑沟切开脑皮质。但是，在做小脑的手术时，由于小脑的脑回很窄，再加上脑内血管又是呈排状分布，一般无法以一个脑回的凸面作为切口部位，所以，只能根据实际需要而选定。

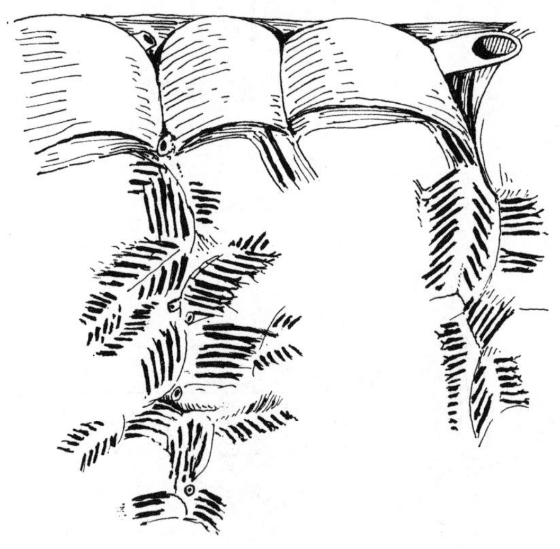

图1-3-82 小脑叶片软脑膜上的排状血管分布

第四章 颌 面 部

第一节 唇

口唇 labia oris 以肌(口轮匝肌)为主体,其外覆以皮肤,内面由口腔黏膜覆盖,围绕口腔的入口。上接鼻底,下以唇颏沟与颏部相邻,外侧以唇面沟(鼻唇沟)与颊部分界。口唇以横行的**口裂** rima oris 分为上唇与下唇。

口裂的两端为**口角** angulus oris,将上、下唇加以连接。当两眼正视前方时,口角位于自两侧瞳孔往下延伸的垂线上,一般相当于尖牙与第一双尖牙之间。上、下唇的游离缘为皮肤与黏膜的移行区,称为**唇红** rubor labiorum, vermilion。唇红与皮肤交界处称为**唇红缘** vermilion border。上唇的全部唇红缘呈弓背状,称**唇弓**或 Cupid show。唇弓在正中线稍低并微向前突,称**人中切迹** philtral incisula。其两侧的唇弓最高点为**唇峰**。上唇正中皮肤表面有由鼻小柱基底部向下至唇峰两条纵行的皮肤嵴,称**人中嵴** philtral column。两人中嵴的中央形成纵行浅凹,称**人中** philtrum。人中的上 1/3 和下 2/3 交界处系人中穴。上唇正中部唇红似结节状向前下方突出,称**唇珠**或**上唇结节** tuberculum labii superioris(图 1-4-1)。上、下唇内面黏膜各于上、下颌骨牙槽突外面各自反折,形成穹隆状前庭沟,移行于牙龈。上、下唇内面正中线处与牙龈基部间各有一小黏膜皱襞,分别称**上、下唇系带** frenulum labii superioris et inferioris。

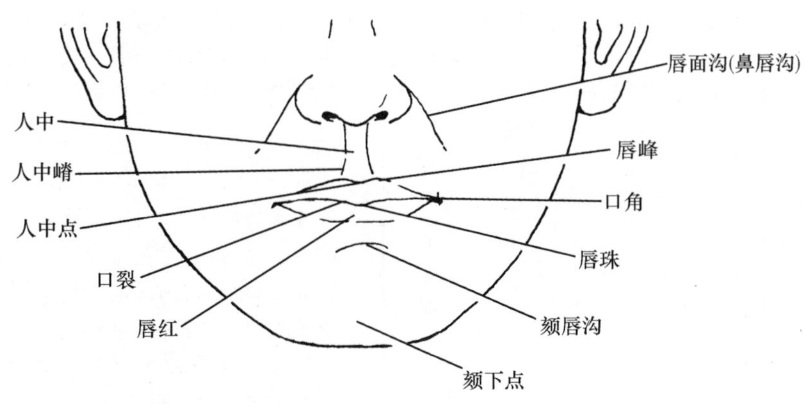

图 1-4-1 唇的表面解剖

> 婴儿时期,上唇系带较宽,延伸至腭骨的腭(切牙)乳头,成为牙槽突的中央分界线。随着年龄的增长,此系带逐渐退缩;如持续存在,将影响中切牙萌出至正常位置。出现两牙分开、发音不清及牙殆畸形时,需行唇系带矫治手术。此外,在无牙殆骨骨折的病人行骨折片复位时,亦可以上、下唇系带为标志。

一、组 织 结 构

口唇的皮肤含有毛、毛囊、皮脂腺和汗腺等皮肤附属物。成年男子上、下唇生有硬毛(胡须)。口唇内面被覆的黏膜,其上皮为复层扁平上皮,无角质层。在黏膜下层,有黏液性或混合性的腺体称为**口唇腺** glandulae labiales(图 1-4-2)。唇红与黏膜构造相同,唯乳头较高而密,乳头内含有丰富的毛细血管,故显红色。当缺氧时,则显绛紫色,临床称为发绀。

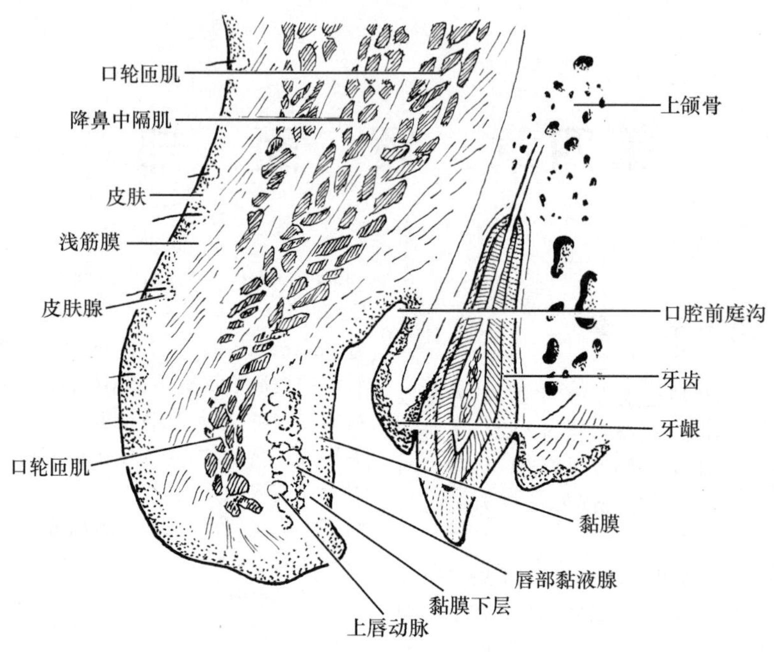

图 1-4-2　口唇矢状切面

口唇肌肉:构成口唇的主体并司口唇运动的肌肉为**口轮匝肌** m. orbicularis oris ,属面部表情肌,为皮肌而无筋膜。组成口轮匝肌的肌肉分三组(图 1-4-3),即:①起自口唇之外,止于口唇皮肤,②起自上、下切牙部的牙槽突向外走行,于口角部同其他肌相汇合;③起自口唇皮肤斜行达黏膜的固有口轮匝肌。口唇外来肌最大者为颊肌。其上、下份的肌束分别进入上、下唇,而中份肌束则在口唇部交叉,上份肌束走向下唇,下份肌束进入上唇。颧大肌大部分止于上唇皮肤,一部分止于下唇皮肤。此外,颧小肌、提上唇肌、提上唇鼻翼肌抵止于上唇皮肤;提口角肌的一部分止于下唇皮肤。笑肌肌束虽菲薄而细窄,但可达上唇及下唇。降口角肌止于上唇皮肤,降下唇肌止于下唇皮肤。交织于口角处的口轮匝肌形成一个可扪到的结节团块,称为**口唇蜗轴** modiolus labii 。口轮匝肌除有闭口、使口唇与牙齿密接,或使口唇突出等作用外,亦多少与颌关节的运动有关。

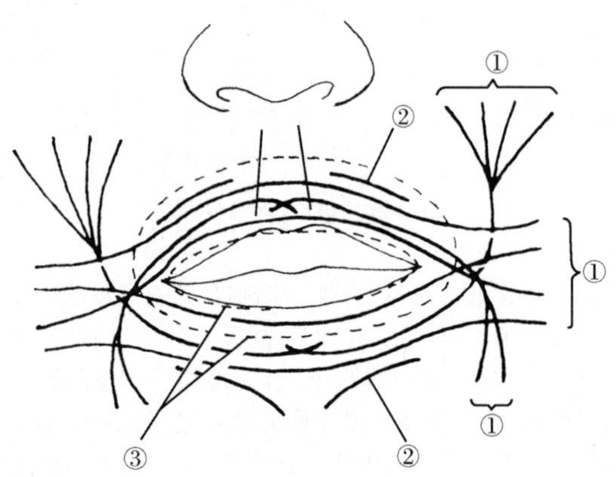

图 1-4-3　口轮匝肌的组成
①~③注见正文

唇裂手术

唇裂的外科手术治疗,不仅要恢复静止状态下的口唇形态,更宜力求重建人中嵴。强调口轮匝肌肌层的对位良好,以重建动态下的口唇形态。口轮匝肌的重建,不仅对口唇的形态和运动的改善有较大的作用,也利于防止鼻、牙槽、颌骨以及牙骀关系的变形。不过在手术时对肌层的剥离应做到无创操作。

二、血　　管

面动脉于口角外侧附近分出上、下**唇动脉** a. labialis superior et inferior 。上唇动脉与下唇动脉共同形成围绕口部的动脉环。上唇动脉较下唇动脉粗而屈曲,其沿上唇缘内侧行走于黏膜与口轮匝肌之间,与对侧的同名动脉吻合。上唇动脉向上发出鼻中隔以及鼻翼等分支。下唇动脉走行于降口角肌下面,随后穿过口轮匝肌达下唇;与对侧的同名动脉以及颏动脉、颏下动脉吻合。

上、下唇动脉形成围绕口部的动脉环，其动脉距皮肤黏膜交界处约0.6cm，距黏膜近而离皮肤稍远，用手指可触知动脉搏动。唇裂或唇部其他手术时，用唇夹挟紧或用拇、示二指捏紧口唇，均可达到减少出血的目的。

由于上唇或下唇部分缺损而行交叉唇瓣(cross lip flap)手术时，唇瓣的血供主要依靠唇动脉，故在形成唇瓣的过程中，当切到唇红与皮肤交界处时，注意勿损伤居于唇瓣蒂部肌层与黏膜之间的唇动脉(图1-4-4)，否则，可影响转移的唇瓣成活，以致手术失败。

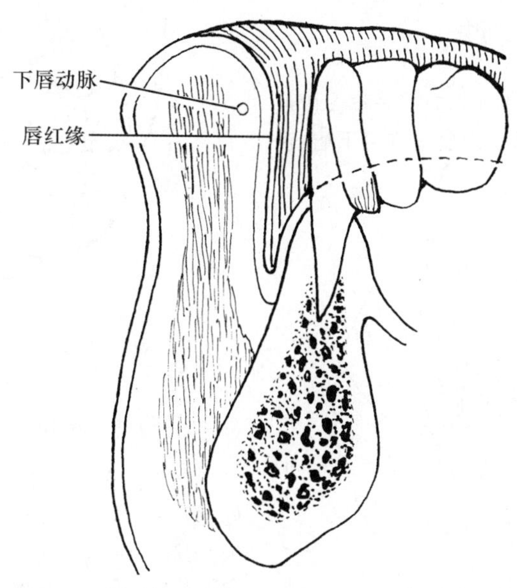

图1-4-4　下唇动脉与唇红黏膜的关系

口唇静脉注入面前静脉，一部分经眼静脉入颅而　注入海绵窦。

颜　面　痈

颜面痈主要发生在唇部，尤以上唇痈为多见。发生唇部的痈有时可引起严重的并发症，主要是炎症经血行扩散所致。易于扩散的原因，除与一般致病的金黄色葡萄球菌的生物学特性以及病灶处理不当有关外，则由颜面部的解剖生理特点所致。面部静脉走行于肌肉中，其管腔内瓣膜少，当肌肉收缩时，可使其中的血液反流。尤其两侧口角至鼻根部三角区内发生的疖、痈，不宜挤压、搔抓、挑刺等，以免感染蔓延至海绵窦，形成严重的海绵窦血栓性静脉炎。

三、淋　　巴

一般下唇中部的淋巴管注入颏下淋巴结；上、下唇其他淋巴管注入颌下淋巴结。下唇中线或近中线的淋巴管，还可相互交叉至对侧的颌下淋巴结。有时上唇的淋巴管可注入耳前淋巴结或颈深上淋巴结。有人认为，下唇外1/3的淋巴管，通过颏孔可进入下颌骨。

四、神　　经

运动神经由面神经的颧支、颊支以及下颌缘支支配。感觉神经，上唇有三叉神经第二支的眶下神经，下唇有三叉神经第三支的下牙槽神经的分支颏神经，口角部有下颌神经分支——颊神经以及来自颈神经丛的耳大神经分布。

第二节 颊 部

颊 cheek 位于颜面两侧，形成口腔的外侧壁，为颊间隙和尖牙窝（或眶下）间隙所在地。上界：眼眶下缘、颧骨和颧弓下缘；下界：下颌骨下缘；内界：鼻唇沟；外界：咬肌前缘。结构自外向内共分六层。

一、皮 肤

皮肤纹自内上斜向外下（图 1-4-5）。老年人皮肤松弛，鼻唇沟明显，有利于用鼻唇沟皮瓣修复上唇、鼻等处的小缺损。

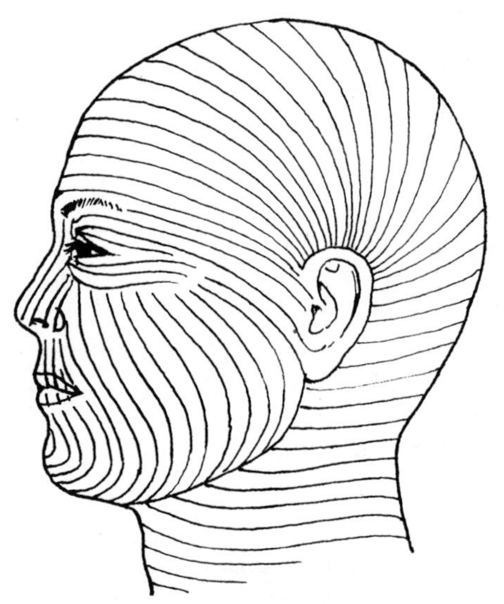

图 1-4-5 面部皮肤纹

> **关于面颊部手术切口与皮瓣设计**
>
> 切口要尽可能沿皮纹的方向进行（图 1-4-6）。在无张力下缝合，愈合后瘢痕多不明显。与皮纹相垂直的切口，可用多个“Z”成形术矫正，以防出现过宽的瘢痕。由于该部血供极为丰富，在设计局部皮瓣修复面部缺损时，其长宽比值可达 3∶1 或 4∶1，也可设计一带血管的岛状皮瓣或皮下蒂皮瓣进行修复。

二、浅筋膜层

浅筋膜层内有颊脂体、表情肌、腮腺导管、颌外动脉、面前静脉、面神经、三叉神经诸分支等。

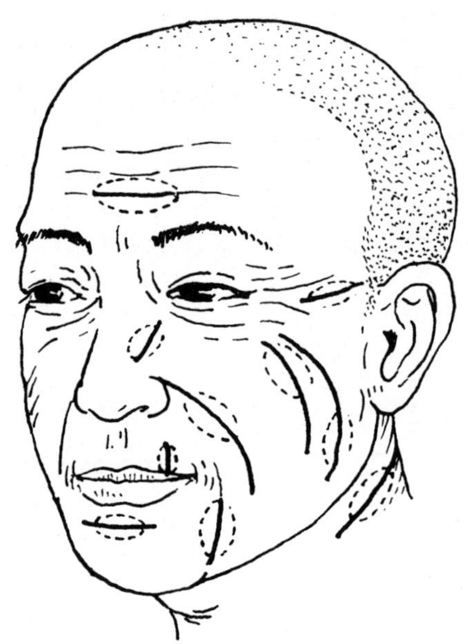

图 1-4-6 面颊部手术切口

（一）颊脂体

颊脂体充满于咬肌、翼内肌和颊肌之间的颊间隙处（图 1-4-7）。小儿颊脂体发达，老年人可消耗而消失，腮腺导管和颊血管、神经穿经颊脂体。该处经颧弓深面与颞间隙、颞下间隙相通，向后与翼颌间隙的疏松组织均相通，间隙感染可彼此蔓延。

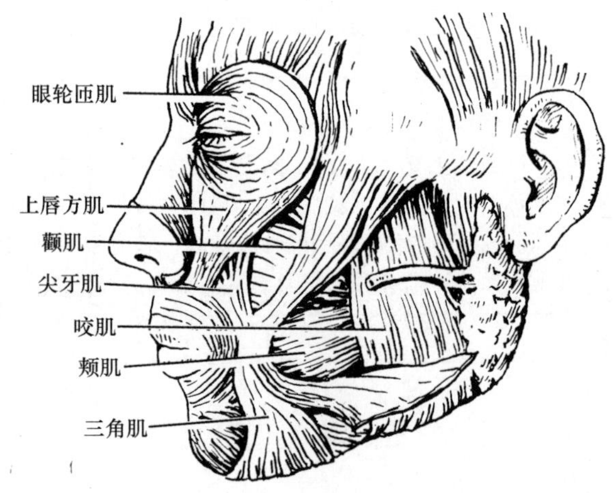

图 1-4-7 颊间隙的解剖位置

（二）表情肌

表情肌上连皮肤，下达骨膜，主要为笑肌、颧肌和颈阔肌，均由面神经支配。

1. 笑肌 m. risoriu 菲薄而窄，自腮腺咬肌筋膜经咬肌浅面达口角皮肤和黏膜。收缩时，有人在外眦垂线与口角水平线相交处出现凹陷(酒窝)。

2. 颧肌 m. zygomaticus 位于面前静脉和颌外动脉的浅面，自颧骨颧颞缝的前方，经咬肌和颊肌浅面斜向下前达口角皮肤和黏膜。

3. 颈阔肌 其后部纤维超过下颌骨和咬肌后下部达颊部皮肤和皮下组织。部分肌纤维与口角、三角肌下唇方肌等相融合。

(三) 腮腺导管

腮腺导管在腮腺前缘相当于颧骨下 1cm 处行于腮腺咬肌筋膜浅面，在咬肌前缘呈直角穿过颊肌至黏膜。其表面投影相当于耳屏间切迹至鼻翼和口角间中点连线的中 1/3 段。

(四) 血管和神经

面动脉 a. facialis 在咬肌前缘附着于下颌体下缘处，于颈阔肌的深面迂曲向前上行，至口角处分出**下唇**和**上唇动脉** a. labii inf and sup. 后，沿鼻翼外侧上行。在跨越下颌缘处，可触及搏动，为颌面部进行游离瓣移植常选用的吻合血管之一；也可在此处压迫该动脉，以减少颌面软组织损伤或手术的出血。动脉借其分支与对侧同名动脉和同侧上颌动脉等均有吻合，血供极为丰富。因而，面颊部外伤或手术出血多，也有利于伤口的愈合，为修复该部组织提供了良好条件。面前静脉在其后方与之伴行。该静脉与眼静脉相延续，后者与海绵窦相通连(图 1-4-8)。

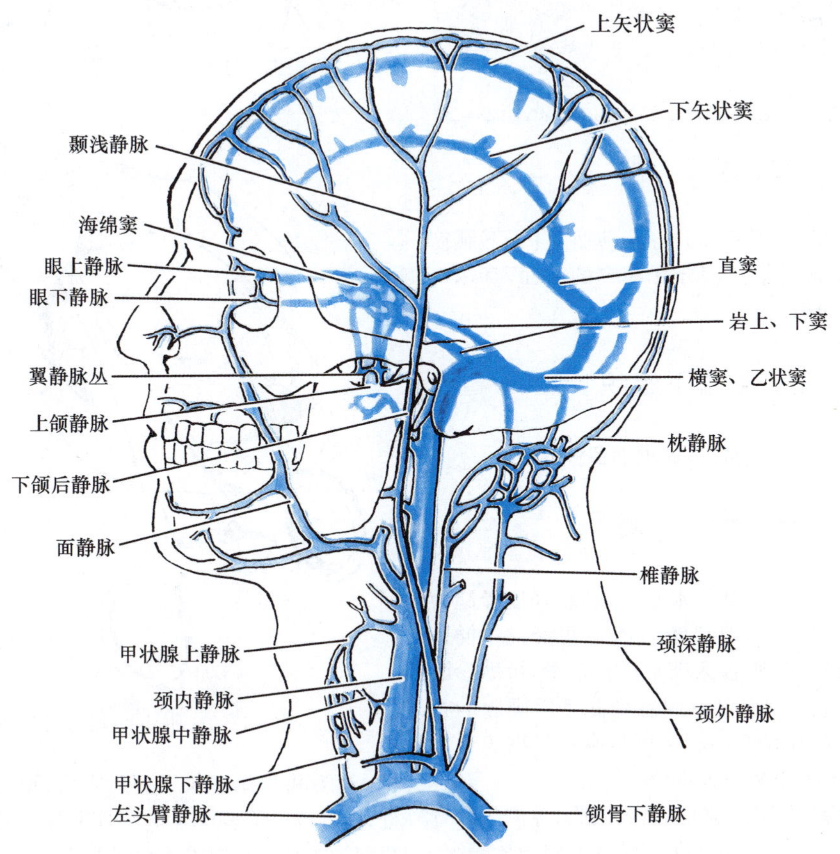

图 1-4-8 面静脉与海绵窦的交通

面动脉有时在颊部缺如，由来自上颌动脉分支颊动脉或颞浅动脉分支、面横动脉、颧眶动脉、眼动脉分支眶上动脉和额动脉等代偿。

面神经各分支在颊部走行情况见本章第六节，一般均自表情肌深面布入肌内。

眶下神经出眶下孔，鼻支布于鼻侧皮肤，上唇支下行于上唇方肌的深面。眼下神经阻滞麻醉，即将麻醉药液注入眶下孔和眶下管内，以进行鼻侧和上唇手术。

颊神经在下颌支前缘、颞肌与咬肌深面穿过颊脂体，分布于下颌5～8齿颊侧牙龈、颊黏膜和皮肤直达口角，可将局部麻醉药液注入颊脂体处，作为颊部或口角手术的辅助麻醉。

三、颊咽筋膜

颊咽筋膜覆盖于颊肌和咽肌表面，筋膜在二肌间增厚，形成**翼下颌韧带** lig. pterygo mandibularis，位于翼内肌前缘，是进行下牙槽神经阻滞麻醉的一个重要标志。

关于下牙槽神经撕脱术

方法之一，可沿患侧下颌磨牙区牙槽突颊侧做一3～4cm的切口，直达骨质，显露骨外板。在下颌管处钻骨孔，显露和分离下牙槽神经。在两血管钳夹中切断、扭转，尽量将两端的神经撕脱出。

四、颊肌

颊肌为位于上、下颌骨的方形薄肌，自翼下颌韧带前缘及上、下颌骨第三磨牙牙槽突的外面，直达口角而入口轮匝肌内。

五、黏膜下组织

黏膜下组织中含黏液腺，偶见潴留性囊肿。

六、黏膜

在相当于上颌第二磨牙水平处，黏膜轻度隆起为腮腺导管开口，是导管最狭窄的部位。可经此口插入硅胶管(或其他尼龙管)注入药液进行造影，协助诊断或治疗腮腺疾患。这也是口腔感染蔓延至腮腺的径路。导管开口周围出现 Koplik 斑是麻疹早期表现之一。颊黏膜是白斑和癌好发部位之一。

尖牙窝间隙(眶下间隙)位于表情肌、鼻侧与颧骨之间(图1-4-9)。上界：眼下孔；下界：上颌骨牙槽突，其中含眶下血管神经、颌外动脉、面前静脉等。此间隙感染的口内切口在上颌前牙或双尖牙的口腔黏膜皱折处，用血管钳向尖牙窝骨面分离即可引流(图1-4-10)。

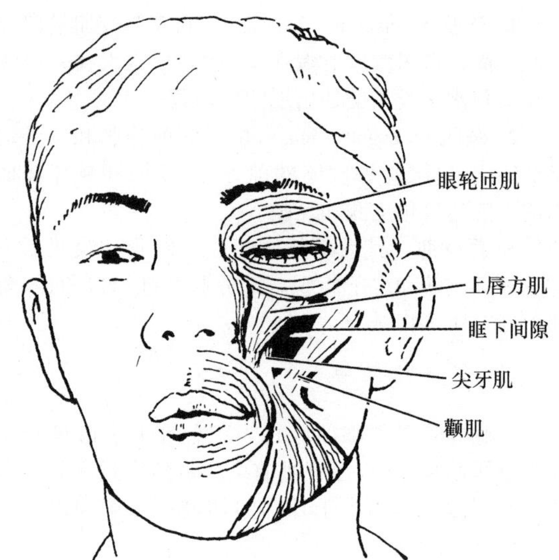

图1-4-9 眶下间隙的解剖位置

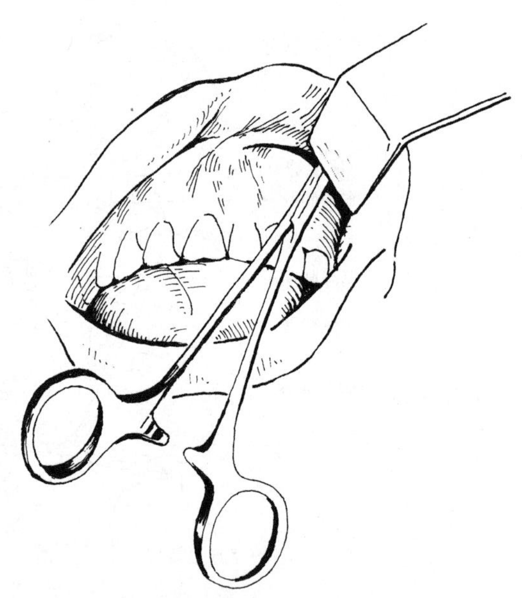

图1-4-10 眶下间隙脓肿口内切口

颊部淋巴结多位于颊肌表面、腮腺导管下方1cm处；颌上淋巴结多位于下颌骨下缘上方1～1.5cm、咬肌前缘的结缔组织内。颊间隙感染的口内切口为在口腔前庭颊黏膜皱褶之上与下颌骨牙槽突平行之处(图1-4-11)。

颊部淋巴导管至颌下和颈深淋巴结，了解这点，对治疗颊癌等有重要意义。

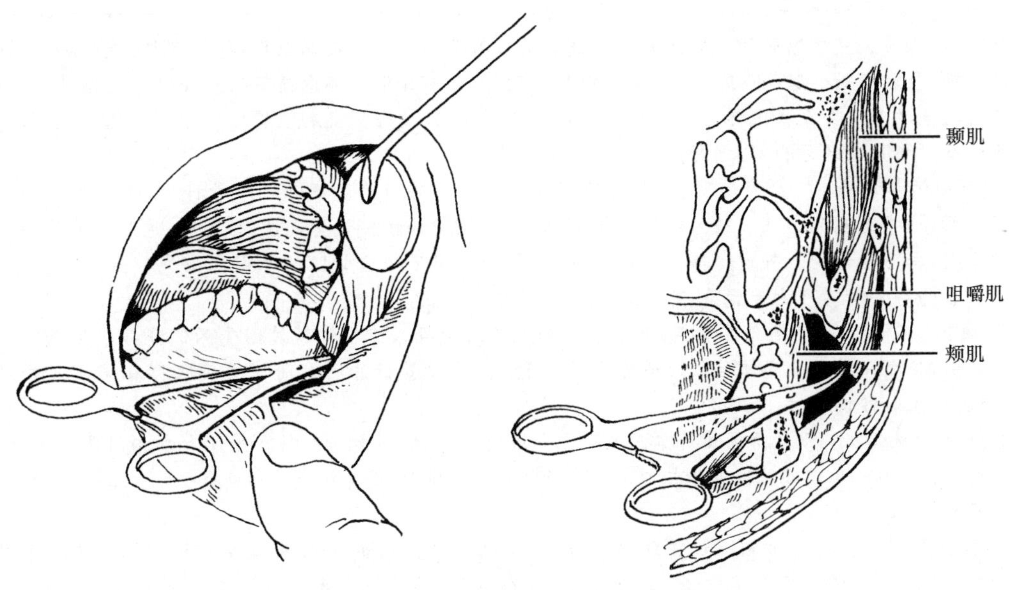

图 1-4-11 颊间隙脓肿口内切开引流术

第三节 咬肌下颌颞骨部

咬肌下颌颞骨部是一个枢纽，下颌骨是颌面部唯一能活动的骨，通过颞下颌关节来调节其与上颌骨的关系。此部主要包括咬肌、下颌骨、颞下颌关节及咬肌下颌翼肌间隙。

颌外动脉在此部的前下缘绕过下颌骨下缘，在咬肌的前下角处可触知其搏动。紧咬牙时，咬肌即在下颌角处形成隆起。

咬肌后部有腮腺及其鞘（见腮腺部）。前部自上而下有面横动、静脉、面神经颧支、上颊支、腮腺导管、面神经下颊支及下颌缘支越过。

一、咬　肌

咬肌 m. masseter 呈四边形，起自颧弓，附于下颌支及下颌角的外面。破伤风病人该肌早期即发生收缩。颞下颌关节周围炎性病变时可致慢性咬肌炎。此后发生纤维性变，从而限制颞下颌关节的运动。

二、骨

此部的骨主要为颞骨的颧突、关节窝、下颌支和下颌角。颧弓由颞骨的颧突和颧骨的颞突构成，系头部局部的重要标志之一。下颌支的上缘有前后两突起，前突称喙突，有颞肌附着；后突即髁状突，参与颞下颌关节的组成。下颌骨内有下颌管，近年来通过对下颌骨进行剖面观察表明，下颌管从下颌孔至下颌第一磨牙的位置具有下列三点规律，即：①下颌管距下颌骨内板较外板为近。骨内板常形成下颌管的内壁，管的上下及外壁邻接骨松质。②下颌管距下颌支前缘较后缘为近（除下颌孔及其下方 1～2mm 外）。③下颌管距下颌骨下缘较牙槽缘为近。下颌管与骨外板及其间的骨松质厚度关系为：除下颌角及下颌第三磨牙区骨松质与该处骨外板厚度相近外，下颌支及下颌第一、二磨牙区的骨松质均较该处的骨外板为厚。从下颌第一磨牙至下颌第一双尖牙区，下颌管则从后内斜向前外穿骨松质开口于颏孔。在做下颌骨畸形外科治疗时，应注意上述下颌管的位置关系，以免损伤下牙槽神经。

关于下颌骨骨折因肌力牵引所引起的骨折片移位

下颌骨为颌面部诸骨中体积最大、面积最广、位置最为突出者，在结构上也存在着下列薄弱部位而易发生骨折：①正中颏部，该处位置最为突出，也是胚胎发育时两侧下颌突的连接处；②颏孔区，此处有颏孔，又有下颌双尖牙及下颌尖牙的牙槽窝位于其中；③下颌角区，位于下颌骨转折处，骨质较薄；④髁状突颈部，该部较细小，其上下均较粗大。由于上述特点，在暴力作用下，下颌骨骨折是颌面部诸骨中骨折发生率最高者之一。

此外，下颌骨又是咀嚼肌的主要附着处。该肌群计有两组，即：①提颌肌群：包括颞肌、咬肌和翼内肌；②降颌肌群：包括颏舌骨肌、下颌舌骨肌和二腹肌。此外，还有牵引下颌向前下的翼外肌。下颌骨骨折后，上述肌群之间的平衡关系被破坏，致使骨折片移位、牙列变形、咬合错乱和咀嚼功能障碍。此外，骨折线的倾斜方向及骨折片上的牙齿有无，对结果均有一定影响。

1. 正中颏部骨折　可分为单发、双发及粉碎骨折三种。若为单发颏部正中骨折，由于骨折线两侧肌肉牵引力相等，常无明显移位。若为双侧骨折，如骨折线经过两侧侧切牙与尖牙之间，则正中骨片因颏舌骨肌的牵引，向下后退缩。若为粉碎性骨折，则两侧骨折片因下颌舌骨肌的牵引向中线移位，致使下颌牙弓变窄。后两种骨折均可使舌后坠，可引起呼吸困难，乃至窒息。

2. 颏孔区骨折　单侧颏孔区骨折，将下颌骨分成前后两段。前段骨折片因受两侧降颌肌群及健侧翼外肌的牵引，使之向下后及患侧移位。前牙微呈开殆状，后段骨折片因受同侧提颌肌群及同侧翼外肌牵引，致使其向上和健侧移位。

3. 下颌角区骨折　下颌角区骨折亦将下颌骨分成前后两段，若骨折线位于咬肌和翼内肌附着处之前，则前后两段骨折片移位与颏孔区骨折相似。若骨折片正经下颌角，因骨折线前后均有咬肌和翼内肌附着，骨折片可不致移位。

4. 髁状突颈部骨折　单侧髁状突颈部骨折时，该侧髁状突运动消失，髁状突可被同侧翼外肌牵引向前和健侧移位。若系双侧髁状突骨折，下颌支因被提颌肌群牵引向上，致使后牙接触，前牙呈开殆状。

此外，下颌骨折片的移位尚与牙齿存在与否有关。

三、颞下颌关节

颞下颌关节 articulatio temporomandibularis 关系着咀嚼、吞咽、言语和表情等活动，是稳固性和灵活性高度协调的关节。

（一）颞下颌关节的组成

颞下颌关节上由颞骨关节窝及关节结节（即颞骨关节面）、下由下颌骨髁状突（图 1-4-12）和居于二者之间的关节盘外包以关节盘囊以及周围的韧带所构成。Zarb（1979）认为，由于翼外肌附着于关节盘、关节囊及髁状突颈部，故翼外肌可视为关节的一部分。

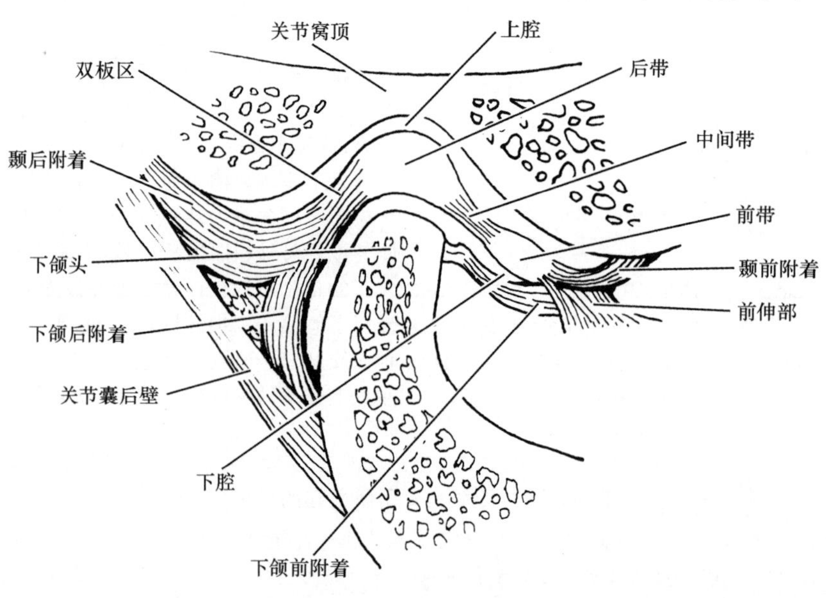

图 1-4-12　颞下颌关节

1. 颞下颌关节窝及关节结节 颞下颌关节窝位于颞骨鳞部下面(并非岩部下面),约呈三角形。关节窝的前壁为关节结节后斜面,后方止于鳞鼓裂和岩鳞裂。关节窝顶与颅中窝仅有薄层骨板相隔,其中央最薄处平均约1.2mm。因而,关节的化脓性病变可破坏骨壁侵入颅内,引起脑膜炎或脑脓肿。该关节的手术用力不当,亦可造成颅脑损伤。值得注意的是,与关节窝相对应的颅中窝内有脑膜中动脉沟,沟内有脑膜中动脉经过,损伤该动脉则引起颅内出血。Seymour(1976)和Lannetti等(1980)曾分别报道向上后的外力作用于下颌角或下颌正中联合处,致使髁状突脱位进入颅中窝。Seymour特别强调,后牙缺失是使关节窝骨折的重要条件之一。Akers(1982)曾报道因汽车事故使左侧髁状突移位至外耳道。关节窝后缘经鳞鼓裂和岩鳞裂与中耳相邻,因而中耳的炎症可直接扩散至颞下颌关节,如幼婴时期化脓性中耳炎造成颞下颌关节强直,反之,该关节的炎症也可波及中耳。

对关节窝与下颌窝应该加以区别。在颞骨颧突根部的后方,颞骨鳞部、岩部及鼓部的下面有一卵圆形的凹陷,此即下颌窝。窝内有鳞鼓裂和岩鳞裂将下颌窝分为前、后两部。前部深而较大,表面覆以纤维软骨,位于关节囊内,参与颞下颌关节的构成,故称关节窝;后部浅而较小,表面无软骨覆盖,位于关节囊外,容纳腮腺,位于颞下颌关节范围之外,故关节窝实为下颌窝的前部。分清上述关系,有利于理解在正中关系时髁状突在关节窝的位置。

关节结节为颞骨颞突根部的前脚,侧面观略呈圆丘形,由一骨嵴将其分为前后两斜面,后斜面构成关节窝的前壁,向前下倾斜,其与牙殆平面的夹角称为结节后斜面斜度。该斜度与髁状突的运动、牙殆关系及牙尖斜度均有密切关系。关节结节后斜面和嵴顶为关节的功能区,此区的改建活动大于关节窝其他部分。

2. 髁状突 分为头颈两部。头略呈椭圆形,其前后径短于内外径。髁状突上面有一横嵴将其分为前后两斜面。前斜面较小,与关节结节后斜面构成一对关节的功能区,许多关节疾病,常先破坏此处。从前面观察,髁状突上有内、外两斜面,其中外斜面较大。该斜面与侧方运动的工作侧有关,是承受压力的集中部位,其改建活动大于内侧斜面。内侧斜面则与侧方运动的非工作侧有关。髁状突颈部较细,其内有关节翼肌窝,为翼外肌下头附着处。某些人髁状突颈部前面有一中央骨嵴,其一侧或双侧凹陷,在X线片上可呈现密度降低区,此系正常影像。髁状突颈部为骨折的好发部位。Lannetti(1980)认为,该处骨折的重要意义在于避免颅中窝骨折。

3. 关节盘 介于关节窝、关节结节与髁状突之间。关节盘略呈椭圆形,为一不能修复的特化的纤维结缔组织。其上下均覆以滑膜,滑膜向关节腔突起,呈皱襞或绒毛状关节盘,由前向后分为五部(图1-4-13)。

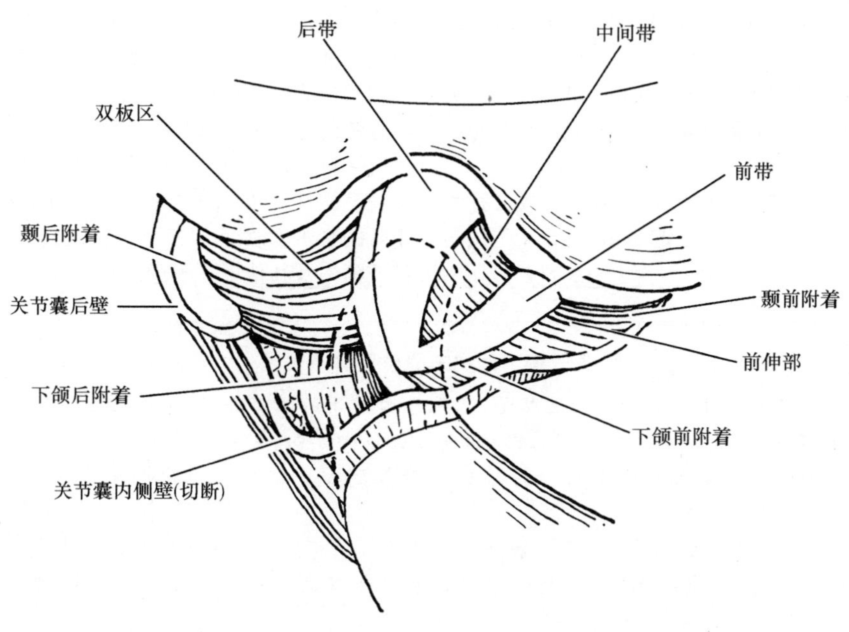

图1-4-13 颞下颌关节盘的结构

关节盘的功能主要有:①使上、下关节面吻合,便于运动。关节盘将关节腔分为上、下两腔,各腔能分别进行滑动和转动;②改变颞下颌关节运动的轴向;③抑制下颌骨的生长;④营养、润滑和感觉功能;⑤吸收器作用。鉴于颞下颌关节盘功能的复杂性,临床对做关节盘摘除术应持审慎态度。

4. 关节囊和关节腔 关节囊呈袖套状,外为纤维层,内由滑膜层构成,是人体唯一在无外伤条件下可以脱位且脱位时不致关节囊撕裂的关节。关节囊前内侧部较薄,后部较厚,外侧最厚。关节囊上前方附于关节结节前斜面的前端,上后方附于鳞鼓裂及岩鳞裂,内外侧附于关节窝的边缘。关节囊向下连接关节盘的周缘,附于髁状突颈部。关节盘将关节腔分为上下两腔,两个腔均为潜在性腔隙。上腔大而松弛,有利于关节盘及髁状突进行滑动,称滑动关节,或称盘颞关节。下腔小而紧缩,髁状突可在下腔作转动运动,称绞链运动或称盘颌关节。

关节囊的滑膜层分泌滑液,能润滑和营养纤维软骨关节面和关节盘。

5. 韧带 韧带的主要功能为悬吊下颌和限制下颌在正常范围内进行运动。颞下颌关节的韧带每侧各有四条。

(1) **颞下颌韧带 lig. temporomandibulare**:位于关节囊的外侧,故又称为外侧韧带 lig. laterale。实质上是关节囊外侧的增厚部分。组成韧带的纤维外层斜行,内层为水平向,均起于颞骨颧突的根部。外层纤维斜向后下,附于髁状突颈部的外侧和后缘;内层纤维紧密与关节盘相连。

(2) **蝶下颌韧带 lig. sphenomandibulare**:位于关节囊的内侧,故又称为内侧韧带。起于蝶骨角棘,止于下颌小舌。

(3) **茎突下颌韧带**:位于关节囊的后方,故又称为后韧带。由颈深筋膜增厚形成,起自茎突,止于下颌角和下颌支的后缘。

关于上述三对韧带的作用,看法尚不一致。一般认为,颞下颌韧带可防止髁状突向外侧脱位。微开口时能悬吊下颌;大开口时,颞下颌韧带反而松弛,此时下颌主要由蝶下颌韧带所悬吊。下颌极度前伸时,茎突下颌韧带紧张,固定下颌角,以防止下颌过度向前移位。颞下颌韧带的斜行纤维,有防止髁状突向后下脱位的作用,且两侧颞下颌关节系由下颌骨及颅骨的有关部分组成。在下颌运动中,一侧外侧韧带的作用较另一侧内侧韧带的作用更为有效。因此,两侧内侧韧带均不发达。

(4) **颞下颌关节盘-锤骨韧带**:又称**下颌锤韧带**或**盘锤韧带**。该韧带起自锤骨颈及锤骨前突,穿经鳞鼓裂,止于关节囊的后内上份、关节盘后内缘及蝶下颌韧带,为Pinto(1962)所描述。牵拉此韧带,可引起听小骨和鼓膜运动。这种颞下颌关节与中耳间的韧带连接,可以解释颞下颌关节功能紊乱综合征出现的中耳不适。

笔者(1983)通过尸体解剖也观察到有颞下颌关节盘-锤骨韧带存在。该韧带发自锤骨颈及其前突,向前穿经骨小管,经鳞鼓裂出颅分为两股,一股呈放射状附于颞下颌关节囊和关节盘的后内侧,即颞下颌关节盘锤骨韧带,另一股止于茎突或与茎突下颌韧带相连。颞下颌关节盘-锤骨韧带呈扁带状,牵拉该韧带能使听骨链及鼓膜移位。听骨链系由锤骨、砧骨及镫骨依次连接而成。其中,锤骨柄附于鼓膜,镫骨底与前庭窗相连接,砧骨则介于锤骨与镫骨之间。三块听小骨之间均有关节,连成一串,称为听骨链。听骨链不仅能传导声波,而且由于该链本身构成了交角杠杆。该杠杆以锤骨柄为长臂,砧骨的长突为短臂,其支点或转轴相当于通过锤骨颈部、关节盘-锤骨韧带附着处与砧骨短突之间的连线。该杠杆系统的特点是,由于其转轴位于听骨链的重心上,所以,笔者认为,当颞下颌关节盘移位时,可通过锤关节盘-锤骨韧带牵拉锤骨,以致改变听骨链杠杆的转轴方向和交角杠杆的夹角,并使鼓膜正常的紧张度改变,从而影响声音传导,导致听力减退甚或消失及其他中耳不适症状。

关于颞下颌关节脱位及其复位法

颞下颌关节与身体其他关节不同之处是,在无外力作用的情况下能发生脱位的特殊关节。按其脱位的性质又可分急性、复发性和陈旧性脱位,若按脱位的方向,又可分为前方脱位、后方脱位、上方脱位及侧方脱位。当然,还可按侧别分为单侧和双侧脱位。临床上以急性和复发性前脱位较为常见。

1. 急性颞下颌关节前脱位的复位法　颞下颌关节急性前脱位复位成功的关键在于克服因咀嚼肌收缩而所产生的抗力。无论采用什么方法复位,首先均应使咀嚼肌松弛。复位通常采用口内法、口外法和颌间复位法等。

(1) 口内复位法：病人坐于口腔手术椅上(或普通椅，但头应紧靠墙壁)，术者立于病人的前方，两拇指缠以纱布伸入病人口腔内并置于下颌磨牙路面上，其余手指握住下颌体下缘。复位时术者两拇指压下颌体向下，其余手指将颏部缓慢上推，直至髁状突嵴顶滑至关节结节嵴顶水平以下，继而向后推送，即可使髁状突滑入关节窝。上述方法可因咀嚼肌迅速收缩而咬伤手指，并且为了克服咀嚼肌之牵引需用较大按压力。尽管如此，亦常不能达到复位的目的，往往需采用局麻、全麻或肌肉松弛剂等进行复位。有鉴如此，Bлехман(1982)提出一种新的复位法。该法即用示指于口腔前庭内向后、内、下方按压下颌骨喙突，使之疼痛，反射性地使咀嚼肌松弛，数秒钟内即可复位。该法无须大力按压，易于掌握，且不用助手协助，病人于坐、立、卧位均可进行复位。该法不仅适于急性前脱位，亦可用于复发性脱位病人，为一较好的口内复位法。

(2) 口外复位法：病人坐于口腔手术椅上(或普通椅，但应紧靠墙壁)，术者立于病人前方，两拇指置于病人突出于两侧颧弓下方髁状突的前缘，然后将髁状突向下后方推压。同时，术者以双手示、中两指托住两侧下颌角，并以无名指及小指托住下颌下缘，将下颌角及下颌体推向前上，髁状突即可滑入关节窝。Yurino(1983)提出的另一方法是：病人取仰卧位，不用枕头，术者立于病人的头侧，术者一手托住病人下颌体，令病人反复作开闭口运动，当闭口时，术者托下颌向上，同时另一手推髁状突向下，即可使髁状突复位。

(3) 颌间复位法：病人体位同上。若复位右侧脱位，则术者立于病人右后方；复位左侧者，术者应坐于病人左前方。复位时，术者右手将一直径为5～10mm的圆形软木棒置于病人上、下颌最后磨牙的牙殆面间，术者左手托病人颏部向上，使髁状突向下移动，右手乘势迅速向前转动软木棒，同时托病人颏部向后，使髁状突进入关节窝，随即将木棒抽出。

2. 复发性(习惯性)颞下颌关节前脱位复位法　复发性颞下颌关节脱位多系急性前脱位后未予适当治疗的结果。Robert(1972)曾报道，采用减低关节结节高度的手术治疗方法得到较好的效果。其理由是，改变关节窝的形态，降低关节结节高度，以使该关节前脱位时，髁状突不受阻挡能自行复位。该术式为在耳屏前4mm处做平行于耳屏切口，长约3cm。前翻皮瓣，避开面神经颞支、耳颞神经及颞浅血管，暴露颞下颌关节，用电钻除去关节结节4～5mm即可。Сукнев(1977)则建议采用增加关节结节高度来治疗复发性脱位，即将聚四氟乙烯的三角形移植物嵌入关节结节裂隙，并用金属丝固定。鉴于关节结节增高术可能损伤关节囊或韧带，后藤健吉(1980)采用髂骨移植法(Naumann法)获得良好效果。该法即从髂骨嵴取3cm×1.5cm×1cm的骨片，移植至关节结节前缘之颞骨颧头上。若复发性脱位系因关节囊或韧带松弛，Sanders(1975)提出采用关节囊折叠和韧带缝合术，必要时将关节囊缝合固定于颧弓骨膜上。Dautrey(1975)认为，上述各种术式均不够理想，于是提出另一术式，即将颧弓后份斜行切断，然后将颧弓断端之前份向下弯曲，并压按在关节结节下方，即可防止髁状突向前脱位。

3. 陈旧性颞下颌关节脱位复位法　急性前脱位或复发性脱位数周未复位者称为陈旧性脱位。复位仍以手术为主。Mizuno(1980)提出经下颌切迹用一拉钩钩住下颌切迹向前下牵引的方法，使髁状突复位。Janes(1981)提出经颞部皮肤及颞筋膜，用Bristow挺子插入颞肌与颧弓间，直抵关节结节前方的髁状突根部，向下压，使其复位。

(二) 血液供应

颞下颌关节的血液供应来自颞浅动脉及上颌动脉的关节支和邻近软组织的小动脉。分布于关节的诸动脉分支并不均衡，关节囊纤维层血管稀疏，而滑膜层血管丰富；关节盘中央区无血管，而周围部血管密厚；关节窝、关节结节及髁状突的软骨面无血管，而髓腔内血管丰富，动脉主支细直，静脉粗大，窦腔密集呈网状。

(三) 神经分布

主要有三条神经布于颞下颌关节，即耳颞神经、颞深后神经和咬肌神经。Storey(1973)指出，颞下颌关节可视为一个感觉器官，该关节感受器的结构与功能特性对体位与运动调节，以及对该关节及其韧带起保护作用。关节内感受器正常能限制过大张口，如打哈欠等，以防止髁状突脱位。颞下颌关节感觉器的反射作用见表1-4-1。

表 1-4-1 颞下颌关节感受器及其可能发生的反射作用

解剖名称	功能名称	反射作用
Ruffini 末梢	静力机械感受器	体位
Vater Pacini 体	动力机械感受器	运动加速器
Golgi 腱器官	静力机械感受器	保护(韧带)
游离末梢	疼痛感受器	保护(关节)

(四) 颞下颌关节的位置和毗邻

颞下颌关节位于外耳道的前方,但其下部隔以腮腺,骨性外耳道的上壁略较关节窝顶为低。该关节的浅面依次为皮肤、皮下组织,关节的浅面后部从后向前依次有颞浅静脉、耳颞神经(有时位于颞浅静脉之后)及颞浅动脉越过。关节前部的浅面或前方有面神经颞支越过。颞下颌关节的深面,髁状突颈部的内侧有颌内动静脉越过(图 1-4-14)。关节窝的内侧紧邻蝶骨角棘,角棘之前内有棘孔,脑膜中动脉经过此孔入颅。因此,行颞下颌关节手术时(如假关节成形术、关节结节加高术、关节盘摘除术及陈旧性关节脱位复位术等),应注意上述解剖关系,以免引起出血和神经损伤。

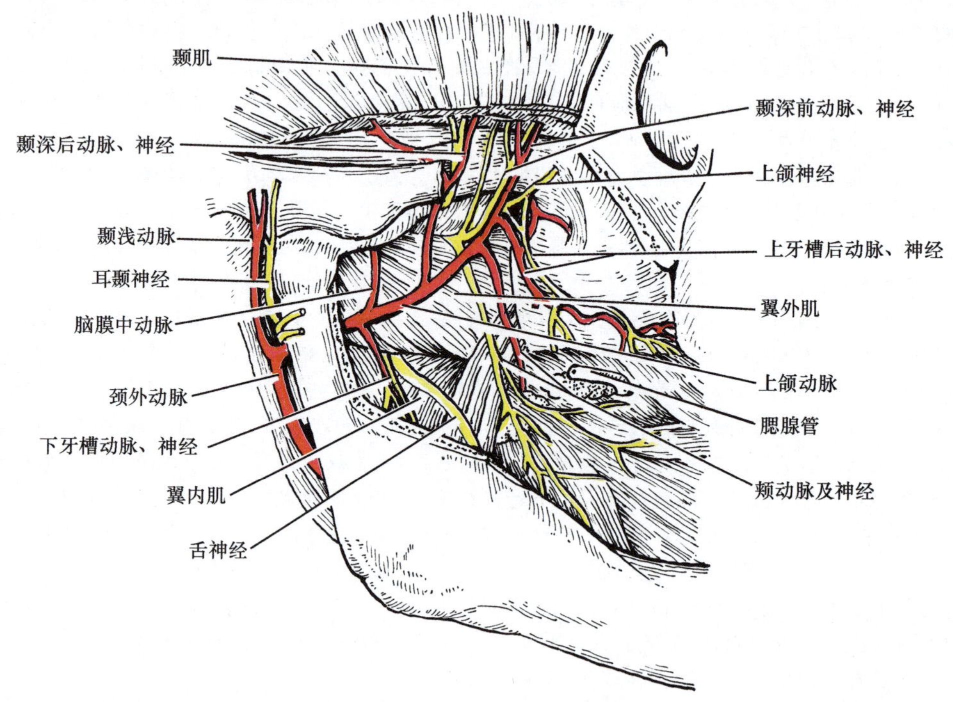

图 1-4-14 颞下颌关节的毗邻

四、咬肌下颌翼肌间隙

咬肌下颌翼肌间隙或称**咀嚼间隙**,系颈深筋膜浅层在下颌支分为内、外两层之间的间隙。内层筋膜向上附于翼内肌的颅骨起点,外层筋膜向上附于颧弓。内、外两层筋膜的间隙内主要含有咬肌、翼内肌、翼外肌、下颌支、下颌骨体后部以及布于上述部位的血管神经等。咬肌下颌翼肌间隙又可分为咬肌下颌间隙、翼下颌间隙和颞下间隙三部分(图1-4-15)。

(一) 咬肌下颌间隙

咬肌下颌间隙或称**咬肌下间隙或咬肌间隙**,位于咬肌与下颌支之间。该间隙在解剖上具有下述特点:①由于咬肌附于下颌支外侧面之上、下部,因而咬肌间隙仅存在于咬肌中部之深面,故难以确切描述该间隙之境界。②该间隙内侧为下颌支骨壁,外侧壁为坚厚的咬肌,其上下紧密附于颧弓及下颌支下部的外面。因此,当感染时,炎症不易扩散,常局限于此间隙内,并向深面侵及下颌骨,并发下颌角及下颌支边缘性骨髓炎。由于咬肌坚实,故不易触及脓肿的波动感。咬肌下颌间隙与翼颌间隙之间,因下颌切迹有一层很薄的筋膜分隔,正常仅借咬肌神经、血管及其周围的蜂窝组织得以连通。咬肌间隙尚可借颊脂垫与颊、颞下及颞深间隙相连通。

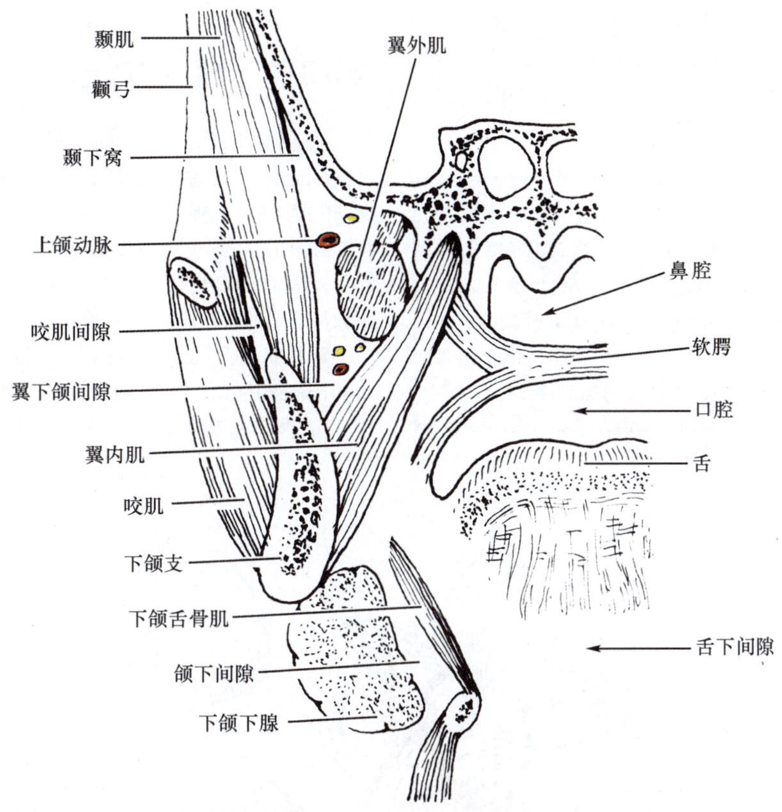

图 1-4-15　咬肌下颌翼肌间隙

> 咬肌下颌间隙的感染主要系牙源性感染，如下颌第三磨牙冠周炎、下颌磨牙的根尖周炎、牙槽脓肿及下颌支骨髓炎等引起。可在下颌角下方1～2cm处，做与下颌角平行的弓形切口，切开皮肤、皮下组织及咬肌进行引流，但应注意避免损伤面神经下颌缘支和腮腺。

（二）翼下颌间隙

翼下颌间隙或称翼颌间隙，位于下颌支内侧骨壁与翼内肌的外侧面之间。前为颞肌及颊肌，借颊肌与口腔分隔，后为腮腺鞘，上界翼外肌下缘，下以翼内肌附于下颌支处为界。该间隙的额切面呈一底朝上、尖向下的三角形。间隙内主要有舌神经和下牙槽神经及下牙槽动、静脉通过。间隙内的蜂窝组织向上与颞下间隙及颞间隙连通。向前通颊间隙，向下与舌下、颌下间隙相通，向后与咽旁间隙连通，向外通咬肌间隙。翼下颌间隙尚可经颅底血管神经通入颅内。

> 翼下颌间隙的感染主要为牙源性感染，如由下颌第三磨牙冠周炎或下颌磨牙的根尖感染引起，亦可由上颌第三磨牙的感染引起，或因下颌神经麻醉，消毒不严所致。切开引流时，口内切口经翼下颌皱襞稍外侧切开黏膜、黏膜下层及颊肌后进入翼下颌间隙。口外切口类似咬肌下间隙切口，但分离至下颌角下缘时，在其稍内侧切开部分翼内肌的附着与骨膜进入脓腔进行引流。

（三）颞下间隙

颞下间隙位于翼下颌间隙的上方。前界为上颌骨的后面，后界为茎突及茎突诸肌，内界为蝶骨翼外板，外界为下颌支上份及颧弓，上界为蝶骨大翼的颞下面和颞下嵴，下以翼外肌下缘平面为界。此间隙在解剖上有两个特点：①颞下间隙处于颌面深部诸间隙的中央。②间隙中有翼静脉丛、颌内动脉及其分支和上、下颌神经分支通过。间隙中的蜂窝组织伴随上述血管神经伸入邻近诸间隙，使颞下间隙与颞间隙、翼下颌间隙、颊间隙、翼腭间隙及咽旁间隙相通，并借眶下裂与眶内、卵圆孔和棘孔与颅腔连通，借翼静脉丛与海绵窦相通。因此，颞下间隙的蜂窝组织炎很少单独存在，常与相邻间隙感染同时存在。

> 颞下间隙感染以上颌磨牙的牙源性感染居多，也可因做上牙槽后神经麻醉、圆孔麻醉、卵圆孔麻醉及颞下-三叉神经封闭将感染源带入。引流切口基本同翼下颌间隙。从口内切开时，部位较翼下颌间隙为高，约在上颌结节部进入；口外切开时分离的深度也较翼下颌间隙为高。

第四节 颧-翼突上颌部（面侧深部）

颧-翼突上颌部位于咬肌、腮腺咬肌部和颊部的深面，颞下间隙和翼颌间隙所在之处（图 1-4-16），为一不规则的间隙。上界：蝶骨大翼、颞骨的一部分和颧弓；下界：颊肌和部分咽肌；内界：颞下窝和翼腭窝；外界：下颌支内面；前界：上颌结节。其中含翼外、内肌和翼静脉丛、上颌动脉及三叉神经第二、三支等。

翼外肌 m. pterygoideus lateralis 位于**颞下窝** fossa infratemporalis，有上、下两个头，分别起自蝶骨大翼的颞下面、颞下嵴和翼外板外面。肌束呈水平走行，分别

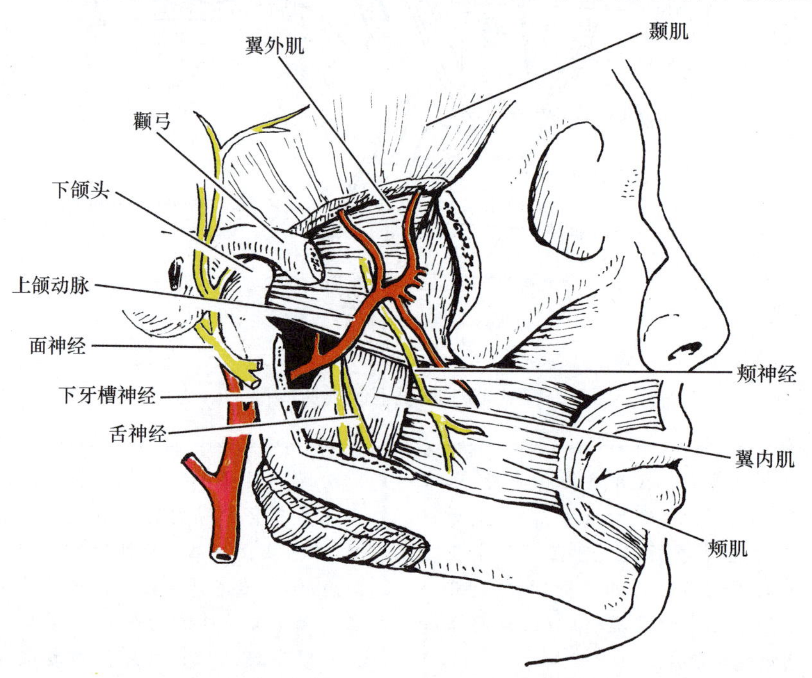

图 1-4-16 翼颌间隙

止于颞下颌关节囊前方、关节盘和髁状突颈前方的关节翼肌窝。一侧下颌骨髁突颈骨折，髁突多因翼外肌的牵拉向前内方移位。该肌在咀嚼肌痉挛中最为多见。

翼内肌 m. pterygoideus medialis 位于下颌支内面，起自翼外板内面、腭骨锥突和上颌结节环绕翼外肌下头，止于下颌支内面的下颌部和下颌角内面。

上颌动脉 a. maxillaris 为颈外动脉终支之一，自下颌髁突颈水平分出，按其行径及毗邻，一般将其分为三段（图 1-4-17），主要供应咀嚼肌、上、下颌骨、鼻腔、口腔、上颌窦、硬脑膜等处的营养，分支多，吻合丰富。第一段伴随同名静脉走行于下髁突颈的深面、蝶下颌韧带、下牙槽神经的浅面达颞下凹。行下颌髁状突切除术时，要紧贴髁状突进行，以防损伤血管。自该段出发的分支有下牙槽、耳深、鼓前、脑膜中和咬肌诸动脉。第二段为翼肌段，行于翼外肌深面与颞肌浅面或在翼外肌与下颌神经之间。自该段发出的分支有翼肌、颞后深、腭降、颊肌、上牙槽和颞前深诸动脉。动脉经翼外肌两头之间和翼上颌缝转入第三段即翼腭段。行上颌骨扩大切除术时，为减少术中出血，可将喙突切除，在翼外肌两头之间显露和结扎上颌动脉以代替结扎颈外动脉。各段分支多伴随同名静脉和神经走行。

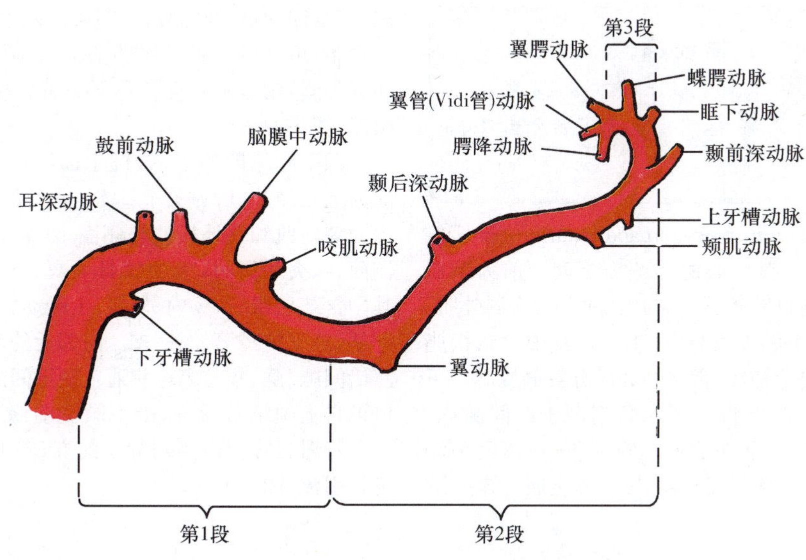

图 1-4-17 上颌动脉分段及分支

翼丛 plexus pterygoideus 位于翼内、外肌和颞肌之间上颌动脉周围，与颅内、外静脉均相交通。静脉血可流向上颌静脉，也可借面深静脉注入面前静脉，或经卵圆孔、破裂孔等血管通向海绵窦(图1-4-18)。

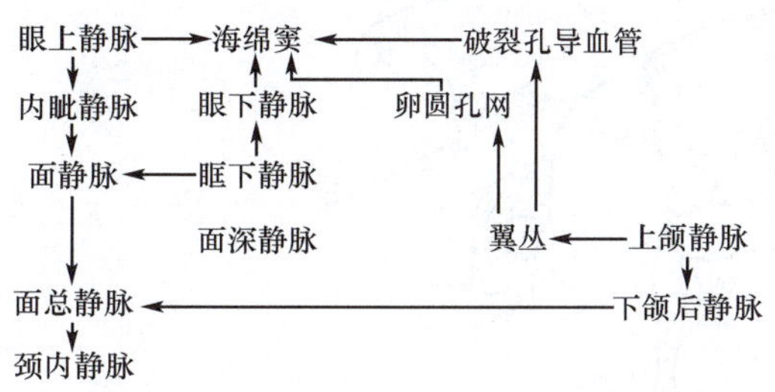

图 1-4-18 翼丛与颅内、外静脉的交通

> 面部静脉瓣膜少，表情肌可导致静脉逆流，故面部感染如处理不当，可使血液逆流至颅内海绵窦，引起致命的海绵窦血栓。

下颌神经下行于腭帆张肌与翼外肌之间，分前、后两干，前干走行于翼外肌深面，又称咀嚼肌神经，分别自肌肉深面布入颞肌、咬肌和翼外肌。临床上，自骨膜深面行颞肌骨膜瓣移转修复眼窝凹陷或面部凹陷，将不致损伤颞深神经。咬肌神经在颞肌和颞下颌关节之间穿经下颌切迹至咬肌。用咬肌瓣或面神经颞面干-颞深神经或颈面诸干-咬肌神经吻合矫正面神经麻痹时，需了解诸神经的解剖位置。

颊神经自翼外肌两头之间穿出在舌神经前走行。

后干分出耳颞神经、舌神经和下牙槽神经，前二者为感觉神经，后者为混合神经。

耳颞神经 n. auriculotemporalis 以两根包绕脑膜中动脉后，沿翼外肌深面向后绕下颌髁突颈的内后进入腮腺。颞下颌关节手术、腮腺手术、髁突颈骨折等可伤及该神经，导致耳颞神经综合征。

舌神经 n. lingualis 在下牙槽神经前方 1cm、翼下颌韧带的下颌骨附着端与舌腭肌之间向前内行，越过最后磨牙的远中和牙冠舌侧下方处仅覆以黏膜。可在此处行舌神经阻滞麻醉进行舌部小手术；拔除下颌阻生第三磨牙时，应注意此解剖关系，也可在翼下颌韧带处行舌神经撕脱术治疗舌神经痛。

下牙槽神经 n. infraalveolaris 在翼内肌与下颌支之间入下颌神经沟，与同名血管进下颌孔。行下牙槽神经阻滞麻醉，即将药液注于此处，用口内法注射时，还可同时将针退出 1cm 注射麻醉舌神经。

> **关于下牙槽神经撕脱术**
>
> 方法之一是，经翼颌间隙即在下颌支前缘和磨牙区舌侧切开口腔黏膜，沿下颌支内侧骨面显露下颌小舌和下颌孔，在其上方分离出下牙槽神经，用血管钳夹住扭转使之撕脱。

上颌神经 n. maxillaris 自翼腭窝上壁行至颞下窝移行为眶下神经。

面神经痛

上颌神经痛，疼痛出现于眶下区、鼻翼和上颌牙齿；下颌神经痛，疼痛出现于下颌牙齿及其上的软组织。

翼颌间隙 spatium pterygomandibularis 位于面侧深区下颌支内面与翼外肌的外侧面之间。前为颞肌和颊肌，借颊肌与口腔相邻，后为腮腺鞘，顶为翼外肌，底为翼内肌附着下颌支处（图 1-4-16），其中含疏松脂肪组织、下牙槽血管神经、舌神经和部分翼静脉丛。下牙槽神经阻滞麻醉，即将局部麻醉剂注于此间隙内，与邻近的颞下、咽侧、舌下、颏下、咬肌下、颊诸间隙和颅底等借血管神经及其疏松组织均相连通。该间隙位置深，四周被骨和肌肉所包绕。发生感染后，早期发现较难，可在口内翼下颌皱襞（翼下颌韧带）外侧纵行切开黏膜，用血管钳自黏膜下颊肌后插入间隙内进行引流（图 1-4-19）。

颞下间隙即颞下窝，位于面深部诸间隙的中央。前为上颌结节，后为关节结节、茎突及其附着的肌肉，内为翼内肌和翼外板的外侧面，外为下颌支上部的内侧面、喙突和颧弓，上为蝶骨大翼，下为翼外肌下头。其中含疏松组织，翼内、外肌，上颌动脉及其分支、翼静脉丛，三叉神经第二、三支。与邻近的颞、翼下颌、翼腭窝诸间隙、眶、颅腔等均相通。颞下间隙感染的口内切口可自上颌结节后方，沿下颌支前缘纵行切开黏膜，用血管钳自喙突内侧和颞肌前方，向上后插入间隙内进行引流（图 1-4-20）。

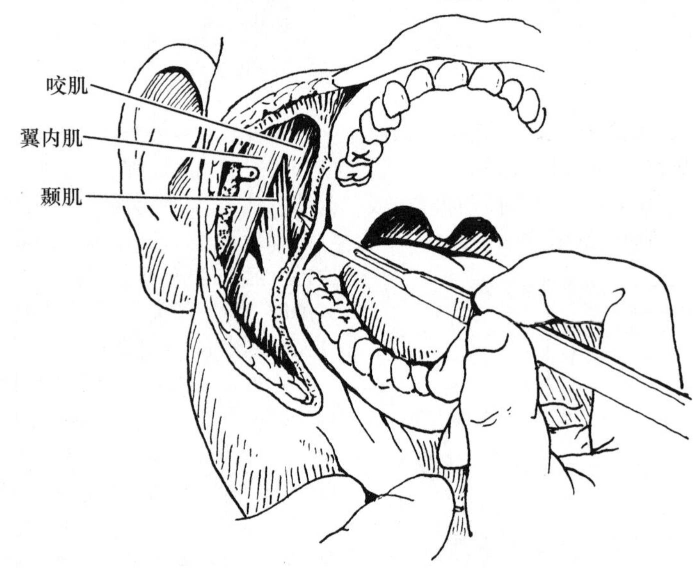

图 1-4-19　翼颌间隙脓肿口内切开引流术

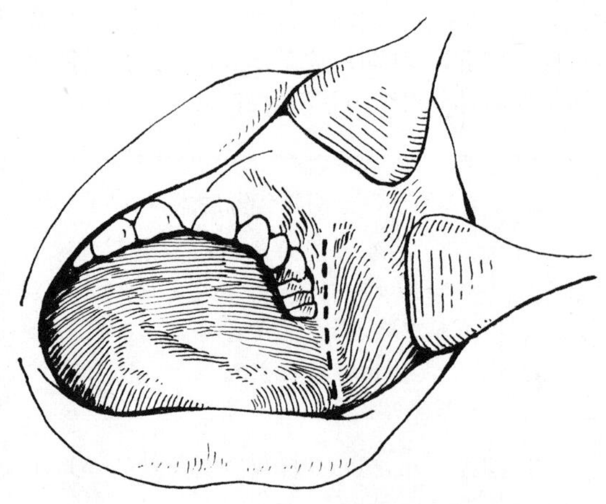

图 1-4-20　颞下颌间隙感染口内切口

关于切除面侧深区肿瘤

手术入路之一是按改良 Weber 切口进行（图 1-4-21），即沿上唇龈唇沟、鼻翼、鼻面沟、下睑缘下 2mm 做软组织的全层切开。贴上颌骨分离，结扎切断眼下血管神经束，即可显露肿瘤。

感染蔓延及肿瘤转移

面深部诸间隙的感染可蔓延至邻近各间隙和颅内。肿瘤可侵及眼眶与鼻腔，浸及淋巴导致颈深上淋巴结转移。

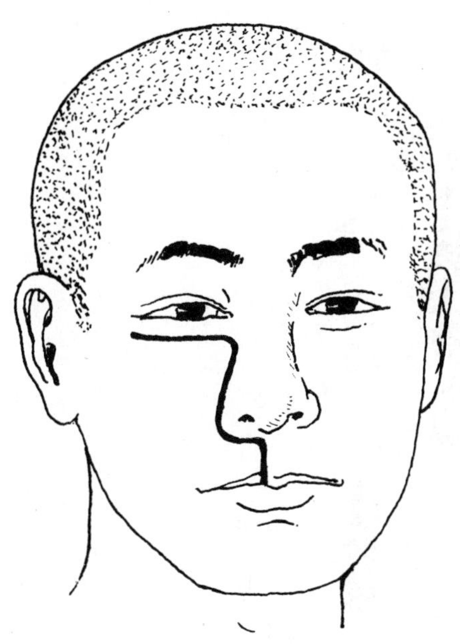

图 1-4-21 改良 Weber 切口

第五节 腮 腺 部

一、境界与浅层结构

腮腺部的上界为外耳道及颧弓，下界是下颌角，前为下颌支并延伸至嚼肌后份的浅面，后达乳突及胸锁乳突肌前部的表面，内侧与茎突、茎突诸肌、第Ⅸ～Ⅻ对脑神经和颈内动静脉相邻。

由浅入深为皮肤、皮下组织（皮下组织中含颈阔肌后部）、耳前淋巴结及耳大神经。

二、腮 腺 鞘

腮腺鞘来自颈深筋膜浅层。筋膜在腮腺后缘分为浅、深两层，包被腮腺，形成腮腺鞘。在腺体前缘筋膜复合为一，形成咬肌筋膜。腮腺鞘浅层特别致密，但其深层薄弱，在茎突和翼内肌之间有一裂隙，腮腺深部经此与咽旁间隙和翼下颌间隙相通。因而，咽周围脓肿可经此裂隙将腮腺推向外方，其脓液亦可流入腮腺鞘内。腮腺鞘与其腺体紧密结合，并发出许多间隔，伸入腺体，将其分为许多小叶。化脓时形成独立散在的小脓灶，即使形成较大的脓肿，由于有致密的腮腺鞘包被，也难以扪及典型的波动感。诊断时，不能单独依靠波动感来作为化脓的指征。切开引流时应注意分开各腺叶的脓腔，以利于引流通畅。

腮腺鞘上部与外耳道紧密相连，并发出索状纤维束，伸入外耳道前下壁软骨部的垂直裂隙（**Santorin 裂隙**）中（图 1-4-22）。腮腺内的小动脉、小静脉及神经也经该裂隙进入外耳道，外耳道前下部的淋巴亦经此裂隙流入腮腺区的耳前淋巴结。因此，无论腮腺内或腮腺外的化脓性感染，均可沿腮腺经外耳道软骨前下壁的裂隙，向外耳道蔓延。

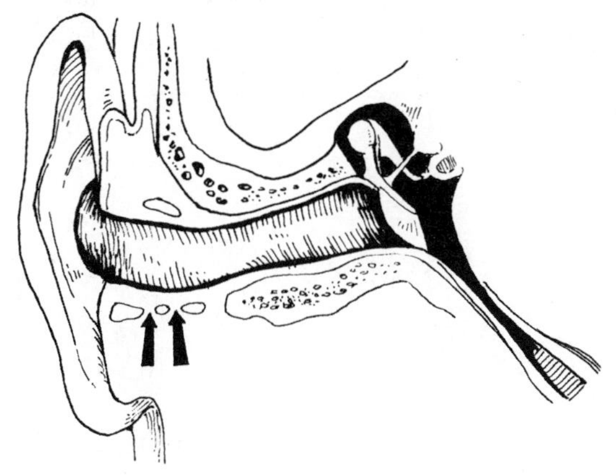

图 1-4-22 Santorin 裂隙

三、腮 腺

（一）腮腺的形态位置和毗邻

腮腺位于腮腺间隙内，略呈锥体形，分为上、外、前内及后内四面。各面隔腮腺鞘与下列结构相毗邻：上面形凹，邻外耳道及颞下颌关节后面；外面邻浅筋膜（含耳大神经及颈阔肌）；前内面邻近咬肌、下颌支及翼内肌后部；后内面与乳突、胸锁乳突肌、二腹肌后腹、茎突和茎突诸肌及第Ⅸ～Ⅻ对脑神经和颈内动、静脉相毗邻（图 1-4-23，图 1-4-24）。

临床常以面神经主干和分支平面为界，将腮腺分为浅、深两叶，分别位于面神经主干和分支的浅面和深面（图 1-4-25）。此种分法有其实用意义，因做腮腺切除术保留面神经手术时，通常是一面分离面神经主干和分支，一面将其浅面的腮腺组织切除，然后根据需要，切除面神经深面的腮腺组织。

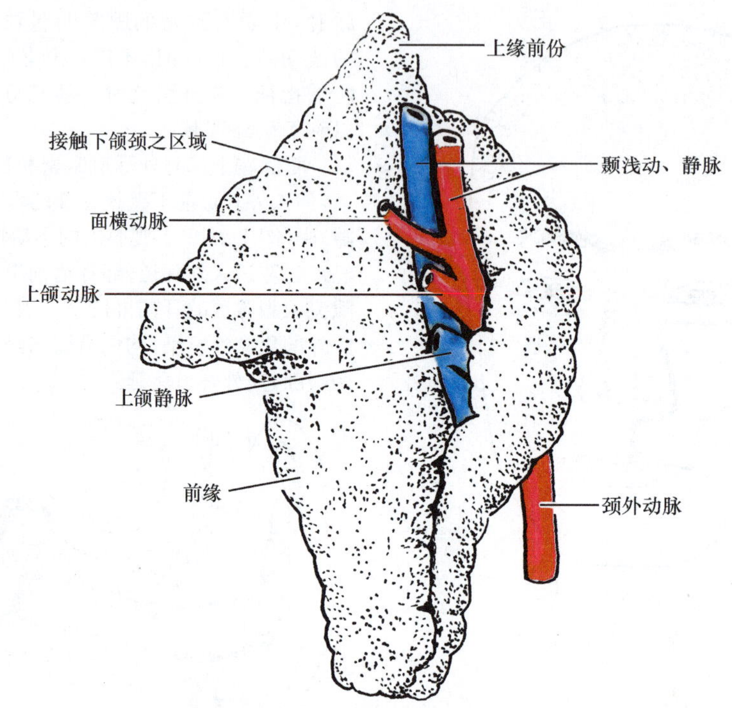

图 1-4-23　右侧腮腺(前内侧面)

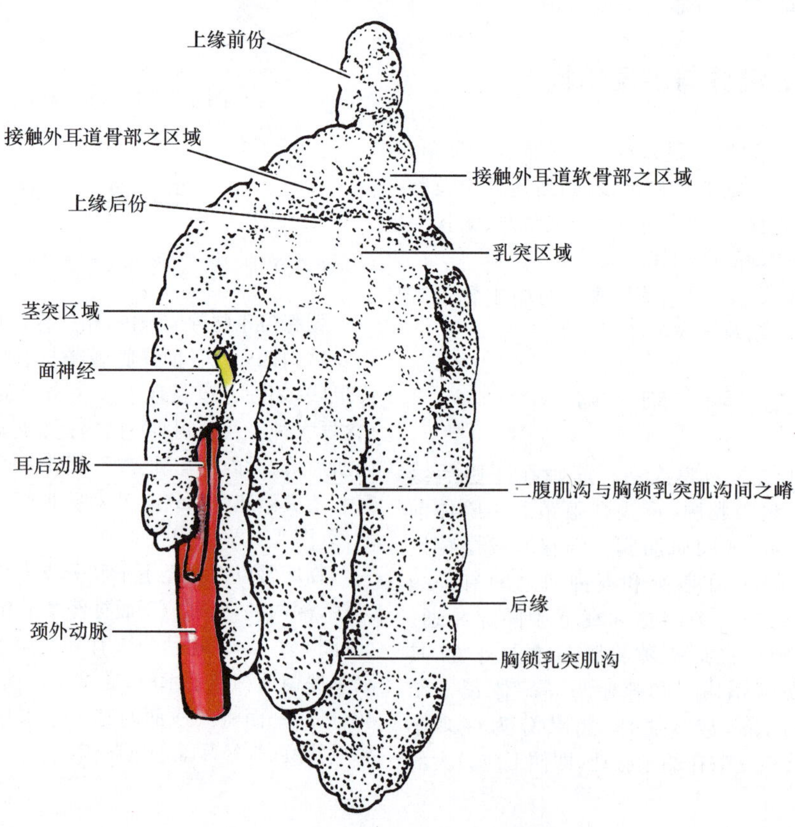

图 1-4-24　右侧腮腺(后内侧面)

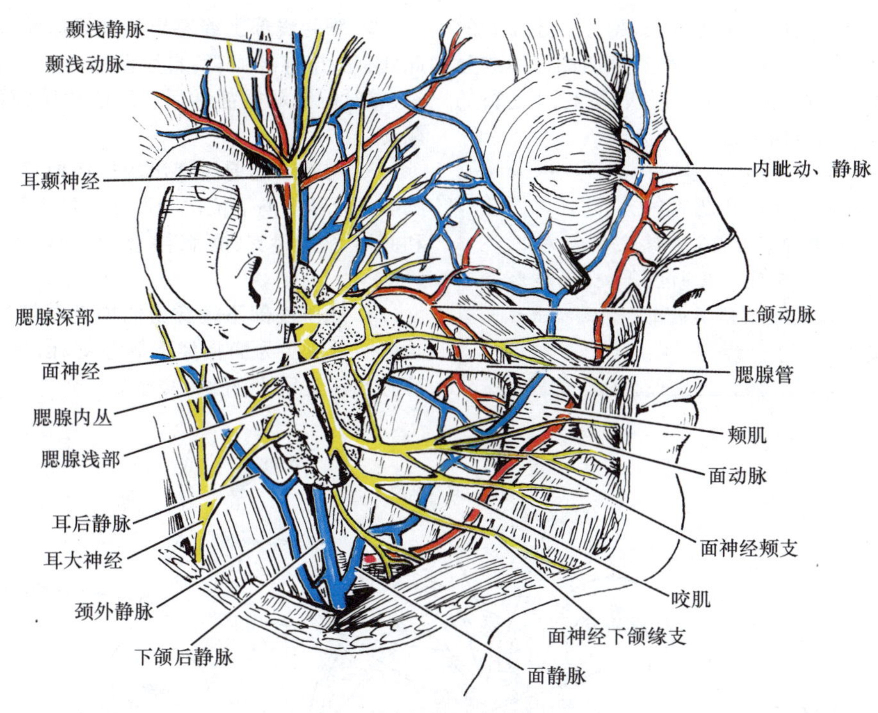

图 1-4-25 面神经与腮腺的关系

（二）腮腺与神经血管的关系

1. 腮腺内主要神经血管的关系（图 1-4-26） 腮腺内有面神经、耳颞神经、颈外动脉及其终支颞浅动脉和上颌动脉、面后静脉及其属支颞浅静脉及颌内静脉等穿行。在下颌后窝内，颈外动脉上行于下颌支中、下 1/3 交界处进入腮腺（有时全部经腺体深面），位于面后静脉的前内侧。面神经出茎乳孔后，从腮腺后上

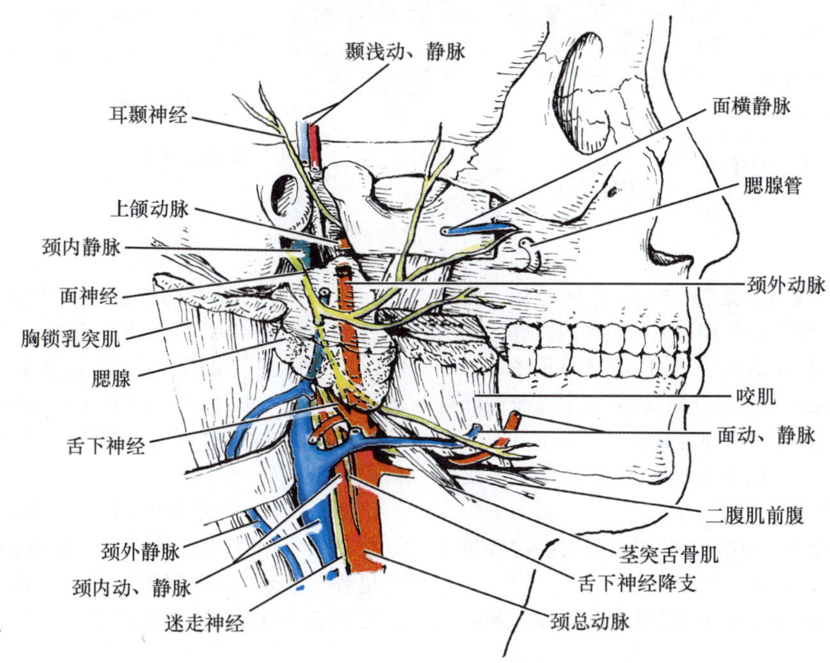

图 1-4-26 腮腺内血管、神经的排列关系

部进入腮腺峡部。面神经位置较浅，越过上述血管的浅面（少数颞面干或颈面干行于面后静脉的深面或分支环包面后静脉），自后向前呈放射状，与上、下走行的面后静脉和颈外动脉相交错。

> 腮腺炎症或肿瘤除使腮腺肿大外，还可产生压迫症状：如耳颞神经受压，除腮腺部疼痛外，还可放射至耳、颞下颌关节及颞区等处；面神经及其分支受侵可出现面肌瘫痪；血管受压可出现面部水肿等症状。

2. 腮腺浅部上缘穿出的神经血管（图 1-4-27） 此处有一排神经血管，自后向前为颞浅静脉、耳颞神经（有时位于颞浅静脉后）、颞浅动脉、面神经颞支及颧支。

3. 腮腺浅部前缘穿出的神经血管（图 1-4-27）及腮腺导管从上向下依次为面神经颧支及面横动、静脉和面神经上颊支、腮腺导管、面神经下颊支及下颌缘支。

4. 腮腺浅部下端穿出的神经血管（图 1-4-27） 从前向后依次为面神经下颌缘支、面神经颈支、面后静脉及其至颈外静脉的交通支。

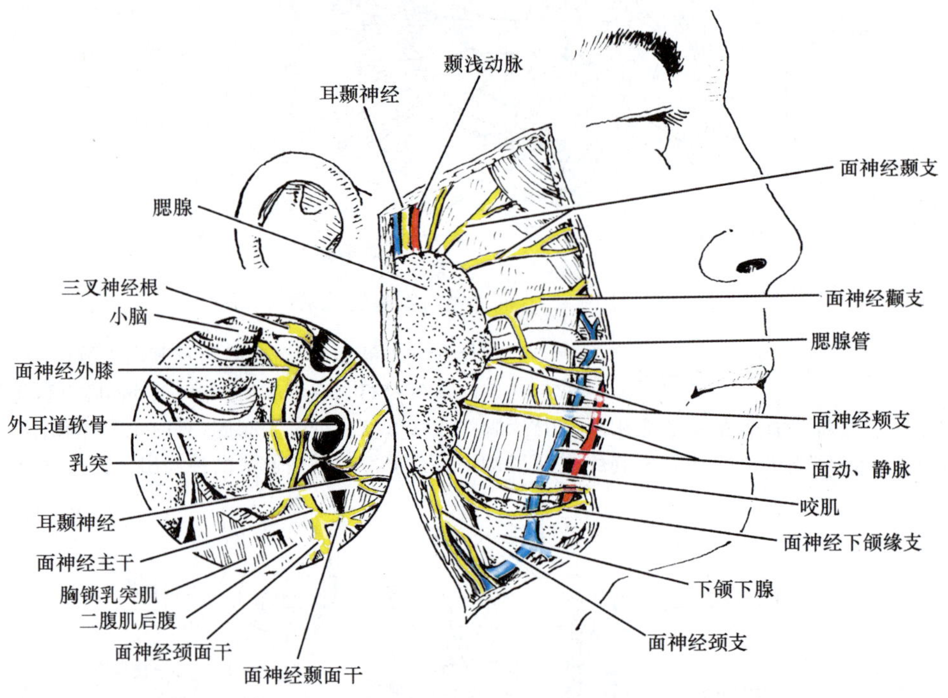

图 1-4-27 腮腺咬肌区

5. 腮腺深部深面的血管、神经（图 1-4-28） 腮腺深部的深面与茎突诸肌及围以蜂窝组织的深部血管、神经（颈内动、静脉和第Ⅸ～Ⅻ对脑神经）相毗邻。上述结构称为“腮腺床”。“腮腺床”内各重要血管神经可以下列骨性标志进行辨别和寻找：

（1）寰椎横突约位于乳突尖端与下颌角连线的上、中 1/3 交界处。

（2）颈内动、静脉和第Ⅸ、Ⅹ、Ⅺ、Ⅻ对脑神经位于寰椎横突的前方和茎突的深面。

（3）茎突将其浅面的颈外动脉和其深面的颈内动脉分开。

（4）第Ⅸ～Ⅻ对脑神经在寰椎横突前方开始分开：舌咽神经在下颌角上方向前穿过颈内、外动脉之间；舌下神经在下颌角下方，向前超过颈内外动脉的浅面进入颌下三角；迷走神经下行于颈内动、静脉之间的后方；副神经则越过颈内静脉的浅面（有时在其深面）行向外下。

综上所述，腮腺部中，腮腺浅面并无重要结构，重要的神经血管主要位于：①腮腺内；②从腮腺边缘呈辐射状走出；③腮腺深面。上述解剖关系对了解腮腺有关疾病，特别是腮腺手术具有重要意义。

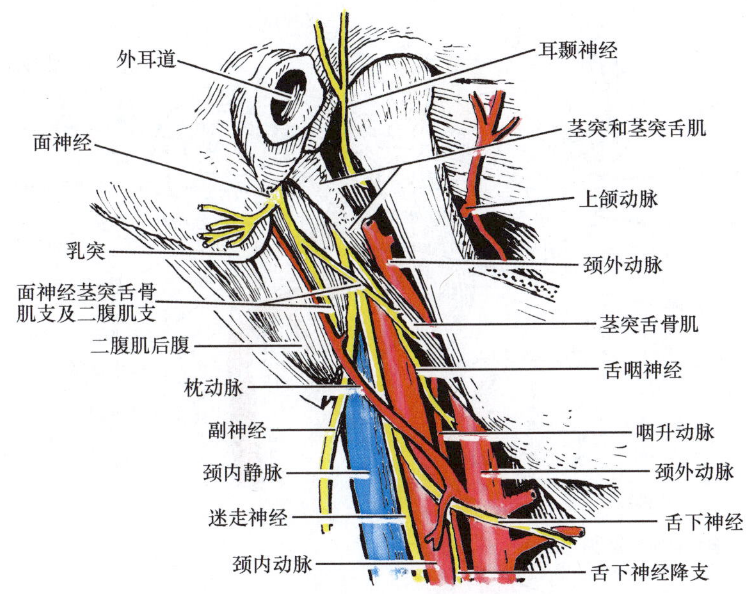

图 1-4-28　腮腺深部深面的血管、神经

第六节　面神经及三叉神经

一、面　神　经

面神经 n. facialis 由两个根组成，一个是粗大的运动根，另一个是细小的中间神经。面神经包含三种纤维成分。躯体传出纤维支配表情肌的运动，副交感纤维支配泪腺、颌下腺、舌下腺等腺体的分泌，味觉纤维分布于舌前 2/3 及腭部的味蕾。面神经自桥延沟出脑，与前庭蜗神经伴行，经内耳门进入内耳道，再穿经内耳道底的骨壁进入面神经管。在面神经管内，先向前外方行走约 4mm，再急转向后，越过鼓室内壁前庭窗的上方，到达鼓室后壁，此段又称为面神经水平部（或横部），长约为 10mm。在鼓室后壁处，面神经又转折向下，由茎乳孔外出。此段几乎呈垂直位下降，称面神经的垂直部，长约 16mm。面神经出茎乳孔后，即穿入腮腺。在腮腺内先分为上、下两干，两干与颊肌支吻合成襻，包绕腮腺峡部，称**面神经环**。在腮腺浅、深叶之间，上、下干及腮腺环发出许多分支并互相吻合，形成**腮腺丛** plexus parotideus，穿出腮腺则为表情肌支（图 1-4-29）。

面神经在面神经管上部的膝神经节处，发出**岩大神经** n. petrosus major 。它含有副交感节前纤维经岩大神经沟前行，在颅底破裂孔外面与来自颈内动脉交感丛的**岩深神经** n. petrosus profundus 合成**翼管神经** n. canalis pterygoidei，穿经翼管至翼腭窝，进入翼腭神经节，在节内交换神经元后，副交感节后纤维分布至泪腺。在面神经垂直部上段发出**镫骨神经** n. stapedius 。它穿鼓室后壁入鼓室，支配镫骨肌。此神经可随听刺激的强弱，反馈调节镫骨肌的收缩，保持适度的听觉。镫骨神经损伤可出现听觉过敏。在面神经垂直部的中下段，发出**鼓索** chorda tympani，前行进入鼓室，沿鼓膜内面再前行，横过锤骨柄上端达鼓室前壁，再经岩鼓裂出鼓室，到颞下窝加入舌神经，支配舌前 2/3 的味觉。鼓索中的副交感节前纤维在下颌下神经节交换神经元，节后纤维管理颌下腺和舌下腺的分泌。面神经在出茎乳孔后、入腮腺之前，还发出 3 对小的肌支：**耳后神经** n. auricularis posterior 支配枕肌和耳后、上的小肌；**二腹肌支** r. digastricus 支配二腹肌后腹；**茎突舌骨肌支** stylohyoideus 支配茎突舌骨肌。

面神经的表情肌支多为五支：①**颞支** rr. temporales 上行至颞部，支配眼轮匝肌、额肌和耳郭肌等；②**颧支** rr. zygomatici 横过颧骨到达面侧区，支配颧肌和眼轮匝肌；③**颊肌支** rr. bucales 支配颊肌、颧肌、口周围肌；④**下颌缘支** r. marginalis mendibulae 沿下颌体下缘前行，支配下唇诸肌；⑤**颈支** r. colli 支配颈阔肌（图 1-4-30）。

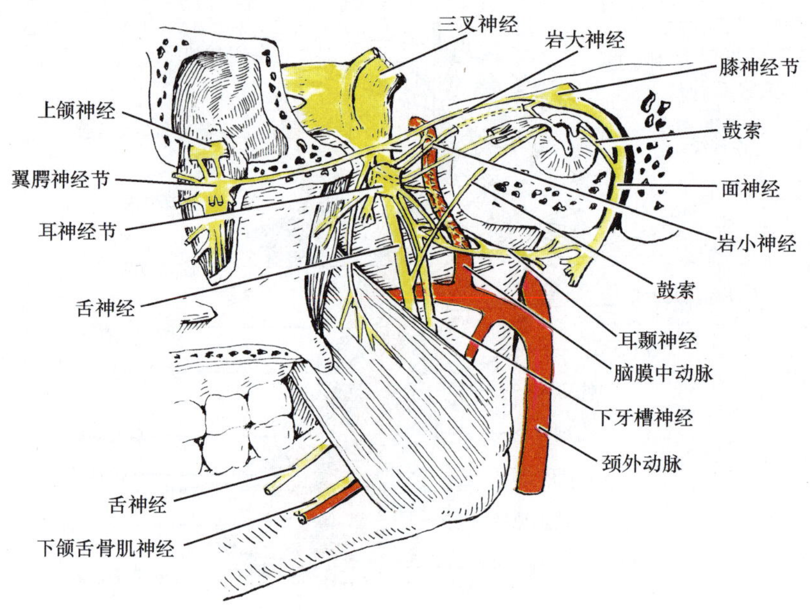

图 1-4-29 面神经管内的走行及分支

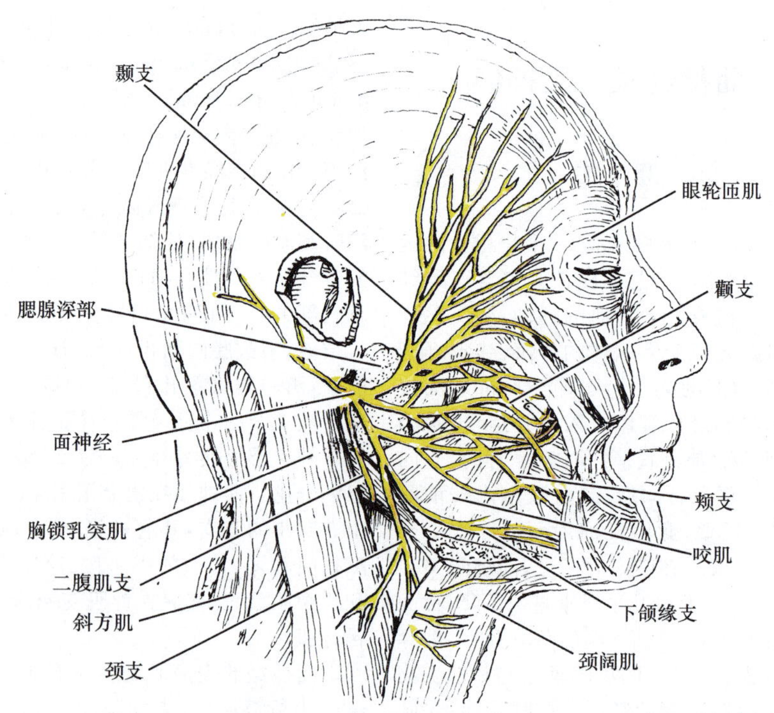

图 1-4-30 面神经颅外分支

腮腺是肿瘤的好发部位，肿瘤可能为良性混合瘤，亦可能为低度乃至高度恶性肿瘤。由于混合瘤易复发，因此，在治疗时常将肿瘤连同腮腺一并摘除。若肿瘤为良性或低度恶性，可保留面神经，但若为中度或高度恶性肿瘤，应将面神经一并切除。临床上，在进行保留面神经的腮腺摘除术时，常根据肿瘤所在的部位和移动性，一般采用两种不同的方法解剖面神经以切除腮腺，即：①先显露面神经主干，再循主干向远端分离其分支。②先显露面神经分支，再循其分支分离主干。

下列数种标志，可供手术时显露面神经主干或分支的参考。

（一）关于显露面神经主干的标志

面神经主干位于：上为外耳道软骨及骨部，下为二腹肌后腹，前为茎突，后为乳突前缘的间隙内，因此，上述边界均可作为显露面神经主干的标志（图 1-4-31）。

1. 乳突前缘标志面　神经主干与乳突前缘的关系较为恒定，一般在距乳头尖平面上方0.8～1cm，距皮肤表面深约 2cm 处，将腮腺向前推开，即可找到面神经主干。

2. 鼓乳裂标志　鼓乳裂位于外耳道的后下方，为颞骨鼓板与乳头连接处。该处适位于皮下，循鼓乳裂向下至其转向内侧处，即鼓乳裂转折点。此点垂直向内约 1cm 即为茎乳孔，可在此处找到面神经主干。

3. 外耳道软骨标志　腮腺鞘上端紧密地附着于外耳道软骨部的下缘。显露面神经主干而又使其不受损伤的关键在于紧密地循外耳道软骨弯曲的下缘分离。该软骨的下端略呈三角形，距三角形尖端内侧或后内侧约 1cm，即可找到刚出茎乳孔的面神经主干。

4. 茎突标志　面神经主干与茎突的关系是越过其浅面，其交叉处（其间隔以腮腺组织）至茎突根部的距离约 1cm。

5. 二腹肌后腹标志　二腹肌后腹起自颞骨乳头内侧之乳突切迹。该切迹前端正指向茎乳孔，面神经出茎乳孔时即位于二腹肌起点的前方，继而经二腹肌后腹上缘向前下方走行。因此，在乳突前缘深面露出的二腹肌后腹上缘距面神经主干较近（约 5mm），在该处寻找面神经主干。

（二）关于显露面神经分支的标志

1. 颞支　可以耳屏或颞浅动脉作为标志。颞支一般在耳屏基部前 1～1.5cm，或颞浅动脉前约 1cm，从腮腺浅部上缘穿出。

2. 颧支　可以耳屏、耳垂及外眦作为标志，即过耳屏基部及耳垂前缘作一直线，再平耳垂下缘自前向后作该线的垂直线，使两线相交成一向前上方开放的直角，颧支约在此分角线（45°线）的腮腺浅部上缘或前缘或两缘的相交角处穿出。颧支也可在耳垂下缘与外眦连线的腮腺浅部前缘穿出。

3. 颊支　可以腮腺导管作为标志。颊支多位于腮腺导管上、下约 1cm 范围内的嚼肌筋膜上。

4. 下颌缘支　可以面前静脉、颌外动脉及下颌角为标志，下颌缘支均在平颌下缘处越过面前静脉浅面及颌外动脉的浅面或深面，或出现在下颌角下缘上、下方各 0.5～1cm 处。

5. 颈支　可以腮腺浅部下端作为标志。颈支多从该处穿出。

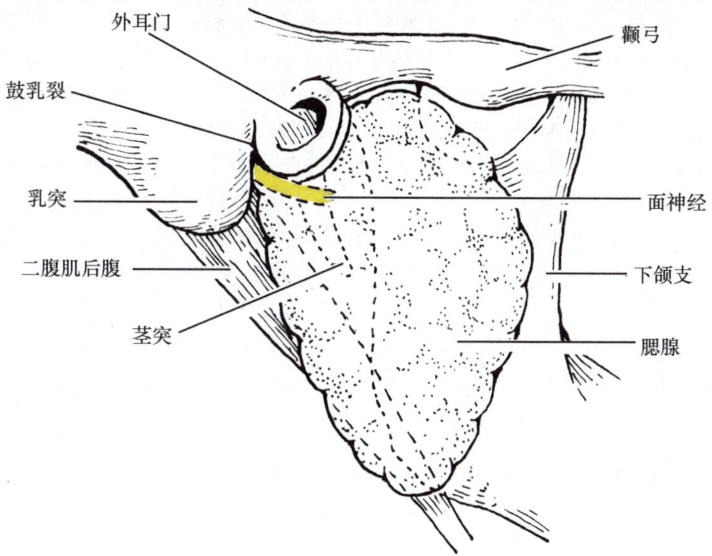

图 1-4-31　面神经主干的位置关系

关于听神经瘤手术

听神经瘤位于延髓、脑桥和小脑的交角处。在该手术发展的第一阶段多采用手指剜出肿瘤法，此法除可撕断许多血管和脑神经外，还会造成脑干损伤，术后常导致病人死亡或留有严重的神经功能障碍。在第二阶段时改变术式，不做全切，只在包膜内将瘤组织分块切除，缓解脑压迫，手术死亡率显著下降，近期效果良好，但数年后肿瘤复发，多数病人都失去工作能力，成为“小脑性残废者”。第三、四阶段时，又施行肿瘤全切，包括包膜全切并保留面神经，甚至听神经。此手术的难度较大，问题是肿瘤深在，术区狭窄，周围有重要血管和神经。手术时，最好使骨窗上缘越过横窦，其外缘达乙状窦后缘；放出小脑延髓池的脑脊液，腾出空隙，以利于手术野的显露。由于内耳门离颅骨内板尚有两横指的距离，而且又被肿瘤遮盖（图 1-4-32），一般无法看清。此时，首先见到的可能是颈静脉孔，这对经验不足者来说，可将其误认为内耳门。颈静脉孔分为较小的前内侧部和较大的后外侧部，前者通过舌咽神经，后者有颈静脉球、迷走神经和副神经通过。覆盖于颈静脉孔上的硬脑膜，也相应有两个小孔，一个是舌咽神经孔，舌咽神经经此进入前内侧部；一个是迷走神经孔，迷走神经和副神经由此进后外侧部，且位于颈静脉球的前内侧（图 1-4-33）。掌握这些，则容易与内耳门鉴别。如听神经瘤较大，通常也看不到颈静脉孔，此时可抬起肿瘤下极，沿脑神经根丝也能找到，在脑神经与肿瘤间垫以棉片，以免损伤神经而造成术后吞咽困难及呛咳。对肿瘤供应动脉的处理：瘤体的后下内侧部由小脑下后动脉分支供血，小脑下后动脉在延髓侧方上行，并与舌咽、迷走、副神经根紧邻，在钳闭剪断该分支时勿伤及小脑下后动脉主干和末组脑神经；肿瘤的前上极则有小脑上动脉分支供应，此动脉位置深在，如有损伤出血，止血非常困难，所以，在钳取肿瘤的内上角部应特别小心。肿瘤的前上外侧部由小脑下前动脉的迷路动脉供血（图 1-4-34），它从中线向外走行，先在肿瘤的前方，后沿其前外侧，在面神经的上或下方与颞骨岩部之间进入内耳门。当肿瘤切除达内耳门时可见此动脉，用银夹钳闭后，出血即可显著减少。一般来说，对肿瘤实质与包膜一起做分块切除比包膜内“挖心”切除法出血要少，这是因为前者将肿瘤供应动脉逐次阻断所致。

为了保存面神经和减少脑干损伤，还应了解面神经、前庭蜗神经和局部蛛网膜与肿瘤等的关系。面神经和前庭蜗神经从脑干到内耳门之间的长度平均为 10～13mm；位于内耳道内的部分长为 9～12mm，在患听神经瘤时两者可被拉长变细，有的可为原长 4～5 倍。在内耳道入口处，面神经运动根贴在前庭蜗神经前上方的凹槽内，在枕下入路时，面神经被前庭蜗神经遮掩（图 1-4-35），不易见到；在内耳道中部，中间神经与面神经运动根合在一起，越过前庭蜗神经的前面，在刮取内听道中的肿瘤时应予以注意。如在分离肿瘤前内侧包膜而找不到面神经时，也可凿开内听道骨壁，在看清面神经的情况下向内侧游离出面神经。保护面神经的另一要点是，正常情况下，面神经和前庭蜗神经在进入内耳门时，共同被蛛网膜及硬脑膜所形成的鞘包绕，并延伸入内听道中，蛛网膜下腔也随之有相应的延续（图 1-4-36）。由于听神经瘤起源于前庭神经 Schwann 鞘与中央神经胶质的移行部（Obersteiner-Redlich 区），随着肿瘤的增大，势必将附近的蛛网膜逐渐向外推移，最后使其折叠成一层，面神经、前庭蜗神经和一些小血管都要汇集于此层的蛛网膜上。如术中保护好内听道入口处及肿瘤前内侧的蛛网膜，那就有可能减少面神经等的损伤机会。笔者从灌注墨水的标本中见到，面神经（颅内段）的微血管分布较少，且与神经纤维平行，因此，在分离肿瘤时，对面神经应尽量少牵拉或挤压，以免影响其本身的血运。本手术最为关键的操作步骤是如何将肿瘤包膜从脑干方面分离出来。因许多来自椎-基底动脉的血管分支皆由肿瘤的内侧走向肿瘤的前侧面，在处理这些血管时宜紧贴包膜进行，不应在离肿瘤尚有一段距离处去电灼、钳闭入瘤动脉。对脑桥和延髓表面的粗大静脉也需妥善保护。手术至此阶段偶有生命体征改变，表现血压升高，呼吸、脉搏变慢，这由小脑下前动脉供血不足所致，应暂时停止操作。小脑下前动脉是脑桥和延髓上部的主要供血血管，一旦损伤或有逆行性血栓形成，术后不久就可发生脑干（尤其脑桥被盖区）软化，甚而导致死亡。

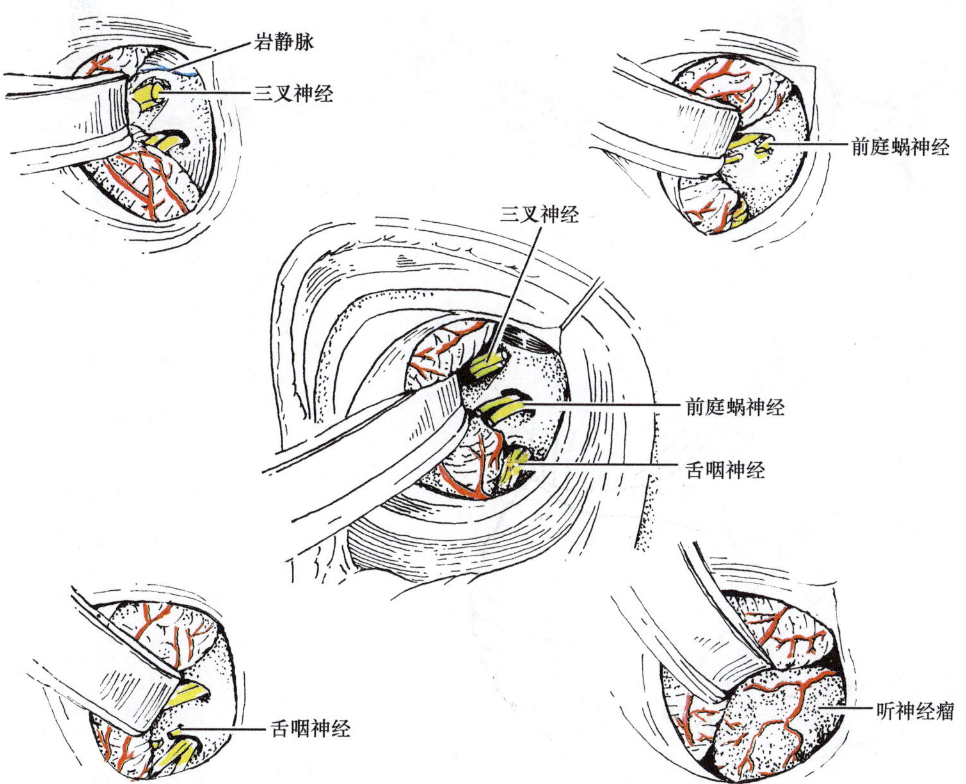

图 1-4-32 听神经瘤与附近脑神经的关系

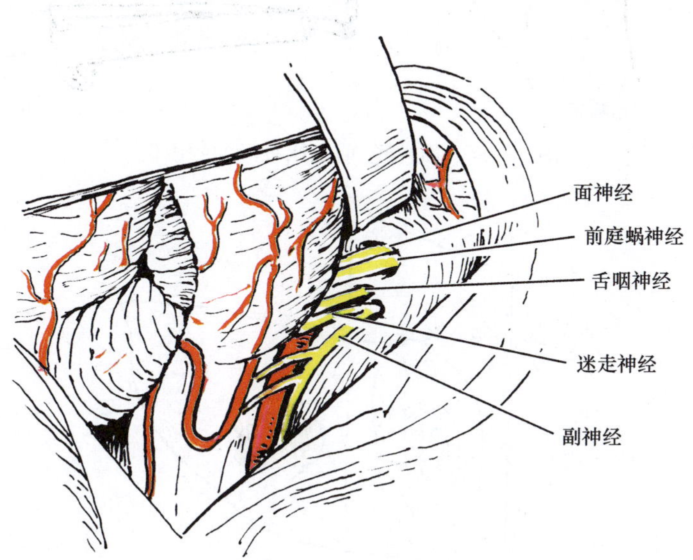

图 1-4-33 第Ⅶ～Ⅺ对脑神经的出颅情况

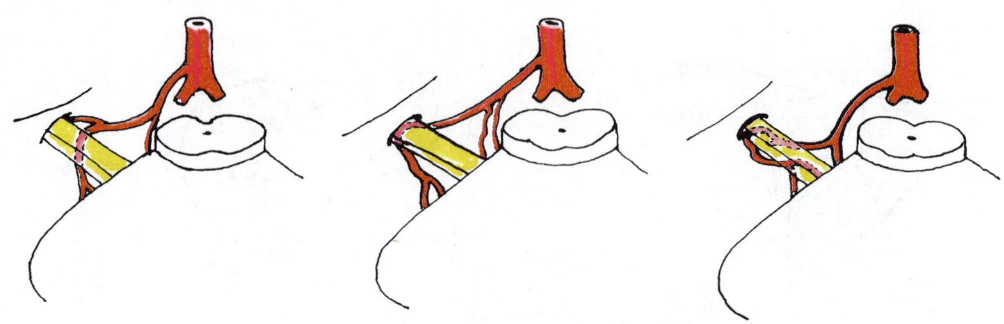

图 1-4-34 小脑下前动脉的走行与分支

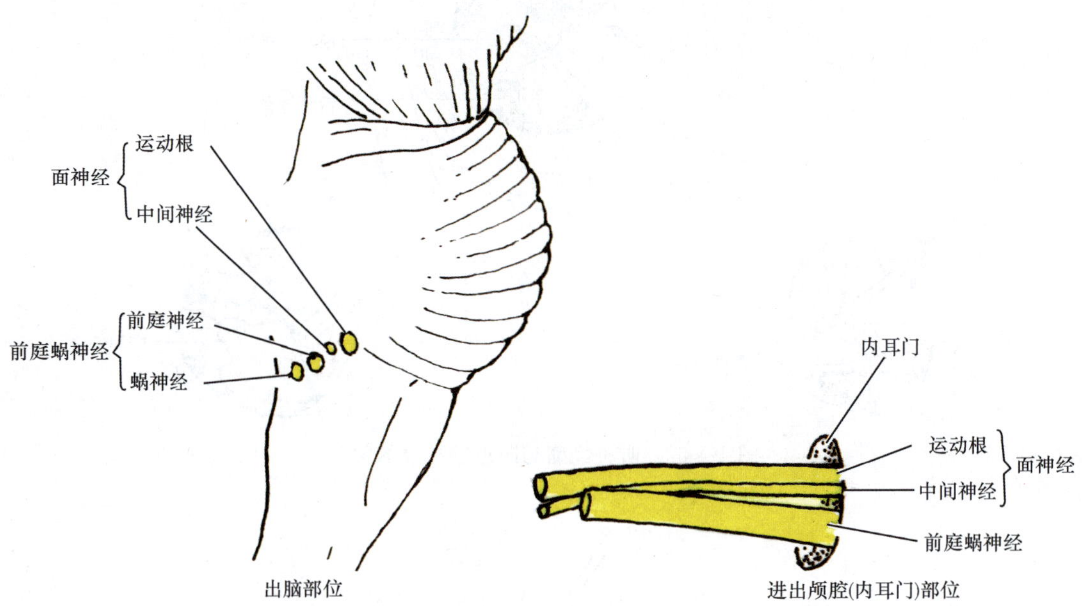

图 1-4-35 面神经、前庭蜗神经的颅内段

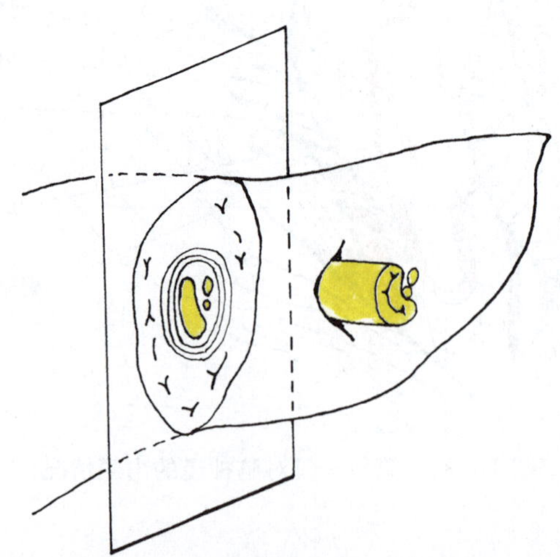

图 1-4-36 面神经、前庭蜗神经与蛛网膜及硬脑膜的关系

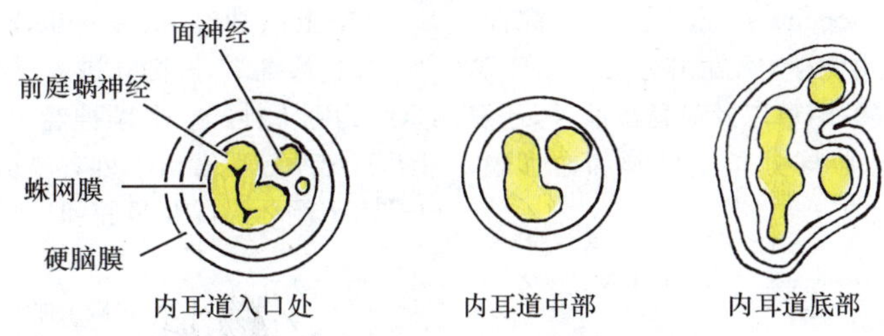

图 1-4-36 面神经、前庭蜗神经与蛛网膜及硬脑膜的关系(续)

二、三叉神经

三叉神经 n. trigeminus 是最粗大的脑神经，含有躯体感觉和躯体运动两种纤维，分别组成大的感觉根和小的运动根。两根在脑桥腹面与小脑中脑交界处出入脑。感觉根在颞骨岩部三叉神经压迹处，扩展成扁平的三叉神经节。自节前面发出三条大神经，即眼神经、上颌神经和下颌神经。运动根出脑后，紧贴三叉神经节下面并入下颌神经。所以，眼神经和上颌神经为感觉性神经，下颌神经则为混合神经。三条神经的感觉纤维主要分布于面部皮肤、口腔、鼻腔、鼻旁窦的黏膜和牙齿、脑膜等处。三支在面部分布区界限，大致以眼裂和口裂为界(图 1-4-37)。

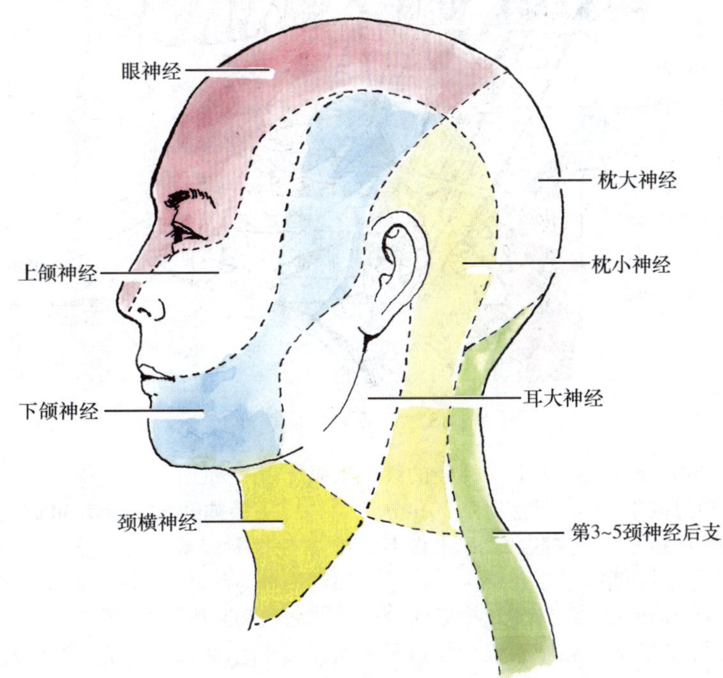

图 1-4-37 头面部皮神经分布

三叉神经运动纤维主要支配咀嚼肌、下颌舌骨肌、二腹肌前腹、腭帆张肌和鼓膜张肌等。

1. 眼神经 n. ophthalmicus 由三叉神经节发出，前行穿入海绵窦外侧壁，长约 2.5cm，在动眼神经和滑车神经下方经眶上裂入眶。眼神经在起始处发出一细小的脑膜支，分布于小脑幕，在眶上裂附近分为泪腺神经、额神经和鼻睫神经三支。

(1) **泪腺神经 n. lacrimalis**：是一细小分支，入眶后即沿外直肌上缘前行，分布于泪腺、结膜和上睑外侧的皮肤。在行程中接受发自面神经并经上颌神经的颧颞支而来的泪腺分泌纤维，司泪腺分泌。

(2) **额神经 n. frontalis**：位于上睑提肌上方，约在眶中部分为 2～3 支，其中**眶上神经 n. supraorbitalis** 较大，经眶上切迹出眶，主要分布于上睑和额部皮肤。

（3）**鼻睫神经 n. nasociliaris**：先在上直肌深面，后越过视神经上方达眶内侧壁，除发出分支分布于鼻腔黏膜、蝶窦和筛窦、泪囊、泪阜以及鼻背皮肤外，还发出睫状长神经，向前进入眼球分布于巩膜和血管膜，司眼球的一般感觉。

2. 上颌神经 n. maxillaris 自三叉神经节发出后，穿过海绵窦，经圆孔进入翼腭窝，再经眶下裂入眶，延续为眶下神经。上颌神经出颅腔前，先发一支至硬脑膜，出颅腔后发出下列各支分布于眼裂和口裂间的皮肤、上颌牙齿以及鼻腔和口腔的黏膜(图 1-4-38)。

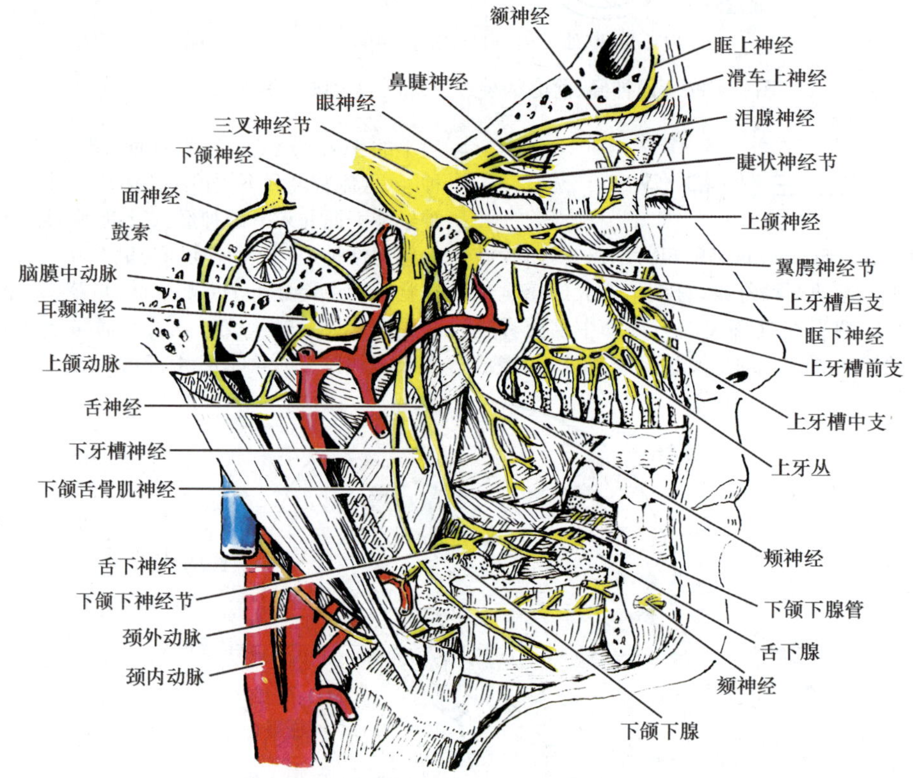

图 1-4-38 三叉神经及其分支

（1）**眶下神经 n. infraorbitalis**：为上颌神经的终支，紧贴眶下壁前行，通过眼下沟、眶下管出眶下孔分成数支，分布于下睑、鼻翼和上唇的皮肤。临床上做上颌部手术时，常在眶下孔进行麻醉。

（2）**颧神经 n. zygomaticus**：细小，在翼腭处分出，经眶下裂入眶，分两支穿经眼眶外侧壁。分布于颧、颞部皮肤。

（3）**翼腭神经 nn. Pterygopal atini**：为 2～3 支细短的神经，始于翼腭窝，其中小部分纤维向下进入翼腭神经节，大部分纤维与翼腭神经节的分支相结合，分布于腭和鼻腔的黏膜及腭扁桃体。

（4）**上牙槽神经 nn. alveolares superiores**：分为后、中、前三支，其中上牙槽后支在翼腭窝内，自上颌神经本干发出，在上颌骨体的后方穿入骨质。上牙槽中、前支分别在眶下沟及眶下管内发自眶下神经。所有这些牙槽支互相吻合，形成上牙丛，该丛分支分布于上颌牙齿及牙龈。

3. 下颌神经 n. mandibularis 含有感觉和运动纤维，是三叉神经最大的分支，经卵圆孔出颅腔，在翼外肌深面分为前、后两干。前干细小，分支支配咀嚼肌、鼓膜张肌和腭帆张肌；后干粗大，属感觉性，分布于下颌牙及牙龈、舌前 2/3 及口腔底黏膜、耳颞区及口裂以下的皮肤。下颌神经在卵圆孔下方发出硬脑膜支，与脑膜中动脉伴行，经棘孔返回颅腔，分布于硬脑膜。

（1）**耳颞神经 n. auriculotemporalis**：有两根起自后干，两根间夹着脑膜中动脉，合成一干后经下颌颈内侧，在下颌关节的后方转折向上，穿经腮腺实质上行，与颞浅动脉伴行，行程中分支布于耳屏前部和外耳道的皮肤，穿出腮腺后分出许多小支分布于颞部皮肤。此外，还发小支至腮腺，此支含有来自舌咽神经的副交感纤维，司腮腺分泌(图 1-4-39)。

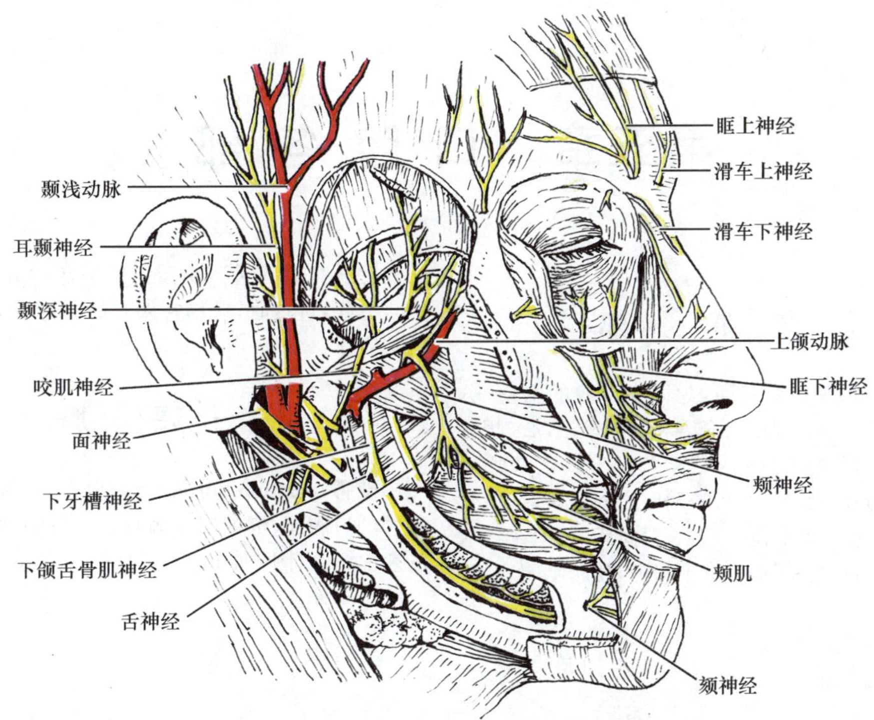

图 1-4-39 下颌神经及其分支

(2) **颊神经** n. buccalis：自翼外肌穿出，沿颊肌外面前行，并贯穿此肌分布于颊部皮肤、黏膜及下颌牙龈的颊侧面。

(3) **舌神经** n. lingualis：先在翼外肌深面下降，然后越过该肌的下缘到达颌下腺的上方，再沿舌骨舌肌的表面行至舌尖，分布于口腔底及舌前2/3的黏膜，接受黏膜的一般感觉。舌神经在行程中有来自面神经的鼓索(含有副交感性分泌纤维和味觉纤维)与其结合。舌神经的味觉纤维分布于菌状乳头上的味蕾，接受舌前 2/3 的味觉；分泌纤维至下颌下神经节交换神经元后，节后纤维分布于下颌下腺和舌下腺。

(4) **下牙槽神经** n. alveolaris inferior：在舌神经后方，沿翼内肌外侧面下行，经下颌孔入下颌管，在管内分出许多小支组成下牙丛，终支经颏孔浅出称颏神经 n. mentalis。下牙槽神经的感觉纤维分布于下颌牙齿、牙龈、颏部及下唇的皮肤和黏膜。运动纤维组成下颌舌骨肌神经 n. mylohyoideus，支配下颌舌骨肌和二腹肌前腹。

(5) **咀嚼肌神经** n. masticatorius：发自前干的多数小支，支配所有咀嚼肌。

关于三叉神经痛经颞下入路的手术

为了便于显露三叉神经半月神经节和切断其感觉根，病人多取坐位，颞部骨窗下缘应靠近颅底侧，以便于分离颅底骨与硬脑膜的粘连。在分离覆盖半月神经节上面的硬脑膜时，勿过于偏后，以免牵扯岩浅大神经和膝状神经节而造成面神经瘫痪。据孙尔玉等的研究认为，三叉神经感觉根的根丝数目为 63.0 条±8.6条，其中还有异常走行的 1～5 条；运动根的根丝数目为 7.9 条±1.5 条；感觉根的根丝间有广泛的吻合，而感觉根与运动根之间也有吻合。感觉根的下外侧 2/3 为三叉神经第 2、3 支的感觉纤维。术中，在半月神经节后约 4～5mm 处，根据疼痛部位将第 2、3 支纤维做选择性切断。在此过程中，要反复检查病人面部第 2、3 支分布区的痛觉缺失情况，直到痛觉完全缺失为止。但实际上有时却做不到痛觉完全缺失的程度，之所以如此，很可能与根丝间有广泛吻合有关。切断感觉根时，应避免损伤在其内侧向前下方走行的运动根，运动根色白，粗约 2～3mm。对第 1 支的感觉根也要严加保护，因损伤后可并发角膜炎、角膜溃疡。少数硬脑膜中动脉在入棘孔之前可发出一支硬脑膜副动脉，其外径平均为 1mm，经卵圆孔入颅，分布于三叉神经半月神经节和其附近的硬脑膜。如在此处有动脉性出血时，应想到有这种变异的可能。

第五章　口腔各部

第一节　腭　　部

腭(palatum)又称为口盖，为固有口腔的上壁，分隔口腔和鼻腔，有利于发音、言语和吞咽等活动。腭分为前 2/3 的硬腭及后 1/3 的软腭两部分。正常呼吸时，软腭呈半垂直状，悬于口、咽两腔之间。讲话时，软腭的前 2/3 上升呈水平位，后 1/3 斜向后下；但在吞咽时，软腭在口、咽二腔间形成水平隔障，使腭咽闭合，防止食物从鼻后孔进入鼻腔。腭裂者口腔与鼻腔不能完全分隔，进食时，食物常误入鼻腔，亦不能发出正常的声音。

一、硬　　腭

硬腭(palatum durum)呈穹隆状，有牙弓围绕。在硬腭的口腔面，可见到或触及具有口腔外科临床意义的表面标志(图 1-5-1)。

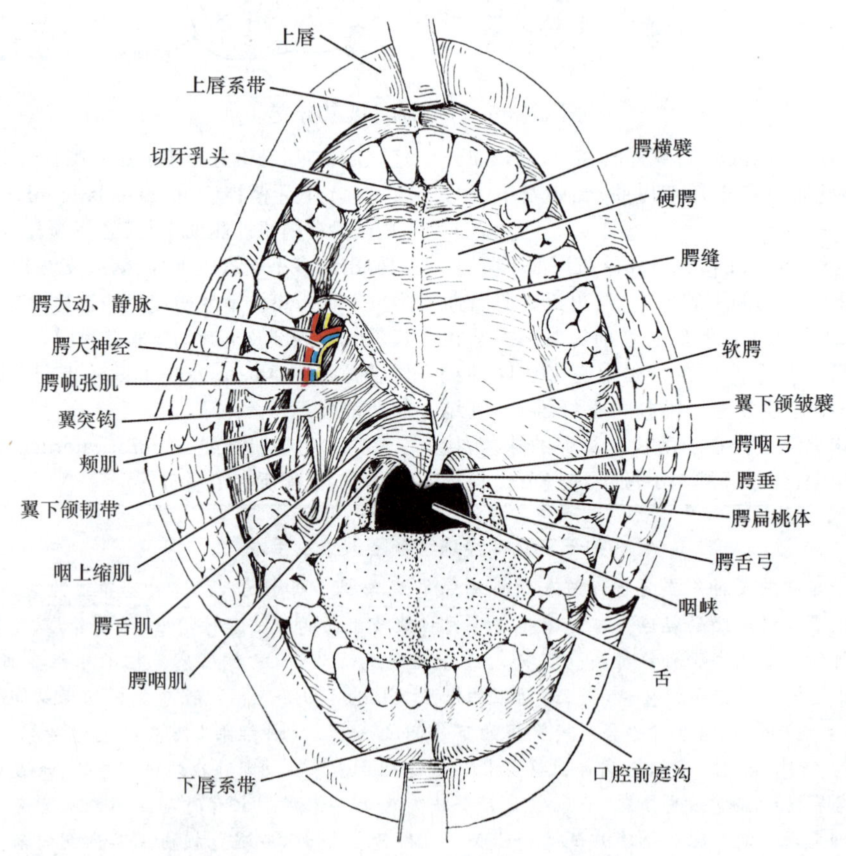

图 1-5-1　口腔(右侧腭黏膜部分切除)

(一) 标志

切牙乳头或称**腭乳头**，为一黏膜隆起，位于腭中缝前端，上颌中切牙的舌侧8～10mm处，形状、大小不规则，其深面为切牙孔，鼻腭神经、血管经此孔出入，向两侧分布于硬腭前1/3。因此，切牙乳头是临床局部麻醉常用的表面标志。切牙乳头组织致密，神经丰富，故鼻腭神经阻滞麻醉时，常从切牙乳头的侧缘刺入。

腭大孔位于硬腭后缘的前方约0.5cm处，上颌第三层牙腭侧，约相当于腭中缝至龈缘之外、中1/3处（图1-5-2）。肉眼观察此处黏膜稍显凹陷，以手指扪查，黏膜略为松软，其深面即腭大孔。腭前神经及腭大血管经此孔向前布于硬腭，故腭大孔为阻滞麻醉的常用部位。

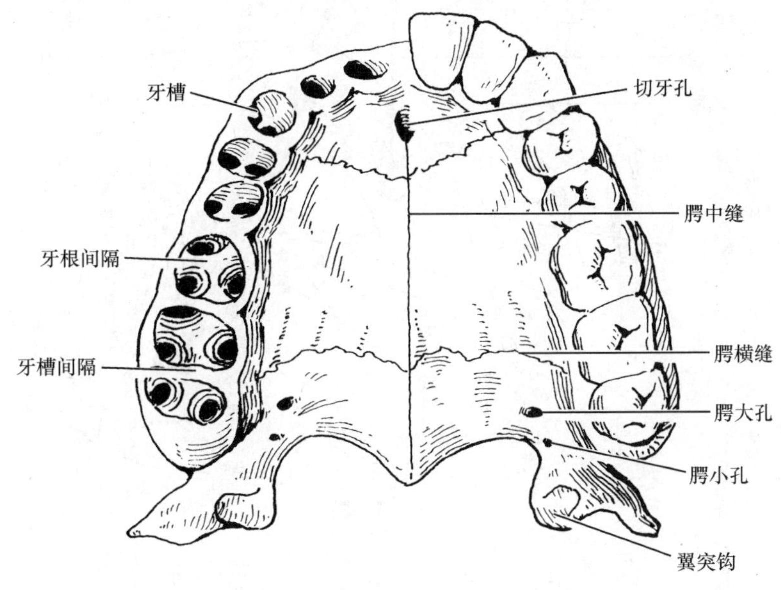

图1-5-2 硬腭

蝶骨翼突钩位于上颌第三磨牙后内侧1～1.5cm处。触摸此处有一骨质隆起即翼突钩，与腭裂手术有关。

(二) 硬腭的构造

硬腭由上颌骨腭突及腭骨水平板构成支架（图1-5-2），表面覆以软组织，除中缝无黏膜下层外，其余部分均覆以黏膜及黏膜下层。黏膜下层在硬腭前后两部各不相同（图1-5-3）；前部含有少量脂肪，无腺体；后部则有较多的腭腺。硬腭的骨膜附于黏膜和黏膜下层比附于骨面更为紧密，腭裂手术时，常将黏膜、黏膜下层及骨膜视为一整层而称**黏骨膜**。黏骨膜易从骨面分离，血供充足，易形成组织瓣，对腭裂手术甚为有利。黏骨膜不易移动，能耐受摩擦和咀嚼压力，其在腭中线者甚薄，而在两侧近牙槽骨部分却显著增厚，这是由于其中含有腭腺及神经和血管之故（图1-5-3）。因此，腭部浸润麻醉多在两侧近牙槽骨的黏膜部位注射；腭裂手术分离整层黏骨膜瓣也从两侧向中线骨面上分离才比较容易；同时黏骨膜瓣的切口应尽量向外靠近牙槽突的内面，才不致损伤腭部的主要神经和血管。

二、软　腭

软腭 palatum molle（图1-5-4）为一能动的纤维-肌肉隔，厚约1cm，附着于硬腭后缘并向后下延伸。软腭后缘游离，斜向后下，称为**腭帆**，其中央伸向下方的指状突起，称为**腭垂**。软腭后部向两侧形成前后两条皱襞，前方者向下移行于舌，称**舌腭弓**；后方者移行于咽侧壁，称**咽腭弓**。两弓间的三角形凹陷，称**扁桃体窝**，容纳腭扁桃体。腭帆、舌腭弓和舌根共同围成**咽门**。

软腭的构造：软腭主要由黏膜、黏膜下层、腭腱膜及腭肌等组成（图1-5-4）。此处黏膜与硬腭黏膜相延续。黏膜下层含有较多的黏液腺。黏膜下层在腭垂、舌腭弓及咽腭弓处特别疏松，炎症时易于水肿。在黏膜下层的深面为腭腱膜及腭肌。腭腱膜位于软腭前1/3，构成软腭的支架，向前附于硬腭后缘，实质上它主要由腭帆张肌的腱膜组成，其他腭肌也附于其上。腭

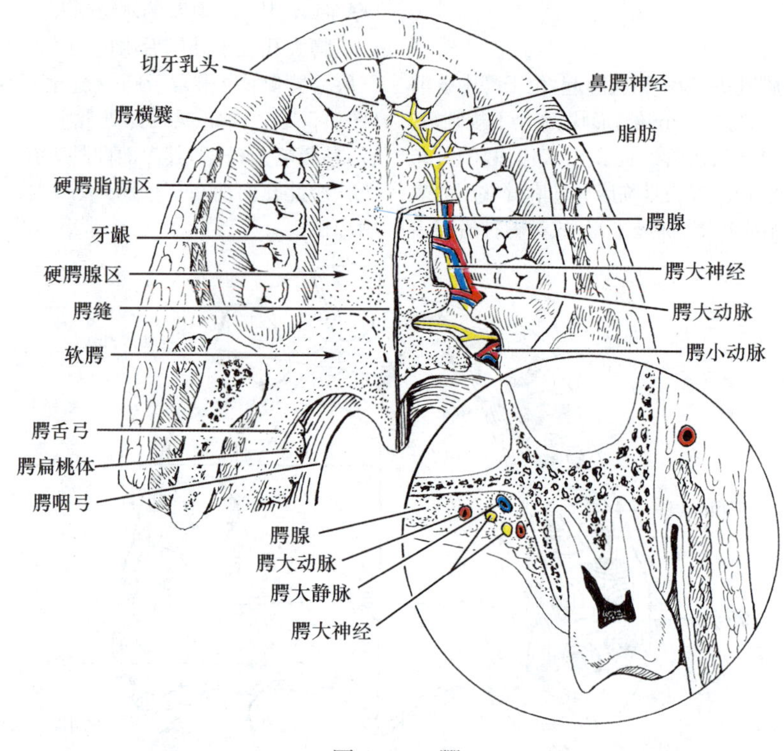

图 1-5-3　腭

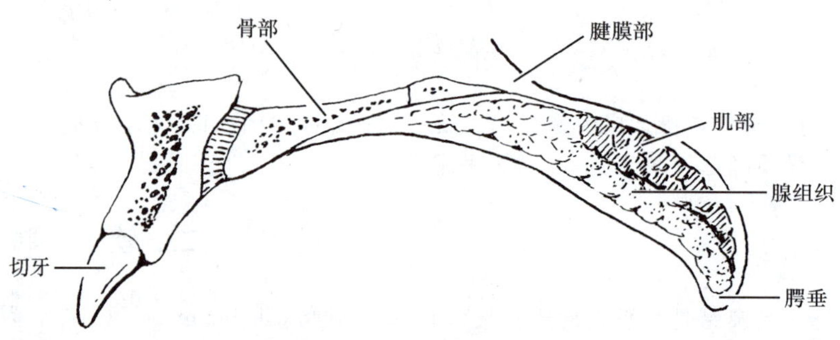

图 1-5-4　腭(正中矢状面)

腱膜近硬腭部分颇坚厚,向后则变薄弱,软腭为之所衬托的部分呈水平状。腭肌位于软腭的后 2/3,前续腭腱膜,肌肉细小,共计五对(图 1-5-5):①腭帆张肌,约呈三角形,位于翼内肌的内侧,起自咽鼓管软骨、膜部及翼内板根部,沿翼内板外侧垂直下行,成直角绕过翼突钩,向内移行于腭腱膜。其作用为紧张腭帆及开大咽鼓管。实验及临床观察证实,腭帆张肌完全切断可引起咽鼓管闭塞。翼突钩单纯折断,可引起咽鼓管通气下降。②腭帆提肌呈圆柱形,位于腭帆张肌的后内侧,与咽鼓管方向平行,起自颞骨岩部下面、颈动脉管外口的前方及咽鼓管软骨和膜部,行向前内下方,经咽腭肌二束之间。其附着处分为三部分:前份参与形成腭腱膜;中份(该肌的大部)横越中线,形成**提腭吊带** levator spring;后份与腭垂肌相融合。腭帆提肌的作用为使软腭上提及咽侧壁向内侧运动,因而是参与腭咽闭合的主要肌肉。③舌腭肌在舌腭弓内,起自舌侧缘,止于腭腱膜。其作用为下降腭帆,紧缩咽门。④咽腭肌在咽腭弓内,起自咽后壁甲状软骨板的后缘,斜向前上,止于腭帆。其作用为上提咽喉,向前牵引咽腭弓,并使两侧的咽腭弓接近。⑤腭垂肌起自硬腭后缘中部,向后止于腭垂的黏膜。其作用为上提腭垂。

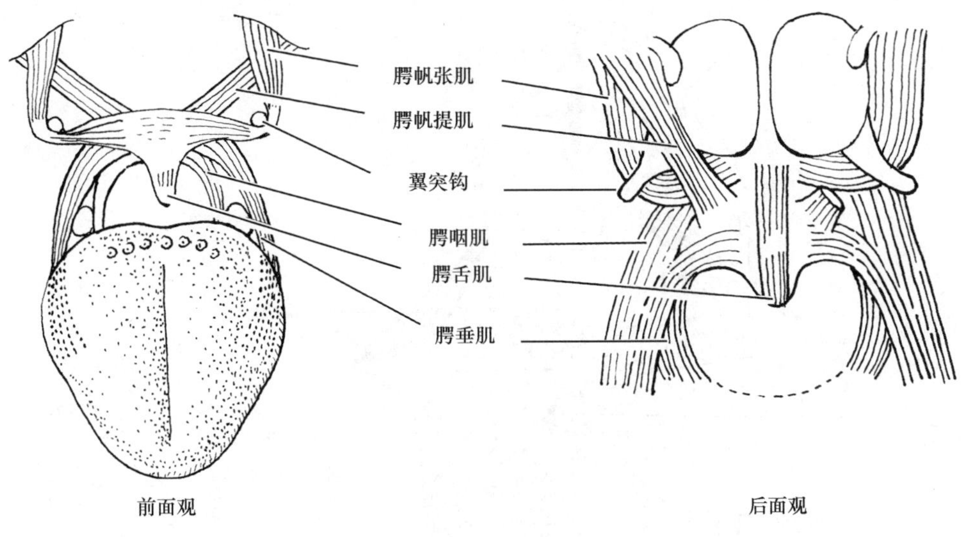

图 1-5-5 腭肌

腭裂者软腭肌肉的起始正常，但附着点异常。其中腭帆提肌不仅两侧中断，肌纤维数量减少，而且附着点前移，有的附于短缩的硬腭后缘，有的则与咽腭肌、腭垂肌的肌纤维聚集成束，伸入至鼻后棘的后半部和硬腭裂侧的内缘。鉴于腭帆提肌在腭咽闭合中的重要作用，因而腭裂手术中恢复腭帆提肌的位置及其两侧的完整性极为重要。正常腭帆提肌在翼突钩内侧后方，两者间有一定的距离。腭裂者该肌靠近翼突钩，在凿断翼突钩将内侧组织整块向中线移动时，易损伤此肌。

腭肌与咽肌协调运动，控制腭咽闭合，对呼吸、吞咽、言语等功能起重要作用。腭帆张肌、舌腭肌和咽腭肌对腭裂病人的软腭产生的张力很大，因此，在腭裂修复术时，为了使腭的软组织瓣能移向中线和后推，不但应将上述三肌分离松解，而且尚需将翼突钩凿断，或经翼内外板之间劈开，使在翼突钩上滑行的腭帆张筋膜失去其紧张软腭前部的作用，而且还需要在硬腭后缘将腭腱膜剪断，使软腭组织瓣与硬腭分离，完全松解，以利减张缝合及组织愈合。

腭部血液主要由上颌动脉的分支腭降动脉供应，软腭尚有咽升及腭升动脉分支。静脉血流至翼丛。淋巴主要引流至颈深上淋巴结。腭部感觉神经来自三叉神经上颌支，软腭尚有舌咽神经分布。软腭运动主要由副神经的颅根经迷走神经咽支支配，但腭帆张肌由三叉神经支配。

第二节 舌

舌 lingua（图 1-5-6）位于口腔底上方，以肌肉为主体，表面被以黏膜，质软，可做复杂而灵活的运动，对语言、咀嚼、吞咽、感受味觉等功能起重要作用。舌的上、下两面分别为**舌背** dorsum linguae 及**舌腹** facies inferior linguae 。全舌分为前后两部分。舌前 2/3 为**舌体** corpus linguae ，位于口腔内，称为舌的口部，为舌活动较大的部分。舌后 1/3 为**舌根** radix linguae ，参与咽前壁的构成，故亦称**舌的咽部**。舌根的游离面向后朝向咽部。舌根与舌体之间有“∧”字形的**界沟** sulcus terminalis ，界沟的尖端有一凹陷，称**舌盲孔** forame caecum linguae 。舌体上面的正中线有一不甚明显的矢状纵沟，称**舌正中沟** sulcus medianus linguae ，将舌分隔为左、右两半。舌上、下两面相移行的两侧缘，称**舌侧缘** margo lateralis linguae ，分别起自舌腭弓，向前则形成舌的前端即**舌尖** apex linguae 。在一般闭口状态下，舌呈扁平尖圆形，几乎充满于固有口腔，舌背向上隆起，抵于硬、软腭，舌侧缘及舌尖于牙弓和牙槽突的内面紧贴牙冠和牙龈。

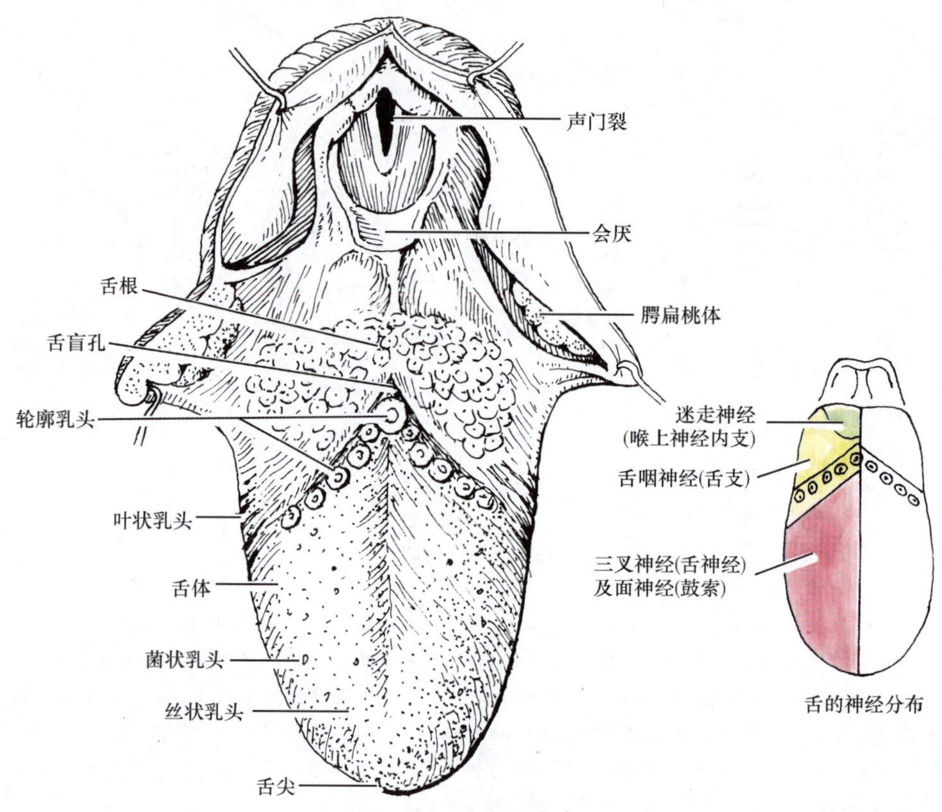

图 1-5-6 舌(背面)

> **关于甲状舌管囊肿或瘘的手术**
>
> 位于舌根与舌体间,"∧"形界沟尖端的小凹,系胚胎甲状舌管咽端的遗迹。此管如未闭合,则形成甲状舌管囊肿或瘘。在行甲状舌管囊肿或瘘切除术,如系完全性瘘时,切除应包括瘘口即相当于舌盲孔处之黏膜,然后用细肠线在黏膜下行荷包缝合,以封闭与口咽的通道。此外,在术中由助手伸示指于病人口咽部,自舌盲孔处将舌根推向手术野,可缩短创腔,以利于操作。

一、舌的组织结构

(一)黏膜

舌黏膜被覆于舌的表面。舌根部黏膜向后延续至会厌的腹侧面,向两侧反折至腭扁桃体及咽侧;舌下面的黏膜反折至口腔底,与下颌牙槽突内面的牙龈黏膜相延续。舌黏膜因部位不同,形态结构各异。

舌背黏膜较口腔其他部位的黏膜厚而稍粗涩,无黏膜下层,直接与固有膜及舌肌紧密结合,故舌背黏膜不易滑动。舌前2/3遍布乳头 papillae linguae,有以下四种:

丝状乳头 papillae filiformes 数目最多,体积甚小,呈天鹅绒状,分布于舌体的上面,司一般感觉。

菌状乳头 papillae fungiformes 较丝状乳头数为少,约150~200个,呈鲜红色小点状,分散于丝状乳头之间而稍大,多见于舌尖和舌侧缘,容易识别,有味蕾,司味觉。此外,这种乳头亦有一般感觉功能。

轮廓乳头 papillae cirum valatae 数量最少且不恒定,约10个左右,为所有四种乳头中体积最大者,沿界沟前多向前呈"V"形或"Y"形排列,偶有呈"T"形排列者。乳头周围有深沟环绕,沟内有味蕾,司味觉。

叶状乳头 papillae folialae 并非隆起于黏膜,而是4~8条呈叶片形的小黏膜皱襞,每皱襞长2~5mm。叶状乳头位于舌侧缘的后部、舌腭弓的前方,左右对称性存在,含味蕾,司味觉。

舌后1/3黏膜无乳头,但有许多结节状**舌淋巴滤**

泡 folliculi lingualis，亦称**舌扁桃体** tonsilla lingualis。

> 舌扁桃体有时呈慢性炎症可使病人感到局部不适；还有的病人竟将正常的舌扁桃体或轮廓乳头以及叶状乳头误认为癌肿，思想负担很大。医生除耐心解释外，可嘱其亲眼看看家里成员上述舌部的正常所见，以资对比，解除疑虑。

> **关于舌系带延长术**
>
> 正常舌系带为一薄阔的黏膜组织，伸展开时，呈一纵扇形，息止位时则完全平坦。靠近舌的部分呈较明显的膜样阔带状，其活动度及对舌运动的影响较大。舌系带长度不足，多属舌系带舌端附着点超前，致舌的外伸、抬高、卷舌等运动受限，从而妨碍正常发育尤其卷舌音不清以及成年人的义齿固位等。在行舌系带延长术时，须注意勿损伤深面的舌静脉等。将舌系带剪断，使舌充分抬高后，出现的菱形创面拉拢缝合或做"Z"字成形。

舌下面的黏膜薄而平滑，色泽红润，在正中线形成一条皱襞称**舌系带** frenulum linguae。其两侧各有一条平行于舌侧缘的小皱襞，其边缘有些锯齿状小突起，称**伞襞** plica fimbrinta。透过黏膜可见系带与伞襞间黏膜深处呈浅蓝色的**舌静脉** vena lingualis。在舌系带的两侧可见一对小的黏膜隆起，即**舌下肉阜** caruncula sublingualis，其顶部有颌下腺管及舌下腺大管的共同开口。舌下肉阜的两侧各有一条向外后方延伸的隆起，即**舌下襞** plica sublingualis，舌下腺即居于其下面，其小管散在开口于舌下襞。

（二）肌肉

形成舌主体的几种肌肉均为横纹肌，分为起自舌邻近的骨骼、抵止于舌内的**舌外肌** m. linguae externae与起始及抵止于舌内的**舌内肌** m. linguae internae两部分。舌内、外肌协同收缩，使舌能进行复杂而灵活的运动。

1. 舌外肌（图 1-5-7） 有舌骨舌肌、茎突舌肌、颏舌肌、舌腭肌等，这些肌肉收缩时，依肌纤维的方向变化舌的位置。

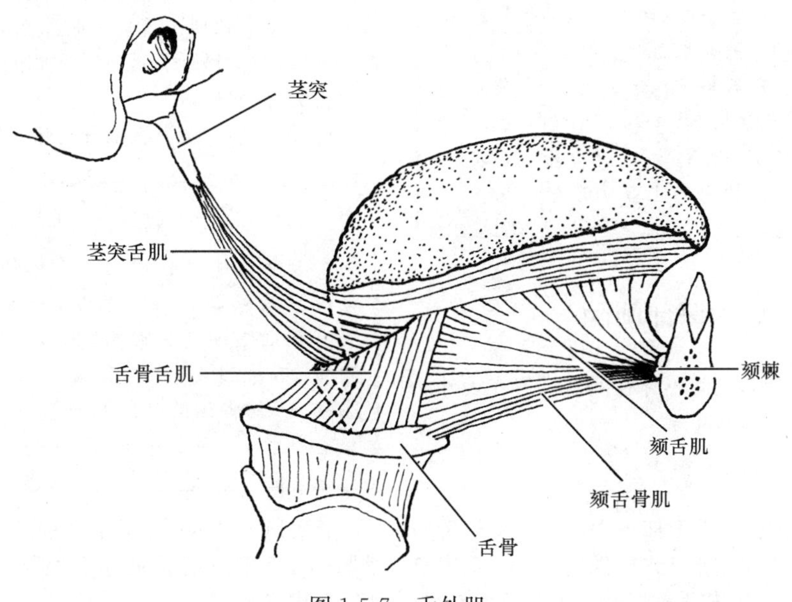

图 1-5-7 舌外肌

舌骨舌肌 m. hyoglossus 起自舌骨，经颏舌肌外侧入舌内达舌背，可牵引舌向后、舌侧缘向下。

茎突舌肌 m. styloglossus 起自茎突，于舌骨舌肌外侧沿舌侧缘向前达舌尖部。牵引舌向后上方，使舌背抬高。

颏舌肌 m. genioglossus 起自下颌骨的颏棘，向后上方呈扇状而达舌背，可牵引舌向前方突出、舌中部向下。

舌腭肌 m. palatoglossus 由舌侧缘起，向舌腭弓走行，于软腭处同对侧的同名肌结合，可使舌根部向上致咽部狭窄。

2. 舌内肌有上纵肌、下纵肌、舌横肌与舌垂直肌等，肌纤维纵横交织，收缩时可改变舌的形态，使舌变长、变狭或变短、变宽。

上纵肌 m. longitudinalis superior 纵行于舌根至舌间的舌背黏膜下，可使舌缩短。

下纵肌 m. longitudinalis inferior 靠近舌下面，纵行于颏舌肌与舌骨舌肌之间，由舌根至舌尖，可使舌缩短。

舌横肌 m. transversus linguae 起自舌中隔 septum linguae，横行至舌侧缘，在使舌幅变狭的同时可延长舌体。

舌垂直肌 m. verlicalis linguae 从舌下面向舌背走行，可使舌扁平。

外伤、肿瘤切除手术

外伤、肿瘤切除手术可造成起自骨骼的舌外肌尤其颏舌肌的附着遭到破坏(如下颌骨颏部或体部粉碎性或双发性骨折或肿瘤切除后颏部缺损)。全身深度麻醉、下颌松弛或双侧舌下神经麻痹导致舌肌瘫痪时，则舌极易后坠而压迫会厌，阻塞喉部，有引起呼吸困难甚至窒息的危险，必须予以重视，迅速采取应急措施，将下颌托起，并用开口器撬开牙列，用舌钳将舌牵引向外，并防止舌再后坠。

二、舌深部间隙

舌内肌密集交织，其间不存在间隙。但在舌外肌之间，却存在下列舌深部间隙。

(一) 颏舌肌间间隙

颏舌肌间间隙位于舌根部正中，左、右侧颏舌肌之间，正中矢状剖面呈扇形。该间隙向前通舌下肉阜间隙，间隙上部被舌中隔、舌横肌及舌上纵肌所封闭，下界止于颏舌骨肌。间隙内含较多的疏松结缔组织及少数淋巴管及淋巴结。

(二) 颏舌肌-舌骨舌肌间间隙

该间隙左右各一，位于颏舌肌与舌骨舌肌之间。间隙除含有少量疏松结缔组织及淋巴管外，还有舌动脉通行。该间隙向前通舌下间隙。

舌深部间隙由于解剖部位较深，直接外伤性感染较少，感染多系来自舌浅部借淋巴管带入，与舌扁桃体的感染关系尤为密切。

三、血　　管

舌动脉 a. lingualis 约平舌骨大角尖处，自颈外动脉前内侧壁甲状腺上动脉的稍上方分出，向上内侧走行，然后弯向下前，在舌骨舌肌的后缘，潜行该肌深面，先水平前行，然后垂直向上，经颏舌肌与舌下纵肌间，最后在舌下面迂曲向前达舌尖。舌动脉途中又发出舌背支、舌下动脉等分支，舌动脉终末支为舌深动脉。

舌背支(舌背动脉)常为 2～3 条细小分支。自舌动脉发出后，垂直上行，分布于舌根部和腭扁桃体。舌动脉在舌骨舌肌前缘处分出的舌下动脉沿口底黏膜下，前行于颏舌肌与舌下腺之间，下颌舌骨肌上面，分支供应舌下腺、口底黏膜、邻近各肌与下颌牙龈等处。终末支舌深动脉则在舌骨舌肌深面前缘转向上行，在舌下面沿颏舌肌外侧、舌系带两侧的舌黏膜下迂曲前行达舌尖部(图1-5-8)。

此外，舌后 1/3 尚有咽升动脉的分支进入。

舌　动　脉

舌动脉位于肌肉内。舌体侧部手术时，该动脉可被切断。为了暴露，将舌向前牵引，血管断端则退缩到肌肉内，出血活跃而出血点不清楚，不易钳夹。因此，需将止血钳伸入肌肉内钳夹，并将该处的肌肉连同血管断端做环形缝合结扎，以便止血彻底。

舌静脉 v. lingualis 由舌深静脉、舌背静脉及舌下静脉汇合后，隔舌骨舌肌与舌动脉平行，向后方走行而汇入颈内静脉。

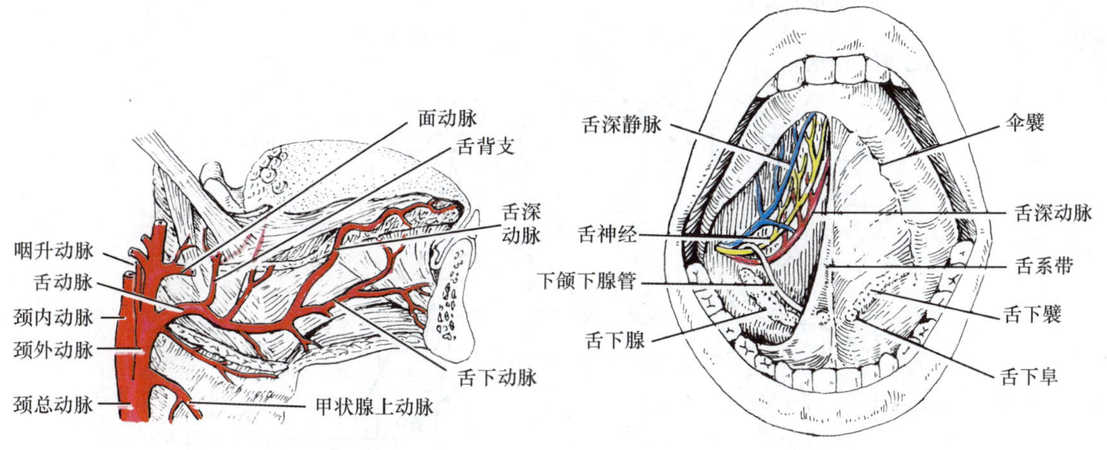

图 1-5-8 舌的血管

四、淋 巴 管

舌的淋巴管极为丰富，在黏膜下和肌层内形成淋巴网，其全部淋巴管最终汇入二腹肌后腹与肩胛舌骨肌之间颈深上淋巴结，且愈靠近舌尖的淋巴管，其注入的颈深上淋巴结所在部位愈低；愈靠近舌根部的淋巴管，注入的颈深上淋巴结所在的部位愈高。一般认为，舌后 1/3 的淋巴管注入至两侧颈深上淋巴结；舌前 2/3 外侧的淋巴管，其靠前部者至颌下淋巴结，靠后部者至颈深上淋巴结；舌尖部淋巴管大部至颏下淋巴结，另有部分至颈肩胛舌骨肌淋巴结；舌中央淋巴管注入颈深上淋巴结，亦有至颌下淋巴结，部分还可交叉至对侧(图 1-5-9，图 1-5-10)。

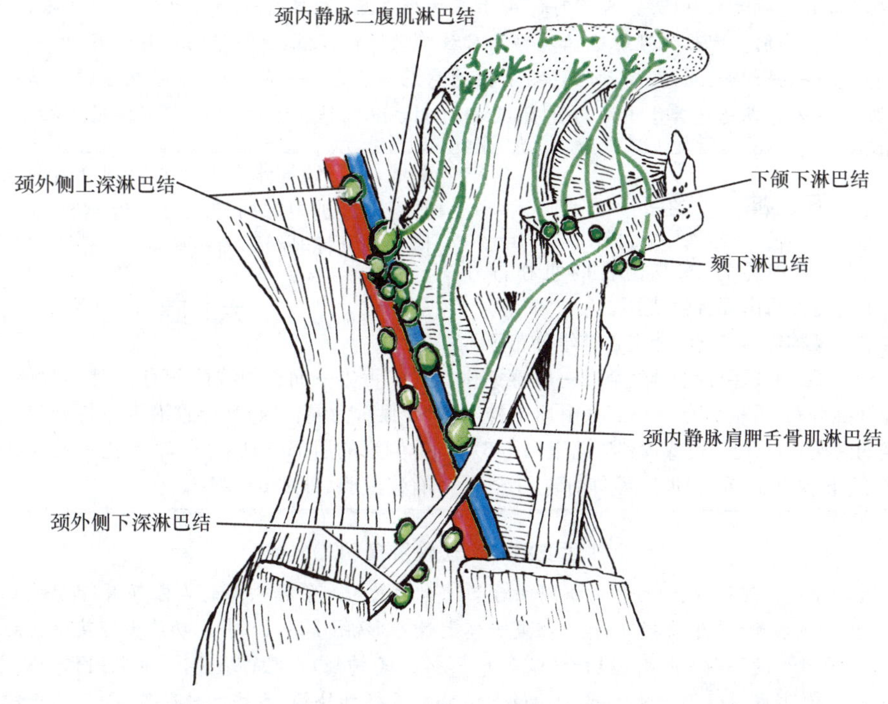

图 1-5-9 舌的淋巴

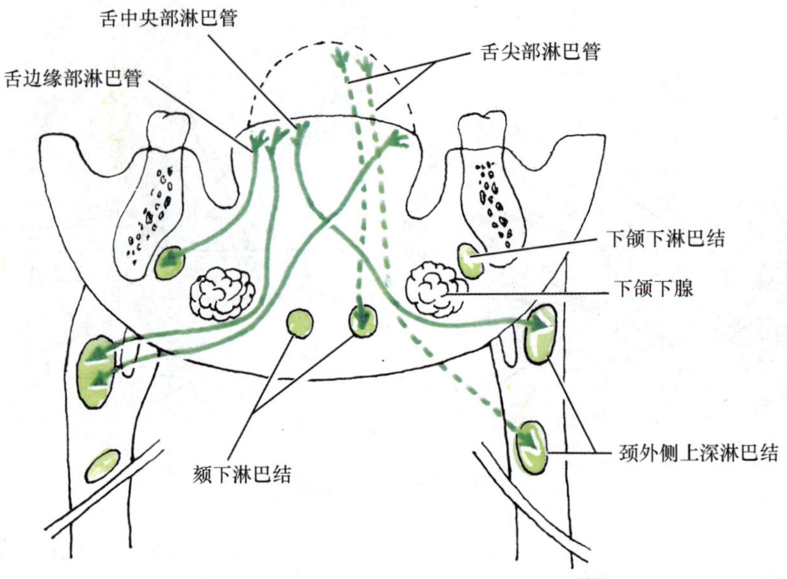

图 1-5-10 舌的淋巴引流

淋巴管和血液循环

舌的机械运动频繁，故舌癌多发生早期颈淋巴结转移。有资料记载，舌癌发生 2～3 周即可引起转移。一般认为，舌癌的颈淋巴结转移率在 40%～70%，甚至有人认为，患舌癌 7 个月以后则全部发生转移。舌癌的颈淋巴结转移常在一侧。淋巴结直径 0.5cm，临床往往查不到转移，扪不到肿大淋巴结，但并不等于没有转移；当然，触到肿大的淋巴结，也有可能由于溃疡形成后，炎症引起局部淋巴结的肿胀，而且癌转移与炎性肿胀二者的鉴别很困难。颈淋巴结转移癌对放疗敏感性较低，故多采用外科治疗，即初诊时 N1～3 的病例，同原发灶一并切除；此外，对预防性颈清扫的意见不尽完全一致，一般主张做预防性功能性颈淋巴清扫术；如发生在舌背或越过舌体中线的舌癌，可向对侧颈淋巴结转移，亦可做双颈淋巴清扫术。

五、神　　经

运动神经以舌下神经为主，支配舌内肌和舌外肌，而舌腭肌和茎突舌肌由面神经支配。

感觉神经有三叉神经第三支的分支舌神经分布至舌体，舌根大部分(后部的 1/3)由舌咽神经兼有一般感觉和味觉两种神经纤维分布；舌根只有一小部分由迷走神经分支喉上神经的内支分布，司一般感觉和味觉(图 1-5-6)。

舌神经在颌下腺及颌舌骨肌上面向前走行至舌侧缘，在下颌骨体中央部的内侧分出多支入舌体。该神经在经过中同面神经分支鼓索神经结合，之后，则接受味觉神经纤维而司味觉。

六、腺　　体

舌尖下面正中线两侧有一对小腺体(Blandin-Nuhn 腺)，为混合腺，其导管沿舌系带开口。舌根部及舌外侧缘的后部有黏液腺；轮廓乳头及叶状乳头的沟底有浆液腺，即Ebner 腺。

舌侧缘中部恶性肿瘤(T2)

病灶扩大切除后出现的缺损，可形成以同侧舌动脉舌背支为血管蒂供血的舌根部滑行舌瓣 sliding posterior tongue flap，向前推进，消除缺损创面，以恢复舌体大致外形(图 1-5-11)，并在功能上可获得良好效果。

反之，一侧舌根部的早期恶性肿瘤切除(保全舌下神经、舌神经)出现的缺损，亦可采用供应舌前 2/3 的舌深动脉等为血管蒂，形成后退舌瓣 setback tongue flap 修复舌根部缺损，方法比较简便，手术亦一次完成，且可收到较好效果。

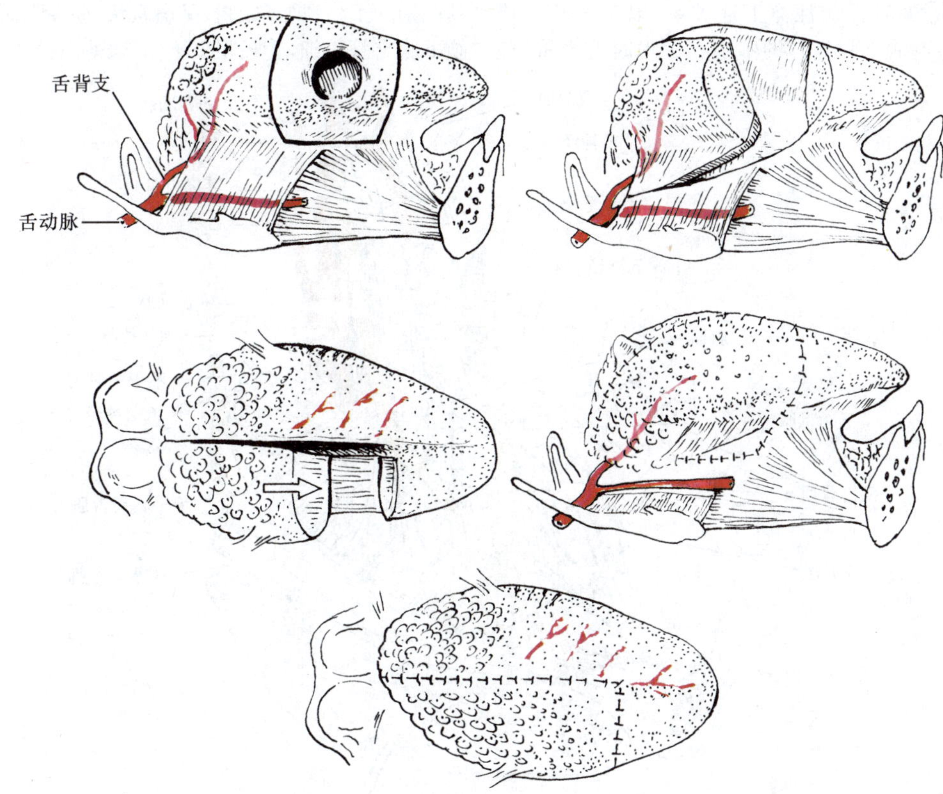

图 1-5-11 以舌背支为血管蒂的舌根部滑行舌瓣修复舌侧缘中部缺损

第三节 舌 下 部

一、境 界

舌下部(sublingual region)**或舌下间隙**位于舌和口底黏膜之下、下颌舌骨肌与舌骨舌肌之上,前部及两侧为下颌体的内侧面,后部止于舌根。由起自下颌骨颏棘的颏舌肌和颏舌骨肌将其分为左右两半,二者前端在舌下肉阜深面彼此相通,其后端借下颌舌骨肌与舌骨舌肌之间的裂隙,连通颌下间隙。

二、标 志

当舌向上方翘时,舌系带两侧的口底黏膜上各有一小突起,称**舌下肉阜**,为颌下腺导管及舌下腺大管的共同开口。舌下肉阜两侧各有一条向后外斜行的舌下襞,为舌下腺小管的开口部位,也是颌下腺导管的表面标志。舌系带矫正术切断舌系带时,应注意勿损伤上述腺管口及其附近血管、神经。

三、舌下部的结构

在口底黏膜深面,从两侧向中线排列有下列重要结构(图 1-5-12):

(一) 舌下腺及颌下腺深部

舌下腺是三对大唾液腺中之最小者,长约 5cm,由蜂窝组织鞘包绕,易与腺体分离。该腺前端与对侧舌下腺相接触,后端与颌下腺的深部相邻,外侧为下颌骨的舌下腺窝,舌下腺内侧面与颏舌肌之间有颌下腺导管、舌神经、舌深动静脉、舌下动脉及舌下神经等结构。

(二) 颌下腺导管及舌神经

颌下腺导管由后向前贯穿舌下间隙,开口于舌下肉阜。舌神经在舌骨舌肌的前缘处绕颌下腺导管外下至其内侧向舌侧行进。舌神经与颌下腺导管交叉的部位多位于下颌第二磨牙舌侧的下方,少数位于下颌第一、三磨牙和第二双尖牙舌侧的下方。因此,在舌下襞与牙槽缘做切口时，应注意上述关系，以免伤及舌神经。舌神经与颌下腺导管的鉴别在手术时甚为重要，其区别如下：舌神经较粗，呈扁索状，韧性强而有光泽；颌下腺导管较细，管径粗细不匀，较薄而松软。

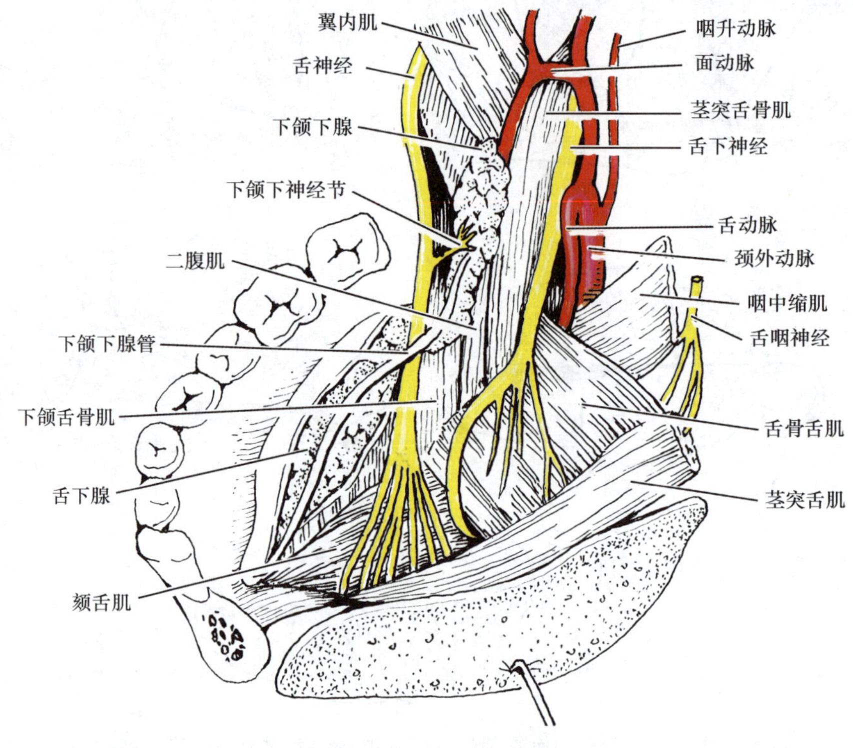

图 1-5-12　舌下部结构

（三）舌深动、静脉

舌深动脉为舌动脉的终支，循舌骨舌肌前缘上行，遂转向前，偕舌神经至舌尖。

舌深静脉发自舌尖，经舌腹黏膜下层，后行至舌下部，越过颌下腺导管的上方，在舌骨舌肌前缘与舌下静脉并合成舌下神经伴行静脉，伴随舌下神经向后注入舌静脉。

（四）舌下动脉

舌下动脉是舌动脉的重要分支。在舌骨舌肌前缘处由舌动脉发出，前行于颏舌肌与舌下腺之间及下颌舌骨肌的上面，分支供应舌下腺、口底黏膜、邻近各肌与下颌牙龈等处。舌下动脉穿过下颌舌骨肌与颌外动脉的颏下动脉吻合。有时舌下动脉缺如，即由颏下动脉的穿支代替，这种变异有一定的临床意义。舌下动脉有时在双尖牙区或第一磨牙区，紧靠黏膜。当使用锐器不慎损伤口底黏膜时，可累及舌下动脉而导致严重出血。此动脉若为变异的舌下动脉，则结扎舌动脉将不能止血。

舌下部诸结构若按上下关系，又可分为上下两层：上层有颌下腺导管、舌神经及舌深静脉，下层为舌下动脉及舌下神经。

（五）舌下神经

舌下神经越过舌骨舌肌浅面时，发出分支布于舌外诸肌，至舌骨舌肌前缘时即深入舌内，布于舌内诸肌。在舌下神经附近，有舌下神经伴行静脉。由于舌下神经位于舌下部的后下部，且表面有一层筋膜覆盖，故舌下腺手术时，一般不易伤及。

四、舌下间隙

舌下部又称舌下间隙，该间隙一般又可分为舌下肉阜间隙和颌舌沟间隙。

（一）舌下肉阜间隙

舌下肉阜间隙略呈三角形，上界为舌尖正中下方的口底黏膜，前界为下颌骨体正中内侧面，后下界为颏舌肌。该间隙向两侧通颌舌沟间隙。

（二）颌舌沟间隙

颌舌沟间隙上界为口底黏膜，下界为下颌舌骨肌与舌骨舌肌，外界为下颌舌骨线以上的下颌舌骨体内侧面，内侧界为颏舌肌和颏舌骨肌。舌下部内的重要结构均位于颌舌沟间隙内。颌舌沟间隙前通舌下肉阜间隙，后连颌下间隙，向后上通翼下颌间隙，向后内通咽旁间隙，成为炎症蔓延的途径。由于下颌前牙及第一双尖牙的根尖位于下颌舌骨线的上方，因此，上述诸牙的骨膜下脓肿可侵入舌下间隙。下颌磨牙，尤其是下颌第三磨牙的舌侧骨板较薄，牙源性的感染可通过破坏下颌舌侧骨板直接侵入舌下间隙。

第六章　耳鼻咽喉

第一节　耳　　部

耳部即**前庭蜗器** organum vestibulocochleare（位听器），是司听觉和平衡觉的器官，包括外耳、中耳和内耳三部分。听觉感受器接受声波振动，引起内耳基底膜振动，刺激蜗神经产生神经冲动，传入听中枢而产生听觉。平衡感受器接受头位、体位，重力变化及运动速度的刺激，通过前庭神经将冲动传入中枢，引起眼外肌、随意肌以及有关内脏的相应反射，借以保持身体在动态和静态中的姿势平衡（图1-6-1）。

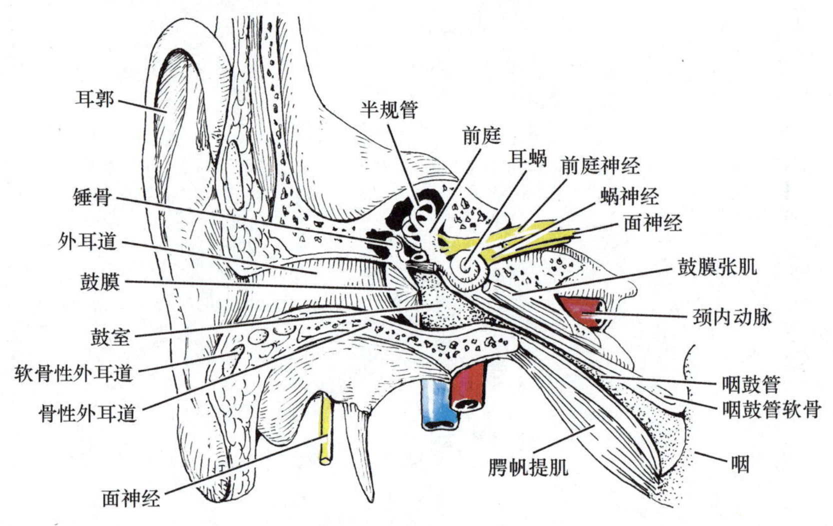

图 1-6-1　前庭蜗器

一、外　　耳

外耳 auris externa 包括耳郭和外耳道，内以鼓膜为界。

（一）耳郭

耳郭 auricula 附于颅骨侧面，位于颞颌关节后方及乳突前方，在眼和枕外结节的连线上，是漏斗型，由耳郭皮肤、软骨、韧带及耳郭肌等构成。

耳郭的形态：耳郭可分前外侧面和后内侧面。外侧面的游离缘卷曲称**耳轮** helix，其前上方位于外耳道口上方的一段称**耳轮脚** crus helicis，后上方有一小结节称**耳郭结节** tuberculum auriculae，在耳轮的前上方有与其平行的弧形隆起称**对耳轮** anthelix，其上端分叉称对**耳轮脚** crura anthelicis，脚间的凹陷部分称三**角窝** fossa triangularis。耳轮与对耳轮之间有一狭窄而弯曲的凹沟称**耳舟** scapha。对耳轮前方的深凹称**耳甲** concha auriculae，它被耳轮脚分为上下两部，上部称**耳甲艇** cymba conchae，下部称**耳甲腔** cavitas conchae。耳甲的前方有一突起遮盖外耳道口称**耳屏** tragus，耳屏对侧有一突起称**对耳屏** antitragus。耳屏和对耳屏之间有**耳屏间切迹** incisura intertragica。对耳屏下方无软骨部称**耳垂** lobulus auriculae（图1-6-2）。

后内侧面一部直接与头侧部相接，此面与前外侧面凹凸相适应，即对向耳舟、耳甲、三角窝者，分别称**耳舟隆起** eminentia scapha、**耳甲隆起** eminentia

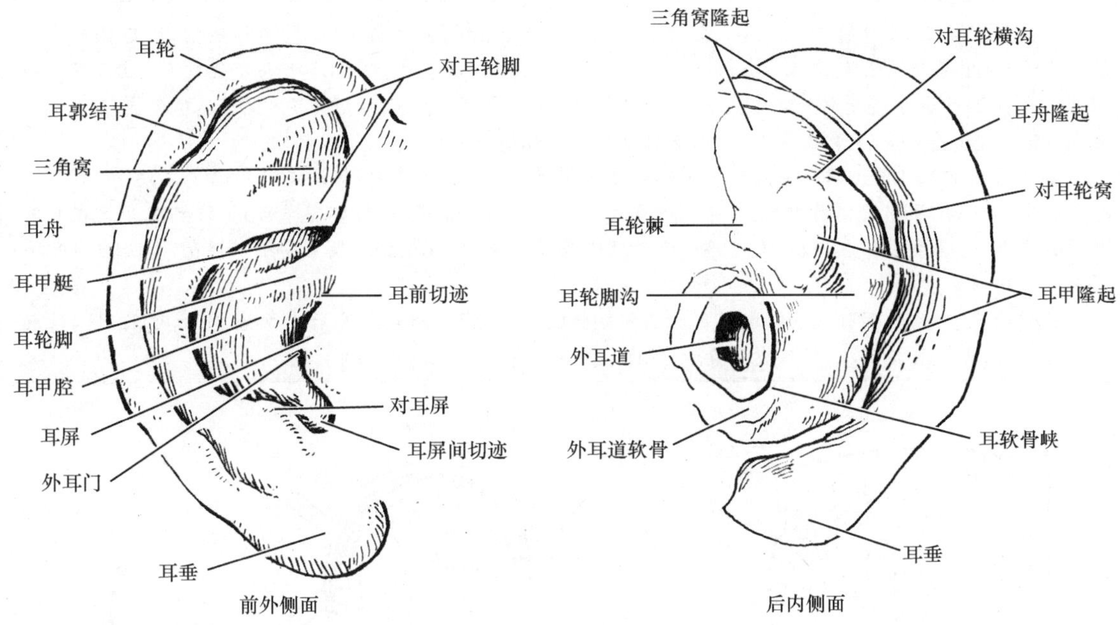

图 1-6-2 耳郭

conchae 和**三角窝隆起** eminentia fossae triangularis。对向对耳轮、对耳轮下脚和耳轮脚者，则分别称为对**耳轮窝** fossa antilicis、对**耳轮横沟** sulcus anthelicis transversus 和**耳轮脚沟** sulcus cruris helicis（图1-6-2，图 1-6-3）。对耳轮横沟和耳轮脚沟被埋入与侧部相接的部分中。

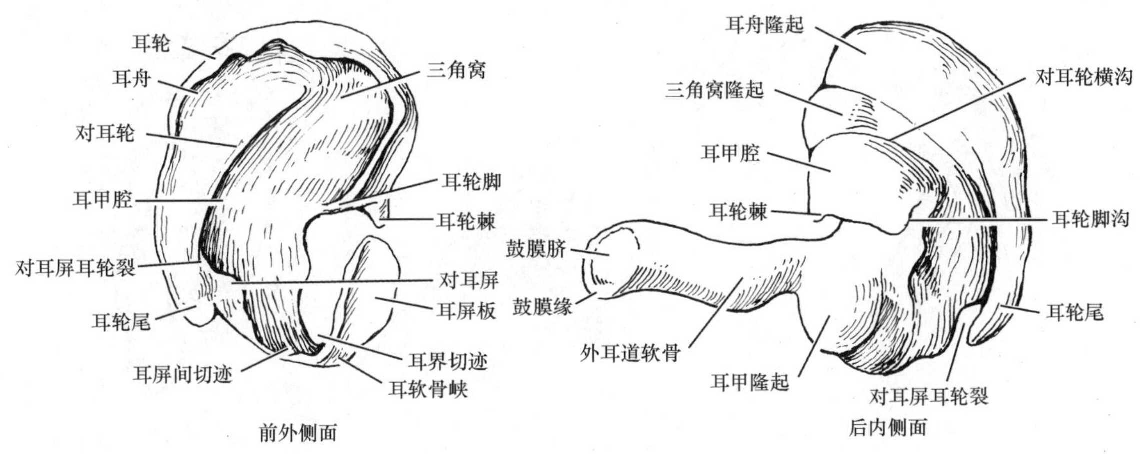

图 1-6-3 耳郭软骨

耳郭软骨 cartilago auriculae 是一不规则的单块弹性软骨。其构成形状与耳郭相似，耳垂无软骨，另在耳轮与耳屏之间有裂隙，由致密结缔组织封闭，在耳轮脚上端有一小软骨突起称**耳轮棘** spina helicis。耳屏与耳轮脚之间有一切迹称**耳前切迹** incisura helicis。耳轮下端有一小突起称**耳轮尾** cauda helicis。耳轮尾与对耳屏借**对耳屏耳轮裂**fissura antitragohelicina 分开。耳郭软骨与外耳道软骨相接处称**耳界切迹** incisura terminalis auris，此切迹与屏间切迹之间的狭窄区称**耳软骨峡** isthmus cartilaginis auris。耳屏软骨称**耳屏板** lamina tragi，呈长方形软骨板，在外耳道入口前部、内侧与外耳道软骨相连，常在中耳手术中切取一块耳屏板作为鼓室成形或填塞咽鼓管用（图1-6-3）。

耳郭由于其暴露于外的特点，常易引起外伤、撕裂和切断，又由于皮肤与深层软骨粘连较紧，且皮下组织少，故外伤所致的出血不易吸收，易形成血肿。皮肤较薄，血管位置比较表浅、细小，冬天易发生冻疮。由于各种原因造成的感染、肿胀时，感觉神经末梢受压，产生剧痛。由于暴露于外界各种刺激，可发生各类角化症、基底细胞癌或鳞状上皮细胞癌等，应予以早期及足够范围的手术切除，避免丑形。

耳郭前面常无任何诱因会突然自发出现浆液性囊肿，中国人男性多见，该疾病命名尚不统一，有耳郭软骨膜炎、局限性耳郭软骨间积液、耳郭假性囊肿等。卜国铉等报道，根据病理学研究，该病变开始在耳郭软骨的内部，为含浆液的囊状物，囊壁为退化的软骨和纤维组织，并无分泌性上皮组织存在，故提出应称为耳郭软骨内假性囊肿。

软骨膜炎、灼伤和因肿瘤切除术引起的耳郭缺损较大，不能用断端或耳后皮瓣修复时，可采用病人肋软骨一块，雕刻成耳轮形状，植入皮下囊袋中，形成耳郭(图 1-6-4)。

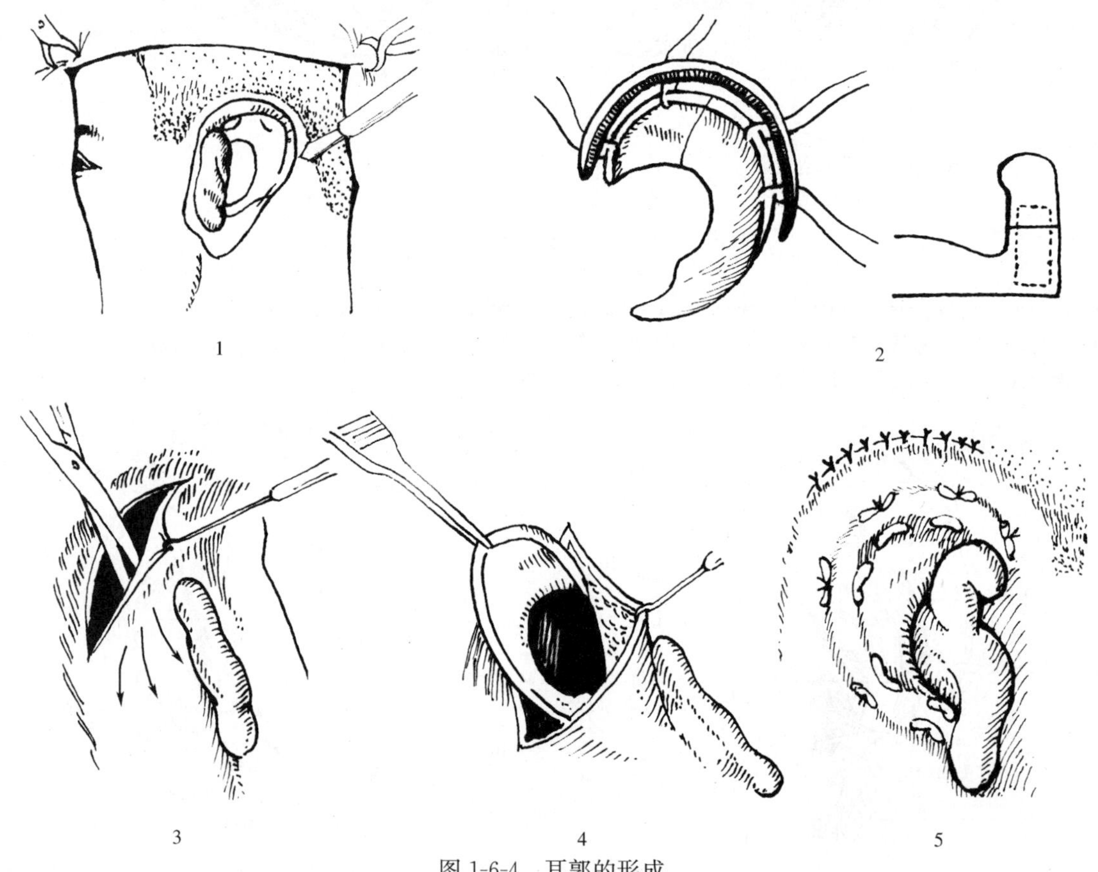

图 1-6-4　耳郭的形成

1. 从健耳制作胶片模型置于患耳处，在皮肤上画线；2. 用肋软骨制作的支架及雕刻出耳轮隆起；3. 切开并分离皮肤呈囊袋形；4. 将软骨支架置入皮肤下囊袋内；5. 丝线缝合，纱布垫缝压，做出耳郭外形

耳郭韧带 lig. auricularia 可分为两类：一是将耳郭连接颞骨的外部韧带；另一是连接整个软骨各部位的内部韧带。外部韧带有二，一为**耳郭前韧带** lig. auriculare anterius，自耳屏和耳轮棘到颧突根部；另一为**耳郭后韧带** lig. auriculare posterius，自耳甲后表面到乳突的侧面。内部韧带主要也有二，一为韧性纤维束，自耳屏到耳轮的耳屏耳轮韧带；另一为自耳轮到耳轮尾的耳轮耳轮尾韧带。

耳郭肌 m. usculi auticulares 可分为两类：一是起自颅骨和头皮，止于耳郭软骨的耳郭外肌，另一是起止于耳郭软骨本身的耳郭内肌。耳郭外肌有三：**耳前肌** m. auricularis anterior、**耳上肌** m. auricularis superior

和**耳后肌** m. auricularis posterior。人类耳郭外肌已退化，活动范围很小，因此，人耳几乎不能活动。耳郭内肌有**耳轮大肌** m. helicis major、**耳轮小肌** m. helicis minor、**耳屏肌**m. tragicus、**对耳屏肌** m. antitragicus、**耳郭横肌** m. transversus auriculae 和**耳郭斜肌** m. obliquus auriculae 等，这些小肌的作用甚微（图1-6-5）。

感觉神经 n. sensorius：耳郭和外耳道的感觉神经来自三叉神经、面神经、迷走神经和第三颈神经（图1-6-6）。

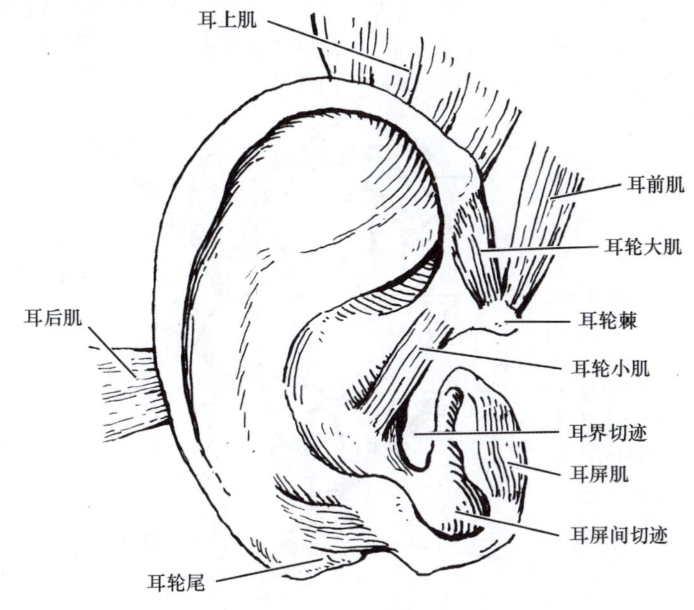

图 1-6-5　耳郭肌

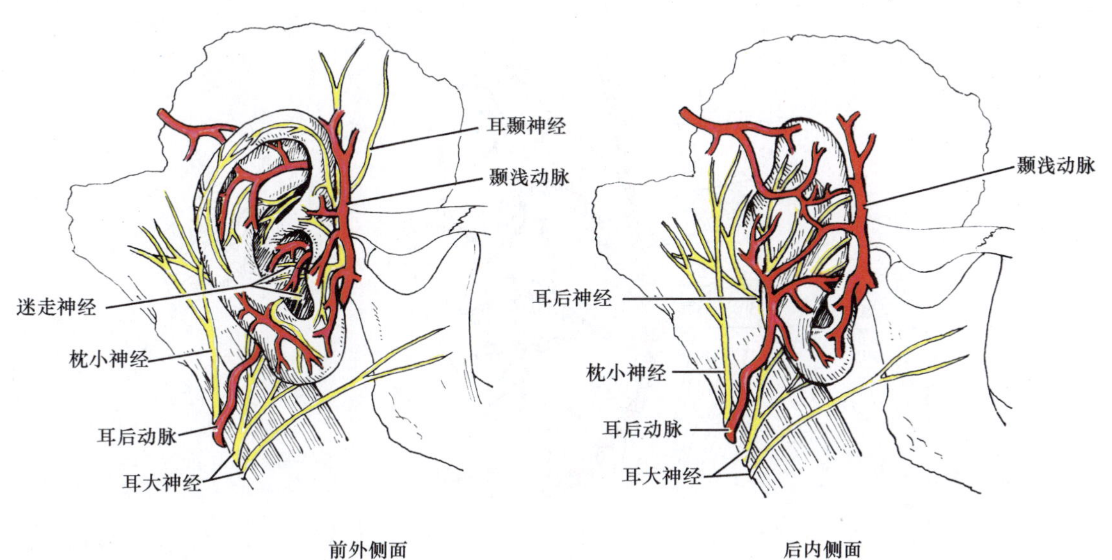

图 1-6-6　外耳的神经和血管

耳大神经 n. auricularis magnus(C_3)绕过胸锁乳突肌后缘，沿颈侧部垂直上升，供应乳突和耳郭两面皮肤。**耳颞神经** n. auriculotemporalis 来自三叉神经（Ⅴ）下颌支，从下颌窝深部到软骨性外耳道的下颌窝侧。其分出两小支，经过软骨性和骨性外耳道前壁之间，供应外耳道皮肤和鼓膜。其后，耳颞神经在耳郭前方与颞浅动脉伴行，供应耳郭前部和颞部皮肤。**迷走神经耳支** ramus auricularis（Ⅹ）经过颈内静脉球窝到面神经骨管垂直部，与面神经一同穿出茎乳孔，露出后向外侧弯，在乳突前表面向上，供应外耳道底和耳郭一小部分。**面神经耳支** ramus auricularis（Ⅶ）在面神经出茎乳孔后发出，沿耳郭根后内侧面上行，除发出运动支外，亦发前穿支至耳郭外侧面的皮肤。

外耳的血管：外耳的血供部分来自**耳后动脉** a. auricularis posterior，为颈外动脉一分支。此动脉在乳突前面上行，供应乳突的骨部和耳郭后面皮肤，也供应耳郭前面皮肤，并分出**茎乳动脉** a. stylomastoidea 进入面神经管。**颞浅动脉** a. tymparalis superficialis 为颈外动脉的另一分支，从此又分出 3～4 个小支向后水平行走，参与外耳道和耳郭的血液供给。伴随这些动脉的静脉流注到颈外静脉或面总静脉，然后注入颈内静脉（图 1-6-7）。

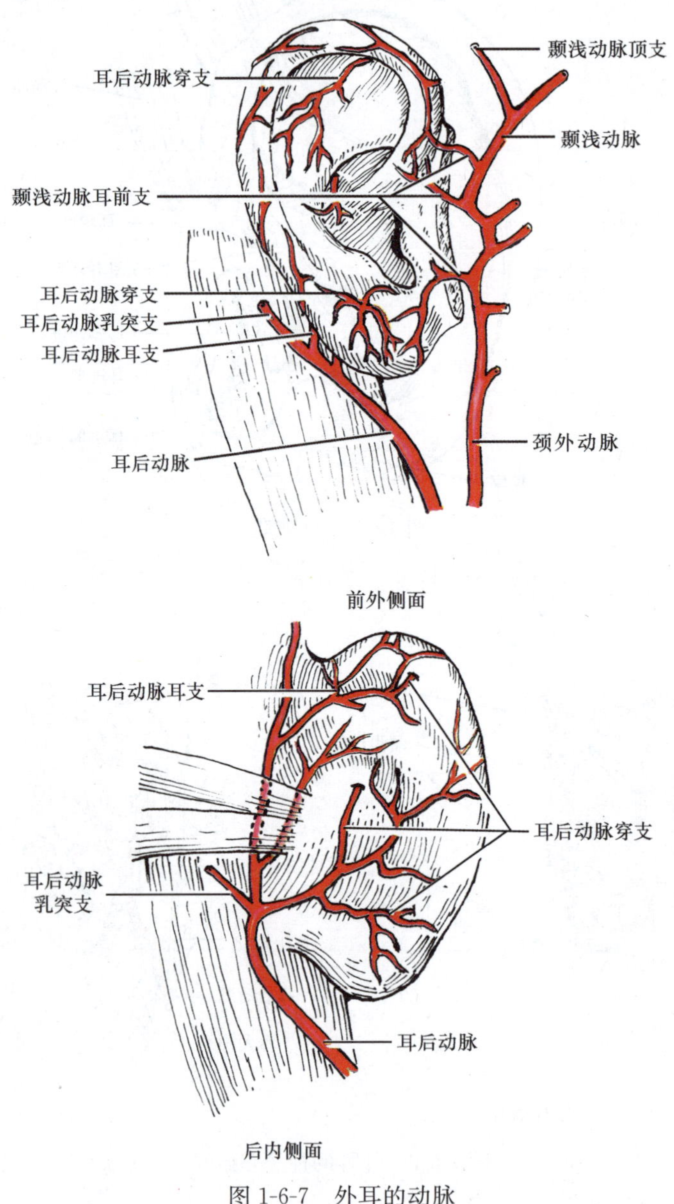

图 1-6-7 外耳的动脉

耳畸形(malformation)

耳郭自第一腮弓和第二腮弓发生,外耳边为第一腮沟深陷所形成,听小骨也来自第一和第二腮弓,因而属先天性畸形。常是耳郭畸形伴有外耳道闭锁、骨性锤、砧骨融合。镫骨足板为双重起源,故多正常。这种畸形引起传导性耳聋,常由耳科医生行外耳道和鼓室成形,后期由整形外科医生和耳科医生共同行全耳郭再造。近年来,由于我国耳科临床的发展,已有全耳郭二期或一期再造术及同期行耳道、鼓室成形术的报道,取得良好效果。而全耳郭再造术和鼓室成形术,是耳科和整形外科领域内的难题之一。下面仅就耳郭再造进行讨论,而鼓室成形在中耳一节中叙述。

自 Gilleis(1920)移植自体肋骨成形以来屡有改进,特别是 Tanzer 和 Converse(1963)采用自体肋软骨精工雕刻和术式改良,Converse 将全耳郭再造分四期进行:第一期切取肋软骨雕形后,植于再造处皮下;第二期竖起耳郭,耳后植皮,做成耳垂;第三期重建耳屏和外耳道;第四期重建耳甲(图 1-6-4,图 1-6-8,图1-6-9)。郭志祥采用 Converse 法报道 18 例,后又采用 Converse 改良法报道 41 例,耳郭外形基本满意。耳郭由较薄软骨和凸凹不平的软骨组成,富于弹性,且前面皮肤紧贴软骨面,修复中很难得到理想材料。目前,采用自体肋软骨是比较理想的耳郭支架结构,而全耳郭再造仍存在着问题,耳郭再造外形常不够满意。为了雕刻好外形,应取足够大的肋软骨(第 8、9 肋软骨),主要外形为耳轮,用肋软骨条雕成耳轮和对耳轮,缝合于耳轮位置上,使形成耳轮隆起,是耳郭形态再造的关键。竖起耳郭要与头侧面保持约 35°角,因为正常耳郭与头颅侧面构成 30°角(从正面观)。竖起耳郭,其背面及乳突的缺皮区创面,移植中厚皮片,收缩性较小。局部血供很重要,特别是一期法耳郭再造能否成活的关键。已如前述,耳郭供血主要来自颞浅动脉和耳后动脉。耳后动脉在小耳软骨的深面自下向上,并向后发出许多细长水平分支,分别进入乳突区毛囊周围的血管网及皮下组织层。在小耳上方有数个耳后动脉细长分支与颞浅动脉相通止于此,故耳后动脉是再造耳的主要供血者,静脉主要为颞浅静脉。在切开乳突部骨膜时,应在耳后动脉和颞浅动脉分支之间进行,以保护此区域的动静脉。

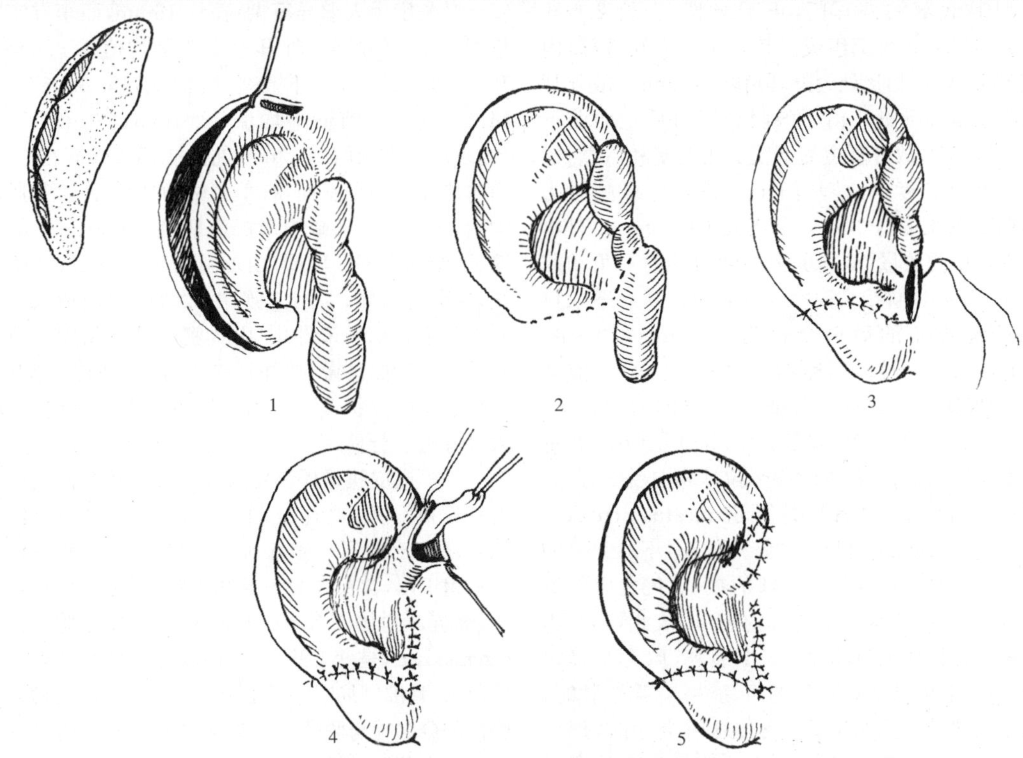

图 1-6-8 竖起耳郭做成耳垂及耳轮脚

1. 沿耳轮后缘切开皮肤,使耳郭竖起,创面移植中厚皮片;2. 利用残余耳作耳垂的切线;3. 做成耳垂;4. 切开残耳上方软骨做耳轮脚,分离软骨;5. 做成耳轮脚

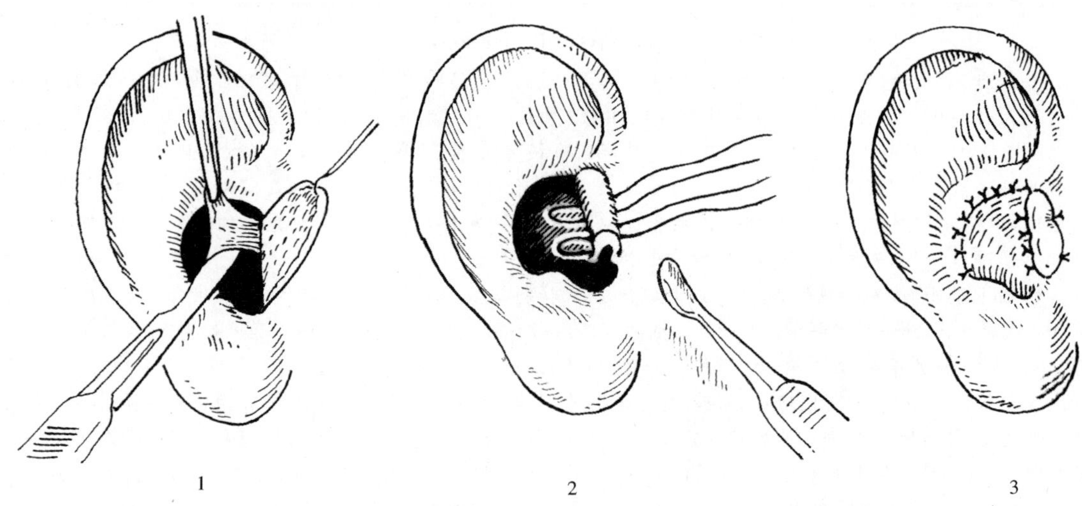

图 1-6-9 耳屏的形成

1. 分离前方基底皮瓣切除皮下组织；2. 将皮瓣向前折叠，并用1块软骨做耳屏；
3. 用移植皮瓣覆盖创面

（二）外耳道

外耳道 meatus acusticus externus 的形态：外耳道起自耳甲腔底部的外耳门，止于鼓膜，全长 2.5～3.5cm，由骨部和软骨部组成。其外 1/3 为软骨部，内 2/3 为骨部。两部相接处为**外耳道峡** isthmus，故外耳道异物常停留在此处。由于鼓膜位置自后上向前下方倾斜 45°～55°，故外耳道的下壁要比上壁和后壁长。外耳道后上壁长度，自外耳门至鼓膜后上缘测量为 2.5cm，前下壁长度约 3.1cm，两者相差约 6mm。日本人外耳道全长的测量：从耳屏尖端到内端前下角的前壁全长 37.4mm（西村）、35.28mm（岩田）；从后壁入口到内端的前下角的后壁全长为 26.6mm（西村）、26.25mm（岩田）。外耳道略弯曲，外段初向内、前而微向上，中段则向内、向后，内段则向内、向前而微下。故当检查外耳道、鼓膜时，应牵引耳郭向后上方。儿童的外耳道较短而平直，检查时应牵拉耳郭向后下方。

外耳道的构造：**软骨性外耳道** meatus acusticus externus cartilagineus 由弹性软骨构成，但不成完整的管道，仅前、下壁有软骨，后、上壁的缺口，代之以纤维性弹性组织，故在耳科手术的耳内切口，从此切入，不伤及软骨。软骨性前壁有 2～3 个裂隙，内含结缔组织，故在临床上可以增加耳郭的可动性；腮腺脓肿时，脓液可经此裂隙侵入外耳道，或外耳道炎症时，偶尔可经此侵入腮腺。外耳道软骨的外端与耳郭软骨直接相连续，内端以致密纤维组织与颞骨外耳门周缘相连接。

骨性外耳道 meatus acusticus externus osseus 其外侧端为外耳门，内侧端到鼓沟，其断面呈椭圆形的短管。其长度个人差异很大，长约 16mm，而李宝实等测量国人 100 例颅骨，外耳道上壁平均值 17.5mm（左）和 13.6 mm（右）；下壁平均值为 15.4mm（左）和 14.6mm（右）；前壁平均值 15.1mm（左）和 15.3mm（右）；后壁平均值 15.7mm（左）和 15.9mm（右）。外耳道内侧端小而呈斜面，有不完整的鼓膜环沟，鼓膜嵌入沟内，沟的前上部缺损形成鼓切迹。外耳道骨部的前壁、下壁和大部分后壁，由颞骨鼓部所形成，在胎儿时期，仅存有鼓环。后上壁则由颞骨鳞部所形成。初生儿外耳道骨部尚未骨化，由致密的结缔组织构成。婴儿外耳道弯曲甚微，故外耳道浅而直，但上下壁几乎贴在一起呈裂隙状，故当检查时，应牵引耳垂向下，以开大外耳道进行检查。

外耳道皮肤是耳郭皮肤的延续。软骨部皮肤较厚与软骨和骨膜紧密连接，不易移动，同时感觉神经末梢丰富，所以发生外耳道疖肿时，疼痛显著。软骨皮肤的皮下组织内，含有许多细毛和皮脂腺，至骨部耳毛则短小、细疏。此皮下组织中还分布有**耵聍腺** glandulae ceruminosae，是变态的汗腺，在软骨部分布较丰富而且广泛，在骨部则局限于后上壁一小部分。耵聍腺分泌脂肪性的分泌物与脱落上皮形成耵聍。外耳道内侧端皮肤明显变薄构成鼓膜外层。

外耳道与周围关系，前壁内侧部分与下颌关节相邻,部分以软骨部相隔,前壁外侧部分与腮腺相邻,故以手指触外耳道壁可感知下颌关节的活动,这种活动被认为有助于外耳道耵聍的自然排除。软骨部前下壁有2～3个裂隙,当外耳道与腮腺发生炎症时有相互传播的可能,故外耳道炎症或疖肿时,可在下颌关节活动时引起疼痛。外耳道深部上壁、后上壁分别与上鼓室和鼓窦有关系。在慢性胆脂瘤性中耳炎时,可侵犯此处骨板,引起外耳道后上壁下陷。

外耳道感染和耵聍

外耳道软骨部皮肤的毛囊或皮脂腺,易被葡萄球菌等感染,发生疖肿,引起剧痛。外耳道皮肤感染时常有黏液脓性渗出物,引起弥漫性外耳道炎。在外耳道炎中,各种真菌性外耳道炎常难以治愈。Mugliston对1万余例病人做了微生物学检验,结果有8.7%为真菌感染的外耳道炎,但初诊误为外耳道炎者占61.5%。多见者为曲霉菌,其在37℃时繁衍最快,外耳道内1/3部位温度适宜。由于长期误用抗生素,不利于治疗。Kopstein报道宜彻底清洗外耳道,去除脱落的表皮,然后吹入磺胺粉剂,一般可一次可愈,效果良好。

外耳道软骨部耵聍腺 glandulae ceruminosae 常因分泌过盛引起**耵聍栓塞** impected cerumen,可有腺样结构的肿瘤发生自耵聍腺。关于耵聍腺已引起重视,因为临床上报道不少**耵聍腺癌** tumors of ceruminous glands,由于局部切除后易再发或远位转移;还有报道名为**囊性腺样上皮癌** adenoid cystic carcinoma,危及病人生命。目前,有关耵聍腺的研究认为,此腺属于由大汗腺转化而来,分干、湿两型,是由遗传基因决定的,而且在群体中发现亚洲黄种人(中国人、日本人、朝鲜人等)干性耵聍占90%～96%,而白人、黑人的则以湿性者多。方惠泰报道国人干性耵聍占94.42%,而湿性者占5.58%,93.03%的腋臭病人属湿性耵聍。据报道,欧洲人中湿性耵聍占大多数,动脉硬化症也较亚洲人为高。耵聍腺肿瘤应按具有恶性倾向的手术原则处理,即使是耵聍腺瘤亦应如此。肿瘤仅局限于外耳道软骨部和骨部后壁者,可从耳内及耳道环形切口进入,切除所有外耳道软组织,切除外耳道前后壁骨质,包括部分下壁骨质,如果侵及较深,可酌情除掉鼓膜及锤、砧骨;如侵及软骨部前壁,肿瘤可能通过**软骨间隙** Santorini切迹侵犯腮腺,故除切除外耳道软组织外,还应将腮腺、耳前淋巴结、耳道骨质适当切除,如深部也有侵犯,应同口腔科医生共同处理关节窝和髁状突;如肿瘤超出外耳道侵犯腮腺、耳郭者,在切除腮腺、受侵犯耳郭和下颌关节窝后,方可行乳突根治术,遇到中耳乳突受累者,应行颞骨切除术。

二、中　　耳

中耳 auris media 包括鼓室、咽鼓管、鼓窦和乳突小房等,为一连续而不规则的腔隙结构。鼓室位于颞骨内,介于外耳道与内耳之间,向外借鼓膜与外耳道为界;向内借前庭窗、蜗窗与内耳腔隙相隔;向后经鼓窦与乳突小房连通;向前内下方借咽鼓管与咽部相通。空气自咽部经咽鼓管进入鼓室,使鼓室内的气压与外界大气压保持平衡,为声音传导的主要部分。

(一) 鼓室

鼓室 cavitas tympanica 为六壁而不规则的腔隙,由颞骨岩部、颞鳞部、鼓部及鼓膜围成。

1. 鼓室的六壁　为外、内、上、下、前、后壁(图1-6-10),与周围结构有重要连属,分述如下:

(1) 外壁:又称**鼓膜壁** paries membranaceus,主要由鼓膜构成,其上方由颞骨鳞部及其下方颞骨鼓部向下弯转的部分形成,鼓膜上方骨壁即上鼓室的外壁,又称**盾板** tympanic scatum。

鼓膜 membrana tympani 将鼓室与外耳道隔开,薄而半透明,近乎椭圆形,其位置倾斜与外耳道底形成约55°角。其最长径是向下、向前,为9～10mm;最短径8～9mm。据报道,国人尸体上发现个别也有直角者,而新生儿约成35°角。鼓膜紧张部中层周边形成纤维软骨环镶嵌于鼓沟中,为**紧张部** pars tensa;在**鼓切迹** incisura tympanica 又称Rivini切迹有5mm无鼓沟。鼓膜即附着于颞骨鳞部,为**松弛部** pars flaccida(图1-6-11)。

鼓膜的结构:鼓膜由三层组织组成。外层为表皮层,中层为纤维层,内为黏膜层。表皮层来自外耳道皮肤,为复层鳞状上皮,此层很薄,为50～60μm,表面有薄层角化细胞。纤维层多由致密胶质纤维构成,可分两层,浅层为放射状纤维,从锤骨柄向周围放射;深层为环状纤维,近鼓膜周边部较丰富。黏膜层为鼓室黏膜的延续部分,一般为单层扁平上皮,厚仅20～40μm。

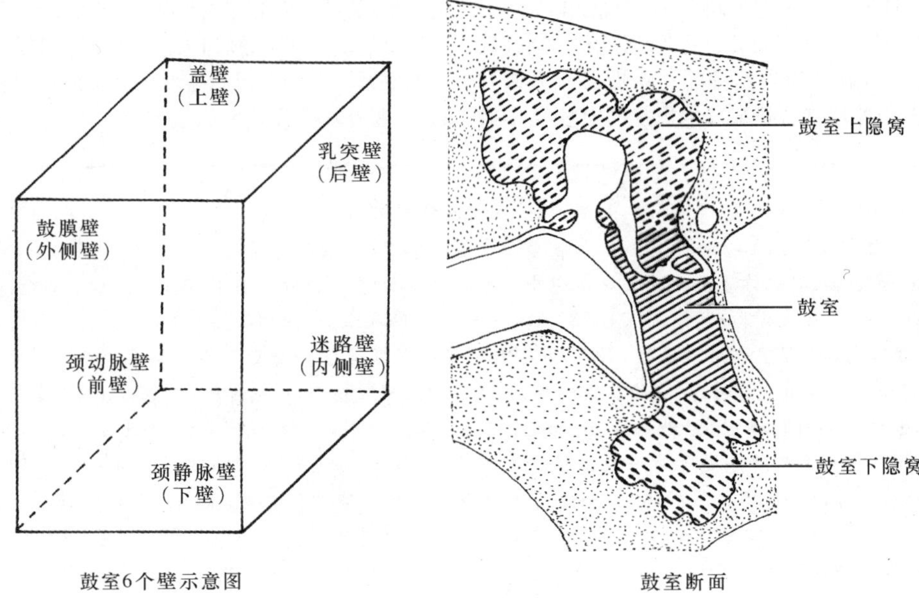

鼓室6个壁示意图　　鼓室断面

图 1-6-10　中耳鼓室

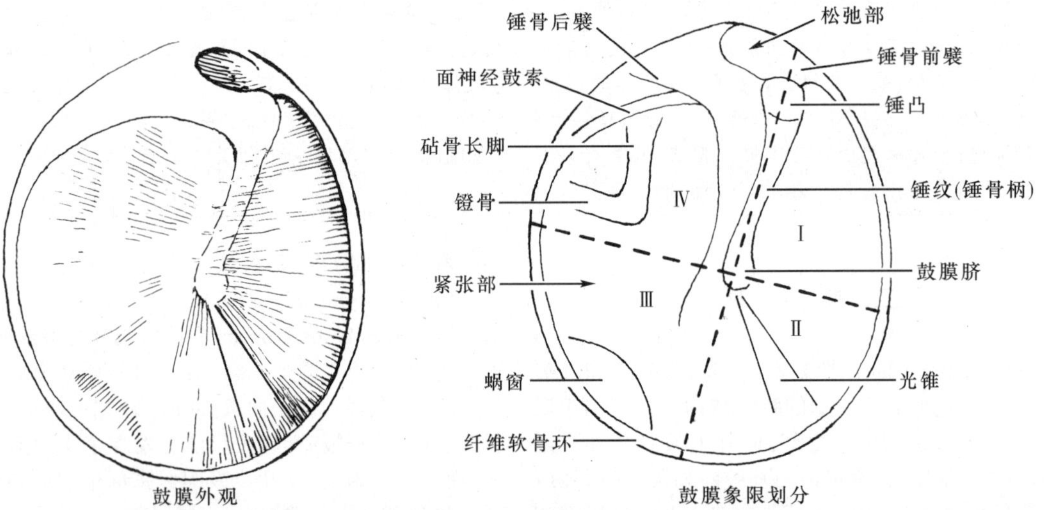

鼓膜外观　　鼓膜象限划分

图 1-6-11　鼓膜(右侧)

鼓膜炎 myringitis 系指鼓膜本身的炎症，是不同于急性中耳炎引起的继发性鼓膜炎。除因外耳道急性感染蔓延波及鼓膜引起普通急性炎症外，还有因不同类型病毒引起的大疱性**鼓膜炎** bullous myringitis 和**耳带状疱疹** herpes zoster oticus。鼓膜炎病变局限于鼓膜或近鼓膜处的外耳道皮肤，一般不累及中耳部，可出现耳深部剧痛，但没有严重听力丧失。大疱性鼓膜炎与流感的流行有密切关系。我国流感流行时，此症亦多见，在鼓膜及邻近的外耳道皮下出现红色或紫色的血疱，大小、数目不定。血疱破裂后，局部形成浅溃疡，表面有血性渗出，但无鼓膜穿孔，可与急性化脓性中耳炎相鉴别。耳带状疱疹又称**拉姆齐-汉特综合征** Ramsey-Hunt syndrome。Hunt 指出，所谓膝状神经节的“带状区”(zoster zone)位于耳郭及外耳道内，此区在三叉神经节的“带状区”之后和颈神经节“带状区”之前。一区的带状疱疹可引起其他区的神经节炎。膝状神经节炎可累及第Ⅶ、Ⅷ脑神经，甚至其他脑神经，因此，常同时侵犯两个以上脑神经，产生不同的带状疱疹综合征。膝状神经节因肿胀压迫面神经而致面瘫。Shambaugh 1973 年报道,根据少数病例的尸体解剖所见,除膝状神经节以上和以下的面神经有斑状淋巴细胞浸润外,神经节本身未受累。本症与急性化脓性中耳炎和 Bell 面瘫的鉴别:本症常局限于一侧,发作前有头痛、耳痛、耳郭肿胀,疱疹常发生在耳甲腔、耳垂、耳屏、耳轮和外耳道内,有时发生在鼓膜上,并有全身不适和面瘫等。

鼓膜切开 paracenthesis myringotomy:主要是在中耳腔内积脓、积液,不能经咽鼓管排泄,不能靠鼓室黏膜吸收而治愈的情况下进行的。不正确的鼓膜切开,常引起副损伤,故宜行**鼓膜穿刺** paracentesis 抽液,经多次抽液仍不能达到足够的引流或遇到胶样积液者,可行鼓膜切开。由于鼓膜倾斜向前下方以及其组织学中层的放射、环状纤维,还有听骨链装置,故切口的安全区宜选择在鼓膜后下象限。切开时应一气呵成,即当刀尖刺入鼓膜后,液体外溢,此时鼓膜回收向内,又加上鼓膜向前下方倾斜,所以刀尖此时宜稍深入鼓室一些,继续向前下方切开,否则刀尖可脱出切口,使切口不充分。如果切口适当,排液充分,即可解除急性中耳炎的疼痛,缩短疗程,也可以排除长期咽鼓管堵塞的积液。如鼓室积液黏稠,特别是胶样者,可从鼓膜切开处插入引流通气管,放置 6～8 周,时间长者可达 1 年。如果切口位置比较高时,可能伤及听骨,或使镫骨脱位到迷路里去,可引起化脓性迷路炎,有时也可能误伤鼓索神经。

鼓膜的形态:从鼓膜外面观察分为松弛部和紧张部,两部以**锤骨前襞** plica mallearis anterior 和**锤骨后襞** plica mallearis posterior 为界。鼓膜中心凹点,相当于锤骨柄的尖端,称**鼓膜脐** umbo membranae tympani。自此向上微向前在紧张部上缘有一小白点称**锤凸** prominentia mallearis。在鼓膜脐和锤凸之间有一白色条纹称**锤纹** stria mallearis,即通过鼓膜表面看到的**锤骨柄** manubrium mallei。脐的前下方可见一呈三角形反光区,称为**光锥** cone of light,当光线直接射在鼓膜上,而这部分鼓膜正好与检查者视线相垂直,故鼓膜内陷时,光锥可以变形或消失。在特别透明的鼓膜上,可以看到砧骨长脚的标志,相当于锤骨柄后方与其相平行的位置。有时在其后方、下方,可看到镫骨肌腱和圆窗龛的映像。为便于说明和记录病变位置,可将鼓膜用两条假想线,划分为四个象限。即沿锤骨柄作一延长线,另经脐部作一垂直线与之相交,便将鼓膜划分为前上、后上、前下、后下四个象限(图 1-6-11)。

关于鼓膜弧度的改变

鼓膜的正常弧度呈尖端向内的锥形状态,在鼓室内外气压平衡的状态下,能增加鼓膜弧度的杠杆作用。引起鼓膜弧度改变的因素很多,一般认为是在咽鼓管生理功能出现障碍的基础上发生的,使鼓室内气体被吸收,产生负压或部分真空,进而发生鼓室内病理生理变化。鼓膜弧度改变在鼓膜形态检查上有以下特征:鼓膜内陷的表现,光锥的变形或消失;锤骨短突凸出;鼓膜后皱襞比正常明显可见;锤骨柄呈横位,呈假短。Sade 将鼓膜内陷分为四期:第一期内陷较轻,鼓膜未和砧骨接触;第二期内陷与砧骨接触,但未与鼓岬接触;第三期鼓膜与鼓岬接触,但未粘连,鼓气仍能分离;第四期鼓膜与鼓岬粘连。由于病变进展,鼓室内渗出积液或脓汁,可使鼓膜部分或整体外凸。鼓室积液后,鼓膜呈黄色,可见到液面或气泡影。由于鼓室内病变不同,鼓膜像亦不同。

关于鼓膜破裂

鼓膜破裂 rupture of the membranae 常由直接或间接暴力引起。最常见的是用锐器挖耳、粗暴地取外物或耵聍;爆炸、炮震、掌击耳部带来的突然高气压;颞骨骨折等都能引起鼓膜外伤。沿着岩锥长轴方向的纵行骨折(80%),主要损害中耳腔的顶部,撕裂鼓膜,损坏鼓室内结构,但极少侵及内耳,面瘫发生率为 20%,外耳只见有血液而无脑脊液溢出。经颈静脉孔、横过岩锥的横行骨折(20%),主要损害迷路,面瘫发生率为 50%,可见有血鼓室或有血液、脑脊液溢出外耳道。由于突然高气压的鼓膜破裂常在前下象限或沿着锤骨处,因而鼓膜外伤性穿孔恢复迅速。如果破裂边缘卷曲,可用烟纸片蘸甘油,贴在适当位置上防止卷曲。一般均可自然愈合,如穿孔较大,在短时间内不能愈合时,可用三氯醋酸烧灼以促进愈合,或行鼓膜成形术。

（2）内壁：又称**迷路壁** paries labyrinthicus，相当于内耳骨迷路的外壁，在中央部有一明显丘状隆起，称**岬** promontorium，它是由耳蜗基底转向外突所形成。岬上有细沟，为鼓室神经丛所在处。在岬的后上方有卵圆形孔，称**前庭窗** fenestra vestibuli（卵圆窗）。在岬的后下方有一圆形孔，称**蜗窗** fenestra cochleae，为第二鼓膜（圆窗膜）所封闭。在前庭窗的后方有一弓形隆起，称**面神经管凸** prominentia canalis facialis，内有面神经。

（3）上壁：又称**鼓室盖壁** paries tegmentalis，由颞骨岩部与鳞部相连构成。两部之间的骨缝称**岩鳞裂** fissura petrosquama，在2岁以前未骨化时，裂隙较大，在成人，鼓室的静脉亦经此缝到**岩上窦** sinus petrosus superior。鼓室内的炎症可经此缝进入颅中窝，如此壁自然缺损，则鼓室上壁黏膜与颅中窝硬脑膜可直接相连，亦可成为耳源性颅内并发症的传染途径之一。

（4）下壁：又称**颈静脉壁** paries jugularis，相当于颞骨岩部下面的颈静脉窝之上，与之仅隔一薄骨板，凸面向着鼓室。下室的厚度与颈静脉球的大小有关，若颈静脉球很小，此壁可厚达10mm，并有气化存在。但偶有先天性下壁缺损，颈静脉球可突入鼓室内。如中耳手术时未认识到这种先天性异常，误伤颈静脉球，将引起大量出血。

（5）前壁：又称**颈动脉壁** paries caroticus。前壁的下半相当于颈动脉管的后上壁，颈内动脉的颈鼓支穿过该壁的颈鼓小管入鼓室。此壁上部比下部略宽，上部有鼓膜张肌半管和咽鼓管的开口，两者之间以骨性半管相隔，隔的末端弯曲形成**匙突** processus cochleariformis。前壁为垂直位，下壁向前、下方倾斜，因此，下壁与前壁间形成一锐角，即**鼓室下隐窝** recessus hypotympanicus，鼓室内的炎症渗出物可积存于此。

（6）后壁：又称**乳突壁** paries mastoideus，为外耳道后壁之直接延续，上部有大而不规则的**鼓窦入口** aditus，借此使鼓窦或**乳突窦** antrum mastoideum 和乳突小房 cellulae mastoideae 与鼓室相通。鼓窦入口底部为容纳砧骨短脚的**砧骨窝** fossa incudis。鼓窦入口内侧有一隆起，称**外半规管凸**，在其前下有面神经管凸。在后壁下方、前庭窗的后下方有一**锥隆起** eminentia pyramidalis，镫骨肌由此发出，附于镫骨颈后面。面神经管由中耳内侧壁经锥隆起上方绕过，转至后壁，继而向下穿出颅底。砧骨窝、水平半规管凸、前庭窗和锥隆起，相互间位置关系比较恒定，为中耳手术确定面神经部位的重要标志。后壁与外壁相交处，鼓沟后上端的内侧有小隆起，其尖端小口称**鼓索小管鼓室口**，**鼓索** chorda tympani 经此进入鼓室。鼓室后壁和下壁交界处尚有一茎突隆起，称锥隆起、鼓索隆起和茎突隆起为**茎突复合体** styloid complex，均为第二鳃弓软骨演化而成（图1-6-12）。

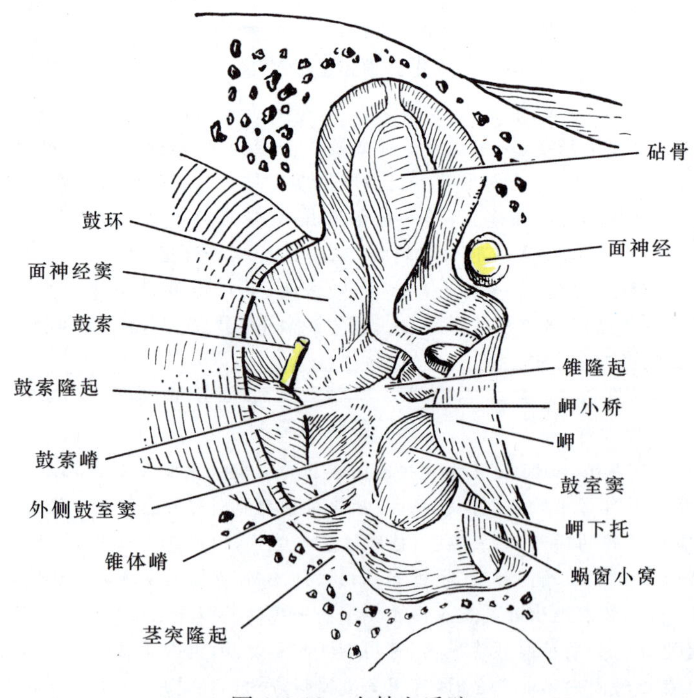

图1-6-12　右鼓室后壁

2. 鼓室腔　可分为三部分：上鼓室又称鼓室上隐窝，相当于鼓膜张部以上；中鼓室又称固有鼓室，相当于鼓膜张部的内侧；下鼓室又称鼓室下隐窝，相当于鼓膜张部下缘以下；后鼓室又称鼓室后隐窝，相当于中鼓室后部为骨性外耳道后壁的骨质所遮盖的部分。鼓室腔的垂直径和前后径各约为 15mm，上鼓室的内外径约为 6mm，下鼓室的内外径约为 4mm，中鼓室的最短内外径约为 2mm。上鼓室和后鼓室在耳科临床上较重要，故分述如下：

上鼓室又称**鼓室上隐窝** recessus epitympanicus，其上界为鼓室盖，内侧有外半规管凸及面神经管凸，外侧为鼓室盾板(图 1-6-10)，该处有**鼓切迹** incisura tympanica，切迹前、后端有骨性隆起，前方者称鼓大棘，后方者称鼓小棘，为鼓膜前、后皱襞的附着处，鼓切迹由松弛部鼓膜所屏蔽。后方为砧骨窝与鼓窦入口相通，前方内侧壁为面神经膝区，下界为面神经管凸与砧骨窝下缘的连线。上鼓室内容有锤骨头、砧骨体的大部及其短脚。上鼓室与中鼓室之间，由于听小骨及黏膜皱襞几乎完全分隔，仅有鼓峡为通道。Proctor 将鼓峡中心借砧骨长脚及镫骨分为的两部分，称为**鼓前峡** anterior tympanic isthmus 及**鼓后峡** posterior tympanic isthmus(详见后述)。

后鼓室又称**鼓室后隐窝** recessus retrotympanicus (图 1-6-12)，为外耳道骨部所遮盖，且与面神经有密切关系。在慢性中耳炎病例中，常有炎症肉芽和胆脂瘤侵犯，手术清除常很困难，经久不愈，偶有不慎，致使面神经受损，故近年来为耳科医生所重视。后鼓室的解剖位置：鼓环后上部内侧面为其外侧界，骨迷路为其内侧界，砧骨窝为其上界，茎突隆起为其下界。在成人的颞骨的鼓室后壁，可见到由第二鳃弓上部或茎突复合体骨化形成的**锥隆起** pyramidal eminence、**茎突隆起** styloid eminence 和**鼓索隆起** chordal eminence，而三个隆起之间有三条骨嵴：茎突隆起到鼓索隆起之间的茎突嵴，锥隆起到茎突隆起间的锥体嵴，鼓索隆起到锥隆起间的鼓索嵴(图 1-6-12，图 1-6-13)。鼓岬的后方有两个恒定的骨嵴：从锥隆起内侧到接近前庭窗后下缘鼓岬部的骨嵴，其下有孔隙，故称**岬小桥** ponticulus；从蜗窗上缘到面神经垂直段之间的骨嵴称**岬下托** subiculum。在后鼓室由于上述的隆起和骨嵴分为四个窦：**鼓室窦** sinus tympani、**面神经窦** facia sinus、**后鼓室窦** posterior tympanic sinus 和**外侧鼓室窦** lateral tympanic sinus (图 1-6-12)。在后鼓室的四个窦中，以鼓室窦和面神经窦较大，位置较深，因此有重要的临床意义。

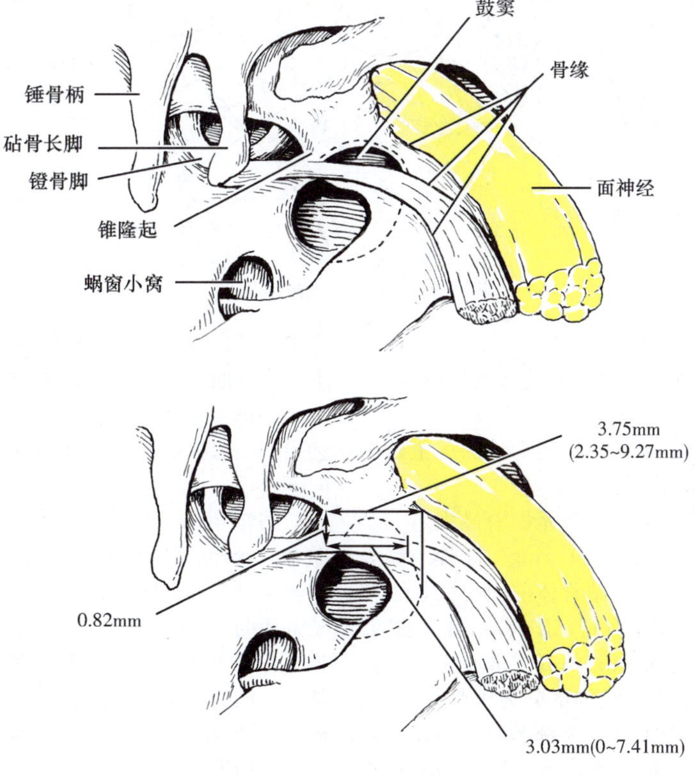

图 1-6-13　鼓窦的位置关系

鼓室窦 sinus tympani 又称**锥隐窝**，其外侧为锥隆起及面神经管，内侧为鼓岬，前方为岬小桥，前下方为岬下托，后外侧可伸至后半规管。鼓室窦的变异是很常见的，Donaldson 指出，鼓室窦的大小和形状有明显差异，像在颞骨其他区域变异特点一样是一种规律。鼓室窦的典型关系如图 1-6-13 所示，测量所得的数据标记在图内。特别重要的是窦范围向上方的扩展，表明用已知的任何器械均不能充分清理干净，并观察到鼓室窦向后扩展到或越过面神经垂直段的后缘。我国近来有人测量国人的鼓室窦情况如下：鼓室窦与面神经垂直段关系密切，按其扩展范围可分三型：中型鼓室窦（后部与面神经垂直段等齐）占 74%；大型鼓室窦（后部超越面神经垂直段占 18%）；小型（后部在面神经垂直段之前）占 8%。王爱莲等测得鼓室窦的前后最大径为 3.0mm，上下最大径为 2.1mm，内外最大径为 1.8mm。并观察到有 15%的鼓室窦口不敞开，被一层薄骨板封闭，不要忽视这些类型的鼓室窦，以免遗留病灶。

面神经窦 facial sinus 又称**面隐窝** facial recess，位于鼓室窦的外侧，鼓索嵴以上，锥隆起的后上方，其内侧为面神经管垂直部，外侧为鼓环的后上部，上方为砧骨窝（图 1-6-12，图 1-6-14）。近年来，面神经窦已成为后路探查鼓室的进路，可做鼓室成形术或面神经手术等，要求熟练的手术技巧和精确了解此区域解剖。面神经管一般在窦内侧壁深面，但此段面神经走行有变异，可位于窦的外侧或其后壁，故术者必须注意。

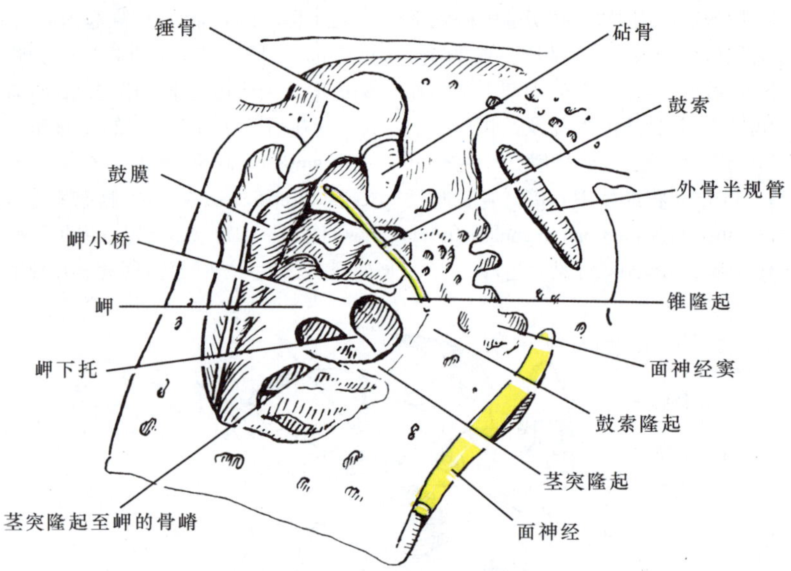

图 1-6-14 中耳（斜纵切面）

3. 鼓室内容

（1）**听小骨**：为鼓膜和前庭窗间连接的骨链，由锤骨、砧骨及镫骨组成（图 1-6-15～图 1-6-17）。当听骨链受损时，将影响声音的传导。有关听骨的测量数据（除标明外）均为国人的数据。

锤骨 malleus 形如锤，为三个听骨中最大者。全长平均为 7.9mm，平均重量为 21.7mg。锤骨上端为镫骨头，其后内侧的关节面与砧骨体前面的鞍状关节面组成关节。锤骨头前面的纵行凹陷，称锤骨头前凹，其出现率为 40%。其前面平滑，锤骨滋养孔位于前凹的底部前嵴附近。头的下方稍细部分为锤骨颈，自颈向下稍向内侧延续的棒状部分为**锤骨柄** manubrium mallei。锤骨头、颈的长轴与锤骨柄长轴之间的角度平均为 131°（110°～145°）。锤骨柄平均长 4.5mm，附着于鼓膜黏膜层与纤维层之间，鼓膜张肌腱附着于柄上部内侧面。锤骨柄上部有向外侧的突起称**外侧突** processus lateralis 或称短突。锤骨颈的前部向前下方伸出一突起称**前突** processus anterior（图 1-6-15，图 1-6-16）。

砧骨 incus 可分为砧骨体、长脚（突）和短脚（突）。**砧骨体** corpus incudis 位于上鼓室的后部，其前面关节面与锤骨头形成砧锤关节。砧骨平均重量为 24.2mg，砧骨体的厚度平均 1.9mm。临床上常将砧骨体加工作听骨链重建材料。**砧骨短脚** crus breve 由砧骨后韧带连于砧骨窝，其长度平均为 5mm。**砧骨长脚** crus longum 向后内下降进入中鼓室，与锤骨柄相平行，其长度平均为 6.8mm（长脚加体）。其末端向内侧稍膨大，称**豆状突** processus lenticularis，其与镫骨头构成砧镫关节。豆状突关节面为圆形或椭圆形，关节面的纵径与横径平均为 0.6mm×0.5mm。长脚与短脚之间的角度，平均为 109°（在 83°～127°）（图 1-6-15，图 1-6-16）。

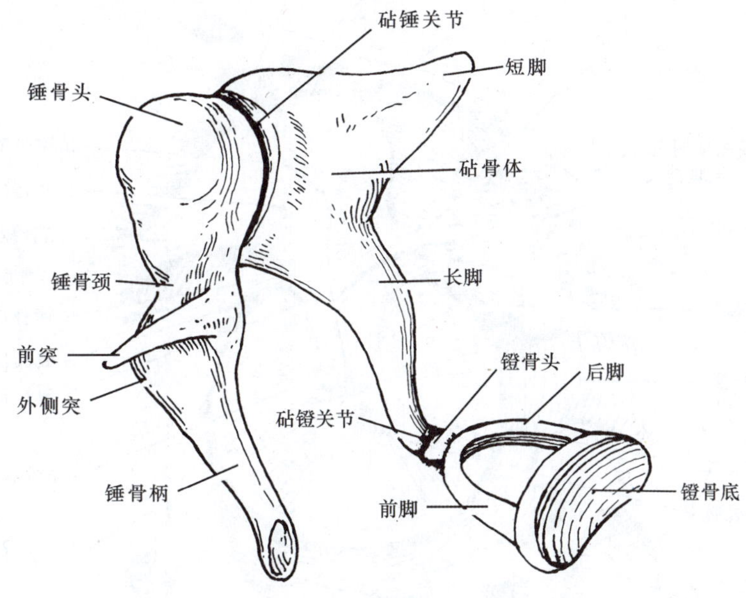

图 1-6-15　右侧听小骨

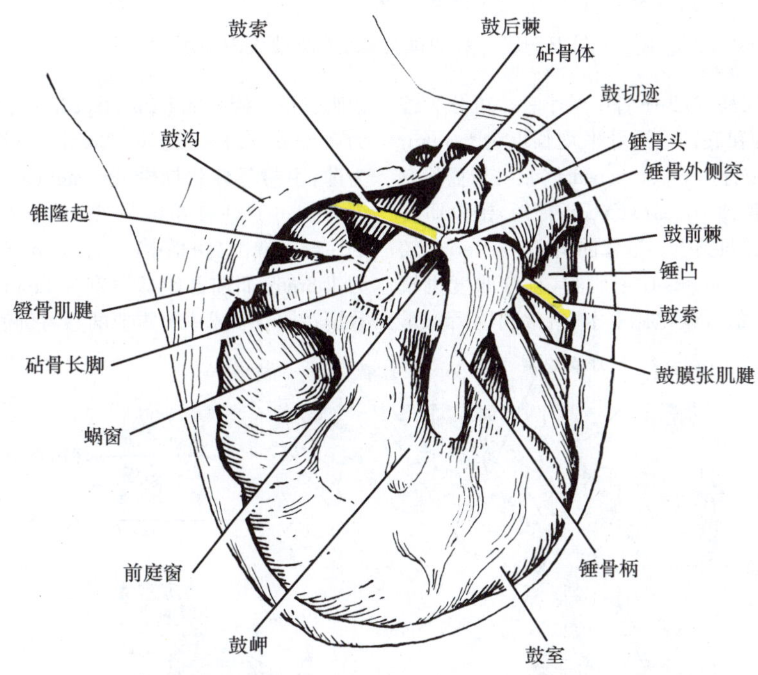

图 1-6-16　右侧听小骨外面观（去鼓膜）

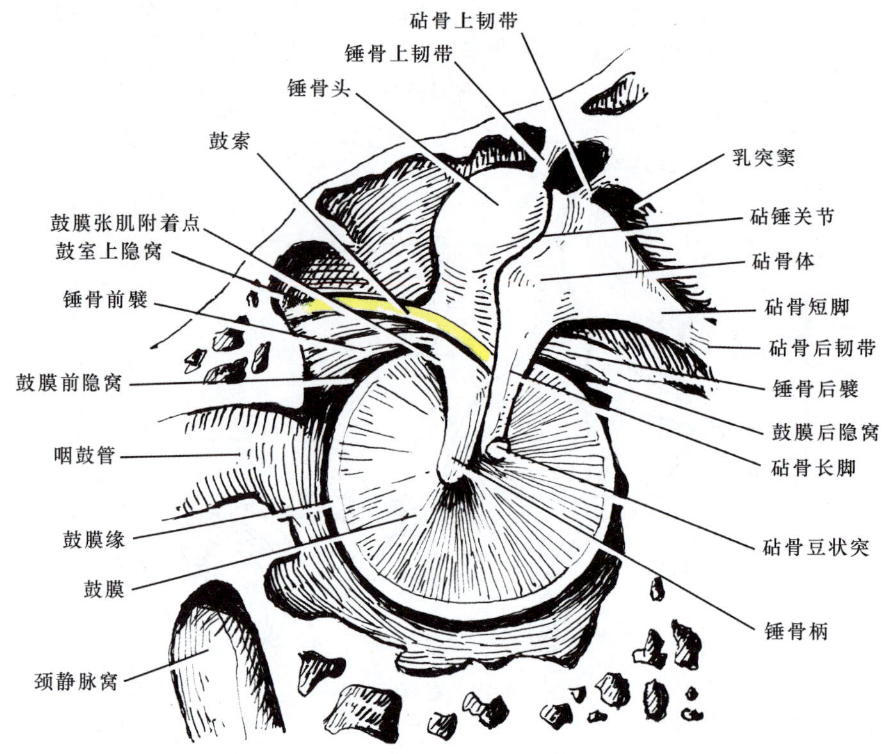

图 1-6-17　右侧锤骨、砧骨及鼓膜内面观

镫骨 stapes 形如马镫，为听骨中最小者。可分为镫骨头、颈、前脚、后脚和底部。镫骨平均长度为3.3mm，平均重量为 3mg。镫骨头 caput stapedis 朝外，与豆状突形成砧镫关节。镫骨颈 collum stapedis 很短，镫骨肌腱附着于其后侧的镫骨肌突上。**镫骨前脚**crus anterius 较细且较直，**后脚**crus posterius 比前脚粗，且弯曲度也较前脚大占 95%以上，故耳硬化症手术时，常利用后脚重建听骨链。**镫骨底** basis stapedis 呈椭圆形，其纵径平均为 2.8mm，横径平均为1.3mm。镫骨底的中央较边缘为薄，由**镫骨环状韧带** lig. annulare stapedis 连于前庭窗（图 1-6-15，图1-6-16）。据 Anson(1961)观察，镫骨底的后部到椭圆囊的距离为 1.9mm。镫骨底中央到球囊为 1.5mm，而前部距球囊窝为 2mm(图 1-6-18)。这些数据在镫骨手术中有重要的参考价值。

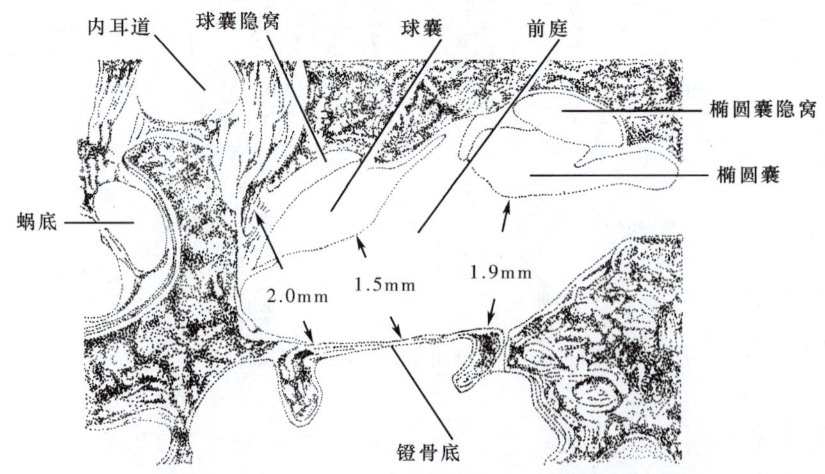

图 1-6-18　镫骨底与前庭内各点距离

(2) 听小骨韧带

1) 锤骨前韧带:起自蝶骨角棘,穿岩鼓裂,止于锤骨前突。

2) 锤骨上韧带:起自鼓室盖,止于锤骨头。

3) 锤骨外侧韧带:起自鼓切迹边缘,止于锤骨颈。

4) 砧骨上韧带:起自鼓室盖,止于砧骨体。

5) 砧骨后韧带:起自砧骨短脚,止于砧骨窝。

6) 镫骨环状韧带:连接镫骨底与前庭窗,已前述。

(3) 听小骨肌

1) **鼓膜张肌**:起自咽鼓管软骨部及蝶骨大翼与鼓膜张肌半管下壁,其肌腱绕经匙突,附着于锤骨柄上端近颈的内侧面,为一长约 2cm 的羽状肌。由三叉神经下颌支的鼓膜张肌神经所支配。其作用是牵引锤骨柄向内,使鼓膜紧张,振幅减小,以免震破鼓膜及伤及内耳。

2) **镫骨肌**:起自鼓室后壁的锥隆起,止于镫骨颈后部,为一圆锥形的羽状肌。由面神经分支即镫骨肌神经支配。其作用是牵引镫骨头向后,使镫骨底前部离开前庭窗,以减低迷路内压。

(4) 鼓室血液供给:鼓室内有充足的血液供给,来自颈外动脉和颈内动脉。

1) 鼓室前动脉:来自上颌动脉,穿过岩鼓裂到咽鼓管附近供给锤骨、砧骨、镫骨前脚和鼓膜内面。

2) 鼓室下动脉:来自咽升动脉,随鼓室神经进入鼓室。

3) 鼓室上动脉:来自脑膜中动脉,通过岩鳞裂,供给锤骨、砧骨。

4) 鼓室后动脉:来自耳后动脉的茎乳动脉,供给面神经鞘、镫骨肌和乳突小房。

5) 颈鼓动脉:来自颈内动脉,穿过颈鼓小管,供给鼓室前部。

鼓膜的血液供给:在鼓膜的表皮层和黏膜层分布着微细的血管网。外层为来自上颌动脉的耳深动脉供给,内层由来自上颌动脉的鼓室前动脉和茎乳动脉的分支供给。鼓膜两面的血管互相吻合。血管主要分布在松弛部、锤骨柄和紧张部的周围。在鼓膜炎症时早期充血开始于松弛部,继之延伸到锤骨柄及其他部分。

听小骨的血供有两个方面来源:其一是小动脉经听骨滋养孔进入,另一藉听小骨外附黏膜的血管网供给。锤骨的头、颈和柄由来自鼓室前动脉三个小分支,分别进入滋养孔;砧骨也有来自鼓室前动脉的三个小分支,分别进入砧骨体、短脚和长脚基部的营养孔;镫骨仅头部有滋养孔。临床上,常见到中耳炎或镫骨手术常引起砧骨长脚或豆状突坏死,这就引起耳科医生对该处血液供给的重视。砧镫关节及砧骨下端的血液供应以来自镫骨方面的动脉为主,其中以镫骨肌腱动脉为粗,故镫骨手术时,应尽量保留镫骨肌腱,既可保留其生理功能,又可防止砧骨下端坏死。

(5)鼓室的黏膜皱襞和间隙:鼓室内的听骨链及其韧带、鼓膜张肌鼓索神经和镫骨肌等,为鼓室黏膜所覆盖,形成一些黏膜皱襞,并将鼓室分隔成若干间隙,这在鼓室炎症及其产生的各种病理变化,有着重要关系。

黏膜皱襞:锤骨黏膜皱襞有锤骨前襞起自锤骨前突,止于鼓室前壁被覆锤骨前韧带和鼓索前部;锤骨后襞起自鼓小棘后面,止于锤骨柄上 1/3 后内侧;锤骨上襞起自上鼓室顶,止于鼓膜张肌腱,为额状位;锤骨外侧襞起自锤骨头与颈的交界处,向外侧呈扇形,止于鼓切迹的边缘;鼓膜张肌襞呈水平位,位于鼓膜张肌腱、锤骨前韧带和鼓膜张肌半管之间;骨间襞位于砧骨长脚与锤骨柄上 2/3 之间(图 1-6-19,图 1-6-20)。

砧骨襞有砧骨外侧襞起自砧骨短脚,到上鼓室外侧壁之间;砧骨内侧襞位于砧骨两脚之间,包括镫骨肌腱和锥隆起;砧骨上襞位于砧骨体与上鼓室顶之间,与鼓室侧襞平行(图 1-6-20,图 1-6-21)。

镫骨襞有闭孔襞、镫骨前襞、镫骨后襞、镫锥襞和镫骨上襞。

间隙是由上述黏膜皱襞将鼓室不完全分隔的结果。Proctor 指出,上鼓室被听骨及其皱襞几乎与中鼓室完全隔开,只留两个小通道。他提议,这两个通道名为**鼓前峡** isthmus tympani anticus 和**鼓后峡** isthmus tympani posticus 。Proctor 还指出,鼓前峡位于鼓膜张肌腱的后方,镫骨和砧骨长脚的前方。鼓后峡的后界为锥隆起和鼓室后壁,外侧界为砧骨短脚和砧骨后韧带,前界为砧骨内侧襞,该皱襞在砧骨短脚及长脚之间,内侧界为镫骨和镫骨肌腱(图 1-6-22)。Aimi 则认为,分成鼓前峡和鼓后峡无意义。

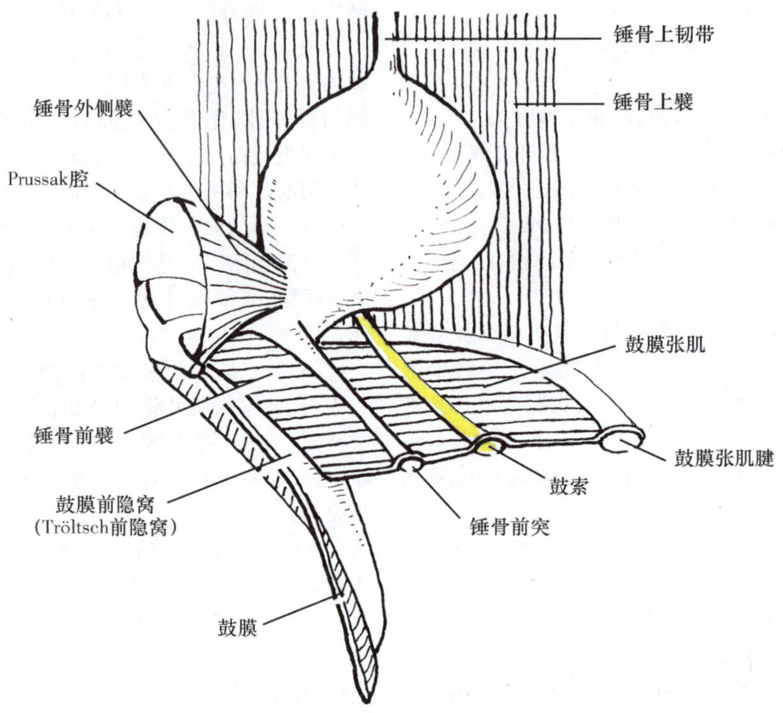

图 1-6-19　右侧锤骨黏膜皱襞及间隙(前面)

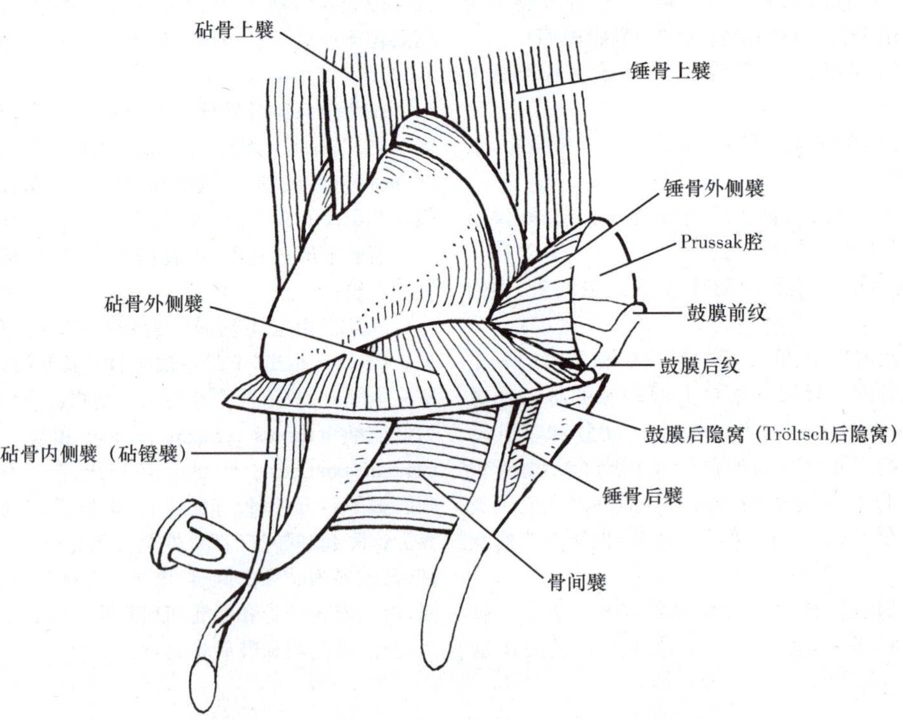

图 1-6-20　砧骨和锤骨黏膜皱襞及间隙(后面)

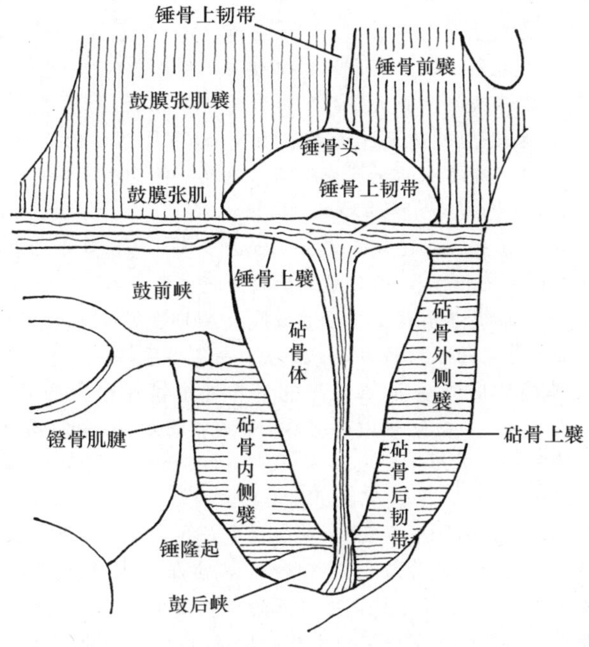

图 1-6-21 打开鼓室盖(上壁)示黏膜(上面)

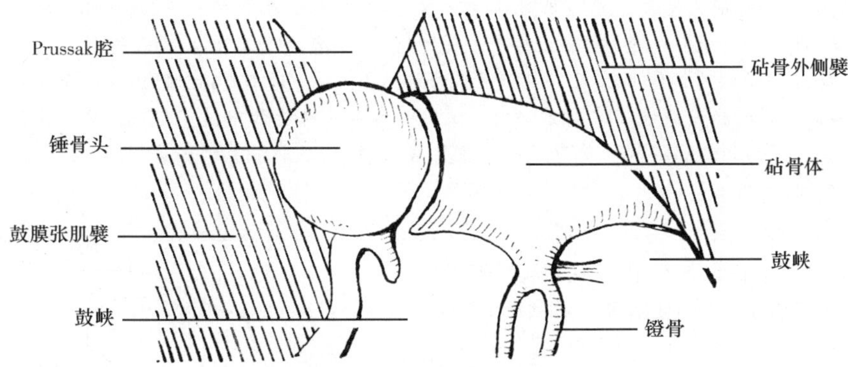

图 1-6-22 鼓室隔膜，上鼓室上面观
听小骨和黏膜皱襞形成中、上鼓室分隔，鼓峡为留下的通道；
鼓膜张肌襞、Prussak 腔被黏膜皱襞及韧带包绕(仿 Aimi)

关于慢性化脓性中耳炎和胆脂瘤

为了清楚地认识和处理中耳炎，需了解其类型和病理特点。一般分为三型：单纯型、骨疡型及胆脂瘤型。Shambaugh 在中耳炎性疾病分类的六种类型中，特别指出急性坏死性中耳炎常产生上述三种类型。按其分类的六种类型为：①急性病毒性中耳炎 acuteviral otitis media；②一般急性化脓性中耳炎 usual acute suppurative otitis media；③急性坏死性中耳炎 acute necrotic media；④变态反应性中耳炎、分泌性中耳炎 allergic otitis media、secretory otitis；⑤结核性慢性中耳炎 tubercular chronic otitis media；⑥慢性(非结核性)中耳黏膜感染 chronic(non-tubercular) infections of the middle ear mucosa。急性坏死性中耳炎是急性中耳感染的一种特殊类型，几乎常发生在患猩红热、麻疹、流感、肺炎或其他严重全身性传染病的小儿。它不像一般急性化脓性中耳炎，在炎症消退之后耳内的组织可恢复到正常状态，急性坏死性中耳炎的组织坏死有时可出现骨质坏疽，结果形成永久性鼓膜大穿孔。可分为下列三种类型：①良性慢性化脓性中耳炎，有中央穿孔，黏膜覆盖暴露的鼓室腔，可出现无味的黏液性分泌物；②继发性后天性胆脂瘤；③骨疽性中耳炎，有慢性骨炎、慢性骨髓炎，可产生臭味的稀薄分泌物。还有一种原发性后天性胆脂瘤，一般将其列于胆脂瘤型中耳炎内，而 Shambaugh 将其列为第四种类型。

继发性后天性胆脂瘤 secondary acquired cholesteatoma 多来自急性坏死性中耳炎中等严重的病例，不仅有大部分鼓膜和部分鼓环的坏死和脱落，而且鼓室的黏骨膜亦坏死，其中也包括听骨的一部分。当愈合时，裸露的鼓室骨壁便由外耳道的复层鳞状上皮通过鼓膜大穿孔覆盖其上，若向上扩展，进而覆盖于上鼓室和鼓窦。这些复层鳞状上皮外层的脱落堆积，一层一层地像洋葱样白色碎片的团块，充满上鼓室和鼓窦，此即所谓胆脂瘤。其中含有胆固醇结晶，在显微镜下其母组织可分为两层，外层衬于骨壁，由结缔组织及血管组成；内层为表皮层，上皮细胞由此脱落，逐渐形成团块，向四周产生压力，并与细菌感染后所产生的溶解酶作用，使周围的骨质慢慢地腐蚀、吸收，并不断向四周扩大，最后暴露迷路、面神经、颅中窝或颅后窝的硬脑膜、乙状窦等重要器官，产生并发症。

原发性后天性胆脂瘤 primary acquired cholesteatoma 也是在上鼓室发展起来的，而病人无化脓性中耳炎病史，在鼓膜完整的情况下，由于咽鼓管阻塞及中耳腔长期负压，整个鼓膜或松弛部或鼓膜后上部凹陷，进而形成“袋形内陷”pocket retraction，其中充满着脱落的鳞状上皮团块。近年来，由于显微手术的发展，对鼓室的显微结构有了进一步地了解。上鼓室与中鼓室之间，几乎被锤骨、砧骨及鼓索周围的黏膜、韧带、黏膜皱襞完全隔开，只有两个小通道，即鼓前峡和鼓后峡（见中耳解剖），成为鼓窦和乳突小房的通气道。若鼓峡由于某些因素被堵塞，则上鼓室、鼓窦和乳突小房即与中鼓室隔开，不能通气。鼓窦、乳突小房及上鼓室的负压引起松弛部的内陷袋。若仅有鼓前峡阻塞，而乳突和上鼓室呈负压，鼓后峡影响到已变薄的紧张部鼓膜后上部时，亦呈袋形内陷，后期可粘连于鼓岬后部，而包绕着砧骨长脚和镫骨。这种袋形内陷可深达鼓室窦，有时可误认为边缘性穿孔。鼓膜上窝 Prussak space 通气受阻，则出现松弛部内陷。以上几处袋形内陷多系黏膜肿胀使鼓峡堵塞所致，所以，咽鼓管本身的功能和中鼓室仍属正常。袋形内陷包裹着脱落的鳞状上皮团块，加上潮湿和细菌感染后产生的溶解酶，构成胆脂瘤形成和发展的基础，故应早期识别，早期妥善处理，以免发生耳聋和严重的并发症。

黏膜隐窝在上鼓室底的下方，由鼓室黏膜皱襞形成些盲端隐窝，主要有下列四个：**砧骨下隐窝** recessus incudis inferior，位于砧骨的下面，外侧到锤骨后襞，内侧为砧内侧襞，外侧为骨间襞。**鼓膜前隐窝** recessus membranae tympani anterior 或**von Tröltsch aut pouch** 位于锤骨前襞和鼓膜之间，上方盲端，下方开口，呈囊袋状。**鼓膜后隐窝 recessus membranae tympani** 或**von Tröltsch post pouch** 位于锤骨后襞和鼓膜之间，呈裂孔状囊袋（图 1-6-23）。**鼓膜上隐窝** recessus membranae superior 或**Prussak space** 位于鼓膜松弛部和锤骨颈之间的狭窄的腔（图 1-6-19，图 1-6-22）。Prussak 腔的外界为松弛部，内界为锤骨头，下界为锤骨短突，上界为砧骨外侧襞，后者自锤骨颈呈扇形连于整个鼓切迹（或 Rivinus 切迹）的边缘。Prussak 腔的入口一般位于砧外襞和锤骨外侧壁之间。

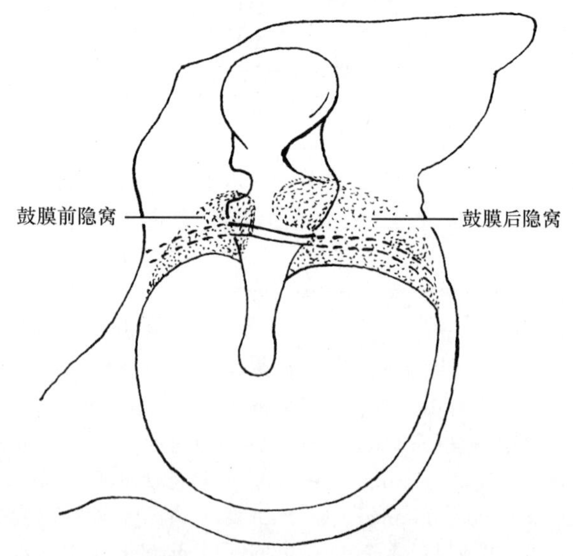

图 1-6-23 右鼓膜前、后隐窝（内面）

关于鼓室成形术

自 Wullstein 等早在 20 世纪 50 年代早期提出对慢性中耳疾病采用鼓室成形术以来,已有了很大发展,Proctor(1979)给鼓室成形的定义是"保全乳突,根治中耳疾病,修补或无须修补鼓膜以重建中耳听觉机制的一种手术"。如果包括乳突手术,就用"伴有乳突根治的鼓室成形术"这一名词。美国耳鼻喉科学会(AAOO)在 1965 年提出和讨论了标准分类,主要分为三类:①鼓膜成形术,重建传导装置的手术,仅限于修补鼓膜穿孔;②鼓室成形术不伴乳突根治术,手术中清除的病灶仅局限于中耳,并修复听力装置;不同时做乳突手术,伴或不伴鼓膜移植;③鼓室成形术伴乳突根治术,手术中清除了病灶,同时进行中耳和乳突根治手术,重建了中耳传音装置;伴或不伴鼓膜移植。目前,上述分类已被许多学者接受,作为选择手术方法和分析疗效的依据,但它还不能完全代替 Wullstein 的分类。目前,鼓室成形术已发展到不仅要求清除病灶和恢复听力,还要求恢复外耳道和中耳正常解剖结构,这是因为正常的解剖结构,能够最大限度地恢复听力和生理功能。下面就这个问题进行讨论:

鼓膜成形术 myringoplasty:本手术要求:①鼓膜穿孔愈合和恢复正常位置、弧度;②传导功能恢复到气、骨导差距闭合;③声阻抗测试恢复正常。只有选好移植组织和恰当的技术,才能获得满意的效果。

移植组织:经过三十余年的临床筛选,目前最理想的组织首选颞肌膜,其取材方便,易建立血液循环,成活率高,Smyth 应用自体颞肌膜 1487 例,失败者 4.8%;异体全鼓膜 41 例,愈合率仅 65%;异体颞肌膜和自体颞肌膜结果相近;异体脑膜 209 例,失败者 2%。四种组织作为鼓膜成形的移植材料,自体颞肌膜和异体硬脑膜为最好。但对公认首选的颞肌膜,何永照随访 5～10 年,有 32%病例术后肌膜有萎缩变薄现象。目前,仍不能肯定某种组织即为结构类似鼓膜、成活率高、远期组织变性少的最理想的材料。

保持鼓膜正常位置和弧度的几点注意事项:首先,选用颞肌膜内植法,由于颞肌膜植在残留鼓膜和鼓环的内侧刮除的黏膜床上,内方放置明胶海绵支持移植膜,这样,愈合后可消除外植法产生钝角愈合和外侧愈合,保持新鼓膜的正常位置,有利于传音功能。其次,放入移植膜前,自其边缘向中心剪开 2～3mm 的切口,放入鼓室,切口放在锤骨柄的内方,切口夹着锤砧关节;如果不做切口,移植片被锤砧关节阻挡不能送入上方,使移植片与移植床接触面不够大,易发生愈合不良。这样愈合后,可使鼓膜保持锥形状态,有利于声音传导。由于移植片在锤骨柄内侧,不致产生鼓膜锤骨柄脱离现象。不要随意剪短锤骨柄,做好锤骨柄移植床,以保持鼓膜的正常弧度。最后,宜注意保留鼓环,在手术操作中有意或无意地损伤或破坏了鼓环,会使新鼓膜再生和成活受到影响,并且位置和形态也发生变化。Keller(1976)采用颞肌膜植在残留鼓膜和鼓环的内侧,中耳腔放置明胶海绵支持新鼓膜。由于植在锤骨柄的内面,使鼓膜呈锥形,鼓膜薄而透明,活动良好。手术已达 1200 例,观察 12 年,愈合率达 99%,大部分呈锥形外观。我国鼓膜成形术的穿孔愈合率达到国际水平,多数报告达 90%以上,最高者达 94.3%。

听骨链重建:首先要求选一种理想的材料能代替损坏或畸形的听骨,连接鼓膜或新鼓膜与镫骨或镫骨足板,使传导结构重新建立,音波能传入内耳,并能长期固定和生长而无吸收、萎缩和排斥的弊点。经过 30 年的努力筛选,应用的材料主要有三类:自体骨质、同种异体听骨和人工赝复物。

自体骨质包括自体听骨、乳突骨质和软骨,最多利用的是砧骨及锤骨头,经过改形塑造连接于鼓膜与镫骨或足板之间,易于取材,无吸收、排斥等现象。但利用时必须严加挑选,如表面粗糙、骨质疏松或被胆脂瘤等侵蚀者不可用。能经受这种挑选者和其他条件合适者亦不多。

同种异体听骨已在我国开始采用,包括同种异体的鼓膜、锤骨、砧骨、镫骨及颞肌膜。许光义等选用和搭配成六类,手术 90 例,认为成活率高,听力提高为 82.2%,其优点是同种异体鼓膜及听骨作原位移植可使病耳恢复正常的解剖形态,即传音结构严重损害的病耳用自体组织只能做 W-Ⅱ、W-Ⅲ型,同种异体移植可达 W-Ⅰ型。关于同种异体植入后的病理组织学改变问题,Smyth 和 Kerr(1970)报告,在人体重建手术中,使用保藏在酒精中的同种异体听骨,很快被黏膜覆盖,成纤维细胞和毛细血管侵入死骨的表面和哈弗氏管,最后骨化,在结构上和正常听骨无差别。对同种异体听骨移植的长期效果,尚待进一步观察。

赝复物包括高分子化合物、金属和硅橡胶等。高分子化合物为多孔高分子聚乙烯 porous polymee plyethylene,商品名为 plastipore。近年来,曾用此材料制成如图钉形状的听骨小柱赝复物行听骨链重建,可根据有无镫骨上部结构制成 PORP(partial ossicular replacement pros-thesis 部分听骨赝复物)和 TORP(total ossicular replacement prosthesis 全听骨赝复物)。临床应用过程中很少有排斥现象(只占 3%),但需长时间的临床验证。Gamolett(1984)对 43 例(26 例为 TORP,17 例 PORP)plastipore 听骨赝复物做了组织学观察,材料来源于经首次听骨链重建术后,被排斥或听力不佳而行再次手术时取出者。发现赝复物的多孔结构内有数量不等的纤维组织,偶尔可见赝复物表面覆被薄层纤维组织。他认为,赝复物周围和孔内的纤维组织有助于移植物的稳定性,并减少对周围组织的损伤。赝复物内可极缓慢地形成胶原组织。还认为,尽管 plastipore 可诱发中度间质细胞反应,但对其长期的生物相容性是令人满意的。对此结果尚有不少争论,难以肯定。

自体和同种异体肋软骨制成 PORP 与 TORP,进行听骨链重建术,效果良好。张振玉等自 1979 年先用聚四氟乙烯仿 PORP、TORP 术式行听骨链重建。将聚四氟乙烯小柱顶盖直接支持在移植鼓膜下方,结果不断发生脱出。后改用剖开耳屏软骨夹持其顶盖或将无顶盖的聚四乙烯小柱插入钻孔的砧骨体内,使软骨或砧骨接触于移植鼓膜,未再发生脱出。由于耳屏软骨较薄,制成带有顶盖的听骨小柱不理想,因此选用自体肋软骨。手术取耳前或耳后切口,分离穿孔边缘上皮,做好移植床后,进行鼓室探查,观察病变及听骨链情况,清理病变,取出砧骨显露镫骨和足板,确认镫骨存在结构及活动情况,决定采用 PORP 或 TORP,置肾上腺素明胶海绵止血。此时,在右第 6~7 肋软骨处,取软骨,长宽各约 1cm,厚 0.3~0.4cm。剪修成所需要的形状(图 1-6-24),顶盖大小为 2.5~3mm,厚度约 0.5mm,小柱直径为 1.5mm 或稍大,PORP 柱高为 4~4.5mm(包括顶盖厚度在内),TORP 柱高为 5~6mm。顶盖上方的平面削成略向一侧偏斜 15°左右,安装时使其斜面朝向鼓室前下方,以免术后由于鼓膜过度膨起而致前角变钝。小柱底端根据有无镫骨上部结构挖一深孔洞 2.5mm 容纳镫骨头。用选取的颞肌膜或腹直肌膜(在取肋软骨块时采取)修复鼓膜,以内或外贴法,先将移植膜前缘铺放准确,以明胶海绵充填固定,以防移位,再将移植膜后部向前掀起,将制好的肋软骨小柱立在镫骨头上或足板上,使顶盖向前下方倾斜,支持在移植膜的下面。顶盖与后上骨壁之间,为避免粘连,应留一定空隙,充以明胶海绵,如后上骨壁凿除较多,可用一薄肋软骨片修补。经过半年到 23 个月的随访,10 例用聚四氟乙烯作赝复物,13 例用肋软骨作赝复物,鼓膜均愈合。听力:23 例中有 20 例语言三个频率平均提高 15dB 以上,气导平均提高为 29.7dB,其中 12 例骨气导间距在 10dB 以内,未见听力下降及全聋者。近年来,由于采取新鲜自体肋软骨,需增加一次切取肋骨的手术,故而采用同种异体肋软骨,做成雏形的 PORP 和 TORP 保藏在酒精中备用,随时可用。从上述结果可见,用聚四氟乙烯和肋骨作听骨赝复物,效果基本相同。但采用肋软骨作赝复物,可做成较长的形状,而且自体肋软骨无排斥现象。圆盘顶盖已加大到 4mm,支持在移植鼓膜后上部,可以防止移植鼓膜的袋状内陷,防止鼓膜内陷、粘连,并保持足够深度的鼓室腔。根据 Gamalett(1984)通过对高分子化合物及 Smyth 等通过对同种异体的赝复物的组织学观察认为,赝复物比较稳定,效果良好,但尚需长期观察其效果。

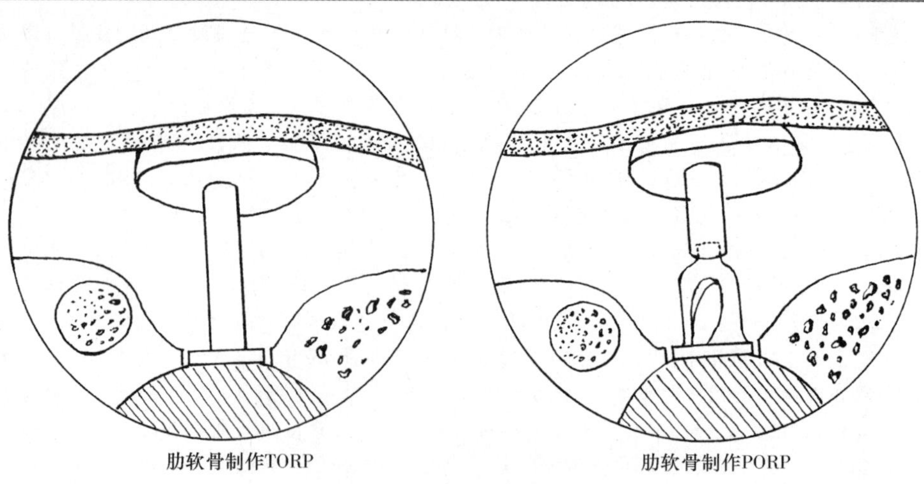

图 1-6-24 肋软骨制成的赝复物

（二）咽鼓管

咽鼓管 tuba auditiva 又称**欧氏管** eustachin tube，为沟通鼓室与鼻咽部的管道。空气通过此管进入鼓室，并保持鼓室内外气压的平衡。此管走行向下、向前和向内侧，与矢状面成45°角，与水平面成30°角。由骨部与软骨部构成，全长36mm，骨部约12mm，软骨部约24mm。罗尚功报道国人的咽鼓管全长平均37.7mm（35～40mm），骨部长度11.5mm（10～14mm），软骨部长度26.2mm(24～29mm)。

咽鼓管骨部 pars ossea tube auditivae（图1-6-25）为近鼓室段，约占全长1/3，位于颞骨鳞部与岩部之间，居于颈动脉管的前外方。上与鼓膜张肌仅隔以薄骨板，下面骨板有时气化，并与岩尖部气房相通。管腔横切面呈三角形，若此部气房感染破溃，可沿咽鼓管至咽部，引起扁桃体周围或咽侧脓肿(图1-6-26)。

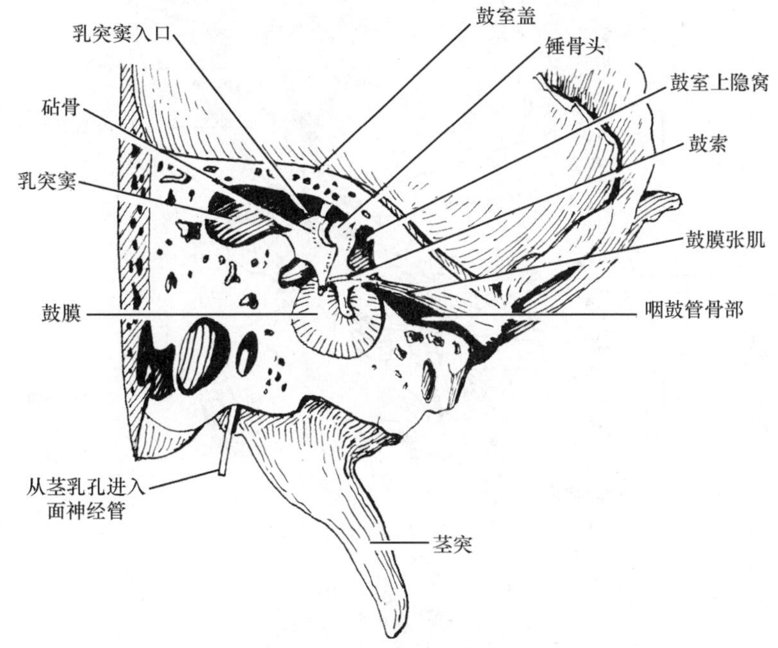

图1-6-25 咽鼓管骨部及中耳剖面

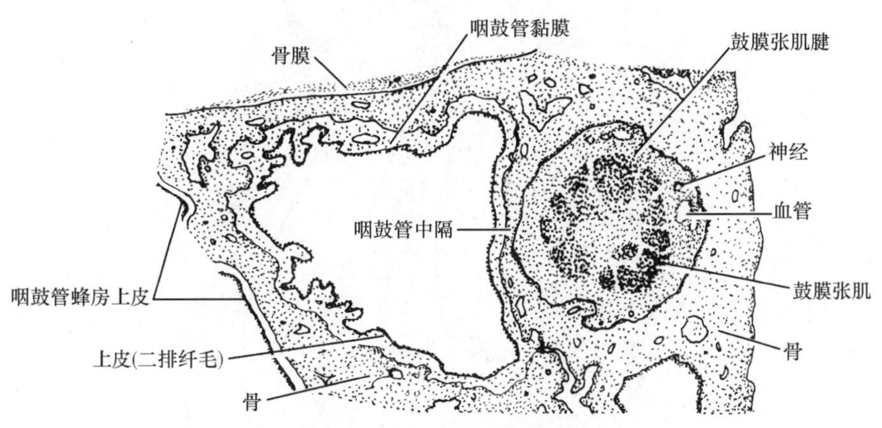

图1-6-26 咽鼓管骨部断面

咽鼓管软骨部 pars cartilaginea tube auditivae 为近鼻咽部段，约占全长的2/3，位于颞骨岩部与蝶骨大翼形成的沟中，经常处于闭合状态，内外壁互相接触，横断面呈裂隙状（图1-6-27，图1-6-28）。软骨由一种凹槽样的弹性纤维软骨构成，前外侧（咽鼓管软骨）板软短，后内侧（咽鼓管软骨）板较大。两软骨板于上方互相结合，下外壁则不完整，软骨缺如处由结缔组织围成管形，即膜性板，内侧板在近咽部特别增厚且隆起，形成**咽鼓管圆枕** torus tubalis 。

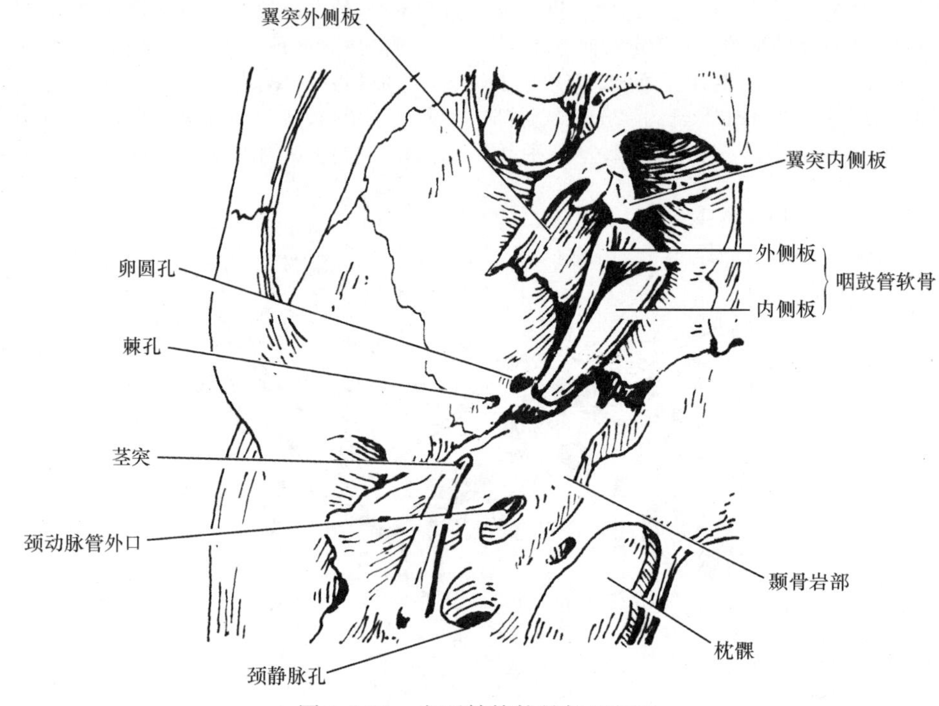

图 1-6-27 右咽鼓管软骨部(下面)

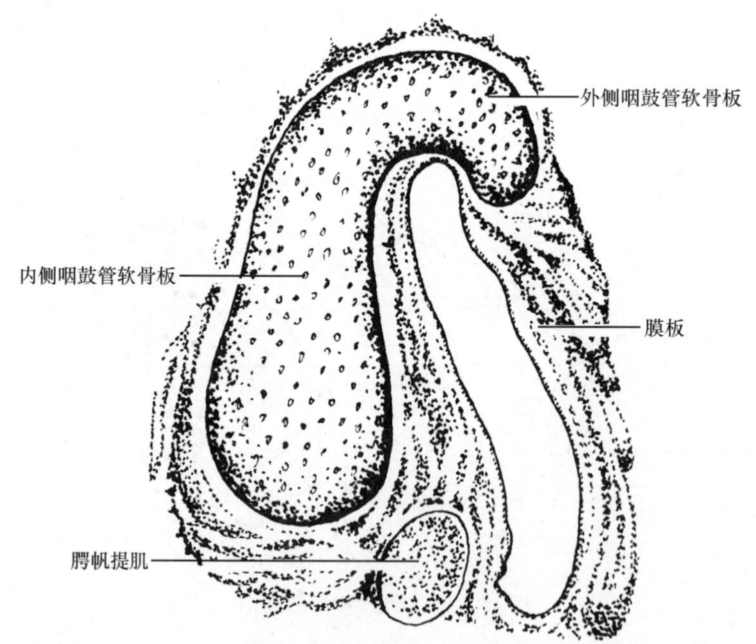

图 1-6-28 咽鼓管软骨部断面

骨部和软骨部交界处最狭窄，称**咽鼓管峡** isthmus tubae auditivae，此处管腔直径为 1～2mm，国人峡部平均值以造影剂行 X 线正侧位摄影为 1.66mm×0.5mm，易由于黏膜充血、水肿而成狭窄或堵塞，引起中耳换气不良。咽鼓管有两口，通向鼓室者称**咽鼓管鼓室口** ostium tympanicum tubae auditivae，呈喇叭形，鼓室口高 4.5mm，宽 3.3mm，管腔直径仅 2mm，国人的鼓室口高为 3.5mm，宽为 2～4mm，位于鼓室前壁的上部和鼓膜张肌管之下，距鼓室底尚有相当距离，因此，鼓室引流时以俯卧位最合适。通往咽部者称**咽鼓管咽口** ostium pharyngeum tubae auditivae，亦呈喇叭形，咽口高为 3～10mm，宽为 2～5mm，国人的咽口高 7～10mm，宽 3～6.5mm，纵深（喇叭口敞开深度）为 7～11mm，近咽口 1cm 处段为开放管，以近峡 1cm 的管前后壁贴合最紧，形成裂隙。咽口位于鼻咽部外侧壁，围绕开口的上方和后方的隆起，即咽鼓管圆枕。此口距下鼻甲后端约 10mm。

通过对人咽鼓管组织结构的研究为临床病因学提供了重要依据。汪磊报道，咽鼓管黏膜下结缔组织的数量随年龄的变化而有所差异：胎儿黏膜下结缔组织尚未发育，无弹力及胶原纤维；新生儿黏膜下结缔组织有少量胶原纤维，无弹力纤维；2～9 岁儿童有少量弹力纤维及胶原纤维；30～45 岁者为大量粗细相混合的弹力纤维围绕管腔；78 岁者弹力纤维变粗，胶原纤维增厚。这种解剖上的差异亦即咽鼓管在开放与关闭机制上年龄的差异，与 Guild 的报道基本相似。婴儿的弹力纤维比儿童和成人少，因此，经咽鼓管管腔的中耳感染较成人高。随年龄的增长，弹力纤维变粗而脆，弹性减低，两层胶原纤维数量增加，又会影响咽鼓管的功能，这是由于黏膜下弹力纤维及胶原纤维对咽鼓管的弹性及维持其支架的重要作用。

对历史上倒顺单向活瓣之争，罗尚功通过解剖及试验，搞清系管的解剖结构造成的。所谓单向活瓣作用（flutter valvae），即在急剧气压改变时，可见中耳气体易向鼻咽部逸出，而难自鼻咽部进入中耳的现象。McGibbon（1942）认为是整个管的膜部被吸、管腔塌陷所致。而罗尚功通过剖视明显看出由于峡部是尖角形，近峡部的膜样管很容易被吸成楔状塞入尖角使管腔关闭，阻止气流通过，这种活瓣作用的"所在地"，是在软骨段靠近峡部大约 1cm 的一小段。汪磊报道，有的咽鼓管软骨部黏膜上有瓣伸入管腔，构成活瓣作用的基础。罗尚功的结论是，由于咽鼓管半边是硬壁半边是膜壁，任何一侧形成负压均能致膜壁塌陷，封闭管腔，使从对侧进气困难。由于负压作用端的不同，而形成倒顺均有的单向活瓣现象。

与咽鼓管功能有关的肌肉：腭帆张肌与腭帆提肌起自颅底，前者位于管前，后者位于管后，腭帆张肌向下几乎垂直于翼板，并垂直于管，腭帆提肌与管呈平行方向，咽上缩肌于两肌之前，向前附着于翼突内侧板。尚有咽鼓管咽肌，起自管隆突的下面，分两个头，分别附着于甲状软骨上角及咽后壁，有助于咽鼓管开放（图 1-6-29）。

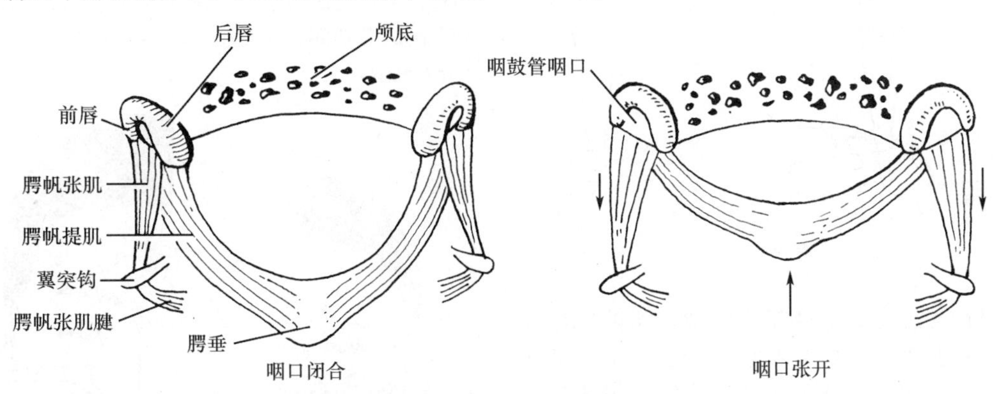

图 1-6-29　咽鼓管开张的肌肉

关于咽鼓管的手术治疗

对于咽鼓管闭锁和慢性狭窄，还没有根治的好办法，长期以来应用鼓室吹张术，反复鼓膜切开或鼓膜通气和扩张法，都难以解决中耳渗液、鼓膜内陷、中耳粘连和耳聋等问题。特别是咽鼓管严重病变，为鼓室成形术的绝对禁忌证。近来，有些人试图用手术方法解决这一问题，收到一定效果。

咽鼓管手术的径路多有争议，经外进路，会影响颞颌关节腔；经颅进路，则不易处理咽鼓管峡部；经硬腭进路，则手术径路较远。在我国，近来有人采用经外耳道进路、乳突进路，收到一定的效果。下面从解剖关系进行讨论。

1. 经外耳道鼓窦安装永久性硅胶通气管　经外耳道鼓窦钻孔放入硅胶管，作为永久性中耳通气管，1970年，首先由 Silverstein 报告 33 例，效果满意。我国林代诚采用此法治疗 5 例。从外耳道后方距鼓环外 8～10mm 处切口，分离皮肤及鼓膜，露出中耳腔后部，见到砧骨、镫骨、圆窗，用直角探针探清面神经隐窝及圆窗后间隙的大小。在外耳道骨壁上距鼓环外约 4mm 处，相当于面神经隐窝或圆窗开口水平面上并朝向鼓窦进行钻孔。钻孔约 1.8mm，安永久性硅胶通气管。要熟悉此处解剖关系，否则易损伤面神经。术前探明面神经隐窝及鼓室窦范围也甚为重要。

2. 经乳突咽鼓管成形术　1985 年，Portmann 和程华青报告 3 例。耳后切口，打开乳突，由乳突腔打开鼓室及后鼓室，顺此将外耳道后壁的后下及前下方切断。在显微镜下用钻扩大咽鼓管时，应注意其重要解剖关系，特别是颈内动脉，其居于咽鼓管之内、下，脑膜中动脉居其前方，上方为颅中窝硬脑膜，只要向外、上方扩大咽鼓管即不会伤及这些结构。扩大咽鼓管后，用一段长 2～2.5cm 的桡动脉，以丝线拽到适当位置，最后完成鼓室成形术。

3. 腭帆张肌缩短术　1976 年，由 Misurya 报告，以尸体解剖和动物实验为基础并做 4 例，效果良好。我国许亚辉(1982)报告 4 例，效果良好。经各种动物实验证明，其解剖学基础，为腭帆张肌是开放咽鼓管的唯一肌肉。腭帆张肌起始于蝶骨翼突内板的外面蝶骨棘，还附于咽鼓管软骨钩尖部，构成管的前外侧膜性壁。此肌呈扇形，下半部成细长的肌腱，以直角从外向内绕过翼钩，肌腱向内形成软腭腱膜。许亚辉在硬腭后缘外侧、第三磨牙后内方的翼钩前外侧做1.5～2.0cm的弧形切口，暴露翼钩，找到腭帆张肌腱，在翼钩两侧穿过腭帆肌腱，予以结扎，使肌腱包绕翼钩周围，可缩短长度 0.4～0.5cm，以增加该肌张力(图 1-6-30)。这种弧形切口较 Misurya 等及本庄等的翼钩外侧垂直切口优越，弧形切口与腭帆张肌肌腱的解剖走行一致，且易于暴露和结扎，不易损伤腭大、腭小神经及血管。

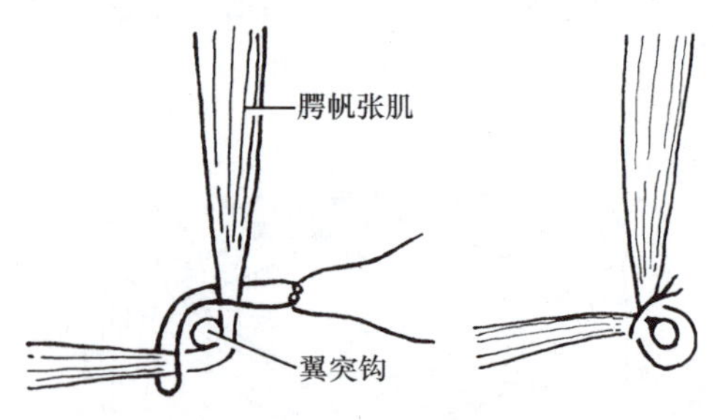

图 1-6-30　腭帆张肌缩短术

小儿的咽鼓管较短，峡部较宽，管腔相对较大，不成弓形弯曲而似一直线，与水平面相交织 10°角，即近乎水平，故鼻咽部炎症易经此管侵入鼓室，引起中耳炎症(图 1-6-31)。

咽鼓管黏膜经鼓口与中耳黏膜相连续，经咽口与鼻咽部黏膜相连续。黏膜上皮为一种假复层纤毛柱状上皮。骨部黏膜上皮细胞仅两排，低柱形，较薄，基底膜与骨膜密接，故附于骨部较牢固。软骨部黏膜上皮细胞为高柱状，并有许多杯状细胞，基底膜下，有疏松结缔组织形成的固有膜和黏膜下层，故较厚，并形成一些皱襞，含有黏液腺，特别近咽口处存在大量黏液腺和淋巴组织，称此淋巴组织为咽鼓管扁桃体。后者在儿童时期更为明显，故鼻咽部急性炎症时，常引起咽鼓管口阻塞，引起听力减退。

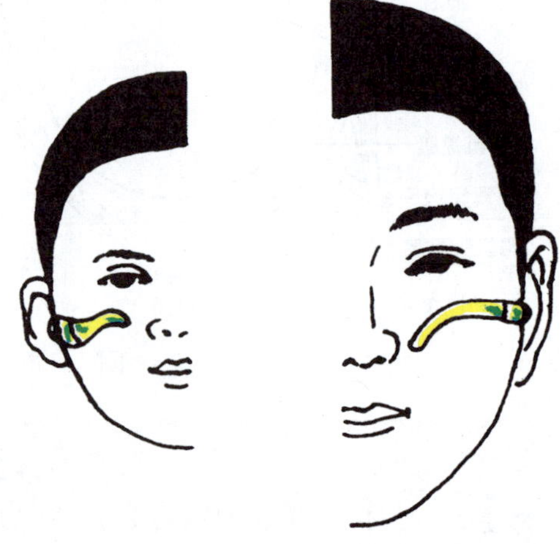

图 1-6-31　成人与儿童咽鼓管的比较

咽鼓管的病理生理改变与耳鼻科临床

咽鼓管调节中耳内外空气的平衡，保持鼓膜的正常位置和传音机构正常活动。如果咽鼓管堵塞，引起中耳结构的病理生理改变，成为恢复听力和听力结构重建的严重障碍。

咽鼓管的生理功能：正常人在清醒时每分钟吞咽一次，一昼夜吞咽约1000次，并不是每次吞咽动作时均引起咽鼓管开放。Ingelstedt等测定中耳通气速率为1～2ml/24h。另有Buckingham临床研究，中耳与大气压负压差平均仅为7mmH_2O（相当于0.069kPa）。Van Dishoeck证明，最清楚的听力范围是在－0.196kPa①（－20mmH_2O）时，Jerger也用电阻抗方法测定大多数正常人最大声顺在－0.196～－0.294kPa（－20～－30mmH_2O）时。而中耳压力的变化可影响听力，不但影响中耳传音，使气导较骨导损失更为明显，且影响内耳，致骨导阈值上升，小量负压时低调首先减退，较大负压时高调亦将受到影响。由于咽鼓管的解剖结构关系，中耳正压2kPa（190mmH_2O）时可迫使咽鼓管被动开放，如中耳存在负压，只有在吞咽动作时，才能得到平衡，当中耳压在－12kPa②（－90mmHg）或更大时，肌肉活动不能克服此压力差，即吞咽和自身吹张均不能使咽鼓管开放，称为闭锁现象。如果中耳负压在0.098～1.96kPa（10～200mmH_2O），不能立即缓解，就会引起一些病理性改变：首先是中耳黏膜吸收氧，二氧化碳分压从正常的2.27kPa（17mmHg）提高到7.73kPa（58mmHg），高浓度二氧化碳可使上皮细胞化生，导致上皮细胞转化成为有毛的或分泌性细胞，鼓室内出现浆液黏液性渗出，如引流不畅，对黏膜产生刺激，引起病理性变化，传音机构和鼓膜位置改变，检查时有鼓膜内陷的特征：锤骨柄变短，短突突出，光锥变形或消失。如持久性堵塞，耳内有胀满感，有渗出液、充血、纤维化，使听骨链关节强硬，引起耳聋。由于病期不同，临床上可称为鼓膜内陷、浆液黏液性中耳炎或粘连性中耳炎。咽鼓管的堵塞，常由于鼻咽部炎症、增殖体炎症、鼻咽部肿物或由增殖体刮除和下鼻甲后端手术形成瘢痕而引起咽口堵塞。

（三）乳突窦和乳突小房

它们是鼓室的副腔，类似鼻副窦与鼻腔的关系（图1-6-32）。

乳突窦antrum mastoideum又称**鼓窦** antrum tympanicum，是颞骨岩部的一个大气房，为鼓室和乳突小房互相交通的枢纽，其局部关系对耳外科手术很重要（图1-6-33）。鼓窦的发育，在胎儿出生时即存在，几乎

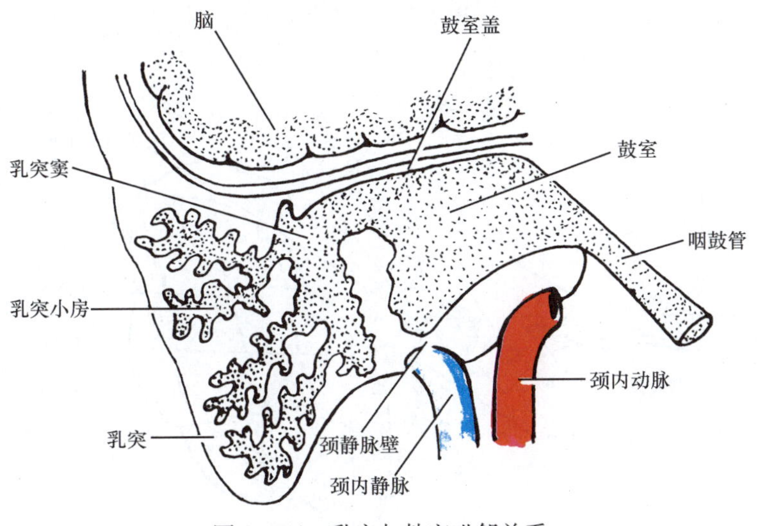

图1-6-32 乳突与鼓室毗邻关系

① 1kPa＝100mmH_2O。

② 1kPa＝7.5mmHg。

位于外耳道正上方，后因乳突逐渐发展，鼓窦渐向后向下移位。出生时其外壁厚度 2 mm，其厚度相当于每年增加 1mm，发育成熟最终可达12～15 mm。成人窦腔的容积约 1ml，其直径不超过 10mm。鼓窦的外侧壁由颞骨鳞部与乳突部连接而成。该壁常为临床中耳乳突手术的径路，为耳科医生所重视，该处有假想三角区，称**外耳道上三角** suprameatal triangle 。外耳道上三角范围（图 1-6-34）：上界为乳突上嵴与颅中窝底在一个水平面上，前界为外耳道后上棘，相当于面神经管垂直部的走行，后界沿外耳道后缘作与乳突上嵴的垂线，此垂线恰与乙状窦走行的前方相一致。鼓窦前方借鼓窦入口（又称为乳突窦入口，aditus ad antrum）与上鼓室相通，内侧壁为外半规管凸，恰在面神经管的后上方，顶部与鼓室盖相连续，其上方隔着骨板为颅中窝和颞叶，后方以骨板与乙状窦相隔，底部通过很多小孔与乳突小房相连通（图 1-6-35）。

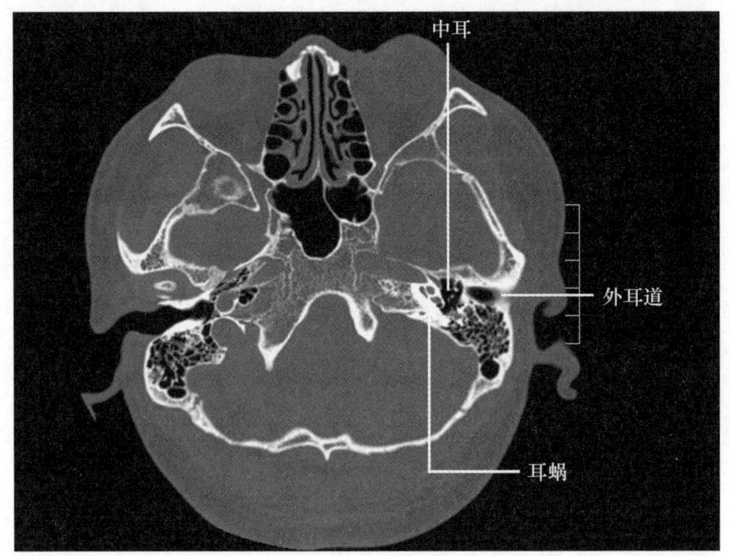

图 1-6-33　乳突窦

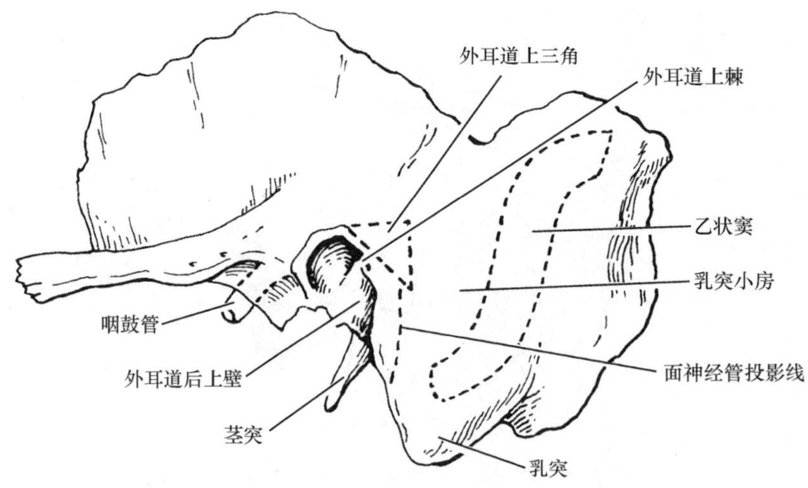

图 1-6-34　外耳道上三角（颞骨外面观）

乳突小房 cellulae mastoideae 为乳突内许多相互交通的小腔，并经鼓窦与鼓室相通，其数目、大小和形状变异甚大。在出生时这些小房不存在，到胎生末期，由鼓窦发出小梁进入两骨板间的海绵组织，为小房的雏形，以后逐渐发展、气化，并向周围扩展形成若干组小房，在周边部小房变大，乳突尖部常有1个或数个比较大的小房占据。根据乳突气化情况,可分为四型:气化型、板障型、硬化型和混合型(图 1-6-36)。气化型:乳突气化完全,周围部形成大气房,骨皮质相对很薄,在乳突炎症时,易引起早期外侧皮质穿孔,形成骨膜下脓肿。板障型乳突与其他颅骨相似,有骨外板、内板和板障层。骨皮质厚,乳突炎症时,不易出现乳突局部症状。硬化型乳突是极硬的致密骨,由于发育期间的炎症影响,妨碍板障的吸收和气化,形成骨类或小房系统完全堵塞,或仅留有鼓窦。混合型为以上三型中有任何两型同时存在或三型俱存者。

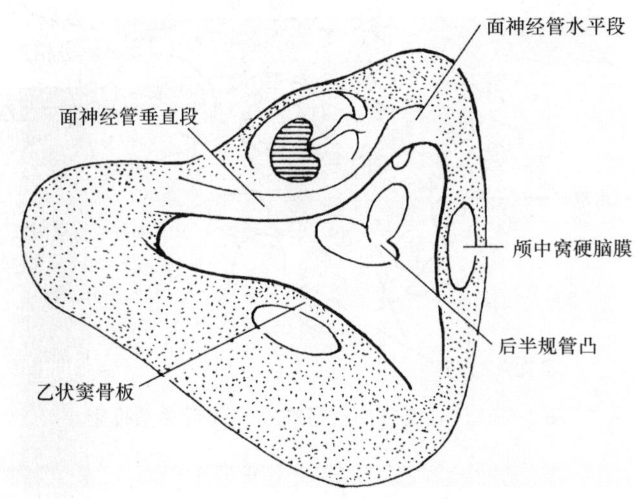

图 1-6-35 鼓室内侧壁及其周围关系

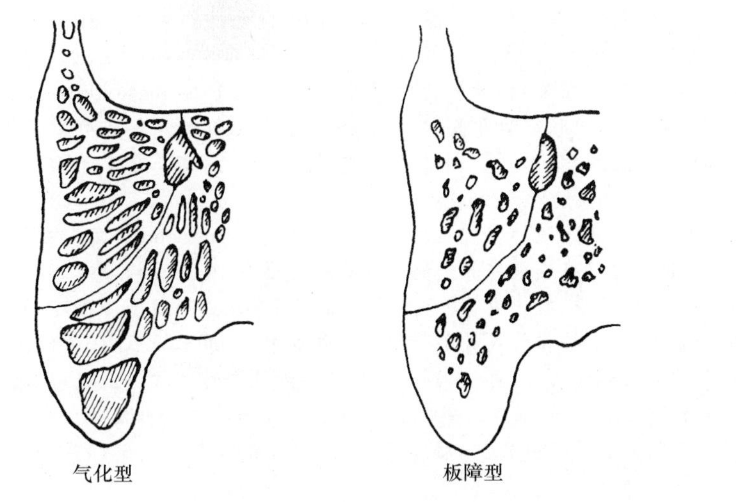

图 1-6-36 乳突小房分型

中耳系统的发育和气化可有三个时期:从胚胎早期到出生后1年,发育成完整的鼓室、咽鼓管和鼓窦;自2岁开始发育乳突小房,至4～6岁,整个乳突内部逐渐发展成为含气的小房;6岁以后乳突内的小房继续发育,小房伸展更为广泛。根据乳突小房的解剖位置分为8组:咽鼓管周围小房、迷路周围小房、鼓窦周围小房、岩部小房、乳突尖小房、面神经管后部小房、颧骨小房、乙状窦周围小房等(图 1-6-37)。这些小房是互相连通的,鼓室鼓窦有炎症时可以波及这些小房,引起病变,在中耳乳突手术清除病灶时,切记也要除掉这些有关炎症小房。

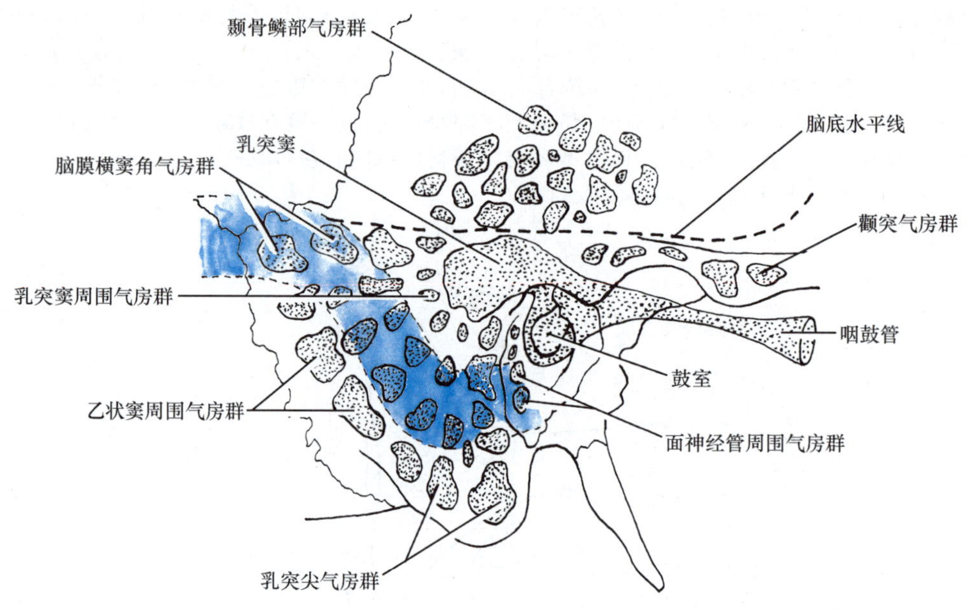

图 1-6-37 乳突气房群分布及其邻近关系投影

关于乳突炎(mastoiditis)

,乳突小房黏骨膜在急性中耳炎时或多或少都受到炎症的侵犯,一般不称为临床性乳突炎。只有在乳突小房积脓,并伴有小房间隔脱钙和被吸收形成融合性大脓腔时,才称为融合性乳突炎 coalessent mastoiditis。由于抗生素的使用,乳突炎已比较少见。急性乳突炎病人的全身、局部症状不明显,但隐蔽在乳突内的炎症仍在进行,在未发生并发症前不易被发现,故称为隐蔽性乳突炎 mascked mastoiditis。融合性乳突炎常发现在急性中耳炎流脓 3～4 周后,流脓继续增多;头痛重新出现,体温有时升高至 40℃ 左右;乳突表面有压痛、水肿;邻近鼓窦处的外耳道后上壁水肿、下垂。在乳突 X 线片上的表现,乳突小房脱钙和小房间隔消失为其特征。

乳突感染扩散的途径:常由于炎症和胆脂瘤破坏鼓室盖、鼓窦盖、陶特曼 Trautmann 三角或乙状窦骨板,使感染扩散到颅中窝或颅后窝。通过这种直接破坏骨壁的扩散途径为最多,樊忠统计,脑脓肿探查中骨破坏者占64.7%,作者统计,在颅内并发症中,有相应骨破坏者占 84.4%;其次是通过血液循环,即感染可通过中耳黏膜内与脑膜相通的小血管、乳突导血管或骨小管中静脉传入颅内;第三,通过颞骨内自然孔道,即感染可经前庭窗、蜗窗或迷路瘘管引起迷路炎,再借蜗小管、前庭小管及内淋巴管、内淋巴囊或第八神经鞘,侵入颅内。感染入颅后,可侵犯脑膜各层、脑实质或脑脊液循环系统,产生各种并发症。我国有人综合报道 1157 例颅内并发症,其中乙状窦静脉炎占 25%,脑膜炎占 10.7%,脑脓肿占46.3%,两种以上并发症占 51.3%。

中耳乳突手术时,在乳突外表面的解剖标志,无论是耳内切口或耳后切口,暴露乳突外表后,见到比较恒定的外耳道后上棘,为进入鼓窦标志之一,内方便是鼓窦。初学者依此为标志进入,除了气化不良或有某些畸形,可意外地显露颅中窝硬脑膜、乙状窦或面神经者外,一般均可顺利地找到鼓窦。遇到这种情况,以采用上鼓室进入鼓窦较为安全。另外,可经上述的外耳道上三角区域进入,在儿童此区域有多数筛状孔的筛区作为进入鼓窦的标志,应记住,婴儿无骨性外耳道亦无乳突,面神经出茎乳孔就在鼓膜后外侧(图 1-6-38),在耳后切口时可损伤面神经。在乳突的外表面,可见到岩鳞裂,有时亦见不到,但是在乳突小房内部,此裂有时保留成为一个向鼓窦上面延伸的中隔,即称为 Körner 隔(图 1-6-39)。在剥离骨性外耳道的上壁与后壁时,可在外耳道前上遇到鼓鳞裂，在后壁中部可遇到鼓乳裂，此二裂皆有类结缔组织伸入裂内，需要仔细地剥离（图 1-6-34）。

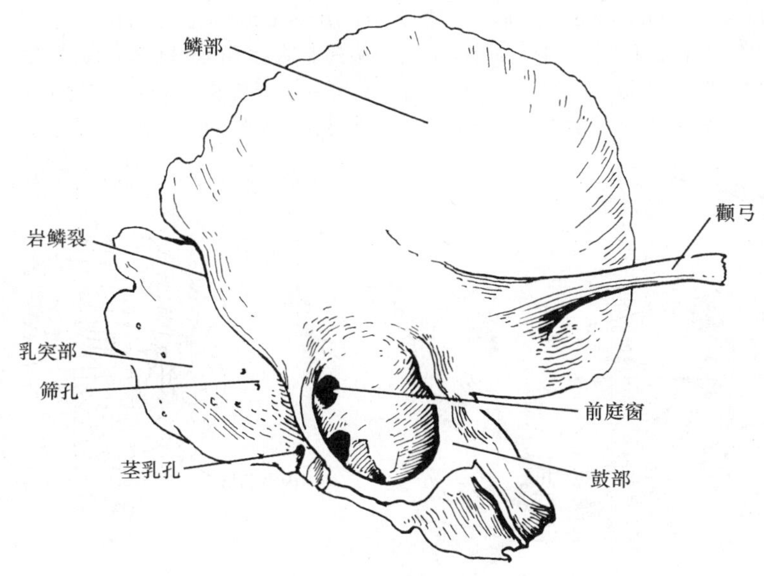

图 1-6-38　婴儿颞骨（外面）

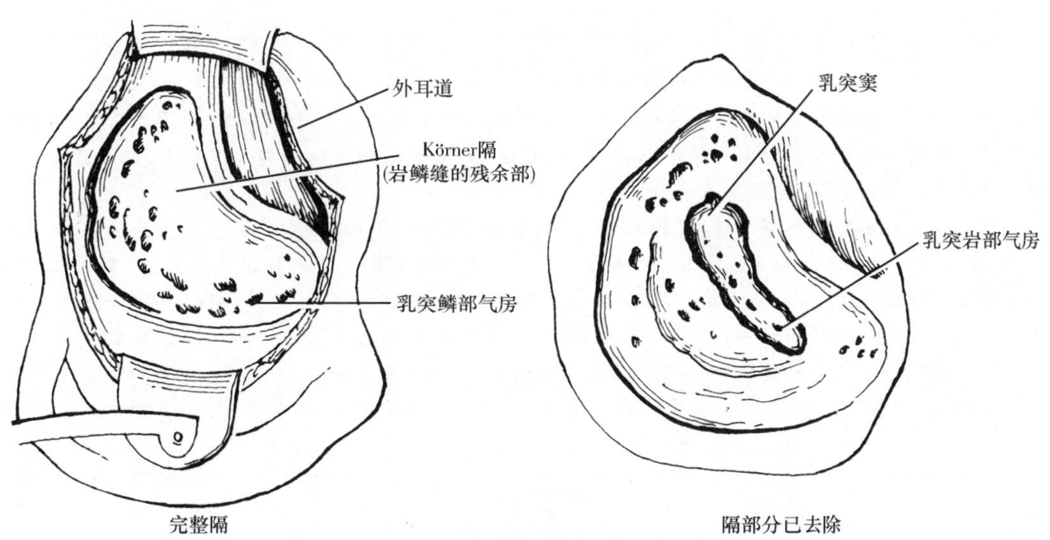

图 1-6-39　Körner 隔

进入鼓窦和乳突小房后，常遇到的重要解剖标志，首先是由乙状窦、岩上窦、骨迷路构成鼓窦后方的颅后窝骨板三角区称为**陶特曼 Trautmann 三角**。三个半规管所构成的鼓窦内侧坚固骨角称为**坚角 solid angle**。在鼓窦上方的颅中窝骨板与颅后窝及乙状窦骨板构成的角称**窦脑膜角 sinodural angle**。手术中以此为标志，保护颅中窝及颅后窝硬脑膜、乙状窦及半规管免受损伤，同时清除隅角小房的炎症病灶。在手术中，颅中窝硬脑膜很容易从鳞部及上鼓室鼓窦上面的鼓室盖剥离，向内至弓形隆起，该处硬脑膜粘连很紧，如意外地撕裂硬脑膜，则应将破裂处哆开的凹陷骨片除去，并将一小片颞肌放在撕裂处。脑脊液漏可被邻近蛛网膜的增生很快修复。乙状窦内侧的颅后窝硬脑膜与骨质粘连较多，当暴露时易意外地被撕破。岩部后表面被乙状窦、颈静脉球、内淋巴囊及内耳道所占据（图 1-6-40）。临床上，行内淋巴囊引流和内耳道手术时，采用迷路后进路。乙状窦在与横窦水平部的接合处接收岩上窦 sinus petrosus superiori 血液。岩上窦位于小脑幕在岩嵴上的附近处，将血液从海绵窦 sinus cavernous、颞骨及其气房的黏膜中导来。乙状窦在其中部接收来自头皮的乳突导静脉 v. emissaria mastoidea，在近颈静脉处，乙状窦接收岩下窦 sinus petrosus inferior 血液。在气化良好的颞骨中，乙状窦从其上端至颈内静脉球一段与乳突小房关系很密切，只隔一层薄骨板，因此，乙状窦血栓性静脉炎是中耳乳突炎症常见的并发症。

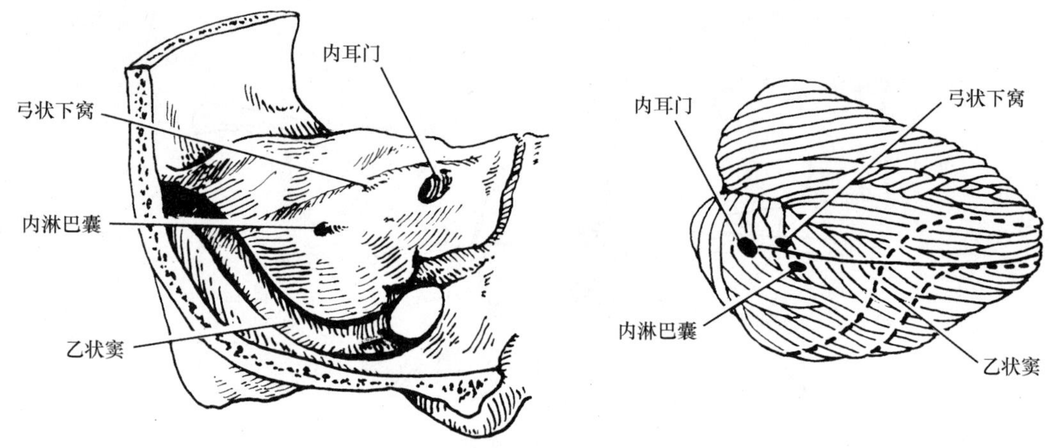

图 1-6-40　颞骨岩部后面结构及与小脑的关系

关于单纯乳突凿开术（simple mastoidectomy）

近 20 余年来，中耳乳突急性炎症用保守疗法均可得到控制，需采用本手术治疗者已极少。近来，在国内外开展耳神经外科手术常为先导径路，如经迷路、经迷路后、经乙状窦后的内耳道手术、内淋巴囊手术、听神经瘤手术或第Ⅶ、Ⅷ脑神经手术等。

单纯乳突凿开术的应用解剖标志：暴露乳突表面后，可见到外耳道后上棘、筛区，此为重要鼓窦外部投影标志，在外耳道后上三角磨开乳突外侧皮质进入鼓窦。有时遇到颅中窝硬脑膜低位或乙状窦前位，无意中暴露硬脑膜或乙状窦壁，只要无损伤，并无妨碍。必须在术前认真研究 X 线片和做到术中的谨慎，以保证手术顺利。有时遇到 Köner 隔，越过此隔，方为鼓窦，进入鼓窦位置过低易伤面神经。尽量切除炎症小房后，前方到鼓窦入口，不应触动砧骨，前下方清除小房后，为面神经垂直段骨管。下方除净小房可见二腹肌嵴，上方和后方显露出颅中窝骨板和乙状窦骨板，加上前方的水平半规管凸，即为陶特曼三角区（图 1-6-41）。

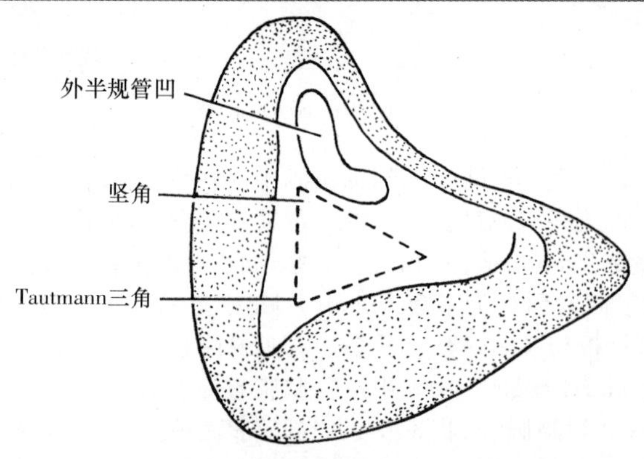

图 1-6-41　单纯乳突凿开术

关于乳突根治术

乳突根治术 radical mastoideclomy 又称 Zaufal 或 Stacke 手术，应用于有骨破坏的慢性胆脂性中耳炎(chronic otitis media with cholesteatoma)的病例。典型根治术是将中耳、上鼓室、鼓窦和乳突的内容物全部清除，包括连通的小房和咽鼓管的病变组织，使这些腔成为一个连通外耳道的大空腔。典型根治手术经过的主要解剖标志：在“单凿”的基础上“断桥”，初学者在确认外半规管凸和砧骨窝后，以切削钻头磨除上鼓室外侧壁(盾板)，直到锤骨头前方 2mm 处，磨薄外耳道后壁为 1～2mm，以断桥钳轻轻除去，以免伤及外半规管和面神经。削低外耳道后壁，为防止误伤面神经垂直段，不要低于外半规管凸。如有条件行鼓室成形术时，则听骨、鼓膜张肌、咽鼓管、鼓室黏膜、鼓环等可保留，待择期成形。在典型根治术后留下两个问题：一为听力在 60dB 左右，二是留下一个需终生清理的大空腔。百余年来，耳科学者做了各种改进，从 20 世纪 50 年代 Wullstein 和 Zöllner 提出鼓室成形术以来，目前手术的要求是，在彻底清除病灶和恢复听力的基础上，强调恢复正常的解剖结构。当前即或在胆脂瘤病例中，做典型根治术者已很少，皆尽力改进根治的弊端，并在此基础上做鼓室成形术。大西对美国、欧洲和日本耳鼻咽喉科学者进行中耳手术术式应用动态的书面调查，主要限定在 1977 年一年中，其结果：在美国全部胆脂瘤病例中，只有 18%做了中耳根治术，欧洲为 11%，日本为 21%，在美国、欧洲和日本胆脂瘤全数病例中，有 1%～10%做了中耳根治术。

以上这些繁杂的改进术式，可归纳为开放法和封闭法两大类，简述如下：

开放法 open method 属于古典标准术式，为了清除乳突和鼓室内的病变，去掉骨性外耳道后壁，行传音系统重建术，使乳突腔和外耳道广泛相通的状态称开放术式。本庶根据骨质去留部位又将开放式分为三种情况：①古典根治术，在清除病变后可形成 W-Ⅲ、W-Ⅳ、Z-ⅢB、Z-ⅣB 及Ⅴ型，这是古典式的鼓室成形术式；②上鼓室鼓窦凿开术 atticoantrotomy 等改良根治术做为基础行鼓室成形术，能保留桥以保护听骨链，可形成 Z-ⅡB 或 W-Ⅱ型；③外耳道鼓窦凿开术 meatoantrotomy，以除掉外耳道后壁保留鼓窦入口侧壁作为支持鼓膜的基础。这种因除掉外耳道后壁，带来治疗残留乳突腔时间延长，又失掉支持鼓膜的鼓沟，不利于恢复听力功能，于是，Zansen(1958)提出封闭术法。

封闭法 closed method 为保留外耳道后壁、上鼓室外侧壁，将乳突腔和外耳道隔绝行鼓室成形术，术后外耳道接近正常。封闭法可分为两种：一为保留骨性外耳道后上壁；另一为除掉骨性外耳道后上壁，再重建使外耳道恢复正常形态。①完整外耳道手术多采用经乳突切开后经面神经隐窝进入上鼓室和鼓室，称后鼓室切开、联合进路、封闭法、完整外耳道法等。从耳后进入，完成单纯乳突凿开术，以砧骨短突为标志，磨开后鼓室骨壁，打开面神经隐窝进入中鼓室，在此三角形范围内操作，不致损伤面神经、听骨链和鼓沟。为去除上鼓室病变方便可暂时取出砧骨，去除下鼓室病变时，可沿面神经垂直段外方与鼓沟间打开，这样可以清理上、中、下鼓室病变，保持外耳道正常解剖结构。②对已除掉外耳道骨性后壁留有乳突腔者，实行以自体骨皮质或异体骨等重建外耳道后壁，有的还有颞肌、胸锁乳突肌、自体髂骨、自体脂肪或同种异体骨等充填乳突腔，以保持外耳道接近正常。重建外耳道后壁和充填乳突腔，既能较彻底清除病灶，又能使外耳道接近正常。不少学者陆续有报道。大西、本多报道，外耳道后壁重建在美国约为 14%，欧洲约为 28%，日本约为 31%；充填术在美国约为 24%，欧洲约为 42%，日本约为 12%。在欧洲充填术频度高，在日本后壁再建频度高。

Jansen 提倡，保留外耳道后壁乳突手术(ICM)对提高听力的鼓室成形术带来了有利条件，但胆脂瘤复发率上升，再手术频度增加。Palmgrem 报道，开放式残余胆脂瘤需再手术者占 5%，封闭式占 15%，Abramsor 报道胆脂瘤复发率改良根治术为 9%，封闭式为 35%，Brown 提出，胆脂瘤的残留率和复发率无论成人或儿童，封闭式为根治术的 6 倍，改良根治术为根治术的 2 倍。因此，Ojalo 认为，除掉外耳道后壁后再重建的封闭式有其优点，术后胆脂瘤发生率低，手术时视野和术腔宽敞，病变清除彻底且安全，术后听力无严重减退，重建外耳道后壁也较容易，再次手术率较保留耳道后壁者为低。

颈内动脉 a. carotis interna 恰在颈内静脉球之前进入颞骨，首先垂直上升，在近咽鼓管鼓口内侧壁形成一凸出部，被一薄骨片覆盖。然后以直角向内转弯，以水平方向向内伸展到岩尖的前部，适在咽鼓管骨部的内后，故在咽鼓管骨部手术扩张管腔时，直向上、外方，不致有危险。有时，耳科医生切除岩尖气房时，以颈内动脉为引路标志进入岩尖。

鼓窦内壁的前方可见到鼓窦入口处的砧骨短突、外半规管凸和面神经拐弯处,这三者关系比较恒定。常从砧骨窝、外半规管到二腹肌嵴,估计面神经垂直段的走行。近来采用面神经隐窝径路进入鼓室行面神经减压和鼓室成形术,这种径路要求技术熟练,精通此区域解剖关系。从砧骨短突下外方磨薄骨壁,向下延伸,可打开面隐窝暴露中鼓室,其界限内方为面神经垂直段,外侧为鼓索,上方为砧骨短突,可见到锥隆突、镫骨、前庭窗等结构,向下扩大可见到鼓室的底部,继续扩大面神经与鼓沟的距离,使术野宽敞些可行面神经垂直段手术或鼓室颈静脉球体瘤手术(图 1-6-42)。

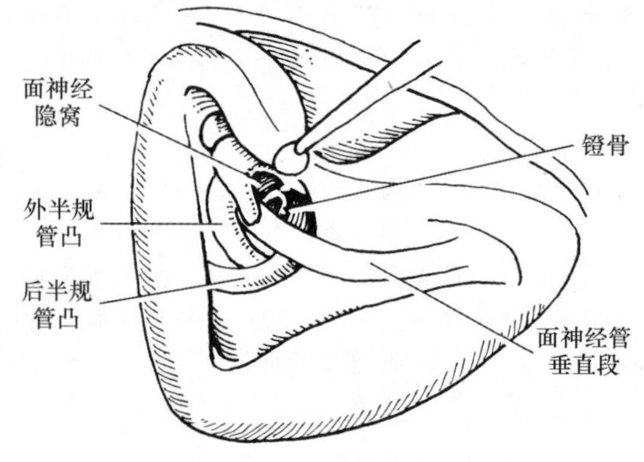

图 1-6-42 经面神经隐窝径路

乳突腔内侧壁颅后窝骨板内方有内淋巴囊的位置。内淋巴囊解剖定位,早期以砧骨短突、乙状窦内缘、水平及后半规管凸作为标界。经典的 Potmann 定位是在后半规管的后方水平半规管前后轴的延线上或以下定位。最近则在后半规管之后、水平半规管和后半规管两中点连线的延长线上,也有采用距乙状窦前内壁顶部 1.0～1.5cm 定位法(图 1-6-43)。在此区域磨开深面骨质,找到有夹层的硬脑膜,在骨面与硬膜间有粘连,内淋巴囊在此附近。

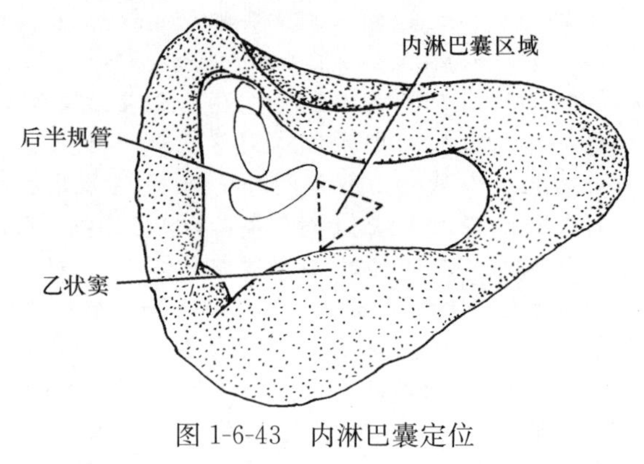

图 1-6-43 内淋巴囊定位

三、内 耳

内耳 aural interna 又称**迷路** labyrinth,居于颞骨岩部中,位于鼓室的内侧和后内侧,为一重要的感觉装置,即耳蜗为感音器,而前庭和半规管为平衡感觉器。迷路有**骨迷路** labyrinthus osseus 和**膜迷路** labyrinthus membranaceus,各自成为管道系统,以骨迷路包套膜迷路,二者间的空隙充满**外淋巴** perilympha,膜迷路内含**内淋巴** endolymph,内外淋巴互不连通(图 1-6-44)。

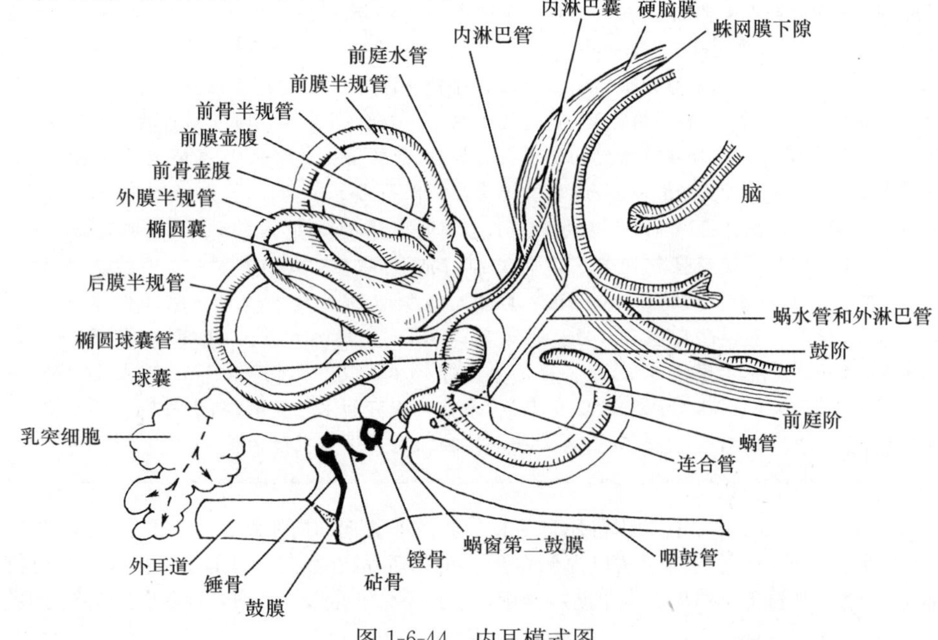

图 1-6-44 内耳模式图

(一) 骨迷路

骨迷路全长约 2cm,其壁厚 2～3mm,即外层为外骨膜层;中层来自软骨,其特点是骨质内尚含有软骨残余,此骨含有较多的骨髓;内层为骨内膜层,坚如象牙,无血管。由于骨质坚硬,对一般化脓性中耳炎的感染有抵抗能力。中层易发生耳硬化症。骨迷路可分为前庭、半规管和耳蜗三部分(图 1-6-45)。

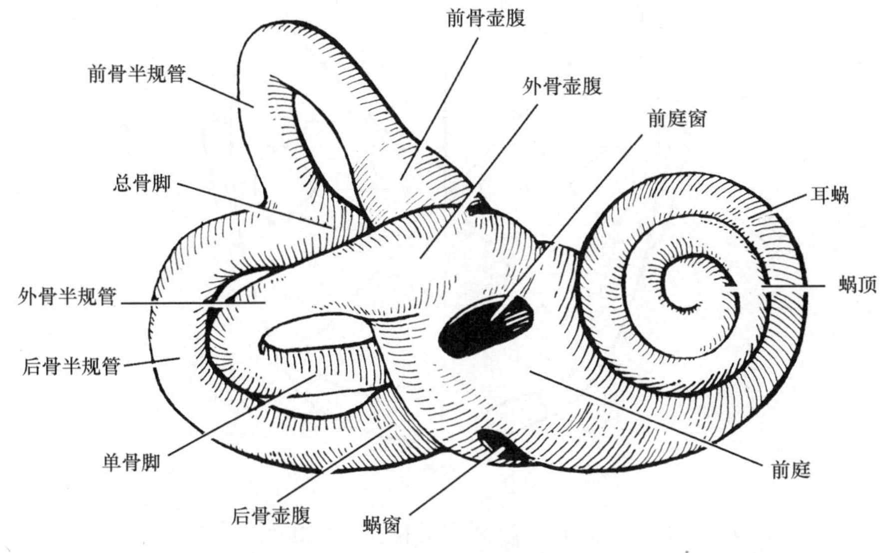

图 1-6-45 骨迷路

前庭 vestibulum 位于骨迷路的中部,为一不规则的卵圆形腔隙,前后径 6mm,垂直径 4～5mm,横径 3mm,前方连耳蜗,后续三半规管。前庭内侧壁恰对内耳道底,其上方有一**前庭嵴** crista vestibuli,由此分内壁为上、下两窝,后上为**椭圆囊隐窝** recesus ellipticus,内含**椭圆囊** utriculus;前下为**球囊隐窝** recesus sphericus,内含**球囊** sacculus。隐窝底有筛孔,为前庭神经纤维通过。前庭外侧壁即鼓室内侧壁的一部分,有前庭窗和镫骨底板相接,在此孔的后下有蜗窗,为第二鼓膜又称圆窝膜所封闭。前庭的后壁有三半规管的五个口通入。前壁有一圆形孔通入耳蜗的前庭阶(图 1-6-46,图 1-6-47)。

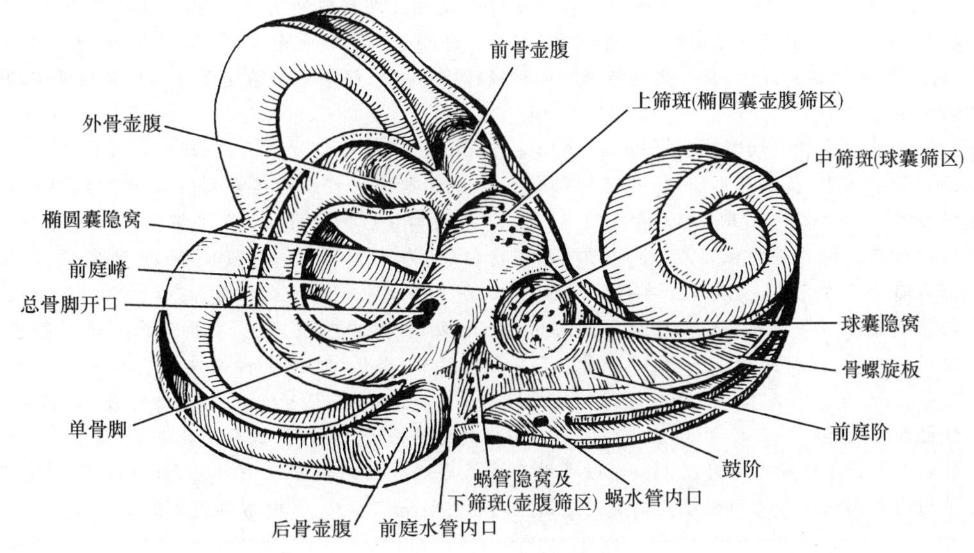

图 1-6-46 骨迷路(剖开)

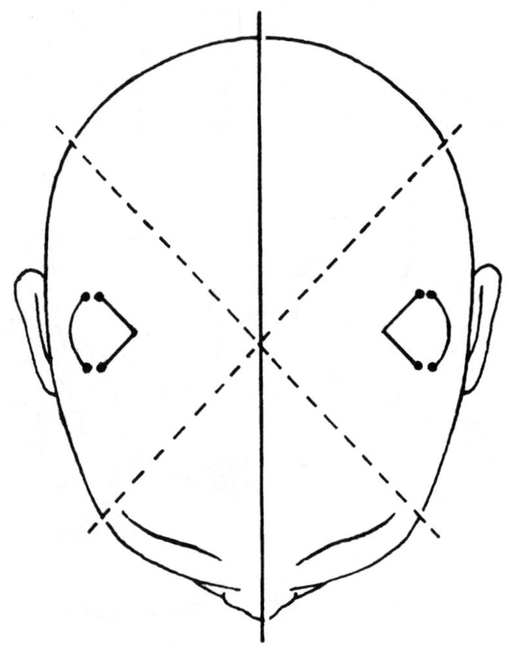

图 1-6-47 半规管位置示意图

关于前庭神经切断术

前庭神经切断术 vestibular nerve section 治疗梅尼埃病，其径路较多，有枕下径路、乙状窦后径路、迷路后径路和颅中窝径路等。20 余年来，在我国相继开展上述术式的有樊忠、葛贤锡、程华青、王正敏、王培志等。国内外对这些径路的利弊争议较多，自 McKenzie(1931)提出经开颅术仅限于切断前庭神经但不能保证耳蜗支无损伤后，1961 年，House 首创用颅中窝径路，能明确地切断前庭神经上、下支。Fisch(1973)又提出在前庭神经节近端切断，效果确切。由于枕下径路、迷路后径路和乙状窦后径路能否切断前庭神经的全部和保护耳蜗神经，仍是个令人担心的问题，Kemink(1986)在分析疗效时提到在他所有病例中第Ⅷ对神经均为单一神经，虽然 75%在耳蜗和前庭纤维间有一外科分隔，但这一分隔并未明确分开，尚有 25%的病例无清楚外科分隔，若只将上部 50%的神经干切断，则可能有前庭神经纤维残留。颅中窝径路是用电钻磨开内耳道顶壁，能确切辨认听神经的分支。

颅中窝径路前庭神经切断术 middle cranial fossa approach：软组织切口后，在颞鳞部做骨窗3～4cm，自岩骨表面分开硬脑膜，暴露弓形隆起，并可见到岩大神经，沿岩大神经向后追索到膝状神经节，在膝状神经和岩大神经有 15%部分骨质缺如，无骨质覆盖，因此，在剥离硬膜时需小心，不要伤及膝状神经节。在确认弓形隆起和膝状神经节的位置后，要进行内耳道定位(见内耳道解剖)，一般按 Fisch 法定位，即在弓形隆起稍前方磨除上方骨质，至发现上半规管蓝线为止，在上半规管前端向内作与上半规管成 60°的假想线，假想线与蓝线间区域即为内耳道。由此平面深 6～8mm 处，开放内听道顶壁，在切开内耳道硬脑膜前，先磨开前庭上方骨质，寻找面神经迷路段，循骨管到膝状神经节、岩大神经和面神经鼓室段的近心部分。切开内耳道硬脑膜后，在手术显微镜下确认面神经和前庭上神经，并可见淡黄色的 Scarpa 神经节，其下隐约可见前庭下神经和耳蜗神经。有人主张，应先暴露内耳道底的横嵴或垂直嵴，但据李明礼测量：垂直嵴前缘下端与耳蜗底回之间骨质厚度平均为 0.84mm；横嵴游离缘至耳蜗底回的距离平均为 1.84mm；垂直嵴中点至前庭距离平均为 2.27mm；横嵴游离缘至前庭的距离平均为2.81mm，因此，术中易伤及前庭和耳蜗。

骨半规管 canales semicirculares ossei 位于前庭的后上方，每侧有三个，各弯曲成 2/3 环形小骨管，依其所在部位称外侧（水平）、前（上垂直）、后（垂直）半规管 canalis semicircularis lateratis、anterior(superior)、posterior。三个半规管彼此互相垂直。两侧外半规管在同一水平面上；两侧上半规管所在平面向后延长互相垂直；两侧后半规管所在平面向前延长也互相垂直；一侧的上半规管和另侧的后半规管所在平面互相平行（图 1-6-47）。这样的位置排列，无论头向任何方向运动，都能引起神经冲动发出信号，身体做出相应的反射动作维持身体的平衡，如滑冰、走平衡木、翻筋斗及各种杂技动作，由于半规管平衡功能和眼、深部肌感觉作用，维持各种姿势，才免于摔倒。三个半规管的长度不一致，上半规管长 10～20mm，后半规管长 18～22mm，外半规管长 12～15mm，但各管腔直径几乎相等，为 0.8～1mm。每个半规管的两端均开口于前庭；其一端稍膨大称**壶腹** ampulla，内径为管腔的两倍，即 1.6～2mm；上、后半规管的另一端合成一总骨脚。另外，半规管为单骨脚，故三半规管有五个孔通入前庭，即三个壶腹、一个单骨脚、一个总骨脚。

耳蜗 cochlea（图 1-6-45）位于前庭之前方，形如蜗牛壳，为一中空的螺旋形骨管，全长 30～32mm，绕骨质的中轴盘绕 $2\frac{1}{4}$ 或 $2\frac{3}{4}$ 转到顶。其底周在鼓岬的内侧，尖端向前、外方，名为蜗顶。由底至尖约高 5mm，底部宽约 9mm。骨质的中轴即蜗轴，为疏松的骨性结构，内藏螺旋神经节及其发出的神经纤维，还有血管和结缔组织。自蜗轴伸出的薄骨片突入蜗螺旋管中，同样盘旋，称骨螺旋板。骨螺旋板至蜗顶偏离蜗轴，形成镰状小骨片称螺旋板钩而终。此钩与蜗轴之间留下一孔称蜗孔。骨螺旋板突入将蜗螺旋管分为上下两腔，未完全之处，由基底膜自骨螺旋板的游离缘连续至螺旋管的外侧壁，螺旋管方分为完整的上、下两腔，上方腔由**前庭膜** membrana vestibuli 又称为 Reissuer **膜**分成两腔，故蜗螺旋管内有三个腔：上方者为前庭阶，自前庭开始；中间者为蜗管，属于膜迷路；下方者为鼓阶自蜗窗（又称圆窗）开始。前庭阶与鼓阶借蜗孔相通，蜗管乃一盲管，其中有内淋巴液（图 1-6-44，图 1-6-46，图 1-6-48）。

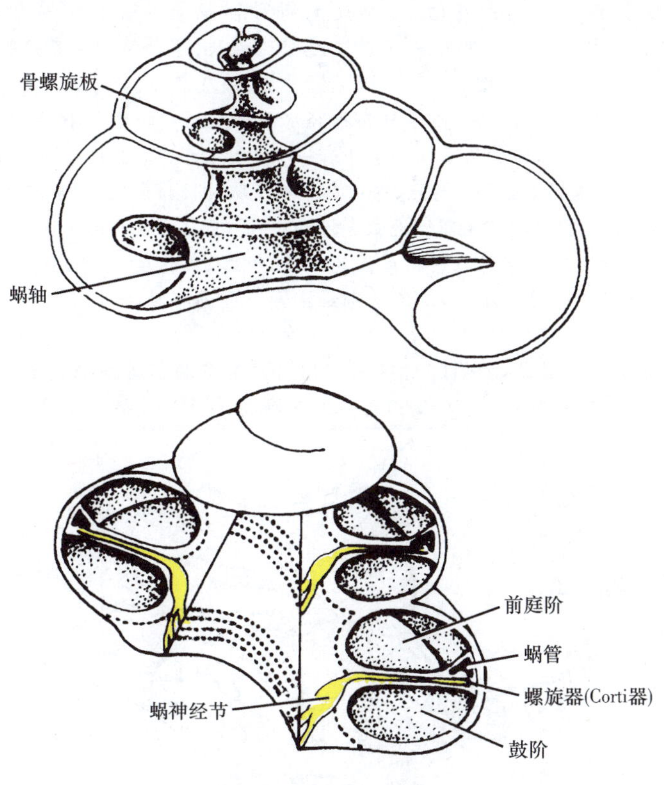

图 1-6-48　耳蜗轴切面

关于耳硬化症

耳硬化症 otosclerosis 是内耳骨迷路经常发生的一种局限性病灶，可侵犯前庭窗，引起镫骨固定。另一些病例引起耳蜗的变性，也有混合存在的病例。最常见的部位是前庭窗之前的骨迷路，有一裂缝 Siebenmann，称之为窗前裂 fissula fenestram（图 1-6-49）。有的学者观察到极好发部位在窗前裂者占85%，其中约半数引起镫骨固定，次好发部位是蜗窗（圆窗）占 35%。Perozzi 注意到这个裂缝有时在进入成年之后，未骨化软骨的残余被新骨形成所代替，引起镫骨固定。有人认为，这种病中国人少见。然而我国自 1950 年以后，由于科学技术的发展，大量治疗耳硬化症文献的报道，证实上述概念不符合实际。据孙鸿泉统计，耳鼻咽喉科门诊病人中平均每 174 例中有 1 例，住院病人中 84 例中有 1 例，以后陆续有李宝实、姜泗长、曹钰霖、邹路得等报道。1951 年，孙鸿泉报道了开窗手术；1956 年，李宝实开展了镫骨活动术；1962 年，姜泗长、邹路得等开展了镫骨切除术，听力恢复有效率为 95%，获得气骨导差距缩小至 10dB 以内者为 80%。

镫骨切除术 stapedictomy 自从 1958 年 Shea 报告以来，各种改良方法达 30 余种。我国姜泗长等自1962 年开展此手术，并对常规法镫骨底板切除术作了改进。初期采用常规法，其特点是切断镫骨肌腱和镫骨二足，后足保留较长，切除全部镫骨底板，立即以自身静脉瓣代替镫骨底板封闭前庭窗，再将已断足弓较长的一足移回龛内，接于静脉瓣中央部，砧镫关节须尽量保持完整（图 1-6-50）。有时已断足弓与砧骨长突脱位，有时足弓短（短于全长的 1/2），则以不锈钢丝或自身软骨柱代替镫骨。有时镫骨底板硬化灶严重，遂在底板中央凿孔 0.2cm×0.15cm，然后采用不锈钢丝脂肪栓塞法。他在镫骨底板切除手术中，设法单独切除镫骨底板，而不损伤镫骨其他各部，保留完整的砧镫关节、镫骨肌腱与镫骨足弓（图 1-6-51），只切除全部固定的镫骨底板而以静脉瓣代替，不过多损伤血液循环，称之为“生理性镫骨底板切除术”。根据镫骨与前庭窗龛、面神经管、镫肌、锥隆起及砧镫关节之间的关系，必须灵活掌握，才能成功。遇到前庭窗浅而宽者（3%），其镫骨底板平面几与鼓岬平齐，镫骨二足颇似柱状，这种解剖关系使切除底板较为容易（图 1-6-52）。前庭窗龛深而窄者（11%）（图 1-6-53），仅见镫骨头、颈及肩部，足弓多紧贴于龛下缘，镫骨底板多斜向内上而深藏于面神经水平段内下方，足弓与面神经水平部间的空隙亦甚小，手术操作较为困难。前庭窗龛中等深度者为大多数（86%），镫骨足弓露出龛外有一半左右，足弓与面神经管间空隙较大，能从此空隙看清底板大部（图 1-6-54）。根据上述解剖特点，除前庭深窄及肌腱较粗者采用“常规法”外，对前庭窗龛浅或中等宽者及镫骨肌腱细长者均宜采用“生理性镫骨底板切除术”（图 1-6-50～图 1-6-54）。

曹钰霖等自 1962 年使用不锈钢丝系脂肪覆盖的方法，称“人工镫骨”。此法系离断砧镫关节，折断两足弓取出，用钻孔器在足板中央穿一小孔，以不锈钢丝系耳垂脂肪代替镫骨，用自己设计制造人工镫骨安装器安装于砧骨长突上。

自体组织制成小柱代替镫骨法，我国邹路得等采用自耳郭舟状窝外缘的软骨制成长约4.5mm、宽约1.2mm 的“丫”形小柱卡于砧骨长突。张振玉用自体肋骨制成 TORP 代替镫骨。

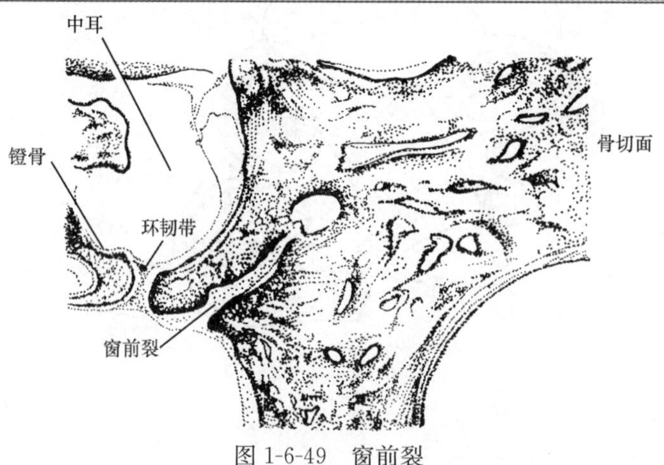

图 1-6-49　窗前裂

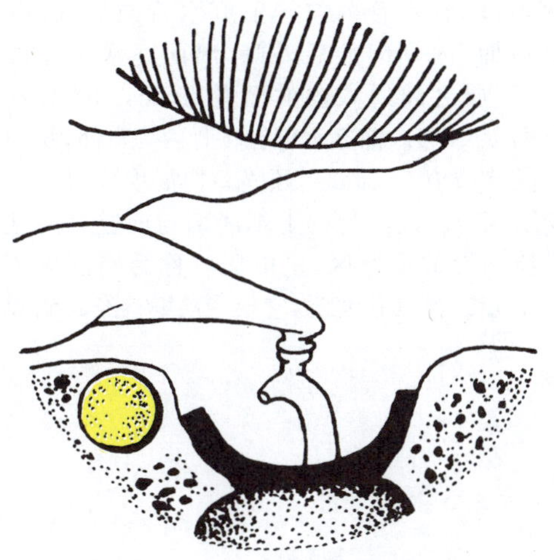

图 1-6-50　生理性镫骨底板切除术

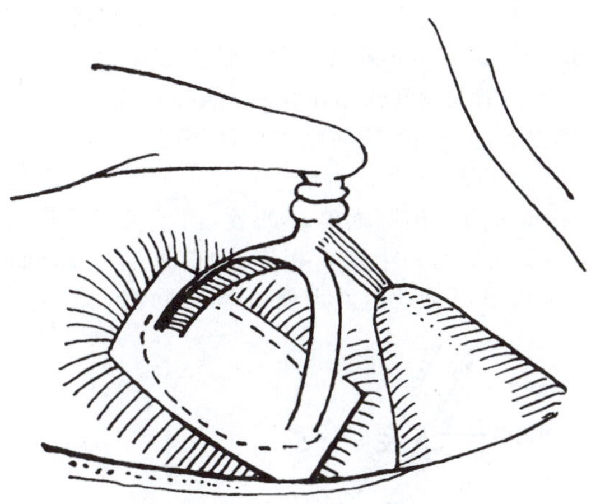

图 1-6-51　常规法镫骨底板切除术

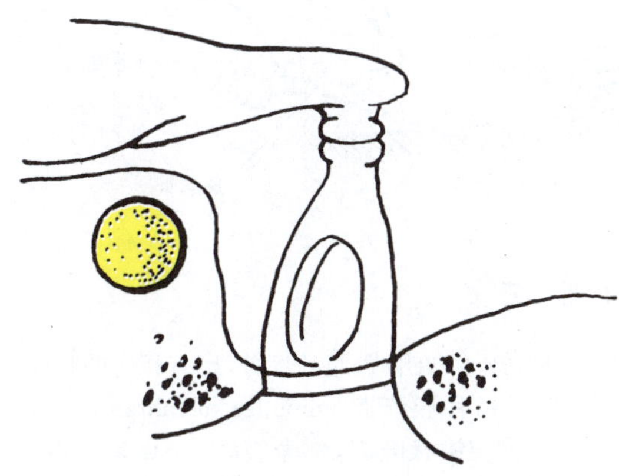

图 1-6-52　前庭窗小窝较浅而宽

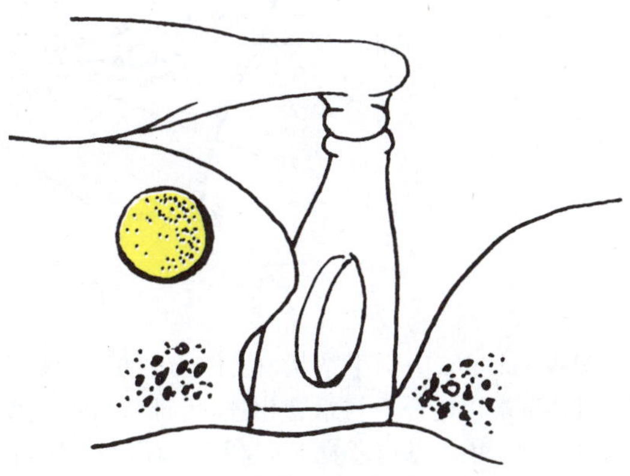

图 1-6-53　镫骨底板深藏于面神经管内下侧，前庭窗较窄

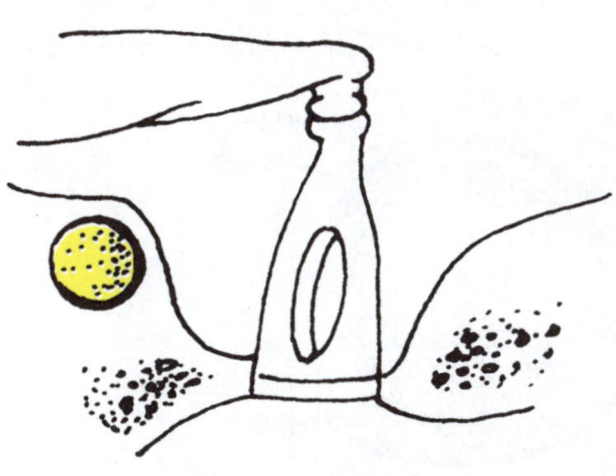

前庭窗小窝中等深宽

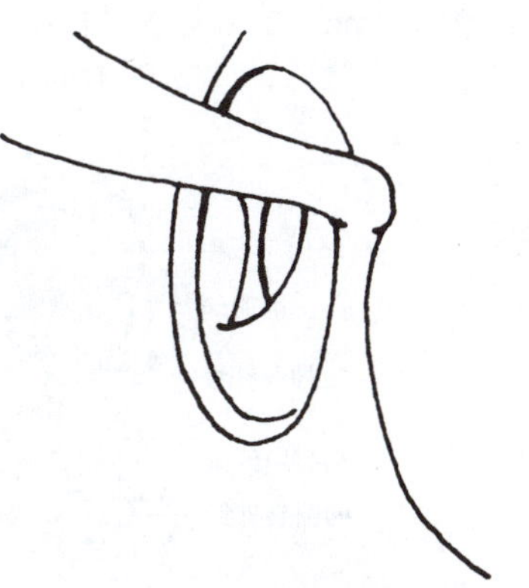

可看清镫骨底板中部

图 1-6-54　前庭窗小窝和镫骨底板深度

(二) 膜迷路

膜迷路 labyrinthus membranaceus 位于骨迷路内，由椭圆囊、球囊、半规管及蜗管四部分组成。四部分连成一连续的含有空腔的密闭的膜质结构。骨、膜迷路之间充满外淋巴，膜迷路内充满内淋巴(图 1-6-44)。

椭圆囊 utriculus 为一椭圆而略扁的囊，居于前庭椭圆囊隐窝内。向后与三半规管相连，向前以椭圆囊连接球囊和内淋巴管。内淋巴管在椭圆隐窝的后外侧，自前庭水管内口经前庭水管向后外，在颞骨岩部后面，内耳门的后外侧，出前庭水管外口于硬脑膜两层之间通入**内淋巴囊** saccus endolymphaticus(图 1-6-55)。前庭水管在颅骨内为弯曲，长约 8.5mm，直径约为0.35mm。当顽固型梅尼埃病时切开内淋巴囊以减压。椭圆囊的上端底部与前壁有感觉上皮形成长圆形的增厚区，呈白斑状称为**椭圆囊斑** macula utriculi 。感受位置觉，它接受前庭神经的椭圆囊支。

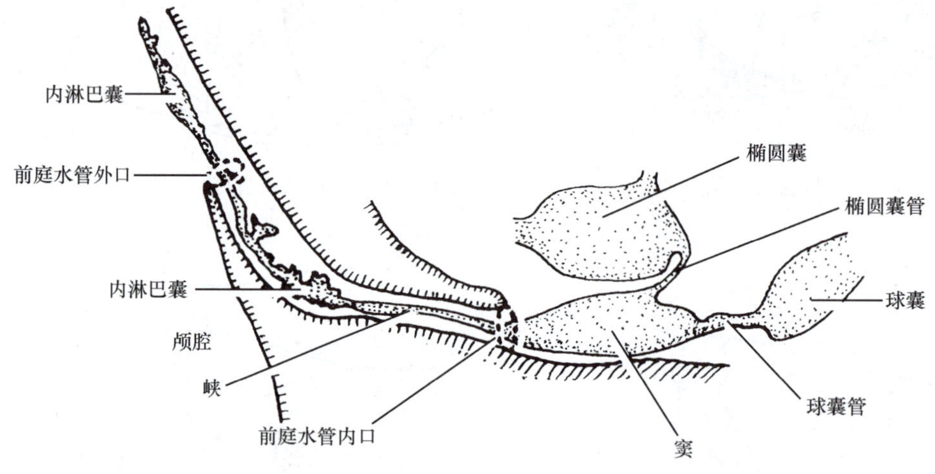

图 1-6-55 内淋巴囊

球囊 sacculus 为扁平梨状，位于前庭的球囊隐窝内。其前下端以连合管与蜗管相连，后部接椭圆囊管及内淋巴管。前上壁有感觉上皮，为卵圆形增厚区，称**球囊斑** macula sacculi ，亦感受位觉。此斑位于与椭圆囊斑成直角的平面上，接受前庭神经的球囊支。

膜半规管 ductus semicircularaes 形状与骨半规管一致，很细小，约 1/3mm，借纤维小带悬在骨性管壁上。管腔只有骨性半规管的 1/3 或 1/4，亦分为上、后、外半规管，在骨壶腹的部分，也有相应的膨大，其直径约 1mm，称**膜壶腹** ampullae membranaceae 。壶腹内有一横位镰状隆起，称**壶腹嵴** crista ampullaris ，它能感受旋转变速运动的刺激(图 1-6-56)。

蜗管 ductus cochlearis 位于蜗螺旋板与外壁之间，在前庭阶和鼓阶之间，内含内淋巴，为螺旋形的膜性盲管，两端均为盲端。蜗管的横断面呈三角形，分为底、上壁和外侧壁(蜗顶为上、蜗底为下)。外侧壁即**螺**

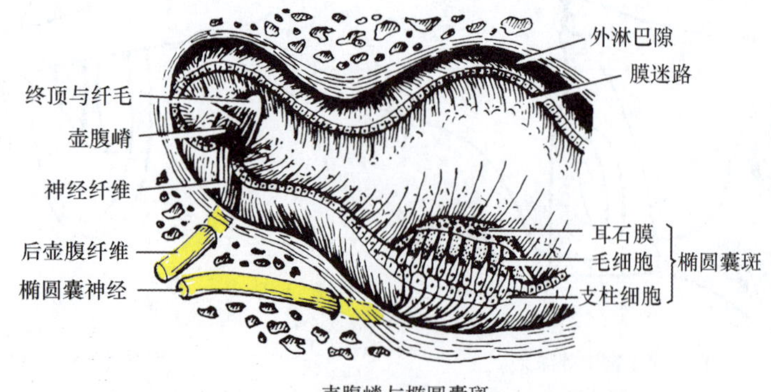

图 1-6-56 位觉感受器

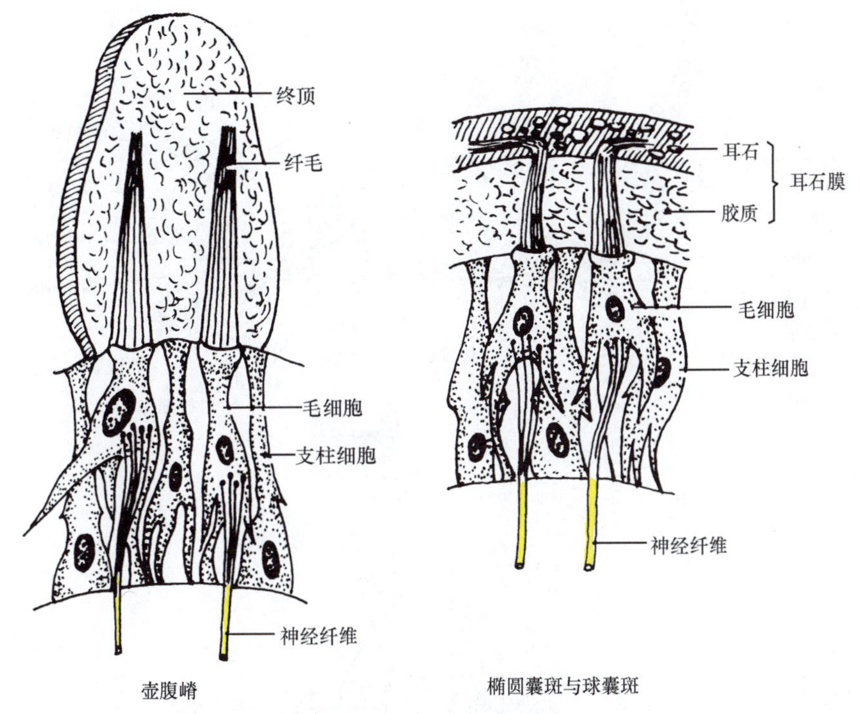

图 1-6-56　位觉感受器(续)

旋韧带 lig. spirale，由耳蜗外侧壁的内骨膜变厚而形成。外侧壁富有结缔组织及血管，其上皮中有多数毛细血管，呈线纹状排列，称为**血管纹** stria vascularis。目前认为，血管纹的功能是分泌内淋巴，参与调节内淋巴的成分，并向内淋巴输送氧。上壁即前庭膜又称Reissner膜，位于前庭与蜗管之间，是从骨螺旋板上增厚的骨膜开始伸向螺旋韧带的一层薄膜。底壁即基底膜 basilar membranae，起自骨螺旋板的游离缘，向外附于骨蜗管的外侧壁。基底膜的宽度，在基底部最狭窄，向尖端渐渐变宽(80～500μm)，长约 32mm，由于音刺激产生与内淋巴同调的振动。在基底膜上有由支柱细胞，内、外毛细胞 inner and outer hair cell 和胶状盖膜形成的螺旋器 organum spirale，又称 Corti 器(图1-6-57)。

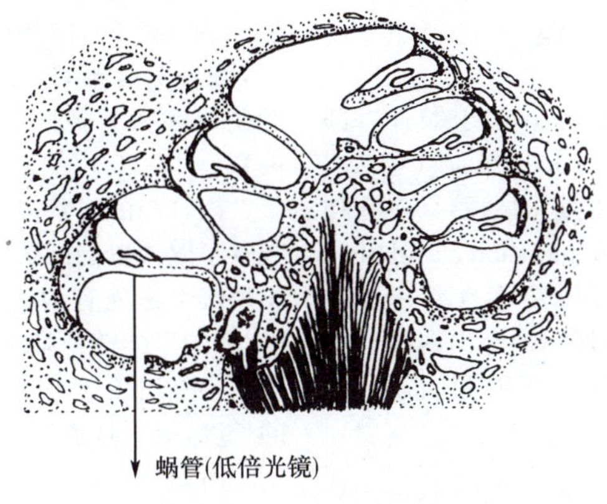

图 1-6-57　听觉感受器

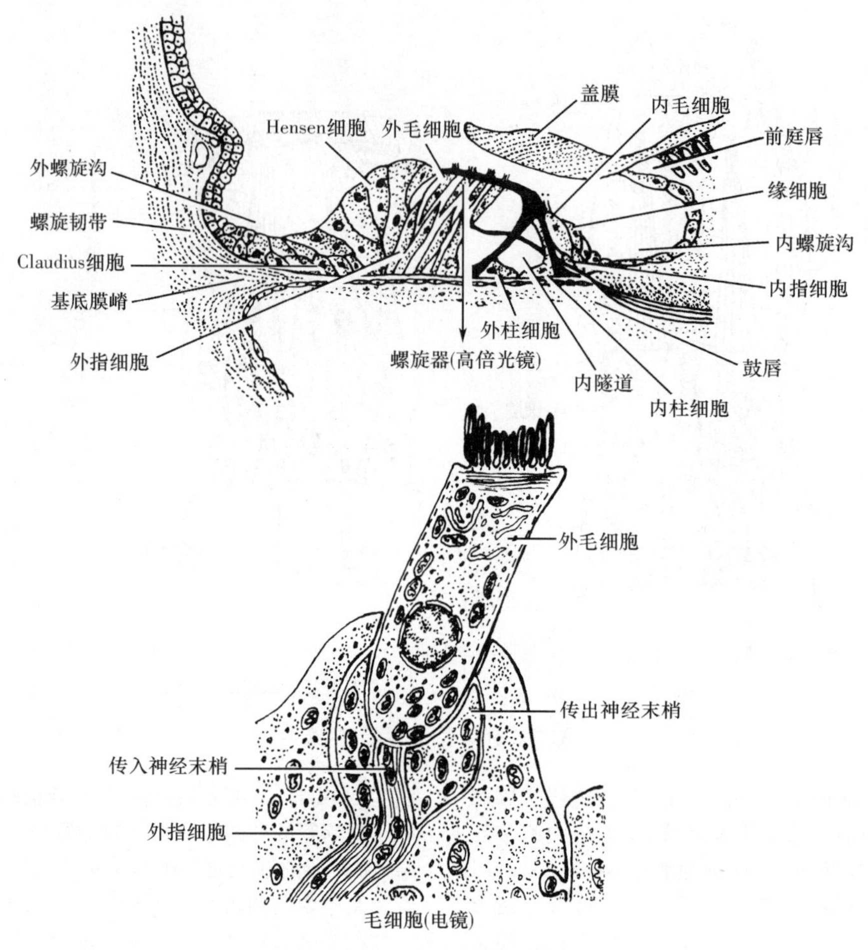

图 1-6-57 听觉感受器(续)

四、内 耳 道

内耳道 meatus acusticus internus 位于颞骨岩部后面中央,为前庭蜗神经 n. vestibulocochearis(Ⅷ)、面神经 nervus facialis(Ⅶ)及内耳血管的通路。前庭神经在内耳道底形成前庭神经节 ganglion vestibulare (Scarpa 神经节),其周围突形成前庭神经上终末支和下终末支穿出内耳道底入前庭;耳蜗神经出内耳道入耳蜗;面神经只在入面神经管之前通过此处(图 1-6-58,图 1-6-59)。

(一) 内耳道的解剖及其测量

内耳道起自岩部后面的**内耳门** porus acusticus internus ,以比较狭窄、长 10mm 左右的管向外侧方伸入,终于骨迷路内侧的内耳道底。听神经瘤常发生于内耳道内,向颅内扩展者必沿着内耳门前缘向前,除可引起第Ⅶ、Ⅷ对脑神经症状外,还以三叉神经受累症状为多见,这与内耳门前缘的解剖有一定关系。

内耳门的形状多为椭圆形、正圆和扁圆。孙济治观察了国人以椭圆形为多见(77%),内耳门上方相当于岩锥上缘处有尖锐骨性突起(8%),称内耳道口上棘,有的呈钝性骨隆起(15%)。这类骨质无疑会增加磨开内耳道顶壁的困难。他还观察了国人内耳道各径的长度,对内耳道手术有很大裨益。内耳道上、下及前壁光滑,后壁微凹。内耳道口各缘至横嵴中点的长度:平均长度前壁为 12mm,后壁为 7mm,顶壁为 8mm,底壁为 10mm;内耳道口前后径平均 8mm(4~12mm),上、下径平均为 5mm(3~7mm)。

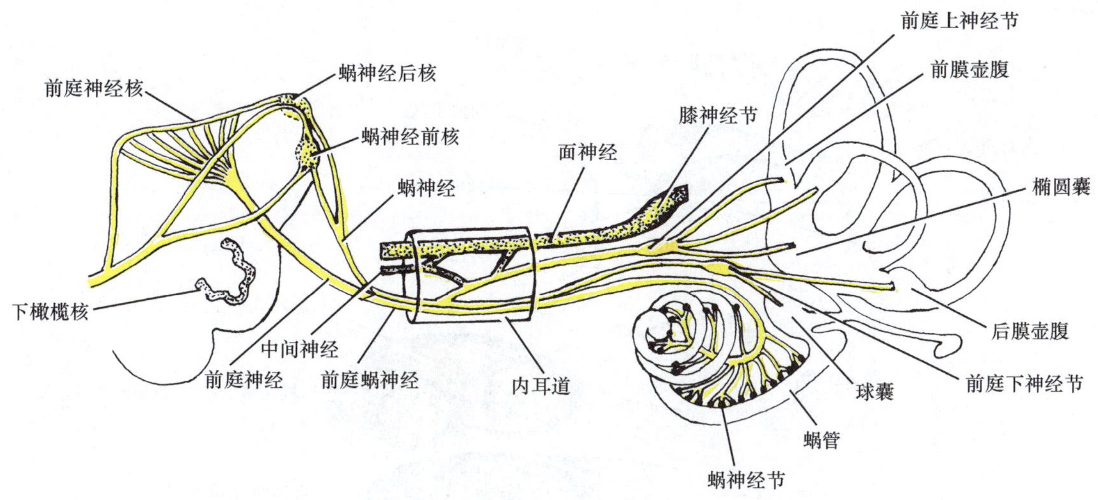

图 1-6-58 前庭蜗神经

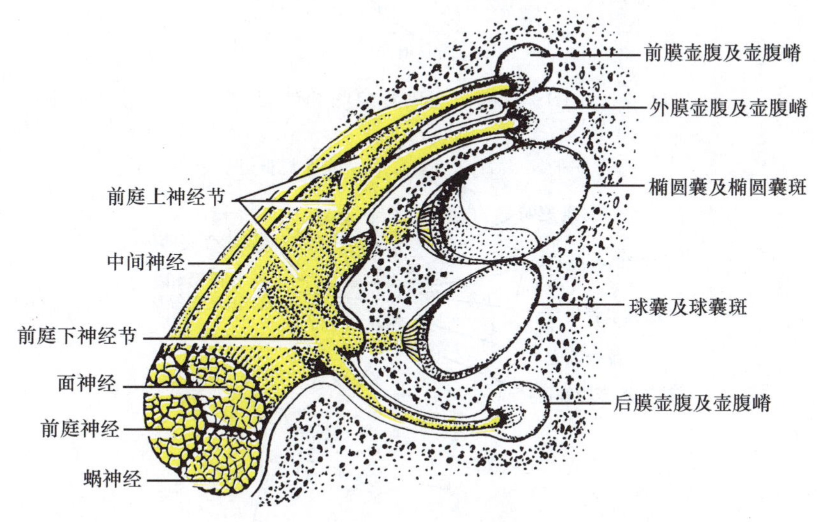

图 1-6-59 前庭神经节周围窦的分布

（二）内耳道底的解剖

内耳道底为一有筛状小孔的骨板封闭，构成前庭和耳蜗内侧壁的大部分，脑膜延伸入内耳道铺衬其内面。内耳道底由一横嵴 crista transversa 分为上下两部，上部小而下部大，上部又被一垂直嵴（又称 Bill bar）分为前后两部；上部的前面有一凹陷，为面神经区，是面神经管入口；上部的后面有一凹陷，内有数小孔，为前庭上区，有上壶腹神经、外侧壶腹神经和椭圆囊神经通过。它在前庭内壁的小孔构成上筛斑。下部的前方为蜗区，有中央管和螺旋孔径，为蜗神经纤维所通过。下部的后方为前庭下区。前庭下区与蜗区之间被一模糊不清的无名骨嵴分隔。前庭有数个小孔，穿过球囊神经，与前庭内壁的中筛斑相通。此处内耳道底与前庭的球囊隐窝仅隔薄骨片。前庭下区的下后方有一单孔，为后壶腹神经所通过，至前庭的下筛斑（图 1-6-60，图 1-6-61）。

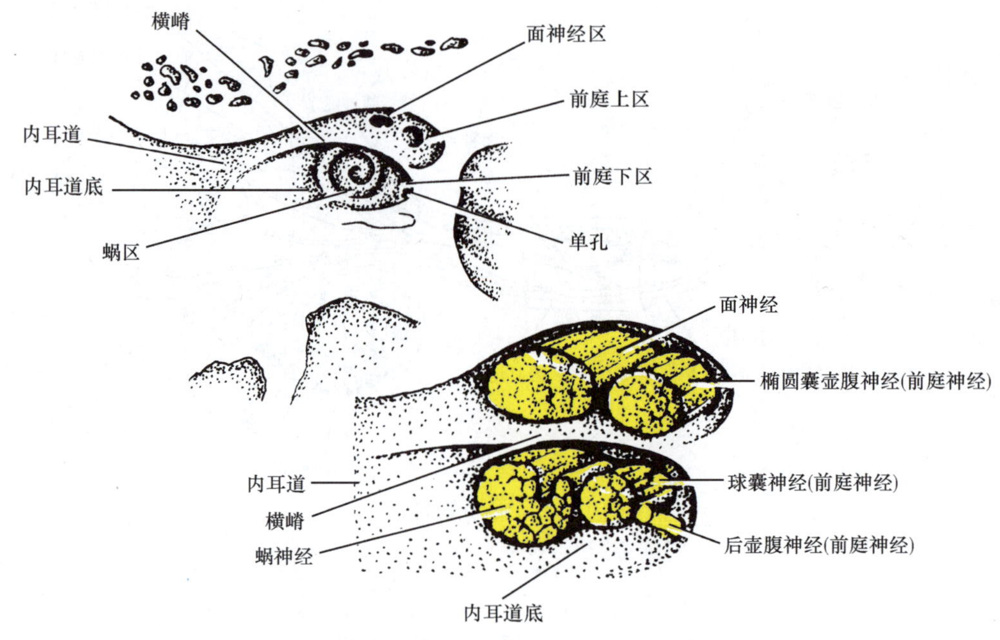

图 1-6-60 右内耳道底和神经

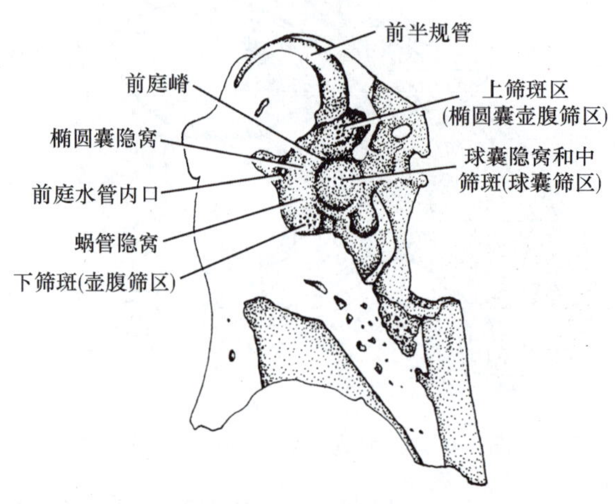

图 1-6-61 内耳前庭内壁

内耳道定位法

内耳道定位在经颅中窝硬脑膜外径路的内耳道手术中是很关键的步骤。目前，内耳道定位有下列几种方法：首先为 Cohadon et Castel 法，用电钻磨开上半规管(相当于弓形隆起)，发现上半规管透明线，在其拱峰作与岩上窦平行的线，离上半规管 8～12mm 处即为内耳道(图 1-6-62)。其次为 U Fisch 法，同样磨出上半规管透明线，在上半规管前端向内作与上半规管成 60°角的线，此线即为内耳道轴(图 1-6-62)。再次为 Pialoux、Freyes et Narcy 法，利用双外耳门连接的虚线，离颞骨鳞部颅外面 28mm 处为内耳道上壁，国人为 25.81mm(图 1-6-62)。黎昭洪提出以面神经裂为标志，作内耳道定位的新设想，可弥补上述方法的不足。此法是连接从颧弓根的颅内对应点至面神经裂孔的颧面线，由面神经管裂孔向后引一条与颧面线成 90°角的垂直线，在垂直线上取离面神经裂孔后方 4.5～5mm 处，向内侧与颧面线平行移动 3mm，即为内耳道上襞(图 1-6-63)。一般认为,弓形隆起是由其深面的上半规管所引起。黎昭洪研究发现,多数(84.1%)上半规管位于弓形隆起最高点前方的斜坡中,与弓形隆起最高点距离平均 3mm(1.0～4.9mm)。后两种定位方法,可以免除在弓形隆起处探索磨出上半规管透明线的麻烦,避免损伤上半规管。

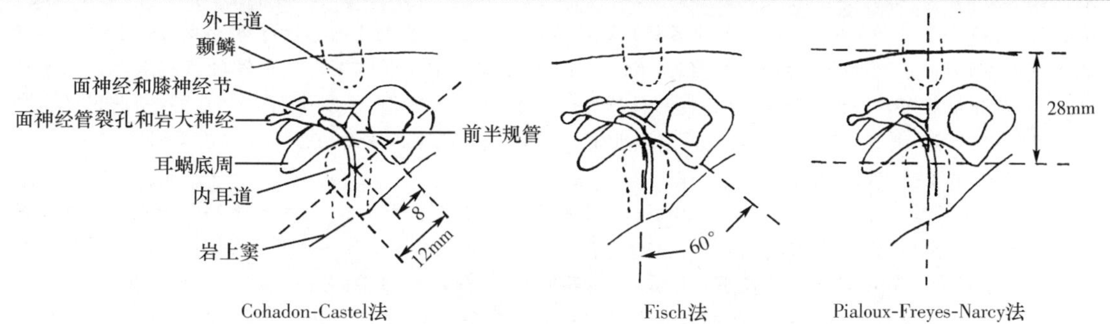

图 1-6-62 经颅中窝硬脑膜进路颞骨岩部上内耳道定位示意图

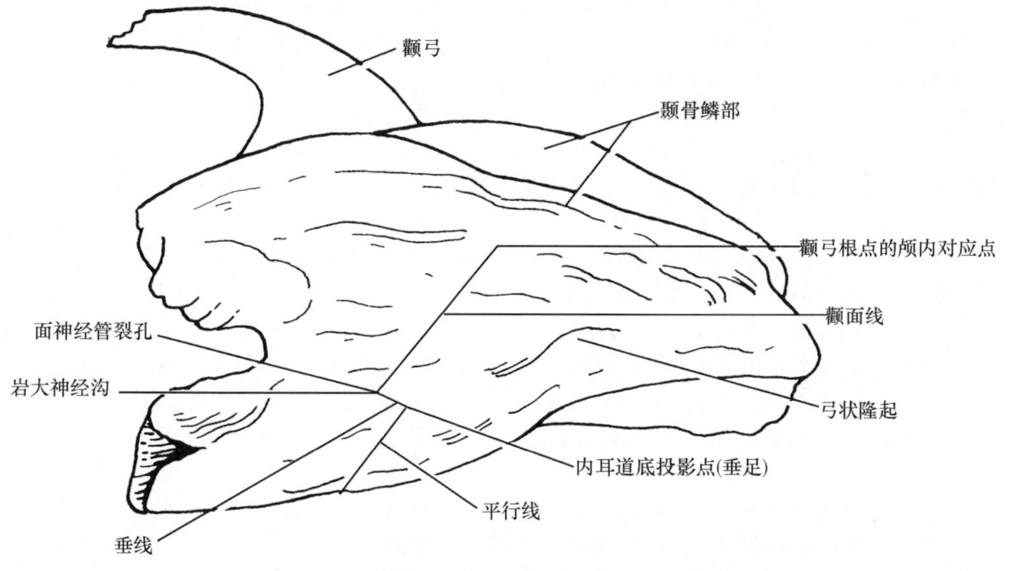

图 1-6-63 内耳道定位(右颞骨上面观,黎昭洪法)

内耳道手术

近十余年来,内耳道手术得到很大发展,经迷路或颅中窝径路开放内耳道,可进行肿瘤摘除、面神经减压或移植、Scarpa 神经节切断术和第Ⅶ、Ⅷ对脑神经松解术等,收到了良好效果。由于小脑和脑桥的限制,内耳道处肿瘤的扩展受限,该处肿瘤有囊肿和动脉瘤 cyst、aneurysm、骨瘤和胆脂瘤 osteoma、cholesteatoma、脑膜瘤 meningioma、神经胶质瘤和室管膜瘤、glioma、ependymoma。最多见者为听神经瘤 acustic neuroma。听神经瘤是良性、有囊的肿瘤,一般认为,是内耳道内前庭神经鞘细胞肿瘤样增殖的结果。

听神经瘤外科手术径路,由于诊断方法的进展和显微手术技术的应用,有了很大发展。1925 年,Dandy 首先成功地应用枕下径路,在脑外科领域广为流行。1961 年,House 采用颅中窝径路开放内耳道摘除肿瘤,并成功地采用经迷路进入内耳道及颅后窝径路,既可准确显露面神经管使面神经不受损伤,又可以面神经为标志跟踪内耳道,有利切除较大肿瘤。1972 年,Hitselberger 首先采用迷路后径路切断三叉神经感觉根、舌咽神经,治疗该神经瘤,分离异常血管治疗面神经痉挛,并用以探查脑干、小脑肿瘤。Brackmann(1978)用此径路进行桥小脑角区域的手术，还有 Bruce(1983)经此径路切除听神经瘤能较好地保存面神经及听功能。

近年来，我国耳科医师采用上述改良进路切除听神经瘤者有樊忠、杨伟炎、王正敏等，均收到了良好效果。由于耳神经学的进展，早期发现听神经瘤，并有可能推测肿瘤的发展范围，以选择适宜的手术径路。柴万兴采用枕下入路的 155 例听神经瘤手术病例，如按 House 划分标准，皆属于大、中型，而无小型者。Vaneecloo 报告 93 例(其中 82 例为听神经瘤)，肿瘤直径小于 1.5cm 的 17 例，大于 3cm 的 48 例，介于两者之间的中等肿瘤 28 例，86 例为经迷路径路，所有小肿瘤的面神经都得以保留。中等肿瘤病人术后面瘫为 65%，大部分以后可以恢复。大肿瘤术后无面瘫者仅 10%。由此可知，早期诊断至为重要，而选用适当的手术径路以保留脑神经(Ⅶ、Ⅷ)功能也是重要步骤。听神经瘤在耳科方面的手术径路有多种。

(一) 关于经颅中窝径路

经颅中窝径路 middle cranial fossa approach 属颅中窝硬脑膜外开颅术，在岩锥上面钻开内耳道适合局限于内耳道的小肿瘤。术中需明确的解剖标志：首先是内耳道的定位，选合适的方法：一是依上半规管磨出蓝线后按 Cohadon et Castel 法及 Fisch 法(见内耳道解剖)确定内耳道；另一是以面神经裂为标志，可按黎昭洪法确定之(见内听道解剖)，也有沿岩大神经追溯到膝状神经节完全暴露的。其次，确定面神经，在暴露内耳道后透过薄层硬脑膜，可见面神经和前庭神经。面神经与膝状神经节相连，面神经后与其平行走行者即前庭神经上终末支，是容易识别的。切开内耳道硬脑膜后，有大量脑脊液溢出。在手术显微镜下，再确认神经位置关系，然后将肿瘤自神经表面小心分离，或先切开肿瘤包膜吸除大部内容物，再与周围重要组织分离。保护面神经，尤其是小脑前下动脉，应完整无损。本法手术野窄小，操作困难，术中、术后易出血。术中虽未伤及听神经、内耳，但由于血运障碍，仍会有内耳功能障碍。

(二) 关于经迷路径路

经迷路径路 translabyrinthine approach：经乳突迷路直达内耳道、开放颅后窝的术式，适合于肿瘤向内耳道外扩展，但尚未与脑干、小脑粘连的中等大肿瘤。术中必须明确解剖标志：首先明确面神经水平段及垂直段，并按面神经减压的要领磨薄显出淡红色线或形成“天桥”式薄面神经骨管；其次逐次切除外、上、后半规管，开放前庭；其后除去与内耳道上、后下邻接的骨板，显露硬脑膜；最后见到肿瘤后依需要再扩大手术野。

(三) 关于枕下、岩部联合径路

枕下、岩部联合径路 combined suboccipital petrosal approach：依枕下径路开放枕部硬脑膜向前延展，暴露乙状窦，有时结扎乙状窦，再按经迷路径路开放内耳道，适用于大肿瘤，应由耳科与神经外科合作。本法具有经迷路径路或枕下径路的优点。此外，尚有迷路后径路和乙状窦后径路，也应用于切除听神经瘤，收到好的效果，国内已相继应用。

听神经瘤的耳科术式开展以来，争议很激烈。但由于耳科医生开展手术以来，手术中小肿瘤占的比例较多，手术后死亡率已大大降低。枕下径路的死亡率：Dandy 为 2.4%，Pool 为 9%，柴万兴为 5%(全切除)，20%(部分切除)。开展耳科术式以来，House 做了 2000 余例，死亡率小于 1%，而且面神经功能的保存率由 10%～30%可提高到 50%～88%。因而主张小肿瘤在内耳道未与脑干愈着者，由耳科医生承担，大肿瘤由耳科与脑外科医生合作采用联合径路为宜。

(三) 内耳的血液供给

内耳血管中动脉主要由迷路动脉 a. labyrinthi 又称内听动脉 a. auditiva interna 供给，其来自小脑前下动脉，而且常发自该动脉襻的最高点。迷路动脉伴随面神经和前庭蜗神经入内耳道，在内耳道底分为前庭支和蜗支。前庭支同前庭神经进入前庭，分布于椭圆囊、球囊和外半规管，蜗支又分为两支，一支为固有蜗动脉，伴随蜗神经走行，在蜗轴中螺旋状走行形成蜗小动脉丝球，行在螺旋器底面形成螺旋血管 vas spirale；另一支为前庭蜗动脉分布于椭圆囊、球囊、外半规管和耳蜗底周。特别在蜗轴中，蜗旋状走行者为螺旋动脉束(图 1-6-64)。这些动脉皆为终末支，无侧支循环可以补充，如果这些终末支发生栓子堵塞或其他障碍时，无其他动脉的血液加以补偿，即产生所供给区域的前庭、耳蜗功能的障碍。虽茎乳动脉也有部分细支供应半规管，但供血量甚少。

静脉有三条：一为迷路静脉或内听静脉，汇集耳蜗中周和顶周的血液，注入岩上窦或乙状窦；二为蜗水管静脉，汇集耳蜗底周、球囊和一部分椭圆囊的血液，注入岩下窦；三为前庭水管静脉汇集半规管和一部分椭圆囊的血液，注入岩上窦。三者皆注入颈内静脉(图 1-6-64)。

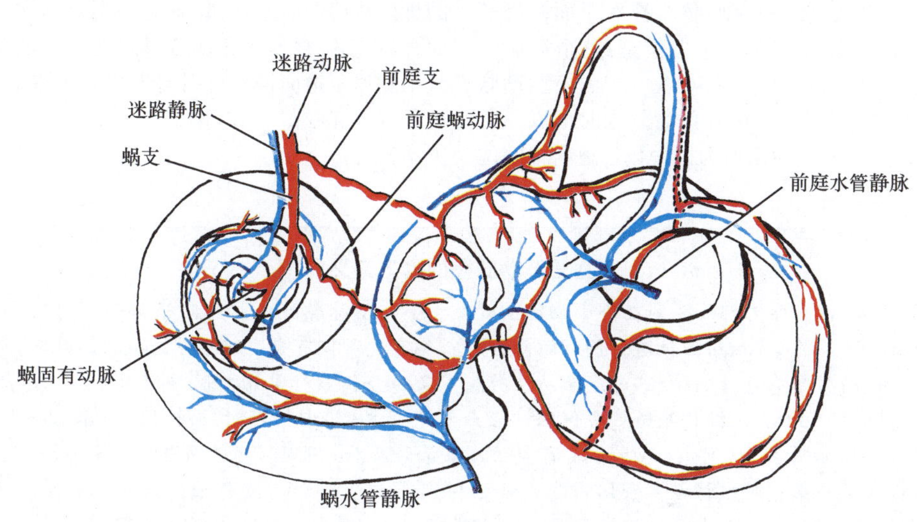

图 1-6-64　内耳的血液供应

（四）动脉襻的解剖

近年来，由于桥小脑角和内耳道显微外科的发展，对此区域血管与诸神经关系进行显微解剖学研究屡有报道。此区域动脉襻 ansa arterius 多发自小脑前下动脉，按其走行方向分为近侧支、弯曲部及返支三部分。动脉襻襻顶向内耳门及内耳道方向突出，与内耳道构成密切关系者占多数。Mazzoni 观察发现，动脉襻位于内耳门者占 27%，位于内耳道内者占 40%，接近内耳门者占 33%。他认为，动脉襻出现率接近 100%，周敬德研究观察为 94%，他报道动脉襻的五型：①中间型：以襻的近侧支行于面神经前内方，弯曲部过面神经深面，返支在中间神经与前庭蜗神经之间穿出，再沿二者之间返行转至小脑。此型多见(图 1-6-65)。

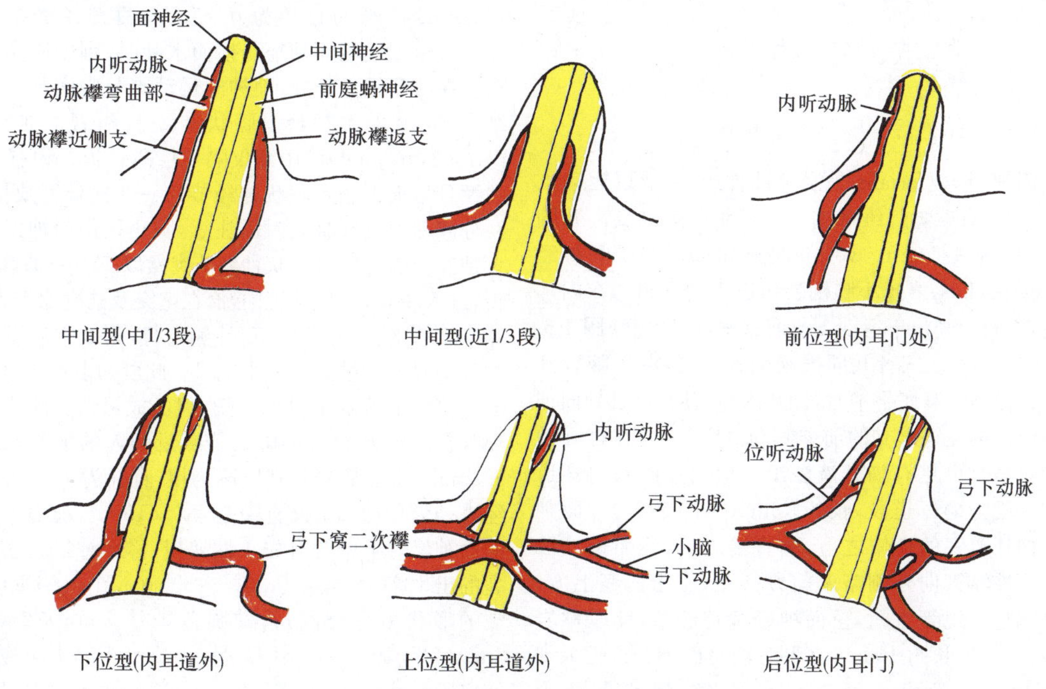

图 1-6-65　动脉襻与内耳道及神经的关系

②前位型：整个襻居于面神经前内方，可在内耳门处或道外（图 1-6-65）。③下位型：整个襻居于面神经及前庭蜗神经深面（图1-6-65）。④上位型：整个襻居于两神经浅面，襻顶突向上（图 1-6-65）。⑤后位型：动脉经两神经深面向后外行，达内耳门后外缘时形成一突向外的襻（图 1-6-65）。后两型为极少数。道内中间位型血管襻占 42.6%，从后外侧凿开内耳道，血管神经的排列从后向前是：前庭神经、动脉襻返支、中间神经、面神经、动脉襻近侧支，可为内耳道手术的参考。特别是动脉襻压迫面神经可引起半侧面肌痉挛，压迫前庭神经可引起眩晕发作，因此，动脉襻与此区域诸神经关系密切。

血管及动脉襻的临床意义

近 20 年来，很多学者都注意到在桥小脑角区域由于小脑动脉粘连使脑神经根搏动性受压，引起慢性刺激综合征。1975 年，Zannetta 报道 8 例有眩晕、耳鸣，伴有或不伴有自主神经系统症状的病人，是由于血管跨越式压迫而引起第Ⅷ对脑神经"过度活动性功能不良综合征"，行第Ⅷ对脑神经血管减压术恢复效果较好。Zannetta(1980)再次综合报道 695 例脑神经血管减压术，其中第Ⅷ对脑神经减压术 38 例。Applebann 等报道内耳血管襻 10 例，引起听力减退、耳鸣、眩晕等症状，用内耳道空气造影 CT 扫描，10 例均显示内耳道血管襻与第Ⅷ对脑神经有密切关系。McCabe 等报道 8 例伴有发作性眩晕和严重运动障碍的病人，均行前庭神经切断术，其中 7 例经颅中窝，1 例经迷路进路，术中均发现内耳道深部血管襻压迫于前庭上神经，并可见到压迹，术后 7 例症状均消失，仅 1 例再次手术，无 1 例复发。

王培志采用乙状窦后径路计 22 例，其中三叉神经根减压术治疗三叉神经痛 12 例，其中因动脉血管压迫 5 例、静脉血管压迫 2 例；面神经根减压治疗面肌痉挛 6 例，因小脑下前动脉襻压迫 4 例。

桥小脑角及内耳道的血管襻，在异常情况下可刺激或压迫第Ⅶ对脑神经引起面痉挛或第Ⅷ对脑神经引起眩晕、耳鸣、耳聋等综合征，在保守疗法无效时，采用减压术或松解术。在分离粘连后，用明胶海绵嵌塞于血管襻与神经之间，起弹性垫作用，对抗动脉搏动，也有用硅胶海绵或自体肌肉者。有用前庭神经切断术治疗顽固性眩晕。手术径路采用经颅中窝、经迷路，也有经迷路后者。在术中均不主张切断血管襻，否则会引起相应组织结构缺血坏死。

五、面 神 经

（一）面神经的走行与分段

面神经 n. facialis 是混合性神经，主要以运动支为主，还含有感觉纤维和副交感纤维。运动支离开脑桥后，与前庭神经 n. vestibulocochlearis 和中间神经 n. intermedius，横越小脑桥脑角进入内耳道。在内耳道内，中间神经位于运动支与前庭蜗神经之间（图 1-6-66，图 1-6-68）。三者共同被硬脑膜包裹，浸于脑脊液中。在经颅中窝底手术时，打开内耳道后，可见到面神经在前庭神经终末支的前外侧与其平行，并在打开硬脑膜包裹时可见有脑脊液溢出。从内耳门到内耳道底这一段为内耳道段，长约 13mm（图 1-6-67）。面神经由内耳道底的横嵴之上，垂直嵴之前，经面神经区进入面神经管向外侧略偏前方行走，位于前庭上方，经耳蜗与半规管之间，至面神经膝神经节，此段称岩段或迷路段，长约 4mm。在颞骨内是面神经最短最细的部分。此段面神经管也最狭窄，管的直径为 1.02mm，神经的直径为 0.85mm，两直径之差仅为 0.17mm，如此段面神经受损而水肿时，则膨胀余地很小。在膝状神经节处，面神经运动支与中间神经密切结合，发出岩大神经。膝状神经节和岩大神经 n. petrosus major 与颅中窝仅隔一层薄骨板。约有 15% 的颞骨岩大神经和膝状神经节的一部分骨管缺损，故在分离颅中窝硬脑膜时需注意，防止损伤面神经和岩大神经。面神经自膝状神经节突然以 75°～80°角向后转，进入中耳，在薄骨管中，恰在匙突及前庭窗上方，外侧半规管下方，并稍向下、外侧走行，到鼓室后壁与内侧壁交界处称鼓室段或水平段。此段的走行与水平面成 30°角，故称水平段不确切，但已成习惯。此段面神经管长度约为 11mm，陈义蔚测量国人的平均长度为 9.3mm。此处管径较迷路段为粗，直径为 1.53mm，神经直径为1.12mm，两直径差为 0.41mm。前庭窗上方的面神经管下壁常有先天性缺损，称面神经管裂。该裂的出现率，一般认为 30%～50%（Althaus、Dietzel）。裂的形状多呈卵圆形，缺损范围从 2mm×2mm 至 7mm×14mm（Leonard 和 Alexander）不等。面神经管鼓室段骨管极薄，即使无先天缺损，在手术时也极易损伤面神经，引起面瘫。从水平段的锥体部至茎乳孔称乳突段或垂直段。此段自外半规管下方，锥隆起高度向下直达茎乳孔。此段长约16mm，而陈义蔚观察国人的为16.9mm，神经管直径为1.48mm，神经直径为0.94mm，两者之差为0.54mm。

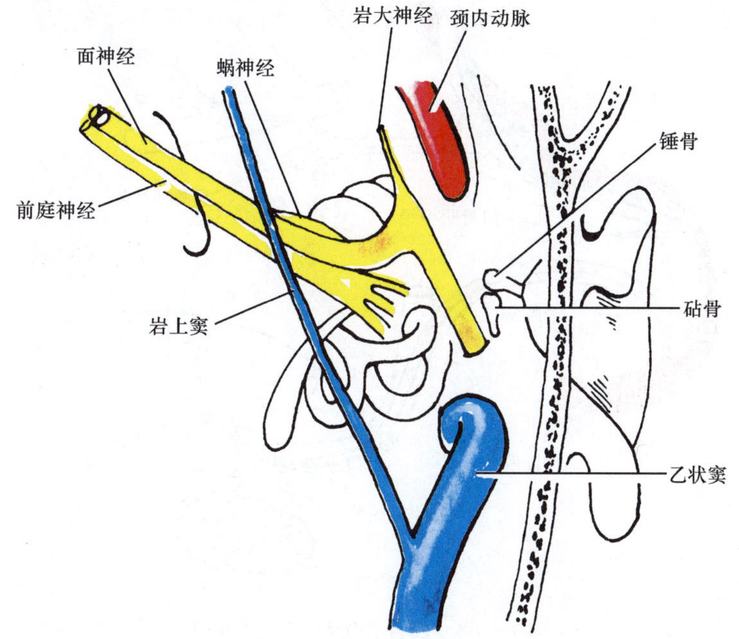

图1-6-66 面神经与周围关系模式图

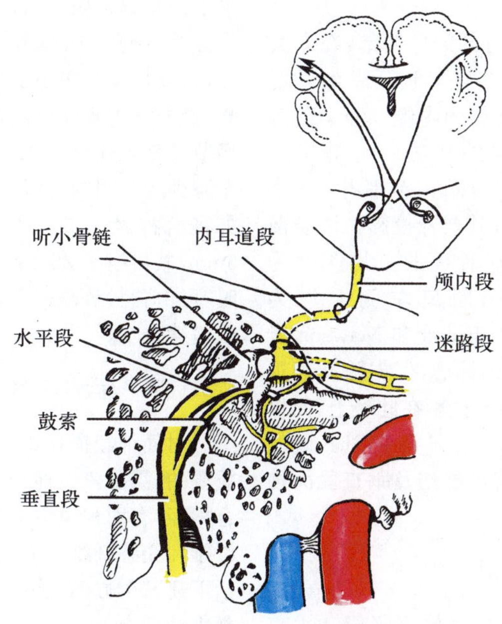

图1-6-67 面神经分段及管内分支

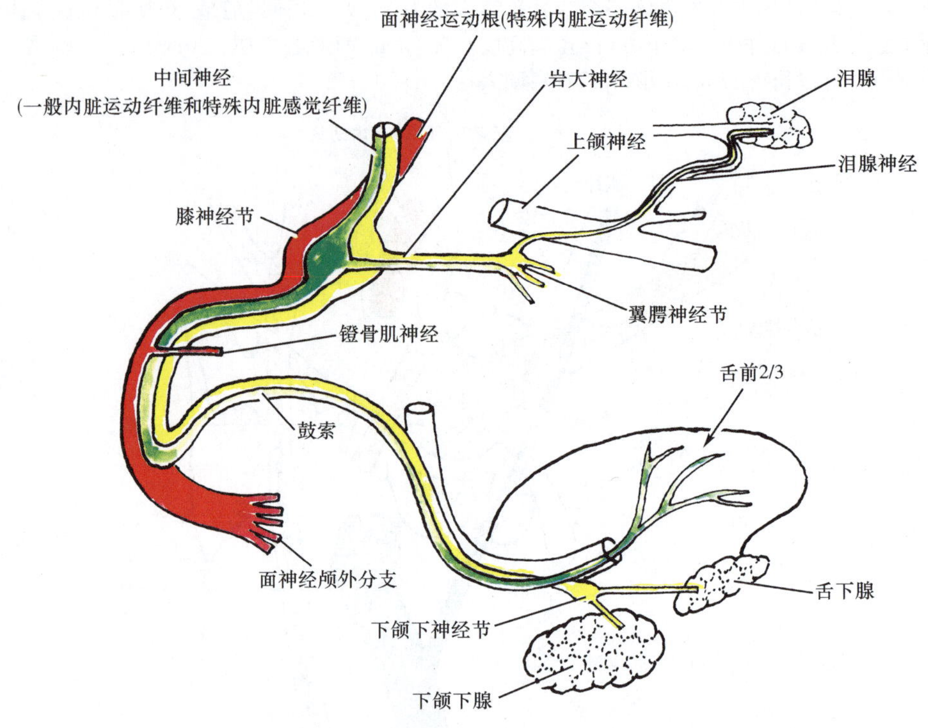

图 1-6-68　面神经纤维成分及分布

(二) 面神经垂直段的投影

面神经鼓室段和垂直段移行部的弯曲部,在乳突手术中常损伤此处。垂直段埋在外耳道后壁的骨壁中,紧靠骨性外耳道后壁的鼓乳裂的内侧。陈义蔚观察垂直段的投影,上端投影在外耳道后上棘者占17%,其余皆投影在棘的前方2～16mm范围内。垂直段下端投影在鼓乳裂者占33%,其余皆投影在该裂前方1～8mm范围内。垂直段离骨面的平均深度为10.3mm。茎乳孔离乳突尖的距离左侧平均为14.6mm,右侧平均为13.8mm。Rulon和Mawson皆认为鼓乳裂是垂直段相当可靠的标志,但据陈义蔚观察,只有1/3的国人面神经垂直段投影在此裂上,而投影在此裂前方2～5mm者最多,故在乳突手术时,距鼓乳裂后方6mm处的乳突腔中有可能伤及垂直段面神经,但仅1%的可能。

(三) 面神经各段的长度

面神经在中耳乳突手术时易损伤水平段和垂直段,尤其断桥时易误伤锥曲处。如手术误伤或炎症、外伤等损伤某段时,可依其各段长度:内耳道段约13mm;迷路段约4mm;水平段约11mm;垂直段约16mm,行各种恢复手术,即断端改道吻合术或移植术。水平段和垂直段,两段共长27mm。自茎乳孔经鼓室内侧壁至膝状神经节之间的直线距离为22mm。因此,在面神经损伤小于3mm时可将面神经拉出面神经管,经鼓室内侧壁行面神经改道缝合。自面神经膝神经节经茎乳孔至腮腺后缘的全长61mm,而腮腺后缘至膝神经节间的直线距离为44mm,两者相差17mm。如将面神经干自腮腺分离这段向上移,还可缩短6mm,共可缩短23mm。于是,面神经缺损15～20mm时,可由膝状节改道行经鼓室内侧壁,由前壁出中耳的改道缝合术。

(四) 面神经纤维的组成

对面神经损伤的定位诊断和选用手术径路是很重要的,需要依面神经分支行功能测定。面神经属混合神经,有面神经主干的运动支及中间神经,内含感觉纤维和交感纤维。人的面神经纤维约有10 000条,包括下述三个方面:①运动纤维约有7000条,分布在面部表情肌 expressive muscles、颊肌 m. buccinator、镫骨肌 m. stapedius、二腹肌 m. digastricus 和茎突舌肌;②分泌功能的副交感纤维,分布在泪腺和鼻腺体 glandulae lacrimalis、nasalis,还有到下颌下腺和舌下腺

glandula submandibularis、sublingualis；③味觉纤维，司腭和舌前 2/3 的味觉。

（五）面神经的分支

面神经的分支自上而下有：①岩大神经起自膝状神经节，向前穿岩大神经管裂孔入颅中窝，经颞骨岩部前面的岩大神经沟经三叉神经节深侧入破裂孔。在此与颈内动脉交感丛来的岩深神经 n. petrosus profundus 相结合，形成**翼管神经 n. canalis pterygoidei**，向前经翼管终于翼管窝内的翼腭神经节 ganglion pterygopalatinum。传出纤维为使腺体分泌纤维，在翼腭神经节交换神经元，发节后纤维至泪腺、鼻及腭的小腺体。传入纤维包括分布于腭和鼻黏膜的一般传入纤维以及分布于腭黏膜的特殊传入纤维（味觉），这些传入纤维穿神经节或其表面，并不中断。②膝鼓室支为一小支，自膝状神经节发出与岩小神经 n. petrosus minor 结合至耳神经节 gangion oticum。③镫骨肌为运动支，当面神经在面神经管内，于鼓室后壁下降至锥隆起后侧时发一细支，穿锥隆起内小管，分布于包藏在锥隆起内的镫骨肌。④鼓索 chorda tympani 为一支混合神经，包括传入及传出纤维。鼓索在茎乳孔上方约 6mm 处的面神经干上发出，离开面神经穿出鼓室后壁与外壁相交处，鼓沟后上端内侧的鼓索小管进入鼓室腔，相当于前、后襞高处，经锤骨柄上部和砧骨长脚之间，向前下方经岩鼓裂出鼓室，进入三叉神经下颌支的舌神经，终于舌前 2/3，司味觉。另有纤维分布于颌下腺和舌下腺，司分泌作用（图 1-6-68，图 1-6-69）。当中耳手术时，它妨碍手术野，不要过度牵拉，以免引起面神经干水肿而出现面瘫。如拨开鼓索仍妨碍时，可切断。在垂直段有面神经变异时，可以鼓索为标志磨开垂直段，即沿鼓索追溯到面神经主干。鼓索在中耳炎手术时切断，引起味觉障碍，均可代偿。⑤面神经出茎乳孔后分数小支，有茎突舌骨肌支和二腹肌支，还有支配枕肌和外耳肌的耳后神经。⑥终末支有上下两支，位于颈外动脉及面后静脉的外侧，在腮腺实质内分为多支，因人而异，在同一人体内，亦左右不一。在面部主有六个分支：①颞支 rami temporales；②上颧支 rami zygomatic superior；③下颧支 rami zygomatic inferior；④颊支 rami buccales；⑤下颌缘支 rami marginalis mandibulae；⑥颈支 rami colli（图 1-6-69）。

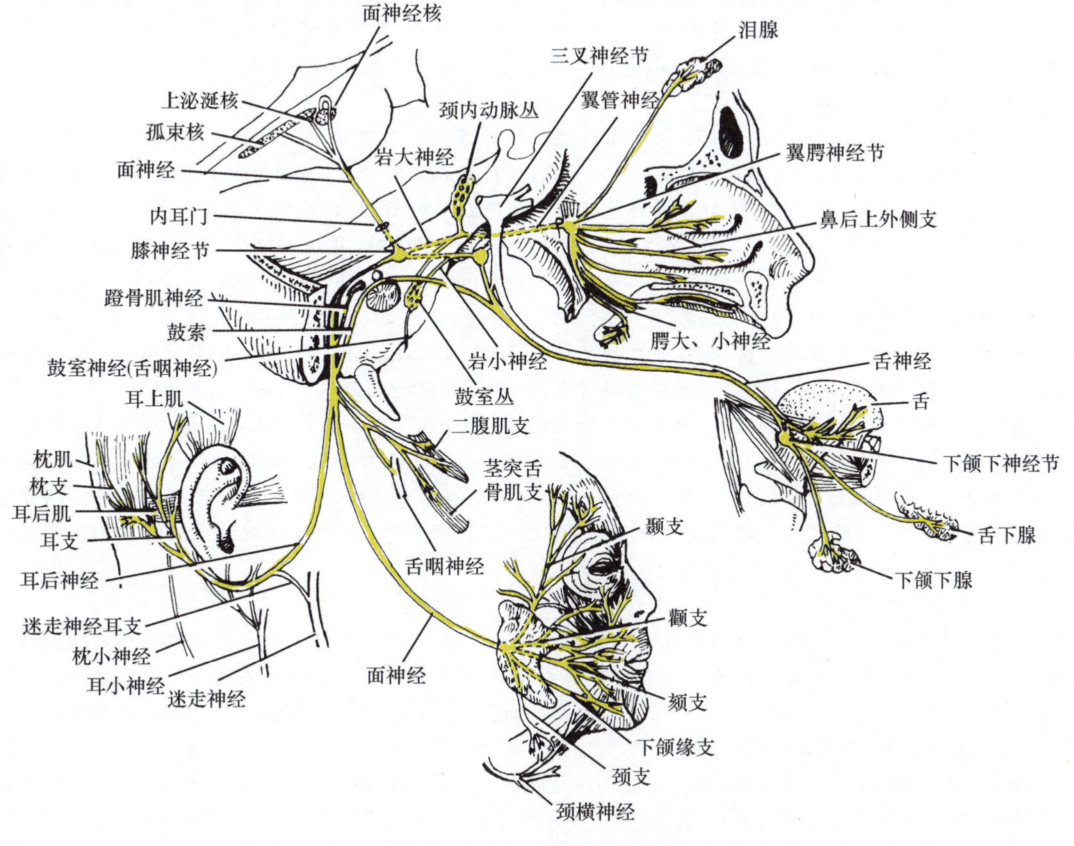

图 1-6-69　面神经分支分布

（六）面神经鞘与面神经血液供给

面神经鞘由面神经管的骨膜、血管层（面神经的动脉及静脉丛）和神经外膜三者组成。在内耳道底，面神经鞘与硬脑膜融合，在茎乳孔与覆盖二腹肌后腹的颈肌膜相连续。该鞘坚韧有光泽，对手术创伤及感染起保护作用。行面神经减压术时，必须打开鞘膜才能达到松解的目的。面神经的血液供给，颅内段为小脑下前动脉，内耳道段为迷路动脉 a. labyrinthi 的内耳道支，膝状神经节为岩浅动脉 a. petrosi superficialis，水平段和垂直段分别为岩浅动脉及茎乳动脉 a. stylomastoideum，二者在面神经管内有吻合。

耳外科的进路

关于面神经的损伤和疾患的外科探查与治疗，近来，应用现代显微外科技术，使耳外科手术可达到面神经管（Tallopii 管）的任何部位，进行面神经减压术 decompression、断端缝合 end-to-end suture、神经移植术 nerve grafting、神经吻合术 nerve anastomosis 等。而且近来，面神经的解剖研究为此提供了比较确切的各部位定位基础，给面神经外科提供了成功的保证。目前，耳外科的进路主要有以下几种，仅作如下讨论。

（一）关于经外耳道进路

经外耳道进路 transcanal approach 为暴露面神经鼓室段或水平段的径路，按镫骨切除术式磨除部分外耳道后上壁骨质，依匙突、前庭窗及锥隆起的恒定解剖关系确定鼓室段的位置，可以探查或减压自匙突经前庭窗向锥隆起的一段神经（图 1-6-70），还可依 Meurman 和 Pou 术式从外耳道入路扩大除去外耳道后壁骨质达到暴露面神经垂直段的目的。这两种径路中，也可以暂时取出砧骨，以扩大处理鼓室段的手术野，术终复位，不致听力下降。此径路要熟悉鼓室段和前庭窗的关系，鼓室段经前庭窗上方其骨管呈枕状隆起，前庭窗龛深陷，有时位置低，遮盖前庭窗大部。此段变异较多，最多者为管下壁裂（15%）。陈义蔚观察国人 100 例成人颅骨发现，分为四种类型：Ⅰ型，前庭窗完全显露者 94 例（在除去听骨和鼓膜后）；Ⅱ型，鼓室段遮盖前庭窗一半右左者为 3 例；Ⅲ型，鼓室段遮盖前庭窗，只留一条细缝者 2 例；Ⅳ型，锥曲部遮盖前庭窗后半者有 1 例。如果此区域由于损伤或炎症难以确定时，可从匙突向后寻找或沿鼓索向下追溯面神经垂直段。

（二）关于经乳突进路

经乳突进路 transmastoid approach 为暴露自膝状神经节至茎乳孔间的入路。早期的乳突进路，为去除外耳道骨部后壁，切断骨桥，取出砧骨，剪除鼓骨头，保持鼓膜完整的方法，但要损失 25dB 的听力。近年来采用面隐窝 facial recess 入路，其优点是不损坏外耳道及鼓膜的解剖结构，保存中耳及内耳功能，国内王燕犹等采用此术式。手术中解剖要点：首先采用耳内和耳后联合进路，耳内进路分离外耳道骨膜瓣，耳后进路自筛区钻入鼓窦，完成乳突单纯凿开术，确认外半规管和钻骨窝。其次从鼓窦入口，看清砧骨短脚，在其上壁、外壁骨质用电钻磨薄，在锤、砧骨外侧将上鼓室外壁（盾板）磨薄约 1～2mm，暴露锤骨头、砧骨体及上鼓室前壁。再次，开放面隐窝，为本手术的关键步骤，技术要求也高。用 1mm 切削钻头在砧骨体及短脚外侧向下开放面神经隐窝。面隐窝上界为砧骨窝，外界为鼓索神经及鼓环，内界为面神经垂直段上部，后界为乳突前壁的部分。根据砧骨短脚下方至外半规管、面神经管的关系，按 Anson 报告，自砧骨短脚到外半规管，平均距离为向内 1.25mm，到面神经管为向内下 2.26mm，外半规管到面神经管的平均距离为向下 1.77mm。遵循上述解剖界限和距离磨开面神经隐窝，不致损伤重要器官。打开面隐窝后可将砧骨暂时取下保存，沿面神经鼓室段向前追到膝状神经节，向下追踪茎乳孔，面神经处理结束后将砧骨恢复原位（图 1-6-71）。

（三）关于经迷路进路

经迷路进路 translabyrinthine approach 为经前庭达内耳道，适用于颞骨内的迷路段及内耳道段面神经损伤和疾患，同时有前庭功能丧失者。经前庭窗除去镫骨，扩大前庭窗。将前庭内侧壁磨薄，除去内侧壁，进入内耳道，将内耳道底、前下和后下壁除去。切开硬脑膜，于垂直嵴前面找到面神经（参照内耳道讨论）。

（四）关于经颅中窝进路

经颅中窝进路 middle cranial fossa approach 为面神经岩段或迷路段手术的安全方法，可保存听力及平衡功能，且避免遗留过大的乳突腔，标志清楚（手术方法，可参考内耳道此径路）。程华青（1980）报告，经此径路手术3例效果满意。此径路主要解剖标志为岩大神经及膝状神经节，开颅后将颞叶的硬脑膜自弓状隆起掀起，这样可见到面神经裂孔处的岩大神经，用钻磨除其上骨质，可见到膝状神经节。一般膝状神经节处顶壁骨质较薄，有13%缺损，2%全缺。谨慎地暴露膝状神经节后，沿神经向外可进中耳，沿神经向内，磨除迷路段骨质至内耳道底除去内耳道顶部覆盖骨质，暴露面神经，依其病变进行处置(见内耳道)。

(五) 关于乳突、颅中窝联合进路

乳突、颅中窝联合进路 combined transmastoid-middle fossa approach：先做耳后切口，完成乳突单纯凿开术，看清面神经垂直段骨管；其次，将耳后切口延长向耳上的前方和上方作为进入颅中窝切口，暴露颅中窝，仍先确认岩大神经并用金刚石钻头暴露膝状神经节，向内暴露迷路段和内耳道段，向外则利用耳后进路暴露垂直段和鼓室段。至此，可完全暴露面神经自内耳门到茎乳孔的全程，可切开神经鞘减压或行移植术等(图1-6-72)。

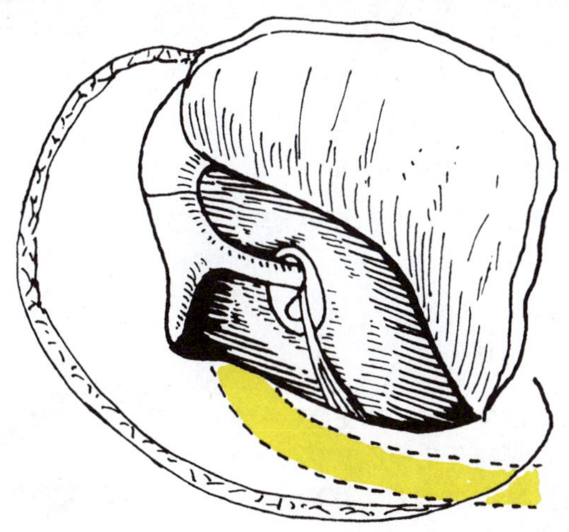

图1-6-70 经外耳道进路暴露面神经水平段

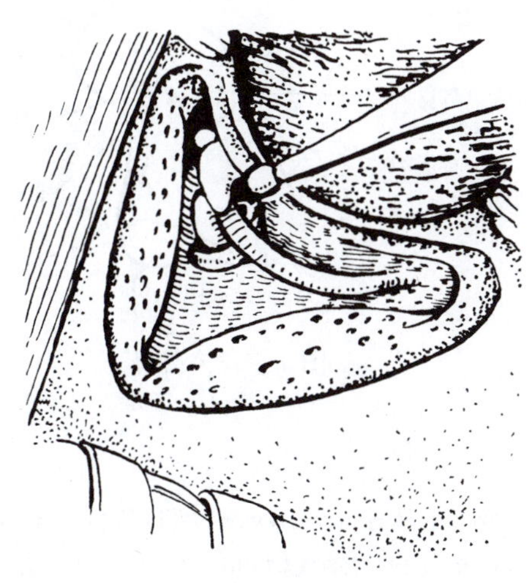

磨开面神经隐窝

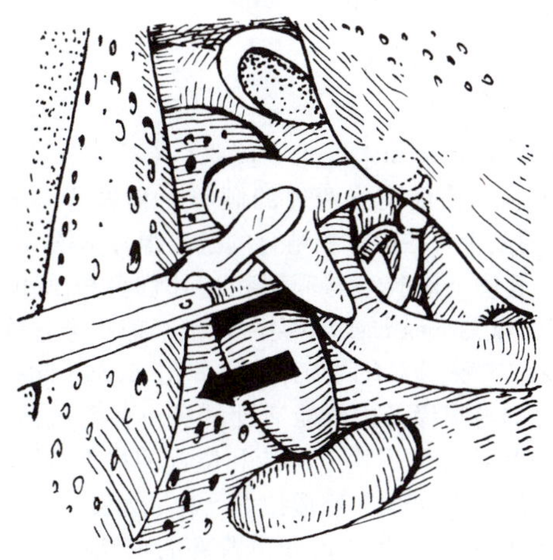

取出砧骨扩术野

图1-6-71 经乳突进路打开面神经隐窝

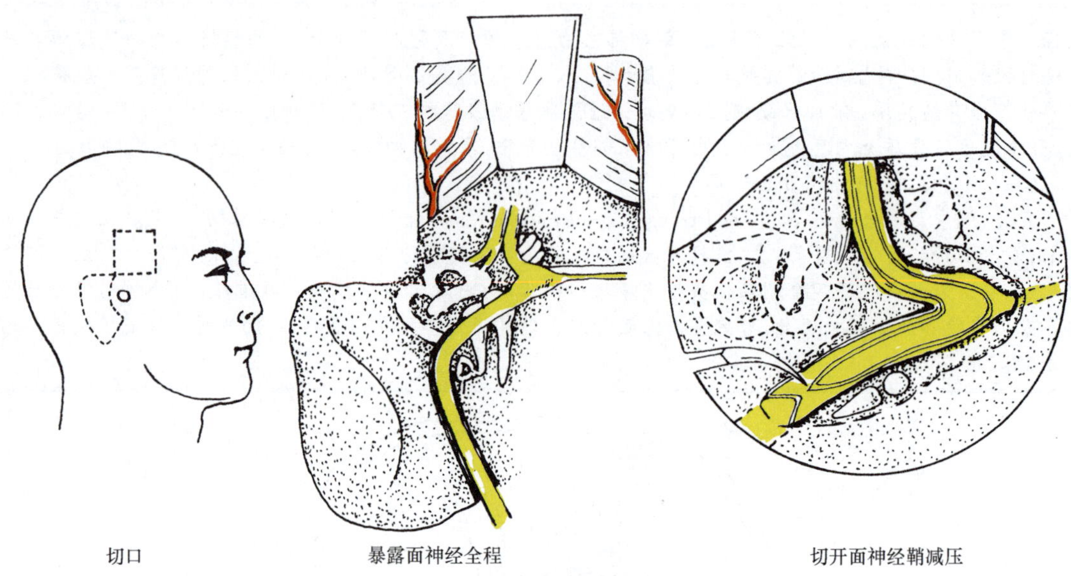

图 1-6-72 乳突、颅中窝联合进路显露面神经

第二节 鼻 部

鼻是呼吸道的起始部分，吸入的气体在气体交换前，鼻腔黏膜对气体的清洁、加温、湿润及化学检验等起着重要作用。除呼吸之外，还有嗅觉、共鸣和反射等功能。具体包括外鼻、鼻腔和鼻旁窦三个部分。

一、外 鼻

（一）外鼻

外鼻 nasus externus 形似三棱锥体（图 1-6-73）。构造：鼻腔前壁，向前下方两边的倾斜面称**鼻背** dorsum nasi，两侧鼻背在前方相结合的游离缘称**鼻梁** nasal bridse，鼻梁上端狭小与额部相连处称**鼻根** radix nasi，下端称**鼻尖** apex nasi，鼻尖两例呈半球状隆起称**鼻翼** ala nasi，外鼻下方有两个开口称**鼻孔** narres，此孔由两外侧鼻的游离缘及内侧能活动的鼻小柱所围成。外鼻在容貌上至为重要，由于构造和位置的特点，易发生疾病和外伤，目前修复和整形技术已有很大发展。

浅层组织：覆盖在鼻根部和鼻背部的皮肤薄而松弛，易于活动，但在鼻尖和鼻翼部皮肤较厚，富有大量皮脂腺与汗腺，与深部组织粘着较紧。因此，易发生痤疮、酒渣鼻和鼻疖等。当发炎时，因患部张力大，压迫神经，故极疼痛。

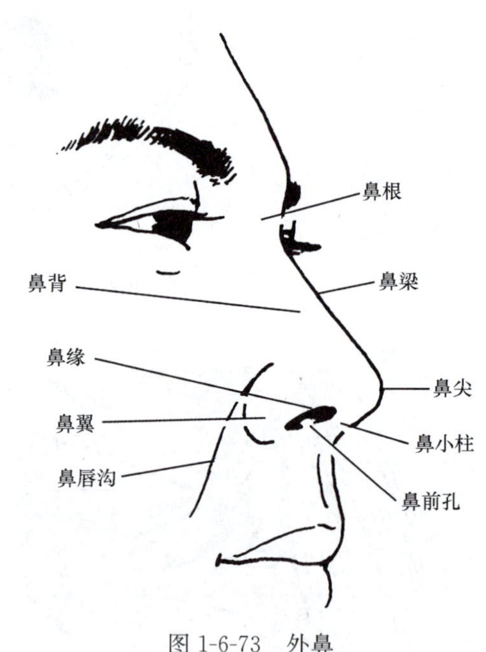

图 1-6-73 外鼻

（二）骨与软骨支架

骨部由**鼻骨** nasal bones、**额骨鼻棘** spina nasalis 及**上颌骨额突** processus frontalis 构成。两侧有上颌骨额突，上有鼻骨两块，下有切牙骨，围成梨状孔（图 1-6-74，图 1-6-75）。这个被骨围成的鼻根部很狭窄、很厚的骨壁对外伤有一定的抗力，其下方变宽、变薄，且外突。

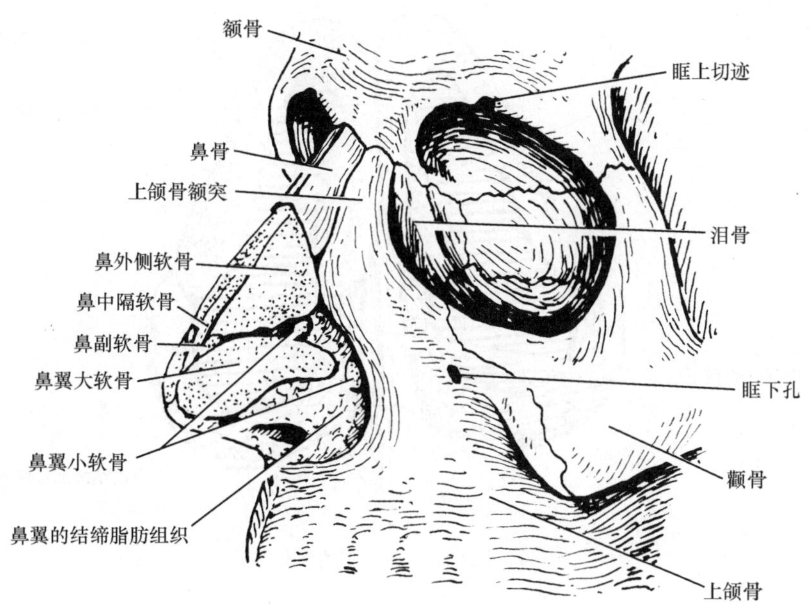

图 1-6-74　外鼻的骨及软骨支架

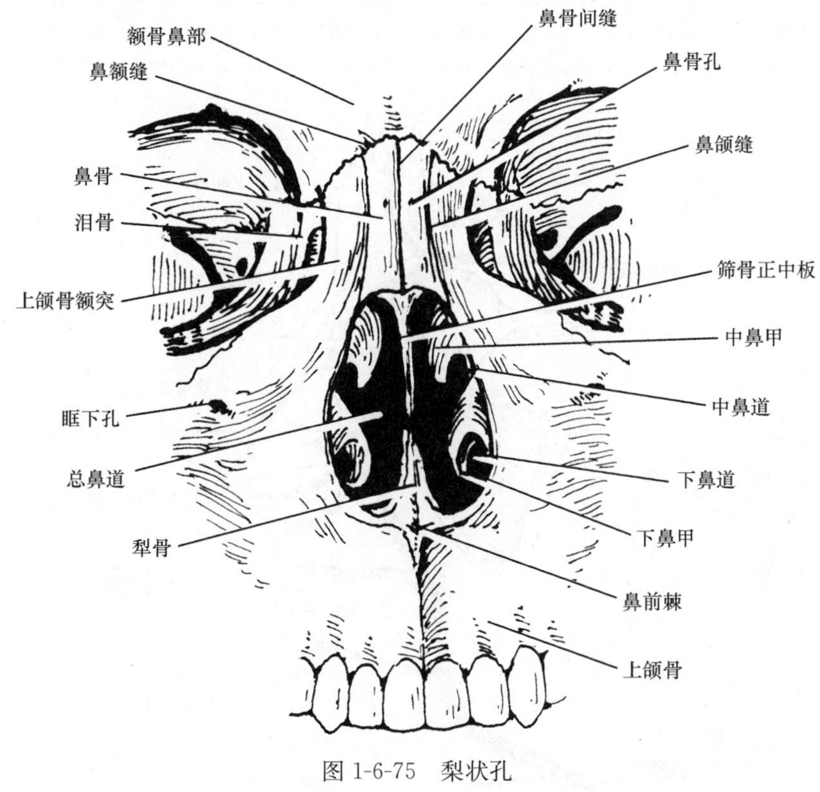

图 1-6-75　梨状孔

软骨有成对的鼻外侧软骨、鼻翼大软骨、鼻翼小软骨、数目不定的鼻副软骨和单个的鼻中隔软骨所构成(图 1-6-74,图 1-6-76)。

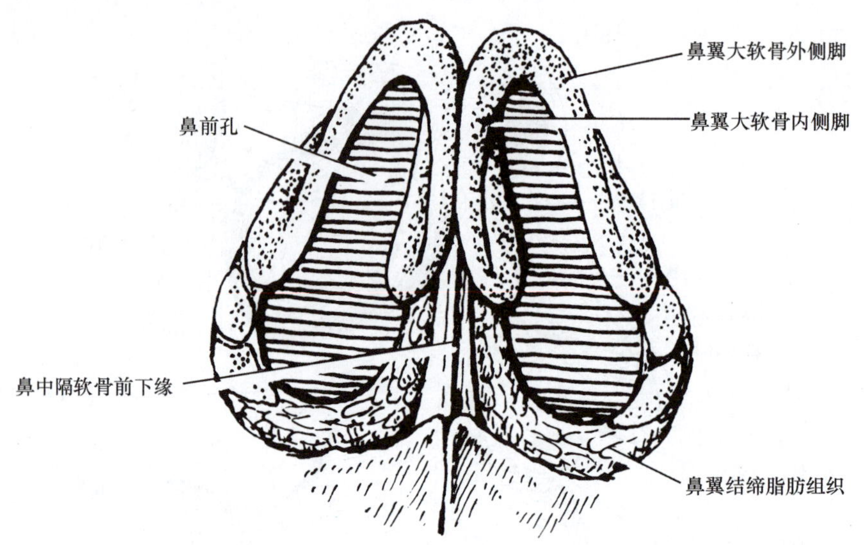

图 1-6-76 鼻底的结构

（三）血管与神经

外鼻的血供丰富，可为鼻成形手术的良好条件。动脉来自颈内动脉及颈外动脉的分支。来自颈内动脉的有眼动脉的终支鼻背动脉 a. dorsalis nasi、滑车上动脉 a. supratrochlearis 和筛前动脉 a. ethmoidalis anterior 的外支。来自颈内动脉的有面动脉（颌外动脉）发出的内眦动脉 a. angularis、鼻翼支和上唇动脉 a. labialis superior 的分支，以及由上颌动脉（颌内动脉）发出的眶下动脉 a. infraorbitalis 的外鼻支等（图1-6-77）。

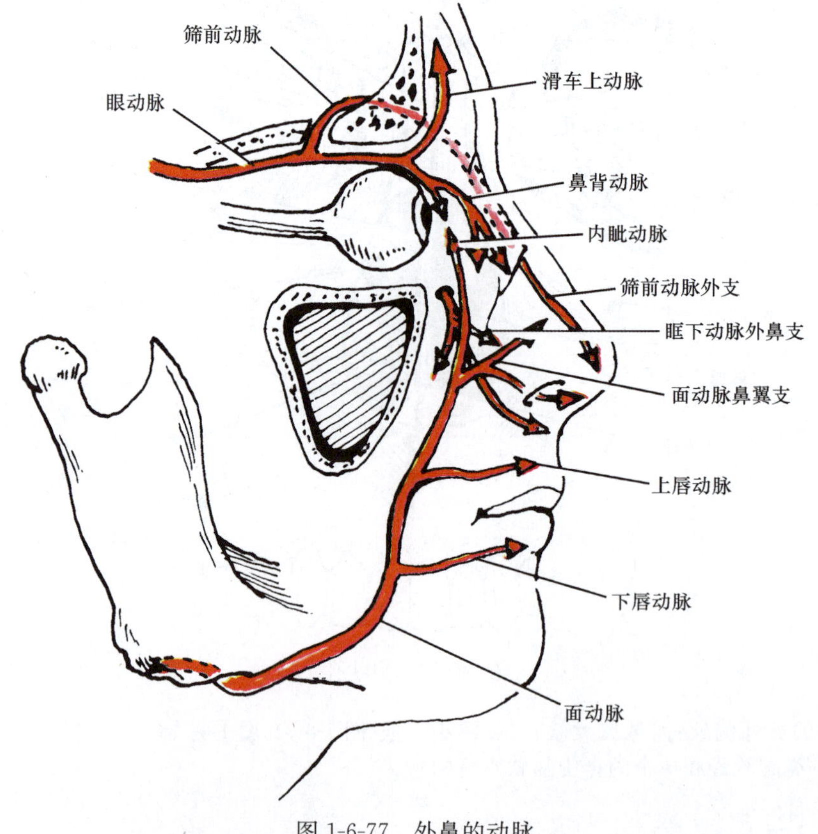

图 1-6-77 外鼻的动脉

静脉血液流入面前静脉 v. auriculares anteriores 和内眦静脉 v. angularis，继而汇入颈内静脉及颈外静脉（图 1-6-78）。内眦静脉与眼上静脉 v. ophthalmica superior 及眼下静脉 v. ophthalmica inferior 互相吻合，面部静脉借此与海绵窦 sinus cavernosus 相通。面部静脉无瓣膜，血液可上下流通。当面部危险三角区（两侧口角与鼻根连线之三角）内有疖肿时，若治疗不当或挤压时，可使化脓菌侵入静脉，流入海绵窦，可引起严重的海绵窦血栓或其他颅内并发症。

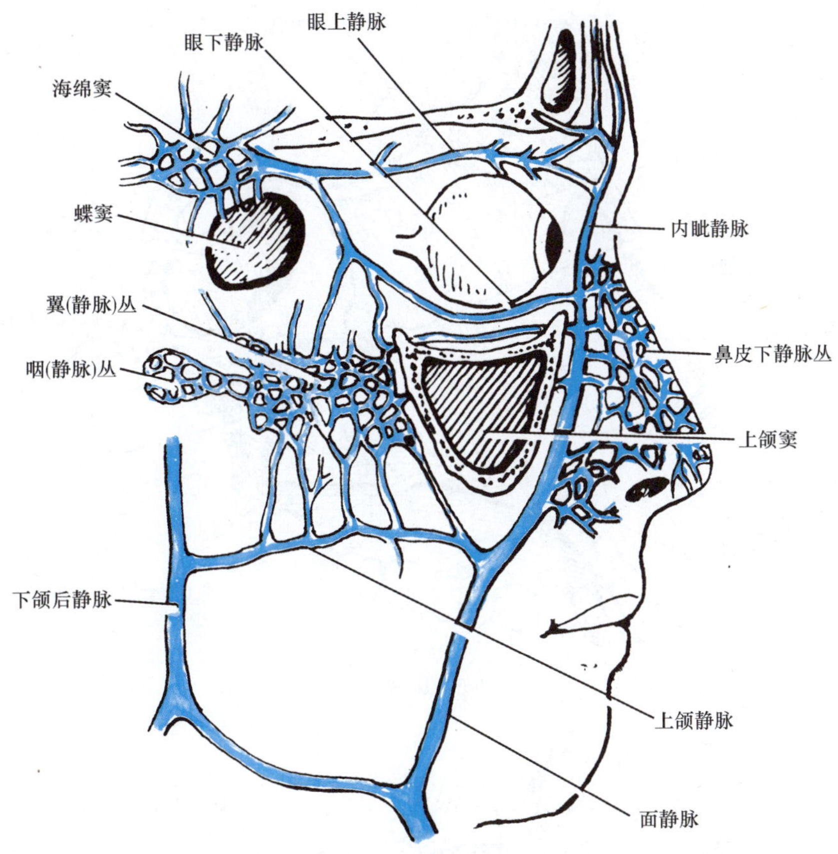

图 1-6-78　外鼻的静脉及与深静脉的吻合

神经：面部表情肌由面神经支配，外鼻感觉神经来自三叉神经的分支。筛前神经 n. ethmoidalis anterior 的鼻外侧支 rami nasalis laterales 司鼻背下部及鼻尖，眶下神经 n. infraorbitalis 司外鼻的外侧部及鼻前庭，滑车下神经 n. infratrochlearis 分布于鼻根部。

二、鼻　腔

鼻腔 cavitas nasi 系顶窄、底渐宽的不规则腔，前起自鼻孔 nares，后止于鼻后孔 choana，由鼻中隔 septum nasi 分隔成左右两腔。鼻腔分为鼻前庭和固有鼻腔两部分。

（一）鼻前庭

鼻前庭 vestibulum nasi 系指鼻腔前段较阔大部，起自鼻孔，止于鼻阈。**鼻阈** limen nasi 指皮肤与鼻腔黏膜交界处。鼻前庭表面覆盖着皮肤，富于皮脂腺和汗腺，且有鼻毛 vibrissae 密生，防止异物侵入，并借以过滤、净化空气的作用。鼻疖肿好发于此。由于皮肤与软骨紧密连接，压迫神经，疼痛较为厉害。

（二）固有鼻腔

固有鼻腔 cavum nasi proprium 简称鼻腔。前方起于鼻阈，后方借鼻后孔通入咽部。每侧鼻腔有内、外、顶、底四壁。

1. 鼻腔内侧壁(图 1-6-79,1-6-80)即**鼻中隔**,由软骨及骨部组成。软骨部鼻中隔由鼻中隔软骨 cartilago septi nasi 与鼻翼大软骨内侧脚组成;骨部鼻中隔由筛骨的垂直板 lamina perpendicularis 和犁骨 vomer 构成。鼻中隔前下部为膜性,可以活动。鼻中隔在多数成年人存在着明显的弯曲,多在筛骨垂直板和犁骨交接处或犁骨和中隔软骨结合处,它可发生在中隔任何部分。其弯曲的范围从小的膨隆、嵴、棘到严重弯曲,足够堵塞一侧鼻腔。如弯曲部位高,可阻塞上、中鼻道,压迫中鼻甲,使窦口引流受阻,引起鼻窦炎,如低位

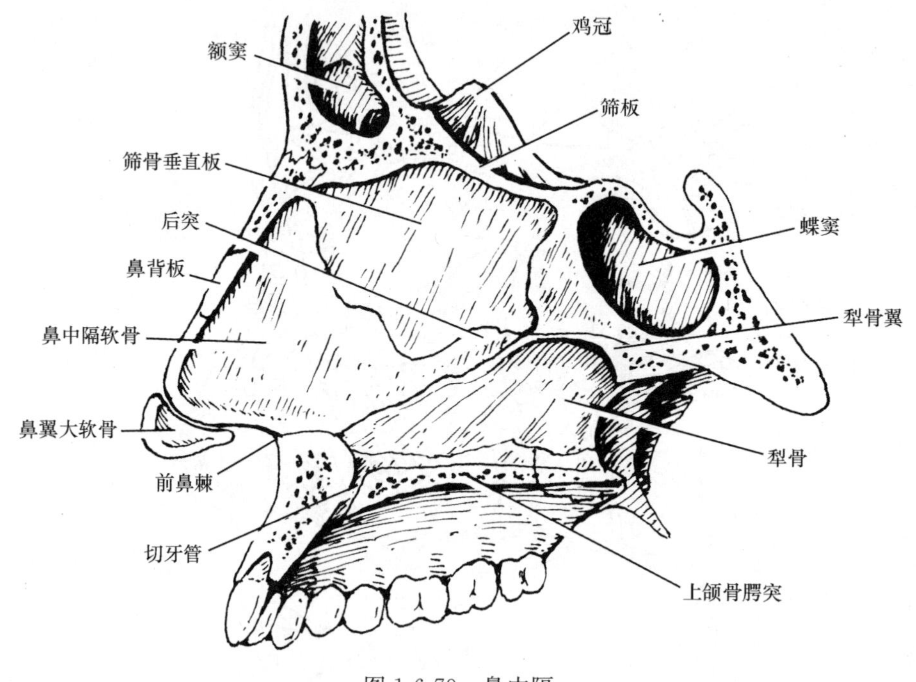

图 1-6-79　鼻中隔

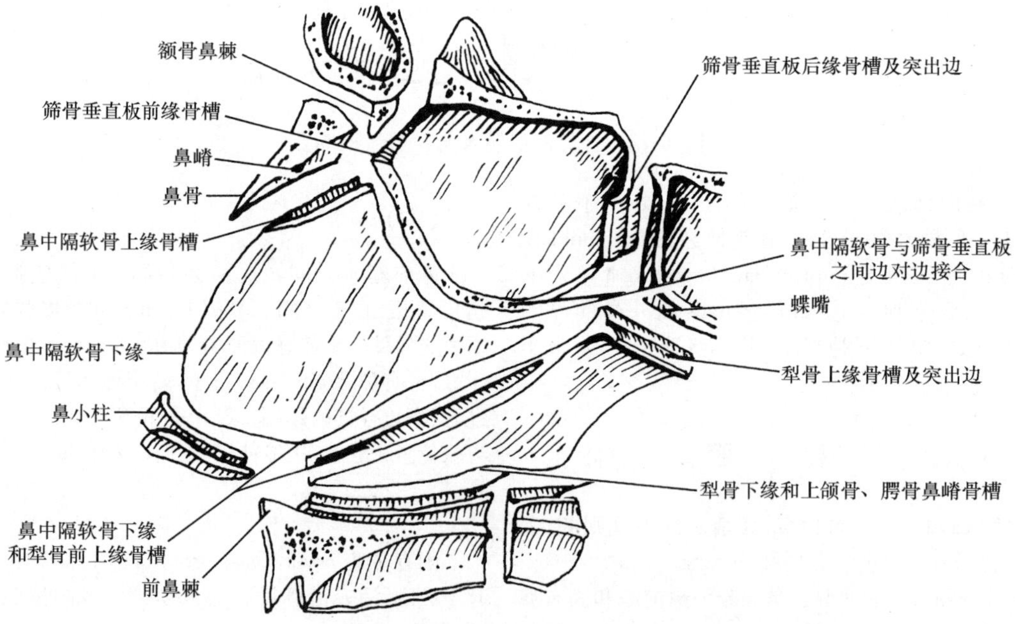

图 1-6-80　鼻中隔各部嵌合

时除阻碍分泌物外，影响较小。如嵴状突起的尖端压迫鼻甲黏膜，可引起反射性头面部神经痛。有时呈“S”形偏曲，致两侧鼻腔呼吸受阻。在前下方的嵴突常为鼻出血的局部原因。鼻中隔偏斜常可伴有鼻外歪斜。

鼻中隔的血液供应：来自颈内动脉的眼动脉的分支筛前、筛后动脉，主要供应中隔上部。自颈外动脉来的上颌动脉亦称颌内动脉的分支蝶腭动脉发出的鼻后中隔支，主要供应鼻中隔后下部，故严重的鼻出血，常在全麻下行颌内动脉结扎。面动脉分出的上唇动脉发出鼻中隔支，供应鼻中隔软骨的前部和鼻前庭。这些血管在鼻中隔前下方黏膜下层构成网状血管丛，称**黎氏丛** Little's area 或**克氏丛** Kiesselbach's plexus 我国称此处为易流血区（图 1-6-81）。

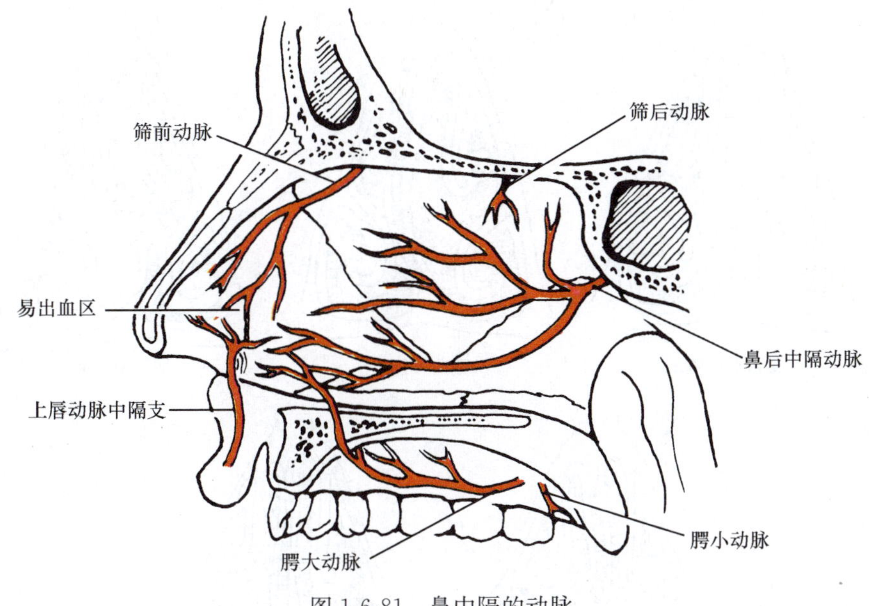

图 1-6-81 鼻中隔的动脉

关于鼻中隔偏曲

鼻中隔上部的鼻骨、筛骨和其下的颌骨、腭骨、犁骨等一般发育较早，而鼻中隔软骨发育较晚，使后者发育受限，形成鼻中隔偏曲。中隔软骨发育，上方受到鼻骨、下方受到鼻嵴限制，只好向前方的膜部中隔发育，即成为鼻中隔前端偏曲。后有筛骨垂直板和犁骨所阻，多形成前后斜形的矩状突。也有的因外伤使软骨部前端脱位，向一侧突出，突出部黏膜干燥，易发生鼻出血。鼻中隔偏曲有各种形态（图 1-6-82），位置不同引起的病理生理改变也不同。如鼻中隔软骨与筛骨垂直板均向一侧偏曲，呈“C”形，必将与该侧中、下鼻甲接触，阻碍该侧呼吸和引流。筛骨垂直板向一侧偏斜，而中隔软骨向另一侧偏斜呈“S”状，则使两侧鼻腔呼吸受阻和引流障碍。鼻中隔软骨、鼻嵴或犁骨上缘混合偏曲，自前下向后上方倾斜，呈长条形嵴 crista，常阻碍中鼻道窦口的引流，阻碍呼吸并不严重，但局部易发生鼻出血。鼻中隔软骨后端，或筛骨垂直板与犁骨交界处，呈尖锐突起，呈距突状，有时尖端突入鼻甲黏膜，引起反射性头痛。鼻中隔偏曲所致鼻阻塞常需手术治疗。对于 Killian（1904）的鼻中隔黏膜下切除术有了很大的改进和进展。目前，有三种术式：①黏膜下切除术：对鼻中隔后份的骨偏曲最为适用。为了避免鞍鼻之虞，可自鼻骨下缘到鼻嵴作一假想连线，称为安全线，可以切除此线以后的骨和软骨。②中隔复位术：矫正鼻中隔前部软骨畸形者，适于鼻中隔前脱位、软骨部高位偏曲、偏曲对侧有垂直嵴突及软骨与犁骨水平嵴增厚，禁忌做黏膜下软骨切除。③鼻中隔成形术：对伴有外鼻畸形，需做鼻中隔成形术及鼻整形术纠正畸形，以恢复功能，并达到美容的双重目的。Goldman 认为，鼻中隔矫正术和鼻整形术一次完成较为合理。除 Killian 切口还可加小柱-中隔间贯穿切口，防止损及鼻小柱皮肤，否则术后可能收缩。软骨间切口位于鼻背软骨下缘，在鼻副软骨所在的鼻翼间隙上方，从此切口分离鼻背上至鼻根，下越过鼻背到外侧面，鼻尖上区。对于弧形突向一侧没有嵴、矩突的软骨，可以保留鼻背及前缘软骨，除去最偏曲部，亦可将筛骨垂直板骨折后复位中线。鼻中隔严重偏斜或鼻中隔背部呈“S”形或“C”形偏曲者，只得切除偏曲软骨，从中选较平直部分切成条状重新植入鼻背并嵌入小柱间。所形成的驼峰实际上是假驼峰，由鼻软骨下陷构成，可以略削平，但需保持中隔与外侧软骨黏膜的连续性。有时可在外侧软骨与中隔软骨间所形成的软骨顶保留数厘米软骨，以便此后植入移植片。切下的偏曲软骨一般均足够从中选取一条移植片，然后将植片植入。

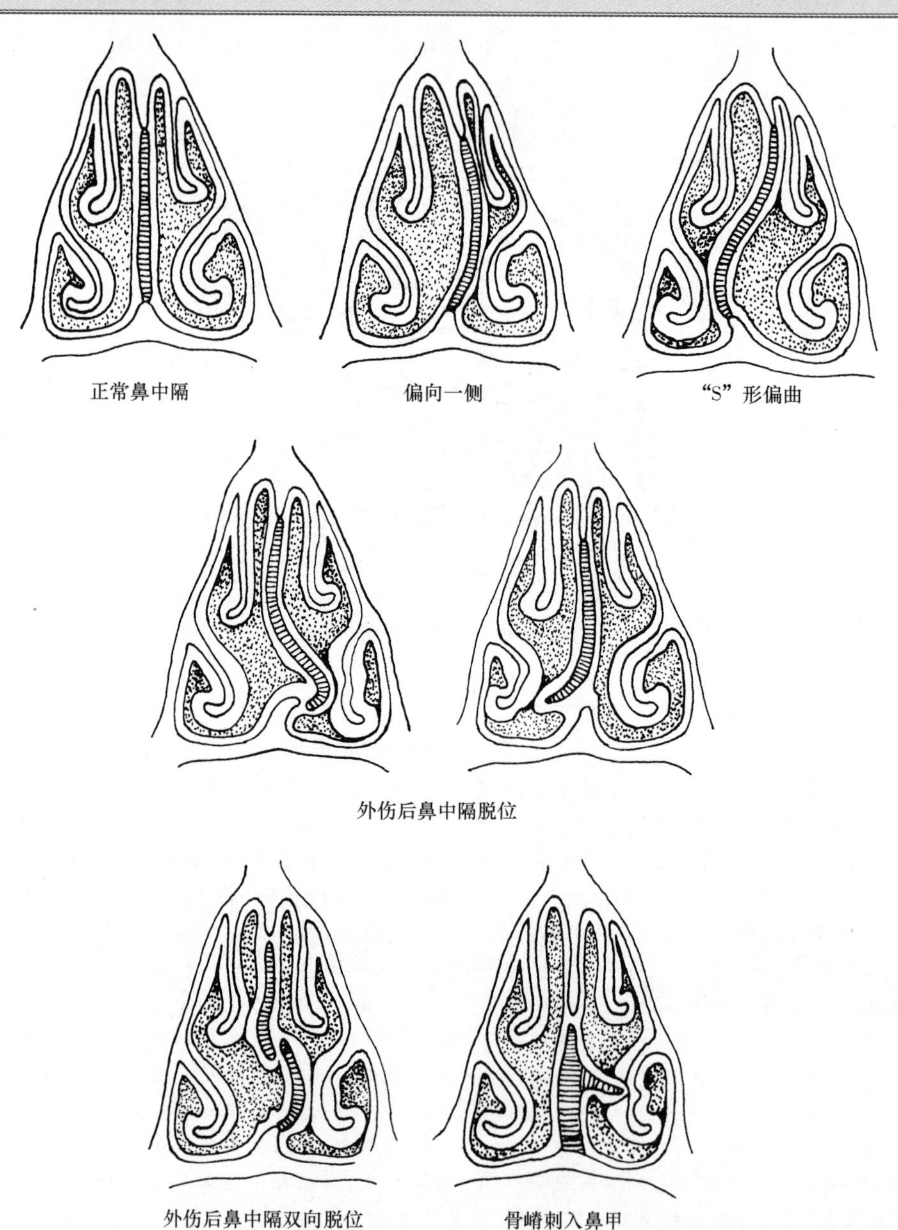

图 1-6-82 鼻中隔偏曲类型

2. 鼻腔外侧壁 表面高低不平，结构特殊，也最 为重要。从外侧壁有三个骨质鼻甲突向鼻腔，自上而下，分别称为上鼻甲、中鼻甲和下鼻甲。上鼻甲与中鼻甲属筛骨迷路的突起，下鼻甲则为一独立骨片，附着上颌窦内侧壁。下、中、上三个鼻甲大小皆依次缩小1/3，且其位置又依次后移1/3。三个鼻甲的下方各有一裂隙状空间，分别称上、中、下鼻道。由于鼻甲和鼻道的形成，缩小了鼻腔空间，却增加了鼻黏膜的表面积，有利于对吸入空气的加温湿润等作用。这在生理功能上有着非常重要意义(图 1-6-83，图 1-6-84)。

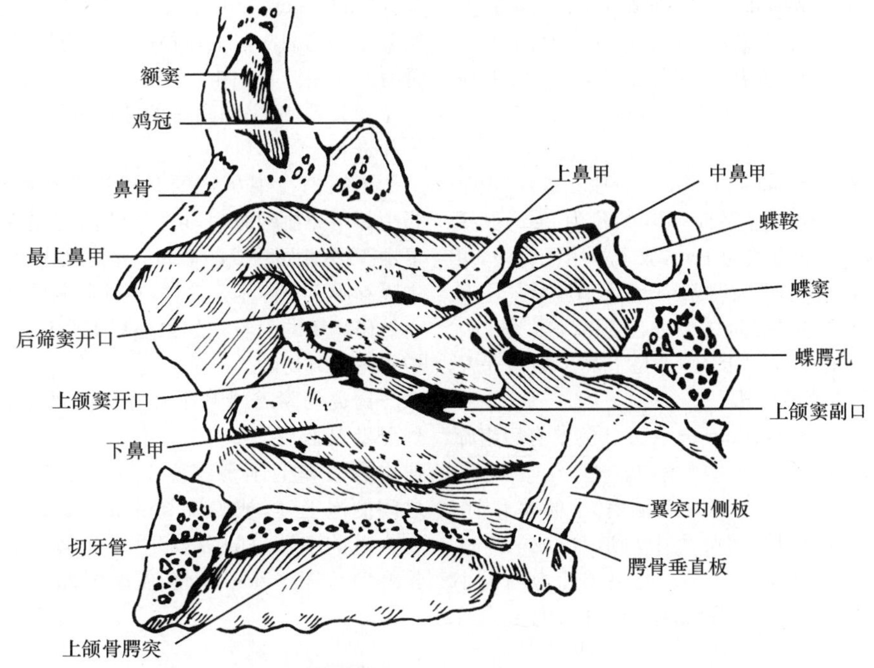

图 1-6-83 骨性鼻腔外侧壁

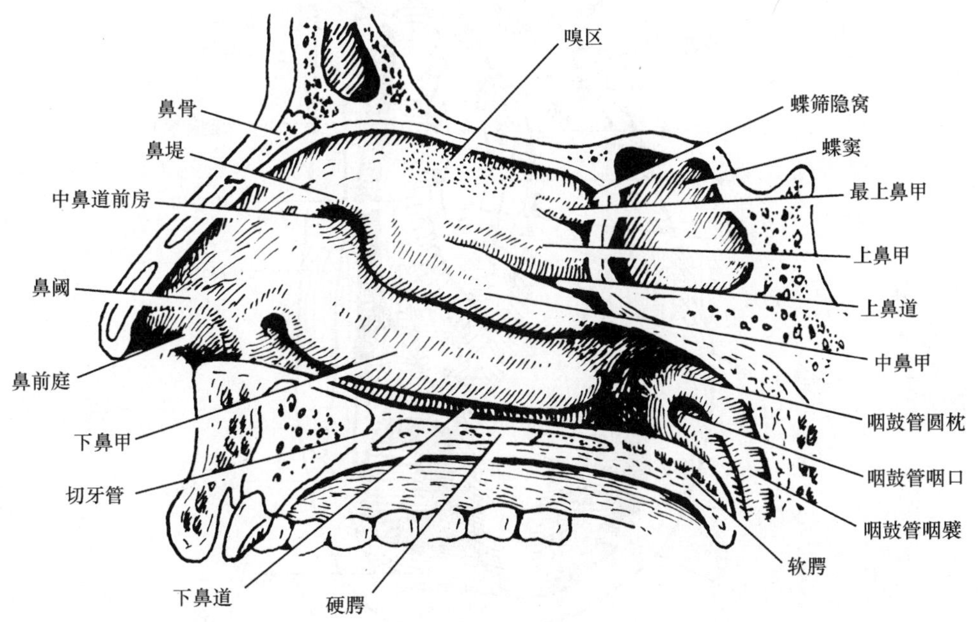

图 1-6-84 鼻腔外侧壁

上鼻甲 concha nasalis superior 是其中最小者，属筛骨的一部分。在上鼻甲的后上方有一低洼处，称蝶筛隐窝 reccessus spheno-ethmoidalis，该处有蝶窦的开口。

中鼻甲 concha nasalis media 属筛骨的一部分，其前方游离缘向下，几乎垂直，后段游离缘逐渐外卷。在鼻腔外侧壁，相当于中鼻甲前端外上方，有一丘状隆起，称为鼻堤 agger nasi(又称鼻丘)，也属筛骨，其下方有筛窦小气房。

下鼻甲 concha nasalis infeior 为一独立骨片，位于鼻腔外侧壁的下方。下鼻甲前端至鼻孔为 2cm，其后端到咽鼓管咽口的前方约为 1cm，故下鼻甲肥大时，可引起鼻塞，特别是后端肥大时常引起耳部症状。下鼻甲肿胀常表示有鼻窦疾患，主要是上颌窦，因为上颌窦排出的脓汁经过下鼻甲上方，于是下鼻甲后端呈息肉状肥大，几乎堵塞鼻后孔。

上鼻道 meatus nasi superior 在其外侧壁有后组筛窦的开口；在蝶筛隐窝可进入蝶窦内。

中鼻道 meatus nasi medius 有额窦、上颌窦和前、中组筛房的开口，中组筛房突入中鼻道，形成一个圆形隆起称筛泡 bulla ethmoidalis。此突出筛泡内为小房结构，只有扭转中鼻甲才能显露，有时筛泡增大可堵塞鼻腔。在筛泡前下方有一弯形隆起，称**钩突** processus uncinatus，亦属筛骨。钩突的游离缘和筛泡之间有半月状裂，长约 1.5cm，宽 0.2～0.3cm，称**半月裂孔** hiatus semilunaris。半月裂孔外方有一沟，称**筛漏斗** infundibulum ethmoidale，深 0.5～10mm，有前组筛窦开口。筛漏斗向上借鼻额管通额窦，在半月裂孔后部有上颌窦开口(图 1-6-85，图 1-6-86)。由于各窦口的位置关系，额窦和筛窦的脓性分泌物可直接超过筛漏斗进入上颌窦口。

上颌窦在中鼻道的开口为单个的或数个副口。当中鼻甲充血肿胀时，可完全堵塞这个区域。如拟恢复由于堵塞而形成的紊乱，可切除中鼻甲，也可行鼻中隔黏膜下切除术。这样，可使肿胀的鼻甲尚有余地，不妨碍鼻窦的引流。如果鼻甲有囊肿息肉样变，可将被侵犯部分切除。

钩突的附着缘和下鼻甲附着缘之间，即中鼻道外侧壁是膜性的。在此常有上颌窦的副口直接沟通中鼻道和上颌窦。位于筛骨泡和中鼻甲附着缘之间的泡上洼，或隐窝 suprabullar furrow or recess，包含着前组筛房的多数开口，为通常分类中的中筛骨蜂房。Warwick 等将筛骨迷路分为前、中和后三组。

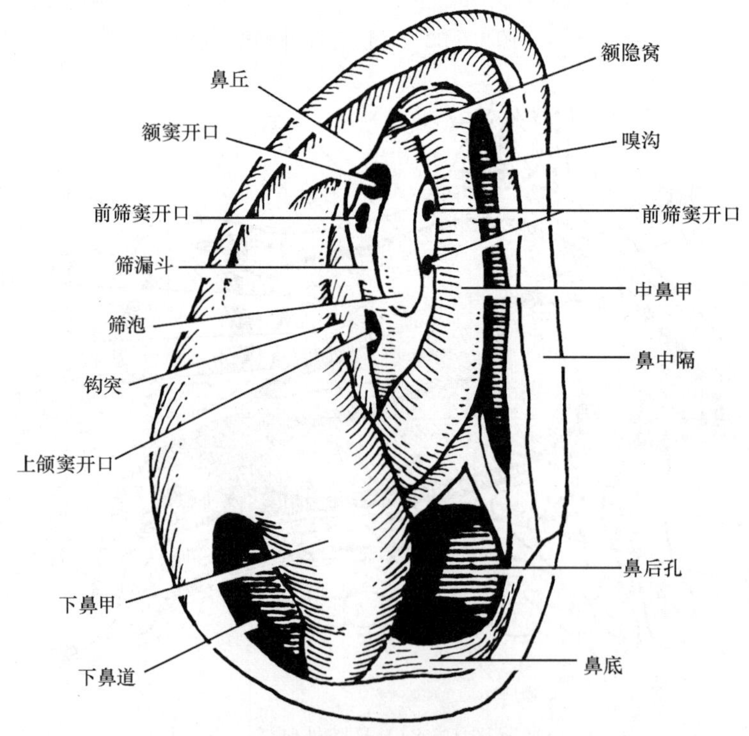

图 1-6-85　中鼻道模式图(右侧鼻腔)

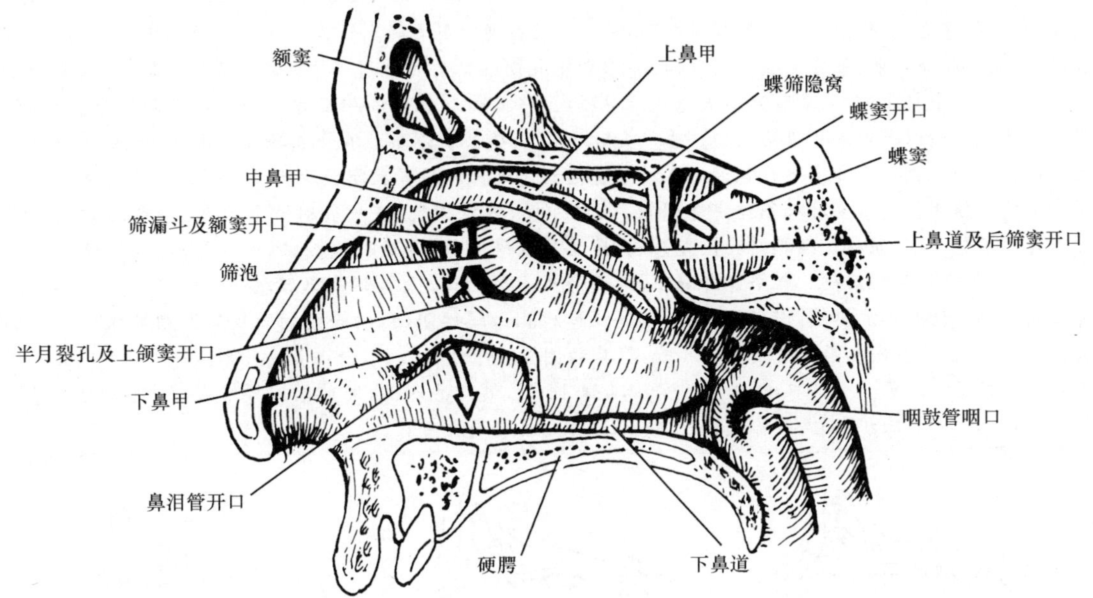

图 1-6-86 鼻腔外侧壁(鼻甲切除示鼻旁窦开口)

下鼻道 meatus nasi inferior 外侧壁常向上颌窦内膨隆。**鼻泪管** ductus nasolacrimalis 开口于其前上方，下鼻甲附着处之下，距离鼻孔约 3cm 处。开口呈漏斗形，有黏膜皱襞，或称Hasner 瓣所覆盖。

3. 鼻腔顶壁 呈穹隆形，为各壁中最狭窄者，每侧顶壁宽 3～4mm。可分三段：前段由额骨和鼻骨形成弧形，稍倾斜。中段由**筛骨筛板** lamina cribrosa 形成水平部，为颅前窝与鼻腔的隔板，筛板长度随嗅球 olfactory lobe 的长度而定，一般长 1.6～2.7cm。筛板上有筛孔，**嗅神经** n. olfactorii 由此穿过进入颅腔，此为颅前窝的薄弱区，外伤时极易骨折，伴有嗅神经损伤、脑膜和鼻腔黏膜撕裂，引起鼻内出血或脑脊液溢出，有逆行感染引起脑膜炎之虞。鼻科手术时，视此区为禁区，以免误伤。后段为筛板后连蝶骨体和蝶甲。此段斜坡向后下，使吸入空气达嗅区，经斜坡折向后下，气流被蝶骨体折向前方，不再经嗅区，呼出鼻孔。

4. 鼻腔底壁 即硬腭，前 3/4 由上颌骨的腭突、后 1/4 由腭骨的水平板构成。左右两侧于中线相接，形成上颌骨鼻嵴及腭骨鼻嵴与犁骨下缘相接。在底壁前方近鼻中隔处，左右各有一切牙管的开口，腭大动脉、静脉及腭前神经等由此通过。

5. 鼻腔后壁 不完全骨壁，仅占鼻后孔 choanae 上方一部分，上方由蝶骨体及犁骨翼构成，使蝶窦与鼻腔分开。后孔呈卵圆形，下缘适在软腭和硬腭交界处。成人鼻后孔为高 2.5cm、宽 1.25cm 的卵圆形孔，临床上对严重鼻出血使用后孔填塞时，需了解其形状和大小。此处如有足够大小的下鼻甲后端肥大、鼻咽部增殖腺肥大、息肉和肿瘤等堵塞鼻后孔，可引起完全或部分鼻闭，同时亦能伴有耳症状。

关于先天性鼻后孔闭锁

为一种先天性发育畸形，有单侧或双侧，有膜性或骨性。在正常情况下，胚胎颊鼻膜在妊娠 7 周破裂与口腔相通，构成原始鼻后孔。如该膜不破裂，则由于闭锁板存留，原鼻腔不与咽部相通而形成发育畸形。双侧鼻后孔闭锁，在出生后即出现呼吸困难及不能吮奶，可插入口腔通气管，解除呼吸困难，单侧闭锁最常见的症状是鼻阻塞伴有黏液性分泌物。鼻后孔闭锁采用手术除去闭锁间隔以恢复经鼻腔呼吸。手术进路主要有两种，即经鼻腔和经腭。①经鼻腔进路，首先切开和形成前黏膜瓣，暴露骨性闭锁和犁骨后部；用切削钻磨去骨性闭锁，暴露后黏膜瓣；切除犁骨后部；切开和形成后黏膜瓣，放置固定模时两组黏膜瓣即重叠在一起；经鼻后孔放置用硅胶制成的“U”形管，用丝线固定在鼻前孔。为了扩大视野，可将下鼻甲向外侧骨折，遇鼻中隔嵴突，行矫正术。②经腭进路(图 1-6-87)，在硬腭黏骨膜上做舌形切口掀开黏膜瓣；向后分离黏膜瓣，保存腭降血管，暴露闭锁鼻后孔后方；以骨钳或切削钻头切除闭锁骨板部分硬腭和犁骨，在蝶骨嘴处做切口造成前黏膜瓣，从软腭处剥离造成后黏膜瓣；将前瓣和后瓣向相反方向旋转铺在新后鼻孔，腭黏膜瓣复位、缝合；同鼻内法放置固定模。手术失败率在 8 岁以下为高。不管选择那种进路，切除部分犁骨后部对保证手术成功十分重要。笔者所在科室曾遇到先天性双后鼻孔闭锁两例，系亲姐妹，其父母为姨表近亲结婚。姐姐 16 岁，生后双鼻腔完全闭塞，张口呼吸，不能哺乳，在吮乳时曾多次窒息，自幼靠人工喂养。牙列不整，硬腭高拱。经鼻前孔检查，双鼻后孔呈盲端闭锁，鼻后孔检查，不见双鼻后孔，经鼻腔碘油造影，造影剂终于鼻腔后端。在全身麻醉下，经硬腭做舌形切口，掀起黏骨膜瓣，咬除部分硬腭后缘骨质，靠中隔侧纵行切开鼻底黏膜，以手指探测，发现双鼻后孔为膜性闭锁，切除闭锁膜及周围结缔组织。为扩大鼻后孔范围，将鼻中隔后端骨质咬除 1cm，将其两侧黏膜缘对位缝合，使双鼻后孔形成一个大腔，从鼻咽部导入扩张管。术后 8 个月取出，效果良好。其妹 14 岁，第二年入院，同前例同样术式，经硬腭切除闭锁膜。术后 8 个月拔除扩张管，经检查通气、嗅觉及语音效果均为良好。

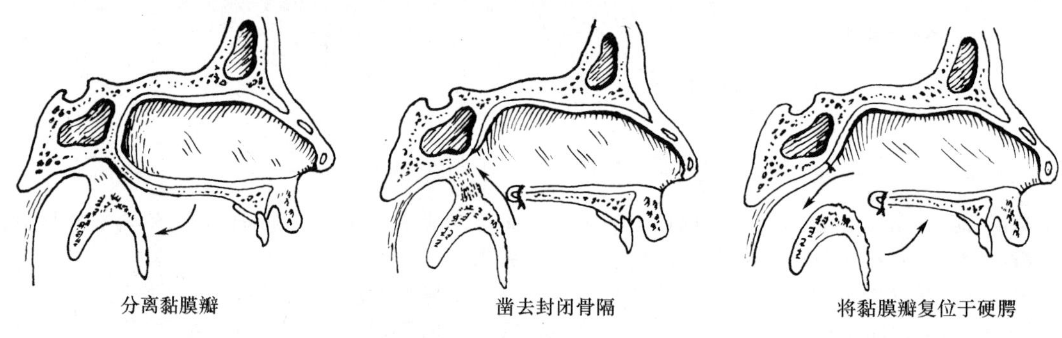

图 1-6-87　经腭进路鼻后孔成形术

（三）鼻黏膜

鼻黏膜 tunica mucosa nasi 与咽部、鼻旁窦和泪囊的黏膜相连续。这种黏膜连续很重要，是这些区域内疾患相互关联的基础。黏膜按其组织学构造和生理功能，可划分为呼吸区和嗅区黏膜两部分。

1. 呼吸区 regio respiratpora　为上呼吸道黏膜的一部分，铺在鼻腔大部分，在外侧分布在中鼻道以下，内侧铺在鼻中隔下半，为假复层柱状纤毛上皮。纤毛运动方向，鼻腔黏膜纤毛主要向鼻后孔，近鼻前庭部者向前方，鼻旁窦者向鼻腔。黏膜中含有丰富的黏液腺、浆液腺、混合腺及杯状细胞，能产生大量的分泌物，使黏膜表面经常覆有一层随纤毛运动而不断移动的极具黏液性的黏膜毯。鼻腔黏膜的固有层厚薄不均匀，在外侧壁上最薄，不及 1mm。在某些主要突起部位，如中鼻甲和下鼻甲的游离缘和前后端，鼻旁窦的开口周围，鼻中隔的中、下段和两侧缘黏膜厚达 5mm。黏膜血管丰富，故呈淡红色，在下鼻甲及中鼻甲上形成特别丰富的静脉丛即**鼻甲海绵丛** plexus cavernosus concharum 。由静脉血管构成的海绵状组织，内有丰富的含血腔。黏膜下方紧贴在骨上，以致构成黏骨膜。这些含血腔隙周围的环状平滑肌纤维和不规则的平滑肌纤维，可允许其迅速地自由舒缩，以改变其充血情况。这些结构在调节空气流动的速度、体积以及对气体加温等方面，有重要生理意义。在病理情况下，含血腔隙充盈血液，可较正常时大 4～5 倍。如在慢性卡他性鼻炎时，这些含血腔隙的海绵状组织扩张充满血液，直到堵塞鼻腔和堵塞呼吸。鼻甲上的黏膜有慢性炎症时，可形成息肉样变性。嗅黏膜区域的扩展明显受限。

2. 嗅区 regio olfactoria　分布在鼻腔上部，上鼻甲内侧面与筛板之间，以及与之相对应的鼻中隔范围。成人嗅黏膜面积两侧约 500mm^2。嗅黏膜为无纤毛复层柱状上皮，厚 60μm，与呼吸黏膜不同，它不含基底膜及杯状细胞，系由嗅细胞、支持细胞及基底细胞构成的特异感觉上皮。嗅细胞位于上皮深部的双极神经细胞，其周围轴突通过上皮表面，上方有 6～8 支嗅毛，其中央轴突向内固有层，向上穿过筛板的小孔，进入颅内，止于嗅球中。支持细胞为细长柱状，位于表层。基底细胞为较低的形状不规则细胞，靠近嗅黏膜的固有层。固有层中有**嗅腺**，又称Bowman **腺**，开口于上皮表面，其分泌物能溶解气流中的带嗅物质微粒，有辅助嗅觉的功能。

（四）血管和神经

鼻腔的主要动脉来自眼动脉分出的筛前、筛后动脉和来自上颌动脉分出的蝶腭动脉（图 1-6-88）。筛前动脉由眼动脉在眶内分出，经筛前孔进入鼻腔，供鼻腔外壁的前上部、鼻中隔的前上部。筛后动脉由眼动脉分出，经筛后孔入鼻腔，供应鼻腔外壁的后上部、鼻中隔的后上部。蝶腭动脉来自上颌动脉，经蝶腭孔进入鼻腔后，分为鼻后外侧动脉及鼻后中隔动脉，前者供应鼻腔外壁的后部、下部及鼻腔底；后者供应鼻中隔的后部及下部。

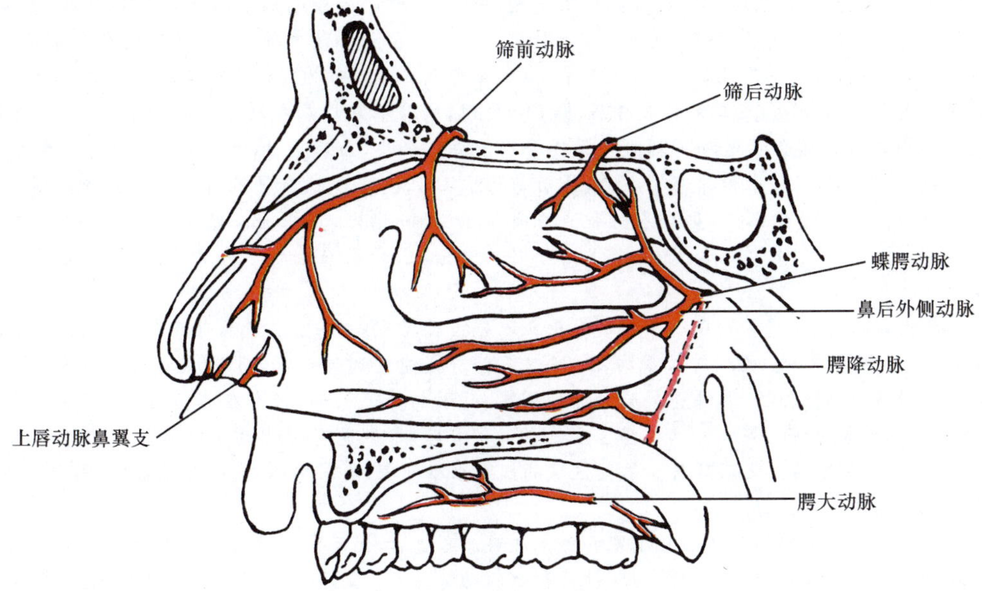

图 1-6-88　鼻腔外侧壁的动脉

静脉伴随动脉，在中、下鼻甲黏膜下形成丰富的网状结构。筛骨静脉注入上矢状窦，鼻（外）静脉注入眼静脉，并汇入海绵窦。颅内和鼻腔的静脉互相交通，当鼻感染时可通过它危及脑膜及脑。从鼻腔来的淋巴，沿颈内静脉流注颈深淋巴结。鼻腔呼吸道的感觉神经，来自眼神经的筛前、筛后神经和来自上颌神经的蝶腭神经节的分支（图 1-6-89）。

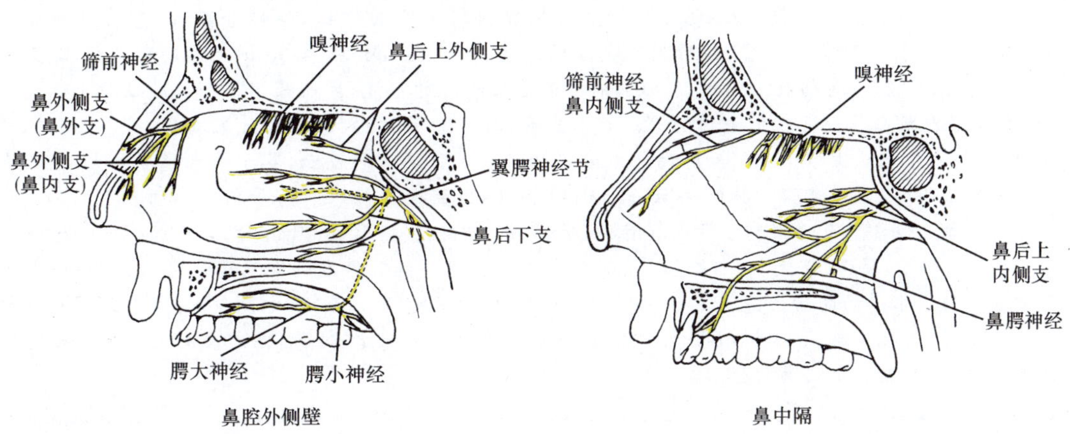

图 1-6-89　鼻腔的神经支配

关于鼻出血

鼻出血 epistaxis 是一种常见的症状，轻重不一，轻者经简单处置可收敛，重者可引起失血性休克，反复出血则出现严重后果。大多数出血发生于鼻中隔前下方的易出血区。儿童鼻出血几乎全部发生在鼻腔前部；青年人虽以鼻腔前部多见，但也有少数严重的出血发生在鼻腔后部。40 岁以上者鼻腔后部出血则显著增多，可能系动脉硬化，与高血压的发生率增高有关。关于出血部位，据陶正德报道，不容易准确寻找出血点和确定出血部位者，占 39.1%；Little 区为 22.5%；鼻腔后部为 15.2%；鼻腔、鼻窦各部位的出血为23.2%。对出血的处理，前、后鼻孔填塞是控制鼻出血常用的最有效的方法。近年来，一些学者对常用的鼻后孔填塞法，除有局部并发症外，可能引起二氧化碳蓄积和缺氧等并发症，特别在有呼吸或循环系统疾病的老年病人，更易发生，甚至突然死亡。Cook 和 Komorn 对 20 例鼻前、后孔填塞病人的填塞前、后测定动脉内氧分压(PO_2)及二氧化碳分压(PCO_2)发现，所有填塞后病人动脉内的 PO_2 均降低，而 PCO_2 却增高。血内二氧化碳含量增加可刺激化学感受器使呼吸加快，血压上升，心动徐缓和失眠，甚至抽搐。有时这些反应可加重心血管和肺部的压力，最后易形成心肌梗死或脑血管意外。鼻出血经过鼻前后孔填塞不能奏效或有反复出血者，更令人烦恼。正如 Petrusson 指出，鼻出血在临床上的一个显著特点是相当一部分人呈反复发作。Beran 报道 121 例习惯性鼻出血，鼻出血次数 2 年中每年 4 次以上，70%为 12 次以上。

严重鼻出血的处理：严重的中老年人的鼻出血以鼻腔后部为多，即下鼻道后部的表浅扩张的静脉丛称 Wōodraff 鼻、鼻咽静脉丛。据赵绰然观察，20 岁以下有 38%能见到此静脉，而 40 岁以上者则为 78%。下鼻道后部的静脉与动脉伴行，称蝶腭静脉的鼻后侧支，位于黏膜下深部，只有在其凸出、扩张、扭曲等病变时，才能透过黏膜成为可见静脉。这些静脉主要在下鼻道后部，但也有向咽鼓管口前区延伸者；向鼻底延长，个别者可向中鼻甲后端之后延伸。这些区域的出血很难处理，除采用鼻前、后孔填塞外，国内外又介绍一些方法来控制鼻后部出血。

动脉结扎需在经准确的鼻前后孔填塞和补充足够血容量后，仍反复或持续出血者，方可考虑。动脉结扎有颈外动脉结扎、筛动脉结扎、上唇动脉结扎和上颌动脉结扎。近年来认为，不结扎颈外动脉而在靠近蝶腭动脉处结扎上颌动脉，不影响其他分支的血液循环，止血效果也较可靠。

上颌动脉结扎：首先由 Sciffert 报告，经上颌窦后壁结扎上颌动脉治疗鼻出血(图 1-6-90)。此手术的解剖基础已述(见解剖部分)。其解剖特点：上颌动脉从颈外动脉分出，可分为下颌部、翼肌部及翼腭部。其走行向前、向上经颞下窝、翼颌裂隙到达翼腭窝，分出上牙槽后动脉、眶下动脉、翼管动脉、腭降动脉和蝶腭动脉。上颌动脉位于翼腭窝内，窝内充满脂肪、血管及神经，血管埋于脂肪内，但血管位于神经之前，结扎时，不易损伤神经，故经柯-陆上颌窦手术，达上颌窦后壁，翻起黏膜，除去后壁骨质及眶突，即暴露翼腭窝，切开骨膜翻转，可见翼腭窝内脂肪组织，钝性分离后，可看到血管搏动，细心分离四周，清晰暴露血管，最后用银夹或丝线结扎。Rosnagle 报告 60 例上颌动脉结扎，失败率达 10%。Maceri 认为，有伤及上颌神经、蝶腭神经和翼管神经的可能，因而采用了经口腔结扎上颌动脉 13 例，获得满意效果。最近我们遇到两例严重鼻出血，行上颌动脉结扎，一例效果满意，另一例仍未立即止血，此例术中确认困难。上颌动脉结扎术为直接阻断蝶腭动脉的供血，鉴于手术难度较大，又有介绍经腭大孔注射，以压迫蝶腭动脉的供血。Padrnos 报告，经腭大孔注入翼腭管内(2%利多卡因加少许 1∶100 000肾上腺素)，有的用利多卡因和甘油注入，效果亦佳。据 Bharadwaj 对 30 个颅骨(60 例)和 4 个尸头(8 例)测量，硬腭(腭大孔)与蝶腭孔、圆孔、眼下裂、视神经孔等处的距离皆在 2.5cm 以上，腭大孔的方向与硬腭水平面向后上方呈 60°～80°角。这使进针深度(2.5cm)和方向(60°角)有了解剖学根据。田西报道，用此法治疗 18 例，注射 1 次(2%普罗卡因 3ml)止血者 14 例，注射 2 次止血者 3 例，另 1 例注射 4 次，认为效果比较满意。

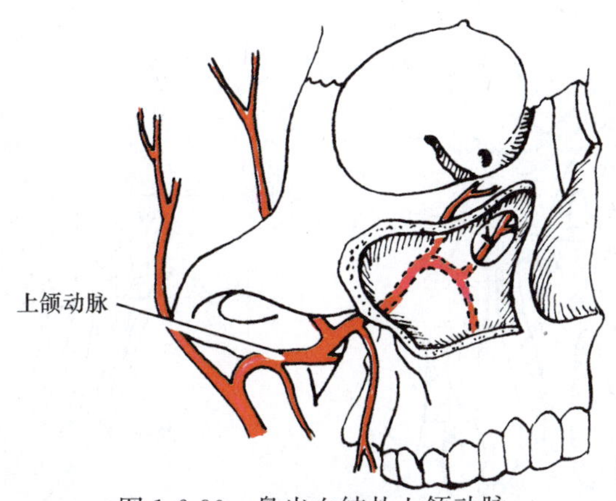

图 1-6-90 鼻出血结扎上颌动脉

鼻黏膜炎症的并发症

鼻腔黏膜同周围的鼻窦、鼻泪管、咽鼓管和咽部的黏膜是连续的，而且鼻腔占据一个枢纽位置。因此，鼻腔黏膜炎症时蔓延至周围延续的黏膜，并可引起周围器官的严重并发症。

（一）关于鼻窦炎

它是鼻黏膜炎症最常见的并发症，各鼻窦口狭小、血供丰富、黏骨膜缺乏黏膜下网状组织，在黏膜充血、肿胀时，极易引起各窦口的堵塞。继而发生鼻窦通气、引流障碍、炎性分泌物停留，进一步加重炎症和形成静脉血栓破坏窦黏膜。炎症的结果产生肉芽组织、息肉和瘢痕等病理改变。鼻窦口位置也是致病的因素。额窦借长 2cm 的鼻额管通入中鼻道，因其长而曲折，易被肿胀的黏膜所堵塞。上颌窦口位置高，且在筛漏斗后方，不易引流而且额筛窦脓性分泌物极易流入上颌窦内，引起感染。筛窦各小房互相沟通，易感染扩散，形成息肉。单纯蝶窦炎较少。由于鼻窦位置关系，可产生各种不同的后果。额窦和上颌窦炎症时，产生颜面部及前额部头痛，引起并发症少；而筛窦和蝶窦炎症时，有时易引起眶内和颅内并发症。

（二）关于鼻源性眶内并发症

与鼻、鼻窦与眶在解剖学上的毗邻有重要关系（图 1-6-91～图 1-6-93）。眶壁由额、筛、蝶、上颌、颧、腭、泪等 7 骨构成。额窦发育良好时，眶的上、内、下壁几乎为鼻窦所包围。直接破坏鼻窦骨壁而产生眶内并发症者常见。成人和老年人鼻源性眶内并发症主要由直接波及所致，KypaHOB 报道 61 例成人鼻眶并发症，47 例鼻窦根治术，术中发现 34 例眶骨壁有破坏，其中 12 例老年病人全部有眶骨破坏。还可经血源感染，如筛窦借筛前、后静脉直接与眶内相连，上颌窦内的黏膜静脉网则经翼丛，与眼下静脉相吻合，蝶窦静脉经蝶腭静脉入翼丛，亦与眼下静脉汇合，沿血液循环以血栓性静脉炎和静脉周围炎的形式感染。自然孔道的筛前、后孔和骨壁自然缺损者，可引起感染，多见于眶蜂窝织炎（占40.1%）、眶内脓肿（占 75%）、眼球突出（Plamer 统计，3%～10%单侧眼球突出是由鼻窦疾患引起，多为黏液囊肿及骨瘤）及血栓性海绵窦炎等。血栓性海绵窦炎（图 1-6-94）少见，系死亡率很高的严重疾病。由鼻、上唇、面部等处的疖肿感染沿面前静脉、内眦静脉至海绵窦，多在疖肿被挤压后 24 小时发病；而慢性型由鼻腔、鼻窦、耳、咽、口腔等处感染经岩上、下窦或经翼静脉丛逆血流达海绵窦，缓慢者有报道 1 例，7 个月后才发展为海绵窦栓塞。抗生素使用前死亡率为 100%，使用抗生素后则逐渐下降为 Yarington 报道的 75%，Friberg 报道为 25%，Sofferman 报道已降至 13.6%。国内学者对本病应用大量抗生素，防止扩散，死亡率亦显著下降。

（三）关于鼻源性颅内并发症

除血栓性海绵窦炎外，鼻源性颅内并发症还有脑脓肿、脑膜炎、硬脑膜外脓肿等。鼻腔与鼻窦有丰富的血管网，与颅内有复杂的静脉联系。当炎症时，随血流蔓延，破坏血管内膜形成血栓，被感染的栓子传至颅内。通过自然解剖孔道，如筛板的筛孔，有嗅神经纤维直接通入颅内，嗅神经鞘膜为脑膜的延续，感染沿此传入颅内，发生脑膜炎。严重的鼻炎、鼻窦炎并发咽炎、扁桃体炎、喉炎，有时侵及咽后壁淋巴结、颈部淋巴结引起脓肿。咽鼓管咽口只距鼻后孔 1cm，常被鼻腔、鼻窦炎性分泌物刺激，引起黏膜充血、肿胀，产生中耳疾病。

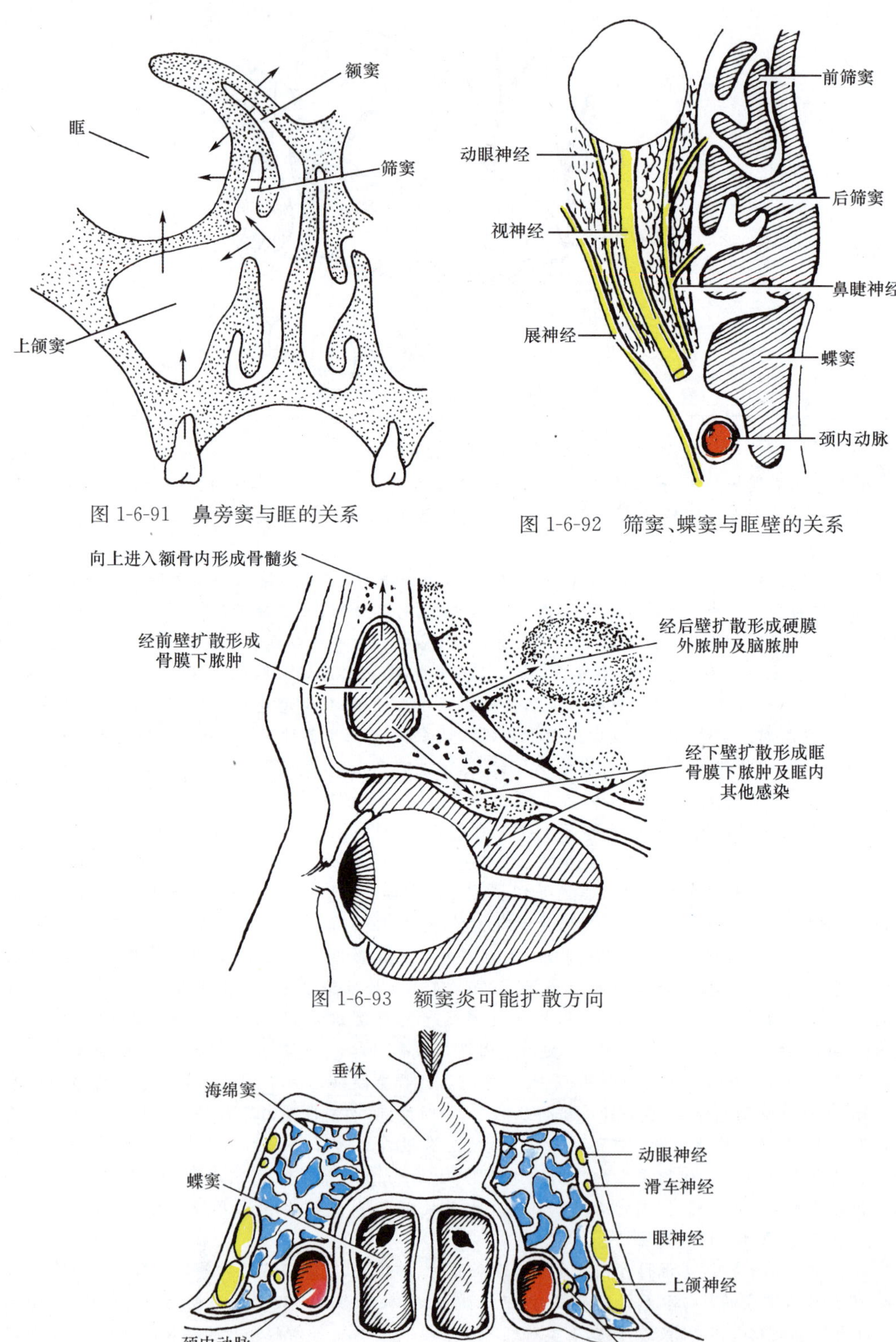

图 1-6-91 鼻旁窦与眶的关系

图 1-6-92 筛窦、蝶窦与眶壁的关系

图 1-6-93 额窦炎可能扩散方向

图 1-6-94 蝶窦与海绵窦的关系

三、鼻　旁　窦

鼻旁窦 sinus paranasales 位于颅骨内并连通鼻腔的一些不规则的含气腔。鼻旁窦又称鼻窦，其黏膜为鼻腔黏膜的延续部分。鼻窦与鼻腔的交通孔狭窄，常由于黏膜充血和肿胀，使窦口堵塞，引起窦内炎症。由于近来鼻外科的发展，可以提供邻近器官手术的特殊术野，故鼻窦与鼻腔同周围器官的关联知识的研究，引起普遍重视。鼻窦共有四对，左右对称排列，即上颌窦、额窦、筛窦和蝶窦（图 1-6-95～图 1-6-97）。

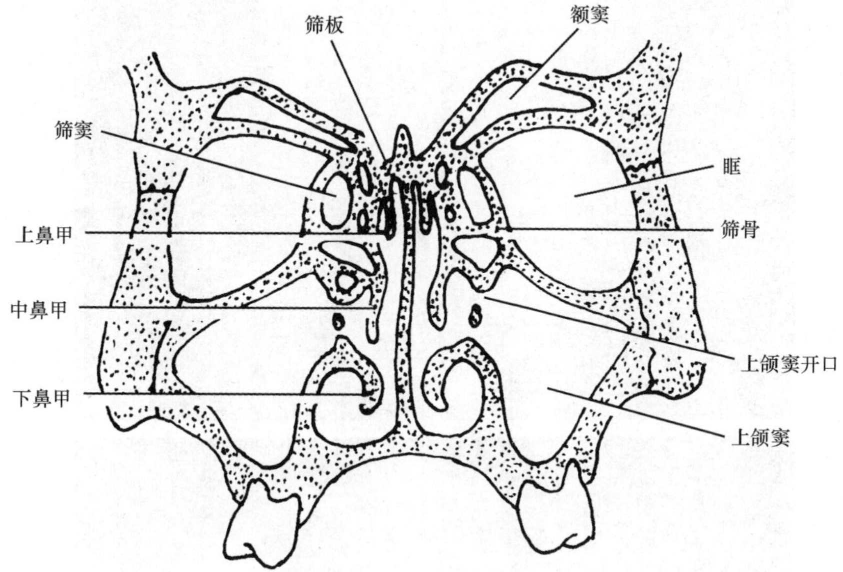

图 1-6-95　鼻旁窦（正面）

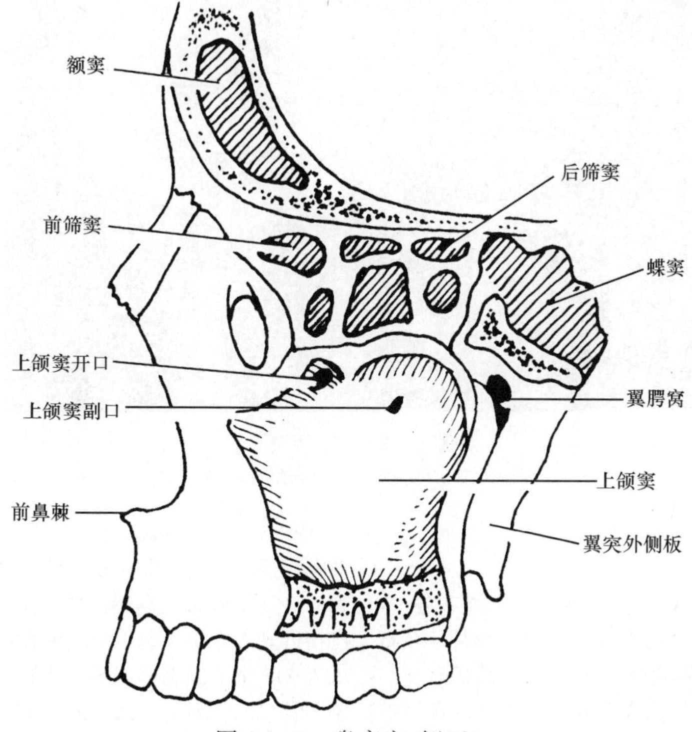

图 1-6-96　鼻旁窦（侧面）

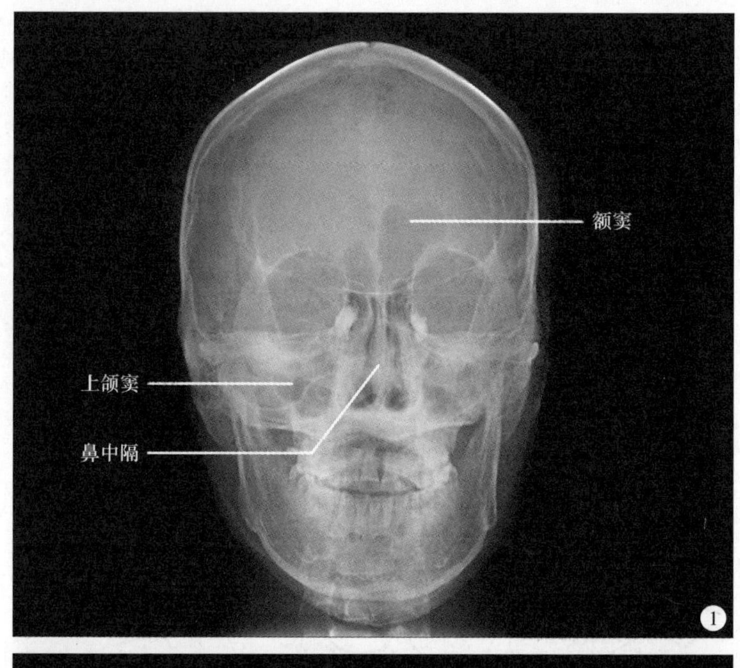

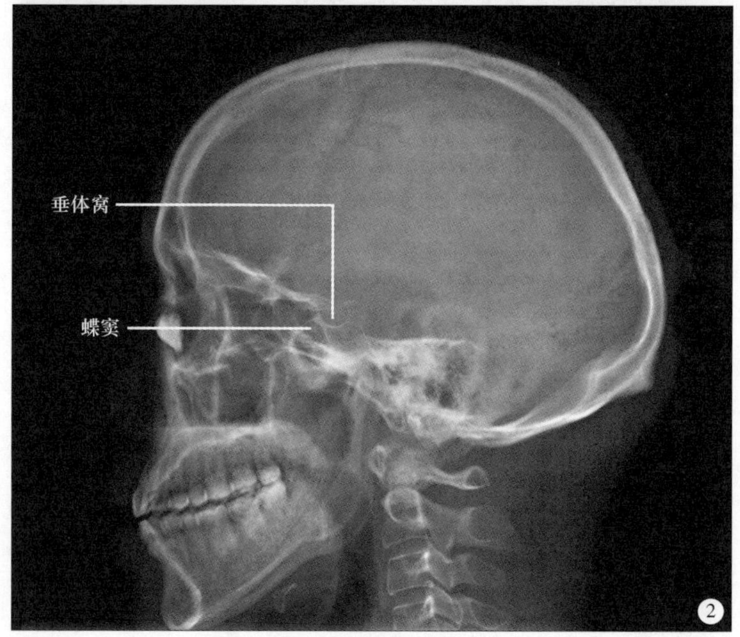

图 1-6-97 鼻旁窦

1. 颅正位片示鼻旁窦；2. 颅侧位片示鼻旁窦

（一）上颌窦

上颌窦 sinus maxillaris 位于上颌骨体内，左右各一，为鼻窦中的最大者，其形状与上颌骨体外形相符。在新生儿时窦腔呈狭缝状，其横径为 3～4mm；前后径 8～10mm；垂直径 3～5mm。以后窦腔随上颌骨的发育而扩大（图 1-6-98）。发展速度：前后径每年扩大约 3mm；横径及垂直径每年扩大约 2mm。到 9 岁时，窦腔已达 25mm×18mm×18mm，以后继续向各方向发展，至 15～18 岁，则已接近成人大小。国人上颌窦容积：谭子环（1957）测量成人 217 个上颌窦容积平均为14.69ml（3.5～35ml）；胡懋廉等（1957）测量为12.82ml。成人上颌窦平均的径线测量:后上对角线为 38.0mm,前上对角线为 38.5mm,上下径为 33mm,前后径约34.0mm,横径 23.0mm。

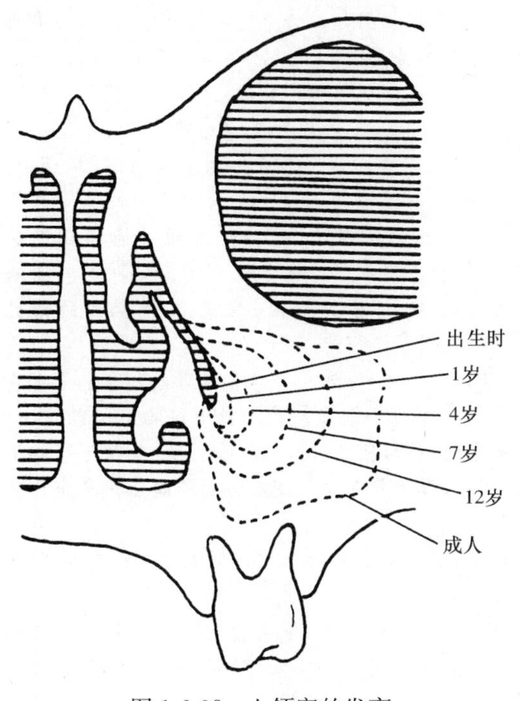

图 1-6-98 上颌窦的发育

上颌窦的各壁呈四角锥形,分前、后、内、上及底壁。

前壁又称面壁,其中央处骨质最薄,并略内陷,为尖牙窝,上颌窦手术常经此处凿入窦腔,眼下缘之下有一孔称**眶下孔 foramen infraorbitale**,为眶下神经 n. infraorbitalis 及血管通过之处。

后壁骨壁较厚,与颞下窝 fossa infratemporalis 和翼腭窝 fossa pterygopalatina 毗邻。上颌窦癌向后破坏此壁,侵犯翼肌,或使下颌骨活动受限,引起张口困难。如肿瘤侵犯翼腭窝,可经上颌前壁,再广泛切除窦腔后壁,直接能暴露翼腭窝肿瘤,结扎颌内动脉。近年来,也有人经上颌窦,打开后壁行翼管神经 n. canalis pteryoidei 切断术治疗过敏性鼻炎 allergic rhinitis。

内壁相当于鼻腔外侧壁,稍向窦内突出。在临床上分为两部分,即沿下鼻甲附着处连线,其上部相当于中鼻道,下部相当于下鼻道,向下扩展到低于鼻甲水平。此壁有一裂口,称**上颌窦裂孔 hiatus maxillaris**,为腭骨垂直板、下鼻甲上颌突、筛骨钩突及泪骨下端包围成一个小骨孔,即上颌窦开口,通入中道。还有1～2个副口,在此开口后方。上颌窦口的形状和大小不一,多呈椭圆形裂孔,少数为圆形和肾形,其直径约为 3mm,或可达 9mm×3mm。窦口多位于筛漏斗的后半深部,约占 71.8%(图 1-6-99)。上颌窦口位置在窦腔的上部,开口在钩突游离缘和筛骨泡之间的裂隙处,对窦腔的引流很不利。由于窦口位于额窦及筛窦开口的下方,故额窦和筛窦炎症的脓性分泌物,常流入上颌窦口,引起继发性窦内炎症。由于上颌窦口位置高在鼻中道,因此当上颌窦炎症积脓时,可采用窦在上方的头位置引流,可行下鼻道靠近下鼻甲附着处的穿刺术冲洗,或在下鼻道造口引流。

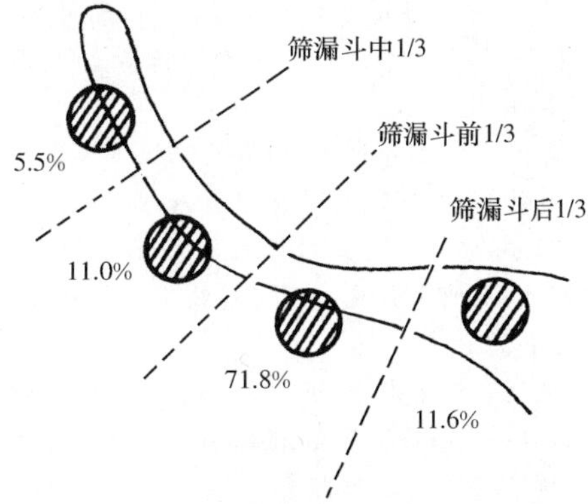

图 1-6-99 上颌窦开口与筛漏斗的关系

上壁即眼窝底部,壁内有一纵形隆起走行的眼**下管 canalis infraorbitalis**,为眶下血管神经通过,出眶下孔,至尖牙窝 fossa canina。如眶下管有先天裂隙,则眶下神经直接在上颌窦黏膜下通过,手术时易被损伤。如上颌窦恶性肿瘤侵犯该神经,则出现一侧面部麻木的早期症状。

底部即**上颌窦牙槽突 processus alveolaris**,为上颌窦各壁的最厚者,常低于鼻腔底。此壁最低者常比鼻腔底约低 1.25cm。上颌的第二个前磨牙和第一、二个磨牙根部与窦底有密切关系。上颌窦发育较佳者,各前磨牙和磨牙根部明显突入上颌窦底部,以一薄层海绵状骨与窦相隔。海绵状骨有时覆盖不全或缺如,使牙根突入窦内。因此,牙根尖炎易侵入窦底骨质,感染向内侵入窦腔黏膜,引起窦内感染化脓,日久可并发牙槽骨髓炎,排出带臭味的脓汁,即所谓牙源性上颌窦炎。相反,有时上颌窦发生化脓性炎症,可侵入暴露在窦腔的牙根,引起炎症,致感染反复发作。有时也因拔牙发生牙槽骨折,或因牙根折断,处理不当落入窦内,引起感染,产生上颌窦炎。上颌窦底部不常是光滑和规律的,有时存在不完全的隔,将窦分隔。这种上颌窦炎用上颌窦穿刺冲洗的方法难以达到目的。此分隔常在上颌窦根治手术时发现。

关于上颌窦疾患与引流

上颌窦炎多由于呼吸道或鼻腔炎症，经自然孔进入窦内的分泌物引起。除上述细菌性感染外，还有由其他因素引起者。解剖及病理因素：如鼻中隔偏曲挤压中鼻甲，或中鼻甲肿大，妨碍开口于中鼻道的自然孔引流；鼻腔息肉、中鼻甲息肉样变和鼻腔肿瘤等阻塞自然孔的引流，引起窦内炎症；上颌窦下壁与上颌牙根仅隔一层薄骨片，有时缺如，直接与窦黏膜相邻，引起牙源性上颌窦炎；邻近窦口感染，前组鼻窦均开口于中鼻道，炎症易互相影响，如筛窦、额窦炎性分泌物，易流入开口在最下后方上颌窦口内，引起感染。此外，变态反应性鼻窦炎已开始被认识，其发病率比预想的要高。

上颌窦积脓的治疗，30 年前主要依靠手术，除去不可逆性病理组织，破坏了生理功能和自卫功能。由于对变态反应的逐步认识和保守疗法的发展，根治手术已较少，趋于保守疗法，如鼻中隔矫正、中鼻甲部分切除和鼻息肉摘除等。当各种保守疗法无效者，可根据病因、病程、窦内病变的情况等选择术式。

鼻内上颌窦开窗术：由 Mikulicz 的下鼻道侧壁造孔为基础的引流术，发展成今日的鼻内开窗。手术在下鼻道外侧壁进行，为了充分暴露术野，可将下鼻甲折断或切除下鼻甲前端。距下鼻甲前端 1cm 处，做一蒂在下方的黏膜瓣，前后长 1.5～2cm。以骨凿或咬骨钳造骨窗，前后径为 2cm，高 1.5cm。开窗下缘接近鼻腔底水平便于引流。开窗前线不宜过高、过于靠前，以防损伤鼻泪管开口。最后将黏膜瓣压向鼻窦内下缘（图 1-6-100）。

上颌窦根治术：凿开上颌窦前壁，除去窦内不可逆的病变，下鼻道造孔为永久性引流。常用有柯-陆手术（Caldwell-Luc operation）和邓氏手术（Denker operation）。

柯-陆手术：在唇龈移行线上方 0.5cm 处，于 3～6 牙之间做横切口，分离骨膜：在尖牙窝处凿开上颌窦前壁，扩大骨窗达 1～1.5cm；除去不可逆性病变，尽量保存可恢复的黏膜，以期术后覆盖窦腔；在上颌窦内侧壁做对孔，避免损及鼻泪管。从鼻孔后缘 35mm 的下鼻道前端开始，在下鼻甲附着前 1/4 处，为鼻泪管开口，有时开口很大，有时呈裂隙状。如损伤产生鼻泪管闭塞而流泪。手术步骤见图 1-6-101。

邓氏手术：与柯-陆手术基本相同，但要除掉尖牙窝内侧及梨状孔下外侧的骨壁，并除去暴露的下鼻道外侧壁的骨质，到下鼻甲附着线的高度，使上颌窦腔与鼻腔成为一个连通腔，即上方到下鼻甲附着线、下方到鼻底和牙槽突、后方到上颌窦后壁形成的空腔。向后可见筛窦、蝶窦和鼻咽部的宽阔手术野（图 1-6-102）。

牙源性上颌窦炎与口腔形成的瘘道，如超过 3～4mm，可与口腔科协同从口腔处理。我国在 20 世纪 50 年代统计牙源性上颌窦炎为 10%～35%，而近年来报道牙源性感染已不再是重要原因，已小于 10%，术后经鼻引流代替经口引流。

上颌骨摘除术应用在恶性肿瘤和巨大良性肿瘤，依侵袭范围决定其切除范围。过去比较保守，近来有所放宽，对面颊部广泛破坏及筛板受侵犯波及脑膜者，也做广泛手术切除。肿瘤破坏骨壁向邻近器官侵犯，多侵犯解剖薄弱处，如向鼻腔、眼窝、筛窦、蝶窦、面颊部、硬腭、翼腭窝和颞下窝等处，引起各种不同体征。近来，由于 CT 的应用，对术前估测肿瘤侵犯范围、确定切除范围有重要作用，但仍需在术中才能决定其切除范围。有的虽然已明确病变，而切除范围仍然不同。如对保留眶内容的原则，仍有分歧。Larson（1982）认为，肿瘤已侵犯眶骨膜、后组筛房或眶尖为摘除眶内容的绝对适应证。彭子成（1986）报道，对眶骨壁或眶骨膜受累，但眼球本身及眼肌、眶内部分脂肪仍健康者，在不妨碍彻底清除病灶的情况下，则仍保留眼球，故其眶内容切除率低，占 18.8%，而 Harrson 高达 60%，John 达 50%，Haward 为 25%～50%。关于上颌骨摘除的面部切口各家按解剖特点有多种（图 1-6-103），而今常用 Dieffenbach-Weber 和 Moure 术式。骨质切除可依肿瘤侵犯而定。

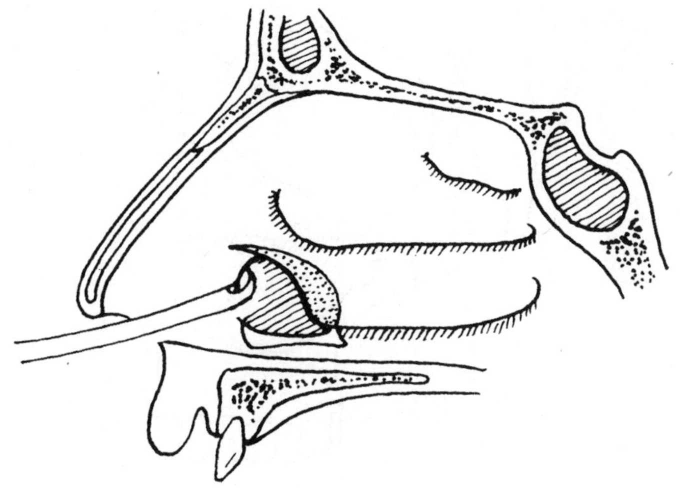

图 1-6-100　鼻内上颌窦开窗术

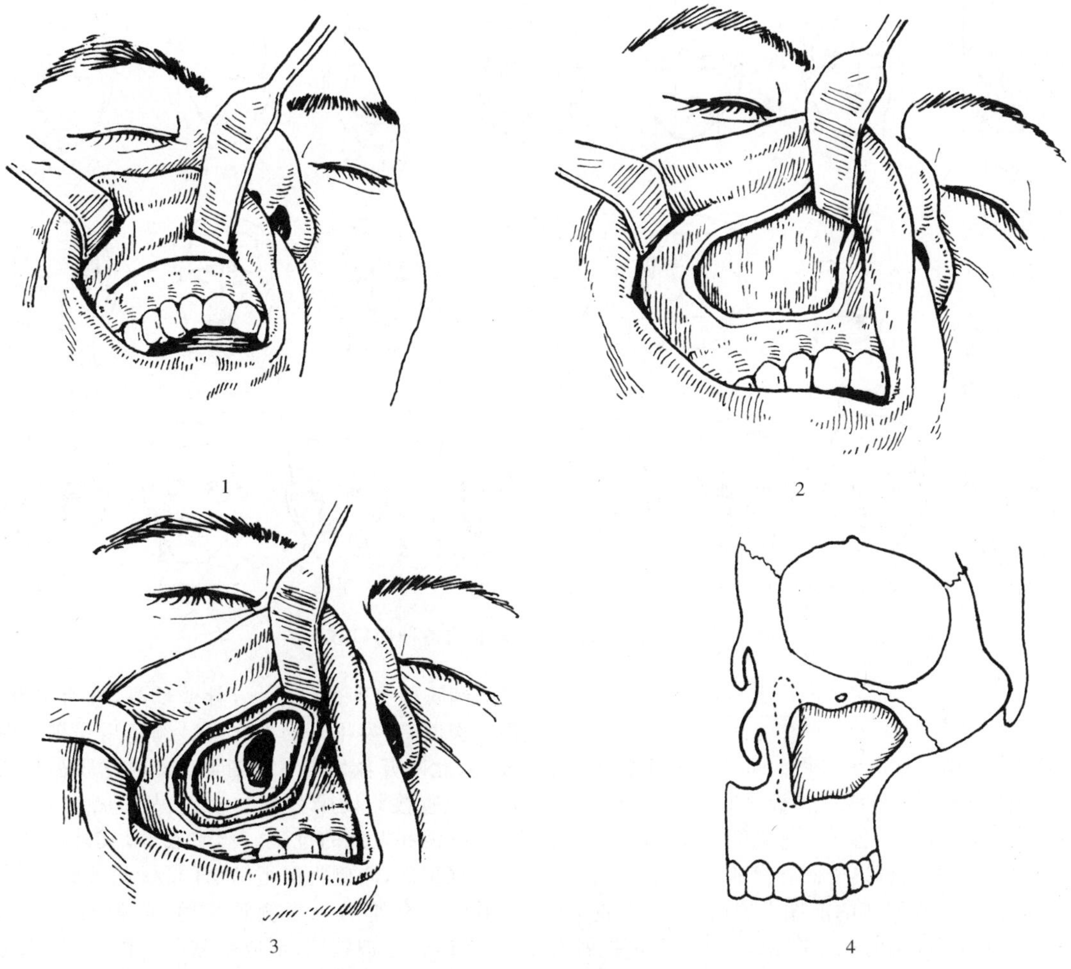

1

2

3

4

图 1-6-101　上颌窦根治术(Caldwell-Luc 手术)

1. 右上颌唇龈沟处切口;2. 凿开上颌窦前壁;3. 于内侧壁凿开对孔;4. 示切除窦壁范围

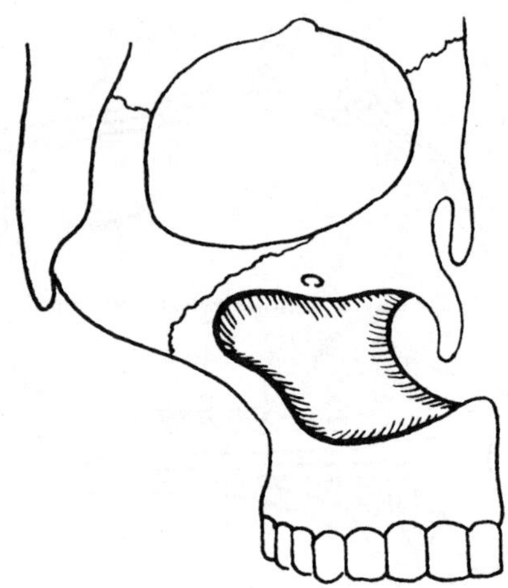

图 1-6-102　上颌窦根治术示去除梨状缘(Denker 手术)

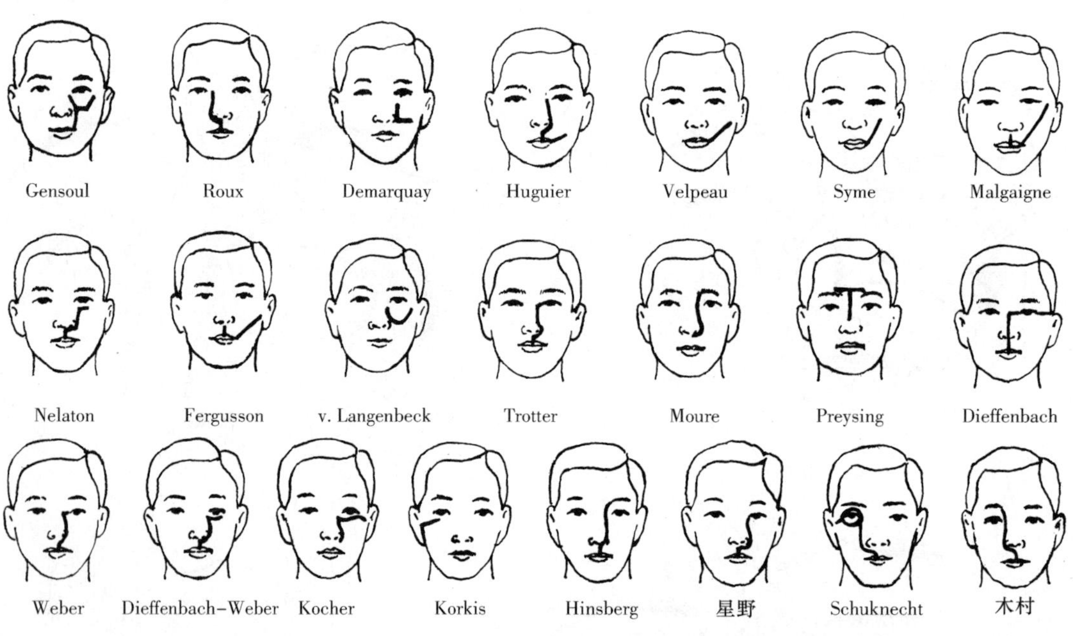

图 1-6-103　上颌骨摘除术的各种切口线

(二) 额窦

额窦 sinus frontalis (图 1-6-95, 图 1-6-96, 图 1-6-104)位于额骨内外两层骨板之间，是鼻窦位置的最靠前方者，正常左右各一。每侧的发育由鼻中道的额隐窝直接扩展；由原出于额隐窝的 1 个或几个前筛骨小房扩展或从筛漏斗的前端发展而成。6 岁时，额窦仅为半月裂孔前端的黏膜雏形；8 岁时，额窦扩展到额骨两骨板之间；约在 25 岁，发展至成人的大小。

额窦前壁即额骨外板，骨壁较厚，含有骨髓，当额窦炎时，有发生骨髓炎之虞。额窦后壁即额骨内板，以此隔开额窦与大脑额叶，窦内黏膜静脉常通过骨板直接与硬脑膜静脉相连，故当额窦炎时，有发生颅内并发症的危险。额窦底部，其外侧 3/4 部为眼眶顶部，内侧为前组筛房的顶，此处骨壁最薄，尤其眶上角部分。当额窦炎时，此处有明显的压痛，有时骨壁被破坏，形成眶脓肿。治疗时，引流排脓手术选择此处为进路。

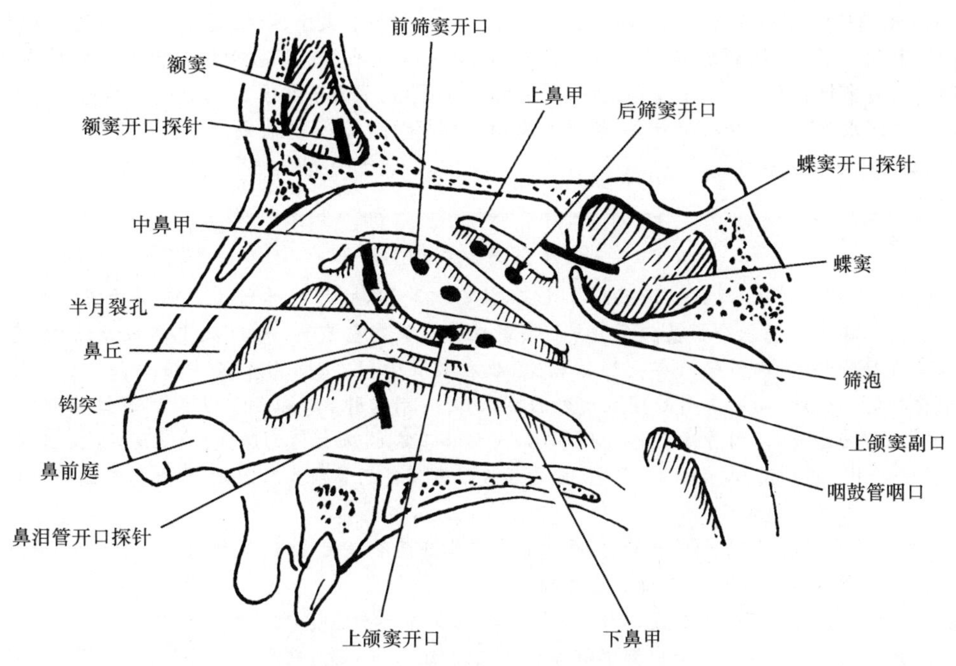

图 1-6-104　鼻旁窦开口(鼻甲切除)

额窦口位于额窦底部,经约 2cm 的鼻额管通入中鼻道内,但其形状、部位各有不同。Van Alyea 观察发现,直接开口于额隐窝,在筛漏斗之前占 55%;开口于漏斗之上,而未入其中者占 30%;开口于筛漏斗内者占 15%(图 1-6-105)。而中国人,开口于漏斗者多见,占 49.5%,开口于额隐窝区者为 26.2%,开口于漏斗上隐窝区者 20.5%,开口于筛骨泡者约 3.8%。约有 50%鼻额管的鼻端和筛漏斗的额端关系密切,即从额

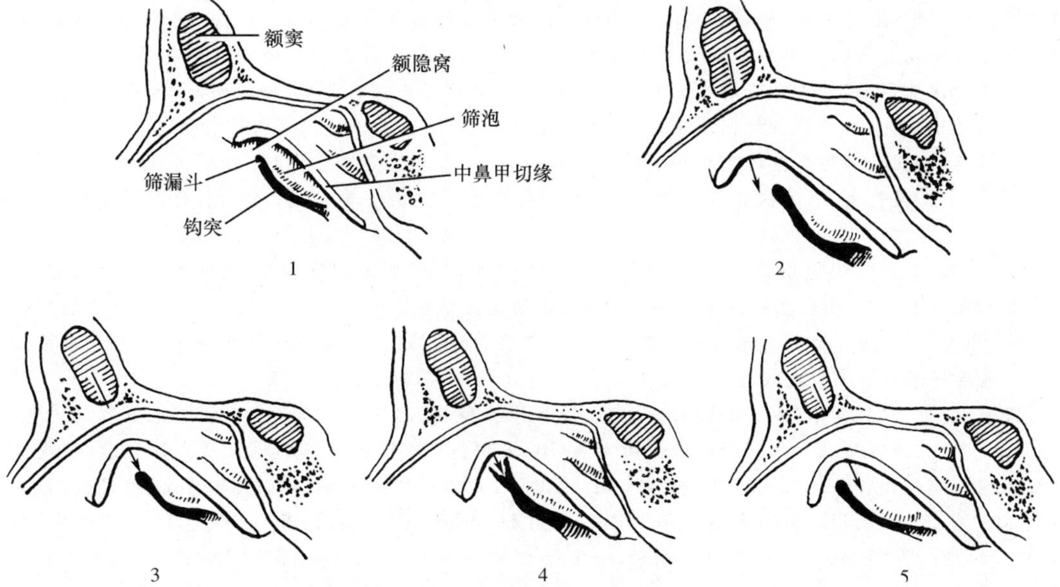

图 1-6-105　额窦开口的不同位置

1. 中鼻甲切除显示中鼻道结构;2. 额窦引流于筛漏斗之前的额隐窝中(55%);3. 引流于筛漏斗之上(30%);4. 引流于筛漏斗之中(15%);5. 引流于筛泡之上(1%)

窦引流出的分泌物容易进入筛漏斗。上颌窦开口于中鼻道，由于其位置关系，从额窦和前组筛窦流出的脓性分泌物，沿着半月裂孔下流，进入上颌窦口，上颌窦将变成一个“污水坑”，引起炎症症状，一般常忽略额窦和前组筛窦炎症的真正病灶。

额窦的大小、形状变异较多，其容积相差悬殊，为1～44ml不等。多数额窦上界伸至额骨鳞部，仅稍高于眉弓；下方至眶顶1/3；颞侧则稍超过眶上切迹。根据胡懋廉等测量结果，额窦未发育或属于小型者占24%，属于中型稍大者占70%，接近大型者占5%。

关于额窦疾患与引流

因急性鼻炎扩散到额窦，引起额窦开口肿胀，使引流受阻，脓性液体贮留。前组鼻窦均开口于狭窄的半月状沟内，额窦脓性分泌物易使筛窦、上颌窦感染。额窦壁有内、外板及中间板障结构，有板障静脉，外与头皮静脉相接，内与颅内有关静脉相通，故在额骨骨髓炎时，由于板障静脉血栓性静脉炎的蔓延，可使骨髓腔内化脓，向内可引起硬脑膜外脓肿，向外可引起骨膜下脓肿。有时因窦口长期堵塞，窦内分泌物贮留，缓慢增大，周围骨质吸收，形成黏液囊肿。有时临床上见到脓囊肿。Dawes指出，脓囊肿是由于鼻额管被肿胀的黏膜、肉芽组织、息肉，或由于慢性额窦炎的骨增生所阻塞，引起筛窦或额窦内无痛性积脓。

额窦疾患的手术：分鼻内和鼻外两类，手术目的是彻底清除病变组织，使鼻额管引流通畅，避免或减少复发。同时，不引起面部变形，也是十分重要的。

额窦鼻内引流术：首先处理病因，如矫正鼻中隔偏曲、摘除鼻息肉、切除部分中鼻甲等。经过治疗不奏效，可采用筛额窦鼻内手术。切除中鼻甲前端后，清理前组筛房病变，熟悉解剖关系，防止筛板骨折。扩大鼻额管，放入扩张引流管。这种手术常易引起鼻额管堵塞或狭窄，容易复发。

额窦鼻外手术：又称额窦根治术，是前额部较大范围的手术。方法很多，共有五种(图1-6-106)：①凿除额窦前壁法(Ogston-Luc，Kuhnt)；②凿除额窦下壁法(Jansen-Ritter，Lynch)；③凿除额窦前壁及下壁法(Jansen-Ritter，Riedel，Killian)；④额窦骨瓣成形法(Hajek，获野)；⑤填塞法(Tato佐佐木)。考虑面容和治疗的彻底性，常用Killian手术法和Lynch手术法。

Killian额窦手术法：沿内眦眶缘做弧形切口，由眉毛内端到眉毛外端。凿除额窦前壁，为防止术后额部塌陷，保留眶上缘骨桥，借以保持眉弓外形。开放前组筛窦及鼻额管，在眶内上壁扩大额窦底，使窦腔与前组筛窦创腔通畅。再从鼻内切除中鼻甲，使额窦、前组筛窦和鼻腔交通。经鼻孔将引流管插入额窦内。术中注意事项：剥离骨膜时在眶切迹处紧贴骨壁分开上斜肌的滑车，如损伤，术后将出现复视；防止筛前动脉出血，当行筛前神经阻滞麻醉时，要循眶上壁缓慢进针，以免刺伤；保护筛板，凿除额窦前壁时不要涉及鼻额缝，因为鼻额缝可视为筛板位置的标志；尽量扩大鼻额管，使之可通过10～14mm直径的橡皮管；如窦腔巨大时，除保留眶缘骨桥外，可在窦前壁保留几个骨突起，防止术后前壁塌陷(图1-6-107)。

Lynch额筛窦手术法：切口如Killian法，但不向外延长，骨膜剥离到眶内壁、上壁、鼻骨、上颌骨额突，将泪囊和上斜肌移开，向内暴露泪骨和筛骨纸板，直到眶孔之前，并将前、后筛动脉结扎。只凿除额窦底壁，进入额窦，去除病变黏膜。继而凿除部分上颌骨额突、鼻骨外侧部、泪板和筛骨纸板，达到完成全筛窦手术。最后将橡皮引流管放入额窦。

额窦前壁骨瓣整复术(图1-6-108)：一直采用Killian和Lynch手术，二者都不能避免额窦口堵塞，引起额窦炎复发，为其缺点。张家琨(1956)做两例Riedel手术，将额窦前壁及眶上壁去掉之后，将皮肤压向额窦内使窦腔闭锁。结果两例头痛解除，但遗留塌陷丑形。之后又按Bergara和Itoiz的报道，做骨瓣形成术9例，其中5例填埋脂肪，有一例做了Gibson和Mecbeth的冠状切开，手术野大、出血较多，在做Bergara的眉内和Goodale的眉上缘开口时，一个切口有时不够用，以后做了“T”字形切开，术后瘢痕并不大。本手术的优点：①翻开骨瓣后，可在直视下彻底清除病变，避免复发，为Killian和Lynch手术所不及；②便于处理和闭塞鼻额管；③也可适用于额窦炎以外的病例，如骨瘤、囊肿等；④术后无丑形。国内已有报道。

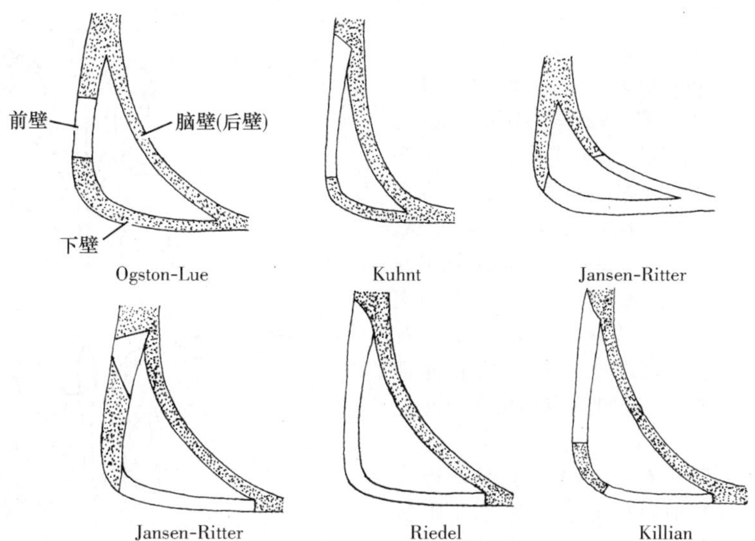

图 1-6-106 额窦根治术额窦壁切除方法
（无点线部分为切除范围）

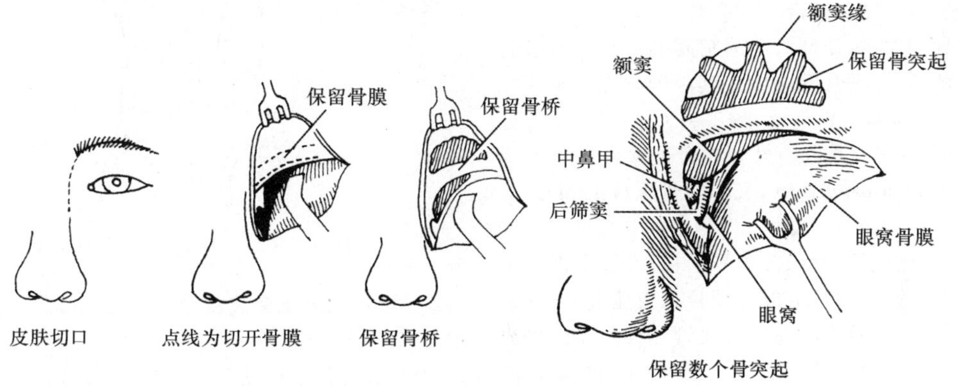

图 1-6-107 Killian 额窦手术

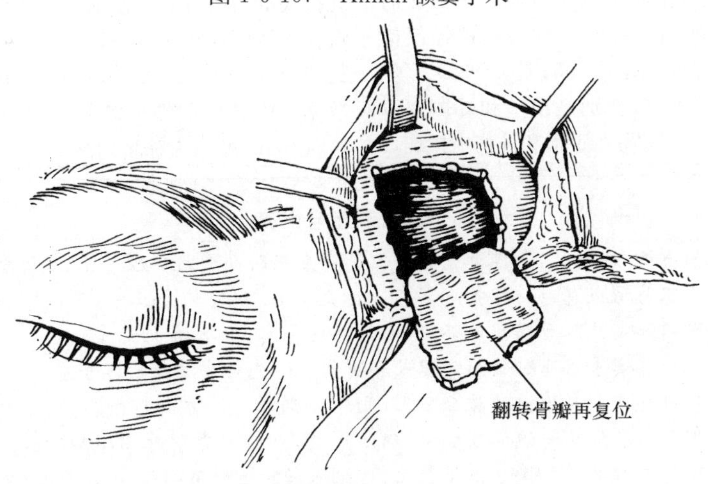

图 1-6-108 额窦前壁骨瓣手术

（三）筛窦

筛窦 sinus ethmoidales（图 1-6-95，图 1-6-96）位于筛骨中，由大小和排列非常不规律的小房组成，每侧约有 8～10 个小房。一般以中鼻甲附着部将小房分为前、后两组，位于前下者为前组筛房，位于后上者为后组筛房。筛房气化良好者，可伸入额窦底部、蝶窦前部、上颌窦后方及额骨眶部等处。前组筛房开口于中鼻道。最常见的开口位于筛泡与中鼻甲的交界处，多呈圆形。有的开口于筛漏斗的最前部，也有少数开口位于漏斗的最后部。因此，筛窦感染的脓性分泌物，极易流入上颌窦中。后组筛窦小房开口在上鼻道。

筛窦如筛骨的两翅，左右各一，每一迷路大致为上窄下宽的长立方体，其前后径大于上下径，上下径大于左右径。成人筛窦的前后径约 4～5cm，上下径约 2.5～3cm，其内外径前后不同，后部约 2cm，而前部常不足 1cm，全部皆为极薄的小骨板所构成的蜂窝样组织，极易破碎，有助于施行筛窦手术。

筛窦周围关系：顶部为颅前窝底的一部分及额骨眶板的内侧部，即额骨筛小凹。其内侧与筛骨筛板相接；筛板常较筛窦上界略低（图 1-6-109），两者交界处因骨质薄弱，易遭受损伤。外侧界为菲薄如纸的板，为**筛骨纸板** lamina papyracea，又**称筛骨眶板** lamina orbitalis（ossi ethmoidalis），为眶内侧壁的一部分。前缘接泪骨，后缘接蝶骨，上缘接额骨眶板，下缘全部与上颌骨的眶壁相接。筛骨纸板与额骨眶板接缝处，有筛前与筛后两孔，内通筛前与筛后血管与神经。内侧界为鼻腔的外侧壁，有中鼻甲、上鼻甲或最上鼻甲等。前界与额窦相接而不相通，正居于上颌骨额突之后。后界与蝶窦前壁的外上部相接。外上方与视神经仅借一菲薄骨壁相隔（图 1-6-92，图 1-6-95，图 1-6-96）。

筛窦的周围有重要器官，特别是顶壁和外侧壁以薄骨板同颅前窝与眼窝相隔，易在手术和外伤中损伤，后组筛窦的后外上角离视神经孔仅 3mm，也易在手术中损伤。据报道，国内外鼻内筛窦手术并发症为 2.3%～2.8%。王世勋等统计为 3.53%，这种手术带有很大的盲目性，因此，必须掌握筛窦的解剖及发育异常。刘清明等测量：中鼻甲下缘中点至筛板的距离，右 22.56mm，左 22.80mm，可作为防止损伤筛板的参考数据。中鼻甲前端至蝶窦口的距离，右 34.20mm，左 34.43mm，可作为筛窦切除的前后界限。

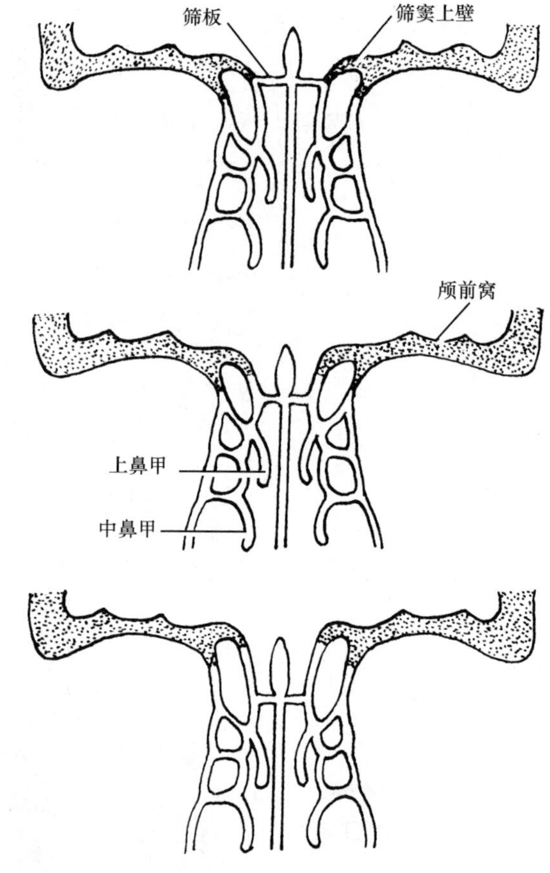

图 1-6-109 筛窦与筛板的关系

关于筛窦疾患与引流

筛窦黏膜菲薄，间质松疏，因此，急性鼻炎和其他鼻窦炎症时易引起黏膜肿胀、水肿和渗出积脓。筛窦炎常反复发作，特点是容易形成息肉。筛骨蜂窝有慢性炎症时，难以恢复正常，多数需要手术治疗。筛窦手术有鼻内及鼻外径路，如炎症限于筛窦内病变，可行鼻内手术，如有解剖变异或扩延到上颌窦或蝶窦周围筛房，可行鼻外手术。筛窦手术有时作为额窦或蝶窦手术的先行步骤或后续手术。

鼻内筛窦手术：用锐匙在中鼻甲前端鼻丘压入，向下方刮蜂房。方向应向后、向下，轻向外刮除蜂房。注意保护筛板，在清理到白色较为平坦的顶板时，确认筛板，应在中鼻甲外侧，切勿越过中鼻甲到内方，因此，术中宜保留中鼻甲作为标界。要保护视神经孔，后组筛窦的上外角间隔 3mm 即视神经孔，防止粗暴操作。保护筛骨纸板和泪骨，纸板即眶内壁，很菲薄，且有时缺如，应倍加注意，防止锐器面向这些结构操作。

如损伤筛骨板或纸板等，将引起术后并发症。鼻内筛窦手术因其解剖结构和位置的特点，如手术不当，最易引起颅内或眶内并发症，据国内外报道为 2.3%～2.8%，王世勋等报道为 3.53%。应熟悉解剖重要标志，提高手术技巧与选择合适的手术器械，以减少并发症的发生。

（四）蝶窦

蝶窦 sinus sphenoidalis 位于蝶骨中，通常左右各一，常不对称，出生后其容积尚小。此时两侧发育较对称；至青春期，两侧发育则不一致(图 1-6-110)，故成人两侧蝶窦形状、大小常不相同。成人蝶窦平均数为高 20mm，宽 18mm，前后长 12mm。容积为 0.5～30ml，平均 7.5ml。蝶窦发育过度，可向各处伸延，向后气化可达枕骨底部；向外可达蝶骨大、小翼；向下可达翼突；向前达蝶嘴，推挤筛房，并接近上颌窦。发育越大，则骨壁越薄。

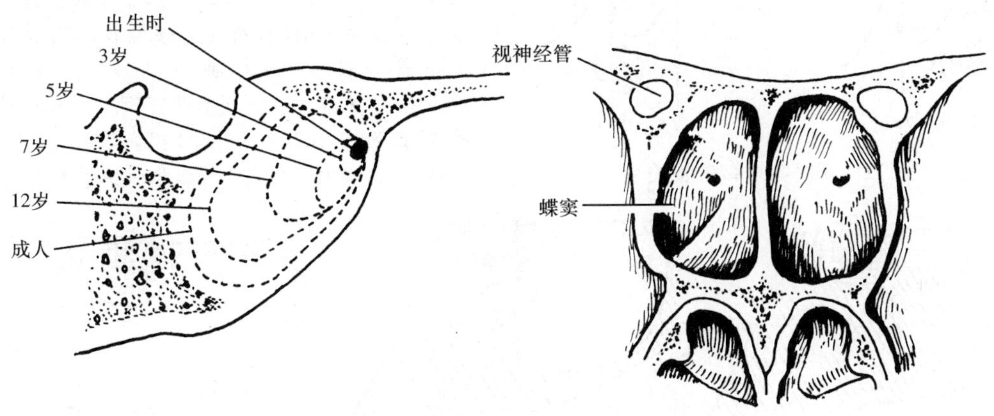

图 1-6-110 蝶窦的发育

蝶窦的前壁形成鼻腔顶后段及筛窦后壁。上部较薄，下部较厚。前壁上方近鼻中隔处有窦口通入蝶窦隐窝。高出于窦底 3～20mm，平均为 14mm，故引流不利。窦口直径，骨性者为 1cm，由于窦内外黏膜吻合后的黏膜孔直径仅有 2～3mm，故当施行蝶窦口扩大术时，不仅需切除黏膜壁，尚需咬除蝶窦前骨壁，以扩大手术野。后壁较厚，脑桥及基底动脉位于其后。上壁向颅腔，从前向后有蝶骨小翼根部、视神经孔、蝶鞍。此壁与部分额叶、视神经交叉及脑下垂体相邻。下壁为鼻咽顶。与前壁交界处有蝶腭动脉的鼻后中隔动脉经此到鼻中隔，与外壁交界处，有颈外动脉的腭升动脉经过。在下壁外侧部分有翼管，其中有翼管神经通过。近年来在国内外采用切断翼管神经治疗过敏性鼻炎，Patel 首先采用经鼻法，后又有上颌窦等径路。因而对翼管的解剖有不少测量，以供临床应用。据胡松林的观察与测量，翼管长：男 15.15mm，女14.63mm；前口直径：男 4.43mm，女 4.32mm；后口直径：男 2.87mm，女 3.03mm。前口位于翼腭窝后壁内侧，对上鼻道后方，蝶腭孔后缘至前口距离，男 5.51mm，女 5.49mm。同时，前口位于圆孔内下方，前口与圆孔之间有一纵行嵴分隔，为手术中寻找前口的重要标志。前口外缘与圆孔内缘间距离平均值，男 5.37mm，女5.56mm。后孔位于翼突结节外侧者占绝大多数(96.11%)，位翼突结节上方者仅 3.89%，而 Gray 解剖学记述后口位于翼突结节的上方。蝶窦外壁一部分与海绵窦、颈内动脉及视神经、动眼神经、滑车神经、三叉神经第一支、外展神经等相毗邻。

蝶窦与蝶鞍的位置关系：**蝶鞍** sella turcica 即蝶骨体部的垂体窝 fossa sellae，其前有鞍结节，其向后方的突起称前床突。垂体窝的后方有显著突起部称鞍背，其两端各有向上突起称后床突。蝶鞍上方有鞍隔覆盖垂体 hypophysis，隔中央有小孔为容纳垂体蒂部而成。故蝶鞍底与蝶窦有密切关系。尤其近年来随着经鼻、经蝶窦行蝶鞍内肿瘤手术的进展，对蝶窦与蝶鞍间关系研究较多。研究方法有解剖观察法和放射线检查法两种。

高桥以放射线检查 70 具日本人颅骨，观察蝶窦与蝶鞍的关系，依两者解剖位置分为 4 型(图 1-6-111)。

Ⅰ型：从鞍结节向后引一直线经后床突，再从其与鞍前、鞍后相接处引出 2 条垂直线(α、β)横贯蝶窦内者，占 27.1%。

Ⅱ型：蝶窦在 α、β 垂线之前者，占 5.7%。

Ⅲ型：蝶窦腔被 α 垂线所横切者，占 65.7%。

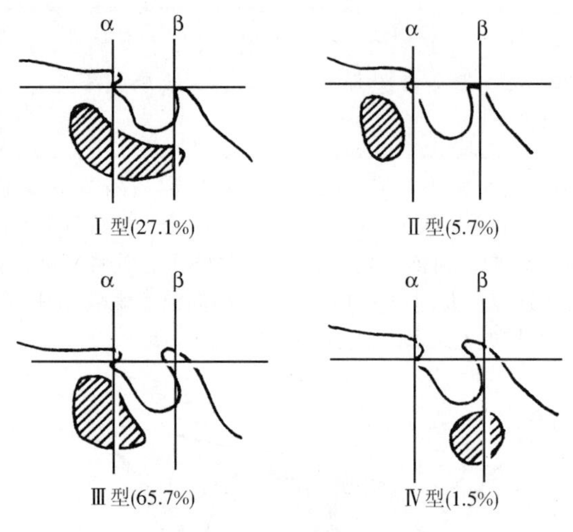

图 1-6-111 蝶窦与蝶鞍位置关系

Ⅳ型：蝶窦腔被β垂线所横切者，占1.5%。

由于Ⅰ型和Ⅲ型合计为92%，从蝶窦和蝶鞍关系看，蝶窦位于蝶鞍的前下方，为从鼻腔经蝶窦开放鞍底时的较佳位置。

Hammer(1960)以解剖观察法，在120个颅骨标本中发现蝶窦有三种类型：①甲介型 conchal type，发育较小，其后壁与蝶鞍前壁之间有10mm厚的骨质者，占2.5%；②鞍前型 presellar type，蝶窦发育不大，其后壁仅位于蝶鞍前方者，约占11%；③鞍型 sellar type 蝶窦发育充分，以致整个蝶鞍底均与蝶窦连接者占59%。一侧为鞍前型，对侧为鞍型者称为混合型，占27%。若皆按鞍型论，则共占86%。Hamberger(1961)研究X线片也发现上述三型中甲介型蝶窦，占3%；鞍前型蝶窦，占11%；鞍型蝶窦，占86%(图1-6-112)，并认为甲介型为经蝶窦垂体手术的禁忌。

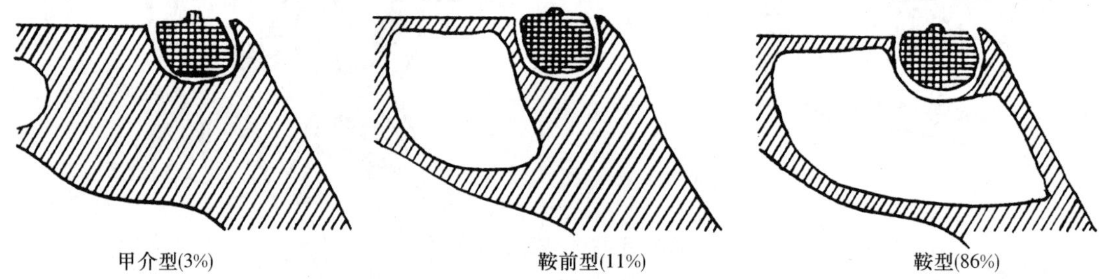

图 1-6-112 蝶窦分型(Hamberger)

卜国铉(1965)观察100个中国人颅骨蝶窦与蝶鞍的关系，测量结果发现，与国外有不同的特点，可分下列8种类型：

1. 未发育型 蝶窦未气化，蝶窦底板下方完全为疏松骨质，没有窦腔，占1%。

2. 甲介型 蝶窦略有气化，发育很小，窦腔后缘与蝶结节垂直线之间尚有10mm厚的骨质，此型占2%。

3. 鞍前型 蝶窦发育较小，窦腔后缘与鞍结节垂直线相齐，恰位于蝶鞍之前，蝶鞍底部下方大部分为疏松骨质，此种占3%。

4. 半鞍型 蝶窦发育尚好，窦腔后上缘位于蝶鞍底的前半部，后半部为未气化的疏松骨质，此型占8%。

5. 全鞍型 蝶窦发育良好，自鞍结节至鞍背垂直线，整个蝶鞍与蝶窦只有一层薄骨板相隔，这种类型最多，占55%。

6. 枕鞍型 似全鞍型，但发育更大，占21%。窦腔后缘超过鞍背垂直线，蝶窦侵入枕骨，致枕骨斜坡与脑桥之间仅有一层较薄骨板。

7. 额面分隔型 蝶窦腔内有一额面骨隔将蝶窦分隔成为前后两个气房，二者大小不一，但总之可达到全鞍型或枕鞍型的程度，此型占9%。

8. 冠面分隔型 蝶窦腔内有一冠面骨隔分隔成为上下两个气房，大小也不等，此种类型占1%。

卜国铉认为，未发育型与甲介型用开颅术比鼻内手术为宜；鞍前、半鞍及有骨隔者，鼻内行垂体手术均有一定困难；枕鞍型易损伤脑干。蝶窦发育良好，与整个蝶鞍相接者(即全鞍型与枕鞍型)占76%，适合经鼻手术取出蝶鞍内肿瘤，但有21%蝶窦发育特大侵入枕骨者，易损伤脑干。

从上述观察统计看，适合于从鼻经蝶窦径路行垂体瘤手术的合适解剖位置者，为76%～92%。虽然Diamant(1961)对蝶窦未发育者用凿除蝶骨骨质的方法摘除脑垂体获得成功，但多数学者认为，未发育的蝶窦是经鼻手术的禁忌证，对甲介型，Hamberger认为是经蝶窦垂体手术的禁忌证。但也有人认为，经蝶窦手术有一定困难。为此开展从鼻经蝶窦的垂体手术，必须熟悉有关解剖知识，并在术前对蝶窦与蝶鞍的位置关系做充分的放射线检查。

关于经蝶窦的手术径路

近年来，应用此径路行蝶鞍内垂体瘤切除术，为耳鼻喉科及神经外科临床所常用。此手术比开颅术有较多优点，可达垂体窝，并发症少，死亡率低。国外报道较多，国内自1959年以来有孙鸿泉、卜国铉、王直中、林尚泽等报道。经蝶窦、蝶鞍术式较多，常用有以下几种：①外鼻锥体翻转经蝶窦法；②鼻外筛窦经蝶窦法；③鼻小柱切口经鼻中隔至蝶窦法；④外鼻正中纵切开，或鼻梁骨瓣向上掀开经鼻中隔至蝶窦法；⑤经鼻内鼻中隔至蝶窦法；⑥经上颌窦至蝶窦法；⑦经上唇下切开经鼻中隔至蝶窦；⑧经硬腭、鼻中隔达蝶窦法等。根据蝶窦发育和肿瘤性质及范围，选择合适的径路。高桥将手术顺序分为五个阶段(图1-6-113)：

第一阶段　扩大鼻腔的处理，在不损伤中、上鼻甲的情况下，从中鼻道开放筛窦，将两侧鼻甲从最上部向外侧压迫，使鼻腔扩大。

第二阶段　鼻中隔的处理，切除鼻中隔软骨，除掉筛骨垂直板和犁骨的大部，向后达蝶骨嘴部分。

第三阶段　蝶窦的处理，用钳子将犁骨翼和蝶骨嘴愈合处上下和左右骨质除去，骨质厚者可使用骨凿。除去蝶骨嘴，可见蝶窦前壁黏膜，除去黏膜，可见鞍底部的骨质突入窦腔。有时窦腔消失，有时窦后壁骨质消失，宜加注意。在X线透视下确认蝶窦后壁，除掉骨质，露出鞍底硬脑膜。

第四阶段　颅内处理，即对肿瘤的处理。对鞍底硬脑膜切开要慎重。可见到在鞍底有硬脑膜突出，先用探针探知，后用针穿刺硬脑膜，判明有无囊肿。可先做纵行小切口，依肿瘤所在部位及大小可做"T"形或"十"字切开，分小块取出或刮除肿瘤。

第五阶段　关闭术腔：彻底止血，防止感染，用温生理盐水冲洗，用抗生素液消毒术腔。闭合两侧鼻中隔黏膜瓣，用纱条填塞鼻腔。

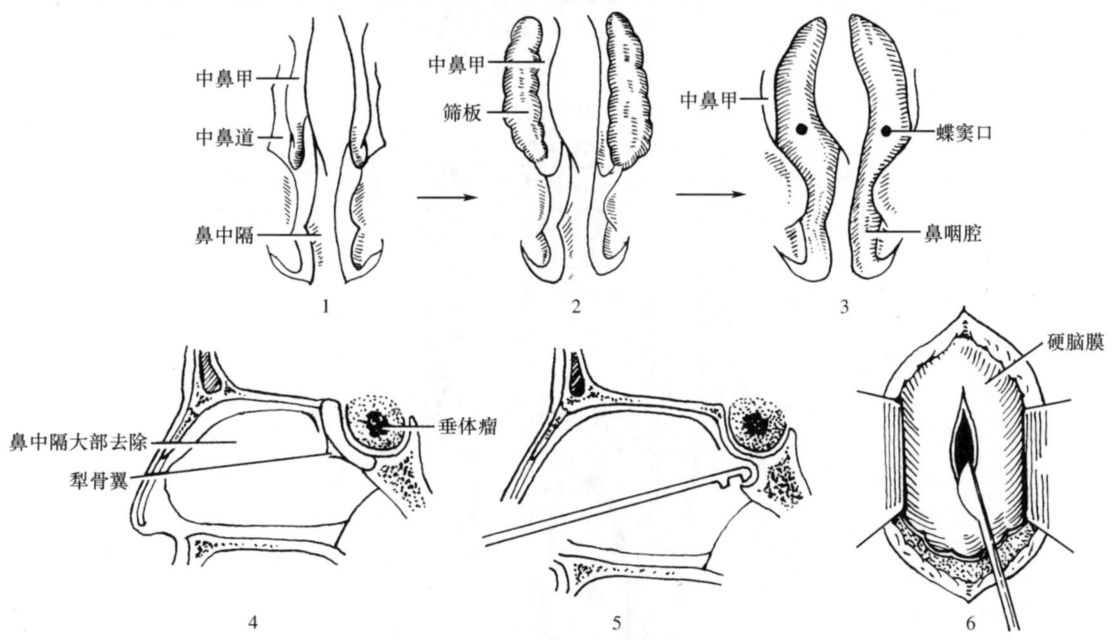

图 1-6-113　垂体瘤切除术鼻中隔进路

1. 扩大鼻腔；2. 开放筛窦；3. 向外侧压迫中鼻甲；4. 切除鼻中隔；5. 钳除蝶窦前壁；6. 切开硬脑膜

第三节　咽

咽 pharynx 上起颅底，下达第6颈椎平面和环状软骨下缘，为一上宽下窄、略呈漏斗形的肌膜管，长约12cm，是呼吸道和消化道的共同通道。咽前通鼻腔、口腔和喉腔，后壁与椎前筋膜相邻，下端在环状软骨下缘处与食管相连接。

一、咽　　腔

咽腔 cavity of pharynx 可分为鼻咽部（上咽部）、口咽部（中咽部）和喉咽部（下咽部）（图 1-6-114，图 1-6-115）。

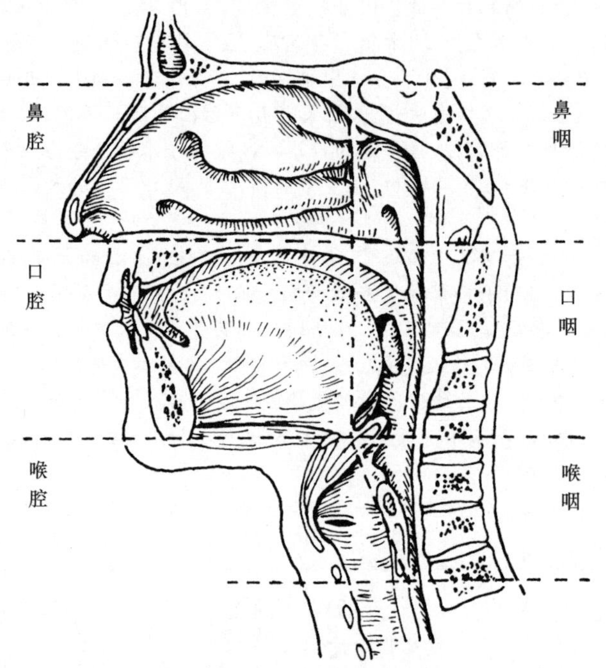

图 1-6-114　咽的分部（侧面）

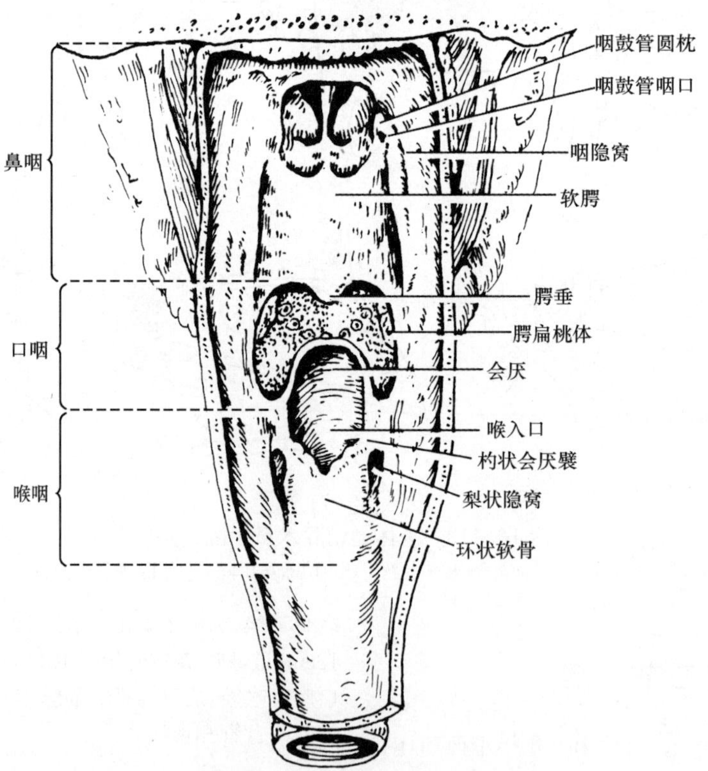

图 1-6-115　咽的分部（后面）

（一）鼻咽部

鼻咽部 nasopharynx 又称**上咽部** epipharynx，是呼吸道的一部分，位于颅底和硬腭水平假想延长线之间。前方和鼻腔相通，后壁和第 1、2 颈椎相邻，下和口咽部相通。在吞咽或发"开"音时，软腭上提，将鼻咽部和口咽部隔开。

鼻咽部的顶壁由蝶骨体和枕骨底部构成，呈穹隆状。顶壁和后壁交界处有一小叶状排列的淋巴组织，称**腺样体** adenoid（又名咽扁桃体或增殖体）。腺样体下方有咽囊，呈囊样凹陷。鼻咽部前壁的正中是鼻中隔后缘，两侧为鼻后孔。鼻咽两侧壁有咽鼓管的咽口，约在下鼻甲后端的后方约 1cm；咽口后上方有一光滑隆起，称**咽鼓管隆突**（或**咽鼓管圆枕**）。隆突的后上方有一凹陷区，称**咽隐窝**，是鼻咽癌的好发部位。因该处接近破裂孔，肿瘤易循此孔侵入颅内。咽鼓管周围有散在的淋巴组织，称咽鼓管扁桃体。

关于鼻咽纤维瘤手术切除的径路

鼻咽纤维瘤又称青年鼻咽血管纤维瘤、纤维血管瘤、男性青年期出血性纤维瘤、青年鼻咽纤维瘤、颅底纤维瘤等。

鼻咽纤维瘤多发源于鼻咽顶壁和后鼻孔等处。随着肿瘤的不断增大，可破坏邻近骨质进入相邻器官产生一系列症状：肿瘤向外发展，压迫咽鼓管，可出现耳堵塞感、耳鸣、听力下降等咽鼓管堵塞症状；肿瘤向前发展可进入鼻腔和鼻窦。进入鼻腔，可引起鼻闭，嗅觉减退；进入上颌窦，可破坏上颌窦前壁而使面部膨隆；进入筛窦继而可进入眼眶，可使眼球突出；向翼腭窝发展可进入颊部及颞下窝，致患侧颊部或颞部隆起；肿瘤向上发展可侵入蝶窦内甚而侵入颅腔；向下发展则下垂入口咽部，可将软腭推向前方，甚至引起吞咽和呼吸困难。

治疗的主要方法是手术切除。手术切除的径路和方法甚多，常用径路有：①经鼻侧切开径路；②经硬腭切开径路。

1. 经鼻侧切开径路　全麻下沿患侧鼻梁外侧作切口，切开皮肤表情肌和骨膜，分离骨膜和暴露鼻骨、上颌骨额突，凿除上述骨质，切开鼻腔黏膜进入鼻腔，再凿除鼻腔外侧壁，即可显露肿瘤。如肿瘤已进入上颌窦、筛窦、蝶窦等，可依次开放这些窦的窦腔。用圈套器套住肿瘤，边用力拉，边用力剥离肿瘤在鼻咽部的基底组织，摘除肿瘤。

该径路的优点是：手术野大，尤其对已侵入蝶窦、筛窦、上颌窦的病例，明视下操作方便。

其缺点是：①切口距肿瘤基底部较远，位置较深，操作不便；②鼻侧有切口瘢痕，影响面容；③鼻腔外侧壁被切除，术后鼻腔宽大，易干燥结痂。

2. 经硬腭切开径路　全麻下，用开口器撑开上下颌骨，显露软硬腭，沿硬腭外缘做舌形切口，切开黏骨膜，剥离后向后翻转黏骨膜瓣，暴露硬腭，由后向前凿除或咬除硬腭骨板，切开鼻底黏膜，即可显露肿瘤。同样用圈套器套住肿瘤，边用力拉，边用力剥离肿瘤，摘除之。如肿瘤过大，无法经此切口取出时，则可延长切口，切开部分软腭，或切断软腭即可取出。

该径路的优点是：①切口接近肿瘤基底部，操作比较方便；②无面部切口和不需凿除鼻腔外侧壁，不影响面容，亦无术后鼻腔干燥结痂等后遗症。

其缺点是：手术野较小，如肿瘤向上发展到蝶、筛窦时，手术操作较困难。

比较以上两种径路，一般来说，经硬腭切开径路优于经鼻侧切开径路，故过去多用经鼻侧切开，近来则多采用经硬腭切开径路，但在肿瘤向上、向前发展侵入蝶窦、筛窦时，则以采用经鼻侧切开径路为宜。

如肿瘤已经翼腭窝发展到颊部两侧，此时肿瘤常呈哑铃形，在翼腭窝处形成一细柄，故无论经腭切开或经鼻侧切开皆难以取出颊部的肿瘤组织。这类病例，则需要采用联合径路，即经鼻侧切开径路（或经腭切开径路），加上齿龈切开径路，肿瘤主体从鼻腔或经硬腭切口取出，颊部肿瘤则经齿龈切口取出。

（二）口咽部

口咽部 oropnarynx 又称**中咽部** medpharynx，位于硬腭向后假想水平线以下，舌骨平面向后假想水平线之上。其前方经咽峡和口腔相通。咽峡是口咽部的最狭窄区，由腭垂、两侧软腭游离缘、两侧舌腭弓、咽腭弓之间的腭扁桃体和舌背构成。两侧咽腭弓的后方各有一纵行条状淋巴组织，称咽侧索。口咽的后壁与第3、4颈椎相邻接，后壁黏膜下有散在的淋巴滤泡。口咽的两侧位于咽腭弓和后壁之间，外侧和咽旁隙相邻。

在舌骨上缘以上的会厌舌面和舌根之间有一会厌正中襞，其两侧各有一舌会厌外侧襞。正中襞和外侧襞之间，两侧各形成一浅凹处，称**会厌谷**。

（三）喉咽部

喉咽部 laryngopharynx 又名**下咽部** hypopharynx，位于舌骨上缘假想水平线以下，环状软骨下缘以上。上通口咽部，下接食管入口，前方与喉腔相通。

喉咽部可分为两侧梨状隐窝和环后隙三个部分。**梨状隐窝** pyriform recess 上宽下窄，包绕于喉的两侧，其外壁上下部分别由甲状舌骨膜和甲状软骨翼板构成；其内壁则为喉的杓会厌皱襞和方形膜及环状软骨。该窝尖部达环状软骨下缘水平，和食管入口相接。

环后隙 postcricoid space 在环状软骨板和咽后壁之间，没有明确的上界，但一般认为从杓状软骨上缘开始。

二、咽壁的构造

咽壁可分黏膜层、腱膜层、肌层和筋膜层四层：

（一）黏膜层

鼻咽的黏膜和鼻腔、咽鼓管黏膜相连续，其表层为假复层柱状纤毛上皮，固有层中含有混合腺；口咽及喉咽部的黏膜上皮为复层鳞状上皮，黏膜下层有黏液腺。

（二）腱膜层

腱膜层位于黏膜层和肌层之间，为纤维组织，上方附于枕骨底部及颞骨岩部，上厚下薄，在咽后壁中线部分特别坚韧，形成咽缝，为咽缩肌的附着处。

（三）肌层

肌层按其功能不同，可分为三组：

1. 咽缩肌组 有咽上缩肌、咽中缩肌和咽下缩肌，由上而下呈叠瓦状排列。各咽缩肌收缩时，使咽腔缩小，将食团挤压入食管（图1-6-116，图1-6-117）。

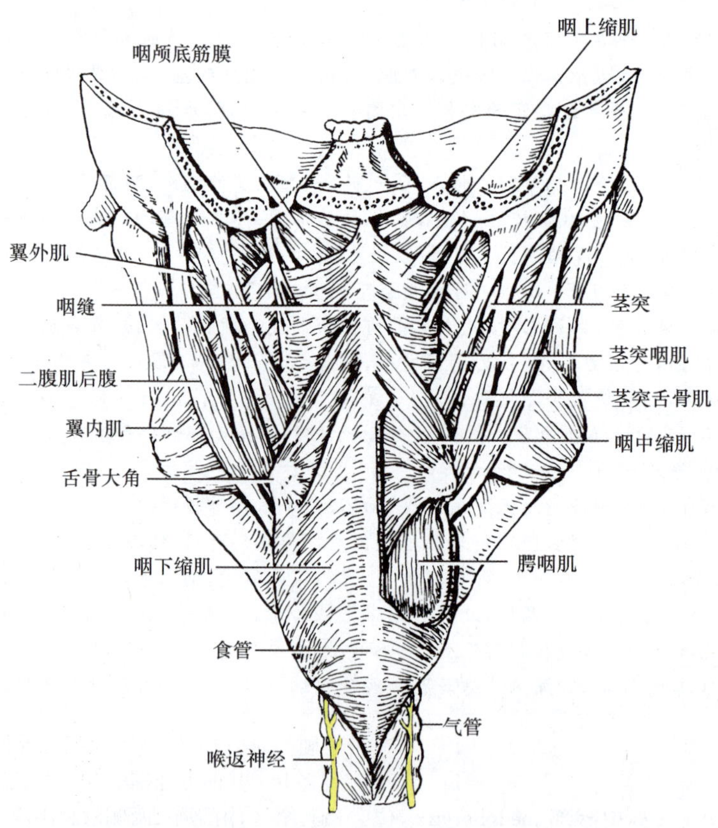

图1-6-116 咽壁肌(后面)

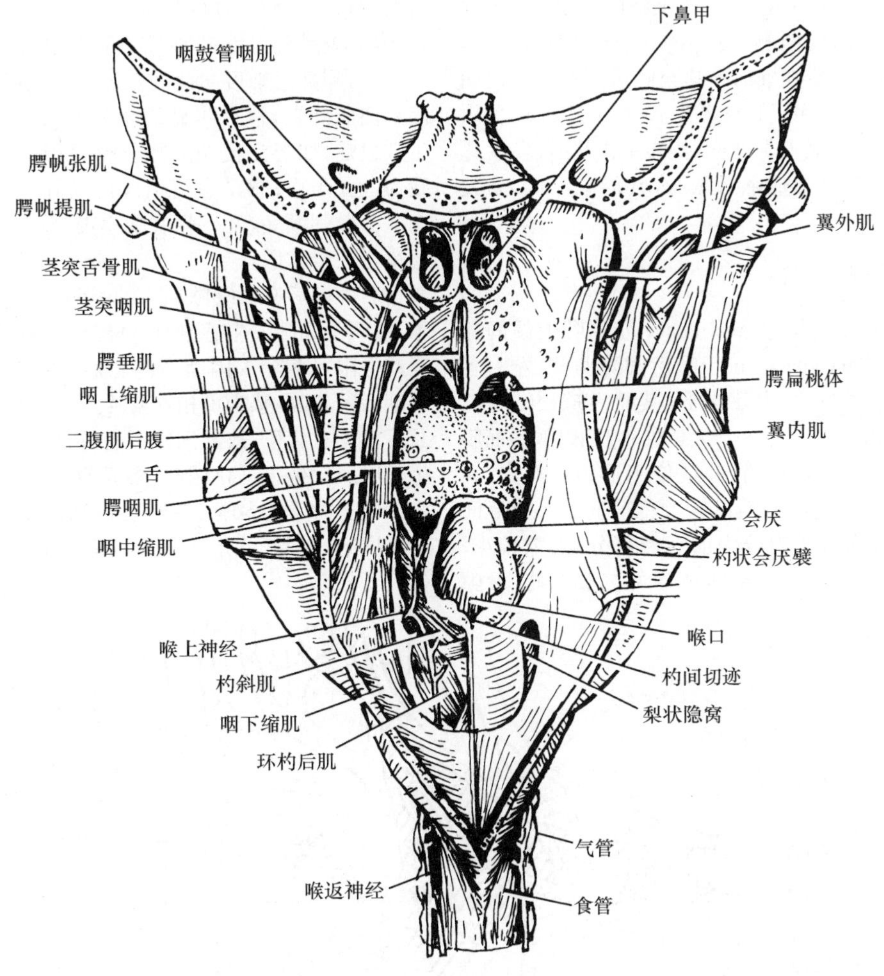

图 1-6-117 咽(切开咽后壁)

2. 咽提肌组 有茎突咽肌、咽腭肌和咽鼓管咽肌。各咽提肌收缩时可使咽喉上举,协助完成吞咽动作。

3. 腭帆肌组 有腭帆提肌、腭帆张肌、咽腭肌、舌腭肌和腭垂肌。具有缩小咽峡,关闭鼻咽,分隔鼻咽与口咽的作用。

(四) 筋膜层

筋膜层覆盖于肌层之外;上薄下厚,称颊咽筋膜。

三、咽的筋膜间隙

在咽壁的后方及两侧,有由颈部筋膜构成的潜在性蜂窝组织间隙。由于这些间隙的存在,在吞咽动作及颈部活动时,软组织才能协调一致,获得必要的生理功能;同时,由于筋膜间隙的分隔,可将病变限制在一定的范围内,同时又为病变的扩散提供了途径。咽部间隙中较重要的有咽后间隙及咽旁间隙。

(一) 咽后间隙

咽后间隙 retropharygeal space 位于颈筋膜椎前层与颊咽筋膜之间,上起颅底,下达第 1、2 胸椎平面,两侧以薄层筋膜与咽旁间隙相隔,中间有咽缝将其分为左右两部分。间隙内有疏松的结缔组织和淋巴组织,每侧含有少量淋巴结。扁桃体、口腔、鼻腔后部、鼻咽、咽鼓管及鼓室等处的淋巴引流至此。以上各部位如发生感染,可引起咽后间隙内淋巴结发炎、化脓,形成咽后壁脓肿。脓肿多偏于一侧,婴幼儿较为多见。

此外,尚有椎前间隙和咽内间隙。椎前间隙为椎骨与椎前筋膜之间的间隙,颈椎结核延展至此可能形成咽后脓肿，位置常在正中，不受咽缝的限制。脓液亦可向下延至纵隔；向两侧可扩散至颈外侧部，并可沿腋鞘至腋窝；亦可穿破椎前筋膜至咽后间隙。咽内间隙位于颈咽筋膜之间，上自鼻咽部下止环状软骨水平，并不向下延至纵隔。此间隙亦有淋巴结，发生化脓性淋巴结炎时可形成咽后脓肿，常局限一侧，易发生于婴幼儿。

（二）咽旁间隙

咽旁间隙 parapharyngeal space 亦称**咽上颌间隙** pharyngomaxillary space，位于咽后间隙两侧，左右各一，形如椎体，底向上、尖端向下，其间为疏松结缔组织。上界为颅底，向下达舌骨大角处；内侧以颊咽筋膜及咽缩肌与腭扁桃体相隔，外壁位于下颌骨升支、翼内肌和腮腺包囊的深面；后壁为颈椎前筋膜。咽旁间隙被茎突及其附着肌肉分为前后两部分，前隙较小，内侧与腭扁桃体毗邻，扁桃体炎症可扩散至此；后隙较大，有颈内动脉、颈内静脉、舌咽神经、舌下神经、迷走神经、副神经及交感神经干等穿过，内有颈上深淋巴结群，咽部感染可向此间隙蔓延。此间隙前部病变因翼内肌受累，常有明显的牙关紧闭；后部受侵易发生败血症，如炎症侵蚀大血管壁，可致血管破裂出现致命性大出血；感染也可沿颈内动脉、静脉和脑神经向上扩散到颅底，发生颅底脑膜炎，并可侵入颅内，使感染进一步扩散。

后隙向后有一缝隙通入颈斜角肌之间，称颈斜角隙，故咽旁间隙发生感染时，可出现颈项部肿胀、僵直、运动受限等症状。因咽旁间隙后部仅借一薄层筋膜与咽后隙相隔，感染可相互波及。又因咽旁间隙上、外及后方均有骨质，故此间隙有转移性或非转移性肿瘤生长以及发生感染化脓时，多只能向内、向下扩展；向内扩展有时常将软腭、鼻咽及口咽侧壁向内推移；向下扩展时，包块可出现于下颌角及下颌骨平面部位（图1-6-118）。

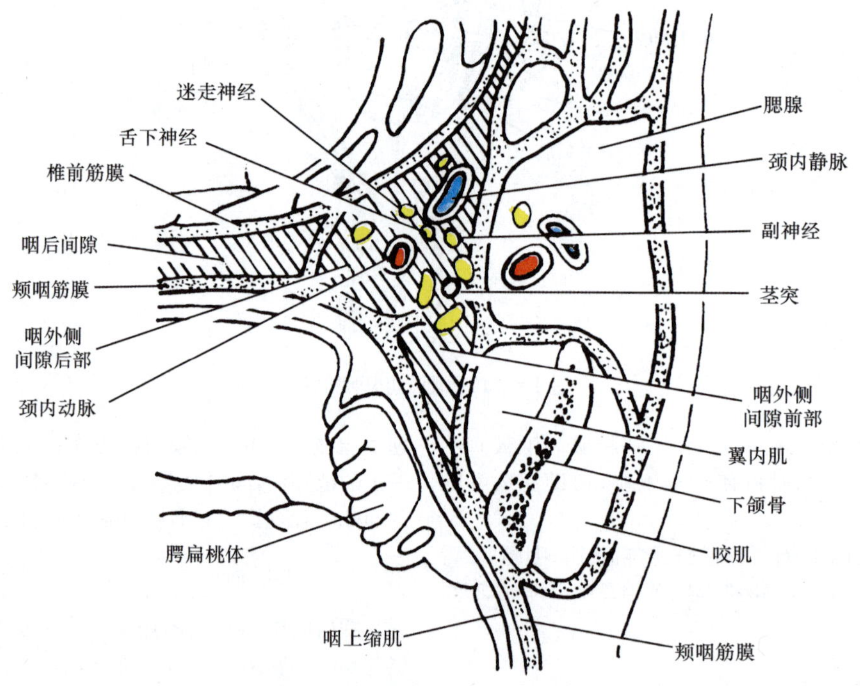

图 1-6-118　咽的间隙（水平切面）

关于咽旁间隙良性肿瘤手术切除的径路

咽部良性肿瘤与身体其他部位的良性肿瘤一样，可发源于上皮组织（如乳头状瘤、腺瘤或囊肿等）、间叶组织（如纤维瘤、脂肪瘤、血管瘤、平滑肌瘤等）、神经组织（如神经鞘膜瘤，神经节细胞瘤、脑膜瘤等），也有残余胚胎性肿瘤（如畸胎瘤、脊索瘤等）。发生在咽旁间隙肿瘤并不多见，其中以神经源性肿瘤居多，尤以神经鞘瘤 neurilemmoma（亦称施万细胞瘤 Schwannoma）。据国外统计，咽部神经鞘瘤占全身同类肿瘤的

1.03%；笔者曾报告咽旁肿瘤23例，其中神经源性肿瘤17例(73.9%)，而神经鞘瘤占15例(15/17、88.2%)。其他还有化学感受器瘤、神经纤维瘤等。

由于咽旁间隙外侧有颈总动脉(上部则为颈内动脉)、颈内静脉、迷走神经、胸锁乳突肌，特别是下颌骨升支的阻挡，发生于该间隙内的肿瘤不易向外侧发展；而该间隙的内侧，仅有颊咽筋膜、咽缩肌、腱膜和黏膜，比较软弱，阻力较小，故肿瘤易向内侧发展而突向咽腔。因此，临床检查时，绝大多数病例，其颈部隆起多不明显，甚至没有。而咽腔则可见有明显的光滑的囊球状突起。因此，初起时常不易为病人所发现，直至发展到相当程度，出现说话变音或吞咽有异物感时才引起注意而发现，或在体检时偶然发现。

治疗的唯一方法是手术切除。手术切除的径路有：①由内向外的经口径路；②由外向内的颈侧切开的径路。这两种径路均各有其优点和缺点。

1. 经口径路　在全麻下用开口器撑开上下颌骨，显露咽腔。在咽侧壁肿瘤最突出处做纵行切口，切开黏膜层和腱膜层，钝性分离咽缩肌的肌纤维和颊咽筋膜，即可达到肿瘤部位。由于咽腔手术野深而窄小，不能在明视下操作，多用手指分离(以手指的触觉代替视觉)，摘除肿瘤。

该径路的优点是：①切口距肿瘤很近；②内侧无重要的血管和神经；③手术操作简便，初学者容易掌握。

其缺点是：①手术盲目性大；②肿瘤的外侧常和颈总动脉、颈内静脉、迷走神经等相接触。一旦有粘连，分离时出血，很难止血，故危险性大；③手术腔和咽腔相通，手术是在半无菌条件下进行的，故易感染。

2. 经颈侧切开径路　在局麻或全麻下，在患侧颈侧部沿胸锁乳突肌前缘作一斜行切口，切口位置和大小视肿瘤的位置和大小而定。切开皮肤和颈阔肌、颈深筋膜浅层，即可显露胸锁乳突肌。将此肌分离并拉向后，即可显露颈动脉鞘。将此鞘剪开，将颈内静脉分离后向后拉开，即可显露肿瘤的外侧部分。此时肿瘤位置较深，在明视下将肿瘤周围组织分离后，由于肿瘤外侧阻力解除，常能自动缓缓向术腔突出。

该径路的优点是：①在明视下手术，损伤小，一旦出血容易处理，手术安全；②手术和咽腔不通，手术是在无菌条件下进行。

其缺点是：①手术切口距肿瘤较远，肿瘤位置较深；②手术操作较复杂。

比较上述两种径路，颈侧切开径路优于经口径路，故早期多采用经口径路，而近年来则多选择颈侧切开径路，即使在颈侧无隆起的病例也是如此。

四、咽的淋巴组织

咽部有丰富的淋巴组织，聚集成团者为扁桃体，分散者为淋巴滤泡和淋巴索。这些淋巴组织在咽黏膜下由淋巴管互相联系，形成一环，称内环。主要包括：腺样体、咽鼓管扁桃体、腭扁桃体、舌扁桃体、咽侧索、咽后壁淋巴滤泡及散在于咽部的淋巴组织。内环向外与周围的颈淋巴结密切联系，颈淋巴结之间又相互交通，形成环状，称外环。主要由咽后淋巴结、下颌角淋巴结、下颌下淋巴结、颏下淋巴结等构成。内环与外环统称咽淋巴环，这些结构在咽部疾病的诊断、治疗及预后判定方面有着重要的临床意义。

(一) 腭扁桃体

腭扁桃体 palatine tonsil 习称扁桃体，为卵圆形块状淋巴组织，左右各一。扁桃体位于前后腭弓之间的扁桃体窝 tonsillar fossa 内，其外壁隔扁桃体周围间隙和咽缩肌为界。

1. 扁桃体的表面结构　扁桃体除内侧面外，其余部分均为由结缔组织形成的被膜所包绕。被膜与其外侧的咽上缩肌之间为潜在的扁桃体周围间隙，内有少许疏松组织。扁桃体的内侧被覆鳞状上皮，表面有6～20个扁桃体隐窝开口。隐窝为分支状盲管，深入扁桃体内，深浅不一，细菌、病毒易在其内存留繁殖，形成"病灶"。隐窝中有一最大位置最高者，称**扁桃体上隐窝** supratonsillar crypt，其盲端有时可深达扁桃体的被膜。炎症如穿透被膜，进入扁桃体周围间隙，即形成扁桃体周围脓肿。内侧面尚有两个黏膜皱襞：位于上端舌腭弓与咽腭弓交接处者，称**半月襞** semilunar fold；由舌腭弓伸展至舌根覆盖扁桃体前下部者，称**三角襞** triangular fold。三角襞内含有淋巴组织，切除扁桃体时如残留此襞，术后可增生肥大。

扁桃体上隐窝是腭扁桃体隐窝中最大、最深、位置最靠上的一个隐窝。其深度有时可达被膜。由此,在临床上产生两个问题:

1. 隐窝开口如受堵塞所引起的问题 该隐窝开口如果堵塞,炎症易穿透扁桃体被膜而进入扁桃体上窝,形成扁桃体周围炎,进一步发展成脓肿。该隐窝由此有瘢痕形成,进一步使隐窝开口不畅。一旦感染,不易向开口排出,而易向扁桃体上窝发展,再次形成扁桃体周围脓肿。如此反复发作,形成恶性循环。因此,病人一旦发生扁桃体周围脓肿,就极易反复发作。阻止其反复发作的惟一办法是手术摘除腭扁桃体,除去病灶。但由于扁桃体上窝反复形成脓肿以后,该处瘢痕粘连常十分严重,致使扁桃体摘除术十分困难。近年,有愈来愈多的医生主张在患扁桃体周围脓肿时进行手术。因此时扁桃体上窝内充满脓液,将扁桃体被膜和扁桃体上窝的外侧壁分开,手术时容易剥离,同时又达到了彻底排脓的目的。过去担心的因手术而导致脓毒血症等并发症,实际上十分少见。

2. 扁桃体摘除术时残留问题 腭扁桃体除内侧面外,其余上、下、前、后和外侧各面均有被膜覆盖。被膜和周围组织之间附着甚疏松。由于从被膜向扁桃体内伸入多条由结缔组织构成的小梁,故被膜和扁桃体之间附着很紧,彼此很难分开。因此,行扁桃体摘除时,必须在扁桃体被膜和扁桃体周围组织之间进行剥离。

由于扁桃体上极深埋于扁桃体窝中,而扁桃体上隐窝大而深,位置又很高,使一些缺乏经验的医生将此隐窝误认为是扁桃体上极和周围组织之间的缝隙。从此处开始进行剥离,使手术遇到极大困难,常常把扁桃体剥离成碎块,而将其上极残留在扁桃体窝内。要避免这种情况发生,手术开始时,必须先把扁桃体上极剥离后拉出来,然后贴着扁桃体被膜从上向下进行剥离,则可迅速而完整地剥离出扁桃体。确认剥离是在扁桃体上极周围组织间进行,而不是在扁桃体上隐窝内进行,主要依靠认准扁桃体上极的形状。由于上极有被膜覆盖,故其表面光滑,而上隐窝却与此不同。

2. 扁桃体的内部结构 扁桃体组织大致可归纳为三种:

(1) 结缔组织支架:从扁桃体被膜内侧发出许多条索状结缔组织伸入扁桃体中,形成支架,称“小梁”。扁桃体的血管、淋巴管、神经均循此出入。

(2) 生发中心:在“小梁”之间有许多淋巴滤泡,其外层为小淋巴细胞,含染色质较多,染色深;中央区淋巴细胞较大,染色质少,染色浅。淋巴滤泡内细胞多呈丝状核分裂,称之为生发中心。

(3) 滤泡间组织:为发育期不同的淋巴细胞(图1-6-119)。

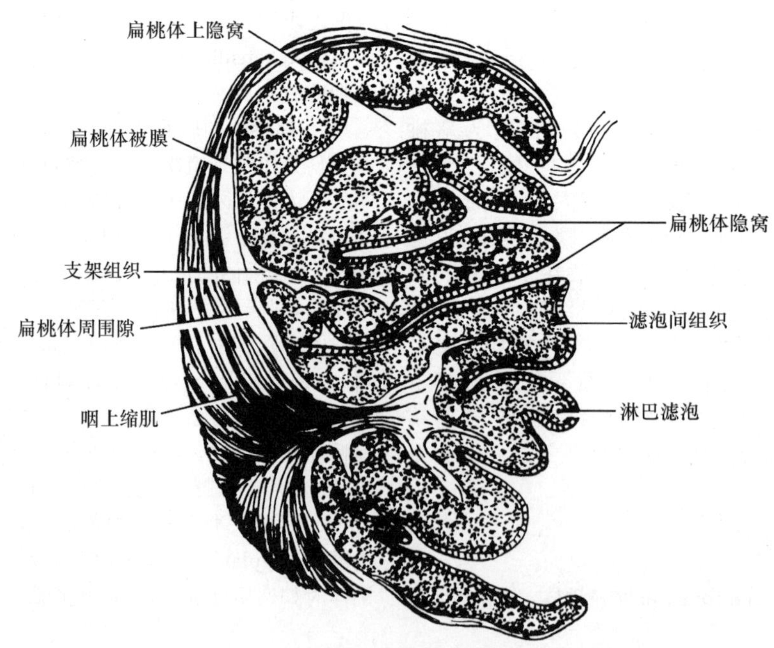

图 1-6-119 腭扁桃体(纵切面)

3. 扁桃体的动脉和静脉　扁桃体的动脉有5支，均来自颈外动脉的分支：①腭降动脉，为上颌动脉分支，分布于扁桃体上端及软腭，与腭升动脉相吻合；②腭升动脉，来自面动脉；③面动脉扁桃体支；④咽升动脉；以上4支均分布于扁桃体及舌腭弓、咽腭弓；⑤舌背动脉，来自舌动脉，分布于扁桃体下端。

扁桃体静脉在被膜外形成静脉丛，将静脉血汇入咽静脉丛及舌静脉，最后入颈内静脉。其中来自软腭的静脉支（扁桃体旁静脉）经扁桃体窝上部，向下至咽丛。如有变异，易在扁桃体手术中发生出血。

4. 扁桃体的神经分布　主要有咽丛、上颌神经及舌咽神经末梢在扁桃体周围形成神经丛。扁桃体手术时，须在其周围黏膜下作浸润麻醉，才可获得良好的麻醉效果。

（二）腺样体

腺样体 adenoid 又称**咽扁桃体** pharyngeal tonsil，位于鼻咽顶与后壁交界处，表面不平，有5～6条纵行沟裂，易存留细菌。中央有一下陷最深的纵裂，形成**中央隐窝**。此处有时可发现胚胎期残余的憩室状凹陷，称**咽囊** pharyngeal bursa，感染时可引起咽囊炎。腺样体出生后即存在，6～7岁时最大，10岁后逐渐萎缩，成年后大多消失（图1-6-120）。

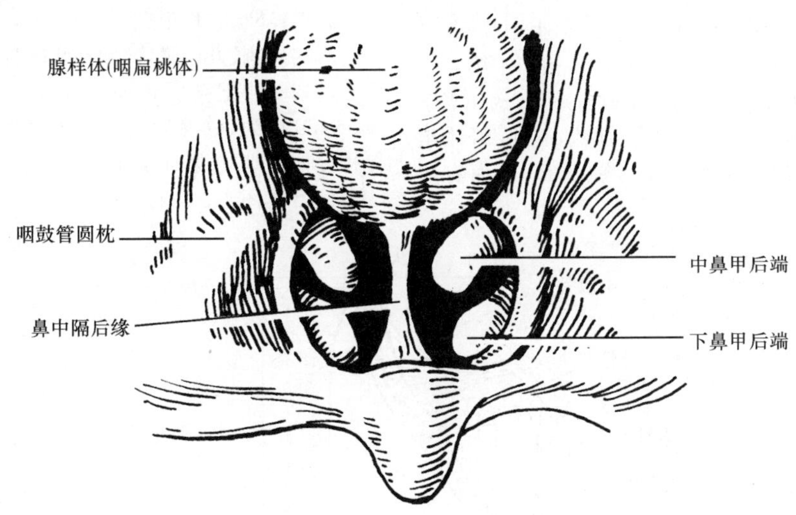

图1-6-120　咽扁桃体

（三）舌扁桃体

舌扁桃体呈颗粒状密集于舌根部，大小不同，有短而细如指状分支的隐窝，隐窝底部有丰富的黏液腺开口。每个隐窝及其周围的淋巴组织形成一个滤泡，共同组成舌扁桃体。

五、咽的血管、淋巴及神经

（一）动脉

咽的动脉主要来自颈外动脉的咽升动脉，面动脉的腭升动脉和扁桃体动脉，上颌动脉的腭降动脉，舌动脉的舌背支以及甲状腺上动脉的分支。

（二）静脉

咽的静脉经咽静脉丛与翼丛相通，汇入面静脉和颈内静脉。

（三）淋巴

咽部淋巴均汇入颈深淋巴结。鼻咽部（包括腭扁桃体）：向后汇入咽后淋巴结，继入颈深淋巴结上群及胸锁乳突肌后缘的淋巴结；口咽部：腭扁桃体及两腭弓、软腭、咽侧壁、舌根及舌扁桃体等处的淋巴管向外侧汇入下颌角淋巴结，继而流入颈深淋巴结中群。舌根、舌扁桃体和会厌谷的淋巴还可汇入同侧或对侧的颈深淋巴结后群。颈深淋巴结中群及后群分别汇入颈深淋巴结下群。喉咽部：淋巴管向前与声带以上喉的淋巴管汇合，穿过甲状舌骨膜汇入颈深淋巴结中群。

（四）神经

咽的感觉神经来自舌咽神经、迷走神经咽支（内含副神经运动纤维）和交感神经构成的**咽神经丛**（pharyngeal plexus）。迷走神经耳支分布在外耳道内，舌咽神经鼓室支分布在中耳腔内，故咽喉部病变常引起反射性耳痛。运动神经主要来自副神经颅内部分，经过迷走神经的分支分布到咽部和软腭的肌肉。但茎突咽肌则由舌咽神经支配。腭帆张肌则为三叉神经下颌支支配。

第四节 喉

喉 larynx 位于颈前正中，舌骨之下，上通喉咽，下接气管。喉上端为会厌上缘，在成人约相当于第 3 颈椎上缘（或下缘）平面，下端为环状软骨下缘，约相当于第 6 颈椎下缘平面。喉是由软骨、肌肉、韧带、纤维组织及黏膜等构成的一个锥形管腔状器官，前面有皮肤、筋膜和肌肉覆盖。

一、喉的界限

随着解剖学研究的进展和临床应用的需要，喉的界限在逐步改变。对喉的界限的了解对喉外科特别是喉癌外科有着重要意义。

根据近年来发表的资料，可将喉的界限归纳如下：

上界：舌骨会厌韧带、会厌尖、两侧杓状会厌襞、两侧杓状软骨区。

下界：环状软骨下缘。

前界：甲状舌骨膜、甲状软骨板前缘、环甲膜、环状软骨弓。

后界：环状软骨板、后联合。

两侧界：喉方形膜，两侧环状软骨。

过去一向把会厌舌面列为喉外部位，但是 Van-Nostrand 认为，应视为喉声门上区的一部分，但会厌谷和舌骨体则均视为喉外部位。他的这一主张已被 UICC 采纳（图 1-6-121）。

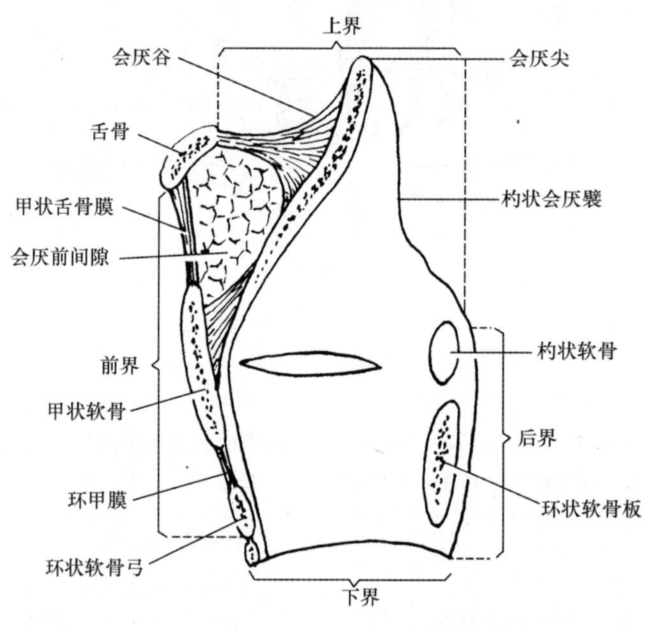

图 1-6-121 喉的界限

二、喉 软 骨

喉的支架由软骨构成。有 3 个单一软骨：会厌软骨、甲状软骨、环状软骨和 8 个成对软骨：杓状软骨、小角软骨、楔状软骨和麦粒软骨等共计 11 块软骨。其中小角软骨、楔状软骨及麦粒软骨很小，无临床意义（图 1-6-122，图 1-6-123）。

（一）会厌软骨

会厌软骨 cartilago epislottica 位于喉的上部，舌及舌骨之后，是一黄色薄而富于弹性软骨，扁平如树叶状。上缘游离呈弧形，下部呈细柄状，称会厌茎，附于甲状软骨切迹的后下方。儿童时期会厌如卷叶状，呈

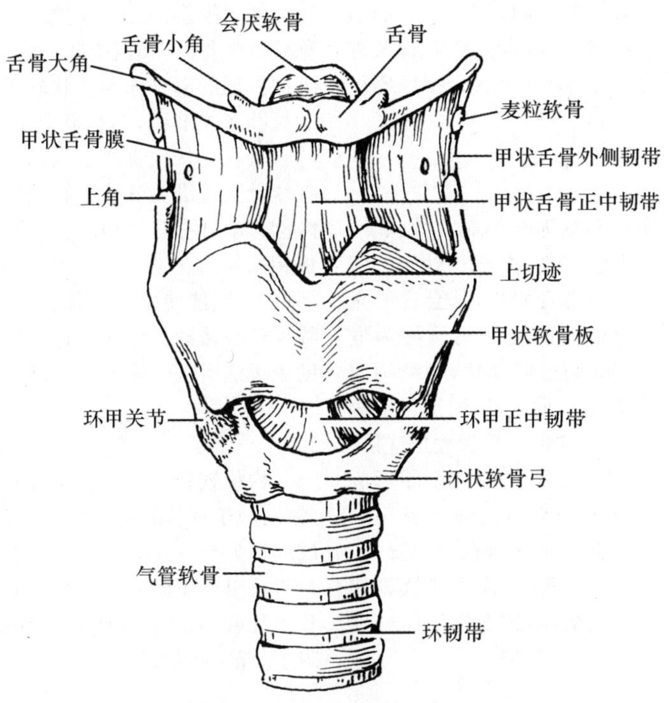

图 1-6-122 喉的连接(前面)

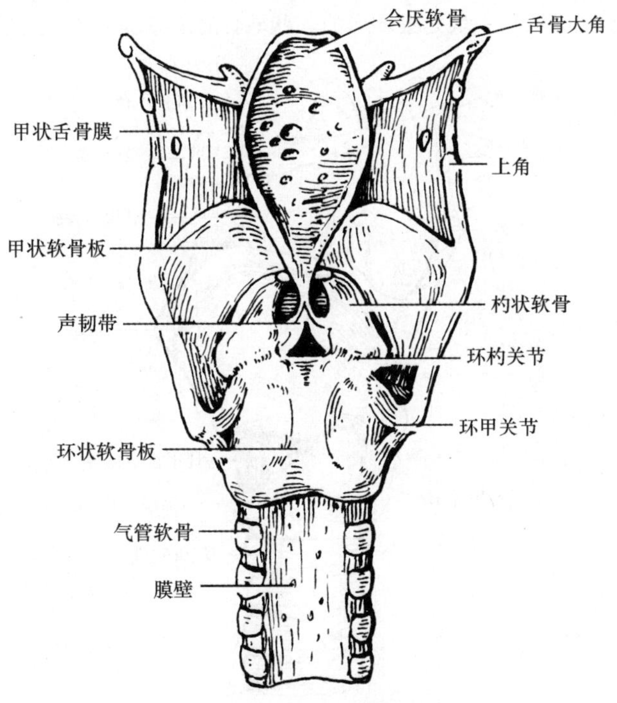

图 1-6-123 喉的连接(后面)

"Ω"形，质较软。成年后，多近于平坦，质较硬。但少数成年人也可呈卷曲状。会厌分舌面和喉面，舌面组织疏松，发炎时易肿胀。会厌软骨体有多个血管及神经穿行的小孔贯穿其前后，当会厌发生癌肿时，癌组织可经小孔向会厌前间隙扩散。

（二）甲状软骨

甲状软骨 cartilago thyroidea 为喉部最大的软骨，形如竖立的向后半开的两页硬书皮，由左右对称的四边形甲状软骨翼板在颈前正中会合而成，其会合的角度在男性呈直角或锐角，上端向前突出明显称为喉结，为成年男性的特征；在女性则近似钝角，喉结不明显。两侧甲状软骨翼板后缘向上、向下延伸，形成上角和下角。上角较长，借舌骨甲状韧带与舌骨大角连接。下角较短，其内侧面与环状软骨后外侧面的小凹形成环甲关节。甲状软骨板的外侧面自后向前下有一斜嵴，为胸骨甲状肌、甲状舌骨肌与咽下缩肌的附着处。甲状软骨上缘正中处有一"V"形凹陷，称**甲状软骨切迹** thyroid notch 。此切迹和喉结，临床上常用作辨别颈正中线的标志。

（三）环状软骨

环状软骨 cartilago cricoidea 位于甲状软骨之下，下连气管。其形如指环，是呼吸道唯一呈完整环形的软骨，对于保持喉和气管上段的管腔通畅起重要作用。如被损伤，可能引起喉狭窄。环状软骨前部细窄，称环状软骨弓，其正中部的垂直径约 5～7mm；其后部近似方形的部分称为环状软骨板，板的上缘两侧各有一长圆形关节面，与杓状软骨构成环杓关节，能使杓状软骨在环状软骨之上向前、向后及向两侧滑动。杓状软骨又可沿关节的垂直轴转动，将声带突向外侧或内侧移动，使声门裂开大或关闭。两侧环状软骨弓与板相接处的外侧各有一关节面，与甲状软骨下角形成环甲关节，能使甲状软骨和环状软骨以此两关节的连线为轴心转动。环状软骨弓也为临床的重要标志，有助于辨认甲状软骨下缘及第一气管环。

（四）杓状软骨

杓状软骨 cartilago arytaenoidea 呈三角锥形，左右各一，位于环状软骨板之上。其底部与环状软骨连接成环杓关节。其基底部呈三角形，前角称声带突，为声韧带及甲杓肌附着处，底部外侧有肌突，环杓后肌附着于其后部，环杓侧肌和部分甲杓肌外侧部的肌纤维附于其前外侧面。

（五）小角软骨

小角软骨 cartilages corniculate 左右各一，位于杓状软骨的顶部，居杓会厌皱襞后端(图 1-6-124)。

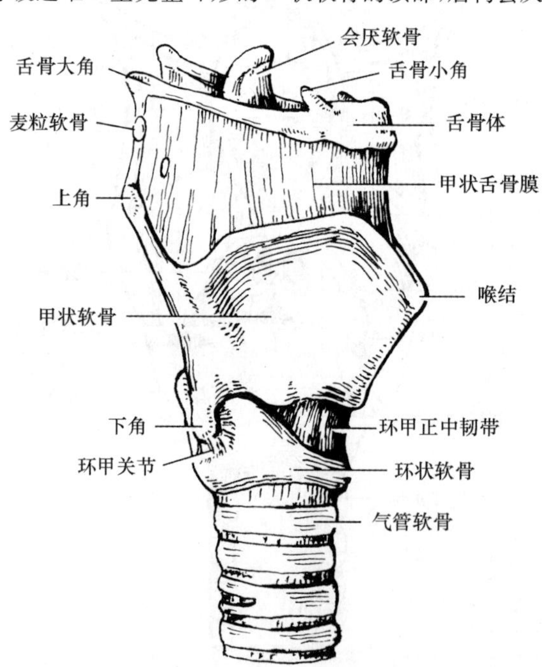

图 1-6-124　喉的连接(侧面)

（六）楔状软骨

楔状软骨 cartilages cuneiformis 亦左右各一，在小角软骨之前外侧，位于杓会厌皱襞之中。

（七）麦粒软骨

麦粒软骨 cartilages triticeum 为一纤维软骨，包裹于甲状舌骨侧韧带内。

甲状软骨、环状软骨和一部分杓状软骨为透明软骨，可随年龄的增长而骨化，其他软骨为弹力软骨，不发生骨化。当发生骨化时，在 CT 扫描和其他放射线检查时，易同软骨的破坏相混淆，使判断发生困难。故对于喉癌病例，宜特别注意。

三、喉的韧带与膜

喉体借各软骨间的韧带组织连接构成其完整形态。

（一）舌骨会厌韧带

舌会厌韧带 lig. hyoepiglotticum 是位于舌骨体与舌骨大角和会厌舌面下部之间的纤维组织。呈水平位，为会厌前间隙的上壁。

（二）舌会厌韧带

舌会厌韧带 glossoepiglottic lig. 为会厌软骨舌面中部与舌根之间连接的韧带。

（三）甲状会厌韧带

甲状会厌韧带 lig. thyroepiglotticum 为连接会厌软骨茎与甲状软骨切迹后下方的韧带。

（四）环甲关节韧带

环甲关节韧带 capsular ligement of cricothyroid joint 位于环甲关节的外表。

（五）环杓后韧带

环杓后韧带 lig. cricoarytaenoideum posterius 为环杓关节后面的纤维束。

（六）环气管韧带

环气管韧带 lig. cricotracheale 为连接环状软骨下缘与第一气管环的纤维膜。

（七）甲状舌骨膜

甲状舌骨膜 thyrohyoid membrane 由弹性纤维组织构成，位于舌骨与甲状软骨之间，该膜大部分较薄而疏松，其中间增厚部分称**甲状舌骨中韧带** middle thyroid lig.。在两侧甲状软骨上角与舌骨大角间的增厚部分，称**甲状舌骨侧韧带** lig. thyreohyoideum laterale。喉上神经内支与喉上动脉、静脉自甲状舌骨膜的两侧穿过（图 1-6-125）。

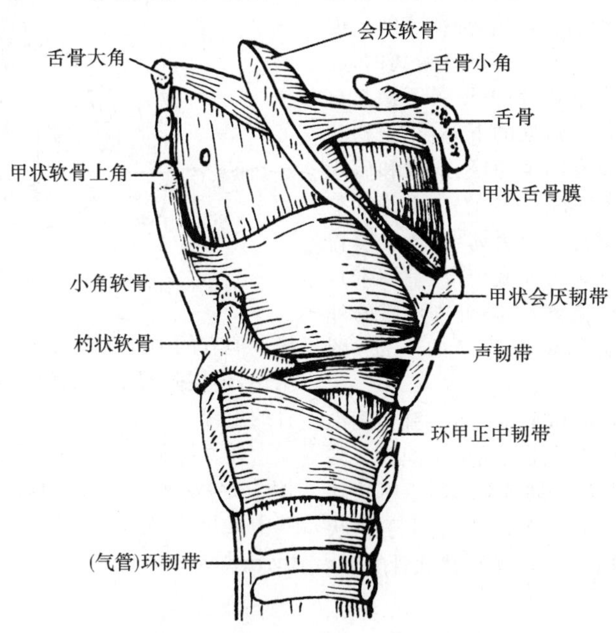

图 1-6-125　喉的连接（矢状面）

（八）喉弹性膜

喉弹性膜为宽阔的弹性纤维组织，被喉室分为上、下两部分：上部为方形膜，下部为三角形膜（弹力圆锥）（图 1-6-126）。

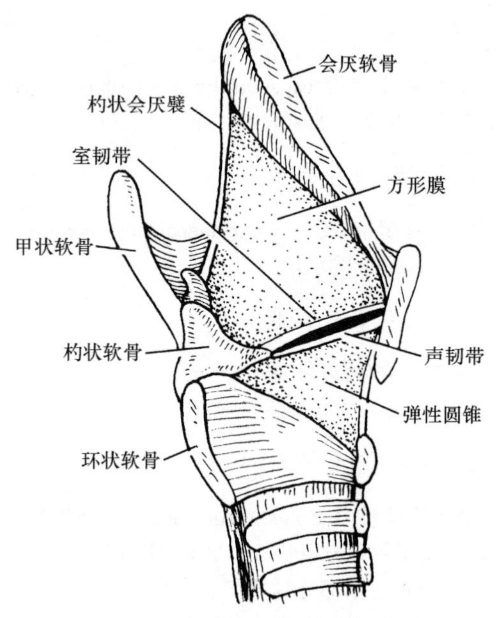

图 1-6-126　方形膜和弹性圆锥（矢状面）

1. 方形膜 membranae quadrangularis　位于会厌软骨外侧缘和杓状软骨之间。其后缘短于前缘。后缘长度仅为杓状软骨加小角软骨的高度，而前缘的高度则与会厌软骨的高度相同。方形膜下缘是游离的，起自会厌尖，向后倾斜止于小角软骨；方形膜下缘起自会厌软骨柄，附于甲状软骨交角处的下部，止于杓状软骨的声突。因此，方形膜有四个边缘：前缘和后缘（均是附着的），上缘和下缘（均是游离的）。上缘和下缘处均增厚形成韧带：上缘为杓会厌韧带，其上覆盖黏膜则构成杓会厌皱襞；下缘为前庭韧带（室韧带），其上覆盖黏膜构成前庭襞（室襞）。整个方形膜的外面为黏膜覆盖，构成梨状隐窝内侧壁的上部（图 1-6-127，图1-6-128）。

2. 三角形膜 triangular membrane　亦称**弹力圆锥** conu elasticus，为一坚韧而具弹性的结缔组织膜。其上缘游离、增厚，构成声韧带，声韧带前端附于甲状软骨板交角背面，室韧带附着处的下方，后端止于杓状软骨的声突。三角形膜的下缘附着于环状软骨的上

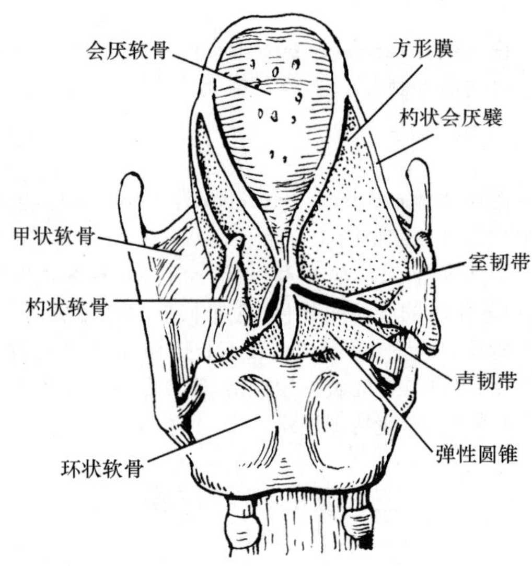

图 1-6-127　方形膜和弹性圆锥（后面）

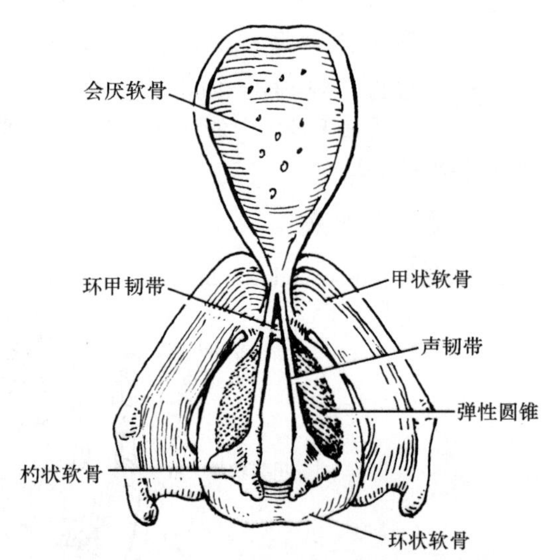

图 1-6-128　弹性圆锥（上面，方形膜已切除）

缘。但有的国外作者认为，三角形膜的下缘分为内外两层：内层附着于环状软骨下缘，外层附着于环状软骨的上缘。

弹力圆锥的前中部附着于甲状软骨下缘和环状软骨弓上缘之间，称为**环甲膜** membrana cricothyreoidea，其中央增厚而坚韧部分称**环甲中韧带** lig. cricothyreoideum medium。

关于环甲膜切开

由于喉或喉上的原因引起突然窒息时，这时解除窒息的简捷措施是环甲膜切开术，常可在数十秒钟之内完成，使病人转危为安。

为什么在这种情况下最简捷的急救措施是环甲膜切开术，而不是气管切开术或气管插管呢？原因是：

1. 气管切开术气管切开的部位通常在第2～4气管环之间，此处恰好有甲状腺峡部覆盖。如手术刀直接刺入气管，必然损伤甲状腺峡部引起出血。血液流入气管内更加重窒息。而环甲膜之前除有皮肤、颈阔肌和带状肌外，无重要的血管神经，甲状腺峡部一般达不到这一高度，故直接刺入一般不会引起严重出血。

2. 气管愈往下，位置愈深，愈往上则愈浅。环甲膜上方有甲状软骨，下方有环状软骨突出，标志清楚，位置浅表，故环甲膜切开术操作最简便，而气管切开术则较复杂、费时。

3. 在喉异物、喉水肿、喉痉挛以及喉肿瘤等情况下，引起病人窒息时，如用气管插管，可能因喉腔标志不清，或因喉腔狭窄使气管插管难以通过而失败，丧失了抢救的时间，不如环甲膜切开术比较快捷稳妥，较有把握。

因此，在上述情况下，以及情况不明的窒息，宜用环甲膜切开术。其操作方法很简单，只要有这一知识，镇静不慌，均可获得成功。

操作方法：病人仰卧、头后仰。右手持手术刀（必要时也可用其他尖刀代替），左手示指触到甲状软骨下缘和环状软骨间的空隙，然后用刀腹横切开此处皮肤，随即用刀尖横刺环甲膜，进入喉腔后有落空感，立即将刀旋转90°，使刀刃向上，刀背向下，扩开创口，使喉腔和外界相通。如此时尚有自主呼吸，空气即可经切口吸入，窒息即可解除。如已停止呼吸，则助手应立即行人工呼吸。解除窒息后再从创口插入气管套管或其他代用管。

四、喉的肌肉

喉的肌肉可分为喉外肌和喉内肌两组。喉外肌是固定喉部并使喉升降；喉内肌则司声门和喉入口的开闭及声带的弛张。

（一）喉外肌

以舌骨为中心，喉外肌可分为上、下两肌群：舌骨上肌群和舌骨下肌群。舌骨上肌群包括二腹肌、茎突舌骨肌、下颌舌骨肌和颏舌骨肌；舌骨下肌群包括胸骨舌骨肌、甲状舌骨肌、胸骨甲状肌和肩胛舌骨肌（表1-6-1，表1-6-2）。

表 1-6-1　舌骨上肌群

名称	起点	抵止	神经	作用
二腹肌（由固定于舌骨上缘的短肌腱分此肌为前、后两腹）	颞骨乳突切迹后腹	下颌骨二腹肌凹前腹	下颌舌骨神经（前腹）、面神经（后腹）	张口（拉下颌骨向下）；提升舌骨
茎突舌骨肌（与二腹肌伴行）	颞骨茎突	舌骨体外缘，舌骨大角附近	面神经	固定舌骨：吞咽时拉舌骨向后、向上
下颌舌骨肌（两侧肌肉在中线连成一缝线）	下颌骨的下颌舌骨线	下颌舌骨缝线和舌骨体上缘	三叉神经下颌支的下颌舌骨肌支	吞咽时提升口底和舌，将下颌骨下拉或提升舌骨
颏舌骨肌	下颌骨下嵴	舌骨体腹面	舌下神经	抬舌，提举和固定舌骨；将下颌骨下拉

表 1-6-2　舌骨下肌群

名称	起点	抵止	神经	作用
胸骨舌骨肌	胸骨、胸锁关节内面	舌骨体内半侧	颈襻、颈1～3	下拉舌骨
胸骨甲状肌	胸骨柄和第1肋软骨后面	甲状软骨翼板的斜嵴	同上	下拉喉
甲状舌骨肌	甲状软骨翼板斜嵴（和胸骨甲状肌止点相对）	舌骨大角下缘	颈1、2通过舌下神经	下拉舌骨
肩胛舌骨肌	肩胛骨上缘和肩胛切迹	舌骨体外半侧	颈襻，颈1～3	下拉舌骨

舌骨下诸肌因其形状多为宽窄不等的带状，故又称为带状肌或颈前带状肌。

（二）喉内肌

喉内肌包括成对的甲杓肌、环甲肌、环杓侧肌、环杓后肌、杓会厌肌、甲状会厌肌和单一的杓肌（包括杓斜肌和杓横肌）。按其功能可分为四组：声门开张肌、声门关闭肌组、声带张弛肌组和会厌运动肌组（图 1-6-129～图 1-6-131，表 1-6-3）。

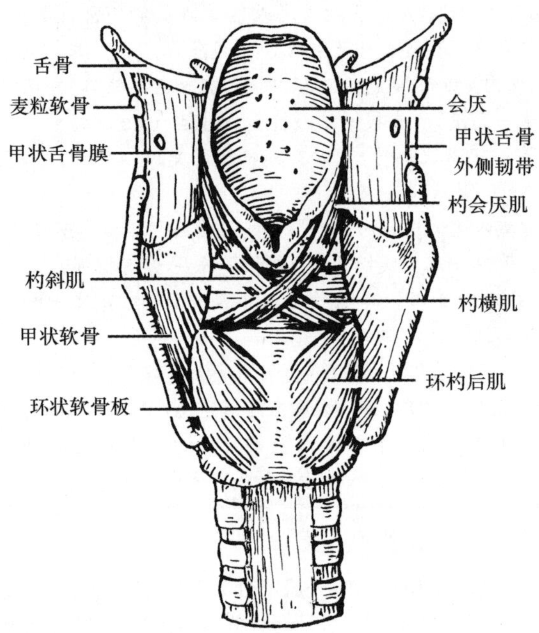

图 1-6-129　喉内肌（后面）

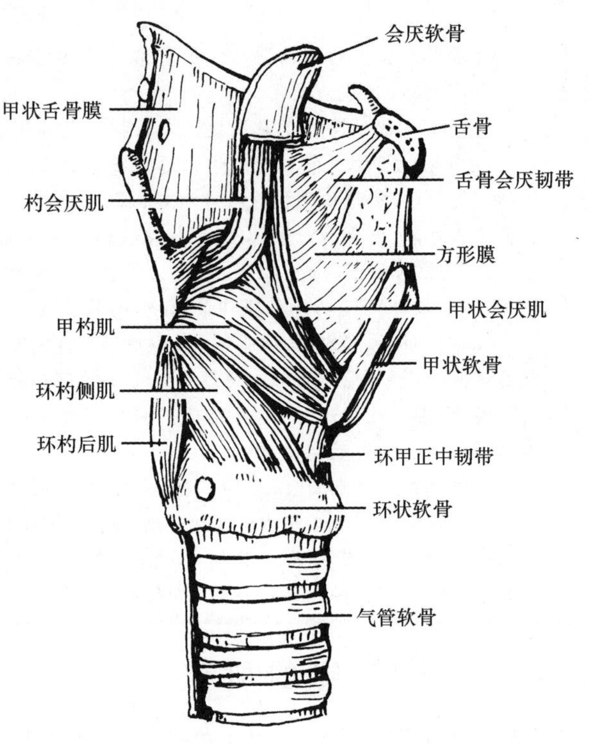

图 1-6-130　喉内肌（侧面）

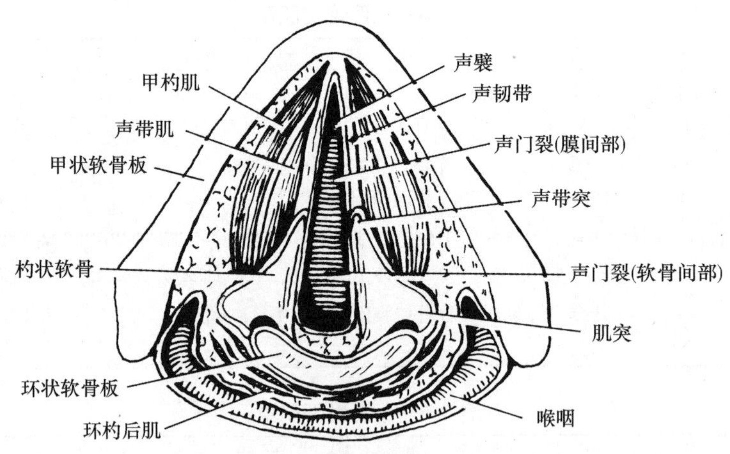

图 1-6-131　喉内肌（通过声带水平面）

表 1-6-3　喉内肌

名　称	起　点	抵　止	神　经	作　用
环杓后肌	环状软骨板背面浅凹	杓状软骨肌突后部	喉返神经	使杓状软骨声突外转，开大声门
环杓侧肌	环状软骨弓两侧上缘	杓状软骨肌突前面	喉返神经	使声突内收，关闭声带膜部
杓横肌	杓状软骨肌突背部外侧缘	对侧杓状软骨相应处		使两侧杓状软骨靠拢关闭声带软骨部

续表

名　称	起　点	抵　止	神　经	作　用
杓斜肌	杓状软骨肌突背部	对侧杓状软骨尖部		
环甲肌	环状软骨弓前外侧	甲状软骨下缘中后部	喉上神经外支	使环状软骨弓向甲状软骨下缘靠拢，杓状软骨后仰，增大甲状软骨和杓状软骨的前后距离，使声带张力增强兼有声带内收作用
甲杓肌	甲状软骨内面正中线甲会厌韧带附着处下方两侧	杓状软骨声突及前外侧面	喉返神经	使杓状软骨和甲状软骨前后距离缩短，从而使声带张力减小
甲会厌肌	同甲杓肌	杓会皱襞，会厌软骨边缘	喉返神经	使会厌上举，喉入口开放
杓会厌肌	同杓斜肌	经杓状软骨尖部，止于杓会厌皱襞	喉返神经	使会厌后倾，喉入口关闭

五、喉的黏膜

喉的黏膜上部与咽黏膜连接，向下与气管黏膜相连，由上皮层和固有层两层组成，喉的弹性膜是固有层的一部分。会厌喉面、声带表面、小角软层与楔状软骨等处的黏膜附着紧密。会厌舌面黏膜附着较松软；杓会厌皱襞、声门下区黏膜下层疏松，有较多的结缔组织，故感染时易发生肿胀或水肿。

喉部黏膜上皮属假复层柱状纤毛上皮，而声带、会厌舌面和喉面的大部分以及杓会厌皱襞的部分黏膜上皮为复层鳞状上皮。除声带的黏膜外，喉黏膜都富含黏液腺，杓会厌皱襞的下部、喉室等处更为丰富。

六、喉　　腔

喉腔上起喉上口，下止环状软骨内壁下缘，以声带为分隔，可分成声门上区、声门区和声门下区三部分。

（一）声门上区

声门上区 supraglottis 包括会厌喉面，一两侧杓会厌皱襞、杓状软骨、室带、喉室。会厌游离缘、杓会厌皱襞、杓状软骨构成喉入口。

1. 会厌喉面 laryngeal surface of epiglottis　为会厌软骨的后下面。以舌骨水平为界，可分为舌骨上与舌骨下两部分。舌骨下部中央呈结节状的光滑隆起处，称**会厌结节** epiglottic tubercle 。

2. 室带(前庭襞)ventricular band　亦称**假声带** false vocal cord ，左右各一，位于声带上方，与声带平行；前端起自甲状软骨板交角内面，甲状会厌韧带的下方，后端止于杓状软骨声突上方。由黏膜、室韧带及少量肌纤维组成，外观呈淡红色。发音时边缘呈凸面向上的弧形。

3. 喉室 ventricle of larynx　位于室带和声带之间，开口呈纺锤形的隐窝，前后狭窄，中间稍宽。前壁和外侧皆是甲状软骨板。其前端向上向外延展成一小憩室，称**喉室小囊** saccalus of larynx，也称**喉室附部** appendix of ventricle 。此囊向上可高达甲状软骨上缘，少数人甚至可突入甲状舌骨膜附近。此处有丰富的粘液腺，分泌黏液，润滑声带。

4. 杓会厌皱襞 cricoepiglottic fold　由喉方形膜的上游离缘及覆盖于其上的黏膜构成。前起自会厌软骨外侧缘，向后延伸到小角软骨和杓状软骨。在小角软骨突出处称**小角结节**，在其前外方的楔状软骨膨隆处称**楔状结节**。在两侧小角软骨、杓状软骨间的切迹称**杓间切迹**。杓会厌皱襞和甲状软骨板之间为下咽部的梨状窝。

根据 UICC1978 和 1987 年临床分类和分期规定，声门上区又分为两个亚区：上喉区 epilarynx 和上喉区以外的声门上区 supraglottis excluding epilarynx。上喉区包括舌骨上会厌喉面和舌面，两侧杓会厌皱襞、两侧杓状软骨区；上喉区以外的声门上区包括舌骨下会厌喉面、两侧室带和两侧喉室。

（二）声门区

声门区 glottis 由左右声带、前联合和后联合组成。

声带位于喉室之下，左右各一，由黏膜、声韧带及声带肌(即甲杓肌)组成。声带表面黏膜与声韧带紧密粘连。间接喉镜下肉眼观察呈瓷白色，边缘整齐。声带前端起自甲状软骨板交角内面、后端止于杓状软骨的声带突，可随其运动而张开或闭合。声带张开时，出现一个等腰三角形的裂隙，称为**声门裂** rima glottidis，简称**声门**，空气由此出入下呼吸道，此为呼吸道最窄处。声门裂前端两侧声带交结在一起形成致密的纤维结缔组织(**前联合腱**)anterior commissure tendon 临床上称为**前联合** anterior commissure。声带后端止于杓间区的称**后联合** posterior commissure。声带的前 2/3 由声韧带构成，称**声带膜部**，后 1/3 为两杓状软骨声带突构成称为**声带软骨部**。声带长度因性别和年龄的不同而异，成人女性为 15～20mm，成人男性为 20～25mm。

声带的冠状切面呈三角形，上面扁平，下面呈由内向外的斜面，其游离缘菲薄。声带的厚度是不均匀的，中部较厚，约 5mm，前部则较薄，约为 2～3mm。在女性其厚度减少 1mm。

声韧带的弹性胶原纤维呈板层状排列，在声韧带的上表面(肌束膜)，附于黏膜。声带游离缘黏膜下没有这种结构，较为疏松，称为**任克间隙** Reinke space，发生此间隙的声带水肿，称任克水肿 Reinke edema。声带息肉的形成与此有关。

(三) 声门下区

声门下区 subglottis 位于声带下缘和环状软骨下缘之间。其上部较狭小，呈圆锥形；下部变宽，呈圆形，故声门下区形如倒置的漏斗。此区可分为前壁、后壁、左侧壁和右侧壁。前壁和两侧壁由甲状软骨翼板下部、环甲膜及环状软骨弓构成；其后壁则主要为环状软骨板。

声门下区和声门区无明确的界限。按声带的厚度计算，声门下区的上界，在声带中部应为声带游离缘向下 5mm 处，在声带前部应为游离缘下 2～3mm 处(图 1-6-132，图 1-6-133)。

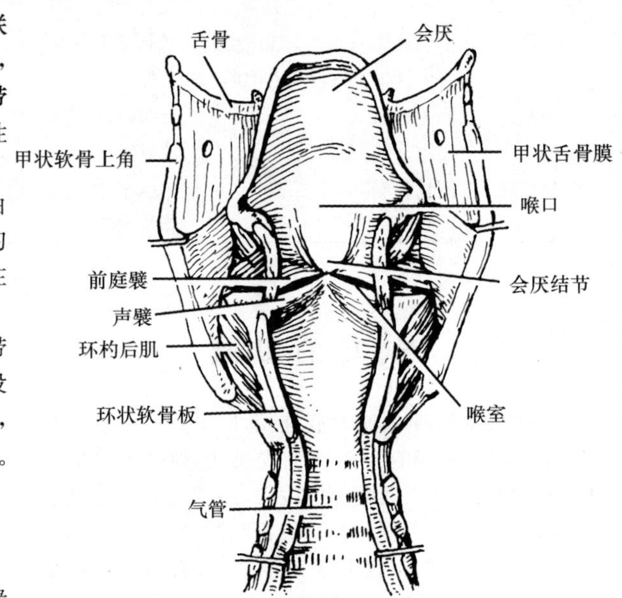

图 1-6-132 喉腔(后面)

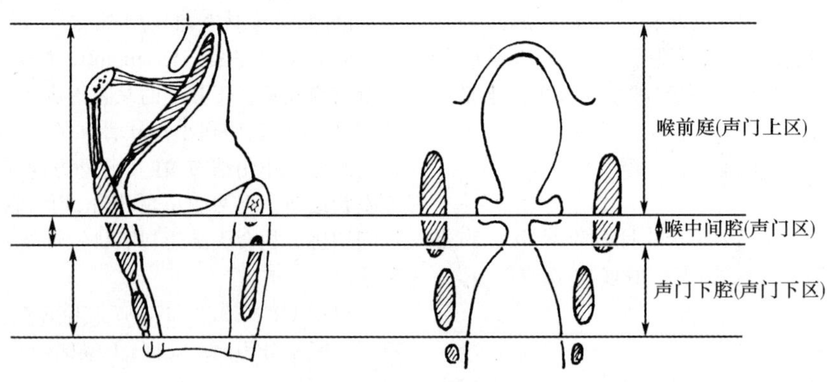

图 1-6-133 喉腔分区

七、喉的神经、血管、淋巴

(一) 神经

喉的神经有二：喉上神经和喉下神经(图 1-6-134，图 1-6-135)。

1. 喉上神经 n. laryngeus superior 是迷走神经在颈部的第三条分支，在结状神经节 nodose ganglion(下神经节)的下缘，约相当于舌骨大角平面从迷走神经分出，并接受部分交感神经纤维，在颈动脉的后面向前向下走行，于喉外约距结状神经节 2cm 处分为喉内支和喉外支。

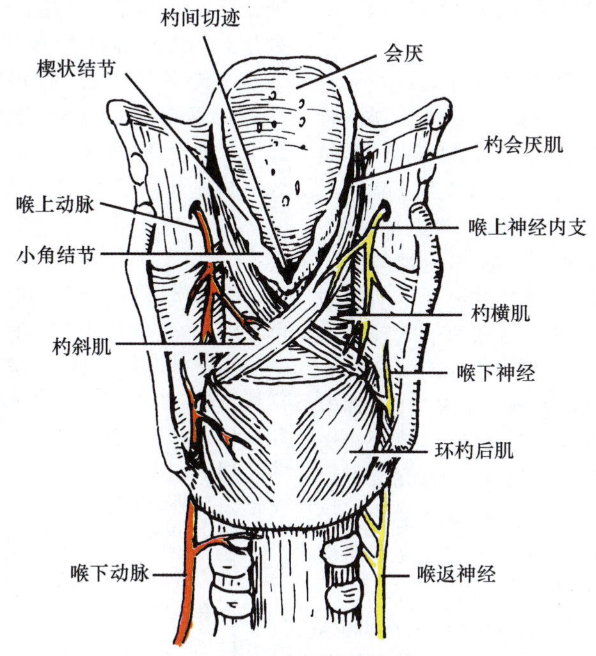

图 1-6-134　喉的动脉和神经(后面)

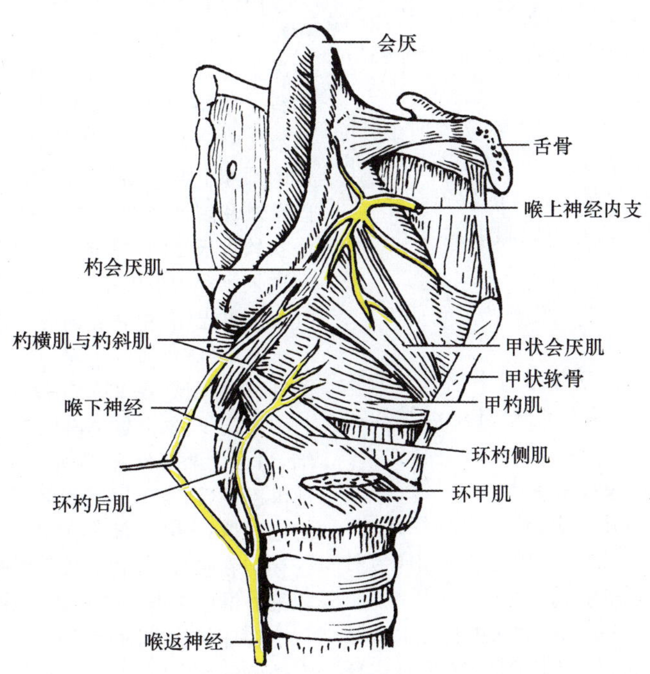

图 1-6-135　喉的神经(侧面)

(1) 喉内支:主要为感觉神经,司声带以上喉黏膜的感觉。该支从喉上神经分出后,向下向内与喉上动脉、静脉伴行,约距甲状软骨上角前方及甲状软骨翼板上缘各 1cm 处穿过甲状软骨膜进入喉内。

关于该支有无运动纤维分布于杓肌的问题,一直存在着争议。有人发现,有小分支分布于杓肌,支配杓肌运动;亦有人认为,该小分支系穿通支经过杓肌,并无分支终止于杓肌。

(2) 喉外支:主要为运动神经,较喉内支小,位于其下方。自喉上神经分出后,与甲状腺上动脉伴行,被胸骨甲状肌覆盖,在咽下缩肌表面,沿甲状软骨后缘下行,然后穿透咽下缩肌抵达环甲肌。另有小分支至咽下缩肌。

2. 喉下神经 n. laryngeus inferior 为返神经 recurrent nerve 穿入喉内的末梢支。左、右返神经的起始和经过各有不同。右侧返神经在右锁骨下动脉的前侧,自迷走神经发出,并绕经该动脉的下侧到其后面,继向内上方经颈总动脉的后面,斜行到气管食管间沟上升,经甲状腺侧叶内侧,在咽下缩肌下缘,环甲关节的后面上行入喉。左侧返神经起始部较右侧为低,在迷走神经入胸腔后,越过主动脉弓前面时,自左迷走神经干发出,经动脉韧带的外侧,绕过主动脉弓的凹侧上升,斜过左颈总动脉后侧,达气管食管间沟内上升,其后与右侧相似途径入喉。

返神经在其行程中分出心下支、气管支、食管支、咽支、颈下神经节交通支等分支,最后穿入喉内的末梢支,则为喉下神经。

喉下神经一般分前后两支;其前支分布于环杓侧肌、甲杓肌、杓会厌肌及甲会厌肌;后支分布于环杓后肌、杓肌。

喉下神经分支的变异较大,常于入喉之前,在喉外即有分支,然后穿入喉内。其分支 2~5 支不等,亦有多达 6 支者。喉下神经在喉外分支的位置,可在甲状腺以下,甲状腺中部以下或在甲状腺中部以上。故在外科手术时应予充分注意。

(二) 血管

1. 动脉 供应喉组织的动脉来自甲状腺上动脉和甲状腺下动脉的分支,即喉上动脉、环甲动脉和喉下动脉。

(1) **喉上动脉** a. laryngea superior:在接近喉上神经分支处从甲状腺上动脉分出,与喉上神经伴行,经甲状舌骨肌深层,穿过甲状舌骨膜进入喉内,与对侧同名动脉及甲状腺下动脉吻合。

(2) **环甲动脉** a. cricothyroid:亦从甲状腺上动脉发出,与喉上神经外支伴行,经咽下缩肌、环甲肌达环甲膜穿入喉内,并与对侧同名动脉吻合。

(3) **喉下动脉** a. largngea inferior:来自甲状腺下动脉,而甲状腺下动脉则来自甲状颈干。该动脉从甲状颈干发出后,沿前斜角肌内缘上升,约至环状软骨高度便急转向内,在颈总动脉、颈内静脉、迷走神经和交感神经干的后方,至甲状腺后缘中点附近转向下行,分出数分支。喉下动脉自甲状腺下动脉分出后,伴随返神经上升入喉,并与对侧同名动脉、喉上动脉吻合。

2. 静脉 喉的静脉与动脉相伴行,喉上部静脉血经甲状腺上、中静脉汇入颈内静脉。喉下部的静脉血经甲状腺下静脉直接汇入无名静脉。

(三) 淋巴

喉的淋巴引流对于喉癌的外科治疗是极其重要的。因此,有必要对喉的淋巴分布做比较详细的介绍。

喉的淋巴分成两个高度分割的系统:浅层系统和深层系统。浅层淋巴系统(黏膜内)在喉的左右两侧互相交通。深层系统(黏膜下系统)对于癌瘤的扩展则更为密切。左右两侧之间的深层淋巴系统彼此几乎不相交通。另外,声门上淋巴系统和声门下淋巴系统又为几乎没有淋巴组织的声带所隔开,互不交通。故喉的深层淋巴系统可以分成四组:左声门上、左声门下、右声门上和右声门下。婴儿和儿童的喉淋巴组织更发达;淋巴管丰富,且粗而长。随着年龄的增长,喉的淋巴组织有某种程度的退化。

声门上区:淋巴组织最为丰富,淋巴管稠密,而且较粗大。除喉室外,此区的淋巴毛细管在杓会厌皱襞前端集合成一束淋巴管,穿过梨状窝的前壁,向前向外穿行,伴随喉上神经血管束穿过甲状舌骨膜离开喉。多数(98%)引流入位于颈总动脉分叉部和颈内静脉附近的颈深上淋巴结群。少数(2%)则引流入较低的淋巴结链和副神经淋巴结。喉室的淋巴组织在软组织和甲状软骨板之间,穿过同侧的环甲膜,和同侧的甲状腺叶进入颈深中淋巴结群(喉前淋巴结、气管旁淋巴结、气管前淋巴结、甲状腺前淋巴结)和颈深下淋巴结群。

声门区:声带几乎是没有淋巴组织的。故声带癌的转移率很低(仅 2%左右)。

声门下区:此区的淋巴管较声门上区稀少,亦较纤细,可分为两部分:一部分通过环甲膜的中部进入气管前淋巴结(通常在甲状腺峡部附近),然后汇入颈深中淋巴结群;另外一部分在甲状软骨下角附近穿过环气管韧带和膜,通过和甲状腺下静脉伴行的淋巴结群(颈深下外淋巴结群和气管食管淋巴结群)。

在环状软骨附近的声门下淋巴系统收集来自左右两侧的淋巴管,然后汇入两侧颈深淋巴结,这一情况可以解释为什么声门下癌有向对侧转移的倾向。

八、喉的间隙

喉内有三个间隙:会厌前间隙、声门旁间隙和任克间隙。前二者间隙较大、明显，后者则甚小，为潜在性间隙。认识这些间隙，对于了解喉恶性肿瘤的局部扩散和外科治疗具有重要的意义。

（一）会厌前间隙

会厌前间隙 preepiglottic space 位于会厌软骨之前，呈底向上、尖向下的倒锥体形。上界为舌骨会厌韧带；前界为甲状舌骨膜和甲状软骨前上部；后界为舌骨以下部分的会厌软骨。该间隙内充满脂肪组织。由于会厌软骨，特别是舌骨下部分有多处穿行神经和血管的小孔，与会厌前间隙相通，故会厌喉面的恶性肿瘤易循这些小孔向该间隙扩展。

Maguire 认为，会厌前间隙这一名称不够确切。他认为，该间隙不仅在会厌之前，而且还包绕会厌两侧，故建议命名为**会厌周围间隙** periepglottic space。他将该间隙的界限描述为：前界和前外界是甲状软骨翼板、甲状舌骨膜；后界，在中部是会厌软骨体，外后界则为喉方形膜；上界是舌骨会厌韧带；下界是将甲杓肌和该间隙隔开的结缔组织（图 1-6-136）。

（二）声门旁间隙

声门旁间隙 paraglottic space 位于喉室的外侧，其上部和会厌前间隙相通连。

根据 Tucker 的描述，该间隙的界限是：前外界是甲状软骨板；内下界是三角形膜（弹力圆锥）；内界是喉室和方形膜；后界则是梨状窝黏膜。

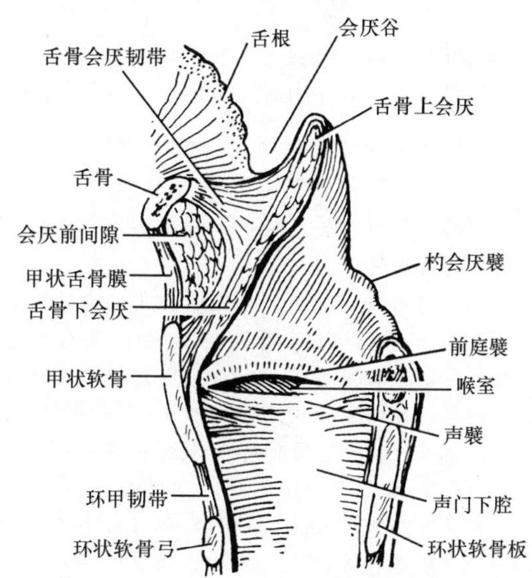

图 1-6-136 喉的间隙（矢状面）

声门旁间隙是一个狭长微细的间隙，内有疏松的结缔组织。声门上癌可通过此间隙向声门区发展；跨声门癌也易侵入此间隙。由于该间隙位于喉的深处，受到肿瘤侵犯时，不易被发现，常是喉部分切除术失败的原因（图 1-6-137）。

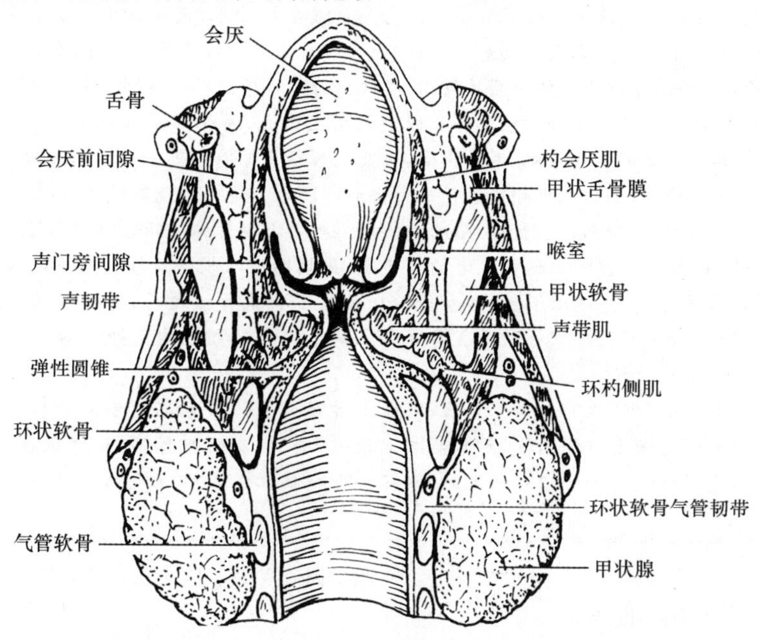

图 1-6-137 喉的间隙（冠状面）

（三）任克间隙

任克间隙 Reinke space 是一种潜在性间隙，左右各一，位于声带上皮下层和声韧带之间，占声带膜部游离缘的全长；前起甲状软骨内膜声带附着处，后达杓状软骨声突；上和下止于距声带游离缘 2mm 的声带上面和下面。声带正常时，任克间隙很难辨认，但在炎症时，上皮下层变得水肿和增厚。声带息肉则形成于此间隙内。

关于喉癌手术

喉癌的发病率在逐年增加，至今为止，手术仍是喉癌治疗的主要手段。因此，喉的解剖知识与喉癌的治疗有着密切关系。

1. 关于会厌前间隙　会厌喉面是喉癌的好发部位。该部位和会厌前间隙间有许多神经、血管孔相通，故会厌喉面的肿瘤容易循这些小孔向会厌前间隙发展。因此，在喉癌的手术中，无论是喉全切除术，还是喉部分切除术(如声门上水平半喉切除术、水平垂直半喉切除术等)皆必须将会厌前间隙完整地连同其他喉组织一起切除，不能切除一部分，保留一部分。

要完整地切除会厌前间隙，最好是将舌骨体、会厌软骨、舌骨会厌韧带和甲状舌骨膜一并切除。但在某些情况下，如喉全切除术、气管咽吻合术、声门上水平半喉切除术以及水平垂直部分喉切除术等，为了要将气管或残存的喉组织上提缝合，往往需要保留舌骨体。此时，必须沿舌骨体上缘，切断舌骨上肌群，然后贴舌骨上缘内面剥离甲状舌骨膜，使该膜和舌骨分离，然后再紧贴舌骨，将舌骨会厌韧带从其舌骨附着处切断，这样即可使会厌前间隙随同会厌完整地一并切除。

2. 关于声门旁间隙　一侧声门癌病例，常可行垂直半喉切除术治疗之。经典的垂直半喉切除术是将患侧甲状软骨板连患侧室带、喉室、声带及甲状软骨一并切除。但有的学者常常只切除甲状软骨板的前部而保留后部。我们过去亦采用这种做法。对于较早的声门癌，尚未侵及声门旁间隙的病例，此种做法还是可以的。但是对于已侵及声门旁间隙的病例，如保留后部甲状软骨板，可能使癌瘤不能彻底切除，至少不够安全，因为声门旁间隙的前外界是甲状软骨板，如果保存部分甲状软骨板，很可能使声门旁间隙及已侵入其间的肿瘤保存下来，导致喉癌复发，手术失败。所以，凡是怀疑有深层浸润的一侧声门癌，特别是跨声门癌(此型癌易侵及声门旁间隙)病例，行垂直半喉切除术时，必须切除患侧整个甲状软骨板。

3. 关于喉上动静脉和喉上神经的切断结扎　无论是行喉全切除术，还是行声门上水平半喉切除术、水平垂直半喉切除术，都必须切断结扎喉上动静脉，以防止出血。但由于该血管较纤细，有时不易找到，故有的术者常不先切断、结扎，而是在切除喉体时盲目切断，发现出血时再予结扎。这种做法确较省时，但容易出问题。因为在盲目切断时，当时可能因血管痉挛等原因而无明显出血，因此未予结扎。但在术后，可能由于病人咳嗽，引起出血。如果行喉部分切除术，术后出血，血液流入喉气管内可进一步加剧咳嗽。剧烈咳嗽，又会加剧出血，如此形成恶性循环，小出血可酿成致死性大出血。因为大量血液流入气道，不但可引起休克，更可引起窒息。因此，在喉切除时，特别是在行喉部分切除术时，对喉上动静脉必须做严密的结扎止血。

如何能迅速找到喉上血管神经束呢？笔者的经验是，先切断甲状软骨后缘的咽下缩肌附着处肌纤维，再剪断甲状软骨上角，这样，喉体被松解后，用左手示指插入甲状软骨板之后，将喉体托起，使喉上血管神经束拉紧，然后切断甲状舌骨肌，在甲状软骨上外缘和上角之间的软组织内做纵行分离，即可找到横向走行的喉上血管神经束，切断结扎之。

在通常情况下(如喉全切除术时)，为了止血，将喉上神经内支一并切断。但笔者经验，如行声门上水平半喉切除术时，如能保留喉上神经内支，对术后减少误吸、呛咳，有明显作用，故主张在不影响彻底切除肿瘤的前提下，宜尽量保留喉上神经内支。此时，须将神经和血管分离开，并用线拉开以保护之，然后再切断、结扎喉上血管。

九、喉 的 毗 邻

在叙述了喉的各种结构之后，有必要向读者介绍喉的毗邻关系。因为这在外科治疗中是极为重要的。

（一）喉的前方毗邻

喉的上部前面有舌骨，借舌骨会厌韧带和甲状舌骨肌与喉相连。环状软骨弓两侧和甲状软骨前外部有环甲肌覆盖。由舌骨向下依次有甲状舌骨肌和胸骨甲状肌覆盖于甲状舌骨膜、甲状软骨、环甲膜和环状软骨弓之前。此二肌之前为胸骨舌骨肌所覆盖,其两侧则有肩胛舌骨肌的上腹与之平行。胸骨舌骨肌的浅层有颈浅筋膜覆盖,其内有颈前静脉在颈前区纵形平行通过,浅筋膜的浅面依次为颈阔肌和皮肤。

甲状腺峡部通常覆盖于第 2～4 气管环之前。峡部较大者其上缘可达环状软骨下缘。少数甲状腺峡部上缘可有一锥体叶,向上延伸覆盖于环甲膜和甲状软骨之前。

(二)喉的两侧毗邻

两侧甲状软骨板后部和环状软骨两侧为咽下缩肌所覆盖。上部有喉上动静脉和喉上神经内支汇集成神经血管束穿过甲状舌骨膜的两侧进入喉内。甲状腺上动脉从颈外动脉根部(有的直接从颈总动脉)发出后,伴同喉上神经外支沿甲状软骨外侧下行,进入甲状腺左右叶上极内。喉上神经外支则在到达上两极之前弯向内,进入环甲肌内。甲状腺的左右叶上极则紧贴甲状软骨、环状软骨和咽下缩肌外侧。甲状腺两叶外侧亦为胸骨甲状肌所覆盖,此肌的外侧则与颈总动脉、迷走神经、颈内静脉相邻。

(三)喉的后方和后外方毗邻

喉的后方,即环状软骨板和杓状软骨的后方为环后隙,隔环后隙和下咽后壁相对。后外方则为左右两侧梨状窝。甲状软骨板后部构成其外壁,杓会厌皱襞和方形膜构成其内壁的上部。环状软骨构成其内壁。

第七章 眼球及其附属器

第一节 眼附属器

眼附属器包括眼睑、眼眶、结膜、泪器及眼外肌。

一、眼 睑

眼睑 palpebra 分上睑及下睑，覆盖于眼球前面的帘状组织，有保护眼球、防御外伤、防止干燥的作用。

上睑与下睑间的裂隙称**睑裂** rima palpebrarum 。上睑上方以眉毛为界，下睑向下移行至颊部皮肤，以不太明显的睑颊沟为界(相当于眼下缘处)。上下睑连接处称**眦部** canthus 。颞侧称外眦，呈锐角，鼻侧称内眦，呈钝圆形(图 1-7-1)。

睑裂的大小、形状，因人而异，我国成年人平均睑裂长度为 27.88mm。睑裂高度：向前平视时，上下睑缘中央距离平均为 7.54mm。两眼内眦间距平均为 33.29mm。这些数据在临床诊断上有一定意义。

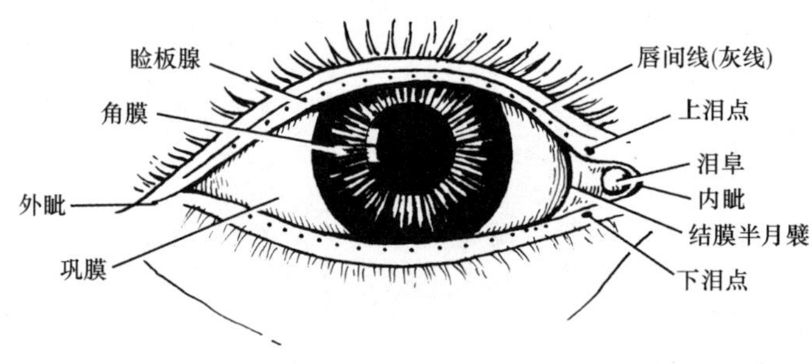

图 1-7-1 眼睑

眼睑的游离缘称**睑缘**，宽约 2mm。睑缘分前后两唇，前唇较钝，有 2～3 行排列整齐的睫毛。上睑睫毛约 100～150 根，长约 8～12mm。下睑睫毛约 50～75 根，长约 6～8mm。睫毛有阻挡灰尘和减弱光线的作用。毛囊神经丰富，触动睫毛可引起瞬目反射。每个毛囊周围平均有两个变态的皮脂腺称**Zeis 腺**，直接与毛囊贯通。毛囊间尚有变态的汗腺称**Moll 腺**，此腺管开口于毛囊内，或开口于两根睫毛之间。睑缘后唇锐利，呈直角，与眼球紧密接触，有利于泪液排出。后唇前方有一排小孔，为睑板腺的开口。两唇间皮肤与黏膜交界处形成一条浅灰色线，称**唇间线**，为眼睑手术的重要标记。沿此线切开可将眼睑分成前后两层，前层为皮肤及眼轮匝肌，后层为睑板与结膜。

上下睑缘的鼻侧，各有一小结节，中间有一小孔称**泪点**，为泪小管的开口。

内眦部有一宽约 5mm、高 3mm 的肉样隆起称**泪阜**(caruncula lacrimalis)。泪阜是变态的皮肤组织。从胚胎发育来看，泪阜原为下睑的一部分，由于下泪小管向内生长，将下睑缘一小部分由内眦部劈去而形成，故其中含有变态的皮脂腺和汗腺，有时还可见纤细的睫毛。泪阜的颞侧是淡红色的半月皱襞，相当于低级动物第三眼睑的退化组织。

(一) 眼睑的层次

眼睑在组织学上由前向后分为 5 层(图 1-7-2)：

1. 皮肤层 眼睑的皮肤较全身其他部位皮肤均薄，容易形成皱褶，老年人皮肤松弛，严重时可将外眦覆盖。眼睑皮肤富有弹性，易移动和伸展。皮肤血运丰富，有良好的愈合与再生能力。因而对严重的皮肤撕裂伤，不可轻易切除，应在充分清洗、消毒、仔细复位后予以缝合，可收到良好的效果。

2. 皮下组织 为疏松的结缔组织，脂肪很少。在睑缘睫毛部附近和内外眦部皮下无此层组织。由于眼睑皮下组织疏松，故易产生水肿、血肿和在眶部、鼻根部挫伤时发生气肿。

3. 肌层 包括眼轮匝肌和提上睑肌。

眼轮匝肌是由面神经支配的横纹肌，司眼睑的闭合。此肌纤维呈环状走行，故手术时皮肤切口应与肌

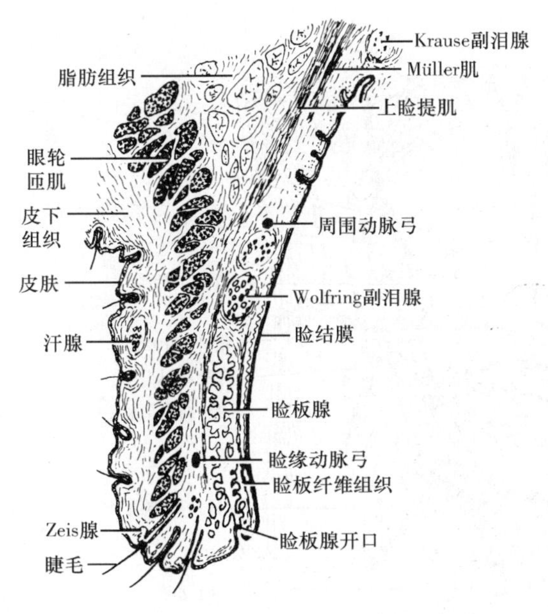

图 1-7-2 眼睑(矢状面)

纤维平行。眼轮匝肌按部位分为眶部和睑部两部分。睑部即相当于眼睑部分,呈上、下两个半椭圆形。此肌纤维一部分起自内眦韧带,另一部分起自泪前嵴及其前面的骨膜上,与眶缘平行,呈弓形向外走行,止于外眦韧带。此部收缩可引起睑裂闭合,如睡眠和瞬目运动等闭眼动作。眶部眼轮匝肌为环形走行,其纤维由内眦韧带起始,又止于内眦韧带,形成一完整的圆周。此外,眶部肌纤维还有一部分至颞部及颊部,附于该部皮肤;部分纤维向上至眉弓部皮下,额肌的前面。眶部眼轮匝肌收缩时,能使眼睑紧闭,用力闭眼时,即为此部肌纤维收缩。当结角膜异物、结角膜炎所引起的睑痉挛即为其反射反应。眶部肌纤维收缩时,通常睑部肌纤维亦收缩。

眼轮匝肌中还包括泪肌及睫毛肌:

泪肌(Horner 肌)起自泪后嵴的骨面上,包绕泪囊的后面及泪小管,前行加入眼轮匝肌纤维中,与起自泪前嵴的眼轮匝肌纤维共同包绕泪囊。如此既可使眼睑紧贴于眼球前面,又可在不断瞬目运动时,眼轮匝肌收缩与弛缓,使泪囊有规律的收缩与扩张,并借此吸吮泪液由结膜囊排至鼻腔。**睫毛肌**(Riolan 肌)是眼轮匝肌的单独而纤细的纤维束,位于睑缘睫毛根部之间,围绕睑板腺管开口。此肌收缩有向眼球方向压迫睑缘,使睑板腺分泌物排至睑缘的作用。

提上睑肌是由动眼神经支配的横纹肌,起自视神经孔周围的肌圆锥。沿眶上壁与上直肌之间前行,至眶缘处敞开,分前、中、后三部分。

前部呈宽薄的腱膜,穿过眶隔,止于睑板前面。部分纤维穿过眼轮匝肌纤维,终止于上睑皮下。

中部为一层薄的平滑肌纤维,称**Müller 肌**,受交感神经支配,附于睑板上缘;下睑 Müller 肌源于下直肌,附于睑板下缘。

后部亦为一腱膜,止于穹隆部结膜。

4. 纤维层 由睑板和眶隔两部分组成。

睑板由致密的结缔组织构成,呈半月形,两端借内外眦韧带固定于眶缘上。睑板是眼睑的支架,借以保持眼睑外形。睑板内有相互平行,垂直于睑缘的腺体称**睑板腺**(Meibom 腺)。上睑约 30～40 个,下睑约 20～30 个,腺管开口于睑缘,其分泌的脂类物质构成"油堤",有防止泪液外流的作用。

眶隔为一弹性结缔组织膜,围绕眼眶与眶骨膜连结,向前与睑板连结,形成眼睑与眼眶的隔障,阻止眶内容(如眶脂肪脱入睑内)或在睑与眶的渗出性病变时,制止双方的渗出物相互渗透。膜状组织的眶隔可随眼睑的运动而伸缩。眶隔各处厚薄不一,外侧眶隔较内侧厚而坚固,上方较下方为厚。眶隔的薄弱部位易发生眶脂肪脱出。

眶隔外侧较浅,在睑外眦韧带之前。内侧较深,在内眦韧带、泪囊及 Horner 肌的后面。上睑眶隔由于有提上睑肌通过,所以对打开眶隔的手术(如眶内肿瘤摘除术),术后必须将眶隔缝合,否则将引起上睑下垂。

5. 睑结膜层 见结膜。

(二)眼睑的血管和淋巴

眼睑血运丰富,有较多吻合支,外伤或手术后易愈合。

1. 动脉 眼睑动脉血来源于两个血管系统;浅部来自颈外动脉,深部来自眼动脉(图 1-7-3)。

(1) 颈外动脉系统

1) **内眦动脉 a. angularis**:面动脉自颈外动脉发出后,经下颌上行,达内眦部延续为内眦动脉(同名静脉在其颞侧),位于内眦韧带的浅部,在滑车与内眦韧带之间穿过眶隔,与眼动脉的鼻支相吻合,并有小分支与面横动脉、眼下动脉以及对侧小分支相吻合。

2) **颞浅动脉 a. temporalis superficialis**:为颈外动脉的终末支,在耳前方上行并发出:① 面横动脉 a. transversa faciei,在下睑外侧;② 颧眶动脉 a. zygomaticoorbitalis,达上下睑外侧部及眶;③额支 r. frontalis,沿颞部走行,供应眼轮匝肌外部及上部。

3) **眶下动脉 a. infraorbitalis**:为上颌动脉分支,由面部上颌骨的眶下孔穿出,供应下睑(尤其内半侧及泪囊)。

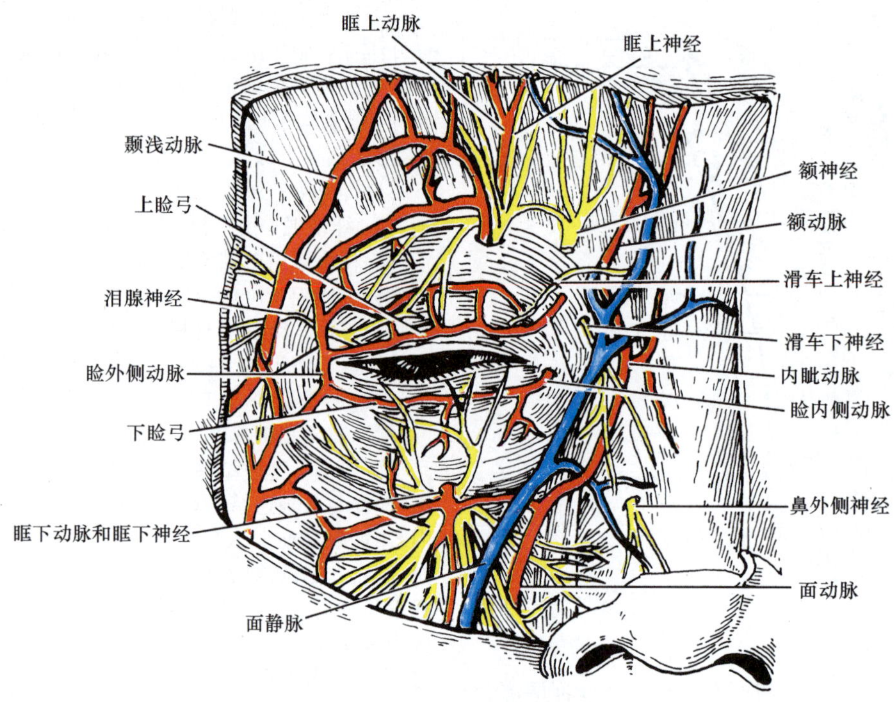

图 1-7-3　眼睑的血管和神经

(2) 眼动脉系统:眼动脉由眶深部前行至眼睑、额部及鼻部皮下。较大的动脉有:

1) **额动脉** a. frontalis:由眼眶的上内侧,经滑车附近出眶。

2) **眶上动脉** a. supraorbitalis:经眶上切迹达前额,供应上睑的邻近区。

3) **泪腺动脉** a. lacrimalis:由眶外上部发出至皮下,在此常与颞浅动脉分支吻合,供应上下睑外侧。

4) **鼻背动脉** a. dorsalis nasi:为一小动脉,沿鼻梁下行,并发出睑内侧分支。

眼睑浅部组织由这些来自眼睑内和外侧的动脉形成自由吻合的动脉网营养。眼睑深部组织主要来源于眼动脉的终末支,即睑内侧上下动脉和泪腺动脉分支(睑外侧动脉),组成3个动脉弓来供给营养。其中两个动脉弓分别位于上下睑,距睑缘约3mm,于眼轮匝肌与睑板之间称睑缘动脉弓;另一个在上睑板上缘称睑板上弓。睑缘动脉弓发出许多小分支向前分布于眼轮匝肌,向后穿过睑板达睑结膜。睑缘动脉弓相对应的睑板后面(结膜侧)有一浅沟,上睑较明显,下睑不太清楚,此沟是小异物易停留的部位。

2. 静脉　眼睑静脉较动脉复杂,且变异较大。眼睑静脉血主要回流到内眦、泪腺和颞浅三静脉。其中内眦静脉较大,在内眦韧带稍上方穿过眶隔进入眶内,与眼上静脉交通。由于内眦静脉、面静脉和眼静脉均无静脉瓣,且眼静脉有许多交通支,因此,眼睑的静脉血既可通过内眦静脉、眼静脉回流至海绵窦,又可通过面静脉回流至颈内静脉。由于这种解剖因素,当眼睑化脓性炎症时,有可能蔓延至海绵窦而导致严重后果。

3. 眼睑的淋巴　可分为颞侧与鼻侧两组引流,上睑鼻侧1/3及下睑鼻侧2/3引流至颌下淋巴结;上下睑其余颞侧部分,引流至耳前淋巴结。

二、眶

眶 orbit 为保护眼球的重要部分,是四面锥体形,容纳眼球的骨性空腔,位于鼻的两侧。空腔向后变窄,尖端达视神经孔,孔附近称眶尖。

眶腔底向前为出口,呈四边形。边与边交界处稍圆,眶骨缘称眶缘。眶缘并不处于同一平面上,眶壁中眶缘坚固,由较坚硬的骨质所构成。以颧骨额突所组成的眶外缘和由额骨所组成的眶上缘最为坚固,对于保护眼球起着重要作用。

眶腔内含有眼球、肌肉、神经、血管、脂肪、泪腺和泪囊等组织。

(一) 眶的测量数据

眶轴:两眼眶锥体的轴向后逐渐接近而相交。向前渐渐散开，其夹角个体有显著差异，且随年龄而有变化。儿童时期，其角度较小，随年龄增长而变大。这种变化可影响眼球在眶内的位置，所以小儿的内斜视可随年龄的增长而减轻，甚或可消失。因此，治疗儿童的内斜视时应予注意。儿童时的散开性斜视随年龄的增长，其斜视度非但不能减轻，往往反而增加，这可借上述眼轴夹角的变化得到解释(图 1-7-4)。

眶的各种测量数字，依人种、测量者的不同而有差异。眶的最宽部并不在眶缘，而在眶缘后约 10mm，表内各数字中，应当记住眶的深度(40～50mm)。当球后麻醉或针刺时，其深度不可超过 50mm，以免误入颅内(表 1-7-1)。

表 1-7-1 成年人眶的各种测量数字

容积	25～28ml
眶口宽	40mm
眶口高	35mm
眶深(眶轴长)	40～50mm
内眶距(两眶内缘间的距离)	男 20.8mm，女 20.3mm
外眶距(两眶外缘间的距离)	男 96.0mm，女 93.1mm
眼球后部距视神经孔间的距离	18.0mm

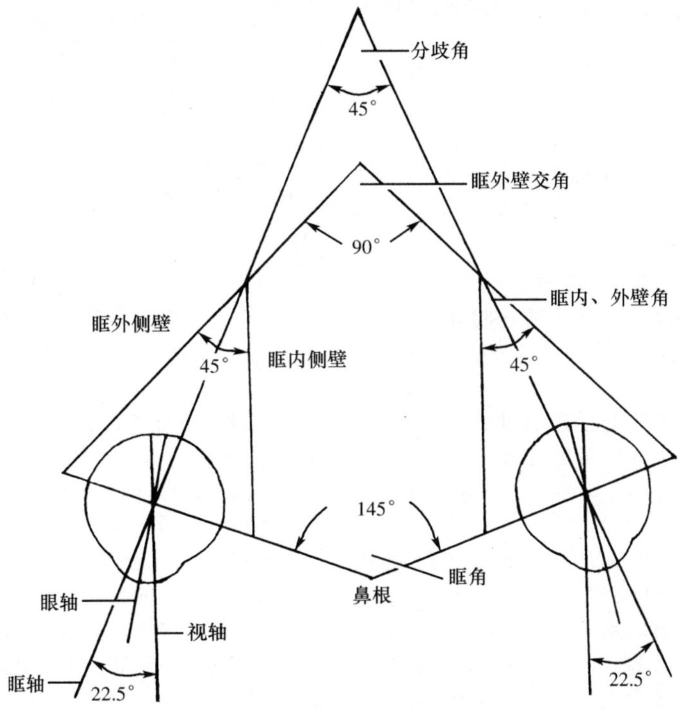

图 1-7-4 眶轴、眼轴和视轴

（二）眶壁

眶分四壁，即上壁(顶)、内壁、外壁和下壁(眶底)。眶缘略圆，各边长约为 40mm，由七块骨组成。

1. 上壁(顶)**眶顶** 把眶与颅前窝分隔开。前方为额骨的眶板，占大部分。后方为蝶骨小翼，仅占一小部分。眶顶除蝶骨小翼厚约 3mm 外，其余额骨部分均很薄，半透明且脆弱。对光观察，可见由额叶脑沟和脑回构成的嵴和窝。睑穿通伤有时可致此处骨折，甚或穿过眶顶而进入颅腔内。颅脑损伤时，也可波及此壁。

眶顶的前内方较厚，其中有额窦，此窦的发育因人而异，幼儿不发达，成人可达眶的最后部——蝶骨小翼。有时筛窦也可进入一部分，老年人眶顶有时可部分吸收，此时眶骨膜则与颅窝的硬脑膜直接接触。

眶上缘全部由额骨构成，一般稍向前突，外 2/3 较锐利，内 1/3 钝圆。

泪腺窝：为一平滑小窝，位于眶顶前外方，额骨外角突之后，窝内含泪腺，也有部分眶脂肪。

滑车 trochlea：为一小骨棘，位于眶的内上角，距眶缘约 4mm，有一软骨环附于其上，上斜肌腱通过此环，由此斜肌改变其走行；有时滑车却为一小骨窝所代替，此时滑车环则附于窝内。外伤损及滑车时，可发生顽固的复视，故手术时切勿损伤。

眶上切迹或**眶上孔**:眶上缘分三份,其中内 1/3 交界处可触知。眶上神经和血管经此而分布于额部。检查球后或眶上神经痛时,常以此作为压迫点。如切迹代之以小管的孔时,则称眶上孔。

2. 眶下壁 即眶底,由颧骨眶面,腭骨眶突及上颌骨眶面三者构成。颧骨在前外方,腭骨在上颌骨后只占一小部分,上颌骨在前内方所占面积最大。上颌窦恰在眶底之下。

眼底比内壁略厚,仍属薄骨。

眶下缘:略高于眼底,由颧骨和上颌骨组成,二者所占的比例几乎相等。然而,有时此比例可有很大变化,下方偏外部,眶缘距眼球较宽,检查时小指可插入其间作触诊。

眶下沟:沟由眶下裂后部前行不远即变为眶下管;有时骨质闭合不全而形成一缝(眶下缘),开口于距眶下缘 4mm 处的眶下孔,有同名神经、血管通过。

3. 眶外壁 外壁把眶和充满颞肌的颞窝相隔开。前方由颧骨眶面,后方由蝶骨大翼所组成,为四壁中最厚的,且其边缘特别坚固。

眶外缘由额骨颧突和颧骨组成。外缘居所有其他三个缘之后,眶内外缘的连线正通过眼球前1/3附近。由于眶外侧最为宽敞,视野开阔。因眼球暴露的较多,易受外伤。

颧骨沟及颧骨孔:眶下裂前段通到颧骨孔,颧骨孔的另一端有两个孔,中间以骨管相连,开口于颊部的为颧面孔,开口于颞窝的为颧颞孔。颧骨沟通过同名神经和血管。

眶外侧结节:为颧骨眶面的一小突起,位于眶外缘中部稍后,手指插入眶与眼球间可触到。此结节附着有外直肌限制韧带、眼球悬韧带、睑外侧韧带和提上睑肌的腱膜。睑外侧支持带即指此四者的附着部。

眶上裂外端,蝶额缝附近有时有一小孔,脑膜动脉及静脉的一支通过此孔。

4. 眶内壁 两侧眶内壁基本平行,正常眼球位置靠近内壁,前方由上颌骨的额突、泪骨,后方大部由筛骨纸板,一小部由蝶骨体四者所组成。筛骨纸板将眶与筛窦隔开。蝶窦连于内壁之后。眶各壁中以内壁最薄,故也最易折断,内壁不仅薄,而且在筛骨纸板处有时仅由两层骨膜形成的结缔组织隔所代替。

泪囊窝:位于上颌骨额突的泪前嵴和泪骨的泪后嵴之间,为卵圆形的骨性窝。此窝即由此二骨等份或二者之中单独一个所构成,泪囊恰位于其中。在泪囊窝和鼻泪管相接处为**泪骨沟** hamulus lacrimalis,自泪后嵴向泪前嵴作圆形弯曲,成为泪囊的外界。泪前嵴和后嵴可沿眶缘触摸到。泪囊窝向下则为骨性鼻泪管,开口于下鼻道,被下鼻甲所遮挡。此管因人而异,平均为 10~12mm。

> **关于眶前部脑膨出**
>
> 眶前部脑膨出常发生于眶内上角或鼻根部,在额筛缝或泪骨和上颌骨缝形成脑疝。此时必须与其他眶内囊肿鉴别,脑疝被压时能缩小,并可出现脑症状,囊内能抽出脑脊液,彻照法检查可以确诊。

> **关于眶缘皮样囊肿**
>
> 眶缘皮样囊肿多发生于眶外上角的额颧缝附近,起源于外胚叶,囊壁中包含表皮附属器,儿童期多见。压之不缩小,也不引起脑症状,咳嗽时不增大为其特点。鼻旁窦黏液囊肿多发生于额窦或筛窦,其起源于蝶窦,上颌窦者少见,故常在眶内上方附近看到。应注意与少数见于眶内上方的皮样囊肿相鉴别。

眶下缘与内缘交界处为泪结节,可指触之。

(三)眶壁间的管与裂

1. 视神经管或孔 在眶尖,如烟囱形,由蝶骨小翼构成,长约 8~9mm,通颅中窝。视神经管的眶内开口称为视神经孔,垂直卵圆形,管的中部呈圆形,颅内开口水平呈卵圆形,其上下缘锐利,内外缘钝圆。两侧管内壁向后连视交叉沟。两侧眶内开口的间距为 30mm,颅内开口的间距为 25mm。

蝶窦在视神经管的内侧,有时此处还有后组筛窦。管窦的中间为一薄纸板样间隔,有时无此隔,视神经及其鞘膜则完全被窦包围。视神经孔直径一般小于 6.5mm,如果此孔直径大于 7.0mm,则视为异常。于儿童时此孔较小,如两侧孔相差超过 1.0mm 时,则视为异常。

视神经管中通过视神经及其鞘膜、眼动脉和交感神经支。眼动脉包在视神经鞘中的硬脑膜之内。眼动脉和视神经之间,有一层纤维组织,此组织一般不易骨化。交感神经随眼动脉一起通过视神经管。

视神经管内覆以骨膜,此膜与视神经的硬脑膜鞘融合一体(图 1-7-5)。

> 筛前孔与筛后孔的连线直通视神经孔。视神经管开放术时,此线常成为寻找视神经孔的重要标志。

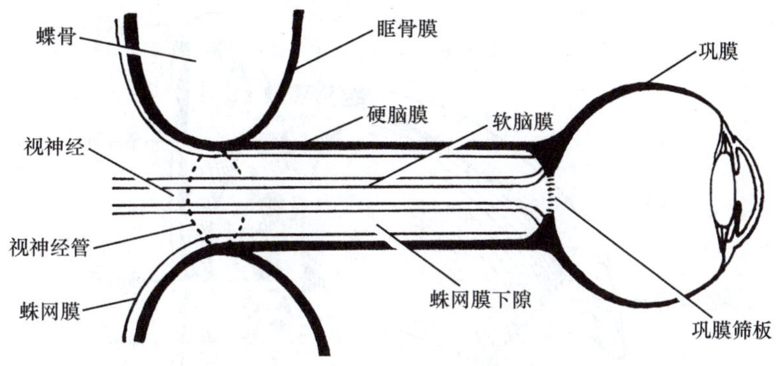

图 1-7-5 视神经鞘

2. 眶上裂(图 1-7-6) 在眶顶与眶外壁交界处有一细裂,为蝶骨大小翼间的间隙,是眶通颅中窝的最大通道,长约 22mm。眶上裂可分为两部分,其外侧段窄,距颧额缝约 30～40mm,内段宽,以蝶骨小翼的后根与视神经孔相隔。两段之间有外直肌棘,眼外直肌的外侧脚即起始于此。在视神经孔和眶上裂内段间小翼后根处有视神经孔下结节;在眶上裂外段,蝶额缝附近,有数个小孔,通过脑膜中动脉与泪腺动脉间的吻合支。但有时此吻合支也通过眶上裂。

眶上裂被一结缔组织构成的中隔所覆盖,通过此裂有:①眼神经,为三叉神经第一支,是眶内所有组织的感觉神经;②眶内一切运动神经即动眼神经、展神经和滑车神经;③眼上静脉,此静脉汇集眶内主要静脉血,于眶上裂处与眼下静脉吻合后出眶而进入海绵窦(图 1-7-6)。

3. 眶下裂 位于眶外壁和底的分界处,是蝶骨大翼、上颌骨体和腭骨眶突之间的裂隙,其长约 20mm,其前端距眶下缘约 20mm。裂的前段通颞下窝,后段通翼腭窝,裂的中部比两端窄。眶下裂通常被一结缔组织隔(眶骨膜)和退化的眶肌所覆盖。

眼下静脉至翼丛(翼腭静脉丛)的吻合支、三叉神经的第二支即上颌神经、颧神经及蝶腭神经节的眶支均经过眶下裂。

眶下裂的后端接近蝶骨圆孔。此孔使颅中窝与翼腭窝相通,三叉神经出此孔后即发出眶下神经。眶下神经与眶下动脉(颌内动脉的分支)同经眶下孔入眶。

4. 筛前孔与筛后孔 在眶内壁,筛骨与额骨之间的骨缝有两个小孔即筛前孔和筛后孔,均开口于筛窦。

筛前孔:位于眶的上内部,距眶缘约 2cm,有同名神经、血管通过。泪囊鼻腔吻合术时,恰巧在鼻前神经分布区的黏膜处钻孔和吻合,而鼻前神经是筛前神经的末段,故熟悉筛前神经部位有利于施行传导麻醉(图 1-7-7)。

筛后孔:有同名神经、血管通过。

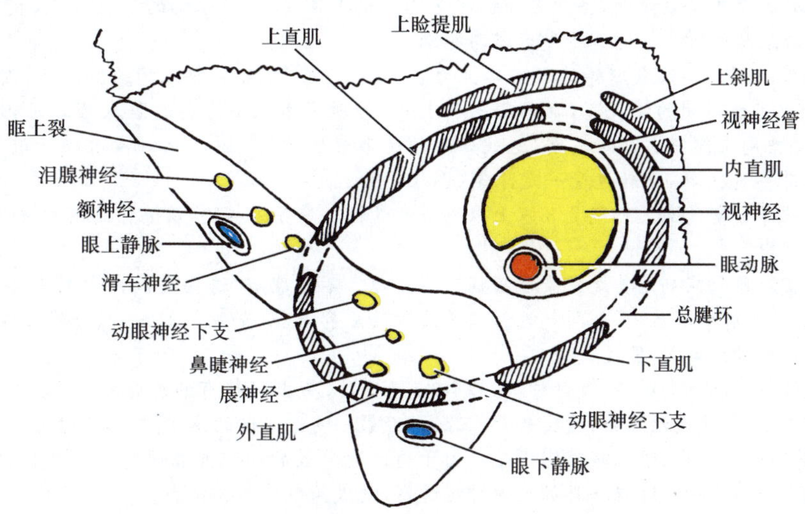

图 1-7-6 眶尖结构(眶上裂、视神经管和总腱环)

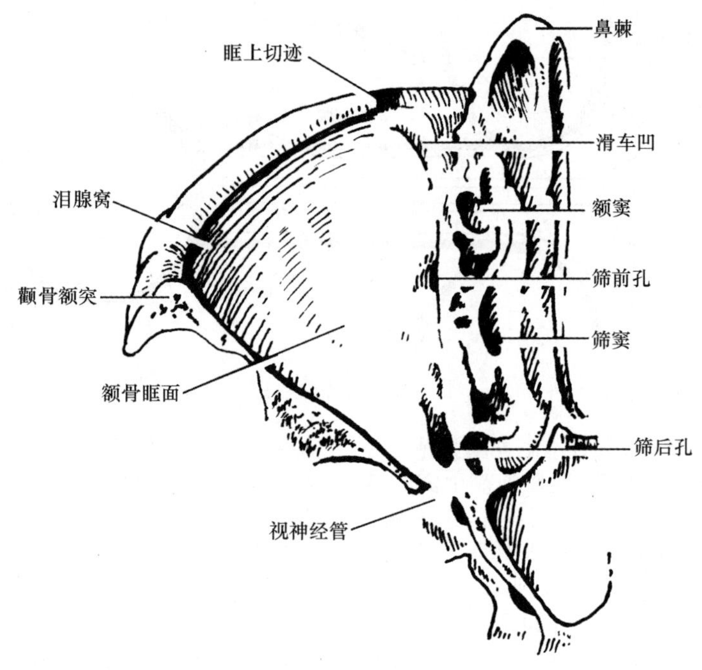

图 1-7-7 眶上壁

眶的结构特点及其临床意义

眶外壁最宽敞，所以，当必须广阔暴露眶腔时，此壁自然就成了手术截除的对象(如 Kronlein 手术)。

眶结核中，以结核性眶骨膜炎为常见。因颧骨区血管丰富，又处于易受外伤的位置，所以大多发生在眶外缘的颧骨区，重者可成瘘孔，流脓汁。梅毒性眶缘部骨膜炎，多发生于眶上缘。

额窦的发育程度因人而异，幼儿时还不发达，所以，对幼儿 X 线片应注意这一特点。

眶顶(上壁)把眶与颅前窝分开，所以当眶上壁受外伤时不应只认为是眶的损伤，而且应考虑到颅脑的损伤。所以必须采取紧急措施与神经外科医生协同诊断与治疗。

眶内壁在眶各壁中是最薄的，当颅骨和眶部受钝性损伤时，极易使菲薄的眶壁破裂，空气通过筛骨裂口可形成眶气肿或睑气肿。气肿有捻发音容易鉴别。

眶缘比眶壁结实。拳头或球等的眼前部钝力伤，常在眶缘、眼球完整无损的情况下，发生眶壁骨折。因为眶口几乎被完全封闭的情况下，眶内压急剧上升，必须穿通抵抗力弱的眶底部或眶内壁，通进上颌窦或筛窦，甚至把周围组织也嵌入其间，这就是所谓的爆裂性骨折（blowout fracture)。该病表现为眼球后退、复视，眼球不能上转，下转也受一定限制(图 1-7-8)。

眶的四周被鼻旁窦包围。眶壁 2/3 以上以很薄的骨板与鼻旁窦相隔，该隔骨质极易被吸收，视神经有时直接行走于窦中。

鼻旁窦常常是各种疾病尤其是传染性疾病的感染源。不难理解，这些疾病由于上述眶与鼻旁窦间的解剖特点，可直接扩展到眶腔内，并引起眶组织的某种反应和症状，如眶组织水肿、眶蜂窝组织炎、眶血栓性静脉炎和鼻性视神经炎等(图 1-7-9)。

眶上裂通过运动和感觉神经、大静脉，所以该处损伤时，易出现特有的综合症状，称之为眶上裂综合征。此时上睑下垂、眼球运动障碍、瞳孔散大、三叉神经第一支分布区的感觉障碍，有时可发生神经麻痹性角膜炎、眶内静脉回流障碍、眼球轻微突出等。由于通过眶上裂的组织并非同时全部受损，所以这些症状表现的也不完全一样。如上述症状再加上视神经障碍，就成为眶尖综合征。

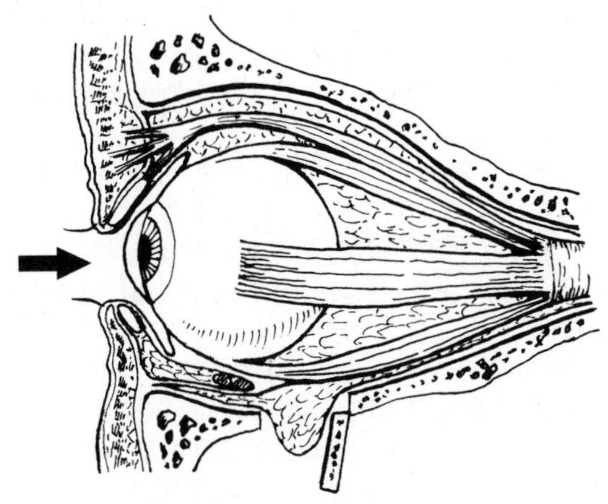

图 1-7-8 眶下壁骨折

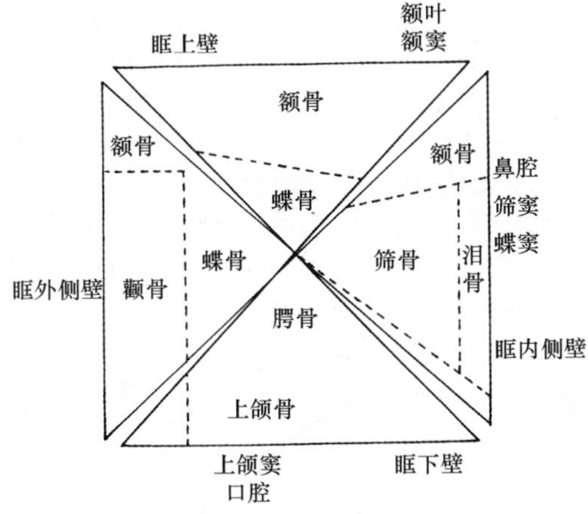

图 1-7-9 眶与鼻旁窦关系模式图

（四）眶骨膜与眶肌

眶骨膜：眶骨眶面上的骨膜除眶缘、骨缝、眶裂和孔、泪囊窝及滑车凹等处与眶骨壁牢固愈着外，其他部位一般均疏松地附着在眶壁上，因而此骨膜在眼科手术时很易剥离；因其易于分离，故在某些病变时易发生骨膜下出血、脓肿。

眶骨膜通过视神经孔、眶上裂、眶颅管及眶筛管与颅内硬脑膜连接。在视神经管中骨膜可分两层，一层连续于眶部视神经鞘的硬脑膜，包围视神经；另一层连接于眶骨膜，并且发出纤维，与总腱环、眼外肌鞘及血管、神经的外膜相连续；再把眶脂肪分成小叶。在泪后嵴处的眶骨膜亦有类似情况，一层覆盖泪囊窝骨壁；另一层则包围泪囊，使之与眶内蜂窝组织分开。

眶内较大开口处，如眶上下裂的骨膜与覆盖这些口上的结缔组织膜相融合。

眶缘处的骨膜肥厚，形成一嵴，称缘弓，此乃眶隔与眶线的分界线。骨膜向前与面部的骨膜相连接。

眶骨膜尤以覆盖在眶下管和泪后嵴的部分容易骨化。

眶骨膜的神经与血管，血供来自眶内各动脉血管。支配神经可能为蝶腭神经节的交感神经支或睫状长神经。

眶肌：此肌在人类为退化组织。眶下裂有粉红色的平滑肌组织，肌肉的范围广泛，不仅分布于眶下裂，而且向后深达总腱环和海绵窦附近；向前逐渐与眶骨膜融合。肌宽约 12mm，眶肌之上为眶脂肪。此肌在低级动物有突眼作用，在人类则一般无此作用。

（五）眶内脂肪

眶腔内除其他组织外均充以脂肪。脂肪对眼球、视神经、血管、神经及泪腺、泪囊等组织有保护作用；对眼球本身呈软垫作用，因其富于弹性，故使眼球运动圆滑。

眶脂肪分中央与周边两部。中央部分位于总腱环与肌鞘之间，由疏松连接的脂肪小叶组成，向眶内注射药液，即注入中央脂肪部分。总腱环、肌鞘与眶骨膜间充填的脂肪为周边部分，由结合致密的小叶组成。眶手术时，应考虑脂肪组织的作用，不宜去掉过多。

（六）眶内淋巴

眶内无淋巴腺和淋巴管。眼球肌膜腔和眶脂肪体的叶间腔近似于淋巴腔，但这些间腔与真正的淋巴腔不同，它们都不具有内皮。

关于眶内有无独立的淋巴循环认识还不一致，一般认为，淋巴可能是沿静脉血管周围腔行走，经过眶下裂至下颌淋巴结，由此再至颈上深部淋巴结。

三、结　　膜

结膜 tunica conjunctiva 是一层薄而透明的黏膜，覆盖于眼睑后面，并转折后覆盖于眼球前表面，止于角膜缘部。

结膜上皮与角膜上皮相连结，形成以睑裂为开口的囊腔称**结膜囊** saccus conjunctivae 。

> 正常结膜囊容量为 10～20μl。一般一滴眼药约为 50μl。经动力学测定，一滴眼药滴入结膜囊 10 分钟后有 95%溶液离眼。因此，为保持眼药在结膜囊的浓度，应根据病情需要掌握点眼药的间隔时间。

(一) 结膜的分部

结膜为相互连续的膜,按解剖部位分三部分(图 1-7-10):①**睑结膜** tunica conjunctivapalpebrarum;②**穹隆结膜** ornical conjunctiva;③**球结膜** tunica conjunctiva bulbi。

1. 睑结膜 为覆盖眼睑内面的部分。又可分成三部:

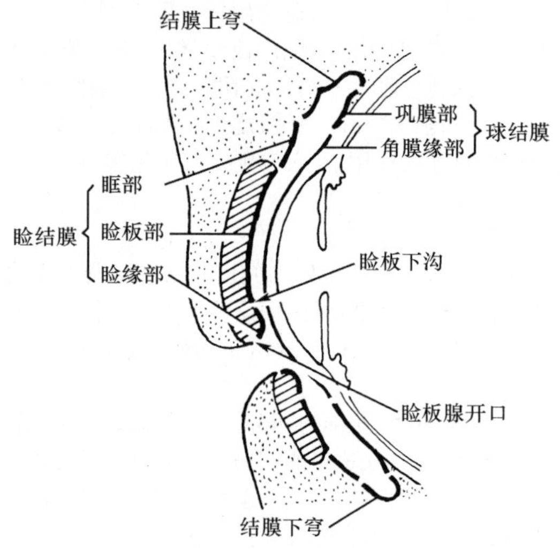

图 1-7-10 结膜囊示意图

睑缘部:起自睑唇间睑板腺开口处,外侧与皮肤连结,内侧止于睑板下沟。此沟与睑缘平行,在上睑位于睑缘后唇约 2mm,较下睑明显,常为结膜异物停留处。

睑板部:紧贴于睑板内面,血管丰富,呈淡红色。观察其颜色,可作为判定贫血的指征之一。正常情况下,可透见其下的睑板腺,此腺垂直于睑缘,相互平行。亦可见其表面血管,当沙眼形成条状瘢痕时,血管走行常被遮断。

眶部:位于睑板上缘与穹隆结膜之间。在临床上,由于此部结膜与穹隆结膜没有明确的分界线,而常将其纳入穹隆结膜之中。眶部结膜是沙眼早期滤泡的好发部位。睑板肌在其内经过,附着于睑板上缘,所以在睁眼时出现水平皱襞。

2. 穹隆结膜 是睑结膜与球结膜的反折部,是结膜中最厚和最松弛的部分,与下方疏松纤维组织连接,使眼球得以自由转动而不受限制。提上睑肌与上直肌的部分腱膜附于上穹隆的皱襞中,下直肌和下斜肌的部分腱膜与下穹隆结膜发生联系,故在眼球转动或闭眼时,穹隆部仍保持固有的间隙。

穹隆部各部深度不同,睁眼时睑缘距结膜囊底的距离(如图 1-7-11):上方 13mm,下方为 9mm,外侧为 5mm,内侧则为半月皱襞和泪阜所隔断。

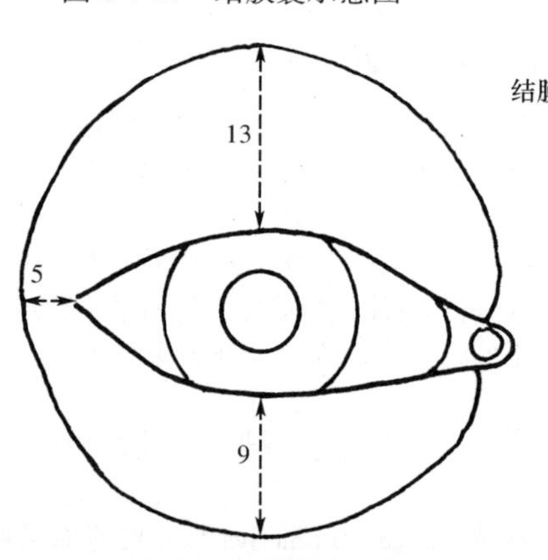

开睑时睑缘至结膜囊底距离(mm)

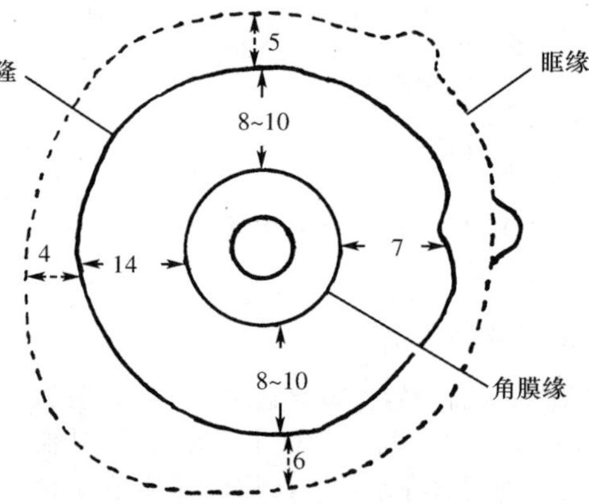

结膜穹隆至角膜缘和眶缘距离(mm)

图 1-7-11 结膜囊宽度

3. 球结膜 为覆盖眼球前面的巩膜表面,是结膜中最薄和最透明的部分。球结膜又分为巩膜部和角膜缘部。

巩膜部:薄而透明,可透见下面的巩膜。眼球筋膜与其疏松结合,故此结膜富有移动性,并可用镊子将其提起。临床上常发生球结膜水肿和结膜下出血,严重时可突出于睑裂之外。鼻侧球结膜靠近泪阜处折成皱襞,形成半月皱襞,为动物第三眼睑的遗迹。睑裂部球结膜经常暴露于外界,受空气中的烟尘、风沙、日光等刺激。随年龄的增长,由于长期刺激而变性,在靠近角膜缘部形成睑裂斑。

角膜缘部:系指距角膜缘 3mm 以内的部分。此处结膜下的眼球筋膜组织明显减少,球结膜与巩膜紧密黏着,因此,手术用镊子固定眼球时,必须夹持此部,才能达到固定的目的。

结膜形态结构与眼科临床

临床上，某些结膜病变易在特定部位发生，这是由于结膜上皮在各部位的形态不同。疱疹好发于扁平上皮，所以发生在球结膜和睑缘部结膜；Koch-Weeks 菌易侵犯扁平上皮，故球结膜炎症反应较强；沙眼和腺病毒感染时，圆柱上皮易受侵犯，所以早期发生在穹隆部结膜。

结膜的杯状细胞，正常情况下分泌黏液，对结、角膜有滋润、保护作用。在炎症时则大量增多，所以卡他性结膜炎时分泌显著增多，形成黏液脓性分泌物。如这种细胞因病变遭到大量破坏时，即使有大量泪液，亦将发生实质性结角膜干燥。相反，若杯状细胞正常，即或摘除泪腺，对结角膜亦无大损害。

球结膜是结膜中最薄的部分，富有弹性。在做以角膜缘为基底的结膜瓣或内直肌手术时的结膜切口，其上缘或鼻侧缘常向内卷缩。在术后结膜缝合时，应注意勿将眼球筋膜或半月皱襞误认为结膜游离缘而将其缝合，致拆线后刀口裂开。

目前，白内障摘除术和抗青光眼手术所做的结膜瓣，有以角膜缘为基底和以穹隆为基底两种方法。前者术后结膜刀口封闭较好，并能防止上皮植入前房。但对上穹隆因瘢痕狭窄的老年人，制作距角膜线 8mm 高的结膜瓣比较困难，且结膜下组织创伤较大，术后瘢痕收缩，形成囊样滤泡，后期可能破裂或因瘢痕阻塞滤道，导致引流失败。以穹隆为基底的结膜瓣，由于角膜缘部缺少眼球筋膜组织，对结膜下组织损伤轻微，故术后瘢痕少，滤过泡较厚且弥漫，引流效果较好，但早期创口封闭较差，为其不足。

（二）结膜的层次

组织学上，结膜分为上皮层和固有层。固有层又分为腺样层和纤维层，其中含有血管、神经和淋巴管。

上皮层：在结膜各部厚度、形态不尽相同，薄的部分只有 2～3 层上皮细胞，而厚的部分可达 7～8 层（图 1-7-12）。

上皮细胞分为基底层、中间层和表层三部分。基底层多为立方形，中间层为多角形，而表层在不同部位形态各异：睑缘部上皮为扁平上皮，睑板部到眶部结膜上皮由立方形逐渐过渡到圆柱形，到穹隆部则呈圆柱形。球结膜上皮呈扁平形，在角膜缘部，上皮的基底层细胞内含有较多的色素颗粒，上皮也逐渐演变为复层鳞状上皮，然后过渡到角膜上皮。

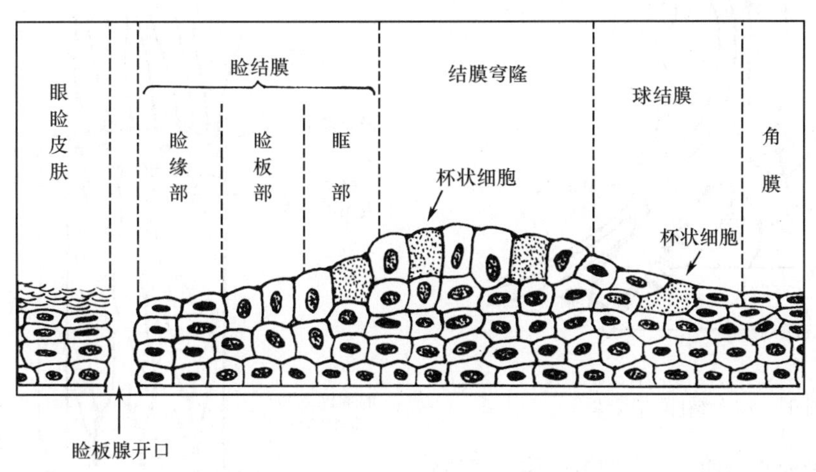

图 1-7-12　结膜各部上皮构造

在上皮细胞可见杯状细胞，分泌黏液，对角膜有保护作用。

结膜上皮随年龄的增长而变异，胎儿期穹隆结膜只有两层扁平上皮，生后开始增多，2 岁以后才成圆柱形，层次也随之增多。老年人的穹隆结膜上皮又趋扁平化。

固有层：为上皮下的结缔组织，浅层为腺样层，深层为纤维层。

腺样层：新生儿尚未形成，2～3 个月开始发育，除睑缘部及角膜缘部外，随结膜表面积一同扩大，至 3～4 个月时，腺样层先在穹隆部发生，以后逐渐全面形成。腺样层起始于穹隆部，发育最好，止于睑板沟，由纤细的结缔组织网构成。其中有淋巴细胞、浆细胞，这些淋巴细胞虽然可以集合成淋巴结，但不能形成真正的滤泡。只有在炎症时，在淋巴结的基础上有淋巴母细胞、巨噬细胞及网织细胞集聚，才能形成滤泡。

纤维层：该层较厚，由胶原纤维和弹力纤维交织成网状结构。由于睑板结膜无此层结构，因而睑板结膜与睑板黏着紧密。在穹隆部有提上睑肌和上直肌肌腱参入其中，在巩膜部有眼球筋膜融合，因此在这些部位纤维层得到加强。有人称该层为结膜下组织。神经、血管由此通过。

（三）结膜的腺体

多种腺体开口于结膜（图 1-7-13），这些腺体可分为黏液腺和浆液（泪液）腺两种：

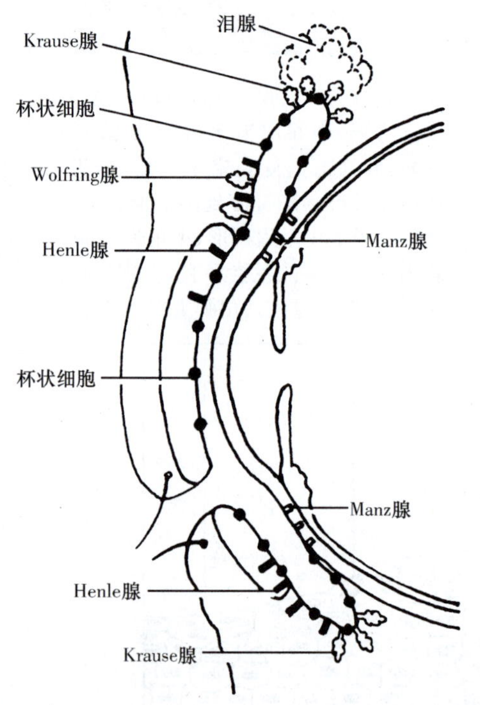

图 1-7-13　结膜的腺体

1. 杯状细胞 goblet cell　为单细胞腺体，分泌黏液，属黏液腺。滋润结膜、角膜，起保护作用。除睑缘部外，结膜各部均有分布，尤以穹隆部及半月皱襞较为丰富，杯状细胞由基底层细胞形成，逐渐扩大，并移向表层，排除内容物后即破坏。

2. Krause 腺　分泌泪液，系大型浆液性泡管状腺体，结构与泪腺相同，分布于上下穹隆部，以上穹隆为多，亦可见于泪阜，其排泄管结合成一大导管后开口于穹隆。为一种副泪腺。上睑约有 42 个，下睑约有 6～8 个。

3. Wolfring 腺　分泌泪液，组织构造与 Krause 腺同，上睑 2～5 个，分布于睑板上缘中部，下睑 2 个，位于睑板下缘，亦为一种副泪腺。

此外，还有 Henle 腺及主要在动物角膜缘部的囊泡状 Manz 腺，人类偶有所见。

> **关于结膜腺体的作用**
>
> 结膜的腺体分泌液可滋润、清洁角膜。正常角膜前方有一层泪膜 tear film，由三层组成：外层为脂层，是由睑板腺所分泌，可平滑角膜表面、减少泪液蒸发。中层为水层，主要为副泪腺所分泌，可湿润角膜，因含有溶菌酶、免疫球蛋白 A（IgA），故有抗感染作用。内层为黏液层，紧靠角膜上皮，可使水分弥散其上，为上皮细胞的正常代谢提供营养（如氧气）。泪膜极不稳定，靠瞬目运动而使其不断更新。

（四）结膜的血管和淋巴

结膜动脉主要来自两个血管系系统：前部来自眼睑动脉弓，后部来自睫状前动脉（图 1-7-14，图 1-7-15）。

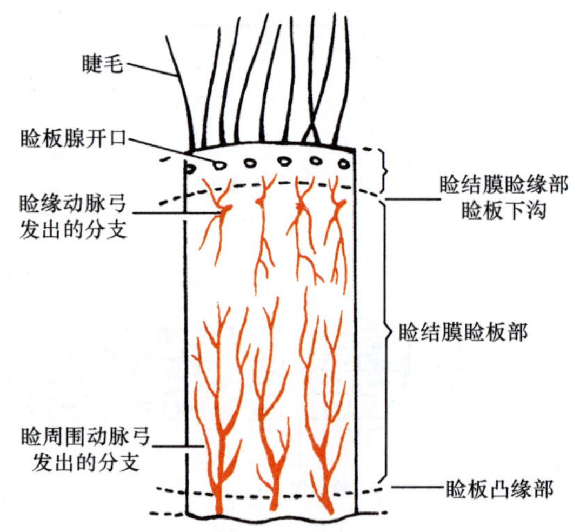

图 1-7-14　结膜的动脉

眼睑动脉弓：一般上睑 2 个，即睑板上弓和睑缘弓，下睑只有睑缘动脉弓。就上睑而言，睑板上弓是结膜血供的主要来源，此弓发出的小动脉经睑板上缘，穿过睑板肌（Müller 肌），到结膜后向上下两个方向走行，向下分布于睑板部结膜，向上达穹隆结膜及大部分

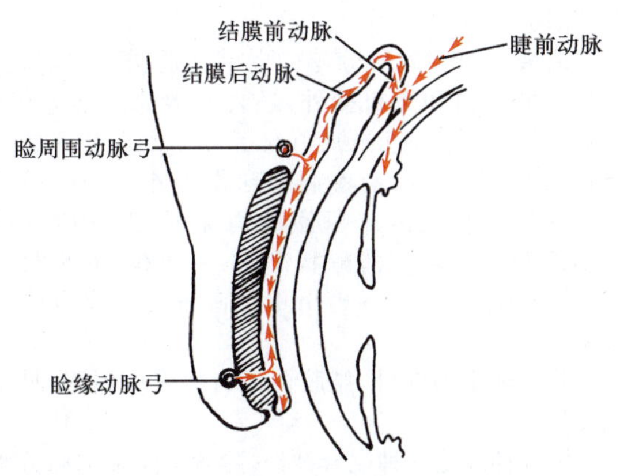

图 1-7-15 结膜血流示意图

球结膜，称结膜后动脉。另一部分发自睑缘弓者，在相当于睑板下沟部穿过睑板，亦分为向上下两个方向走行，向下至睑缘部结膜，向上与发自睑板上弓下行支的小动脉末梢吻合。

睫状前动脉：为肌动脉（眼动脉分支）的延续，由四直肌发出后沿巩膜浅层前行，自距角巩膜缘 4mm 处，主支穿入巩膜与虹膜大动脉环连接。其穿过巩膜的孔，常见色素沉着。

睫状前动脉主支穿入巩膜，同时有继续前行的小支，称结膜前动脉，其位置在结膜后动脉深层，不随结膜移动而移动（图 1-7-16）。

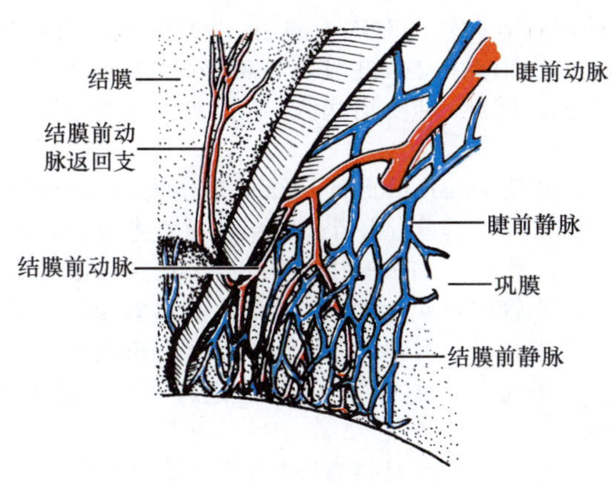

图 1-7-16 角膜缘血管网

这些结膜前动脉向前走行，彼此相互吻合成网，与角膜缘平行，再向前方走行则形成角膜周围血管网。结膜前动脉向后发出的小支与结膜后动脉吻合。

这样，角膜周围血管网形成浅深两层，浅层由结膜血管形成，角膜浅层炎症时发生充血扩张；而深层者则由睫状血管形成（位于巩膜的表层），角膜深层炎症或虹膜睫状体炎症时扩张。

关于结膜充血

结膜充血由结膜后动脉的血管扩张所引起，该动脉位于球结膜固有层中，较浅表，故颜色鲜红且可随结膜移动。由于结膜后动脉来源于绕过穹隆部的眼睑动脉弓，所以结膜充血时，越近穹隆部，充血越明显。

睫状充血又称角膜周围充血，系角膜缘部血管网扩张，位置较深，又分为深浅两层。浅层的血管在角膜浅层病变时，呈树枝形伸入角膜，如沙眼性角膜血管翳。在深层角膜病变时，则深层血管网扩张，并成束状伸入角膜实质层。

静脉与动脉伴行，但较动脉多。静脉血流主要沿皮肤和眼睑的血流进入面静脉系统；少部分由结膜沿结膜前静脉流入睫状前静脉，达眼静脉系统。

结膜的淋巴管网发育良好，并居于结膜下组织内，上睑结膜的淋巴流入耳前淋巴结，下睑结膜淋巴流入颌下淋巴结，角膜缘部则形成一角膜周围淋巴丛，注入眦部，与眼睑淋巴合流。

房水静脉（图 1-7-17）：房水在前房角处经小梁网，进入 Schlemm 管，经 20～30 条收集小管，注入巩膜内静脉丛，再注入上巩膜静脉丛，最后流入睫状前静脉。少数收集小管穿过巩膜于角膜线附近的结膜下，管内为房水或血水分流，直接注入睫状前静脉，此段即为房水静脉。

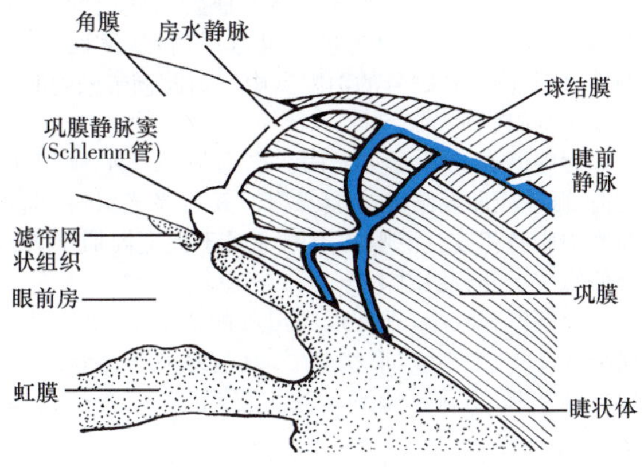

图 1-7-17 房水静脉示意图

四、泪 器

泪器 apparatus lacrimalis 由分泌泪液的泪腺和排

泄泪液的泪道两部分组成(图 1-7-18)。

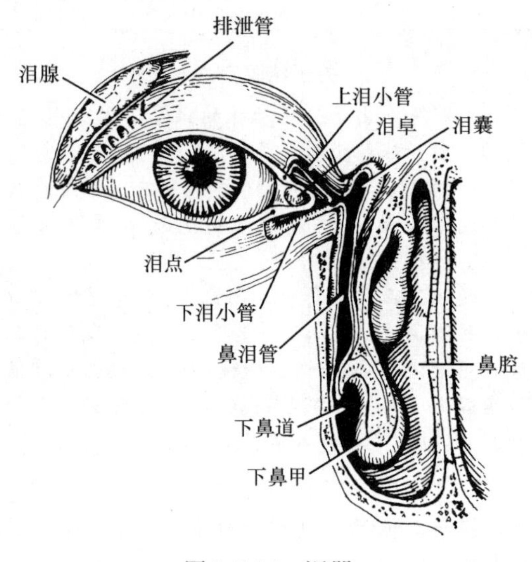

图 1-7-18 泪器

(一) 泪腺

泪腺 glandula lacrimalis 位于眼眶前部外上方的泪腺窝内。前方紧临眶缘,在眶隔的后方。正常情况下,经皮肤不能触及泪腺,但在病理情况下,如泪腺肿瘤、炎症、泪腺脱垂等病变时则可触及。

泪腺被提上睑肌分为上下两部分,上部较大为眶部泪腺;下部较小为睑部泪腺,两者之间由狭窄的峡部相连。

眶部泪腺上方,有结缔组织条索将其固定于眶壁骨膜上,下方有眼球筋膜囊和外直肌腱膜发出的外侧节制韧带(此韧带主要为悬吊眼球作用)从下面支持泪腺,使其固定在眶骨的泪腺窝中。当此韧带松弛时,将发生泪腺脱垂。

泪腺前缘锐利,紧贴眶隔。当泪腺手术时,须切开皮肤、眼轮匝肌及眶隔方能暴露。其后缘光滑、钝圆,与眶内脂肪相连。泪腺的内侧缘居于提上睑肌上方,外侧缘位于外直肌之上。

睑部泪腺较小,只有眶部泪腺的 1/3～1/2 大小,又分为 2～3 个小叶,形状扁平,其前缘位于上穹隆结膜的外上部,当将上睑翻转并上提时,可以看到此部泪腺。

泪腺为复管腺,约有 10 个排泄管,其中眶部泪腺有 2～5 个,睑部泪腺有 6～8 个。这些排泄管大部开口于上穹隆结膜的外侧,距睑板上缘 4～5mm。有时亦可见有 1～2 个排泄管开口于外眦部结膜或下穹隆结膜部。眶部泪腺的排泄管通过睑部泪腺后开口于结膜囊。所以当切除睑部泪腺时,在功能上等于切除全部泪腺。

泪液是由泪腺所分泌的弱碱性透明液体,除含有少量的蛋白和无机盐外,还含有溶菌酶 lysozyme 和免疫球蛋白 A(IgA)、补体系统、β 溶素及乳铁蛋白,因此,泪液除有湿润眼球作用外,还有清洁、杀菌作用。在无外来刺激的情况下,泪腺所分泌的泪液量很少。在清醒状态下,一天按 16 小时计算,分泌泪液仅 0.5～0.6ml,在睡眠时则完全停止分泌。

除上述主泪腺外,结膜内还有很多副泪腺(见结膜)。

泪腺神经是一种混合神经,除含有支配泪腺分泌的副交感神经纤维(随面神经→岩浅大神经走行)外,尚有交感神经。其感觉纤维来自三叉神经第一支,司泪腺、上睑外侧皮肤、结膜的感觉。

(二) 泪道

虽然结膜囊、半月皱襞和泪阜在排泪过程中起输导作用,但解剖学上,泪道是由泪点、泪小管、泪囊和鼻泪管四部分组成。

泪点 punctum lacrimale 是泪道的入口,位于睑缘内侧,泪乳头的顶端,与睑板腺开口在同一条线上。泪点多呈圆形或卵圆形,直径约 0.2～0.3mm,并随年龄的增长而略扩大。

正常泪点浸没于泪湖中,以便吸吮泪液,即使眼球向各方向转动时亦不翘起,以保持泪道的虹吸作用。当泪点外翻,虹吸现象被破坏时,则发生溢泪现象。因此,对溢泪病人,应检查泪点位置及有无闭锁。

泪小管 canaliculus lacrimalis 是连接泪点与泪囊的中间部分。其走行由泪点开始,先垂直走行约 1.5～2mm 后,呈直角转向鼻侧,长约 8mm,在到达泪囊前,上下泪小管或先汇合成泪总管后进入泪囊,或上下泪小管分别开口于泪囊。由于泪小管的直角走行,所以在做泪道探通术时,探针要先垂直进入,再转向水平方能探入。

泪小管壁极薄且富有弹性,其管径约为 0.5mm。泪道扩张术时,能扩张至正常的 3 倍。泪点及泪小管被眼轮匝肌一部分所围绕,这些肌纤维的舒缩,能促进泪液的排出。

泪囊 saccus lacrimalis 位于眼眶内侧壁的前下方泪囊窝内。正常泪囊平均长 12mm,宽 4～7mm。其上 1/3 在内眦韧带的上方,其余部分在内眦韧带之后。泪囊上方为盲端,下方接鼻泪管。泪小管开口于泪囊外侧壁稍后方,距泪囊顶约 2.5mm 处。

泪囊被泪筋膜所包绕(图 1-7-19),泪筋膜由泪囊窝的骨膜所形成。在平泪囊的水平断面上可以看到泪囊居于三角形的间隙内。泪囊鼻侧紧贴泪囊窝的骨壁，前方为内眦韧带。内眦韧带鼻侧附于泪骨前嵴上。此嵴为泪囊手术时的重要标记。泪囊后外方有眼眶筋膜（眶隔）将泪囊与眶内组织隔开，泪囊后部还有部分起自泪骨后嵴骨面的眼轮匝肌纤维，经泪囊之后抵止于睑板之前，此纤维称泪肌或 Horner 肌。

泪囊黏膜上皮为双层，其表层为圆柱状，深层为扁平细胞。上皮细胞间有杯状细胞。当炎症时，杯状细胞大量增多并分泌黏液贮留于泪囊中，适于细菌繁殖，形成慢性泪囊炎。

鼻泪管 ductus nasolacrimalis 为泪囊下方的连续部分，衬于骨性鼻泪管中（泪囊窝及骨性鼻泪管称骨性泪道），两者紧密黏着，开口于下鼻道。

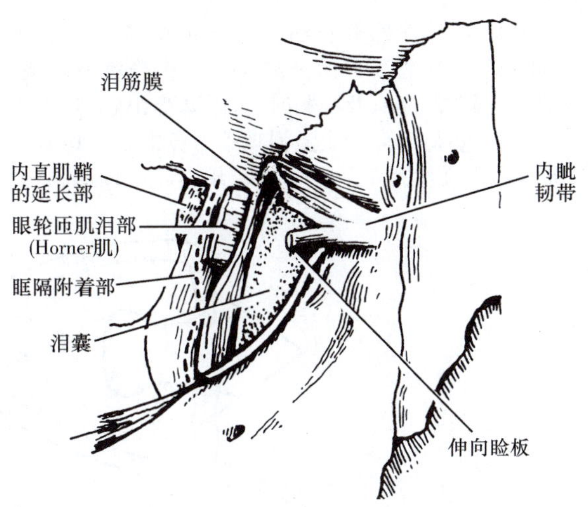

图 1-7-19 泪囊周围的解剖关系

关于泪囊鼻腔吻合术

在行泪囊鼻腔吻合术、泪囊摘除术等泪囊手术时，初学者由于解剖关系不太熟悉，在术中暴露泪囊和对吻合术中骨孔位置的选择常感困难（图 1-7-20）。

如何迅速而准确地解剖泪囊。泪囊位于眼眶前方内下角的泪囊窝内，泪骨前嵴和内眦韧带是手术的重要标记。初学者由于怕损伤内眦动静脉，造成术中出血，影响手术顺利进行，常将皮肤切口偏于颞侧。正常的皮肤切口应距内眦 3mm，相当于鼻根与内眦中间点稍外侧，行弧形切开，则内眦动静脉位于切口鼻侧（图 1-7-20）。切断内眦韧带部位亦偏于中部或颞侧，此时向深部分离，则泪囊已被推向鼻侧，继续向深部分离，则损伤眶隔，而脂肪脱出，泪囊遗失。正确的手术应注意以下几点：①麻醉应以麻醉滑车下神经及鼻泪管上口为宜。皮下浸润麻药不要太多，否则，皮下组织水肿，解剖层次不清。②皮肤切开及分离皮下组织后，首先要找到泪前嵴，内眦韧带即附于其上。泪囊前壁即在其深部。③在靠近泪前嵴处切断韧带并划开泪筋膜，上至泪囊顶，下至鼻泪管上口，则可见泪囊暴露于外。

关于泪囊鼻腔吻合术的骨孔制作：骨孔应于泪囊窝的前下部。此处鼻内相应部位为鼻中道，黏膜厚而平坦，上半部则与前筛窦接近。过去常用骨凿或电钻造孔，现国内多采用在泪颌缝处刺破筛骨纸板，用咬骨钳开大骨孔，方法简便。不管采用何种方法，骨孔位置至关重要。若因筛窦变异，骨孔打入筛窦中，则可向下扩大骨孔或改做泪囊筛窦吻合术。

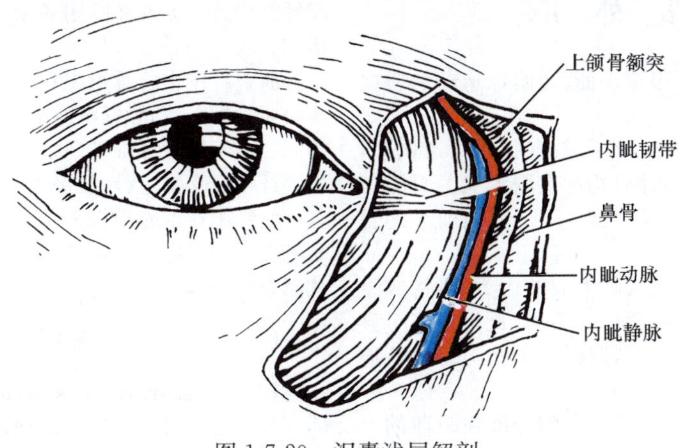

图 1-7-20 泪囊浅层解剖

鼻泪管骨性部分长约 12.4mm，鼻内部分长约 5.32mm。鼻泪管下口的鼻黏膜上有小静脉丛围绕。当感冒、鼻黏膜充血及肿胀时，可阻塞鼻泪管口，则泪液不能进入鼻腔，而产生溢泪现象。鼻泪管下口有一 Hasner 瓣，在胎儿 8 个月时开始开放，是泪道最后开通部分。新生儿泪囊炎即此瓣膜未开放所致，故用探针探通后则可治愈。

泪道黏膜上有一些皱褶或憩室称瓣或窦(图 1-7-21)，有输导泪液进入鼻腔，防止泪液逆流作用。

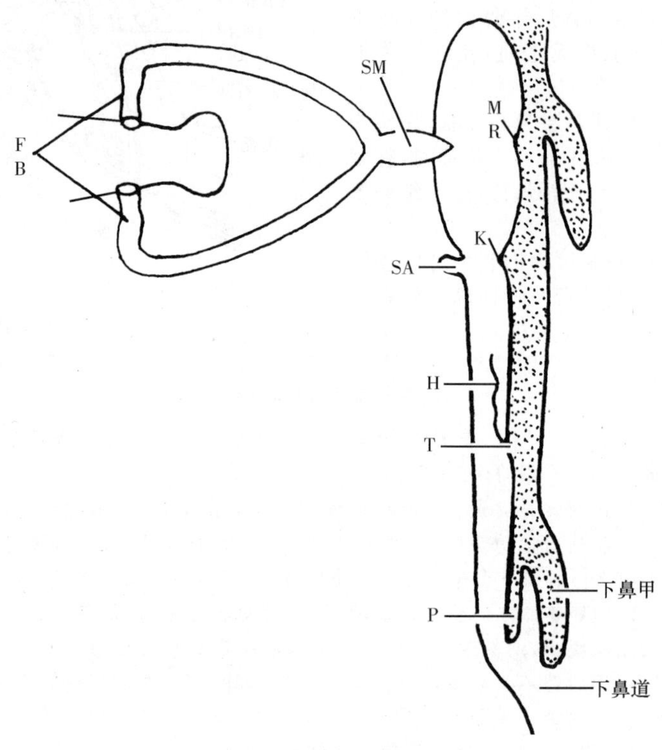

图 1-7-21 泪道瓣膜示意图

B. Bochdalek 瓣；F. Faltz 瓣；SM. Maier 窦；R. Rosenmüller 瓣(Hushka)；M. 内眼角韧带瓣；K. Krause 瓣(Béraud)；SA. Arit 窦；H. Hyrtl 螺旋瓣；T. Taillefer 瓣；P. Hasner 瓣(Horner Bianchi 或 Cruveithier)(Plica lacrimalis)

五、眼 外 肌

眼外肌是指附着于眼球表面、司眼球运动的肌肉(图 1-7-22，图 1-7-23)。

两眼各有六条眼外肌，即四条直肌和两条斜肌。除下斜肌外，其余各条眼外肌均起自眼眶尖的总腱环 tendineus communis。下斜肌起自眶下壁内前方的骨面上。

总腱环围绕视神经孔及眶上裂的内下端，构成上下凹面相对的半月形腱带(图 1-7-24)。此环由四个直肌短腱组成，提上睑肌和上斜肌腱虽紧密与总腱环连结，但实际在此环之外。

四条直肌由总腱环发出后，向前分散在眼球的上下内外，呈锥形走行，至眼球赤道附近穿过眼球筋膜囊后，肌腱作扇形散开，分别附于巩膜表面并融合于巩膜纤维中，所以在直肌附着点前部巩膜的厚度又稍增加。

肌腱纤维由纤维组织和弹力纤维组成。纤维走行与眼肌长轴一致，除纤维较细外，在性质上和巩膜完全相同。由于肌腱纤维排列整齐，因而其外观有光泽，而巩膜纤维呈交错走行，故呈瓷白色。在肌腱纤维中，常有一些纤维在附着点前先行分出，附于肌肉止点之后的巩膜上。在做断腱手术时，这部分纤维容易被忽略，从而影响手术效果。

(一) 眼外肌的解剖和功能

1. 上直肌 m. rectus superior 起自总腱环的上部，向前外方走行，在提上睑肌之下，附着于眼球垂直径线上方，距角膜缘 7.7mm 的巩膜上。其附着线鼻侧端较颞侧端距角膜缘更近些。肌肉长为 41.8mm，腱长为 5.8mm，宽为 10.6mm。眼球在第一眼位时（两眼视轴向正前方平视），上直肌的长轴与视轴成 23°角。眶轴与颅骨矢状面大约成 25°角，所以上直肌长轴与眶轴基本一致（图 1-7-25）。

功能：由于上直肌附着点在眼球赤道及眼球旋转中心的前方，所以在第一眼位时，其主要功能为眼球上转。又由于其附着线偏于眼球旋转中心的鼻侧及其牵引力方向与眼轴成一定角度，所以还可以产生使眼球内转和内旋作用（垂直径线上端向鼻侧倾斜）。

2. 下直肌 m. rectus inferior　在眼球下方与上直肌相对应。起自总腱环的下方，沿眼球与眶底之间向外、向前走行，附于眼球垂直径线下方，距角膜 6.5mm 的巩膜上，附着线鼻侧端较颞侧端更靠近角膜缘。肌肉全长 40mm，腱长 5.5mm，宽 9.8mm。在第一眼位时，肌肉长轴与视轴间亦成 23°角。

功能：由于肌肉附着线的位置及走行方向，在第一眼位时其主要功能是使眼球下转；次要功能是内转和外旋。

3. 内直肌 m. rectus medialis　为四条直肌中最肥大、力量最强、抵止点距角膜缘最近的一条肌肉，起始于总腱环内侧偏下方。在眼球与眶内侧壁之间前行，附着于角膜缘后 5.5mm 的巩膜上，附着线与角膜缘平行。肌肉全长为 40.8mm，腱长 3.7mm，腱宽 12.5mm。

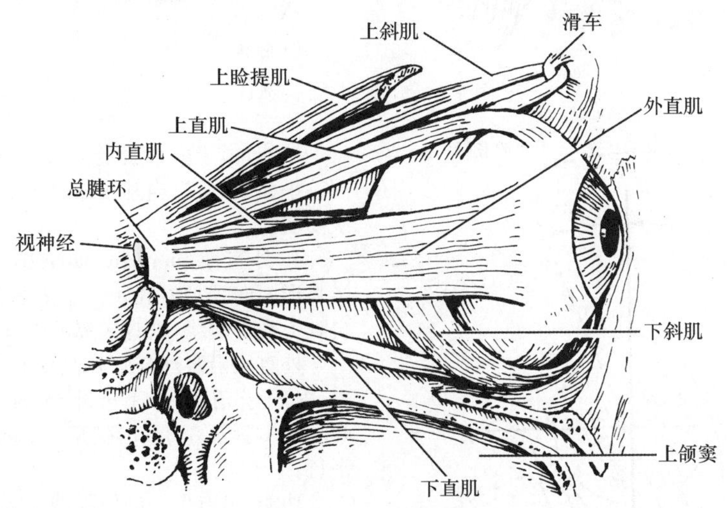

图 1-7-22　眼球外肌

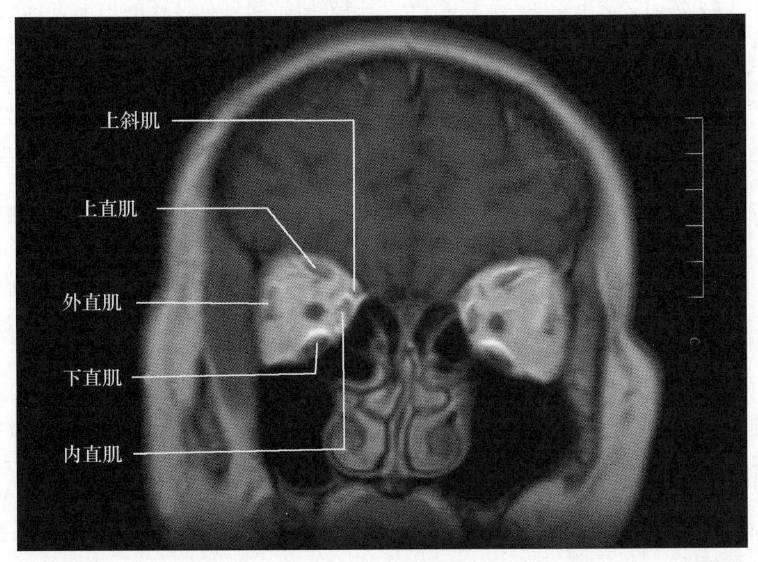

图 1-7-23　眼外肌

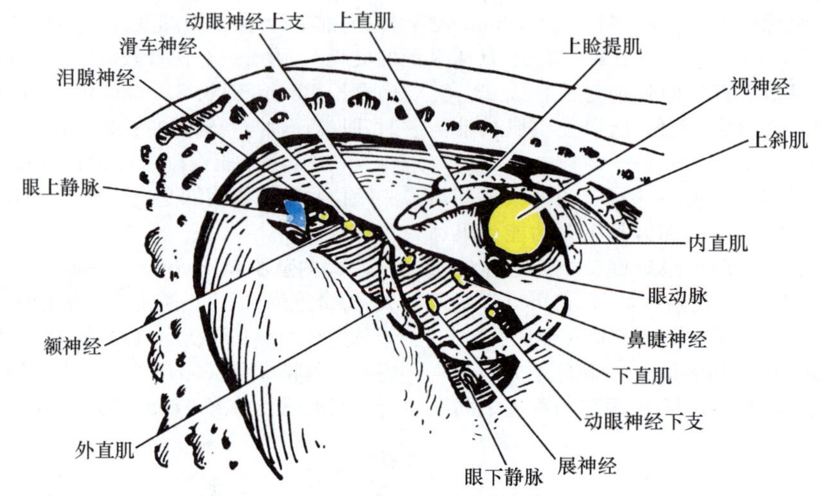

图 1-7-24 眶尖部总腱环

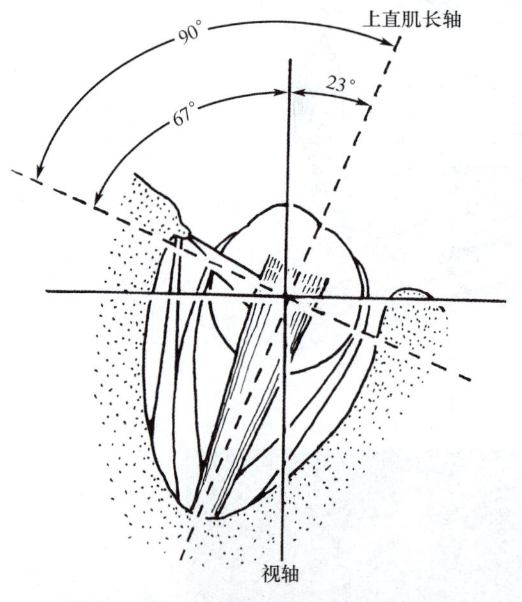

图 1-7-25 上直肌走行与视轴的关系

功能：由于内直肌走行与眼球视轴和旋转中心在同一平面上，所以当其收缩时只使眼球内转，而无其他次要功能。

4. 外直肌 m. rectus lateralis 起始点有两个：呈半弧形面向视神经孔。一个头起自总腱环，另一个起自眶上裂外侧缘，蝶骨大翼的外直肌棘处（图 1-7-26）。

外直肌沿眼球与眶外侧壁间前行，穿过眼球筋膜囊，附着于角膜线后 6.9mm 的巩膜上。肌肉全长 40.6mm，腱长 8.8mm，腱宽 9.2mm。附着线与角膜缘平行。

功能：只有单一的使眼球外转作用。

5. 上斜肌 m. obliquus superior 是细而薄的一条眼外肌。起自总腱环的内上方，恰于总腱环与眶骨膜之间，沿眶上内角前行，在到达滑车前 10mm 处，梭形较厚的肌腹变成圆形肌腱，并通过纤维组织形成的滑车环，肌腱由此转折，向后外方向走行并逐渐变宽，在上直肌之下横过眼球顶，附着于赤道后、眼球旋转中心后外方的巩膜面上（图 1-7-27）。

关于上、下直肌与上、下眼睑的关系

上直肌与提上睑肌均起自眶尖总腱环上方，向前外方行走。两肌鼻侧缘相互重叠，肌鞘间有联系。因此，在行上直肌手术时，要将两肌肉间鞘膜的联系加以分离，否则，上直肌后退时将引起上睑后退，造成睑裂开大，上直肌缩短或徙前时将引起上睑下垂。

正常情况下，下直肌鞘膜有一部分纤维达下穹隆结膜并与眼轮匝肌发生联系，所以，在眼球上下转动时，下睑也随眼球做轻微运动。小儿的特发性睑内翻就是这部分纤维联系发育过强所致，尤其当眼球下转时，下睑出现双重睑，同时，下睑线内翻，睫毛接触角膜。特发性睑内翻常选择 1、3、6 术式，6 是在距睑缘 6mm 处平行睑缘的穹隆部做结膜切口，并分离，切断由下直肌鞘发出的纤维联系。在下直肌手术时，亦应充分注意这种联系，否则后退术可使下睑退缩、睑裂开大，甚至出现特发性睑内翻的情况，缩短术后可引起下睑轻度向上，睑裂缩小。

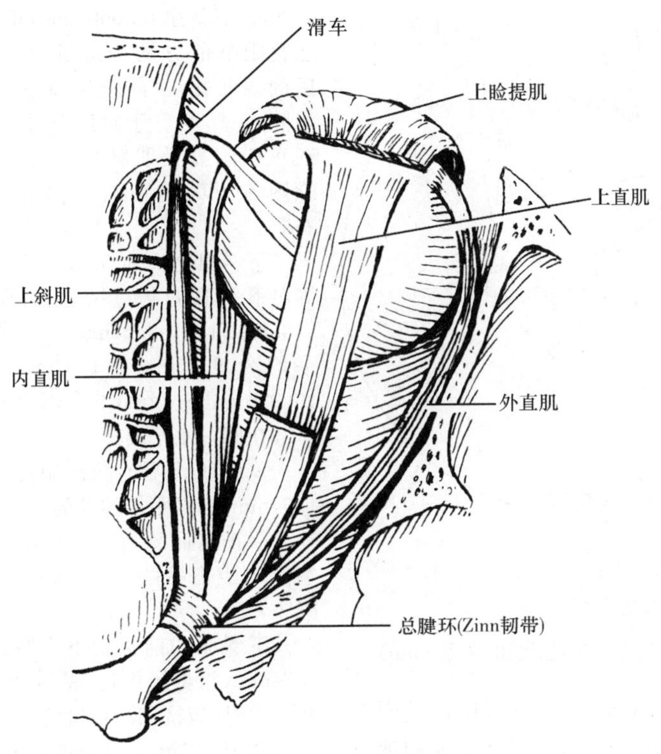

图 1-7-26 眼球外肌

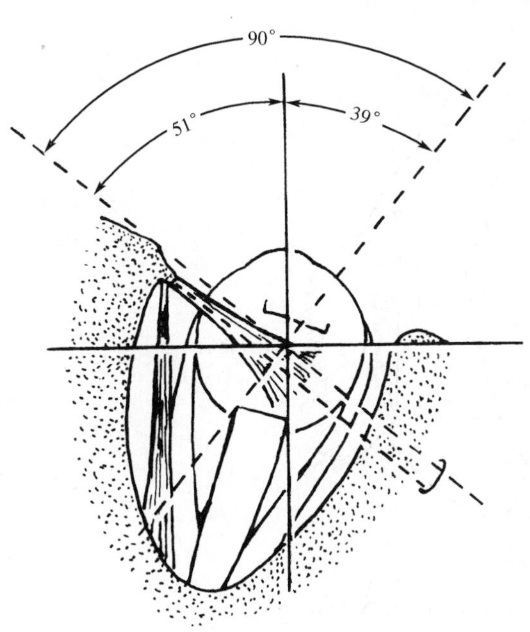

图 1-7-27 上斜肌走行与视轴的关系

上斜肌全长约 60mm(滑车前为 40mm,经滑车反折后为 20mm)。上斜肌的附着线有非常大的个体差异,一般是一个凸面向后的弓形线,长度为 10.8mm,其前缘距上直肌附着线颞侧缘 4.5mm,偏鼻侧 0.5mm。后缘距视神经 6.5mm(图 1-7-28)。国内王言纯等对 7 具成人尸体的 13 只眼标本测定结果为:有 9 只眼附着线中点位于眼球垂直子午线之外(最远为 3.76mm),有 3 只眼恰好位于垂直子午线上,有 1 只眼位于垂直子午线内 1.92mm。表明,上斜肌止端并不都附着在眼球上方赤道后偏外侧。上斜肌止端前线距上直肌止端颞侧缘平均为 5.94mm±1.8mm。后缘距视神经为 8.02mm±0.82mm。

上斜肌由滑车转折后与眼球中间垂直平面的夹角:Duke-Elder(1961)为 54°,Huytt 为 51°,王言纯统计为 50.25°±6.23°。

在临床上应当注意的是,上斜肌前缘与上直肌内侧止端的距离仅为 3.3mm±1.13mm。因此,在做上直肌手术时,应特别注意避免损伤上斜肌(图 1-7-27)。

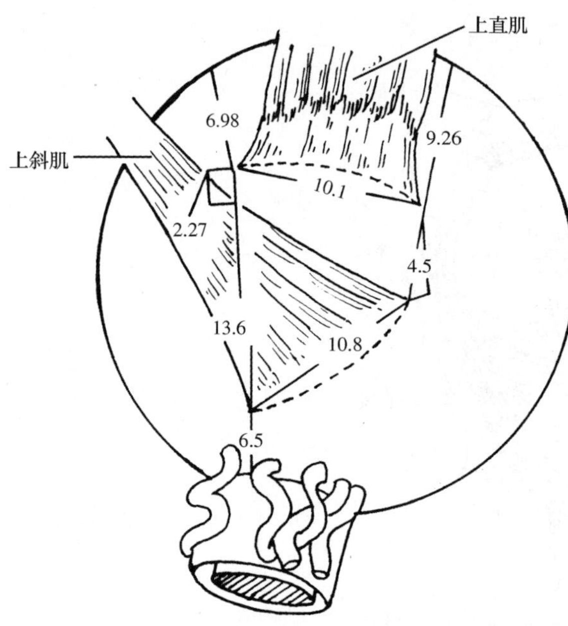

图 1-7-28　上斜肌附着点与周围组织的关系(mm)

功能:由于上斜肌由滑车部反折,所以其牵引力方向与视轴成 51°(或 50°)角。故其主要功能在第一眼位时为眼球内旋,次要功能使眼球下转及外转。

6. 下斜肌 m. obliquus inferior　是眼外肌中唯一起自眼眶前方的一条肌肉。它起自眼眶鼻下缘稍后的浅凹处,由此向后,向外上方,在下直肌与眶底之间走行,附着于眼球下方的后外象限巩膜上。它在巩膜附着处肌腱极短,甚至没有肌腱,而是肌纤维附着于巩膜上,常以此特点对离体眼球确定左、右眼。

下斜肌全长为 37mm,是最短的眼外肌。王言纯等对下斜肌的测量结果为:肌腱长度为 5.65mm±2.35mm(1.7～8.64mm)。下斜肌在巩膜附着线长度平均为 9.55mm±1.38mm。附着线弯曲半径为 15.38mm±8.44mm。下斜肌附着线大致与视网膜黄斑部在同一水平面。

下斜肌止端前缘距眼球赤道平均为 3.99mm±1.04mm,后缘距视神经为 5.47mm±0.62mm,前缘距外直肌止端颞侧为 9.47mm±0.9mm。上、下斜肌止端间的距离平均为 11.86mm±2.29mm(图 1-7-29,图 1-7-30)。

下斜肌的前缘距下直肌止端颞侧为 2.19mm±0.84mm,与鼻侧更近,基本相重叠。因此,在做下直肌手术时,应特别注意避免损伤下斜肌。

功能:在第一眼位时,下斜肌与视轴成 51°角,此时主要作用为眼球外旋,次要作用为眼球上转及外转。

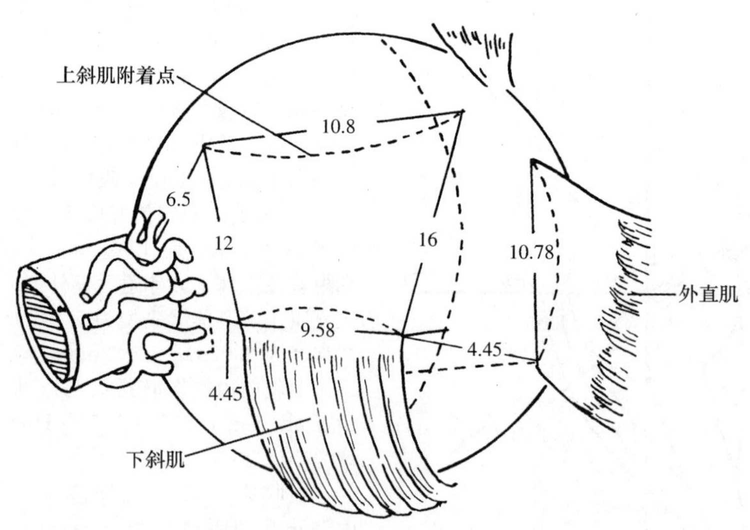

图 1-7-29　下斜肌附着点与周围组织的关系(mm)

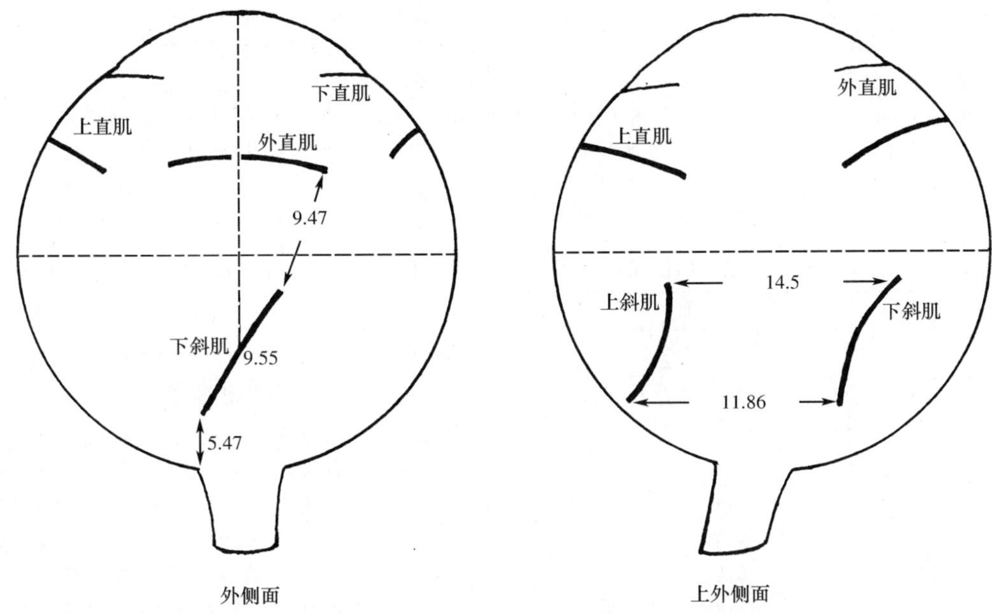

图 1-7-30　下斜肌止端与周围组织的关系(mm)

眼外肌与临床

1. 眼外肌纤维在周身横纹肌中，分化最精密，纤维纤细，与骨骼肌相比，在单位面积内，远较其他部位的肌纤维多。纤维束间只疏松连结，手术时极易分离，所以在肌肉手术时，应捆扎固定，以免滑脱。

2. 眼外肌纤维中神经纤维非常丰富，一般骨骼肌纤维与神经纤维之比为 50∶1 至 125∶1，而眼外肌肌纤维与其中的神经纤维之比只有 2∶1 至 6∶1。因此，增加了精细工作的能力。

3. 四个直肌附着线(点)围绕角膜构成一螺旋形弧线。距角膜最近的是内直肌，依次为下直肌、外直肌和上直肌。为易于记忆，常用内下外上，5mm、6mm、7mm、8mm 来代替其实际距离。如此既便于眼肌手术时选择切口部位，又便于暴露肌肉。一般结膜切口部位均选择于肌肉附着线前 1～2mm 处，外直肌手术的结膜切口亦可在距角膜缘 9～10mm 处。掌握肌肉附着线位置，又便于了解肌腱附着线后退及徙前限度问题；内直肌附着线距角膜线最近，且肌力最强，故有利于做后退术，一般以 5～6mm 较为安全。因赤道部距角膜缘约为 13mm，如后退 5mm，尚在赤道前 2.5mm。任何肌肉均不能退到赤道后，否则将只有向后牵拉眼球作用。外直肌止端距角膜缘较远，故有利于做徙前术或缩短术。

4. 人类具有双眼视功能，为保持这种功能顺利完成，眼外肌在两眼间起调节、协调作用。为了保持双眼视功能，两眼运动时，所接受的神经冲动常强度相当、效果相同。如一眼向右转动时，另一眼也必然向右转动，而且强度相等。在这一过程中各眼外肌之间有协同、配偶和拮抗关系。

协同肌 synergisis：当某一眼外肌行使其主要动作时，而有某些其他眼外肌来协助完成，起协助作用的眼外肌即为协同肌。如眼球外转时，主要是外直肌起主要作用，而上、下斜肌的次要作用亦为外转，此时，上、下斜肌亦起部分作用，所以上、下斜肌是外直肌的协同肌。

配偶肌 yuke muscles：由于两眼运动必须是共同的，方向相同、力量(强度)相等，即向右看时，两眼皆同时右转，而且转动幅度相等，才能保持两眼视线平行，完成双眼单视。这一过程是由右眼外直肌和左眼内直肌同时做等量收缩来完成，共同转动的这两条眼外肌称配偶肌。眼球主要注视方向的不同，组成六对主要配偶肌：

1. 向右转:右外直肌与左内直肌;　2. 向左转:左外直肌与右内直肌;
3. 右上转:右上直肌与左下斜肌;　4. 左上转:左上直肌与右下斜肌;
5. 右下转:右下直肌与左上斜肌;　6. 左下转:左下直肌与右上斜肌。

拮抗肌 antagonists:眼外肌运动除相互协同作用外,尚需相互制约,以免超过所需运动范围。六条眼外肌根据运动方向可组成:①水平运动拮抗肌;②垂直运动拮抗肌;③旋转运动拮抗肌。三组拮抗肌见表 1-7-2。

表 1-7-2　眼球在第一眼位时眼外肌的拮抗关系

肌肉	作用	拮抗肌	
		主　要	次　要
外直肌	外转	内直肌	上直肌、下直肌
内直肌	内转	外直肌	上斜肌、下斜肌
上直肌	上转		上斜肌
	内转	下直肌	上斜肌、外直肌、下斜肌
	内旋		下斜肌、下直肌
下直肌	下转		下斜肌
	内转	上直肌	上斜肌、外直肌、下斜肌
	外旋		上斜肌、上直肌
上斜肌	内旋		下直肌
	下转	下斜肌	上直肌、下斜肌
	外旋		上直肌、内直肌、下直肌
下斜肌	外旋		上直肌
	上转	上斜肌	下直肌、上斜肌
	外转		上直肌、内直肌、下直肌

（二）眼外肌的神经支配

在 6 条眼外肌中,除上斜肌由滑车神经支配、外直肌由展神经支配外,其他 4 条眼外肌均由动眼神经支配。

（三）眼球的筋膜

眼眶内的筋膜对眼外肌运动起重要作用,并将眼球稳定地悬吊于眶内。当眼球运动时,只以眼球旋转中心为支点,向各方向转动而不移位。眼眶筋膜虽然在不同部位,其功能有所不同,但实际是一个连续的、完整的筋膜。

1. 眼球鞘(眼球筋膜,又称 Tenon 囊)　为包绕眼球的一层纤维组织薄膜。前起角巩膜缘,后部与包绕视神经的硬脑膜在眼球后极部融合。眼球鞘除在近角巩膜缘外 2～3mm 处与巩膜密切愈着外,其他部分都与巩膜分开,中间留一巩膜外隙(巩膜上间隙),眼球在此腔内可向各方自由转动。眼球筋膜囊炎即为此巩膜外间隙的炎症,可引起轻度眼球突出,眼球转动时疼痛。

关于诊断眼位

在临床上为确定复视病人哪一条肌肉病变,从肌肉走行与视轴的关系上,观察哪一个注视方向能够显示出该肌肉的最大作用,并和其配偶肌加以比较,判定该肌的功能。用于此种目的的眼位方向为诊断眼位,在该位置上能表示该肌肉的单纯主要作用而不合并次要作用。共有六个诊断眼位(表 1-7-3):

近年,为诊断 A-V 征,将上下方也列为诊断眼位。

因为上、下直肌在外转 23°时其作用只是上、下转,上、下斜肌在内转 51°时,只有下、上作用(一般以 25°左右作为检查标准)。如此可确定该肌的功能状态。

表 1-7-3　诊断眼位

眼　位	肌　肉
1. 上右方	右上直肌、左下斜肌
2. 上左方	右下斜肌、左上直肌
3. 水平向左方	右内直肌、左外直肌
4. 下右方	右下直肌、左上斜肌
5. 下左方	右上斜肌、左下直肌
6. 水平向右方	右外直肌、左内直肌

眼球鞘的前 1/3 与结膜黏在一起,在上下穹隆部分为两层,外层与穹隆部组织相延续,内层与球结膜连结。

2. 肌鞘与肌间膜　当眼外肌在眼球赤道部穿过眼球鞘时,此鞘亦反折包绕各眼外肌,构成肌鞘。犹如手套与掌、指的关系。

四直肌的肌鞘向两侧延续,并相互连结,构成肌间膜。如此则形成一个比较完整的肌肉圆锥。眶脂肪被其分割为两部分,由于这种解剖关系的存在,在临床上眼眶病变如肿瘤、炎症时，分析病变位置在肌圆锥内抑或于肌圆锥外，对病变的诊断、处理均有很大意义。

3. 遏(限)制韧带及 Lockwood 悬韧带 遏制韧带是连结眼鞘与眼眶壁的韧带，以固定眼球，避免四直肌收缩时致眼球内陷，协调肌肉运动，遏制某一眼肌的过度收缩。遏制韧带主要有内侧及外侧遏(限)制韧带(图 1-7-31)。

内侧遏制韧带：是由内直肌止点后 2mm 的肌鞘起始，呈翼状散开，附于眼眶内侧的骨壁、眶隔、内眦部结膜及泪阜上。当做内直肌后徙或断腱术时，应用剪刀将此韧带剪断，否则由于遏制韧带牵引，导致泪阜内陷，影响美容。

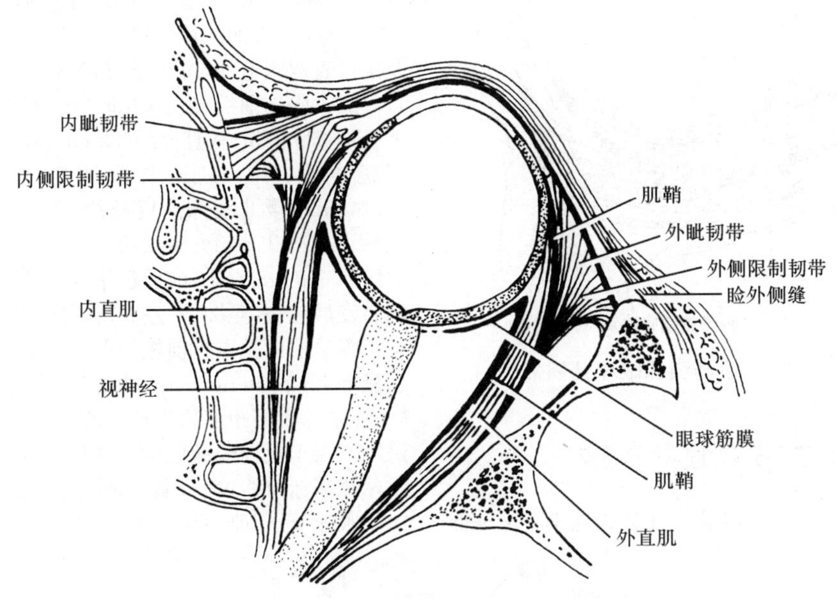

图 1-7-31 眼球被膜和限制韧带

外侧遏(限)制韧带：是由外直肌止点后 7mm 的肌鞘发出，亦呈翼状向前伸展，附着于颧骨的眶外侧结节、外眦韧带后方及外眦部结膜，外眦韧带较内眦韧带略窄并厚一些。两韧带的前部均含有平滑肌成分。

Lockwood 悬韧带：下直肌和下斜肌的筋膜融合在一起，并有肌间膜参与其中，从而在眼球下部形成一宽厚的筋膜，并有支托眼球的作用。即使将上颌骨切除以后，眼球亦可保持原来位置而不下沉，此即为 Lockwood 悬韧带(图 1-7-32)。

关于斜视手术时显露肌肉

眼外肌的肌纤维、肌鞘、眼球筋膜以及遏(限)制韧带关系密切。为顺利显露肌肉，应从麻醉开始，局部浸润麻醉不要注射过深，以免因眼球筋膜肿胀使分离及寻找肌肉困难。做结膜切口后应充分分离遏(限)制韧带，使泪阜与其下的肌鞘分离，以免肌肉后退使遏(限)制韧带牵拉致泪阜后退，影响美观。暴露肌肉可带肌鞘，亦可不带肌鞘，带肌鞘的做法是分离遏(限)制韧带后，用剪刀在直肌上下缘外 1～2mm 处将眼球筋膜各剪一小口，容斜视钩通过，两钩向前后分离，以剥开肌肉与巩膜的联系及分离肌肉与两侧筋膜的联系。如此，肌肉在肌鞘内不受损伤。不带肌鞘的方法是将结膜剪开、分离遏(限)制韧带后，在直肌附着点前将眼球筋膜剪开与结膜相同大小的切口，连同结膜一并翻开即可显露直肌，再以斜视钩伸入肌肉下方，分离肌间膜。两种方法可依术者习惯，但我们认为，做单纯断腱术时以带肌鞘方法较为安全。

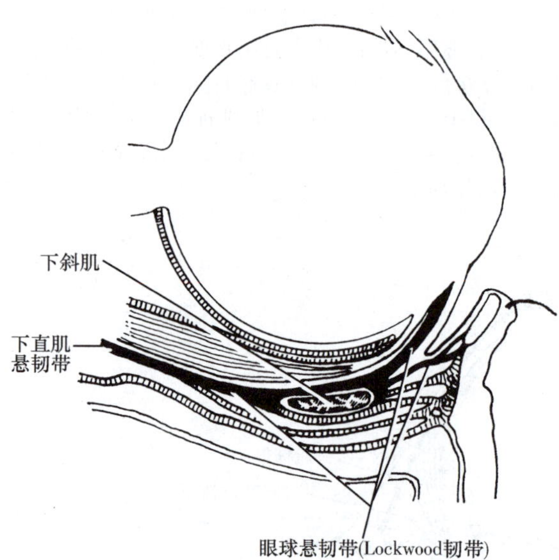

图 1-7-32　下直肌筋膜和眼球悬韧带

第二节　眼　　球

眼球 bulbus oculi 是由两个不同弯曲半径的球面对合而成的球形体。前面弯曲半径较小，是透明的角膜，后面弯曲半径较大为不透明的巩膜。眼球后部偏鼻侧与视神经连结。

眼球位于眼眶前部，借眶筋膜、韧带悬吊于眼眶中，周围有眶脂肪垫衬，以减少眼球的震动。眼球前面有眼睑保护。正常眼球向前平视时，突出于眼眶外侧缘约 12～14mm。眼球突出度，个体差异较大，我国罗文彬对 3102 人的统计，平均为 13.57mm，两眼基本无差别。若双眼差 3mm 以上时，为病理改变。

成人眼球前后径约 24mm(内径约 22.12mm)；水平径约 23.5mm；垂直径约 23mm。我国虞积生等以 A 型超声对 1789 只正常眼测定：前后径平均为 23.74mm。婴儿眼球前后径约 12.5～18.5mm；垂直径约 14.5～17mm。生后第一年生长较快，以后逐渐减缓。至 7～8 岁时，前后径平均约为 17.3mm。青春期后发展较快，至 20 岁左右逐渐停止生长。

眼球前面顶点称**前极** polus anterior；后面顶点称**后极** polus posterior；前后极间的连线为眼球的几何轴；在眼球表面距前后极相等各点的连线，构成眼球赤道线。由于视神经颞侧的眼球壁稍向后外突出，所以眼球鼻侧赤道线偏前，颞侧赤道线偏后。

眼球可分为眼球壁和眼球内容两部分(图 1-7-33)。

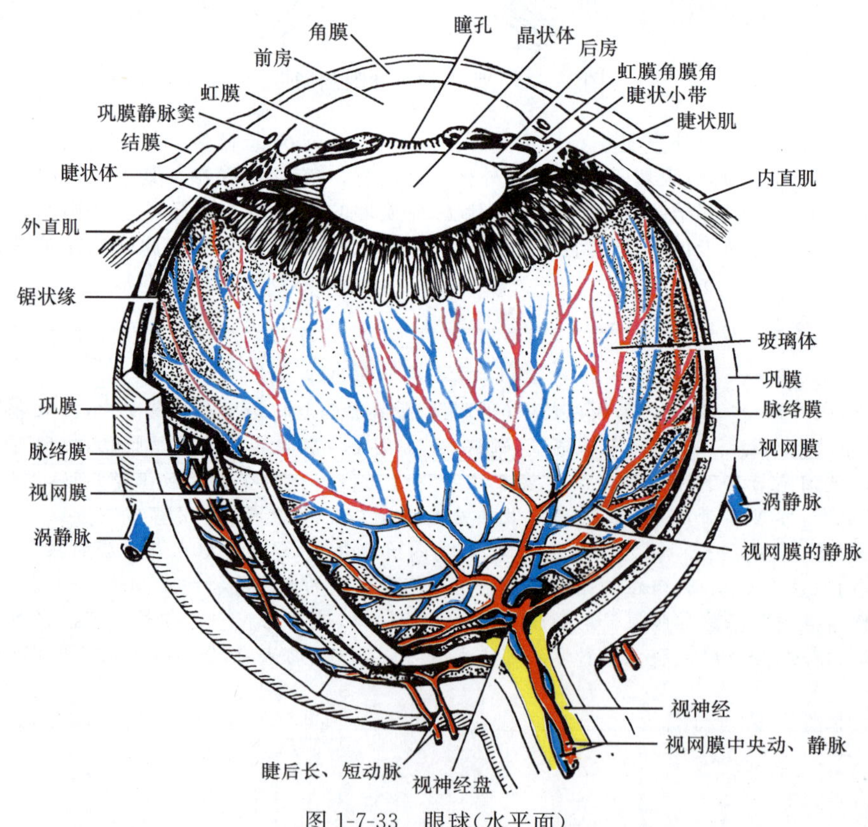

图 1-7-33　眼球(水平面)

眼球壁由三层膜构成。外层为纤维膜，组织坚韧，有保护眼球内组织的作用。前1/6为角膜，后5/6为巩膜，二者交界处称角膜缘。中层为葡萄膜，内含丰富的色素和血管，故又称色素膜或血管膜，具有遮蔽和调节进入眼内的光线以及营养眼内组织的功能；内层为视网膜，是感受光线刺激和传导神经冲动的重要组织。

眼球内容包括房水、晶体和玻璃体等透明组织。眼球内容连同角膜构成眼球的屈光系统称屈光间质。

眼球的轴和角（图1-7-34）

1. 光轴　通过角膜中心和晶体中心的连线，该线穿过视网膜黄斑中心凹的鼻侧。眼球的结点和旋转中心（角膜前表面后13.4mm）都在此轴上。

2. 视轴　眼外的固定一点，通过结点与黄斑中心凹的连线。

3. 固定轴　连结眼外一固定点与眼球旋转中心的线。

4. Alpha（α）角　是视轴与光轴在结点处所形成的夹角。该角分正负；视轴在光轴鼻侧者为正α角，颞侧者为负α角。

5. Gamma（γ）角　为光轴和固定轴所形成的夹角。

6. Kappa（κ）角　斜视病人须测α角，但很难测出，故常将κ角认做α角，即以瞳孔中心（在角膜中心鼻侧）所作的与角膜的垂直线为瞳孔线。此线与视轴的夹角为Kappa角。

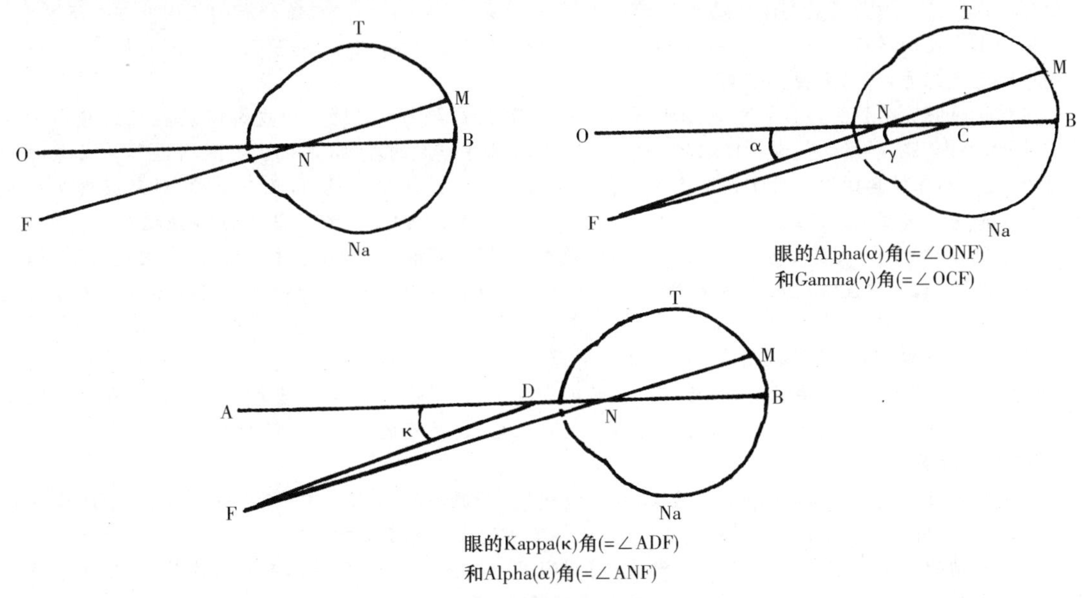

图1-7-34　眼球屈光的轴和角

OB. 光轴；FM. 视轴；N. 结点；M. 黄斑；T. 颞侧；Na. 鼻侧；C. 眼球旋转中心；D. 瞳孔中心；AB. 瞳孔线

眼球表面定位

眼球表面定位在某些眼内手术中有一定意义。

1. 角膜缘与锯齿缘的距离　鼻侧7mm，颞侧8mm。高度近视可达9～10mm，远视眼较近。

2. 锯齿缘与视神经间距离（弧长）　鼻侧为27mm，颞侧为32.5mm，上下约为31mm。

3. 锯齿缘与眼球赤道部距离　约为6～7mm。

4. 角膜缘距眼球赤道部距离　鼻侧为13～14mm，颞侧为14～15mm。

5. 涡静脉　上方有2条，在上直肌两侧；颞上侧涡静脉在赤道后约8mm，鼻上为6mm，下方2个在下直肌两侧；颞下在赤道后5.5mm，鼻下为6mm，有的人涡静脉可多至5～8条，位置亦有变异。高度近视眼的涡静脉靠后，甚至接近视神经，手术时应注意。

一、角　　膜

角膜占眼球前部 1/6～1/5，为透明的膜，与巩膜一起构成眼球壁。该膜无血管及淋巴管，形状特殊。角膜的中央部分称顶点，角巩膜移行部分称角膜缘。

（一）形状、大小、厚度

从前方看角膜呈横椭圆形。据国内统计，男女略有不同，角膜横径平均约 11mm，纵径约 10.11mm，直径小于 10mm 或大于 13mm 者为异常。角膜并非球面，从其水平断面看也非单纯的圆形或椭圆形，与抛物线、双曲线也不一样，因而它是个组成复杂的曲线。在水平断面上，其中心部位约（中央 1/3）4mm 直径范围内为椭圆形，为光学区。两个主径线的弯曲半径，即便是在正视眼也有差异，但为直角相交。角膜前面的曲率半径为 7.5～7.9mm，后面如球面约 6.6mm。角膜的屈折率为 1.37，与水 1.33 近似。

角膜的厚度因检查方法、检测人的不同而异。中心部约为 0.5～0.57mm，高度近视眼稍薄，远视与正视眼一样。角膜的厚度从中心 30°附近开始变厚，周边部可达 0.7～1.0mm。睁眼时，水分不断从泪膜蒸发掉，所以比闭眼时角膜要薄 4%。

角膜的形态结构与眼科临床

角膜病变时出现的羞明，多为角膜浅表性疾患的症状，这是因为角膜神经网密集于实质层的表层及上皮细胞层内所致。但角膜对刺激的局部位置不能判断，这是由于一根神经纤维分布的范围非常广泛所致。

角膜上皮最表层有紧密连接 tight junction，它把细胞紧密地结合在一起，能防止细菌的侵入，但对微小病毒则无能为力，所以角膜易受病毒侵袭。

在维持角膜透明性上，泪膜-角膜-房水三者间的关系至关重要。健康的内皮细胞层能阻止房水进入实质层，因内皮层有对水的能动输送机制，所以角膜得以保持一定的厚度，该机制更能引进作为营养源的葡萄糖，这些在保持角膜透明性上意义重大。角膜实质板层的排列非常规则，又无血管，对角膜透明性也是重要的条件。若在其他组织可以无视的一些微小变化如浮肿，但发生在角膜上便可使之失去透明性。上皮性障碍浮肿为局限性，比较轻，由于该层再生能力强，损伤后很快愈合，浮肿随之消失；内皮性障碍，即可出现实质浮肿，因内皮细胞几乎不能分裂再生，所以，这种损伤在临床上则成为大问题——永久性角膜水肿。

角膜前泪膜不断向外界蒸发水分，这在调节角膜水分，使角膜保持一定厚度方面也有重要作用。实质浮肿的病人，早晨起床时视力不好，午后视力一般可见改进，这对临床医生则屡见不鲜。因为在睡眠中闭眼，抑制了泪膜的蒸发作用，所以起床时视力不好。起床后，由于开睑，泪膜不断向外界蒸发水分，因而浮肿减轻，视力改善。

角膜是无血管透明组织，代谢功能低，病程一般缓慢，而且较难治愈。相反，角膜无血管，细胞少也是有利点，即同种角膜移植后，较少引起免疫反应，比其他脏器移植容易成功。

角膜的结缔组织成分较多，容易形成瘢痕，因角膜混浊而视力下降，即使治疗及时恢复透明，但也多在形状上留有改变，因影响屈光状态而同样能使视力下降。

角膜与隐形眼镜

每日使用隐形眼镜 6 小时以上，连续 6 个月后，角膜弯曲半径可减少，其弱主径线变化尤为明显，因而有人认为，该镜能减轻散光。

角膜的营养主要来自角膜缘血管网和房水。代谢所需的葡萄糖主要由房水供应，以维持角膜中心部的代谢。角膜缘供应的糖主要维持角膜周边部 1.2mm 范围的代谢。代谢需要的氧 80%来自空气，15%来自角膜缘血管网，5%来自房水。角膜上皮如缺氧便混浊，隐形眼镜的材料（硬质）氧气通不过去，可是因为装用的隐形眼镜与眼睑运动一起滑动，含有氧的泪液因此能进入镜下，故供氧充足，但装用该眼镜睡眠时则将缺氧。可是当装用软隐形眼镜（有一定的透气性）时，因眼镜不能与眼睑共动，故常发生角膜缺氧。缺氧，则内皮细胞排水能力下降。角膜内潴留水分时，角膜便会水肿混浊。

（二）泪膜

角膜表面经常有一层泪膜覆盖其上。泪膜厚约4～6μm，因有泪膜，所以角膜表面经常保持光学上需要的光滑。该膜可防止水分大量蒸发，保护角膜不至发生干燥，并在维持角膜自身的代谢和角膜的透明上有很大程度也依靠泪膜。泪膜分三层，从前向后为脂层、水层和黏液层。

1. 脂层　在泪膜最表面。厚约0.01μm，为睑板腺分泌物中的脂类组成的膜。因为脂层的表面张力关系，泪膜才能像一张薄膜覆在角膜表面。

2. 水层　脂层之下是泪液构成的中层。以水分为主，还含有电解质、白蛋白、球蛋白、葡萄糖和溶菌酶。

3. 黏液层　是最深层，为结膜上皮杯细胞分泌的黏液物质所构成。由于该层的存在，使瞬目运动能圆滑地实现，并使结角膜经常保持润滑状态。

（三）角膜的组织结构(图1-7-35)

角膜分五层，从表至里的顺序为前上皮（上皮细胞层）、前界膜（前弹性层）、实质层（基质层）、后弹性层及内皮细胞层。前弹性层除人类以外，只有猴、鸡等少数动物才保留。临床上常把角膜上皮层和前弹性层称为角膜表层，基质层称为角膜中层，后弹性层和内皮细胞层称为角膜深层。用裂隙灯显微镜检查易于区别。

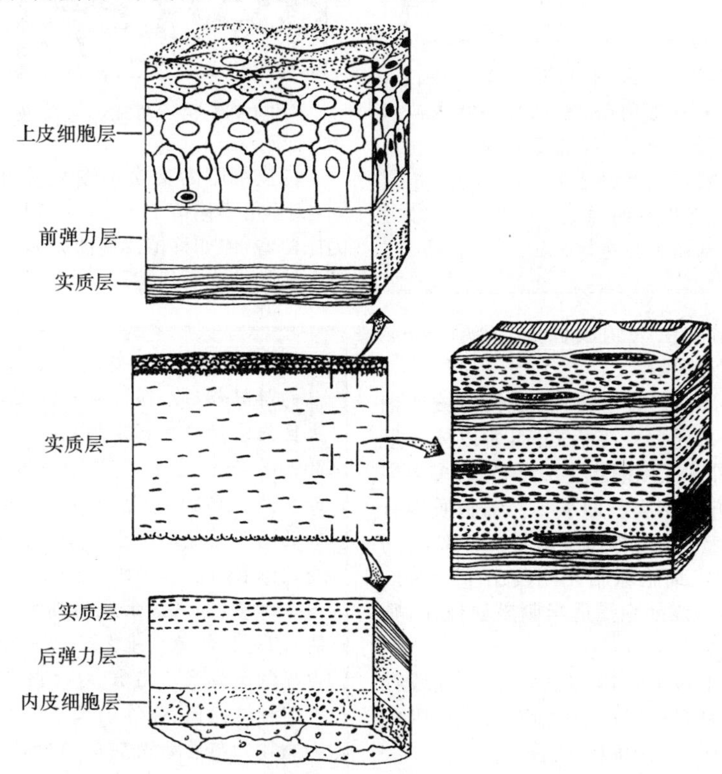

图1-7-35　角膜组织模式图(横切面)

1. 前上皮（角膜上皮细胞层）　泪膜之下才是角膜上皮层，它是结膜上皮的延续，为5层上皮细胞所组成。厚度均一，约50～100μm，约占全角膜厚度的10%。细胞很规则，分三层，易与前弹力层分离。表层上皮细胞为扁平细胞，中层为矩形，最深层为矮柱细胞。上皮细胞再生能力强，只要基质层健在，便可无痕迹治愈。Hannac等认为，正常角膜上皮7天便代谢周转一次。外伤时，上皮较早再生，炎症或代谢异常时再生将延长。角膜移植后移植片的上皮细胞全部脱落，而且用受体细胞代替之。

2. 前界膜（前弹性层）　前界膜也称Bowman's membrane，厚度为8～14μm，无构造，均质透明，为10～15nm的胶原纤维所构成。染色性与实质略同，Pas反应弱阳性，不含糖原，非嗜苏丹性。

该层的前面与角膜表面完全平行，与上皮细胞层界限清楚，但与其后面的基质层分界不清，实际上可认为它是基质层的变形。在角膜的周边部前弹性层突然终止，故常以该层的止端作为角膜线的分界。该层抵抗力较弱，易被损伤，又无再生能力，破坏后由结缔组织代替。

3. 角膜基质层（角膜实质层） 角膜基质层又称实质层或间质层，占角膜全层厚度的 90%，细胞成分很少，约占角膜全容积的 5%。其各种组成成分具有相同的屈光指数，所以新鲜标本很难发现本层的结构。

本层由直径 30nm 的胶原纤维互相平行排列并集合成扁平的纤维束，纤维束互相联合，形成极规则的角膜纤维板(lamella)。板一般厚约 1.5～2.5μm，角膜基质层就是由 200 个以上的角膜板重叠并由胶性物质黏合而成。角膜板层的重叠虽是错综的，但其纤维及板层皆与角膜表面平行。本层损伤后不能再生，而由不透明的瘢痕组织所代替。

角膜上皮缺损时，上皮细胞从其周围向缺损部移动覆盖之。如缺损范围小，可在数小时内修复。损伤如伤及角膜基质层，角膜固定细胞活化为成纤维细胞，产生胶原及黏多糖，损伤处新形成的胶原纤维比以前原有的粗大，且排列不齐，因此，该部常混浊，从而失去透明性。

实质中细胞成分主要为角膜固定细胞 stromal cell，另外还有少数游走细胞。

角膜固定细胞，又称角膜小体，为细长的梭形细胞。因其在紧密重叠的角膜纤维板之间，所以体形呈扁平状，核也扁平。外观上该细胞类似海星，有多数突起与邻近细胞相接，并与角膜表面平行。细胞质内有多数硫酸角质颗粒，这与固定细胞的酸性黏多糖类的合成与维持有关。固定细胞除胎儿期及出生后短期以外，一般细胞不分裂，该细胞受适当刺激如外伤，则可变为成纤维细胞。

角膜移植后，供体移植片内的固定细胞可残存 12～13 个月或更长，但如移植片混浊形成瘢痕，则此细胞很快就被受体角膜固定细胞所代替。

游走细胞，来自角膜缘血管网，平时为数不多，发炎时，则数量剧增。细胞属白细胞；也呈扁平状，以致辨认困难。

4. 后界膜（后弹性层） 也称 Desmet 膜。厚度 4～6μm，为强韧的均质透明膜，富于弹性，抵抗力极强。所以，临床上才有后弹性层脱出或膨出的表现，损伤后可迅速再生。

该层在电子显微镜下为细微纤维构成，向后移行于虹膜梳状韧带。

5. 后上皮（内皮细胞层）(图 1-7-36) 角膜内皮是角膜的最后一层组织，排列在后弹性层上，由一层扁平的六角形细胞组成，它越过前房角，与虹膜表面的细胞相连接。每个细胞高约 5μm，宽 20μm，胞浆颗粒状，核在中央呈圆形或椭圆形。角膜内皮细胞的分裂像在成年人很少看到，只有在发育期的年龄才可看到。

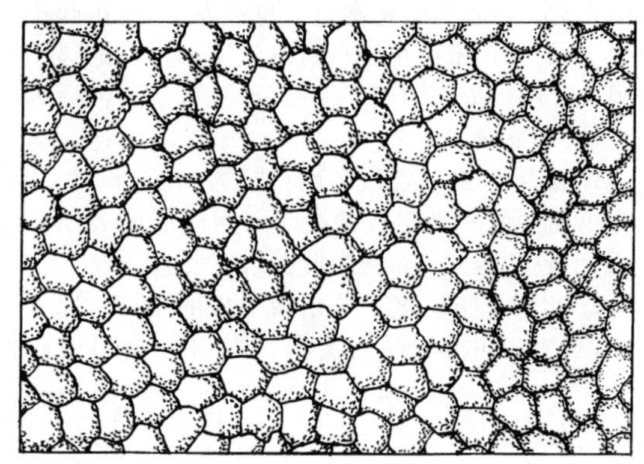

图 1-7-36 角膜内皮细胞层光镜下所见

内皮细胞的交换很慢。用同位素标记法检查看到，实验角膜移植 12～13 个月后，供体角膜内皮细胞仍保留着，但如移植片混浊瘢痕化之后，细胞很快就会被受体的细胞所代替。

完整的内皮细胞有防止房水进入角膜实质层的屏障作用。国内有人对 194 只正常眼角膜中央区内皮细胞观察发现，内皮细胞的平均密度为 2899 个/mm^2±450.53 个/mm^2，每个细胞的平均面积为 359μm^2±53.39μm^2。该细胞的密度随年龄的增长而逐渐减少，平均面积也随年龄的增长而逐渐扩大。各种眼内手术时，都不宜过多损伤内皮细胞，如果该细胞的丧失超过了其最大扩展能力，将引起角膜永久性水肿和混浊。Kraff 等对内皮细胞观察后指出，对白内障人工晶体植入术，术前筛选病例、评价手术方法和术者的技巧，对人工晶体的质量和型别及预后估计等，内皮细胞均占有十分重要的位置。

老年时后弹力层及内皮细胞层变化显著，后弹性层随年老而增厚。初生时厚约 3～4μm，成人时 10～12μm，老龄时角膜的周边部出现多发性局限性肥厚，称 Hasall-Heule 结节。从内皮侧看该结节呈半球状隆起，内皮细胞因受压而细胞质变薄，后弹性层因肥厚而呈多数裂痕。老龄者的内皮细胞也常出现大小不等、形状不规则等变化。

角膜内皮细胞层发生缺损时，其位置将由周围残存的细胞扩大移动来修复。内皮细胞一生也不见由细胞分裂增殖来覆盖缺损部位。

（四）角膜神经

分布在角膜上的神经属三叉神经第一支，为睫状神经的末梢，大部分是感觉纤维，也混入一部分植物神经。感觉神经纤维成为瞬目、泪液分泌等反射路中的向心路。

从结膜、表层巩膜和巩膜的高度向角膜内进入约70～80根神经干，大约在进入角膜内的1.5mm处便失去髓鞘，向角膜中心部呈放射状分布。较大的神经干一般从实质深层进入，分布在角膜中心部；细小干则从表层进入分布在角膜的周边部。神经纤维的大部分分布位于实质层的前2/3，一小部分在后1/3。进入实质层的神经纤维只有一小部分终止在本层内，其大部分穿过前弹性层进入上皮内，在上皮基底部组成神经网，所以角膜的感觉特别敏锐。

角膜知觉一般在20岁左右最敏锐，随年龄的增长而有减弱的倾向。角膜中央区知觉一般比周边敏锐。

角膜上的痛点分布密，所以，角膜的触觉、痛觉最为敏感，因为触、痛觉皆可引起闭睑反应，这对保护经常暴露在外的角膜很有意义。角膜的温觉迟钝，所以角膜感觉不到冬季的寒冷和夏季的炎热。隐形眼镜因能致角膜知觉迟钝，装用者角膜虽有异物、感染，病人也多不自觉，常因发现得晚而酿成严重的结局。角膜知觉低下，常对麻痹性角膜炎、病毒性角膜炎有诊断价值。

关于角膜病

一些角膜病有其好发部位，角膜上皮营养障碍常侵犯上皮层。角膜银沉着症多侵犯实质深层及后弹性层，老年环的脂质沉着多发生在角膜周边部等。之所以有如此的好发部位，其理由迄今不明，可能与该部位的组织构造、物质代谢、营养条件等方面的特异性有关。角膜的中央部分与其周边部就有很多不同，从到血管网的距离来看角膜的代谢和营养，周边部优于中央部。在清除有害物质方面有重要意义的角膜感染症如匐行性角膜溃疡时，角膜周边部幸免者实不少见，同样，Fuchs角膜营养障碍也少侵犯角膜周边部。

角膜组织的抵抗力也对角膜病变有影响，同样为无构造的玻璃膜组织如前弹力层，它的抵抗力弱，易被疾病侵蚀破坏，形成溃疡，而后弹性层则抵抗力强，虽实质层破坏成溃疡，而后弹性层却坚韧难被破坏。后弹性层可以再生填补破坏之处；前弹性层不能再生，一旦破坏易由结缔组织代替形成瘢痕。

角膜组织因与其周围组织在发生学上以及解剖学上关系密切，所以，周围不同组织的病变常侵及不同层次的角膜。疱性结膜炎常由结膜发展到角膜表层，前部巩膜的炎症常引起角膜实质炎，葡萄膜病变常同时累及角膜内皮。

角膜又是体表组织，与皮肤相似。所以，皮肤病时角膜也常受侵犯。

从内因性疾病来看，角膜因无血管，全身方面的一次性感染转移到角膜者少见。但由于缓慢的致敏作用，对其他组织本可无损的抗原而在角膜却可引起过敏反应。全身性铜代谢障碍(肝脑综合征)、黏多糖类代谢障碍(多发性骨变性)、蛋白代谢障碍(胱氨酸病)等病变常累及角膜。药物的长期使用也有累及角膜，如长期使用氯喹时，角膜表层可发生点状混浊。

二、巩　膜

巩膜 sclera是眼球壁外层后5/6的部分，呈瓷白色，系由致密的结缔组织组成。外面被眼球鞘(眼球筋膜囊)包绕，形成**巩膜外隙**(巩膜上腔)，两者间有纤细的结缔组织相连；内面为脉络膜和睫状体。脉络膜和巩膜间有一潜在间隙，称**脉络膜上腔**。

巩膜前部与角膜连结，后部连接视神经外鞘。

巩膜内面布以淡棕色色素细胞，儿童时期由于巩膜较薄，这些色素可被透见，所以巩膜颜色偏蓝，老年人常有脂肪类物质沉着于巩膜上，所以颜色偏黄。

巩膜厚度极不一致。眼球后极部最厚，可达1mm；向前逐渐变薄，赤道部附近可以减到0.5mm；至各直肌附着处仅为0.3mm，加上肌腱0.3mm，融合在一起也仅为0.6mm；以后又逐渐增厚，至角膜缘附近厚度约 0.8mm。

巩膜虽系致密结缔组织构成，但在眼球壁上有几个薄弱区，容易因外伤而破裂，因病变而膨出。这些薄弱区：在眼球前部是角巩膜缘，因为眼球是由两个不同半径的球面相对合，在二者交界处形成一沟，称**巩膜外沟**，其内侧则接近前房角的小梁网，形成**巩膜内沟**，所以此处巩膜组织最薄，其中有 Schlemm 管环绕，更增加了此处巩膜的脆弱性。当眼球遭受钝挫伤时，则易在此处破裂；在后部，视神经穿出巩膜处称**巩膜后孔**。此孔道内口较小约1.5～2.0mm，外口较大约3.0～3.5mm，呈漏斗状。此处并非无巩膜组织，乃是巩膜在此处外 2/3 向后移行到视神经鞘，只有内 1/3 的巩膜相连续，其中有许多小孔形成巩膜筛板 lamina cribrosa，视神经纤维束由小孔中通过。由此可见，筛板处巩膜既薄又有许多网眼，所以是眼球壁最薄弱的部分。当眼压升高或因局部缺血时，筛板抵挡不住升高的眼压而后退。

此外，巩膜上有一些血管、神经穿过的小孔，亦成为巩膜的薄弱部分，这些小孔可分为三组：

后部孔（图 1-7-37）：是围绕视神经周围、睫状后长及后短动脉、睫状神经穿入巩膜的小孔。一般多达 10～20 个以上。

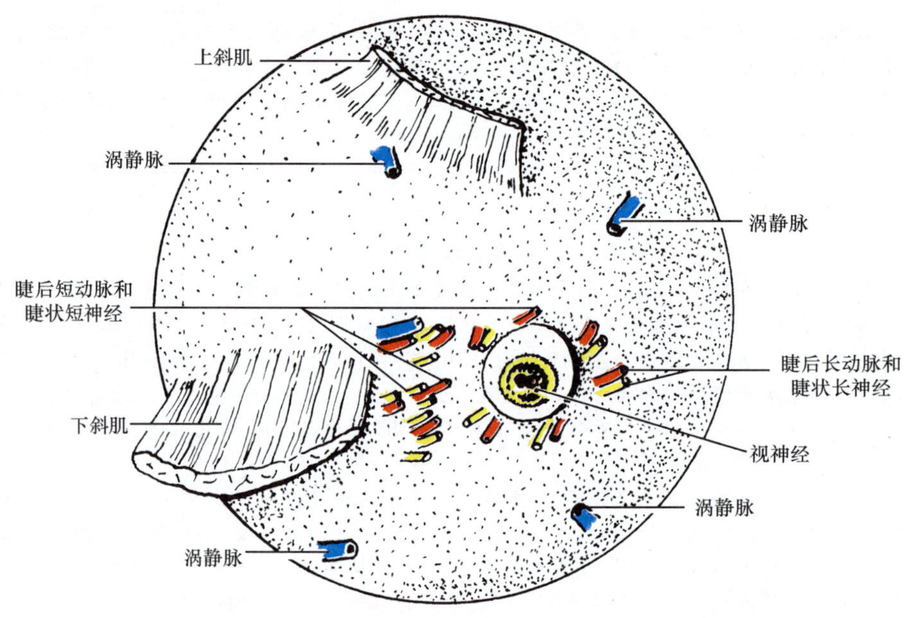

图 1-7-37　眼球后面

中部孔：是眼球赤道部之后的涡静脉所穿过的孔道，一般有 4～6 条，管径较粗，斜行穿过巩膜在巩膜内走行约 3～4mm，表面可见其蓝色行径。巩膜手术时应注意保护，一旦损伤可引起眼内出血。

巩膜血管主要分布在巩膜上组织中，而巩膜本身血管少，又因纤维交错走行的这些解剖特点，所以在临床上，表层巩膜炎的发病率明显高于深层巩膜炎，表现为充血局限于病变区，并有紫红色结节，基底固定于巩膜上，不随覆盖其上的结膜移动而动。由于巩膜血管少，所以巩膜炎症病程长、发病缓慢、易复发，常此起彼伏，经年累月最后遗留灰蓝色的瘢痕组织。

前部孔：为睫状前血管及其周围的淋巴管通过的孔道，此孔道在巩膜表面开口处常有色素沉着，范围很大者称为巩膜黑变病 scleral melanosis。

血管、神经穿过巩膜的管道内均有纤维束和色素细胞伴随，以沟通脉络膜上腔和巩膜上组织。眼内肿瘤常由肿瘤附近的这些小管道向眼外蔓延，眼内压增高所形成的巩膜葡萄肿，也常在这些薄弱部位发生。

巩膜的神经：巩膜感觉由睫状神经支配，其中包括睫状短神经和睫状长神经。巩膜后部由睫状短神经支配，前部则由睫状长神经支配。睫状长神经与睫状后长动脉伴行，在视神经周围穿入巩膜，经脉络膜上腔，达睫状体平坦部，发出许多细小分支至睫状体、角巩膜缘；支配巩膜的神经，随同睫状前血管穿出巩膜，分布于巩膜前部，在直肌止端尤为丰富。

> Axenfeld巩膜内神经圈是睫状长神经经路中的一种畸型，当其在睫状区穿出巩膜后，在球结膜下绕成一圈，再重返眼内。此圈的存在常引起阵发性眼球疼痛。在裂隙灯下观察，在睫状前动脉穿入巩膜孔附近，可见有一灰白色隆起，以玻璃棒触之，触痛明显，借此可以确诊。该触痛点经轻微的灼烙，疼痛即可缓解。

三、角膜缘与前房角

角膜缘 limbus corneae 是一些眼内手术的常用切口部位，与眼内的前房角为邻。前房角结构复杂，组织精细，具有极其重要的生理功能。因此，切口位置是否正确，是手术成败的关键。眼科医师必须对角膜线和前房角的解剖关系有一明确的了解。

（一）角膜缘的界限范围

角膜缘是指角膜与巩膜的移行区，呈半透明状态。由于透明的角膜镶嵌于不透明的巩膜中，并逐渐过渡到巩膜组织内，所以在眼球表面很难找出一条明确的分界线。对于角膜缘的界限，各家意见不一，一般认为前界是角膜前弹力层止端，即球结膜在角膜的附着缘；后界为后弹力层止端，宽约 1mm。从手术角度看，角膜后弹力层止端是前房角的前界，则角膜缘在前房角的前外侧。为了使角膜缘和前房角外壁相对应，有人主张角膜缘的后界应延到巩膜突（房角后界）这一区域。如此，在手术时，当做以角膜缘为基底的结膜瓣时，将结膜瓣翻转后，结膜抵止部即相当于角膜前弹力层的止端，由此向后可见一宽约1mm的半透明区，以后即为一白色巩膜，在二者交界后 0.75mm 处即相当巩膜突的位置。这样，角膜缘和前房角的外壁即内外相对应了。

复旦大学附属眼耳鼻喉科医院按后者意见测量男性成人的角膜缘宽度：上方平均为 2.37mm（1.90～2.76mm），下方平均为 2.15mm（1.83～2.40mm），颞测平均为 1.35mm（1.00～1.67mm），鼻侧平均为 1.29mm（0.83～1.58mm）。可见上方最宽，下方次之，两侧较窄。

> **关于角膜缘切口**
>
> 目前，白内障摘除术和抗青光眼的引流手术多采用角膜缘切口，但两者手术切口位置不尽相同。
>
> 白内障摘除手术的切口，Kasner认为，按前弹力层止端为角膜缘前界，巩膜突位置为角膜缘后界（半透明区与瓷白色区交界后 0.75mm），则不管采用垂直切口、倾斜切口或阶梯形切口，其眼内入口应在后弹力层止端（Schwalbe 线）之前及前弹力层止端之后这一区域。
>
> 青光眼切口的眼内入口可因术式不同而略有差异，虹膜嵌顿术以后弹力层止端或前1/3小梁网状组织处为宜，即半透明区与瓷白色区交界线上或略向后。小梁切除术主要为切除后 2/3 小梁，希望能切除一段 Schlemm 管，所以，当入口在 Schwalbe 线处时，应向后切除 0.75mm。
>
> 先天性青光眼由于眼球扩张，角膜缘切口应尽量靠近结膜抵止部（靠前），否则将有玻璃体脱出。

（二）前房角

前房角 angle of anterior chamber 是指前房周边部的空间，角巩膜和虹膜间的夹角（并非为几何角）。其前壁由角巩膜缘构成，后壁由睫状体的一部分和虹膜根部构成（图 1-7-38）。

角巩膜缘的内侧面有一凹陷，称巩膜内沟。沟的内侧突出部分即**巩膜突** scleral spur。沟内被 Schlemm 管及滤帘组织充填，是房水排出的必经之路。此处解剖学改变将影响房水排出，导致眼压增高。

正常的前房角约 35°～45°，<25°者为窄前房角。同一眼的不同方位，前房角的宽度也不相同。一般说来，下方前房角最宽，上方次之，鼻侧较颞侧房角为窄。前房角的宽度受虹膜厚度、虹膜末卷高度、虹膜自睫状体起点位置、晶状体大小、形状以及眼屈光状态等因素影响。

在做前房角镜检查时，正常情况下，由前到后可见：

1. Schwalbe 线 为一境界清楚的白色亮线，乃角膜后弹力层及角膜内皮的止端，是前房角的前界。滤帘（小梁）网状组织由此起始。

2. 滤帘网状组织（小梁网）**trabecular meshwork** 是由小梁和小梁间隙围成的海绵状组织，位于巩膜内沟中，Schlemm 管的内侧。前起 Schwalbe 线，其后大部与巩膜突相连，内壁面向前房，直接与房水相接触。

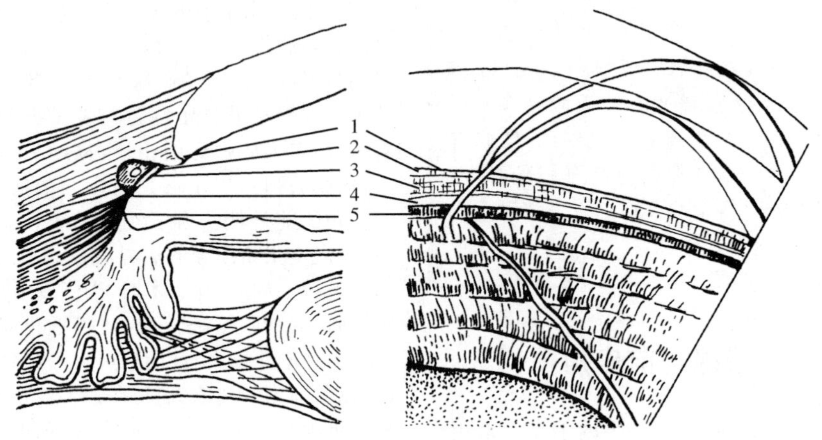

图 1-7-38 虹膜角膜角(前房角)解剖结构和前房角镜所见对照

1. Schwalbe 线;2. 小梁;3. Schlemm 管;4. 巩膜突;5. 睫状体

按滤帘纤维止点的不同,由内向外分为三部分,即葡萄膜网 uveal meshwork、角巩膜网 corneoscleral meshwork、内皮网 endothelial meshwork。

葡萄膜网位于最内层,纤维细而圆且较疏松,只组成少许板层,向后越过巩膜突,附于虹膜根部与睫状肌纤维间。其中有时可见几条粗大而带有色素的纤维束,连结于 Schawalbe 线与虹膜根部之间,称虹膜突 iris process。

角巩膜网由扁平的纤维束所组成的条带,相互重叠约 15～20 层,其中有大小不等的椭圆形网眼,止于巩膜突。

内皮网位于角巩膜网和 Schlemm 管之间,构成 Schlemm 管的内壁,约 2～5 层,具有将房水转运到 Schlemm 管的作用。

滤帘网状组织或简称滤帘,宽约 0.5mm,其前 1/3 为无功能部,后 2/3 覆盖于 Schlemm 管内侧,作为房水流出的通道,是有功能部。

小梁网呈海绵状结构,在房水排出过程中有一定生理意义。由于提供了较大面积,有利于实现滤过作用。睫状肌不断地收缩,收缩时巩膜突被向后牵拉,则小梁网眼张开,有利于吸收房水。当睫状肌松弛时,巩膜突复位、小梁网缩小,则将房水挤入 Schlemm 管及集液管,促进房水排出。同时,小梁网的这种海绵状结构,始终可以保留一部分房水,以起缓冲作用,利于调整房水排出速度,维持眼内压的稳定,否则对眼球加压,房水即可完全压出,后果将不堪设想。

(三) Schlemm 管

此管位于巩膜内沟的后外侧,为不规则的环形结构。绝大部分是单一的管腔,有些部分无明确的形态,可呈分支状或丛状。外侧及后方被巩膜围绕,内侧仅由一层内皮组织与滤帘相隔。外侧壁有 25～35 条集液管与巩膜内的静脉网沟通,另有一部分小管直接穿出巩膜,通过房水静脉在结膜下注入巩膜上静脉网(图 1-7-39)。

由于 Schlemm 管在正常情况下含有透明的房水,又被滤帘覆盖,所以在前房角镜检查时不易被发现,如将前房角镜对眼球加压,使巩膜表层静脉压增加,血液逆流其中,则可在巩膜突的前方见有一红色线条,即为 Schlemm 管。

(四) 巩膜突

巩膜突 scleral spur 是前房角外壁的后界。由于大部分滤帘组织附着其上,所以在前房角镜下可见一不太清楚的灰白色线条,介于滤帘与睫状体带之间。

(五) 睫状体带

睫状体带 ciliary zone 是睫状体前表面的一部分,为前房角的底部。

(六) 虹膜末卷

虹膜末卷即虹膜周边部,由虹膜收缩轮形成的最后一个突起。虹膜突与梳状韧带即起于此。虹膜梳状韧带在人类是残存的退化组织,个体间有较大差异,粗细与长短不等,呈灰色或棕色,分布于滤帘与虹膜根部之间。

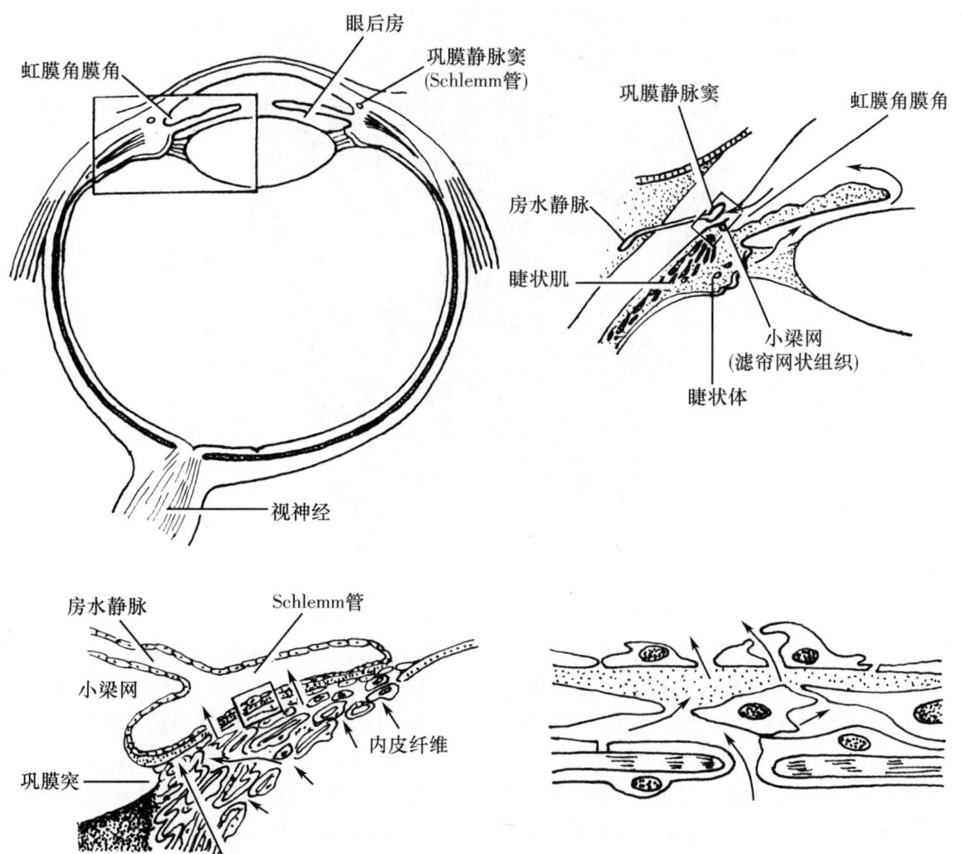

图 1-7-39 房水排出通路

四、葡 萄 膜

葡萄膜 uvea 是眼球壁的中层，含有丰富的色素，当剥去角膜和巩膜后，眼球恰呈一紫色葡萄粒样外观，因而得名。葡萄膜组织中除大量色素外，还有丰富的血管故又称色素膜 tunica pigmenta，或称血管膜 tunica vasculosa。

葡萄膜由相互衔接的三部分组成，由前到后分别为虹膜、睫状体和脉络膜。葡萄膜具有遮光及营养眼内组织的作用，但各部分生理功能不尽相同。

（一）虹膜

虹膜 iris 是葡萄膜的最前部，离开眼壁外层，位于晶状体前面，呈圆盘状的垂直隔膜。中央稍偏鼻侧有一圆孔称**瞳孔** pupil 。虹膜的周边部称虹膜根部，是前房角的后界。因晶状体为一双凸透镜形组织，虹膜由周边部伸展到晶体前面，所以，虹膜的中央部较周边部略向前倾斜呈圆锥形。当瞳孔开大与缩小时，虹膜瞳孔缘在晶状体前囊表面滑动，并依托其上，如该眼为无晶状体眼或晶状体脱位时，则虹膜失去其背面的支持，在眼球转动时将发生震颤。

虹膜表面高低不平，在瞳孔线外侧约 1.5mm 处，有一环形齿轮状隆起称**虹膜卷缩轮**。虹膜小动脉环位于其内。此轮将虹膜分为两区，中心部称瞳孔区，周边部称睫状区。在卷缩轮附近虹膜表面有许多小的陷凹称**虹膜隐窝**，此窝出生时尚不清楚，生后其表面虹膜逐渐萎缩开始形成，借此有利于房水和虹膜间的液体交换（图 1-7-40）。

虹膜的颜色取决于其中所含色素的多寡，因人种而异。欧美人含色素较少，故呈淡蓝色。中国人含色素较多而呈棕色。一般情况下，两眼的虹膜颜色一致，若两眼虹膜颜色深浅不同或同一眼中虹膜瞳孔区与睫状区颜色不同时，称虹膜异色症（多睫状区色淡）。在各种原因引起虹膜萎缩时，亦表现为虹膜脱色素。正常虹膜表面常见大小不等、数量不一的黑色斑点，称虹膜痣。

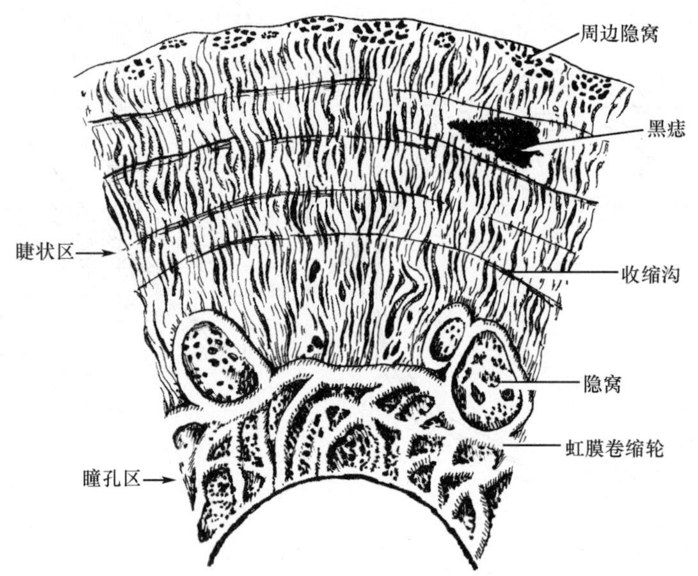

图 1-7-40 虹膜前表面

由于虹膜内血管走行的关系，在虹膜表面可见许多有规则的辐射状隆起条纹，称**虹膜纹理**。瞳孔缩小时纹理伸直，瞳孔开大时，纹理则呈波浪形。中国人由于虹膜色素较多，所以纹理不如欧美人清楚。在虹膜睫状区的周边部可见数条与瞳孔呈同心圆的不完整的收缩沟，瞳孔开大时此沟加深，缩小时变平，沟底部颜色略浅。

虹膜根部最薄，向瞳孔区逐渐增厚，到卷缩轮附近最厚，到瞳孔缘部又薄一些。

虹膜的瞳孔缘镶以窄黑色环，呈花边状，由虹膜后面色素上皮层构成，亦即胚胎时期视杯的边缘。此两层上皮贴合所形成的边缘所在处，称生理性虹膜外翻。长期滴用缩瞳剂的青光眼病人，可引起明显的虹膜外翻，停止用药后可以恢复。

肉眼所见，虹膜背面呈棕黑色，较平坦，在放大镜下观察有放射状和环状细沟。

虹膜和角膜间的空隙，称**前房** anterior chamber 。虹膜后面、睫状体和晶状体赤道部之间的环形间隙称**后房** posterior chamber 。前后房中含有**房水** aqueous humour 。

虹膜的组织结构：虹膜组织由前向后分为虹膜内皮细胞层、虹膜基质层、色素上皮层和内境界膜层。

1. 内皮细胞层 是一层覆盖于虹膜前面的不连续的扁平细胞，并与角膜内皮相连续。

2. 基质层 由疏松的结缔组织和色素细胞、血管、神经和瞳孔括约肌所组成。前层变厚部分称前界膜。虹膜内的血管、神经在此层内走行。瞳孔括约肌呈环形分布于瞳孔缘部的基质内，此肌受动眼神经中的副交感神经支配。

3. 色素上皮层 此层由前后两层组成，相当于胚胎期视杯前缘内外两层的结合。色素上皮的细胞体内含大量黑色素，故虹膜后层颜色较黑。在色素上皮的前层细胞上分化出肌纤维即瞳孔开大肌。此肌受交感神经支配。

4. 内境界膜层 与睫状体、视网膜的内境界膜相延续。

虹膜的血液供应：虹膜动脉来自睫状前动脉和睫状后长动脉所组成的虹膜大动脉环（图 1-7-40）。此环位于睫状体前部，由此分出许多小支，经虹膜根部沿虹膜基质走行，在距瞳孔缘 1.5mm 处动静脉吻合，形成虹膜小动脉环。由此可见，虽名为小动脉环，实乃为动静脉的吻合环。由小环再分出细支，分布于虹膜的瞳孔区，在瞳孔括约肌与开大肌之间的基质内形成毛细血管网。

虹膜内的静脉血主要通过睫状体静脉汇入涡静脉中。

虹膜的神经：虹膜组织中含有丰富的神经纤维，这些神经均来自睫状长、短神经，在睫状体内形成密集的睫状神经丛。由此丛发出的小分支到睫状体与虹膜，其中，到虹膜的许多分支中包括 3 种神经纤维：①副交感神经纤维，达瞳孔括约肌，司缩瞳作用；②交感神经纤维，来自睫状长神经，分布于瞳孔开大肌，司散瞳作用；③感觉神经纤维，这些纤维为数很多，相互吻合成网，分布于前界膜与基底中，所以虹膜炎症时产生明显疼痛。

虹膜的形态、功能与临床

1. 虹膜的生理功能　主要是根据外界光线的强弱，通过瞳孔的开大或缩小，调节进入眼内的光线，以保证视网膜成像清晰。瞳孔过大(相对的)，射入眼内的光线强，将产生耀眼，并由于眼球作为一个透镜组织将产生球面像差，从而影响视网膜清晰成像。若瞳孔过小，进入眼内的光线过弱，则影响视网膜的兴奋。正常情况下，瞳孔直径为2.5～4mm，两眼差：视近处时小于0.25mm，视远处时小于1mm。一般情况下，两眼瞳孔等大。但瞳孔大小受多种因素影响，例如，①年龄：新生儿的瞳孔小，儿童和青年时期的瞳孔大，老年人的瞳孔小；②屈光状态：近视眼瞳孔大，远视眼瞳孔小；③性别：男性较女性的小；④种族：白种人较有色人种的瞳孔小；⑤精神状态：兴奋时瞳孔大，睡眠时瞳孔小。所以，在临床上检查瞳孔主要是进行两眼对比及检查光反应是否灵敏，以作为判定是否异常的指标。

2. 虹膜厚度不一致，根部最薄，卷缩轮部厚约0.5mm，根部仅0.1mm，当眼球受钝挫伤时，虹膜根部容易离断，是因为这部分组织最薄而且脆弱，其背面又无晶体支持的缘故。

3. 瞳孔括约肌并非疏松地存在于基质中，而是每一部分均借血管和辐射状的结缔组织束与邻近组织紧密连接。所以，即使行虹膜切除，术后瞳孔仍有对光反应。

4. 瞳孔残膜是胚胎时期供应晶状体营养的玻璃体动脉系统残鞘未完全退化所致，常表现为晶状体表面和虹膜卷缩轮有棕色组织残留或成细丝状，由一侧卷缩轮越过瞳孔，至对侧卷缩轮，并随瞳孔活动。也有一种类型，在晶状体前囊呈大小较均匀的星形色素沉着，此时应与虹膜炎遗留的色素沉着或眼球钝挫伤后晶状体前囊表面瞳孔大小的色素环(Vossius环)相鉴别。可根据病史及形态(后者大小不整、形态不变)加以区别。

5. 由于虹膜组织中血管丰富，所以炎症时，病理改变以渗出为主，如房水混浊、虹膜后粘连、角膜后面沉着物等。

(二) 睫状体

睫状体 ciliary body是葡萄膜的中间部分。前接虹膜，后方移行于脉络膜，外侧与巩膜毗邻。内侧环绕晶状体赤道部，二者由晶状体悬韧带相连。如将眼球从赤道部切成前后两半，去掉眼球内容物，从后面看眼球(图1-7-41)，则可见睫状体围绕眼球壁内侧面呈环形，颜色较黑。前部与虹膜连结处分界清楚，后部可见一锯齿状弯曲的灰白色环，称**锯齿缘** oraserrata，为睫状体后界。

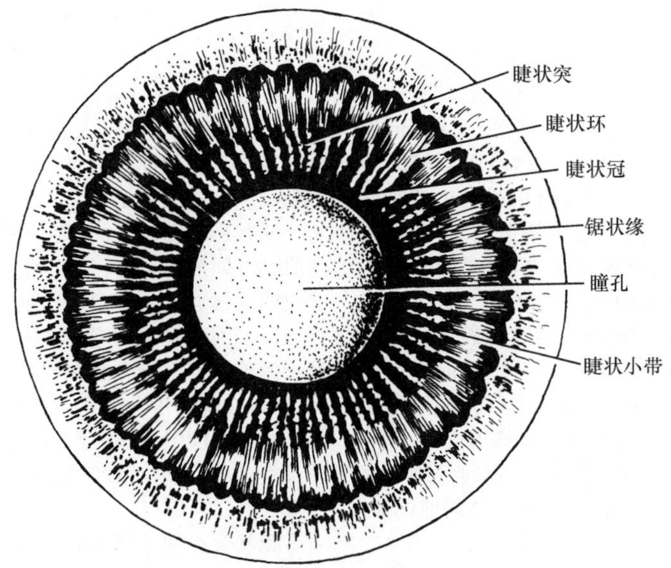

图1-7-41　眼球前半部后面观

睫状体由前后两部分构成：前 1/3 由细长、隆起的皱襞形成睫状冠 corona ciliaris，后 2/3 较平坦，称睫状环。

1. 睫状冠 宽约 2mm，横切面为尖端向后的三角形。突出部分表面有 70～80 个大小不等的纵行浅灰色突起，称睫状突 ciliary processes。每个大的突起厚约 0.8mm，长约 2mm，突的尖端肥大称突头。大突间有细长、不明显的皱襞，与其后方的睫状环表面小皱纹相连结。睫状冠中含丰富的血管，手术时不能由此处切开球壁。

2. 睫状环 宽约 4mm，虽无睫状突，但在放大镜下可见许多相互平行的细纹，由锯齿缘达睫状突的凹谷内。由于此部较睫状冠部平坦，故又称为平坦部。

平坦部血管少，又无重要组织，所以是某些眼内手术经后路的切口部位。从眼球表面定位，相当于角膜缘后 4～7mm 区间。

一般认为，睫状体的宽度约为 6mm(睫状冠 2mm、睫状环 4mm)。但其各部宽度并不一致，颞侧最宽，平均约为 6.7mm，鼻侧最窄，平均约为 5.9mm。

睫状体的组织结构：在眼球经线切面上，睫状体由外向内可分 5 层：①睫状肌；②血管层及睫状突；③玻璃膜；④上皮层；⑤内境界膜。有的作者将脉络膜上腔(棕黑板)纳入，则分为 6 层。本书将脉络膜上腔纳入巩膜中。

1) 睫状肌：属平滑肌，是睫状体的主要成分。按肌纤维走行方向可分 3 组(图 1-7-42)：

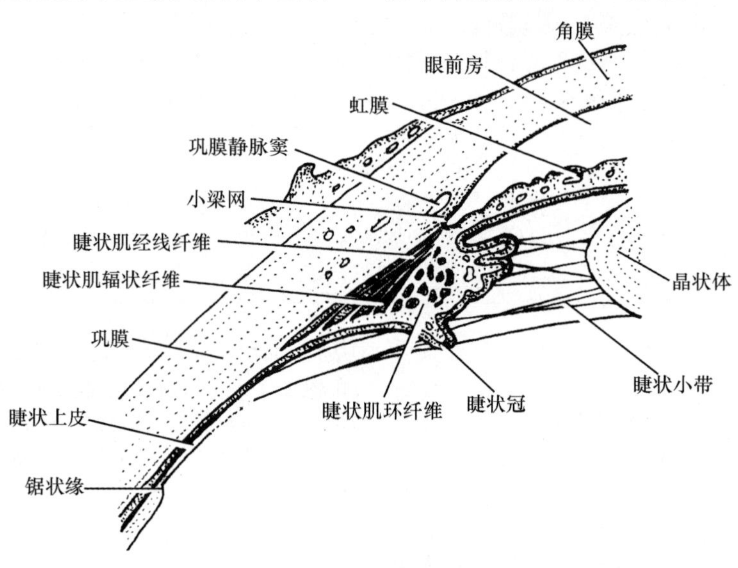

图 1-7-42 睫状肌

纵行纤维位于最外侧靠近巩膜部分，又称 Brüke 肌，其走行与巩膜平行，并借助许多脉络膜上腔纤维束，将其固定于巩膜内面。前方起自巩膜突上的睫状腱，止于赤道部脉络膜上腔，部分纤维更向后，融合于脉络膜组织中。此肌前方起始部最厚，可占睫状体的 1/3，向后则逐渐变薄，在切面上呈三角形。

辐射形纤维在纵行肌的内侧，向后内逐渐呈扇形散开。此肌借助纤维间的网状结缔组织在前部与房角网状组织和虹膜基质相融合，向内向后与环肌与睫状体血管发生联系，向外与巩膜及纵行纤维连接。

环形纤维位于睫状肌的最内侧，由辐射纤维过渡而来。纤维走行与角膜缘平行，位于睫状体的前内侧，虹膜根部的后方，又称环肌或 Müller 肌。

环肌出生时尚未发育，至 4～5 岁时才逐渐发育出来，不同的屈光状态直接影响此肌的发育程度，远视眼由于多用调节，所以发育较好；近视眼少用调节，则发育较差。睫状体的形态在很大程度上受环肌发育状态影响。

睫状后长动脉和睫状前动脉的眼内分支，皆由睫状肌纤维间通过，在环肌之前形成虹膜大动脉环。睫状肌的动脉血主要来自睫状前动脉。

2) 血管层及睫状突：睫状体的血管层是脉络膜血管层的连续。由于分布在睫状体的动脉大部通过睫状肌，所以血管层中几乎全是静脉，且管腔较小。在平坦部，除少数睫状后长动脉返回支回到脉络膜前部外，几乎没有动脉且缺少毛细血管层，故手术在此行切口较安全。

睫状突是睫状体血管层突起部分，无睫状肌参与。突起中的血管主要是静脉和丰富的毛细血管，管壁极薄，为血浆滤过和弥散及生成房水提供有利条件。

眼的 Müller 肌

在眼科领域以 Müller 命名的肌肉有三块，即睑部的睑板肌(交感神经支配)；睫状肌中的环肌(副交感神经支配)；眶下裂处的眼眶肌(交感神经支配)。这三块肌肉均为平滑肌。

关于睫状肌的功能：环形肌与辐射形纤维收缩时，犹如括约肌，使睫状冠内径缩小、晶状体悬韧带松弛、晶状体由于本身的弹性关系而变凸，增加了眼球的屈光力即调节作用。纵行纤维的作用比较复杂，从形态角度看，当纵行肌收缩时，长度缩短而厚度增大，其外侧为巩膜，较坚韧，无缓冲余地，则必然向内挤压，亦增加了括约肌的作用。但从肌肉收缩的力学看，肌肉起自巩膜突，其收缩时牵拉巩膜突，使 Schlemm 管和小梁网张开，在房水排出上起重要作用，同时亦有牵拉脉络膜向前滑动的作用。从三种肌纤维收缩时的整体看，皆共同参与调节作用，同时三种肌肉均起自附着在巩膜突上的睫状肌，也同样具有使 Schlemm 管及小梁网张开，排出房水的作用。前者为睫状肌的主要作用，后者为其次要作用。

3) 玻璃膜：紧贴于血管层的内侧，是脉络膜中玻璃膜的延续，但二者结构不同。在光镜下脉络膜部为内外两层，而睫状体处的玻璃膜则在两层间出现一层无血管的结缔组织层。且内层表面凸凹不平呈蜂窝状，此乃 Müller 纤维形成的网眼，色素上皮细胞均牢固地镶嵌于网眼，有助于晶状体悬韧带对睫状上皮的拉力。

4) 上皮层：分内外 2 层，即外层为色素上皮，内层为无色素上皮(睫状上皮)(图 1-7-43)。外层与视网膜色素上皮相连结，内层为视网膜神经上皮的未分化部分，无感光作用，故上皮层又称视网膜盲部。两层上皮间附着紧密，一般情况下不易分离，所以临床上所见视网膜脱离时，常在锯齿线处终止。

睫状突是房水分泌部分，此处色素上皮向下凹陷，形成腺样结构，基底部分有许多突起伸入基质，和毛细血管壁与基质细胞关系密切，为房水的产生创造条件。

5) 内境界膜层：系视网膜内境界膜向前延续的一层薄膜，覆盖于睫状体表面，与晶状体悬韧带直接连续。

睫状体的血液供应：睫状体的动脉血在前外侧主要由睫状前动脉供给。其他部位是虹膜大动脉环发出细支，或睫状后长动脉到达虹膜大动脉环前分出 10～20 个返回支供给，通过毛细血管返回葡萄膜静脉中(图 1-7-44)。

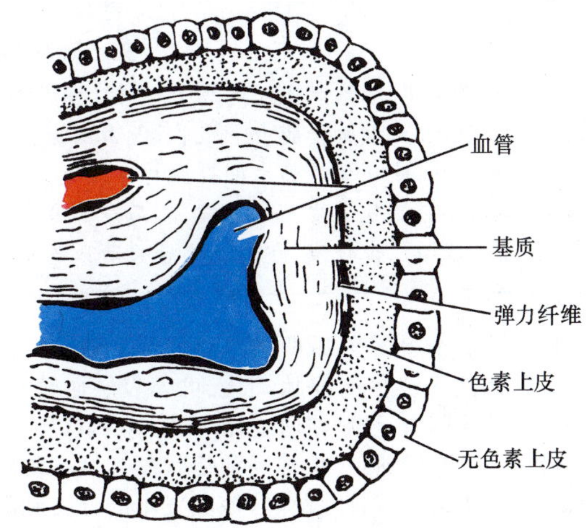

图 1-7-43 睫状突切面

关于房水生成

房水的生成机制目前尚不十分清楚。一般除来自血浆的被动滤过外，还有主动过程参与，所以有滤过和分泌两种学说。从血浆的被动滤过角度看，当血液流经睫状突毛细血管时，毛细血管内皮细胞极薄且有许多小孔，由于毛细血管内的压力高于基质内的压力，所以，毛细血管内的一部分液体通过管壁进入基质中，如此构成滤过学说的基础。但是，睫状突上皮的功能亦不可忽视，即上皮细胞中含有较多的碳酸酐酶，可使细胞代谢过程的 CO_2 和 H_2O 迅速变成 H_2CO_3，后者进而解离成 H^+ 和 HCO_3^-，经过细胞膜的主动转运进入房水，造成它在房水中的高浓度，由此再促进血浆中的 Na^+ 和水分进入房水，此过程为分泌学说的基础。临床上，应用碳酸酐酶抑制剂以减少房水生成、降低眼压，即在于此。

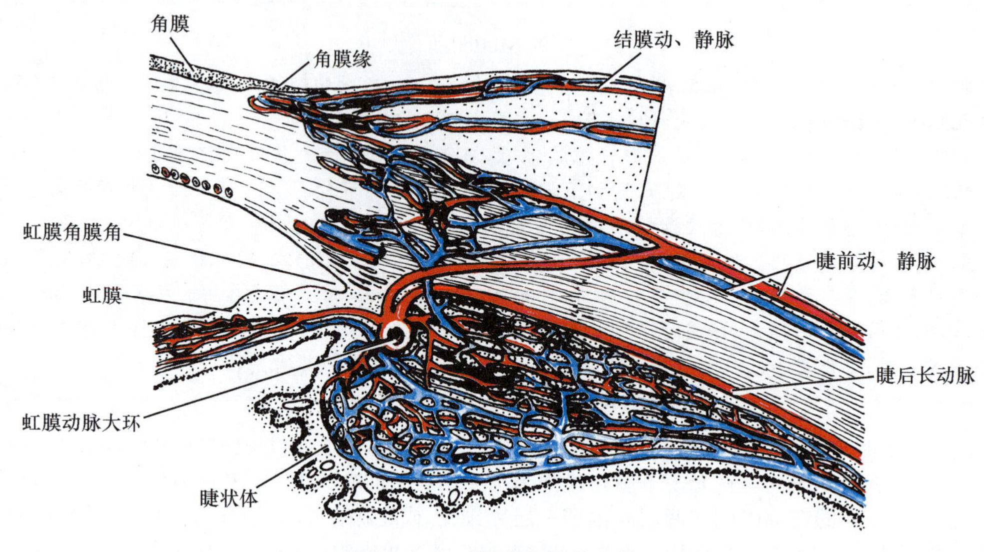

图 1-7-44 眼球前部的血管

关于睫状体剥离的降压作用

正常情况下，脉络膜上腔的压力通常比前房低 0.27～0.4kPa。部分房水可通过睫状肌附着处渗透到脉络膜上腔，在此被脉络膜血管吸收，或由血管、神经穿过巩膜的孔道排除，但经此排出的房水量甚少，不足以影响眼压，睫状体剥离术即企图打开此通道，将房水引入脉络膜上腔，经此排出。另一作用是睫状体被分离后，部分睫状上皮发生萎缩，从而减少房水产生，起降低眼内压的作用。但此术式降压效果并不理想，因而手术适应证较窄，常与睫状后长动脉电凝术联合应用，以提高疗效。

睫状体的静脉经前后两条道路回流。睫状体的前部及外侧注入睫状前静脉，汇入巩膜表层血管丛，其他部分的静脉血，经后路通过脉络膜注入涡静脉。

睫状体的神经：睫状长神经和睫状短神经在睫状体部形成密集的睫状神经丛，自该丛发出的分支到睫状体和虹膜。丛的分支一部分来自动眼神经中的副交感神经纤维，分布于睫状肌；一部分为感觉神经纤维，司睫状体感觉和本体觉。另外，还有伴随动脉而来的交感神经纤维亦分布到睫状肌，因而睫状肌具有交感与副交感神经两种纤维（自睫状长神经而来的交感神经纤维分布于瞳孔开大肌）。

（三）脉络膜

脉络膜 choroid 是葡萄膜最后部分，介于巩膜与视网膜之间，为一层柔软、具有一定弹性的棕色薄膜。此膜由视乳头周围开始，向前伸延至锯齿缘部。

脉络膜的厚度：由于受血管充盈状态的影响，很难准确测出活体状态的厚度，一般认为，约 0.3～0.5mm，前部较后部稍薄。

脉络膜的组织结构：组织学上将脉络膜分为 4 层，即：①脉络膜上腔；②血管层；③毛细血管层；④玻璃膜（图 1-7-45）。

1. 脉络膜上腔 位于巩膜与脉络膜固有层之间的潜在间隙，约 10～35ml，是一层薄板状结构。有发达的弹性纤维交错其中，其网眼内含有黑色素细胞、纤维母细胞和巨噬细胞。薄板组织在前部与巩膜结合较疏松，在后部则较紧密，因而脉络膜脱离多在前部发生。由于薄板呈切线方向排列，故在眼调节时能使脉络膜在巩膜内面向前滑动。通常脉络膜上腔内约有 10ml 液体，可作为两者间的润滑剂。

睫状后长动脉、睫状后短动脉及睫状神经均由此间隙通过。睫状后长动脉在其中行进过程中无分支，但睫状神经则有许多纤细分支至脉络膜固有层，形成神经丛。

在血管、神经穿过巩膜处，脉络膜与巩膜黏着较紧密，所以在脉络膜脱离时，常以涡静脉为界。

2. 血管层 此层含丰富的血管，血容量很大，眼球血液的 65％进入脉络膜，故又有眼球血库之称。血管从外向内逐渐变细，在脉络膜最厚部分，可区分为大血管层和中血管层，但此二层并无明显界限，只是人为地划分。赤道前部小血管层合并于毛细血管层中。动脉血来自睫状后短动脉的分支，逐级分成小动脉进入毛细血管层。

黄斑部无大血管层，中血管层和毛细血管层的界限也很难区分。这里的小血管，尤其是静脉十分丰富，管径也较粗大，排列成许多层，是脉络膜最厚的部分。

脉络膜静脉起源于毛细血管层，向外汇聚增大，到脉络膜外层则分区集中，形成4～6条涡静脉，此处静脉呈壶腹状膨大，斜行穿出巩膜。

血管层间质由疏松的胶原组织组成。其间有许多弹力纤维和色素细胞。色素细胞在脉络膜各部位分布不同，外层较多，向内则逐渐减少。视神经周围最多，而周边部较少。

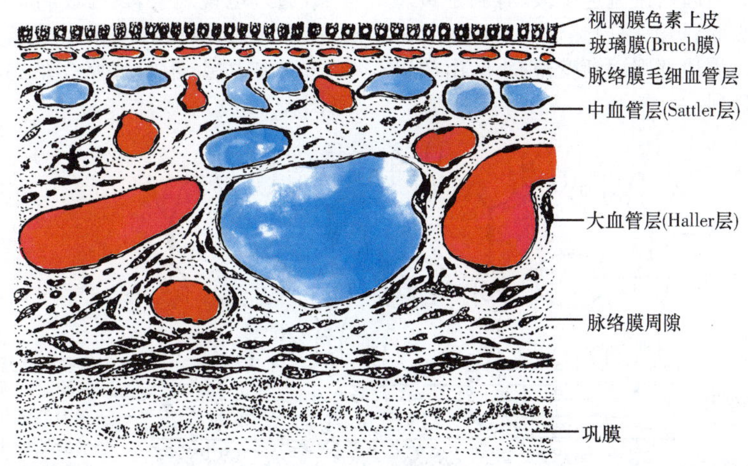

图1-7-45 脉络膜切面

关于脉络膜中的静脉

脉络膜中的静脉无瓣膜，血流的入口和出口比较狭窄，所以，脉络膜的血容量大，眼球的血液约65%进入脉络膜，而视网膜仅占2%，因而血液流入脉络膜后，血流速度减慢，体内的细菌、毒素或肿瘤脱落细胞等易沉积于脉络膜，造成转移性眼内炎或脉络膜转移癌的发生。

脉络膜毛细血管结构上的特点与视网膜完全不同（图1-7-46）。它们的内皮有许多直径为80nm的小孔，可让大分子物质通过，所以在荧光眼底血管造影时，脉络膜毛细血管有荧光素渗漏到脉络膜间质中，而视网膜血管在正常情况下无荧光素渗漏。

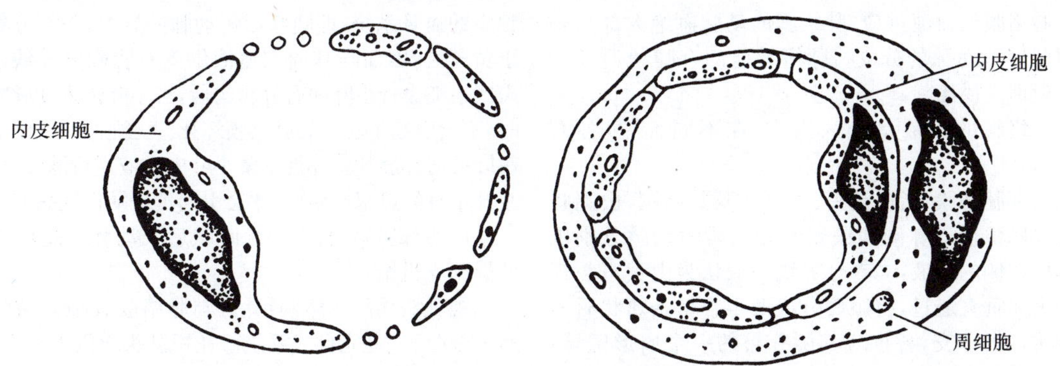

图1-7-46 脉络膜毛细血管（左）与视网膜毛细血管（右）的构造

3. 毛细血管层 由一层网状排列的毛细血管组成。毛细血管前小动脉不经过小动脉而逐渐变细，突然变成毛细血管。每一条毛细血管前小动脉垂直进入毛细血管床后，则以该动脉为中心，呈放射形分支，形成毛细血管床中的小叶单元，供视网膜外层的营养。此层中毛细血管小叶在不同部位，其密度也不同。在黄斑部：小叶密集、排列整齐、间隙较小、动静脉吻合多、毛细血管小动脉多，因而血流速度大(有利于黄斑部视网膜的代谢及吸收，扩散眼内热量)，毛细血管内压力高(易出血)。近周边部则逐渐变薄，小叶由放射状排列过渡到环形排列。毛细血管层中无色素细胞。

4. 玻璃膜(Bruch 膜) 是一层均质薄膜，厚约1.5cm。与毛细血管层及其内侧的视网膜色素上皮层紧密连接。从胚胎角度讲，此层由两部分组成：外层称弹力层，来源于中胚叶，系脉络膜毛细血管层的浓缩。内层称表皮层，来源于神经外胚叶，系视网膜色素上皮的分泌产物，为黏多糖所构成。近年来，通过电镜观察，认为玻璃膜由外向内由 5 层组成，依次为：①脉络膜毛细血管基底膜；②外胶原纤维层；③弹力层；④内胶原纤维层；⑤色素上皮基底膜(图 1-7-47)。

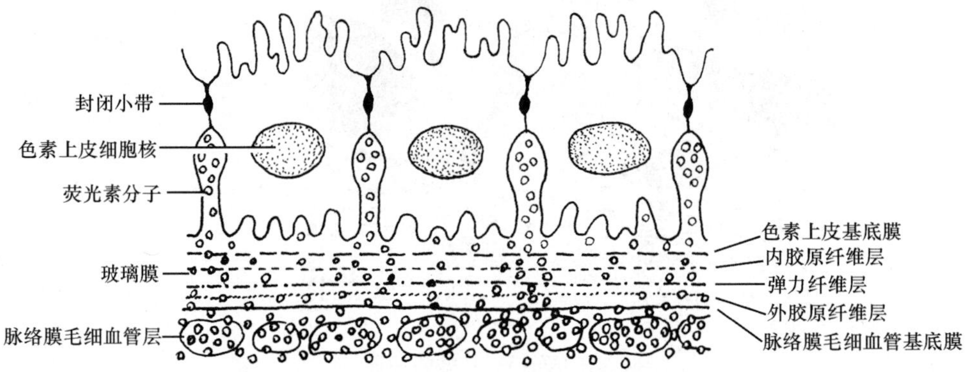

图 1-7-47 玻璃膜与视网膜色素上皮结构模式图

关于脉络膜毛细血管

脉络膜毛细血管供给视网膜外层营养，其营养物质主要是通过玻璃膜的作用。玻璃膜在生理情况下，除了有半渗透膜控制过程的化学作用外，还有防止新生血管从脉络膜进入视网膜的物理作用，故玻璃膜在视网膜与脉络膜之间具有屏障作用。

随年龄的增长，玻璃膜逐渐增厚，发生钙化和形成玻璃膜疣，还可见在眼球后极部玻璃膜上发生直径约 0.015～0.03mm 的孔洞，这可能是发生老年性黄斑变性以及某些中心性网络膜病变的原因。

脉络膜的血液供应：脉络膜的动脉血绝大部分来自睫状后短动脉的分支。脉络膜前部有睫状后长动脉的返回支供给。

脉络膜的血液呈分区供应，在不同部位，各有特点：

后部脉络膜：指视乳头、黄斑区及其周围，由睫状后短动脉供应。鼻侧和颞侧的睫状后短动脉分别供应其所在侧的血液，二者分界线一般认为由黄斑与视乳头之间垂直通过，将眼底分成两半。每条睫状后短动脉再逐级分支，各供应其所分布的一个扇形区域，如果一级分支发生阻塞时，会出现区域的脉络膜组织缺血，即脉络膜三角综合征。

黄斑部脉络膜：多数作者认为，黄斑部脉络膜有独立的血管系统，即睫状后短动脉的分支，一部分集中于黄斑区，因而与其周围血液供应有明确分界线。黄斑区毛细血管小叶间有静脉沟通，当小叶传入动脉阻塞时，不会引起中心凹处脉络膜坏死。无灌注的毛细血管小叶可通过静脉将邻近正常小叶中血液逆行灌注，只有小叶本身的阻塞性病变，才会引起黄斑缺血性病变。

周边部脉络膜：主要由睫状后长动脉至睫状体内的返回支供给。

视乳头周围脉络膜：此区与脉络膜其他区域的血运完全分开，可能自成系统。在视乳头周围大约有4～5 支睫状后短动脉分布，并与视网膜中央动脉和软脑膜动脉相互吻合，形成不完全的 Haller-Zinn 环。此区血运与相连的视乳头血运亦呈扇形供应。

脉络膜的神经:脉络膜内的神经多数属交感神经纤维,来自颈内动脉丛,经睫状神经进入眼内,在脉络膜上腔内层及血管层内分支形成神经丛,终止于血管壁的肌层,支配血管运动,并对眼内压有一定的调节作用。感觉神经纤维较少,来自睫状神经节的感觉根,随睫状短神经进入眼内分布于脉络膜。

五、视 网 膜

视网膜为一菲薄的透明膜,内侧接玻璃体,外侧接脉络膜的 Bruch 膜,前方移行于睫状体,后极偏鼻侧有一直径约 1.5mm 的视神经盘(视神经乳头)。

视网膜能感受光、色、形,并传至中枢。在解剖学上视网膜处于末梢神经的位置。但是从胚胎学上看,视网膜则是从前脑分化出来的,为中枢的外延部分。视杯的外壁形成视网膜色素上皮层,其内壁形成视网膜本身(视网膜神经层)。

视网膜神经包括视细胞、双极细胞、水平细胞、无长突细胞与神经节细胞五种,而视网膜神经胶质则主要为 Müller 细胞及星形胶质细胞两种。

视网膜与睫状体移行处,肉眼看酷似锯齿,故称锯状缘,该处在视网膜鼻侧明显,颞侧不明显。

锯状缘至角膜缘的平均距离约为 7.5～8.5mm,颞侧较长,鼻侧较短,高度远视眼的较短,高度近视眼的则较长。

视神经盘(亦称视神经乳头)乃神经节细胞的轴突,即神经纤维集结成束的地方。该处无感光细胞,在视野中为生理盲点,眼底镜下显淡红黄色的圆盘,直径约 1.5mm,境界清楚。视乳头面上视网膜中央血管出入的地方有一陷凹,其大小一般为视神经乳头的 1/3 以下,视神经乳头缘有时可见白色的弧形斑。

视神经乳头到**锯状缘**(亦称锯齿缘)的平均距离,颞侧约为 32.5mm,鼻侧约为 27mm,上、下方各约为 31mm。

视神经乳头颞侧约 4mm 是**黄斑**。黄斑在巩膜上的标志为在下斜肌附着部后端稍后,两者相距 4～6mm;其另一个标志为在睫状后长动脉进入巩膜处稍下方(表 1-7-4)。为便于说明眼底情况,临床上常把眼底分为后极部眼底和周边部眼底两部分,涡静脉后端的旋涡状或血管瘤样血管的连线即是此两部分眼底的分界线(图 1-7-48)。

表 1-7-4 黄斑巩膜外的标志

中国医科大学	下斜肌后端的后方 4～6mm,个体有差异,与近视程度有关
中山大学中山眼科中心	下斜肌后端的后方 4～6mm,高度近视者 8～10mm,后葡萄肿者 10～14mm
岸本正雄	下斜肌后端之后方 3～4mm,高度近视者更远一些
Stallard	下斜肌后上方 2.2mm
西安市第四医院	睫状后长动脉进入巩膜处稍下

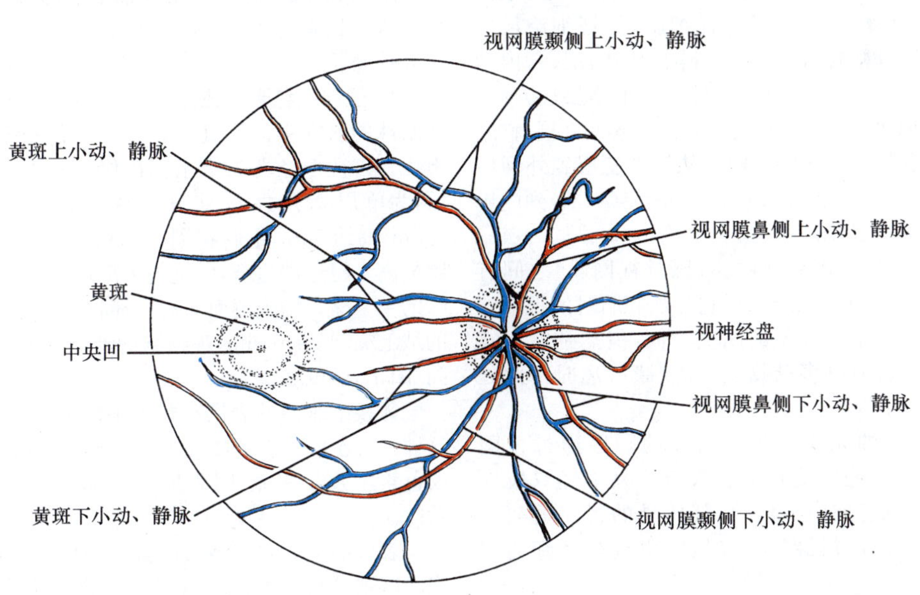

图 1-7-48 眼底(右侧)

赤道部：涡静脉后端连线前 2 乳头径的线就是赤道。以赤道为中心宽 5.83mm 的环带(范围约等于 4 乳头径，赤道前后各约 2 乳头径)称赤道部。后接后极部，前接锯状缘部。

锯状缘部：以锯状缘为中心宽约 4.73mm 的环带范围(约 3 乳头径，锯状线后 2 乳头径，前 1.5 乳头径)称之为锯状缘部。后接赤道部，前接睫状体的睫状突后缘(图 1-7-49)。

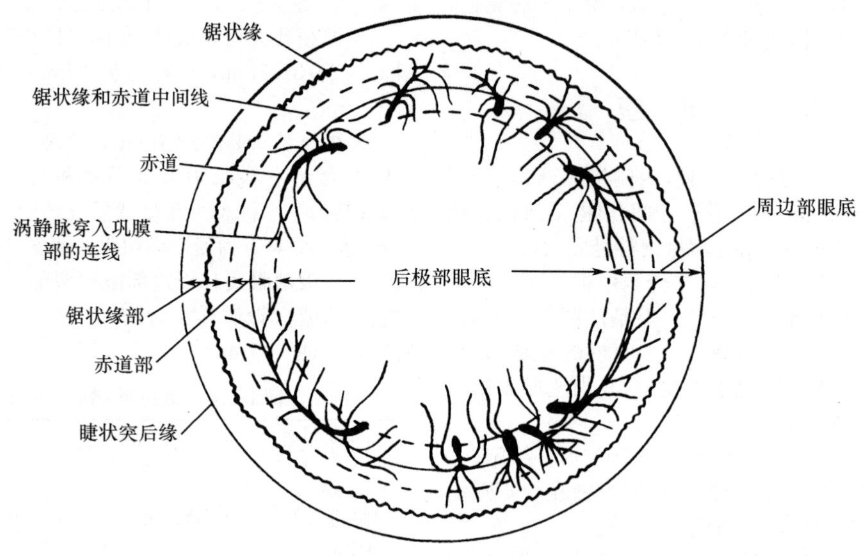

图 1-7-49 眼底的分部

(一) 视网膜的组织结构

视网膜为层状结构，除色素上皮外几乎皆是透明的组织。从外(巩膜侧)向内(玻璃体侧)分 10 层，依次为：①色素上皮层；②视锥视杆细胞层(视细胞层)；③外界膜；④外颗粒(核)层；⑤外网(丛状)层；⑥内颗粒(核)层；⑦内网(丛状)层；⑧神经节细胞层；⑨神经纤维层；⑩内界膜。由视细胞层到内界膜共九层，称之为感觉视网膜或光学部视网膜；从视细胞层到外网层(一部)共四层，称神经上皮层；由外网层(一部)到内界膜共六层，称脑层(图 1-7-50)。

色素上皮层与固有视网膜(感觉视网膜)之间有空隙称**视杯腔** optic ventricle，它是从胚胎时的视杯腔发展来的，与中枢神经系的脑室相同，但与脑室无直接联络，腔内含有黏多糖物质，视网膜脱离时由此处分开。

进入眼内的光线按从内向外的顺序通过视网膜各层，在视细胞感受并引起兴奋。兴奋经双极细胞及神经节细胞向中枢传导，其传导的径路适与进路相反的顺序通过视网膜各层，经由视神经到达视中枢。

对视路传导的神经元认识不一致，一般认为视路有 4 个神经元，视细胞为第 1 神经元，双极细胞为第 2 神经元，神经节细胞为第 3 神经元，外侧膝状体为第 4 神经元。但也有人认为，双极细胞为第 1 神经元，由神经节细胞到外侧膝状体(第一视中枢)为第 2 神经元，由外侧膝状体到大脑枕叶皮质视中枢(第二视中枢)为第 3 神经元。

1. 视网膜色素上皮层 由视杯的外壁发展而成。在眼球的前方锯齿缘处移行于睫状体扁平部的色素上皮。自视神经乳头缘至锯齿缘覆盖整个视网膜外层，为单层六角柱状立方上皮。细胞的直径约为 16μm，高约 5μm，细胞在周边部扁平，后极部高，中心窝最高。越近周边部，细胞越多形化，由 2 个核到锯齿缘的 4 个核。细胞表面面向视杯腔并生有多数不规则的绒毛突起 microvilli，视细胞的外节插入这些突起之间(图 1-7-51)。

邻接细胞间的表层有**封闭小带** zonular occludens，这种密封连接装置构成**外屏障** terminal bar，所以视网膜色素上皮层有血-网膜屏障 blood-retina barrier 的功能。

表层前半部的细胞质内有很多黑色素颗粒，在细胞底部则见脂褐质颗粒，细胞的中央核几乎无色素，所以在检查眼底时，眼底呈细微颗粒状。

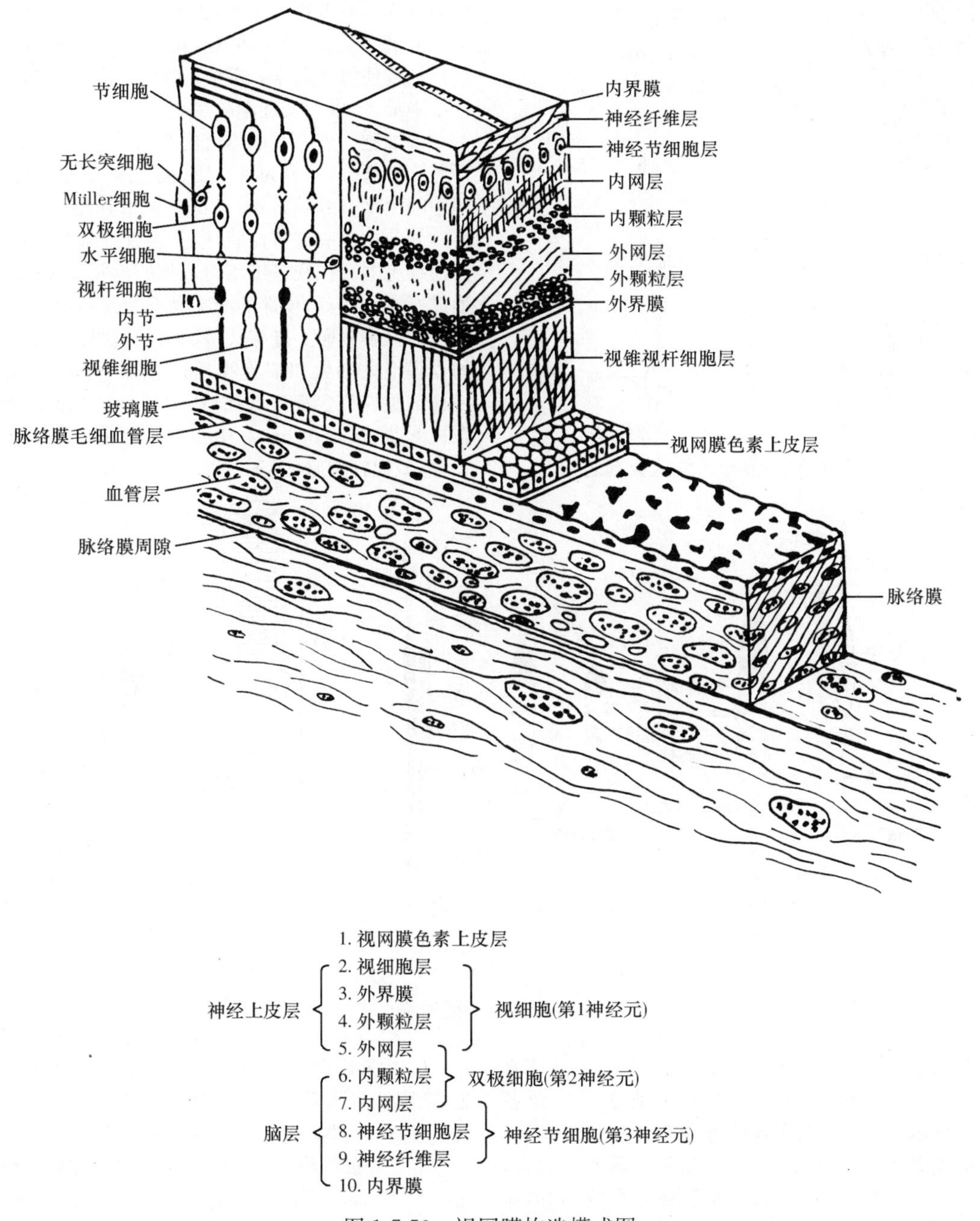

图 1-7-50 视网膜构造模式图

色素上皮细胞与脉络膜的黑色素一起能吸收射入眼内的光线，还可防止光线从瞳孔以外的部位进入眼球内而起暗箱作用。在向视细胞输送脉络膜的营养物质过程中，色素上皮细胞起重要作用。视杆细胞外节的视紫质被光分解之后，色素上皮细胞则是其再合成的部位。色素上皮还不断地把脱落的视细胞外节先端吞噬掉，从而该层也参与视网膜的代谢过程，更能调节视网膜下视杯腔内的含水量，故色素上皮细胞的作用是多方面的。

2. 视锥视杆细胞层(视细胞层) 视网膜的第1个神经元为视细胞，其外方突起伸入视杯腔中的部分有的呈细棒状，有的呈圆锥体状，前者为视杆细胞(也

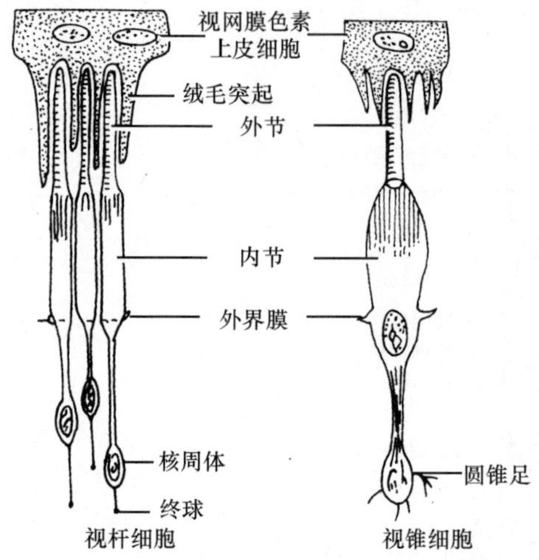

图 1-7-51　视细胞外节插入绒毛突起之间

称为杆体)，后者称视锥细胞(亦称锥体)，视锥细胞于眼球后极附近多，中央凹只有视锥细胞，由此向周边部视杆细胞便增加起来，相当于视角 20°～30°的部位视杆细胞最多，以后又逐渐减少。

视细胞的外方突起均有内节与外节之分。内节为营养支持部分，外节为视物质(视色素)关系部分，两者的中间由结合纤毛 connecting cilium 连接。

外节内含有许多盘膜，内节含有细胞核、线粒体和其他细胞器。在视杆细胞内多数的盘膜与细胞膜脱开形成所谓小圆盘，顶部的小圆盘不断脱落，基部不断形成新的盘膜并向上推移代替原来的盘膜。视锥细胞内的盘膜绝大多数和细胞膜相连，形成所谓片层结构。视杆细胞外节含视紫红质(rhodopsin)，视锥细胞外节含视紫蓝质(iodopsin)。中心窝附近的锥体其内节细长，酷似视杆细胞(图 1-7-52)。

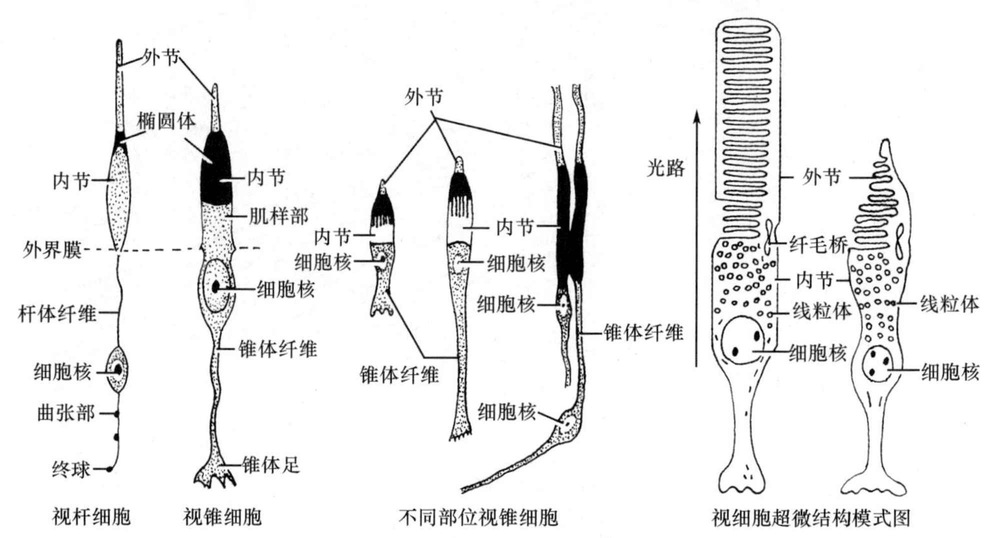

图 1-7-52　视细胞

3. 外界膜　外界膜光镜下类似膜样物，但并非真正的膜组织，实为视细胞与 Müller 细胞间以及各 Müller 细胞间的结合装置连续排列所构成。

4. 外颗粒层　此层为视杆视锥细胞核所在之处，细胞核 7、8 层重叠成网。视杆细胞核直径约 5μm，偏在内侧，视锥细胞核稍大，直径 6～7μm，偏近外界膜。

5. 外网层　外网层为视细胞的内纤维终末 terminal(视细胞向外网层发出的突起)与双极细胞、水平细胞的树突所形成的突触，Müller 细胞纤维也与之交错成网(图 1-7-53)。

从视细胞来的刺激，通过双极细胞直接传向神经节细胞。水平细胞与若干视锥细胞，或视杆细胞的内纤维终末 terminal 在外网层形成的突触，司横向传导。

6. 内颗粒层　该层有三种神经细胞和 Müller 细胞，细胞核浓淡不等。中心窝处无此层。离开中心窝此层便逐渐变厚。

(1) **双极细胞**：双极细胞核圆，核周胞浆较淡，富于线粒体。该细胞为双极性，向外网层伸出树突，向内网层伸出轴突，一极与视细胞，另一极与神经节细胞相连，分别在外网层及内网层形成突触。由于双极细胞的数目远较视锥细胞、视杆细胞为少，常常是多个视细胞与单个双极细胞相连接，但在中心窝每个锥体只同一个双极细胞连接，从而保证中心窝的高度敏锐性。

(2) **水平细胞**：该细胞位于内颗粒层的最外侧，为扁平细胞，其突起只向外网层伸出，因其平行于视网膜表面故名。水平细胞的突起与双极细胞的树突一起与

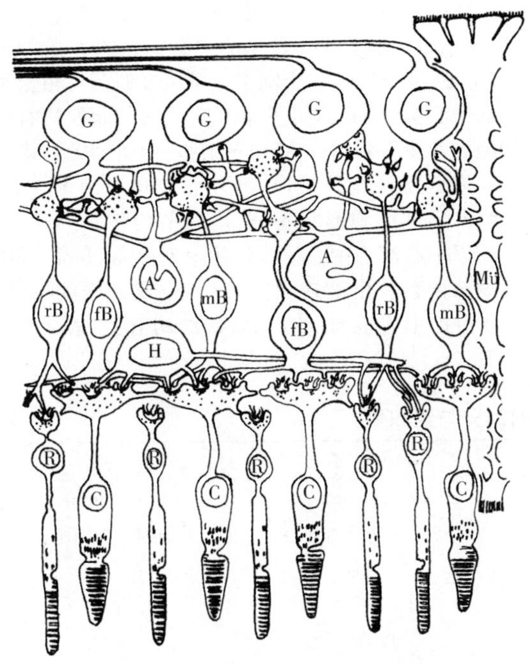

图 1-7-53　视网膜超微结构模式图

G. 节细胞；A. 无长突细胞；H. 水平细胞；Mü. Müller 细胞；rB, fB, mB. 各种双极细胞；R. 视杆细胞；C. 视锥细胞

视细胞的终末部分形成突触；水平细胞既能把视细胞的信息传至近处的双极细胞，又能传至远处的双极细胞，起信息的横向传导作用。

（3）**无长突细胞**：该细胞位于内颗粒层的最内侧，只向内网层发出突起，与双极细胞和神经节细胞的突起形成突触。故它在内网层司水平信息的传导。

（4）**Müller 细胞**：视网膜的主要胶质纤维为 Müller 细胞，其细胞核在本层中，为视网膜的支持组织。细胞核大，其突起构成内界膜和外界膜的同时，更越过外界膜在视杯腔内形成绒毛突起。所以，Müller 细胞很像打入视网膜内的一根钉子，把全体视网膜串在一起而固定之。

Müller 细胞为视网膜内营养补给路之一，有视网膜内神经传导的绝缘作用，当视网膜受损伤时还起组织修复作用。

7. 内网层　内网层是双极细胞与神经节细胞相互接触形成突触的地方，双极细胞轴突与无长突细胞突起在该层外侧。

8. 神经节细胞层　为视网膜最内层的神经细胞，一般为一层，视神经盘（视神经乳头）周围为双层，黄斑部为 6～8 层不规则的细胞重叠，中央凹完全无神经节细胞。神经节细胞的核为大型球状，细胞胞浆丰富，神经节细胞以多数的树突与多数的双极细胞、无长突细胞在内网层形成突触，而向内侧则只派一根神经纤维构成神经纤维层。

9. 神经纤维层　神经节细胞的轴突平行于视网膜的内表面，若干轴突形成一小束，从视网膜的各个方向向视乳头集中呈放射状分布。鼻侧纤维向视神经乳头几乎成直线状走行，而颞侧纤维则迂曲到达乳头，由中心窝发出的纤维则直接入视神经乳头。由黄斑进入乳头的纤维，特称为乳头黄斑纤维束或黄斑纤维。黄斑纤维分为上下两部分。Müller 细胞及神经胶质细胞向成束的神经纤维外围，也向各纤维之间，发出突起并加以固定（图 1-7-54）。

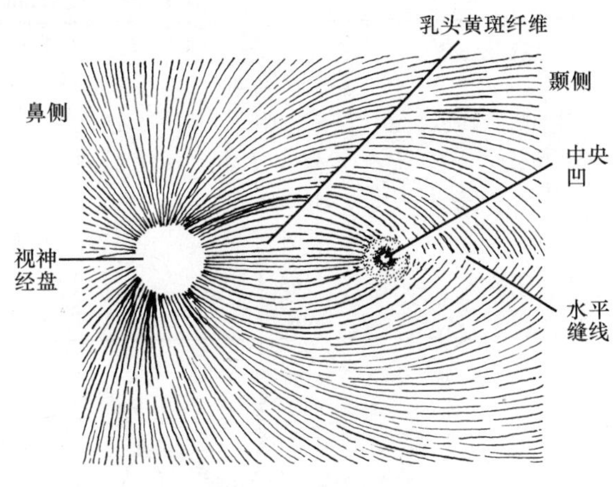

图 1-7-54　视网膜神经纤维

星形胶质细胞 astrocyte 核呈球状，细胞质内含线粒体、高尔基复合体、核糖体及尼氏体 Nissis bodies。从细胞体伸出与视网膜面平行走行的小突起（直径约 1～2μm）互相交错成格子状，主要见于神经纤维层、神经节细胞层、内网层及视网膜血管上，有时内颗粒层也可见到，而无血管的中心窝及锯齿缘不见其分布。星形胶质细胞与 Müller 细胞一起为视网膜内营养补给路的一部分。

10. 内界膜　为视网膜最内层的薄玻璃膜，构成视网膜的内界和玻璃体的外界，电镜下该层相当于 Müller 细胞的基底膜 basal lamina。因视网膜部位的不同，该层的厚度也各不相同，视网膜后极部较厚（2～3μm），周边部薄，而在中心窝则极薄。视神经乳头面上无 Müller 细胞，此处代之以神经胶质细胞形成的境界膜。

后极部 posterior pola 或**中央区** area centralis：解剖名称的中央区是指视神经乳头颞侧和弧形行走的颞上下视网膜动脉支所围绕的直径约 5.5～6.0mm 的视网膜范围，分中心窝、中心小窝、旁中心窝及周中心窝四部分，相当于临床上所称的后极部。

中央凹(中心窝)fovea centralis 相当于临床名称黄斑 macula，位于视神经乳头的颞侧 4mm，约 2.5 乳头径，在视神经乳头中央水平线下约 0.8mm，直径约 1.5～2.0mm(约 1 乳头径)的黄色浅窝。在黄斑边线以神经节细胞为首的神经要素密集，所以此部的视网膜最厚，内外界膜间的厚度约为 250μm。眼底检查时，黄斑边线可见一反射轮(凹面镜效果)，称之为黄斑反射。由此向黄斑的中央，神经节细胞逐渐减少，内颗粒层的核也减少，视网膜随之变薄，视网膜表面在此处呈缓慢斜坡状(斜台 clivus)。黄斑中央部直径约 500～600μm 之处，无神经节细胞和神经纤维层，也无血管，即所谓无血管区。黄斑的中心直径约为 0.24～0.35mm 的深洼为中心小窝 foveola(约 1.5°)，相当于临床的中心窝(fovea)，可见中心窝反射。此处只有锥体细胞以及少数斜行的 Müller 细胞，即所谓无杆体细胞区。视网膜在此处最薄，内外界膜间约为 150μm。中心窝的锥体细胞形状特殊，内外节均特别细长，锥体纤维以中心窝为中心呈放射状排列形成 Henle 纤维层。该部如有渗出液或血液贮留，则显特殊的星状。囊样水肿的形成也与此处的特殊结构有关(表 1-7-5，图 1-7-55)。

表 1-7-5 黄斑部的解剖划分与组织像

	中心小窝	中心窝	旁中心窝	周中心窝
直径	240～350μm	1.5～2.0mm	2.5～3.0mm	4.0～5.5mm
视杆细胞锥细胞层	锥细胞	锥细胞>杆细胞	锥细胞>杆细胞	锥细胞<杆细胞
外颗粒层	2～3 层	8～10 层	4～5 层	5～6 层
外网层	Henle 层	Henle 层	Henle 层	薄
内颗粒层	无	1～12 层	12 层	6～7 层
神经节细胞层	无	1～5 层	5～7 层	2～4 层
内境界膜	20nm 以下	20nm	1.5μm	2.5μm

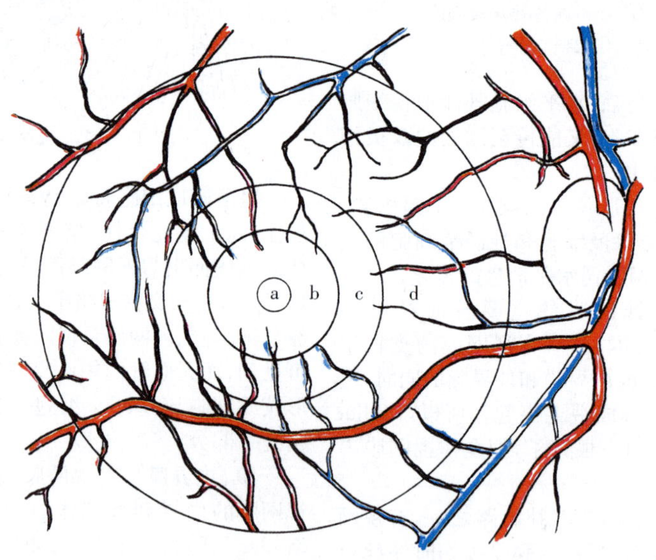

图 1-7-55 黄斑部的划分

a. 中心小窝；b. 中心窝(中央凹)；c. 旁中心窝；d. 周中心窝

锯状缘 ora serrata：视网膜向睫状体扁平部移行之处为锯状缘。由视网膜周边部向锯状缘移行，神经要素逐渐减少，视网膜随之变薄，距锯状缘 0.5～1.0mm 附近，神经节细胞及神经纤维层消失，视网膜最薄处仅约 0.1mm。锯状缘附近视网膜往往有囊状变性，囊腔可使视网膜稍变厚。距锯状缘约 1mm 处视杆细胞消失，但仍可见不完全发育的锥体细胞，在结构上与胚胎期视网膜上见到的非常类似。在锯状缘神经要素完全消失，只有 Müller 细胞。此细胞移行于睫状体无色素上皮细胞。在锯状缘，Müller 细胞与色素上皮之间仍残存狭窄的视杯腔。但在睫状体扁平部，睫状体无色素上皮细胞与色素上皮细胞（为视网膜色素上皮细胞的伸延）之间形成闭锁小带、胞桥小带等的细胞间接合装置，视杯腔消失。锯状缘的内界膜非常薄，不超过 0.1μm，并且常见断裂部位。

（二）视网膜的血液供给

视网膜由两个不同循环系统供血。从外网层到内界膜的视网膜部分，分布有视网膜血管，由视网膜中央动脉循环系统供血；从色素上皮层到外网层的外侧，因无血管分布，则由脉络膜血液循环通过扩散给氧和营养。外网层中绝大部分无血管分布，其营养部分由脉络膜供给，部分由视网膜血管供给，也有人认为完全由前者供养。

视网膜毛细血管：视网膜动脉与静脉之间有毛细血管相连接，毛细血管的密度因其所在的视网膜部位不同而有差别。视网膜中心部最密，周边部则间隔拉宽。

较大的动静脉及毛细血管前小动脉位于内界膜之下的神经纤维层，为神经纤维层内的浅层视网膜循环，而毛细血管及毛细血管后小静脉则位于视网膜内1/2深层，即在内颗粒层内，为内颗粒层内的深层视网膜循环（图 1-7-56）。

视网膜中央部：除靠近神经节细胞层的神经纤维层内之外，内颗粒层与内网层、内颗粒层与外网层的交界处，各有一个血管网，所以共有三个毛细血管网。

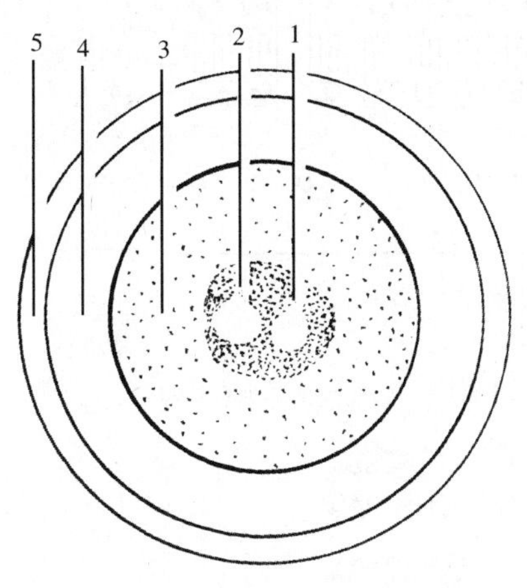

视网膜毛细血管分布

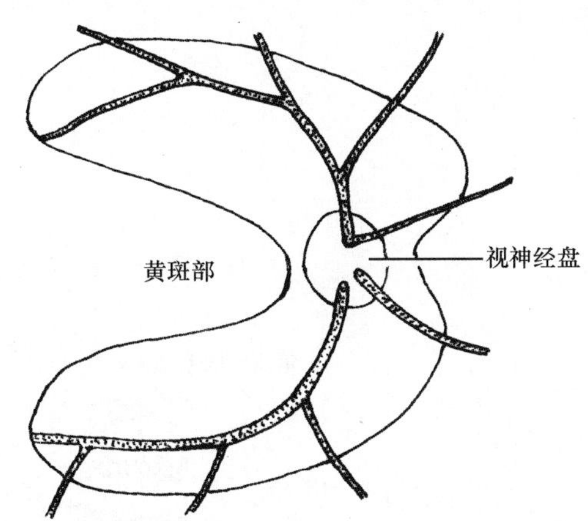

视神经盘周围放射状毛细血管分布

图 1-7-56 视网膜不同部位毛细血管的分布

1. 视神经盘周围毛细血管网区；2. 黄斑周围三层毛细血管网区；3. 两层毛细血管网区；4. 单层毛细血管网区；5. 周边无血管区

视神经乳头周围：除上述三层毛细血管网之外，还有一层放射状乳头周围毛细血管网（radical peripapillary capillary，简称 RPC）。此乃发自乳头上的中央动脉向其四周视网膜呈放射状分出的血管，其分布范围在视乳头的鼻侧、颞侧有所不同，一般说行走约 1 乳头径，而后回归静脉。急性视神经乳头炎时，此血管网明显可见。棉花状白斑的形成与此密切相关。

赤道部只有两层血管网，内颗粒层与内网层交界处的一层欠缺（图 1-7-57）。

周边部视网膜只有神经纤维层一层毛细血管网。距锯齿缘约 1.5mm 处血管消失，成为无血管区（图 1-7-57）。

动脉管径在 300μm 以下（包括 300μm）称为小动脉 arterriole。在视神经乳头附近视网膜面上中央动脉 1～2 分支以前为真正的动脉，以后即为小动脉。视网膜动脉壁由内膜（内皮细胞）、中膜（数层平滑肌细胞）及外膜（结缔组织）三层构成。内膜内皮细胞间有封闭小带 zonular occludens 及紧密连接 tight junction 构造，所以形成血液-视网膜屏障 blood-retina barrier。随动脉管径的缩小，中层膜内的平滑肌细胞数递减，赤道部管壁减为 2～3 层，周边部减为 1～2 层。普通中等大的动脉其壁内除上述三层膜结构之外，还有内外弹性板 elastic lamina 存在，但视网膜动脉内无此板。视网膜毛细血管壁的内皮细胞间也有封闭小带，其上更有壁细胞 pericyte，所以也形成血液-视网膜屏障。

视网膜血管有 4 个特点，即：①在动静脉交叉部有一个共同的外膜；②沿视网膜动脉可见无毛细血管区；③黄斑部有一个无血管区，此区的周围为一层黄斑周围毛细血管网所环绕；④视网膜动脉的末梢支不相互吻合而成为终末支（图 1-7-58）。

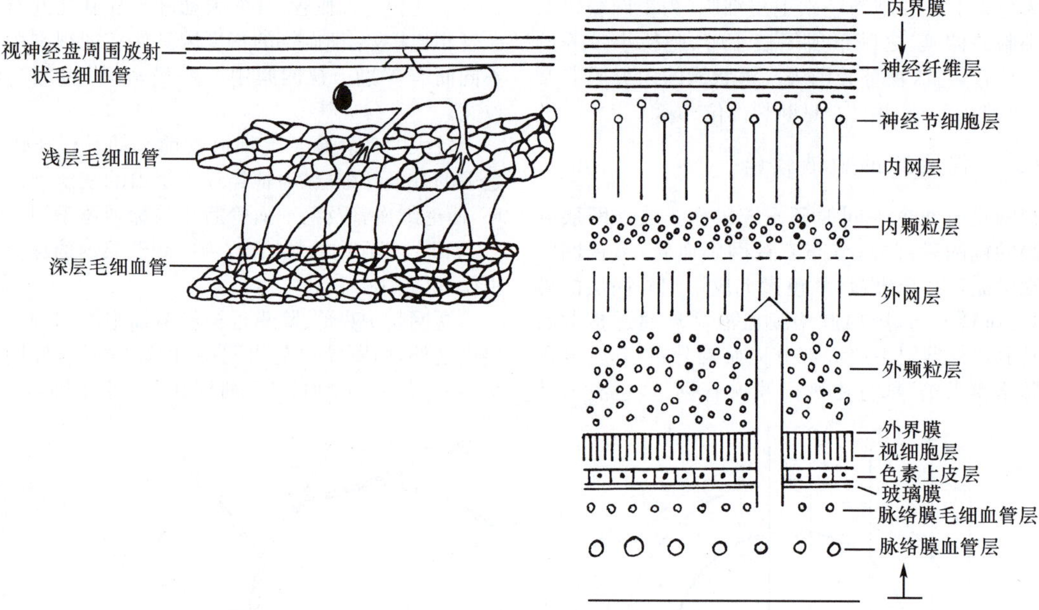

图 1-7-57 视网膜分层及血液供应

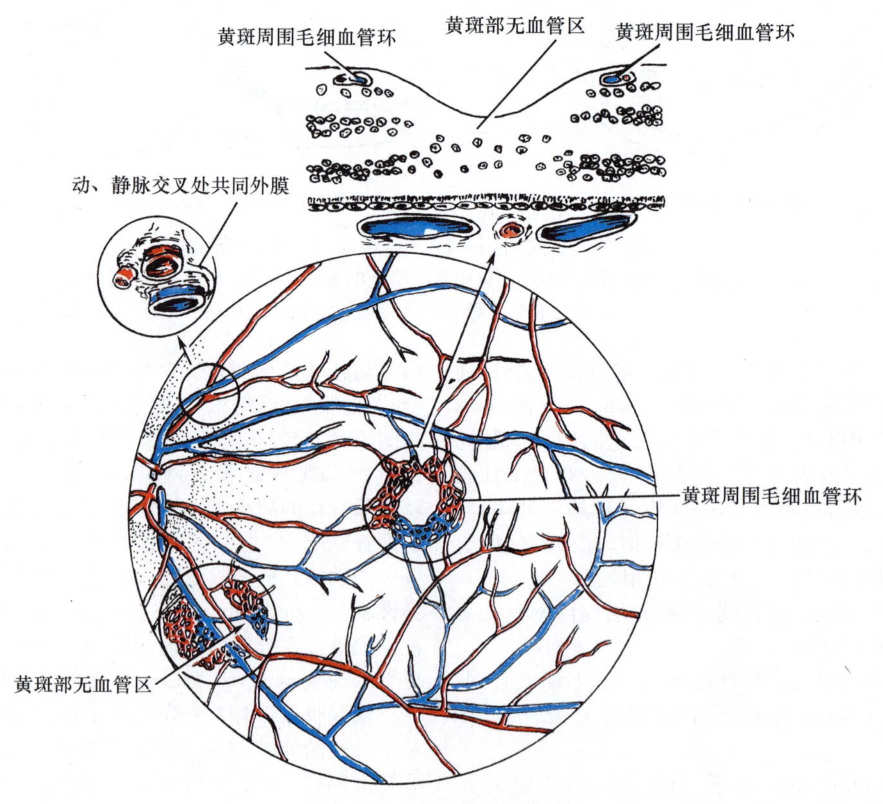

图 1-7-58 视网膜血管的特点

视网膜与视力

视网膜是大脑向外延伸的视觉神经末梢组织，脑及中枢神经的疾病常累及视网膜。因此，检查视网膜和视神经对中枢神经病变的诊断及治疗有重要意义。

视网膜又是能直接观察血管的组织，因此，对血管病、肾炎、高血压等的诊断和治疗需检查视网膜。视网膜血管又属终末支，任何部位的管腔阻塞皆可引起视网膜血液循环障碍，而使视力下降。

视网膜除色素上皮层之外，均属透明，容易从眼底看到。视网膜又是层状构造，所以血管出血的形状与其结构关系密切。视网膜浅层出血，为神经纤维层内血管的出血，出血沿神经纤维走行，呈火焰状或线状，于视神经乳头旁呈放射状，周边部则呈弓状。视网膜深层出血与表层不同，出血主要在深层贮于内颗粒层，因受层状组织结构的制约而呈暗红色点状或圆斑状。视网膜前出血为神经纤维层与内界膜间的血管出血。此处的出血范围较广，边缘清楚，上界呈水平状，如倒"D"字形。黄斑出血：黄斑、中心窝因欠缺神经纤维层、神经节细胞层、内网层及内颗粒层，内界膜直接与外网层接触，外网层内 Henle 层的纤维呈放射状分布，所以，该处出血则呈星芒状(图 1-7-59)。

黄斑部视觉最敏锐而精确，中心窝视网膜薄，只有锥体细胞，光线到达中心窝时，因此处既无血管，也无其他各层细胞的阻碍，射入的光线得以直接落在锥体细胞感光部分，而且三级神经元在此处为单线联系，因此能保证黄斑视觉的敏锐性。

正常视网膜血管与脑血管一样，注入血管内的色素不外渗，这是由于视网膜血管有内皮屏障 endothelial barrier。内皮屏障是视网膜血管内皮相邻细胞间存在封闭小带，不能通过像辣根过氧化物酶等直径 5nm 的微粒子，所以玻璃体内注入的该酶，只能进入视网膜的细胞间隙，而不能进入视网膜血管腔内。视网膜毛细血管内皮之间、色素上皮细胞之间均有封闭小带，形成血-视网膜屏障。在健康情况下，这些封闭小带使视网膜下保持无液体状态。

在正常视网膜动静脉交叉处，透过上面的动脉血柱可以窥见其下面暗红色的静脉血，如果动脉管壁硬化、增厚，便不能透见下边的静脉，管壁若继续增厚，则交叉部静脉两侧的血柱也被遮盖，而且变窄变尖，甚至可发生管腔闭塞。

视网膜中央动脉穿过视神经硬脑膜和筛板处，因这些地方血管腔已有局限性狭窄，所以最易发生栓子栓塞。此时，如果栓子体积小，则可通过此处，在视网膜一支或多分支内栓塞。

视网膜动脉阻塞时所见的黄斑中心窝樱桃红点是由于中心窝处缺乏视网膜内层，透过此处的视网膜外层显示出脉络膜的色泽，与周围水肿混浊的视网膜内层对比而呈红色。此与视网膜神经节细胞层类脂质变性所引发的婴儿型黑矇性家族痴呆(Tay-Sachs 病)表现的樱桃红点症状相似，但两者本质不同(表 1-7-6)。

视网膜动脉血管为终末支，当视网膜周边部血管硬化或阻塞时，由于供血不足缺氧致周边部视网膜发生各种变性，如格子状变性、囊状变性等。

表 1-7-6 黄斑部名称比较

解剖名称	临床名称
中心小窝(foveola)	中心窝(fovea)
中心窝(fovea)	黄斑(macula)
旁中心窝(parafovea)	
周中心窝(perifovea)	
中央区(area centralis)	后板部=黄斑部 macula area≠黄斑 macula posterior pole

六、晶 状 体

晶状体 lens 直径 9～10mm，是一个富有弹性的透明体，形如双凸透镜。其厚度约为 4～5mm，因使用的调节不同，而厚度变化不定。晶状体为眼的重要屈光系之一，分为前面、后面及侧面赤道部三部分。前面的凸度比后面小，前面的弯曲半径为 9mm；后面半径为 5.5mm。前面弯曲面的顶点称前极，后面弯曲面的顶

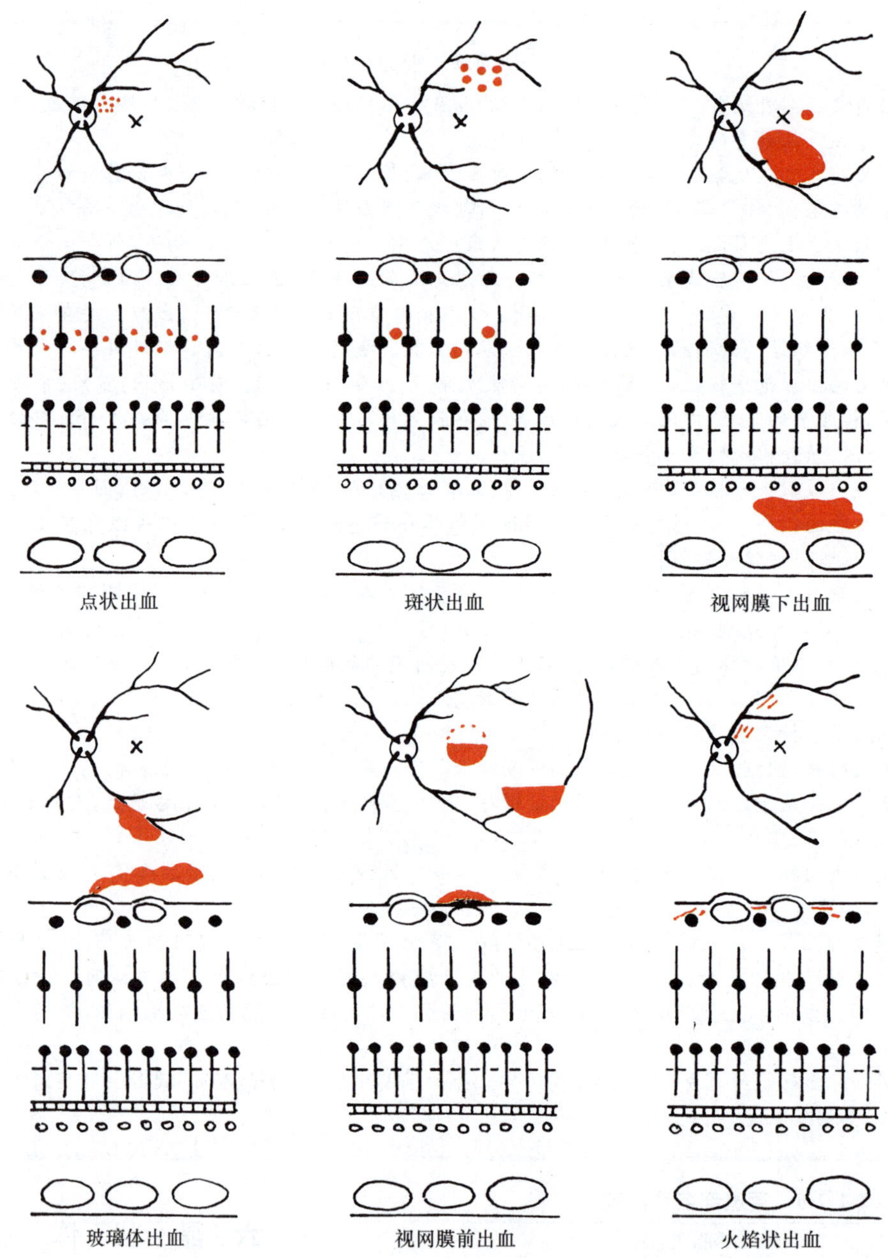

图 1-7-59 眼底出血的部位和结构的关系

点为后极，前后极间的直线为晶状体（中心）轴。

晶状体位于虹膜瞳孔之后，其前极与角膜后面距约 3mm。晶状体的后方为玻璃体，位于玻璃体膝状窝中，此窝为一碟状浅洼。Wieger 圆形玻璃体后束韧带（lig. hyaloideocapsulare）将二者疏松地连接在一起，在该韧带范围内有细微的间隙，由房水充填。

晶状体赤道部为圆环形，其表面不平，有附着悬韧带的齿状隆起，形如齿轮。调节时韧带松弛，隆起消失。晶状体与虹膜表面、晶状体轴与视轴大致平行。其实后者并不完全平行，二者所成的角约为 4°（图 1-7-60）。

（一）晶状体本身的结构

晶状体的结构可分为：①晶状体囊；②晶状体前上皮；③结合质（或无定形质）；④晶状体纤维（图 1-7-61）。

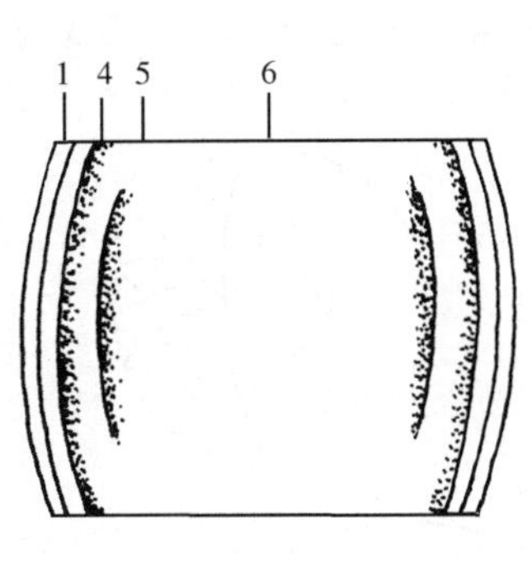

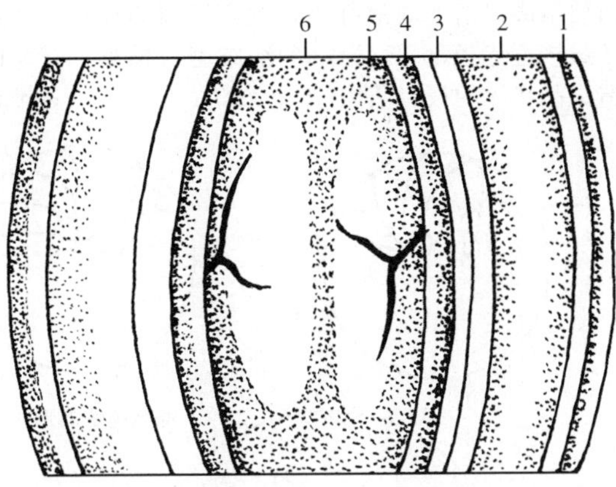

图 1-7-60　裂隙灯显微镜检查晶状体光学切面

1. 前囊；2. 皮质；3. 成人核；4. 婴儿核；5. 胎儿核；6. 胚胎核

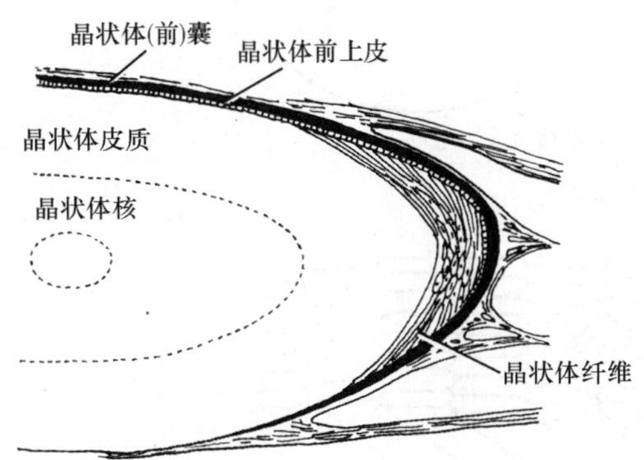

图 1-7-61　晶状体构造

晶状体无血管、神经，代谢缓慢，因而不发生炎症。如晶状体囊受损害或晶状体蛋白质发生改变，则晶状体变浊。晶状体靠房水营养，一旦房水成分或囊膜渗透性发生变化，或有某种因素影响其代谢过程，皆会引起晶状体混浊。

晶状体囊膜厚度不一，前极与赤道间最厚，所以在晶状体全囊摘除术时，晶状体镊的夹持点或冷冻器的黏着点应放在最厚部，以减少术中拉破囊的机会。

1. 晶状体囊　为一层透明、无构造、富于弹性的玻璃包膜(囊)，它把晶状体套在中间。囊膜的厚度各部位很不一致，并随年龄增长而逐渐增厚；赤道部一般比较厚，向极部移行，厚度变薄，后极部最薄，而围绕前后极的环形部位则又厚于极部。囊膜各部位厚度的不同，可能有利于调节时的收缩(表 1-7-7)。

表 1-7-7　晶状体囊不同部位的厚度(μm)

年龄	前极	前囊最厚部	赤道	后囊最厚部	后极
2～5	8	12	7	18	2
35	14	21	17	23	4
70	12	23	13	—	—

赤道部囊膜可分两层，浅层为极菲薄的小带层，连续于晶状体悬韧带，病变时能从其深层脱离；深层为囊膜本身。近年认为，它是晶状体上皮的基底膜，而且属人体中最厚者。

2. 前上皮　直接位于前囊膜下，为一层立方上皮，宽约 11～17μm，高 5～8μm。因为胎生期晶状体后面的上皮细胞已填入晶状体泡的中央腔内，所以没有相应的后上皮。前上皮细胞在中央部呈不正的六角形，由赤道部向周边移行，则逐渐由柱形转变为晶状体纤维。

3. 结合质或无定形(物)质　晶状体的各种不同成分、晶状体纤维皆被一种无定形物质黏结在一起。

中心轴也称中央纤维线，由无定形质参与组成。由轴向赤道部借着无定形质架将晶状体分为三个扇形区，似“Y”字形，即“Y”字缝。前面的“Y”字是直立的，而后面的则为倒“Y”字形，其两臂的分开角为120°。“Y”字缝终生不变，贯穿胎儿核的全部厚度。成年人晶状体“Y”字缝的前后缝较为复杂，主缝有六条以上，副缝则更多。所谓缝，乃晶状体纤维的起止点(图 1-7-62)。

4. 晶状体纤维　晶状体纤维是上皮细胞的变形物，每一纤维长达 3～10mm 不等，为六面棱柱状的长条，由硬蛋白质组成。新形成的纤维在较老纤维的外面，其细胞核最接近赤道部，随纤维老化，细胞及核被推向中心，造成晶状体的板层结构(图 1-7-63)。

新纤维有核呈圆形或卵圆形，位于赤道部附近，纤维的两侧平滑。随年龄的增长纤维变老，核亦随之逐渐退化，终至消失。

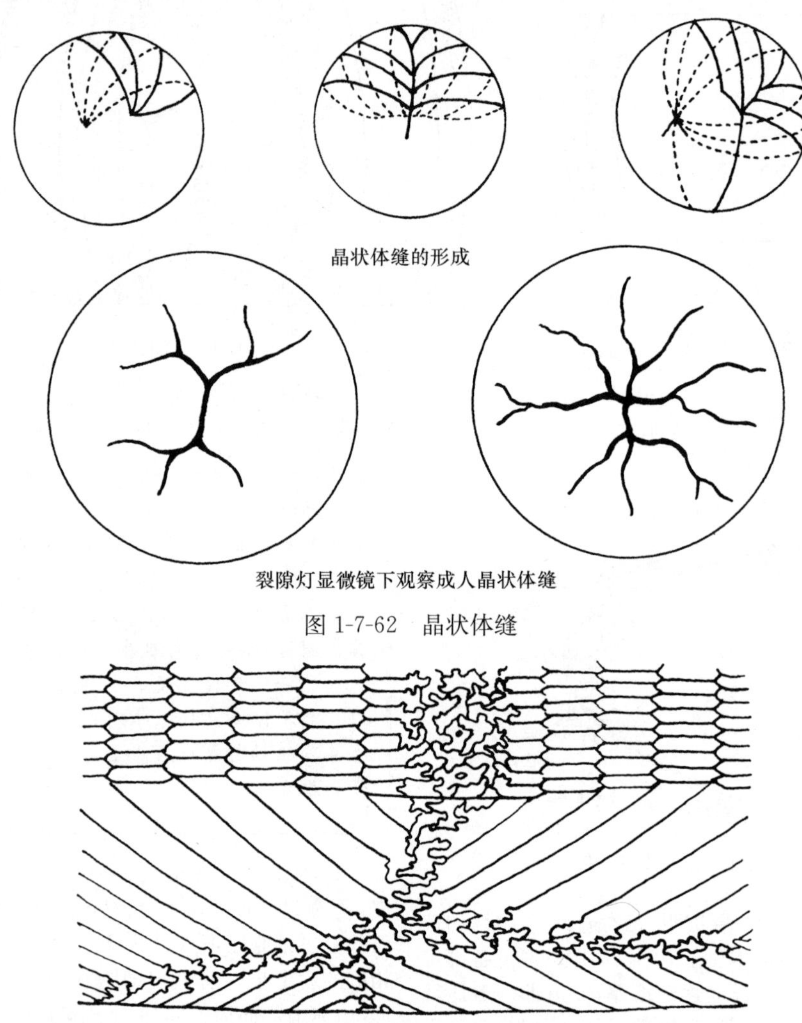

图 1-7-62 晶状体缝

图 1-7-63 晶状体的微细结构

最老细胞在失去核的同时，纤维收缩，变得粗细不规则，边缘呈锯齿状，与相邻纤维的齿互相嵌合，且被挤于中心部，形成晶状体的核。核无弹性，色黄，随年龄的增长，晶状体整体及核也渐大，这是因为晶状体中心部纤维不能脱落被排除所致。新纤维的形成虽在一生中不断进行，但年龄越大，增加越慢，因而年轻人的带核纤维多于老年人。

晶状体中心的纤维 25 岁以后开始变硬，逐渐形成核，核随年龄的增长而硬化。核周围与晶状体囊之间的部分称晶状体皮质，属新纤维成分。

婴儿和青年人的晶状体无色，但 Hess 认为微带黄色，35 岁以后晶状体中央部显黄色，且随年龄的增长而黄色加重，范围扩大，老年则呈琥珀色。斜照法检查晶状体时显淡灰色，易误认为白内障。

> 晶状体因其自身的弹性可向前方膨隆，从而厚度增加，弯曲半径变小，屈光力增大，人才得以明视近处物体，可是晶状体随年龄的增长而变硬，自身弹性也随之减退，这就是老视的成因。

（二）睫状小带（晶状体悬韧带，Zinn小带）

悬韧带悬于晶状体与睫状体之间，由一系列纤维组成，用以保持晶状体的正常位置。睫状肌的调节功能，即借悬韧带而作用于晶状体。

晶状体及其悬韧带形成一横隔，将眼内腔分为较小的前腔和较大的后腔，前腔内充满房水，后腔充以玻璃体。

悬韧带纤维是由玻璃体纤维发育而成，纤维透明、坚硬，无弹性，一般长约2～8μm，有的可达40μm，形略圆或扁平，并有不明显的纵行小沟，与睫状体上皮连接坚固。

悬韧带纤维可分为主要和辅助两类：

主要悬韧带纤维为悬于视网膜锯齿缘附近与晶状体前或后囊间的纤维（睫状环前、后囊纤维），睫状突与晶状体后囊或赤道部间的纤维（睫状冠后囊纤维、睫状冠赤道纤维）。

辅助纤维较短而细，不直接到达晶状体，一般与主纤维垂直行走，分布于睫状突之间或睫状体平坦部和睫状突之间。

新生儿的韧带纤维比成年人多，老年人多数韧带纤维消失。临床上虹膜缺损或晶状体脱位时，常可直接看到悬韧带纤维。

晶状体与白内障手术

晶状体纤维遇房水则膨化分解而被吸收，但核难以吸收。白内障的手术要根据核的有无、大小和悬韧带坚实与否来决定术式。一般认为，40岁左右晶状体核可达成年核大小，悬韧带较青年人脆弱，此时切口需要大，宜行囊内或囊外摘除术。反之，对儿童白内障可行吸出术，房水进入晶状体囊内便可吸收剩余皮质。

晶状体后囊与玻璃体之间有一Wieger玻璃体后囊韧带，该韧带一般不妨碍白内障摘除术，但韧带因炎症或先天畸形而黏着牢固时，手术将引起玻璃体脱出。

七、玻　璃　体

玻璃体vitreous是充满在由视网膜、睫状体、晶状体所围成的空腔内的黏稠凝胶样组织。晶状体及其悬韧带为玻璃体的前界，晶状体后面位于玻璃体碟形凹陷内，凹陷称之为膝状窝。玻璃体的侧面为睫状体和视网膜，后部为视神经盘（视神经乳头）。悬韧带和玻璃体之间的间隙称Petit管。玻璃体的外围即其接触视网膜、睫状体、晶状体的表面似有一层薄膜包围着，称为**玻璃体膜**。该膜其实并非为真正的膜，而是玻璃体胶原纤维的最外层浓缩变密而成，仅具有微弱的包膜作用。

玻璃体内无血管、神经，占眼球容积的4/5，99%为水，重约4.0g，无色透明。与房水一起从内侧支持球壁，有维持眼压的作用，与晶状体及视网膜的代谢关系密切（图1-7-64）。

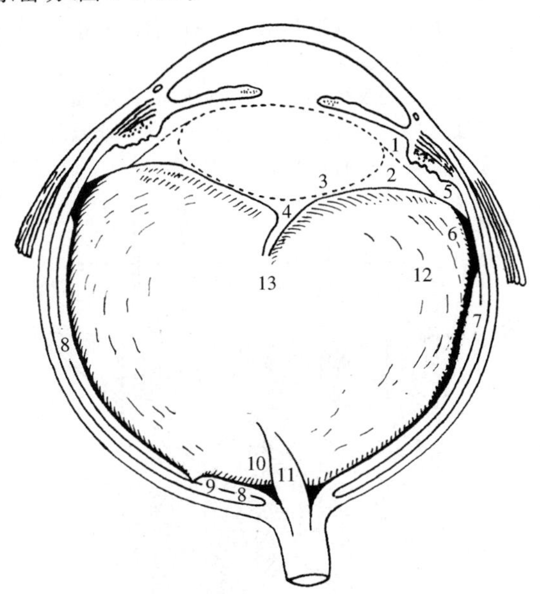

图1-7-64　玻璃体的附着部及其邻接组织

1. 晶状体前囊悬韧带附着部；2. 晶状体后囊悬韧带附着部；3. 玻璃体前膜与晶状体后囊附着部；4. 玻璃体管（Cloguet管）前端；5. 玻璃体基底与睫状体扁平部附着最前端；6. 玻璃体基底部；7. 玻璃体与视网膜疏松黏着处；8. 玻璃体与视网膜一般附着部；9. 玻璃体中央凹边缘的附着；10. 玻璃体与视神经盘周围的附着；11. 玻璃体管（Cloguet管）后端；12. 玻璃体皮质；13. 玻璃体中央部

关于玻璃体动脉残留

正常状态下，玻璃体动脉在胎儿期第6～7个月时，即闭锁萎缩，出生前消失。若萎缩不完全，在晶状体后极或视神经乳头前方可见到灰白色半透明膜在玻璃体内飘动。

玻璃体与其周围组织（如视网膜）仅略微附着，而与视神经乳头、玻璃体基底部则愈着坚固，其中与后者愈着最坚固。该部位位于视网膜锯齿线前 2mm(睫状体扁平部)和其后 4mm(视网膜)的范围内。当从基底部撕下玻璃体时,则该附着处的睫状体上皮亦将随之被撕落。玻璃体因在视乳头四周与视网膜内界膜紧密粘连在一起,所以当玻璃体从视神经乳头撕脱时,该处视网膜的内界膜也随之撕脱,成为浮在玻璃体后界膜上的圆环。

玻璃体的胶原纤维为前后走行,在视乳头四周直接插入视网膜内界膜中。玻璃体胶原纤维的分布为前部比后部密,而以玻璃体基底部最密,由此出来的纤维成扇形向玻璃体腔扩展,其在玻璃体腔中的平均密度不因年龄而变化。

玻璃体的凝胶结构是由胶原纤维、透明质酸及少量可溶性蛋白所构成。其构造模型是在胶原纤维组成的立体框架中含有球状的透明质酸(图 1-7-65)。

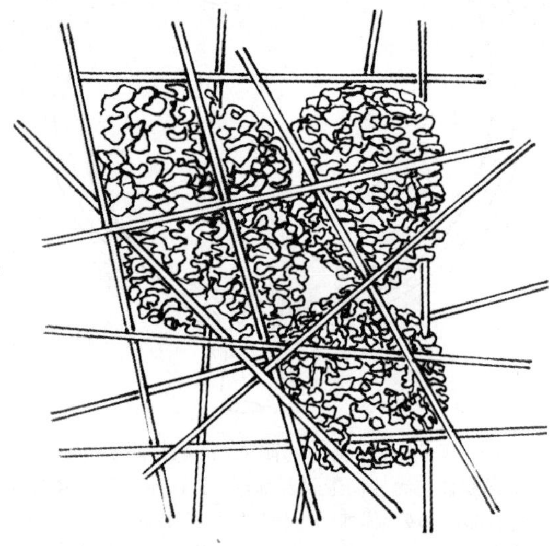

图 1-7-65 玻璃体的结构模式图

关于玻璃体液化与脱离

65 岁以上者有 75%的人可发生玻璃体液化及后脱离。玻璃体由凝胶状变为溶胶状,所以出现水样物质。玻璃体的网状结构破坏,胶原纤维凝集收缩成为混浊物。由于玻璃体基底部粘连坚实,玻璃体内液体不易向前移动而在后部聚积。如穿入玻璃体后界膜与视网膜内界膜之间使玻璃体与视网膜分开,则成为玻璃体后脱离。脱离区内液体摆动的结果,可牵拉视网膜发展成为视网膜脱离。玻璃体脱离的病人有飞蚊感及闪光感,并在玻璃体后界膜上常见圆环。

透明质酸与玻璃体的黏稠度有关,它由睫状体扁平部及 Müller 细胞(一部分)产生,出生时浓度低,13 岁左右达到成人的水平。

在玻璃体的最外层可见到玻璃体细胞,尤其在睫状体部及视乳头附近较多见,为一种吞噬细胞。此外,在与视网膜相接处还见有成纤维细胞。玻璃体中水分的变动特别快,10~15 分钟就可更换半量的水。玻璃体本身无血管和神经,代谢缓慢,不会发炎,不能再生。因外伤或手术脱失后留下的空隙由房水充填。

第三节 视 路

视路 visual pathway 是视觉刺激的传入路,包括视神经、视交叉、视束、外侧膝状体、视辐射和视中枢六个部分。外侧膝状体及其以上部分已在另章叙述。

一、视 神 经

视路中从视神经乳头到视交叉一段称视神经 n. options,直径约 3mm。长约 50mm,为视路的最前端。视神经纤维即视神经节细胞轴突在视神经乳头(视神经盘)集合之后穿通巩膜筛板出眼球,形成视神经。视神经约由百万根神经纤维构成,在眼球内时为无髓神经纤维,出筛板后便为有髓纤维。有时个别有髓纤维可进入眼球内,检查眼底时可以看到。视神经纤维无 Schwann 神经膜,但有髓鞘,故一旦切断,不能再生。视神经纤维中约 80%为视觉纤维,20%为瞳孔运动纤维。

视神经的外面从外向内包有硬脑膜、蛛网膜和软脑膜。软脑膜一方面向视神经实质内发出很多中隔组织,将神经纤维分成无数小束;另一方面移行于巩膜内侧 1/3。硬脑膜移行于巩膜外 2/3,蛛网膜止于筛板与巩膜的结合部(图 1-7-66)。

视神经可分四部:

(一) 球内部

球内部 pars intraocularis 长约 0.7mm,可分为视神经乳头 papilla n. optic 表层、筛板前区、筛板区。视神经乳头表层由视网膜中央血管与其分支以及星形胶质细胞组成。星形胶质细胞同视网膜内界膜连接构成一层菲薄的膜,将视神经乳头与玻璃体分开,视乳头的内界膜内无 Müller 细胞。筛板前区:该部与脉络膜在同一水平上,乃由星形胶质细胞构成的中间含有许多隧道的海绵支架以及此隧道中包藏的神经纤维组成。这些神经胶质除了对神经纤维有支持及垫子作用外，还有营养及绝缘的功能。筛板区：巩膜筛板的直径约为1.5mm，长约0.5～1mm，是由结缔组织层和神经胶质层多层交替组成的排列成管状的通道，视神经纤维由巩膜筛板眼穿过到球外，所以，当视神经肿胀时，筛板处的纤维最易受挤压，如青光眼、视神经乳头水肿后的视神经萎缩等。

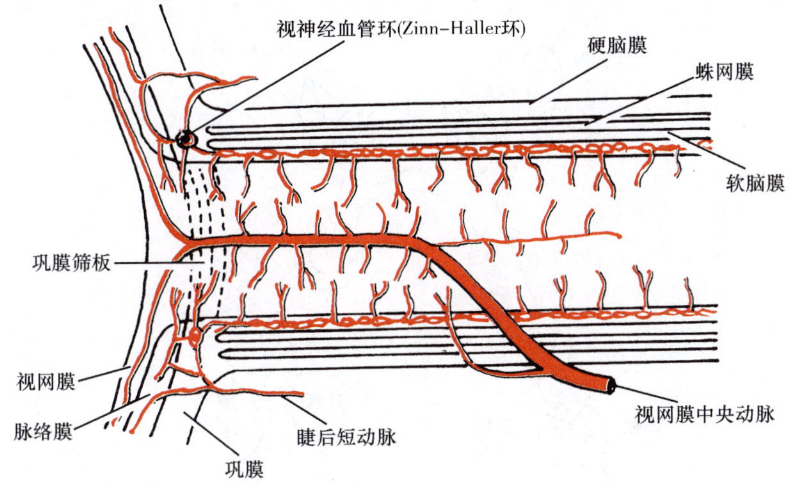

图 1-7-66　视神经及其血液供应

视网膜神经纤维集合成视神经乳头后，呈90°的转弯向后穿过筛板而离开眼球。来自周边部视网膜神经节细胞的纤维走行于视网膜神经纤维最深层及视神经的最外层，视神经乳头附近的神经纤维，则分布于视乳头的表层及视神经的中心部(图1-7-67)。

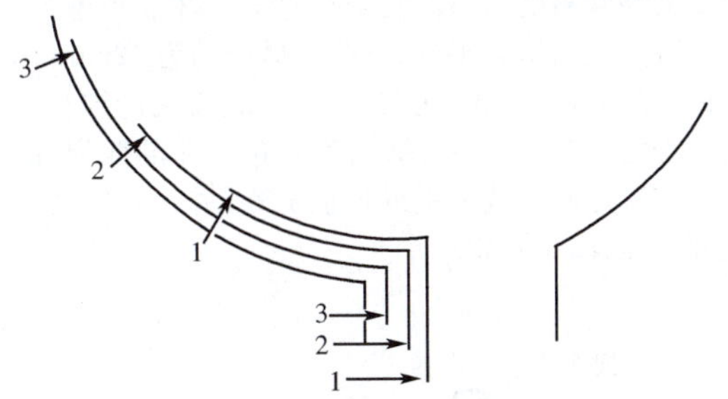

图 1-7-67　视神经纤维在视网膜及视神经盘内的排列

1. 来自视神经盘的纤维在神经纤维浅层中经过，进入视神经盘中央；2、3. 来自视网膜周边部的纤维在神经纤维中层和深层中经过，排在视神经盘周边部

（二）眶内部

眶内部 pars orbitalis 为巩膜筛板后即眼球后到视神经骨管入口一段。球内神经纤维无髓，出眼球后成为有髓纤维，故此处视神经比球内略粗，直径约3～4mm。眶内段长约30mm，呈"S"状行径，以适应眼球运动的需要。视神经骨管入口处为总腱环包围。在球后约10～15mm处视网膜中央动脉从视神经下方几乎成直角穿过硬脑膜和蛛网膜下腔，以后移到视神经的中央。

（三）管内部

管内部 pars intracanalicularis 即通过骨管的部分。视神经骨管的长度个体差很大，约为4～9mm，管内眼动脉初在视神经之下，继而绕到视神经之上，以后又转到鼻侧伴行。视神经借其外所包的硬脑膜，与管骨膜密切相连而成一层膜。此段视神经水肿时因受骨管限制，神经易受挤压。

（四）颅内部

颅内部 pars intracranialis 为视神经管后端到视交叉的一段。此段的长度个体差也大，约在10～23mm之间。颅内段视神经的硬脑膜移行于脑的硬脑膜，故视神经外面只包有软脑膜。

在眼球后端的视神经内视网膜纤维的位置与其在视神经乳头的排列一样，颞侧的纤维位于视神经的颞侧，鼻侧纤维位于鼻侧。黄斑纤维或黄斑乳头纤维(约占全视网膜纤维的1/3)则位于颞侧的楔形区，介于颞侧上下纤维之间，以后黄斑纤维渐向视神经中央移行，到视交叉前黄斑纤维进入中央，颞侧上下象限的纤维直接交于颞侧水平线(图1-7-68)。

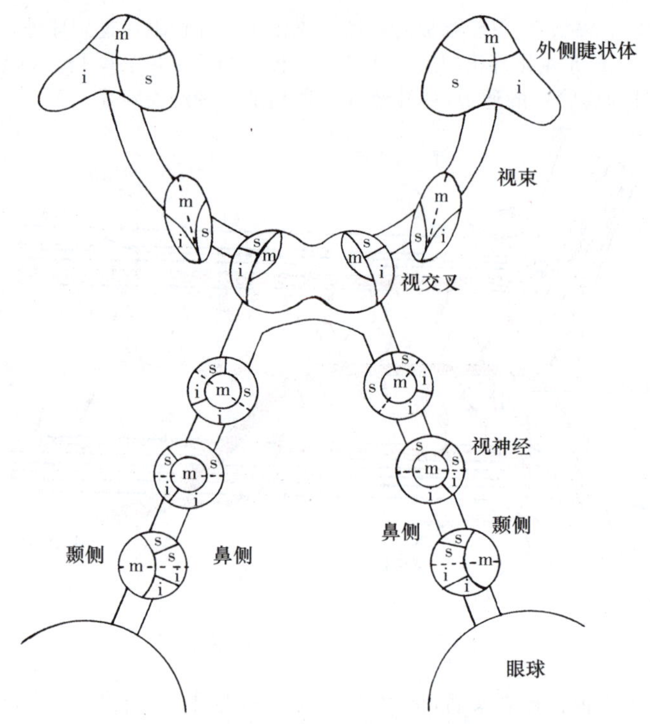

图 1-7-68　视网膜纤维在视觉传导通路中的排列关系

m. 黄斑纤维；s. 上方纤维；i. 下方纤维

二、视　交　叉

通常**视交叉** optic chiasma 位于鞍膈之上，其下即为脑垂体，后面为第三脑室底的前部，其附近有大脑动脉环，颈内动脉走行于视交叉的两侧，大脑前动脉及前交通支位于其前方，外侧是海绵窦，解剖部位非常重要。正常人体中视交叉与蝶鞍的关系个体差很大，正常人的 80% 视交叉在蝶鞍的后2/3，其余有的靠前，有的略靠后。

视交叉略呈扁平的长方形，横径约为 12mm，纵径 8mm，厚约 3～5mm，向前倾斜约 20°交叉纤维与非交叉纤维之比为 47 ∶ 53，蛛网膜紧包漏斗的四周，漏斗与视交叉之间有致密的蛛网膜分布，并在双侧视神经之间相连(图 1-7-69)。

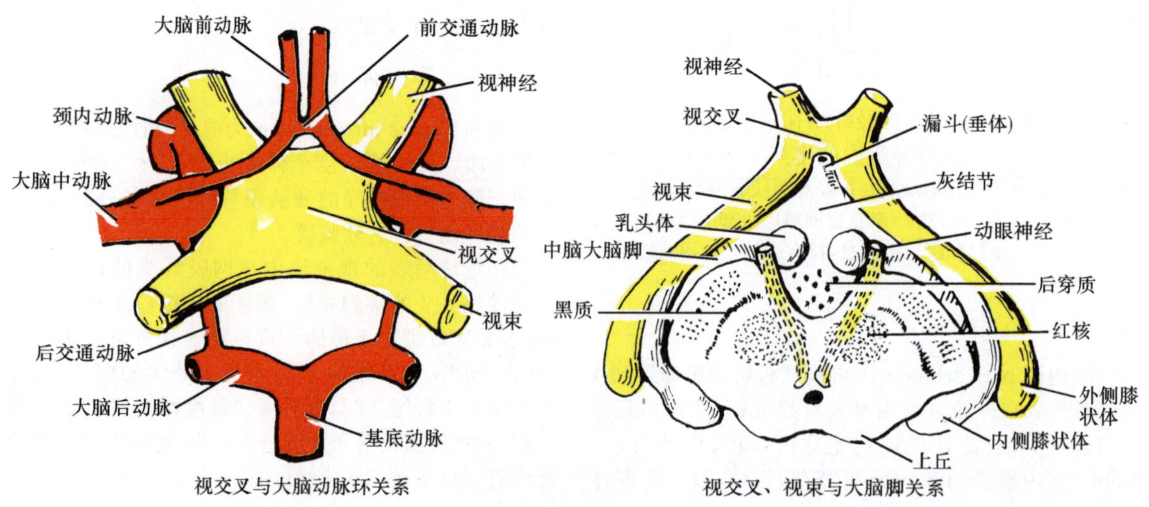

图 1-7-69　视交叉与相邻结构(下面)

视网膜鼻侧半部来的神经纤维在视交叉处交叉后进入对侧的视束，颞侧半部的神经纤维不交叉，直接进入同侧的视束。纤维的排列情况介绍如下(图 1-7-70)：

鼻侧交叉纤维(颞侧视野)：视网膜下鼻侧纤维在视交叉的前缘进入，交叉后转入对侧视神经止端，形成向前突的前膝之后，在视束的内下方向后走。脑下垂体病变常先压迫视交叉前下方，故下鼻侧纤维早期受害，常见视野的外上方缺损。

来自视网膜上鼻侧的纤维，在交叉之前于同侧视束的起端形成向后突的后膝，然后在视交叉的后部交叉，进入对侧视束的内上部。

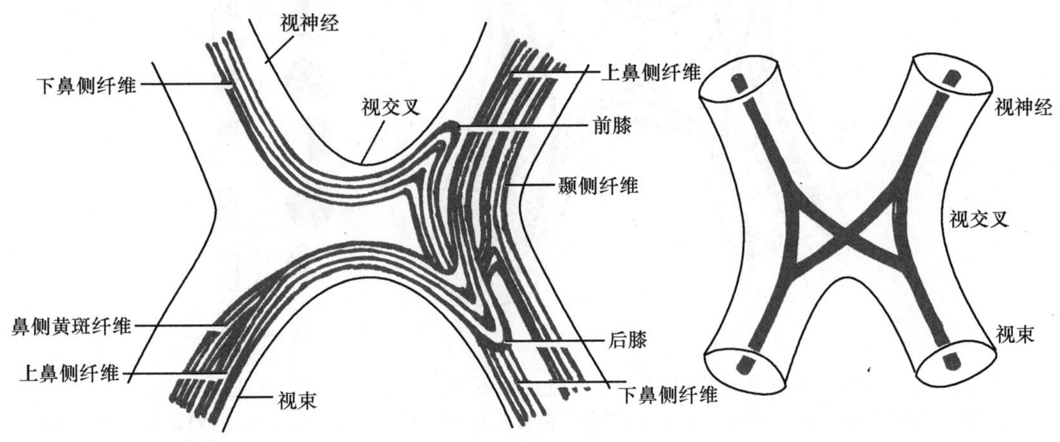

来自视网膜上半部的交叉纤维居视交叉上层，在同侧形成后膝进入对侧视束；下半部的交叉纤维居视交叉下层，在对侧形成前膝进入对侧视束

黄斑纤维交叉与不交叉模式图

图 1-7-70 视交叉部的神经纤维

颞侧不交叉纤维(鼻侧视野)：来自视网膜颞侧的纤维，各自沿视交叉的外侧部，直接进入同侧的视束。在视交叉中，来自视网膜颞上纤维位于上侧，颞下纤维位于下侧，基本保持视神经中的排列(图 1-7-70)。

黄斑纤维也分为鼻侧交叉与颞侧不交叉两部分。鼻侧纤维交叉者斜着向后向上，大部分于视交叉的后上侧交叉，而颞侧纤维不交叉者沿视交叉的外侧进入同侧视束的中央。

由于黄斑鼻侧的交叉纤维位于视交叉的后上部，如病变压迫这一区域，易产生中心暗点。

关于视路不同部位受压问题

视神经受压：同侧单眼盲，对侧正常。

视交叉中部受压：双眼颞侧偏盲，如肿瘤向一侧偏位时，则视野缺损不对称，或一眼失明，另一眼颞侧偏盲。

视交叉外侧受压：①同侧鼻侧偏盲及对侧颞侧 1/4 象限缺损；②同侧盲及对侧颞侧偏盲。见于颈内动脉瘤、颈内动脉硬化或垂体瘤偏向一侧生长。这些病变均能侵犯同侧不交叉纤维甚或部分交叉纤维。

视交叉前外受压：因同侧不交叉纤维及部分对侧交叉纤维受累，所以视野可出现：①同侧鼻侧偏盲及对侧颞上象限偏盲；②同侧鼻侧盲及对侧颞侧偏盲。

视交叉后外受压：同侧不交叉纤维继而对侧交叉纤维也可受累，故视野出现同侧鼻侧偏盲，严重时也可有对侧颞侧偏盲。

视交叉前内受压：同侧鼻侧纤维(尚未交叉)与对侧交叉纤维受累。根据轻重，视野可能出现：①同侧颞侧偏盲及对侧颞上 1/4 象限偏盲；②同侧盲及对侧颞侧偏盲。

视交叉后内受压：轻症时，只有对侧交叉纤维受累，重症时，同侧的非交叉纤维也能遭受损伤，故视野先出现对侧颞侧偏盲，重症时可再出现同侧鼻侧偏盲(图 1-7-71)。

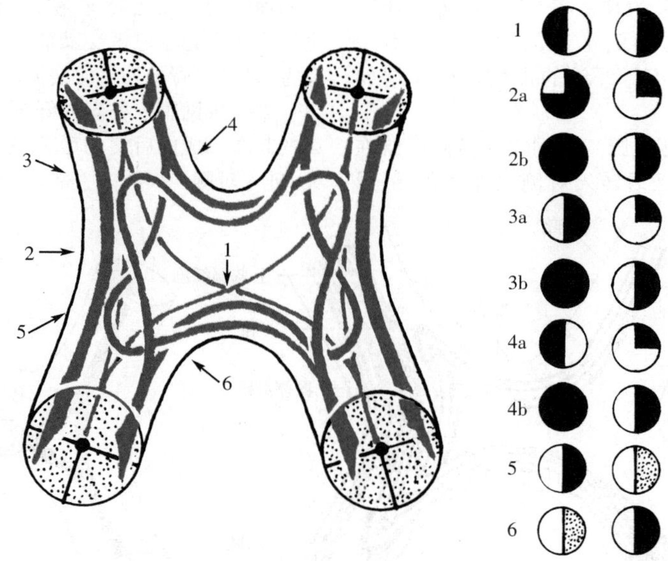

图 1-7-71 视交叉神经纤维走行与视交叉不同部位受压产生的典型视野缺损

1. 中部受压:双颞侧偏盲;2. 外侧受压:a. 同侧鼻侧偏盲及对侧颞侧 1/4 象限缺损;b. 同侧盲及对侧颞侧偏盲;3. 前外侧受压:a. 同侧鼻侧偏盲及对侧颞上 1/4 象限缺损;b. 同侧盲及对侧颞侧偏盲;4. 前内侧受压:a. 同侧颞侧偏盲及对侧颞上 1/4 象限缺损;b. 同侧盲及对侧颞侧偏盲;5. 后外侧受压:同侧鼻侧偏盲,重症可出现对侧颞侧偏盲;6. 后内侧受压:对侧颞侧偏盲,重症可出现同侧鼻侧偏盲

三、视　　束

交叉的和不交叉的黄斑纤维,先居于中央,以后便移到视束 optic tract 的上侧,其中来自上方,即同侧颞上和对侧鼻上方者位于上内侧,来自下方即同侧颞下和对侧鼻下方者在上外侧。

来自视网膜下象限的纤维,即同侧颞下和对侧鼻下象限者在下外侧,来自上象限的纤维,即同侧颞上和对侧鼻上象限者在下内侧。

由于视束中交叉与不交叉纤维排列得并不均衡。且视束又有扭曲,所以视束病变所引起的同侧性偏盲常是不对称的。

四、外侧膝状体、视辐射及视中枢

外侧膝状体、视辐射及视中枢具体见脑部分。

五、视路的血液供给

(一) 视神经球内部的血液供给

球内部分可分为三部分,即表层、筛板前区及筛板区。表层主要由视网膜小动脉的分支供血,这些分支通常发自环绕视乳头的小动脉;一部分来自视神经乳头上的中央动脉小分支。此层的颞侧有时也见来自脉络膜的血管,有的甚至可形成睫状视神经动脉。筛板前区主要来自视乳头周围脉络膜毛细血管的向心支。视乳头的颞侧最富于血管,荧光素血管造影显示这些血管呈象限性分布。筛板区主要来自 Zinn-Haller 动脉环,但也有人认为主要来自睫状后短动脉,并说典型的 Zinn-Haller 环罕见,即使有也常为一不完整的环。筛板后区,由两个血管系统供血,通过视神经中央的视网膜中央动脉在其中经过,由中轴向周边部分发出小支(中轴血管系),此外,来自眼动脉的软脑膜动脉由视神经的周边部向中轴方向发出小支(软脑膜血管系)。

以上可见,睫状后短动脉是筛板区、筛板前区的主要供血来源。该动脉具有区域性分布的特点,其主干供应脉络膜和视乳头的鼻或颞半侧。其分支又进一步分别供应更小的象限部位。

视乳头的静脉,筛板前区回流入脉络膜静脉,筛板后区血液回流至视网膜中央静脉。

(二) 眶部的血液供给

前部主要来自视网膜中央动脉及软脑膜动脉,后部主要为后者供血。

(三) 骨管视神经、颅内视神经、视交叉及视束

视神经的结构特点与临床

视神经的发病与其结构特点关系密切。视神经来自胚胎的前脑，其外三层鞘膜又均由同名脑膜延续而来，鞘间腔相通，许多中枢神经系统疾患，往往累及视神经。眶内疾患、视网膜、脉络膜疾患如炎症、肿瘤也往往波及视神经。由于视神经的周围及中隔有丰富的毛细血管网，全身疾病时，其感染和毒性物质也易引起视神经的炎症和中毒。

眶内及颅内压增高时，影响视网膜中央静脉回流并阻碍轴浆流的运转，可致视乳头水肿。

高眼压时，睫状血管灌注区与眼压之间的平衡失调可导致视神经前段缺血缺氧，引起青光眼性视神经萎缩和前段缺血性视神经病变。

该部位主要由软脑膜血管网供血。骨管视神经的动脉属眼动脉系统，而颅内视神经、视交叉则主要为大脑前动脉和颈内动脉的血管。视束的血管则属大脑脉络膜前动脉。这些血管皆通过软脑膜血管网向各自供血区供血。

当血管进入视神经时，血管与其外被覆的软脑膜和神经胶质一起进入，三者共同构成中隔，所以，血管的分布与中隔是一致的。尤在眶部视神经为明显，而在视束和视交叉则不明显。

第四节　眼部神经

一、运动神经

(一) 动眼神经

动眼神经 n. culomotovius 为第Ⅲ对脑神经，除支配上直肌、内直肌、下直肌和下斜肌司眼球运动外，还司提上睑肌的运动。其中副交感神经纤维支配瞳孔括约肌和睫状肌，司缩孔，起调节作用。

动眼神经核为长 5～6mm 的细胞团，位于中脑水管的腹侧，平四叠体上丘的灰质内，上端略高于中脑上界，下端达滑车神经核(图 1-7-72)。

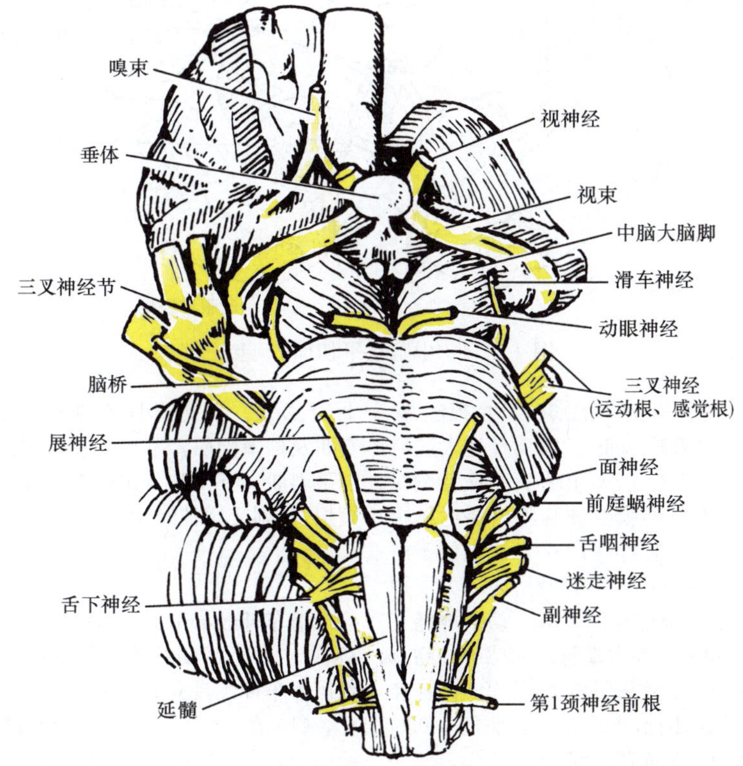

图 1-7-72　脑干(腹侧)

动眼神经核(图 1-7-73)由许多小细胞团(小核)组成。每一小细胞团发出纤维支配特定眼肌。关于各小细胞团定位问题,目前尚无统一看法,一般认为,这些小细胞团大致可分 5 个细胞群,即 2 个对称的外侧群(核)、2 个对称的 Edinger-Westphal 核(E-W 核)和一个位于中央部的正中核(Perlia 核)。

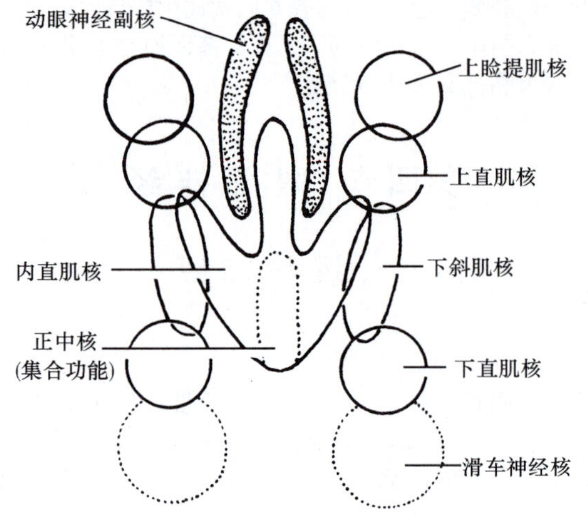

图 1-7-73　动眼神经核

1. 外侧核　由星状大细胞组成,从上到下依次为提上睑肌核、上直肌核、下斜肌核、下直肌核。在下斜肌核内侧为内直肌核。下直肌核的下侧为滑车神经核,二者无明确界限。

关于两侧神经核间的联系,多数认为,提上睑肌核及上直肌核所发出的纤维,只司同侧同名肌运动,而其他神经核所发出的神经纤维则有部分交叉进入对侧,因而可以相互制约。

2. 动眼神经副核(E-W 核,缩瞳核)　位于两侧外侧中间偏上。由此发出的副交感纤维随动眼神经至眼内瞳孔括约肌和睫状肌。

3. Perlia 核(正中核)　位于动眼神经核的中央,是双眼集合作用的中枢。

动眼神经的走行:

脑内段:由核发出的纤维,向腹面前行,经内侧纵束、红核及黑质到达动眼神经沟,由大脑脚的脚间凹出脑(图 1-7-74)。

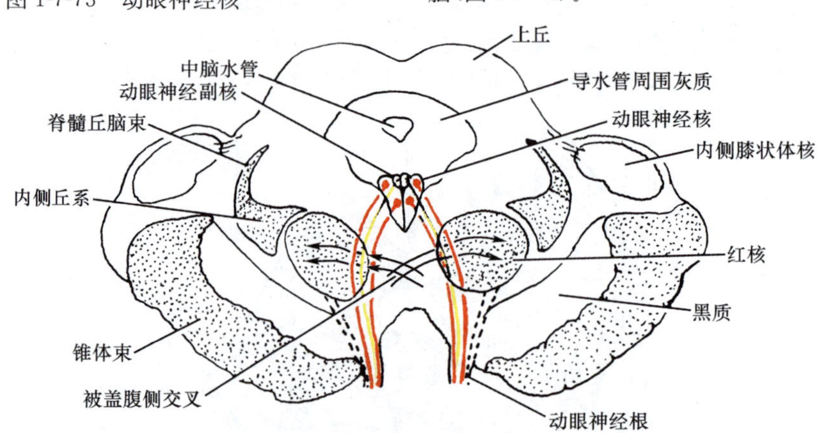

图 1-7-74　中脑水平切面(经上丘)

颅内段:由动眼神经沟出脑,组成 6～15 个根丝,穿过软脑膜合成神经干(包有软脑膜)。继而经过大脑后动脉和小脑上动脉之间,走行于脚间池内,在鞍背侧缘跨过小脑幕的独立缘,穿蛛网膜及硬脑膜内层达颅中凹,在海绵窦之外侧壁上方前行(图 1-7-75),先位于滑车神经及眼神经上方,其内侧为颈内动脉,内下为展神经。再前行居滑车神经及眼神经的下方。动眼神经在此处接受来自眼神经和围绕颈内动脉的交感神经吻合支。前者可能与眼外肌的本体感觉有关,传至三叉神经中脑核,后者与动眼神经伴行,支配提上睑肌的 Müller 肌纤维。动眼神经在海绵窦前部,经眶上裂入眶。

眶内段:在眶上裂或进入眶内处,动眼神经分为上、下 2 支。上支较小,在视神经的外上方分支进入上直肌及提上睑肌。下支较大,分支进入内直肌、下直肌与下斜肌。下支又分出一支至睫状神经节,称睫状节短根,乃副交感神经所组成。

(二) 滑车神经

滑车神经 n. trochlearls 为第Ⅳ对脑神经,支配上斜肌,主要是运动纤维,可能含有上斜肌本体感觉纤维。滑车神经具有如下特征:

(1) 在 12 对颅神经中最细、最长(约 4～7cm)。

(2) 神经纤维自神经核发出后,于脑内全部交叉,止于对侧上斜肌内(图 1-7-76)。

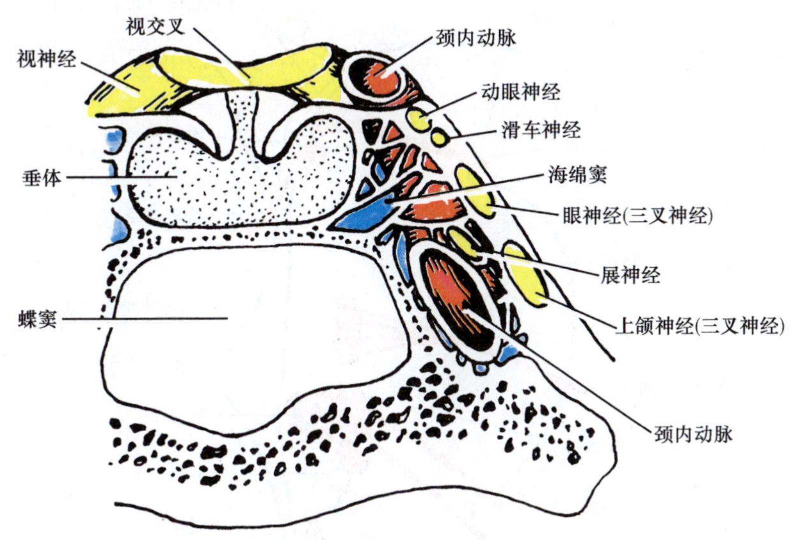

图 1-7-75 海绵窦及其周围组织

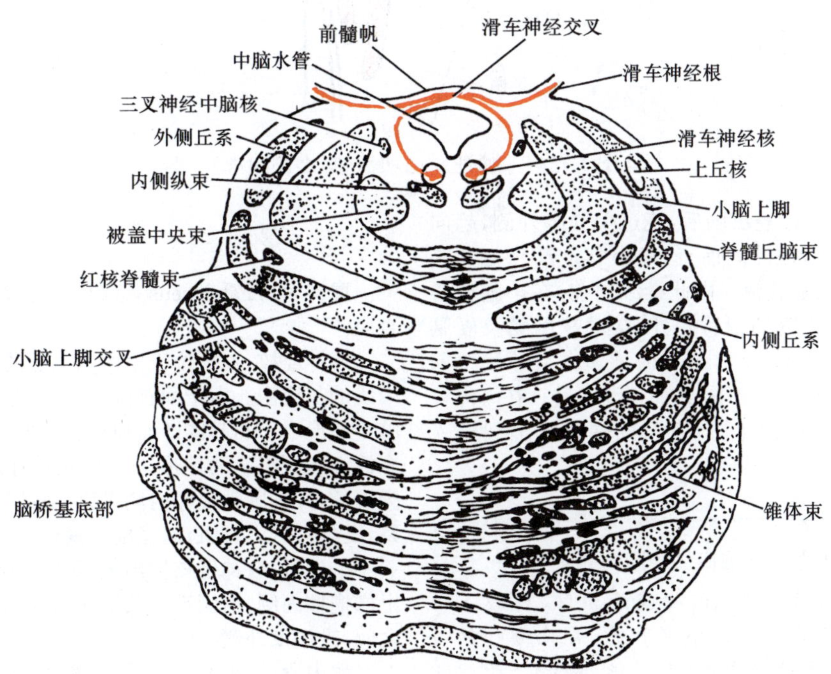

图 1-7-76 中脑与脑桥相接处水平切面

(3) 为脑神经中唯一自脑背侧发出的神经(图1-7-77)。

滑车神经核在动眼神经核的尾侧,为一小的细胞团,位于大脑导水管腹侧的灰质内,平四叠体下丘,与动眼神核列于一条纵线上,无明确界限。其腹侧与内侧纵束紧密相邻。

脑内段:由核发出的纤维,先向腹外侧行,然后绕过中央灰质,朝向背侧及内侧,经前髓帆的前端,与对侧滑车纤维完全交叉,于前髓帆系带的两侧出脑,形成细小的神经干。

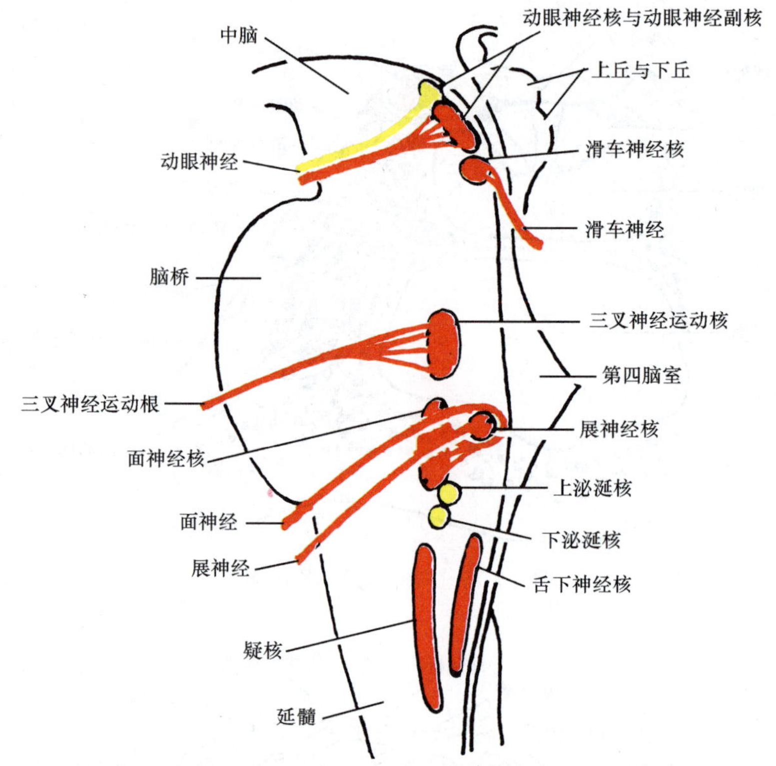

图 1-7-77 脑神经运动核(脑干侧面观)

颅内段:滑车神经出脑后,绕过大脑脚外侧,趋向脑底,在大脑角与颞叶间前行,经小脑上动脉与大脑后动脉之间进入基底池。由此继续向前,在小脑幕游离缘的下侧,鞍背突的稍后侧处,穿过蛛网膜及硬脑膜内层,达颞骨岩部上缘,进入海绵窦。沿外侧壁前行,最初位于动眼神经之下,继而逐渐上升。在海绵窦的中部达动眼神经之上方,直至前端经眶上裂进入眶内。

关于小脑切迹疝(颞叶钩回疝)

当发生于幕上肿瘤、硬膜外血肿、硬膜下血肿、脑挫伤后严重的脑水肿时,常见颞叶钩回疝入小脑幕切迹内侧,而动脉、神经恰于此处经过,而受到压迫,引起病侧瞳孔逐渐散大,光反应迟钝或消失,这是观察小脑切迹疝的重要指标。

眶内段:在眶上裂处,滑车神经位于肌圆锥之外,沿眶上壁及提上睑肌和上直肌之间,向内由上斜肌背面进入肌内。

(三)展神经

展神经 n. abducens 为第Ⅵ对脑神经,支配外直肌。

展神经核:该核位于第四脑室底的上部,脑桥之近中线的灰质内。由于面神经纤维绕此核,以致在第四脑室底形成一凸起区即面神经丘。展神经核是由大型多极细胞所组成的球形团。其近旁有几团小细胞,称旁展核,其细胞轴突经内侧纵束,直接与动眼神经核联系,支配对侧内直肌,以完成侧视运动(图 1-7-78)。

脑内段:自神经核发出的纤维,向腹下方走行,经上橄榄核内侧、内侧锥系及锥体束外侧,在脑桥与延脑之间、锥体束外侧出脑。

颅内段:展神经离脑后,向前及外上方入脑桥池,沿颅后窝的枕骨斜坡,经小脑下前动脉的背侧,沿基底动脉外侧而行,至颞骨岩部上缘的稍下方穿过硬脑膜,越过颞骨的岩突,在此经过蝶岩韧带的下面到颅中窝海绵窦。当颅内压力增高时,此处易受压迫,导致展神经麻痹。在海绵窦内,于颈内动脉外侧前行,经眶上裂入眶。

眶内段:展神经经眶上裂,进入肌圆锥内,在外直肌的中 1/3 的内面,穿入肌质。

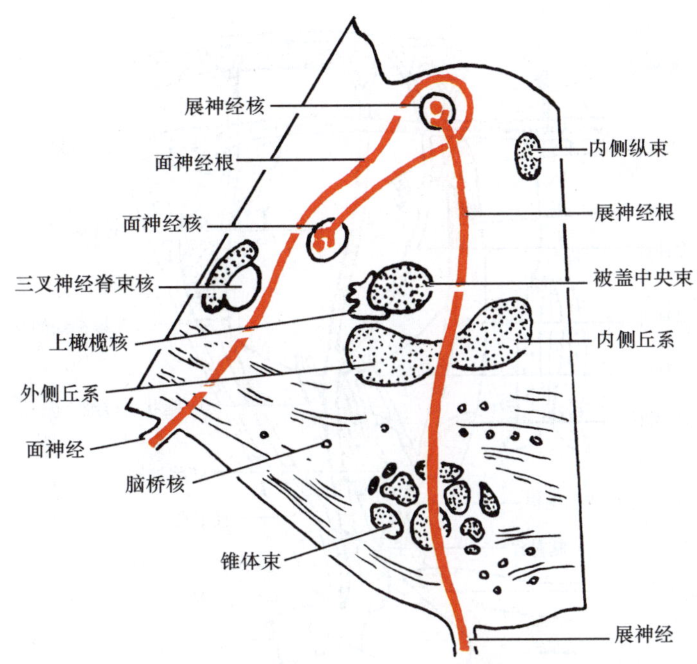

图 1-7-78 展神经与面神经脑内走行及其周围关系(经脑桥面神经丘)

二、感觉神经

眼神经 n. ophthalmicus 是第Ⅴ对脑神经的第 1 支。三叉神经在 12 对脑神经中是最大的一对(图 1-7-79),主要由感觉纤维和运动纤维组成。眼神经主要是感觉纤维,为传入纤维,司眼部感觉。

眼神经经路及其分支:眼神经在 3 支中是最小的一个分支,在半月神经节的前内侧分出,向前穿入海绵窦,贴外侧壁前行,在此处有交感神经颈丛纤维进入眼神经。在海绵窦前方眼神经分为 3 支:①泪腺神经;②额神经;③鼻睫状神经(图 1-7-80)。

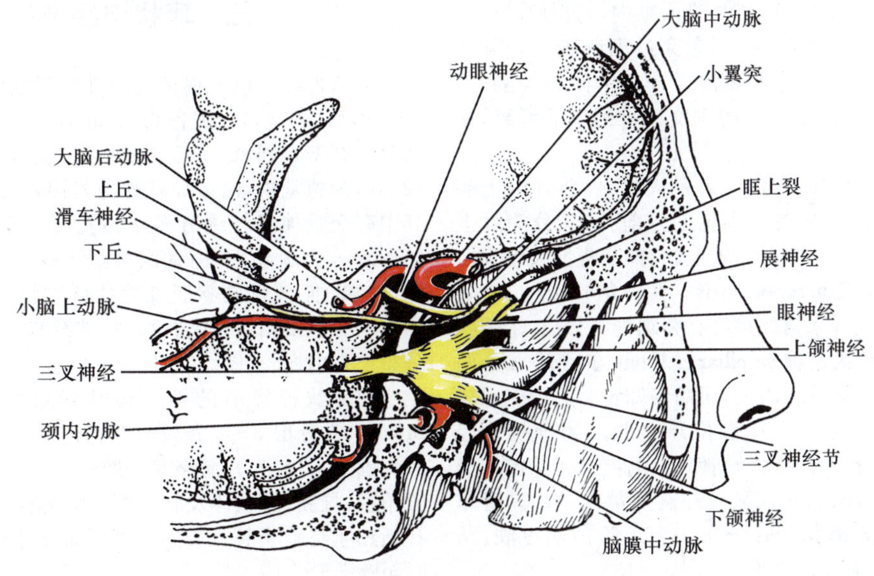

图 1-7-79 动眼神经、滑车神经及三叉神经颅内走行

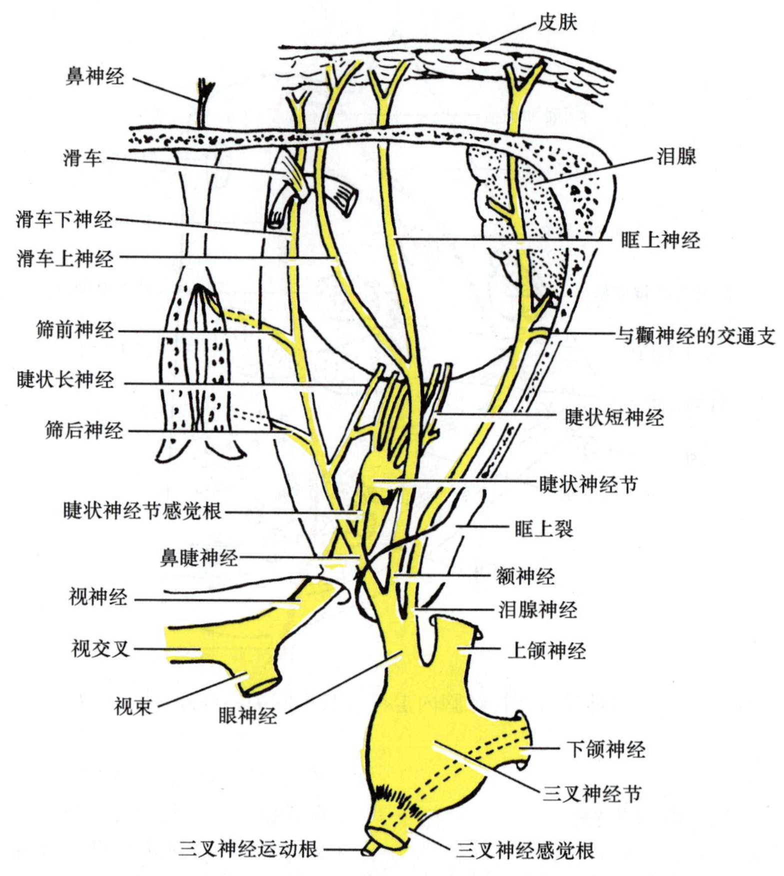

图 1-7-80 三叉神经第 1 支眼神经(右侧,上面)

1. 泪腺神经 n. lacrimalis 在 3 支中为最细小的一支。经眶上裂,于肌圆锥外进入眶内,与泪腺动脉伴行至泪腺,在此分为两支:一支穿过泪腺到上睑外侧皮肤和结膜,另一支与上颌神经分出的颧神经吻合,由此接受蝶腭神经节发出的副交感神经节后纤维,司泪腺分泌。

2. 额神经 n. frontalis 为最大的一支,经眶上裂于肌圆锥外入眶,在提上睑肌上方前行,又分为眶上神经和滑车上神经,各分布于上睑、额部皮肤及结膜。

3. 鼻睫神经 n. nasociliaris 大小介于以上二者之间,眼球的感觉即来自此神经。在眶内又分出:①**睫状节长根**。②**睫状长神经** ciliares longi 在眼球后分两条,在视神经两侧进入眼内,司角膜知觉。其中交感神经纤维分布于睫状体及瞳孔开大肌。③**筛后神经** n. ethmoidalis posterior 入筛骨蜂窝后群。④**筛前神经** n. ethmoidalis anterior 入筛骨蜂窝及鼻内外。⑤**滑车下神经** n. infratrochlearis 分布于上下睑内侧皮肤、结膜、泪囊、泪小管及泪阜部。

三、睫状神经节

睫状神经节位于视神经与外直肌之间,距眶尖约 1cm,略呈四方形,长宽各约 2mm,厚约 1mm 的灰红色结节。其节前纤维由三个根组成:①长根,长约 6～12mm,为感觉根,由鼻睫状神经发出,支配眼球感觉。其中有交感神经纤维分布于瞳孔开大肌;②短根,长 1～2mm,为运动根,由动眼神经下支而来,内含副交感神经纤维,支配睫状肌及瞳孔括约肌;③交感根,由颈内动脉丛发出,直接通过睫状神经节 ganglion ciliare 分布于眼内血管(图 1-7-81)。

出睫状神经节的神经称**睫状短神经 n. ciliares breves**,先分出 3～6 条,向前再分为约 20 条,在视神经周围穿入巩膜,在脉络膜上腔前行,其感觉纤维分布于角膜、虹膜、睫状体及脉络膜。副交感纤维分布于瞳孔括约肌与睫状肌。交感神经纤维至眼球内血管,有时至瞳孔开大肌。

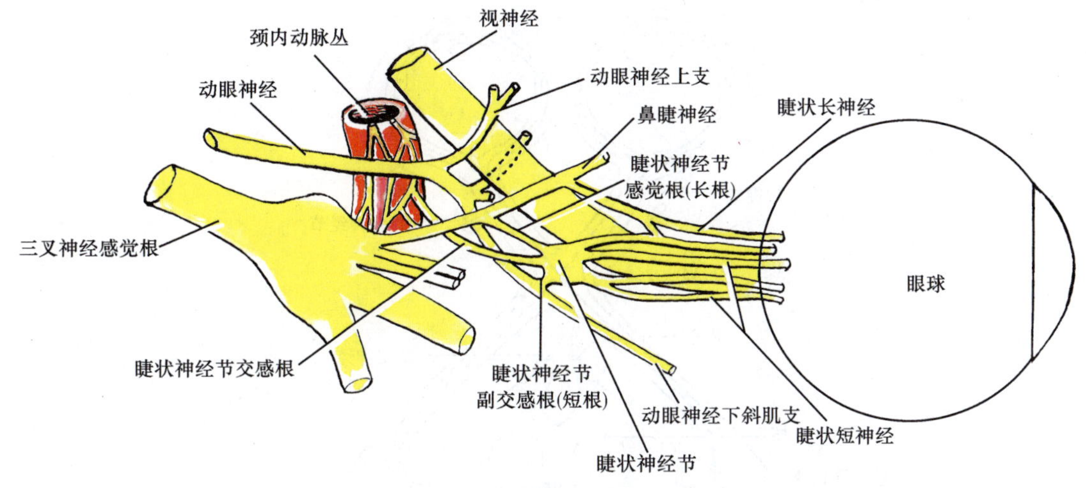

图 1-7-81 睫状神经节及神经节根

关于眼球后阻滞麻醉

球后麻醉是眼科最常用的麻醉方法。其目的是阻滞睫状神经节,以达到麻醉眼球及眼球外肌,也可使眼球外肌作用减弱或消失,并稍有降低眼内压的作用。一般很少发生严重的并发症。但是这种方法是在非直视下将针刺入一些纤细和重要的神经、血管所占据空间中,因麻醉药本身或针尖机械损伤对组织所致的并发症,偶有发生。

最早由 Atkinson 推荐,现在仍常被采用的方法是球后麻醉前,让病人眼球向上、向内转,以移开下斜肌、外直肌和下直肌的肌间膜,以便顺利进针,针尖向眶部刺入 3.5cm。据 CT 检查发现,此时针尖位置很接近视神经、眼动脉及其分支,眶上静脉及眼球后极部均在针尖附近,很易造成损伤。Atkinson 主张眼球向上内转动是由于当时使用的是钝针,有利于针尖刺入,但这样的眼位,肌肉紧张,视神经伸直,不易移动,因而容易刺伤。现在多使用锐针,所以眼球应保持原位或稍向下、外转,进针不超过 3.5cm,针尖不超过黄斑部的矢状面,针尖不要靠近睫状神经节。麻醉药注入肌锥内,麻醉药中加透明脂酸酶,以后轻轻按摩眼球,使麻醉药弥散,较为安全。

四、自主神经

自主神经具体见有关章节。

五、瞳孔反射径路

(一) 光反射

光反射 light reflex:当光线突然照射一眼瞳孔时,立即引起瞳孔缩小,此即为光反射。这种反射不但出现于被照眼,同时也出现于对侧眼。前者称直接光反射,后者称为间接光反射。光反射径路可分为传入弧、传出弧(图 1-7-82)。

传入弧:当一眼视网膜突然接受光刺激后,既引起视觉冲动,也引起光反射传入纤维兴奋,开始二者伴行,至视交叉,与视觉纤维相同,视网膜内侧半的纤维交叉至对侧,另一部分不交叉,入同侧视束。当接近外侧膝状体时,光反射纤维离开视束,经四叠体上丘臂,进入中脑顶盖前区,止于顶盖前核。在核内变换神经元,由顶盖前核发出神经纤维,一部分绕过大脑导水管与同侧 Edinger-Westphal 核相联系;另一部分经后联合交叉至对侧,与对侧的 Edinger-Westphal 核相联系。

传出弧:纤维系则由两侧 Edinger-Westphal 核发出,随动眼神经入眶,止于睫状神经节。在节内交换神经元,由睫状神经节发出节后纤维,经睫状短神经入眼球达瞳孔括约肌。

(二) 近反射

近反射 near reflex:当视近物时瞳孔缩小,与调节和辐辏(集合)作用同时发生,此现象称近反射。近反射是通过皮质视中枢,由大脑皮质的协调作用完成。

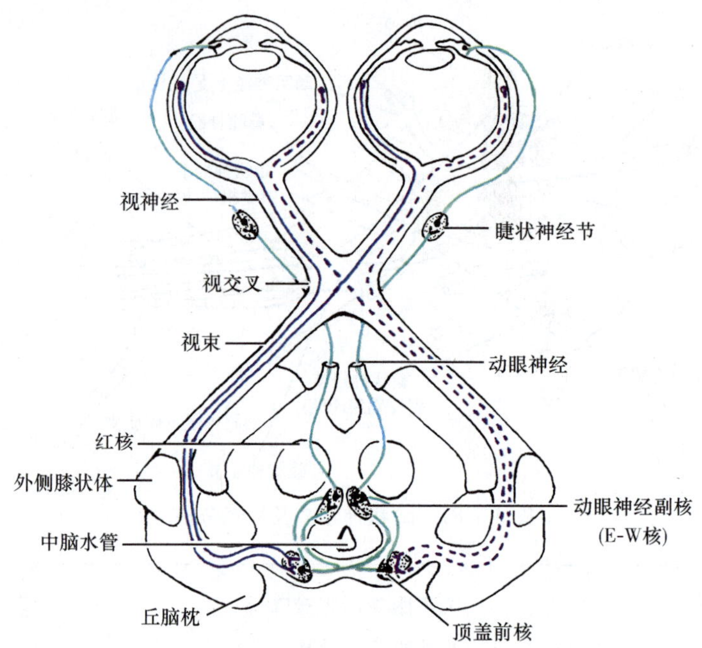

图 1-7-82 瞳孔对光反射通路

其传入路是视路，在外侧膝状体交换神经元后达枕叶皮质纹状区。其中枢径路尚不明确，可能是由纹状区发出纤维到纹状周围区，再由此发出纤维经枕叶-中脑束至中脑的E-W核和动眼神经的内直肌核。由E-W核发出的纤维，随动眼神经达睫状神经节，经睫状短神经支配双眼内直肌。从而完成瞳孔缩小、调节和集合作用。

关于眼球运动神经核间的联系

为了保持双眼的协调运动，完成双眼单视功能，动眼、滑车及展神经核间通过内侧纵束(后总束)相互联络，且与前庭神经核及脊髓相联络。内侧纵束包含上升及下降纤维，起自后连合核，下连动眼、滑车、展神经核，亦有由同侧与对侧前庭核来的纤维，下行至脊髓形成前固有束，借此保持两眼与身体协调。当内侧纵束损害时(多因多发性硬化、大脑炎和血管性病变)，则引起核间性眼肌麻痹。临床症状因损害部位不同而异，若损害位于中脑部分，内侧纵束上行纤维受累，则表现眼球同向侧方注视时，一眼内直肌障碍，而对侧眼外直肌运动正常。但麻痹的内直肌集合运动时仍可收缩。如内侧纵束的损害位于近脑部，其下行纤维受损时，则侧方同向运动时，一眼内直肌收缩正常，而对侧眼外直肌收缩障碍。但麻痹的外直肌可因前庭刺激而表现正常的收缩(图 1-7-83)。

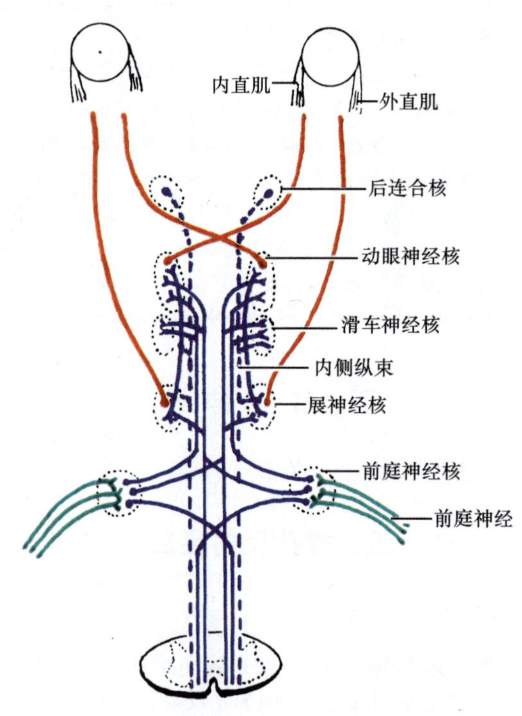

图 1-7-83 内侧纵束的联系

(三) 暗反射

暗反射 dark reflex：眼在暗处或突然遮光时瞳

孔散大，称暗反射，其机制尚不十分清楚。有两种学说，其一是在黑暗环境，副交感神经的兴奋性降低，而交感神经的兴奋性相对增强，故瞳孔散大。另一种学说是暗反射的传入路与光反射相同，但缩瞳纤维至顶盖前区，而散瞳纤维至四叠体上丘。由上丘发出纤维借四叠体-脊髓束经中脑、脑桥、延脑和颈髓，到达睫状体脊髓中枢（第 8 颈椎与第 1 胸椎之间）。出脊髓后，节前纤维进入交感干，经颈下、中节至颈上节突触传递，交换神经元后，节后纤维随颈内动脉入颅，由颈内动脉丛入海绵窦，经眼神经随睫状长神经进入眼内至瞳孔开大肌，此乃交感神经兴奋所致。

第五节 眼部血管

一、眼动脉系统

眼及眶的动脉来自颈内动脉的眼动脉和来自颈外动脉的眶下动脉及脑膜中动脉的眶支（图 1-7-84）。

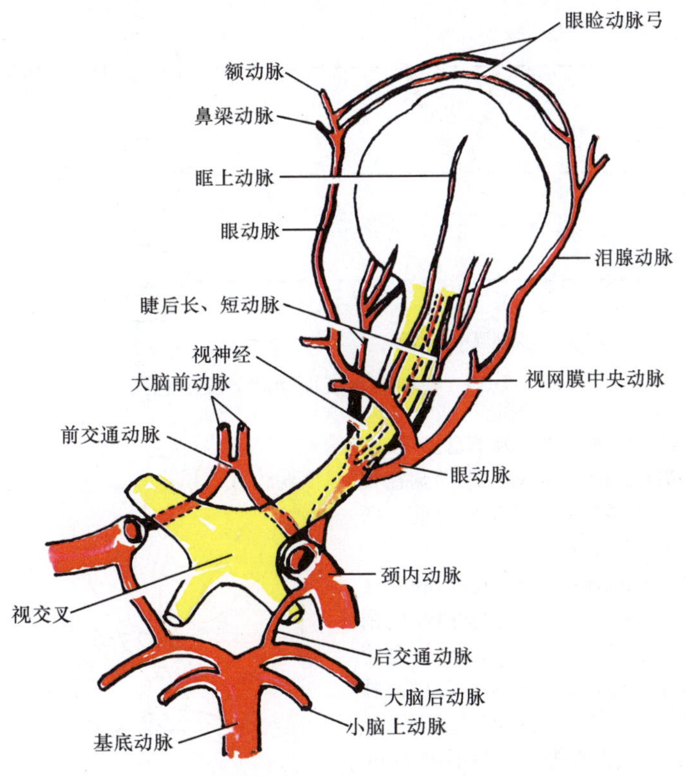

图 1-7-84 眼的动脉

（一）眼动脉

眼动脉 arteriola ophthalmica 起自颈内动脉刚离海绵窦处，一般以钝角分出，分出后的眼动脉立即进入视神经的硬脑膜鞘内，在视神经的外下方与视神经一起穿过视神经管（也有少数眼动脉从眶上裂入眶），并在接近眶端处穿出硬脑膜鞘。在眼眶后部，眼动脉位于总腱环内，即在视神经与外直肌之间，外直肌在其外侧，视神经在其内侧。此后，眼动脉从视神经外侧转至上面，而形成一弓形，向眶内壁行进，并和鼻睫神经一起在上斜肌与内直肌间前行，即上斜肌在其上，内直肌在其下，至额骨内角突的后方分为鼻支和额支两终支。

1. 视网膜中央动脉 a. centralis retinae 为眼动脉的第一分支，直径约有 0.28mm。按其口径，为一细长的较小动脉。通常发自眼动脉弓起始部的下方，在眼球后视神经下方约 10～15mm 处几乎成直角进入视神经内，此后则位于视神经的中轴部。沿其轴前行，行进中发出一些小支分布于视神经膜鞘及其中轴部分，向前直达视神经乳头的表层，该处表面上仅有神经胶质被覆。动脉在视神经乳头生理杯的内侧分成上下两主支。此二支在距视神经乳头不远的地方每支又分为颞侧支、鼻侧支（颞上、颞下、及鼻上、鼻下四支）和黄斑支。此后又继续不规则地分支，分布于视网膜上，最后达锯齿缘附近。该动脉及其分支为唯一供养全部视网膜脑层的血管（图 1-7-85）。

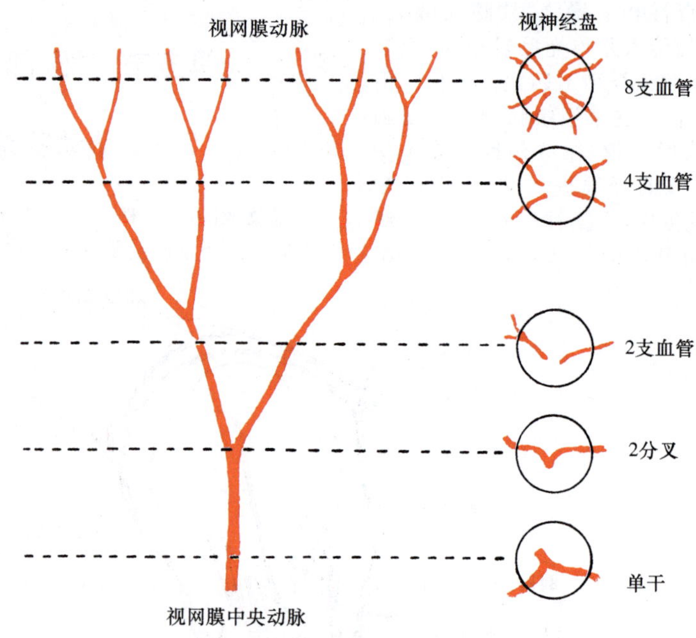

图 1-7-85 视神经盘表面动脉分支示意图

视网膜鼻半侧的血管，一般较颞侧为丰富。

2. 睫状后动脉 a. ciliares posteriores 眼动脉在视神经管内分出 2～8 支，进入眼球的睫状动脉分前后两组，为睫状后短动脉和睫状后长动脉。

（1）**睫状后短动脉** a. ciliares posteriores breves：从眼动脉分出后，又分为 10～20 小支，在视神经周围成直角穿入巩膜，进入脉络膜上腔，形成丰富的血管网，分布于脉络膜，并向前达锯齿缘。该动脉除供血脉络膜外，还营养视网膜色素上皮层及神经上皮层（外四层）。血管的一部分在巩膜内视神经周围形成 Zinn-Haller 动脉环，由此分出的小支分布在脉络膜和视神经。视神经乳头周围的脉络膜小动脉，有时也向视神经乳头发出小支，其出现在视神经乳头上者称视神经睫状动脉，分布于视神经乳头的附近视网膜上者称视网膜睫状动脉，常自视乳头颞侧缘呈钩状起始，有这些血管的眼，即使发生视网膜中央动脉主干阻塞，仍可保留中心视力及部分视野（图 1-7-86）。

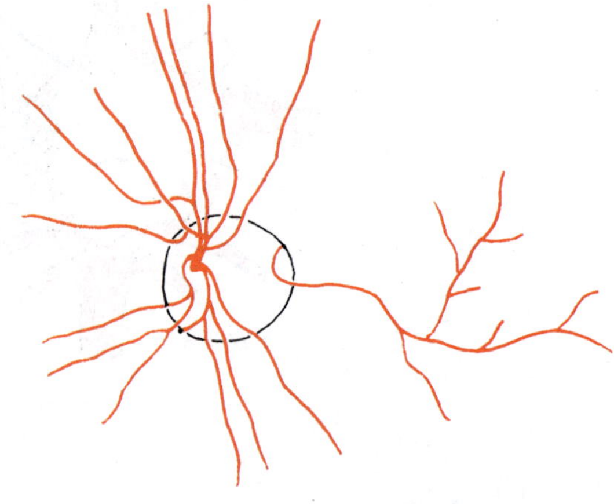

图 1-7-86 视网膜睫状动脉

（2）**睫状后长动脉** a. ciliares posteriores longae：由眼动脉分出，视神经内外侧各有一支，在睫状后短动脉的稍外前方斜穿巩膜，向前行于脉络膜上腔中沿眼球 9 及 3 点钟水平子午线方向与同名神经并行前行，其经过行程常在眼球表面显黑线标记。该动脉行进中并无分支，直至睫状体，穿过睫状肌实质并营养睫状肌。在其到达虹膜根部时，各分为上下两支，与睫状前动脉吻合，形成虹膜大环。由此环再分支，呈辐射状行向瞳孔，在近瞳孔缘处，形成虹膜小环。检查周边部眼底时，偶尔能见到此睫状后长动脉。

3. 泪腺动脉 a. lacrimalis 泪腺动脉有时不属于眼动脉而为脑膜中动脉的分支。泪腺动脉通常发自视神经孔附近，或视神经管内的眼动脉弓。该动脉居眼动脉所有分支的最外侧，在眶的上外部行走于上直肌与外直肌之间，伴泪腺神经走行达泪腺而营养之。该动脉发出许多分支，分布于泪腺、上直肌与外直肌。动脉越过泪腺，穿出眶筋膜后，则分成上下睑外侧动脉，更与相应的睑内侧动脉支吻合，在睑内形成动脉弓（图 1-7-87）。

4. 肌支　起源于眼动脉，无定数，但常有上下两个主干。前者分布于提上睑肌、上直肌及上斜肌；后者分布于内直肌、外直肌及下斜肌。

睫状前动脉是四个直肌支自肌腱发出的分支。这些动脉在巩膜表层向前，在肌腱附着部近距角膜缘 3～4mm 处穿入巩膜，在虹膜根部与睫状后长动脉吻合，共同营养睫状体和虹膜（图 1-7-88）。除外直肌支仅发出一支睫状前动脉外，其他直肌支均各发出两支，故共有 7 支睫状前动脉。该动脉在其穿入巩膜处常有色素标志。

睫状前动脉 a. ciliares anteriores 在其穿入巩膜之前，发出许多小支至角膜缘部并于角膜周围形成角膜缘血管网。它有深、浅两层，分别营养深浅层角膜。

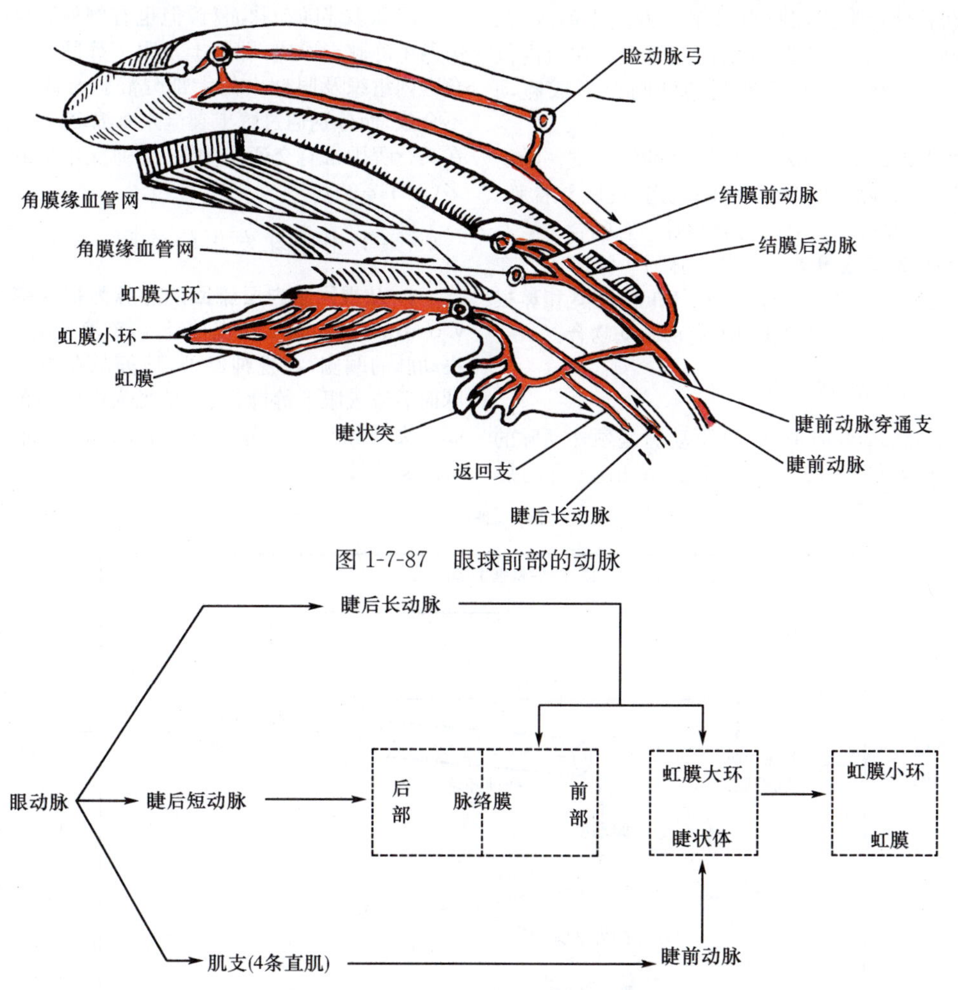

图 1-7-87　眼球前部的动脉

图 1-7-88　眼球葡萄膜血液供应途径

睫状前动脉还在角膜缘范围内发出结膜前动脉，此动脉向后与结膜后动脉吻合。

返回支由虹膜大环发出或在尚未形成虹膜大环之前由睫状后长动脉发出，偶尔也有从睫状前动脉发出者。数目不定，大小不一，分布于脉络膜的前部，并与睫状后短动脉吻合，这是色素膜中动脉间仅有的吻合支。

5. 眶上动脉 a. supraorbitalis　发自眼动脉弓，沿眶顶前进，在眶后 1/3 与中 1/3 交界处伴随同名神经继续前行，通过额骨的眶上切迹或眶上孔，穿过额肌深层的蜂窝组织到达头皮，在此与颈浅动脉及颞动脉吻合。经过中发出小支营养眼肌、眶骨膜、额骨、上睑、额部肌肉与皮肤。

6. 筛后动脉 a. ethmoidalis posterior 为一小血管，有时缺如，较筛前动脉细，随筛后神经进入眶筛管后，分布于后鼻腔上部和筛窦的黏膜。

7. 筛前动脉 a. ethmoidalis anterior 眼动脉处于上斜肌和内直肌之间时发出的分支。筛前动脉伴随鼻神经穿过眶颅管到达颅前窝，又经筛骨板的前部裂孔入筛前窦和鼻腔。

8. 睑内侧动脉 a. palpebrales mediales 有上下两支，为眼动脉接近眶前部时自滑车下方发出的皮支。在睑内侧韧带上下方行进，分别达上下睑。在睑内位于眼轮匝肌与睑板间和睑外侧动脉吻合形成睑动脉弓。

9. 额动脉 a. frontalis 为眼动脉的终末支。随滑车上神经穿过眶隔，分布在额部的肌肉、皮肤与骨膜。额动脉与眶上动脉及其对侧的额动脉均有吻合。

10. 鼻梁动脉或鼻支 为眼动脉另一终末支。在滑车与睑内侧动脉之间穿过眶隔，分布在泪囊和鼻根部的皮肤。该动脉与面动脉的内眦动脉支吻合。

（二）眶下动脉

眶下动脉 a. suborbitalis：眶下动脉是颈外动脉的分支。颈外动脉在颧骨弓的下方发出上颌动脉 a. maxillaris。该动脉经过颞窝、翼腭窝通过眶下裂进入眶内成为眼下动脉。该动脉在眶内时，其主干在骨膜下分出许多小支，穿过骨膜向泪囊、下直肌、下斜肌，偶尔也向泪腺分出小支。眼下动脉再经眶下沟、眶下管及眶下孔出眶，与同名神经一起分布在上颌部及下睑浅部（图 1-7-89）。

二、眼静脉系统

静脉多伴随动脉而行，但也有例外。眼静脉主要由两个静脉干形成，即眼上及眼下静脉。此二静脉集合眶内组织及眼球内的大部分静脉合成一个总干或不合成，而分别通过眶上裂流入海绵窦。眶上、下静脉在其行程中常有交通支吻合，交通支于眶的内半侧居多（图 1-7-90）。

（一）由眼球发出的静脉

1. 从视网膜内层流回的静脉为视网膜中央静脉 v. centralis retinae 在视神经内，该静脉位于视网膜中央动脉的颞侧，在视神经外，该静脉在视网膜中央动脉向后流入眼上静脉；也有单独入海绵窦的。但视网膜中央静脉与眼上静脉 v. ophthalmica superior 常有交通支连接。

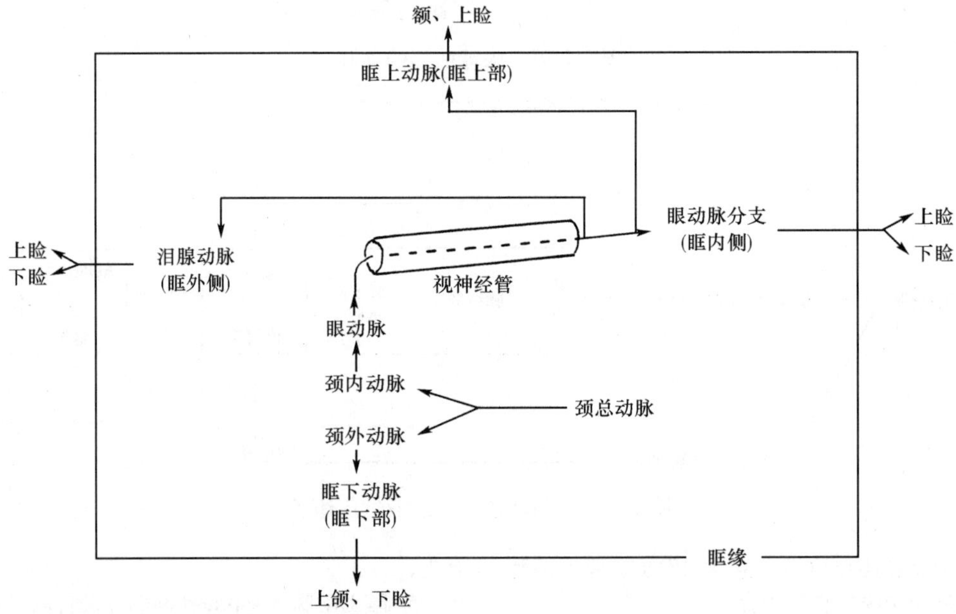

图 1-7-89 眶及睑的动脉血运示意图

2. 由葡萄膜流回的静脉有两个主干 涡静脉 v. vorticosae 主要为脉络膜，一部分为睫状体及虹膜的静脉血流入涡静脉。该静脉共有 4 支，四条直肌之间各 1 支，上方两个流入眼上静脉，其下方 2 个流入眼下

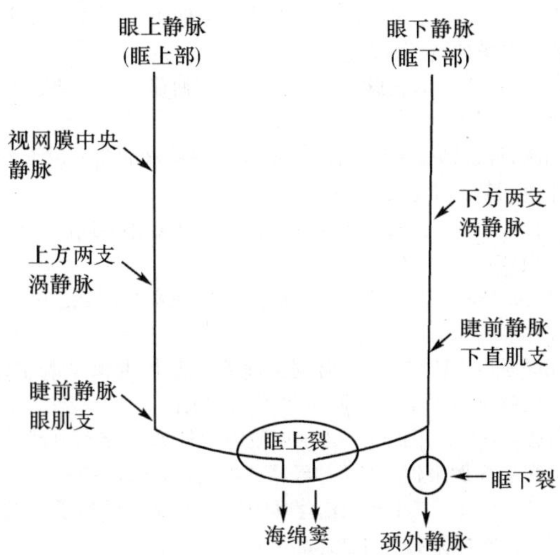

图 1-7-90 眶内的静脉血运系统

静脉 v. ophthalmica inferior。颞上支最靠后，在眼球赤道部之后约 8mm，紧靠上斜肌腱；鼻上支次之，在赤道部后方约 7mm；鼻下支约 6mm；颞下支最靠前在赤道后约 5.5mm。涡静脉穿过巩膜时像睫状后长动脉一样是斜穿的，其巩膜管长约3～4mm，从眼球外可看到黑色走行标志，手术时应注意，慎勿损伤。

睫状前静脉 v. ciliares anteriores 有 12～14 支，集合睫状体前部及虹膜的部分静脉血，在角膜缘部附近呈直角穿过巩膜而到眼外。该静脉在其行进中收纳巩膜内静脉丛、房水静脉、各直肌的肌静脉而注入眼上静脉。下直肌流回的静脉注入眼下静脉，睫状前静脉一部分与眼球结膜静脉吻合，也与巩膜上静脉相连接。

（二）眶静脉

眶静脉 v. orbitale：眶腔的上半部静脉血流入眼上静脉；眶腔的下半部血入眼下静脉，这些眶静脉血的大部分经过眶上裂注入海绵窦；一部分通过眶下裂注入面深静脉及翼腭静脉丛而流至颈外静脉。眼下静脉通过眶下缘与面前静脉吻合。所以眼静脉与面静脉、海绵窦、鼻腔及翼腭窝等静脉有丰富的吻合(图 1-7-91)。

> 眶的静脉血可回流至 2 个甚至 3 个方向，即颅腔的海绵窦、翼腭窝静脉丛及面静脉。这些静脉均无瓣膜，血液可流过去也可逆回来。因此，面部皮肤感染，如丹毒、脓肿或鼻旁窦的炎症，如急性副鼻窦炎、积脓等均可蔓延至眶内，并进而至海绵窦及脑组织。眶内感染也可转移至海绵窦，从而发生海绵窦血栓。其发生有两种可能：①病灶破溃，病原体进入血流，经静脉直接转移；②经静脉壁蔓延的感染，如静脉内膜炎、静脉周围炎及血栓性静脉炎等。
>
> 颈内动脉因外伤、粥样硬化或动脉瘤破裂于海绵窦内时，可形成动静脉瘘，而发生搏动性眼球突出。由于动脉血注入海绵窦，经静脉入眶，可引起眼球突出，且随心跳而搏动，球结膜水肿显著，视网膜静脉迂曲扩张，甚或发生视乳头水肿。

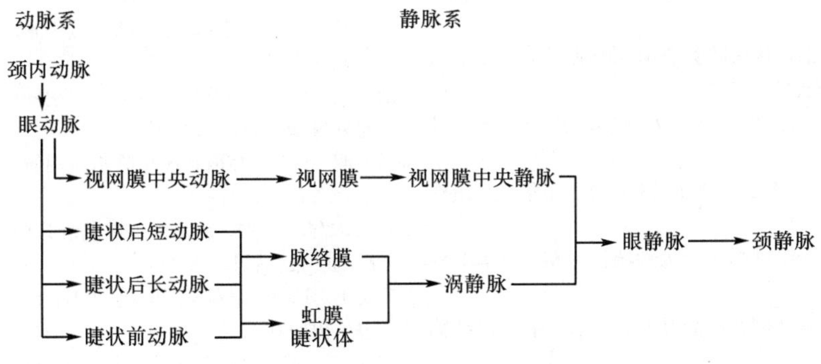

图 1-7-91 眼球的动、静脉关系模式

（三）内眦静脉

内眦静脉 v. angulus 沿鼻旁于同名动脉的外侧上行，距内眦约 8mm 超过睑内侧韧带，分布于皮下和韧带之前。有时通过皮肤可看到深蓝色的静脉，尤其婴幼儿更显著。该静脉在内眦附近进入眼轮匝肌，内眦静脉与眼静脉相交通。

（四）海绵窦

海绵窦 sinus cavernosus 见颅内部分。

关于泪囊鼻腔吻合术

泪囊鼻腔吻合术或泪囊摘除术时应注意不要损伤内眦静脉,否则,由于出血可影响手术的进行。

三、眼球及眶的淋巴

眼球及眶内无淋巴组织。睑及结膜的淋巴管见有关章节。

主要参考文献

卜国铉. 1979. 我国开展蝶鞍内肿瘤经鼻手术的情况. 中华耳鼻咽喉科杂志,14:171

柴万兴. 1982. 听神经瘤的治疗和预后. 中华耳鼻咽喉科杂志,17:162

陈炳桓. 1986. 选择性胼胝体切开术治疗顽固性全身性癫痫. 中华神经外科杂志,2:197

陈久荣. 1986. 胼胝体体部切开术前后病人脑功能变化的初步研究. 中华神经外科杂志,2:202

陈义蔚,林鸿仪. 1957. 关于国人硬脑膜静脉窦的初步研究. 解剖学报,2:26

陈义蔚. 1981. 面神经管及其毗邻结构的观察. 中华耳鼻咽喉科杂志,16:7

陈宗基. 1984. 全耳部一期再造术及同期行外耳道-鼓室成形术. 中华医学杂志,64:466

丁峰. 1985. 小脑血管分布及其临床意义. 中华医学杂志,65:421

丁育基. 1982. 颅内囊状动脉破裂并发血肿. 中华外科杂志,20:3

段国升. 1978. 中央前回区矢状窦旁和大脑镰旁脑膜瘤手术探讨. 中华神经精神疾病杂志,11:76

樊忠. 1981. 迷路后入路在耳科学上的应用. 中华耳鼻咽喉科杂志,16:211

方都. 1981. 263 例三叉神经痛手术治疗分析. 中华神经精神疾病杂志,14:1

冯葆华. 1964. 我国人眼外形正常值的统计观察. 中华眼科杂志,11:101

冯固. 1962. 大脑半球外侧面的静脉及其吻合. 中华神经精神疾病杂志,5

葛贤锡. 1986. 经迷路前庭神经切断术. 中华耳鼻咽喉科杂志,21:9

郭光文. 1983. 人体解剖彩色图谱. 见:郭光文主编. 人体解剖彩色图谱. 北京:人民卫生出版社

郭志祥. 1984. 全耳部再造术. 中华耳鼻咽喉科杂志,19:57

韩卉. 1988. 大脑中动脉中央支脑外段的显微解剖学. 解剖学杂志,11(增刊):134

何春银. 1988. 上矢状窦旁脑膜瘤 107 例手术疗效的临床分析. 中华神经外科杂志,4:243

何继为. 1979. 人丘脑辐射纤维及其与胼胝体的关系. 中国医科大学学报,1:1

何润昌,钟世镇. 1985. 脑干前外侧面浅静脉的显微解剖. 临床应用解剖学杂志,3:162

胡启仁. 1959. 国人硬脑膜静脉窦的初步观察. 武汉医学院院报,2:148

胡松林. 1985. 国人翼管及周围关系的观察与测量. 中华耳鼻咽喉科杂志,20:44

湖北医学院. 1979. 口腔解剖生理学. 见:湖北医学院主编. 口腔解剖生理学. 北京:人民卫生出版社

江自强. 1984. 用孤立手术加明胶海绵栓塞治疗颈内动脉海绵窦瘘 3 例报告. 中华神经精神疾病杂志,17:158

姜泗长. 1979. 三十年来治疗耳硬化症的显微外科手术的进展. 中华耳鼻咽喉科杂志,14:139

蒋大介. 1982. 颈内静脉海绵窦瘘的手术治疗. 中国神经精神疾病杂志,8:129

郎国林. 1984. 颈内动脉-海绵窦瘘"放风筝"手术六例报告. 中华神经精神疾病杂志,17:155

冷同嘉. 1986. 先天性外耳畸形鼓室成形与全耳再造术. 中华耳鼻咽喉科杂志,21:196

黎昭洪. 1982. 内耳道定位的研究. 中华耳鼻咽喉科杂志,17:65

李明礼. 1986. 内耳道临近结构的测量. 中华耳鼻咽喉科杂志,21:17

李善泉. 1982. 不包括听神经瘤在内的小脑桥脑角肿瘤. 中华神经精神疾病杂志,15:242

李哲生. 1984. 鼓峡的解剖及其临床意义. 中华耳鼻咽喉科杂志, 19:204

林尚泽. 1986. 鼻小柱翻转经鼻中隔蝶窦垂体肿瘤切除术. 中华耳鼻咽喉科杂志,21:206

刘承基. 1980. 颅内动脉瘤的直接手术. 中国神经精神疾病杂志,6:327

刘凤山. 1986. 颈总动脉夹毕后引起同侧偏瘫一例. 中华神经外科杂志,2:192

刘清明. 1985. 鼻内筛窦切除术应用解剖的研究. 中华耳鼻咽喉科杂志,20:1

刘志,李吉. 1986. 肘前部皮瓣微血管构筑的扫描电镜观察. 解剖学报,9:11

毛文书. 1984. 眼科学. 见:毛文书主编. 眼科学. 北京:人民卫生出版社

孟祥增. 1960. 255 例健康青年的角膜直径测量统计. 中华眼科杂志,10:156

皮昕,张晴川. 1988. 颞下颌关节盘的扫描电镜研究. 中华口腔医学杂志,23:150～152

皮昕. 1986. 关节盘-锤骨韧带在颞下颌关节功能紊乱中对听力的影响. 口腔医学纵横,1

皮昕. 1987. 颞下颌关节窝的解剖研究. 中华口腔科杂志,22(1):10

皮昕. 1984. 腮腺摘除术中寻找面神经主干标志的解剖研究. 华西口腔医学杂志,2(4):193
皮昕. 1986. 下颌骨矢状劈开截骨术中下颌管的应用解剖. 临床口腔医学杂志,2(1):16
任文德,孙凝家. 1987. 颞浅动脉-大脑中动脉分支搭桥术治疗缺血性脑血管病 60 例报告. 中华神经精神疾病杂志,14:90
阮伟峰. 1983. 库欣病及其经蝶窦选择性切除垂体 ACTH 腺瘤的治疗. 中华神经精神疾病杂志,16:359
上海第二医学院. 1979. 口腔颌面外科学. 见:上海第二医学院. 口腔颌面外科学. 北京:人民卫生出版社
史玉泉. 1981. 大脑半球切除术的远期疗效. 中华神经精神疾病杂志,14:193
孙承录. 1979. 健康男性青少年眼外形正常值测量统计. 中华眼科杂志,15:201
孙尔玉. 1987. 中国人三叉神经根的形态研究及其外科应用. 中华神经精神疾病杂志,14:212
孙国华. 1985. 大脑连合切开术治疗难治性癫痫. 中国神经精神疾病杂志,11:325
孙国华. 1987. 胼胝体切开对家兔实验性癫痫同步化放电的影响. 中国神经精神疾病杂志,13:77
孙济治. 1979. 内耳道及其邻近解剖关系. 中华耳鼻咽喉科杂志,14:83
孙世珉. 1960. 中国人正常角膜大小的测定统计. 中华眼科杂志,10:151
谭启富,刘承基. 1986. 胼胝体切开术治疗癫痫的疗效观察. 中国神经精神疾病杂志,12:96
谭启富. 1987. 颞叶前部病灶切除术治疗癫痫的观察. 中华神经精神外科杂志,3:144
万玉碧. 1980. 国人硬脑膜直窦的形态观察. 四川解剖学杂志,1:25～26
王大玫. 1983. 成形外科学讲座. 见:王大玫主编. 成形外科学讲座. 云南:云南人民出版社
王大玫. 1972. 实用外科手术解剖学. 见:王大玫主编. 实用外科手术解剖学. 北京:人民卫生出版社
王惠芸. 1984. 殆型与颞下颌关节的解剖关系. 口腔医学,4(1):15
王培志. 1986. 乙状窦后径路在耳神经外科中的应用. 中华耳鼻咽喉科杂志,21:15
王启华. 1981. 应用眼耳鼻咽喉解剖学基础. 见:王启华主编. 应用眼耳鼻咽喉解剖学基础. 北京:科学出版社,271、244、296
王言纯. 1987. 中国人眼上、下斜肌解剖及其应用. 实用眼科杂志,5:96
王燕犹. 1984. 后鼓室切开在耳外科的应用. 中华耳鼻咽喉科杂志,19:1
王有伟. 1987. 国人脑基底节区的毛细血管形态计量学研究. 中国医科大学学报,16:401
王毓英. 1985. 殆学. 见:王毓英主编. 殆学. 北京:北京医科大学,7～8
王正敏. 1986. 内听道手术. 中华耳鼻咽喉科杂志,21:5
魏少波. 1986. 经蝶窦垂体腺瘤手术后迟发性鼻腔大出血一例. 中华神经外科杂志,2:228
魏志学. 1987. 眼成形手术学. 见魏志学主编. 眼成形手术学. 黑龙江:黑龙江人民出版社
吴光明. 1988. 脑干动脉的显微外科解剖. 解剖学报,19:123
吴致勋. 1980. 大脑半球切除一例报告. 中华神经精神疾病杂志, 13:46
肖仁度. 1980. 实用眼科解剖学. 见:肖仁度主编. 实用眼科解剖学. 山西:山西人民出版社
谢道珍. 1980. 高血压脑出血 130 例的外科治疗报告. 中华神经精神疾病杂志,13:68
徐恩多. 1979. 局部解剖学. 见:徐恩多主编. 局部解剖学. 北京:人民卫生出版社,1～6
徐恩多. 1978. 人体解剖学. 见:徐恩多主编. 人体解剖学. 北京:人民卫生出版社
徐樱华. 1979. 殆与颞下颌关节骨性结构形态间的关系. 中华口腔科杂志,14(3):143
薛庆澄. 1979. 颅内动脉瘤的临床和治疗观察. 中华神经精神疾病杂志,12:132
杨伟炎. 1986. 经迷路后听神经瘤切除术. 中华耳鼻咽喉科杂志, 21:1
姚宗兴. 1978. 蝶鞍各径测量和探讨. 中国解剖学会论文摘要,166
于彦铮. 1962. 关于人颅枕骨大孔及其邻近结构的一些观察. 解剖学报,5:216
臧人和. 1987. 颅外-颅内动脉吻合术治疗闭塞性脑血管疾病. 中华外科杂志,16:19
曾司鲁. 1983. 脑血管解剖学. 见:曾司鲁主编. 脑血管解剖学. 北京:科学出版社
曾小鲁. 1965. 结扎兔颈总动脉及椎动脉的侧副循环. 解剖学报,8:141
翟允昌,孙守成. 1986. 右侧横窦受压引起脑血循环障碍一例报道. 创伤杂志,2:191
翟允昌. 1982. 颈内动脉瘤的几个问题. 中华内科杂志,21:306
翟允昌. 1982. 颅盖部脑膜瘤手术的出血和止血. 中华神经精神疾病杂志,17:193
翟允昌. 1980. 头皮动脉的分布及其临床意义. 中华神经精神科杂志,13:220
张成. 1988. 经额蝶入路显微手术行垂体瘤全切除. 中华神经精神疾病杂志,14:197
张恩潭. 1982. 延髓脑桥的动脉和毛细血管的观察. 解剖学通报,1:189
张生贵. 1978. 国人颅骨蝶鞍的测定. 中国解剖学会论文摘要, 167
张我华. 1981. 颅内动脉瘤定位诊断的初步探讨. 中华神经精神科杂志,14:204
张振玉. 1983. 听骨链重建术. 中华耳鼻咽喉科杂志,18:146
赵绰然. 1987. 鼻后侧静脉曲张症. 中华耳鼻咽喉科杂志,

22:45

赵焕铎. 1986. 颅内动脉瘤手术治疗 30 例的临床分析. 中华神经精神疾病杂志,12:357

赵一清. 1955. 中国人脑膜中动脉在颅内的分布类型与颅外的测定. 解剖学报,1:317

郑思竞. 1983. 人体解剖学. 见:郑思竟主编. 人体解剖学. 北京:人民卫生出版社,32

中国人民解放军总医院. 1978. 实用神经外科学. 见:中国人民解放军总医院. 实用神经外科学. 北京:中国人民解放军战士出版社,16

钟世镇. 1984. 显微外科解剖学. 见:钟世镇主编. 显微外科解剖学. 北京:人民卫生出版社

钟世镇. 1958. 椎动脉颅内段、基底动脉及其主要分支的观察. 解剖学报,3:177

周敬德. 1984. 桥小脑间隙及内听道区血管. 中华耳鼻咽喉科杂志,19:106

朱凤清. 1987. 超早期手术治疗高血压被壳出血的疗效分析. 中华神经外科杂志,3:108

朱祯卿. 1986. 颈总动脉结扎治疗颈内动脉瘤的远期效果. 中国神经精神疾病杂志,12:170

左焕琮. 1983. 经蝶窦显微手术治疗分泌性垂体腺瘤. 中华神经精神疾病杂志,16:363

三島済一. 1985. 網膜脈絡膜の変性疾病《眼科 MOOK No. 26》. 见:三島済一主编. 網膜脈絡膜の変性疾病《眼科 MOOK No. 26》. 東京:金原出版株式会社

小川鼎三. 1982. 解剖学. 第 11 版. 见:小川鼎三主编. 解剖学. 第 11 版. 東京:金原出版株式会社

戸谷重雄,塩原隆造. 1985. 聴神經腫瘍手術の変遷と問題点. 腦神經外科,13:591

本内宗甫. 1985. 他・頭蓋底のX線診断-内頸動脈の蝶骨洞内隆起について. CT 診断を中心に-耳鼻咽喉,57:1041

田中直彦. 1983. 現代の眼科学. 见:田中直彦主编. 現代の眼科学. 东京:金原出版株式会社

佐野豊. 1976. 神經解剖學. 见:佐野豊主编. 神經解剖學. 东京:南山堂

松尾信彦. 1984. 網脈絡膜の構造. 眼科,26 臨時(増刊):987

河本和友. 1978. 耳鼻咽喉科学書. 见:河本和友主编. 耳鼻咽喉科学書. 東京:金原出版社

Abramson. 1979. Results of conservation surgery for middle ear cholesteatoma. Laryngoscope, 87: 1281

Anson BJ. 1971. Surgical Anatomy. 5th ed. Philadelphia: W B Saunders Company

Bell WE. 1983. Understanding temporomandibular joint biomechanics, 28～32

Beran M. 1986. Changes in the nasal mucosa of habitual nose-bleeders. Acta otolaryngol, 102: 308

Brodal A. 1981. Neurological Anatomy In: Brodal A ed. Neurological Anatomy. London: Oxford unir press

Brown JS. 1982. A Ten year statistical follow-up of 1142 consecutive cases of cholesteatoma. The closed V S the open technique. Laryngoscope, 92: 390

Duke-Elder. 1961. System of Ophthalmology Vol. Ⅱ. London: Henry Kimoptom

Guichet NF. 1977. Occlusion in everyday dentistry 2nd Anaheim. California, 4

Harbangh RE. 1983. Forebrain commissurotomy for epilepsy. Acta Neurochirugica, 68

Hollinshead WH. 1968. Anatomy for surgeons 2nd ed. In: Hollinshead W H ed. Anatomy for surgeons 2nd ed. New York and London: Harper and Row, Publishers

Kaneko M. 1983. Long-term evaluation of ultraearly operation for hypertensive intracerebral hemorrhage in 100 cases. J Neurosurg, 58

Maceri DR. 1984. Intraoral ligation of the maxillary artery for posterior epistasis. Laryngoscope, 94: 737

McCabe BF. 1983. Vascular loop as a cause of vertigo Ann Oto Rhino Laryngol, 9: 542

Mink JL. 1986. Retrolabyrinthine vestibular nerve section: Analysis of results. Laryngoscope, 96: 33

Mugliston T. 1985. Oto mycosis-A continuing. J Laryngol, 99: 327

Ojala K. 1982. Late results of obliterative cholesteatoma surgery. Arch otolaryngol, 108

Petrusson B Epislasis. 1974. A clinical study with spicical reference to fibrinolysis. Acta Otolaryngol, suppl: 314

Point OF. 1962. A new structure related to the temporomandibular. Joint and middle ear J pros Dent, 98

Shanmugham MS. 1985. Pseudocysts of the auricle. J Laryngol Oto, 99: 701

Soffeman RA. 1983. Cavernous sinus thrombophlebitis secondary to sphenoid sinusitis. Laryngoscope, 93: 797

Tso MoM. 1975. Is there a blood-brain barrier at the optic nerve head? Arch ophthaloml, 93: 815

Von Noorden GK. 1983. Atlas of Strabismus 4th ed. st Louis: The CV Mosbyco

Wikinson IM. 1982. The vertebral artery: Extracranial and Intracranial Structure. Arch Neurol, 27: 392

Williams PI, Warwick R. 1980. Gray's Anatomy 36th ed. In: Williams P I and Warwick R ed. Gray's Anatomy 36th ed.. London and New York: Churchill Livingstone

Wolff E. 1955. The Anatomy of the eye and Orbit 4th ed. In: Wolff E ed. The Anatomy of the eye and Orbit 4th ed. New York: New York Mc Graw-Hill Book co. Inc

Yasargil MG. 1975. Adrances and technical standards in neurosurgery. Springer-yerlag, 2: 113

M JIKраснов(孙振声译). 1955. 眼科临床的解剖基础. 见:M Л Краснов(孙振声译). 眼科临床的解剖基础. 北京:人民卫生出版社

第二篇 颈　部

第八章　颈部解剖概述

颈部位于头、胸部之间，连接头、面、躯干和上肢。此部除含固有的重要器官（喉、咽、甲状腺、颈动脉窦、颈动脉小球、甲状旁腺等）外，还有营养头、面、脑及上肢的重要血管；喉、咽延续部——气管和食管及走向躯干和上肢神经的所在部位。了解此部解剖及其毗邻关系，对临床外科工作有重要的实际意义。

此部前方中线自上而下有咽、喉、甲状腺及甲状旁腺、呼吸道及消化管的颈部；深部有颈交感神经干；两侧有纵行排列的大血管、神经和淋巴结；颈根部有大血管、神经、胸膜顶、胸导管终端及肺尖等。颈部诸结构之间充填有疏松结缔组织，结缔组织在器官与血管、神经周围形成筋膜和筋膜间隙，有利于保持器官的固有形态和活动。筋膜形成许多特殊的结构，如甲状腺的韧带、下颌下腺囊及大血管鞘等。筋膜间隙除与临床外科有关外，还与耳鼻喉科和口腔科有关。

颈部活动范围较大，活动时颈的长度及各器官的位置均有所改变，如头后仰同时垫高肩胛部则颈部拉长，颈部气管及甲状腺较固定更易通过皮肤触知，是做气管切开术和甲状腺手术的理想位置。头旋转时喉、气管和血管移向旋转侧，食管则移向对侧。颈部诸肌作用于颈和脊柱之间，使头、颈运动灵活，并参与呼吸、发音和吞咽等功能。

关于颈部手术的体位

颈部器官基本上位于颈前外侧部。头部后仰正中位时，不但各器官位置固定接近皮肤，而且颈部可拉长60%～70%。颈前外侧部手术除特殊情况外，是否采取颈高头低体位，往往是手术成功与否的关键。如气管切开术或甲状腺手术等，使头部后仰主要是垫高肩胛部，使下颌与脊柱接近90°角，但过度后仰反可使患者很不舒适，影响手术进行。

第一节　境界、分区、体表标志

一、境　　界

颈部的上界为头、面部下界，下与胸及上肢的境界是自胸骨柄上缘的颈静脉切迹开始，向外后方依次为胸锁关节、锁骨、肩峰及肩峰与第 7 颈椎棘突的连线。

二、分　　区

颈部以斜方肌前缘为界分为颈前外侧部（固有颈部）和项部。颈前外侧部以胸锁乳突肌前、后缘为界，又分为颈前区、胸锁乳突肌区和颈外侧区。颈部重要器官和结构皆密集于此部，外伤和手术时应予以注意。在颈前区，舌骨以上称舌骨上区，舌骨以下称舌骨下区。

为便于描述及临床应用，常把颈部分为若干个三角（图 2-8-1）。舌骨上区有两个三角：**颏下三角** trigonum submentale；**下颌下三角** trigonum submandibulare。舌骨下区有两个三角：**颈动脉三角** trigonum caroticum；**肌三角**（肩胛舌骨肌气管三角）trigonum musculare，omotracheale。颈外侧区有两个三角：**肩胛舌骨肌斜方肌三角**（枕三角）trigonum occipitale，omotrapezium；**肩胛舌骨肌锁骨三角**（锁骨上大窝）fossa supraclavicularis major，trigonum omoclaviculare。项部有一个三角，即枕下三角。

三、体表标志和投影

（一）体表标志

1. 舌骨 os hyoideum　位于颈前部上方，其高度相当于第 3 颈椎水平（图 2-8-2）。舌骨体和舌骨大角均可于皮下触知。舌骨大角上缘，为显露舌动脉的标志。

2. 甲状软骨 cartilago thyroidea　位于舌骨下方，借甲状舌骨膜与舌骨相连。两侧甲状软骨板前缘在正中线上方形成喉结，成人男性明显，女性及小儿不明显。喉结上缘形成上切迹。甲状软骨上缘平第 4 颈椎，此平面为颈总动脉分叉及颈外动脉发出甲状腺上动脉的部位（图 2-8-2）。

3. 环状软骨 cartilago cricoidea　位于甲状软骨下方，借环甲韧带（环甲正中韧带）与甲状软骨相连。此韧带恰位于喉结下方，临床上，可经此韧带处穿刺行气管黏膜麻醉，或因某种原因引起的窒息，经此处穿刺

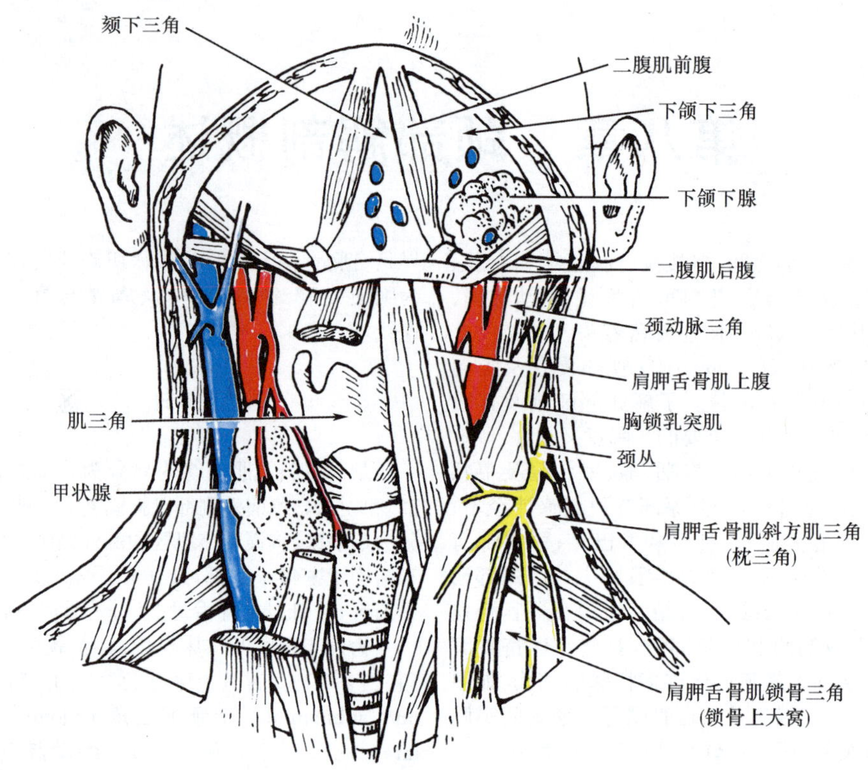

图 2-8-1　颈前外侧部各三角及内容

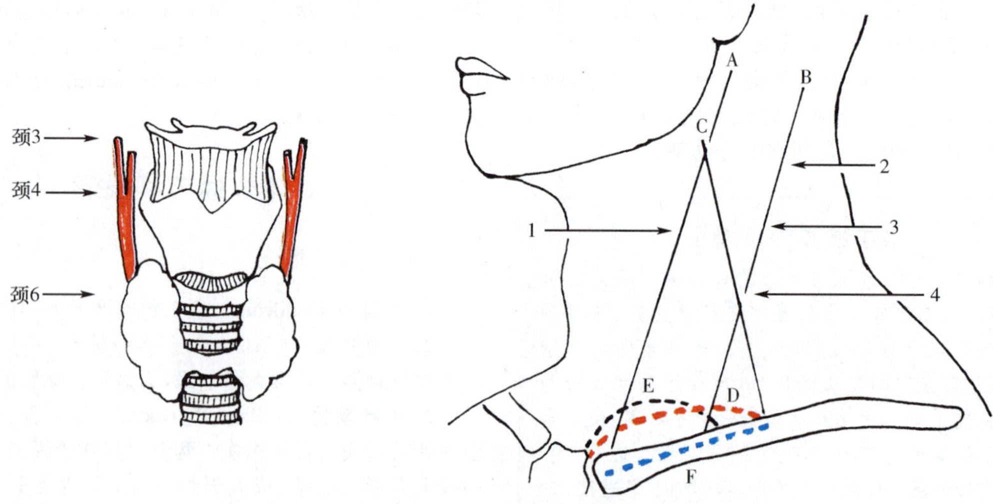

图 2-8-2　颈部体表标志、主要神经血管及胸膜顶投影

A线．下颌角与乳突尖连线的中点至胸锁关节的连线，相当于颈总动脉的走行；B线．相当于胸锁乳突肌后缘；C线．相当于颈外静脉走行；D弧线．锁骨下动脉投影；E弧线．胸膜顶投影；F虚线．锁骨下静脉投影；1. 甲状软骨上缘，颈总动脉分叉处；2. 副神经出胸锁乳突肌后缘部位；3. 颈丛分出耳大、枕小、颈横、锁骨上神经部位；4. 臂丛出胸锁乳突肌后缘部位

作为临时抢救的措施。环状软骨相当于第6颈椎平面(图2-8-2),交感干的颈中神经节在此平面,咽与喉在此平面分别与食管和气管相连,椎动脉在此平面穿入横突孔。

4. 气管软骨 cartilagines tracheales 环状软骨下方可触到气管软骨,第3、4气管软骨前方有甲状腺峡部。切开1、2气管软骨为高位气管切开术,切开5、6气管软骨为低位气管切开术,如需作3、4气管软骨的气管切开术,必须先处理甲状腺峡部以防出血。

5. 颈静脉切迹 incisura jugularis 亦称胸骨上切迹,相当于第2、3胸椎水平。此处上方为胸骨上间隙,深层在小儿为胸腺上部,间或有甲状腺下浅动脉或甲状腺最下动脉和甲状腺下静脉等。

6. 颈动脉结节 tuberculum caroticum 为第6颈椎横突前结节,相当于环状软骨的两侧、胸锁乳突肌前缘中点稍下方深处。经此点将颈总动脉压向颈动脉结节,可作为头、面部出血暂时止血之用。

7. 胸锁乳突肌 m. sternocleidomastoideus 位于颈侧部,头旋转时最为明显。其后缘中、上1/3交界处为副神经向下外走行的起点;中点为颈丛皮支的汇集点;臂丛从此肌的中、下1/3交界处向下外走行。颈侧部很多重要结构皆位于此肌的深面,如颈总动脉及其分支、颈内静脉、迷走神经、颈丛、斜角肌、膈神经及胸导管颈段等。此肌的胸骨头和锁骨头之间称锁骨上小窝 fossa supraclavicularis minor。左侧的小窝深部有颈总动脉,右侧者有头臂干分叉部,两侧深层有胸膜顶。当有吸气性呼吸困难时,吸气时此部下陷,为呼吸困难时"三凹"症状之一。

8. 锁骨上大窝 fossa supraclavicularis major 位于锁骨上方肩胛舌骨肌锁骨三角中。臂丛及锁骨下动脉经此窝进入胸廓上口。锁骨上臂丛麻醉的入路,即在锁骨下动脉稍外侧向第1肋骨方向刺入。锁骨下静脉穿刺插管术,亦可在此窝内进行。

(二)主要血管、神经及胸膜顶的投影

1. 颈总、颈外动脉 a. carotis communis et externa 左侧者是自下颌角与乳突尖端的中点至胸锁乳突肌胸骨头与锁骨头间(锁骨上小窝)的连线;右侧者是自下颌角与乳突尖端连线的中点至右胸锁关节的连线(图2-8-2)。

2. 颈外静脉 v. jugularis externa 自下颌角至锁骨中点的连线。

3. 副神经(Ⅺ)n. accessorius Ⅺ 自胸锁乳突肌后缘中、上1/3交点处,斜向外下,至斜方肌前缘中、下1/3交点处的连线。

4. 臂丛 plexus brachialis 自胸锁乳突肌后缘中、下1/3交点处至锁骨中、外1/3交点处稍内侧的连线。

5. 颈静脉角 v. angulus 为颈内静脉与锁骨下静脉所形成的角,相当于胸锁乳突肌后缘靠近锁骨的深层。

6. 颈丛 plexus cervicalis 分浅、深支,深支形成交通支和肌支;浅支为颈前外侧部、胸廓上部第1、2肋间及部分项部的感觉神经。约在胸锁乳突肌后缘中点到皮下,此点即为颈前外侧部手术切口及神经阻滞麻醉的部位。

7. 锁骨下静脉 v. subclavia 位于锁骨及锁骨下肌深面,自锁骨中点至胸锁关节合成无名静脉的一段,紧贴锁骨,锁骨骨折时易于损伤。

8. 锁骨下动脉 a. subclavia 自胸锁关节至锁骨中点画一向上的弧线,其最高点距锁骨上缘约1cm。弧线即相当于锁骨下动脉的体表投影。

9. 胸膜顶 cupula pleurae 位于锁骨内1/3上方,其最高点距锁骨上缘约2~3cm。当有肺气肿时,此点可能升高,因而在此部进行手术或行针灸时,应予注意,以免损伤。

关于臂丛神经的阻滞麻醉

臂丛神经阻滞麻醉的进针途径,根据臂丛的解剖关系可有4种(图2-8-3)。

1. 锁骨上径路 臂丛在锁骨中点上方的位置比较表浅和集中,因而,臂丛阻滞麻醉常选用锁骨上径路。其方法是在锁骨中点上方,触知锁骨下动脉并压向内侧,在动脉外侧向第一肋骨方向进针,当有向上肢放射状触电感,回抽无血,即可注射麻药。但此处臂丛与胸膜顶及锁骨下动脉关系密切,容易穿破血管或刺破胸膜顶,造成气胸等并发症,因而必须严格按上述方位进针并细致操作。

2. 腋径路 臂丛在腋动脉第2段分束包绕腋动脉,因而外展、外旋上肢使其与躯干成直角,腋动脉及臂丛即被拉紧而固定。穿刺时可于胸大肌止点下方先触及腋动脉,于动脉搏动明显处进针、穿破血管神经鞘时,针头有阻力消失感并可见针头随动脉搏动而摆动,抽吸无血液外出,此时即可注射麻药。臂丛麻醉经腋路进针法,因臂丛在此处较分散故有时麻醉效果不肯定,并可因穿破血管而失败。

3. 肌间沟径路　此径路的进针点位于胸锁乳突肌后缘中、下 1/3 交界处，其深部即相当于前、中斜角肌的间沟。在头向对侧旋转，触压上述部位时有酸麻感。前中斜角肌之间的肌间沟，呈上小下大的三角形，其下方为锁骨下动脉，有时可扪到动脉搏动，除此动脉外，肌间沟周围无重要结构。按上述部位垂直进针，进针点一般是靠近颈外静脉横过胸锁乳突肌处，针穿过椎前筋膜时可有突破感。然后进针方向改为向内、向下、向后，再进入少许，至接近或触及臂丛时，病人常诉有痛麻感并有时可串麻至上肢。此时，抽吸穿刺针无血液或无脑脊液，即可缓慢注入麻药。

4. 喙突下径路　臂丛神经在喙突下的位置较深，因有胸大、小肌覆盖其浅面。进针的穿刺点是在喙突下约 2cm，相当于胸大肌与三角肌间沟处，首先与皮肤垂直进针，然后向下向外侧并向后倾斜约 10°左右推进，经皮下组织、胸大肌、胸小肌至病人出现异感，并出现针体随动脉搏动摇摆表示已刺穿肌肉而达腋血管周围，抽吸无变化可注麻药。穿针时勿偏向内侧，以免发生气胸。

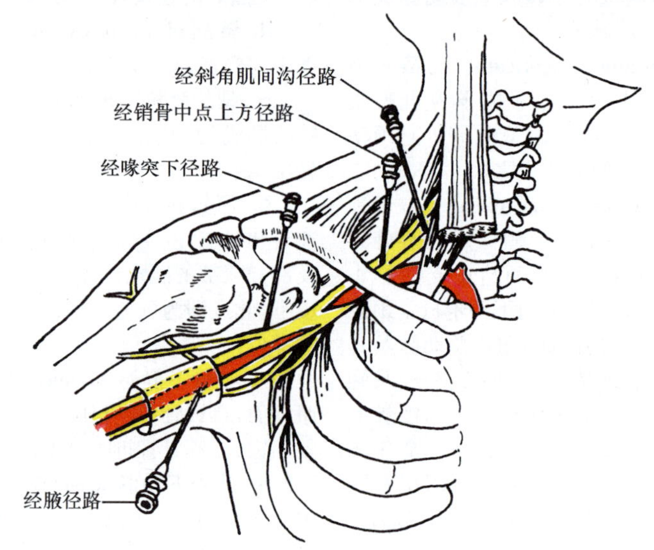

图 2-8-3　臂丛神经阻滞麻醉途径

第二节　颈前外侧部的层次结构

一、皮肤及皮下组织

颈前外侧部的皮肤柔软、较薄，活动性大，横纹明显，故手术时常选用横行或弧形切口，这样既有利于愈合，又不致遗留较大瘢痕。此部皮肤的血液供应系分散型，因而，既往用此部皮肤做移植时常选用转移皮瓣。目前，由于国内、外口腔及颌面外科的临床应用以及颈阔肌肌皮瓣外科解剖学的研究，使得带有颈阔肌的肌皮瓣临床应用更为广泛。

皮下组织及颈阔肌：此部皮下组织亦称颈浅筋膜。在颈前外侧部浅层筋膜中含有颈阔肌 platysma（图 2-8-4）。此肌起自胸肌筋膜，向上抵止于下颌骨下缘并延续至口角附近的皮肤。两侧颈阔肌在下颌骨下缘处互相接近，据国内统计，此肌左右两侧在舌骨上方有部分或全部相互交叉重叠者占 66.67%，越往下方则相距越远。在舌骨下方中线附近和肩胛舌骨肌斜方肌三角区的颈部浅筋膜中则不含此肌。颈阔肌的营养动脉主要来自面动脉、颏下动脉、甲状腺上动脉、舌动脉、颈横动脉等。静脉主要通过颏下静脉、颈横静脉、颈前静脉及颈外静脉回流。此肌如因外伤或手术横断时，应予以复位缝合，以防因肌纤维回缩形成较宽的瘢痕，或皮肤与深部器官粘连而影响颈部的活动及面部的表情。颈阔肌深面有颈部的浅静脉、神经及附近的浅淋巴结。

（一）浅静脉

1. 颈外静脉 v. jugularis externa　颈外静脉为颈部最粗大的浅静脉，位于胸锁乳突肌浅层，与胸锁乳突肌交叉斜行向下(图 2-8-4)。颈外静脉由前后两根合成,前根为面后静脉的后支,后根由枕静脉与耳后静脉合成,主要收集枕部、颈外侧部皮肤与肌肉的静脉血。一般情况下两根在平下颌角处会合。颈外静脉最终在锁骨中点上方约 2.5cm 处穿深筋膜汇入锁骨下静脉。据国内统计,汇入锁骨下静脉者占 44.9%;汇入颈内静脉者占 16.9%;汇入颈静脉角者占 32.2%;以两条静脉汇入锁骨下静脉和颈内静脉者占 5.9%。颈外静脉在其汇入锁骨下静脉处有一对静脉瓣膜,在其上方约 4cm 处另有一对静脉瓣膜。上、下两对静脉瓣膜之间的一段静脉常扩大而称为静脉窦。两对静脉瓣皆不能完全防止血液逆流和感染向上扩散。颈外静脉在锁骨上方穿过深筋膜处紧密附着于深筋膜孔的边缘,故当静脉损伤或被切断时,静脉腔不易闭合,不仅出血较多,且有招致空气栓塞的危险,应立即压迫出血处静脉,然后加以结扎。手术中如必须切断此静脉,可先行结扎。

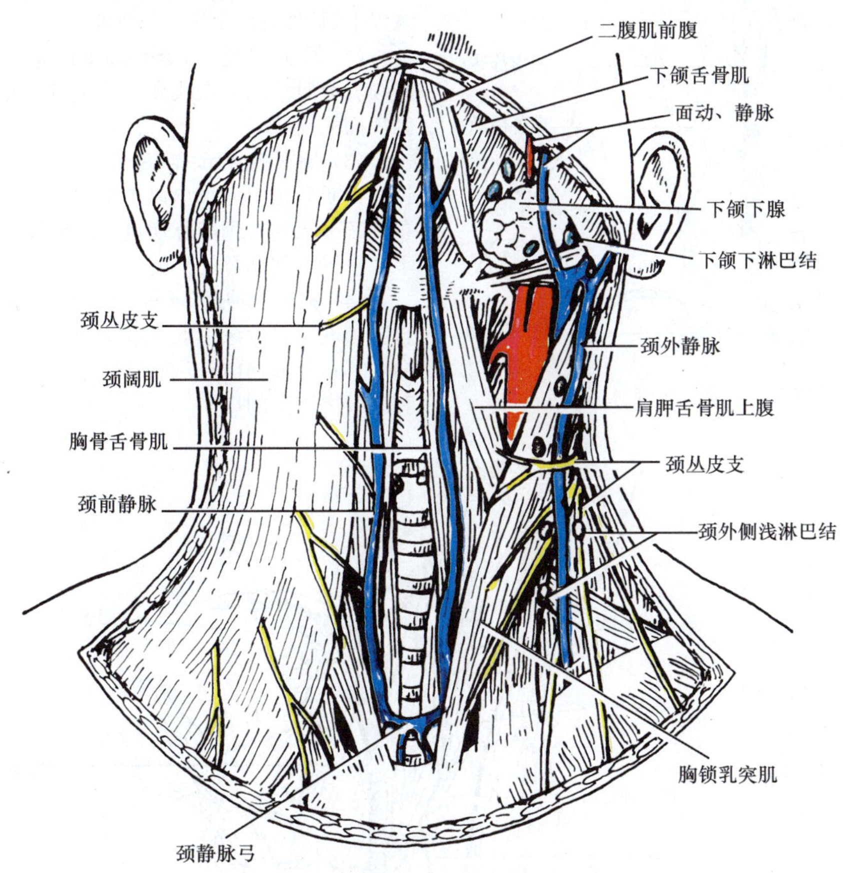

图 2-8-4　颈部浅层结构

颈外静脉上半部常有耳大神经伴行,紧邻颈浅淋巴结,其主要属支是颈前静脉。颈外静脉的位置很浅,必要时可经颈部做颈外静脉剖开术或穿刺,尤其在幼儿常经此处行静脉穿刺。

2. 颈前静脉 v. jugularis anterior　由颏及下颌等处小静脉汇合而成,位于舌骨下肌浅层沿中线两侧下行,进入胸骨上间隙内,转向外侧,经胸锁乳突肌深面,注入颈外静脉(图 2-8-5),静脉内无瓣膜。左、右颈前静脉在胸骨上间隙内有一横行的吻合支,称为**颈静脉弓** arcus venosus juguli 。做颈正中切口时,要注意此血管弓。由于颈前静脉行于舌骨下肌浅层,因而在做甲状腺手术如需横断舌骨下肌时,常先结扎此静脉,以防出血。

(二) 浅神经

此部主要浅神经有颈前外侧部的皮神经(感觉神经,来自颈丛)和面神经颈支(运动神经)(图 2-8-6)。

1. 感觉神经　颈前外侧部的感觉神经主要来自

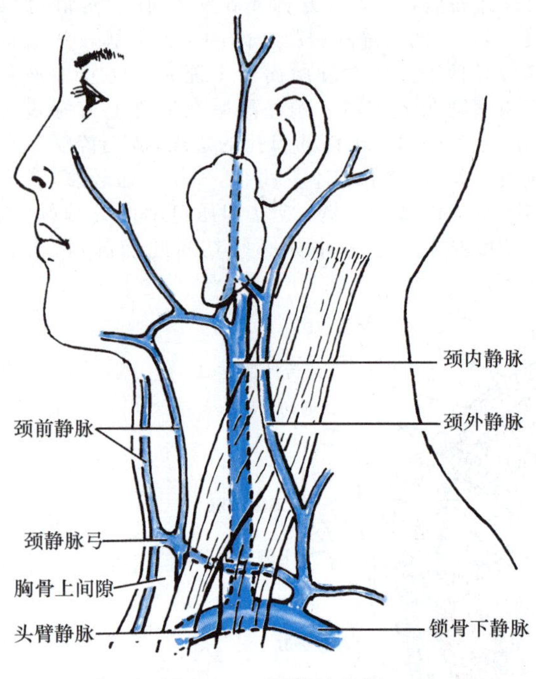

图 2-8-5　颈部浅静脉

颈丛 plexus cervicalis 的皮支。颈丛主要由 1～4 颈神经前支构成，位于胸锁乳突肌上部的深面，由颈丛发出皮支和肌支。皮支于胸锁乳突肌后缘中点处附近浅出，布于颈前外侧部、枕部、耳郭周围、第 2 肋以上胸壁及肩峰等处的皮肤；肌支主要支配颈部深层肌肉，肩胛提肌、舌骨下肌和膈。由颈丛发出的主要浅支（皮支）如下：

（1）**枕小神经** n. occipitalis minor（颈 2、3）：自胸锁乳突肌后缘中点浅出向后上方走行，布于枕部上项线以下、耳郭背面上 1/3 的皮肤。

（2）**耳大神经** n. auricularis magnus（颈 2、3）：自胸锁乳突肌后缘中点浅出垂直上行，布于耳郭及腮腺区表面的皮肤。

（3）**颈横神经** n. transversus colli（颈 2、3）：自胸锁乳突肌后缘中点浅出以单干形式前行，随即分支分布于颏下至胸骨颈静脉切迹之间的皮肤，是做甲状腺手术进行局部麻醉的神经。

（4）**锁骨上神经** nervi supraclaviculares（颈 3、4）：自胸锁乳突肌后缘中点浅出，向下分为较大的 3 支，行向前、下、外方，分布于颈前区、第 2 肋以上胸壁、肩部和肩胛冈以上的皮肤。

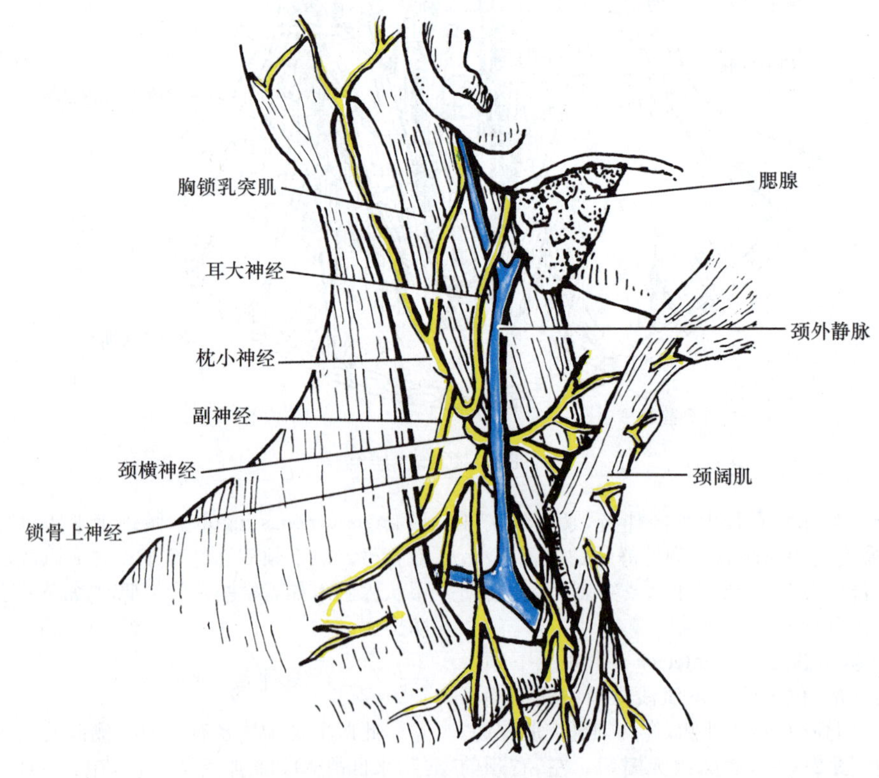

图 2-8-6　颈部浅神经

关于颈丛神经阻滞麻醉

颈丛皮神经出胸锁乳突肌后缘中点后，其主要分支分布于颈前外侧部及部分项部皮肤，因而在颈前外侧部行手术麻醉时，于上述的中点进针，在皮下及肌肉深部向上、中、下三个方向推注麻醉药，即可麻醉此皮神经(图 2-8-7)。

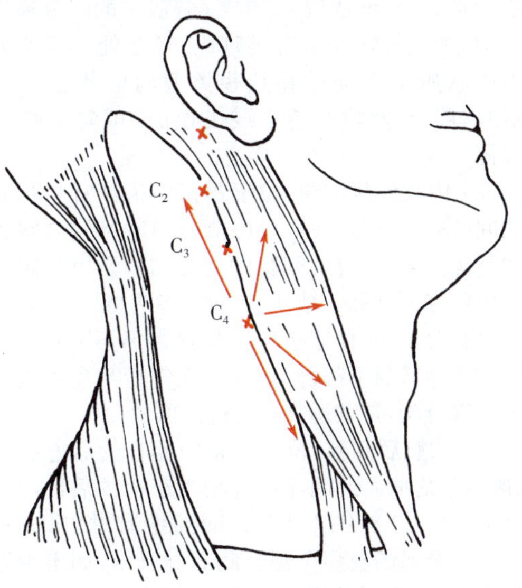

图 2-8-7 颈丛皮神经阻滞麻醉进针方向

2. 运动神经 此部运动神经主要为支配颈阔肌的面神经颈支 rami colli。

二、颈筋膜与筋膜间隙

（一）颈筋膜

颈筋膜 fascia cervicalis 亦称颈深筋膜或颈固有筋膜，与身体其他部位的深筋膜一样由致密结缔组织构成，衬附于浅筋膜与颈部器官之间。由于颈部器官比较复杂且按层次排列，因而颈筋膜除包被各器官外还形成某些特殊结构。上述的致密筋膜之间充以疏松结缔组织，称作筋膜间隙。间隙中有淋巴组织、血管、神经和器官。器官借致密的筋膜互相分割和依附，又借疏松结缔组织相互联系。间隙中有感染或出血时，筋膜可阻止扩散而将其限局。当达到一定压力后即沿抵抗力较小的间隙向一定的方向和部位蔓延。了解筋膜层次及间隙的相互关系对颈部疾病的诊断和手术治疗均有重要意义。

颈部的筋膜及筋膜间隙的结构层次目前尚未能完全统一，各书论述不尽相同，为便于临床应用，将颈部筋膜按 4 层分法叙述如下(图 2-8-8)：

1. 浅层 lamina superficialis 亦称封套层，包绕整个颈部。自中线向外至胸锁乳突肌及斜方肌时，各分两层包绕上述两肌，形成该两肌的肌鞘，继续向后附于项韧带及第 7 颈椎棘突。在中线处与对侧愈合构成颈

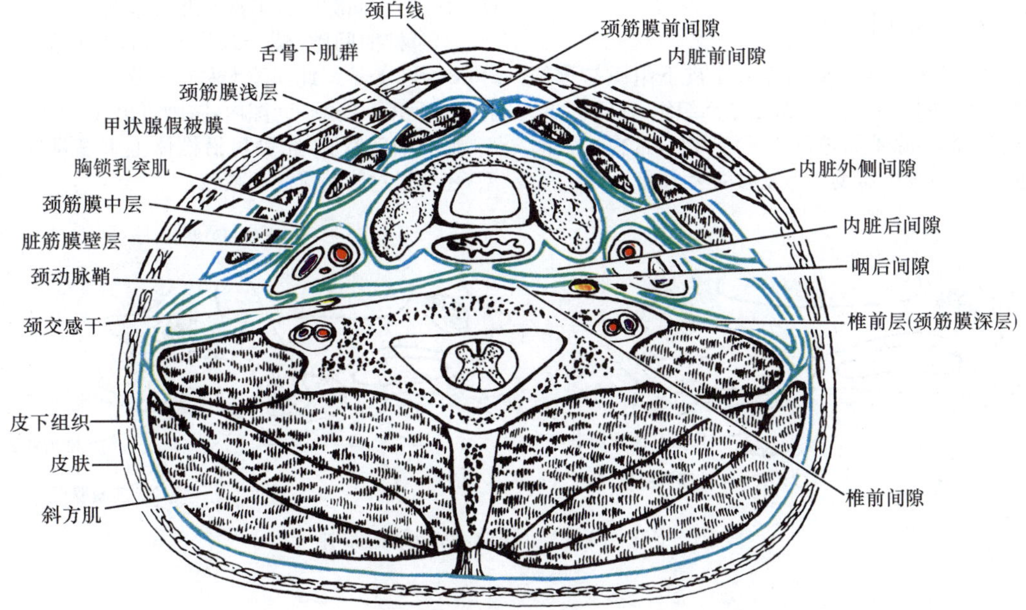

图 2-8-8 颈(深)筋膜及筋膜间隙(水平面)

白线的一部分。此层向上包绕下颌下腺形成该腺的被膜，向上再分浅深两层，浅层附于下颌骨，并向上包绕腮腺形成腮腺腺鞘，最终附于颧骨弓、乳突、上项线及枕外粗隆；深层越下颌骨深面至颅底。向下在胸骨柄上缘再分两层附于胸骨柄前、后缘形成胸骨上间隙，向外附于锁骨及肩峰。

2. 中层 在浅层的深面，包绕舌骨下肌，在中线部与对侧共同构成颈白线的一部分，向上附于舌骨，向下附于胸骨柄后缘及锁骨、肩胛骨，向后随同浅层附于项韧带及第7颈椎棘突。

3. 脏筋膜 为包绕颈部诸器官的筋膜。脏筋膜又分壁、脏两层，两层在食管后方互相移行形成内脏间隙。壁层在中线处与对侧构成颈白线的一部分；向两侧在中层的深面向后包绕，形成颈动脉鞘，包绕颈内静脉、颈总动脉及其分支和迷走神经。脏筋膜壁层在食管后方移行为脏层，包绕颈部诸器官，向下在胸骨柄深面下行走向前纵隔并形成气管前层。

脏筋膜脏层部分覆盖咽、食管、喉、气管、甲状腺等诸器官，并形成诸如甲状腺假被膜(外科囊)、甲状腺外侧韧带、甲状腺悬韧带及气管前筋膜等特殊结构。

4. 椎前层 lamina prevertebralis 为覆盖颈椎、颈交感干及颈深部肌肉前面的一层筋膜。此筋膜上附于颅底，向下延至后纵隔。椎前层包绕出椎间孔神经形成的臂丛，经前、中斜角肌间至腋窝，形成腋鞘。椎前层与脏筋膜壁层之间的间隙，可称为咽后间隙。

（二）筋膜间隙

1. 颈筋膜前间隙 此间隙位于皮下组织与颈筋膜浅层之间。间隙中主要是疏松结缔组织，血管甚少。做甲状腺大部切除术需进行皮下游离时，常在这一间隙内进行，以减少出血及获得宽敞的手术野。

2. 胸骨上间隙 又称Burns间隙。位于胸骨柄上方，由颈筋膜浅层所形成，间隙中走行有颈静脉弓、淋巴组织、脂肪等。间隙向两侧延伸称外侧隐窝，随后逐渐消失，一般可达胸锁乳突肌后缘。

3. 内脏间隙 由脏筋膜壁、脏两层构成。根据临床外科的应用，又可分为以下3个间隙：

(1) **内脏前间隙**：位于脏筋膜壁层与覆以脏层筋膜器官前面之间，舌骨以下此间隙位于甲状软骨、甲状腺峡部、气管的浅层。位于气管浅层的间隙称气管前间隙，为气管切开术时，切口必经之处。间隙中间或有甲状腺最下动脉和某些类型的甲状腺下静脉(见甲状腺)。间隙有感染或出血时，可向下蔓延至前纵隔。

(2) **内脏外侧间隙**：位于颈正中诸器官与颈动脉鞘之间(图2-8-8)。在甲状腺侧叶与动脉鞘之间称甲状腺外侧间隙，横过此间隙的主要结构是甲状腺中静脉与甲状腺下动脉。结扎、切断上述两结构，甲状腺侧叶即可充分游离，便于进行甲状腺大部切除术。此间隙下方有甲状腺下静脉，稍深处在气管与食管之间有气管食管分沟，是喉返神经走行的部位。

(3) **内脏后间隙**：位于颈正中器官的后方脏筋膜壁、脏两层之间。此间隙位置相当于咽的后面，左、右不交通(图2-8-8，图2-8-9)。间隙中有淋巴组织，口腔、耳、鼻及喉的炎症可侵及此部淋巴结，如出现脓肿常局限于一侧。此间隙向下通后纵隔。

(4) **咽后间隙**：位于脏筋膜壁层与椎前筋膜之间(图2-8-8)。间隙内有丰富的淋巴组织。

(5) **椎前间隙**：位于颈椎与椎前层筋膜之间(图2-8-8，图2-8-9)。此间隙无左右之分，颈椎结核出现脓肿时，可积存于这一间隙内，脓肿可出现于咽后壁的中部，形成咽后脓肿，脓肿可沿椎体上下蔓延成“哑铃”型，还可通过腋鞘流注到腋腔。

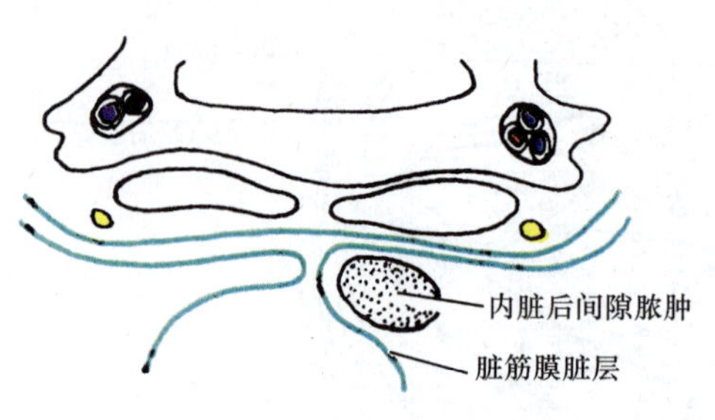

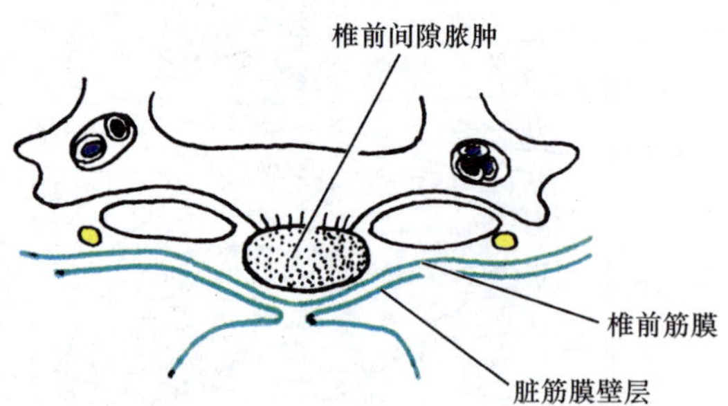

图2-8-9 内脏后间隙椎前间隙的脓肿

关于颈部的切口

颈部除甲状腺等手术采用弧形的领形切口外，还根据不同的手术需要采用纵行或斜行切口。如做气管切开术时采用的正中纵切口，此切口的最低点应在胸骨柄颈切迹上方两横指(约 2.5cm)，以防过低损伤胸骨上间隙中走行的颈静脉弓等结构。如确需向下延长切口，可事先将静脉弓结扎切断，充分显露周围组织予以保护后再继续进行手术。

颈白线一般宽约 2～3mm，血管较少，分离切开后即可达颈内脏前间隙(气管前间隙)，这是做气管切开术和甲状腺手术的必经层次。

第九章　颈部各分区及其结构

第一节　颈　前　区

颈前区上界为下颌骨下缘，外侧界为胸锁乳突肌前缘，下界为胸骨颈静脉切迹。此区以舌骨为界又分为舌骨上、下两区，区内有舌骨上、下肌群，其起止点、作用等见表 2-9-1。

舌骨下肌群肌皮瓣在口腔、颌面外科中的应用为肌皮瓣的选择扩大了范围。据文献记载，由于各肌均较菲薄，因而用于面积较大、创面较深的组织缺损进行修复不够理想，但对邻近部位，区域较小、结构纤细的一些颌面部缺损进行修复，则比较合适。有人已成功地用作舌再造术及头颈部恶性肿瘤术后修复。

表 2-9-1　舌骨上、下肌群

肌　群	名　称	起　点	止　点	作　用	神经支配
舌骨上肌群	下颌舌骨肌	下颌骨内面颌舌线	舌骨体	拉舌骨向前上	三叉神经
	二腹肌	乳突切迹	下颌骨二腹肌窝	拉下颌骨向下 上提舌骨	前腹　三叉神经 后腹　面神经
	茎突舌骨肌	茎突根部	舌骨大角基部	拉舌骨向后上	面神经
	颏舌骨肌	下颌骨颏棘	舌骨体	拉舌骨向上	舌下神经
舌骨下肌群	胸骨舌骨肌	胸骨柄和锁骨内侧端后面	舌骨体内侧半	下拉舌骨	颈襻($C_{1\sim3}$)
	胸骨甲状肌	胸骨柄和第一肋后面	甲状软骨板斜线	下拉甲状软骨	同上
	肩胛舌骨肌	肩胛骨上缘及肩胛横韧带	舌骨体外侧半	下拉舌骨	同上
	甲状舌骨肌	甲状软骨板斜线	舌骨体与大角交界处	下拉舌骨	舌下神经($C_{1\sim3}$)

舌骨下肌群的血液供应是多源性的，其上部来源于甲状腺上动脉的分支，下部来源于甲状腺下动脉的分支，神经来源于舌下神经和颈襻，以后者为主，因前者主要是分布在甲状舌骨肌，而该肌很短，不是组成肌皮瓣的主要部分。颈襻进入肌肉的部分多数集中在舌骨至胸骨连线的中、下 1/4 段，其次为中、上 1/4 段。

一、舌 骨 上 区

舌骨上区由以下两个三角构成。

（一）颏下三角

颏下三角位于两侧二腹肌前腹和舌骨体上缘之间，由中线分为左、右，为便于叙述，通常作为 1 个三角。三角浅层覆以皮肤和颈筋膜，深层由两侧的下颌舌骨肌所构成。在筋膜和肌肉之间的主要结构是颏下淋巴结。此部亦称颏下间隙，间隙隔下颌舌骨肌与舌下间隙相邻，为舌下间隙感染切开引流的常用部位。颏下间隙向两侧可通向颌下间隙，初发于颌下或舌下间隙的感染，以后波及整个口底诸间隙而形成的口底蜂窝织炎，称**卢德维咽峡炎** Ludwig angina。颏下淋巴结通常有 2～3 个，收纳颏部皮肤、舌尖及下唇等处淋巴，主要汇入同侧下颌下淋巴结，一部分可直接输出到颈外侧深淋巴结。颏部皮肤、舌尖、下唇等处炎症及癌肿时，这组淋巴结可因受侵而肿大。

（二）下颌下三角

下颌下三角由二腹肌前后腹与下颌骨下缘所构成，亦称二腹肌三角。三角的表面覆以皮肤、浅筋膜、颈阔肌和颈筋膜的一部分。三角的深层为下颌舌骨肌、舌骨舌肌及咽中缩肌。三角所在的空间亦称颌下间隙。

三角中的主要结构是下颌下腺 glandula submandibularis（图 2-9-1）。腺体由颈筋膜浅层所形成的鞘所包被，鞘与腺之间有疏松组织所形成的间隙，易于剥离，腺体有炎症或肿瘤时常局限于鞘内。腺体的内侧为浅部，位于下颌舌骨肌的浅层，向外绕肌的后缘向深面走行的为深部。腺体内侧延长部经下颌舌骨肌与舌骨舌肌间的裂隙至舌下间隙。延长部中含**下颌下腺管** ductus submandibularis，亦称 Wharton 管。下颌舌骨肌与舌骨舌肌的裂隙中有舌动脉，需行舌动脉结扎术时，可在此裂隙中进行。

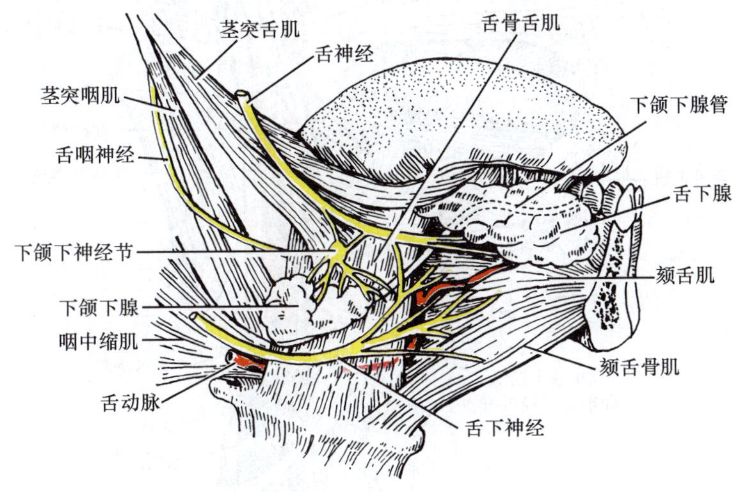

图 2-9-1　下颌下三角的内容

腺体内侧浅层有面前静脉下行终于面总静脉；腺体外侧深层有面动脉上行，绕过下颌骨下缘，经咬肌前缘至面部；舌动脉在腺体深面隔舌骨舌肌前行入舌；舌神经在腺体上面自三角的后部向前入舌，分布于舌前 2/3 的黏膜；舌下神经自下颌角水平呈弓形在腺体下面向前内走行，伴下颌下腺延长部和舌静脉至口底。在其走行中分出舌下神经降支。据统计，舌下神经降支的位置在颈内动脉和颈内静脉之间者，占 54.1%；在颈动脉前外侧的占 36.8%；在颈内动、静脉浅面的占 3.9%；在颈内动、静脉深面的占 5.2%。在腺体和下颌舌骨肌之间还有颏下动脉和下颌舌骨神经走行。

三角中有下颌下淋巴结，一般 3～6 个。淋巴结位于腺体周围，主要接受面、颊、上唇、下唇外侧、舌尖、舌侧、上牙、下牙、牙龈和颏下淋巴结的输出管，终于颈外侧深淋巴结上群。

颌下间隙与口底及面颊部其他间隙（舌下、颏下、翼颌间隙等）相通。感染时可互相蔓延。

关于下颌下腺切除术

下颌下腺位于下颌下三角中，由颈深筋膜浅层形成的下颌下腺囊所包被。一般当慢性炎症、良性肿瘤或结石需行腺体切除时，可沿下颌骨体下方做一弧形切口，以显露下颌下腺，可先行切断、结扎位于腺体浅层的静脉，切开下颌下腺的囊，行囊内切除。位于下颌下腺深层的面动脉应尽可能予以保护（必要时可切断、结扎）。显露和游离下颌下腺延长部及其导管时，应注意保护舌下神经、舌静脉及舌神经。舌下神经损伤最先出现的是本侧舌萎缩和吐舌时，舌偏向麻痹侧。如系肿瘤或炎症已侵及包囊，而无法行囊内切除时，亦可连同包囊一并切除，此时面动脉可先行结扎、切断，以防出血。

二、舌 骨 下 区

舌骨下区由以下两个三角构成。

（一）颈动脉三角

颈动脉三角的前上边为二腹肌后腹，前下边为肩胛舌骨肌上腹，外侧边为胸锁乳突肌前缘。浅层为皮肤、皮下组织和颈阔肌、颈筋膜浅、中层，底为颈筋膜的椎前层。

三角内的主要内容是颈血管鞘及其内容。血管鞘的浅层有舌下神经降支下行，参与构成颈襻 ansa cervicalis（图 2-9-2）。

血管鞘内的主要结构是颈内静脉、颈总动脉及两者后面的迷走神经（见胸锁乳突肌区）。

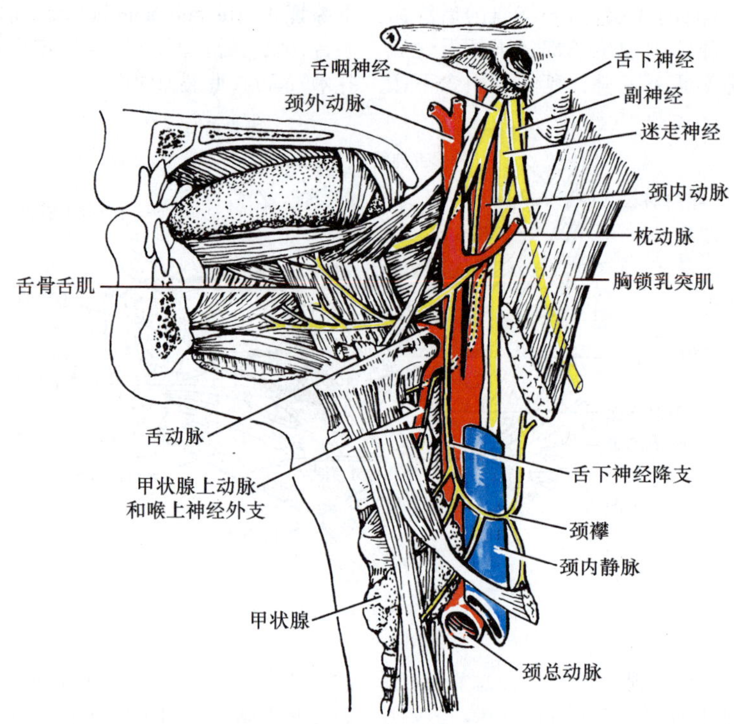

图 2-9-2　颈动脉三角的内容

颈外动脉在此部自颈总动脉分出后，在颈内动脉前内侧上行，通过下颌支后方，行于二腹肌后腹与茎突舌骨肌的深面，在腮腺后面分为颞浅动脉及上颌动脉两终支。两侧颈外动脉分支之间有充分的吻合支，因而结扎一侧颈外动脉，不致发生营养障碍。在此区内颈外动脉共有如下5个分支。

(1) **甲状腺上动脉** a. thyroidea superior：甲状腺上动脉的起点，文献报道不尽相同。据国内资料，起于颈总动脉者为21.4%；起于颈总动脉分叉处者为28.9%；起于颈外动脉者为49.6%。因起于颈外动脉者居多，故可称为颈外动脉的第1个分支。甲状腺上动脉自颈外动脉分出后向前下走在舌骨下肌群的深面，在甲状腺侧叶上极处与喉上神经外支伴行，行于甲状腺侧叶的上叶韧带中。据国内资料，喉上神经位于动脉上内侧者占40.3%；在动脉后内侧的占39.5%；与动脉交叉的占20.2%。动脉在向下走行过程中发出到喉、胸锁乳突肌、环甲肌、舌骨下诸肌以及颈阔肌等诸支。

甲状腺上动脉的主要分支有喉上动脉（约占89%）、胸锁乳突肌支、舌骨下支、环甲肌支与腺支。腺支一般分为前、后两支，分布到甲状腺侧叶的前、后。腺支分出处距甲状腺侧叶上极以上1～2cm内，有的距侧叶上极最高位置为3.2cm。腺支以2支者最多，占62.8%。

(2) **舌动脉** a. lingualis：相当于舌骨大角水平自颈外动脉分出，隔舌骨舌肌与浅层的舌下神经相邻并经颌下三角至口底。舌动脉单独起于颈外动脉者占67.4%，共干起始的占28.8%。舌出血而无法制止时，可结扎此血管以达到止血的目的。

舌动脉最终分为舌骨上支、舌下动脉、舌背支和舌深动脉。

(3) **面动脉** a. facialis：在近下颌角水平自颈外动脉分出，经茎突舌骨肌与二腹肌后腹深面，并经下颌下腺后缘深层上行，越过下颌骨下颌支浅层，在咬肌前缘上行至面。

面动脉单独起自颈外动脉者占71.4%；共干起自颈外动脉者占28.3%。

面动脉的最终分支有腭升动脉、扁桃体支、颏下动脉、腺支、下唇动脉、上唇动脉及内眦动脉。

(4) **咽升动脉** a. pharyngea ascendens：发自颈外动脉的内侧，于颈内动脉深面发出分支，分布于咽、软腭及脑膜等。

咽升动脉绝大多数起自颈外动脉（占97.1%）。其主要分支有脑膜后动脉、咽支及鼓室下动脉。

(5) **枕动脉** a. occipitalis：在面动脉分出的水平，自颈外动脉的后面发出，经二腹肌后腹深面，走向乳突和枕部诸肌。并经颈外侧部穿出达皮下分布于头后皮肤。动脉与肋颈干的颈深支相互吻合，形成颈总动脉与锁骨下动脉间的侧支循环通路之一。

枕动脉的最终分支有乳突支、耳支、胸锁乳突肌支、枕支、降支等。

（二）肌三角（肩胛舌骨肌气管三角）

颈部重要器官几乎多数位于此三角中，也是颈前外侧部手术切口的主要部位。

此三角位于舌骨下方，三角的边各为肩胛舌骨肌上腹的内侧缘、颈中线、胸锁乳突肌前缘。两侧三角合成为一菱形区，下为胸骨柄上缘。

此区层次比较分明，皮肤、皮下组织（含颈阔肌）、包被胸锁乳突肌并形成肌鞘的颈筋膜浅层、包被舌骨下肌群的颈筋膜中层、形成壁脏两层并包被各器官的脏筋膜和位于椎体前面的椎前层。颈筋膜在中线处形成颈白线，颈筋膜各层之间形成许多间隙并包被诸多器官，形成许多特殊的结构。

1. 甲状腺 glandula thyroidea 为人体重要内分泌腺之一，胚胎时由中央原基——甲状舌管和侧原基第4腮弓构成。上述结构在发生过程中如出现迷走即可形成异位甲状腺或异位甲状腺肿；如甲状舌管退化不全可形成甲状舌管囊肿或甲状舌管瘘。甲状腺的主要功能是维持机体的新陈代谢，促进机体的正常生长发育。

> **关于甲状舌管囊肿的手术**
>
> 甲状舌管退化不全，残存上皮分泌物积聚，形成甲状舌管囊肿。囊肿的位置可在颈正中线自舌盲孔至胸骨上切迹之间的任何部位，但以舌骨上、下为最多见。甲状舌管上连盲孔，故发生囊肿时，可随舌的伸缩而上、下移动。囊肿借盲孔与口腔相通，有时继发感染自行破溃可形成甲状舌管瘘。甲状舌管自盲孔向下经过舌骨时，一般位于舌骨的前下方，到舌骨下缘向上返行于舌骨后方，再自此下行（图2-9-3），也有穿过舌骨而下行者。甲状舌管囊肿或瘘的手术切除要点是彻底，否则容易复发。手术时可将连同病变的甲状舌管一并切除，于甲状舌管通过舌骨处如因舌骨而影响向上游离时，可将舌骨切除1cm左右，以便高位结扎、切除连同病变的甲状舌管。

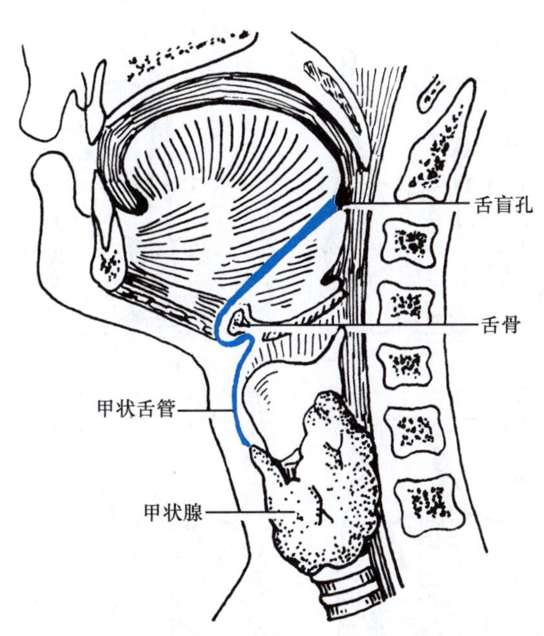

图2-9-3 甲状舌管的径路

甲状腺的基本结构单位是滤泡，滤泡平均直径约0.15mm，由滤泡形成腺体。滤泡扩大、腺体增生形成结节，为单纯性甲状腺肿的基本形式；甲状腺炎症及某些原发性甲状腺功能亢进症，腺体可呈弥漫性肿大；多数甲状腺恶性肿瘤亦呈结节状。成人甲状腺约重30g。

甲状腺的形态和位置：甲状腺由峡部和两个侧叶构成，并常有锥体叶自峡部或侧叶突向上方，锥体叶借纤维组织和甲状腺提肌连于舌骨。峡部一般位于第2～4气管软骨的前面，但有人缺如。侧叶上极一般平甲状软骨中点；下极平第5、6气管环。但下极有时可达胸骨上窝或深入胸骨柄后，后者称胸骨后甲状腺，此甲状腺肿大时常压迫气管，造成呼吸困难。

根据国内资料，甲状腺的形态可分为8种类型（图2-9-4）。

甲状腺的被膜和韧带：甲状腺有两层被膜，内层被膜包被整个腺体并形成纤维束伸入到腺实质内，为甲状腺的固有被膜，称**甲状腺真被膜**或纤维囊 capsula fibrosa。外层被膜易于剥离称**假被膜**，又叫做外科囊，由脏筋膜脏层所构成。此层被膜不完全包被甲状腺，特别是与气管接触的部分没有被这层膜所包被。外科囊内有甲状旁腺，甲状腺的动、静脉及淋巴、神经等。附着在甲状软骨与甲状腺峡部和侧叶之间的脏筋膜增厚，形成**甲状腺悬韧带**（图2-9-5），因此，当做吞咽动作时，甲状腺可随喉的上、下活动而活动，以此作为鉴别此区的肿块是否与甲状腺有关。在甲状腺侧叶与其相对应的气管后面之间的假被膜增厚,形成**甲状腺外侧韧带**,亦称 Berry 韧带,起固定甲状腺的作用,喉返神经多数走在甲状腺外侧韧带后方,也有穿入此韧带内或穿入腺实质者。切开甲状腺的假被膜,在真、假被膜之间进行甲状腺的血管结扎并切除甲状腺的手术方法称囊内法;不切开假被膜,在假被膜外结扎甲状腺的血管并进行甲状腺切除的手术称囊外法。

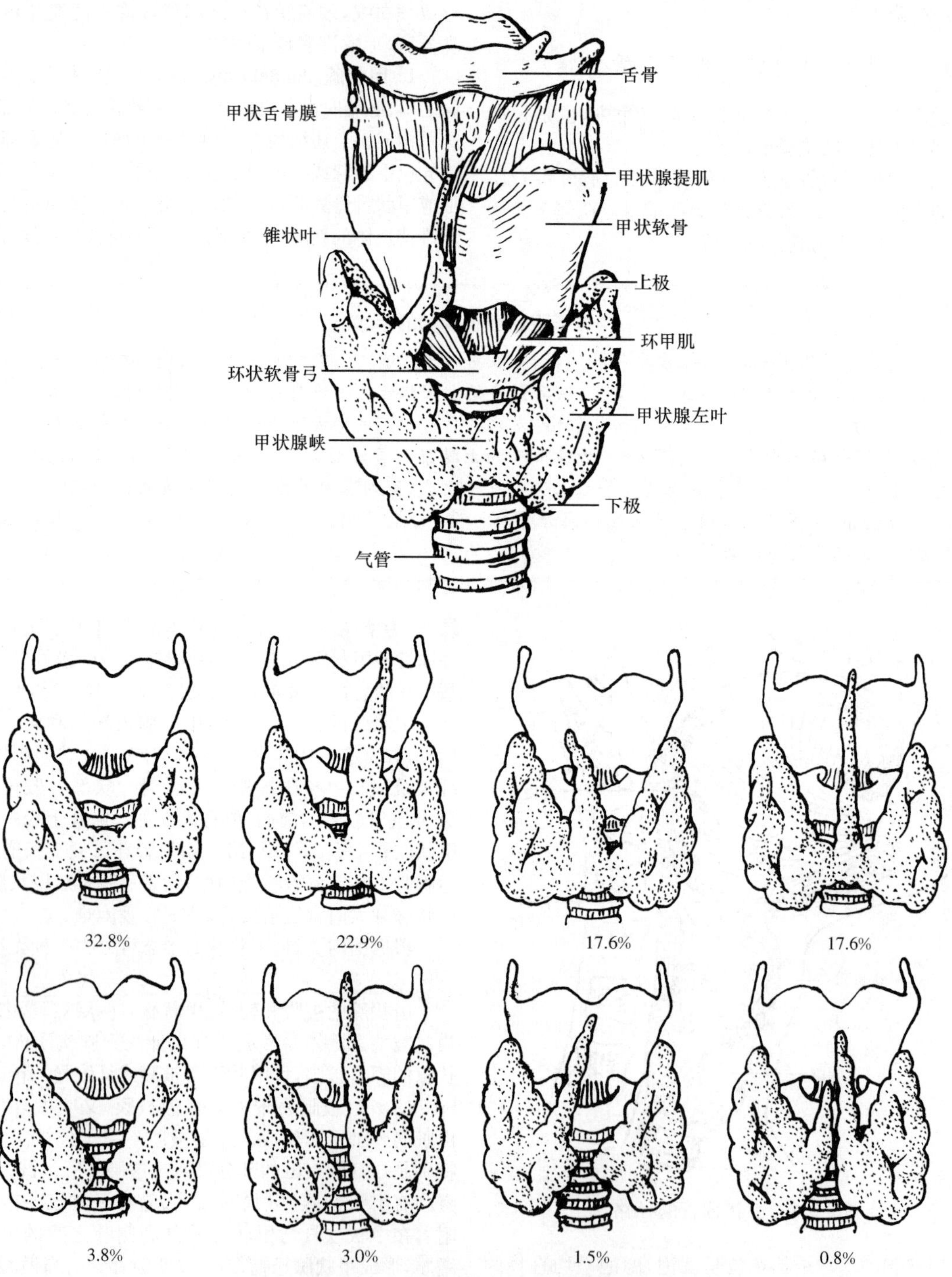

图 2-9-4 甲状腺的形态及各种类型

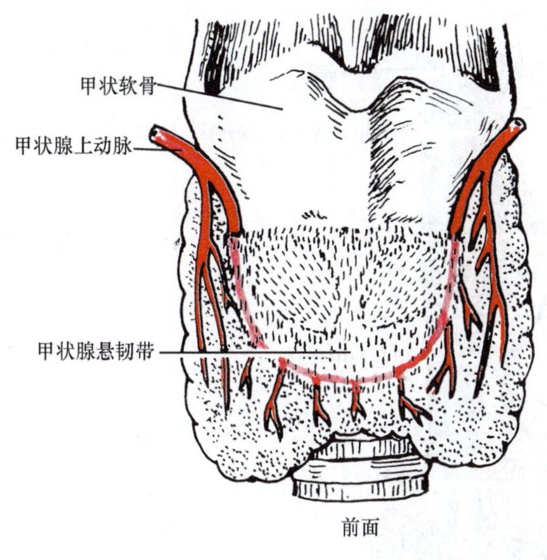

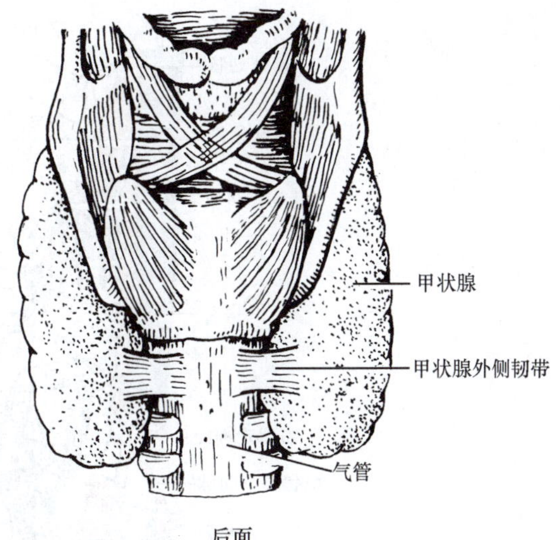

图 2-9-5 甲状腺的韧带

甲状腺的血管(图 2-9-6):甲状腺有比较丰富的血液供应,主要的是成对的甲状腺上、下动脉。据国内资料,前者近半数起于颈外动脉;后者约 94.2%起于甲状颈干;约 2.6%起于锁骨下动脉,有时还有甲状腺最下动脉(约 10.9%)。此外,还有来自气管、食管的小血管经由甲状腺内侧面进入甲状腺。因而当切断、结扎甲状腺的 4 条主要血管进行甲状腺大部切除术后,残余腺体仍有血液供应。而做甲状腺手术时,甲状腺的内侧面不要进行游离,以免切断这部分供应甲状腺的血管。甲状腺上动脉在甲状腺侧叶的上极韧带中与喉上神经外支伴行,甲状腺下动脉发出后呈弓形在颈血管鞘后方向内走行,横过甲状腺外侧间隙,达甲状腺侧叶下极的深面分为上、下支分布于甲状腺侧叶。上支走向甲状腺的深面,约在甲状腺中、下 1/3 处与甲状腺上动脉后支相吻合,并发出到甲状旁腺的分支;下支经甲状腺侧叶下极向上走行于甲状腺的浅面,与上动脉的前支吻合。甲状腺最下动脉多起于头臂干(约 78.1%);起自主动脉弓者占 9.4%。向上走行在气管前方到甲状腺峡部的下缘,做低位气管切开术或甲状腺大部切除术时,应注意此点并给以适当处理。经由甲状腺内侧面,主要来自气管的小动脉,与甲状腺上、下动脉在腺体内互相间有吻合,来自气管的小动脉,亦称甲状腺副动脉。

甲状腺的静脉:起自腺体表面,汇集成甲状腺上、中、下静脉。甲状腺上静脉较小,与甲状腺上动脉伴行,注入颈内静脉。甲状腺中静脉没有伴行动脉,自甲状腺侧叶横过甲状腺外侧间隙,注入颈内静脉,甲状腺肿大时,此静脉亦相应粗大,手术分离甲状腺侧叶时,最好先将这一静脉钳夹、切断、结扎,以防撕破出血,影响手术操作。甲状腺下静脉以数条血管构成,不与甲状腺下动脉伴行,被甲状腺下极的韧带所包被,在气管食管间沟浅层,汇入头臂静脉。有时两侧甲状腺下静脉,合成一条静脉注入左头臂干,即甲状腺最下静脉。甲状腺下静脉常在气管前方形成丛,称**甲状腺奇(静脉)丛** plexus thyroideus impar。做低位气管切开术时,如碰到这组血管应先行钳夹、切断、结扎,以防因出血而影响手术。甲状腺的静脉与喉、气管和食管等器官的静脉以及邻近肌肉间的静脉互有吻合。

甲状腺的神经支配:支配甲状腺的神经来自交感和副交感神经。交感神经来自颈交感神经干的颈中和颈下节,一般认为随同血管进入腺体。副交感神经来自迷走神经。

甲状腺的淋巴:起自甲状腺的淋巴管向上经环甲膜上方到喉前淋巴结,与甲状腺向两侧的淋巴管一起,再经气管旁淋巴结,到颈外侧深淋巴结下群。据国内统计资料。甲状腺峡部上方的淋巴半数以上注入喉前淋巴结(16/30)及颈外侧深淋巴结的上和中组;下方多数注入气管前淋巴结(27/30)。左侧叶上部注入颈外侧深淋巴结中及上组;中部多注入颈外侧深淋巴结中组;下部大多数注入颈外侧深淋巴结下组。右侧叶上部多注入颈外侧深淋巴中、上组;中部一般注入颈外侧深淋巴结中、下组;下部中大部分注入气管旁淋巴结,一部分注入颈外侧深淋巴结下组,少部分流向颈外深淋巴结中组。颈淋巴结的广泛转移偶尔合并纵隔淋巴结的扩散,因此甲状腺恶性肿瘤晚期,有的可以经淋巴转移到纵隔。有人认为甲状腺癌手术病人,需行胸骨切开清除淋巴结者仅在 10%以下,即使对分化不良的甲状腺癌亦见常规行纵隔淋巴结清扫的指征。

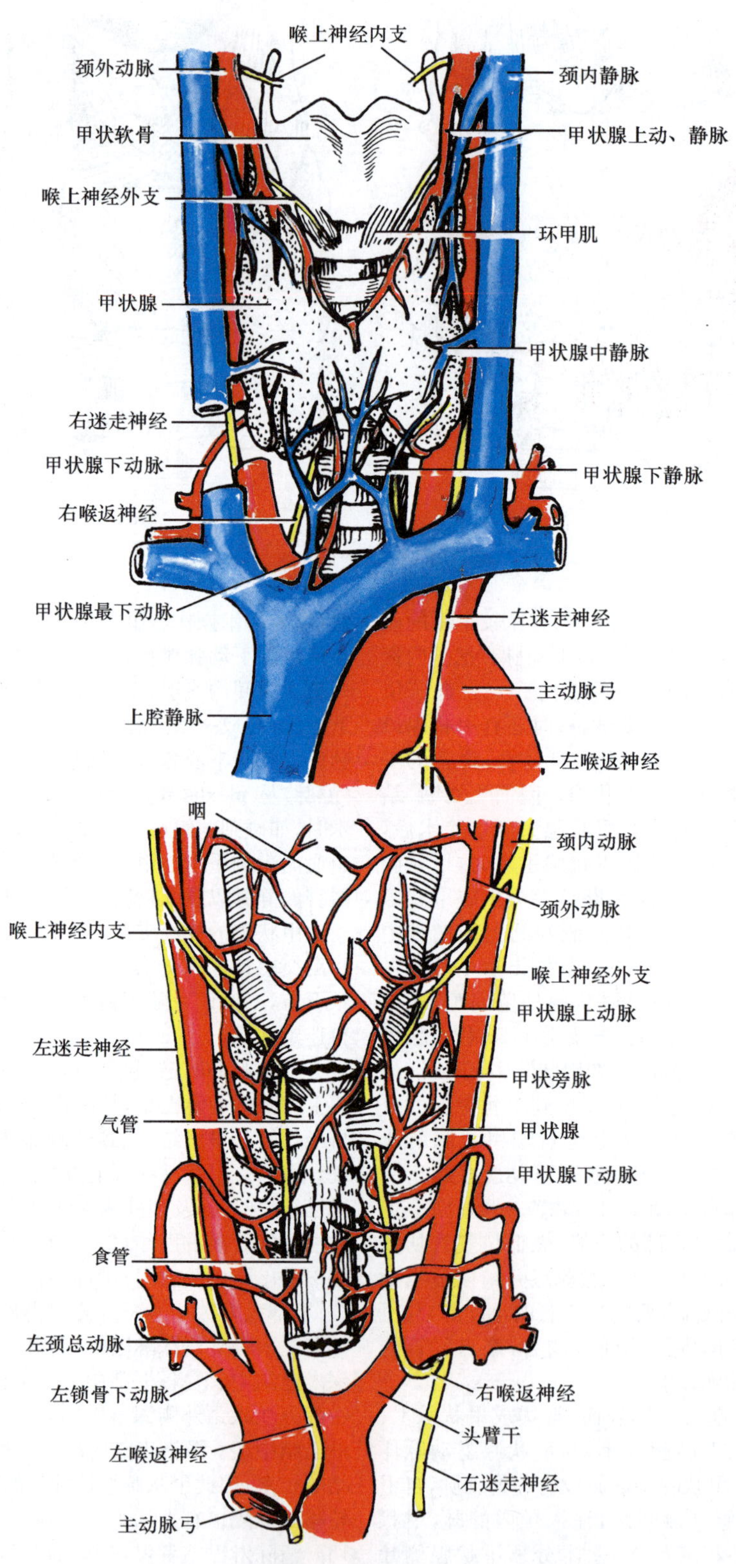

喉上神经内支
颈外动脉
颈内静脉
甲状软骨
甲状腺上动、静脉
喉上神经外支
环甲肌
甲状腺
甲状腺中静脉
右迷走神经
甲状腺下动脉
甲状腺下静脉
右喉返神经
甲状腺最下动脉
左迷走神经
主动脉弓
上腔静脉
左喉返神经
咽
颈内动脉
颈外动脉
喉上神经内支
喉上神经外支
甲状腺上动脉
左迷走神经
甲状旁腺
气管
甲状腺
甲状腺下动脉
食管
左颈总动脉
右喉返神经
左锁骨下动脉
头臂干
左喉返神经
右迷走神经
主动脉弓

图 2-9-6 甲状腺的血管

甲状腺上动脉与喉上神经的关系见图 2-9-7。

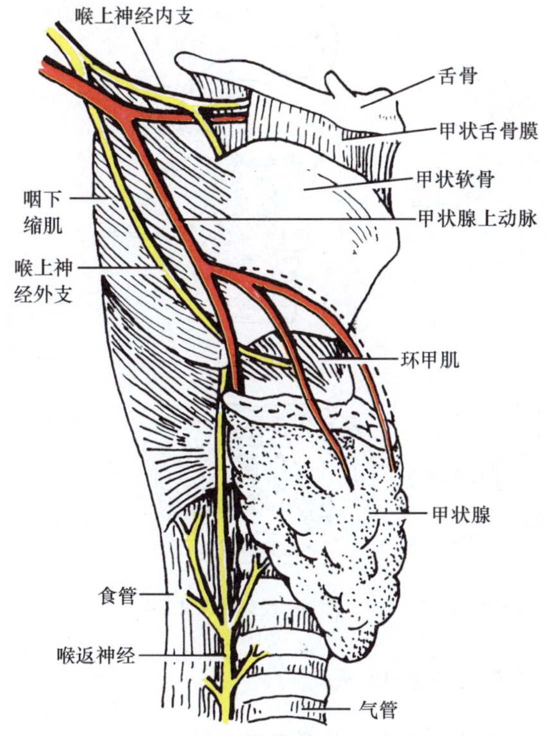

图 2-9-7　甲状腺上动脉与喉上神经的关系

喉上神经 nervus laryngeus superior 起自迷走神经结状神经节 ganglion nodosum 的中部，沿颈内动脉与咽侧壁之间下降，一般在舌骨大角处分内、外两支。内支与喉上动脉同行，入喉位置较高，穿甲状舌骨膜入喉后，司咽、会厌、梨状隐窝及声门裂以上黏膜的感觉。行过度肿大甲状腺的手术时，如需高位处理甲状腺上极血管时，应注意防止此神经的损伤。外支较细小，下行与甲状腺上动脉伴行。根据国内统计资料，神经在动脉上内侧者约占 40.3%；神经在动脉后内侧者约占 39.5%；神经与动脉交叉者占 20.2%。一般地，神经在距甲状腺侧叶上极 0.1～0.11cm 处弯向内侧，经甲状腺悬韧带至环甲肌。有的文献记载，喉上神经及其分支与交感链之间普遍存在着襻形联系，称之为**喉上神经襻**，存在此襻的为 78.1%，并认为有向甲状腺的分支，交感神经借到甲状腺的神经纤维，参与甲状腺的正常功能活动。有人对舌骨大角到环状软骨中点连线进行了测量，并将其分为上、中、下 3 段，发现喉上神经外支与甲状腺上动脉在上段伴行者占 89.2%；但在下段神经与动脉则很快分离。而喉上神经外支入肌点在腺体侧叶上极上方者占 61.8%，平均距离约为 6.8mm(0.6～12mm)。因此，在做甲状腺手术需行处理甲状腺上动脉时，如在侧叶上极集束结扎甲状腺上极血管，有误伤喉上神经外支的可能。喉上神经外支是支配环甲肌的运动神经，该神经如不慎损伤，可因环甲肌麻痹，而使声襞失掉紧张的作用，临床上出现发音低沉、说话易于疲劳等。

甲状腺下动脉与喉返神经的关系：(图 2-9-8)两侧**喉返神经** nervus laryngeus recurrens 在颈部的走行略有不同。左侧喉返神经自迷走神经分出后，勾绕主动脉弓上行，距正中平面较近，行程亦长，位置较深，多在气管食管间沟内走行。有文献记载，100%行于沟内。右侧喉返神经勾绕锁骨下动脉斜向上行，离正中平面较远，与左侧相比位置较浅。有文献记载，右喉返神经走行于沟内的仅为 64.7%，故与气管食管间沟的关系一般不如左侧者密切。喉返神经经甲状腺下极附近上行时与甲状腺外侧韧带的关系密切(图 2-9-9)。

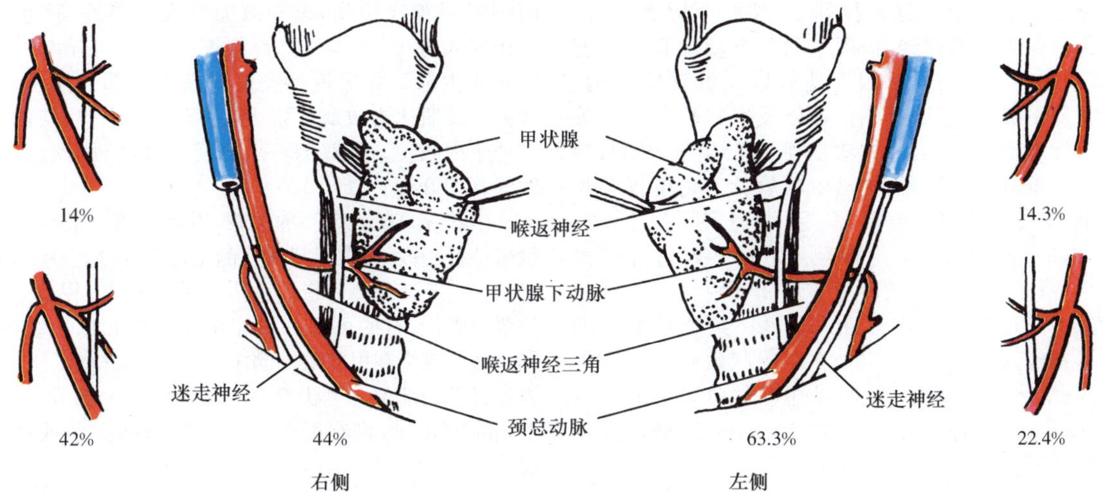

图 2-9-8　甲状腺下动脉与喉返神经的关系

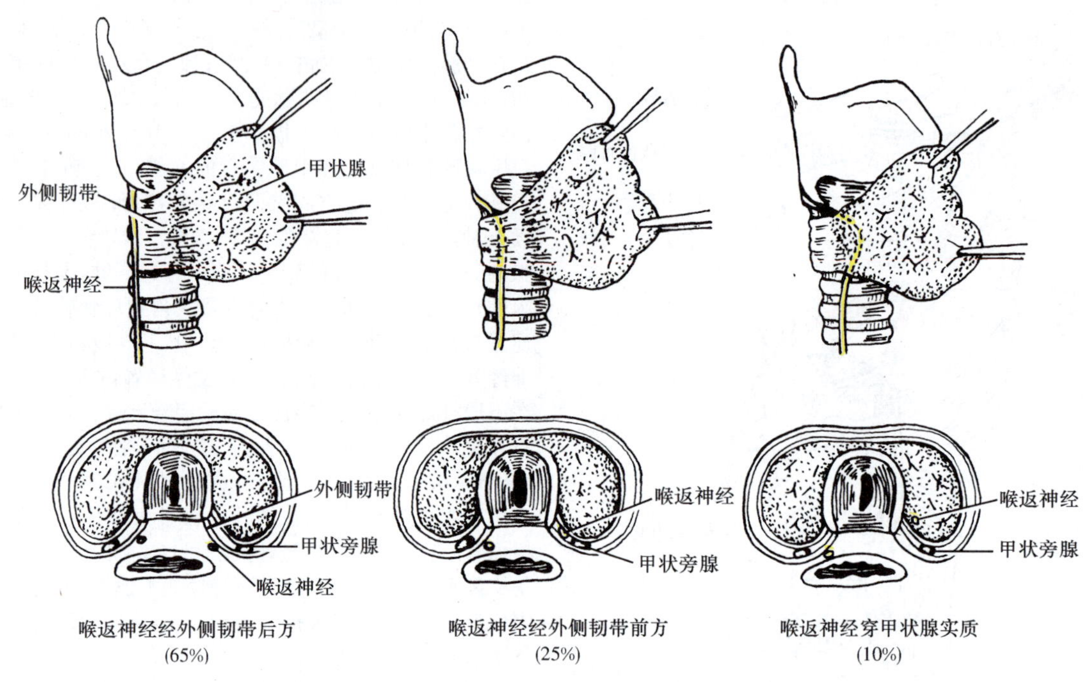

图 2-9-9　甲状腺外侧韧带与喉返神经的关系

关于甲状腺下动脉与喉返神经的关系文献报道并不完全一致。国内的一组资料统计，动脉在神经前方者占 38.1%；动脉在神经后方者占 19.1%；动脉与神经交织者占 40.7%；动脉与神经未交叉者占 2.2%。另一组的统计情况见图 2-9-8。

关于手术中如何应用解剖学标志识别喉返神经的问题，方法较多，如喉返神经三角，三角的上界为甲状腺下动脉，外侧界为颈血管鞘，内侧界为喉返神经。手术中应首先找到上、外两个边界，其内侧边界即为喉返神经，但因甲状腺下动脉有一定变异（缺如者占 2.7%），因而还有以气管食管旁沟、甲状腺下极、甲状腺外侧韧带以及甲状软骨下角等作为标志的方法，后一方法是在 1975 年提出的，后来有人重复这一观察，提出甲状软骨下角位置和长度较恒定，下角点距喉返神经不超过 1cm (6.2mm)，而左、右喉返神经入喉前均经过环甲关节后方，故提出以甲状软骨下角和环甲关节为寻找喉返神经可靠的解剖学标志。另一组资料测定的喉返神经入喉点，90%以上在距甲状软骨下角前下方 6～15mm 范围内。因而从甲状软骨下角前下方约 5mm 处开始向下前方解剖 1～2cm，一般可发现喉返神经。

喉返神经最后穿入咽下缩肌入喉。其在外侧韧带处与甲状旁腺、甲状腺下动脉上支最为接近，因而喉返神经在甲状腺侧叶下极及经过外侧韧带的部位，为甲状腺手术中易于遭受损伤之处，手术中应予充分注意。单侧喉返神经损伤，患侧声襞麻痹，发音嘶哑但尚无呼吸障碍或窒息的危险，若同时合并同侧喉上神经外支的损伤，因单侧声襞呈中间位麻痹和松弛，可产生发音障碍，甚至呼吸障碍。两侧喉返神经损伤，可导致完全发音障碍，严重呼吸困难或窒息，此时，应紧急进行气管切开术以挽救病人生命。如喉返神经仅为挫伤或部分损伤，则常为外展肌比内收肌损害大，为 Semon 定律，伤侧声带处于内收位。如双侧不全麻痹时，喘鸣剧烈，亦需做气管切开术。

甲状腺与甲状旁腺的关系：甲状旁腺一般位于甲状腺外科囊内，紧贴甲状腺外侧面近后缘处，与甲状腺下动脉上支及外侧韧带关系甚为密切。以上甲状旁腺位置较固定，有的可部分或完全埋在甲状腺组织内。其具体位置多在甲状腺外侧面中线以后，中、上 1/3 交界处以下的部位。甲状腺手术时保留这一部分，呈楔形切除甲状腺，将有助于防止甲状旁腺损伤或误被切除。

关于甲状腺大部切除及部分切除术

甲状腺的手术大体上可分为甲状腺部分切除术(包括结节切除术、部分腺叶切除术、单侧腺叶切除术等)、甲状腺大部切除术(包括所谓次全切除术)、甲状腺全切除术(包括颈淋巴结廓清术或改良式廓清术)。甲状腺部分切除术适用于病变孤立、病变生物学特性较好的甲状腺肿。此类手术术中只要层次清楚,注意出血,则很少发生副损伤。甲状腺大部切除术除次全切除术外,一般系指切除肿大腺体的70%～90%而言,它适用于大部分甲状腺肿大的病人。就病变的甲状腺组织来说,切除愈多则愈彻底,再发的机会愈少;但就甲状腺的功能来说,切除愈多带来甲状腺功能低下的可能性愈大,究竟对大部分甲状腺疾患来说切除多少合适,目前还没有一致的标准,需要根据病变的性质来确定,如甲状腺功能亢进的病人,有人提出残余甲状腺应在20g以下,高于20g容易再发。

甲状腺大部切除术一般有囊内法和囊外法两种。切开甲状腺假囊(外科囊),紧贴腺体表面,切断、结扎甲状腺上、下动脉的分支,切除甲状腺,这种方法称囊内法,它具有保护喉上神经外支及喉返神经的优点,但在腺体切除及缝合时都有一定的盲目性。不切开甲状腺假囊,在侧叶上极及甲状腺外侧间隙切断甲状腺上、下动脉的主干而切除甲状腺的方法称囊外法,有结扎血管彻底及防止损伤喉返神经的优点,但在结扎甲状腺上动脉主干时容易损伤喉上神经外支。囊外法中又包括结扎下动脉主干时显露喉返神经的方法,即在气管食管沟附近显露喉返神经,在直视下结扎甲状腺下动脉、切除及缝合残余甲状腺,对防止喉返神经损伤有一定的积极作用。但过分显露,反而有损伤喉返神经的可能,故只在甲状腺侧叶下极处显露一小段喉返神经,而后再进行手术即可。结扎甲状腺上动脉时采用囊内法,而切断、结扎甲状腺下动脉时采用显露喉返神经的囊外法,对强调必须结扎甲状腺4条动脉以降低甲状腺功能亢进症术后复发率的病人,比较实用。

甲状腺手术后的并发症较多,除甲状腺危象、感染、复发等外,其余多与甲状腺周围解剖毗邻有关,如出血和副损伤。由于手术方法的改进,甲状腺大部切除术中大量出血的情况已很少见,绝大多数病人术中已不必输血。甲状腺手术中的副损伤有喉上神经外支、喉返神经、甲状旁腺、颈内静脉、胸膜顶、交感神经干等。喉返神经的损伤可在结扎甲状腺下动脉时发生,也可在分离甲状腺侧叶下极时盲目钳夹血管,或切除时过多涉及甲状腺外侧面后方的被膜或过深切除甲状腺内侧面腺体,过深缝合残余甲状腺,误将喉返神经缝入等情况而引起。认清喉返神经的解剖关系,可避免上述情况的发生,如前所述,适当地在甲状腺下极显露一小段喉返神经而后进行甲状腺的切除和缝合,对防止喉返神经的损伤,将有所裨益。

从解剖学角度预防甲状旁腺的损伤主要是在甲状腺的中、上1/3交界处以下,保留甲状腺外侧面1/2以后的部分。并保留甲状腺下动脉上支附近外侧韧带的被膜和不游离甲状腺内侧面与气管粘连的部分,另外还有术中注射亚甲蓝甲状旁腺染色等。采取上述措施基本可以防止在切除甲状腺时误将甲状旁腺一并切除并能维持甲状旁腺的血液供应。

甲状腺外侧面隔甲状腺外侧间隙与颈内静脉相邻。过度肿大的甲状腺或甲状腺因某种原因(如注碘等)可能使甲状腺与颈内静脉或血管鞘贴近或粘连,手术中可能误伤颈内静脉,其后果可因损伤的大小而不同,如出血或空气栓塞等,可根据不同情况进行各种不同的紧急处理。

胸膜顶的损伤不多见,但对患有肺气肿,而甲状腺下极又比较深的病人,在处理下极血管时,有时可能伤及。胸膜顶损伤可立即出现呼吸困难,并进行性加重,需与因体位及操作引起的呼吸困难鉴别,后者停止手术操作可缓解。胸膜顶损伤后应先停止甲状腺的手术操作,待气胸妥善处理后,再继续进行甲状腺手术。

患病时间较长,而甲状腺过大或过硬的病人有时因对气管软骨环的长期压迫而造成气管软化,常在峡部切断后发生呼吸障碍。如术中发现气管软化,一般可将残余腺体和气管缝合固定在气管前肌或胸锁乳突肌上,作为气管的支持,严重的病人可行气管切开术。

颈交感神经干位于椎前筋膜深面,可在处理甲状腺下动脉主干时,过分游离颈筋膜椎前层或盲目钳夹止血及出血后的血液浸润而引起交感神经干的功能障碍,有时可出现心率的改变及Horner综合征,可待其自然恢复。

胸内甲状腺的手术问题

术前应行碘扫描，显示甲状腺的轮廓，以便确定手术切口。

1. 颈部弧形切口　适用于甲状腺下极位于前第2肋水平以上者，手术至甲状腺被膜后，先处理甲状腺上动脉及甲状腺中静脉，然后沿甲状腺被膜内分离，至甲状腺伸入胸内部分时，用手指紧贴甲状腺被膜内轻轻分离，以防损伤头臂静脉。边分离边可用粗线缝吊甲状腺实质，缓慢将甲状腺向颈部牵拉，直至将甲状腺下极牵出为止。于甲状腺囊内或远离甲状腺被膜结扎甲状腺下动脉，这样能防止损伤喉返神经。当分离甲状腺下极时要注意其下后方，勿损伤头臂静脉，甲状腺肿全部从胸骨后剥出后，再按甲状腺手术原则处理。如按上述方法仍不能牵出甲状腺下极时，则可切除胸骨颈切迹，使前上纵隔充分显露，然后分离甲状腺下后方，便可顺利完成甲状腺摘除术。

2. 经胸后外侧切口　适合纵隔内甲状腺，即位于胸段气管前或气管后方的甲状腺，可经右胸第3或第4肋骨床入胸。纵隔内甲状腺一般位于右侧，放经右胸处理较为方便。甲状腺与气管食管间沟。应仔细分离，尤当遇到有纤细条索时更要仔细辨认，不应轻率切断以防损伤喉返神经。

2. 甲状旁腺 landula parathyroidea　是与钙、磷代谢有密切关系的内分泌腺。通常位于甲状腺外科囊内。甲状腺外侧面中线以后。一般左右各为一对，上、下排列(图2-9-10)，长约6～8mm，为扁的长圆形，呈棕黄色。总重量约150～200mg。胚胎时上甲状旁腺由第4咽囊分化而来，下甲状旁腺与胸腺一起来自第3咽囊。胚胎第6周时，由于胸腺向尾侧，向中线移动，因而由第4咽囊形成的甲状旁腺，反而居上成为上一对甲状旁腺。当胸腺向尾侧移动时，在其经过的途径中就可有甲状旁腺的组织遗留，甚至与胸腺一起到达纵隔。据统计可有10%的下甲状旁腺位于纵隔内。甲状旁腺的数目和部位变异较大，多于4个或少于4个的均不少见，其所在部位除位于纵隔者外，有的藏在甲状腺实质内；也有的分布于气管周围的结缔组织中。一般认为上甲状旁腺位置较为固定，99%的腺体紧靠甲状腺，其中77%在环甲软骨及近环状软骨处，22%在甲状腺上极的后面，仅1%位于咽后或食管后。而下甲状旁腺据统计有42%位于甲状腺下极的前侧面；39%位于甲状腺下方的胸腺组织内；15%位于甲状腺下侧方的脂肪组织内；1%在近颈动脉分叉处；1%位于甲状腺外方的颈动脉鞘中部。

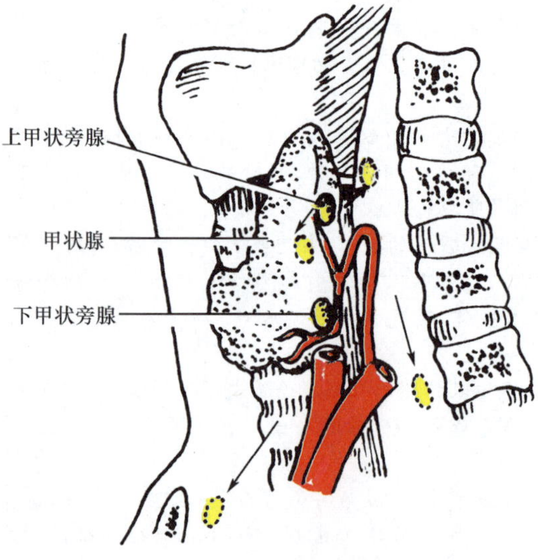

图2-9-10　甲状旁腺的位置和异位
(箭头示异位甲状旁腺)

甲状旁腺的血液供应、神经支配及淋巴回流同甲状腺。文献记载，80%以上甲状旁腺的血液供应来自甲状腺下动脉。甲状腺手术时如误将甲状旁腺一并切除，患者即产生钙的代谢失常，血钙降低肌肉兴奋性增加可产生抽搐，甲状旁腺功能障碍的搐搦以手为主，其特点是阵发性，天冷时发作频繁且较重。为避免在做甲状腺切除手术时误切除甲状旁腺，常用楔形切除甲状腺的方法，保留甲状腺外侧面中线以后的被膜和部分甲状腺，并仔细检查切除的甲状腺，若发现有甲状旁腺应立即将其移植于附近肌肉组织内，以保证患者钙代谢的正常。晚近为了防止甲状旁腺的误切或病变腺体的遗漏，采用亚甲蓝注射甲状旁腺染色的方法，以求得术中进行正常与病变甲状旁腺的定位。其方法是术中首先尽量靠近颈总动脉游离甲状腺下动脉。将1%亚甲蓝1ml溶解于生理盐水4ml中，经甲状腺下动脉主干穿刺注入，其结果是甲状旁腺染色较深，可与甲状腺区别，甲状旁腺显色20分钟后开始慢慢褪色。

对于甲状旁腺肿瘤的定位诊断，有的文献认为超声显像为首选方法。其敏感性为69%～84%；特异性92%～96%；准确性为87%～94%。但多数学者认为，直径小于5mm者较难发现。可用5兆赫频率，于颈部前方做纵向及横向探测，其内部回声较甲状腺组织低，腺体前方为甲状腺侧叶，外侧方有颈总动脉、颈深静脉，后方有颈长肌回声。

3. 气管颈部 详见气管胸部。

4. 食管颈部 详见食管胸部。

关于甲状旁腺的手术

需要通过外科手术处理的甲状旁腺疾患主要是甲状旁腺功能亢进(如增生、腺瘤等)和甲状旁腺功能低下。对不涉及甲状旁腺功能的肿物，如甲状旁腺囊肿等，也需要进行外科手术切除。甲状旁腺功能低下常系因做甲状腺手术时误将甲状旁腺一并切除或损伤了甲状旁腺的血运所致，故常称为医源性甲状旁腺功能低下，此外，还有所谓的手术后特发性甲状旁腺功能低下者。

关于甲状旁腺功能亢进的手术问题：甲状旁腺功能亢进主要由甲状旁腺增生和腺瘤所引起，亦称原发性甲状旁腺功能亢进症。原发性甲状旁腺功能亢进症外科治疗主要是病变腺体的切除。手术成功与否的关键，除其他原因外，还与了解甲状旁腺的解剖位置(包括纵隔内等处的异位)有重要关系。鉴于过去对甲状旁腺功能亢进症病人做次全切除术(3½个腺体)，甲状旁腺术后功能低下的发病率高，故有人主张腺瘤病人做单腺体切除，并认为术后绝大多数病人可以治愈。2个或3个腺体增生的病人，如无多发性内分泌腺病，进行选择性病变腺体切除，多数可取得较为满意的效果。对于4个腺体全部增生的病人，在治疗上比较麻烦，采取次全切除的方法，术后复发率相当高，近年来有人采取全切术，术后行自体移植术，也有人采取仅保留30～50mg血供良好的增生组织而取得良好效果的报道，但手术后仍有复发者，据国内一组病例报道，再手术率为15.0%，国外报道复发率为1.34%。

关于甲状旁腺功能低下的手术问题：甲状旁腺功能低下多为“医源性”。用外科手术方法治疗甲状旁腺功能低下主要是做甲状旁腺移植术。甲状旁腺移植术有自体移植及同种异体移植两种方法。前者主要用于甲状旁腺功能亢进症，为了预防复发而必须行甲状旁腺全切除术的病人，或在做甲状腺手术时术中发现甲状旁腺已全被切除者；后者则主要用于甲状旁腺误切后，病人持续出现甲状旁腺功能低下症状者。同种异体甲状旁腺移植术方法简单可靠，只要认真按程序进行操作，近期常可获得良好的效果。已为临床推广应用。

同种甲状旁腺移植术又可分为游离切片移植和带血管蒂显微吻合移植两种方法，后者常连同甲状腺一起移植，供体多取自5个月左右的胎儿。选取胎儿的材料作供体具有排异敏感性较成人低、增殖能力强以及材料来源丰富等优点。在进行移植前需先行受体与供体的ABO配型。如采用游离切片移植的方法，因移植物在移植后3～5天内，其营养依靠弥散方式摄取，因而可将甲状旁腺切成1～2mm的薄片，直径约3mm左右，取15～20小块移植在肌肉内。如选取带血管蒂显微吻合的方法，可将供体连同甲状旁腺的甲状腺与甲状腺上下动脉、上中下静脉、颈总动脉、颈内静脉、头臂干等整块取下，用肝素林格液反复灌洗，选取合适的血管将甲状腺和甲状旁腺移植在股三角区，一般将头臂静脉与股外侧静脉吻合，将头臂干与旋股内侧动脉吻合(图2-9-11)。术后1～6个月内可应用抗排异治疗，并用血钙进行监测，适当服用钙剂，6个月后停药。

带血管蒂显微吻合移植术成功与否的关键是切取移植腺体的质量和血管吻合的质量，因此，手术应由具有显微外科基本功的医生在手术显微镜下进行。

在供体的局部解剖研究方面，徐达传认为，选用胎儿的头臂血管或颈血管作为血管蒂较好，7～9个月胎儿的颈总动脉外径平均为3.4mm，颈内静脉外径为4.0mm，进行血管吻合操作较易完成。而受区的旋股内、外侧血管和大隐静脉的属支或主干均可酌情选用。

关于甲状腺癌根治术

甲状腺癌因其病理组织学类型不同，治疗方针及预后相差较大，其中以乳头状腺癌最多见，虽可出现颈部淋巴结转移，但发展缓慢，治疗效果较好。甲状腺癌的手术包括甲状腺的切除范围及淋巴结清除范围两个方面。

1. 关于甲状腺的切除范围及甲状旁腺的处理　当癌瘤局限在一侧甲状腺时，应行包括峡部在内的一侧甲状腺全切除术。如果癌由一侧浸润峡部及对侧有浸润或转移淋巴结时，应行双侧甲状腺全切除，或一侧全切除，另一侧大部切除。癌与气管壁有粘连时，多数情况下可连同气管外膜一并切除。癌浸润气管软骨时，可切除该处软骨，只保留气管黏膜。癌已浸润至气管黏膜时，要切除部分气管壁或行气管半周及全周切除，在切除部位以下行气管插管。癌浸润食管时，大部分可连同食管外层的纵肌切除。但浸润比较严重时，必须切除部分食管。

在行双侧甲状腺切除时，可能连同双侧的甲状旁腺一并摘除。有人统计，术后有22%～25%的病人出现甲状旁腺功能低下，如果术中仔细辨认甲状旁腺，可使这种损伤减少到3.5%。据Gilmour统计，上方的甲状旁腺位置较固定，在环状软骨附近的占77%，下方的甲状旁腺变异较大，在甲状腺下极的后面者占44%。因此，术中应尽量保留上方的甲状旁腺，只要保留1个甲状旁腺，术后就不会出现甲状旁腺功能低下。当癌向周围浸润时，甲状旁腺不易与转移的淋巴结区别，可将切除的甲状腺组织进行认真地检查，将疑为甲状旁腺的结节摘出，切去1/3做术中冰冻切片检查，如证实为甲状旁腺时，将剩余的2/3埋在胸锁乳突肌内。如怀疑有癌残留时，应埋入大腿或前臂肌膜下，一旦有癌复发，可随时切除。但这种移植的甲状旁腺不易判定是否能成活。

2. 关于淋巴结的清除范围及副损伤的预防和处理　术中如发现有可疑转移的淋巴结，应行保留胸锁乳突肌和颈内静脉的简化根治术。如有多数或广泛淋巴结转移时，应做标准的颈部淋巴结清除术。因甲状腺周围的解剖较复杂，术中易造成神经、血管、胸导管等损伤，应尽力避免。

(1) 神经损伤的预防和处理：在清除颈部淋巴结时，可能会损伤的神经有喉返神经、喉上神经、迷走神经、舌下神经、副神经、臂丛神经及颈交感神经等。

在处理甲状腺下极时，要辨认甲状腺下动脉与喉返神经的关系。喉返神经在甲状腺下动脉的后面交叉走行，越靠近甲状腺两者越接近。因此，甲状腺下动脉是寻找喉返神经的标志，在远离甲状腺靠近颈总动脉处双重结扎、切断甲状腺下动脉，可避免损伤喉返神经(图2-9-12)，因喉返神经在甲状腺被膜外，沿气管与食管间沟上行，在甲状软骨下缘入喉。故在处理甲状腺峡部，清除气管前及气管与食管间沟的脂肪组织及淋巴结时，要认清喉返神经进行剥离。在喉返神经入喉处，与甲状腺的关系很密切，必要时可保留少许甲状腺组织，以免损伤喉返神经。当喉返神经被癌浸润时，可从癌组织上将喉返神经剥离下来，如实在不能保留时，应将神经切除，但不能双侧均切除。

在切断胸骨甲状肌，清除甲状腺上动脉周围的淋巴结时，要认清甲状腺上动脉与喉上神经的关系。喉上神经外支靠近甲状腺上动脉，在结扎甲状腺上动脉前，必须将其充分剥离，靠近甲状腺结扎、切断该动脉，可防止喉上神经外支的损伤。

迷走神经位于颈内静脉的内后方及颈总动脉的外后方，在切开颈总动脉鞘后容易辨认。在分离、切断颈内静脉近端及清除周围较大淋巴结时，可能造成迷走神经损伤。因此，在游离颈内静脉时，不能连同后面的其他软组织。即使迷走神经未被切断，由于牵拉、钳夹等刺激，也可引起心动过速或过缓。此时应停止手术，待病情稳定后再进行。

在清除颌下淋巴结时，易损伤舌下神经，尤其在清除二腹肌后腹周围淋巴结时，要注意保护舌下神经。将二腹肌后腹向上牵拉，可显露颈总动脉分叉处及横过颈外动脉浅面的舌下神经。

副神经在下颌角水平，同颈内静脉伴行，穿过胸锁乳突肌后缘中点，向下外走行。在行标准颈淋巴结清除术时，副神经、颈内静脉及胸锁乳突肌被整块切除，切除完成后，于创腔只见气管、喉返神经、颈总动脉及其分支、迷走神经、膈神经、臂丛及舌下神经等(图2-9-13)。在做简化根治术时，要保留副神经。在清除颈后三角的脂肪及淋巴结时，如剥离过深，有可能损伤膈神经，膈神经纵向走行于前斜角肌的筋膜下，应充分注意。当癌向下浸润较深，或剥离困难时，易损伤臂丛神经，如术中发现损伤，争取一期缝合。

(2) 血管损伤的预防和处理：当转移淋巴结与颈部大血管紧密粘连不易分开时，可将淋巴结被膜留在动脉侧，且勿勉强剥离，一旦损伤了动脉应认真处理。无论损伤了颈总动脉还是颈内动脉或颈外动脉，均应采用常规的血管缝合方法将其缝合。如为横断损伤，应行血管吻合术。如缺损较大缝合或吻合有困难时，可行血管移植。一般结扎颈外动脉不致造成严重后果，但结扎颈总或颈内动脉时，有可能造成术后脑缺血或脑血管栓塞，有时在结扎部位形成血栓或假性动脉瘤，往往引起严重后果。因此，不能轻易结扎，如果结扎应在结扎前加快输血速度，防止脑缺血。结扎后给抗凝剂，对预防血栓形成有一定作用。

静脉损伤最多见于颈内及颈外静脉，尤其在受转移淋巴结压迫时，静脉变扁变细，不易辨认，剥离时易撕裂静脉壁。所以，当癌浸润及淋巴结转移较重时，可使局部解剖关系改变，故不可盲目剥离。一般情况下，静脉的近端往往容易找到，可先将其游离出来，予以结扎。如果在操作中发现颈内或颈外静脉损伤，应即用纱布压迫止血，切勿盲目钳夹，以防引起其他副损伤。将损伤部位的远、近两端剥离出来，确实结扎。颈内或颈外静脉损伤不仅会引起出血，更严重的是空气栓塞。如发生空气栓塞，要立即用纱布压迫，将生理盐水倒入创腔内，防止空气继续进入静脉内，并用力压迫病人的胸部，排出进入静脉的空气，也可做心脏穿刺抽吸气体。

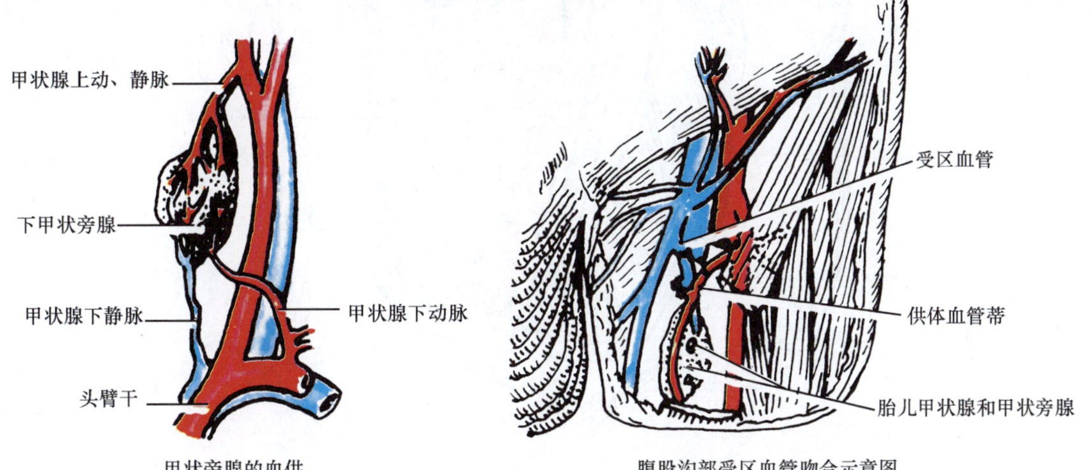

图 2-9-11 同种异体甲状旁腺移植术

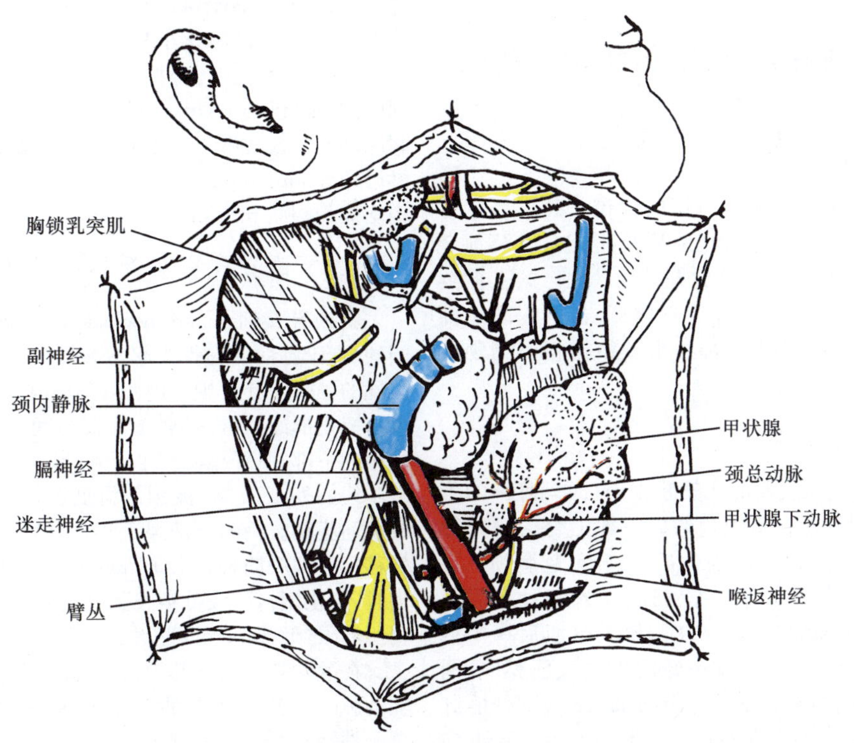

图 2-9-12 结扎、切断甲状腺下动脉，保护喉返神经

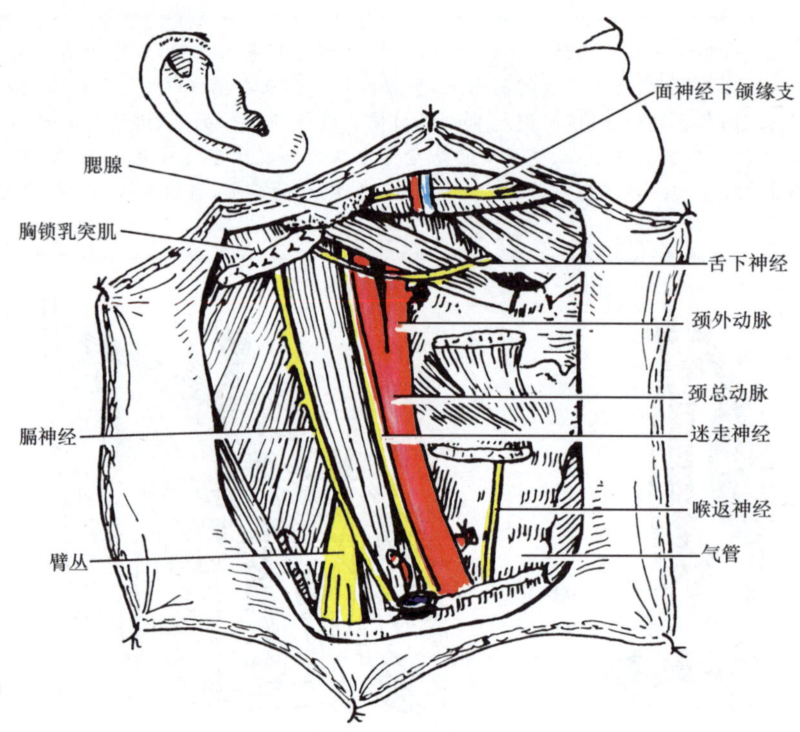

图 2-9-13 病变切除及颈淋巴结清除后保留的神经、血管

第二节 胸锁乳突肌区和颈外侧区

一、胸锁乳突肌区

此区为胸锁乳突肌所占据的部位。其深部含有颈襻、颈动脉鞘及其内容物、颈丛及其分支以及颈交感干等，肌的表面有颈外静脉等结构。此区的上界至乳突，下界是胸骨柄上缘和锁骨内侧段，其深部达椎前筋膜。该区的胸廓上口部各重要结构将归属颈椎部叙述。

（一）浅层结构

在胸锁乳突肌表面的浅筋膜中，有面后静脉的下颌后支与耳后静脉在下颌角的后下部汇合为颈外静脉 v. jugularis externa。静脉向后下斜行，越胸锁乳突肌表面进入锁骨上大窝，穿深筋膜注入锁骨下静脉（详见本篇第八章第二节）。在胸锁乳突肌后缘中点处，有由颈丛分出的 4 支皮神经浅出至浅筋膜内（图 2-9-14）。**耳大神经** n. auricularis magnus 与颈外静脉平行上升至耳和项部；**颈横神经** n. transversus colli 横越胸锁乳突肌至颈前部，分布于舌骨上、下区；**锁骨上神经** nn. Supraclaviculares 行向外下，分布于颈下部、胸上部和肩部皮肤；**枕小神经** n. occipitalis minor 则沿胸锁乳突肌后缘上行至枕部皮肤。沿颈外静脉上部排列的颈浅淋巴结 noidi cervicales superficiales 接受耳、腮腺淋巴结及枕淋巴结的输出管，其输出管注入颈深淋巴结 noidi lymphatici cervicales profundi。以上各结构均被颈阔肌 m. platysma 所覆盖。

（二）胸锁乳突肌及其筋膜鞘

胸锁乳突肌 m. sternocleidomastoideus 以一稍扁圆的、富于腱性的胸骨头起于胸骨柄前面和另一富于肌性的锁骨头起自锁骨内侧 1/3。两个头之间形成一个小三角形间隙（即锁骨上小窝），间隙的深处有颈动脉鞘的下部、肌纤维向后上方斜行，止于乳突外侧面和上项线的外 1/3。肌被颈部深筋膜的浅层所包裹，形成肌筋膜鞘。鞘的上部厚而牢固，其外层在下颌后窝处移行于腮腺筋膜。由于肌裂伤引起的血肿或在乳突炎时（气化型），脓液可穿破乳突尖进入肌内，而被筋膜鞘所局限，形成 Berold 脓肿。

在颈动脉三角下部，胸锁乳突肌接受来自甲状腺上动脉的分支，以及在舌骨平面通常自枕动脉或直接自颈外动脉发出一分支分布于肌内。此外，在肌的后缘下部有由颈横动脉发出的分支入肌的下部。据国人资料报道，发自甲状腺上动脉、枕动脉或颈外动脉的分支分布于肌的上2/3，发自颈横动脉的分支分布于肌的下1/3。当颌面部肿瘤施行大部切除术时，可根据切除面积大小，切取胸锁乳突肌肌瓣或肌皮瓣，进行直接转移或隧道式转移，加以修补，切取时应考虑到肌的血供情况。

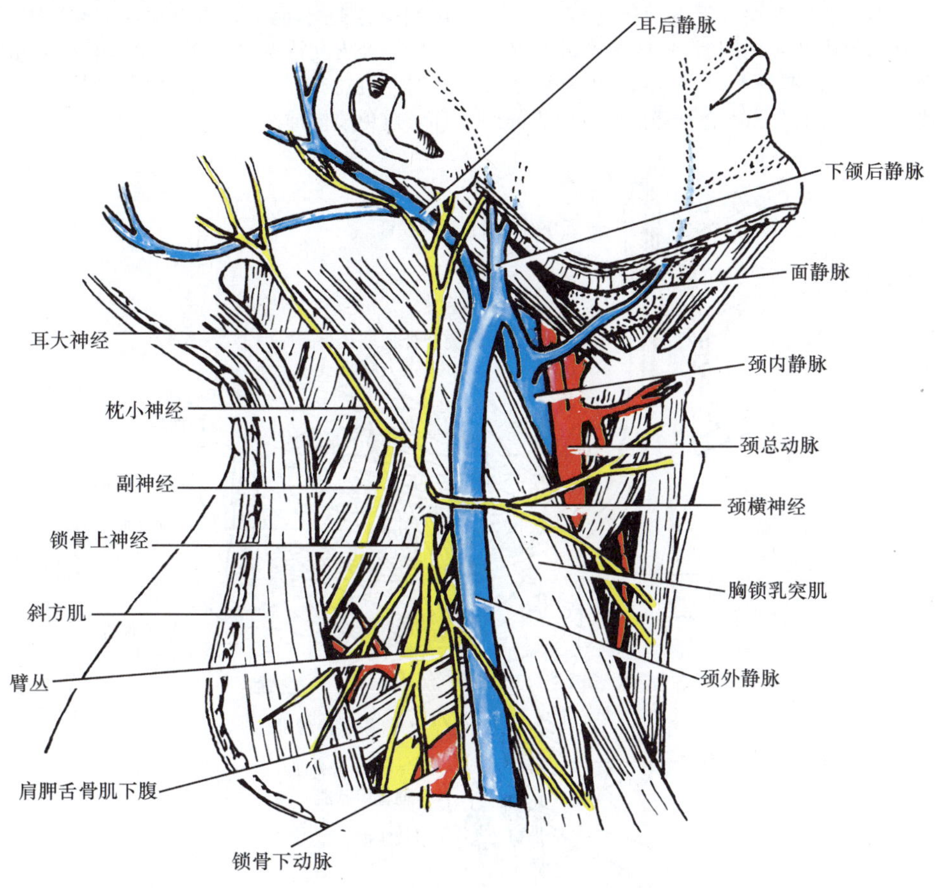

图 2-9-14　胸锁乳突肌区和颈外侧区浅层结构

胸锁乳突肌受到副神经支配。副神经自颈静脉孔出颅后，经颈内动脉与颈内静脉之间穿出，绕越颈内静脉的外侧面行向后下，在乳突尖下方约4～6cm处进入肌的深面，支配该肌。副神经的终支在胸锁乳突肌后缘的上、中1/3交界处进入颈外侧三角区。

胸锁乳突肌一侧收缩时，使面转向对侧，头偏向本侧，两侧同时收缩，使头后仰。若一侧胸锁乳突肌挛缩时，则出现斜颈畸形。胎儿娩出时（如臀位产），若此肌受损伤而引起血肿，出生后血肿机化为瘢痕组织，此时两侧肌的长短不等，为斜颈畸形的原因之一。

关于肌性斜颈手术

肌性斜颈是先天性一侧胸锁乳突肌发生纤维性挛缩后所形成的畸形。需手术治疗者以2～3岁最为适宜。12岁以上的患者，虽脸部和颈部的畸形难以矫正，但手术治疗仍可使畸形得到改善。手术方法多采用胸锁乳突肌切断术，即在锁骨内侧端上方一横指处做一横切口，于锁骨上2cm切断胸锁乳突肌的胸骨头和锁骨头，对年龄较大的患者，可切除1～2cm，并将纤维带、斜方肌前缘及挛缩的颈动脉鞘一并切除。术中应注意勿损伤颈动脉鞘内的颈总动脉、颈内静脉及其外侧的膈神经。

（三）颈襻

颈襻 ansa cervicalis 又名舌下神经襻（图 2-9-15）。来自颈 1、2 脊神经的肌支加入舌下神经，当舌下神经穿经颈内静脉和颈内动脉之间时，这些神经纤维又自舌下神经分出，作为颈襻的上根，沿颈内动、静脉之间下降。其终支与来自颈 2、3、4 脊神经的纤维组成的颈襻下根，在平环状软骨平面的颈动脉鞘壁内，彼此吻合构成颈襻。自襻分支支配肩胛舌骨肌下腹及胸骨舌骨肌和胸骨甲状肌的下部，所以，舌骨下肌群皆是由颈神经支配，而不是舌下神经支配。根据舌骨下肌群的神经支配特点，在甲状腺手术中若须切断舌骨下诸肌时，应在胸骨舌骨肌和胸骨甲状肌的中部切断为宜，即可避免损伤神经。

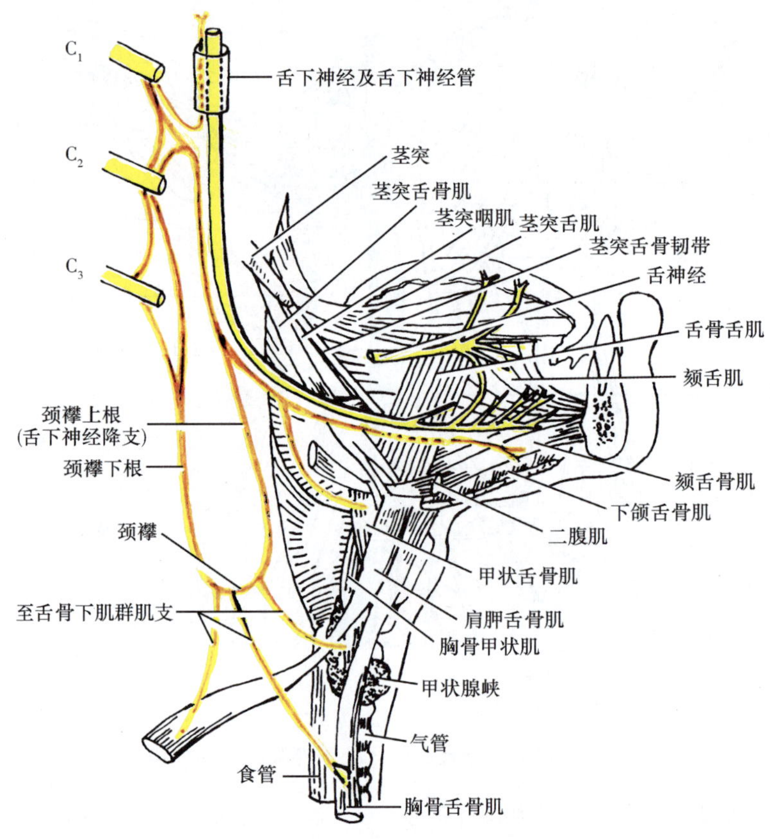

图 2-9-15　颈襻及其支配的肌肉

国人的资料表明，颈襻的出现率达 99%，不成襻者只占 1%。单襻者占 67%，双襻者占 34%，三襻者仅占 1%。颈襻的位置高于环状软骨弓者占 49.6%，平环状软骨弓者占 27%，低于环状软骨弓平面者占 23.4%。襻的上支和下支的行程皆有较大的变化，在颈部手术时应加以注意。

（四）颈动脉鞘及其内容

颈动脉鞘 vagina carotica 是颈部深筋膜的脏筋膜壁层包裹颈总动脉、颈内静脉和迷走神经等形成的封闭性筋膜鞘。鞘的后壁借疏松筋膜与椎前筋膜相续，其前壁与气管前筋膜相延续。覆盖于颈内静脉表面的鞘筋膜较薄，但覆盖于颈总动脉的鞘筋膜则较厚且致密。颈动脉鞘的浅面被胸锁乳突肌所掩盖，并有肩胛舌骨肌跨越。鞘的前外侧或后内侧有颈襻、甲状腺上动脉以及汇入颈内静脉的甲状腺上、中静脉；鞘的后方隔以椎前筋膜与颈椎横突、颈椎前诸肌及颈交感干相邻；鞘的内侧有咽、食管颈段、喉、气管颈段及甲状腺侧叶。

1. 颈总动脉 a. carotis communis　是头颈部的主要动脉干（图 2-9-16）。右侧颈总动脉是发自头臂动脉干的分支，左侧则直接起自主动脉弓。左、右颈总动脉起始变异有所见，据国人资料报道，左颈总动脉与头臂动脉共干者约有 8.2%，与左锁骨下动脉共干者仅有

0.3%。左、右颈总动脉的长度，儿童的左颈总动脉平均长度约7.7cm，右侧为6.1cm；成人左侧约12.9cm，右侧为9.3cm。儿童的左颈总动脉的周径约为1.3cm，右侧约1.4cm；成人左侧为2.0cm，右侧约2.2cm。两侧颈总动脉经胸锁关节后方进入颈部，继而向下颌角方向斜行上升，一般在平甲状软骨上缘处分为颈内动脉和颈外动脉两支。但据国人调查表明，颈总动脉分叉的高度平对甲状软骨上缘者仅占27%，而高于甲状软骨上缘者达64%，低于甲状软骨上缘仅有9%。

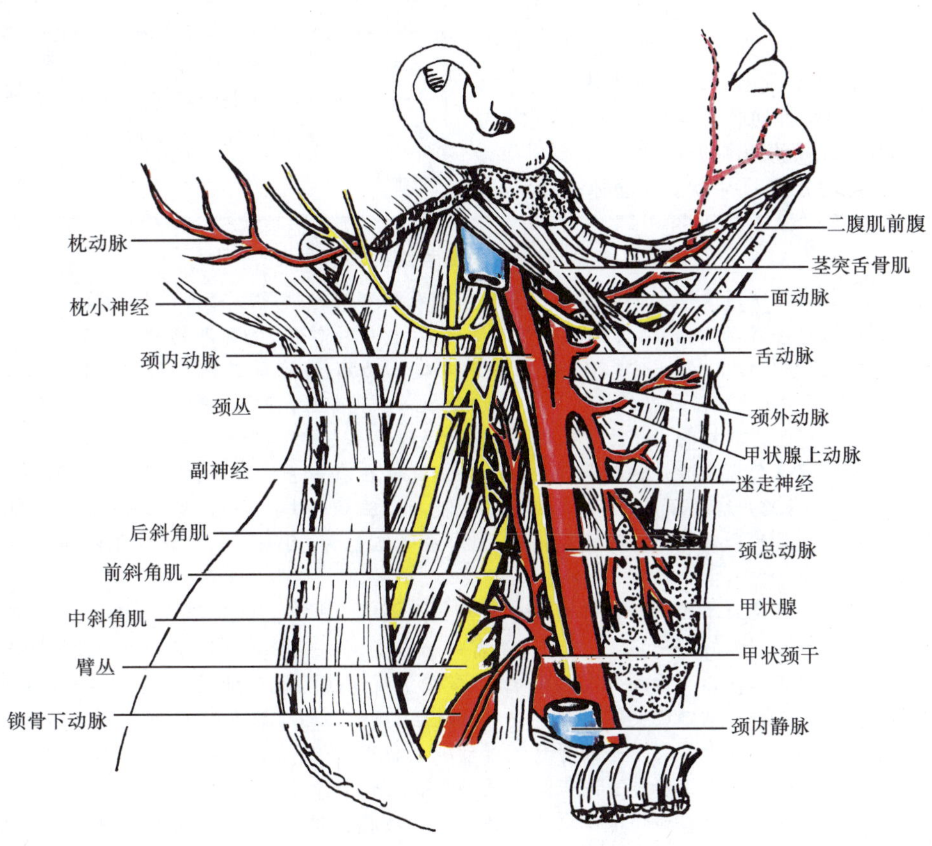

图 2-9-16 胸锁乳突肌区和颈外侧区深层结构

颈总动脉居于斜角肌和颈长肌的前方，其内侧邻接于食管、喉、气管和甲状腺，外侧有颈内静脉，颈总动脉与颈内静脉之间的后方有迷走神经。颈总动脉下段前方被胸锁乳突肌遮盖，但在上段的颈动脉三角处仅有颈深筋膜浅层、浅筋膜及颈阔肌遮盖，动脉位置表浅，在此处可触摸其搏动。颈总动脉在其上行过程中，行经第6颈椎横突前结节前方，因而，在头颈部大出血时，可在环状软骨外侧用力向后沿胸锁乳突肌前线按压，即可将颈总动脉压向第6颈椎横突上，以达到临时性紧急止血的目的。

2. 颈内动脉 a. carotis interna 在颈动脉三角处自颈总动脉分出后，起初位于颈外动脉的后外侧上行，以后即转至颈外动脉的后内侧，继而沿咽的外侧垂直上升至颅底，经颈动脉管入颅腔，分为大脑前、中动脉等分支。颈内动脉在颈部无分支，可作为鉴别颈内、外动脉的依据之一。颈内动脉在颈动脉三角处被胸锁乳突肌覆盖，并有舌下神经跨越其外侧面，当其上行经二腹肌后腹和茎突舌骨肌深面进入下颌下区时，又被耳后动脉和枕动脉所跨越，颈内静脉及迷走神经亦大部分居于动脉的外侧，动脉的后方隔以椎前筋膜，与颈交感干相邻。

3. 颈外动脉 a. carotis externa 在颈动脉三角处自颈总动脉分出，其起始段常位于颈内动脉的前内侧，继而转至其外侧，上行至下颌角的后方。经二腹肌后腹和茎突舌骨肌深面至腮腺的后内面，上行入下颌后窝的腮腺内，到达下颌颈高度分为上颌动脉和颞浅动脉两个终支(图 2-9-16)。颈外动脉与颈内动脉起始段的位置关系变异较常见，国人调查资料表明，颈外动脉在颈内动脉的前内侧者达 80%，在前方者约 13.8%，在前外侧者占 2.5%，在外侧者约 3.7%。颈外动脉在颈动脉三角区，其表面除覆有颈深筋膜浅层、浅筋膜及颈阔肌外，舌下神经和面总静脉亦横越其表面。由于此处动脉位置表浅，故颈外动脉结扎术即在此施行。颈外动脉的下颌后窝段形态变化甚大，常呈“C”形弯曲，有少数呈“S”形或螺旋形弯曲。这些弯曲常给颞浅动脉逆行插管造成困难。颈外动脉在颈部向前发出甲状腺上动脉、舌动脉和面动脉，向后发出枕动脉和耳后动脉，向内侧发出咽升动脉。

关于颈外动脉的分支：①甲状腺上动脉；②舌动脉；③面动脉；④咽升动脉；⑤枕动脉等，参见本篇第九章第一节。

颈内动脉是脑血供的主要来源之一。据临床实践表明，结扎一侧颈内动脉后，约有 30%～50%的病人可出现脑的血循环障碍，发生脑软化或偏身瘫痪，故临床上很少应用。须做颈内动脉造影诊断时，常在胸锁乳突肌前缘中点处，先穿刺颈总动脉，再向上进针至颈内动脉。

关于颈部大血管结扎术

颈总动脉结扎术通常用于颈上部深部损伤或头面部及喉部的恶性肿瘤行大面积切除时的术前准备。尽管头面部侧支循环丰富，但结扎颈总动脉或颈内动脉后，出现脑软化、偏瘫及死亡率较高。结扎部位可在肩胛舌骨肌跨越动脉的上方或下方，若选择在其上方结扎动脉，可在胸锁乳突肌中部稍上方做一长约 7～8cm 的横切口，分离浅筋膜，沿胸锁乳突肌前缘切开颈深筋膜浅层，将肌向后翻开，在切口内纵行分离，即可见到肩胛舌骨肌。将其推向内下方，同时向外拉开颈襻的上支，甲状腺侧叶推向内侧即可充分暴露颈总动脉。结扎时需注意勿损伤迷走神经和颈内动脉。如选择在肩胛舌骨肌下方结扎动脉，切口可向前下方移动 3cm，分离浅筋膜并结扎颈前静脉，在切开深筋膜后拉胸锁乳突肌向后，显露舌骨下的三块肌和气管前筋膜。将胸骨舌骨肌和胸骨甲状肌牵向内下，肩胛舌骨肌拉向外或切断，甲状腺侧叶推向内侧，即暴露出颈总动脉。

结扎颈外动脉往往是为了减少头面部或颈部大面积手术中的出血。如上、下颌癌与舌癌或咽壁、腮腺较大的恶性肿瘤切除，可结扎颈外动脉。由于有丰富的吻合支，侧支循环良好，术后无血供障碍现象。结扎部位可选择在甲状腺上动脉与舌动脉起始处之间，或更靠近前者的起始处进行。其切口和入路近似于颈总动脉上段结扎。在游离胸锁乳突肌前缘并向后翻起后，应向上翻起腮腺下极，暴露出二腹肌肌腱及绕越颈外动脉的舌下神经。在舌骨大角平面寻找颈外动脉分出甲状腺上动脉和舌动脉的起始处予以结扎。术中须注意分离和拉开甲状腺上静脉、舌静脉、面总静脉以及喉上神经等。

颈内动脉是脑和视器等重要血供来源之一。结扎后出现脑软化、偏瘫甚至死亡的危险性更大，因而，此手术极少采用。其手术入路与结扎颈外动脉大致相同。

4. 颈动脉窦 sinus caroticus 为颈内动脉起始部的梭形膨大部分（图 2-9-17），有舌咽神经的窦神经分布于窦壁内，其特殊的感觉末梢是压力感受器。当动脉血压升高时，引起颈内动脉窦扩张，刺激了压力感受器，向中枢发放神经冲动，通过中枢反射性地引起心率变慢，末梢血管扩张，起着降低血压的作用。此外，窦壁内可见有交感和副交感神经纤维。

5. 颈动脉小球 glomus caroticum 是一个棕红色稍扁的椭圆形小体，长约 4～7mm，宽约 2～3mm，常位于颈内、外动脉分叉处的后内方，借结缔组织连于动脉上（图 2-9-16）。内含有来自舌咽神经和颈上神经节的纤维，是化学感受器，感受血液中二氧化碳浓度的变化。当其受到血中缺氧刺激时，可引起反射性的心率加快、血压上升、呼吸加快。颈动脉球发生肿瘤时，称之为化学感受器瘤。

6. 颈内静脉 v. jugularis interna 为颈部最粗大的静脉干，是乙状窦出颈静脉孔的直接延续，伴随颈内动脉下降。起初位于动脉的后方，逐渐转向其外侧，继续沿颈总动脉的外侧下行，至胸锁关节后方稍外侧，与锁骨下静脉汇合成头臂静脉。颈内静脉的下段呈纺锤形膨大，其内腔的上部有 1～2 个瓣膜，与锁骨下静脉汇合处亦有一个瓣膜，这些瓣膜具有防止血液逆流的作用。

由于颈内静脉附着于颈动脉鞘，并通过鞘与颈深筋膜中层及肩胛舌骨肌中间腱相连，故静脉管腔经常处于开放状态，以利于血液回流。但当颈内静脉损伤时，则由于管腔不能闭合，加之胸腔负压对静脉血的吸引，而有招致空气栓塞的危险。

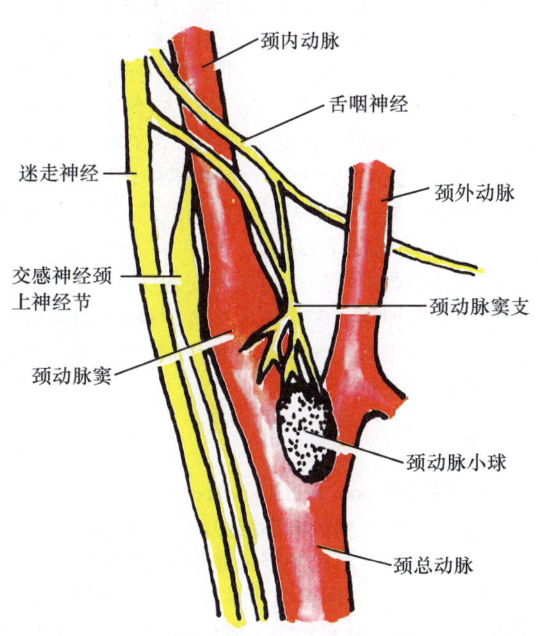

图 2-9-17　颈动脉窦和颈动脉小球及其神经支配

颈内静脉在舌骨大角稍下方，接受面总静脉、舌静脉和甲状腺上静脉等属支。有时可出现舌静脉和甲状腺上静脉均汇集于面总静脉，然后再汇入颈内静脉，此静脉干称之为**甲状舌面静脉干** thyro-lingual-facial trunk 。结扎一侧颈内静脉并不影响脑的血液回流，因而，临床上有时可切取一段无属支的颈内静脉，作为血管移植的材料。

7. 迷走神经 n. vagus　是一对行程最长、分布最广的混合性脑神经（图 2-9-18）。在颈部，迷走神经干位于颈动脉鞘内，行于颈总动脉与颈内静脉之间的后方，降至颈根部，经锁骨下动、静脉之间进入胸腔（左侧迷走神经经左颈总动脉与左头臂静脉之间）。迷走神经与颈总动脉和颈内静脉的位置关系密切，在施行颈部血管结扎术时，若伤及迷走神经将导致严重后果。

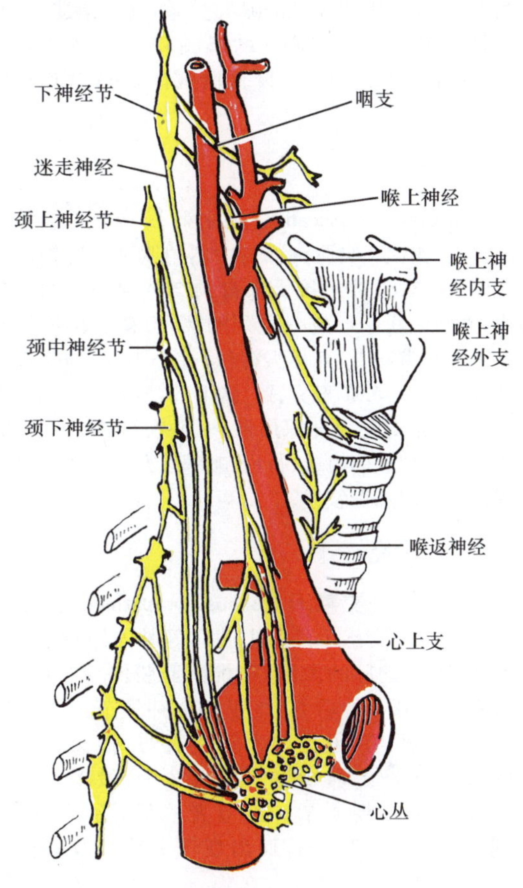

图 2-9-18　迷走神经与交感干的颈部分支

关于颈动脉瘤手术

颈动脉瘤可发生在颈总动脉的任何部位。但右侧常在头臂动脉分出右颈总动脉的起始处；左侧则可发生在左颈总动脉的起始处或颈内、外动脉分叉处。颈动脉瘤通常较小，但在动脉瘤较大，以致压迫气管、咽、喉或食管，或者可能产生破裂时，则需行颈动脉瘤手术。术前须认真检查，确认已有充分的侧支循环建立，方可施以手术。

对较大的颈动脉瘤，较合理的手术方法是将动脉瘤切除后，如血管两端张力不大，则施以血管吻合术。但如果血管两端张力大，不能直接吻合，则应采用颈内静脉移植术，或者利用同种异体动脉或人造血管移植术。

如果颈动脉瘤由于与迷走神经、膈神经、交感干、喉返神经及颈内静脉紧密粘连，无法进行直接切除时，且已有充分的侧支循环形成，则可在控制出血下（暂时阻断近侧动脉），切开动脉瘤囊腔，将其内容物彻底清除，施行囊腔内的各种类型手术。行囊腔内手术，由于不需要剥离动脉瘤，不但能保留动脉瘤周围侧支血管的完整，减少出血，且可避免损伤邻近的神经等结构。

迷走神经颈段的主要分支有:①咽支是一些运动纤维,分布于咽壁肌,并与舌咽神经和交感神经的分支共同构成咽丛;②喉上神经在颈内动脉的深面行向前下,至舌骨平面分为喉内、外两支。此二支的行程及其与喉上动脉、甲状动脉的毗邻关系,已于前述;③心上支每侧有两支,参与心丛的组成,其中一支为减压神经,分布于主动脉弓,与降低血压有关;④喉返神经见甲状腺区。

(五)颈丛

颈丛 plexus cervicalis 主要由第 1～4 颈神经前支构成,位于胸锁乳突肌深面与中斜角肌和肩胛提肌浅面之间。每对颈神经接受来自颈交感神经节的灰交通支,并相互联系形成一系列的襻,由襻分出浅支和深支。浅支为皮支,有耳大神经、枕小神经、颈横神经和锁骨上神经,分布于头、颈、胸上部、肩及肩胛冈以上的皮肤;深支支配颈部深层肌肉,并有颈襻的下支和膈神经。膈神经的组成、行程、毗邻以及副膈神经将在颈根部一节内加以叙述。

(六)颈交感干

颈交感干是**交感干** truncus sympathicus 的颈段(图 2-9-18)。交感干经最上肋间静脉内侧越过第 1 肋骨颈,沿椎动脉的内侧,在椎前筋膜深面行向上,最后在颈动脉鞘的后方,终于颈上神经节。颈交感干有 3 个神经节,但据国人资料表明,颈交感神经节的数目变化较大,少者仅出现 2 个,最多者可达 7 个,其中以出现 4 个神经节者多见,占 53.9%,出现 5 个者占 12.5%,而出现 3 个神经节者仅占 29.3%。

颈上神经节 gamglion cervicale superior 长约 3cm,一般位于第 2～3 颈椎横突的前方,但据国人文献认为,颈上神经节多位于第 2～3 颈椎横突前方,出现率达 93.5%,且其上端可自颅底到第 2 颈椎横突,但以第 1 颈椎横突为多见,出现率为 78.7%,下端多在第 3 颈椎横突,最低可达第 6 颈椎横突者。

颈中神经节 ganglion cervicale medium 位于第 6 颈椎横突的颈动脉结节平面,形体最小。国人资料报道,颈中节的出现率为 82%。其出现数目以一个为多见,占 76.4%;2 个者次之,占 21.6%;亦可出现 3～4 个,但不多见。若出现 2 个颈中节,其上位节的位置多数在第 4、5 或第 6 颈椎横突平面,下位节多在第 5、6 或第 7 颈椎横突平面。此外,椎动脉神经节的出现率可达 78.9%,其位置多在椎动脉的前方或前内侧。

颈下神经节 ganglion cervicale inferior 位于椎动脉起始部的后方,为一小团块,往往与第 1 胸神经节融合,构成颈胸〔星状〕神经节。国人资料表明,颈下神经节单独存在者仅有 32.4%,而与第 1 或第 1、2 胸神经节合成星状神经节者达 63.5%或 67.6%,而国外为 75%～80%。颈交感神经节之间常借锁骨下神经襻相连,其中以一支为多见,出现率达 97.5%,两支者少见,约有 2%,个别亦可缺如。

颈交感干与颈神经之间无白交通支,仅以灰交通支相连。颈上神经节多与第 1、2、3 颈神经相连,颈中神经节多数连于第 4、5、6 颈神经,颈下神经节则与第 6、7、8 颈神经相连。

(七)颈深淋巴结

颈深淋巴结 nodi lymphalici cervicales profundi 是沿颈内静脉纵行排列的淋巴结群,上至颅底,下达颈根部。有部分淋巴结沿副神经及颈横血管排列,总数可达 30 个左右。此群淋巴结通常以肩胛舌骨肌跨越颈内静脉处为标志,分为颈深上淋巴结和颈深下淋巴结二群(图 2-9-19)。

1. 颈深上淋巴结 nodi lymphatici cervicales profundi superiors 排列在颈内静脉上段周围,被胸锁乳突肌所覆盖。此群淋巴结直接或间接地收纳头面部和颈上部的淋巴。其输出管汇入颈深下淋巴结。其中位于二腹肌后腹与颈内静脉交角处(相当于面总静脉与颈内静脉的交角处)的淋巴结,又称为颈二腹肌淋巴结,临床常称为角淋巴结。此淋巴结主要收纳鼻咽部、腭扁桃体及舌根部的淋巴。患鼻咽癌或腭扁桃体炎时,角淋巴结常被累及。此淋巴结肿大时,可在体表摸到。在肩胛舌骨肌与颈内静脉交角处的颈深上淋巴结,称**颈肩胛舌骨肌淋巴结** nodi lymphatici cervicales profundi inferiores,它可直接收纳舌的淋巴。舌癌常可直接侵及此结。

2. 颈深下淋巴结 nodi lymphatici cervicales profundi inferiores 是肩胛舌骨肌以下颈内静脉周围的淋巴结。此外,也包括排列在副神经和颈横血管周围的淋巴结。前者的输出管汇入颈深下淋巴结,后者又称**锁骨上淋巴结** nodi lymphatici supraclaviculares,其输出管可直接或间接地汇入淋巴导管。此群淋巴结中,紧邻左颈静脉角处的淋巴结,称**魏尔啸(Virchow)淋巴结**。胸、腹部某些器官癌症常转移到此淋巴结。颈深下淋巴结不仅是头面部淋巴的主要汇集处,而且还收纳胸部及上肢的部分淋巴。其输出管,左侧的汇入胸导管;右侧则汇入右淋巴导管。

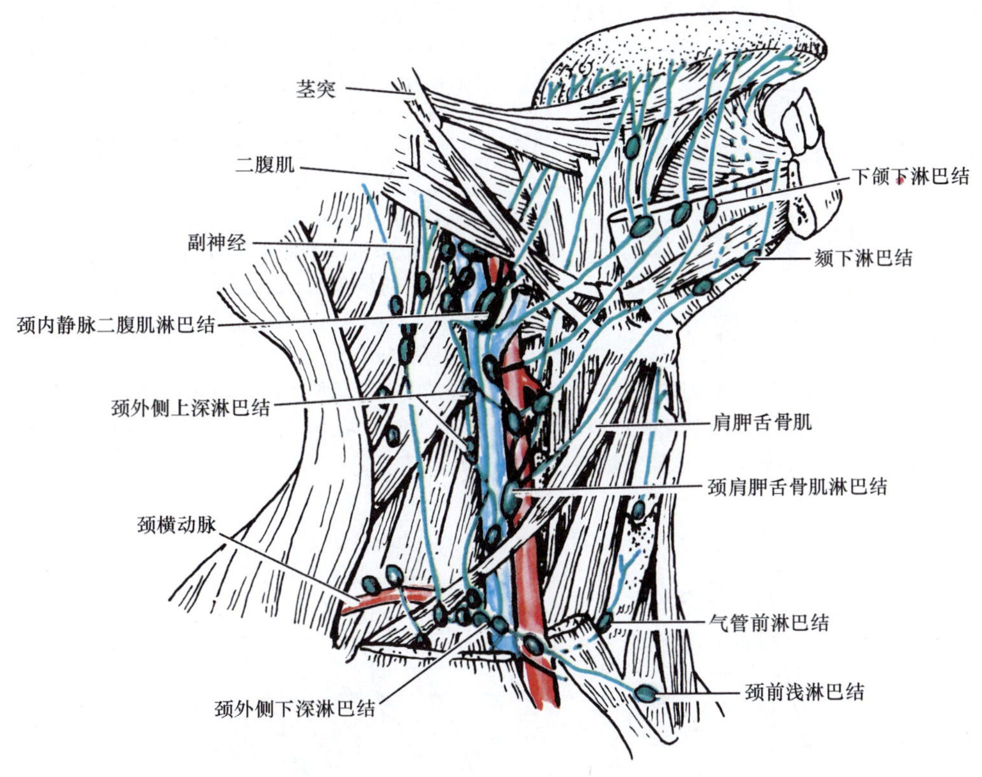

图 2-9-19 颈外侧深淋巴结

二、颈 外 侧 区

颈外侧区又名颈后三角。是由胸锁乳突肌后缘、斜方肌前缘和锁骨中 1/3 所围成的三角形区域。肩胛舌骨肌下腹斜行此区至肩胛骨，又将此区分成为**肩胛舌骨肌斜方肌三角**和**肩胛舌骨肌锁骨三角**。颈外侧区的顶是颈深筋膜的浅层，底则为椎前筋膜。椎前筋膜覆盖着前、中、后斜角肌和肩胛提肌，并包被臂丛和锁骨下动脉而形成腋鞘。

颈外侧区内的主要结构有副神经、颈丛的皮神经、臂丛、锁骨下动脉(图 2-9-14)及淋巴结等。臂丛和锁骨下动脉将在颈根部加以叙述。

(一) 副神经

副神经 n. accessorius 与舌咽神经和迷走神经一起自颈静脉孔出颅后，先在颈内静脉的前外侧，继而转向后下，经二腹肌后腹的深面进入胸锁乳突肌深面，在乳突尖下方约 4cm 处发支支配该肌，其本干继续行向外下，在胸锁乳突肌后缘的上、中 1/3 交界处进入颈外侧区。副神经在此区内行于颈深筋膜浅层与椎前筋膜之间，斜行外下，至斜方肌前缘的中、下 1/3 交界处潜入肌的深面，支配该肌。

在副神经周围常排列有颈淋巴结，因而，摘除此处淋巴结时，应注意避免伤及副神经。若一侧副神经损伤，嘱患者耸肩时，不仅不能举起，且头部转向健侧。

(二) 颈丛的皮神经

颈丛的皮神经在胸锁乳突肌后缘中点附近出现于颈外侧区内，各支向不同方向先后穿出颈深筋膜浅层(即颈外侧区的顶)进入浅筋膜中，其行程和分布情况已在胸锁乳突肌区内叙述。

(三) 淋巴结

在颈外侧区内，包括沿副神经排列的淋巴结和在锁骨上方沿颈横血管排列的锁骨上淋巴结两群，此两群淋巴结都是颈深下淋巴结的一部分。前者收纳枕部和耳后的淋巴，其输出管注入颈深下淋巴结。后者收纳颈深上淋巴结等处的输出管，其输出管可直接或间接地注入淋巴导管。锁骨上淋巴结中紧邻左颈静脉角处的淋巴结，称为魏尔啸淋巴结，常为胃癌或食管下段癌转移的淋巴结之一。此外，在颈外侧区的三角尖部的浅筋膜中，常有2～3个小淋巴结，收纳头皮后部的淋巴。

(四) 臂丛和锁骨下动脉

臂丛和锁骨下动脉将在颈根部叙述。

第三节 颈 根 部

一、定义和境界

颈根部(又称颈胸部)是颈部和胸部之间的过渡区域，位于胸锁乳突肌下部的深部与脊柱颈段下部的前方。颈根部内含有出入胸腔上口的重要结构，若以前斜角肌为标志，其后方有锁骨下动脉和臂丛的一部分，前方则有锁骨下静脉及其属支等，后内侧有胸膜顶、肺尖及胸导管颈段(左侧)等结构。

二、斜 角 肌

斜角肌包括前、中、后三对肌及常出现的小斜角肌，均位于椎前筋膜的深面(图2-9-20)。

1. 前斜角肌 m. scalenus anterior 呈扁带状，以细腱条起自第3～6颈椎横突的前结节，止于第1肋上面的斜角肌结节。

2. 中斜角肌 m. scdenus medius 起自第2～6颈椎横突的后结节，止于第1肋上面的锁骨下动脉沟的后方。

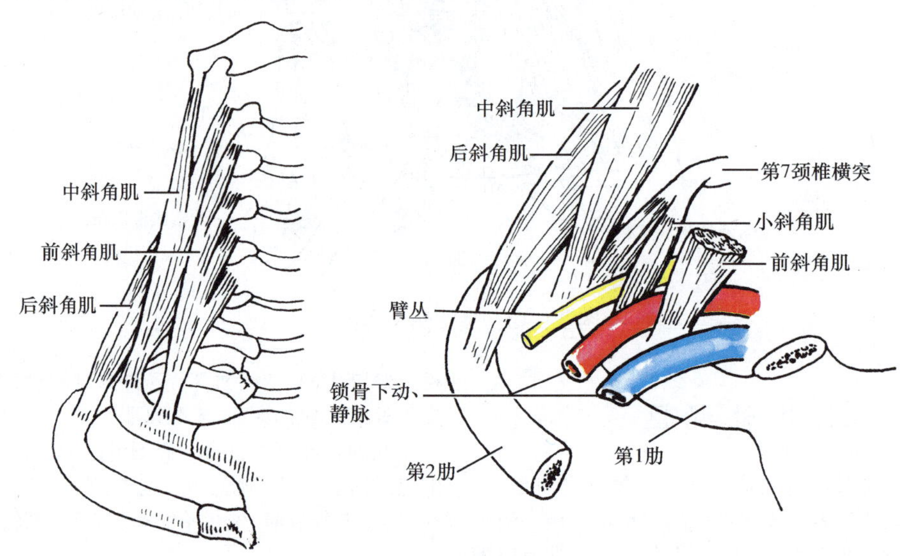

图2-9-20 斜角肌和小斜角肌

3. 后斜角肌 m. scalenus posterior 起自第5～7颈椎横突的后结节，止于第2肋骨的外侧面。

当颈部固定时，前、中、后斜角肌可上提肋骨，协助吸气。而右胸廓固定时，两侧肌同时收缩可以屈颈，但一侧肌收缩则颈部侧屈并旋转。三对肌均接受颈神经的前支支配。

此外，在前、中斜角肌之间，可出现一小斜角肌 m. scalenus minimus(又称胸膜斜角肌或小前斜角肌)，有时双侧可同时存在。据 Sunderland 和 Bedbrook 报道，右侧出现率达80%，左侧达69%。典型的小斜角肌由一小的肌纤维束构成，起自第6或第7颈椎横突前结节，通常止于第1肋或胸膜上筋膜(Sibson 筋膜)。如抵止于第1肋，则紧靠前斜角肌抵止处，但两者之间被锁骨下动脉分开，即小斜角肌插入锁骨下动脉与臂丛之间。若此肌抵止处更靠近前斜角肌的抵止处时，则锁骨下动脉被更高地举起于第1肋的上方。

三、膈 神 经

膈神经主要纤维由颈4神经前支发出，颈3和颈5神经前支亦发支参加。神经被椎前筋膜覆盖。从前斜角肌的上外缘垂直下降于肌的浅面，然后到肌的内下缘进入胸部(图2-9-21)。在颈根部膈神经被胸锁乳突肌及颈内静脉遮掩，并有肩胛舌骨肌的中间腱、颈横动脉及肩胛上动脉横过其浅面，此外，在左膈神经的前面还有胸导管经过。膈神经的前内侧与迷走神经及颈交感干相邻接，而后两者均位于椎前筋膜的浅面。这是手术时辨认膈神经的一个重要标志。

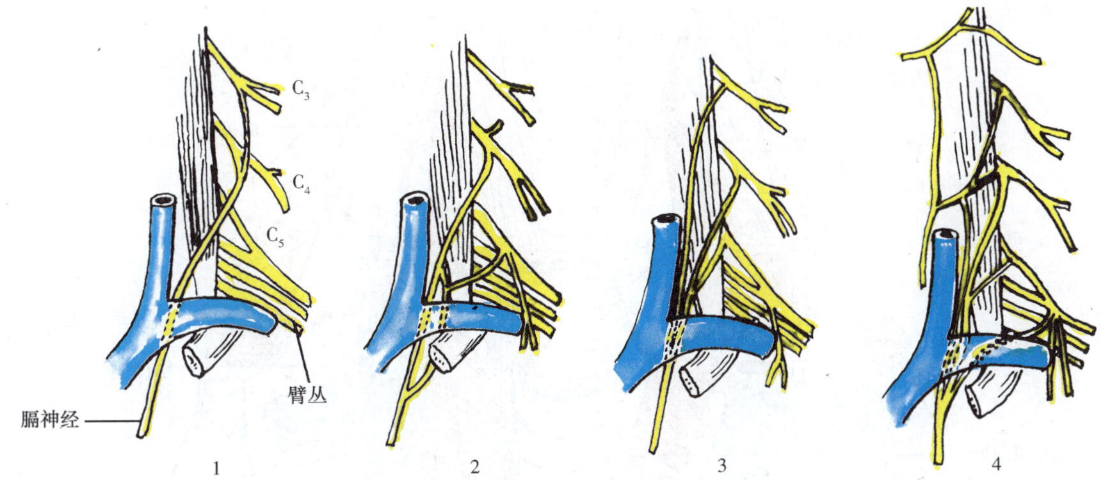

图 2-9-21 膈神经和副膈神经

1. 正常膈神经；2. 外侧副膈神经；3. 内侧副膈神经；4. 内侧（由颈襻发出）和外侧副膈神经

膈神经是混合神经，它支配膈的运动及纵隔胸膜和膈上下中央部的胸膜和腹膜的感觉。膈神经的感觉纤维尚分布到肝和胆囊邻近的腹膜，故胆囊炎或肝部刺激腹膜所产生的冲动，可沿右膈神经传入中枢，因与颈 3～5 神经皮支分布的右肩部节段一致，故可引起右肩部的牵涉性痛。左侧膈神经司心包和膈中央部邻近的感觉，故膈中央部及心脏的有关刺激，可引起左肩部的牵涉性痛。

副膈神经：从膈神经的外侧加入者称外侧副膈神经（占 83.6%），它主要起自颈 7、8 神经和胸 1 神经；自膈神经内侧加入者称内侧副膈神经，多来自颈 2、3 神经；亦有先在外侧后至内侧者（占 7.6%）。有的内侧副膈神经可由颈襻发出（图 2-9-21）。

早年治疗肺结核有用膈神经压榨术者，现已很少使用。但此手术对适应证合适的病人仍有疗效。此手术有时效果不良，不能使一侧膈神经麻痹，除其他原因外，其主要原因与副膈神经的存在有重要关系。据统计，副膈神经的出现率为 56.9%，施行该手术时除应注意副膈神经有内、外型者外，尚应注意到副膈神经加入的部位有高低之分。高位者居锁骨下静脉上缘平面以上（占 35.9%）；中位者在锁骨下静脉上下缘平面之间（占 7.8%）；低位者在锁骨下静脉下缘平面以下（占 56.3%）。虽多数膈神经经过锁骨下静脉后方（占 95.8%），但有少数可经锁骨下静脉的前方（占 42%）。上述这些解剖情况，均应于手术时注意。

四、迷走神经和颈交感干

迷走神经和颈交感干详见本章第二节。

五、锁骨下静脉

锁骨下静脉 v. subclavia 是腋静脉的直接延续，起始于第 1 肋骨的外侧缘，静脉位于锁骨后方与前斜角肌抵止端之间，越过第 1 肋骨上面，在胸膜顶前面行向内侧，并与下行至胸膜顶前面的颈内静脉汇合成头臂静脉（图 2-9-22），其汇合处形成一个朝向外上方的锐角，称为**颈静脉角**。右头臂静脉几乎垂直下降于右胸锁关节后方稍外侧和右侧胸膜顶的前面，而左头臂静脉则向内下方斜行越过左侧胸膜顶至胸骨柄，在右第 1 肋软骨连接处后方，与右头臂静脉汇合成上腔静脉。锁骨下静脉与锁骨下动脉的第 3 段及第 1 段的前壁紧密相邻，因而，在颈根部贯穿性损伤时，可同时伤及两个血管，形成动静脉瘘。由于锁骨下静脉起始段居于锁骨与第 1 肋骨之间所形成的夹角内，所以对静脉血的回流有轻微的阻抗现象，且来自两骨的任何新生物都会使静脉遭受压迫。在锁骨骨折时，居于两骨之间的锁骨下肌对锁骨下静脉、动脉及臂丛具有一定的保护作用。但有时锁骨中部内侧骨折，亦可损伤锁骨下血管，应予以注意。由于锁骨下肌筋膜与锁骨下静脉壁连接甚为紧密，在吸气或上肢抬举时，皆可增加静脉血回流的容量，因此，术中万一损伤此静脉时，应记住这一因素，以免因锁骨上提而加大其破损口。

锁骨下静脉主要收纳颈外静脉和肩胛上静脉等属支，因而是收集上肢、头颈部浅层结构以及胸前侧壁的静脉主干。

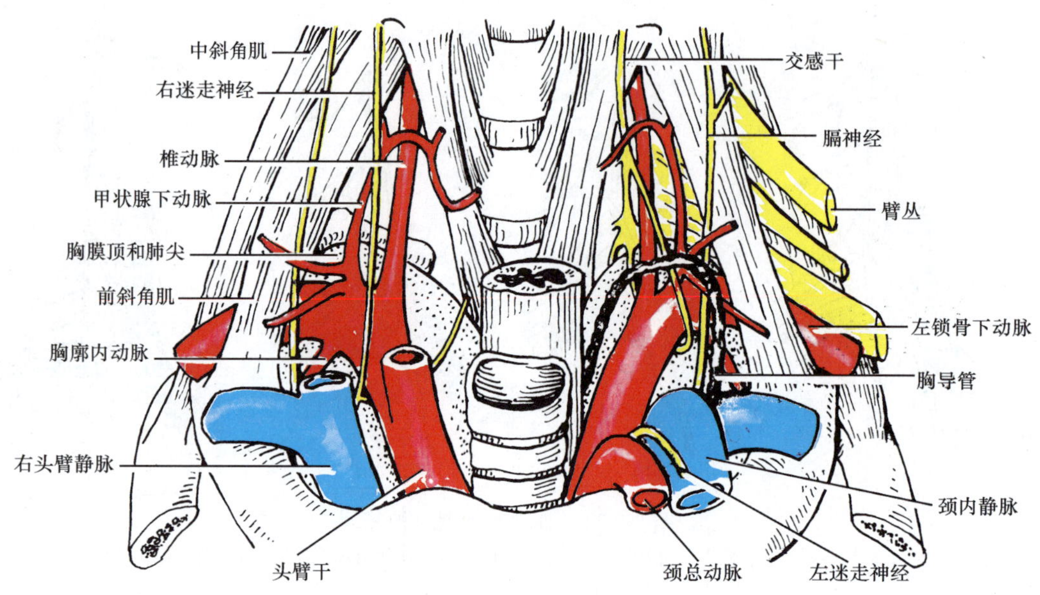

图 2-9-22 颈根部的结构

关于锁骨下静脉穿刺插管术

需要测定中心静脉压或需静脉内高营养治疗的患者以及在急救需经静脉输血、输液，但从周围表浅静脉却不能进行穿刺时，可采用锁骨下静脉穿刺插管术。

在穿刺插管时，患者应仰卧，面向对侧，头稍低位约 15°～30°，使锁骨下静脉充盈，以利于穿刺。由于静脉自腋腔经锁骨中点后方进入颈根部，因而穿刺部位应在锁骨中点下方为宜。但穿刺针先应对着颈静脉切迹上缘，并与胸前壁约成 30°夹角，这样穿刺针方向与静脉的走行方向一致，使针经锁骨与第 1 肋骨之间进入静脉，亦可避免刺破胸膜顶和肺尖。在颈部锁骨下静脉与锁骨内侧端紧邻，方向基本一致，因此，当进针 3～5cm 后，应调整穿刺针方向，使针与锁骨平行，避免穿出静脉外。在取下注射器时，必须用拇指堵住针头，以免发生空气栓塞；待患者呼气时即插入导管。右侧导管插入 15cm，左侧约 12cm 即可达上腔静脉。

六、锁骨下动脉

右锁骨下动脉 a. subclavia sinistra 在右胸锁关节的后方起自头臂动脉干，有时可起自主动脉弓末端而出现迷走右锁骨下动脉，据国人资料约占 1.48%。**左锁骨下动脉** a. subclavia dextra 则在胸骨柄的后方较恒定地直接发自主动脉弓。左、右锁骨下动脉皆在胸膜顶的前上方经过，经前斜角肌下端的后方，跨过第 1 肋骨上面，行向外下，在第 1 肋骨外缘处进入腋腔改名为腋动脉。两侧锁骨下动脉起始部的管径，一般右侧略大于左侧。锁骨下动脉全长常以前斜角肌为标志分为 3 段，被前斜角肌遮盖部分称为第 2 段；肌内侧缘以内的部分是第 1 段，肌外缘至第 1 肋骨外缘的部分为第 3 段(图 2-9-22)。

锁骨下动脉的分支变化甚大，国人资料表明，其分支可分为 6 型：Ⅰ型(3 支)占 3.28%，Ⅱ型(4 支)占 40.65%，Ⅲ型(5 支)占 36.39%，Ⅳ型(6 支)占 14.43%，Ⅴ型(甲状颈干分裂型)占 4.1%，Ⅵ型(7～8 支)只占 1.15%。可见其中以Ⅱ型(即 4 支型)为多见，而 4 支型中又以从锁骨下动脉直接发出椎动脉、胸廓内动脉、甲状颈干及肋颈干者为多见(占 36%)。两侧锁骨下动脉的分支类型以不对称者居多，占 68.85%。锁骨下动脉的分支与其他动脉分支之间有丰富吻合，因而，结扎此动脉后常不影响上肢的血供。锁骨下动脉的分支如下(图 2-9-22)：

1. 椎动脉 a. vertebralis 通常在胸膜顶前方发自锁骨下动脉第 1 段的上壁，有时可发自主动脉弓或颈总动脉，国人资料报道，发自主动脉弓者约占 3.84%，发自颈总动脉者极少见；副椎动脉的出现率约为

1.4%。椎动脉的管径通常左侧略大于右侧。动脉在前斜角肌、颈长肌及锁骨下动脉围成的锥形间隙内直上或弯曲上行，途中有甲状下动脉和椎静脉跨越其前方，动脉的后方有胸膜顶，颈交感干的颈中、下神经节位于动脉的后内侧。椎动脉穿经第6(有时穿经第5、7，甚至第3、4)颈椎以上的各颈椎横突孔。出寰椎横突孔后，出现于枕下三角内，穿过寰椎后膜，经枕骨大孔入颅腔。沿途发出肌支，椎骨支和脊髓支，并有同名静脉伴行。临床上常借助椎动脉造影观察其形态变化，以帮助对脑部某些疾病的诊断。

2. 胸廓内动脉 a. thoracica interna 在正对椎动脉起始处，发自锁骨下动脉的下壁，经胸膜顶的前方与锁骨下静脉后方降入胸腔。胸廓内动脉的起始有时可外移至锁骨下动脉的第2、3段，甚至可与其他动脉共干起于锁骨下动脉。

3. 甲状颈干 truncus thyrocervicalis 为一短干，在前斜角肌内侧缘附近发自锁骨下动脉的第1段，立即分为以下4支。

(1) **甲状腺下动脉** a. thyroidea inferior：自甲状颈干分出后，沿颈长肌上升至第6颈椎平面，继而弯向内下，经颈动脉鞘后方，潜入甲状腺侧叶的后面，分数支进入腺体。此外，还发出小支至邻近的肌肉、喉、咽、食管上段和气管等。甲状腺下动脉也有发自锁骨下动脉(占4.39%)、椎动脉和胸廓内动脉，甚至发自头臂干或主动脉弓者，但较少见。一侧甲状腺下动脉缺如者也不罕见(占3.62%)。动脉与喉返神经的位置，详见颈前区。

(2) **颈升动脉** a. cervicalis ascendens：起始变异较常见。可发自甲状腺下动脉或颈横动脉等处。动脉伴随膈神经上升，分支分布于颈深肌、脊髓及其被膜。

(3) **颈浅动脉** a. cervicalis superficialis：发自甲状颈干，经胸锁乳突肌深面行向外上，分支分布至斜方肌和肩胛提肌等。

(4) **肩胛上动脉** a. suprascapularis：发出后经前斜角肌和膈神经浅面行向外下，斜经臂丛的前方，进入冈上窝，绕过肩胛颈至冈下窝，沿途分支营养冈上、下肌和肩胛骨，并与肩胛下动脉的旋肩胛动脉及颈横动脉的降支吻合，构成肩胛动脉网。肩胛上动脉的起始变化较大，可直接或与颈横动脉共干起自锁骨下动脉者，分别约占30.9%和4.6%。

4. 肋颈干 truncus costocervicalis 为一短干，发自锁骨下动脉的第1或第2段，向后行至第1肋颈处，分为两支：

(1) **颈深动脉** a. cervicalis profunda：上升至颈深部，分支营养颈深肌、脊髓及其被膜。

(2) **最上肋间动脉** a. intercostalis suprema：经胸膜顶与第1肋颈之间下行，分支为第1、2肋间动脉，分布于第1、2肋间隙。

5. 颈横动脉 a. transversa colli 发自锁骨下动脉的第3段，但更常见发自甲状颈干(约占63%)。动脉行向外跨越或穿过臂丛，进入斜方肌深面，至肩胛提肌前缘，分为升、降二支。升支沿肩胛提肌与夹肌之间上行，营养附近肌肉；降支经肩胛提肌深面，至菱形肌深面，分支营养附近肌肉，并参与组成肩胛动脉网。颈横动脉除有伴行的同名静脉外，其周围尚有锁骨上淋巴结。

关于锁骨下动脉瘤手术

锁骨下动脉瘤通常发生在动脉的第3段，表现为锁骨上大窝内有一肿块，大的可填满整个窝。由于压迫臂丛的神经支，可引起其相应的分布区的运动和感觉障碍。又由于压迫锁骨下静脉，阻碍上肢静脉血的回流，而招致上肢水肿的后果。此外，动脉瘤亦可发生在动脉的第1段，但此段动脉部位较深，解剖毗邻关系复杂，且其各大分支多在此段发出，因此，手术治疗此段动脉瘤有一定的难度和危险性。

术前一般采用反应性充血试验，以确认其侧支循环已充分建立。对锁骨下动脉第3段的动脉瘤，若采用单纯结扎术，可沿用颈肋的前入路，但如采用自体静脉、人造血管或同种异体动脉移植术，可沿锁骨内、中1/3做切口，并切除一部分锁骨，尤其动脉瘤发生在第1段者，还可切除第1肋软骨和胸骨柄的一部分，更能充分暴露手术野。若动脉瘤与邻近的神经或血管有紧密粘连而不能切除者，同样可以在控制出血后，切开动脉瘤囊腔，将其内容物彻底清除，缝合腔内所有的血管开口，然后将动脉瘤囊腔壁重叠缝合。

七、胸导管及右淋巴导管

胸导管 ductus thoracicus 起源于乳糜池，行经胸部的后纵隔，在食管后方沿脊柱右前方上升，约在第5胸椎水平则转向左侧，在食管左侧与左锁骨下动脉起始部之间上升至颈根部，转向前下方，紧邻胸膜顶的前方又弯向内下，注入左颈静脉角(图2-9-22)。在靠近左颈静脉角处，胸导管接纳左颈干、左锁骨下干和左支气管纵隔干。这些淋巴干有时可单独直接注入左颈静脉角。据国人统计资料，胸导管以单干注入者占62.85%；以双干注入者占31.42%；还有少数以3干或4干注入者。

胸导管弓在颈部可根据其高低及是否成弓而分为4型，在250例国人综合资料中，高弓型（弓顶达第6颈椎平面）占36%；低弓型（弓顶只达第7颈椎平面）占38%，斜行型（不呈弓）占16%；混合型（有2条以上的干，各干型不同）占10%。

胸导管汇入静脉系统的部位很不恒定。据国人统计资料，326个胸导管开口部位的分布情况为：左静脉角者占62.6%；左颈内静脉者占16.6%；左锁骨下静脉者占9.2%；左头臂静脉者占4.6%，其他静脉者占7.0%（包括左椎静脉、左颈外静脉及右位胸导管汇入右侧的有关静脉等）。

胸导管的管径及其囊部，胸导管颈段的外径成人平均为4.5mm。胸导管弓下部长度约1cm的部分局部膨大，称为**胸导管囊部**或壶腹部，此部外径较长平均5.2mm。胸导管汇入口的部位反而较细小，外径只有3.3mm。

胸导管汇入口处有瓣膜（成对的半月状）。据国人一组资料记载，此对瓣膜的出现率可达70.45%，而另一组资料则为99%有成对的半月形瓣膜，这说明瓣膜亦有缺如者或发育不全者。胸导管末端右侧的瓣膜长3.1mm(2.0～6.0mm)，宽1.5mm(0.5～3.0mm)；左侧的瓣膜长3.0mm(0.5～5.0mm)，宽1.5mm(0.5～3.0mm)。

右淋巴导管 ductus lymphalicus dexter 为一短干，长约1cm，由右颈干、右锁骨下干和右支气管纵隔干汇合而成，通常注入右颈静脉角。有时淋巴干可分别注入右颈内静脉或右锁骨下静脉。

> 在颈根部进行某些手术时，例如颈内静脉胸导管吻合术或侧脑室胸导管（或右淋巴导管）分流术、胸导管引流术和胸导管逆行性造影术等，均与胸导管颈段的位置、形态、数目、开口部位和瓣膜等解剖知识有密切关系。若不慎误伤，可造成乳糜漏或淋巴漏，其中有少数严重者还须手术治疗（吻接或结扎）。如手术中误扎了胸导管，因淋巴管有丰富的侧支循环，一般不致产生不良后果。

八、胸 膜 顶

胸膜顶 cupula pleurae 为胸膜囊向颈根部突出的部分（图2-9-22）。其后方达第1肋骨颈平面，前方则相当于锁骨内侧1/3上缘上方的3cm处平面。胸膜顶下部自第7颈椎体和其横突及第1胸椎体延伸到第1肋骨的内侧缘。胸膜顶被增厚的筋膜覆盖，内含有少量的肌纤维，此筋膜称胸膜上筋膜（韧带）。

胸膜顶和肺尖的前方邻接有锁骨下动脉及其分支、锁骨下静脉、前斜角肌、膈神经及迷走神经等，在左侧尚有胸导管颈段跨越其前方。胸膜顶的后方邻接有交感干、第1胸神经、臂丛下干及最上肋间动脉。其外侧与中斜角肌邻接。右侧胸膜顶的内侧有头臂动脉、右头臂静脉和气管；在左侧则有左锁骨下动脉及左头臂静脉。在这些邻接结构的外科手术中，若伤及胸膜顶或肺尖，将招致气胸等不良后果。

九、臂 丛

臂丛 plexus brachialis 主要由第5、6、7、8颈神经和第1胸神经的前支构成（图2-9-23）。有时，有第4颈神经和第2胸神经的分支参加。这些前支称之为臂丛的根，根在穿经斜角肌间隙处合成为上、中、下三个大的神经干。上位二根（颈5、6）合成上干；下位二根（颈8和胸1）合成下干；中间一根（颈7）单独成中干。每个干在前斜角肌外缘处又分为前、后两股，前股主要分布于上肢的前面，后股则与之相反。这些股在锁骨下动脉的后方行向外下，进入腋腔，并围绕腋动脉的周围，上、中干的前股合并成外侧束，下干的前股单独成为内侧束，三个干的后股合成后束。由三个束分别发出正中神经、肌皮神经、尺神经、桡神经及腋神经等的主要神经支。

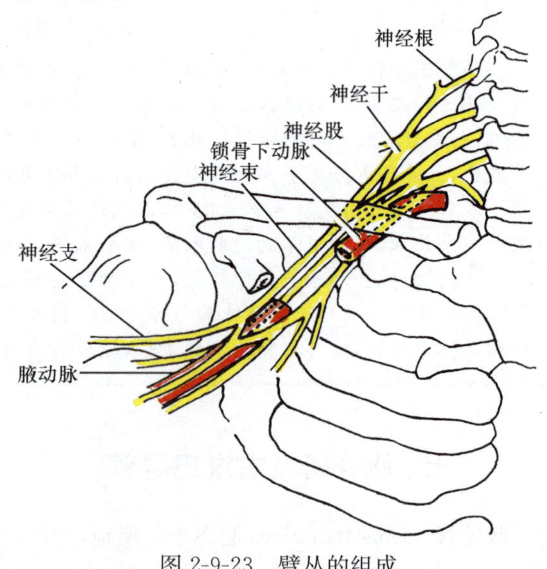

图2-9-23 臂丛的组成

国内有关臂丛变异的解剖资料较多，变异的类型较复杂，但大致上可分为两大类。一类是干变异丛，另一类为股束变异丛。前者的出现率为5.1%；后者的出现率为11.1%。此外，尚有少数单束臂丛的报道。

臂丛位于斜角肌间隙的部分，是臂丛的根和干，其下干经胸膜顶和锁骨下动脉的后方。臂丛出前斜角肌的外缘之后，经颈后三角下部，行向外下进入腋腔，此处臂丛位于锁骨下动脉的上后方。因而，临床上常在前、中斜角肌之间，适对环状软骨平面，进行臂丛阻滞麻醉，其最大优点是可以避免误刺胸膜顶、肺炎或锁骨下血管。

臂丛损伤

从性质上可分穿刺性伤和钝挫性伤两种。穿刺伤系直接切断臂丛，钝挫伤则常是由于过度牵扯或挤压所招致的臂丛损伤。损伤的部位可发生在臂丛的根、干、束以及其发出的神经。临床上臂型（又名Erd-Duchenne型）和前臂型（又称Klumpke型）损伤较为常见。

臂型损伤的部位在第5、6颈神经前支合成的臂丛上干。常是患者从高处跌下，且头部先着地，或者在头弯向对侧时重物落在肩上所引起。或婴儿出生时头部未娩出，过度牵扯肩部所致。其主要体征有三角肌和冈上肌等肩部外展肌瘫痪所致的肩垂于胸侧；肱二头肌、肱肌和旋后肌等瘫痪引起的不能屈肘（伸肘）和前臂内旋以及由于伸腕、伸指肌群和旋前肌瘫痪所致的手部呈旋前和屈曲姿势。前臂型损伤部位在第8颈神经和第1胸神经前支合成的臂丛下干。常是患者从高处跌落，手突然抓住一支持物，身体悬挂于空中，或者婴儿的臂位难产，由于过度外展肩臂部所致。其主要体征是屈指肌群瘫痪，手指不能屈曲和爪形手等。损伤若累及第1、2胸神经的交感支，可出现Horner综合征。

臂丛损伤的外科治疗应依据损伤的性质和程度而定。如系钝挫伤所致的非完全性麻痹，表明可能无解剖上的变化者，则无需手术治疗。若由于钝挫伤所致的完全性麻痹者，经各种保守治疗又无功能恢复征象，应行手术治疗。属于开放性损伤并出现完全性麻痹者，亦应早期手术治疗。一般在伤口愈合后施行吻合术。术中如发现瘢痕组织和神经瘤应全部切除，然后将两端对好，缝合。缝合处不可有张力，若两端相距过远，可采用解剖剥离、神经移位等方法，使神经两端接近，以防缝合处受到牵拉而失败。

第7颈椎有时可出现单侧或双侧的先天性额外肋，称为**颈肋**（图2-9-24，图2-9-25）。其形态和大小变化甚大，小的仅是较横突稍长的突起，大的可形成一完整的肋。稍大的颈肋游离端可接触于第1肋，或以纤维束（或软骨）附着于第1肋骨，但极少有连接于胸骨者。多数颈肋畸形者可无症状，只有颈肋长达6cm以上，臂丛和锁骨下动脉被撑起，牵扯或挤压时才有症状发生。神经性症状通常是患侧有麻木、刺感、疼痛

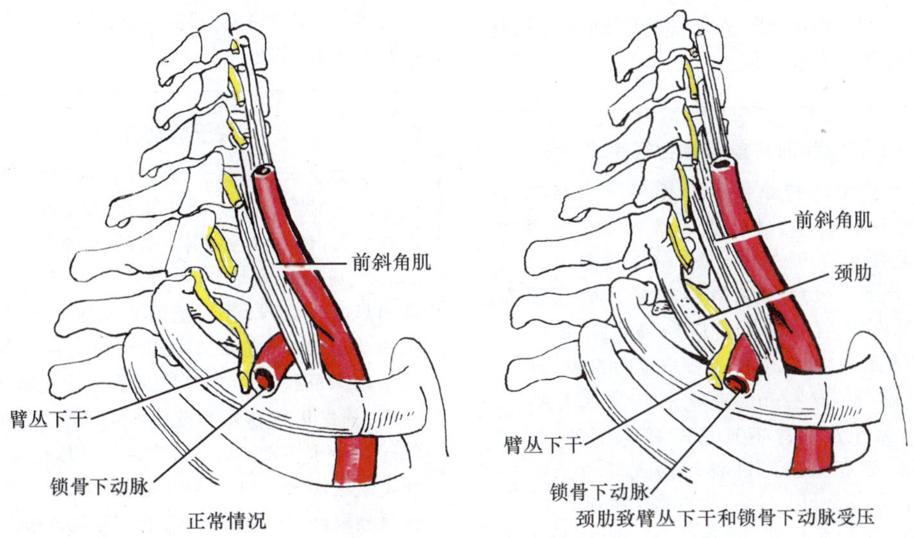

图2-9-24　颈肋（右侧面观）

以及肢体无力等异常感觉。疼痛常发生在尺神经和正中神经分布区，有时可延及其他部位。晚期可出现手内肌瘫痪和萎缩，严重者可形成爪形手畸形，若第1胸神经受牵伸时，亦可出现Horner征。血循环障碍症状表现为患肢的手感觉麻木，发凉、皮肤青紫或苍白，甚至萎缩和角化等营养不良性变化。严重者手指可发生坏疽疡。

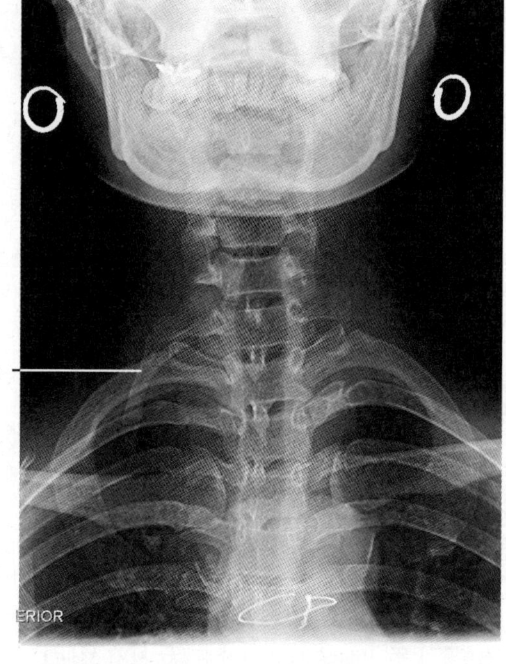

图 2-9-25　X线片示颈肋

有时由于前斜角肌过度发育肥大或痉挛所致的斜角肌间隙变窄，而招致臂丛和锁骨下动脉受挤压，其临床表现与颈肋大致相似。

关于颈肋和前斜角肌综合征手术

对于有严重的神经性和血循环障碍症状的患者，均可施以外科手术治疗。最初主张采用切除颈肋，现在多沿用Adson法，即在锁骨上方做一长约5cm的横切口，将胸锁乳突肌的锁骨头切断，牵向内侧，显露前斜角肌和膈神经，将膈神经从前斜角肌筋膜下游离出来并牵向内侧，切断并切除一段(约1～2cm)前斜角肌靠近其抵止端)即可。术中应注意不可伤及锁骨下动、静脉和膈神经。亦有主张同时将颈肋或纤维束等一并切除。

第四节　颈后部(项部)

一、境界和表面解剖

颈后部(又名项部)大部分由脊柱颈段后方的软组织组成。其上界为枕骨的上项线；前外侧界是自乳突根后缘至肩峰的弧形线，此线基本上与斜方肌前缘的体表投影线一致；下界则是通过第7颈椎棘突向两侧肩峰所作的水平线。

在颈后部的中线上，即在枕外隆突的稍下方有枕下窝(又名项窝)。在此可触摸到各颈椎的棘突，但在某些个体常有覆盖于腱膜上的较厚皮下组织，致使在临床上难以进行检查。

二、颈后部的层次结构

颈后部由皮肤、浅筋膜、深筋膜、肌层以及深部的血管、神经等组成。

1. 浅层结构　颈后部的皮肤韧厚，内含有较多的毛囊和皮脂腺，是皮脂腺炎(痤疮、粉刺)、毛囊炎及痈的好发部位。皮下组织中的浅筋膜较致密，形成许多坚韧的纤维隔，分隔脂肪组织成脂肪柱。此部的皮下组织是头皮的皮下组织的直接延续，尤其在颈后的上部，皮下组织与覆盖于斜方肌的深筋膜紧密相连。其下部的皮下组织亦由纤维隔分隔成蜂窝组织，内含有较多的脂肪组织，特别是在第7颈椎的棘突处，常可发生较大的脂肪瘤。

浅层结构的血供主要来自枕动脉和颈横动脉的细小分支；静脉血主要回流入颈内静脉。神经是来自颈神经后支的皮支。

关于痈切开术

痈为多头的疖肿。常发生在颈后部(项部)或背部等处。对于范围较大，有大块组织坏死的痈，或范围虽不大，但难以控制其扩展的痈，都应及早切开。

按痈的范围大小，做“+”、“++”、“#”形或多条的纵行切口，切开的范围应包括炎症浸润，呈硬实的病变组织，直至正常皮肤的边缘。切开的深度须达深筋膜。切开后用镊子夹持皮瓣进行潜行分离，暴露化脓坏死的范围，尽量清除脓液和坏死组织。由于坏死组织中含有许多纤维小梁，因此，往往要成块切除。但正常的皮肤应尽可能保留，若皮肤缺损较大，待肉芽组织生长后可施行植皮术。

2. 肌肉　浅层肌中先是**斜方肌** m. trapezius 的上半部，此部起自上项线、枕外隆突、项韧带及第 7 颈椎棘突，从这些起始处的肌纤维集中抵止于锁骨的外 1/3、肩峰及肩胛冈上缘。**项韧带** lig. nuchae 由颈部棘上韧带扩大而成，是颈后部两侧肌肉之间具有弹性活动的结构，也是保持头部正常位置的重要结构(图 2-9-26)。

其次是**头夹肌** m. splenius capitis 和**肩肌提肌** m. levator scapulae 以及位于下部的**菱形肌** m. rhomboideus 。在该层肌的深部是**头半棘** m. semispinalis capitis 、**最长肌** m. longissimus 和**髂肋肌** m. iliocostalis ，这些肌组成颈后部的第三层肌。紧靠上项线的下方有第四层肌，它们是**头后大直肌** m. rectus capitis posteior major 、

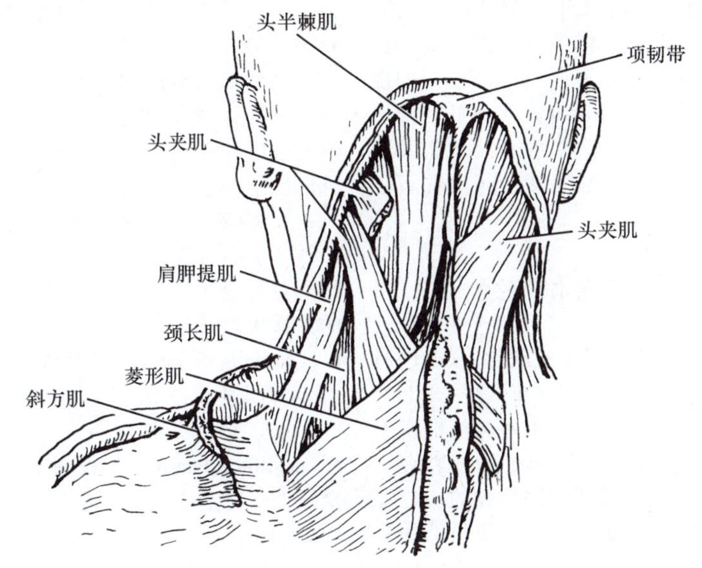

图 2-9-26　项部浅层结构

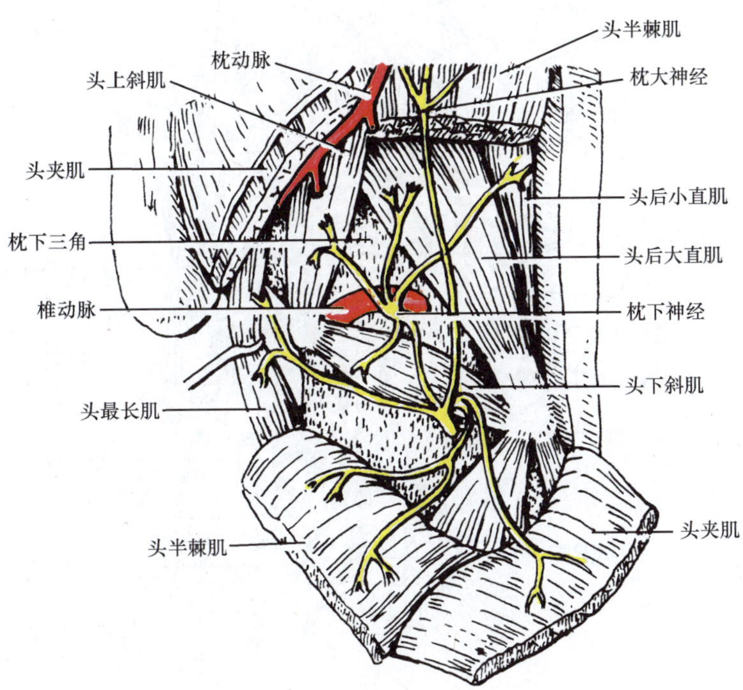

图 2-9-27　枕下三角

头后小直肌 m. rectus capitis posterior minor、**头上斜肌** m. obliguus capitis superior 和**头下斜肌** m. obliguus capitis Inferior，这些肌连接于枕骨与上位颈椎横突之间，并围成枕下三角。三角内有重要的椎动脉和神经通行其间。

3. 枕下三角 枕下三角的内上界是头后大直肌，其外上界为头上斜肌，外下界是头下斜肌(图 2-9-27)。三角的内侧部被头半棘肌所遮盖，其外侧部则被头最长肌所遮盖，有时也被头夹肌遮盖一部分。三角的底由寰枕后膜及寰椎后弓组成。椎动脉走行于寰椎后弓上面的椎动脉沟内，穿寰枕后膜经枕骨大孔入颅内。枕下神经则经寰椎后弓与椎动脉之间入枕下三角，支配围成三角的诸椎枕肌。

三、颈后部的血管和神经

1. 血管 颈后部的多数肌层由枕动脉、颈横动脉的升支、颈深动脉及椎动脉的分支分布(图 2-9-28)。**枕动脉**是颈外动脉的分支之一。经乳突与寰椎横突之间自乳突后缘进入颈后部。动脉位于胸锁乳突肌及夹肌抵止处的深部，可沿用暴露颈外动脉的切口能够在乳突部结扎该动脉。**颈横动脉**是甲状颈干的分支之一，动脉横越肩胛舌骨肌锁骨三角进入斜方肌深面，分为升支和降支，升支分布于头夹肌和肩胛提肌。**颈深动脉**是锁骨下动脉肋颈干的分支，在颈深部上升，分布于颈深部肌，并与枕动脉的分支吻合。**椎动脉**是锁骨下动脉第一段的分支，上行穿经上 6 个颈椎的横突孔，出寰椎横突孔后，向后内侧行进，穿寰枕后膜入颅内。椎动脉在穿经上 6 个颈椎横突孔及在枕下三角内，皆发出分支分布于颈后部深层肌。

颈后部的静脉与动脉伴行，分别汇入颈内静脉及锁骨下静脉，并与椎管内、外静脉丛有广泛的交通。此部的淋巴管虽有少量注入枕淋巴结，但大部分均汇入腋淋巴结群。

2. 神经 颈后部的神经都是颈神经的后支。第 1 颈神经的后支又名**枕下神经** n. occipitalis inferior，经枕骨与寰椎后弓之间行向背侧，主要支配寰枕部的深层 4 块小肌肉；第 2 颈神经的后支称**枕大神经** n. occipitalis major，经寰椎与枢椎之间行向背侧，穿头半棘肌至皮下组织内，折向上到枕部，分布于枕部皮肤。第 3 颈神经后支的皮支又称**第三枕神经** n. occipitalis tertius，较枕大神经细小，穿出斜方肌至皮下组织，分布于颈后部至枕外隆突附近的皮肤。

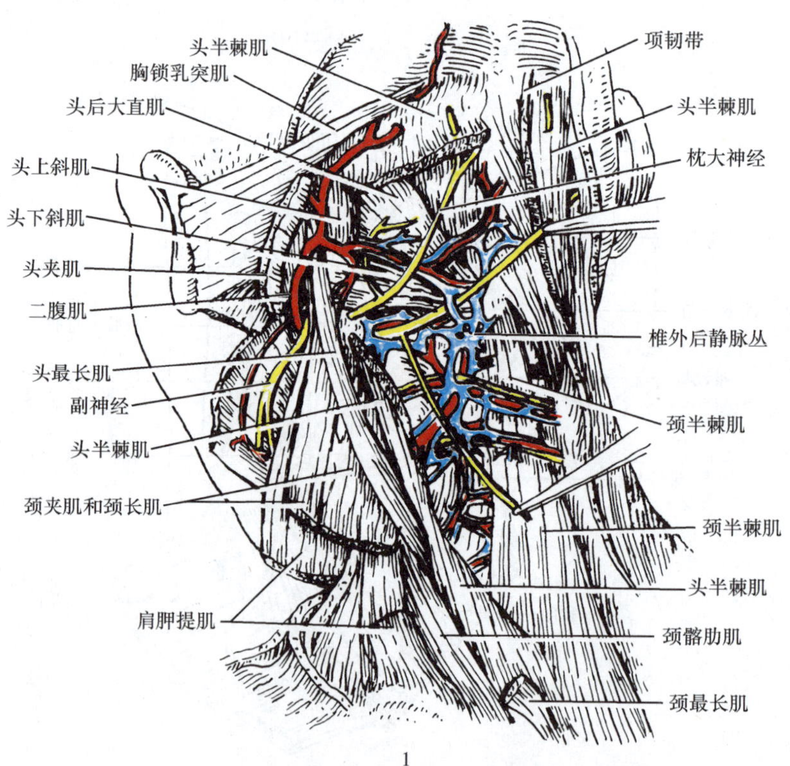

图 2-9-28 项部深层结构

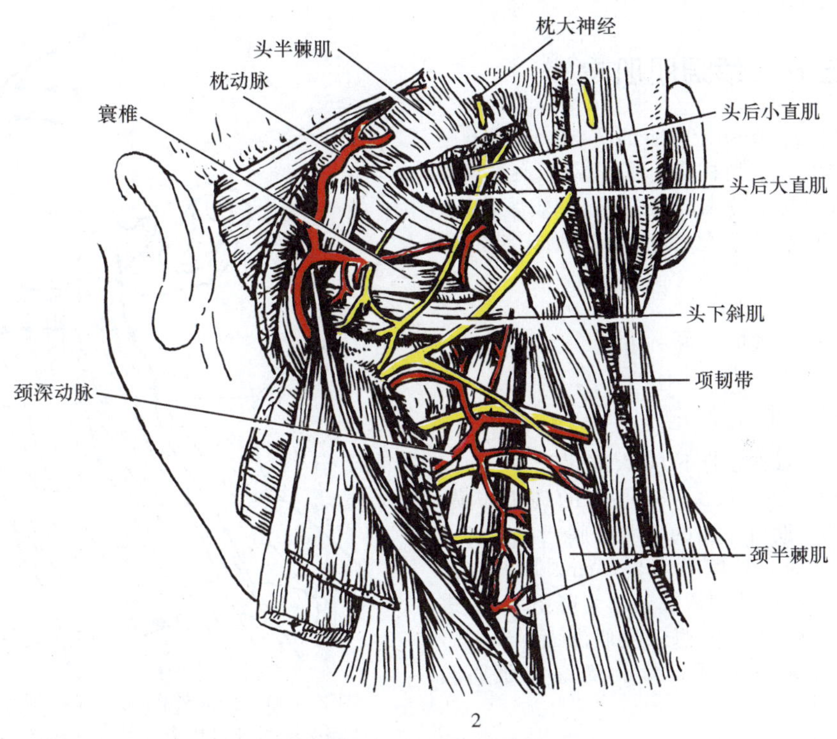

图 2-9-28　项部深层结构(续)

关于小脑延髓池穿刺术

对需做小脑延髓池穿刺的病人，一般侧卧位或坐位。根据局部解剖关系来确定穿刺的部位、方向及深度。首先，在颈后部中线的上部扪得枢椎棘突后，嘱病人头部稍前屈，以扩宽寰枕后膜。在枢椎棘突上方严格地按中线将针以60°角向上方刺入。必须遵守“严格地按中线”这一点，否则将有损伤深层静脉丛的可能。将针按上述角度刺入直至针尖触到枕骨下部后，将针稍拔出些，并略为抬高针尾，然后再慢慢刺入直至再次触及枕骨为止，如此反复2～3次，即可使针尖沿枕骨鳞部逐步深入，当感到有刺破坚韧的寰枕膜的感觉，应立即拔出针芯，侧卧时若有脑脊液滴出，即说明已刺入小脑延髓池(图 2-9-29)。病人坐位时，脑脊液不会自动滴出。可用针管吸取，也可令病人屏气，或压迫颈静脉，使颅内压增高，可致脑脊液滴出。

于上述部位进针，在解剖上无重要结构，较为安全。穿针所经过的层次为皮肤、浅筋膜、项韧带、寰枕后膜及硬脊膜，最后达小脑延髓池。成人自皮肤至寰枕后膜的距离约为4～5cm。寰枕后膜至延髓的距离约为2.5cm，应注意进针不可过深，以免伤及延髓。

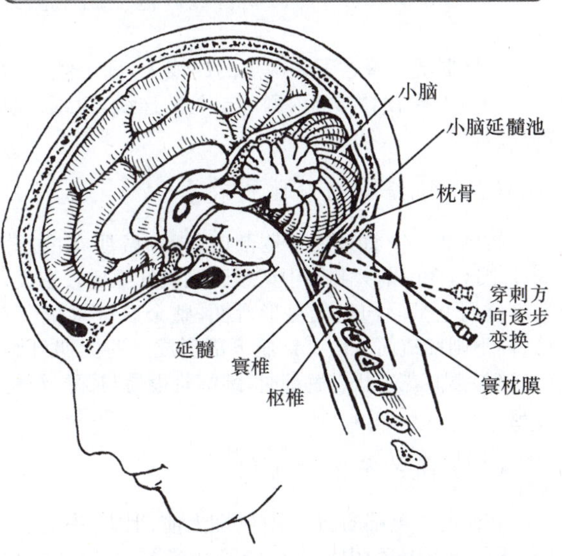

图 2-9-29　小脑延髓池穿刺

第五节　颈阔肌肌皮瓣

颈阔肌肌皮瓣 platysma musculocutaneous flap 是由颈阔肌和其表面皮肤所构成。肌质菲薄，血液供应丰富，与深层结构易于分离，与皮肤固着较紧，且皮肤与面部皮肤直接延续，色泽近似，故临床上应用较广。

一、颈　阔　肌

（一）肌的起止

颈阔肌 platysma 在锁骨下方，大部起于第一肋间隙（53.3%）和第二肋骨（33.3%）平面的胸肌筋膜，少数（10%）在第一肋骨平面的胸肌筋膜。在锁骨中点下方，肌纤维的垂直长度平均 2.75cm。肌纤维向上达下颌骨，由内侧向外侧依次延续为降下唇肌，进入降口角肌深面，行向口角，进入笑肌深面（45.5%）或延续为笑肌（23.0%），或延续为腮腺咬肌筋膜（32.0%）。

（二）肌的前缘和后缘

颈阔肌前缘平均在舌骨上 1.7cm 处与对侧肌纤维相互交错，两者夹角平均 45.7°。肌前缘向下在舌骨平面、环状软骨平面距正中线分别为 0.8cm 和 1.2cm。多数颈阔肌（73.0%）前缘行经锁骨内侧端的外侧 1.3cm，少数（27.0%）则行经内侧端的内侧约 1cm 处。

颈阔肌的后缘在下述两点的连线上，即下颌角后方 1cm 处与距锁骨外端内侧 3cm 处的连线，为颈阔肌的后缘。

（三）肌纤维的弯曲和缺损

按图 2-9-30 将颈前外侧部（包括颈阔肌在内）分为 9 个区，在中前区和中中区颈阔肌肌纤维比较密集，肌纤维向上呈凸向后的弓形弯曲，整个肌纤维呈“S”形、向下则稀疏而分散。该肌下部形成一些无肌纤维的缝隙，类似花边状。解剖时，颈阔肌很易与深层结构分离。

（四）肌的范围和面积

在颈前外侧部的前 6 个区（即上前、上中、中前、中中、下前和下中区）内均有颈阔肌纤维；在上后区内约 86.7%的标本有肌纤维，中后区内约 20%有肌纤维，下后区内仅 13.3%有肌纤维。颈阔肌纤维分布范围

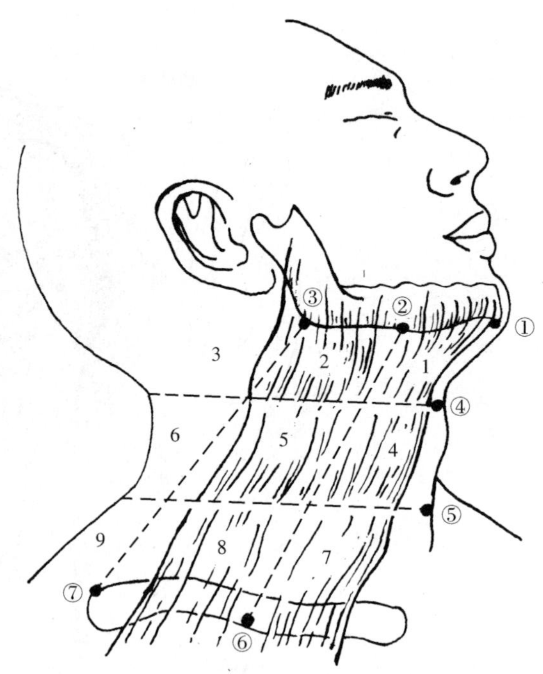

图 2-9-30　颈前外侧部分区和颈阔肌的范围
①颏中点；②下颌体中点；③下颌角；④舌骨体中点；⑤环状软骨前中点；⑥锁骨中点；⑦锁骨尖峰端
1. 上前区；2. 上中区；3. 上后区；4. 中前区；5. 中中区；6. 中后区；7. 下前区；8. 下中区；9. 下后区

的周界相当于：颏和舌骨中点，连线的中点到锁骨内端的外侧约 1.3cm 处的连线；下颌角后方约 1cm 处到锁骨外端内侧约 3cm 处的连线；下颌骨体下缘；第一肋间隙。颈阔肌的面积在锁骨以上的部分平均为 $121.5cm^2$；锁骨以下的部分平均为 $26.8cm^2$，两者合计为 $148.3cm^2$。

二、颈阔肌肌皮瓣的血管

（一）颈阔肌肌皮瓣的动脉

分布于颈阔肌肌皮瓣的动脉是多源性的，主要有颏下动脉、颈横动脉、面动脉、甲状腺上动脉、胸肩峰动脉、肩胛上动脉及来自颈外动脉胸锁乳突肌支（图 2-9-31）。另外，还有耳后动脉、枕动脉、舌动脉、胸廓内动脉第一穿支、甲状颈干等共 12 种来源，其中主要起始动脉及其分支的出现率见表 2-9-2。

从表 2-9-2 可见，颏下动脉和颈横动脉均有分支到颈阔肌，面动脉和甲状腺上动脉大部发支到颈阔肌，以上这 4 条动脉为最主要的动脉来源，其余的出现率未超过半数。

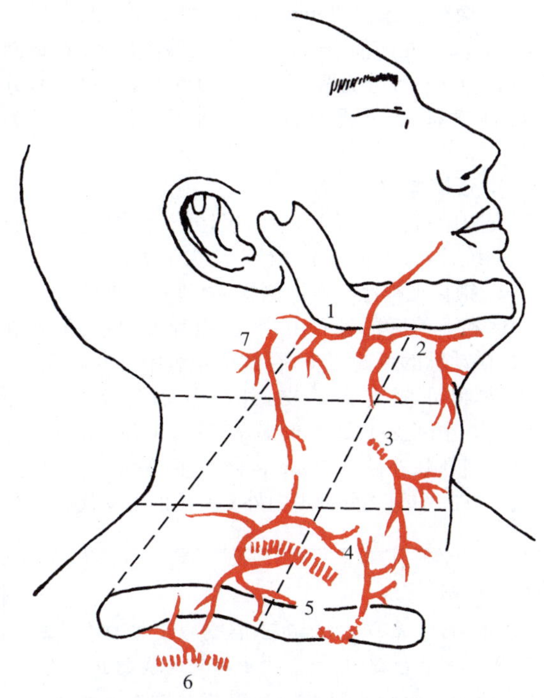

图 2-9-31 分布于颈阔肌的主要动脉

1. 面动脉;2. 颏下动脉;3. 甲状腺上动脉;4. 颈横动脉;5. 肩胛上动脉;6. 胸肩峰动脉;7. 颈外动脉胸锁乳突肌支

表 2-9-2 分布于颈阔肌的主要动脉

起始动脉	出现率(%)	外径(mm)		
		最小	最大	平均
颏下动脉	100	0.36	1.09	0.63
颈横动脉	100	0.45	1.45	0.80
面动脉	90	0.55	1.64	0.79
甲状腺上动脉	87	0.36	1.09	0.68
胸肩峰动脉	50	0.36	1.45	0.74
肩胛上动脉	43	0.36	0.91	0.60

1. 面动脉 a. facialis 面动脉在转向面部时发 1~2 支到颈阔肌,起端外径为 0.79mm。大部分向后下走行(90%),只有少数分支行向前下方,分布于上中区、上前区、中前区和上后区,血管蒂长度为 1.48cm。

2. 颏下动脉 a. submentalis 从面动脉发出,向前走行于下颌下腺和二腹肌前腹深面,发 1~3 支到颈阔肌。这些支下行达浅面,大多数(95.2%)分布于上前区,少数分布于中前区,血管蒂长 1.62cm。

3. 甲状腺上动脉 a. thyroidea superior 甲状腺上动脉大多数(87%)发支到颈阔肌。这些支往往来自甲状腺上动脉的腺支,沿胸锁乳突肌的内侧缘或穿过该肌到达颈阔肌。该动脉多分布于下前区、中前区,有的还分布于上前区、中中区,甚至分布于锁骨内侧端的下方,血管蒂长度为 2.4cm。

4. 颈横动脉 a. transversa colli 颈横动脉外径为 2.06mm,发 1~4 支到颈阔肌。颈横动脉颈阔肌支的外径平均 0.80mm,比其他动脉的颈阔肌支为粗(见表 2-9-2)。动脉分布于中区和下前区。血管蒂长度为 2.4cm。

5. 肩胛上动脉 a. suprascapularis 肩胛上动脉颈阔肌支多分布于下前区,少数分布于下中区。

6. 胸肩峰动脉 a. thoracoacromialis 胸肩峰动脉颈阔肌支主要分布于锁骨中点的下外方和下内方,即颈阔肌的下缘附近,故此支对整个颈阔肌的滋养范围,不如上述几条来源的动脉支大。

7. 颈外动脉的胸锁乳突肌支 **ramus sternocleidomastoideus** 此支发出的颈阔肌支分布情况与胸锁乳突肌的位置关系密切,大多数分支分布于下颌角附近,少数分支布于中前区和下前区。

8. 其他动脉 耳后动脉 a. auricularis posterior 和**枕动脉** a. occipitalis 的颈阔肌支,皆分布在上后区或颈阔肌的后缘附近;**舌动脉** a. lingualis 的颈阔肌支可代替或补充甲状腺上动脉分布于中前区;**甲状颈干** truncus thyrocervicalis 的直接颈阔肌支可代替肩胛上动脉分布于下前区;**胸廓内动脉** a. thoracica interna 的第一穿支,只分布于颈阔肌的下缘附近。

颈阔肌上前区主要由颏下动脉分布,上中区主要由面动脉分布,中前区主要由甲状腺上动脉分布,下前区由甲状腺上动脉、肩胛上动脉和颈横动脉共同分布,下中区主要由颈横动脉分布,上后区由颈外动脉的胸锁乳突肌支、耳后动脉、枕动脉、面动脉等分布,中区血管主干较少。

上述几种主要的皮动脉在钼靶 X 线片上,可见它们分支间有明显的吻合支。

(二) 颈阔肌肌皮瓣的静脉

颈阔肌肌皮瓣主要静脉是**颈外静脉** v. jugularis externa,此静脉自下颌角后方沿颈阔肌后缘向下行,入颈阔肌深面,向下指向锁骨中点或中点内侧,穿深筋膜汇入锁骨下静脉。在下颌角后方 1cm 处向锁骨中点作一连线,基本上代表颈外静脉的体表投影。颈外静脉 63%为一条主干;13%其上端分叉为两支;7%下端分叉为两支;7%上、下端都分叉为两支。有关颈外静脉的变异,在术前可进行检查,做出手术方案。

颈外静脉沿途收纳来自皮肤和颈阔肌的属支,其中沿面神经颈支向后行的一支小静脉,较其他属支略粗而常见。

三、颈阔肌肌皮瓣的神经

该肌皮瓣的神经有面神经的下颌缘支和颈支；颈丛的颈横神经，锁骨上神经的内侧支、中间支和外侧支。

1. 面神经下颌缘支 **ramus marginalis mandibulae** 据统计，50％下颌缘支走行于下颌角稍上方；37.5％与下颌角平齐；12.5％则行于下颌角稍下方。多数下颌缘支向前行于面动脉的浅面，少数下颌缘支行于面动脉的深面。部分下颌缘支分为两支，分别行于面动脉浅、深面。下颌缘支外径为 1.2mm，由于下颌缘切口较为常用，而下颌缘支关系到口角平衡，如不慎损伤，对功能和面容影响较大，故下颌缘切口直在下颌角下方 1cm 处，较为安全。

2. 面神经颈支 Ramus colli　颈支在下颌角后方 0.3～1.9cm 处向前下行，绕下颌下腺的后下缘，指向舌骨。颈支一般分为两小支(92％)或三小支(8％)，分别与颈横神经交通和行向上前区。颈支外径为 1.14mm。

3. 颈横神经　为颈丛的分支，一般在中后区和中中区交界附近向前行，达中前区，并与面神经颈支交通。据统计，成人神经干外径平均为 1.65cm。

4. 锁骨上神经　有内侧支，中间支和外侧支。在下中区和下前区的锁骨上窝处，锁骨上神经、颈外静脉、颈横动脉的颈阔肌支，在结缔组织中常互相交织。内侧支和外侧支为单支，外径分别为 1.3mm 和 1.5mm。中间支 47％为单支，外径为 1.5mm，37％有一总干，较粗(外径 2.0mm)，再分为两支，13％有独立两支，3％的中间支分别由内外支发出的细支代替。

颈阔肌肌皮瓣的临床应用

临床上在颈部手术做皮肤切口时，应考虑颈部动脉的分布，为了减少皮缘坏死，在切口上方应含有颏下动脉、面动脉和枕动脉等；在切口下方应含有颈横动脉和肩胛上动脉，使切口上皮瓣呈短的围裙状(即呈“U”字形)。颈横动脉和**甲状腺上动脉**可用作颈阔肌肌皮瓣的蒂。以颈横动脉为蒂做颈部游离皮瓣也很好，因为颈横动脉的颈阔肌支出现率为 100％，外径平均 0.8mm。其起点以锁骨中点上方 2.5cm 处为圆心，半径为 1cm 的范围内，多能找到该支，当吻接肌支有困难时，可改用颈横动脉主干(外径 2.1mm)。因而颈横动脉为颈阔肌肌皮瓣的良好血管蒂。甲状腺上动脉也可作为该肌皮瓣的血管蒂，由于甲状腺上动脉的颈阔肌支出现率较高(87％)；可取较长的血管蒂；左、右侧之间吻合支丰富，故切取范围可超过中线。另外，甲状腺上动脉位置比较表浅，切取较易。如能缝接颈横神经或锁骨上神经的分支，将使游离移植的颈阔肌肌皮瓣具有感觉，从而使手术效果更好。

主要参考文献

陈漠训. 1959. 膈神经与副膈神经的分类与变异. 解剖学报，4：165

程耕历. 1984. 颈阔肌肌皮瓣及其蒂的巨微解剖. 第三军医大学烧伤整形专辑

邓道钧. 1961. 中国人锁骨下动脉分支的调查. 安徽医学院学报，1：82

傅志良. 1965. 甲状腺上动脉及甲状腺奇动脉. 解剖学通报，2：33

高华令. 1958. 国人锁骨下动脉分支类型. 解剖学报，3：85

黄瀛. 1964. 国人膈神经与副膈神经的起源及与颈交感神经的联系. 解剖学通报，1：84

姜凯采，黄瀛. 1960. 国人臂神经丛的类型. 解剖学报，5：78

雷琦. 1963. 国人臂神经丛及其有关血管的观察. 解剖学报，6：372

李吉，刘曜曦. 1964. 小儿颈神经襻的形成及其分支. 解剖学报，7：14

李墨林. 1956. 国人体质解剖学及人类学的研究. Ⅳ. 颈外动脉系. 哈尔滨医科大学学报，2：35

李香瑞. 1985. 颈阔肌肌皮瓣的应用解剖学. 临床应用解剖学杂志，3：166

李旭光. 1964. 国人胸导管的观察. 中国解剖学会学术讨论会论文摘要Ⅰ，159

刘正津，钟世镇. 1965. 颈外动脉及其分支的观察. 解剖学通报，2：13

马鸿昭. 1959. 国人臂丛的检查与统计. 解剖学报，4：84

毛增荣. 1966. 胸导管的形态结构. 解剖学报，9：349

丘明. 1964. 国人臂丛类型的调查. 中国解剖学会学术讨论会论文摘要，222

沈阳医学院编. 1974. 实用手术学(普通外科、泌尿分册). 见：沈阳医学院编. 实用手术学(普通外科、泌尿分册). 沈阳：辽宁人民出版社，80

石义生，余延令. 1965. 颈外动脉结扎术与解剖关系. 中华耳鼻喉科杂志，11：188

谭允西. 1964. 国人舌下神经襻的观察. 青海医学院学报，1：39

屠业骏，林春业. 1965. 头颈部恶性肿瘤抗癌药物灌注疗法.

中华外科杂志,13:3
王永豪. 1958. 舌下神经襻之形成及其变异. 解剖学报,1:89
王志曾,梅璞. 1978. 颈交感干神经节的观察. 中国解剖学会学术年会论文汇编,74
魏宝林,瘳瑞. 1982. 舌下神经襻的观察. 解剖学通报,5(增刊):234
奚树藩. 1962. 颈外动脉的起始部位及其颈部的主要分支. 安徽医学院,5(4):295
夏忠圣. 锁骨下动脉分支的初步观察. 中国解剖学会学术年会论文汇编Ⅰ
姚家庆. 1959. 颈部交感神经节及其交通支. 解剖学报,4:199
姚作滨. 1955. 膈神经与副膈神经的调查统计. 解剖学报,1:301
叶铮. 1964. 甲状腺的动脉供应. 中国解剖学会学术讨论会论文摘要Ⅰ,86
余哲. 1964. 国人锁骨下动脉分支调查. 中国解剖学会学术讨论会论文摘要,89
张立成. 1984. 颈阔肌肌皮瓣的显微外科解剖. 解剖学杂志,9:262
张生贵,丁永善. 1978. 国人颈总动脉及颈外动脉主要分支的观察. 中国解剖学会学术年会论文汇编,207
张为龙. 1965. 中国人主动脉弓的分支类型. 解剖学报,8:52
张郢华,林元问. 1982. 胸锁乳突肌的血管神经. 解剖学通报,5(增刊):254
中国解剖学会体质调查组编. 1986. 中国人体质调查. 见:中国解剖学会体质调查组编. 中国人体质调查. 上海:上海科学技术出版社,352
中国解剖学会体质调查组编. 1986. 中国人体质调查. 见:中国解剖学会体质调查组编. 中国人体质调查. 上海:上海科学技术出版社,353
祝明芳. 1978. 膈神经与副膈神经(颈段)的观察. 中国解剖学会学术年会论文汇编,279
Attie JN. 1971. Elective neck dissection in papillary carcinoma of the thyroid. Amer J Surg, 122: 464
Coleman JJ. 1982. The platysma musculocutaneous flap: clinical and anatomic considerations in head and neck reconstruction. Am J surg, 144: 477
Coleman JJ. 1983. The platysma musculocutaneous flap: experience with 24 cases plast Recenstr Surg, 72: 315
Gilmour IR. 1938. The gross anatomy of the parathyroid glands. J Path Bact, 46: 133
Hurwitz DJ. 1983. The anatomic basis for the platysma skin flap. Plast Reconstr surg, 72: 302
Perzik SL. 1976. Surgery in thyroid disease. In: Perzik SL ed. Surgery in thyroid disease. Stratton international medical book corporation. New York: Stratton International medical Book Corporation, 86
Tompson NW. 1970. Complications of total thyroidectomy for carcinoma. Surg Gynec Obstet, 131: 861

第三篇 胸　　部

第十章　胸部解剖概述

胸部位于颈部与腹部之间，其上部的两侧与上肢相连。此部由胸骨、肋和胸椎构成骨性支架（胸廓）。肋与肋之间为肋间隙，其中有肋间肌，胸廓的外面覆盖有连接上肢的肌肉及背部固有肌，内面衬以胸内筋膜共同构成胸壁。由胸壁和膈围成的腔隙称为胸腔，内含呼吸系统、循环系统以及其他系统的重要器官。

第一节　境界与体表标志

一、境　界

胸部前面由胸骨的颈静脉切迹、锁骨上缘和肩胛骨的肩峰之间的连线与颈部为界；后面以第7颈椎棘突至肩峰之间的连线与项部为界；上外方以三角肌前、后缘与上肢为界；下方借左、右肋弓，第11和12肋以及第12胸椎棘突与腹部为界。

二、体表标志

1. 胸骨颈静脉切迹　平第2胸椎体下缘，临床上常以此切迹为标志检查颈段气管是否移位。

2. 胸锁关节　此关节的后方有锁骨下静脉与颈内静脉汇合成头臂静脉；在右侧有头臂动脉分成颈总动脉与锁骨下动脉；在左侧有左颈总动脉与左锁骨下动脉。

3. 胸骨角　为胸骨柄与胸骨体连结处，突向前，在皮下容易摸到。胸骨角的两侧连接第2肋软骨，计数肋骨时常以此角为标志。其后方平对第4、5胸椎体之间。胸骨角平面正对气管分叉、主动脉弓的起端与止端、心脏上界以及食管的左支气管压迹。

4. 肩胛骨　肩胛骨上角对第2肋；下角对第7肋或第7肋间隙。

5. 胸椎棘突　第7颈椎棘突特别隆起，可以此为标志向下计数各胸椎棘突。

6. 肋骨　除第1肋外，其余各肋均能摸到。

7. 胸骨下角　即左、右肋弓所夹之角，其顶点为剑突。此角的大小与人的体形有关，一般为70°。

第二节　标　志　线

为了确定胸腔脏器的位置和便于诊断及治疗，常在胸部作以下一些标志线（图3-10-1～图3-10-3）。

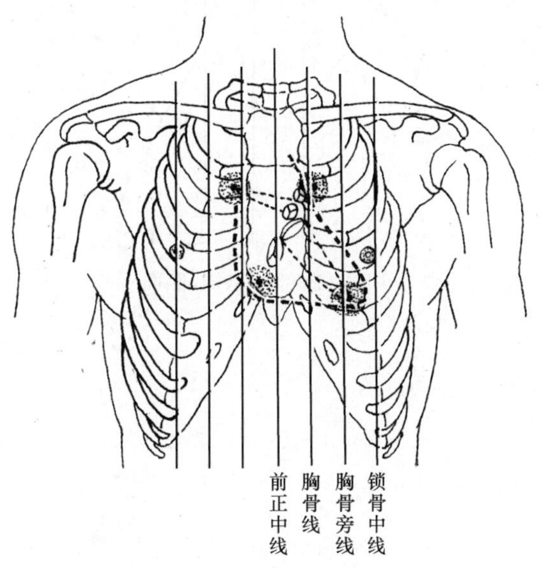

图3-10-1　胸部标志线（前面观）

1. 前正中线 linea mediana anterior　相当于胸骨的正中垂线。

2. 胸骨线 linea sterni　沿胸骨两侧缘（最宽处）所作的垂线。

3. 锁骨中线 linea medioclavicularis　通过锁骨中点向下引的垂线。

4. 腋前线 linea axillaris anterior　沿腋前襞所作的垂线。

5. 腋中线 linea axillaris media　由腋窝最高点向下引的垂线。

6. 腋后线 linea axillaris posterior　沿腋后襞所作的垂线。

7. 肩胛线 linea scapu(aris)　两臂下垂时，通过肩胛骨下角所画的垂线。

8. 脊柱旁线 linea paravertebralis 沿各胸椎横突外端所画的连线。

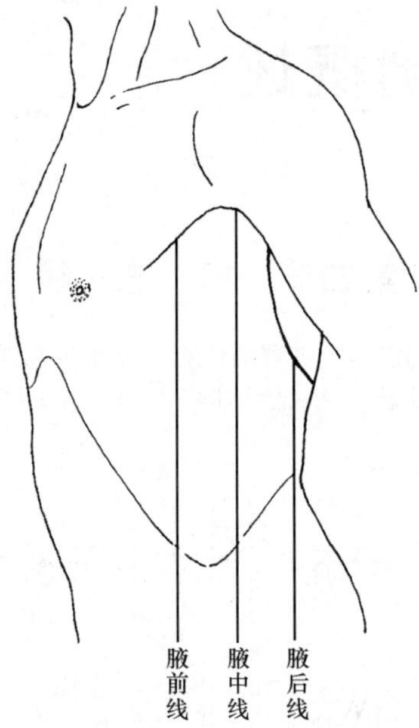

图 3-10-2 胸部标志线(侧面观)

9. 后正中线 linea mediana posterior 沿各胸椎棘突尖所作的垂线。

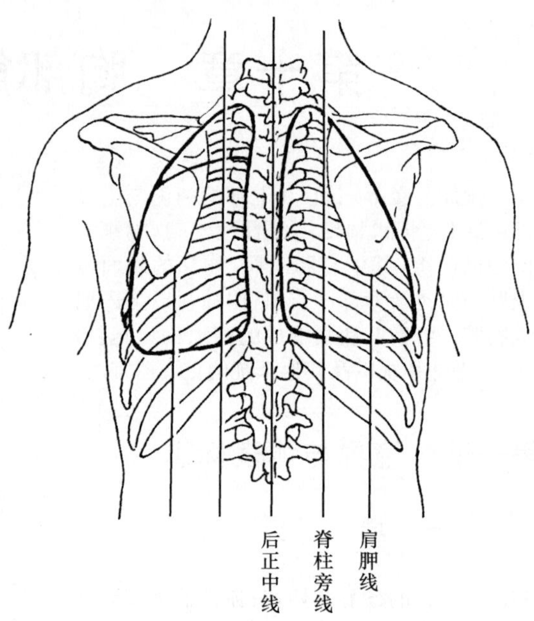

图 3-10-3 胸部标志线(后面观)

第十一章 胸 壁

胸壁是以骨性胸廓为支架，覆盖和填充着皮肤、浅筋膜（皮下组织）、深筋膜、肌层、胸内筋膜和壁胸膜等几层软组织。骨性胸廓或称胸廓 thorax 是由 1 个胸骨、12 对肋骨及肋软骨、12 个胸椎借骨连结组成。经胸廓上口与颈根部相通，胸廓下口由膈封闭。根据胸壁各部结构的特点，可划分为胸骨部、肋骨部和乳腺部三部分。

第一节 胸 骨 部

胸骨部位于胸壁前面的正中部，其境界相当于胸骨的周围各缘。**胸骨** sternum 为一长方形的扁平骨，可分为柄、体和剑突三部。上部的胸骨柄呈六边形，是胸骨中最厚和最宽的部分，其上缘游离称颈静脉切迹，在颈根部皮下容易触知，两侧各有一个凹陷，与锁骨的胸骨端（内侧端）构成胸锁关节。在该处胸骨柄的外面有胸锁乳突肌的胸骨头附着，胸骨柄的内面有胸骨舌骨肌和胸骨甲状肌附着。胸骨柄的左右侧缘各有一个切迹，与第 1 肋的肋软骨结合。胸骨柄的下缘与胸骨体相接，在连接处构成一条稍向前凸的横线，侧面观呈向前突出的钝角称**胸骨角** angulus sterni，角的两端与第 2 肋软骨相接，故胸骨角可作为计数肋骨的标志。胸骨体的前面平坦，侧缘有 6 个切迹，分别与第 2～7 肋软骨构成胸肋关节。胸骨体的下端连一骨片名剑突，具有多种形态，且有常年保持为软骨性者。

胸骨肿瘤的手术

胸骨的原发性肿瘤多为恶性(83.3%)，且多发生在胸骨柄部。如无转移均可手术治疗。恶性者应广泛切除，两侧可切除胸锁关节。切线应距肿瘤边缘 5cm 以上，肿瘤较小时可保留胸大肌以及筋膜。切除后的缺损部可将两侧胸大肌筋膜进行缝合，不需用任何代替物修补局部。肿瘤较大时则需广泛切除，胸壁缺损可采用带孔有机玻璃板、涤纶布、转移皮瓣等代替物进行修补。

胸骨部表面的皮肤很薄，移动性较小。浅筋膜内含有少量的脂肪，胸骨前面的两侧有胸大肌的胸肋部肌纤维起始，覆盖于胸大肌表面的胸固有筋膜浅层和一部分胸大肌腱的纤维，在胸骨正中部互相交织，并与胸骨骨膜愈合，构成致密的板状结构，与胸骨牢固地结合在一起，难以剥离。剑突和第 5～7 肋软骨的表面有腹直肌附着，剑突下端与腹白线相连。胸骨的骨松质特别发达，内含丰富的红骨髓，因胸骨的位置表浅，临床上有时在此处作胸骨穿刺。胸骨体下部和剑突的内面有胸横肌起始，其肌束斜向外上方，止于第 3～6 肋骨及肋软骨的结合处，收缩时可降肋，助呼气。剑突的后面还有膈的胸骨部纤维起始。胸骨的内面铺盖着一层致密的结缔组织膜，称为**胸内筋膜**，此筋膜与壁胸膜之间还有一层疏松的结缔组织。胸骨后面的壁胸膜为肋胸膜的一部分，两侧的肋胸膜在靠近正中线处向后反折成纵隔胸膜，其反折线即胸膜前界。由于左、右肋胸膜反折的部位略有不同，故在胸骨后面铺盖的范围左、右也有差异。左、右胸膜前界的走行线是：从两侧胸锁关节斜向内下方至胸骨角中点处、两侧的胸膜靠拢并下行至第 4 肋软骨高度，以后两侧胸膜逐渐分开，右侧者继续下行至胸骨体下端，斜向外下方经第 6 胸肋关节移行于胸膜下界；左侧者沿第 4 肋软骨斜向外下方，经第 5 肋软骨至第 6 肋软骨中点移行于胸膜下界。两侧的胸膜前界在上、下端彼此是分开的，且存在着一定的间隙。上方的间隙位于胸骨柄的后方称为**上胸膜间区**，其中充填着胸腺遗迹（成年人）和结缔组织；下方的间隙位于胸骨体左侧半和第 4、5 肋间隙前端的后方，称为**下胸膜间区**（或心包区）。因此处的心包浅面直接与胸前壁相贴，无胸膜覆盖，临床上在第 4、5 肋间隙前端沿胸骨缘处可进行心包穿刺。但据资料记载，左侧的胸膜前界从胸骨角后方中点处开始，稍偏左侧沿着胸骨左半部的后面下降，不超过左胸骨线者占 42%，故在第 4、5 肋间隙前端沿左胸骨缘进行心包穿刺，仍有刺破胸膜的危险，以在左侧剑肋角处进行心包穿刺较为安全。

胸骨骨折的手术

胸骨骨折引起异常呼吸,可导致心肺功能衰竭,应迅速行胸骨牵引术。可在局麻下沿凹陷的胸骨左右缘肋间隙各做一长1～2cm的切口,用止血钳紧贴胸骨缘向胸骨后方分离肋间肌,然后改用十二指肠钳分离至对侧,由对侧胸骨外缘切口穿出,借此钳带入一根粗钢丝,将其两端拧在一起,然后进行牵引(图3-11-1)。用钳分离时应紧贴胸骨外缘及胸骨后壁,以防损伤胸廓内动、静脉及壁层胸膜。

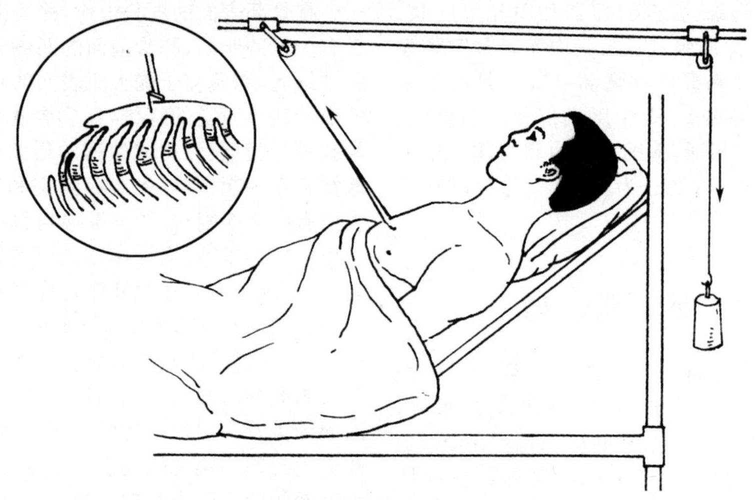

图3-11-1 胸骨牵引示意图

漏斗胸的手术

漏斗胸是一种胸骨的凹陷型畸形,轻者可不予手术,漏斗胸指数(F_2I)>0.25的病人均应早期手术。手术时期一般在4～6岁为宜。否则随年龄增大脊柱发生侧弯,呼吸和循环系统症状渐重,手术效果差。手术以腹直肌蒂胸骨翻转术为佳。采用腹壁上动脉作为胸肋板的供血血管。男性病人可经胸正中切口。女性病人可于乳房下方做两个弧形切口,将胸大肌连同表面皮肤一并从胸壁向两侧游离,显露出胸肋骨凹陷部分。然后从左侧凹陷肋软骨外方约0.5cm处切开骨膜,结扎切断有关肋间血管、肋软骨及肋间肌。自第3～7肋软骨由下而上逐一切断,在凹陷的胸骨柄起始部切断胸骨,同时结扎切断胸廓内动、静脉,再顺次切断右侧第3～7肋软骨及肋间肌。提起胸肋片,轻轻将其与纵隔分离,注意勿损伤后方的纵隔胸膜,否则将产生气胸。然后将胸肋片以腹直肌蒂为轴,旋转180度使胸骨凹陷部翻转到胸前面。适当游离腹直肌蒂(长约4cm),如果腹直肌蒂部较短,旋转弧度大,蒂部中的腹壁上动、静脉张力增加,易引起淤血。然后将胸肋片与胸骨、肋骨用不锈钢丝缝合。肋软骨部可用尼龙丝线缝合固定。手术的关键是要充分保护好腹壁上动、静脉,腹直肌蒂部要游离出足够长度以防止张力过大影响血运。

第二节 肋 骨 部

肋骨部的境界相当于胸廓的肋骨及肋软骨部分,可划分为胸前壁(腋前线以前的部分)、胸侧壁(腋前、后线之间的部分)和胸后壁(腋后线以后的部分)三部分。

一、皮 肤

胸壁各部皮肤的厚度不同,胸前壁皮肤较薄,胸后壁的较厚,最薄的部位是胸侧壁、腋窝、锁骨下窝、乳头部和胸骨部。

皮肤的血液供应来自许多皮动脉。这些动脉位于浅筋膜内,按照胸部的不同区域发自不同的血管。胸前壁的皮动脉发自胸廓内动脉的前穿支、肋间后动脉的外侧皮支的前支；胸侧壁的皮动脉发自肋间后动脉的外侧皮支和胸外侧动脉；胸后壁的皮动脉发自肋间后动脉的后支和外侧皮支的后支。

皮肤的静脉较动脉复杂，在皮肤的深面可分为上、下重叠的四个静脉网。血液从第 4 个网(位于真皮与浅筋膜之间)注入浅筋膜中的皮下静脉(浅静脉)。

胸部皮肤的神经分布：除胸部前面上部的皮肤由颈丛分支(颈皮神经和锁骨上神经)分布外，大部分的皮肤是由胸神经的前支(肋间神经)分布。胸后壁的小部分皮肤由胸神经后支分布。胸部皮肤的神经分布呈现明显的节段性。上 6 对肋间神经的皮支分布于相应胸壁的皮肤；下 5 对肋间神经和肋下神经的皮支除分布胸壁皮肤外，还分布到腹壁皮肤。每条神经皮支的分布区域形似条带，按神经的序数从上向下依次排列(图 3-11-2)。临床上常依此来检查感觉障碍的节段，通常依以下标志来确定神经的节段：胸骨角平对第 2 胸神经；乳头平面相当于第 4 胸神经；剑突平面相当于第 6 胸神经；肋下平面相当于第 8 胸神经；脐平面相当于第 10 胸神经；耻骨联合与脐连线中点平面相当于第 12 胸神经。需要注意的是，肋间神经在皮肤上的分布呈羽状重叠，即相邻的神经分布区互相重叠。当一条神经损伤时，其感觉障碍并不明显，若 2～3 条以上的神经受损时，则出现一个节段范围的皮肤感觉减退或消失。

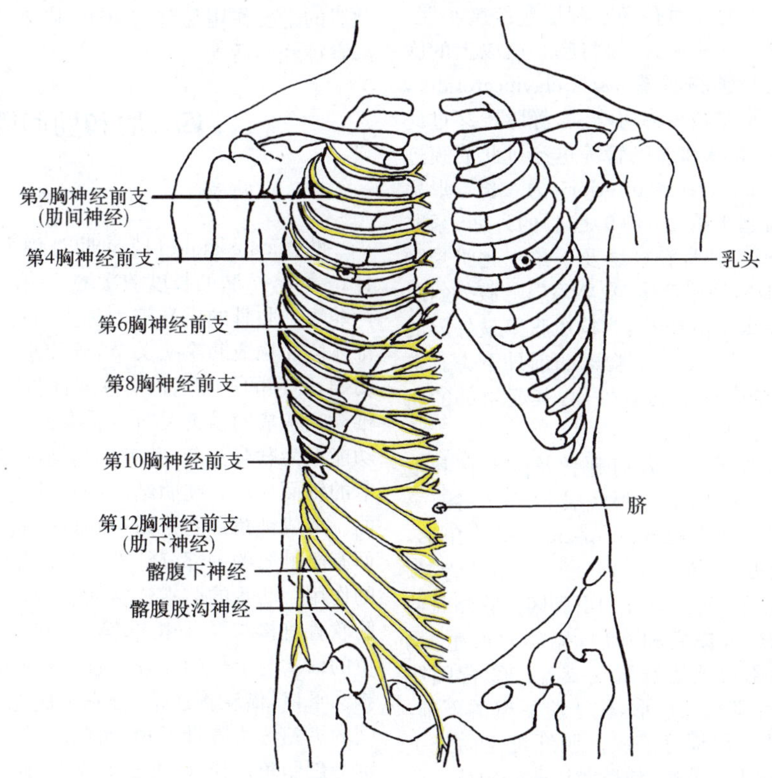

图 3-11-2　胸腹前外侧壁的神经

二、浅筋膜(皮下组织)

胸部浅筋膜内含有的脂肪组织依性别、年龄和部位而有差异。胸部前外侧面的脂肪组织含量较多，正中部则较少。女性胸部前面的浅筋膜分为两层，从前、后方包绕着乳房。浅筋膜内的动脉及皮动脉皆发自同一动脉。浅静脉在胸部浅筋膜内构成静脉网，并与腹部浅筋膜内的浅静脉网有广泛吻合。起于脐周静脉网的胸腹壁静脉沿胸侧壁上升，至腋窝注入胸外侧静脉，然后注入腋静脉。当下腔静脉的血液回流发生障碍或门静脉高压症血液循环发生障碍时，腹部的静脉血可通过胸腹壁的静脉吻合注入上腔静脉系统，此时胸部的浅静脉呈现明显地扩张。

浅筋膜内的神经与皮肤的皮神经来源相同。

三、肌　　层

胸前壁的浅层肌有：①**胸大肌** m. pectoralis major：位于胸前壁的上部，是宽大的扇形肌肉。其肌纤维起于锁骨内侧半、胸骨和上6个肋软骨以及腹直肌鞘等处。向外侧汇合成扁腱，止于肱骨大结节嵴，其支配神经为臂丛的胸前内侧神经和胸前外侧神经。覆盖于胸大肌浅面和深面的深筋膜，分别称为胸部固有筋膜浅层和深层，构成胸大肌鞘；②**胸小肌** m. pectoralis minor：位于胸大肌的深面，起于第3～5肋骨，向外上方附着于肩胛骨的喙突。其支配神经为胸前内侧神经；③**锁骨下肌** m. subclavius：为一小肌，起于锁骨下面，向内下方止于第1肋软骨。胸部固有筋膜深层包绕胸小肌，向上附着于肩胛骨喙突和锁骨，故将胸小肌以上的胸固有筋膜深层称为**喙锁胸筋膜** fascia clavipectoralis，分布到胸大肌的胸前神经和胸肩峰动、静脉皆穿过此筋膜，从上肢来的头静脉和淋巴管等也穿过此筋膜进入腋窝；④**前锯肌** m. serratus anterior：为一长方形扁肌，以8～9个肌齿起于第1～8(9)肋骨的外面，紧贴胸廓走向后方，止于肩胛骨脊柱缘及下角。此肌受胸长神经支配，前锯肌瘫痪可产生“翼状肩”；⑤**腹外斜肌** m. obliquus abdominis externus：为构成腹壁最外层的一块扁肌，其上1/3部分覆盖于胸廓的前外下方。本肌以8个肌齿起于第5～12肋骨外面，其起始部的肌齿与前锯肌的肌齿互相交错。

胸后壁的肌层由于存在着肩胛骨及附着在其上面诸多的肌肉，结构显得复杂。最浅层上、下方各有一块宽阔的扁肌，即：①**斜方肌** m. trapezius：呈三角形，位于胸后壁的内上方，两侧合成斜方形。起自枕骨、颈椎和胸椎的棘突；止于锁骨、肩峰和肩胛冈。收缩时使肩胛骨向脊柱靠拢，可提肩和降肩，瘫痪时产生“塌肩”。此肌受副神经和颈丛的肌支支配。②**背阔肌** m. latissimus dorsi：略呈三角形，位于胸后壁的下部，起于下6个胸椎棘突和腰背筋膜。肌纤维走向外上方，以扁腱止于肱骨小结节嵴，使肱骨内收和内旋。此肌受胸背神经支配。③**肩胛提肌**：起自上位颈椎横突，止于肩胛骨的内侧角，收缩时可上提肩胛骨。此肌受臂丛的肩胛背神经支配。④**冈上肌**：位于冈上窝内，横行向外，止于肱骨大结节的上部。⑤**冈下肌**：位于冈下窝内，止于肱骨大结节的中部。⑥**小圆肌**：位于冈下肌的下方，起自肩胛骨腋缘的背面，止于肱骨大结节的下部。⑦**肩胛下肌**：位于肩胛骨的前面，起自肩胛下窝，向外上方止于肱骨小结节。冈上肌、冈下肌、小圆肌和肩胛下肌的肌腱从肩关节的上方、前方和后方包绕着肩关节，并与关节囊相愈着，对肩关节起着稳定作用。临床上称此四肌的肌腱为“肩袖”；⑧**大圆肌**：位于小圆肌的下方，起自肩胛骨下角的背面，向外上方与背阔肌共同止于肱骨小结节嵴；⑨**菱形肌**：呈菱形，位于肩胛提肌的下方，起自下位颈椎和上位胸椎的棘突，向外下方止于肩胛骨的脊柱缘，可上提和内收肩胛骨；⑩**上后锯肌**：为一薄片肌肉，位于菱形肌的深面。起自颈椎和胸椎棘突，向外下方止于第2～5肋的后面，可提肋。与此肌相对应的有下后锯肌，位于背阔肌的深面，以腱膜起自胸椎和腰椎棘突，向外上方止于第9～12肋的后面，可降肋。胸后壁的深层肌称为背深肌或背部固有肌。其中主要为骶棘肌，还有众多的短肌。**骶棘肌**位于躯干背面的内侧半，起于骶骨和髂嵴，肌纤维沿脊柱两侧上行至颅，沿途有广泛的起点和止点。此肌的主要作用是竖直躯干，其神经支配是锁、胸、腰部脊神经的后支。

四、肋和肋间隙

（一）肋骨

肋骨 os costale：12对肋骨均为长而弯曲的扁平骨。第1～7肋的长度依次增长；第8～12肋的长度逐渐缩短。肋骨的后端膨大称为肋骨小头，与相应的胸椎体侧面构成肋小头关节，延续小头的部分较窄称为肋颈，肋颈的外侧后面有隆起称肋结节，其关节面与胸椎横突构成肋横突关节。肋小头关节和肋横突关节在功能上为联合关节，肋骨的运动即沿着纵贯这两个关节的轴而活动。在肋结节的稍外侧，肋骨体向前方弯曲。形成钝角称**肋角** angulus costae，肋角处的肋骨后面有骶棘肌的一部分纤维附着。有降肋和使躯干侧屈的作用。肋骨的前端连接肋软骨。第1～7对肋骨借肋软骨直接与胸骨相连，第8～10对肋骨的肋软骨，下位的依次与上位的相连，故两侧的第7～10肋软骨在胸廓下口，借软骨连接，分别组成左、右肋弓。两者之间的夹角称为**胸骨下角**，每侧肋弓与剑突之间的夹角称为**剑肋角**。12对肋骨构成11对肋间隙，肋间隙的宽度不尽相同。上位肋间隙较下位的宽，前部肋间隙较后部的宽。各部的宽度也可因姿势的改变而有变化。肋间隙由肋间肌封闭，其中有血管和神经通过。

（二）肋间肌

肋间肌包括肋间内、外肌和肋间最内肌三部分。

1. 肋间外肌 mm. intercostales externi　位于肋间隙的浅层，起自上位肋骨的下缘，斜向前下方，止于下位肋骨的上缘。此肌在肋软骨之间的部分变成腱膜，称为肋间外膜（或肋间外韧带），此肌的作用为提肋、助吸气。

> **肋骨肿瘤的手术**
>
> 肋骨的良性肿瘤可行局部切除，肋骨断端修剪成钝平，防止断端不整或过长，压迫周围组织而引起疼痛。恶性肿瘤切除的范围应包括邻近的上下肋骨、肋间肌及壁层胸膜。如肿瘤已侵及肺表面可合并局部切除，对第8肋以下的侧胸壁部分切除者，可用膈肌上提修补胸壁缺损，其他部位的肋骨切除后的胸壁缺损，可采用带孔有机玻璃板修补。

2. 肋间内肌 mm. intercostales interni 位于肋间外肌的深面，起自下位肋骨的上缘，斜向前上方，止于上位肋骨的下缘。此肌前方抵达胸骨侧缘，后方在肋角处变成腱膜，称为肋间内膜（或肋间内韧带），此肌的作用为降肋、助呼气。

3. 肋间最内肌 mm. intercostales intimi 位于肋间隙中部，肋间内肌的深面。肌纤维的走行方向与肋间内肌相同，作用也相同。因仅存在于肋间隙的中部，故走行在肋间内肌与肋间最内肌之间的肋间神经，在肋间隙的前部和后部直接与胸内筋膜和肋胸膜接触，胸膜炎时这部分肋间神经易受到刺激，可引起肋间神经痛（图 3-11-3）。

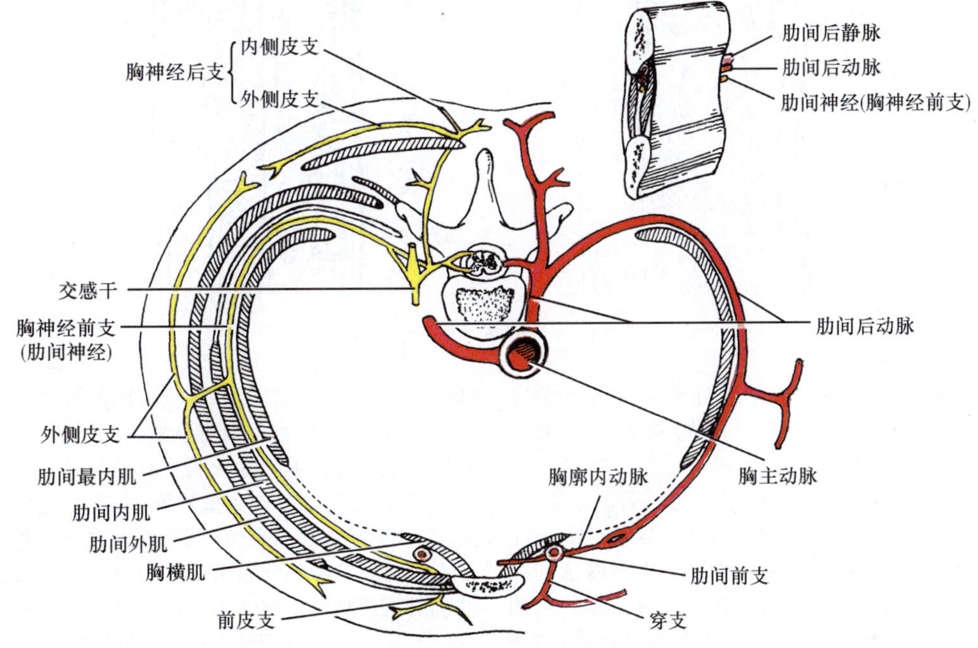

图 3-11-3 肋间后动脉和肋间神经

（三）肋间隙的血管和神经

1. 动脉 肋间隙组织的血液供应来自胸廓内动脉的肋间前动脉和胸主动脉的肋间后动脉。**胸廓内动脉** a. mammaria int 起于锁骨下动脉，发出后，经锁骨内侧端的后方进入胸腔。在胸骨缘外侧 1～2cm 处下降。经第 1～6 肋软骨的后面到达第 6 肋间隙，分为肌膈动脉和腹壁上动脉两终支。胸廓内动脉在下降过程中向上位 6 个肋间隙分别发出两条**肋间前动脉** aa. intercostales anteriores 或称肋间前支。它们在每个肋间隙内分别沿着上位肋骨的下缘和下位肋骨的上缘向外侧走行，与相应的肋间后动脉及其副支吻合。胸廓内动脉在每个肋间隙前端处发出一条前穿支，与肋间神经的前皮支伴行，穿经肋间隙分布于胸前壁的浅筋膜和皮肤。肌膈动脉沿肋弓的后面走向外下方，向下位 5 个肋间隙分别发出两条肋间前动脉，其走行与胸廓内动脉的肋间前动脉相似。**肋间后动脉** aa. intercostales posteriores 通称肋间动脉，共 11 对。其中，第 1～2 对发自锁骨下动脉肋颈干的最上肋间动脉，供应上位两个肋间隙；第 3～11 对发自胸主动脉的后壁，供应第 3～11 肋间隙；另 1 对发自胸主动脉，走在第 12 肋的下方称肋下动脉。肋间后动脉发出后在肋骨小头下缘附近分为前、后两支。后支较小，与胸神经后支伴行穿经胸后壁，分布于背部的肌肉和皮肤，并有分支到脊髓。前支较大，为肋间后动脉本干的延续，在肋角前走在肋间隙的上部，到肋角后则沿肋骨下缘的肋沟走在肋间内肌与肋间最内肌之间，与肋间静脉和肋间神经伴行，排列的次序从上向下为静脉、动脉和神经。肋间后动脉在肋角附近还发出一条较小的副支（或称肋骨上支），沿下位肋骨的上缘向前走行，两血管的末端在胸前壁分别与胸廓内动脉和肌膈动脉的肋间前动脉吻合。胸腔穿刺时，为避免刺伤动脉本干，在肋角外侧，可沿下位肋骨的上缘刺入（通常在腋后线第8～9肋间隙进行）；在胸前壁，应在肋间隙中部（即在上、下两肋骨之间的中央部分）进行（图3-11-4）。

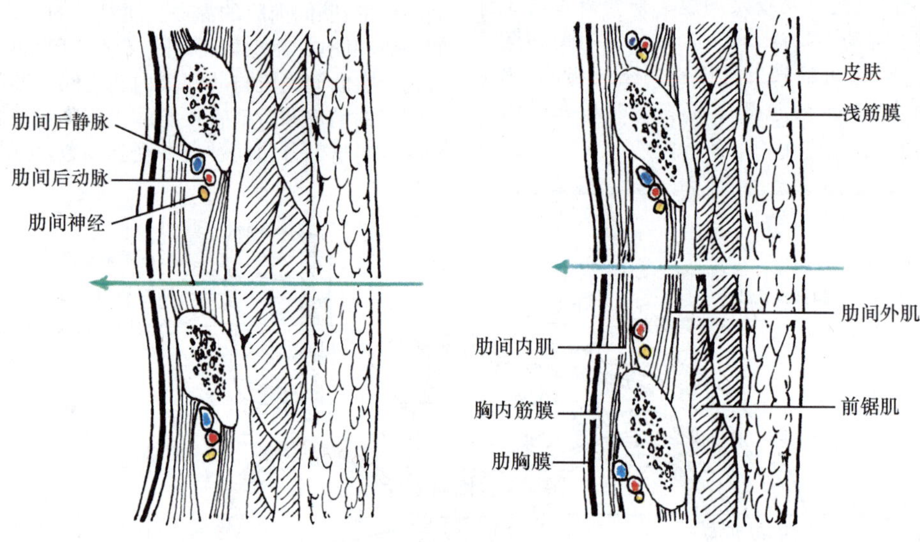

图3-11-4　胸膜腔穿刺的部位

此外，肋间后动脉在腋中线处发出一条外侧穿支，与肋间神经的外侧皮支伴行，穿经胸侧壁，分布于胸侧壁的浅筋膜和皮肤。

2. 静脉　每个肋间隙内的静脉与同名动脉伴行。肋间前静脉向前注入胸廓内静脉；肋间后静脉向后注入奇静脉和半奇静脉。**胸廓内静脉**由肌膈静脉和腹壁上静脉汇合而成，初为两条，沿胸廓内动脉的两侧上行，至上端合成一干，左侧者注入左头臂静脉，右侧者注入上腔静脉。左侧的肋间后静脉注入半奇静脉和副半奇静脉；右侧的肋间后静脉注入奇静脉。约在第7～10胸椎高度，半奇静脉向右横过脊柱注入奇静脉。在第3～5胸椎高度，奇静脉向前注入上腔静脉。上位两个肋间隙内的肋间后静脉，通过最上肋间静脉分别注入左、右头臂静脉。

3. 神经　分布于肋间隙组织的神经来自上11对胸神经的前支，走在11对肋间隙内称为**肋间神经**。第12对胸神经的前支走在第12肋的下方称为**肋下神经**。上6对肋间神经进入相应的肋间隙，沿肋间动脉的下方走行。在胸壁的后部位于肋间内膜与肋胸膜之间，继而进入肋间内肌与肋间最内肌之间，然后行于胸骨缘附近，其末梢支称为前皮支，与胸廓内动、静脉的前穿支伴行，穿经肋间内肌、肋间外膜、胸大肌和胸部固有筋膜，分布于胸前壁的浅筋膜和皮肤。肋间神经在走行过程中除发出肌支到肋间内、外肌和肋间最内肌外，还发出分支到壁胸膜，在腋中线附近发出外侧皮支，穿经胸侧壁分布于胸侧壁的浅筋膜和皮肤。下5对肋间神经除分布至胸壁外，还至腹壁的前外侧群腹肌、腹膜壁层、腹壁的浅筋膜和皮肤。在胸部的走行与上6对肋间神经基本相同，到肋间隙的前端处经肋弓的深面进入腹壁，走在腹内斜肌与腹横肌之间，穿经腹直肌鞘和腹直肌后，其末梢支成为腹部的前皮支。

五、胸内筋膜

胸内筋膜为一层致密的结缔组织膜，铺贴在胸廓的内面。在不同的部位，其厚度并不一致，在胸骨后面、肋软骨和肋间内肌内面的胸内筋膜比较发达；肋间隙后部及脊柱部位的胸内筋膜比较薄弱。胸内筋膜向下覆盖于膈的上面，成为膈上筋膜；向上覆盖于胸膜顶的上面与颈筋膜深层一起参加胸膜顶的固定。胸内筋膜与壁层胸膜之间存在着一层疏松的结缔组织，名为**胸膜下蜂窝组织**。

肋骨结核的手术

麻醉宜用气管插管复合麻醉较好，以防术中剥破胸膜或病变与胸内沟通，便于进一步处理病灶。如果病灶局部皮肤受累或有窦道可行梭形切口，切除受累皮肤及窦道。肋骨结核多伴有胸壁软组织结核性脓肿。脓肿多呈哑铃形，一部分位于肋骨前软组织中，一部分位于肋骨后方壁层胸膜处，中间有一狭窄的窦道与脓腔沟通，病变的肋骨即位于窦道之中。肋骨结核术后复发原因多是没有彻底清除窦道，因此术中应将病变肋骨切除，同时应沿窦道将肋骨后方的脓腔及窦道彻底切除。但应注意勿损伤胸膜，如脓腔底部与胸膜或胸腔相通，应开胸手术彻底切除。如果不与胸腔沟通，可用刮匙彻底清除干酪样结核肉芽组织，露出新鲜组织创面方可，然后用周围的肌瓣填充创腔内，用肠线缝合固定处须加压包扎2～3周，以防止形成残腔。

第三节 女性乳房

一、形态和位置

成人女性乳房呈半球形，其基底部大部分位于胸大肌的表面，小部分位于前锯肌的表面。基底部的范围，上缘平第2或第3肋，下缘平第6或第7肋，内侧缘达胸骨旁线，外侧缘至腋中线。乳腺的一部分向外上方延伸到腋窝称尾部，因直接与腋淋巴结接触，当发生癌瘤时，容易误诊为腋淋巴结。乳房中央形成的圆形突起为乳头，通常位于锁骨中线上第4肋间隙的高度，哺乳以后其位置则不恒定。环绕乳头周围的皮肤为**乳晕** areola mammariae，因有色素沉着，颜色较深，表面形成一些散在的小结节，内含乳晕腺。乳晕腺可分泌脂状物质，对乳头和乳晕有保护作用。乳房的大小、形状与女性的年龄、发育和妊娠有密切关系。哺乳期乳腺增生，乳房明显胀大，停止哺乳后乳腺萎缩，乳房变小。老年时乳腺逐渐退化。

二、构　　造

乳房由乳腺、脂肪组织、纤维组织以及血管、淋巴管和神经等组织所构成。乳腺周围和乳腺实质之间充满脂肪组织，使乳房显得丰满、膨隆。乳腺由许多腺泡组成，若干腺泡构成一个**乳腺小叶** lobuli glandulae mammariae；若干乳腺小叶构成一个**乳腺叶** lobi glandulae mammariae。每侧乳房含有15～20个乳腺叶。由腺泡分泌出来的乳汁经过导管排出到体外，乳腺叶的导管称**输乳管** ductus lactiferi，管径约2～3mm。输乳管以乳头为中心向周围呈放射状排列，在乳晕深面输乳管呈壶腹状膨大，称**输乳管窦** sinus lactiferi，管径约5～6mm，然后变细，开口于乳头（图3-11-5）。有

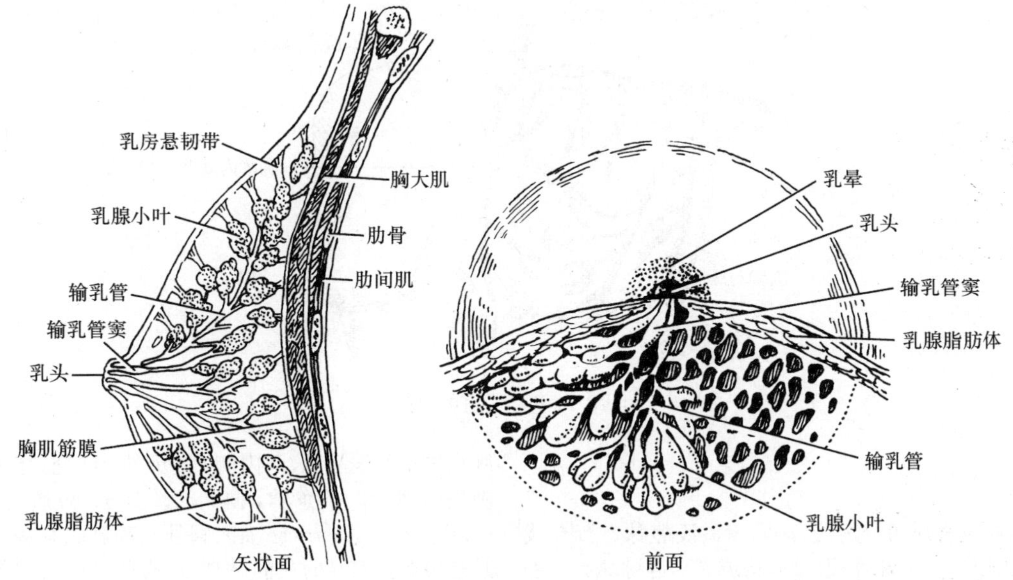

图 3-11-5　女性乳房的构造

些输乳管在到达乳头之前互相汇合，因此乳头上的输乳管口数目比输乳管的数目要少。由于输乳管是呈放射状排列，故在乳腺脓肿作切开引流时，应与输乳管做平行切口，即以乳头为中心做放射状切口，以免损伤输乳管，而且不要切到乳晕，以免损伤输乳管窦。胸部的浅筋膜在乳房周围形成结缔组织性的包囊，并且深入到乳腺叶和乳腺小叶之间构成纤维间隔，由纤维间隔发出的纤维束连接在皮肤和胸肌筋膜之间称**乳房悬韧带**或Cooper韧带。

> 乳癌时，由于乳房悬韧带受到癌瘤的挤压，使之收缩，致使皮肤表面形成一些不规则的凹陷，是乳癌常有的征象。到晚期，乳癌与皮肤有广泛的粘连，皮肤因淋巴管的堵塞而发生水肿。由于毛囊处的皮肤与皮下组织的连接比较紧密，因此，在皮肤水肿时，毛囊处形成许多点状小凹，即所谓乳癌的“桔皮样”变。

三、血　　管

（一）动脉

乳房的血液由以下一些动脉供应。

1. 胸外侧动脉 a. thoracalis lateralis　为一条较大的血管，由腋动脉第二段发出后，在胸小肌后面下行，至第2～4肋间隙，营养前锯肌和胸肌。在女性，此动脉发出一条较大的乳房支，穿过胸大肌或绕过胸大肌下缘后，分布于乳房外侧部。因此血管走行较浅，容易显露，有人利用此动脉注射抗癌药物，以治疗乳癌。

2. 胸廓内动脉 a. thoracica interna 或称乳房内动脉 a. mammaria interna　起于锁骨下动脉第一段，发出后，经锁骨的后方、胸膜顶的前方进入胸腔。在前纵隔内沿胸骨缘外侧约1.25cm处垂直下降，至第6肋间隙处，分为肌膈动脉和腹壁上动脉两终支。在走行过程中发出5～6条穿支与肋间神经的前皮支伴行，自上5～6个肋间隙穿出。在女性，分布于乳房的内侧部，哺乳期此分支增大，特称乳房支。

3. 胸肩峰动脉 a. thoracoacromialis　为一短干，起于腋动脉后向前穿过锁骨与胸小肌之间的喙锁胸筋膜，分为数支到周围组织。其中分布到胸肌的分支为胸肌支 r. pectoralis，除分布到胸大、小肌外，并穿过胸大肌分布到乳房的后面。

4. 第2～4肋间动脉外侧皮支 rr. cutanei laterales　穿过肋间肌和前锯肌后，分为前支和后支，其前支在女性授乳期特别增大，称乳房外侧支。

5. 胸背动脉 a. thoracodorsalis　是肩胛下动脉的直接延续，与胸背神经伴行至背阔肌，由此动脉发出的分支，分布到乳房的外下部，因是小支，对乳房的血液供应并不重要。乳癌根治术清理淋巴结时，一般要结扎、切断肩胛下动脉(图3-11-6)。

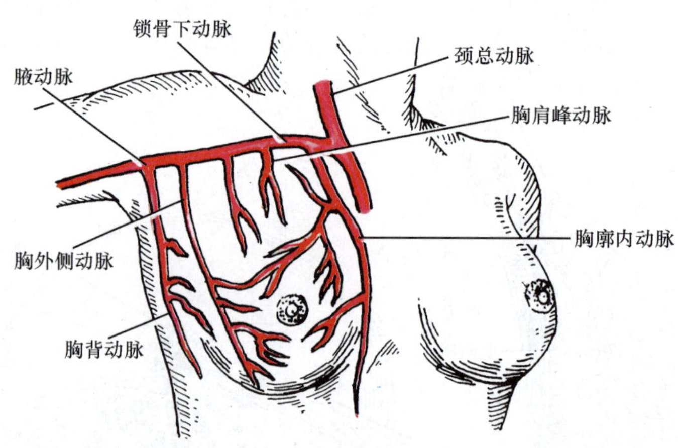

图3-11-6　乳房的动脉

（二）静脉

乳房的静脉可分为浅、深两组。浅静脉走行在浅筋膜的浅层内，互相连接成网，构成乳房静脉丛。由静脉丛发出的浅静脉，向内侧，靠近胸骨缘处，穿过肋间隙注入胸廓内静脉，向外侧，通过胸腹壁静脉 vv. thoracoepiqastricae 注入胸外侧静脉。有些浅静脉越过中线与对侧的浅静脉吻合，有些上行与颈部的浅静脉吻合。乳腺病变时，这些浅静脉常发生扩张，如果乳腺肿瘤发生较快，该处的静脉可出现明显地曲张，局部皮肤的温度也会随之增高，因而有助于诊断。乳房的深静脉大多与同名动脉伴行，其走行途径有：①向内侧，通过胸廓内静脉的穿支注入胸廓内静脉。胸廓内静脉有两条，分别位于同名动脉的两侧，向上注入头臂静脉。②向外侧，通过胸外侧静脉和胸背静脉注入腋静脉。胸外侧静脉较同名动脉粗大，其属支有胸腹壁静脉，此静脉起于腹壁浅静脉（股静脉的属支），为上腔静脉系统与下腔静脉系统之间较大的侧副支，通过此静脉构成上、下腔静脉系之间的吻合。③向上，通过胸肩峰静脉注入腋静脉。因这些静脉常有变异，行乳癌根治术时，应注意避免损伤腋静脉。④向深面，通过肋间静脉的外侧皮支进入胸腔注入奇静脉。乳腺深静脉的血液经过以上 4 条途径，最后都注入上腔静脉，并经右心和肺动脉到肺，因此，它是乳癌通过血液转移到肺的重要径路。另外，奇静脉与脊柱的椎静脉丛相通，椎静脉丛不仅收集椎骨的静脉血，还收集颅骨和骨盆乃至肱骨、股骨近侧端等处的静脉血，因此，乳癌可通过肋间静脉、奇静脉的途径转移到骨骼（图 3-11-7）。

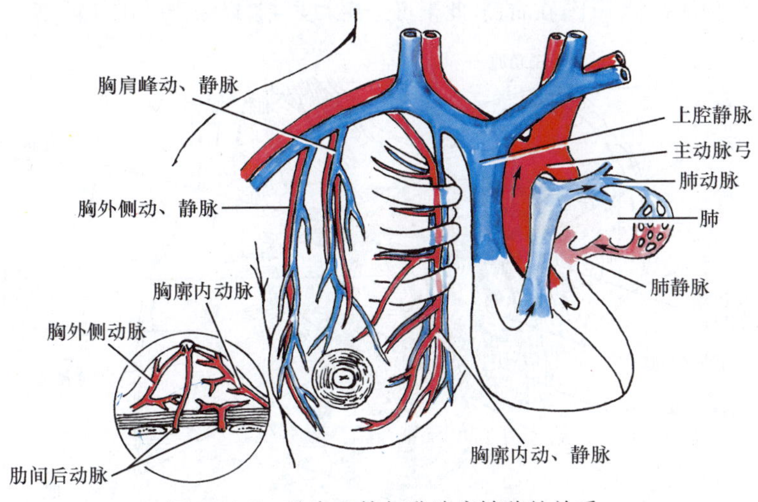

图 3-11-7　乳房血管与乳腺癌转移的关系

四、淋巴管和淋巴结

（一）淋巴管

乳房具有丰富的淋巴管网，可分为浅、深两组。

1. 浅淋巴管　乳房皮内和皮下的毛细淋巴管逐渐汇合成浅淋巴管，引流乳房皮肤和皮下组织的淋巴。浅淋巴管在乳晕周围的深面组成一个密集的淋巴管丛，称**乳晕下淋巴管丛**（sappey 丛）。浅淋巴管以此丛为中心呈放射状走向四周，乳房内侧部的浅淋巴管走向内侧，在胸骨旁线处穿过肋间隙，注入胸骨淋巴结；有些浅淋巴管越过正中线，与对侧的浅淋巴管形成广泛的吻合。乳房外侧部的浅淋巴管走向外侧，注入腋淋巴结的前群；乳房上部的浅淋巴管向上注入锁骨上淋巴管。

2. 深淋巴管　起于乳腺小叶周围和输乳管壁内的毛细淋巴管网。关于乳房的深淋巴管如何走行的问题，曾有不同说法。有人认为，大多数乳腺组织的淋巴，先引流到乳晕下淋巴管丛，然后由此丛发出内、外两条大干（即主路）。外侧干收集乳房上半部的淋巴，走向外侧；内侧干收集乳房下半部的淋巴，由内走向下外侧。它们在胸大肌下缘处穿过腋筋膜，注入腋淋巴结。

Turner-Warwick 认为，过去过分地强调了乳晕下淋巴管丛在乳房的淋巴回流方面所起的作用。实际上，此丛只不过收集乳晕区域的淋巴管，乳腺深部组织的淋巴管，基本上是直接走向局部淋巴结，而不是先集中到乳晕下淋巴管丛。可以说，乳晕下淋巴管丛是衔接乳房深、浅淋巴管之间的一个桥梁，它收集乳头、乳晕区域的浅淋巴管，又与乳房中央部的深淋巴管相连接。

（二）乳房各部的淋巴流向及局部淋巴结

1. 乳房外侧部　乳房外侧部的淋巴（约占乳腺组织 75%的淋巴），集聚成 2～3 条大的淋巴管，经胸大肌的表面和下缘向外走行，注入腋淋巴结的前群（亦称胸肌群，约 2～4 个，在胸小肌下缘处，沿胸外侧动脉排列）。继而注入到中央群（位于腋窝底的脂肪组织内，约 2～5 个，在它们之间有肋间臂神经穿过。当淋巴结肿大时，可压迫此神经引起臂后内侧部皮肤发生剧痛）。由中央群发出的输出管注入锁骨下群或由乳腺深部来的淋巴管直接注入锁骨下群。锁骨下群亦称尖群或称锁骨下淋巴结，约 2～8 个，位于腋窝的尖部、喙锁胸筋膜的深面，沿腋静脉近侧段的内下方和前方排列。因位置较深不易摸到，当用一个手指从腋窝下方推向腋尖，用另一个手的手指从锁骨后方向下推压时，可摸到这些淋巴结。锁骨下淋巴结比较重要，因为它不仅通过中央群接受前群的淋巴，还可直接接受来自乳腺深部和胸肌（胸大、小肌）的淋巴管。由锁骨下淋巴结发出的输出管构成锁骨下干，在右侧，此干可直接注入锁骨下静脉，或与右颈干汇合；在左侧，通常直接注入胸导管。

2. 乳房内侧部 乳房内侧半的淋巴管走向内侧，在胸骨旁线处穿过胸大肌和第 1～5 肋间隙，注入沿胸廓内血管排列的胸骨淋巴结。胸骨淋巴结 lymphonodi sternales 亦称胸廓内淋巴结或胸骨旁淋巴结，位于第 1～5 肋间隙的前端，沿胸廓内动脉排列，每侧约有 4～5 个淋巴结。通常，可看到上方第 1～3 肋间隙内的淋巴结，向下则不易见到。此组淋巴结收集乳房内侧半、胸前壁、腹前壁上部和部分膈的淋巴，其输出管注入支气管纵隔（图 3-11-8）。

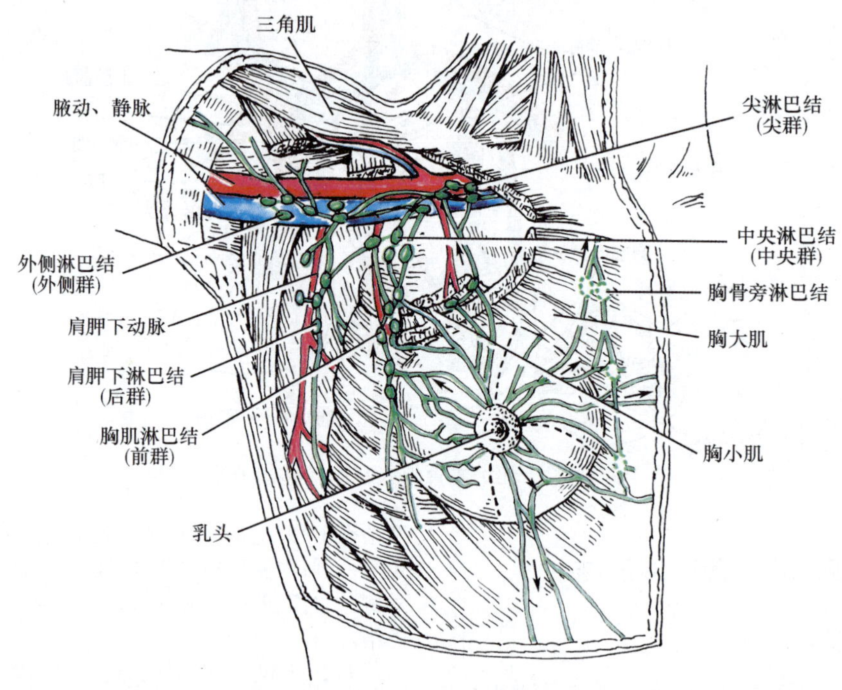

图 3-11-8 乳房的淋巴引流和相关淋巴结

据我国扩大乳癌根治术的标本病理检查结果来看，在以上乳癌的两个主要淋巴转移途径中，一般以前者为多（约占 60%），后者约占 30%～35%。胸骨淋巴结转移率虽较低，但一旦发生则预后较差。一般说来，有腋淋巴结转移者，原发灶大多数（占 80%）在乳头、乳晕区和乳房的外侧部分。有胸骨淋巴结转移者，原发灶大多数（占 70%）在乳房的内侧部分。

3. 乳房后部 乳房后部的淋巴管可沿肋间血管的外侧穿支进入胸壁，一部分沿肋间隙向前注入胸骨淋巴结，另一部分向后注入肋间淋巴结（沿肋骨小头排列）。肋间淋巴结的输出管直接注入胸导管。如乳癌已侵及肋间肌，癌细胞可循此途径引起胸膜和脊柱的转移或发生血行转移。

4. 乳房上部 乳房上部形成 2～3 条淋巴管，穿过胸大肌后在胸小肌表面上行，沿胸肩峰动脉经喙锁胸筋膜注入锁骨下淋巴结。在穿通胸肌的过程中，乳房的淋巴管与胸大、小肌的淋巴管互相沟通。在胸大、小肌之间的几个淋巴结，称为**胸肌间淋巴结 lymphonodi interpectoiales** 亦称 Rotter 淋巴结，它接受乳腺深部和胸大、小肌淋巴管。胸大肌的锁骨部有 1～2 条淋巴管注入锁骨上淋巴结 lymphonodi supraclaviculares（位于胸锁乳突肌后缘与锁骨之间的交角处）；胸肋部内侧部分的淋巴管穿过相应部分的肋间隙注入胸骨淋巴结。胸大肌其余部分的淋巴管，可沿胸肩峰动脉注入锁骨下淋巴结或先注入胸肌间淋巴结后再注入锁骨下淋巴结,也可注入腋淋巴结。因此,在了解乳癌转移途径中,了解胸大、小肌的淋巴回流具有重要的实用意义。在行乳癌根治术时,需彻底切除胸大肌和胸小肌。

5. 乳房内下部 乳房内下部的淋巴管与腹直肌鞘、肝镰状韧带和膈(包括胸、腹膜)的淋巴管相连。乳癌时,癌细胞可经此途径转移到胸、腹腔脏器和盆腔脏器,因此,对乳癌病人应进行肛门和阴道的检查。

五、神 经

分布到乳房皮肤的神经有由第3、4颈神经组成的锁骨上神经和第2~6对肋间神经的外侧皮支。乳头和乳晕由第4肋间神经外侧皮支分布。交感神经纤维随分布于乳房的动脉进入乳房,分布于乳房皮肤、乳头、乳晕的平滑肌、血管和乳腺组织。在行乳癌根治术时,应注意不要损伤肋间臂神经。此神经由第2肋间神经的外侧皮支组成。横过腋窝至臂的内侧,若损伤,可引起臂的后内侧部皮肤麻木感。在解剖腋窝时还可看到另外两条神经,一条是胸背神经,它与胸背动、静脉伴行,沿肩胛骨的外侧缘下行,分布到背阔肌。在这条神经的径路上,分布着腋淋巴结的中央群和后群。有人认为,在清除腋淋巴结时,为了避免癌细胞的扩散,可切除此神经。另一条是胸长神经,它发自臂丛的上部,沿前锯肌表面垂直下行,并分布于此肌,若损伤,可引起肩胛骨内侧缘翻向背侧,形成"翼状肩"。分布到胸肌的神经有胸内、外侧神经(胸前神经)nn. pectorales medialis et lateralis,它们分别起于臂丛的内侧束和外侧束,经锁骨后方分数支,分布于胸大肌和胸小肌。胸内侧神经和胸肩峰动脉伴行,与Rotter淋巴结的关系较密切。在行乳癌功能性根治术(简化根治术)时,需清除Rotter淋巴结而保留胸内侧神经,以便使受此神经支配的胸大、小肌的功能不受影响。

乳 癌

(一)乳癌治疗的现状

据不完全统计,乳癌的死亡率约占癌肿死亡率的12%。乳癌的发病率占各种肿瘤的第4位。国外有人预测,到2000年时,乳癌的患病人数将为现在的3倍。乳癌的发生发展与淋巴系统的关系极为密切。因此,熟悉乳癌的淋巴流向和局部淋巴结的位置关系具有重要意义。有人统计,肿瘤发生在乳房的内上部者占50%,在外上部者为16.9%,在外下部者为8.1%,在内下部者为12.8%,在乳晕部者为10.4%,在乳房下凹陷部者为1%。乳癌的淋巴转移,常首先累及腋淋巴结,并可在此处停留较长时间,不向远处转移。因而少数乳癌病人在行乳癌根治术时,只将腋淋巴结摘除,即可获得治愈。腋淋巴结的中央群转移率最高,凡已证实有腋淋巴结转移者,中央群受累者约占90%。腋淋巴结各群的淋巴最后都注入到锁骨下淋巴结,乳房上部的淋巴管也可直接注入到锁骨下淋巴结,故一旦锁骨下淋巴结已受累,手术治愈的机会即大为减少,且乳癌转移到锁骨下淋巴结后,很容易蔓延到锁骨上淋巴结。目前多数人认为,若锁骨上淋巴结已经受累,说明乳癌已进入晚期。乳癌的手术治疗原则是将肿瘤及有关淋巴分布区域的淋巴管、淋巴结以及有关组织一并整块切除。其切除范围的大小,需根据肿瘤的部位、性质、扩展情况以及技术条件等确定。根据这个原则,Halsted(1890)首倡了"根治性乳房切除术",以后此法被普遍采用。但人们又逐渐地注意到乳癌转移的另一个重要部位即胸骨淋巴结区域。Handley(1949)等报道了在第2~3肋间隙做胸骨淋巴结活体检查的结果,引起了医学界的重视,从而推动了对乳癌淋巴转移途径的研究。Urbon(1951)在"根治性乳癌切除术"的基础上,将胸骨淋巴结区域的胸壁全层(包括该区域内的胸膜)一并切除,将"根治性乳癌切除术"发展到"扩大的乳癌根治性切除术",从20世纪50年代到70年代曾在世界范围内盛行。国外有人报道:对乳癌的手术治疗,经过了"扩大的时期"后,由于早期发现病例的逐渐增多,使人们开始考虑如何保存功能而缩小手术的问题。因此有人认为,目前的疗效已经"到了头",在国外已经听不到扩大手术的呼声了。应该缩小手术范围等等。显然,笼统地说目前已否定了"扩大的乳癌根治性切除术"的看法是片面的,关键是如何对待不同程度的病例,选择哪些治疗措施和采用哪种术式的问题。

（二）乳癌根治术

乳癌根治术的原则是彻底清除腋窝、锁骨下、胸骨淋巴结，在保证根治的基础上，以手术侵袭小、术后合并症少，保持患侧上肢良好功能最为理想。现将淋巴结清除要点及有关的解剖学知识讨论如下。

1. 清除腋窝及锁骨下淋巴结　行标准乳癌根治术，必须彻底清除腋窝及锁骨下淋巴结。此手术是将胸大肌、胸小肌连同乳房整块切除，充分显露出腋窝及锁骨下区。此区域被一薄层的喙锁筋膜覆盖，剪开此筋膜充分解剖腋静脉，才能彻底清除此区域的淋巴结。

腋静脉从大圆肌的下缘向内侧走行，在锁骨内侧段下缘与锁骨下静脉相接，有腋鞘将其与腋动脉、臂丛神经包裹。

腋静脉位于腋动脉的前内侧，当上肢外展时，腋静脉在前，腋动脉在后。个别病例腋静脉呈音叉状分两支，均需保留，切勿结扎、切断。腋静脉的中段前面有一薄层脂肪组织包埋在腋鞘内，轻轻剥离后即可显露出腋静脉。将腋静脉周围的脂肪及淋巴结剥离至腋血管下方，这时可见自腋动、静脉向胸壁的诸分支，从近端至远端分别为胸最上动、静脉；胸肩峰动、静脉的胸肌支；胸外侧动、静脉；肩胛下动、静脉。

在腋静脉的腹侧有一支小的动脉，于胸肩峰动脉起始部远端 1cm 处斜跨腋静脉腹侧向前内侧走行，至胸小肌。与其伴行的是其相应静脉及胸前内侧神经。

腋静脉内 1/3 段的内侧为锁骨下区，又称腋顶，有一片薄的脂肪组织与胸壁紧贴，内藏锁骨下淋巴结及通往锁骨上区的淋巴干。其前面有喙锁筋膜与位于第 1、2 肋骨及肋间隙浅面的筋膜相连。解剖腋静脉内侧段时，将该脂肪组织与胸壁分离，以减少术后淋巴液漏出。

剥离腋静脉及其分支时，注意勿损伤血管。如有损伤，应予以缝合或吻合，不得结扎腋静脉。如转移的淋巴结已浸润血管壁时，不必勉强剥离，以免损伤血管。

在清除腋窝淋巴结时，应防止损伤神经。一是胸长神经，在胸壁的外侧与胸壁外侧动、静脉伴行，沿前锯肌表面下行，支配前锯肌。另一是胸背神经，在胸长神经的外侧与肩胛下动、静脉伴行，沿肩胛下肌及大圆肌下行，支配上述二肌及背阔肌。为避免损伤这两条神经，如辨认不清楚，可用镊子轻轻夹持，观察是否会引起所支配肌肉的收缩，即可得到证实。但有人认为，为保留这两条神经，必须在中间群、后群淋巴结处(有胸背神经)及锁骨下群淋巴结处(有胸长神经)反复剥离欲清除的淋巴组织，这样易造成淋巴结残留，不符合肿瘤整块切除的原则。从术后功能上看，虽然切除这两条神经后可引起背阔肌及前锯肌麻痹，上臂内收和向前推的力量减弱，但对从事一般劳动无大影响。

2. 清除胸骨淋巴结　行乳癌扩大根治术时，应结扎、切断胸廓内动、静脉，清除胸骨淋巴结。胸廓内动、静脉在第 3 肋软骨上缘以上直接附着在胸膜的表面，在此以下则附着在胸横肌的浅面。在第 3 肋以上寻找内乳动、静脉较为容易，于第 1 肋软骨下缘结扎、切断胸廓内动、静脉，提起远侧端，将附着在胸膜浅面的脂肪及淋巴结向下方剥离，至第 5 肋软骨上缘结扎、切断胸廓内动、静脉(图 3-11-9)。在剥离过程中应防止胸膜损伤，一旦剥破勿用钳夹或缝合，因胸膜很薄，缝合可加重撕裂。可选择胸膜破裂处附近的肋间，将其游离出一肌肉瓣，待肺膨胀排出胸腔内气体后，用肌肉瓣填塞胸膜裂口。

3. 简化根治术的淋巴结清除　简化根治术又称功能根治术，其优点是保留胸肌，上肢浮肿少，术后功能好。胸大肌是由锁部及胸部组成的，其间有胸大肌间沟，可沿肌间沟分开胸大肌。有时术中不易辨认肌间沟，可以锁骨头下缘为标志，将胸大肌分开，暴露胸小肌，先清除锁骨下淋巴结及腋窝内侧淋巴结，可见胸肩峰动脉及伴行的胸前内侧神经，此神经不应切断，否则会引起胸大肌萎缩，使保留胸肌的手术失去意义。

胸肩峰动脉的胸支切断后，使锁骨下区显露得更清楚，将脂肪及淋巴结清除。注意勿将清除的组织剪掉，应和外侧欲清除的组织整块切除(图 3-11-10)。

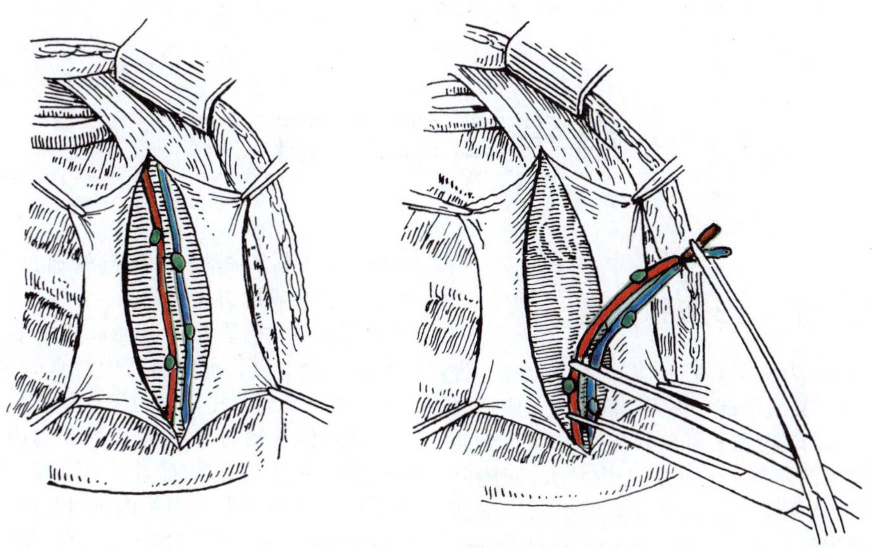

图 3-11-9 清除内乳淋巴链(胸骨旁淋巴结)

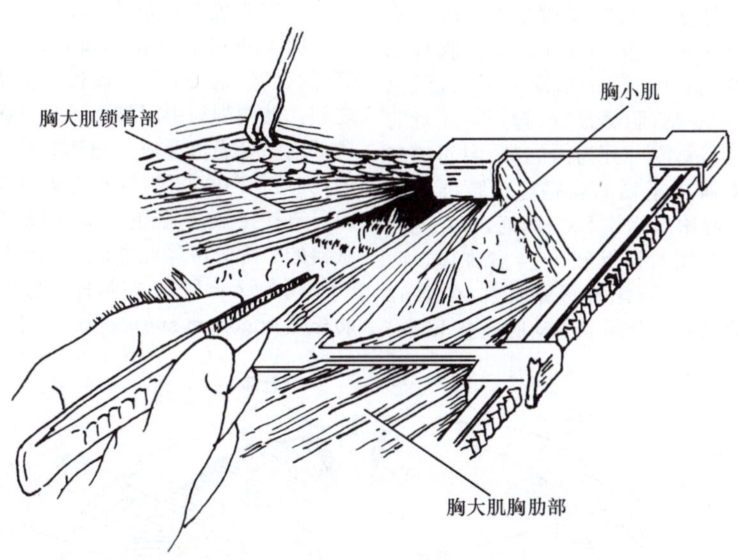

图 3-11-10 清除锁骨下及腋窝内侧淋巴结

第十二章 膈

第一节 形态和位置

膈 diaphragma 为位于胸腔和腹腔之间的向上方隆凸的一个扁肌。其隆凸部分称**膈穹隆**。由于膈穹隆的存在，使腹腔内的部分脏器(肝、胃和脾等)突入到肋弓以上，因而腹腔的容积相应地向上方扩大，而胸腔的容积比胸廓的范围要小。膈可分为中央和周围两个部分，中央部为腱性称**中心腱** centrum tendineum，是由不同方向的腱纤维交织而成。周围部为肌性，按其肌纤维起始的部位可分为三部，即胸骨部 pars sternalis、肋部 pars costalis 和腰部 parslumbalis。胸骨部为短而窄的片状肌肉，起于剑突的后面和下缘，肌束斜向内上方，移行于中心腱；肋部最宽，起于下 6 对肋软骨的内面；腰部最长，每侧可分为内侧脚、中间脚和外侧脚三部分。**内侧脚**以坚韧的扁腱起于腰椎体的前面，左、右内侧脚的起始部位并不对称，通常，左侧的起于第 1～3 腰椎体，右侧的起于第 1～4 腰椎体。两侧内侧脚的肌腱垂直上行，逐渐移行成肌束，在第 12 胸椎高度，左、右侧的肌束会合围成**主动脉裂孔** hiatus aorticus，其中有主动脉和胸导管通过。肌纤维再向上延伸，于主动脉裂孔的左前上方相当于第 10 胸椎的高度，又围成**食管裂孔** hiatus esophageus，肌纤维再向前移行于中心腱。食管裂孔中有食管和迷走神经的前干和后干通过。中间脚位于内侧脚的外侧，起于第 2～3 腰椎体的侧面，与内侧脚之间有内脏大、小神经和奇静脉(或半奇静脉)通过。中间脚外侧的肌纤维名**外侧脚**，起于腰大肌表面的**内侧弓状韧带** ligamentum arcuatum mediale 和腰方肌表面的**外侧弓状韧带** ligamentum arcuatum laterale，此二韧带是由覆盖在腰大肌和腰方肌表面的筋膜增厚而成。内侧弓状韧带紧张于第 1(或第 2)腰椎体和第 1 腰椎横突尖端之间，外侧弓状韧带紧张于第 1 腰椎横突尖端和第 12 肋下缘之间。外侧脚与中间脚之间有交感神经干通过。膈的各部起始处通常形成三角形裂隙，其底边朝向膈的周围，尖端朝向中心腱，在裂隙处缺少肌纤维，胸膜和腹膜可直接接触，为膈的薄弱区域，在病理情况下，腹腔脏器的一部分可经此裂隙突入到胸腔，形成膈疝 hernia diaphragmafica。在胸骨部与肋部之间的裂隙叫**胸肋三角** trigonum sternocostale，其内有腹壁上血管及

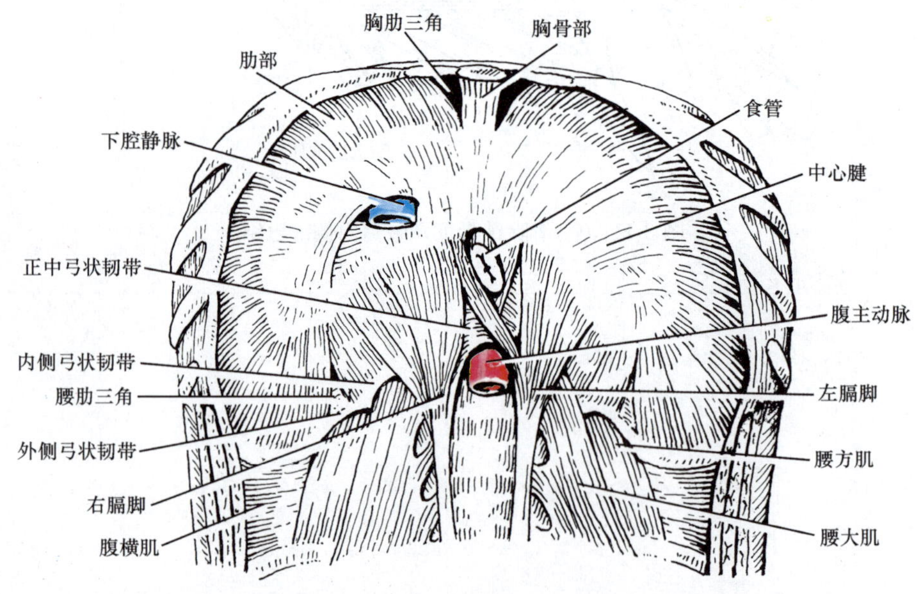

图 3-12-1 膈的构成

淋巴管通过，在肋部与腰部之间的裂隙叫**腰肋三角** trigonum lumbocostale。此三角恰位于肾上部的后方，肾周围脓肿可经此处蔓延到胸腔，反之，胸腔疾病（如胸膜炎）也可经此裂隙使炎症扩散到腹膜后间隙。在右内侧脚的前上方，相当于第8胸椎的高度，中心腱上有**腔静脉孔** foramen venae cavae，内有下腔静脉和膈神经的分支通过。当用力呼气时，膈穹隆的最高点，右侧者约平第4肋，左侧者约平第5肋。用力吸气时，膈穹隆的最高点比呼气时约低3cm（图3-12-1，图3-12-2）。

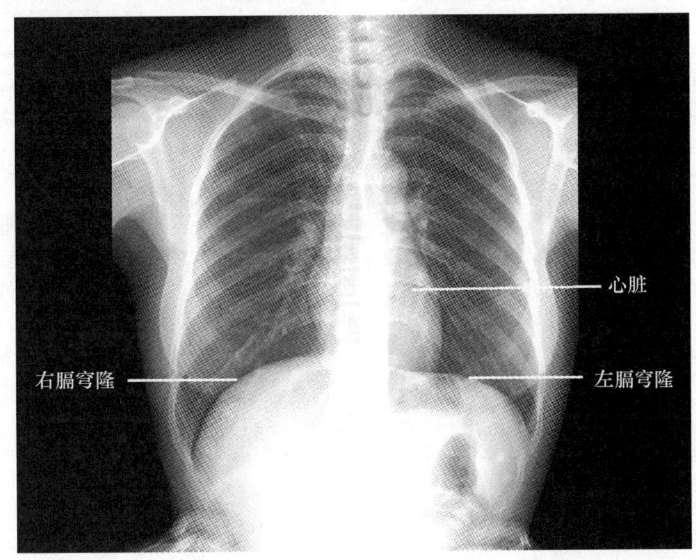

图3-12-2 胸片示左、右膈穹隆

膈疝

膈疝有先天性和后天性之分。先天性膈疝多与膈在发育过程中，构成膈的组织发育不全或没有完全融合有关。生后，在膈上形成薄弱或缺损的部位，腹腔器官可通过这个部位进入胸腔。故在讨论先天性膈疝之前应先了解膈的发生过程。

1. 膈的发生 成人的膈是由胚胎时期的四个部分演变而成的。它们是腹侧部的横隔、背侧部的食管系膜、背外侧部的胸腹膜和外周的边缘部分（图3-12-3）。

胚胎第4周时，在颈部第3、4颈节的高度发生横隔 septum transversum 或叫原始横隔，其附近第3～5颈髓发出的神经纤维即膈神经也长入其中。第6周时，横隔开始下降，逐渐到达第1腰节高度即成体膈的位置。胚胎早期，胸膜腔和腹膜腔借前肠两侧的心包腹膜管 pericardioperitoneal canal 相通，横隔形成后，在其后方的两侧各存在一个裂孔即 Buchdalek 孔，借此孔胸膜腔和腹膜腔仍保持交通。以后横隔形成中心腱。

食管系膜：位于膈的背侧中央即食管背侧系膜，是由心包腹膜管向背侧发展扩大而成，以后演变为成体膈的膈脚部分。

胸腹膜 pleuroperitoneal membrane：为发生于体腔背侧壁两侧的三角形皱襞，分别由背外侧向腹内侧发展，逐渐使胸膜腔和腹膜腔之间的裂孔缩小。胚胎第7周时，胸腹膜与食管系膜和横隔长合到一起，从而使胸膜腔和腹膜腔之间的交通完全中断。

外周的边缘部分：随着胸膜腔的扩大，在胸腹膜的外周加入了由体壁发展而来的肌肉组织，这部分肌肉组织以后演变为成体膈的胸骨部和肋部。

2. 先天性膈疝 通常发生在以下几处（图3-12-4）：

（1）后外侧疝：也叫做 Buchdalek 孔疝。位于膈的后外侧（相当于腰肋三角处），多见于左侧，这与发生时左侧的裂孔封闭较晚有关。后外侧疝形成的原因主要是由于胚胎时期的胸腹膜没有与食管系膜和横隔完全融合。发生后外侧疝时，胸、腹腔的后外侧部可自由交通，胃、肠、脾等器官经此可进入胸腔，使肺受压和心脏向右移位，造成呼吸困难、发绀和呕吐等症状。新生儿多在出生后不久即死亡。

(2) 胸骨旁疝：也称 Morgagni 孔疝。位于胸骨剑突的两侧(相当于胸肋三角处)，为膈的胸骨部和肋部的肌肉发育不全所致，可发生在任何一侧，但多见于右侧。有时疝入胸腔的胃、肠等可发生嵌顿、梗阻，甚至坏死。

(3) 后疝：发生在膈的腰部，多因膈脚缺如(一个或两个)所致，主动脉和食管位于裂孔内，胸、腹膜腔可自由交通。

(4) 食管裂孔疝：先天性的食管裂孔疝很少见。Allison 称这种膈疝为食管旁疝或滚动疝 rolling hernia。他认为这种类型的疝是在胚胎发育过程中，在纵隔内保留了一个"预先形成"的疝囊，此囊经食管裂孔与腹膜腔相通，有的人可以一生保持空虚状态，而不发生膈疝；有的人(不限年龄)在贲门的固定装置(肌肉和韧带)没有发生改变，贲门维持在正常解剖位置的情况下，胃前壁的一部分通过食管裂孔卷入到食管前方的疝囊内，因为贲门的正常机制没有发生障碍，病人无胃液反流现象(图 3-12-5)。

3. 后天性膈疝　除外伤性膈疝外，在膈的三个裂孔中，主动脉裂孔和腔静脉孔的周围组织比较强韧，与血管壁的连接也较紧密，故不易发生膈疝。食管裂孔周围的组织比较疏松，且有一定的移动性，随着年龄的增长和肌肉张力的降低，裂孔的固定括约作用减弱而发生食管裂孔疝。后天性食管裂孔疝是膈疝中最常见的一种，多发生在中、老年。Allison 称这种类型的疝为滑动疝 sliding hernia。此膈疝表现为食管下部、贲门和胃的上部顺次向上移位，通过扩大了的食管裂孔进入后纵隔。由于贲门的形态和功能发生障碍，病人出现胃液反流，进而导致食管炎、溃疡和狭窄等病变。由于心、肺受到挤压，引起心律不齐和呼吸困难等症状，手术治疗需切除疝囊，还纳脱出的器官，修补疝口和固定变位的器官(图 3-12-6)。

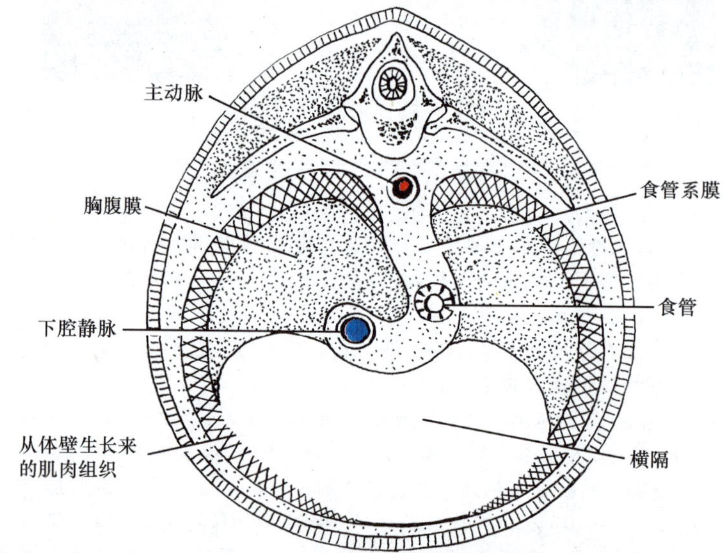

图 3-12-3　膈的各部分起源示意图

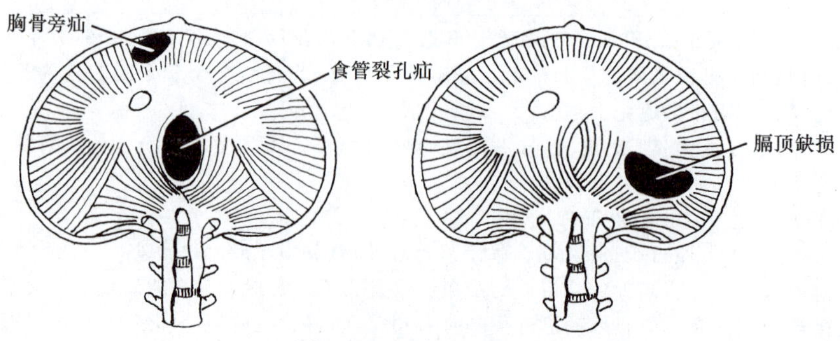

图 3-12-4　先天性膈疝

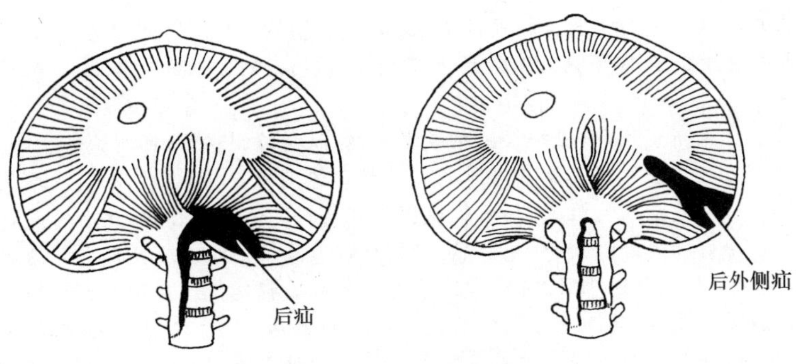

图 3-12-4 先天性膈疝(续)

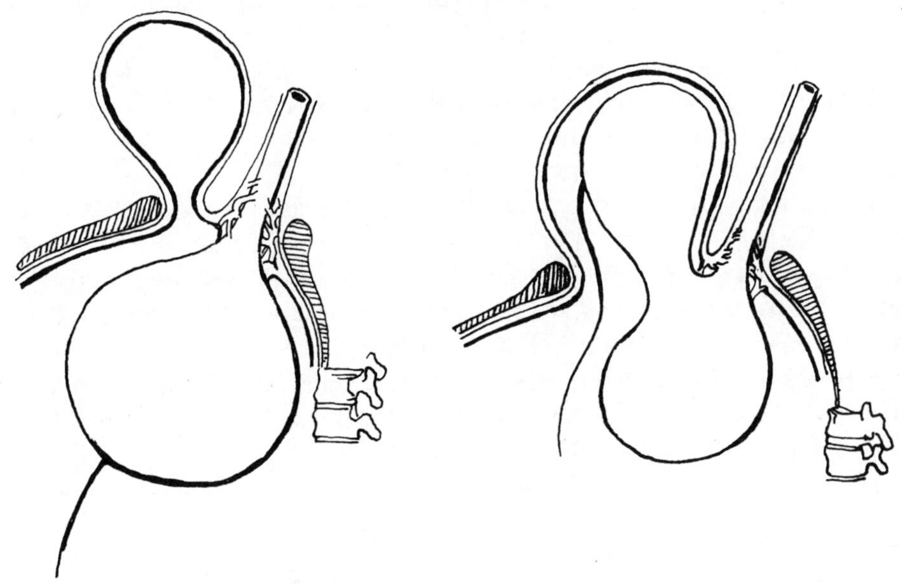

图 3-12-5 先天性食管裂孔疝

膈疾病的手术

1. 损伤性膈疝的手术 多由外伤及膈肌径路的食管手术后引起。膈肌损伤的部位多位于膈顶部、左膈的后部或左膈顶部。疝入的脏器多为胃、结肠、脾、小肠，疝入的脏器如无坏死及损伤，可将其还纳腹腔至正常解剖位置，如有损伤应首先处理好损伤的脏器，然后再行还纳。术中要将膈断面充分止血，并缝合。合并有腹内脏器损伤的膈，可经胸腹联合切口处理，如病人胸内脏器较少，胸部症状又不明显，以腹部损伤为突出症状时，在处理腹部损伤之际，由于探查腹腔移动腹内肠管，原疝入胸内脏器可自动还纳入腹腔，故很容易遗漏膈疝的诊断。因此在处理腹部损伤时，应用手探查膈有否损伤。如有损伤，可同时经腹修补膈，否则将需再次手术修复膈。食管术后病人突然气短或出现肠梗阻症状，多是发生膈疝，由于胃与膈的固定缝线撕裂组织，或膈缝合部位的缝线脱结，腹压增高时，腹内脏器即可疝入胸腔，因此食管手术固定膈与胃时斜距不应超过一指宽，也不宜采用连续缝合法缝合膈，否则线结脱开即可形成膈疝。

2. 先天性膈疝的手术　先天性膈疝以胸腹裂孔疝为多见，占72.7%，尤以左侧最多，胸骨旁疝较为少见。先天性膈疝是由于先天发育不全，在膈上遗留有缺损，腹压增高时腹内脏器疝入胸腔而形成（图3-12-7）。

胸腹裂孔疝，多发生于新生儿，出现呼吸困难或发绀，纵隔向健侧移位，患侧胸部叩诊呈浊音或可闻及肠鸣音，胸部X线可显示空腔脏器的阴影。确诊后应尽快解除对呼吸、循环的压迫，气管内插管正压呼吸，经腹旁正中切口，探查膈即见疝入的脏器，如无脏器损伤轻轻将其还纳入腹腔，然后修复膈缺损处，有时需切断左肝三角韧带，保护好肝左外叶及脾，充分显露膈，少许剪除膈缺损边缘使形成新的创面，再用不吸收缝线缝合裂孔。如缺损较大缝合困难时，可用人造涤纶片修补缺损处。结扎膈最后线结前，应向胸内插入一排气管，吸净胸内液体和气体，使肺充分膨胀后迅速结扎膈最后缝线。先天性膈疝病人成年后，患侧胸腔全部是疝入的脏器时，如无梗阻或绞窄发生，一般不宜再行腹内脏器还纳术。因腹内脏器长期移入胸腔，肺受压发育不全，腹腔发育较小；如欲将胸内的腹内脏器还纳入腹腔，常是很困难甚至不可能，如勉强还纳，将带来生理功能紊乱。发生肠梗阻时可局部处理，不必还纳脏器入腹腔，若胸腔内为部分疝入脏器，则可行还纳术。

3. 食管裂孔疝的手术　对有吞咽困难、呕血或便血经药物治疗无效者，应予手术治疗。食管裂孔疝分为滑动型食管裂孔疝和食管裂孔旁疝。滑动型食管裂孔疝由于食管裂孔发育不全，腹腔压力长期增高，食管裂孔逐渐增大，膈食管韧带松弛，贲门和胃体即可疝入胸内（图3-12-8，图3-12-9）。食管裂孔旁疝为部分胃及腹膜从食管旁的食管裂孔疝入胸腔，疝囊为腹膜。

(1) 滑动型食管裂孔疝：用牵引带将食管牵起，显露疝囊及下段食管，切开膈食管韧带，将食管下段和贲门游离清楚，将疝入的食管下段、贲门、胃体还纳入腹腔。缝合食管裂孔左右缘的膈脚，距食管应保持能容纳一指宽的间隙，以防缝合过紧（术后产生梗阻）或过松（引起复发疝）。缝合膈脚的左右缘时，进针勿过深，以免损伤主动脉，如偶然损伤可迅速退回缝针，局部用纱布压迫止血。然后将膈食管游离缘与膈脚上缘做褥式缝合结扎，缝针勿过深，以免损伤食管（图3-12-10）。

(2) 食管裂孔旁疝的手术：其方法与滑动型食管裂孔疝基本相似，显露并切开疝囊，还纳疝内容。如有粘连需仔细分离结扎止血，然后切除多余的疝囊，结节缝合疝囊。如食管裂孔较大，也需将膈脚左右缘适当缝合，最后将食管与裂孔间断缝合固定（图3-12-11）。

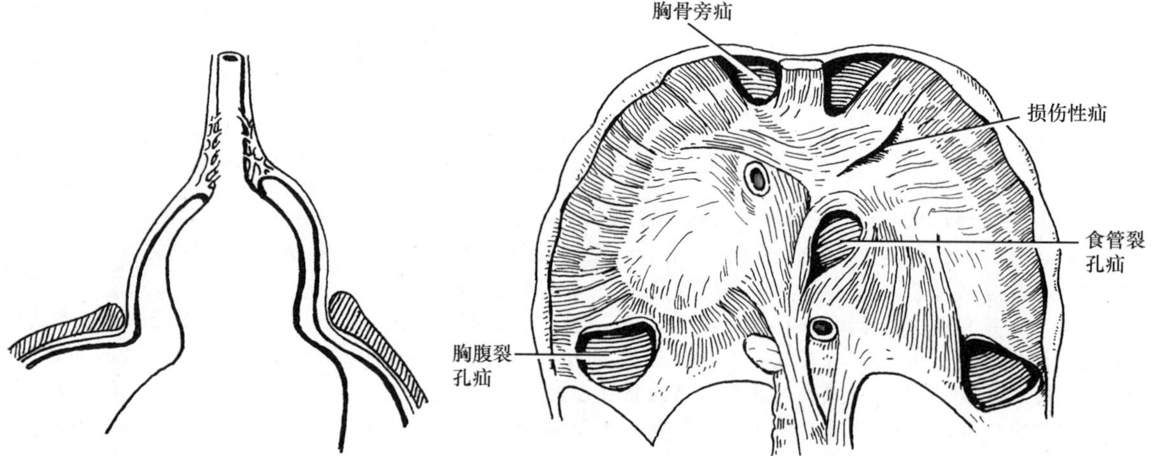

图3-12-6　后天性食管裂孔疝

图3-12-7　各类膈疝的发生部位

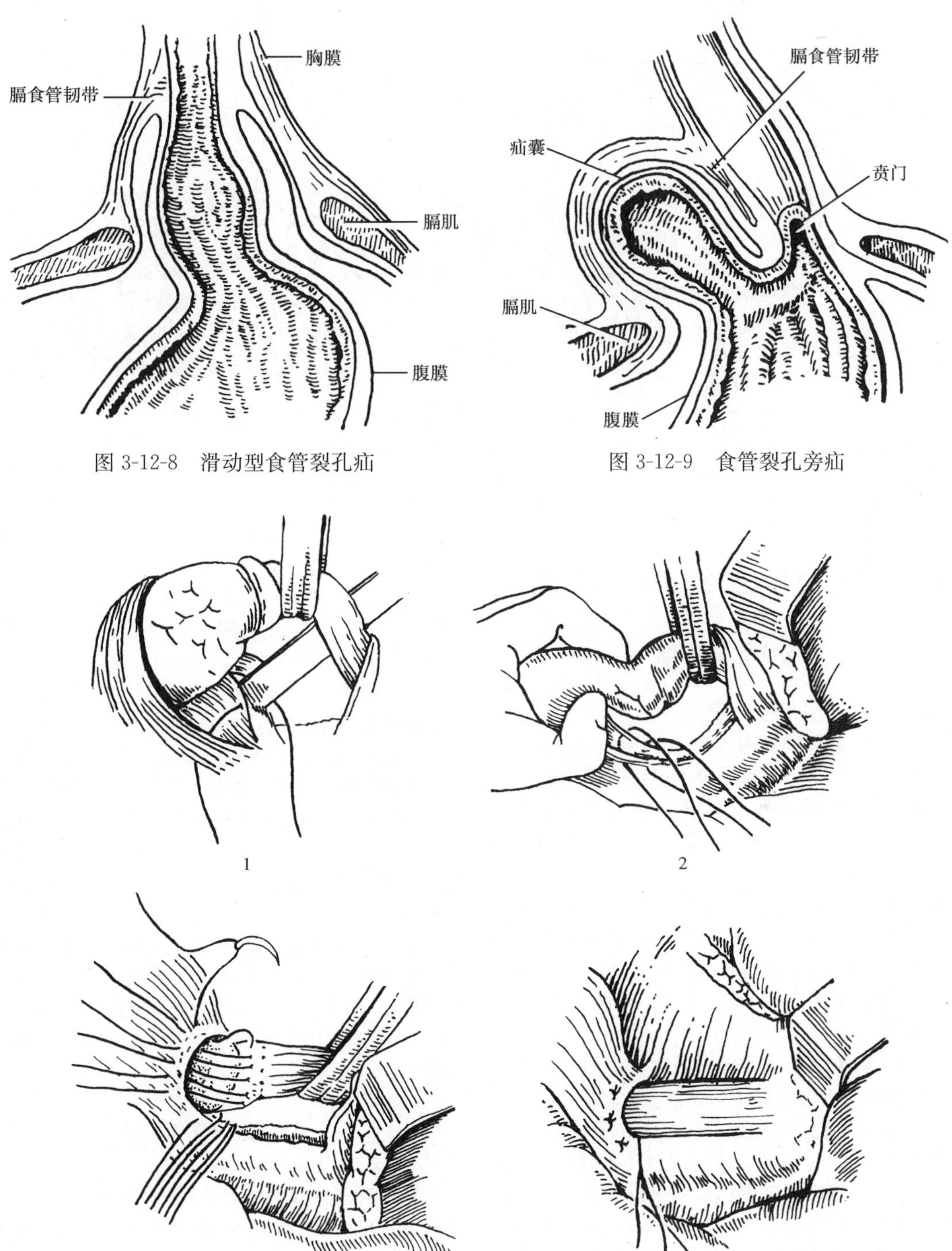

图 3-12-8 滑动型食管裂孔疝

图 3-12-9 食管裂孔旁疝

图 3-12-10 滑动型食管裂孔疝的手术

1. 牵起食管缝合膈脚左右缘；2. 缝合膈脚两缘；3. 缝合膈食管韧带和裂孔；4. 结扎裂孔前缘缝线

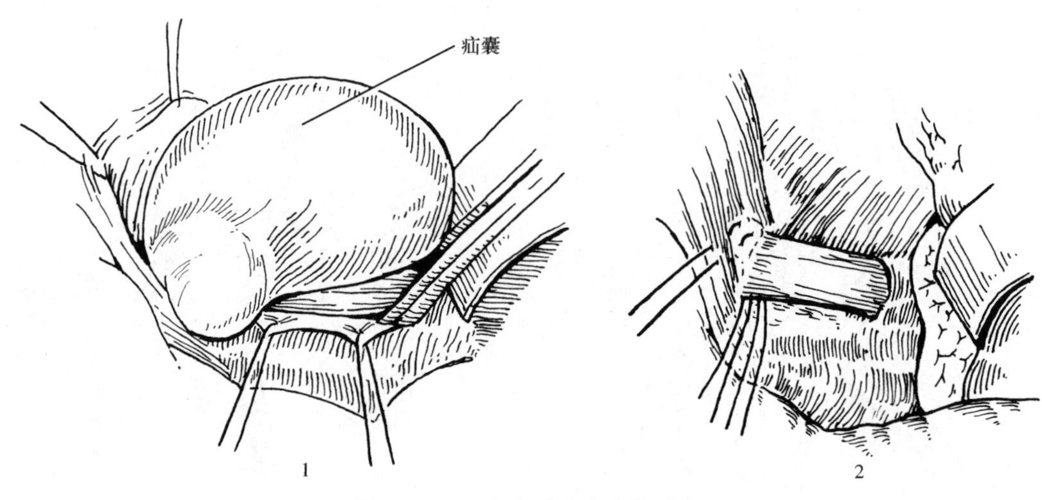

图 3-12-11 食管裂孔旁疝的手术
1. 食管裂孔旁疝；2. 食管与裂孔固定

第二节 血管、神经和淋巴回流

一、动　脉

膈的血液供应来自五个方面：

1. 膈肌动脉是胸廓内动脉的终末支之一，在第6～7肋软骨处由胸廓内动脉分出，经第7～9肋软骨的内侧面，走向外侧，在经过中发出分支分布于膈的胸骨部和肋部的周围部分以及第7～9肋间隙，并与膈下动脉、肋间动脉有吻合。

2. 心包膈动脉是起于胸廓内动脉上部的一条细长的血管，发出后与膈神经伴行，在纵隔胸膜与心包之间下行，分布于中心腱边缘的邻近部分。

3. 膈上动脉是一些小支，由胸主动脉发出，分布于膈的腰部。

4. 膈下动脉是膈的动脉中最大的血管。通常分为左、右两支，有时形成共干。据国人资料统计：左、右膈下动脉分别起于腹主动脉者(11.94%)；分别起于腹腔动脉者(15.17%)；以共干起于腹主动脉者(12.7%)；起于腹腔动脉者(13.97%)；左侧起于腹腔动脉，右侧起于腹主动脉者(16.23%)；左侧起于腹主动脉，右侧起于腹腔动脉者(9.93%)。膈下动脉发出后，经膈的内侧脚前面，斜向外上方走行，左膈下动脉经食管的左侧；右膈下动脉经下腔静脉的右侧，行至中心腱分为前、后两支。其前支较大，分布于膈的中心腱和胸骨部并与心包膈动脉吻合；后支分布于膈的肋和腰部。

5. 下6对**肋间动脉**的分支分布于膈的肋部周围部分。

二、静　脉

膈的静脉较动脉发达，并在膈的上、下面和膈肌内构成静脉网。静脉的走行和分布，基本上与同名动脉一致。左、右膈下静脉的管径较大，右膈下静脉干较短，经下腔静脉的右侧壁注入下腔静脉；左膈下静脉干较长，经食管裂孔的上方向右走行，经下腔静脉左侧壁注入下腔静脉。当进行矢状位膈切开术时，应预先结扎此静脉。膈的静脉血可通过肌膈静脉、心包膈静脉、肋间静脉的膈上静脉注入上腔静脉系统；也可通过膈下静脉注入到下腔静脉系统。上、下腔静脉系统之间，通过膈形成丰富的吻合，并在食管裂孔的区域，通过食管静脉丛，向上经食管静脉注入奇静脉；向下经胃冠状静脉(胃左静脉)注入门静脉，构成门腔静脉系统的吻合。

三、淋巴回流

膈的淋巴管数量很多，且结构复杂。膈共有五层淋巴管，分别位于胸膜内、胸膜下、膈内、腹膜下和腹膜内。

1. 胸膜的淋巴管　位于膈胸膜内并构成很薄的毛细淋巴管网，膈的各部淋巴管由此发出后走向各处。胸骨部和肋部的淋巴管向前注入位于剑突及第6～7肋软骨后方的心包前淋巴结，其输出管沿胸廓内血管上行注入前纵隔淋巴结。腰部的淋巴管在膈脚处向下注入腹膜后间隙内的淋巴结(右侧者到肝门区的淋巴结,左侧者到胰上缘及脾淋巴结)。中心腱区域的淋巴管一部分注入膈上面的下腔静脉周围以及膈神经进入膈处附近的心包外侧淋巴结;另一部分沿食管、奇静脉(或半奇静脉)注入后纵隔淋巴结。

2. 胸膜下淋巴管 组成疏松的大的淋巴管网,中心腱的淋巴管网比较发达,并与心包及膈的淋巴管相吻合。

3. 膈内的淋巴管 呈放射状排列,其走行方向与肌纤维平行,在中心腱边缘处注入到总收集管内。肺癌在胸腔内可沿神经周围的淋巴管转移,当膈神经周围的淋巴管或淋巴结受累后,可导致膈瘫痪。膈神经受累引起的膈瘫痪,往往表示肺癌已属晚期,很难彻底切除。

4. 腹膜下淋巴管 类似胸膜下淋巴管,具有疏松和较大的淋巴管网,并与肝镰状韧带内的淋巴管相吻合。

5. 腹膜的淋巴管 在膈的腹膜内构成薄的淋巴管网,由此发出的淋巴管向不同方向走行。胸骨部的淋巴管,一部分走向下腔静脉前方的淋巴结;另一部分注入膈上面的心包前淋巴结。右肋部的淋巴管注入下腔静脉表面、胃小弯和后纵隔的淋巴结;左肋部的淋巴管注入胃贲门部和胃底部的淋巴结。腰部的淋巴管注入肾动脉附近的淋巴结。

膈的所有各层淋巴管皆互相吻合,并与邻近器官的淋巴管相交通。膈上、下淋巴管连接的确切通路尚不十分清楚,有人认为主要是通过食管裂孔或主动脉裂孔互相交通。故胸腔内癌肿可通过膈的裂孔转移至腹主动脉旁淋巴结;反之,胃癌亦可通过膈的裂孔转移至胸主动脉旁淋巴结或前纵隔淋巴结。也有人认为,腹腔右侧的器官与膈的胸腔面的淋巴管联系比腹腔左侧器官更为密切,故右侧化脓性胸膜炎并发腹膜炎远较左侧为多。

四、神　　经

膈的神经支配有三个来源,即膈神经、膈丛和下6对肋间神经。

1. 膈神经 由第3～5颈神经组成。其运动纤维是膈的主要运动神经,其感觉纤维分布于心包、胸膜和腹膜。由颈丛发出后,经前斜角肌的前面下行,经胸廓上口进入胸腔,于肺根前方以及纵隔胸膜和心包之间下降至膈。左、右膈神经进入膈的部位不同,通常右膈神经经中心腱入膈,左膈神经则经肌部入膈。每一膈神经到达膈上面后,即分为数目不定的第二级分支。有人将每一膈神经分为三支,即胸骨支、肋支和腰支,分别分布于膈的胸骨部、肋部和腰部。也有人把右膈神经分为前、后两支,左膈神经分为5～6支(图3-12-12)。

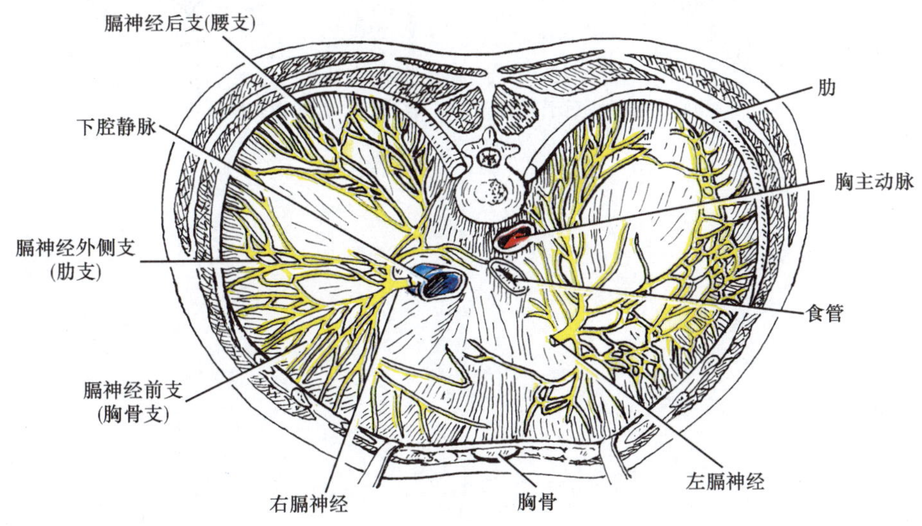

图3-12-12　膈神经的分布(上面观)

2. 膈丛 位于膈下动脉的周围,由腹腔丛的分支构成。膈丛与右膈神经之间的纤维联系较多,与左膈神经之间的纤维联系则较少(约占10%)。

3. 下6对肋间神经 多为小支,主要分布于膈的肋部,其分布的范围约占膈周围1～2cm宽的部位。

由于膈的感觉神经纤维来自膈神经和下6对肋间神经,故膈受到刺激时,可出现肩部、腰部或腹部牵涉性疼痛。

膈膨出的手术

手术采用经胸途径较经腹为佳，便于处理膈。手术方法有如下两种：①膈折叠缝合法：松弛的膈展平折叠，采用不吸收7号丝线双排褥式缝合（图3-12-13）。缝合时注意进针勿过深，以免损伤腹内脏器，方法简便，不切开膈，但遇有膈下脏器与膈粘连时则缝合困难。②切开膈折叠缝合法：首先切开膈，探查腹内脏器与膈有否粘连，如有粘连可先分离，并将切开膈边缘的膈下动脉分支血管结扎，注意勿损伤膈神经、肝左叶、脾及胃。将膈两片互相重叠，然后用7号丝线将重叠膈间断褥式缝合，全部缝合后逐一结扎缝线，以便缝合方便又防止缝合时损伤膈下脏器。本法的优点是，当膈下脏器与膈有粘连时，可充分分离，缝合膈时能防止损伤膈下脏器，缝合能准确无误。

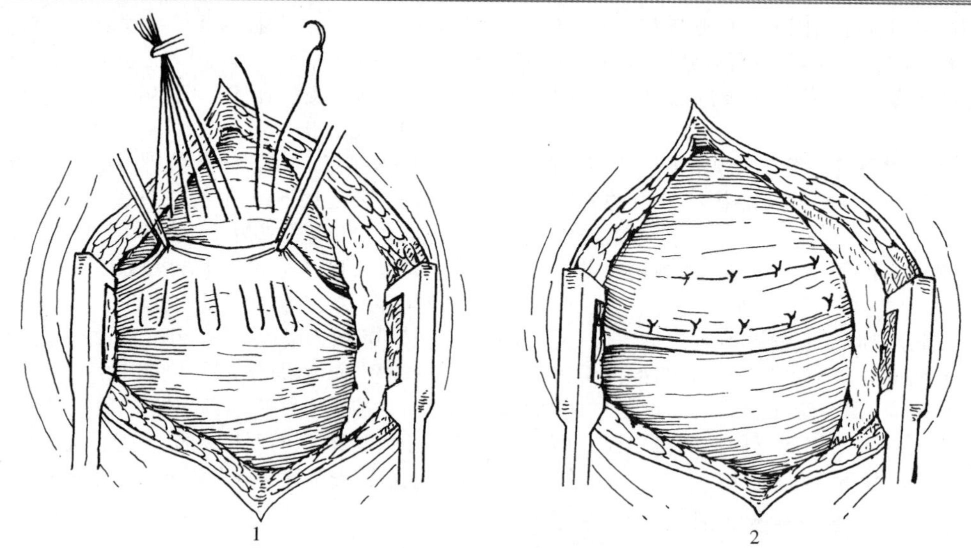

图3-12-13　膈膨出折叠修补术

1. 将膨出膈折叠后于基底部行褥式缝合；2. 双排褥式缝合法

第十三章　胸腔及其内容

胸腔 cavum thoracis 是由胸廓和膈围成的腔隙。胸腔可分为三部分，即左、右两部分和中间部分。左、右两部分分别容纳一个胸膜囊和一个肺；中间部分为纵隔，其中含有胸腺、心包、心脏和与心脏相连的大血管、膈神经、气管、支气管、食管、胸主动脉、胸导管、奇静脉和半奇静脉、迷走神经以及交感神经干等。

第一节　胸膜及胸膜腔

胸膜 pleura 是覆盖在肺表面和胸廓内面、膈的上面以及纵隔外侧面的一层浆膜。胚胎早期，肺芽（肺的原基）由背侧突入胸膜腔内，覆盖在其表面的脏壁中胚层以后发展成为胸膜脏层；覆盖在体腔壁内面的体壁中胚层则发展成胸膜壁层。膈形成后，胸膜腔成为左右完全独立的腔隙，位于胸腔的两侧。肺的进一步生长发育，逐渐充满于胸腔内，覆盖其表面的浆膜与肺实质紧密相贴，并折入叶间裂内，称为**肺胸膜** pleura plumonalis 或称胸膜脏层 pleuravisceralis；覆盖在胸壁内面、膈的上面以及纵隔外侧面的浆膜称为**壁胸膜**或称胸膜壁层 pleuraparietalis。胸膜脏层与胸膜壁层在肺门处互相移行。在正常情况下，脏层与壁层紧密相贴，两层之间并无明显的腔隙，胸膜腔内仅含有少量浆液，以减少呼吸时两层之间的摩擦。在病理情况下，胸膜腔内如出现大量液体（渗出液、血液或脓液）或有空气进入时，两层可被隔离得很远，此时，胸膜腔的容积可出现不同程度的扩大。正常时，胸膜腔内为负压，若胸膜腔的完整性被破坏（外伤或其他原因），由于负压的作用，空气可自行进入胸膜腔；血管损伤时，会出现较剧烈的出血。

胸膜壁层按其覆盖的部位，可分为四部分：

1. 肋胸膜 pleura costalis　为覆盖于肋骨、肋软骨、肋间内肌和胸内筋膜内面的胸膜，容易从胸壁剥离。

2. 膈胸膜 pleura diaphragmalica　为覆盖于膈上面的胸膜（心包附着处除外），因与胸内筋膜紧密相连，故不易从膈剥离。

3. 纵隔胸膜 pleura mediastinalis　为覆盖于纵隔外侧面并构成纵隔外侧壁的胸膜。在肺根以上，纵隔胸膜连接于胸骨和脊柱的侧面之间；在肺根处，纵隔胸膜覆盖于肺根的前面、上面和后面，并于肺门处移行于肺胸膜；在肺根以下，纵隔胸膜与肺的纵隔面之间，借双层紧密相贴的胸膜皱襞即**肺韧带** fig. pulmonale 相连，此韧带的下端连于膈的上面，故做全肺或肺中、下叶切除术时，需先切断肺韧带，才能游离肺组织。

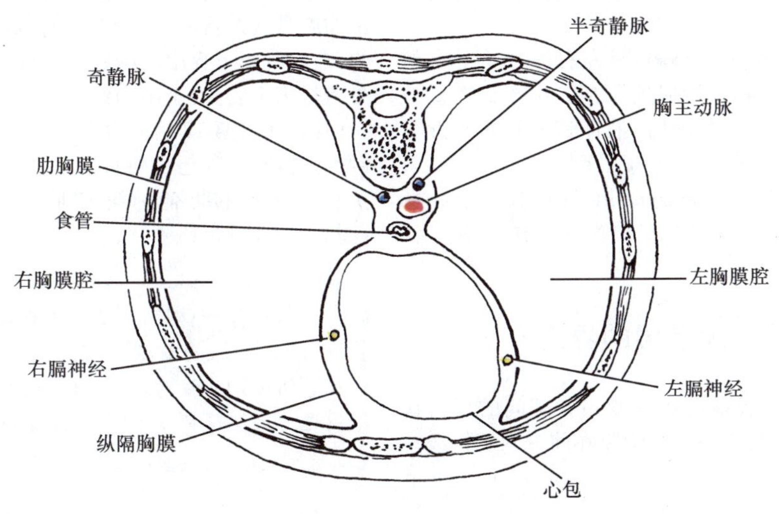

图 3-13-1　壁胸膜（横断面）

4. 胸膜顶 capsula pleurae 又称颈胸膜，为胸膜壁层（肋胸膜和纵隔胸膜）经胸廓上口突入到颈根部的部分，呈圆顶状覆盖于肺尖。胸膜顶的最高点约在锁骨内侧 1/3 段的上方 2.5cm 处（从腹侧观察）。胸膜顶的毗邻关系是：前方有锁骨下动、静脉；前外侧有斜角肌群；上外侧为臂丛；后内侧为气管和食管；后方有交感神经干。由于胸膜顶的毗邻关系复杂，当做颈根部手术或做臂丛麻醉以及针灸时，应注意避免损伤胸膜顶和肺尖（图 3-13-1，图 3-13-2），以防发生气胸。

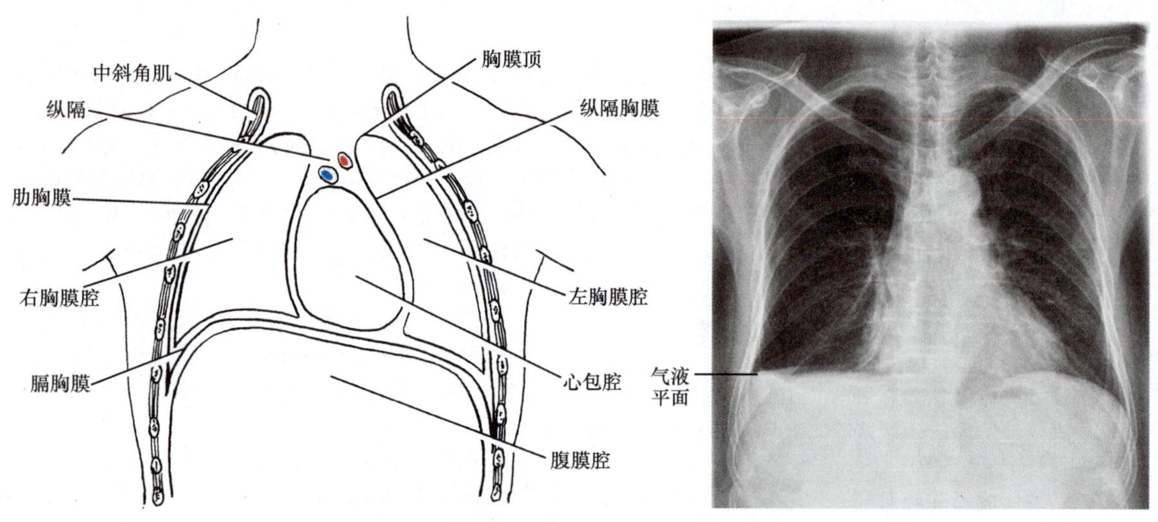

图 3-13-2 壁胸膜（冠状面）示意图及胸部 X 线片示隔肋窦中气液平面

一、胸 膜 窦

胸膜壁层以锐角移行于另一部分胸膜壁层时，它们之间在胸膜腔内形成的狭窄腔隙称**胸膜窦** sinus pleurae 。由于部位不同，可分为膈肋窦和肋纵隔窦，因为胸膜窦的位置较深，即便在深吸气时，肺缘也不能完全充满其内。

膈肋窦 sinus phrenicocostalis 左右各一，是由每侧肋胸膜和膈胸膜互相移行时所形成。由于此窦的位置最低，当胸膜腔内有积液时，液体首先积聚于此窦内，临床上多利用膈肋窦进行胸腔穿刺（图 3-13-2）。

肋纵隔窦 sinus costomediastinalis 左右各一，由肋胸膜和纵隔胸膜在胸骨后方互相移行而成，左侧者比较明显。

二、胸膜壁层的界线

胸膜壁层的界线系指胸膜壁层各部间的反折线而言。前界：为肋胸膜与纵隔胸膜在前方的反折线；左、右侧皆起于胸锁关节的后面，向内下方至胸骨角中点处，左、右侧胸膜互相接近，由此向下，则逐渐分离。右侧者沿正中线下降至剑突与胸骨体结合处，然后跨过剑肋角（剑突与肋弓之间的夹角），转向外侧移行于胸膜下界；左侧者常沿胸骨的左半部后方下降，至第 6 胸肋关节平面处，转向外侧移行于胸膜下界，左侧的前界在左胸骨缘内侧者占 42%。因此，若在第 5 肋间隙沿左胸骨线进行心包穿刺时，有刺破胸膜的危险。下界：左右胸膜下界由起始处分别向外下方，至锁骨中线处跨过第 7 肋骨，至腋中线处跨过第 10 肋骨；然后横行向内，通过第 12 肋的中央部至第 12 胸椎体的两侧。两侧的胸膜下界超出肋骨以下者有三处，即右侧剑肋角和左、右侧的肋椎角（第 12 肋骨与脊柱之间的夹角）（图 3-13-3，图 3-13-4）。

> 做腹壁切口时，应注意避免损伤胸膜，因在第 7～11 肋间隙的前端没有胸膜覆盖，故在此处通过肋间隙切开膈时，可不损伤胸膜进入腹膜腔，以便进行某些腹部手术（如膈下脓肿引流）。

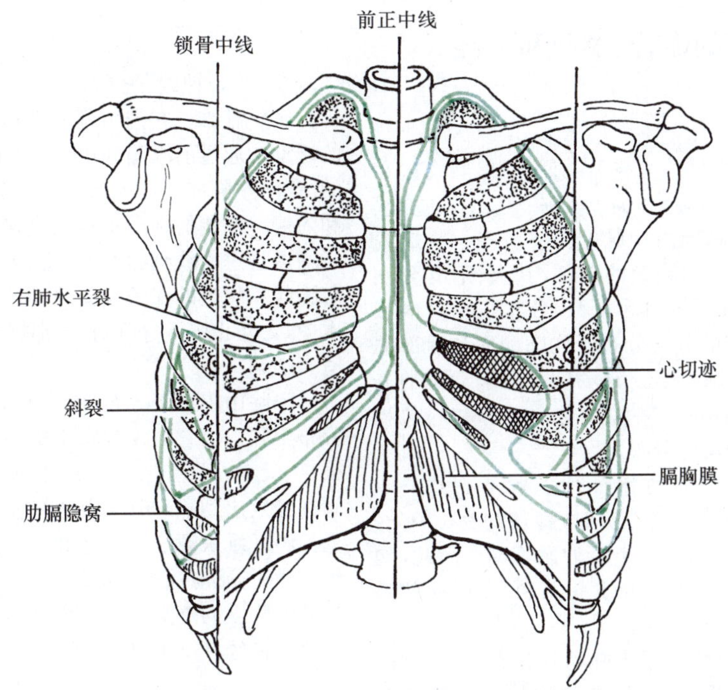

图 3-13-3 壁胸膜的界线(前面观)

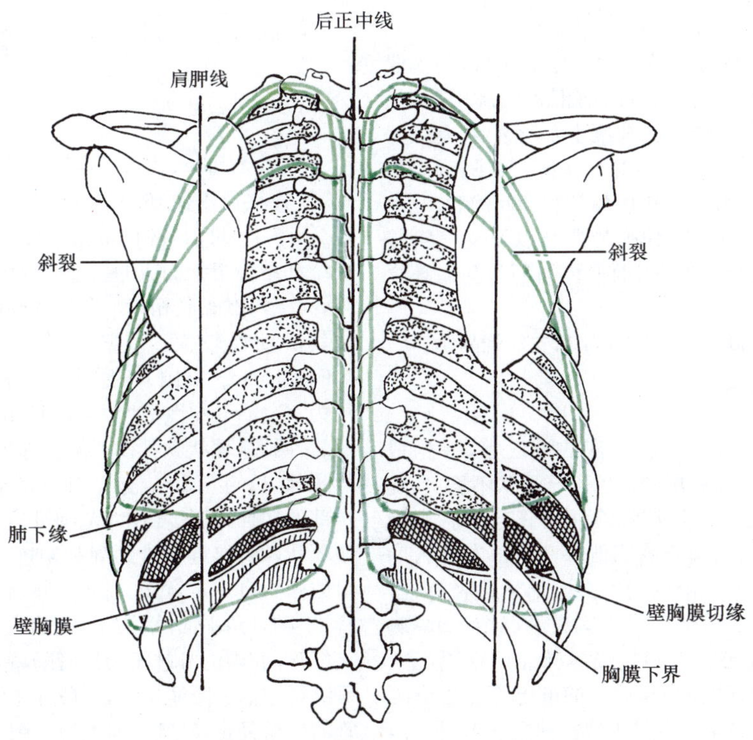

图 3-13-4 壁胸膜的界线(后面观)

三、胸膜的血管、淋巴和神经

（一）动脉

胸膜壁层的血液供应来自后肋间动脉、胸廓内动脉、心包膈动脉、肌膈动脉和膈上动脉。其中，肋胸膜主要有肋间动脉和胸廓内动脉的分支分布。胸廓内动脉的肋间支分布于肋胸膜的前部，其上、下支分别沿每一肋间隙的上、下缘向后走行，分布于相应区域的胸膜；后肋间动脉的分支分布于胸廓侧面和后部的肋胸膜。膈胸膜主要由膈上、下动脉和肌膈动脉的分支分布。纵隔胸膜前部主要由胸廓内动脉和心包膈动脉；后部由后肋间动脉分布。

分布于胸膜壁层的动脉管径一般不超过1～1.5mm，当动脉分到第7级分支时，管径约为0.015～0.02mm，各级分支之间形成丰富的血管网。因此，胸膜壁层可用作胸廓手术良好的整形材料，尤以肋胸膜和纵隔胸膜的后部取材更佳。

胸膜脏层的血液供应来自肺动脉和支气管动脉，它们之间存在着广泛的吻合，与肺静脉起始部也有吻合。

（二）静脉

胸膜壁层的静脉与同名动脉的分支伴行，肋胸膜的静脉血向后汇入肋间静脉；向前汇入胸廓内静脉。膈胸膜的静脉血经肌膈静脉和膈上静脉汇入上腔静脉系统；经膈下静脉汇入下腔静脉系统。纵隔胸膜的静脉血汇入心包膈静脉、胸廓内静脉和肋间静脉。

膈胸膜的静脉与纵隔胸膜的静脉以及支气管静脉之间存在着丰富的吻合，因而使体循环与肺循环之间发生联系。

胸膜脏层的静脉血汇入肺静脉和支气管静脉。

（三）淋巴

胸膜壁层和脏层都具有丰富的淋巴管，并构成深、浅淋巴管丛。胸膜壁层的淋巴管丛形状不稳定，随着呼吸运动发生变化。肋胸膜的淋巴管起于胸廓前部者注入胸骨淋巴结；起于胸廓侧部和后部者注入肋间淋巴结。膈胸膜和纵隔胸膜的淋巴回流途径有三：①膈胸膜前部的淋巴管向前汇入胸骨淋巴结；②膈胸膜中部和纵隔的淋巴管沿心包膈静脉经前纵隔汇入胸导管或颈静脉角；③膈胸膜后部的淋巴管经后纵隔沿食管、奇静脉、半奇静脉汇入后纵隔淋巴结。另外，膈胸膜的淋巴管还可以向下汇入腹主动脉旁的腰淋巴结，从而使胸、腹腔的淋巴回流发生联系。

（四）神经

左、右膈神经是分布于膈的主要运动神经，但也含有感觉纤维。它们由颈丛发出（含第3、4、5颈神经的纤维），通过前纵隔到达膈的上面。右膈神经进入膈的腱部，左膈神经进入肌部。右侧较左侧更位于背侧和内侧。两侧的神经不存在直接的吻合，但两侧的神经均可越过中线到达对侧。通常每侧膈神经均可分为与膈起点相当的三条分支：即胸骨支、肋支和腰支。手术中，为防止膈部分麻痹，可根据神经分布的特点采用适当的切口。

膈除由膈神经分布外，下6对肋间神经也有分支分布至膈。但它们仅分布于膈的肋部边缘部分，范围很窄，最宽处只有1～2cm。根据实验材料所知，从肋间神经发出到膈的分支中含有感觉纤维。由于膈的感觉神经纤维来源于膈神经和下6对肋间神经，故膈受到刺激时，感应痛可在肩部、腰部或腹部出现。胸膜壁层的肋胸膜的感觉神经纤维来自肋间神经，纵隔胸膜的感觉神经纤维来自膈神经。

第二节　气管、支气管和肺

一、气　　管

（一）一般形态

气管 trachea 由软骨、平滑肌纤维和结缔组织构成，气管软骨环有16～20个，呈"C"字形，约占气管周径2/3。各环间以环韧带相连接，缺口向后，由平滑肌纤维和结缔组织构成的后壁所封闭。气管内面覆以黏膜，向上与喉黏膜相续。气管周围绕以疏松结缔组织，故其活动性较大。气管的长度为10～12cm，横径1.6～2.5cm。据国人的资料，活体气管的长度男性平均为13.6cm，女性平均为12.11cm。通常将气管分为颈、胸两段，环状软骨以下至胸骨颈静脉切迹之间为气管颈部，长约6.5cm，有6～8个气管环，此段气管随着颈部的屈伸，其长度伸缩范围可达3cm，颈部强屈位可使环状软骨接近胸骨颈静脉切迹，这对缓解气管吻合口的张力有一定意义。胸骨颈静脉切迹以下为胸部气管，于胸骨角平面（平第4胸椎下缘）气管分出左、右主支气管，腔内的分歧嵴为气管隆嵴，胸部自此开始增宽呈纵行皱褶。隆嵴锐利，一般在正中位吸气时下移，气管的前后径拉长，呼气时缩短。因气管隆嵴富有神经，气管镜检查时，此处应予充分麻醉，方可顺利进行检查。

（二）气管的血液供给

颈段气管主要由甲状腺下动脉供应，胸段气管有胸廓内动脉的气管分支，后方有支气管动脉的分支，也有来自食管血管的分支。气管的静脉呈网状分布于气管壁，回流入头臂静脉及奇静脉。气管的血管较小且呈节段分支，并均由气管、食管间沟进入气管，故行气管手术时，分离气管不宜过大，应在气管的前面及后面进行分离，以免损伤血管影响气管的血运（图 3-13-5）。

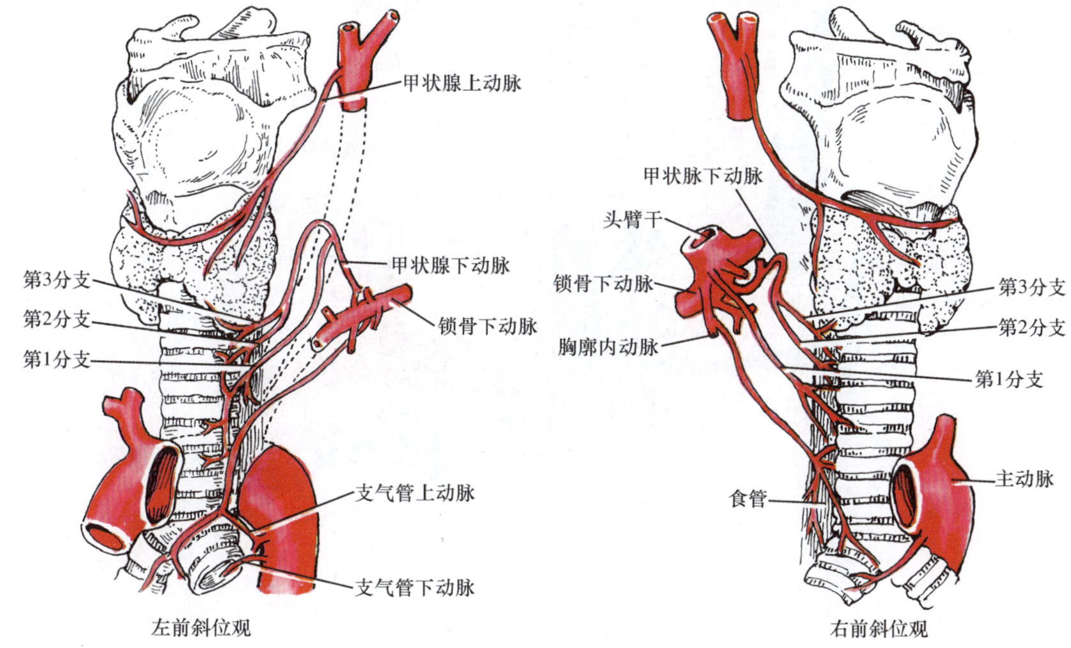

图 3-13-5 气管的动脉

（三）颈部气管的毗邻

此段气管的前方，由前向后依次为皮肤、浅筋膜、颈筋膜浅层、胸骨上间隙及其内的颈静脉弓、舌骨下肌群，第 2～4 气管环的前方有甲状腺峡，峡的下方有甲状腺奇静脉丛及可能存在的甲状腺最下动脉。气管的两侧有甲状腺侧叶及颈动脉鞘，气管的后方为食管、气管食管的两侧间沟内有喉返神经（图 3-13-6）。头转动时，气管也随之转向同侧，而位于其后方的食管却移向对侧；如果头倾向一侧，则气管凸向对侧；头后仰位、肩部垫高，可使气管固定于中线而变浅，从而避免气管偏斜，在做气管切开术时，有利于寻找气管和防止副损伤。

关于气管切开术

甲状腺峡部恰位于第 2～4 气管软骨环的前方，以此为界可将气管切开术分为高位气管切开术（将峡部稍向下牵拉，切开 1、2 气管软骨环）和低位气管切开术（切开 5、6 气管软骨环）（图 3-13-7）。如果将甲状腺峡部切断、结扎，亦可行切开 3、4 气管软骨环的气管切开术。高位气管切开术，虽气管比较浅表，但由于接近环状软骨，切开时如损伤该软骨，有形成喉狭窄的可能。故过去临床多主张低位气管切开，但后来发现，低位气管切开有可能损伤头臂静脉等大血管。目前多主张切开第 2～3 气管环为合适。做气管切开术的要点是：严格保持头于正中位并使头后仰，且需随时用手探查气管，以固定气管的位置，防止切偏；做低位气管切开术时切口不要过低，以防损伤头臂静脉及有时出现的甲状腺最下动脉等结构；切开气管前筋膜时注意止血，以免气管切开时血液被吸入气管；切开气管软骨环时既不要过深以免损伤食管前壁，又不应未将气管黏膜切开就进行插管，以致不能真正将气管导管插入气管内，而达不到气管切开的目的。拔管前应随时观察有无继发出血迹象，并应做好一切急救准备，以免因突然出血而发生意外。

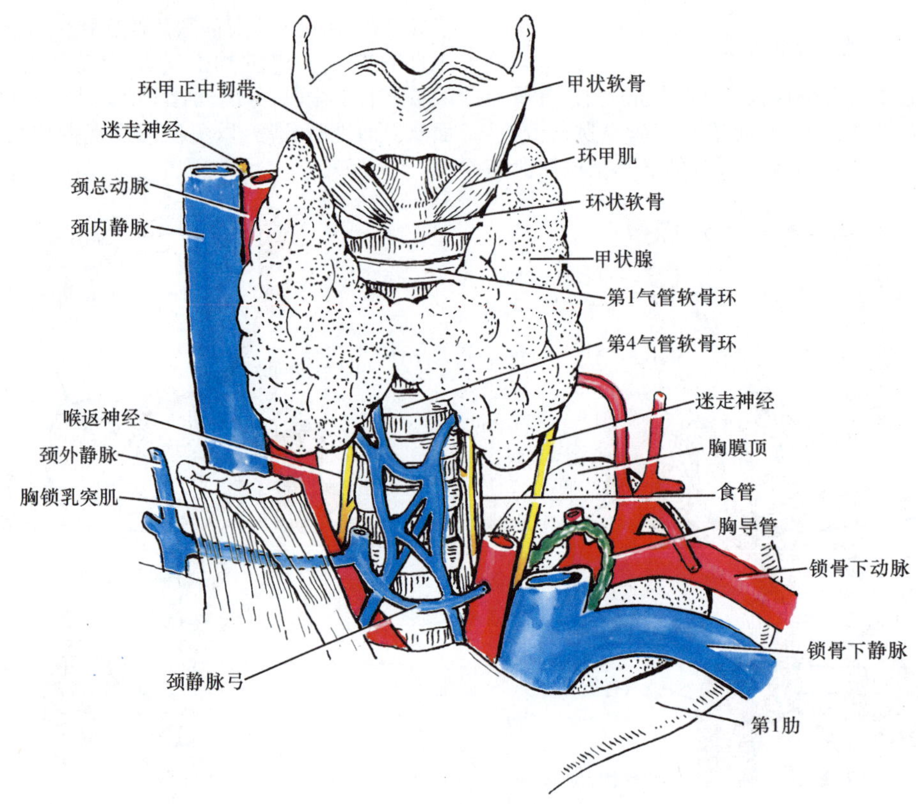

图 3-13-6　气管颈部毗邻结构

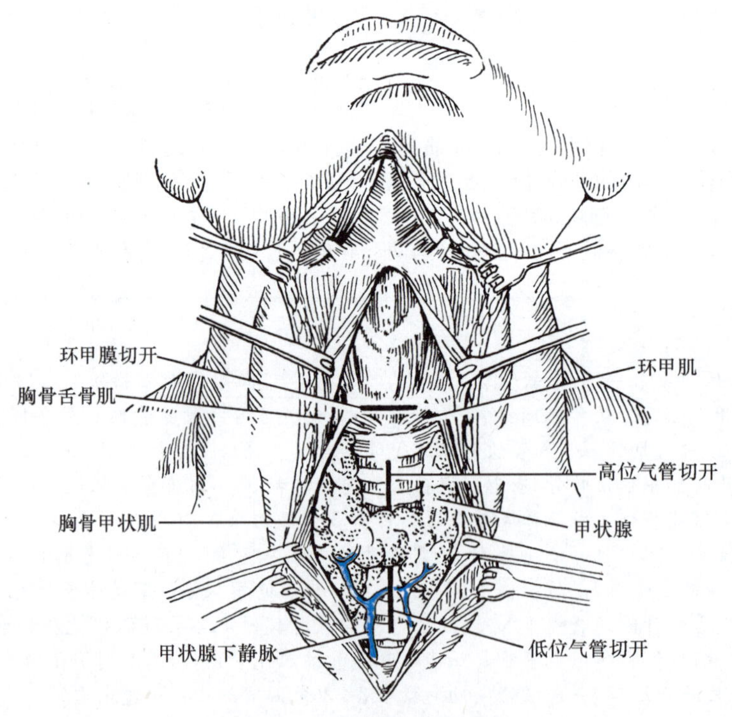

图 3-13-7　气管切开的部位

颈段气管切除问题

根据肿瘤的大小和侵及范围，目前对直径4cm以下的气管肿瘤，可行局部袖状切除。如果肿瘤基部未超过气管周径的一半，又为低度恶性肿瘤可行气管侧壁切除。袖状气管切除的关键是切除气管的长度，应在术前做好准确估计，一般勿超过4cm，气管的血运呈节段性供给，因此术中游离气管的范围要适当，游离不足将增加吻合口的张力，游离过长将影响气管的血运，两者均易发生吻合口瘘。分离气管时应沿气管壁适当分离，尤其要注意气管食管间沟部，操作要轻柔，以免损伤气管血运及防止瘤组织脱落阻塞气道(图 3-13-8)。

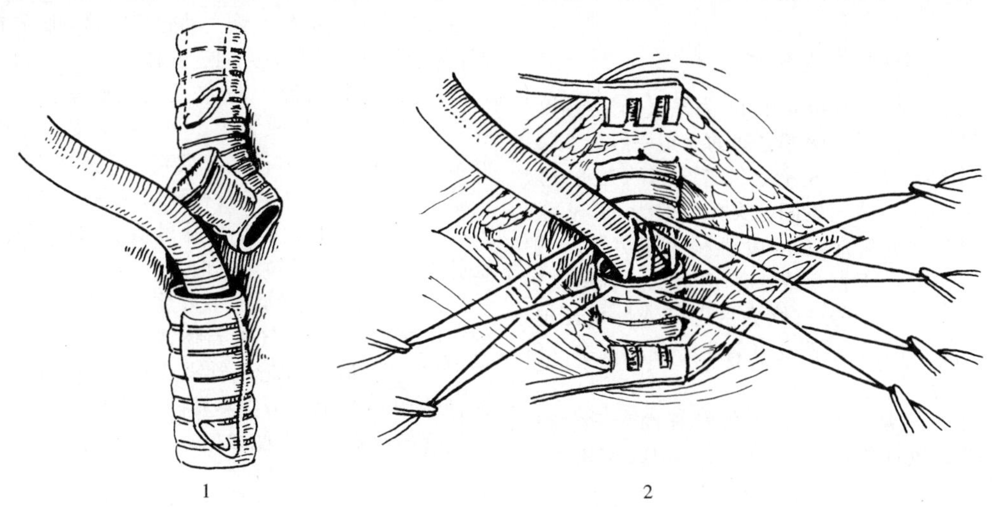

图 3-13-8 颈段气管袖状切除示意图

1. 病变切除，远端气管插管；2. 气管端-端吻合

(四) 胸段气管的毗邻

胸段气管位于上纵隔后部的正中，由前向后依次为胸骨柄、舌骨下肌群的起始部、胸腺、左头臂静脉、主动脉弓、头臂干、左颈总动脉、心丛及淋巴结等。气管的右侧为右头臂静脉、上腔静脉、右迷走神经及分支、头臂干及奇静脉弓等。气管的左侧为主动脉弓、左颈总动脉、左锁骨下动脉及左迷走神经等。后方有食管及喉返神经。

胸段气管切除问题

肿瘤位于颈胸交界处，可采用颈胸正中切口，切开胸骨横越第3肋间入胸，或采用颈部领状切口和胸部正中切口，即"T"形切口。胸段中下部气管病变，可经右后外侧切口第4肋骨入胸。

1. 气管袖状切除术 肿瘤基底部超出气管周径一半以上时，应行袖状切除术。胸段气管上部位于头臂干，左头臂静脉的后方，气管下方又与隆嵴及左右主支气管相连，因而胸段气管的显露及其伸展性均较颈段气管差，因此手术受到一定的限制。如气管切除的长度在2cm以上时，则其张力随切除的长度增大而成倍增加，故需适当扩大分离气管与纵隔间的粘连，左侧肺门、心包、肺下韧带，以期伸展上段气管。分离气管上段时，特别要注意勿损伤左头臂静脉、上腔静脉及喉返神经，因此常规处理奇静脉后，游离上腔静脉并用牵引带将其向前牵拉加以保护防止损伤。分离气管时应沿气管壁进行，向下达隆嵴部或右主支气管周围，待分离达到切除病变后气管两断端能对拢的程度为止。然后切断肿瘤下方的气管，迅速从术野中向气管远端，左主支气管插入通气导管，进行辅助呼吸，待通气功能良好后切断肿瘤上方的气管。吻合前要检查气管断端，使其断端软骨对软骨而且平整不偏斜，以防对合不严或吻合部狭窄，预防狭窄的方法是缝线缝在软骨环上，或黏膜下缝合(非全层缝合)，同时应达到气管切离残端无残留瘤组织。

2. 气管侧壁部分切除术 如肿瘤较小可局部切除，局部用人造血管片修补缝合。如肿瘤侵及气管及隆嵴纵径较长，而横径未超过气管的半径，则可采用带血管蒂肋间肌肋骨瓣，修补切除的气管侧壁。采用第4或第5肋骨带肋间肌及肋间动、静脉。修剪与气管缺损相同或稍大的肋间肌肋骨瓣，覆盖在气管缺损部。应注意勿损伤肋间动、静脉，并应将肋间肌肋骨瓣的胸膜面朝向气管腔，将肋间肌与气管缺损部缝合。

二、支气管和肺

（一）左、右主支气管

主支气管 bronchus principalis 为气管分叉至肺门间的支气管，左、右各一，两者之间的夹角一般为65°～80°。气管中轴延长线与左主支气管之间的夹角一般为40°～50°，与右主支气管间的夹角一般为25°～30°。儿童的气管分叉夹角常较小，女性稍大于男性，一般正常时角度不应大于直角或小于正常值。若角度过大，则意味气管分叉下方有增大淋巴结或肿块压迫，若是角度过小，可能是某侧支气管上方受压或主支气管有畸形。

1. 左主支气管 较右主支气管细而长，平均长4.9cm，男性比女性稍长，平均横径约1.12cm，由气管分叉处向左外下方走行，于左肺门的后方进入左肺。左主支气管的上方有主动脉弓，由前向后上方绕过，其后方有食管、胸导管、胸主动脉。左肺动脉先在其前方，后经上方绕至其后方而进入肺门。

2. 右主支气管 较左主支气管短而粗，长约2.5cm，内横径平均值为1.5cm。右主支气管由气管分叉起始向右下外方行走，约于第5胸椎高度，经右肺动脉及主动脉升部后方入右肺门。右主支气管的前方有上腔静脉，上方有奇静脉弓从后向前绕过，右肺动脉先于其下方，后绕至其前方。

由于右主支气管管径较左主支气管粗，并与气管的方向接近一致，故气管异物常易坠入右主支气管。左主支气管细而长，与气管夹角较大，异物虽不易坠入，但肺内感染时脓液则不易排除。因此，临床上左主支气管炎性狭窄较右侧多见。

外伤性支气管断裂的手术问题

1. 支气管断裂的早期处理 外伤性支气管断裂的早期诊断常被张力性气胸及某些复合伤所掩盖，不能及时诊断而延误手术。对行胸腔闭式引流后肺不复张者，做纤维支气管镜检查可尽早确诊。早期手术常遇到的困难是病人处于呼吸、循环严重紊乱状态，损伤的支气管残端有时破碎，吻合比较困难。应与麻醉师密切配合迅速气管插管维持呼吸，同时应吸出支气管内的血液及分泌物，纠正缺氧造成的呼吸、循环紊乱状态。术中应重点探查主支气管近隆嵴部、气管、上叶支气管有否断裂损伤，如有支气管小的破碎可仔细缝合，然后再进行主支气管断裂的两端吻合。如损伤严重不能修补，可根据具体损伤情况做不同范围的切除。如术中病人条件不允许，应迅速将支气管断裂两端缝合关闭，待后期再行支气管成形术。

2. 支气管断端的寻找 晚期手术寻找断裂的支气管残端有时较困难。一般支气管断裂的两侧残端间多有一隆起的瘢痕条相连，故沿此瘢痕条索寻找两端多能找到。少数病例远侧支气管残端，有时被瘢痕组织覆盖在肺内，此时应先解剖肺动脉，直达其肺叶分支后即可能触到较硬的支气管残端。晚期手术另一个困难即是支气管周围粘连较重，正常的解剖关系不清楚。因此游离近心端支气管残端更为困难，尤其左主支气管残端恰位于主动脉弓下，包绕在肺动脉、主动脉弓、降主动脉之间，残端的上方有喉返神经。右主支气管残端前方为上腔静脉，后方为肺动脉，故应格外仔细分离，以免损伤残端周围的血管及神经。

3. 预防肺膨胀不全及支气管吻合口狭窄 支气管断裂后，远端支气管腔内贮留分泌物，当找到并切开支气管残端后，应彻底吸出远端支气管内的分泌物，并用细导管插入远端支气管内反复吸引，不能急于吻合，否则将发生肺膨胀不全。支气管吻合口狭窄是晚期术后并发症，常引起肺内反复感染及慢性肺化脓症。预防的办法是在吻合前充分吸净远端支气管腔内的黏液，充分切除支气管两残端的瘢痕组织，直至见到两端软骨为止，使吻合口两端软骨对软骨，缝合线多采用涤纶线，少用丝线。如按以上原则进行手术，一般术后恢复均很顺利，如发生吻合口狭窄应早期手术，否则后期发生慢性肺化脓症及肺纤维化，将迫使行全肺切除。

4. 伴有感染的支气管部分断裂的处理 损伤性支气管断裂如未能及时诊断，如断裂支气管残端与胸腔相通,必然引起胸腔及支气管断裂处的感染,虽然行胸腔闭式引流,但由于支气管断裂处与呼吸道相通,胸内感染不易控制,也很难修补支气管缺损处。此时可采用带血管蒂肋间肌肋骨瓣修补感染的支气管,因为带血管蒂肋间肌肋骨瓣血液循环良好,可促进愈合并切断了感染源,同时清除了胸内脓液及剥除了脏层及壁层胸膜上的纤维板,促使肺膨胀及肺功能的恢复。

（二）肺

1. 肺的位置、形态、毗邻 **肺** pulmones 位于胸腔内,借肺根及肺韧带固定于纵隔两侧,肺似半圆锥形,表面光滑覆有胸膜脏层。肺尖钝圆与胸膜顶紧密相贴,从胸廓上口突入颈根,其前方为锁骨下动脉,故肺尖癌可经颈部锁骨上区进行皮肺穿刺术。肺底邻近膈,肺的外侧面膨隆,与胸廓的前后和外侧壁相接触。肺的内侧面与纵隔相连,右上纵隔与上腔静脉和奇静脉为邻。左侧肺门的上方有主动脉弓及喉返神经,左肺的下方与心包相邻。在肺手术时,对胸膜顶及纵隔面的粘连,要仔细分离,以免损伤邻近的大血管或重要器官。

肺手术的切口问题

1. 后外侧切口　适用于各种肺切除术,是最常用的切口。术野显露清楚,便于手术操作。此切口又分为经肋骨骨膜床切开法和肋间切开法。

(1) 肋骨骨膜床切开法:即经肋骨骨膜与壁层胸膜进胸,闭胸也较方便而严密。如为老年人其肋骨脆,开胸时易发生肋骨骨折,可在切口上一个肋的肋颈处,附加切除约 1cm 长的肋骨,开胸时则不发生肋骨骨折,同时也扩大了切口。

(2) 肋间切开法:不切除肋骨,只切开肋间肌壁层胸膜进入胸腔,同时也可附加切断上一个肋骨于肋颈部,但闭胸较费时间。全肺或上叶切除可经第 5 肋或肋间,中叶或下叶切除可经第 6 肋或肋间切口。

2. 前外侧切口　此切口肌肉切断少、进胸快,但术野显露有限,处理肺门或术中出血多有不便。如为女性,切口应绕过乳房下缘,将乳房向上推移,可经第 4(或第 5)肋间或肋骨床入胸,多用于中叶或上叶切除术。

3. 双侧前外侧切口　经两侧第 4 或第 5 肋间入胸,或根据病变不同位置,两侧分别采取不同肋间入胸。此切口侵袭大,术后疼痛较重,影响呼吸及术后排痰,故老年人不宜采用。

2. 肺门与肺根 **肺根**是由肺动、静脉和支气管、支气管动、静脉、淋巴结、淋巴管、神经等所构成,周围被胸膜包绕,形成集束状支气管血管束。肺根内的结构出入肺的部位即肺门,又称为**第一肺门**。肺叶的动脉、静脉、支气管进出肺叶之处称为**第二肺门**。

右肺门的前方有右膈神经、上腔静脉,上方有奇静脉弓,后方为奇静脉,下方为肺下韧带,奇静脉弓可作为右肺门上界的标志。肺门内各结构排列的顺序,由前向后,前方为右肺上静脉,中间是肺动脉,后方是支气管,下方为肺下静脉;由上而下为上叶支气管、肺动脉、中下叶支气管、肺静脉。肺门结构被胸膜包绕成束带状(图 3-13-9)。

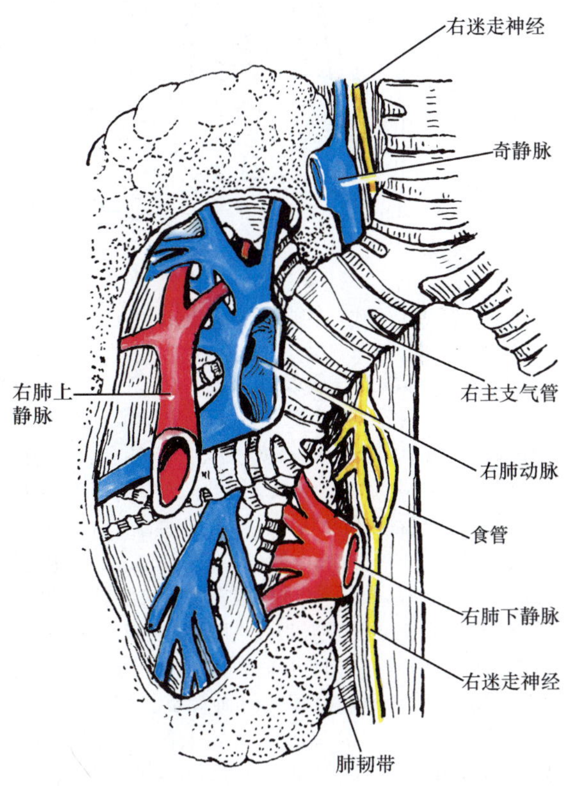

图 3-13-9　右肺根(肺门前面观)

左肺门的前方有左膈神经,上方有主动脉,后方为降主动脉,下方是肺下静脉的外侧壁。左肺门内各结构排列的顺序是,由前向后,前方是肺上静脉,中间是肺动脉，后方是支气管；从上向下是肺动脉、支气管、肺下静脉（图 3-13-10）。

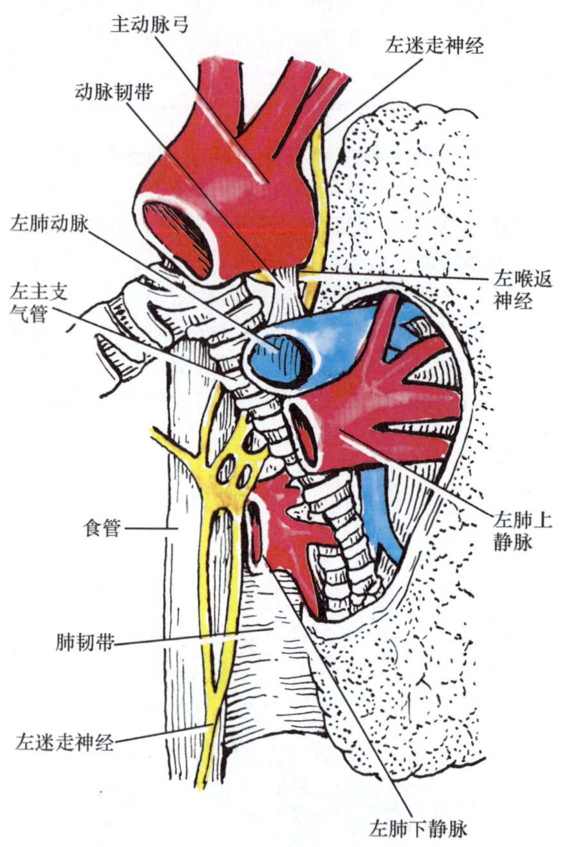

图 3-13-10　左肺根（肺门前面观）

3. 肺叶、肺段支气管及其分支　左、右主支气管又分出肺叶支气管，肺叶支气管又分出肺段、亚段，直至呼吸小支气管，即进入肺泡。左、右肺各有一斜裂，斜裂将左肺分隔为左上叶及左下叶。右侧斜裂将右肺分隔成右上叶及右下叶，右肺有一横裂，横裂上方为上叶，横裂下方又分出中叶（图 3-13-11）。一般斜裂为横裂分裂良好，故各叶间界限清楚，如果肺裂不全即肺裂发育表浅，或肺裂长度短浅即叶间隙分裂不全，如上叶与中叶间隙即水平裂，或上叶与下叶间的斜裂分裂不全，常影响处理叶门血管及支气管。故需先处理肺裂不全，再分离肺叶所属动脉，以免损伤动脉。另外，两侧下叶后部如有一异常小叶时，即为隔离肺叶，称为肺隔离症。其动脉发自胸主动脉或腹主动脉，外观多呈条索状，因此术中不应以条索处理，以免发生意外大出血。

右肺上叶有被移位的奇静脉，分裂成一异常小肺叶称为奇叶，当切除右上叶时应注意奇静脉的处理。

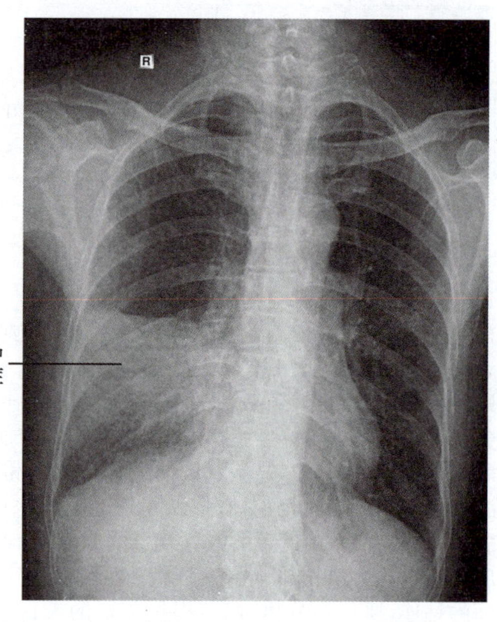

图 3-13-11　胸部 X 线片示右肺中叶感染

（1）右上叶支气管：约成 90°角开口于右主支气管的后处侧壁，开口部一般低于气管隆嵴 0.5～1.0cm，也有较隆嵴稍高或等高者，因此行右上叶纤维支气管镜检查时，镜头应朝向右主支气管的外侧壁。右上叶支气管平均长达 1.0～1.25cm，其后又分出尖段支气管、后段支气管和前段支气管。尖段支气管弯曲向上至右肺尖，后段支气管向后外上方，分布于右肺上叶的后下部，前段支气管向前下外方，至右肺上叶的前下部。

（2）右中叶支气管：在中间支气管的前壁，距上叶支气管开口处下方 1.0～1.5cm 处，即是中叶支气管的开口。中叶支气管平均长为 1.0～1.5cm，又分出外侧段支气管和内侧段支气管。在中叶支气管周围有三组淋巴结，分别位于其前、外、内侧。当患慢性炎症时，该组淋巴结增生肥大可压迫中叶支气管，甚至可引起中叶肺不张。

（3）右下叶支气管：其最高开口为右下叶尖段，它位于中间支气管的后下方，与中叶支气管开口大约同高。尖段支气管平均长度为 0.7cm。于尖段开口下约 1.5cm 处，又发出下叶内侧底段、前底段、外侧底段和后底段支气管。由于下叶尖段与底段支气管间有一定距离（平均约 1.1cm），故可分别行下叶尖段和底段切除术。

（4）左肺上叶支气管：开口于左主支气管的前外侧壁，距隆嵴约 4～5cm 处。左上叶支气管平均长 1.0～1.5cm，上叶支气管又分成上支和下支。上支立即又分为尖后段支气管和前段支气管，下支走向前下方，分出上舌段支气管和下舌段支气管。

(5) 左肺下叶支气管：是左主支气管的延续，在左上叶支气管开口处下方1.0～1.5cm处的后壁，有下叶尖段支气管的开口。尖段支气管开口下方1.5～2.0cm处，又分出前底段、内侧底段、外侧底段和后底段支气管(图3-13-12)。各叶支气管及段支气管开口形状，正常均为椭圆形，叶间嵴、段间嵴均为锐利状。当叶、段支气管管口变形、狭窄、闭塞以及嵴增宽时，均提示有异常改变。每一肺段支气管及其所属的肺组织称为肺段。肺段略呈圆锥形，尖朝向肺门，底部构成肺表面。每一肺段均有肺段支气管分布，因此临床上常以肺段为单位进行肺段切除。在肺段内肺动脉的分支与肺段支气管的分支伴行，但肺静脉的属支在相邻两肺段之间走行，接受相邻肺段的静脉血，因此肺段间的静脉可作为肺叶分段的标志。相邻两肺段之间还有少量疏松结缔组织相分隔。如做肺段切除时，在肺动脉的段分支和肺段支气管结扎切断后，从肺段之间分离即可切除肺段。

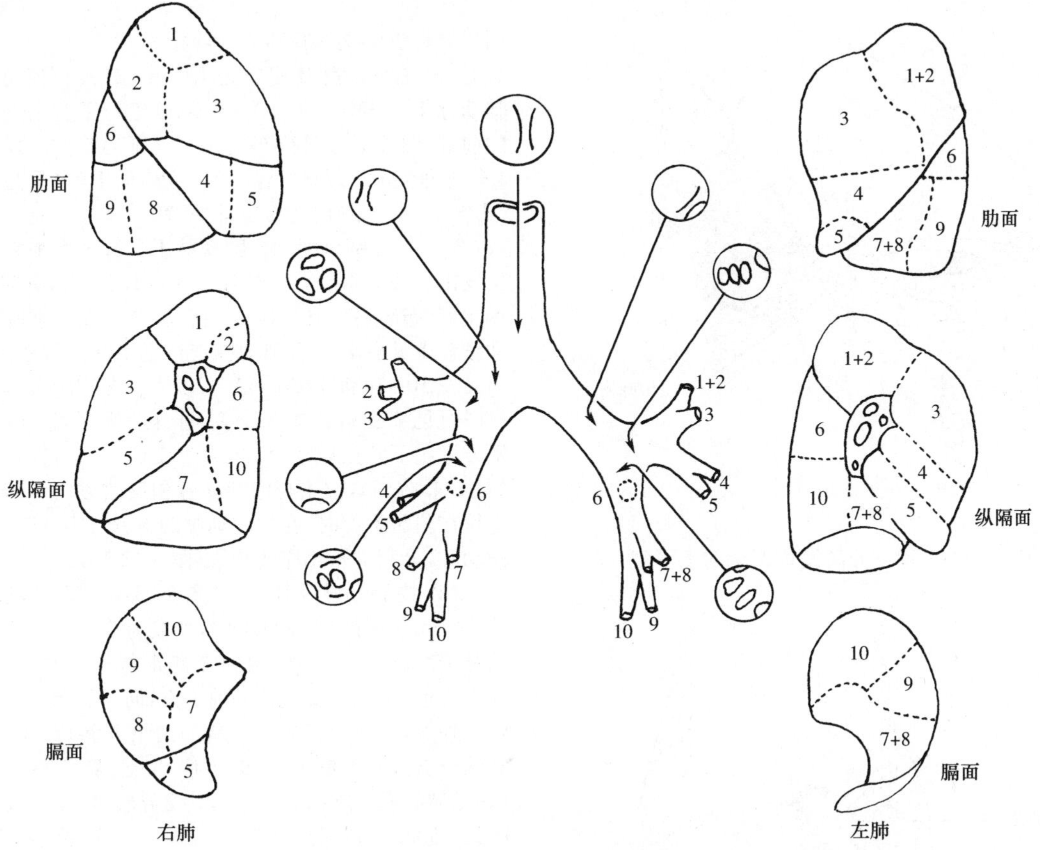

图3-13-12 支气管肺段

1. 尖段(SⅠ)；2. 后段(SⅡ)；3. 前段(SⅢ)；4. 外侧段-上舌段(SⅣ)；5. 内侧段-下舌段(SⅤ)；6. 尖段(SⅥ)；7. 内侧底段(SⅦ)；8. 前底段(SⅧ)；9. 外侧底段(SⅨ)；10. 后底段(SⅩ)；1+2. 尖后段(SⅠ+Ⅱ)；7+8. 内前底段(SⅦ+Ⅷ)

肺裂不全的处理问题

肺叶或肺段切除时，需经肺裂处理血管及支气管，肺裂不全则影响肺血管、支气管的暴露。肺裂不全的发生率很高，右肺水平裂发育不全者占62%，缺如者为2%，右斜裂发育不全者占28.5%，左肺斜裂发育不全者占42.6%，缺如者占0.8%。肺裂发育不全，多见于水平裂或斜裂的上下端，尤以水平裂及斜裂上部最多见。分离水平裂发育不全时，先将中叶静脉及肺动脉干找到，用血管钳在中叶静脉前轻轻分离，再用拇指及示指沿中叶静脉及肺动脉前扩张分离，以免损伤肺动脉，从肺门侧向水平裂与斜裂相交处分离出一孔道（恰在中叶动脉的上方），最后用血管钳沿孔道穿通肺裂不全的组织，然后用两把血管钳夹住发育不全的水平裂，在两钳间切开，断面用1号丝线褥式缝合（图3-13-13）。如分离水平裂非常困难时，可先处理上叶动脉、静脉及上叶支气管，最后牵引上叶支气管分离发育不全的水平裂。

斜裂上部发育不全时，先找到肺下静脉，继在下叶尖段动脉及肺下静脉前方，用示指及拇指估测一下肺切断线方向（图3-13-14），然后用血管钳穿通肺裂不全的组织。穿通肺裂不全时，注意勿损伤上叶后段动脉。以后按常规处理。斜裂下部发育不全，多发生在左侧，而且在肺舌段周边与下叶交界处，注意勿损伤肺下静脉，处理方法同上。

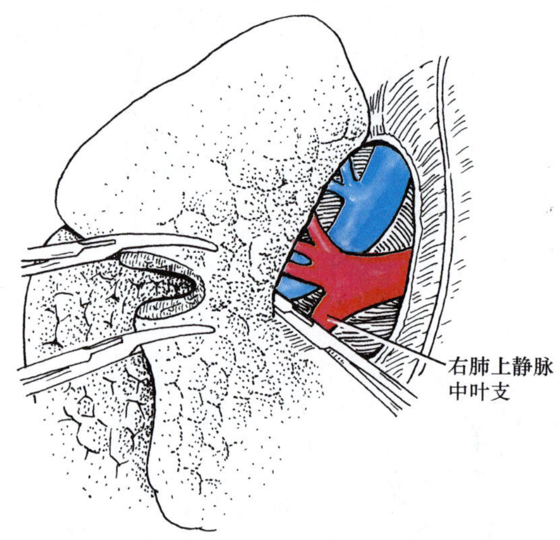

图3-13-13 分离发育不全的水平裂

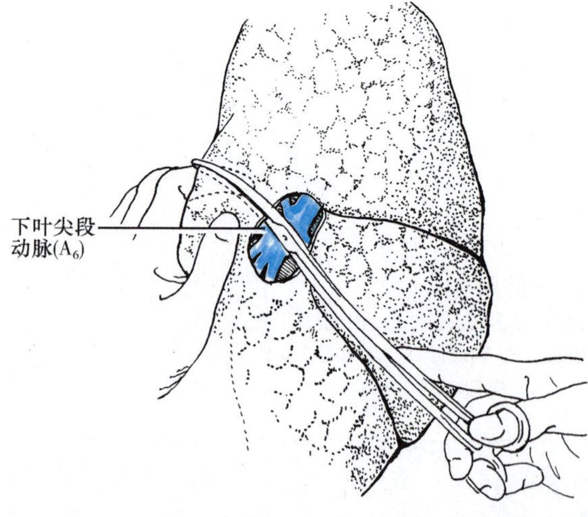

图3-13-14 分离发育不全的右斜裂上部

4. 肺的血液循环 肺的血液循环有两种，一种是构成肺循环的肺动脉和肺静脉，其功能是直接参与气体交换。另一种是属于体循环的支气管动、静脉，其作用主要是供应支气管和肺的营养。

（1）右肺动脉及其分支（图3-13-15）：右肺动脉由肺动脉干发出，长约4.0～4.5cm，走行于右主支气管的前方，向外下方斜行至上叶支气管的前方。发出第1分支即尖前段动脉（A_1+A_3）或称前干，多数为1支（占33.75%），有时为2支即A_1和A_3，A_3有时为2支（占26%），分别单独发自肺动脉干。行至水平裂根部又发出后段动脉（A_2），常为1支（51.33%），有时为2小支，分布至右上叶后段（占45.33%），发自下叶尖段动脉较少见（A_6）。右肺动脉走行至中叶支气管上方，向右发出中叶动脉（A_4+A_5），多为1支（占56.37%），有时可见2支（占41.31%）。于上叶后段下方，向后下方发出下叶尖段动脉，多为1支（73.34%），有时为2支（24.67%），位于与中叶动脉相反的方向。肺动脉走行在斜裂下部时，在尖段动脉的下方发出3～4支底段动脉，分别进入相应的肺段（图3-13-16）。

（2）左肺动脉及其分支（图3-13-16）：左肺动脉长约3.3cm，多数为1支（98%），少数为2支（2%），自肺动脉干发出后，在心包内向左侧走行约1.5～2.0cm即出心包，于左主支气管的前上方，向下绕至上叶支气管后外侧进入肺裂，再沿肺裂向前下方斜行。左肺动脉的分支向左上叶发出多为4～5支、前段多为1支（46.15%）或2支（44.10%），其变异较多，尖后段多为2支（58.35%）或3支（29.23%），较少为1支（14.87%），舌段多为1支（58.97%）或2支（39.49%）。舌段动脉多位于A_6的下方（71%），也有与A_6同高水平或高于A_6者。左肺动脉在斜裂的中部向后发出下叶尖段动脉，于斜裂下部发出各底段动脉支。行舌段或下叶尖段切除术时，必须辨别清楚相邻肺段动脉（图3-13-17）。

（3）右上肺静脉及其属支：右肺上静脉位于右肺门的最前方，心包内肺静脉的平均长度为0.6cm，在心包外主干平均长约0.5cm，其属支有V_1、V_2、V_3及V_{4+5}，中叶静脉为肺上静脉的最下属支，向后方走行，由于在肺门前方不易发现，故分离右肺上静脉时，应从主干开始，以防损伤V_2支。

（4）右肺下静脉及其属支：右肺下静脉位于右肺门的最下方，在心包内其平均长度为 0.4cm，肺下静脉的上界为右肺上静脉，下界为肺下韧带旁淋巴结，其前方为下叶支气管。肺切除时，应沿淋巴结向上分离即是肺下静脉，该静脉位置较深，心包外主干平均长约 0.6cm，是肺静脉中最短的，属支有尖段静脉及各底段静脉。

（5）左肺上静脉及其属支：左肺上静脉位于左肺门左肺动脉分支的最前方，在心包内平均长约 0.8cm，心包外平均长约 0.9cm，主干短粗，汇集尖后段静脉（V_1+V_2），前段静脉（V_3）及舌段静脉（V_4+V_5）。

（6）左肺下静脉及其属支：其位置同右肺下静脉，但较右肺下静脉长，在心包内主干平均长约 0.6cm，在心包外为 0.8cm。

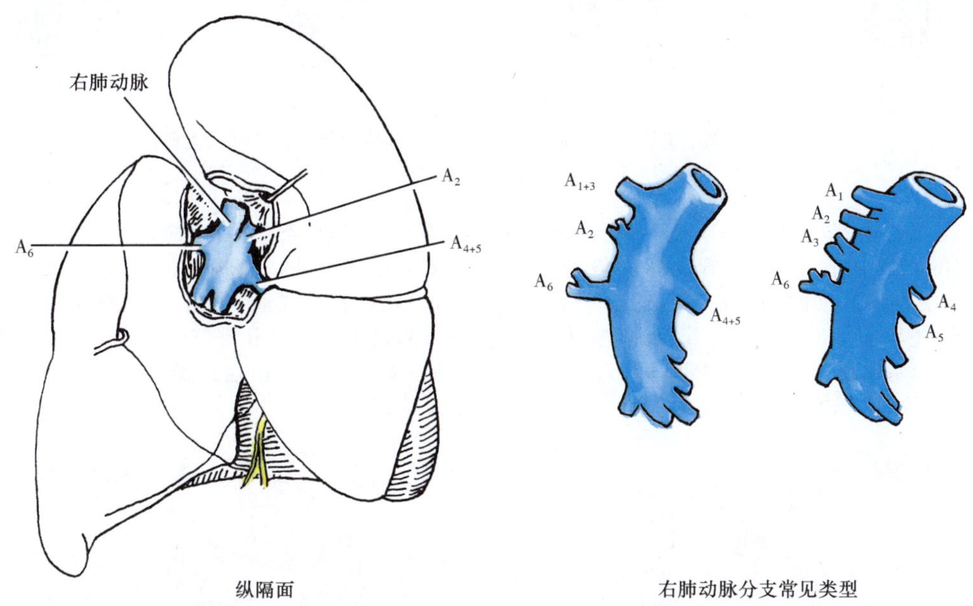

图 3-13-15　右肺动脉的分支

上叶动脉：A_1．尖段动脉；A_2．后段动脉；A_3．前段动脉；中叶动脉：A_4．外侧段动脉；A_5．内侧段动脉；下叶动脉：A_6．尖段动脉

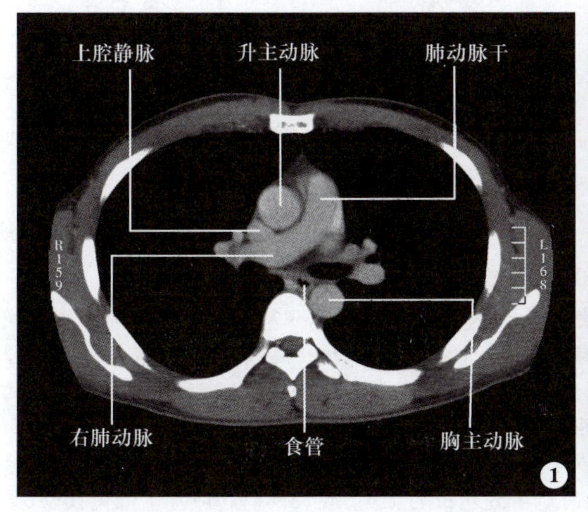

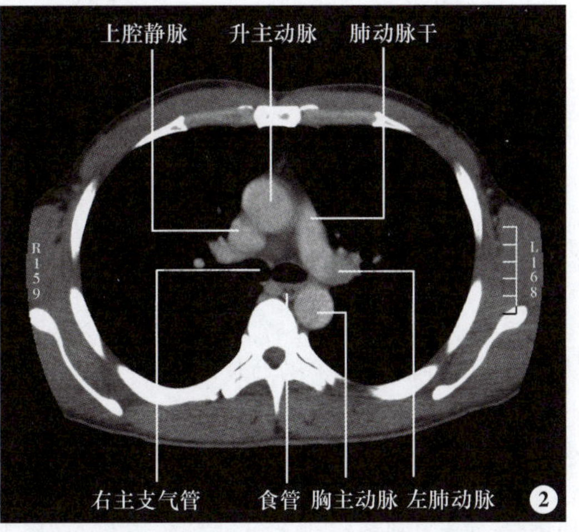

图 3-13-16　肺 CT

1. CT 示右肺动脉起自肺动脉干；2. CT 示左肺动脉起自肺动脉干

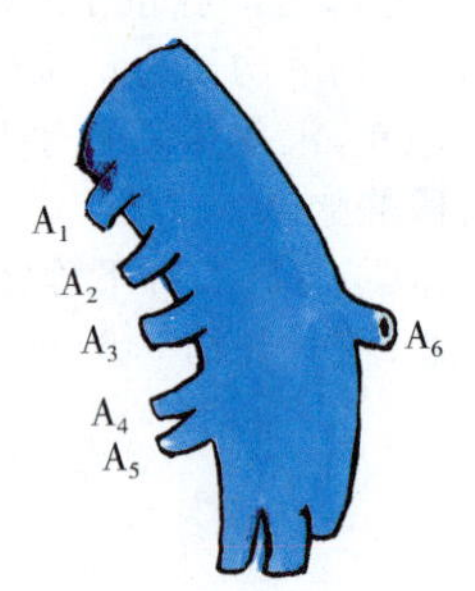

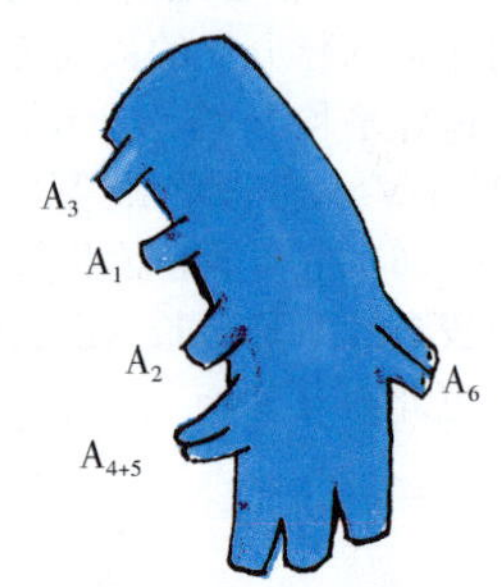

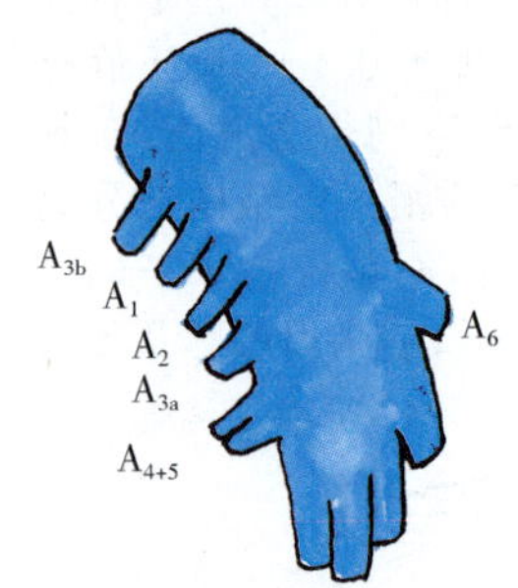

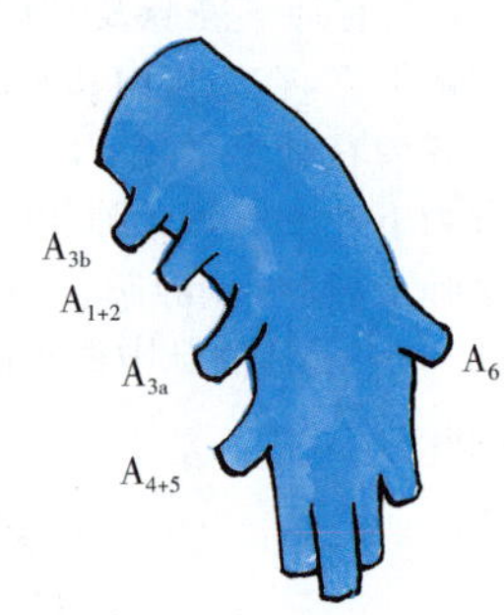

图 3-13-17　左肺动脉的分支

上叶动脉：A_1. 尖段动脉；A_2. 后段动脉；A_3. 前段动脉；A_4. 上舌段动脉；A_5. 下舌段动脉；下叶动脉：A_6. 尖段动脉

(7) 支气管动、静脉(图 3-13-16)：支气管动脉是肺组织的营养血管，右支气管动脉一般为 1～2 支，多起自右侧肋间动脉(53.71%)，或起于主动脉及左侧支气管动脉。左支气管动脉多为 2 支(66%)，起于主动脉及主动脉弓部(97.75%)，左、右支气管动脉多沿支气管壁经肺门入肺，随支气管分支而分支，每条支气管动脉均有一条支气管静脉在其后壁伴行(图 3-13-18)。左支气管静脉注入副半奇静脉，右支气管静脉汇入奇静脉。手术时切断支气管之前应先结扎支气管动脉，以防止切断支气管时，支气管动脉出血或流入支气管腔内，术后引起肺内感染。

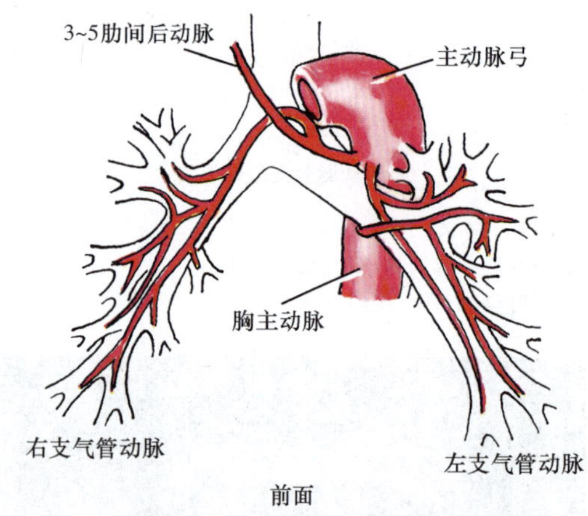

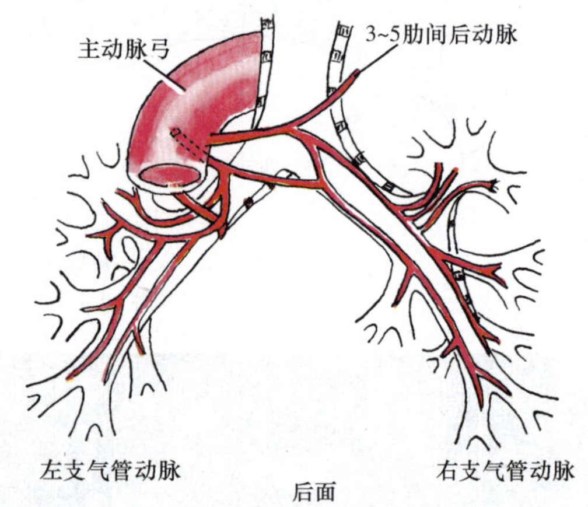

图 3-13-18　支气管动脉

肺段与肺楔形切除术问题

每一肺段均有其独立的段支气管及其分支，并有肺段动脉与支气管伴行，但肺段静脉却在两肺段之间走行，因此段间静脉可作为肺段的标志。肺段间还有少量疏松的结缔组织相分隔，故可做肺段切除术。慢性炎症时，由于炎症粘连常使肺段界限不清，手术剥离较为困难，故选择适应证方面应适当。临床常用的有左上叶尖后段、左上叶舌段及两下叶尖段切除术等。

1. 右下叶尖端切除术　如果斜裂发育不全，首先找到下叶动脉干，于斜裂及水平裂界处，剪开该处叶间胸膜，分离叶间隙，其下即是下叶动脉干。动脉干向后下方发出的 1 支(占 73.67%)即是下叶尖段动脉，也有 2 支的(占 24.67%)，个别者为 3 支(占 2%)，应分别结扎，勿遗漏，以免误伤。

要辨清与中叶动脉及上叶后段动脉的关系，有时也有下叶尖段动脉向上叶后段发生的分支，故均应注意，以免损伤(图 3-13-19)。继在肺门下后方暴露肺下静脉及下叶支气管，肺下静脉的最上属支即是下叶尖段静脉(V_6)，将其结扎切断(图 3-13-20)。下叶尖段动脉的下方即下叶尖段支气管，常规处理。然后牵引切断的段支气管，向下剥离尖段肺组织，沿段间静脉剥离，并剪断叶间胸膜，结扎切断段间静脉，即可剥尖段肺组织。将离断面行褥式缝合，直至不漏气为止，缝合离断面防止形成死腔，以免术后发生残腔积血、感染。如斜裂上部发育不全，可先处理斜裂不全。

2. 左上叶尖后段切断术　剪开斜裂及肺门上方的纵隔胸膜，显露出左肺动脉干，沿其向下找到尖后段动脉，多为 2 支(占 53.85%)，有时为 3 支(占 29.23%)，较少情况为 1 支(占 14.89%)或 4 支(占 2.05%)，常规段间静脉结扎切断。然后于肺门前方找到肺上静脉，其最上分支即是尖后段静脉，常规处理。继在尖后段动脉下方分离尖后段支气管(B_{1+2})，切断缝扎后牵引段支气管，向下剥离并结扎段间静脉，缝合离断面(图 3-13-21)。

3. 左上叶舌段切除术　首先显露斜裂，并剪开斜裂中下部叶间胸膜，找到肺动脉干，辨清舌段动脉(A_{4+5})和下叶尖段动脉(A_6)。舌段动脉向前下方向走行，多为 2 支(占 58.97%)，其次为 1 支(占 39.49%)，较少情况有 3 支(占 1.5%)，多位于下叶尖段动脉前下方或同高水平发出，予结扎切断。然后于肺门前方分离肺上静脉，其最下方分支即为舌段静脉(V_{4+5})，常规处理。舌段静脉下方即是舌段支气管，切断舌段支气管时，勿靠近根部，如靠近舌段支气管根部切断缝合后，易发生前段支气管口狭窄，其后处理同前(图 3-13-22，图 3-13-23)。

4. 左下叶尖段切除术　于斜裂中下部剪开叶间胸膜，其下即是肺动脉干，左下叶尖段动脉多为 1 支(占 76.09%)，其次为 2 支(占 21.2%)，较少者为 3 支(占 2.72%)。常规处理尖段动脉后，将下叶向前牵拉，于肺门后下方找出肺下静脉，其最上分支即是左下叶尖段静脉。在下叶尖段动脉下方即为下叶尖段支气管，分别常规处理(图 3-13-24)。离断面应仔细缝合好，尤其对有肺气肿的离断面，否则术后易发生肺泡瘘。下叶尖段切除后应游离结扎切断肺下韧带，底段周围如与胸壁粘连应剥离开，以免下叶尖段切除后的空间积液引流不畅。

5. 肺楔形切除术　位于肺周边部的结核球、良性病灶、低肺功能的早期肺癌或转移瘤等均可行楔形切除术。沿病灶周围一定距离置十二指肠钳，楔形钳住肺组织，然后连同周围肺组织切除病灶，断面用褥式双排缝合。

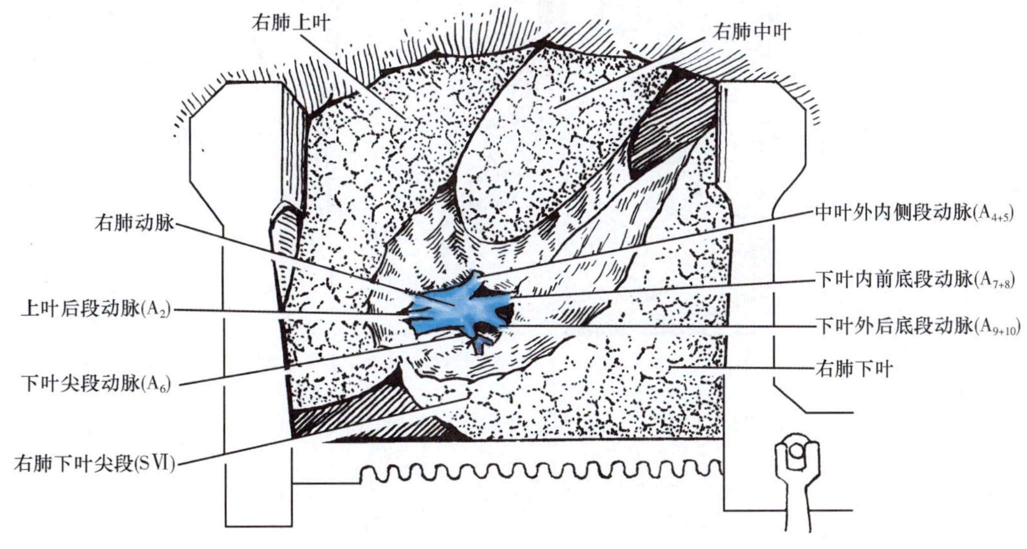

图 3-13-19　结扎右下叶尖段动脉(A_6)

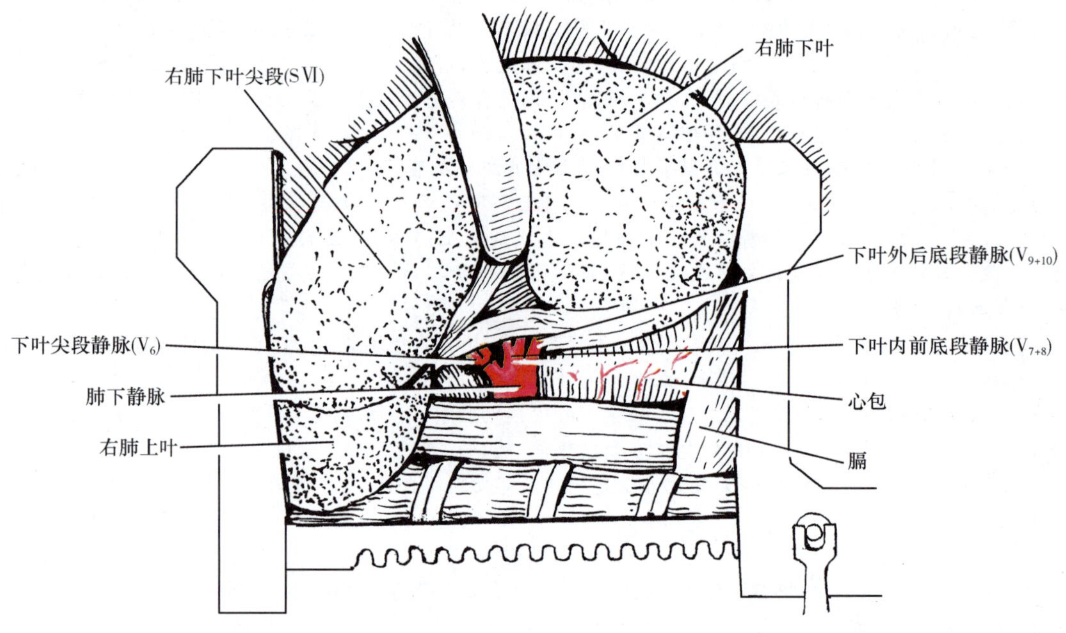

图 3-13-20　结扎右下叶尖段静脉(V_6)

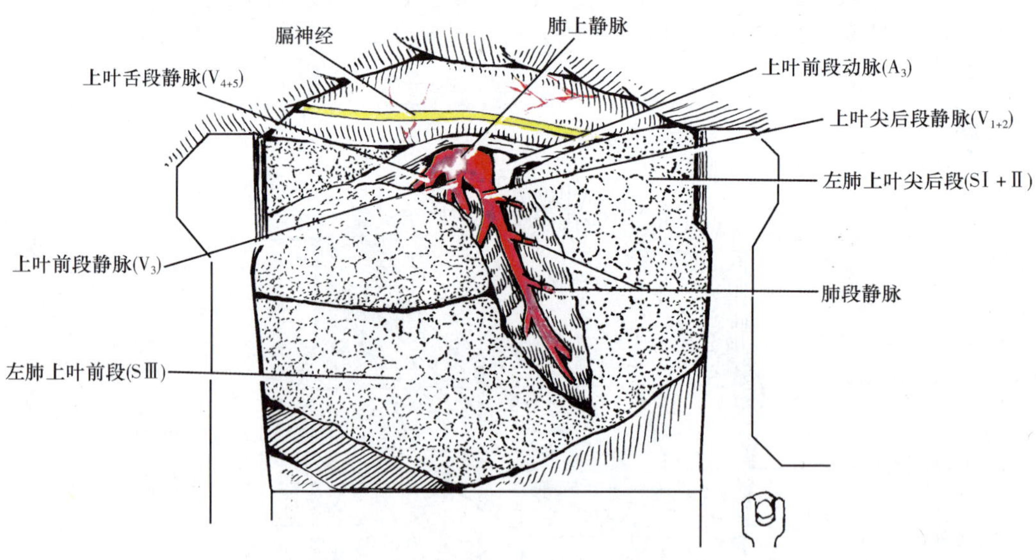

图 3-13-21　结扎左上叶尖后段静脉(V_1+V_2)

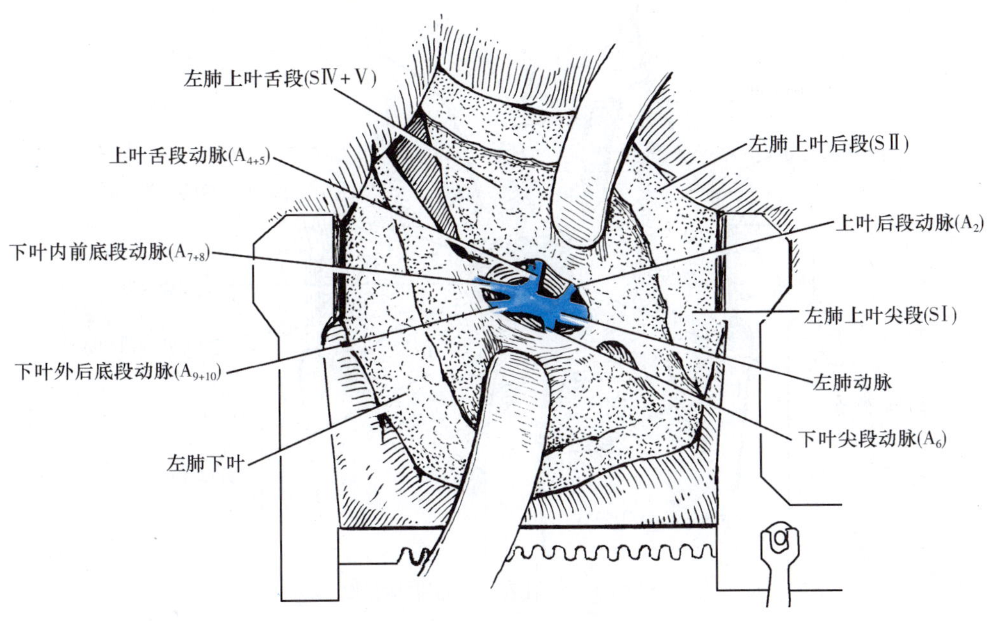

图 3-13-22 结扎左上叶舌段动脉(A_{4+5})

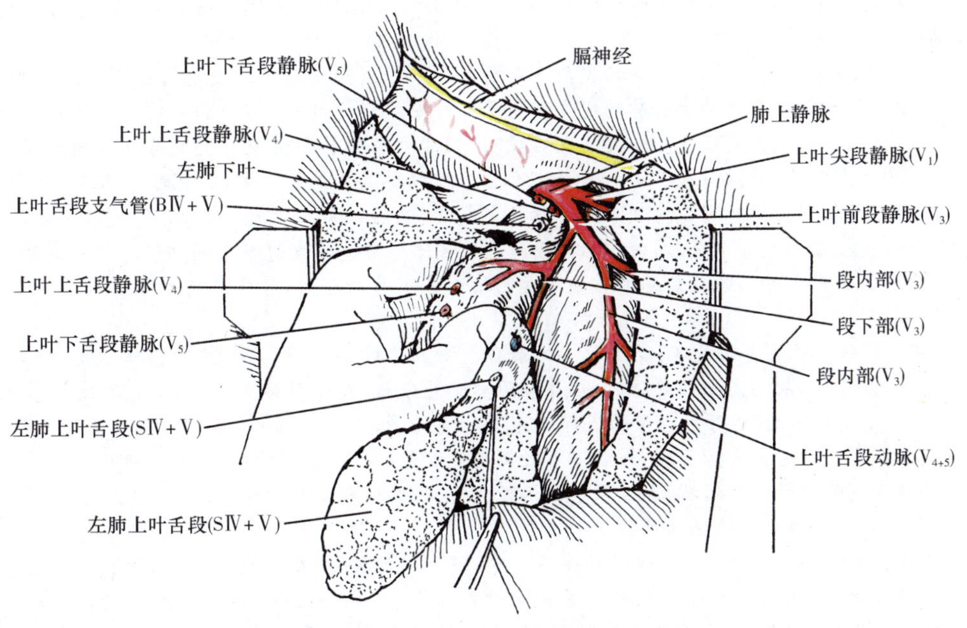

图 3-13-23 结扎左上叶舌段静脉(V_5)

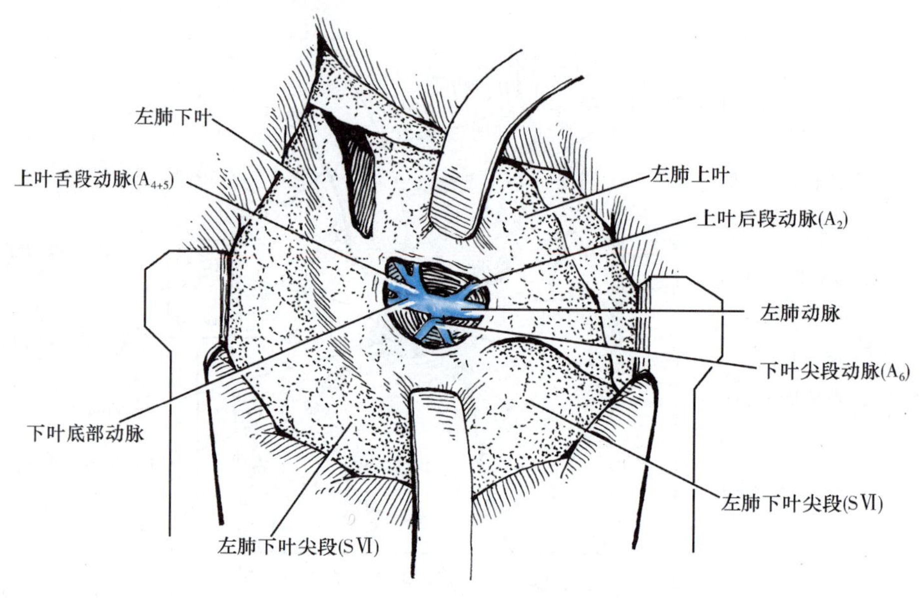

图 3-13-24 结扎左下叶尖段动脉(A_6)

肺叶切除术问题

1. 右肺上叶切除术

(1) 上叶动脉支的处理:首先找到奇静脉,将奇静脉下的纵隔胸膜切开,充分暴露肺门上方,以便找到尖前段动脉。

尖前段动脉多为1支总干,后又分出尖段支及前段支。但尖段支及前段支也可分别从肺动脉总干发出,应予分别结扎切断。有时肺上静脉的尖支斜行于上叶尖前段支的前方,影响尖前段支的处理,需先游离结扎切断,然后再处理尖前段支。如要显露后段动脉,可于水平裂和斜裂相交处剪开叶间胸膜,露出肺动脉主干发出的上叶后段动脉(A_2),此动脉一般位于中叶动脉高度的后上方,但有时A_2很短,又被周围淋巴结包绕,故不易找到。此时可先处理上叶静脉及支气管,然后牵引肺上叶,其根部即是后段动脉。当上叶后段与下叶尖段之间发育不全时,处理后段动脉也较困难。可先将发育不全的肺裂进行分离切断,然后处理后段动脉。如果上叶动脉及静脉因粘连或淋巴结遮盖不易处理时,可先分离切断上叶支气管以便于分离上叶动脉。

(2) 肺上静脉上叶属支的处理:要保护中叶静脉。游离上叶静脉时,应注意勿损伤后支,后支呈水平位向后走行汇入本干,故游离上叶静脉时,应在静脉总干处分离,或分别游离其属支,可防止后支的损伤。

(3) 上叶支气管的处理:奇静脉弓的下部即为上叶支气管,充分游离后,结扎支气管后壁上的支气管动脉,以免切断支气管时出血。否则,血液流入对侧支气管,阻塞气道,影响呼吸功能,可出现缺氧、心搏骤停,因此要注意支气管动脉的结扎;也可采用边切断支气管,边缝合支气管断端,用此方法也可达到止血的目的。支气管残端要用纵隔胸膜包盖。

2. 右肺中叶切除术 如果中叶叶门粘连不严重,可采取前侧切口,反之宜取后外侧切口入胸。中叶叶门结构,前方为中叶静脉,中间为动脉,后方是中叶支气管。水平裂如有发育不全,应先予处理,以便暴露中叶叶门。中叶动脉多与下叶尖段动脉同高水平,由右肺动脉干发出1支者占56.37%,2支者占41.31%,3支者仅占2.32%。如果水平裂完全发育不全,可先处理动脉、静脉、支气管,然后牵引中叶支气管,沿段间剥下中叶,缝合段间漏气处即可。切断中叶支气管时,不可在中叶根部,因下叶尖段支气管多与中叶支气管在同等水平，以免缝合中叶支气管根部后，影响下叶的通气功能。当中叶支气管周围淋巴结与中叶动脉粘连不能分离时，可一并钳夹切断动脉及支气管，然后缝扎局部血管及支气管。中叶切除后，为防止局部形成残腔及积液，于中叶区及膈肋角分别放置闭合引流管，并切断肺下韧带。

3. 右肺下叶切除术　为防止损伤中叶动脉，应首先单独结扎下叶尖段动脉，故应了解下叶尖段动脉的部位及其分支。一般位于水平裂与斜裂交角处，由肺动脉下干发出向后下方走行，发出的高度多低于中叶动脉（占36%），其次为略高于中叶动脉（占32%），较少情况是与中叶动脉同高水平（占6%），其分支为单干者占73.34%，双干者占28%，三干者占2%。有时上叶后段动脉发自下叶尖段动脉，手术应保留后段动脉支，否则将影响上叶后段功能。处理下叶动脉总干及其分支时，有时中叶动脉发自下叶底段动脉，故结扎底段动脉时，应尽量在底段动脉远侧端结扎切断，即保留发出中叶动脉部分，防止损伤中叶动脉。如下叶尖段动脉发出部位远低于中叶动脉时，也可一并结扎切断下叶动脉。处理肺下静脉时，应将其分支分离出，以便使切断后肺下静脉残端留有一定长度，因为右肺肺下静脉长度最短，如仅在肺下静脉干处结扎切断，残端过短，术后线结易脱落。有时肺下静脉过短，需安放无损伤血管钳，缝合断端较为可靠。但安放无损伤血管钳时，应事先试验钳子的可靠性，如钳子阻断不严密，切断肺下静脉后残端回缩出血，血流入心包引起心包填塞，此时应迅速切开心包引流，并从心包内结扎肺下静脉。如肺下静脉与周围粘连不易分离，可先处理下叶动脉及下叶支气管，然后牵引下叶肺组织，同时分离肺下静脉周围组织，更便于分离及结扎切断。关于下叶支气管的处理，若下叶尖段支气管发出部位较高时，可先单独处理尖段支气管，然后再处理下叶底段支气管，将下叶支气管钳夹后，观察中叶肺膨胀否，如果通气后膨胀良好即可切断下叶支气管，否则不能切断下叶支气管，以防将中叶支气管误夹。

4. 右肺中下叶切除术　主要为防止损伤上叶后段动脉，应充分暴露出中叶动脉、下叶尖段动脉及上叶后段动脉（图3-13-25）。如上叶后段动脉与下叶尖段动脉间的距离较远，中叶动脉发出的部位也较低时，可在上叶后段动脉的下方将肺动脉干结扎切断。如下叶尖段动脉距离上叶后段动脉较近，则应分别结扎切断下叶尖段动脉、中叶动脉及底段动脉干。中间支气管的显露，在处理动脉之后将肺动脉近侧端轻轻向上牵起，其下方即是中间支气管，用牵引带牵起中间支气管，在中叶支气管近侧切断结扎，最后处理肺下静脉及中叶静脉。

5. 左肺上叶切除术　是肺叶切除术中最复杂的手术，因为左上叶动脉分支变异较多，尤其伴有血管周围粘连时更加困难。此时应熟悉上叶动脉各分支，一般为3～5支，其中以4支为多见（占45.64%），5支次之（占25.00%），3支较少（占19.57%），7支者（占0.54%）。尖后段动脉为1支，位于肺动脉干最上方，其下方为舌段动脉，多为1～2支。术中分离血管应从粘连轻处进行，如从肺根上方切开纵隔胸膜，暴露肺动脉总干，沿其向下分离首先找出尖后段动脉，逐一找出前段、舌段动脉。一般舌段动脉发出部位低于下叶尖段动脉或与其同高，较少情况高于下叶尖段动脉，分别结扎加贯穿缝扎，以防线结脱落。如肺根粘连重，可由斜裂中部切开叶间胸膜，逆行向上解剖上叶各动脉分支，最后分离结扎尖后段动脉。如按上述方法处理各动脉分支后，仍有条索与肺动脉干相连，则不应草率剪断，而应仔细分离，如发现异常动脉分支，应按动脉分支处理。有时粘连很重，动脉分支很短，为防止分离中血管破裂出血，宜于肺动脉根部先安放一血管阻断带，一旦术中动脉分支出血，可用阻断带阻断肺动脉干控制出血，以便结扎或修补局部出血。术中如遇肺上静脉与周围粘连分离困难时，可先处理上叶支气管，然后牵拉上叶则肺上静脉及周围组织易于拉长。如果左肺上静脉干较长，可不必分离其分支，即可用钳结扎和缝扎，最后在静脉干根部再结扎一次，共结扎三次以防线结滑脱。

6. 左肺下叶切除术　左下叶的动脉分支，一般变异较少，下叶尖段动脉多以单干发出（占76.09%），其次为双干（占21.2%），三干者仅占2.72%，其下即为底段动脉，前内支多为合干，后底段动脉及外侧底段动脉多分别发出或合干发出。处理底段动脉时，应注意有时舌段动脉发自左下叶底段动脉或其分支（占26.6%），遇此情况处理左下叶底段动脉时，应分别在底段动脉进入肺实质处结扎，以免损伤舌段动脉。处理左下叶支气管时，有时下叶背段支气管距舌段支气管很近，如需高位切断下叶支气管时则易损伤舌段支气管，故应分别切断下叶背段及下叶总干支气管，或采用钳夹下叶支气管观察舌段是否通气，然后再决定可否切断下叶支气管。

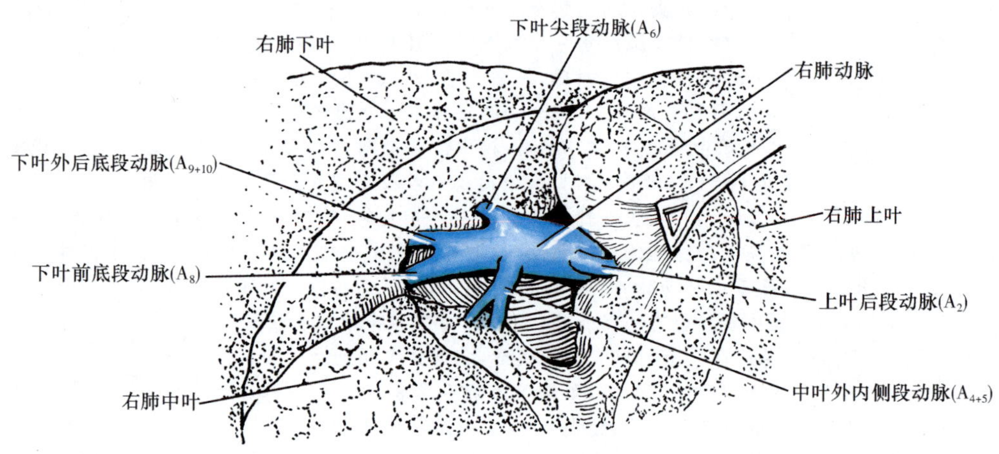

图 3-13-25　右肺中下叶切除有关动脉的毗邻关系

全肺切除问题

1. 右全肺切除术　一般采用后外侧切口，入胸后首先处理肺动脉、肺上静脉或右主支气管。一般情况下如肺根部肺动脉与周围粘连不重，解剖关系清楚，应首先处理肺动脉，再处理肺上静脉及右主支气管。如肺动脉与周围粘连较重，解剖关系不清，则可先处理右主支气管或肺上静脉，便于显露和分离肺动脉，切忌在肺动脉周围关系及层次不清时进行分离。正常情况下剪开肺动脉的被膜，用直角钳轻轻分离即可与肺动脉周围分开。分离如有阻力即提示局部有粘连，尤其要注意肺动脉后壁，勿强行分离，以免分破肺动脉。可改换不同部位轻轻分离，如仍不能分开，则可先处理肺上静脉或主支气管，其后肺动脉则显露清楚便于分离粘连部。如先分离支气管时，一定要沿支气管外膜下分离，因为右主支气管的前方是右肺动脉，如此分离可避免损伤肺动脉。切断支气管时，一定要保护好肺动脉以防损伤，支气管处理后，肺动脉暴露，粘连则不难分离。结扎右肺动脉应分别在其分支前及分支后结扎，使切断后残留的肺动脉分支保留长一点，因为右肺动脉干的全长约 4.5cm，而其全长的 4/5 位于心包内，由于心包外部的右肺动脉干很短，故结扎肺动脉时应尽量使残端保留长一些，以防线结脱落(图 3-13-26)。如首先结扎肺静脉时，应尽快结扎肺动脉，否则会造成肺毛细血管淤血及破裂，肺内出血肺膨大而影响手术的进行。肺动脉、肺上静脉及肺下静脉的残端处理，应用纵隔胸膜将其包盖，以防术后肺内感染引起血管残端出血。关于支气管的处理问题，如首先分离支气管时，可用线带或胶皮带将右主支气管向后牵引，以免切断支气管时损伤肺动脉。缝合支气管时缝针的刺入点与穿出点应在同高水平，否则在结扎支气管时，会使缝线切割支气管膜部，造成局部漏气。支气管残端需用纵隔胸膜包埋，以防发生支气管胸膜瘘。

2. 左全肺切除术　左肺门位于主动脉弓下方，左肺动脉位于最上方，其前下方为肺上静脉，后下方为左主支气管，支气管下方为肺下静脉。左肺动脉长约 3.3cm，其长的一半位于心包内，故左肺动脉在心包外的长度一般较右肺动脉长，这对分离有利。如肺动脉与周围粘连不易分离，也可先处理左主支气管，其后处理肺动脉。分离肺动脉时如果破裂，应迅速用手指压迫止血，切开心包从心包内分离肺动脉(图 3-13-27)，用阻断带阻断肺动脉，然后修补破裂处，或由心包内结扎切断肺动脉。

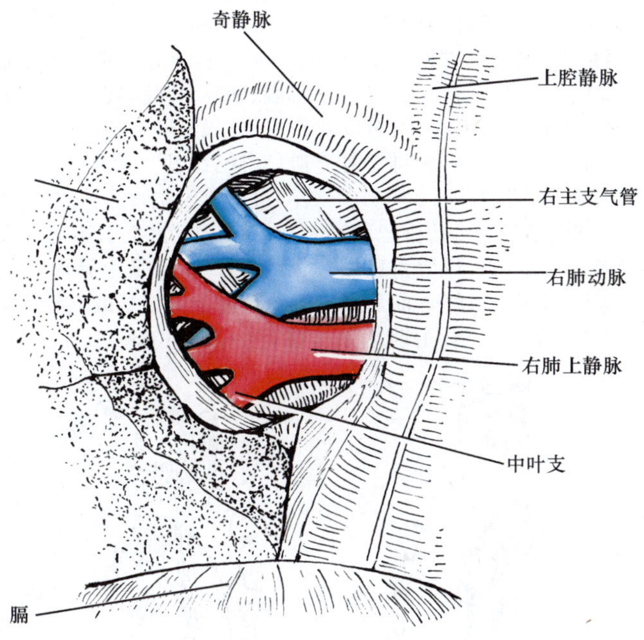

图 3-13-26 肺根内右肺动脉及肺静脉

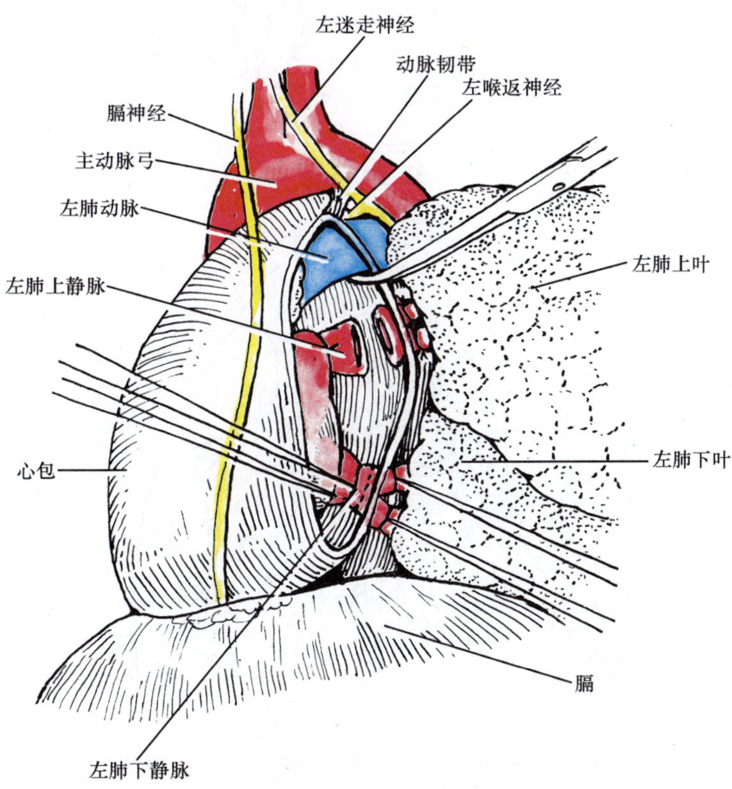

图 3-13-27 心包内结扎左肺动、静脉

5. 肺的淋巴引流

（1）肺的淋巴管：分浅、深两组，浅淋巴管在胸膜脏层下方形成丰富的淋巴管网，由网发出淋巴管汇合成胸膜下输出淋巴管流向肺门。深淋巴管在小叶间和肺段间结缔组织内形成淋巴管网，伴随支气管分支和静脉分支形成淋巴输出管流向肺门。浅、深淋巴管之间相互沟通，出肺门后流向纵隔淋巴结。

（2）肺及纵隔淋巴结：肺淋巴结分为肺段淋巴结、肺叶淋巴结、叶间淋巴结及肺门淋巴结。纵隔淋巴结分为最高纵隔淋巴结、气管旁上淋巴结、气管前后淋巴结、气管旁下淋巴结、主动脉弓下淋巴结、主动脉旁淋巴结；隆嵴下淋巴结、食管旁淋巴管、肺下韧带旁淋巴结（图 3-13-28）。

（3）右肺上叶的淋巴引流是由上叶支气管周围的肺段、肺叶、叶间淋巴结流入右肺门淋巴结、右气管旁淋巴结、颈深淋巴结而后注入右静脉角。另一部分由肺门淋巴结注入隆嵴下淋巴结，再至左气管旁淋巴结，最后流入左颈静脉角（图 3-13-29）。

（4）中叶淋巴引流是由肺门淋巴结注入隆嵴下淋巴结，另一途径是由肺内淋巴结注入肺门淋巴结，以后入隆嵴下淋巴结或气管旁淋巴结，其后引流途径同右上叶（图 3-13-30）。

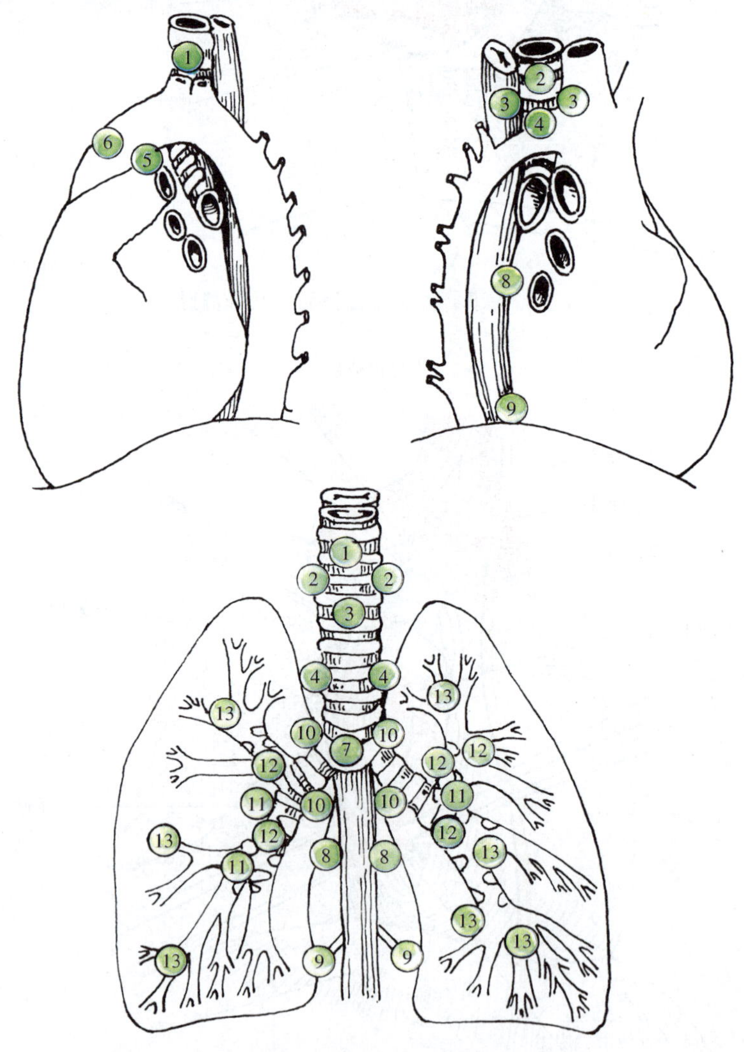

图 3-13-28 肺的淋巴结

1. 最高纵隔淋巴结；2. 气管旁上淋巴结；3. 气管前后淋巴结；4. 气管旁下淋巴结；5. 主动脉弓下淋巴结；6. 主动脉旁淋巴结；7. 隆嵴下淋巴结；8. 食管旁淋巴结；9. 肺下韧带旁淋巴结；10. 肺的淋巴结；11. 叶间淋巴结；12. 肺叶淋巴结；13. 肺段淋巴结

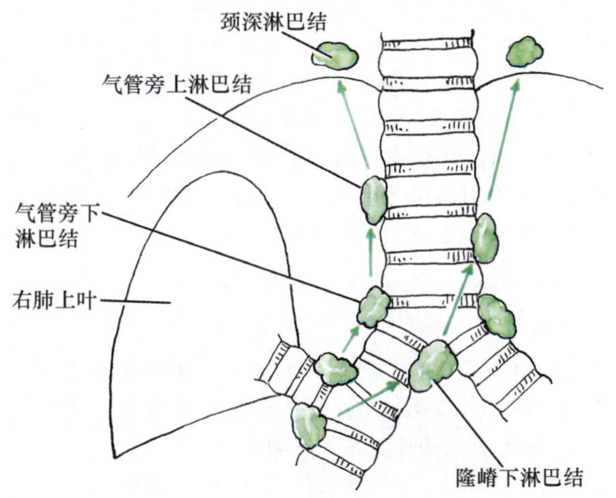

图 3-13-29 右肺上叶的淋巴引流

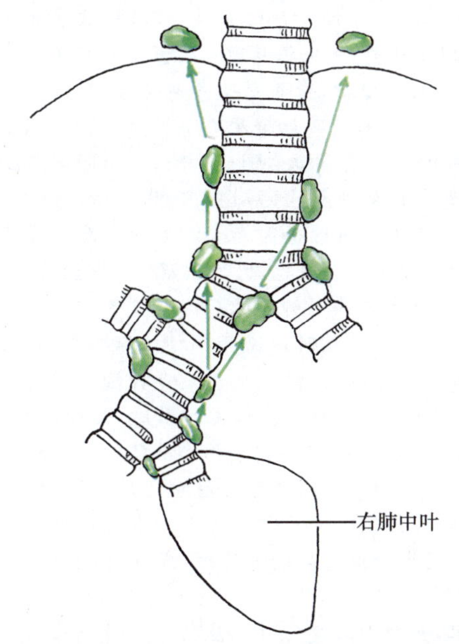

图 3-13-30 右肺中叶的淋巴引流

(5) 右肺下叶淋巴引流：由肺内淋巴结入肺门淋巴结，再入气管旁淋巴结，最后注入右颈静脉角。另一途径为由肺内淋巴结注入肺下韧带淋巴结，再入食管下淋巴结，至对侧气管旁淋巴结，最后入左颈静脉角(图 3-13-31)。

(6) 左肺上叶的淋巴引流，由肺内淋巴结入气管旁淋巴结及隆嵴下淋巴结，一部分再经隆嵴下淋巴结至对侧气管旁淋巴结，最后注入右颈静脉角。另一部分淋巴由肺内淋巴结入主动脉弓下淋巴结、主动脉弓旁、淋巴结、气管旁淋巴结及颈深淋巴结，最后汇入左

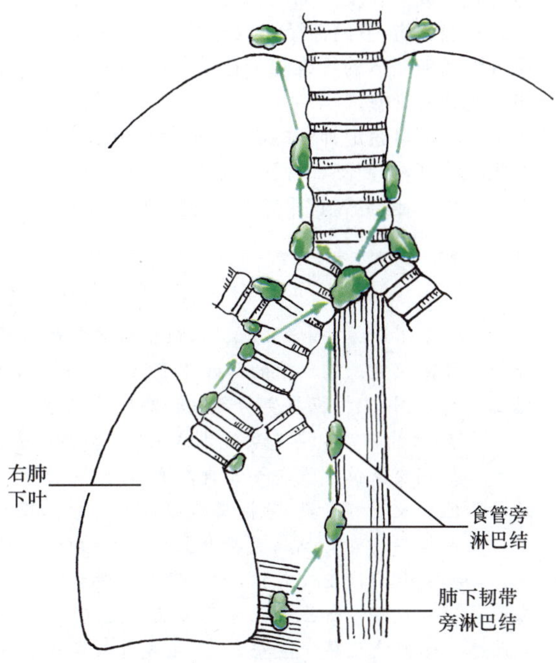

图 3-13-31 右肺下叶的淋巴引流

颈静脉角。

(7) 左肺下叶淋巴引流：由肺内淋巴结及肺下韧带旁淋巴结，分别经肺门淋巴结、食管旁淋巴结流入隆嵴下淋巴结，再入同侧或对侧气管旁淋巴结，而后注入左、右颈静脉角。另一途径是由肺门淋巴结入主动脉弓下淋巴结及主动脉弓旁淋巴结，再流入气管旁淋巴结、左颈静脉角。

6. 肺的神经支配 肺的神经来自**肺丛** plexus pulmonalis。肺丛位于肺根内支气管及血管的前侧及后侧，由较大的迷走神经支气管支和较小的胸交感干神经节(多为 2、3、4 胸交感干神经节)的分支所组成。位于肺根前侧者为肺前丛，后侧者为肺后丛，两丛间互有纤维联系。肺前丛由迷走神经和心深丛来的分支组成，左肺前丛还接受心浅丛来的小支。肺后丛由迷走神经、心深丛及第 2 至第 5 胸交感干神经节来的分支组成，左肺后丛还接受左喉返神经来的分支。此二丛的纤维随肺动脉和支气管的分支进入肺内，有些纤维可直达肺表面的胸膜脏层。该丛近肺根处有神经细胞，为迷走神经内的副交感节前纤维交换神经元处。

肺丛的纤维沿支气管和肺血管走行，并分别形成支气管丛和肺血管周围丛。支气管丛的纤维在支气管外膜内形成外膜丛，在黏膜下层内形成黏膜下丛，两丛间有纤维相连。在较细小的支气管壁内两丛结合在一起，并延伸至呼吸细支气管，而后分出细支一直伸展到

肺泡房的壁内。在支气管外膜丛和黏膜下丛内有神经节。一般认为，节内神经细胞为副交感节后神经元。肺血管周围神经丛的纤维随肺血管分支而伸延，一直分布到毛细血管壁。

肺丛内来自迷走神经的副交感纤维，支配支气管平滑肌的收缩，可使支气管管腔缩小。实验证明，切断迷走神经可引起支气管平滑肌松弛，支气管管腔扩大；刺激切断迷走神经的周围端，则引起支气管平滑肌收缩，管腔缩小。交感神经可使支气管平滑肌松弛，支气管管腔扩张。肺血管可能接受交感神经和副交感神经的双重支配，但以交感神经为主。交感神经使肺血管收缩，副交感纤维可使肺血管扩张，也有少数血管扩张纤维来自交感神经。但是，一般来说，肺血管的收缩作用较扩张作用明显。

肺癌的手术问题

肺癌手术的方法和切除范围，应根据肿瘤的生物学特点、肿瘤的部位、大小、淋巴结有否转移和心肺功能等情况来决定。在切除的肺癌中有淋巴结转移的约占 50%～60%，说明肺癌淋巴结转移率较高。淋巴结廓清的范围，应根据病变的部位和病变的病理特点以及其淋巴引流的途径不同而确定。

1. 右上叶肺癌　首先决定术式问题，如病变位于段支气管口以远，转移淋巴结又能清除，可行上叶切除术。如病变虽位于段支气管口以远，但病变位于前段已侵入中叶，可行中上叶切除术。病变若位于上叶后段且已侵及下叶尖段，可根据病理癌细胞分化程度及心肺功能改变，再决定行全肺切除或上叶切除附加下叶局部楔形切除。如病变超出上叶支气管口，但距隆嵴 2cm 以远，中间支气管正常，可行袖状上叶切除术。如病变超出段支气管口，但病变距上叶管口尚有 0.5cm 以上距离，可根据病理分化程度而行上叶切除或袖状上叶切除。如上叶病变已侵及右主支气管，距隆嵴尚在 1cm 以上，中间支气管也受侵，可行右全肺切除术。如病变已侵及隆嵴，但左主支气管及中间支气管尚正常，可行隆嵴切除及隆嵴再建术。如病变上侵气管下段右侧壁，尚未超过气管半径可行右全肺切除、隆嵴切除、气管下端右侧壁切除，采用肋间肌肋骨瓣行隆嵴及气管壁成形术。如拟行以上各手术时，尚需具备能允许处理相应的动脉、静脉的情况下，有关转移的淋巴结能否摘除以及病人的全身状况、肺功能改变和麻醉条件等综合因素。右上叶肺癌应廓清叶门、肺门、上叶与中叶间支气管周围的淋巴结、隆嵴下淋巴结、气管支气管淋巴结、气管旁、气管前后、上纵隔等处的淋巴结及其周围的脂肪结缔组织（图 3-13-32），尤其要注意清除上腔静脉后方的气管前、气管旁、奇静脉下部的气管支气管及隆突下淋巴结。清除气管前及气管旁淋巴结时应离开膈神经纵行或“I”形切开纵隔胸膜，长约 4～6cm，上至锁骨下动脉水平，下至奇静脉弓上部，并注意勿损伤迷走神经。廓清上腔静脉右侧壁淋巴结时，应仔细分离，因为气管旁淋巴结常伴有 1～2 支小静脉流入上腔静脉，应予结扎，以免分离淋巴结时损伤出血。如奇静脉下的淋巴结较多时，可结扎切断奇静脉，便于局部淋巴结摘除和防止损伤上腔静脉和右肺动脉（图 3-13-33）。上叶后段肺癌与肿块较大时，后段动脉常有淋巴结包围，处理后段动脉较困难时，可在上叶气管、尖前段动脉、上叶静脉处理后再行处理则较方便。上叶中心性肺癌如为管外型时尖前段有时远端受侵，分离血管有时困难，则可用无损伤钳钳夹后缝合处理，或在处理上叶气管及静脉后再处理尖前段动脉。

2. 右中叶肺癌　病变位于段支气管以下可行中叶切除术，如超出段支气管口应行中下叶切除术。如病变侵及上叶且病变在段支气管开口以下时，可行中上叶切除或中叶附加上叶局部切除术。中叶切除应廓清中间支气管旁淋巴结、叶间淋巴结、叶门淋巴结、隆嵴下、气管支气管、气管前及气管旁等处的淋巴结（图 3-13-34）。

3. 右下叶肺癌　病变位于背段支气管口以下，可行下叶切除术。如超出下叶背段管口，应行中下叶切除术。如病变位于下叶背段已侵及中叶和上叶，应行右全肺切除术。下叶淋巴引流途径较广，多向上方引流，故淋巴结廓清应包括中叶及上叶肺癌范围之外，尚应摘除肺下韧带旁淋巴结、食管旁淋巴结（图 3-13-35）。

4. 左上叶肺癌　病变位于段支气管口以远，或病变超出段支气管管口，但距上叶管口在 0.5cm 以上且为高分化癌时，可行左上叶切除术，如为浸润型低分化癌，则需行左上叶袖状切除术。如已侵及下叶支气管且范围较广，应行左全肺切除术。淋巴结廓清范围应包括叶门、肺门、隆嵴下、气管支气管、主动脉弓下、主动脉弓旁、气管前后及上纵隔等处的淋巴结，故也应切开纵隔胸膜（图 3-13-36，图 3-13-37）。清除主动脉弓旁及弓下淋巴结时，应注意保护喉返神经以防损伤。

5. 左下叶肺癌(图 3-13-38) 如病变超出下叶管口或位于下叶背段支气管口时，应行左下叶袖状切除术或全肺切除术。淋巴结廓清包括上叶肺癌廓清的淋巴结之外，尚应摘除肺下韧带旁及食管旁淋巴结。

6. 肺上沟癌的手术问题 肺上沟癌位于肺尖部。肺尖的前方为锁骨下动脉、静脉及第 1、2 肋骨的胸前部，上外侧方有臂丛、腋动静脉，后方为交感神经干及第 1、2 肋骨背侧部，内侧为脊椎体及横突，故局部解剖的特点是肺尖与周围组织紧密相贴。如肿瘤增长到脏层胸膜时，即可外侵周围组织，手术切除率较低，但肺上沟癌多数是鳞癌，术前可予以放射治疗，停止照射后的 3～4 周手术，则可扩大切除率。手术的径路较多，如肿瘤位置靠近锁骨下动脉或与其粘连，可采用前侧高位切口。有时因锁骨影响，切除第一肋骨困难，可以切断锁骨，则便于切除第一肋又免于损伤锁骨下动脉，然后行上叶切除。如病变靠后则采用后外侧高位切口，经第 3 肋间入胸，便于扩大切除周围组织如 3、2、1 肋骨，并注意保护好前斜角肌后方的腋动脉，术后辅以化疗。

7. 肺癌肺叶袖状切除问题 肺癌行肺叶袖状切除术，以右上叶袖状切除术、左上叶袖状切除术、左下叶袖状切除术、肺叶肺动脉双袖状切除术较常用。术中应以支气管切离缘无癌组织残留为原则。

(1) 右上叶袖状切除术：右上叶肺癌术前纤支镜检查，病变呈浸润型且已超出段支气管口，应行右上叶袖状切除。因右上叶支气管长约 1.0～1.25cm，若行右上叶切除，则有癌残存于支气管残端的可能。手术为便于暴露右主支气管，可先常规处理右上叶动脉及肺上静脉，然后结扎切断奇静脉，沿右主支气管壁分离，注意保护好右肺动脉，然后用线带牵引上提右主支气管。为避免支气管吻合口张力，可切断肺下韧带，切开纵隔胸膜，充分游离中间支气管使之上移。袖状切除右主支气管及中间支气管时，注意保护好支气管前方的肺动脉干(图 3-13-39)，切断支气管时应保持切离缘整齐，支气管吻合时应软骨对软骨，而且缝瓣应缝在软骨环上，以便严密闭合吻合口和防止吻合口狭窄。

(2) 左上叶袖状切除术：左上叶支气管长约 1.0～1.5cm，如为低分化浸润型癌，行上叶切除后支气管残端距癌灶不足 1.2cm 时，则有癌残存的可能，在有条件的情况下可行上叶袖状切除术。在分离左主支气管时，应注意保护前方的肺动脉，用牵引带将其牵起，后方为降主动脉也应保护好。行袖状切除支气管时，也应用牵引带将支气管牵起，便于切除及防止损伤左肺动脉，并注意勿损伤下叶尖段支气管口。吻合前应将下叶充分游离，如切断肺下韧带及肺下静脉周围的纵隔胸膜及脂肪组织，便于使下叶充分上移和减少吻合口张力(图 3-13-40)。

(3) 左下叶袖状切除术：当病变超出下叶尖段支气管口时，则需行左下叶袖状切除术。因左下叶尖段管口距上叶管口很近，癌组织可沿黏膜下浸润生长，如行下叶切除则有癌残存的可能，最好术中采用冰冻切片判定残端达到无癌残存。切离左上叶支气管时，注意勿损伤肺动脉及上叶后段动脉，并且切离缘应距上叶段支气管口有一定距离，否则损伤段支气管口则吻合困难。如上叶支气管残端口径与左主支气管口径相差较大时，可将左主支气管壁行部分楔形切除，以期缩小其口径或斜行切断左上叶管口，达到扩大上叶管口口径，然后行端端吻合(图 3-13-41)。

8. 肺癌隆嵴切除问题

(1) 隆嵴切除气管左主支气管吻合术：右上叶肺癌病变已侵及右主支气管、隆嵴及中间支气管时，可行本术式。入胸后首要的问题是探查肺门部、肺动脉根部、上腔静脉根部有否受侵，气管下端及隆嵴周围有否广泛转移淋巴结呈封闭固定状，气管及隆嵴周围有否广泛粘连，反之则多可能切除。行右肺动脉、肺上静脉、肺下静脉及肺下韧带处理后，进一步分离气管时，应注意气管前侧方为上腔静脉，应用牵引带将其向前牵引以防损伤。下方为奇静脉正跨过右侧气管支气管交角处，妨碍气管及右主支气管的分离，应将其缝扎切断以便于分离。气管的后方为食管，当分离气管食管间沟时，尤其左侧应注意勿损伤左喉返神经，向上分离气管时应注意勿损伤左无名静脉。分离气管时应轻柔，以防损伤供应气管的血管。分离右主支气管时应保护好前方的肺动脉，然后用牵引带将气管下端及左主支气管牵起，再充分游离隆嵴周围。气管与左主支气管吻合时应注意张力，应牵拉气管下端及左支气管支持线，缓慢使两端靠拢。张力大时可再向上下端分离，直至无张力为止。

(2) 气管左、右主支气管对端吻合隆嵴重建术：此手术适用于右上叶肺癌，病变沿右主支气管向隆嵴伸延但中间支气管未受侵，中下叶是正常的，或隆嵴部为恶性肿瘤但左主支气管未受侵。手术是切除右上叶、隆嵴部、气管下端，然后将气管下端与右中间支气管及左主支气管吻合重建隆嵴。如中间支气管与气管下端间切断后的距离超过4.0cm以上时，则靠拢两端吻合困难，故在切断前应予以慎重考虑。术中在处理右上叶血管之后，主要是分离气管下端、隆嵴、左右主支气管、肺门与心包。分离时应注意紧靠气管壁、隆嵴及支气管壁，以防损伤上腔静脉、左、右主支气管旁的肺动脉、气管食管间沟行走的喉返神经以及气管的血管，特别是气管的血管均为微血管，分离应轻柔，最好用手指(示指)分离。其次，术中注意的问题是切断原有的气管、支气管的通道后，如何迅速有效、有程序地建立新的临时气管、支气管通道。游离满意后应首先在中间支气管的预定切断处，切断中间支气管，然后向其插入通气导管，待通气功能正常后方可继续切断左主支气管，并迅速将通气导管插入左主支气管中辅助呼吸。这是术中决定手术成败的首要环节。另外应注意的问题是气道及隆嵴重建的吻合技术，先缝合右中间支气管与左主支气管，形成新的隆嵴部，然后将气管与中间支气管及左主支气管进行吻合。线结一定要在腔外，使吻合部腔内光滑，同时应先缝合后壁，然后采用高额通气以使缝合方便，最后缝合前壁。缝后一定要检查缝合是否准确可靠，如有不足之处应补加缝合，否则以后补加缝合则很困难。亦应注意减张缝合及吻合口包盖问题。

9. 肺癌合并切除问题

(1) 右上叶肺癌部分侵及上腔静脉：如病肺可以切除，侵及上腔静脉的病变不超过管壁的1/3，可行上腔静脉部分切除(图3-13-42)。

游离上腔静脉时注意勿使瘤组织脱落，上行游离勿损伤左无名静脉，可用牵引带牵起，便于分离周围组织。切除病变前为防止瘤组织脱落，可牵引肺病变部分，然后安放无损伤毕氏钳，切除上腔静脉壁受侵部分。为防止断端缝合不严出血，局部采用无损伤缝合针连续缝合，并加褥式缝合。

(2) 部分心房切除：肺癌侵及肺静脉壁，如静脉根部尚未受侵，可行心房壁部分切除。切开心包显露肺静脉及心房时，应轻柔触扪肿瘤侵及的边缘，切不可用力挤压，以防癌组织脱落入心。可用毕氏钳钳住正常的心房壁，切除受累心房壁(图3-13-43)，残端不应过短，以防止心房壁短缩及不便缝合，心尖部应切除一小块心包壁，以防止术后心包积液。

(3) 动脉壁部分及袖状切除：当肺癌侵及一部分动脉壁时可行局部切除，但切除部分不应超过血管直径的1/3(图3-13-44)，否则会发生狭窄。如动脉壁受侵超过1/3时，应行血管袖状切除。为防止出血可先将受侵血管上端游离，用血管阻断带牵引。

(4) 膈部分切除：下叶周围型肺癌易侵及部分膈。膈位置较低，故处理膈时较为困难，可经切除第7肋骨床入胸较为方便。距受侵病灶1～2cm上钳切除受侵膈时，注意勿损伤膈神经，缝合膈应使用7号线结节缝合，以避免术后发生膈疝。

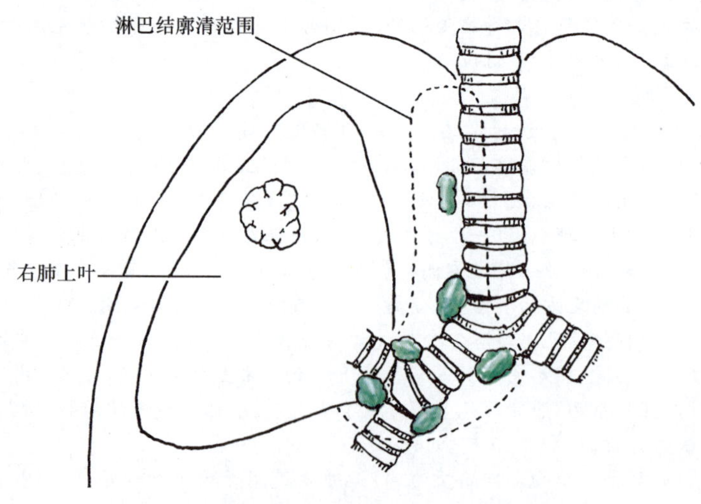

图3-13-32　右上叶肺癌淋巴结廓清范围

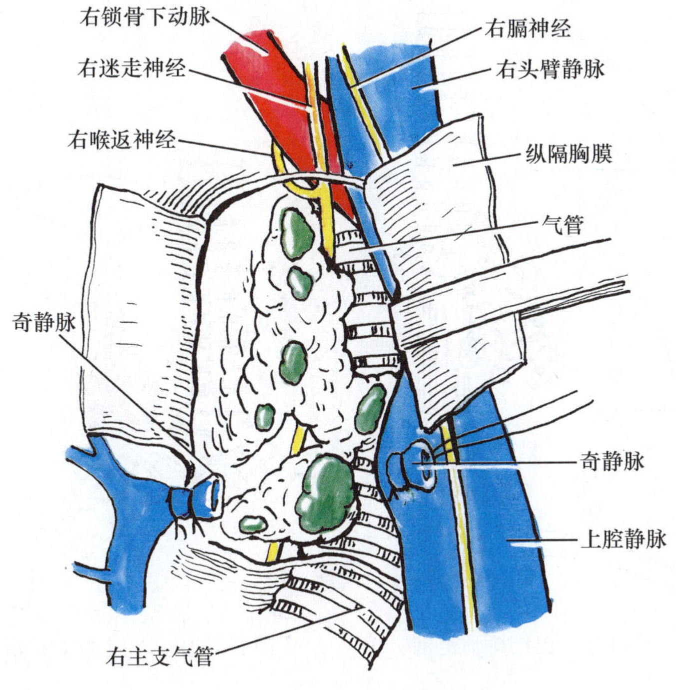

图 3-13-33 纵隔淋巴结廓清

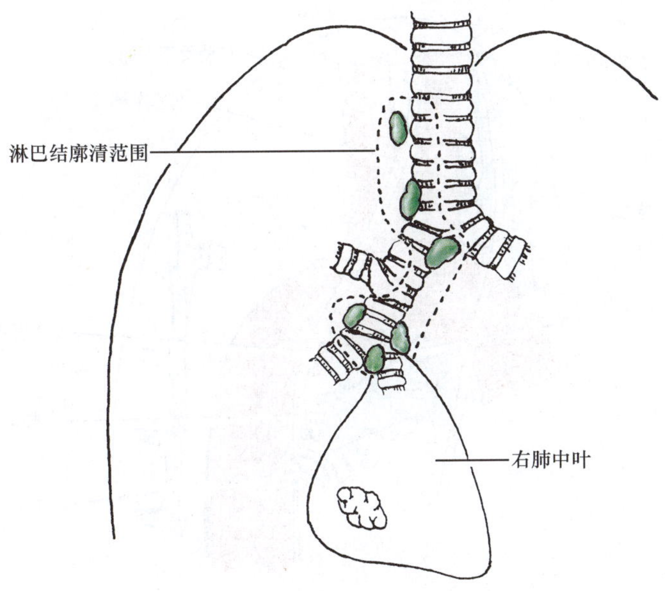

图 3-13-34 右中叶肺癌淋巴结廓清范围

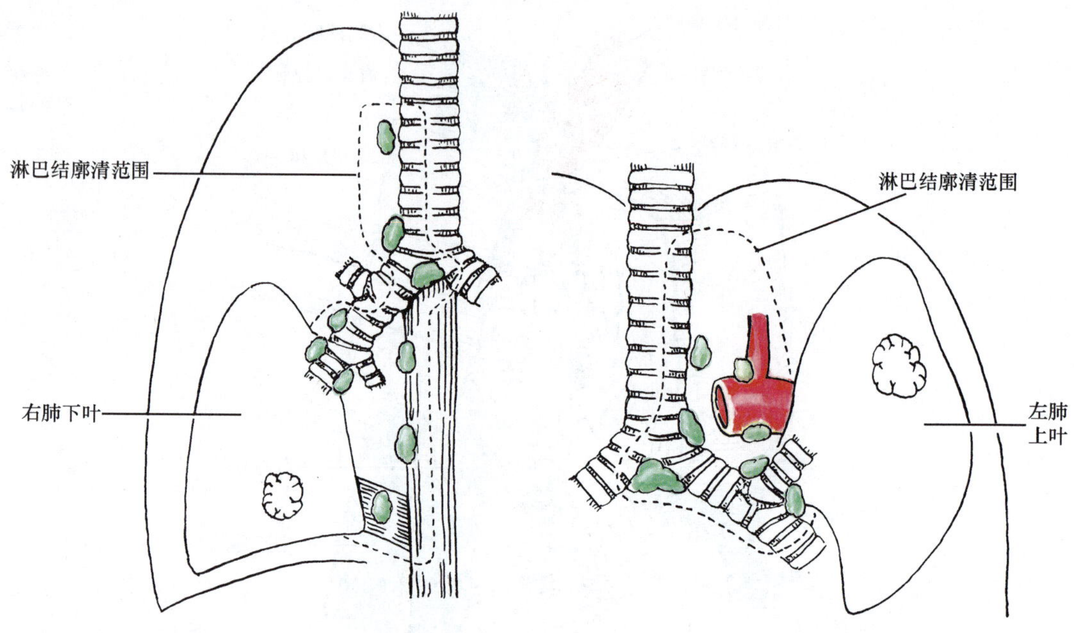

图 3-13-35　右下叶肺癌淋巴结廓清范围　　图 3-13-36　左上叶肺癌淋巴结廓清范围

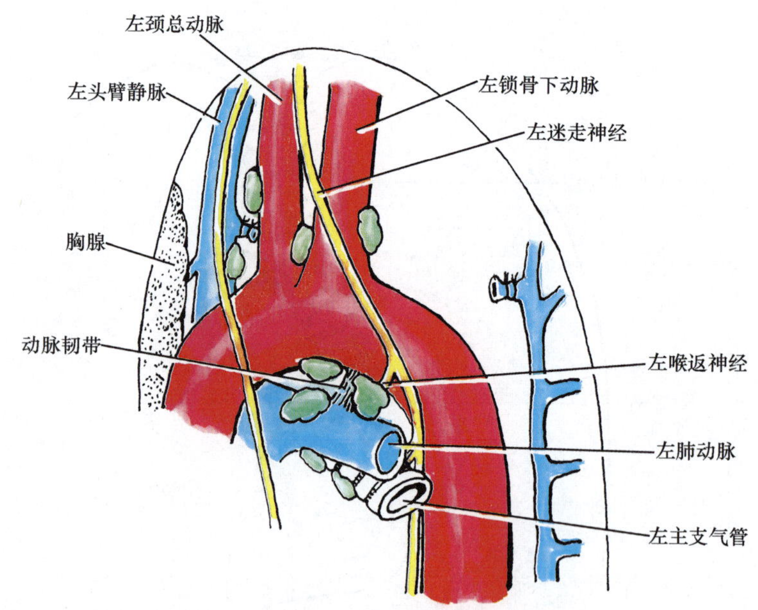

图 3-13-37　主动脉弓上下区淋巴结廓清

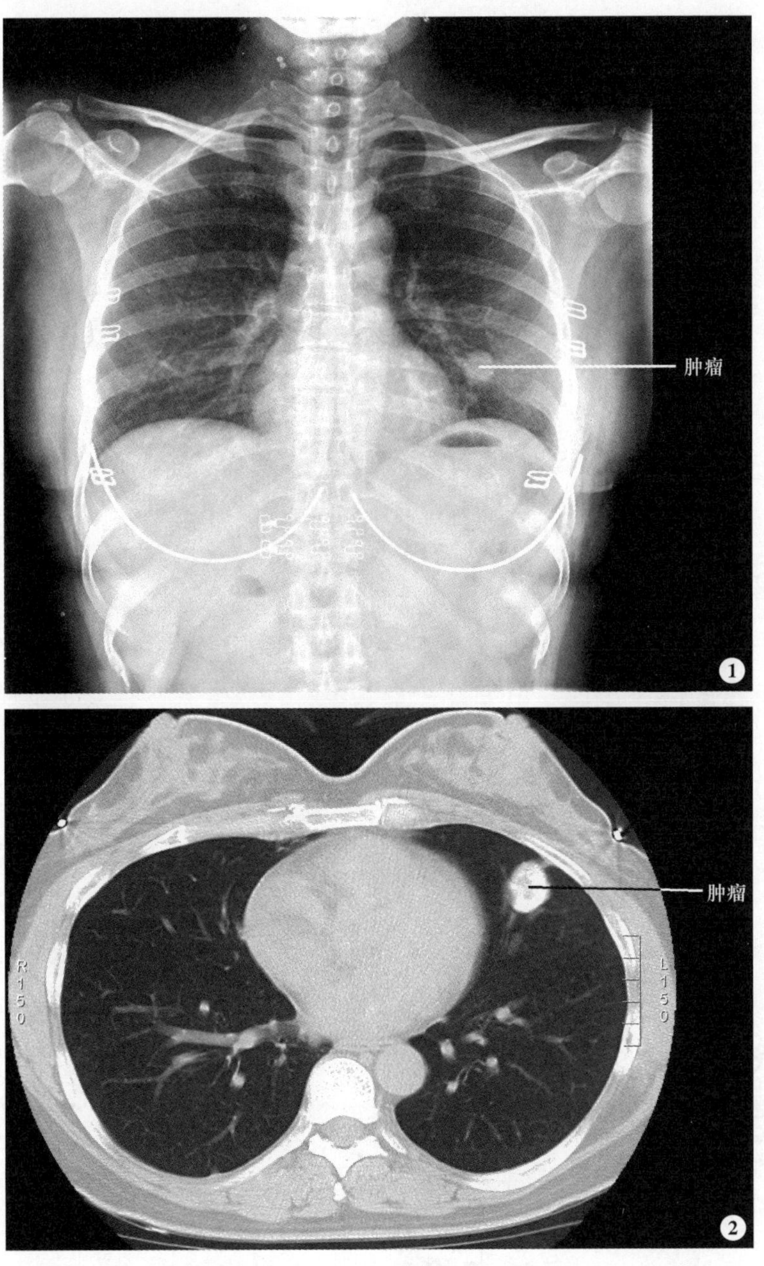

图 3-13-38
1. 胸片示左肺下叶肿癌；2. 肺 CT 示左肺下叶肿瘤

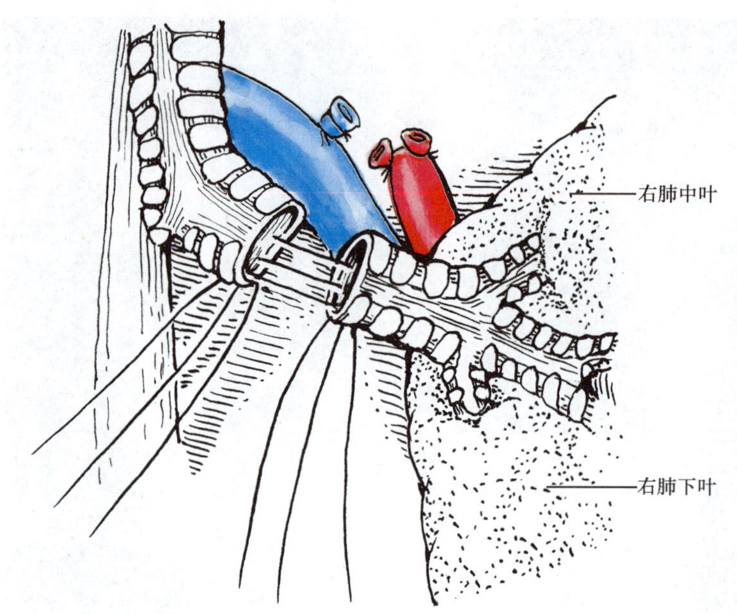

图 3-13-39　右肺上叶切除后支气管端-端吻合

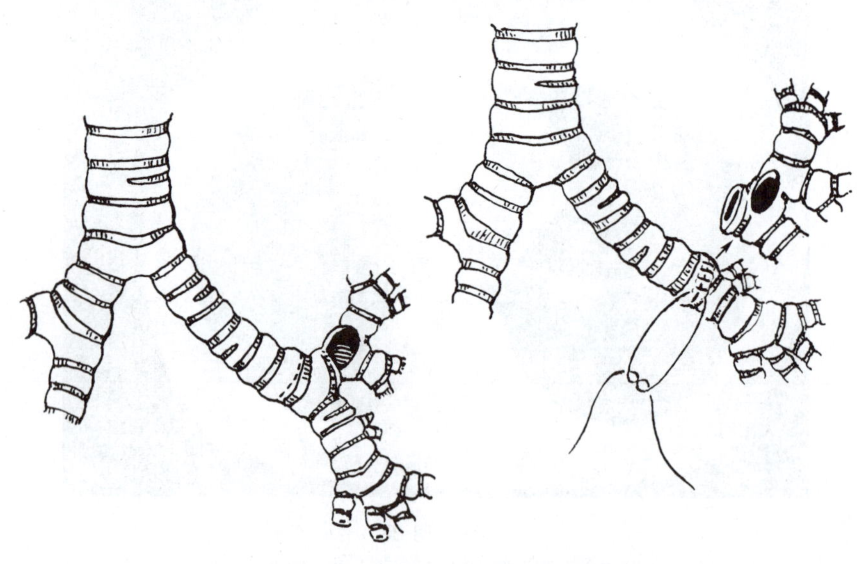

图 3-13-40　左肺上叶袖状切除

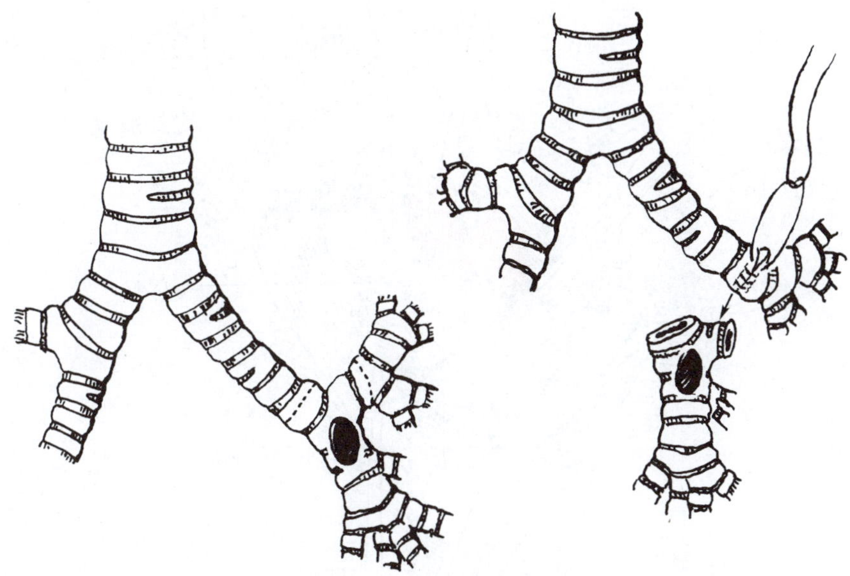

图 3-13-41　左肺下叶袖状切除

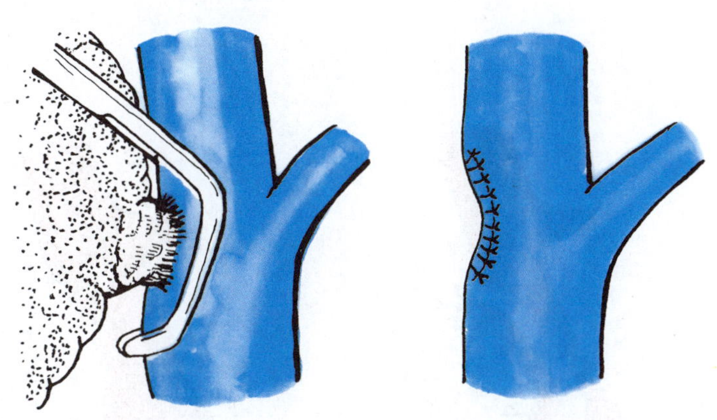

图 3-13-42　切除肺癌侵及的部分上腔静脉壁

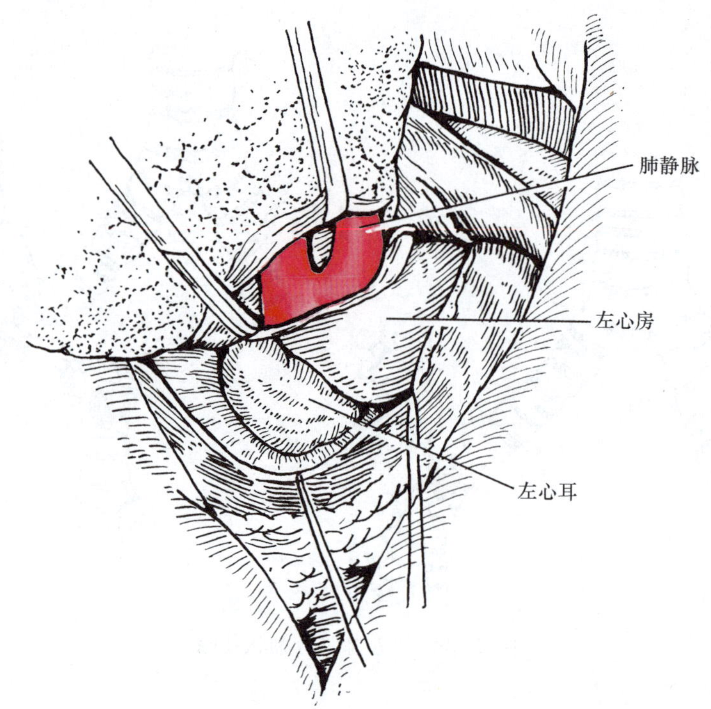

图 3-13-43　左心房壁部分切除

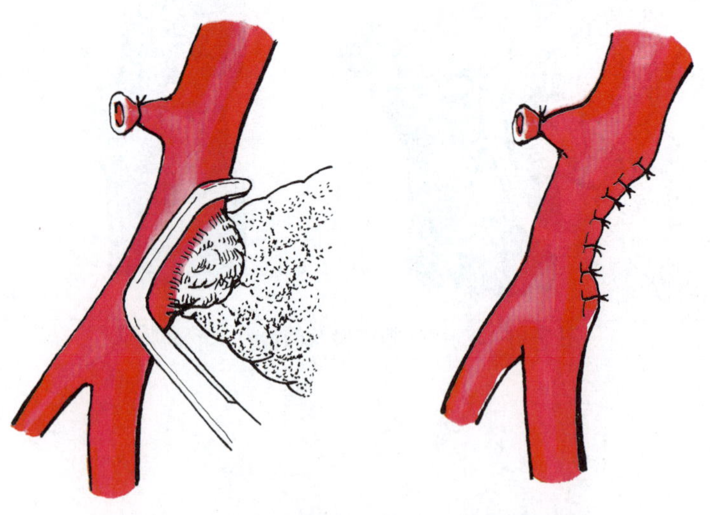

图 3-13-44　切除肺癌侵及的部分动脉壁

第十四章 纵 隔

第一节 概 述

纵隔 mediastinum 是位于左、右纵隔胸膜之间所有器官结构的总称。

纵隔前界：胸骨柄、胸骨体及左侧上位部分肋软骨；后界：脊柱胸段前面；两侧面为纵隔胸膜；上方平胸廓上口，下界为膈。由于纵隔的许多器官联属关系逾越胸腔，结缔组织亦与颈部和腹部的结缔组织相延续，故纵隔虽属于胸部，但其结构实则超出了胸部的范畴。

胎儿的纵隔多居胸腔正中，生后由于心脏向左偏移，纵隔遂明显偏向左侧。整个纵隔呈矢状位，分隔左、右胸膜腔。在正常情况下，两侧胸膜腔压力相等，纵隔位置固定，其活动无论是前后向、侧向或纵向，均局限于正常呼吸范围内。但是，如因气胸、血胸或胸水而使一侧胸膜腔压力增加时，纵隔可被推向对侧；相反，如一侧肺萎陷或高度瘢痕纤维性收缩，纵隔可被牵向患侧。某些纵隔器官本身的病变，如心包积液、器质性心脏病时的心脏扩大等，亦可引起纵隔移位，出现呼吸、循环功能紊乱症状。

组成纵隔的器官结构主要有胸腺、心包和心脏、血管、神经、淋巴管和淋巴结、胸导管、气管、食管、脂肪组织及大量的蜂窝组织。在胚胎发育过程中，胸腺的发生、肺芽的生长、前肠的分化、心包腔的形成等都在纵隔部位进行，若发育的某一阶段，尤其是早期阶段出现发育异常，则可能形成纵隔内器官结构的先天性异常或肿瘤。同时，纵隔各器官排列较紧密，一旦发生占位性病变，即可挤压相邻器官而产生许多临床症状。因此，纵隔是一个具有重要临床意义的解剖部位。

为了概略了解纵隔器官的大体联属关系，可以肺根和肺韧带为标志，从纵隔左、右两侧面进行观察。

1. 纵隔左侧面 约在中间稍后处可见左肺根及肺韧带的断面。肺根上方是主动脉弓，前方为心包，后方有胸主动脉、左迷走神经及食管胸段下部(图 3-14-1)。

在主动脉弓的上方，左颈总动脉和左锁骨下动脉于气管左侧上行，两动脉之间可见左膈神经和左迷走神经，前者初居迷走神经外侧，然后交叉至其前方。主动脉弓上缘、左锁骨下动脉和脊柱之间可见食管及胸导管。胸导管由后下斜向前上行于左纵隔胸膜与食管左侧壁之间，在食管癌手术进行“弓上”食管胃吻合操作时，应防止胸导管的损伤，以免引起乳糜胸。在主动脉弓的左前方，从前向后有左膈神经、左迷走神经心支、左交感神经心支和左迷走神经走行。主动脉下缘与肺动脉之间有动脉韧带，此韧带后方可见左喉返神经返绕主动脉弓，因喉返神经夹于肺动脉和主动脉弓之间，肺动脉严重扩张时，有时可压迫喉返神经而致声音嘶哑；动脉韧带的前方可见心浅神经丛。

左肺根和肺韧带的前方是心包。心包前上方与胸壁之间有胸腺；心包后下方、胸主动脉和膈三者之间的三角区(食管下三角)内可见食管胸段下部；侧面有左膈神经和左心包膈血管。

半奇静脉和副半奇静脉位于胸主动脉的后面，左侧交感神经干列于脊柱左方。

2. 纵隔右侧面 约在中间偏后处可见右肺根及肺韧带的断面(图 3-14-2)。奇静脉弓跨过右肺根上方后接续奇静脉，向前注入上腔静脉；食管和奇静脉在右肺根后方走行；心包位于肺根之前方。上腔静脉几乎垂直下降，进入心包，该静脉前方可见胸腺右叶；其左后方有右迷走神经、气管和食管。右迷走神经经奇静脉弓深面、右肺根后方至食管，分支吻合成丛。右膈神经在上腔静脉右侧，与心包膈血管相伴行，经右肺根之前，循心包侧壁下降至膈。右侧胸交感神经干列于脊柱的右侧。

纵隔所有器官均被脂肪组织和大量蜂窝组织所包绕。在生活状态下，蜂窝组织的疏松性、脂肪组织以及肺和胸膜的弹性，使纵隔能适应胸腔内器官的运动和容积变化，如大血管的搏动、呼吸时气管的活动、吞咽时食管容积变化等。同时，在临床上可以利用这种疏松性和弹性，对一些纵隔器官进行纵隔镜观察或进行一些小的外科操作。

纵隔蜂窝组织与包绕颈部器官周围的蜂窝组织、腹膜后间隙的蜂窝组织以及某些器官(如肺)内结缔组织相移行。这种移行关系有重要临床意义：如颈部创伤出血、颈部脓肿等可扩展到纵隔；纵隔气肿亦可循筋

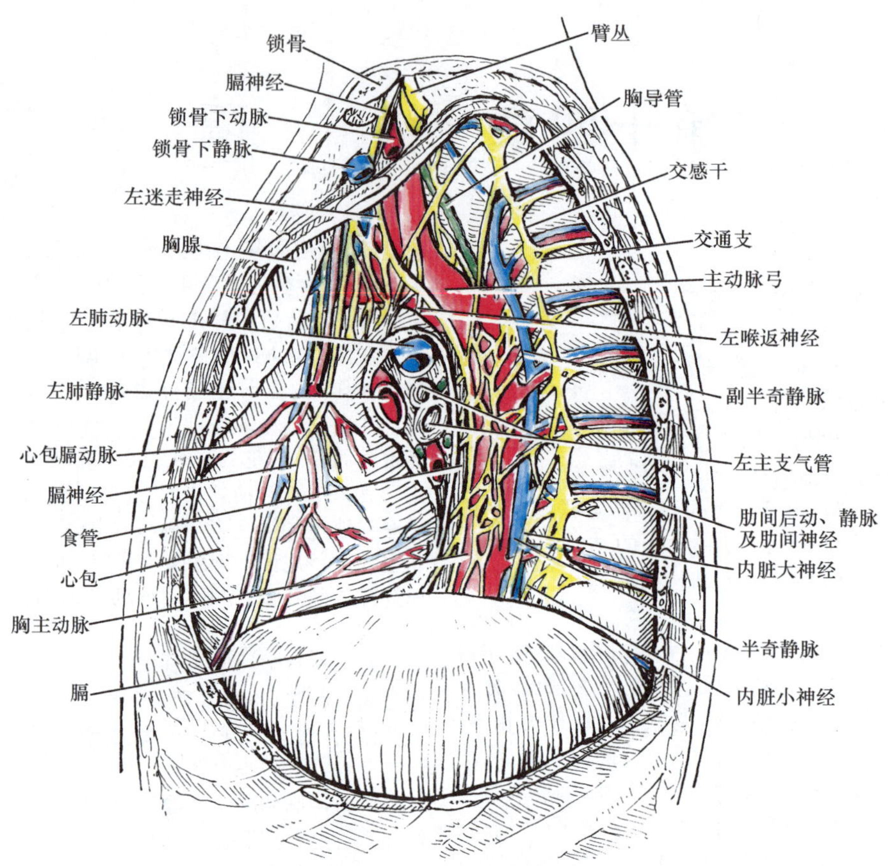

图 3-14-1　纵隔(左侧面)

膜间隙上升到颈部,甚至延升到面部。同样,纵隔的感染或渗血可向下蔓延到腹膜后间隙。纵隔蜂窝组织以脊柱附近最为发达,纵隔胸膜与心包侧面之间的蜂窝组织最少。由于蜂窝组织的"疏松"程度和发达程度的差异,可区分出许多蜂窝组织间隙,如食管前、后间隙,气管前间隙和气管旁间隙等。此外,纵隔蜂窝组织含丰富的血管网、淋巴管网和神经。

为了便于叙述纵隔的解剖结构以及标明病变部位,通常人为地将纵隔予以区分:

(1) 以胸骨角至第 4 胸椎体下缘的平面为界,将纵隔分成上纵隔和下纵隔。下纵隔又被分为前、中、后三部。心包前面与胸骨体、左侧部分肋软骨之间的部分称**前纵隔**;心包占据的区域为**中纵隔**;心包后面与脊柱之间的部分称**后纵隔**。

(2) 以通过气管和肺根前面以及心包后面的额状面为界,将纵隔分为前、后纵隔。前纵隔又以胸骨角平面为界,分为上、下两部。

(3) 以胸骨角至第 4 胸椎下缘的平面为界,将纵隔分为上、下两部,又以气管前面和心包后面的额状面为界分为前、后两部,因而将纵隔分成前上、前下、后上和后下四部。

(4) 在 X 线诊断方面近来对纵隔采取九分区法,即在侧位 X 线片上,将纵隔分为前、中、后和上、中、下九个区。胸骨之后,心脏、升主动脉、气管等之前的狭长区称前纵隔;心脏、主动脉弓、气管及肺门所占据的范围是中纵隔;食管前缘以后至胸椎旁的区域称为后纵隔。又以通过胸骨角的水平线和通过肺门下缘的水平线为界将纵隔分为上、中、下三部,即胸骨角水平线以上为上纵隔;肺门下缘水平线至膈为下纵隔;两线之间的区域为中纵隔。

纵隔的划分不仅有助于阐明器官结构或其病变的位置,而且纵隔特定的某些病变(如纵隔肿瘤、囊肿等)常有其好发部位(图 3-14-3)。不过,由于纵隔的区分是人为的,各部位之间并无真正的解剖分界,故纵隔的一些器官或病变常可占据一个以上的分区。在本文中有时为了叙述方便,也常超越某一分区。

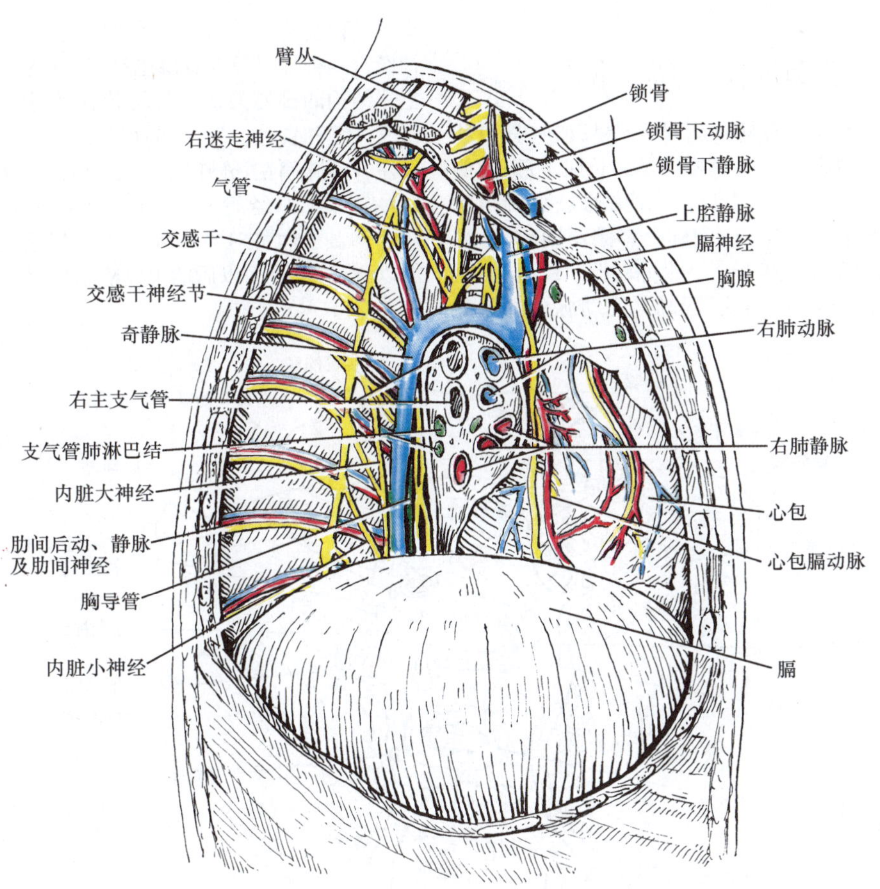

图 3-14-2 纵隔(右侧面)

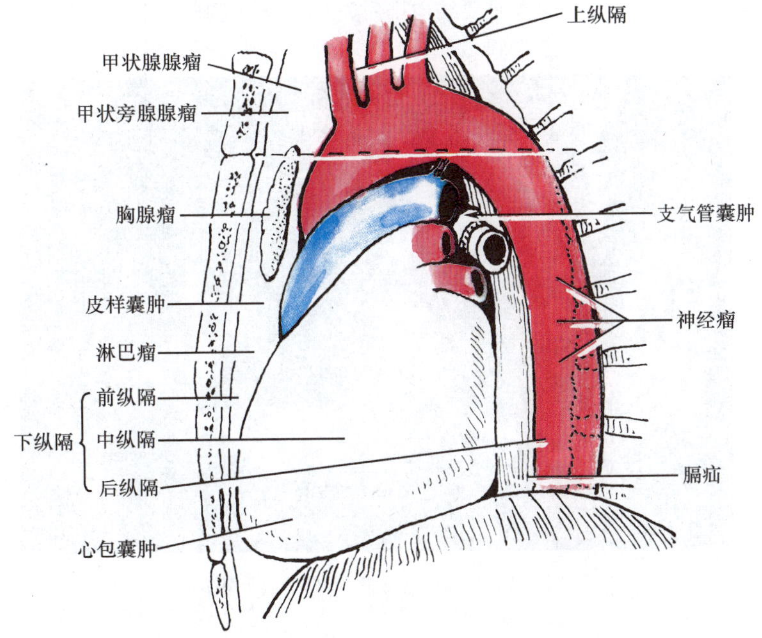

图 3-14-3 纵隔分部及某些病变在纵隔的多发部位

第二节　上　纵　隔

上纵隔前界以胸骨柄及胸骨舌骨肌和胸骨甲状肌为起端；后界为第11～4胸椎体及颈长肌下部；两侧界为纵隔胸膜；上界胸廓上口；下界为通过胸骨角和第4胸椎体下缘的平面。因胸廓上口倾斜向前，后界较长，整个上纵隔略呈楔形。上纵隔的器官结构有：胸腺、上腔静脉上段及左、右头臂静脉、主动脉弓及其分支、气管、食管、胸导管、迷走神经及其分支（心支、喉返神经）、膈神经以及气管淋巴结、气管支气管淋巴结等。上述结构的排列关系。由前向后是：胸腺、静脉、动脉以及气管和食管。气管和食管大致位居中线（食管略偏左），动脉偏左，静脉偏右，左侧的神经行径与动脉相邻；右侧的神经行径多与静脉相近（图3-14-4，图3-14-5）。下面将对气管前方平面以前的上纵隔器官加以阐述，该平面以后的上纵隔结构（气管、食管等）见有关章节。

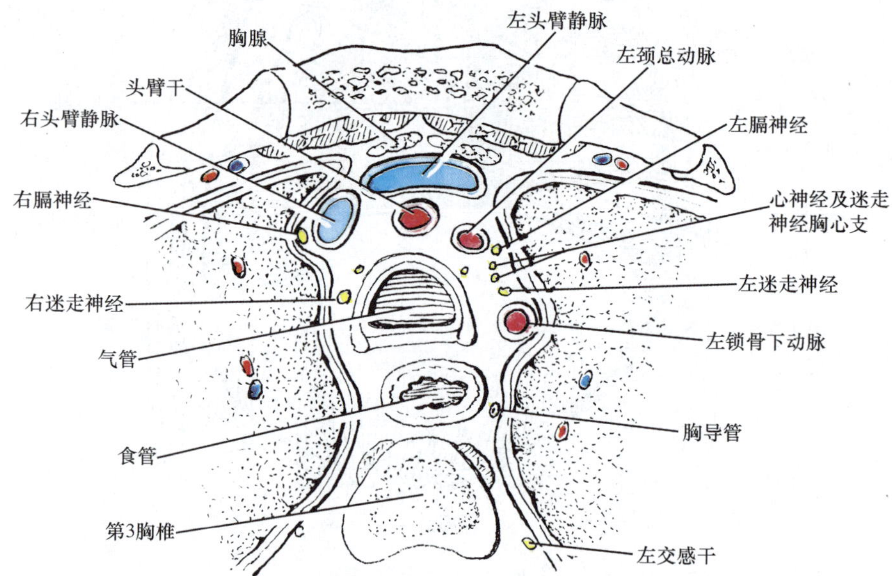

图3-14-4　上纵隔重要结构排列关系（经第3胸椎水平下面观）

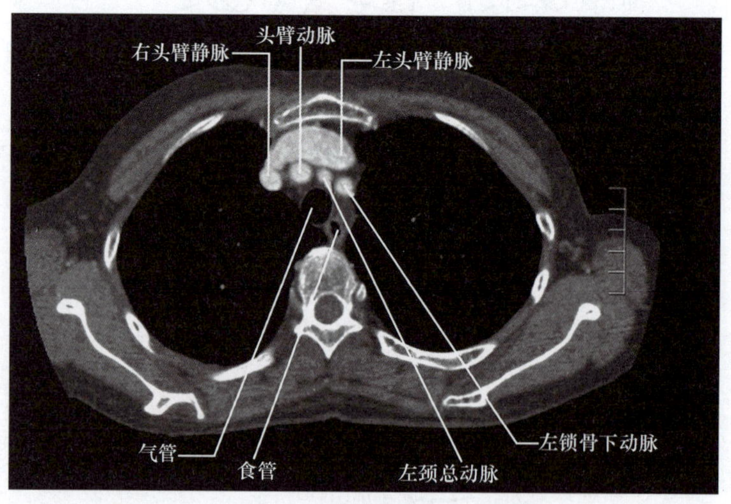

图3-14-5　平第3胸椎CT示上纵隔

一、胸 腺

胸腺 thymus 呈锥体形，包括不对称的左、右两叶，一般左叶较大，位置略高。两叶上部多相互重叠，下部常彼此分开，因它们被结缔组织包裹而似一单叶结构。

儿童胸腺发达，呈淡红色。新生儿胸腺与其体重相比重量相对较大，青春期前（13～15 岁）达到其绝对重量的高峰（20～40g），青春期后出现年龄性退化（age involution），即胸腺组织逐渐减少，髓质中的胸腺小体（Hassal 体）减少，重量变轻，因脂肪组织增多，外观呈黄色。老年期胸腺虽然退化，但仍有腺组织存在。

胸腺大部位于上纵隔的前部，其上部多超出胸廓上口而至颈部，上端可高达甲状腺侧叶下极甚至高达舌骨平面；胸腺下部伸入前纵隔，下端通常约平第 4 肋，最低可达胸骨剑突平面。根据胸腺位置，可将其分为颈、胸两部。在上纵隔，胸腺前面直接与胸骨柄、胸骨舌骨肌和胸骨甲状肌起始部、第1～2肋软骨相邻；胸腺后面有左、右头臂静脉和上腔静脉、主动脉弓和头臂干、左颈总动脉起始部、心包上部；胸腺两侧缘可与纵隔胸膜接触。

胸腺的血液供应不甚丰富。动脉主要来源于胸廓内动脉、甲状腺下动脉。有时尚有来自主动脉弓和甲状颈干的分支分布。最恒定的胸腺动脉来自胸廓内动脉，它们在第 1～2 肋间高度从前外侧穿入胸腺。胸腺静脉注入左头臂静脉、胸廓内静脉或甲状腺下静脉。

胸腺实质内有无淋巴管尚有争议，但腺小叶间结缔组织及被膜淋巴管早被公认。胸腺的淋巴管主要回流到纵隔前上淋巴结及胸骨旁淋巴结。

胸腺的神经来自迷走神经和颈交感神经节以及颈脊神经的分支。

胸腺是一个重要免疫器官，可培育各种胸腺依赖细胞，同时它又是一个内分泌器官，可产生多种激素（如胸腺素、胸腺生成素Ⅰ、Ⅱ等）。20 世纪 60 年代，有人在重症肌无力患者血清 γ-球蛋白中测出抗横纹肌抗体，这种抗体与胸腺类肌细胞（myoid cell）可产生交叉反应，因而认为，重症肌无力这种自身免疫疾病的发生可能与胸腺类肌细胞有关。Goldstein 将牛胸腺提取物注射给豚鼠，成功地产生了实验性重症肌无力，认为是胸腺释放胸腺素抑制神经肌肉传导之故。目前，重症肌无力症的发生机制仍未完全阐明，但临床发现与胸腺有一定关联，施行胸腺切除常使重症肌无力得到缓解。

二、头臂静脉和上腔静脉

（一）头臂静脉

头臂静脉 vv. brachiocephalicae（无名静脉，vv. anonymae）左右各一，各由该侧颈内脉和锁骨下静脉在胸锁关节后方汇合而成。左、右头臂静脉分别经左颈总动脉和头臂干（无名动脉）的前外侧进入胸腔。头臂静脉内无静脉瓣。

左头臂静脉长约 6～7cm，斜向右下越过胸骨柄上半后面，在右侧第 1 胸肋关节后方与右头臂静脉合为上腔静脉。左头臂静脉前面隔胸腺、胸骨舌骨肌和胸骨甲状肌起始部与胸骨柄相邻；后面横过左膈神经、左迷走神经、主动脉弓三大分支起始部以及气管的前方。该静脉主要接受甲状腺下静脉、胸腺静脉、上肋间静脉等注入。儿童的左头臂静脉或成人颈部向后高度仰伸时，左头臂静脉的上缘可超出颈静脉切迹突至颈部，故进行气管切开手术时应注意这一变化。

右头臂静脉较短，长约 2～3cm，沿胸骨右缘径直下降，在右侧第 1 胸肋结合处下缘的后方，与左头臂静脉汇合。胸腺右叶覆盖于该静脉前方；静脉右侧有右纵隔胸膜和右膈神经，膈神经初居静脉后方，迅即转至其右侧；静脉左后方与头臂干、右锁骨下动脉、迷走神经以及气管相靠近。

（二）上腔静脉

上腔静脉（v. cava superior）口径约 2cm，长 5～6cm，位于上纵隔右侧。沿胸骨右缘下行于胸腺右叶后面、气管前外方和升主动脉后外侧。右纵隔胸膜部分围绕静脉右侧面，右膈神经行于二者之间，上腔静脉的上 2/3 在心包外；下 1/3 被心包包裹，位于中纵隔内。恰在上腔静脉进入心包之前，奇静脉从后方跨越右肺根上方向前注入上腔静脉。上腔静脉内亦无静脉瓣。在上纵隔中若见异常粗大的奇静脉，应考虑下腔静脉畸形。

在上腔静脉前面以及左、右头臂静脉汇合处附近有 2～10 个淋巴结，称静脉前淋巴结，即纵隔前上淋巴结右群，收纳邻近器官如胸腺、心包、气管、心脏（右半）的淋巴管，并接受纵隔前下淋巴结、右气管支气管上淋巴结的输出淋巴管。静脉前淋巴结输出淋巴管汇入支气管纵隔淋巴干。

（三）头臂静脉和上腔静脉的畸形

头臂静脉和上腔静脉由前主静脉和总主静脉演变而来。在发育过程中，若血管出现异常的萎缩或存留，则形成静脉畸形。现将主要者叙述如下。

左上腔静脉和双上腔静脉：①与右心房连接的左上腔静脉，出现率占先天性心脏病病理解剖的 2%～5%。左上腔静脉存在时，它垂直下行于主动脉弓前面和肺动脉左侧，在左肺根下方接受半奇静脉注入，接着，横过心脏后壁续于冠状窦。据统计，85%左上腔静脉畸形的病例是双上腔静脉的一部分，即与左上腔静脉存在的同时，有正常行程的右上腔静脉。双上腔静脉存在时，若两静脉之间无左头臂静脉连接，则左、右上腔静脉口径等粗，反之，若有左头臂静脉连接（占 60%），则左上腔静脉较细。15%无右上腔静脉并存的左上腔静脉畸形者，奇静脉常见于左侧。具有左上腔静脉畸形者，冠状窦及冠状窦口远较正常者大。单纯性左上腔静脉存留一般不出现血流动力学紊乱，亦无特殊临床症状，多系偶尔在插置心导管或血管造影时发现。该畸形出现原因是：在发育过程中，左前主静脉没有萎缩闭锁而继续存留，右前主静脉近心段和右总主静脉却退化消失，交通支仍发育成左头臂静脉而形成单一的、与右心房相连的左上腔静脉。如果在左侧上腔静脉形成的同时，右前主静脉近心段和右总主静脉未退化消失，形成右侧上腔静脉，则出现双上腔静脉畸形（图 3-14-6）。②与左心房连接的左上腔静脉，其出现率约占左上腔静脉存留病例的 8%。当该畸形存在时，左上腔静脉先行于主动脉弓前面和肺动脉右侧，然后经左肺上静脉与左心耳之间注入左心房。这种畸形引起小量从右向左的血液分流（约为体循环血流的 20%），可出现发绀。畸形出现原因在于发育过程中窦房襞（sinoatrial fold）未形成，原始心房和静脉窦未能正常分隔，左总主静脉仍开口于左心房之故。与左心房连接的左上腔静脉尚有一种类型，即左上腔静脉经冠状窦与左心房之间的短路（冠状窦-左心房窗）流入左心房，其发生原因可能是，发育中左总主静脉和左心房之间出现异常连通之故。

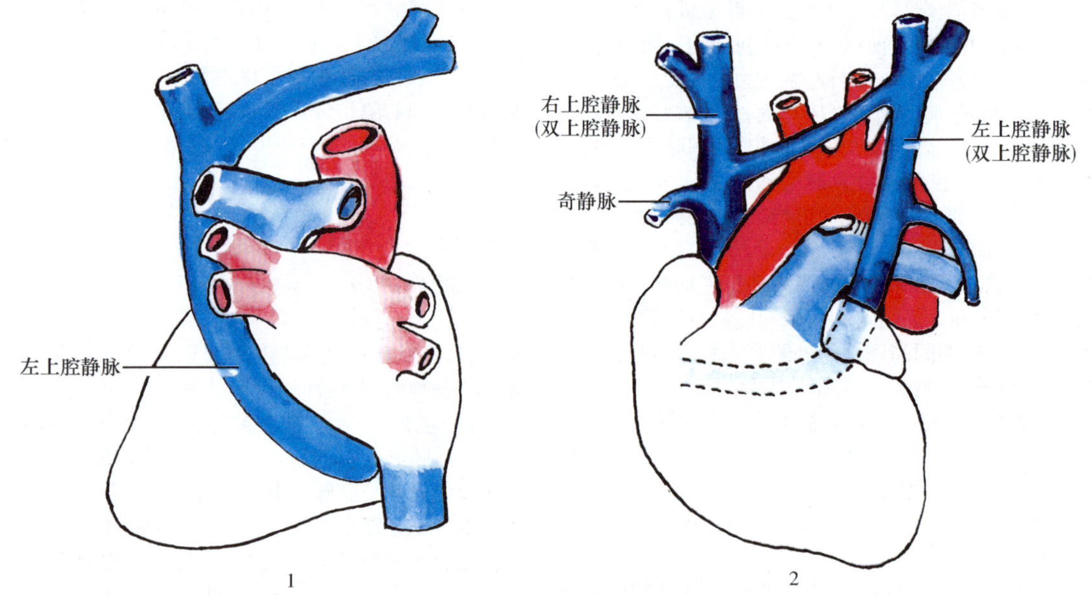

图 3-14-6　上腔静脉的畸形
1. 后面观；2. 前面观

> **体静脉疾病的手术**
>
> 先天性上、下腔静脉畸形，在心脏外科手术中应予注意。如左上腔静脉永存，下腔静脉缺如，下半身血液经奇静脉或半奇静脉引入右房，体外循环插管时要选择内径合适的插管，以利于静脉血回机体，维持机体血平衡。如体静脉引流入左房，则须将其纠正到右房，以消除大量从右到左的分流。
>
> 上腔静脉梗阻综合征原因大部为恶性肿瘤所致，少数是良性病变，因此手术适应证应严格掌握。手术目的在于根治或对症治疗。术中要解除压迫、纠正粘连成角，以自体静脉或人造涤纶血管代替病变的上腔静脉或做梗阻部远、近端（包括与下腔静脉系统之间）旁路术。移植血管要求内径大、壁光滑、不扭曲、不易压陷。为了增高移植血管的通畅性，甚至可于移植远端人工形成动静脉瘘，以增加血量和增强流速。
>
> 在用人造血管代替上腔静脉时，因周围纤维组织增生可致梗阻，为此可用不锈钢丝环加固以避免被压陷。对于不能根治需减轻症状者，据报道，大隐静脉-颈外静脉转流术治疗上腔静脉综合征是有效的。

三、主动脉弓及其分支

主动脉弓 arcus aortae 在胸骨角右侧半后面续接升主动脉，呈弓形从右前方弯向左后下方，于第 4 胸椎下缘左侧移行为胸主动脉。移行部口径略小，称主动脉峡 istmus aortao。主动脉弓上缘一般平对胸骨柄中央，但儿童主动脉弓的位置稍高，多平胸骨柄颈静脉切迹上缘，偶尔有超出上缘者。

（一）毗邻

主动脉弓大致可分为四个面，即左前面、右后面、凸起的上面和凹弯的下面，其毗邻关系较复杂（图 3-14-7，图 3-14-8）。

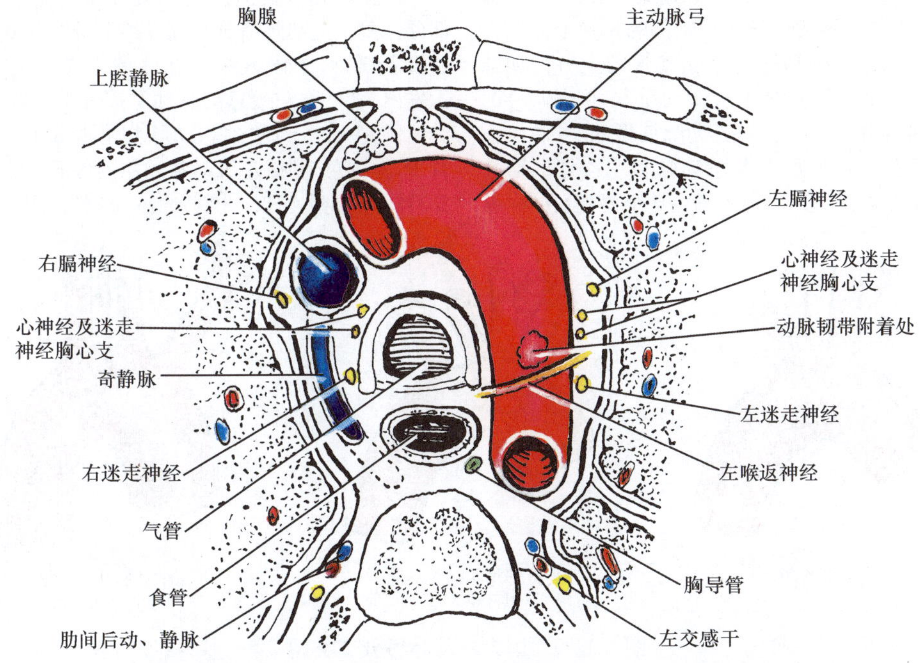

图 3-14-7 主动脉弓的毗邻（经第 4 胸椎水平下面观）

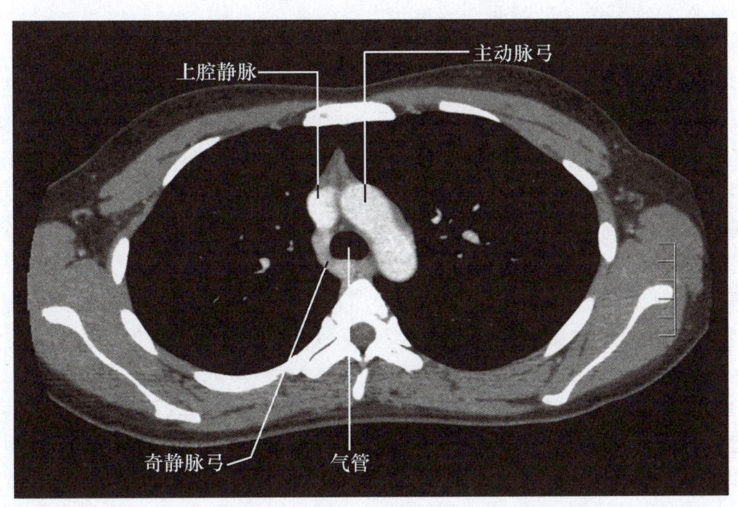

图 3-14-8 平第 4 胸椎 CT 示上纵隔

左前面：起始部前方与右纵隔胸膜、胸腺接触；左前面大部与左纵隔胸膜贴邻，二者之间由前向后有左心包膈血管、左膈神经、左迷走神经心支、交感神经心支以及左迷走神经走行。左上肋静脉横过除膈神经以外的后3条神经的外侧。

右后面：由前而后与上腔静脉、气管、左喉返神经、食管和胸导管相邻。心深丛位于弓与气管叉之间。

上面：发出头臂干、左颈总动脉及左锁骨下动脉等分支。左头臂静脉横过分支起始部的左前上方。

下面：骑跨于左肺动脉和左支气管的上方。动脉韧带连于肺动脉干分叉处或左肺动脉与主动脉弓凹面；左喉返神经和心浅丛分列于动脉韧带的左、右侧。

沿主动脉弓左前面、左颈总动脉和左锁骨下动脉起始部前面及动脉韧带附近有3～6个淋巴结，称纵隔前上淋巴结左群（主动脉弓淋巴结），收纳左肺上叶、气管、心包及心脏（左半）的集合淋巴管，并接受纵隔前下淋巴结的输出淋巴管，其输出管参与左支气管纵隔淋巴干的组成。左肺上叶癌肿常转移到该淋巴结。

（二）分支

从主动脉弓上面发出分支分布到头颈、上肢以及部分体壁。主动脉弓分支变异类型虽然较多，但据国内1641例统计，中国人主动脉弓的主要分支类型有三：①发出头臂干、左颈总动脉和左锁骨下动脉，此型约占84%；②头臂干与左颈总动脉共干占8.4%；③发出头臂干、左颈总动脉、左椎动脉和左锁骨下动脉，此型约占3.5%。其他类型仅63例，约占3.84%（图3-14-9）。

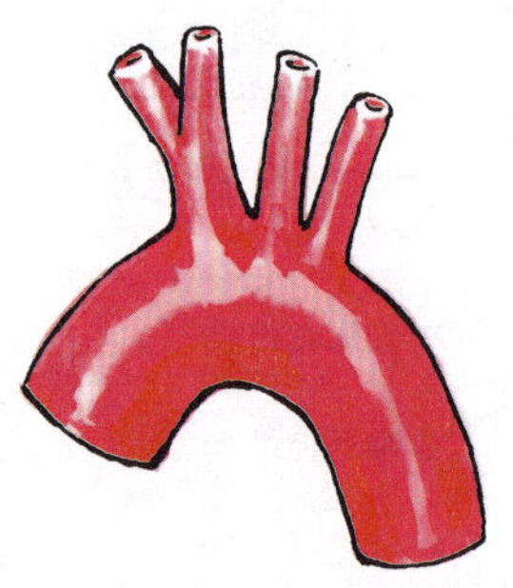

常见型(84.3%)

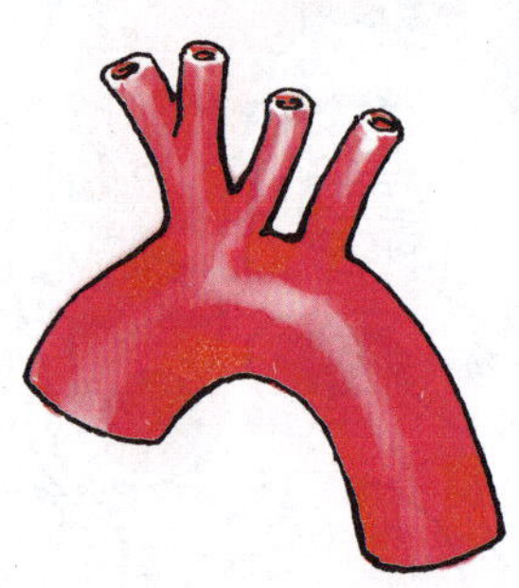

头臂干与左颈总动脉共干(8.4%)

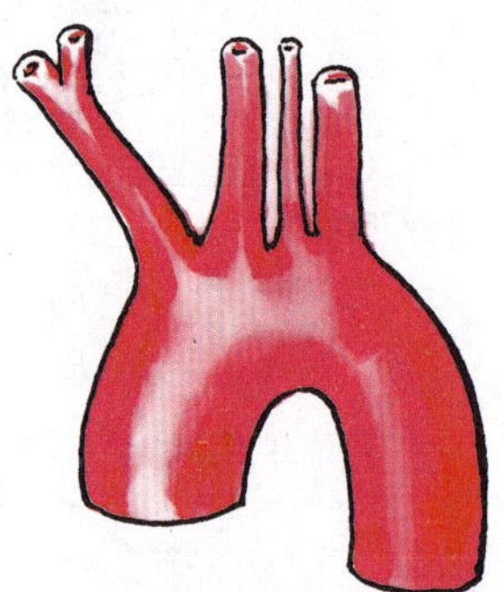

左椎动脉从主动脉弓发出(3.5%)

图3-14-9 国人主动脉弓分支类型

1. 头臂干 truncus brachiocephalius是主动脉弓的最大分支。在身体中线左方约平第2肋软骨上缘高度发出，斜行向上到右胸肋关节后方为右颈总动脉和右锁骨下动脉。有时，头臂干分叉部位置较高，超出锁骨骨端上方而至颈部，在行颈根部手术时，应注意这一变异。

头臂干的毗邻关系：前面与胸骨柄之间有胸骨舌骨肌和胸骨甲状肌、胸腺、左头臂静脉（横过头臂干根部）和右甲状腺下静脉。有时右迷走神经心支亦经头臂干前方；后面紧靠气管；左侧与左颈总动脉和气管靠近；右侧与右头臂静脉、右迷走神经和右纵隔胸膜为邻。

偶尔，头臂干发出甲状腺最下动脉。

2. 左颈总动脉 a. carotis communis sinstra在头臂干稍左后方起自主动脉弓，先在气管前方，接着在气管左侧上行。其外侧与左迷走神经、纵隔胸膜邻近。

3. 左锁骨下动脉 a. subclavia sinistra在左颈总动脉左后方径直上行，与左颈总动脉一起经左胸锁关节后面进入颈根部。在上纵隔内，该动脉外面紧依左纵隔胸膜和左肺，以致在尸体左肺形成一明显的左锁骨下动脉沟；动脉内侧与气管、食管、左喉返神经邻近。

（三）主动脉弓的畸形

主动脉弓及其分支均在咽肠周围发育演变，因此，演变中血管异常退化或存留所形成的主动脉弓及其分支畸形，可引起不同程度的气管和或食管压迫症状，临床上常将主动脉弓及其分支畸形概称为环状血管症。其出现率在先天性心脏病人尸体解剖中占3%。

1. 双主动脉弓 占主动脉弓畸形的70%，该畸形特点是升主动脉在气管前方分成左、右主动脉弓（图3-14-10）。两弓于肺根上方，经气管和食管侧面行至食管后方，形成环绕气管、食管的血管环。左、右主动脉弓可完全通畅或部分闭锁；可具有一侧或双侧的动脉导管；两弓口径可左右等粗或粗细不一。最常见的类型是左主动脉弓较细，位于气管、食管的左前方；右主动脉弓较粗，位于气管和食管的右后方，两弓通畅。动脉导管位于左侧，连接左主动脉弓和肺动脉干。降主动脉多行于身体中线的右侧。

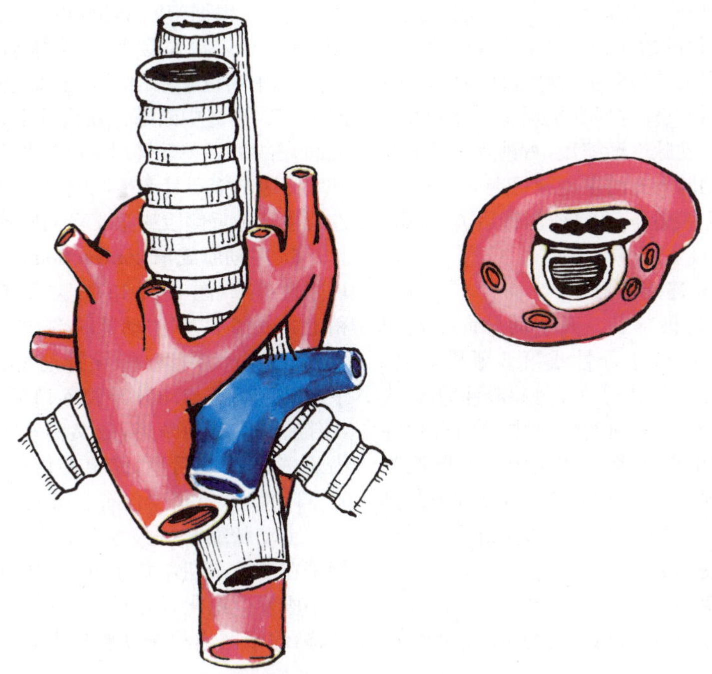

图 3-14-10 双主动脉弓

在胚胎发育过程中,主动脉弓由左侧第 4 弓动脉及与其相连的背主动脉所形成。如果左主动脉弓发育,而右侧第 7 节间动脉起点和左、右背主动脉联合点之间的背主动脉段未退化消失,形成右主动脉弓,于是出现双主动脉弓。

2. 右位主动脉弓 可分两型。①前位型:主动脉弓跨越右主支气管上方,行向气管、食管右后方,与沿脊柱右侧下行的胸主动脉相移行;弓的上面从右向左发出右锁骨下动脉、右颈总动脉和头臂干(发出左颈总动脉和左锁骨下动脉);动脉导管位于右侧,连接右肺动脉和动脉弓,整个右主动脉弓如同正常主动脉弓的镜影。但是,这种单纯性右位主动脉弓十分罕见,一般均合并其他心脏畸形,如 Follot 四联症、伴内脏逆位的左位心、动脉导管开放等。在前位型中相对较多见的是,右位主动脉弓的分支呈正常主动脉弓的镜中位,动脉导管(韧带)位于左侧,发起后绕过气管和食管后方,连接动脉弓,形成血管-纤维环,压迫气管和食管,影响呼吸及吞咽活动;②后位型:主动脉弓跨越右主支气管,绕到食管后面,与位于脊柱左侧的胸主动脉移行,动脉韧带经食管左侧连于胸主动脉,形成包绕气管和食管的纤维环。此外,右位主动脉弓尚可伴有其他异常形式,如具有双侧动脉导管、迷走锁骨下动脉等。

右位主动脉弓的出现是因为在发育过程中,左侧第 7 节间动脉起点和左、右背主动脉联合点之间的背主动脉段消失,而右侧相应的背主动脉段存留,于是形成右位主动脉弓。

3. 主动脉弓分支畸形 主动脉弓正常,但其分支出现异常,以右侧迷走锁骨下动脉较多见(图 3-14-11)。在正常发育中,右侧第 7 节间动脉和左、右背主动脉联合点之间的一段背主动脉应退化消失,右侧第 4 弓动脉及第 7 节间动脉及与其相连的背主动脉

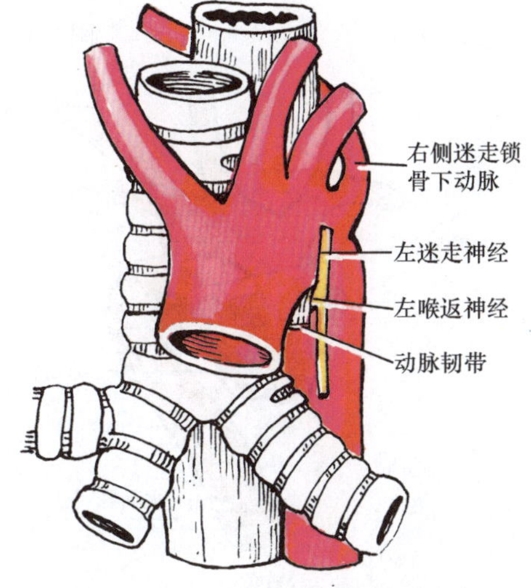

图 3-14-11 右侧迷走锁骨下动脉

远侧段形成右锁骨下动脉。如果正常发育中应该退化的血管段保存，不应退化的血管段退化消失，右锁骨下动脉即由右侧第7节间动脉与背主动脉远侧段(靠近联合点的一段)形成。随着发育过程中左颈总动脉和左锁骨下动脉之间的一段主动脉逐渐缩短，右锁骨下动脉起点随之移到左锁骨下动脉下方的主动脉弓上，成为主动脉的第4分支。右迷走锁骨下动脉经食管后方(80%)或经食管与气管之间(15%)行向右侧。

4. 主动脉弓长度和连接畸形

(1) 颈部主动脉弓：极罕见。升主动脉向上高出胸廓上口，主动脉弓上缘可达舌骨或第5颈椎高度。多数病例的升主动脉、主动脉弓在右侧，降主动脉先沿脊柱右侧下降，至气管叉平面时横过中线到脊柱左侧。颈部主动脉弓的形成，推测可能是由于在胚胎发育第7～8周时，主动脉弓系统未随心脏由颈部下降到胸腔之故；也有人认为，可能是因为主动脉由第3弓动脉而不是由第4弓动脉发育的结果。

(2) 主动脉弓中断(Steidele，复合畸形)：主动脉弓的一段完全缺如，主动脉的连续性被中断(图3-14-12)。根据中断部位，可分为三种解剖类型：①A型，中断部位在左锁骨下动脉起始处远侧，占44%；②B型，中断位于左颈总动脉和左锁骨下动脉起始处之间，占52%；③中断部位在头臂干和左颈总动脉起始处之间，占4%。主动脉弓中断畸形常伴有动脉导管未闭和室间隔缺损。其产生原因可能是胚胎第6或7周时，左背主动脉近侧段或第4弓动脉萎缩退化所致。

5. 主动脉缩窄 contraction of the aorta 指主动脉局限性缩窄(图3-14-13)。多见于动脉韧带之动脉端稍上方或稍下方(主动脉峡部)的主动脉弓处。根据缩窄部位可分为两型：①导管前型，缩窄部位在左锁骨下动脉起始处与动脉导管入口处之间，动脉导管开放或伴有心脏其他畸形，故又称复杂型。患者多于1岁内死亡；②导管后型，缩窄部位于主动脉峡部，动脉导管常闭锁，并且很少伴有心脏其他畸形。

主动脉缩窄的发生原因尚不明。其主要原因可能是在胚胎早期左背主动脉、锁骨下动脉入口处下方一小段发生退化，形成缩窄，以后锁骨下动脉向颅侧迁移，缩窄区遂移至动脉导管入口附近。亦可能因为

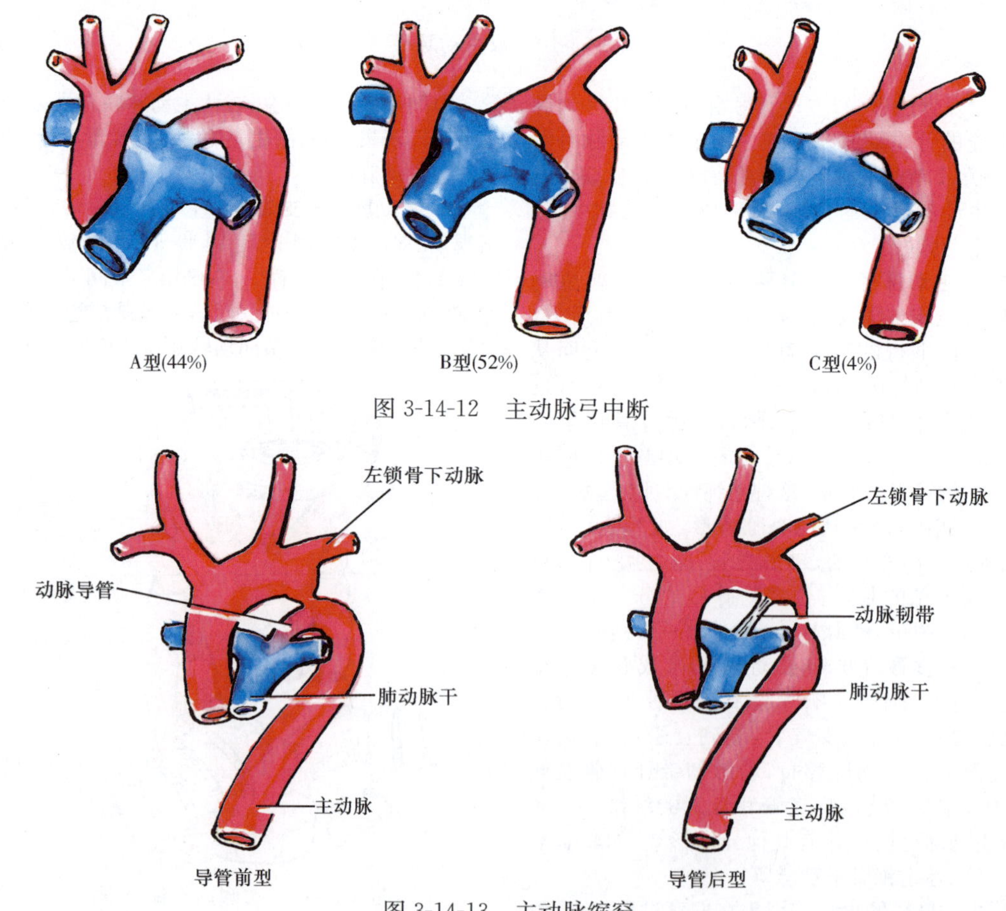

图 3-14-12　主动脉弓中断

图 3-14-13　主动脉缩窄

在胎儿时期，主动脉在左锁骨下动脉与动脉导管之间的一段因血流量少，管腔较细（主动脉峡），胎儿出生后，随着动脉导管闭锁，通过该段的血流量增多，峡部逐渐扩大消失。若某种原因使其未能扩大，则形成主动脉缩窄。

四、动脉韧带

动脉韧带（lig. arteriosum）是胎儿时期动脉导管闭锁后的遗迹，位于**动脉导管三角**内。该三角的组成：前为左膈神经，后为左迷走神经，下为肺动脉干和左肺动脉。该韧带起于肺动脉干分叉处或左肺动脉，向后上方连于主动脉弓凹内，适在主动脉峡处。韧带的肺动脉端多被心包覆盖。左喉返神经由左迷走神经分出后，紧靠韧带在下缘，绕主动脉下方和后方，然后循气管食管沟上行。故进行动脉导管未闭手术解剖分离时，应注意不要伤及喉返神经。

大多数婴儿出生后 4 周内即逐渐闭合。若在出生后 6 个月尚保持开放，则为病理状态，称动脉导管未闭，是最常见的一种先天性心脏病。未闭锁的动脉导管形态可分为管型、漏斗型、窗孔型、哑铃型和动脉瘤型（图 3-14-14）。未闭的动脉导管直径差异很大，可从 0.5～2.0cm，一般为 1.0cm 左右。导管长度一般以 0.6～1.0cm 最多见。

动脉导管未闭合的原因尚不明。有人认为，血氧张力低时导管内的肌肉未能发生收缩，可能与其有关。

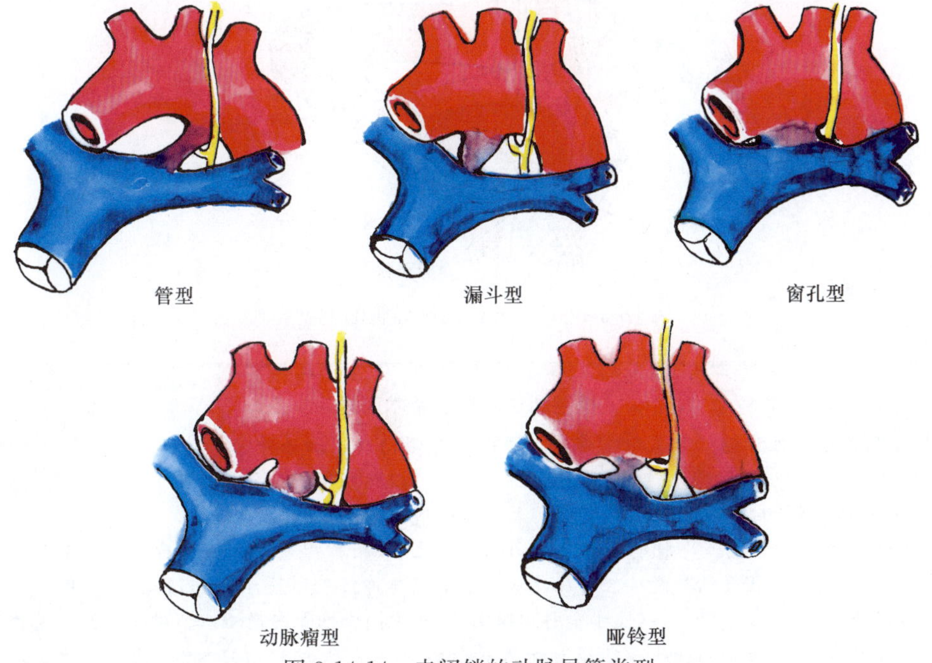

图 3-14-14 未闭锁的动脉导管类型

> **动脉导管未闭**
>
> 动脉导管一般长 0.4～1.0cm，直径 0.5～1.0cm。其病理类型可分为管型、漏斗型、窗孔型、动脉瘤型和哑铃型，动脉导管管壁亦有先天性组织结构异常。术中如果盲目游离导管后壁，则易发生出血。如遇术中出血，应以局部压迫或钳夹后，控制导管的近、远端的主动脉，并切开心包控制左肺动脉方较安全。
>
> 术中应注意保护喉返神经。其走行是从前外绕行动脉导管向后内，宜将其拉向前外侧，以防引起喉返神经损伤。
>
> 动脉导管一般位于左锁骨下动脉远侧主动脉与左肺动脉起始部之间。不在此位置者称异位动脉导管，即位于上述位置的右侧，连于主动脉弓下和肺动脉分叉部之间，有的甚而居于头臂动脉与右肺动脉发自肺主动脉处之间。笔者所在医院治疗 3 例异位动脉导管，2 例属前者，1 例属后者。异位动脉导管可在心包外、心包内或心包内外各占一部分。术中仔细辨认异位的动脉导管尤为重要，以防误判（图3-14-15）。

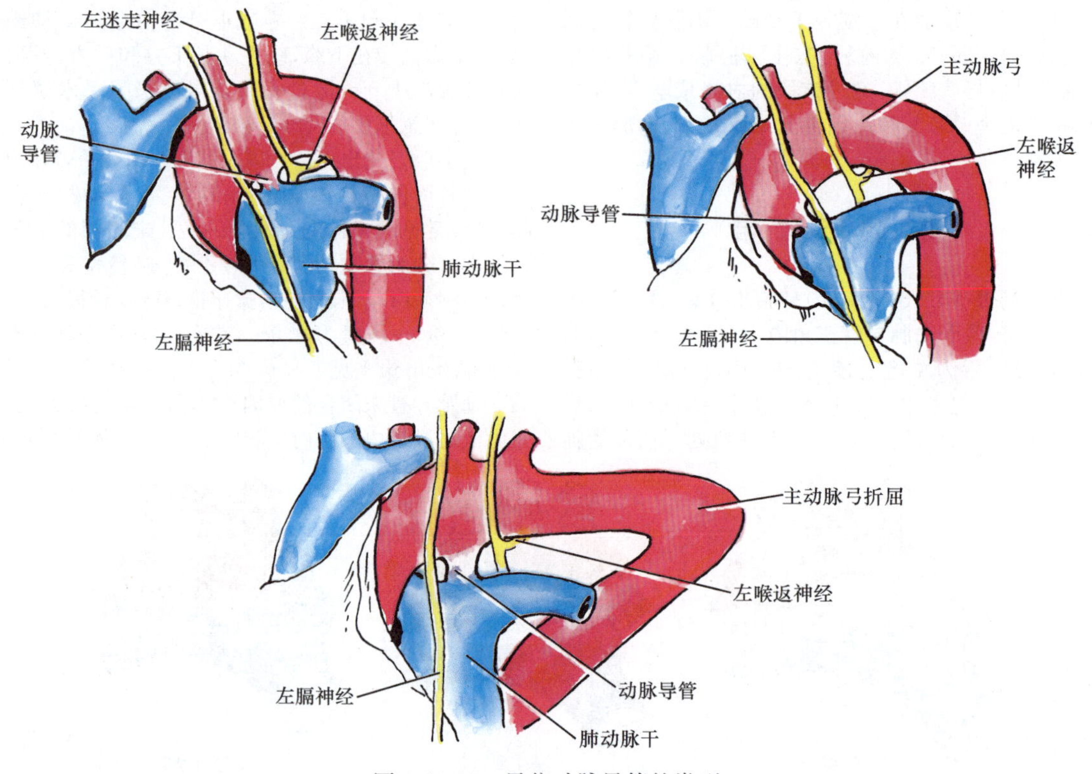

图 3-14-15　异位动脉导管的类型

神经源性肿瘤的手术问题

1. 较小的神经源性肿瘤　可采取前外侧切口或后外侧切口。切开肿瘤外被的壁层胸膜，沿肿瘤包膜分离，切除肿瘤蒂部时应将肿瘤相连的纤维组织一并切除，以防残留瘤组织。如肿瘤较大有恶变或胸膜有粘连时，应采取后外侧切口，便于显露病变及扩大切除胸壁组织。

2. 哑铃形神经源性肿瘤　即肿瘤一部分凸向椎管内生长，而肿瘤大部分位于后纵隔呈哑铃形，椎管内肿瘤增大时，可引起不同程度的脊髓神经受压症状。手术应与神经外科医生合作，采取后外侧切口，先切除胸内大部分肿瘤，保留一部分蒂部，以便于牵引瘤组织，进一步摘除椎管内瘤组织。用咬骨钳扩大椎间孔；用神经剥离子沿肿瘤分离，完整的摘除瘤组织。如仍不能切除，可扩大切口，切除肿瘤处椎板便于摘除肿瘤。有时瘤组织与脊髓神经粘连，术中应防止暴力牵拉椎管内瘤组织，以免造成脊髓神经损伤，甚至发生肢体瘫痪。另外应仔细止血，以防形成椎管内血肿，压迫脊神经。手术也可分次进行，先直视下完整摘除椎管内肿瘤，2～3 周后再经胸摘除胸内肿瘤。

3. 胸内嗜铬细胞瘤　本病起于交感神经节，故多位于后纵隔椎旁部，与神经纤维瘤相似，有的伴有发作性高血压，病情变化较大，故术前、术中应按肾上腺嗜铬细胞瘤做准备，术中分离肿瘤时应轻柔，以防儿茶酚胺过多进入血中，并备用苄胺唑啉和去甲基肾上腺素，防止血压骤高或过低、高血压危象及休克。

第三节　下　纵　隔

下纵隔上界为胸骨角平面，下界为膈，前界是胸骨体，后界是第 4 胸椎体下缘以下的脊柱胸段，两侧为纵隔胸膜。下纵隔又以心包前、后面为界，分为前、中、后纵隔。

前纵隔含胸腺下部、淋巴结、胸廓内血管的分支和属支及蜂窝组织等。前纵隔是畸胎瘤、皮样囊肿、胸腺瘤等纵隔肿瘤的多发部位，少见的 Margangni 疝可占据前纵隔下部。左、右纵隔胸膜与肋胸膜的返折线在平第 2～4 肋平面处彼此靠近。在做胸骨正中劈开切口或横断胸骨切口实行心内直视手术、心包切除术或前纵隔肿瘤切除术时,应注意将左、右胸膜返折线向两侧推开。

中纵隔主要由心包、心脏及出入心脏的大血管根部所组成。此外,尚有膈神经、心包膈血管以及淋巴结等。

后纵隔的器官从前向后是:气管和支气管,食管、胸主动脉和迷走神经、胸导管、奇静脉、半奇静脉、交感神经干及内脏神经。后纵隔尚有大量蜂窝组织和淋巴结等。

一、心　包

(一) 概述

心包 pericardium 为一锥体形的纤维浆膜囊,包裹心脏出入心脏的大血管根部,约 2/3 位于身体正中面左侧,1/3 位于正中面右方。心包是中纵隔的重要器官,但其上方覆盖升主动脉的部分超越胸骨角平面而突入上纵隔。心包分内、外两层,外层称纤维性心包;内层称浆膜性心包。

纤维性心包 pericardium fibrosum 上方附于主动脉、肺动脉干及上腔静脉,并与血管外膜相续;其底座落于膈中心腱及部分腱之上,右侧有下腔静脉通过;前面和侧面与胸骨体、第 2～6 肋软骨、肺和胸膜相邻;后面隔后纵隔结构与第 5～8 胸椎相对。由于纤维性心包为坚韧的结缔组织囊,而且其前、后、底面均有韧带支持,故心包壁可处于相对紧张状态并保持于正常位置。

浆膜性心包 pericardium serosum 系一完整的浆膜囊。与心脏和大血管根部的关系宛如胸膜与肺、腹膜与腹腔器官之间的关系。紧贴心脏和大血管根部表面的浆膜称脏层(贴于心脏表面的即心外膜)。脏层在大血管根部反折移行为壁层,贴衬于纤维性心包内面。脏、壁两层之间的腔隙为**心包腔** cavum pericardium,内容 20～50ml 清亮淡黄色浆液,起润滑作用,可减少心脏搏动时的摩擦。

从更实用的观点出发,可将纤维性心包及衬贴其内面的浆膜壁层合称**壁心包** parietal pericardium;浆膜性心包脏层称**脏心包** visceral pericardium。

心包主要有两个功能即机械功能和膜功能。前者可防止心过度扩张,并使心固定于正常位置,后者为搏动心提供了光滑运动面,并作一个屏障使胸腔内器官和膈下感染不蔓延至心脏。

(二) 毗邻关系

根据壁心包的毗邻关系,可将其分为前部(胸肋部)、后部、侧部(胸膜部)和膈部。

1. 前部　在第 2 肋平面以上,前面被胸腺覆盖;在第 2～4 肋水平,因左、右侧胸膜反折部彼此靠近,覆于心包前面,故其前方仅于身体正中线附近直接与胸骨体相邻。做胸骨正中切口时应注意将两侧胸膜反折向外推开,以免损伤胸膜;在下胸膜间区,直接靠近胸骨体及第 5～6 肋软骨前端,该区因无胸膜覆盖,又称心包游离部,故可于左侧第4～5肋间隙经胸骨左缘进行心包穿刺或心内注射,尤其是心包积液时,由于心包扩大推挤两侧胸膜前界向外移位,使下胸膜间区扩大。该部位穿刺一般不会穿过胸膜。但是,少数人几乎无下胸膜间区存在,心包穿刺仍以左剑肋角径路为佳(图 3-14-16)。

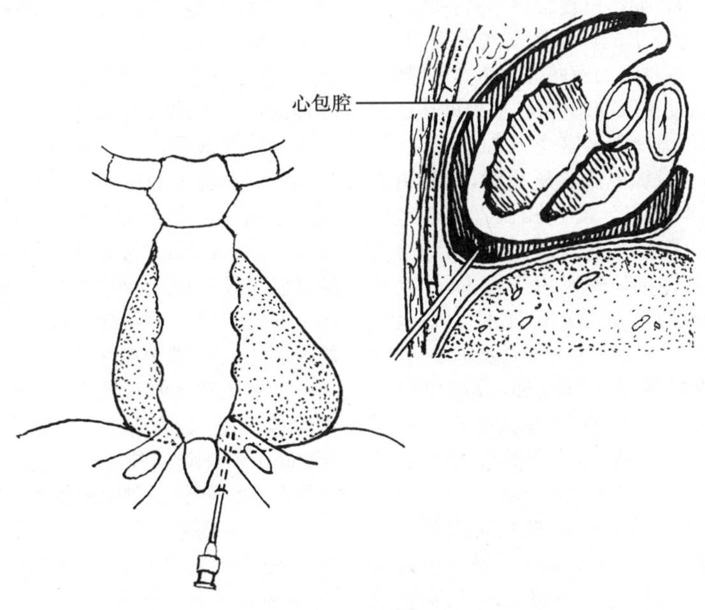

图 3-14-16　心包穿刺的左剑肋角径路

前部除借胸骨心包上、下韧带与胸骨连接外，借疏松结缔组织与上述毗邻结构连接。**胸骨心包上韧带**lig. sternopericardiacum sup起自胸骨角后面，向下与心包外结缔组织层的纤维束相交织。该韧带宽4～6mm，长达5cm。**胸骨心包下韧带**lig. sternopericardiacum inf起于胸骨体下端和剑突上部内面，斜向上行，与心包外结缔组织层纤维束相移行，该韧带宽4～6mm，长2～2.8mm。胸骨心包韧带一般是抵抗力大而延伸性小，许多人此韧带发育不良。

2. 后部(纵隔部)　毗邻关系较复杂。后面主要与食管、胸主动脉、迷走神经等结构相邻。食管紧贴壁心包后面，隔心包与左心房贴邻，故左心房扩大时可向后推压食管，在X线下吞钡可观察左心房扩大程度。近来，临床又利用这一毗邻关系经食管进行心脏起搏操作。胸主动脉在肺静脉附近处邻近心包，至第7胸椎以下因食管渐转于胸主动脉前方，动脉不再与心包相邻。左、右肺静脉不同程度地被心包包被，左迷走神经在左肺下静脉右侧斜越胸主动脉前方至食管，故在心包内结扎左肺下静脉时，注意勿将神经与静脉一并结扎。此外，后面上方与气管叉接近，同时心包尚覆被左、右肺动脉前面；后面下部即第7～8胸椎高度处，左、右胸膜及肺多接近后部两侧。

后部的后上方可见一些纤维束，即**气管心包韧带**lig. tracheo-pericarum和**脊柱心包韧带**lig. vertebro-pericardium，前者连于气管及气管前筋膜，后者连于第3胸椎左前面。

因心包后壁与许多器官邻近，所以心包腔大量积液时可向后压迫毗邻器官，如压迫食管将导致吞咽困难或咽下疼痛，压迫肺静脉可引起郁血性支气管炎，甚至向上压迫气管叉及左喉返神经而致咳嗽及声音嘶哑等。大量心包积液患者常自动采取前俯体位，原因即在于使液体聚向前方，以缓和后方毗邻器官受压之故。

3. 侧部(胸膜部)　被纵隔胸膜所覆贴，其贴附紧密程度因部位而异。沿膈神经，心包膈血管及心包侧壁前、后缘附近，蜂窝组织较发达，心包与胸膜贴附近疏松，易于分离；侧部其他部位蜂窝组织较少，较难分开。膈神经及心包膈血管经肺根前方下行于心包与胸膜之间，心包切除或心包造口术时应注意保护膈神经；心包侧部尚与膈纵隔胸膜及肺相邻，故渗出性胸膜炎时可刺激膈神经而出现呃逆，偶尔大量积液时可向两侧(多向左侧)压迫肺，使肺叩诊音变浊，出现干性啰音等而误诊为肺炎。

4. 下部(膈部)　右缘在膈中心腱与肌性部交界处，左缘位于膈肌性部。心包下部周缘借**膈心包韧带**lig. phrenicopericardium与膈连接；中央部分与膈疏松愈着。

心包下部隔膈与肝和胃毗邻，故膈下间隙的病变(如膈下脓肿等)可穿入心包腔；因下腔静脉经心包后右侧角附近进入心脏，所以心包积液，尤其是心包后下窦包裹性积液或心包炎性病变时纤维素沉积于下腔静脉周围形成瘢痕时，可压迫下腔静脉引起腹水、肝肿大等症状。

(三)心包移行皱襞、心包窦、心包隐窝

壁心包浆膜与脏心包折转移行颇复杂，它们在折转移行处形成许多移行皱襞、心包窦和隐窝(图3-14-17)。

心包后面的移行襞可因人而异，但主要有三条：右心包襞，由上腔静脉后方下降至右肺静脉口，继续向下到下腔静脉；左心包襞较短，以左肺静脉口为界，呈垂直位；联合襞，连接左、右心包襞。有时，心包分别折转覆被各血管干形成多条移行襞，从而显示出心包后壁复杂的轮廓(图3-14-18)。此外，在横窦(后述)左后壁，左肺动脉下方与左肺静脉前方之间，有一浆膜皱襞称**Marschall皱襞**或左腔静脉皱襞，内含左总主静脉的遗迹——左腔静脉韧带。

心包腔内重要的心包窦有：①**心包前下窦**sinrus pericardii anterior inferior。为壁心包前部与膈部移行处的腔隙，呈槽状，深可达数厘米。心包积液时，液体首先积聚该窦。有人观察发现，不论年龄、性别、胸廓形状及病理变化如何，92%的人心包前部下界与左第7肋软骨相交，故在左剑肋处进行心包穿刺时，可较安全地进入心包前下窦。②**斜窦**Oblique sinus或称Haller窦，其前方为左心房后面，两侧界是左、右心包襞，上方是联合壁，后方是心包后部。用手指从心尖后方伸向右上方即可进入斜窦。在体外循环或低温麻醉下进行心直观手术时，可用大弯钳通过心包斜窦，穿右心包壁由右肺下静脉和下腔静脉之间的隐窝内穿出，安置控制下腔静脉血流的纱带。③**横窦**sinus transversus pericardium又称Theile窦，前方为升主动脉和肺动脉干；后方是上腔静脉、左心房；后上方为右肺动脉。心脏直视手术阻断心脏搏出血流时，可用无损伤的控制钳通过横窦夹住升主动脉和(或)肺动脉干根部。了解主动脉瓣有无震颤，亦可用手指经横窦触摸主动脉后壁而探知。④**心包后下窦**Sinus pericardii posterior inferior，位于心包后部和膈部的移行处，该窦仅在下腔静脉左侧附近较为明显。

心包腔内隐窝较多，凹陷明显，并有一定外科应用意义的隐窝主要有：①**上腔静脉隐窝**recessus venae cavae sup.心包从前方和两侧包被上腔静脉根部，该静

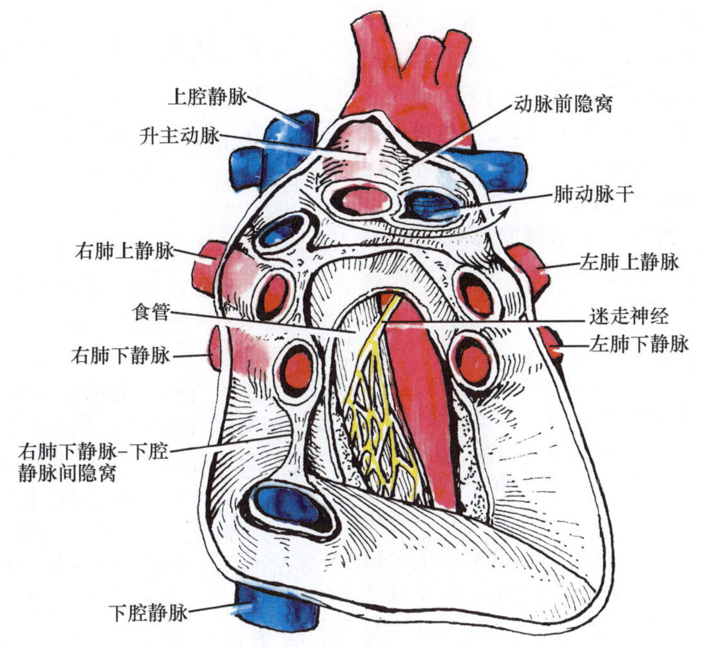

图 3-14-17 心包移行皱襞、心包窦和心包隐窝

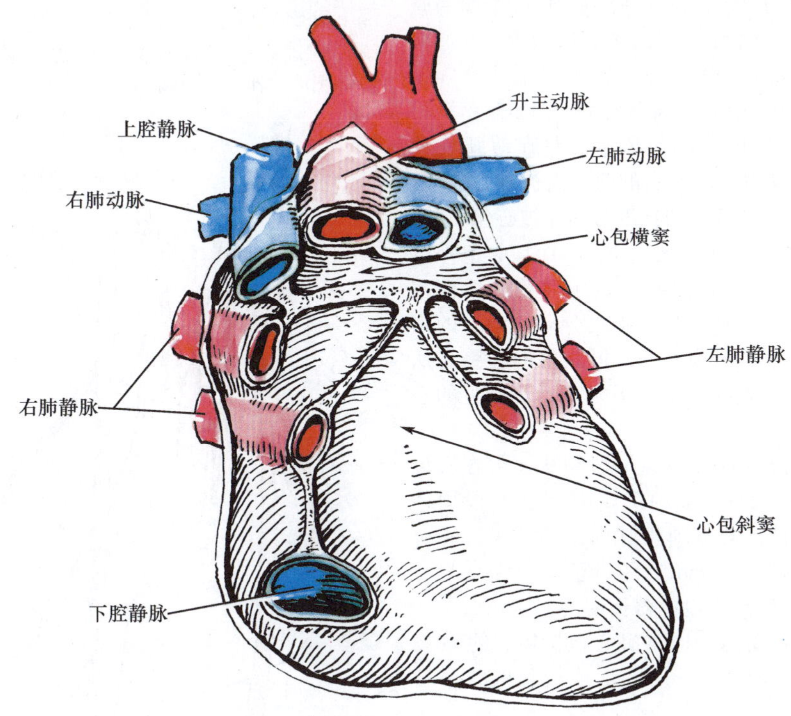

图 3-14-18 心包窦

脉两侧方的陷凹即上腔静脉隐窝。心脏手术需阻断上腔静脉血流时，可经该隐窝解剖分离，安置纱带。因右肺动脉贴邻上腔静脉隐窝的后方，解剖分离时应注意勿损伤该动脉。鉴于上腔静脉隐窝和右肺动脉的紧邻关系，可经该隐窝入路作右肺动脉结扎。②**动脉前隐窝** recessus anteriosus ant. 是升主动脉和肺动脉干前面之间的心包陷凹。正中切口游离动脉导管时，可沿该隐窝切开心包。③**主动脉-上腔静脉隐窝** recessus aortae-venae cavae sup. 可视为横窦右侧口，介于上腔静脉与升主动脉之间，其后方为右肺动脉，下方为左心房。主动脉-右肺动脉吻合术及上腔静脉-右肺动脉吻合术等可经该隐窝进行手术。二尖瓣病变时的巨大左心房也可向该隐窝突出，故对左心房巨大的病例也可在此切开左心房进行二尖瓣手术。④**肺静脉侧隐窝**，位于左、右侧肺上、下静脉之间。⑤**右肺下静脉-下腔静脉间隐窝**，在右肺下静脉与下腔静脉之间。心直视手术时，常切开该隐窝以安放控制下腔静脉血流的纱带。

（四）心包与大血管根部的关系

壁心包浆膜层与脏心包在各大血管根部转折移行部位不一，故各血管被心包覆盖程度有较大差异。

升主动脉和肺动脉干被脏心包包裹于一个共同的浆膜鞘内，两动脉周径的 4/5 被覆心包。升主动脉心包内长度平均 4.7cm，直径约 2.5cm；肺动脉干全长位于心包内，直径约 3cm，长度平均 4.5cm。两血管虽被包裹一起，但二者之间的分界明显。剪开该处脏心包，不难分离升主动脉和肺动脉干。

上、下腔静脉的心包被覆关系颇似升、降结肠与腹膜的关系，即静脉前面和两侧面被心包覆盖。在心包内，上腔静脉直径 2cm，长度 1.8cm；下腔静脉直径 2.7cm，长 1.1～1.2cm，故在心包内游离下腔静脉较困难。

左、右肺动脉后面无心包覆盖。左肺动脉长约 3cm，仅在其起始段约 1cm 左右的前下面被有心包；右肺动脉长约 5cm，但其 3/4 的长度和周径被心包覆盖，故右肺动脉心包外段远短于心包内段，而且心包外段前方常有细密的结缔组织纤维束与上腔静脉后面连接，这在很大程度上增加了从肺根处分离该动脉的困难。因此，手术中解剖分离右肺动脉最好的径路是从主动脉-上腔静脉隐窝处进入，切开贴于动脉附近的心包，即可将其游离。

左上肺静脉长约 2cm，其近心段约 0.8cm 在心包腔内；左下肺静脉长度一般约 1.5cm，其近心段周径的 4/5 由心包包被。右上肺静脉周径约 2/3 被心包覆盖，心包内长度约 0.8cm；右下肺静脉仅在其与心房连接处覆被心包，被心包覆盖长度约 0.4cm。

动脉韧带的肺动脉端通常有心包覆盖。约 50% 的人，心包围绕于动脉韧带周围形成较长的狭窄盲囊，称动脉韧带隐窝。

了解心包与血管的转折覆盖关系有重要外科意义。如肺癌手术发现肺门大血管已为癌组织包围时，可作心包内探查处理血管。心包内解剖对左肺动脉、右下肺静脉的处理意义不大（心包内段甚短），但可满意地处理其他血管。

（五）心包的血液供应、淋巴回流和神经分布

1. 壁心包的动脉 壁心包前部和侧部的动脉供应来源于胸廓内动脉，其中最重要分支为心包膈动脉。该动脉直径约 0.2～1.3cm，在心包及纵隔胸膜之间与膈神经伴行至膈；后部和膈部来自胸主动脉的分支。

分布到壁心包的动脉支由心包外结缔组织层穿入纤维层直至距浆膜下数微米处，在纤维层及心包外结缔组织层形成心包内动脉网。该网在壁心包浆膜反折移行部位与心外膜下动脉网吻合。由于心包动脉供应来源甚多，各动脉支之间在心包外结缔组织中又有广泛吻合，因而在切开或分离心包后渗血甚多，尤其在血液肝素化以后更易大量渗血，应注意止血。

为了避免心包手术时损伤血管以减少出血，根据心包动脉分布状况似可选用下述部位进行心包切开：纵行切开心包前部上2/3，可选用左、右侧内侧支之间，或左、右内侧支与中间支之间；纵切心包侧部上 2/3 时，应避开心包膈动脉，在该动脉前内方切开；心包前部下方横切口，可从右侧平第 5 肋，左侧平第 5 肋间隙或由胸骨心包韧带外侧至心包膈动脉前方横切（图 3-14-19）。在心包手术中，若第 1～4 肋间隙心包前壁

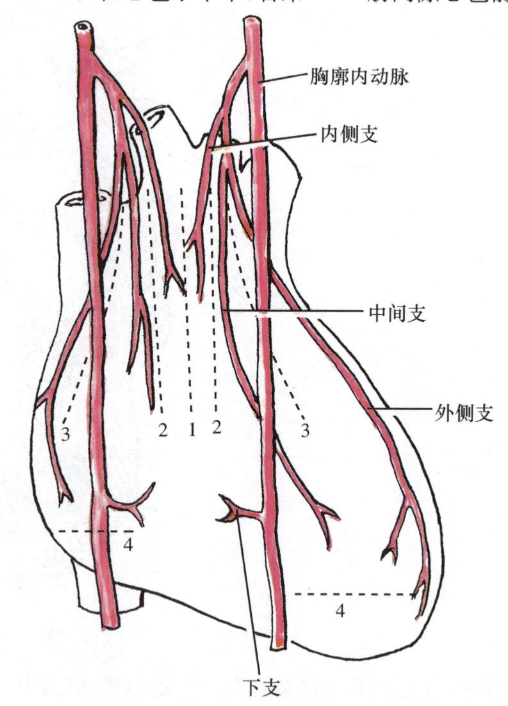

图 3-14-19 心包的动脉和心包切口

1. 左、右内侧支间纵切口；2. 内侧支与中间支间纵切口；3. 心包侧壁上 2/3 纵切口；4. 心包前壁下 1/3 横切口

出血，一般是内侧支或中间支损伤，可平第1胸肋关节附近，靠近胸廓内动脉结扎损伤动脉的起始处；心包前壁下方出血，可在胸骨旁第5～6肋间隙寻觅胸廓内动脉心包下支，结扎之。

2. 壁心包的静脉 壁心包的静脉与同名动脉伴行，壁心包前部和侧部静脉回流到胸廓内静脉；后部和膈部静脉最后归流于奇静脉和半奇静脉。

脏心包血液供应，参看心脏冠脉循环解剖。

3. 心包的淋巴回流 心包前部淋巴管主要注入纵隔前下淋巴结（心包前淋巴结）；前下部淋巴尚注入胸骨淋巴结。心包侧部淋巴管主要注入心包外侧淋巴结；部分淋巴直接流入纵隔前上淋巴结。心包后部淋巴回流到气管叉淋巴结及纵隔后淋巴结。心包膈部淋巴管注入气管叉淋巴结及纵隔前下淋巴结。

壁心包淋巴管与膈、纵隔胸膜、心、肺等器官的淋巴管吻合；部分淋巴管尚可下行注入腹腔淋巴结，从而成为纵隔肿瘤或感染向腹腔转移或扩散的可能途径之一。

4. 心包的神经分布 心包的神经来自膈神经、左喉返神经、交感神经和迷走神经。

心包的神经分布非常丰富，被认为是身体中最重要的反射区域之一。心包的神经纤维分布密度并非各部均匀一致。据认为，心包后部和前上部有大量神经分布，尤其有丰富的感觉神经分布，故心、肺和食管手术时应注意这一解剖特点。

心包疾病的手术

先天性心包缺如和心包囊肿均为少见疾病。前者多发生在心包的左上部，后者则多于右下部。这两种病变主要是术前力争明确诊断，而手术治疗并无困难。

心包最多的改变为炎症所致，急性渗出性心包炎和心包压塞有时需行心包穿刺术。其最常用的径路是左心缘浊音界内侧20cm第4肋间及剑突与左肋弓交角处，而右胸骨旁与左背部肩胛线第7、8肋间处的径路很少应用。无论用何种径路，都应缓慢进针，抵心包壁层有落空感即可抽出心包液。必要时穿刺针可连接单极胸前导联作为探测电极，如观察心电有ST-T的损伤性改变，则证明针尖已接触心脏，针稍退后即可，避免心肌与冠状血管的损伤。另外，可利用带孔的超声探头进行穿刺，将针通过其孔穿刺似更方便安全，只是目前一般医院尚未具备，暂不能广为应用。如需心包引流者，亦常用左胸骨旁与剑突下径路。

慢性缩窄性心包炎是个外科问题，内科治疗只能暂时缓解症状。心包切除术的切口目前多用左胸前外第4肋间和胸骨正中纵劈胸骨切口。作者所在医院均用前者，早期效果满意。术中应依次解除心尖部、左室前侧壁、右室流出道及膈面心包，有的则强调解除下腔静脉到右房口处的缩窄。缩窄心包与心脏之间往往有一疏松间隙并能见到心脏搏动，沿此间隙剥离与切除心包可以避免心肌和冠状血管损伤。左房室沟处偶可遇到钙块嵌入心肌，左心耳与纤维组织粘连致密，对此宜特别小心，极困难时可仅将缩窄环切断，不必勉强切除亦能收到预期效果。在肺动脉及腔静脉处操作，须注意管壁非常薄弱，应争取显露满意直视下操作。在剥离困难时，可用残留"孤岛"，纵横多次交叉切开等措施亦能部分解除缩窄，必要时待以后二次手术。手术过程中一旦心肌损伤出血，应用已剥离但尚未切掉的心包片缝盖于损伤处，如心包已切掉，可取回如法处理亦同样能止血。如有较大冠状血管损伤应予以修补。

二、心

心cor是推动血液循环的动力器官，而且具有内分泌功能。

心周围裹以心包，斜位于胸腔内，是中纵隔最重要结构，约1/3在身体正中面的右侧，2/3在正中面的左方（图3-14-20）。其前方隔心包与胸骨体和第2～6肋软骨相邻，后方隔心包和后纵隔的一些器官与第5～8胸椎相对（图3-14-21）。

（一）外形

心略似前、后稍扁的圆锥体。底朝右后上方，尖斜向左前下方，贯穿心底中央到心尖的假想线——心脏纵轴呈斜行，与身体正中面呈30°～45°角。其方向恰与右手执钢笔写字时笔的方向相似。

约在心脏表面上1/3与中1/3交界附近有几个呈环形的**冠状沟**sulcus coronarius或**房室沟**sulcus atrioventricularis，其体表投影是从左侧第3胸肋关节斜向右下至右侧第6胸肋关节的连线。该沟是心房和心室

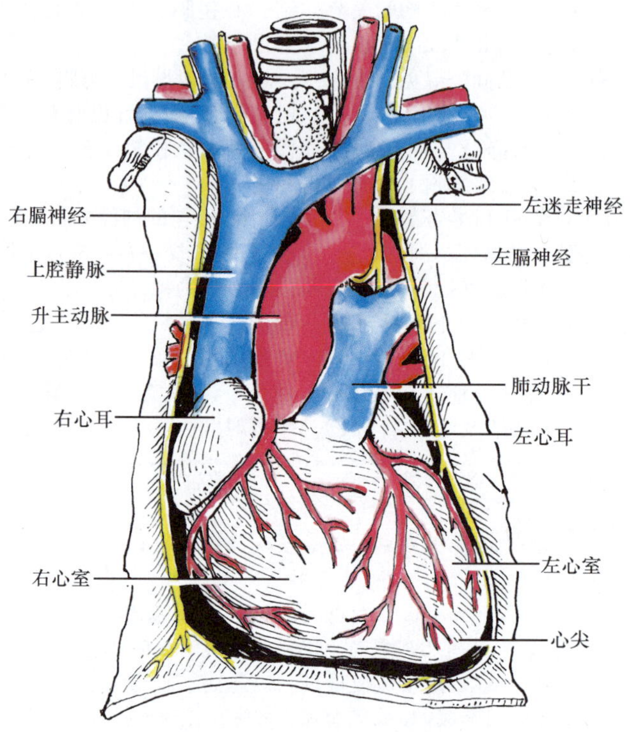

图 3-14-20　心的外形(前面观)

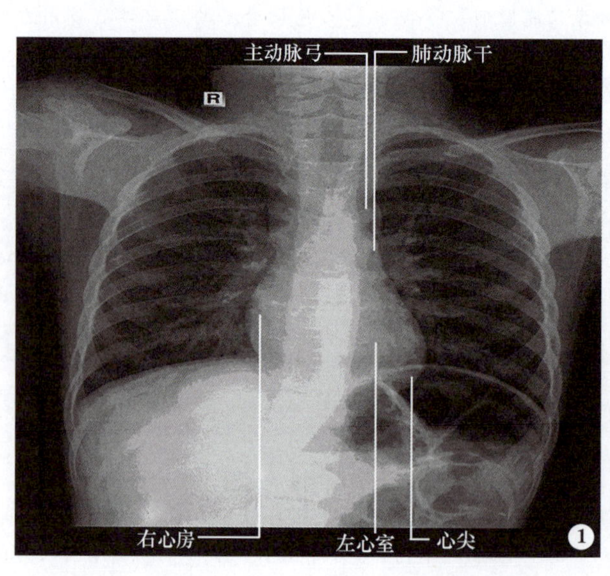

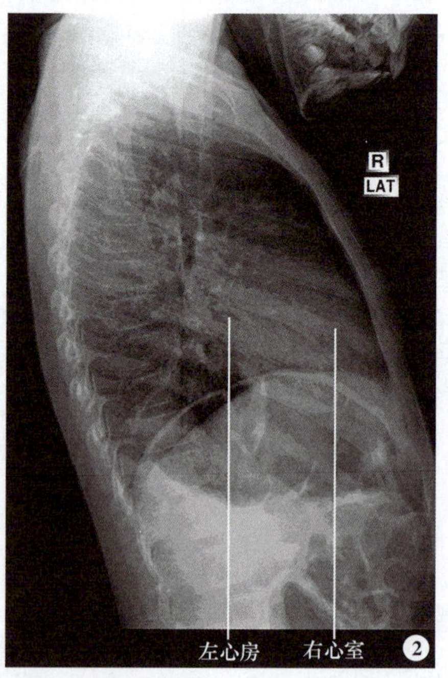

图 3-14-21　胸部 X 线片

1. 正位片;2. 侧位片

在心表面的分界:沟左前下方为心室;右后上方为心房。房室沟前方被肺动脉干根部所中断而有左、右之分。左房室沟向左右后下方走行,是左心房、室的分界;右房室沟由左上斜向右下方,为右心房、室的分界,在缩窄性心包炎心包切除时,易在该沟附近损伤右心房。于心室前壁,沿肺动脉干左侧缘指向心尖稍右方的浅沟名为**前室间沟**sulcus interventricularis anterior,与室间隔前线相对;心室下面(膈面)的纵行浅沟为**后室间沟**sulcus interventrcularis posterior 与室间隔后缘一致。后室间沟、房间沟(后述)与左、右房室沟交汇处称**房室交点**Crux。上述各沟被冠状血管、脂肪组织等充填,故沟浅平,轮廓不清。在肥胖者,脂肪组织不仅充填各沟,而且沿冠状血管分支伸展至心肌内,尤其在右心室和房间隔显著。外科手术时,可据沿冠状动脉走行分布的脂肪位置辨认上述各沟。

心分为底、尖、三面和三缘。

心底basis cordi 朝向右后上方,大部分由左心房,小部分由右心房所构成。左、右肺上、下静脉分别由两侧注入左心房;上、下腔静脉分别从上、下方注入右心房。左肺上、下静脉注入左心房处,形成心底左侧线;上、下腔静脉右侧线连线构成心底右界;心底上界为左心房上缘,与肺动脉叉和右肺动脉相邻;心底下界是房室沟后部。右心房与右上、下肺静脉交界处的浅沟称**房间沟**(sulcus interatrialis)或 Sondergaard 沟,与房间隔后缘一致,是左、右心房在心表面的分界线。行右侧径路的左心房内直视手术时,沿该沟切开心外膜,分离脂肪组织后可显露与右肺上、下静脉入口相连续的左心房壁。体外循环中的左心引流亦常于该沟左侧的右肺上静脉插管。心底后面隔心包后壁和食管、胸主动脉等后纵隔器官相邻。

心尖apex cordis 由左心室构成,朝向左前下方,与左胸前壁邻近,故在左侧第 5 肋间隙锁骨中线内侧 1~2cm处可看到或扪及心尖搏动。

心胸肋面朝向左前上方,亦称心前壁,大部分由右心室、右心房,小部分由左心室、左心耳所构成。该面大部膈心包被肺和胸膜遮盖,前方一小部分膈心包与胸骨和部分肋软骨相贴近,故在左侧第 4 肋间隙旁胸骨左缘处行心内注射,可避免伤及肺和胸膜。

心膈面对向后下方,亦称后壁或膈壁,大部分由左心室,小部分由右心室构成,膈心包与膈相邻,但婴幼儿右心房下壁亦与膈为邻。

心左侧面亦称侧壁或肺面,朝向左后方,主要由左心室构成,仅上方一小部分由左心房参与。左侧面与胸肋面、膈面之间没有明确的分界线。

心右缘由右心房构成,上端与上腔静脉右侧缘延续;下缘几呈水平位,婴幼儿心脏下缘由右心室和右心房构成,随着左心室发育,心尖右移,成人心下缘即以右心室为主,左心室心尖部参与组成;左缘圆钝,斜向左下方,除上端一小部分由左心房构成外,大部分由左心室构成。

(二)心腔解剖

心内部被房、室间隔分为左、右心房和左、右心室。心左半与右半之间不直接相通,每侧的心房经房室口通入心室。

在胚胎早期,房、室间隔呈前后位,几乎在正中平面。以后心脏纵轴发生旋转。4½月时,房室间隔与身体正中平面约呈 45°角,即与成人房、室间隔的方位相一致。因此,心四腔的位置关系即由胚胎早期的左右关系变成心右半位于心左半的右前上方。若平第 4 肋间隙上部将心脏作一水平切面,标以钟面数字并将钟面 12 点向后,6 点向前,表示心脏位置关系如下(图 3-14-22,图 3-14-23):右心室约占 5~8 点,右心房占据 8~11点,左心房位于 11~1 点,左心室与 2~5 点相当。从上述钟点关系不难推断,右心室是心最前面的心腔,构成胸肋面大部,当其增大或搏动过强时,常可通过胸骨或胸骨左侧第 4~5 肋间隙触诊发现;左心房是心后方的心腔,除非其高度扩张,在前面不能见到(左心耳例外),右心房构成心右缘;左心室构成心左缘。

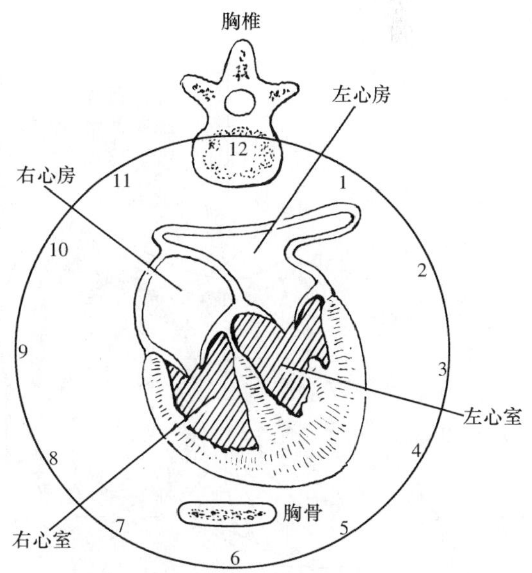

图 3-14-22 心腔的位置关系(用时钟表示)

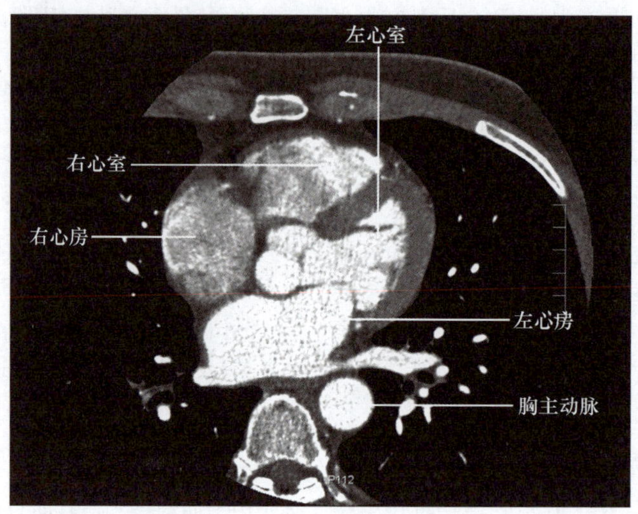

图 3-14-23　胸部 MRI 示心腔

1. 右心房　右心房(图 3-14-24)位于左心房的右前方,呈不规则卵圆形,其长轴几呈垂直位。成人右心房内腔容积约 110～185ml。根据右心房胚胎发育来源可将其分为前、后两部。前部为心房体,后部称静脉窦,前者由原始心房演变而来,后者由原始静脉窦发育而成。两部以界嵴和下腔静脉瓣为界。**界嵴**crista terminalis 为一明显肌嵴,其横部从上腔静脉口前内方起于房间隔,横行向外至上腔静脉口前外面,移行于界嵴垂直部。垂直部垂直向下,于下腔静脉口前外方延续于下腔静脉瓣(Eustachian 瓣),向内与房间隔相连。通常所说的界嵴一般指其垂直部。在右心房外面有一与界嵴相对应的浅沟即**界沟**sulcus terminalis,是心表面区分静脉窦和心房体的标志。

(1) **心房体**body of atrium 构成右心房前部,其壁内面有许多带状肌束称**梳状肌**m. pectinati,它们起自界嵴,向前外方走行,梳状肌之间房壁较薄,故其坚韧性较差。

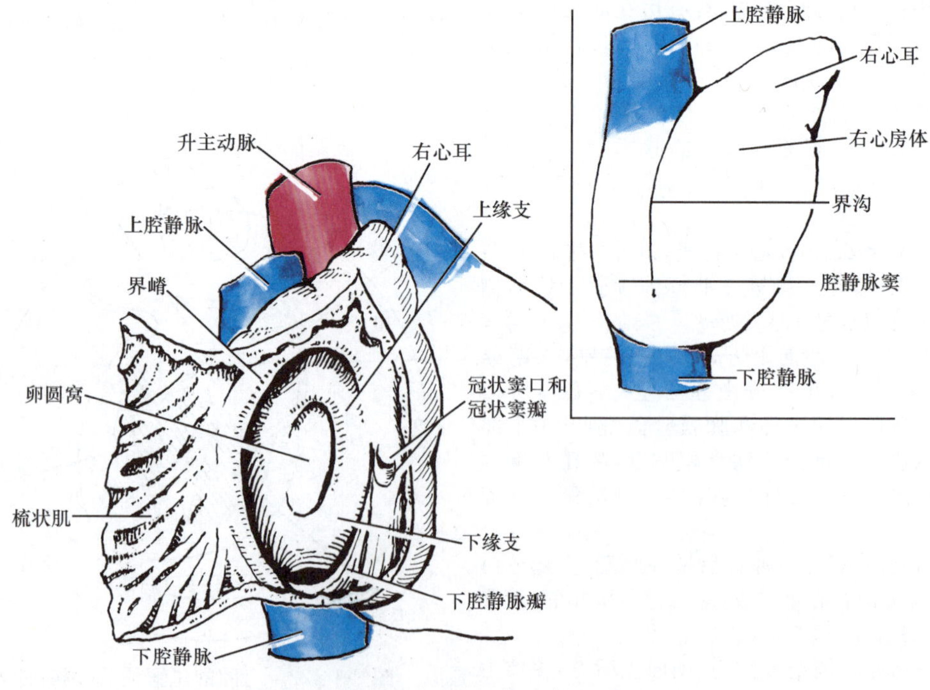

图 3-14-24　右心房

心房体向左前方的盲囊状突起称**右心耳**auricula dexta，掩盖主动脉根部右侧，其壁内面有多量肌小梁，彼此交错成网，故右心耳内腔似海绵状。由于右心耳是一凸出结构，器械钳夹及手指探查较方便，故为较常用的外科入路。心房体右后下部，下腔静脉窦前下方常有一袋状突出，称**Eustachian下窦**或后心耳 posterior atrial appendage，其壁内面亦有许多肌小梁衬垫。插心导管有时导管可盘曲于该处。

(2) **静脉窦**sinus venarum构成右心房后部，内、外面均较平滑。上、下腔静脉和冠状窦开口于静脉窦。

上腔静脉口ostium venae cavae superioris直径约2.0cm，开口于静脉窦上壁。上腔静脉与静脉窦交界处的心外膜下有窦房结，在手术解剖分离上腔静脉根部，安放套带或插管时，应注意防止损伤窦房结及其血管。

下腔静脉口ostium venae cavae inferioris直径约3.0cm，其前缘为下腔静脉瓣，胎儿时该瓣具有引导血液经卵圆孔流向左心房的作用。出生后该瓣逐渐退化，留下一瓣膜残痕。但是，有时该瓣仍发育良好，在心外科修补下腔静脉口附近的房间隔缺损（下腔型房间隔缺损）时，应仔细检查整个缺损边缘，切勿将发达的下腔静脉瓣误认为是房间隔缺损边缘而予缝合，否则将导致下腔静脉血完全流入左心房的严重后果。偶尔，下腔静脉瓣异常发达，向上可达上腔静脉口，瓣膜呈筛状，形成一多孔的膈，称为**Chiari网**。

冠状窦口ostium sinus coronarii位于下腔静脉口内上方与右房室口之间，相当于房室交点深面。窦口后下方有**冠状窦瓣**（Thebesian瓣），呈半月形，常与下腔静脉瓣相延续。冠状窦口直径约0.5～1.0cm，窦口异常增大常常是冠状窦回流血量增加的反映。如左上腔静脉畸形，左肺静脉异常注入冠状窦或心脏肥大等均可见到窦口异常增大。房间隔缺损修补时，应注意勿将增大的窦口误认为是缺损而缝合。相反，偶尔可见冠状窦口甚小或缺如，心脏的静脉血经多条静脉直接开口于右心房。

此外，在右心房的许多部位可见一些直径小于0.5mm的小孔，为心最小静脉（The besian静脉）的入口。两个口径较大的**Lannelongue孔**（直径0.2～0.3cm）常见于卵圆窝的上方和冠状窦口上方，亦属心最小静脉开口。

(3) 右心房壁：在解剖学上可将右心房区分为6个壁。上壁被上腔静脉占据；下壁有下腔静脉和冠状窦开口；前壁有右房室口通右心室；后壁呈凹槽状，为介于上、下腔静脉口之间的静脉窦后部；内侧壁主要为房间隔；外侧壁即心房体和静脉窦侧面的部分。但是，这种区分只能满足离体心脏解剖的需要，在临床应用中很难区别这一图形。从实用观点看，可将心房体和静脉窦侧面部分称外侧壁，将房间隔及其相邻部分称内侧壁。外侧壁特点是界沟以前的部分内面有梳状肌，肌束之间房壁薄弱；界沟以后的部分内面平滑，壁较坚韧。外侧壁是外科切口的部位，可称为外科手术壁。内侧壁联属关系复杂，有重要临床意义。

1) **房间隔**septum interatrial：前缘对向升主动脉无冠状瓣（后瓣）的中央，后方与房间沟一致。房间隔面积，在成人平均93.6cm²，儿童平均27.4cm²。房间隔平面与身体正中平面约呈45°角。故行穿房间隔左心导管术时，采用右前斜位将会为导管提供宽阔的入路。

在右心房面，房间隔下部卵圆形凹陷称**卵圆窝**fossa ovalis，其边缘的隆起称**卵圆窝缘**，又称vieussen环或边缘膈limbic septum。该缘分上、下缘支，其内含有两个较大肌束：**上缘束**superior limbic bano位于上缘支内，其前部较显著，是进行穿房间隔左心房导管术的标志。当导管由上向下移动滑过该部时有特殊的弹动，而后进入卵圆窝；**下缘束**inferior limbic band与下腔静脉瓣和冠状窦瓣相连，是心内探查时的重要标志，可引导手指探索冠状窦口。

卵圆窝底（卵圆隔）主要由双层心内膜夹以结缔组织所形成，有些部位有散在的肌纤维，窝底很薄。成人卵圆隔面积平均23.5cm²，约占房间隔总面积的1/5，是进行左心房穿刺检查的理想部位之一。3个月以下婴儿尚可用球囊导管通过卵圆窝行穿房间隔造口术。约在20%～25%正常心脏中，卵圆窝底与卵圆窝上缘支之间没有融合，其间的空隙称为**卵圆孔**foramen ovale。据笔者观察，在有融合的标本中，这种融合亦很疏松，用探针轻轻触动即可通过。因卵圆窝底位于窝缘左侧，平时左心房内压高于右心房，故使卵圆窝底靠向窝缘而封闭左心房与右心房之间的道路。但是在病理情况下右心房内压增高时，右心房血液可经卵圆孔流向左心房。右心房黏液瘤的脱落小块进入体循环引起栓塞，可能即经此途径。

2) **主动脉隆凸**torns aorticus：是卵圆窝前上方的隆起，约56%由主动脉右窦左部和后窦右部推顶右心房内壁形成，44%由后窦推顶而成，故主动脉窦（valsalva窦）动脉瘤可向右心房穿破。主动脉隆凸也是进行穿房间隔左心导管的标志。

3) **膜性隔房室部**pars atrioventriculare of membranous septum：是心膜性隔（即室间隔膜部）的一部分。在右心房该部位于主动脉隆凸前下方，三尖瓣隔瓣前部附着缘的后上方。因二尖瓣前瓣附着缘高于三尖瓣隔瓣附着缘，所以，三尖瓣隔瓣附着缘以上的膜性隔即介于右心室和左心室之间（图3-14-25）。

4) **中央纤维体**central fibrous body：是心脏纤维支架的一部分。在右心房，该结构位于膜性隔房室部后方和下缘支前下方，用手指可以触及该结构。

5）Koch三角：位于冠状窦口、Todaro腱、三尖瓣隔瓣附着缘之间（图3-14-26）。Todaro腱是与中央纤维体相连的纤维索，向后与下腔静脉瓣延续，该腱在儿童较明显。在Koch三角处，心内膜下肌层薄，浅层肌纤维与心脏纵轴相平行。房室结和房室束起始部位于该三角心内膜深面。行心导管检查时，对该处的过分刺激可引起心律失常。

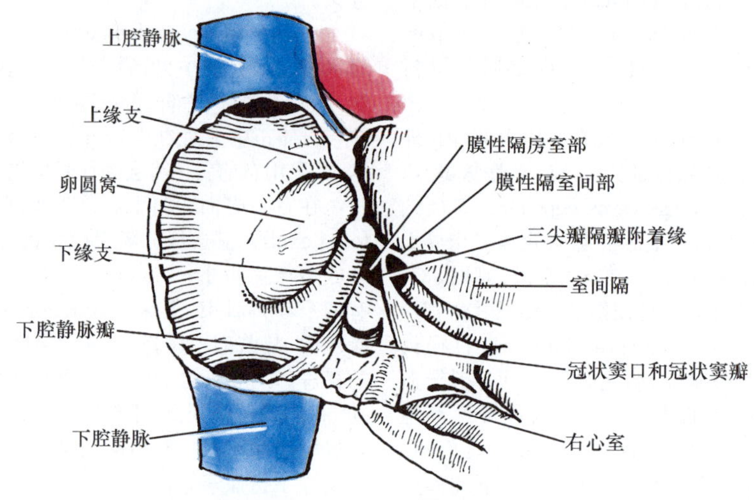

图3-14-25　房间隔和膜性隔

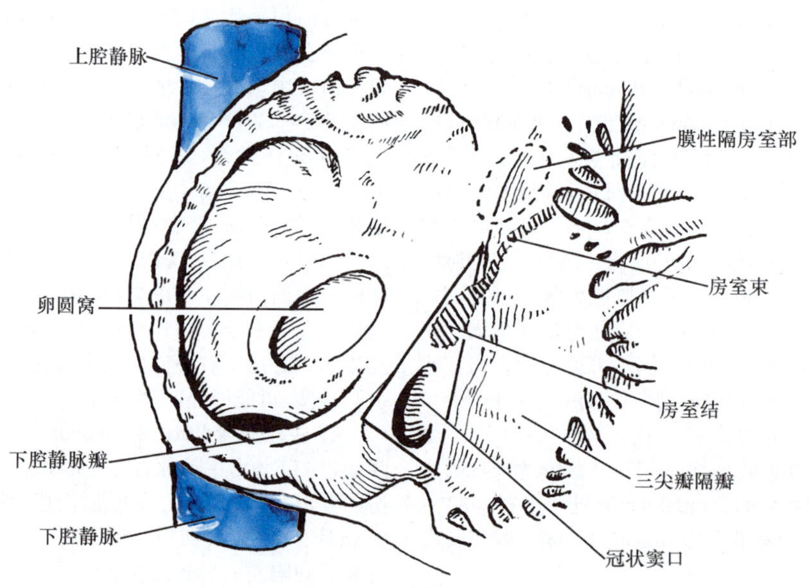

图3-14-26　Koch三角

2. 右心室　ventriculus dexeter略呈尖端向下的锥体形，有前壁、隔壁和内壁（同膈壁）之分；锥底被于右后方的右房室口和左前上方动脉口所占据（图3-14-27）。整个室腔被一弓形的肌性隆起即**室上嵴** crista supraventricularis（Wolf嵴）分成固有室腔和漏斗部。按外科学观点，漏斗部、肺动脉瓣和肺动脉主干应视为一个整体。

（1）固有室腔：主要有**三尖瓣复合装置** tricuspid complex，即三尖瓣环、瓣叶、腱索和乳头肌等结构（图3-14-28）。

1）**三尖瓣环** tricuspid annulus：为一致密结缔组织环，围绕右房室口周围周缘（参见心纤维性支架）。

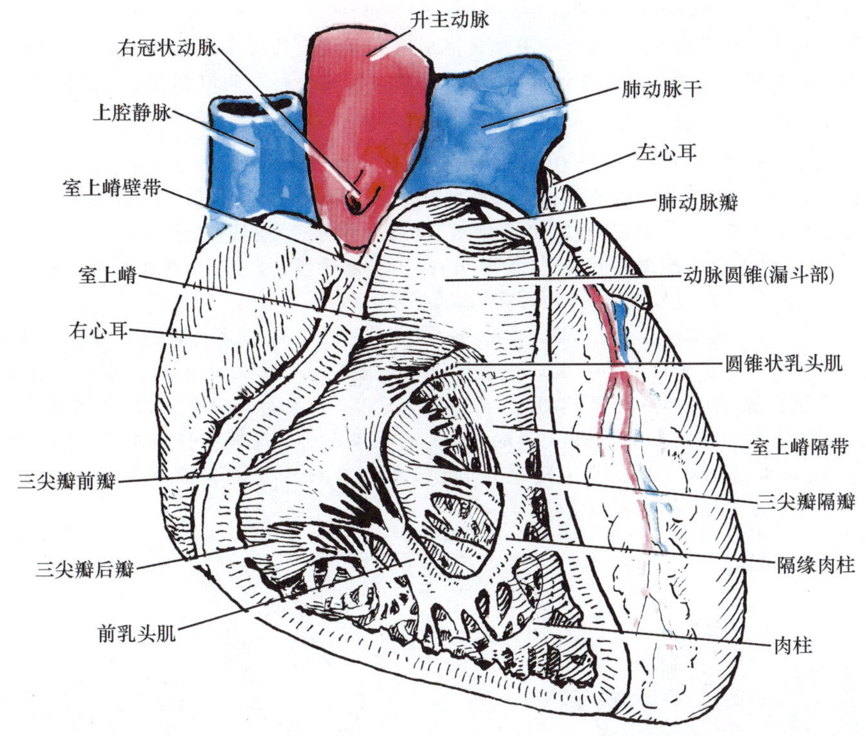

图 3-14-27 右心室内部结构

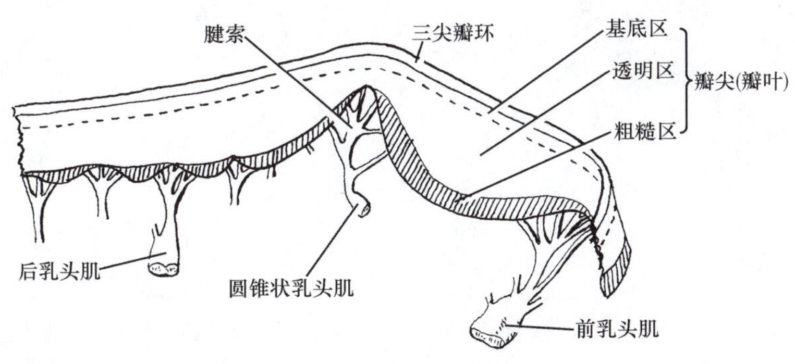

图 3-14-28 三尖瓣复合体示意图

2) **瓣叶**tricuspid leafts：基底附于三尖瓣环，游离缘借腱索连于乳头肌。根据瓣叶位置可分为隔(侧)瓣、前瓣和后瓣，它们围绕右房室口形成锥体形漏斗。每一瓣叶靠近基底附着缘的部分称**基底区**basal zone；靠近游离缘的大约 1/3 部厚而不平，称**粗糙区**rough zone，是瓣膜关闭时瓣叶的接触面；粗糙区和基底区之间的部分称**透明区**clear zone，此区与粗糙区交界处有一明显的嵴，是瓣膜的闭合线。

前瓣呈半圆形，其基底部平均宽约 3.7cm，高 2.2cm，是三个瓣叶中的最大者。该瓣与肺动脉漏斗部相连，又称漏斗尖瓣，是维持三尖瓣功能的主要部分。

隔瓣基底宽平均约 3.6cm，高 1.6cm，与室间隔相邻并以许多细小腱索与室间隔相连。该瓣前部基底附着线横过室间隔膜部右侧面。后瓣较小。

三尖瓣三瓣之间相邻的瓣叶部分较狭窄，称**瓣膜连合**(交界)，前瓣与隔瓣之间称**前内侧连合**或前瓣-隔瓣连合 anteroseptal commissure，它与室间隔膜部、主动脉瓣环、房室结等接近，具有较重要的外科意义；隔瓣与后瓣之间为**后内侧连合**或后瓣-隔瓣连合 posteroseptal-commissure；前瓣与后瓣之间为**外侧连合**或前瓣-后瓣连合 anteroposterior commissure。

瓣膜粘连多发生于瓣膜连合处，治疗三尖瓣狭窄用瓣膜刀或三叉扩张器进行扩张分离手术时，为避免损伤与前内侧连合毗邻的室间隔膜部等结构，一般都在后内侧连合和外侧连合处进行扩张分离。

三尖瓣闭锁手术

三尖瓣闭锁是三尖瓣和(或)三尖瓣口缺如。病理解剖可分为肌肉型、膜型、瓣型、三尖瓣下移型(Ebstein型)和房室管型等5种。而Keith根据大动脉位置分为3型：Ⅰ型，正常位；Ⅱ型，右侧转位；Ⅲ型，左侧转位。每型又分成三个亚型：A型，肺动脉闭锁；B型，肺动脉狭窄；C型，肺动脉正常。

该病预后极差，对其中预后更差的类型(ⅠA、ⅡA、ⅡC)应于婴儿，甚至新生儿时行姑息性手术。对预后较好的类型(ⅠB、ⅡB、ⅠC)可择期行姑息或矫正性手术。

姑息性手术：①行体循环动脉、静脉与肺动脉分流术，目的在于增加肺内未饱和血氧的灌注。如锁骨下动脉-肺动脉吻合术(BlalockTaussing术)、降主动脉-肺动脉吻合术(potts术)、上腔静脉-右肺动脉吻合术(Glenn术)、升主动脉-肺动脉吻合术(Waterston术)等；②扩大房间交通手术，缓解右房与腔静脉的高压，减轻右心衰竭；③肺动脉束扎术，控制大量的左到右分流及肺小血管阻塞性病变的发生与发展。

矫正性手术：将右房切开，缝合房间隔缺损，然后在右房与右室之间移植一带瓣人造外管道(图3-14-29)，此即改良式Fontan手术(图3-14-30)。

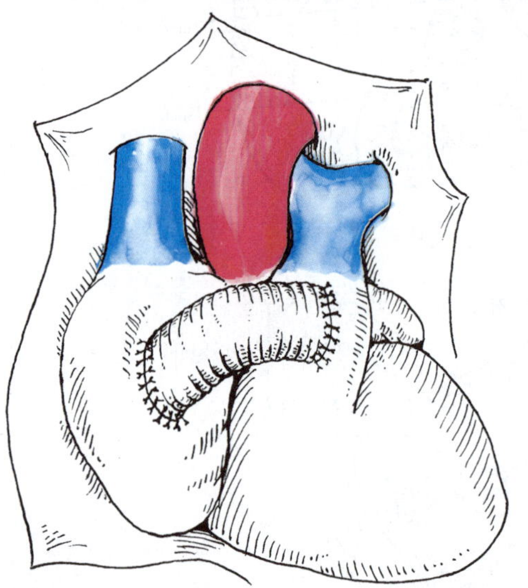

图 3-14-29　右房右室间带瓣人造外管道移植术

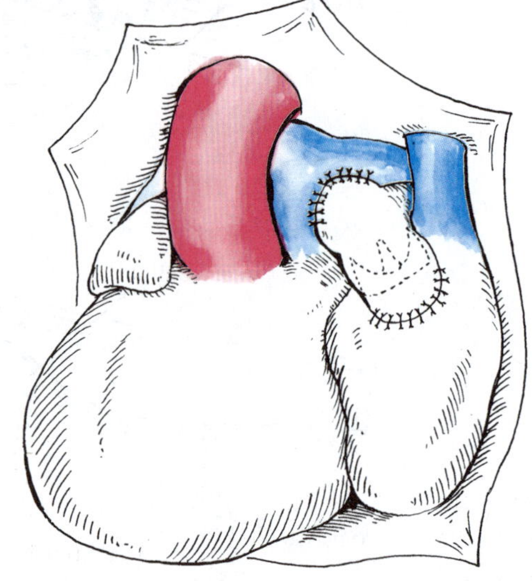

图 3-14-30　右房肺动脉间带瓣人造外管道移植术
肺动脉根部切断缝合、肺动脉分叉部与右心房之间用带瓣管道架桥

三尖瓣关闭不全手术

三尖瓣关闭不全有功能性及器质性两种。其外科治疗可用二瓣化术、瓣环环缩术(包括De Vega法及全瓣环环缩法)以及瓣环固定术(包括Capentier环及Duran弹性环)。其中De Vega环缩术已成为标准的三尖瓣成形术(图3-14-31)，因其效果满意，合并症少及死亡率低。在环缩术中，尤其是全环环缩术，因三尖瓣的隔瓣环下即是传导组织，所以该区缝合时不能超过环下，以免损伤传导束。正常三尖瓣口3.5～4.1cm，所以，可以缩至4.0cm左右。据作者对新鲜成人心标本30例测量结果，正常三尖瓣口直径稍大于36mm，也符合上述观点。

关于气质性病变者，除环缩术外，还可用瓣膜置换术。换瓣术中注意瓣固定线不要损伤传导束，贴近间隔与室壁切断乳头肌，腱索残端剪短以防影响人造瓣瓣叶和阀体运动。用机械瓣(Bjork-Sheley瓣)大开口对向室间隔，另一种方法也可以将隔瓣环侧的固定线缝在右房内壁上，冠状静脉窦口留在人造瓣的心室侧，主要是为了避免发生传导阻滞。

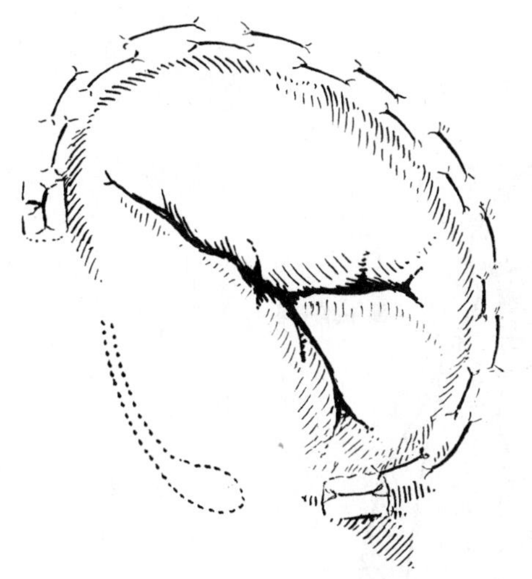

图 3-14-31 De Vega 环缩术

3）**腱索**和**乳头肌** chordae tendineae，papillary muscles：前乳头肌起自右心室前壁下部，呈锥体状，其腱索大部分连于前瓣，少部分连于后瓣。前乳头肌基底部与调节带相连接，该带内有心传导系右束支通行。在右心室流出道肌性狭窄手术时，切勿伤及调节带和前乳头肌，以免引起右束支传导阻滞和损伤性三尖瓣关闭不全。后乳头肌为1～2个细小的肌柱，起于右心室隔壁，其腱索大部到后瓣，少数至隔瓣。**锥状乳头肌**(Luschka 乳头肌或 Lancisius 乳头肌)为单个或多个短小的锥形肌，起于室上嵴上端附近，腱索连于前瓣-隔瓣连合处，是右心室手术时重要的外科标志。此外，有许多腱索起于室间隔，连于隔瓣，后乳头肌及这些腱索常影响膜部及后部室间隔缺损的显露，故分离隔瓣或切断其腱索常常是修补室间隔缺损时的必要步骤。

鉴于三尖瓣纤维环、瓣叶、腱索和乳头肌四者之间相互作用，调节通过房室口的血流，其中任何一部分功能紊乱均可导致血流动力学紊乱，故在功能上四者可视为一个整体，称三尖瓣复合装置或三尖瓣复合体。

(2) 漏斗部(**动脉圆锥** conus arteriosus，肺动脉圆锥)：呈锥体状，位于右心室固有室腔的左上部，其上界为肺动脉口；下界是室上嵴；前方为右心室前壁；内侧是室间隔。

漏斗部的肌肉分浅、深两层，浅层呈环形，深层为环行和斜行肌束。深层肌中，沿室间隔走行的肌束称**膈带** septal band，绕向漏斗部前壁的肌束称**壁带** perital band，二者之间为**斜带** oblique band。三束的部分纤维形成**调节带** moderator band (隔缘肉柱 trabecula septomarginalis)，由室上嵴下缘横跨右心室腔至右心室前壁前乳头肌基底部。右束支经调节带至右心室前壁，右心室手术时过度牵拉或切断调节带均可发生右束支传导阻滞。

漏斗部腔面平滑，其上端借**肺动脉口** ostium arteriae pulmonalis 通肺动脉干。肺动脉口处有肺动脉瓣。

从功能上看，右心室可分为血液流入道和流出道。流入道即右心室固有室腔，由室间隔、右心室隔壁及三尖瓣前瓣组成；肺动脉漏斗部为流出道。当右心室舒张时，血液经右房室口充盈流入道，收缩时，血液经流出道射向肺动脉。在临床上，当右心室流出阻力增加时，如二尖瓣狭窄、肺气肿、肺源性心脏病等，常常先引起流出道扩大，然后涉及流入道；过量血液充盈，如室间隔缺损时，常先引起流入道扩大再波及流出道。

(3) 右心室壁：分前壁、膈壁和内侧壁(间隔壁)

右心室前壁介于右冠状沟、前室间沟、心右线以及肺动脉口平面之间，构成心脏胸肋面大部。切开心包显露心脏后易于确认该壁，并可触及室间隔缺损或主动脉(Valsalve)窦瘤破入右心室所形成的震颤。右心室前壁较薄，仅及左心室壁厚度的1/3。因切开前壁后可使右心空腔充分显露，故为右心室手术的主要切口径路。不过，前壁下部腔面有许多交错隆起的肌束即**肉柱** trabeculae carneae 密布，呈海绵状，而且有调节带存在，不宜选作切口部位；相反，切开上部即漏斗部可充分显露三尖瓣、室间隔、肺动脉瓣和瓣下结构。应注意，有些先天性心脏畸形者，左冠状动脉粗大的圆锥支和右冠状动脉的圆锥支横跨右心室前壁，影响手术切开。

右心室内壁即室间隔右心室面，可分为四部分(图3-14-32)：①漏斗部间隔，介于左、右心室流出道之间并与主动脉根部关系密切。当 Fallot 四联症切除漏斗部肥厚的心肌时，应注意防止修剪过多而伤及主动脉根部。②后部间隔，壁较光滑，或称肌性室间隔光滑部，被三尖瓣隔瓣所覆盖。房室通道型室间隔缺损多位于此部。③肌性室间隔小梁化部，为室间隔前下部，该处有大量肉柱。④膜性隔室间部，范围甚小，位于室上嵴其下方，其后上方以三尖瓣隔瓣附着缘与膜性室间隔房室部相邻；下方是肌性室间隔的嵴，前方为漏斗部肌肉。因心脏许多复杂畸形均涉及此部，故有重要临床意义。常见的嵴下型室间隔缺损多系此部缺损。

3. 左心房 atrium sinistrum 组成心底大部。成人左心房容积约100～130ml。根据胚胎发育来源亦可分为两部分：左心耳和左心房窦(固有房腔)。前者由原始左心房发育而来，后者由胚胎时期肺静脉共干扩大而成。

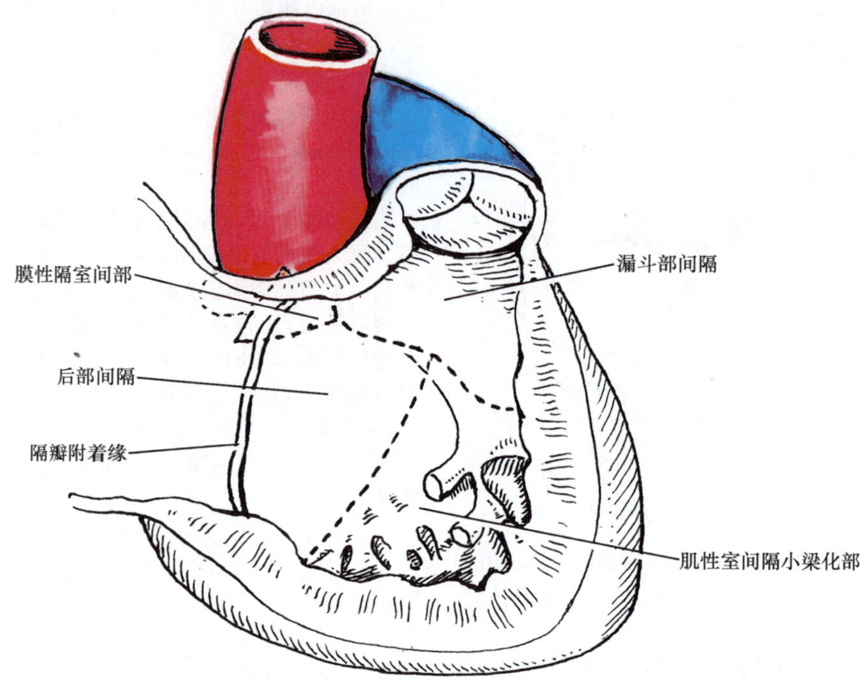

图 3-14-32 右心室内壁的划分

(1) **左心耳**auricula sinistra：系左心房向右前下方的突出部，边缘有多个深陷的切迹使其呈分叶状。整个左心耳形状不规则，略似三角形，位于肺动脉干左侧面及左冠状沟前部的间隙内。左心耳与固有房腔交界处稍缩窄，借耳房孔相通。左心耳腔面与右心耳相似，其内壁因有梳状肌而凹凸不平，似海绵状。但梳状肌没有右心耳发达而且分布不匀，心耳尖部多，基底部甚少，上缘较密，下缘稀疏。因此在探查时一旦通过心耳尖之后，即可顺利地进入耳房孔。左心耳为一无重要功能的突出部，二尖瓣前连合距耳房孔前下方仅约 2cm，故左心耳是最常用的外科入路之一。左心耳上缘对向肺动脉干凹面，该处壁较薄弱；在内侧，左冠状动脉旋支行于心耳与心房交界处深面(图3-14-33)；左心耳腔面凹凸不平，当心功能障碍时，心内血流缓慢，容易导致血栓形成。病理资料证明，房室瓣狭窄时，心耳腔常有血栓存在。因此，采用左心耳手术入路时，应注意其结构特点、毗邻关系，并防止血栓脱落进入体循环。

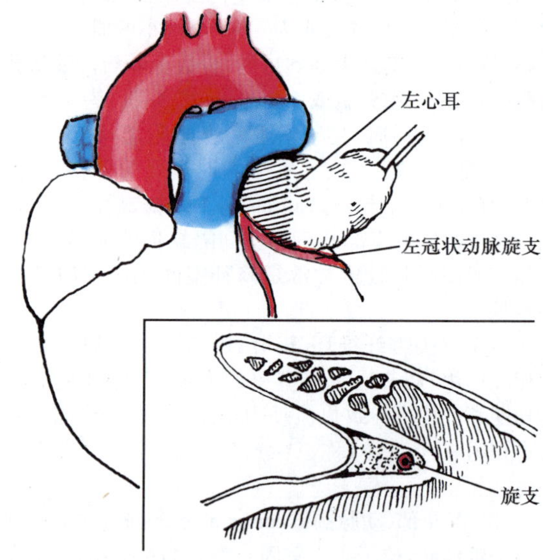

图 3-14-33 左心耳与左冠状动脉旋支的关系

(2) 左心房窦(固有房腔)及其壁：左心房窦的腔面平滑，其后方两侧有左、右各一对肺静脉开口，前下部借左房室口通左心室。

根据固有房腔的形态，可分成上、下、前、后、内侧和外侧壁，除下壁外，其余各壁均有一定的临床意义。

1) 前壁：上部隔横窦和窦下黏着区与升主动脉、肺动脉干相邻。据 Henry 等描述，在心包横窦下方有一高度大于横窦，平均高度 2.2cm 的窦下黏着区，心房借疏松结缔组织与升主动脉根部相接触(图 3-14-34)。故二尖瓣关闭不全时的血液反流若向前震动左心房前壁，则可在胸骨上部听到杂音，易与主动脉狭窄的杂音相混淆。

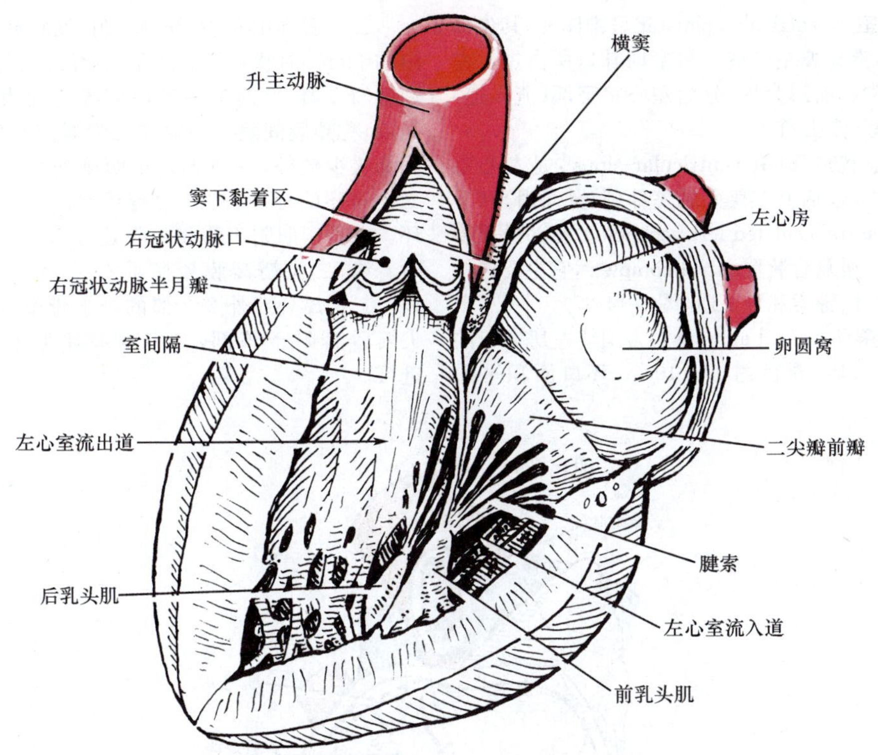

图 3-14-34 横窦窦下黏着区

2）后壁：侧方分别有左、右肺上、下静脉注入，肺静脉与心房连接处无瓣膜，但心房肌可围绕肺静脉延伸1～2cm。当心房收缩时，环绕静脉的心房肌具有括约肌样作用。

后壁隔心包与食管、胸主动脉等器官相邻，所以临床用右前斜位或左侧位在X线下吞钡检查显示增大的左心房。二尖瓣关闭不全时的血液返流若向后震动左心房后壁，杂音可经食管等向后传导至邻近的脊柱，偶尔杂音经脊柱向上传导到头部，向下传至骶部。

左心房最大的 Thebesian 静脉口常开口于后壁。此外，后壁有一条由左上斜向右下方的Marschall 皱襞，内含左总主静脉退化的遗迹即左腔静脉韧带，其近心段为左房斜静脉，注入冠状窦。若发育过程中左总主静脉存留，就形成左上腔静脉畸形。心内手术 应注意发现并阻断左上腔静脉。

3）内侧壁：即房间隔的左心房面。房间隔前缘与升主动脉后壁弯曲一致；前缘在右肺静脉入口的内侧形成一弓形弯曲；下缘为二尖瓣环。房间隔左侧面突出的特点则是具有由原始隔遗迹所形成的肌小梁弓，其中最大的一个半月形肌性隆起位于房间隔前缘上部是胚胎时期继发孔的遗迹。在90%以上的心脏中，弓是向后通向右心房卵圆窝的通道入口（图 3-14-35）。

4）外侧壁：是左心房的游离壁，经此壁切开可充分显示二尖瓣。

5）上壁：对向气管叉，当左心房扩大时，可向上顶推气管叉。因上壁大部介于升主动脉、左肺动脉和上腔静脉之间，对巨大左心房的病例可经主动脉-上腔静脉隐窝切开该壁行二尖瓣手术。

三房心手术

所谓三右房近于正常，左房分为两部，其中一部与肺静脉相连的称附加左房，另一部为固有心房。这三个心房之间可能有各种不同的交通存在。

部分型三房心的附加左房只接受部分肺静脉血的回流，而且它可以与固有左房相通或不相通（图 3-14-36）。而完全型三房心的附加左房接受全部肺静脉血的回流，它同样可以与固有左房相通或不相通。亦有其他分类法。

手术治疗是在体外循环下，将左右房交通闭锁，同时解除附加左房与固有左房之间的梗阻，使所有肺静脉都通畅回流到左心房。

4. 左心室 ventriculus sinister 呈锥体形，其尖即解剖学心尖，锥底被左房室口和主动脉口所占据。左心室腔以二尖瓣前瓣为界，分为左心室窦部（流入道）和主动脉前庭（流出道）。

（1）**左心室窦部left ventricular sinus**：是左心室腔的后外侧部，包括上方狭义的窦部（腔壁光滑）和下方的小梁化部 trabeculated left ventricle。窦部最重要的结构是**二尖瓣复合装置mitral complex**，它主要包括二尖瓣环、瓣叶、腱索和乳头肌（图 3-14-37）。

1）**二尖瓣环**(mitral annulus)：为围绕左房室口的致密结缔组织环，周径约 9～10cm，环口面积平均 $40cm^2$ 左右。

二尖瓣环由左、右纤维三角（见心脏纤维支架）发出的 Henle 冠状带围成。左、右纤维三角相对端与主动脉瓣左瓣、后瓣的瓣环内侧半之间为一胶原纤维间隔，称**瓣膜间隔**。该隔与二尖瓣前瓣延续，二者之间除极少数外，一般无真正明确的纤维组织带指示二尖瓣环的存在，故二尖瓣环前内 1/3 部实际无瓣环。左心房肌附于瓣膜间隔处可认为是二尖瓣基底附着缘，二尖瓣瓣膜置换手术时，可于该处放置缝线。二尖瓣环后外 2/3 部的纤维带厚约2～4mm，二尖瓣后瓣附于该部，二尖瓣缩环手术多在环后方进行。

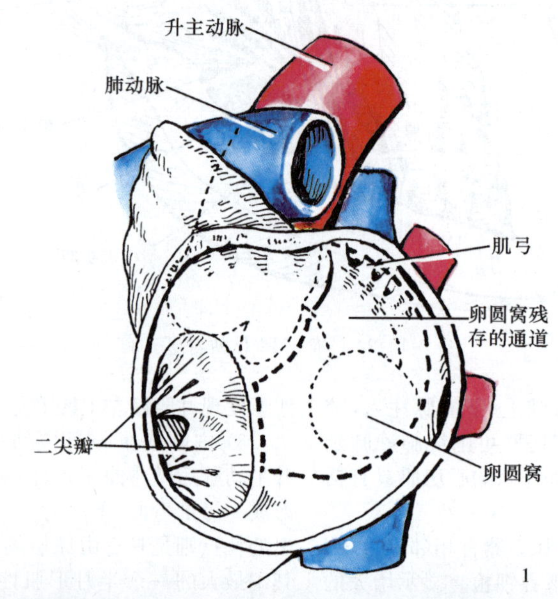

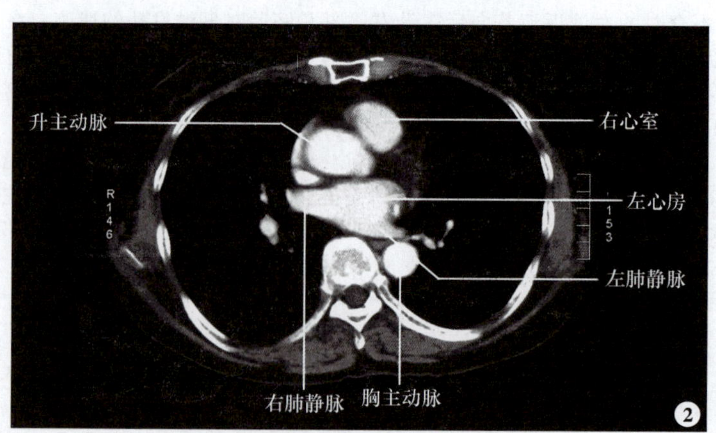

图 3-14-35　左心房

1. 左心房内侧壁；2. 胸部 CT 示肺静脉进入左心房

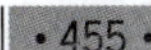

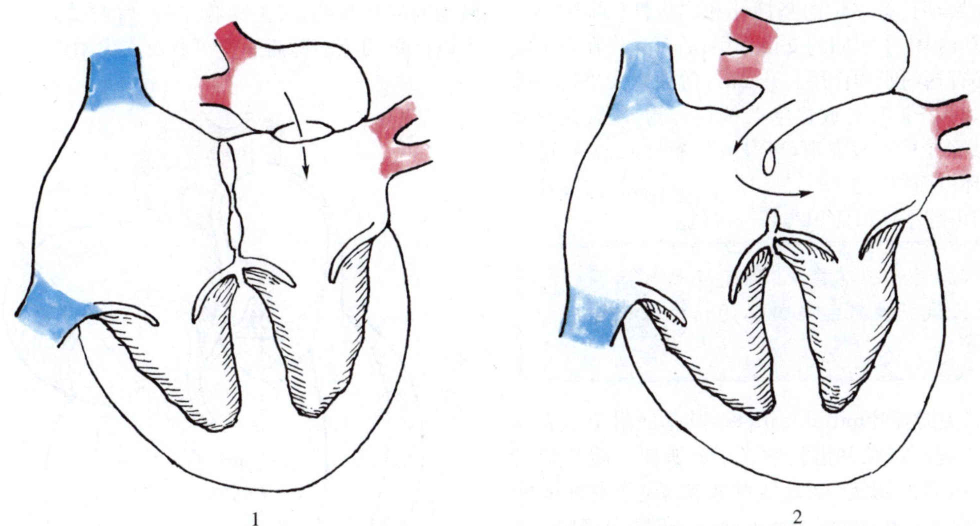

图 3-14-36 部分型三房心畸形

1. 附加左房接受部分肺静脉血并与固有左房相通；2. 附加左房接受部分肺静脉血，通过房间隔缺损再与固有左房相通

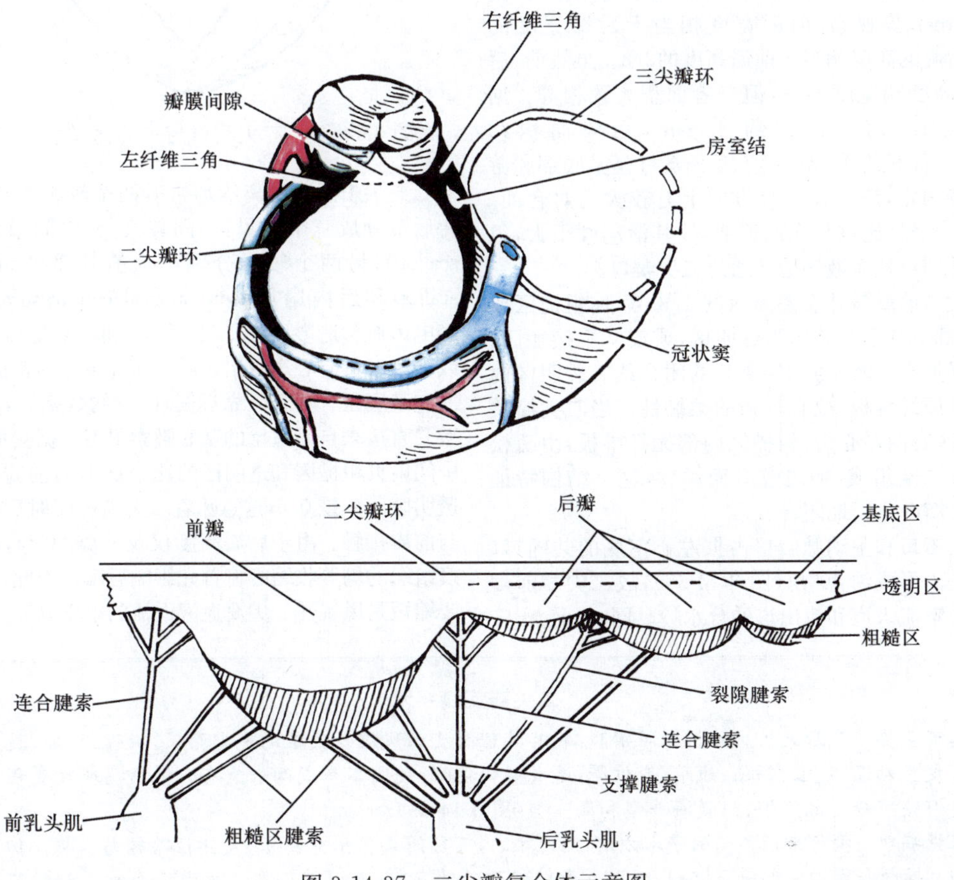

图 3-14-37 二尖瓣复合体示意图

二尖瓣环具有一定的坚韧性和顺应性(pliability)。前者为瓣叶提供了牢固的支持作用;后者允许在心脏收缩时瓣环有括约肌样作用。Tsakiris 等在对犬进行心肺旁道手术时,于瓣环处放置遮 X 线标志物,以后在双面电视 X 线系统中观察发现,当房室收缩时,二尖瓣迅速缩小,使环口面积减少19%~34%。估计人二尖瓣环的收缩作用可缩小环口面积20%~40%。

> 在临床上,瓣环钙化、特发性心肌病等引起二尖瓣血液反流可能与瓣环的括约肌样作用受损有关。

2) **二尖瓣瓣叶**mitral leaflets:其基底附于二尖瓣环,游离缘垂入室腔并借腱索连于乳头肌。瓣叶游离缘有两个深陷的切迹,该处瓣叶较狭窄,分别称**前外连合**(交界)anterolateral commissure 和**后内连合**(交界)posteromedial commissure,它们将 H 尖瓣分为前瓣(前内瓣、大瓣、主动脉尖瓣)和后瓣(后外瓣、小瓣、心室尖瓣)。前瓣呈半卵圆形,后瓣呈长条形。据 Ranganathan 等观察,前瓣宽度相当于后瓣宽度的2/3,而后瓣的高度相当于前瓣高度的2/3。虽然前、后瓣形状、高度和宽度不一,但二者面积大致相等。据 Plessis 统计,前瓣面积约 4.9cm²,后瓣面积约 5.0cm²,总面积约 10cm²。前、后瓣瓣叶是基底部和游离缘两端固定,瓣叶在垂直方向上有较大的对合面。瓣叶表面光滑,比重与血液近似,故其活动性很大,很小的运动即可使血液畅通地通过二尖瓣口。

二尖瓣前瓣瓣叶靠游离缘的 1/3 部,称**粗糙区**或瓣叶接触区;其余 2/3 部为**透明区**,或瓣叶不接触区。两区交界处有一嵴,为二尖瓣叶的闭合线。透明区内部有一胶原纤维板,故有较强的柔韧性。当二尖瓣关闭时,该区膨向左心房,粗糙区内部无纤维板,由疏松的胶原纤维网组成,触之较厚而柔软,这一结构特征可使二尖瓣叶紧密地闭合。

二尖瓣口和主动脉瓣口占据左心室底的共同口,但两者平面形成约 40°角(图 3-14-38),故二尖瓣前瓣形成左心室流入道和流出道的分水岭。同时,前瓣与瓣膜间隔相延续,与主动脉左瓣、后瓣关系十分密切,所以严重的主动脉瓣病变可波及二尖瓣前瓣。

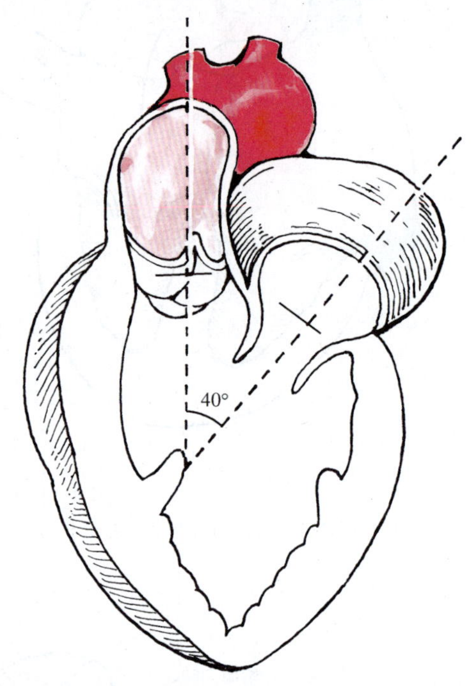

图 3-14-38 二尖瓣口与主动脉口平面的关系

二尖瓣后瓣游离缘通常有两个较小的切迹,因而将后瓣分成三个扇贝:中间较大,称**中间扇贝**(middle scallop);另两个较小分别称为**前外扇贝** anterolateral scallop 和**后内扇贝** posteromedial commissural scallop。经电影血管造影证实,二尖瓣脱垂时,常见后瓣的一个或多个扇贝向心房脱出。后瓣瓣叶可分为粗糙区、透明区和基底区。基底区靠近瓣环,宽约数毫米,其心室面接受直接来自心室壁的基底腱索附着。据测量,后瓣的中间扇贝粗糙区和透明区的比率是 1.4,前瓣粗糙区和透明区比率是 0.6,这意味着二尖瓣关闭时后瓣大部分与前瓣接触。由于后瓣高度仅及前瓣的2/3,两瓣叶瘢痕组织的均等收缩必将首先影响后瓣。因此,二尖瓣后瓣缩短是风湿性二尖瓣血液返流的最常见原因。

二尖瓣疾病手术

本节主要涉及后天性风湿性心脏瓣膜病,其病理改变为风湿性炎症的晚期结果,瓣膜、瓣环、腱索与乳头肌可发生粘连、瘢痕、钙化、短缩、变位等,造成瓣口狭窄、关闭不全或两者兼有。根据病理改变程度临床将二尖瓣狭窄分为隔膜型、隔膜漏斗型和漏斗型(图 3-14-39)。

根据病理分型可采用不同的手术方法,病变轻的,可行闭式扩张分离术,左侧径路较易掌握。但应注意防止肺主动脉与左心尖部出血,为此助手负责保护肺动脉,心尖部以带小垫片褥式缝合加单针结节缝合为好。在抬高心尖进行扩张过程中,尽量避免左室流出道成角过大,影响心排出量,同时抬高时间不要太长。

而在某些情况下，右径二尖瓣扩张分离术有其特殊意义，如左心耳小不能容纳术者手指时，有房颤，已明确左心耳有血栓者，曾经左径做过一次二尖瓣扩张分离术者，同时有右胸病变需一次处理者。作者认为，右径路应用扁头扩张器较用大角度的圆形扩张器更为优越，手术时间短，出血少，对病人侵袭小。但一旦出血处理较为困难，可用双烟包线，房间沟上下角缝线要埋于组织之中，掌握烟包线的助手与术者的动作要同步。如已出血可向下压右房或上提肺门，然后再逐渐缝合。如遇巨大左房，需经左胸外挤压心脏则手指探及瓣口没有问题，扩张器进入左房后，一定在手指引导下进入瓣口，防止误入左心耳，扩张器在瓣口内扩张的方向关系不大。

对于病变较重的，不宜做闭式手术，应行体外循环下直视手术，或成形术或换瓣术，两者互好补充，相行不悖。成形术包括沿交界切开，粘连分离，腱索与乳头肌的缩短或延长，瓣环环缩等。成形术的结果决定于瓣本身病变，也就是适应证是否适当以及成形术的技术问题。成形术完全可以避免瓣膜置换术的某些特有的并发症。然而，病变已达漏斗部阶段，则唯一的出路就是换瓣术。无论何种人造瓣，置入后除可能有其本身的故障外，尚偶有瓣周漏与左室破裂的发生。为此要选择直径合适的人造瓣，不宜过大；术中保持瓣环的完整性，留有 3～5mm 的缝合线缘；特别瓣环有钙化时，要细心取掉；第三组腱索可以保留，乳头肌切除不能过多。有时瓣膜置换后，瓣叶与阀体活动受限，应注意缝线是否挂住瓣脚及腱索残端是否夹于阀体与瓣环之间，如不然将会引起急性瓣膜功能低下。如术中未见异常，术后仍有左室功能低下，则可能与腱索乳头肌的切除有关。

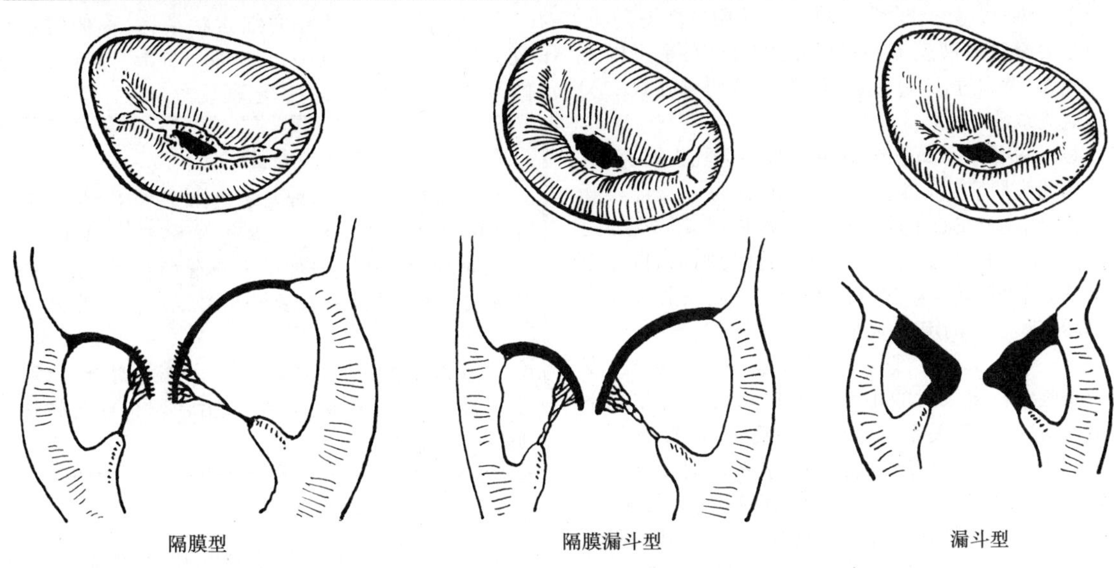

隔膜型　　隔膜漏斗型　　漏斗型

图 3-14-39　二尖瓣狭窄分型

3）**腱索** chordae tendineae：起于乳头肌或心室壁，附于瓣叶。Rangnathan 将腱索分为四种，即粗糙区腱索、连合腱索、基底腱索和裂隙腱索。

粗糙区腱索 rough zone chordae 附于二尖瓣前、后瓣叶粗糙区心室面。典型的粗糙区腱索从乳头肌发出后迅即分为三束，一束附于瓣叶游离缘；一束附于闭合线附近；一束介于两者之间。据 Lam 等观察，90%以上心脏前瓣粗糙区腱索中有两条较粗大，称**支撑腱索** strut chordae tendineae，一条在 4～5 点附近附于前瓣后内侧的心室面；一条约在 8 点处附于前瓣前外侧的心室面。后瓣粗糙区腱索细而短，没有支撑腱索。

连合腱索 commissural chordae 以一主干起于前后乳头肌。主干指向二尖瓣前外连合和后内连合，分支呈扇形附于连合边缘的前、后瓣瓣叶。这种特殊的扇形腱索是确认二尖瓣连合的标志。但是，约 10%的心脏中，前外连合腱索的主干指向前瓣瓣叶。这一变异在进行二尖瓣连合切开时，可能损伤部分前瓣瓣叶。

基底腱索 basal chordae 起于左心室壁，附于后瓣基底区。

裂隙腱索 cleft chordae 有 2 条，起于乳头肌，呈扇形分布到后瓣的前外扇贝和中间扇贝的相邻线以及后内扇贝和中间扇贝相邻缘。

腱索的另一种分类方法是将其分为三级：第一级腱索、第二级腱索和第三级腱索。但对这三级腱索的分类认识比较混乱。Walmsley 的描述是：附于瓣叶游离缘的腱索属第一级腱索；越过游离缘，经心室面一段距离再与瓣叶内纤维板的纤维交织而附着的健索，为第二级腱索；第三级腱索见于二尖瓣后瓣，将后瓣上翻后可见其附于瓣叶基底附近。

若将 Rangnathan 和 Walmsley 的分类加以对比可以认为：粗糙区腱索附着到瓣叶游离缘的分支相当于第一级腱索；粗糙区腱索附着到瓣叶闭合线附近的分支相当于第二级腱索；基底腱索相当于第三级腱索。

近些年来，腱素断裂综合征日益为临床所重视。腱索断裂时二尖瓣血流反流程度及血流动力学变化不仅取决于断裂键索的数量，而且也取决于断裂的腱索类型：支撑腱索断裂，可出现链枷状二尖瓣前瓣，发生严重二尖瓣口血液反流，附着于瓣叶游离缘的粗糙区腱索（第一级腱索）断裂，瓣叶支持作用急性丧失，可出现二尖瓣口血液反流；基底腱索断裂，几乎可以忽略。此外，腱索过长、过短、异位附着等均可导致二尖瓣口血流紊乱。

4）**乳头肌papillary muscles**：左心室乳头肌有二：前外侧乳头肌和后内侧乳头肌。前者为一发育较好的锥状肌束，于左心室前壁和外侧壁中、下 1/3 交界处发起，对向二尖瓣前外连合；后者不甚规则，起自左心室后壁近室间隔处，对向后内连合。故乳头肌可作为二尖瓣瓣膜连合的定位标志。

每一个乳头肌尖部有 4～6 个肌头，每一肌头发出两条腱索。乳头肌的正常位置排列几乎与左心室壁平行，这一位置关系对保证二尖瓣前、后瓣有效闭合十分重要。当心室等容收缩时，乳头肌对腱索产生一垂直的牵拉力，使二尖瓣前、后瓣有效地靠拢、关闭，心射血时又限制瓣叶向心房倒翻。如果乳头肌因左心室壁扩张而发生向外侧移位，此时乳头肌与二尖瓣口的空间关系发生改变，乳头肌收缩时经腱索作用于瓣叶的拉力就垂直方向的作用力较变成与垂直力相抗衡的侧向拉力，即可使二尖瓣前、后瓣关闭障碍，发生二尖瓣反流。

（2）**主动脉前庭yestibulum aortae**（主动脉漏斗部、主动脉下窦）：即左心室流出道，是左心室腔前内侧的部分。此部室壁光滑无肉柱，缺乏伸展性和收缩性。其上界是主动脉瓣；下界是二尖瓣前瓣下缘平面；前壁为室间隔膜部和肌性部；后内壁为二尖瓣前瓣心室面和瓣膜间隔。有时由于二尖瓣前瓣附着变异或乳头肌异常牵拉可引起前庭阻塞。先天性主动脉瓣下狭窄即发生在此部。

在临床上，常将二尖瓣前瓣、左心室流出道前半周（室间隔、左心室侧壁）的肌肉、室间隔膜部、纤维三角笼统称**主动脉瓣下组织**。

（3）左心室壁：在左心室横切面上可见 1/6 是室间隔，5/6 是游离壁。从应用角度可以左冠状动脉旋支的左缘支为界，将游离壁分为前、后两部。因此，左心室壁分三部：①室间隔壁，凹面在左，凸面向右。②前壁，介于前室间沟、左房室沟和左缘支三者之间，是可能进入左心室腔的唯一壁面，被称为外科手术壁，在前壁内面的中部有前乳头肌发出，该肌在心表面的投影相当于距前室间沟左侧 2 横指，心尖至冠状沟之间的中点处。左心室前壁切口应避开前乳头肌投影处。距前室间沟左侧 2cm，离心尖上方 2.5cm 附近的区域，冠状动脉分支较细小，肌壁亦较坚厚，是比较常用的切口部位。③后壁，即膈壁，与膈相邻，介于后室间沟、左房室沟后段及左缘支之间。在手术时难于显露膈壁。在左心室各壁之间或室壁与乳头肌之间，常有一些游离于左心室腔的细索状结构，称**假腱false tendo**或左心室带 left ventricular bands。据认为，它们与室性早搏、杂音等有一定联系。

术中心脏探查

心脏探查分为心外与心内探查。心外探查是在切开心包之后，除注意心包内渗液量、粘连外，应特别注意心脏各房室及大血管的位置、冠状血管的分布等，有无肺静脉畸形引流及左上腔静脉永存。

心内探查应注意房间隔、上下腔静脉开口、冠状静脉窦口、三尖瓣、室间隔、右室流出道及肺动脉瓣等异常改变。

（三）心纤维性支架

心具有 4 个肌性心腔和复杂的瓣膜系统，它每天搏动 10 万次以上，一生平均搏动 20 多亿次。因此，心脏须有一个强劲的支架以保证其功能。早在 20 世纪初 Mall 就描述了将大动脉系于心室的纤维结构，并认为该结构可防止主动脉在心收缩时被心“弹射而出”。连接心肌和瓣膜的纤维性支架被称为**心纤维骨骼fibrous skeleton**，主要包括 4 个纤维环，左、右纤维三角及圆锥韧带等（图 3-14-40）。其结构因种属、部位和年龄不同而有差异：马和猪是软骨性的；牛、羊是骨性的；人心纤维骨骼由致密的结缔组织构成，但在纤维三角区有时可有软骨样片块（细胞类似软骨细胞）。随着年龄的增长，心纤维骨骼可以发生不同程度的钙化。

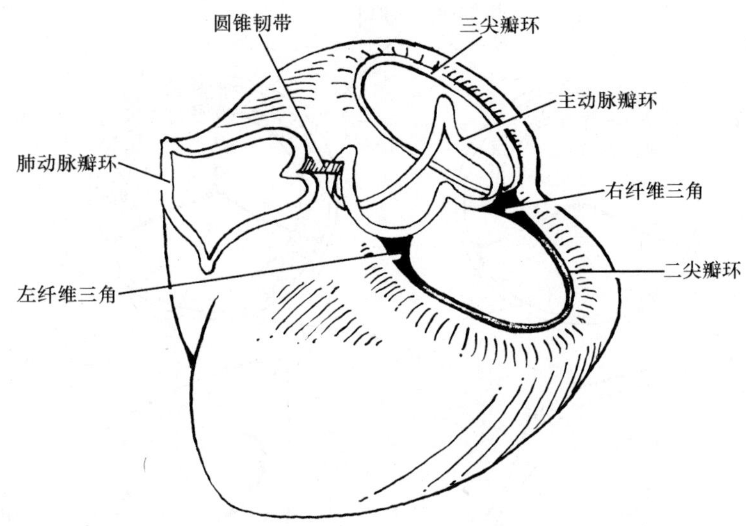

图 3-14-40 心纤维骨骼

1. 右纤维三角 right fibrous trigone 位于主动脉后瓣瓣环、二尖瓣环和三尖瓣环之间，因其位于心脏中央部位而称**"中央纤维体"**central fibrous body。右纤维三角厚约 2mm，呈三角形。其前方与主动脉后瓣连接；左缘连接二尖瓣环，并延伸发出一纤维索（Henle 冠状带），参与二尖瓣环的形成；右缘与三尖瓣环相连；前面与室间隔膜部延续；后面有时发出一圆形纤维束，称 Todaro 腱，呈白色索状，位于右心房心内膜深面，接近下腔静脉瓣末端时，纤维分散而终止。从右心房观察，右纤维三角相当于冠状窦口前上方和下缘支前方的部位，有下缘束附着。右纤维三角常可见有纤维软骨或假性软骨片。有时该三角发生钙化，甚至发生骨化，从而损伤穿经右纤维三角的房室束。

2. 左纤维三角 left fibrous trigone 位于主动脉左瓣瓣环外侧与二尖瓣环相连接处，呈三角形，体积较小。其前方与主动脉左瓣环相连，向后下发出一Henle 冠状带，与右纤维三角发出的冠状带形成二尖瓣环。

左纤维三角位于二尖瓣前外连合之前，外侧与左冠状动脉邻近，是二尖瓣手术时的重要外科标志，也是易于损伤冠状动脉的部位。

3. 纤维环 fibrous annuli 二尖瓣环、三尖瓣环和主动脉瓣环彼此靠近，肺动脉瓣环单独地位于较高平面。四个纤维环的方位不一，二尖瓣环、三尖瓣环几乎呈垂直位，与身体正中面约呈 45°角；主动脉瓣环环口平面倾向左前方；肺动脉瓣环环口平面高于主动脉环平面约 1.5cm，几乎与其呈直角。国内外对瓣环周径报道不一，为便于记忆可概略总结各瓣环周径正常范围是：主动脉瓣环口 6～7cm；肺动脉瓣环口 7～8cm；二尖瓣环口 9～10cm；三尖瓣环口 10～11cm。

（1）二尖瓣环和三尖瓣环：分别环绕左、右房室口，为心房、心室肌提供起止，也为二尖瓣、三尖瓣的纤维板提供附着部位。二尖瓣环不是僵固、静止不动的，许多观察表明，心室收缩时瓣环收缩，舒张时回复原位。因而认为，瓣环在房室瓣关闭中起一定作用。

三尖瓣环仅在三尖瓣隔瓣附着缘前方与中央纤维体连接（连接区很小），并借中央纤维体与主动脉瓣环和二尖瓣环相连。三尖瓣环和二尖瓣环虽然几乎均呈垂直位，但两者不在同一平面；在中央纤维体处二环接近，但在后方，三尖瓣环显著低于二尖瓣环。从心脏间隔上看二环之间形成一三角区。该三角在右心房侧位于三尖瓣隔瓣之上，与 Koch 三角位置相当；该三角从左心腔观察则位于二尖瓣环以下，在左心室内。这一三角区有人称为中间间隔或三尖瓣上室间隔。

（2）**主动脉瓣环**aoric annulus：由三个半环形纤维束组成，位于三个半月瓣的基底部，在三个瓣膜间交界处彼此连接。人主动脉左瓣环后 1/3、后瓣环和右瓣环后 1/3 的下方为膜性结构，占主动脉瓣环口周径的 56.6%；其余部分瓣环下方有心肌附着，占主动脉瓣环口周径的 43.4%。这一解剖关系与猪主动脉瓣环下膜性部分和肌性部分的关系相反，而且猪心肌除附于瓣环以外，尚伸展到半月瓣基底侧 1/3 处。因此，在制作猪主动脉生物瓣膜时，应注意这一解剖关系，去除猪瓣环下的心肌（图 3-14-41）。

（3）**肺动脉瓣环**pulmonary annulus：亦如主动脉瓣环，由三个半环形纤维束组成。该环位于主动脉瓣环的左面上方，借锥状韧带彼此相连。

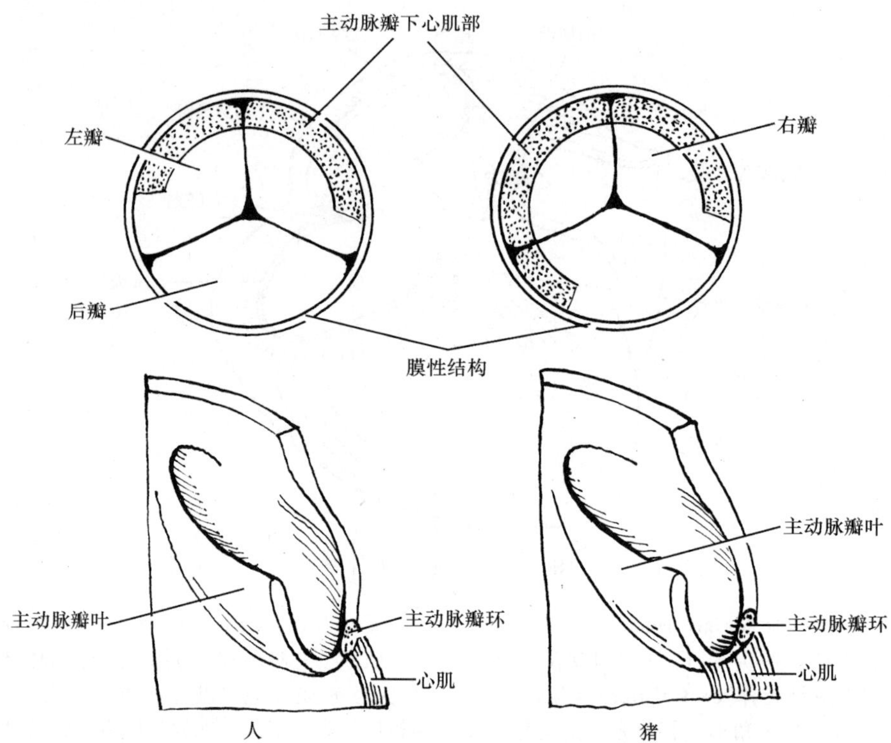

图 3-14-41 人和猪主动脉瓣下心肌附着关系的比较

4. 锥状韧带 conus ligament 又称漏斗 tendon of infundibulum，为一腱样纤维束，起于主动脉右瓣环，向左上方与肺动脉干外膜交织。

（四）心传导系

心传导系由特殊分化的心肌细胞聚集而成，包括窦房结、结间束、房室结、房室束及其分支等(图 3-14-42)。

心传导系的损伤通常是不可逆的。在心房水平的传导系损伤或房室通路的损伤均可发生威胁生命的心律失常。虽然外科医生不能在手术中看到心传导系，但可利用其邻近部位的解剖学标志来避免伤及传导系。

1. 窦房结 nodus sinuatrialls(Kelth-Flack 结) 窦房结是心脏的正常起搏点，其大小约为 1.5mm×5mm×15mm，略呈梭形，位于上腔静脉根部与右心耳、右心房交界处，界沟的心外膜深面。该结与心内膜之间隔以心房肌，但其后下端可与心内膜相邻。因此，心包炎可侵及该结而引起心律失常。心壁血栓、心内膜有时也可影响该结。人的窦房结难用肉眼判定。在新鲜标本，于右心耳嵴上方和沿界沟处有一围绕窦房结动脉的淡色区，可作为确定窦房结的标志。

2. 结间束 internodal bundles 窦房结发出的冲动如何传导到房室结和心房肌的问题一直存在着争议。近二十余年来，有人根据结构、功能和临床资料提出窦房结和房室结之间有特殊的传导通路，但迄今尚不能为更多的形态学研究所证实。

James 等认为，心房壁内有结间束，它们主要由一般心肌细胞和浦肯野细胞所组成。

(1) **前结间束anterior internodal tract**：由窦房结前缘发出，向左绕过上腔静脉口前方，在房间隔前缘分为两束：①**房间束**(Bachmann 束)，横行至左心房。此束在房间传导中较重要，其局部损伤可明显地改变 P 波的极性和间期。②降支，向后下行于房间隔前部，在房间内其纤维在主动脉后瓣后方斜行下降进入房室结上缘。

(2) **中结间束middle internodal tract(Wenckbach)**：从窦房结后缘发出，绕过上腔静脉口后方进入房间隔上支，在前结间束降支后方并行下降，进入房室结上缘。

(3) **后结间束** posterior internodal tract(**Thorel 束**)：由窦房结后缘发出，在界嵴内下行，再转到下腔静脉瓣内，然后经冠状窦口上方进入房室结后缘。后结间束行程较长，沿途发出分散的纤维到右心房后面。

(4) **旁道束**(James 旁路)；为一短传导束，系前、中、后结间束在进入房室结之前，由后结间束的部分纤维以及前、中结间束的少量纤维交织而成。该束绕过房室结主体进入房室结的远侧部或直接进入房室束。

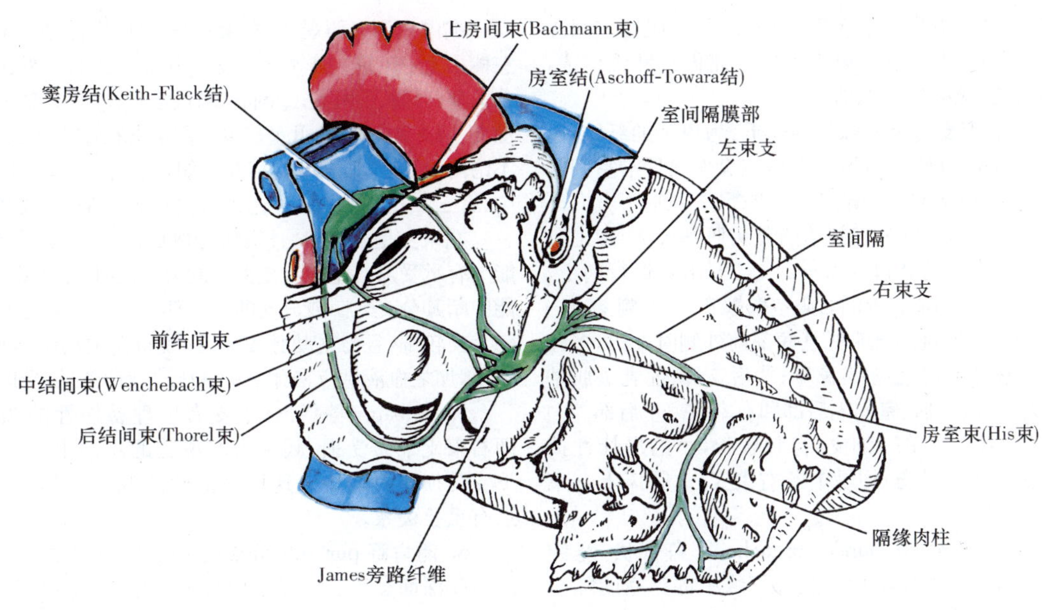

图 3-14-42 心传导系

此外,James 尚提出,三条结间束在房室结上方交织的纤维与左心房心肌纤维相连,称下房间束。

实验表明,前结间束距离短,在结间传导中较重要,但在某些因素作用下,随着窦房结内起步区的移位,中、后结间束重要性亦随着改变。多条结间通路存在的意义在于一束或两束损伤时冲动可经另一束传向房室结。切断实验亦表明,阻断一束所产生的传导延迟可由其他束代偿。电生理学实验证实,结间束具有传导快、抗高钾的生理特性。

很多临床和病理学资料说明,结间束损伤与心律失常的发生有重要关系。Isaacson 等在 49 例大血管移位手术中发现,手术明显损伤了房间隔中的结间束,病人术后常出现严重心律失常,损伤中结间束特别又伤及另一束时,常常出现"结性心律"。房间隔缺损修补手术易引起结性心律、房室分离和房内传导阻滞等心律失常,可能是损伤房间隔上的结间束所致。

3. 房室结 nodus atrioventricularis (Aschoff-Towara 结) 人房室结大小约 1mm×3mm×6mm,但其大小变异甚大。该结为一扁椭圆形结构,外形酷似一极小的脾,位于右心房心内膜的深面,Koch 三角内。

房室结左侧面(凹面)与中央纤维体、二尖瓣环相邻。结的左后方为心外膜下脂肪,故中央纤维体、二尖瓣环及心外膜损伤可波及此结。在房室结后缘与冠状窦口之间的狭小区域中有大量神经和胆碱能神经节。推测该区具有感受功能,也可能是心外迷走神经兴奋到达房室结的途径。人房室结动脉 90%来自右冠状动脉。该动脉闭塞时可引起膈壁心肌梗塞、房室结缺血或梗死。膈壁梗死前心绞痛,或急性梗死时,患者除了晕厥或更长时间的意识丧失外,有时伴有恶心、呕吐、出汗、流涎、里急后重及强烈的窦性心动过缓等症状。这些症状可能系迷走神经过度的兴奋而引起,且急性膈壁梗死患者的这些症状可用阿托品消除。可见,这些迷走神经反射现象与房室结后缘附近的神经节有关。房室结凸面向右,紧位于右心房(内侧壁前下部)心内膜的深面(有时有少量心房肌纤维覆盖),故临床进行右心导管检查或进行经静脉心内膜起搏等操作时,对冠状窦口附近的刺激均可影响房室交接处,引起心律失常。

4. 房室束(His 束) fasciculus atrioventricularis 由房室结深部前端发出,为长约 2cm、宽 1～2mm 的纤维束,除其起始部外几乎完全由浦肯野纤维平行排列而成。房室束穿过中央纤维体的右侧,在中央纤维体内沿室间隔膜部的后下缘至肌性室间隔顶部分为左、右束支。据房室束行程可分为穿行部和分支部。穿行部可因中央纤维体及二尖瓣病变(如心纤维骨骼左侧硬化、胶原性疾病、新近或陈旧性二尖瓣心内膜炎等)而受累及。分支部左侧与主动脉瓣后瓣、右瓣关系密切;右侧有三尖瓣隔瓣附着缘斜越;前上方为室间隔膜部。故分支部可因主动脉瓣、室间隔膜部或肌性室间隔顶端病损而受波及。如主动脉瓣的 Monckeberg 硬化,急性、亚急性或慢性主动脉瓣心内膜炎等可影响该部;室间隔膜部缺损或心内膜垫缺损时房室束被推向后下,其分支亦随之移位而产生不同程度的传导阻滞。由于房室束循室间隔膜部后下缘行走,手术损伤将产生完全性传导阻滞,故有人将膜部缺损的后下缘称危险区。

5. 束支 房室束在室间隔膜部下方、肌性室间隔顶端，分为左、右束支。束支主要由浦肯野纤维构成，其内尚有胆碱能神经末梢。

（1）**右束支right bundle branch**：为单一的纤维束，长约4～5cm，直径约2mm。自房室束发出后沿室间隔心内膜下向前下方走行，经Luschka乳头肌后下方向外下进入调节带，经调节带到达前乳头肌基底部，发出分支：①前支或肺动脉口支，1～2支。发出后返行向上，沿室间隔前下部及邻近的右心室壁散开；②上侧支，1～3支。由右束支绕前乳头肌基底部前外侧时发出，多经游离的肉柱散向右心室游离壁；③后支，由前乳头肌基底部散向后乳头肌、室间隔后部和右室游离壁后部。

因右束支为单一细支，行程较长，小的局灶性损伤（包括缺血性损伤）均易中断右束支，故临床上右束支传导阻滞多见。

（2）**左束支left bundle branch**：呈扁带状，宽约10mm。自房室结发出后于膜部下缘中部穿室间隔至左心室，再沿室间隔左侧心内膜下走行。约在室间隔上、中1/3交界处分为两组分支。

左后下支呈扁带状，宽约8mm，长约2cm。沿室间隔左侧心内膜深面向后下行走，分布于左心室膈壁、心左缘、室间隔中后部及后乳头肌。

左前上支，长约3cm，宽约3mm。沿室间隔心内膜深面向前上方走行，呈放射状分布于左心室前上部，即前乳头肌、室间隔前部、左心室前壁和侧壁。

左前上支和左后下支的分支相互交织。有些纤维经游离于心室腔内的“假腱”，从室中隔至心壁，左心室手术时应避免损伤。

据国内谭允西观察，左束支呈一主干，多在室间隔左侧面上、中1/3交界处分支。分支形式有三种：①二分叉型，分前、后两支；②网状型，最多见；③三叉型，分为前支、后支和间隔支，此型较少。左束支在左心室的分布不论何种类型，其纤维均相互交织，从室间隔上部的前、中、后三个方向散向左室壁，形成内膜下浦肯野纤维网。

左束支呈扁带状，且很快分散成网，这一特点在功能上有承受左心室较大压力的能力。同时，小的病变仅能中断其分支之一或分支的某一部分。在左束支中，左前上支较细，且与主动脉瓣邻近，故易受主动脉瓣疾患累及，加之血液供应来源单一，故较左后下支易受损伤。

Rosenbaum等指出，束支有生理易损性的顺序，即右束支最易受损，其次为左束支的左前上支，左后下支受损相对较少。这种易损性的顺序与其结构特点有重要关系。

6. 浦肯野purkinje纤维网 左、右束支的分支在心内膜深面交织成内膜下浦肯野纤维网，由该网发出的纤维深入心室肌内形成心肌内浦肯野纤维网。

（1）内膜下浦肯野纤维网：在不同部位密度不一。通常在室间隔下部、心尖、乳头肌基底部等处密度大，室间隔上部、动脉口周围较稀疏。

（2）心肌内浦肯野纤维网：内膜下浦肯野纤维网发出的纤维呈直角或钝角进入心室肌内，放射状向心外膜面分布，构成心肌内浦肯野纤维网。人心室肌内浦肯野纤维网的穿入深度一般很浅。

7. 房室间的异常联系 通常，心房和心室之间兴奋的传导经房室束，但有时心房和心室之间存在异常的纤维联系（图3-14-43）。

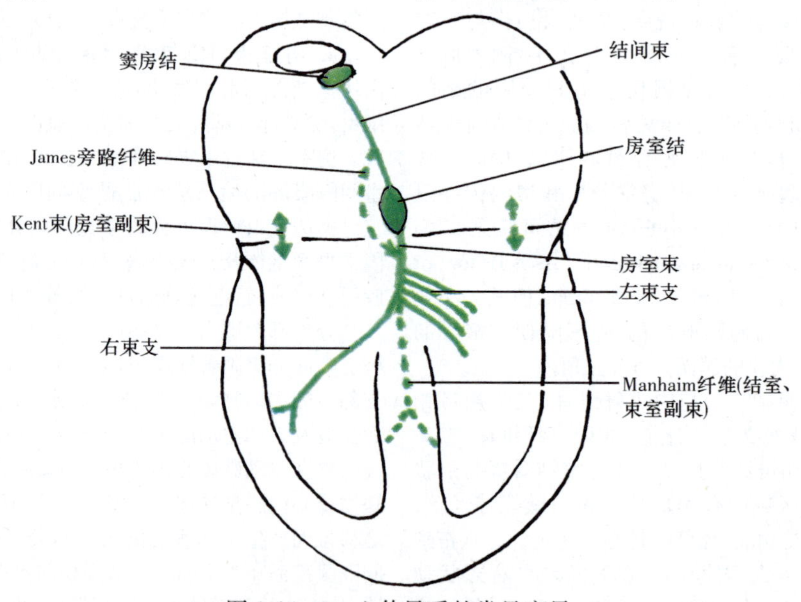

图3-14-43 心传导系的常见变异

(1) **Kent 束**：在右侧或左侧跨过冠状沟，直接连接心房和心室。Kent 束由一般心肌细胞构成。但也有人认为，该束的细胞较一般细胞粗大，是一种特化的心肌细胞。Kent 束可将心房的兴奋提前传达室至心室外而发生预激。

(2) **Mahaim 纤维**：起于房室结或房室束直接到室间隔肌性部，是束支的短路。

Kent 束和 Mahaim 纤维被认为是人幼小时期存在的附加通路，并随年龄增长而消失（纤维化），但少数人可持续存在。目前一般认为，预激综合征（Wolff-Parkinsen-White 综合征）与这些异常联系有关。

预激综合征手术

在房室之间除有正常的传导径路外，尚存有异常的传导束时，来自窦房结和房下部的激动可以通过该束下传，而且速度较正常传导为快，因此提前激动一部分或全部的心室肌。在心电图上表现为 P-R 间期缩短，QRS 波群增宽畸形，有的尚并发阵发性室上性心动过速。这一现象称为预激综合征。

此病可根据心电图、心向量图和电生理检查来确定，如附加旁路 accessory conduetion pathway Kent 束位于左房室沟叫做 A 型预激综合征，在右房室沟者为 B 型预激综合征。它们可以单独存在，也可以同时存在。

手术一般在体外循环下进行，胸骨正中劈开切口，切开心包后，进行心外膜标测 mapping 确定预激部位。在心房内沿房室环上 2～3mm 切开心内膜、心肌，并彻底游离房室沟的脂肪垫直达心外膜下。应注意在预激点的前后要扩大切断一段距离以免遗漏；要保护正常传导系统及冠状血管；复跳后重新标测心外膜心电图，如未转正常则要再次扩大切断范围，直至预激心电图表现消失为止（图 3-14-44）。除手术切断法外，尚有酒精注射法和冰冻法，多用于左侧 A 型预激综合征及隔旁附加传导束（图 3-14-45）。

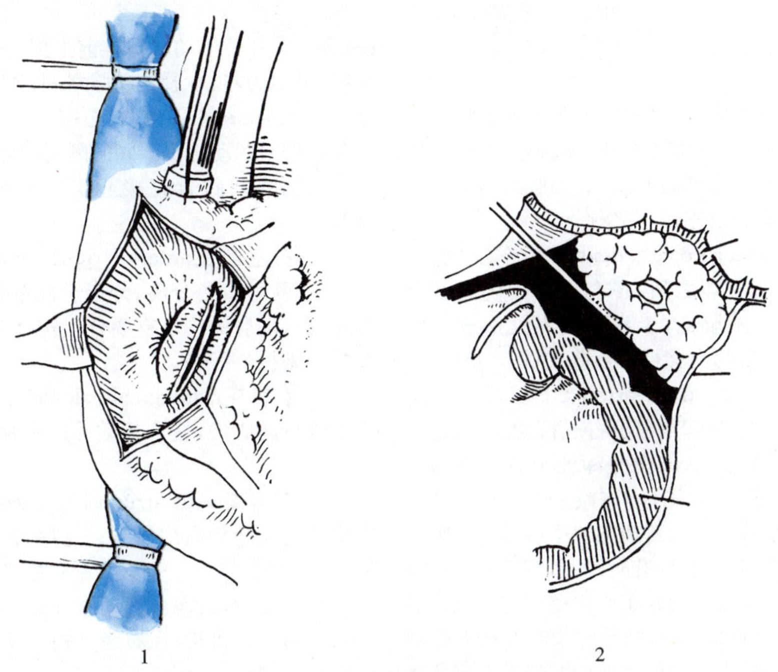

图 3-14-44 B 型预激综合征 Kent 束切断术

1. 切开右心房并沿三尖瓣环上方切开心内膜达房室沟中冠脉周围的脂肪垫；
2. 剥离与切断脂肪垫与右心室间的纤维束直达心外膜下（纵切面观）

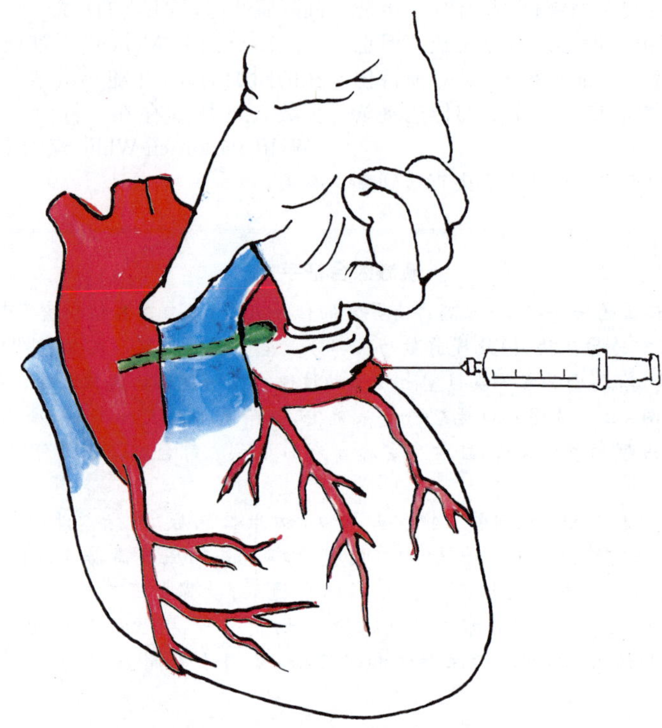

图 3-14-45 酒精注射于附加传导束

（五）冠状循环

1. 冠状循环的动脉 心脏的血液供应主要来自冠状动脉，其静脉血 95%经冠状窦回流到右心房，5%直接流入心脏各腔（主要到右心房）。心脏本身的这一循环称**冠状循环**，亦有第三循环之称。

（1）**右冠状动脉**a. coronaria dexta：起于主动脉右窦，经肺动脉干与右心耳之间，在右房室沟内向右走行，绕过心右缘至心脏膈面，于房室交界处形成一倒"U"形弯曲，进入后室间沟移行为后降支（图3-14-46）。

1）**窦房结动脉**sinus nodal artery（上腔静脉口支r. ostii cavae superior）：约 60%起于右冠状动脉，其起点多在距主动脉壁 0.1～1.0cm 内并深埋于右房室沟的脂肪组织中。动脉起始后，先行于右心房前内面，被右心耳所掩盖，再向后穿入右心房浅层肌中或沿心外膜下至上腔静脉口处，常以逆时针（有时以顺时针）方向环绕该口，穿经窦房结后再分支分布于心房壁并与其他心房动脉吻合。据 James 观察，窦房结动脉顺时针绕上腔静脉时位置较前；逆时针走行时位置偏后。当手术侵及窦房结时，可以窦房结动脉作为寻判窦房结位置的标志。

2）**右圆锥动脉** right conus artery：由右冠状动脉发出后向左走行，与来自左冠状动脉同名支吻合成Vieussen 环。该环位于动脉圆锥前上部，当某一冠状动脉闭塞时，可成为左、右冠状动脉之间最重要的侧副循环通路之一。James 等认为，右心室手术切口宜低于此环，以免损伤冠状动脉主干间的侧副吻合。

右圆锥动脉若直接起于主动脉右窦，称**副冠状动脉**。

3）**右室前支**anterior right ventricular branches：2～5支，几呈直角分出，分布于右心室前壁。右室前支与左冠状动脉的同名支吻合，是左、右冠状动脉之间潜在的侧副循环径路。

4）**右缘支**r. marginalis dextel：恒定而较粗大，沿心下缘行向心尖，是冠状动脉造影片上辨识血管的标志之一。

5）**右房支**right atrium branches：分为右房前支、右房中间动脉和右房后支。这些分支数目不定、管径细小，分布于右心房壁及大血管根部并形成心房动脉网。右房支中，**右房中间动脉**（right intermediate atrial artery）相对较粗长，在右缘支相对处发出，向后上方行于右心房侧壁。

6）**房室结动脉**a. nodi atioventiculais：90%起于右冠状动脉"U"形曲的顶端，沿室间隔上缘前行，分布于房室结及其邻近部位。

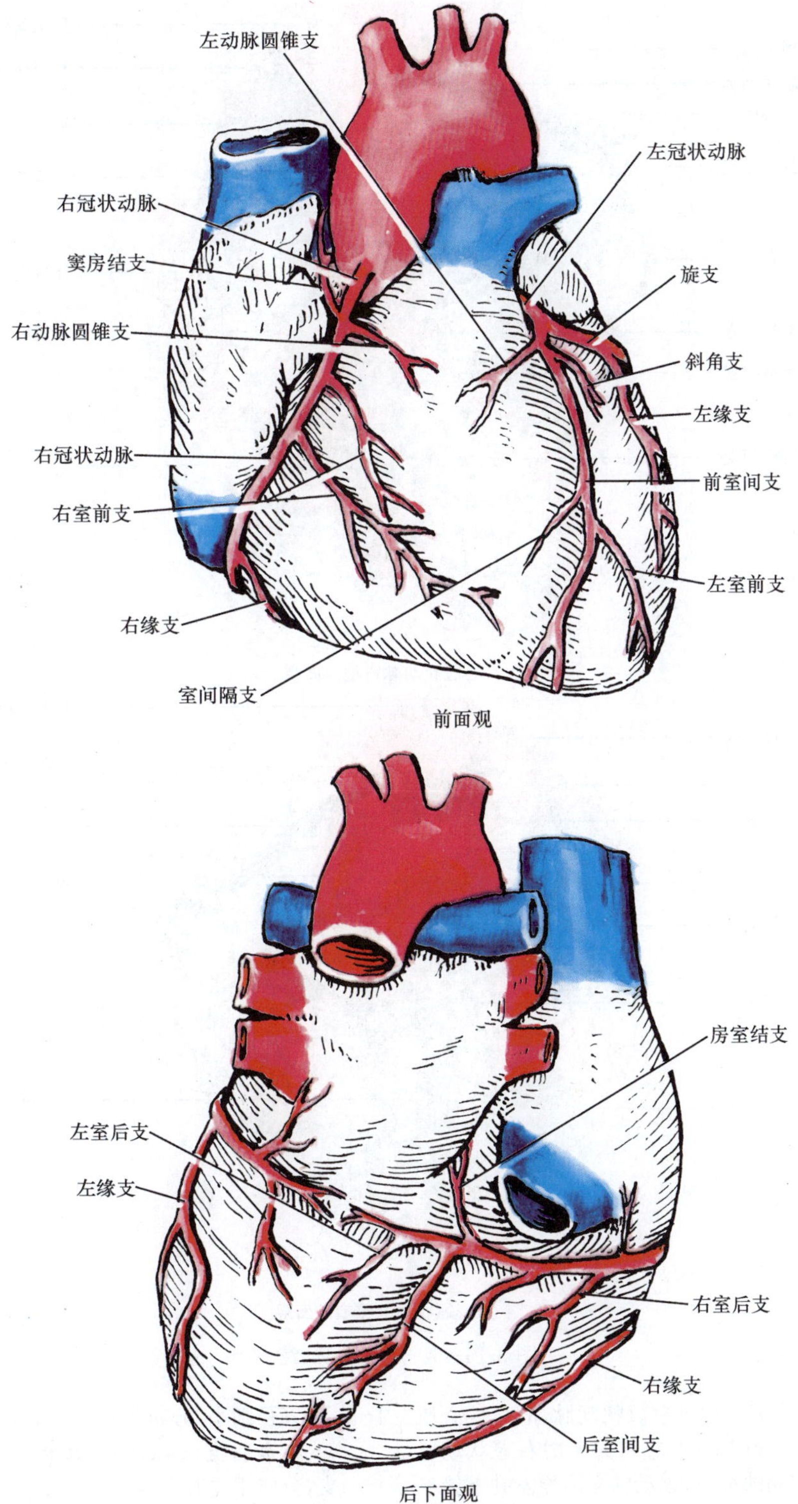
左动脉圆锥支
左冠状动脉
右冠状动脉
窦房结支
旋支
右动脉圆锥支
斜角支
左缘支
右冠状动脉
前室间支
右室前支
左室前支
右缘支
室间隔支
前面观
房室结支
左室后支
左缘支
右室后支
右缘支
后室间支
后下面观

图 3-14-46 冠状动脉

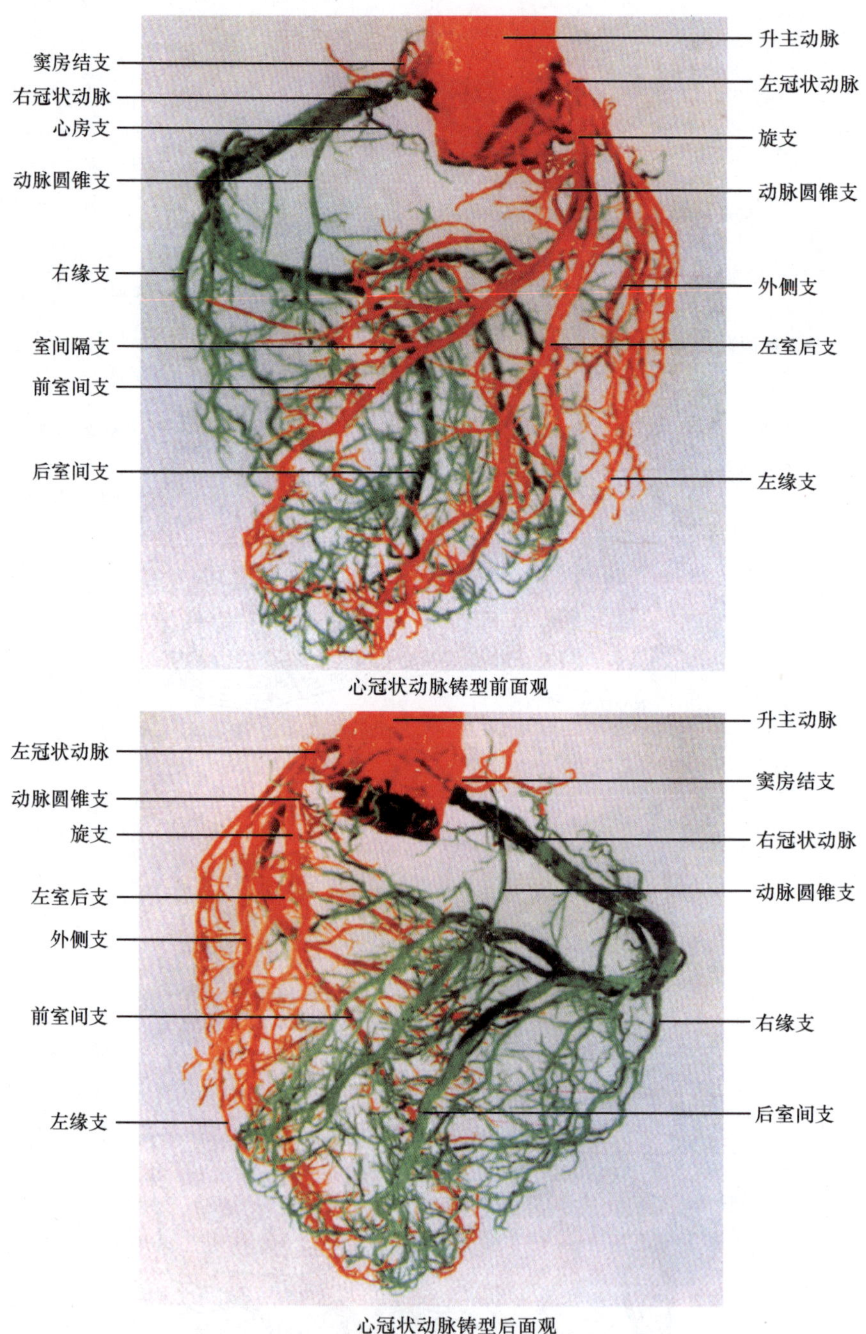

心冠状动脉铸型前面观

心冠状动脉铸型后面观

图 3-14-46　冠状动脉(续)

因房室结动脉 90%起自右冠状动脉，故急性心肌梗死伴不同程度传导阻滞时，应首先考虑右冠状动脉闭塞。此外，房间隔缺损时，该动脉多沿原发孔下缘经过，手术时损伤该动脉可引起心律失常。

7) **右室后支**posterior right ventricular branches：1～2支，管径细小，分布于右心室膈面。

8) **左室后支**posterior left ventricular branches：1～4支，分布于左心室膈面。

9) **后降支** r. descendens posterior 或后室门支(r. interventricularis posterior)：沿后室间沟下行，在心

尖附近与左冠状动脉前降支吻合。后降支除分支分布于后室间沟两侧的左、右心室膈壁外，尚发出 7～12 条后间隔动脉，分布到室间隔后 1/4～1/3 部。

总之，右冠状动脉分布于右心房、右心室、室间隔后部及部分左心室膈壁。当右冠状动脉闭塞时，出现左心室膈壁及室间隔后部梗死。

(2) **左冠状动脉** acoronaria sinistra：起于主动脉左窦，经肺动脉干和左心耳之间，在左房室沟内行向前外，迅即分为前降支和旋支。从左冠状动脉起始至分支前的一段称**左冠状动脉主干**和(或)主左冠状动脉 main left coronary artery，在 670 例成人标本中，其长度 0.1～1.5cm 者占 72.1%，无主干或 1.6cm 以上者较少见。有时，在主干分叉处有一较大的斜角支，而使主左冠状动脉呈三叉型。

1) **前降支** r. descendens anterior：起始部围绕肺动脉干根部，继之行于前室间沟内，在心尖处反转围绕心尖至心膈面，在后室间沟内与右冠状动脉后降支吻合。偶尔，前降支发出分支伴前降支而行，并分布到心室前壁和室间隔，称副前降支。

①**左圆锥动脉** left conus artery 约平肺动脉口平面发出，向右与右圆锥动脉吻合；②**斜角支** diagonal branch 57.7%来自前降支，42.3%由主干分叉处发出，分布于左心室的前壁；③**左室前支** anterior left ventricular branches 3～5 支，分别向心脏左缘或心尖走行，分布于左心室前壁；④**右室前支** anterior right ventricular branches 3～4 支，较短小，分布于右心室前壁，并与右冠状动脉之同名支吻合；⑤**前间隔动脉** anterior interseptal artery 以 12～17 支为多见，在前室间沟内由前降支深面发出，至室间隔的前 2/3～3/4 部。

前降支主要分布于左心室前壁、室间隔大部及部分右心室前壁等处。当该动脉闭塞时，出现左心室前壁及室间隔前部心肌梗死。因前降支闭塞出现率占整个心肌梗死 50%以上，故临床常将该支称"猝死动脉"。

2) **旋支** r. circumlexus 或左旋动脉 Left Circumflex artery：沿左房室沟左行，绕心左缘至心脏膈面，于心左缘与后室间沟两者中点附近分支而终。该动脉行程接近左心耳基底部，有时直接行于左心耳基底部的肌层中，故结扎和切断左心耳时应注意勿损伤该支。①窦房结动脉 sinus nodal artery 约 40%起于旋支，其起点多在旋支起始部 0.1～0.5cm。起始后向后上方迂曲走行，经左心耳和肺静脉之间，向右行至上腔静脉口，以逆时针或顺时针方向环绕该口分布到窦房结口。起于左旋支的窦房结动脉起始部仅被薄层脂肪覆盖，其行程几乎均潜行于心房浅层心肌之内。②左房支 left atrium branches 分为左房前支、左房中间动脉和左房后支。管径细小，数目不定，在左心房壁上形成动脉网，该网与右心房动脉网彼此连接。③Kugel动脉多起于旋支，有时起自右冠状动脉近侧部。在主动脉根部后方和心房之间的脂肪组织内走行，于房间隔前缘穿入房间隔。由于该动脉可沟通心脏前面和后面的动脉，故为潜在的重要侧副循环径路。④左室前支 antarior left ventricular branches 多为 2～3支，呈锐角由旋支发出，分布于左心室前壁外上部。⑤左缘支 marginalis sinistra 1～2 支，多在心左缘处发出，分布于心左缘。⑥左室后支 posterior left ventricular branches 支数不定，可多达 6 支，分布于左心室后外侧部。

旋支主要分布到左心房及心左缘附近的左心室壁。当该动脉闭塞时，出现左心室高位外侧壁或外侧壁心肌梗死。

(3) 冠状动脉的分布类型：左、右冠状动脉在胸肋面的分布形式较恒定，在膈面变异较多。通常根据右冠状动脉和左冠状动脉旋支在心脏膈面的分布形式分为三种类型(图 3-14-47)。

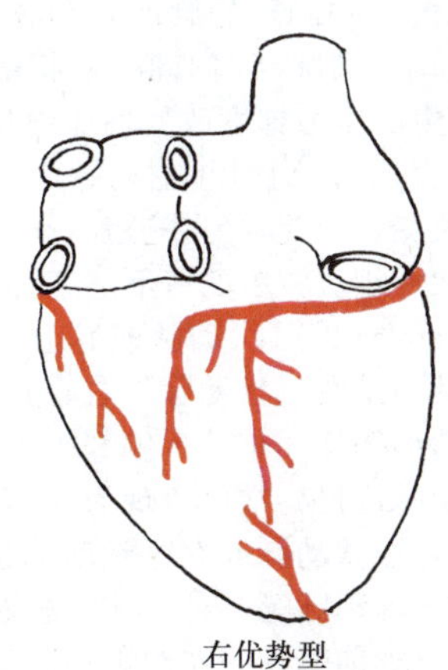

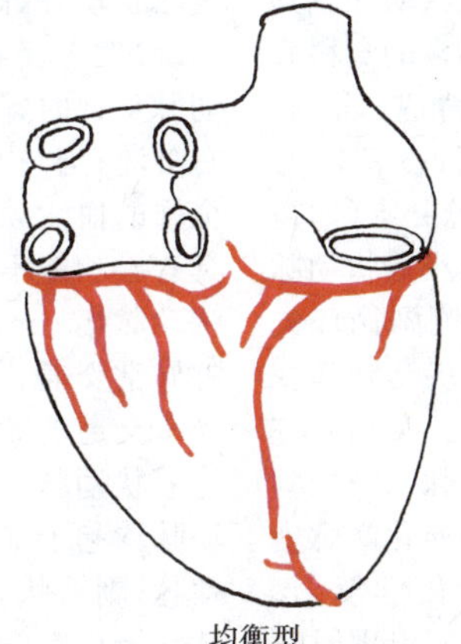

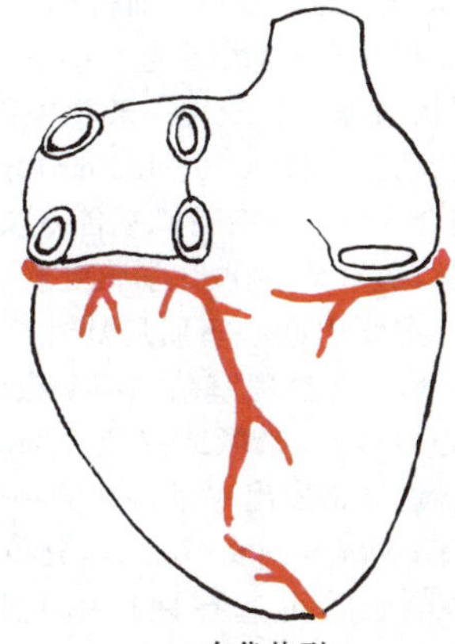

图 3-14-47 冠状动脉的分布类型

1）右优势型：占 65.7%，右冠状动脉分支分布于整个右心室膈面和左心室膈面的一部或大部。

2）均衡型：占 28.7%，左冠状动脉旋支和右冠状动脉各分布于左心室膈面和右心室膈面。

3）左优势型：左冠状动脉旋支除分支分布于左心室膈面外，尚发出后降支并分布到右心室膈壁的一部分。Schlesinger 认为，此型似乎以男性居多。

上述分类只是指心室膈面的动脉配布形式，而非指心脏供血量的多少。人心脏左心室心肌供血量远较右心室心肌量大，而大部分左心室壁、室间隔前大部、部分心房和部分右心室壁均由左冠状动脉供血，因此，左冠状动脉在所有正常人心脏中供血量均占压倒优势。当然，左优势型的左冠状动脉供血更广泛，当发生闭塞时，其危险性较非优势型的后果更为严重。其中，房室结动脉多由"优势"动脉发出，在左优势型，旋支发出的房室结动脉除了向房室结供血外，还构成左、右房间侧副循环的通路。

（4）**壁冠状动脉**和小冠状动脉：冠状动脉主干及其主要分支，一般在心外膜深面走行，有时动脉主干或其分支的一部分被心肌覆盖。该段动脉称壁冠状动脉，多见于前降支中 1/3 部，其次是后降支，亦可见于其他部位。据徐恩多统计，其发生率可达 67%以上。

壁冠状动脉长约 0.1～4.2cm 不等，覆盖动脉的心肌称心肌桥，厚约 2～4mm。自 60 年代以来，由于选择性冠状动脉造影及冠状动脉外科的发展，壁冠状动脉引起人们很大关注。主要原因在于：①在动脉造影中壁冠状动脉出现收缩期狭窄的影像；②有人认为，心肌桥是心肌缺血的原因之一。施行心肌桥切开术可治疗严重胸痛的病例；③有资料表明，壁冠状动脉不易发生硬化性病变，推测其原因可能在于心肌收缩时能促进该段动脉血流；舒张时心肌桥又可控制动脉管壁使其不过度扩张，从而对血管壁起着保护作用。

临床所见到的心肌缺血性病变多由冠状动脉或其主要分支狭窄或闭塞所引起。但是，日益增多的资料表明，小冠状动脉的病变比一般想象得更为普遍。James 将小冠状动脉（内径 0.1～1.0mm）分为 4 组：心室支、心房支、吻合支以及具有特殊功能意义的特殊分支（如窦房结动脉、房室结动脉、化学感受器支等）。小冠状动脉受损闭塞主要引起心室肌局灶性纤维化，侧副循环失效；分布到窦房结、房室结和房室束的小冠状动脉病变可引起心律失常、晕厥或猝死。James 报道，人和犬左冠状动脉近端常发出一条特殊的小冠状动脉——化学感受器支 chemoreceptor branch，分布到主动脉化学感受器，灌注该血管可选择性地引起强力的化学反射。James 认为，有些急性心肌梗死或严重心绞痛出现暂时性血压升高以及不能解释的心脏手术后高血压，可能与上述反射有关，即可能由于局部血小板集聚和血清的释放，或者化学感受器区的直接局部损伤所致。

（5）冠状动脉异常：根据冠状动脉异常的形态功能特征可分为轻微冠状动脉异常和严重冠状动脉异常两大类（图 3-14-48）：轻微异常即冠状动脉起于主动脉，没有异常联系，只是在特殊情况下成为一种致病因素。通常不出现生理功能障碍，但认识这种异常可避免对选择性冠状动脉造影影像的错误解释以及外科手术中的失误。严重冠状动脉异常多引起心功能不全或死亡。

1）轻度异常 minor anomalies：主要是冠状动脉或其主支开口数目和起始位置的变异。不伴其他先天性心血管畸形的单冠状动脉口十分罕见。根据其起始位置可分单左冠状动脉 single left coronary artery 和单右冠状动脉 slnsle right coronary artery。前者起于主动脉左窦，右冠状动脉系前降支的分支；后者起自主动脉右窦，沿房室沟绕心腔，以前降支而终。

多个冠状动脉口见于具有一条或多条副冠状动脉的心脏，以及见于左冠状动脉干缺如，而前降支和旋支分别起于主动脉。后者，选择性冠状动脉造影时易将导管未插入的血管误认为是完全闭塞。

冠状动脉口异位中相对较多的是左冠状动脉（或旋支）起于主动脉右窦，起始后绕肺动脉干前方或后方向左走行；另一种形式是冠状动脉高位开口，即开口于相应主动脉瓣上缘 1cm 或以上处，这种异常虽无生理功能障碍，但在心血管手术进行升主动脉周围分离解剖或低位钳夹升主动脉时，应注意异位发出的冠状动脉隐藏于主动脉周围的脂肪中。

此外，还有一些轻度异常形式，如左冠状动脉旋支起于右冠状动脉；后降支被前降支向后室间沟延伸部所替代等。

2）严重异常 major anomalies：基本的形态学异常是冠状动脉（高压系统）与心脏、静脉或肺动脉（低压系统）发生交通。当冠状动脉与右心腔、冠状窦或肺动脉交通时，随之产生的压力梯度改变使血液从左向右分流；当与左心腔交通时，则引起主动脉瓣功能不全样的血流动力学改变。因此，严重的冠状动脉异常具有心功能不全症状。相对较多的有下述三种：①冠状动脉瘘 coronary fistulas 为冠状动脉或其分支与心脏异常交通。较多见的是右冠状动脉与右心腔通连。异常交通的冠状动脉形态特征是其近侧部扩大曲张。②冠状动脉起于肺动脉这种异常可表现为左、右冠状动脉均起于肺动脉；左冠状动脉或右冠状动脉起于肺动脉；副冠状动脉起于肺动脉等多种形式。③冠状动脉起始正常，但其分支如前降支的左圆锥动脉与肺动脉交通。

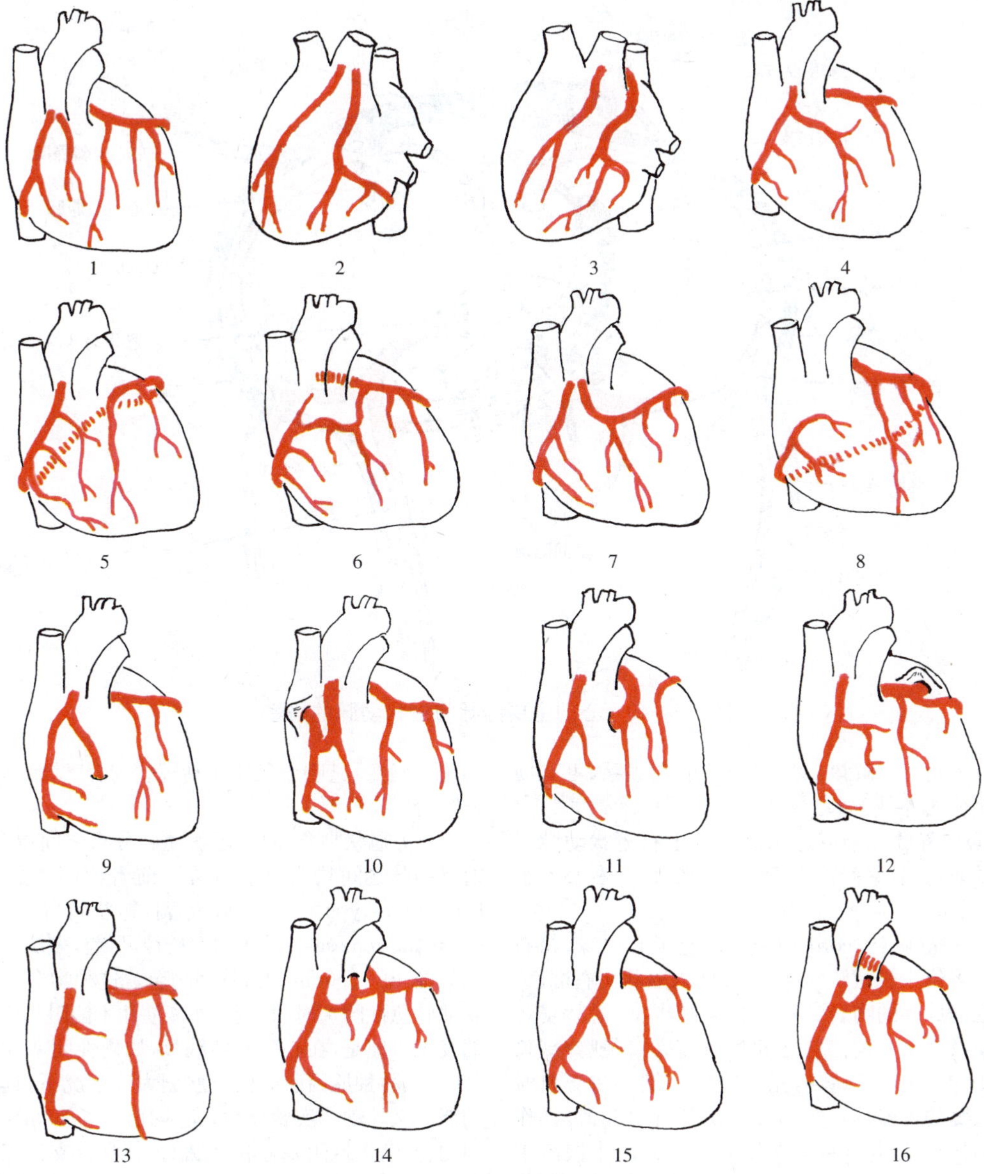

图 3-14-48　冠状动脉异常

1～8. 轻度异常；9～12. 冠状动脉瘘；13～16. 冠状动脉起于肺动脉

2. 冠状循环的静脉　心脏的静脉经冠状窦、心前静脉及心最小静脉(The besian 静脉)回流入心腔(图 3-14-49)。

(1) 心前静脉 v. cordis anteriores：2～3 支，收集来自右心空前壁和肺动脉圆锥部的静脉血，它们跨过右房室沟直接注入右心房。

(2) 心最小静脉 v. cordis minimae(Thebesian 静脉)：是位于心壁内的小静脉，直接开口于心脏各腔，主要至右心房。

(3) 冠状窦 sinus coronarius cordis：位于心脏膈面的左房室沟内，注入右心房。心脏绝大部分静脉血回流到冠状窦，其主要属支有：

1) 心大静脉 v. cordia magna：起于心尖，沿前室间沟与左冠状动脉前降支伴行，至前室间沟上 1/3 段。该静脉斜向左上进入左房室沟，在旋支浅面、上方行向左后，在靠近左心耳后缘处延续为冠状窦，于移行处有左房斜静脉(Marshall 斜静脉)注入。在前室间沟与左房室沟交角处附近，心大静脉、左冠状动脉前降支和旋

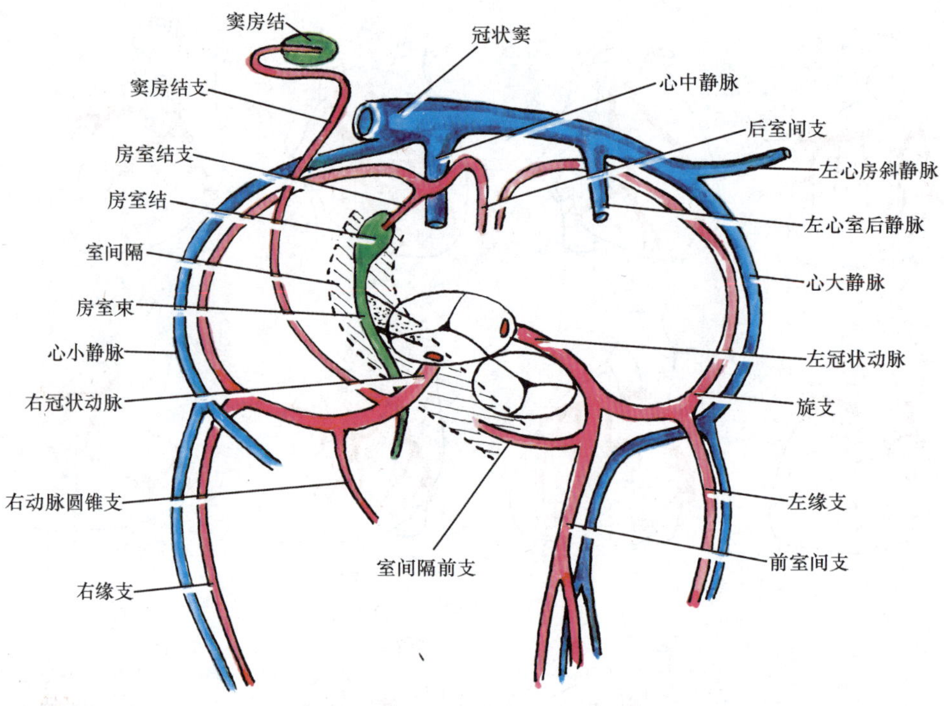

图 3-14-49　心的主要静脉与冠状动脉的关系

支围成一三角。了解该三角的局部解剖关系，可有助于冠状血管的外科手术。

2）心中静脉 v. cordis media：位于右冠状动脉后室间支浅面，循后室间沟上行，收集来自左、右心室膈壁的静脉血。

3）心小静脉（v. cordis parva）：起于心锐缘，在右房室沟内多位于右冠状动脉浅面，注入冠状窦右端。

心脏静脉间的吻合远较冠状动脉丰富，冠状窦各属支之间及其与心前静脉之间均有较大口径吻合（口径常达 1～2mm）。静脉的充分吻合提供了在必要时结扎冠状窦的可能性。冠状窦起始部管壁菲薄，操作时易受损伤；末段与房间隔紧贴，不易分离；中段介于左室后静脉与心中静脉注入处之间，管壁较厚并包以脂肪和疏松结缔组织，易于游离，故结扎冠状窦的部位以窦中段较安全。

冠状窦的异常较少见，有些异常形式有一定临床意义。①冠状窦异常增大，可能是由于异常的静脉血液引流，如左上腔静脉存留、异常肝静脉等，也可能因冠状动脉瘘引起由左向右的血液分流（高压分流）或者冠状窦与左心房、肺静脉交通（低压分流）；②冠状窦缺如，通常与其他缺损相伴，如存留的左上腔静脉注入左心房并伴房间隔缺损时，可无冠状窦存在。此外，有时可见冠状窦闭锁（atresia）或发育不全（hypoplasia）。

3. 冠状血管的侧副循环　对冠状血管侧副循环的研究已久，其吻合径路包括冠状吻合、壁腔吻合及心外吻合。

（1）冠状吻合：同一冠状动脉分支之间以及左、右冠状动脉之间均有吻合存在。前者称同一冠状吻合 homocoronary anastomoses，后者称冠状间吻合 Intercoronary anastomoses。关于吻合口径，目前，多认为人类存在口径 40～350μm 的冠状间吻合。这种吻合管道在冠状动脉急性闭塞时，其侧副血流灌注不能阻止心肌梗死的发生。但是，在心脏慢性缺氧，如慢性闭塞性冠状动脉疾病、各种原因引起的心肌肥大等情况下，具有重要功能意义。动物实验证明，犬具有 200～300μm 的冠状间吻合，渐进性闭塞冠状动脉时，其吻合支扩张、扭曲、数量增加，动脉血通过吻合支至闭塞的动脉分布区，从而防止了心肌坏死并降低了死亡率。近来，选择性冠状动脉电影造影可精确显示较大的侧副循环管道。临床资料证明，80%的严重冠心病病人（动脉狭窄达到或超过管径的 90%），在血管造影中均可见到侧副管道。

正常人冠状动脉分支间吻合主要在以下部位：

1）心房吻合：从右冠状动脉和左冠状动脉旋支发出的左、右心房的前支、中间动脉和后支在心房壁吻合形成口径较小的心房动脉网。

心外膜下吻合是心脏侧副循环的重要途径。

2）心深部吻合：①前降支发出的前间隔动脉与后降支发出的后间隔动脉在室间隔形成吻合，口径常为

100～300μm。房室结动脉、降间隔动脉（右冠状动脉分支）参与吻合循环；②在左心室，左冠状动脉前降支和旋支的心室支穿入心内膜下分支，形成左心室心内膜下动脉丛，右冠状动脉分支在左心室膈面参与该丛。心内膜下动脉丛口径可达100～200μm。

在心室肌层中除室间隔和心内膜下动脉丛外，肌内吻合罕见，即便存在少数吻合，其口径亦在100μm以下。

冠状间吻合的吻合支在出生时已经存在，其口径和长度随年龄增长而增长，至18～20岁时可达定型状态。青年人冠状动脉闭塞时极易发生心肌梗死，可能与其吻合管尚未发育完善有关。正常情况下吻合虽然存在，但血流量极少，故可认为是一种没有发挥功能的潜在管道。目前，一般认为，冠状动脉闭塞时侧副循环的形成是原有吻合管的扩大而发挥作用的结果。至于在吻合管扩大的同时是否伴有新生吻合，迄今尚无定论。

（2）壁腔吻合：为心壁内特殊的血管与心腔之间的交通。包括心最小静脉、动脉腔血管和心肌窦状隙（图3-14-50）。其中，**心最小静脉**（Thebesian静脉）直径约70～220μm，位于心肌内，连接冠状窦系、毛细血管和心腔。多以裂隙状小孔开口于心脏各腔。在动脉闭塞心肌缺血情况下，心腔血液经Thebesian静脉逆流，对保护紧贴心内膜的薄层心肌，尤其是心传导系purkinje纤维网，可能起一定作用。

（3）心外吻合：冠状动脉分支与来自胸廓内动脉、支气管动脉、肋颈干等动脉的细小分支在升主动脉壁周围和肺动脉壁形成动脉网。升主动脉网口径介于30～55μm，肺动脉网口径约在20～55μm（图3-14-51）。

4. 心脏局部的动脉供应

（1）心室壁：从血液供应来源看，左心室前壁恒定地由左冠状动脉供应；右心室膈壁绝大多数来自右冠状动脉；心尖区主要由左冠状动脉前降支供应，右冠状动脉右缘支、后降支参与供应；右心室前壁约2/3来自右冠状动脉，1/3来自左冠状动脉前降支；左心室膈壁血液供应来源不恒定，最常见的供血范围是左旋支供应靠钝缘的一半，右冠状动脉分布到靠近后室间沟的一半，近心尖部由前降支末段分布。

冠状动脉及其主要分支行于心外膜下，它们发出的分支穿入心室壁，于心室壁内再反复分支向心肌供血（图3-14-52）。人左心室壁内的动脉构筑通常被分为两种类型：Class A（分支型）和Class B（直进型）。前者以近直角方向发出后在心壁内分支呈树状，供应左心室壁肌层外4/5，其中，口径较大的分支可达心壁肉柱并参与心内膜下动脉丛。后者以直角发出后直穿肌层至心内膜下，再分支参与心内膜下动脉丛，分布到心内膜下心肌、肉柱和乳头肌。

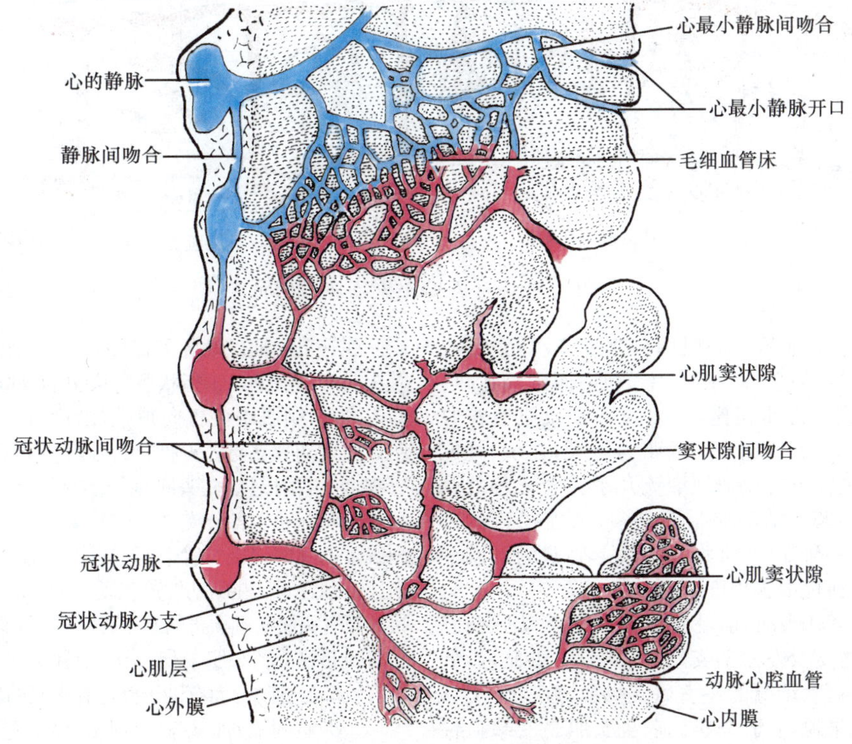

图3-14-50 心室壁腔的血管吻合示意图

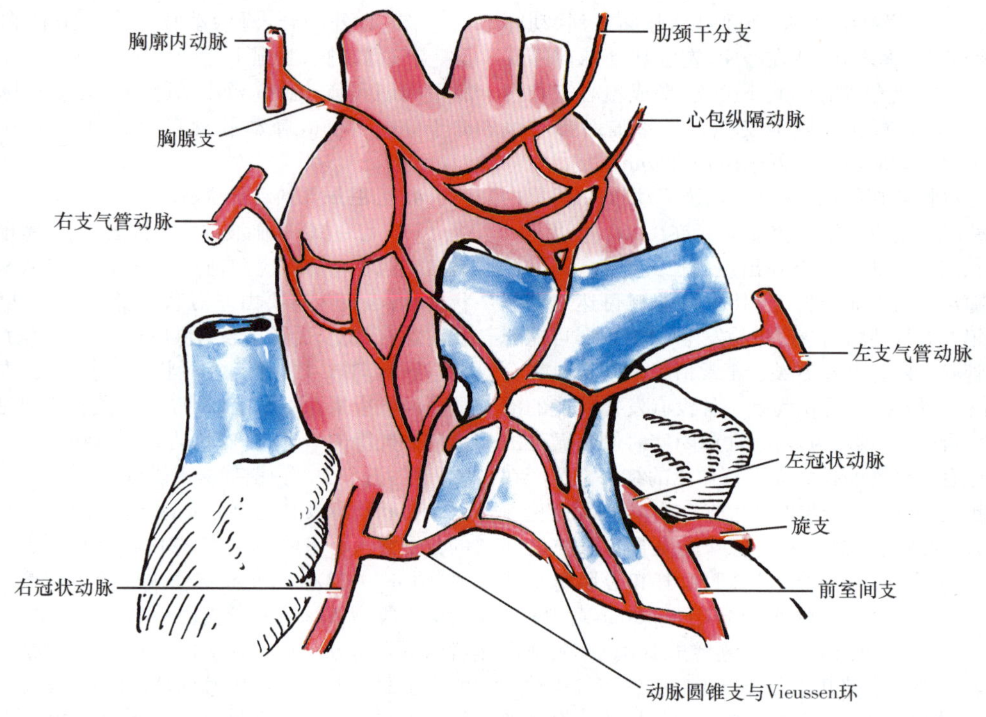

图 3-14-51　冠状动脉的心外吻合

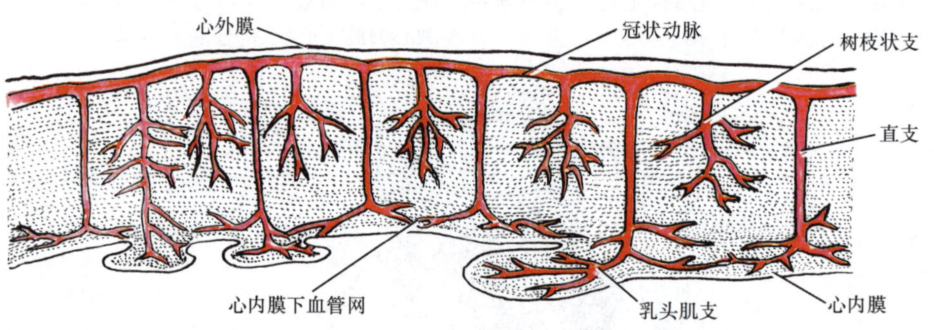

图 3-14-52　左心室壁内血管构筑

由于 Class B 血管在心肌内分支少，较易蒙受心肌压迫（尤其是心肌肥厚、水肿、室颤时）而影响血供；然而，同心外膜下心肌相比，心内膜下心肌肌节在收缩期缩短更明显，表明它产生的张力更大，耗氧、耗能更多，而且心内膜下心肌血液灌流几乎完全依赖舒张期。因此，心内膜下心肌是最受缺氧、缺血损害的部位。心血管实验研究中，常将心内膜下心肌的形态变化作为衡量缺血性损害程度的指标。

（2）左心室乳头肌：前乳头肌由左冠状动脉前降支的分支（斜角支及左室前支）和旋支分支供血，后乳头肌主要由右冠状动脉的左室后支供血，旋支分支参与分布。临床报道，后乳头肌比前乳头肌易受缺血性损害，但从形态学上尚难提供确切依据。

供应乳头肌的动脉支属 Class B 血管，其配布类型与乳头肌形态有关。①指状型乳头肌的动脉支由乳头肌基底部进入，循肌中央行向顶端，沿途分支供应整个乳头肌。此型动脉支与乳头肌外的心内膜下动脉丛很少或没有吻合。②附壁型乳头肌接受多条分支供血，这些分支呈分段状配布。各分支之间彼此吻合并与乳头肌外的心内膜下动脉网连接。③中间型乳头肌血管配布形式介于上述二型之间。在闭塞性冠状动脉中，动脉配布类型将直接涉及乳头肌病理损害的结果：指状型乳头肌动脉闭塞时必将引起整个乳头肌损伤；附壁型乳头肌动脉受累时，因其有较广泛的吻合而有助于保持乳头肌的功能完整。

（3）室间隔：前 2/3～3/4 由起于左冠状动脉前降支的前间隔动脉分布；室间隔后 1/4～1/3 由起自右冠

状动脉后降支的后间隔动脉分布。

室间隔上部的动脉来源较复杂。房室结动脉沿室间隔上缘向前行，分布于三尖瓣隔瓣附着缘上、下方的室间隔；室间隔后上部有后上间隔动脉（来自右冠状动脉）；中上部有降间隔动脉（来自右冠状动脉）参与分布（图 3-14-53）。

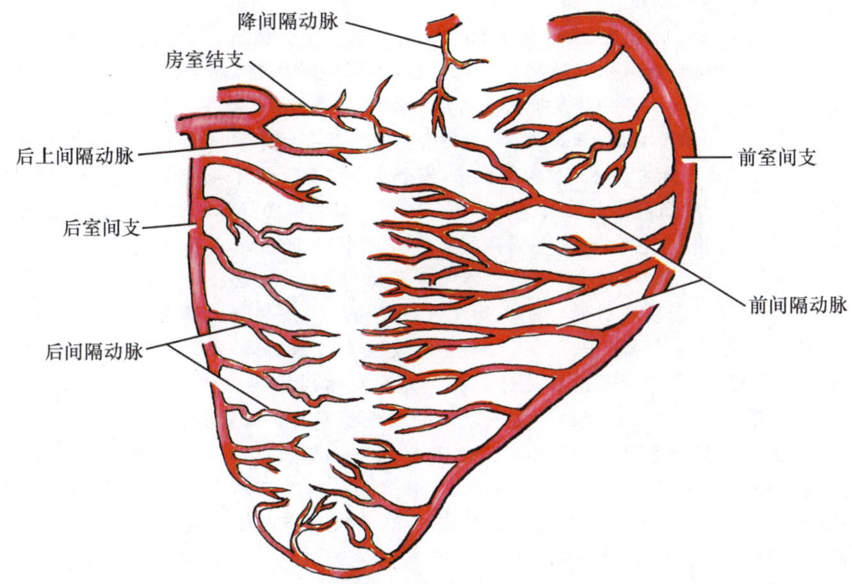

图 3-14-53　室间隔动脉示意图

前降支是室间隔最主要的供血动脉，当其闭塞时，后间隔动脉即成为其主要侧副循环来源。因心肌梗死发生室间隔穿孔见于前、后间隔动脉均有闭塞的病人，从临床上看，可能既往已存在一条被忽视了的陈旧性闭塞动脉。左优势型心脏中，整个室间隔均由左冠状动脉供血。

（4）窦房结：主要由窦房结动脉供血，右房中支与窦房结动脉吻合，参与营养该结。60%窦房结动脉起自右冠状动脉，40%源于左冠状动脉旋支。窦房结动脉为小冠状动脉，其行程较长而迂曲。当冠状动脉粥样硬化供血较差时，这种弯曲的行程更不利于血液循环，而易引起窦房结缺血性损伤，这可能是病态窦房结综合征产生原因之一。

（5）房室结、房室束和束支的动脉供应：房室结主要由房室结动脉供血，起于旋支的 Kugel 动脉及左房后支参与供血和侧副循环。房室束及左、右束支的起始部数毫米的动脉供应来自房室结动脉和左冠状动脉前降支的第 1 前间隔动脉。左、右束支由前间隔动脉供血，左束支的左后下方分支尚接受右冠状动脉后降支的后间隔动脉分布。

冠状动脉闭塞性疾病引起的房室传导阻滞在很大程度上可从解剖学角度予以解释。右冠状动脉闭塞引起心膈壁梗死出现的心传导阻滞，是由于房室结、房室束和束支起始部缺血所致。束支未受波及，故室内传导正常、QRS 间期正常、节律稳定。而且这种传导阻滞是暂时性的，因为所波及的结构有多来源的动脉供血。当前降支闭塞时，房室结、房室束未受影响，心传导阻滞是于左、右束支缺血引起，故室内传导异常、QRS 间期延长并有因心室停搏而发生 Adams-Stokes 综合征的倾向。因左前上支和右束支系单一来源的血管供血，一旦供血动脉闭塞即易发生坏死性病变，故前壁梗死所引起的传导阻滞多为永久性的。

冠心病手术

冠状动脉粥样硬化性心脏病进行外科手术治疗，即用大隐静脉做主动脉-冠状动脉旁路术或胸廓内动脉-冠状动脉吻合术以增加缺血心肌的血液供给已有多年历史。经验已经证明，对某些病人这一手术是可行的，效果较好。国外已大量普遍进行了这一手术。

手术前应首先了解冠状血管的正常解剖分布，如右优势型、均势型和左优势型等（图3-14-54）。其次要清楚冠状动脉的梗阻情况，为此目前最基本的方法即是施行冠状动脉造影术，通过它可确认各冠状动脉及其分支堵塞的部位和狭窄的程度，远端血管直径及侧支循环状态等。一般血管狭窄以血管分叉处最多，如左前降支与左回旋支分叉、斜角支由前降支分出、左缘支由左回旋支分出、右缘支由右冠状动脉分出以及终末支与后降支分叉等处。最后还要确定心功能，尤其左室功能情况，因为它和手术成功与否及预后是关系密切的，可通过左室造影来测定。

手术主要解决左主干、左前降支、左回旋支和右冠状动脉主干部狭窄，于狭窄远端切开冠状动脉，该血管直径应大于或等于1.0mm，否则效果不明显。有时冠状动脉被"肌桥"所覆盖，不易找出，可从远端暴露的血管向近侧解剖或向血管分叉部寻找，则能找到合适的吻合部位。

血管旁路的吻合可间断结节缝合，但多主张连续缝合。吻合后要注意移植血管是否扭曲、过长、过短及通畅情况。如有问题要及时纠正。如主动脉前壁有钙化斑，多个吻合口受限制时，可只做一个静脉的端侧吻合，而另一移植血管的近端则与前一移植静脉做端侧吻合(图3-14-55)。当切取的静脉不够长时，也可用这一技术。

冠心病心肌梗死后可有室壁膨胀瘤、室间隔穿孔和左室乳头肌功能不全等并发症。室壁膨胀瘤早期手术危险性很大，如行支持疗法3～4周，则死亡率明显下降(约10%～20%)。术中保留前降支血管，切口与乳头肌相距4～5cm，以保护乳头肌的功能。切缘可用涤纶织布条垫加固缝合。室间隔穿孔是严重的并发症，24小时到2个月之间死亡25%～93%，但所幸其发生率较低(1%～2%)。因死亡率极高，尤其早期(2周之内)，如能维持到6周以后，则预后较好。在早期穿孔的周围组织极脆弱，若手术则需距穿孔边缘较远的健康间隔上，用带垫片的无创缝线固定一较大的涤纶织布片。若后期修补，则与一般室间隔缺损修补方法相似。二尖瓣乳头肌功能不全，多因心肌梗死后乳头肌断裂或心室扩张所致乳头肌断裂所致，24小时死亡70%。二尖瓣关闭不全的程度与乳头肌损害程度相一致。正常前后乳头肌均有较丰富的血供，尤其前乳头肌距左冠状动脉开口近，周围有数支血管，而后乳头肌只有两支血管来源于后降支和(或)左回旋支，同时乳头肌经常处于张力状态，故一旦供血受阻，则较其他心肌缺氧与损害更为严重。乳头肌断裂只能以瓣膜置换来解决，而其他原因的乳头肌功能不全，可进行换瓣或成形术。手术效果决定于心功能情况。

在冠心病外科治疗中，动脉内球囊反搏器(the intraaortic balloon pump)对心源性休克、左冠状动脉狭窄、急性心肌梗死、顽固性缺血性心绞痛等可控制低排，减少并发症及死亡率。

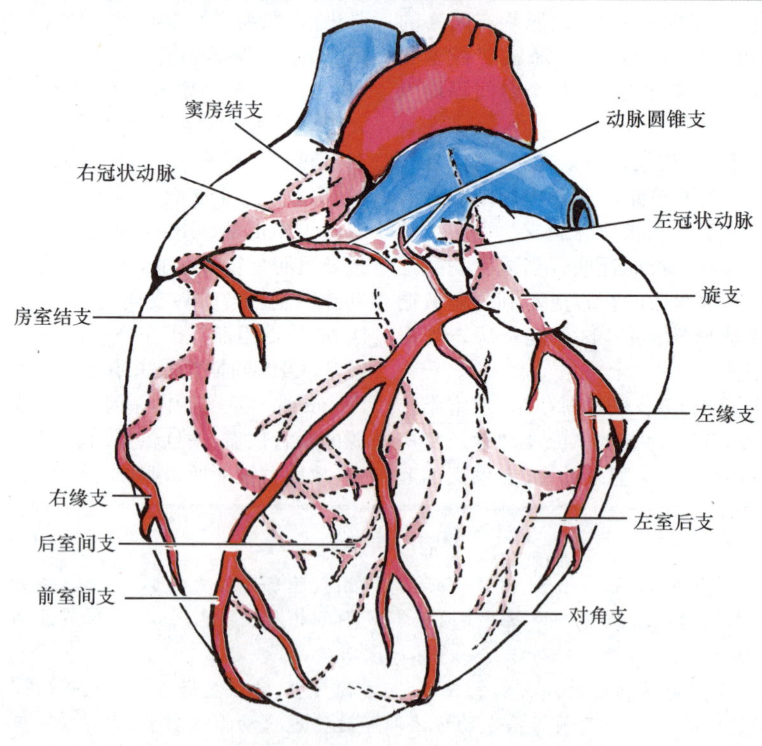

图3-14-54 冠状动脉的主要分支(左前斜位)

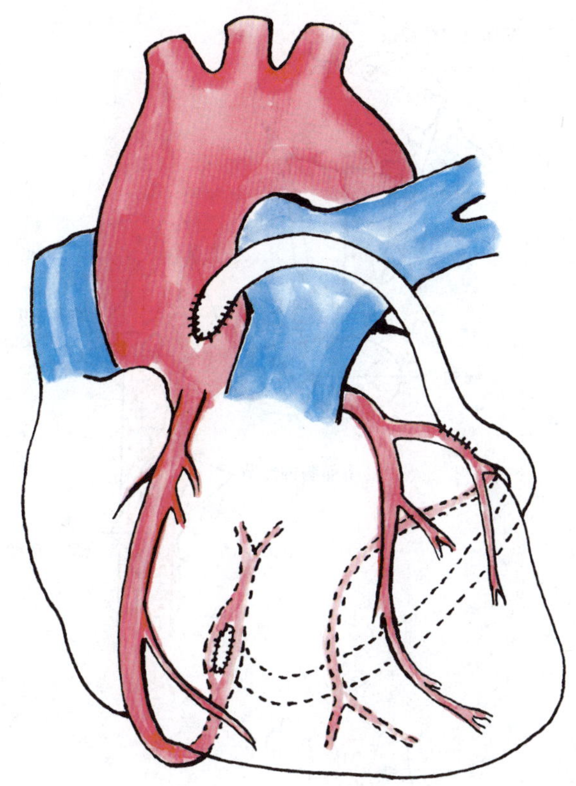

图 3-14-55 蛇形血管旁路术

（六）心脏的淋巴回流

心内膜下淋巴管穿入心肌与心肌内淋巴管吻合并走向心外膜下层，与心外膜下淋巴管吻合成心外膜下丛。沿右冠状动脉走行的淋巴管合成心右淋巴干，在升主动脉前面上行注入升主动脉淋巴结和主动脉弓淋巴结(纵隔前上淋巴结)，沿左冠状动脉走行的淋巴管汇成心左淋巴干，注入支气管肺淋巴结和气管叉淋巴结。心左、右淋巴干收纳范围分别与左、右冠状动脉分布范围基本一致，但心房和动脉圆锥处的一部分淋巴不入左、右淋巴干，而直接注入主动脉弓淋巴结和气管叉淋巴结。

在上述淋巴结中，心脏的淋巴与来自食管、肺等部位的淋巴汇流，故偶尔支气管癌、食管癌或其他纵隔肿瘤可转移到心脏。动物实验及病理学资料尚提出，心脏淋巴管的慢性阻塞可引起心内膜纤维组织增生，形成心内膜硬化症。

（七）心脏的神经

心的神经包括传出神经和传入神经。

1. 传出神经 心脏传出神经包括交感神经和副交感神经(图 3-14-56)。

心交感神经节前纤维起于脊髓胸 1～4、5 节段侧角，纤维向上通过第 1～5 胸神经及白交通支至交感神经干颈上、中、下神经节，由这三个神经节发出的节后纤维形成心上、中、下神经至心丛。心丛的交感神经分布到窦房结、房室结、冠状动脉和心房、心室肌等处。交感神经可加速窦房结兴奋发放，加快房室传导，增强心肌收缩力和扩张冠状动脉。

副交感神经节前纤维起于延髓迷走神经背核(有人认为起于疑核，或起于疑核迷走神经背核和两者之间的中间地带)，纤维通过迷走神经及其心支(心上、中、下神经)到心丛。一部分纤维在心丛的神经节交换神经元，一部分纤维经心丛的分支到心壁内神经节交换神经元。节后纤维分布到窦房结(主要由右迷走神经分布)、心房肌、心室肌和冠状动脉。其生理作用与交感神经相反，但对心室和冠状动脉的作用较小。

2. 传入神经 传导心脏痛觉的纤维沿交感神经而行，到脊髓胸 1～4、5 后角交换神经元。后角发出的第二级纤维交叉到对侧，在脊髓丘脑前束内上行到丘脑腹后核。该核是脑内感受内脏疼痛的主要部位。心绞痛时，疼痛常位于心前区并放射到左上臂及前臂内侧，这种牵涉痛可能与心脏痛觉传入与上述部位的传入神经都传至脊髓胸 1～4、5 节段有关。

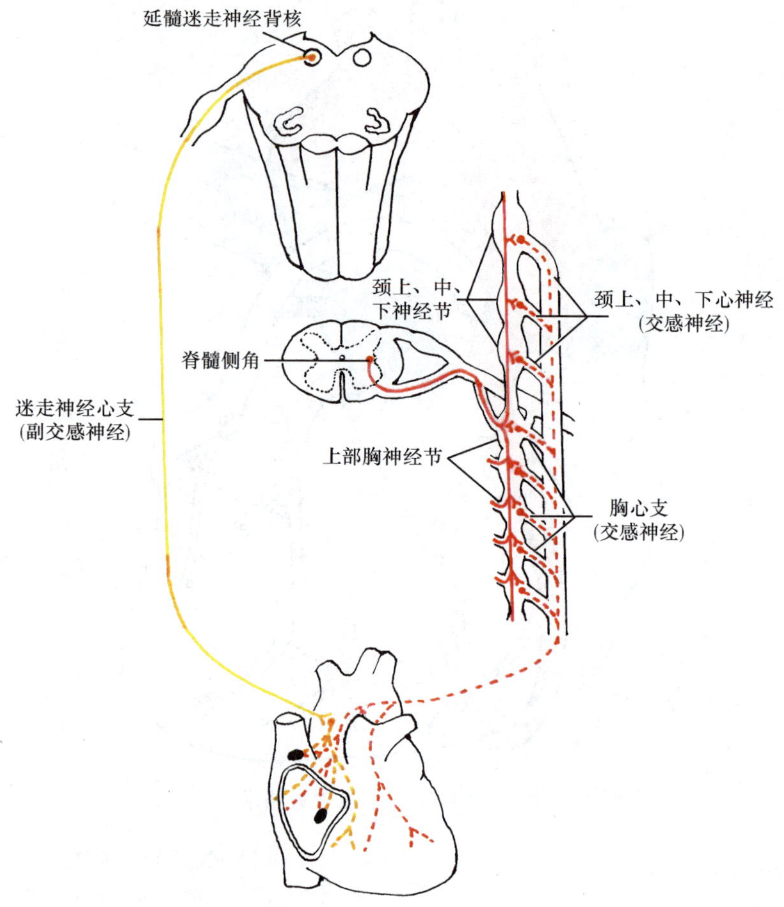

图 3-14-56　心的内脏运动神经

传导心脏压力或牵张等刺激的传入纤维随迷走神经上行至延髓孤束核。孤束核是心脏和血管内感受器传入的中枢转换站，由其发出的纤维与脑干网状结构及其他脑部发生复杂联系，而且多种激素与递质作用于该核，又可间接影响心血管活动。

除上述以外，最近经免疫细胞化学证实，心房、窦房结和房室结组织、冠状动脉周围有肽能神经纤维。同时，也发现大鼠下丘脑和脑桥被盖等处显示出对心房肽有免疫反应的神经元，推测心房肽可能作为一种中枢神经递质或神经调节物质，对心脏、血管的功能有调节作用。

三、大血管根部解剖

心底和左、右心室上部与大血管相连，是心脏比较固定的部分。右心房上、下方分别有上、下腔静脉注入，左心房两侧有左右肺上、下静脉注入，起于右心室的肺动脉干行向左上方；起于左心室的升主动脉在肺动脉干的后方向右上方走行。这些与心脏附连的大血管根部，不同程度地被心包覆盖(参看心包与大血管根部的关系)。本节仅对肺动脉干和升主动脉根部的重要结构予以阐述。

(一) 肺动脉瓣和肺动脉干

1. 肺动脉瓣 valvulae arteriae pulmonalis　介于右心室漏斗部和肺动脉干之间，通常为三个半月形瓣膜，据其位置关系称前瓣、右瓣和左瓣。偶尔，有一个无功能意义的第四肺动脉瓣，更罕见者只有两个半月瓣。每一半月瓣的游离缘中央有一纤维软骨性小结，称为**半月瓣小结**(Morgagni 小结或 Aranti 小结)；瓣的基底呈“U”形或半月形，附于肺动脉瓣环，相邻半月瓣连合(交界)附着在瓣环的最远侧。肺动脉瓣的微细结构与主动脉瓣结构相似，但较菲薄(参看主动脉瓣)。

肺动脉左瓣和右瓣的内侧部与主动脉壁贴邻，肺动脉瓣后连合（左、右瓣交界处）与主动脉瓣前连合（主动脉左、右瓣交界处）相对应，但高于主动脉瓣，两者间借锥状韧带相连。当进行肺动脉瓣狭窄直视手术时，切开肺动脉前连合应加注意，过深地切透肺动脉壁可能伤及主动脉（图 3-14-57）。

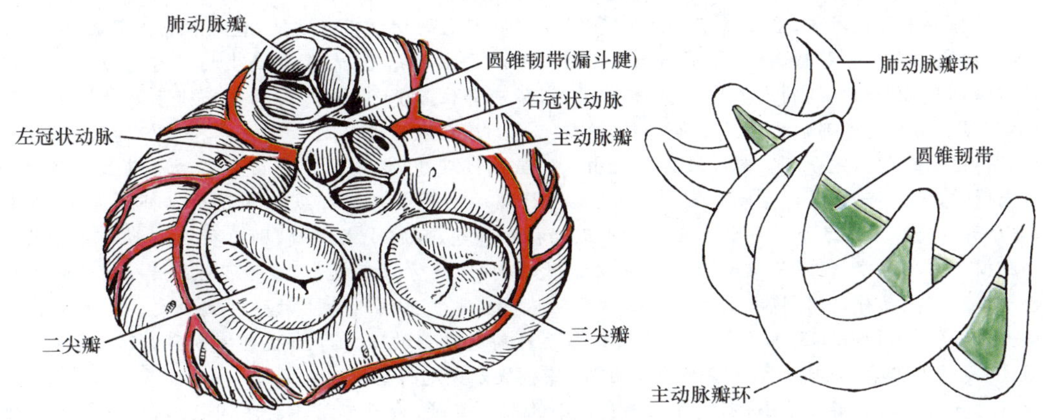

图 3-14-57 肺动脉瓣后连合与主动脉瓣前连合的关系

肺动脉瓣环有右心室漏斗部肌肉附连，因肺动脉瓣下为心肌，不易剥制和缝合，而且同种和异种主动脉瓣移植实验证实，心肌是移植瓣膜迟发性钙化和瘢痕形成的焦点，它可引起迟发性瓣叶变形和功能障碍。亦有资料表明，植入宿主内的心肌比纤维组织有更大的排斥反应，因此，目前一般不用肺动脉瓣制作心生物瓣膜。

2. 肺动脉干 truncus pulmonalis 起于右心室漏斗部，起始处有肺动脉瓣环及肺动脉瓣，与每一半月瓣相对的肺动脉壁稍凹陷称**肺动脉窦**（肺动脉 Valsalva 窦）。肺动脉干向左上后方斜行。开始在升主动脉前方，接着居其左侧，至主动脉弓下面分为左、右肺动脉。右肺动脉按其走向及口径似乎是肺动脉干的延续，这可能是右心各种类型栓子易进入右肺动脉的原因之一。

肺动脉干全长约 4.5cm，与升主动脉被脏心包包裹于一个共同的浆膜心包鞘内，两动脉间借疏松结缔组织相连，在手术中易将两者钝性分离。肺动脉干位置表浅，易于显露而且管壁较薄，可用作手术径路。如肺动脉狭窄直视切开术，经肺动脉腔内闭合开放的动脉导管等，均可切开肺动脉干进行。

肺动脉干前面隔以心包、胸膜、左肺，与左侧第 2 肋间隙前端邻近；后方隔心包横窦与左心房毗邻，在其起始部后方尚有升主动脉和左冠状动脉起始段；肺动脉干两侧有左、右心耳和冠状动脉。

（二）主动脉根的解剖

主动脉根 aortic root 尚无明确的涵义。有人将这一术语包括主动脉瓣环、主动脉窦和左、右冠状动脉口，亦有人将该术语泛指升主动脉起始部和主动脉瓣下结构。此处将阐述升主动脉起始部的重要结构。因主动脉根位于心脏的中心部位，无论左心或右心手术皆会涉及该部，故有重要外科意义。

1. 主动脉瓣 valvulae arteriae aortae 附于升主动脉起始部的主动脉瓣环上，介于左心室流出道和升主动脉之间。主动脉瓣通常为三个半月形瓣膜，据其位置关系称为左瓣（左冠状瓣）、右瓣（右冠状瓣）和后瓣（无冠状动脉瓣）。主动脉瓣呈二瓣型者相对稍多，并且常常发生钙化性主动脉瓣狭窄，偶尔可出现四瓣或五瓣型。每个半月瓣游离缘中央有明显的小结称**主动脉瓣小结**（Aranti 结或 Morgagni 结），靠游离缘的心室面可见一白线 linea alba，是瓣膜闭合线的标志。白线和游离缘之间尤其是靠近瓣连合处，瓣叶呈半透明状而且常有小窗孔。lambl 赘生物常在小结或闭合线处。每一半月瓣基底呈"U"形或半月形，附着于主动脉瓣环，瓣连合附着位置较高，至瓣环的最远侧部。主动脉左瓣和后瓣瓣环下方有瓣膜间隔与二尖瓣前瓣延续，故有人将二尖瓣前瓣、主动脉左瓣、后瓣视为一个整体而称为"**主动脉-心室膜**。"

2. 主动脉窦 与半月瓣相对的主动脉壁向外凹陷扩张部称主动脉窦或 Valsalva 窦。窦下界为主动脉瓣环。主动脉瓣环于瓣膜连合处彼此相连，在连接平面的主动脉壁上有一弧形嵴，称**主动脉窦嵴**，该嵴为主动脉窦上界。主动脉窦的高度即从主动脉瓣环最低点至主动脉窦嵴的距离。在成人，主动脉后窦平均 1.81cm、左窦 1.84cm、右窦 1.94cm，用同种或异种主动脉瓣制作生物瓣支架时，应考虑主动脉窦的高度。

主动脉瓣疾病手术

主动脉瓣疾病主要是获得性风湿性心脏瓣膜病，可为狭窄、关闭不全或两者兼有。治疗的主要方法是瓣膜置换术，某些先天性主动脉瓣狭窄和瓣叶脱垂所致关闭不全可行成形术。

主动脉瓣膜置换术中，应注意下述问题：①升主动脉壁上的切口不宜过低，直距右冠状窦上方20cm以上，否则在缝闭主动脉壁时，张力大易出血或需要补片加宽主动脉壁，尤其置换生物瓣时更应注意。②因主动脉瓣环呈三个相延续的半弧形，交界部位置高，弧底部位置低，因此缝线时一定缝于瓣叶的基底附着部或瓣环上，而在交界部则于下1/3处进针，这样可达到缝线既牢固又近于同一水平。但缝线不宜过深，以免损伤主动脉壁。充分加宽瓣环及左室流出道。虽然较理想，但手术较复杂。主动脉瓣上窄：膜样窄，手术尚简单，效果好；壶腹样主动脉窄，切除狭窄段行端端吻合或狭窄部纵行切开后以补片加宽；条索样窄，整个升主动脉发育不全。如管腔尚大时可纵切补片加宽，如腔小或闭锁，则可行人造血管移植术。当主动脉瓣上广泛狭窄，瓣膜严重畸形和粘连，瓣环太小时，上述方法不能奏效，则可用带瓣人造外管道移植于左心尖和降主动脉之间，将原来左室出路于主动脉窦水平之上切断升主动脉并闭锁之。左室以新的通道排出血液（图3-14-58），造成出血。③右冠瓣与无冠瓣交界部的下方即为膜部室间隔，其后下方有传导束通过，缝时不宜深，否则可致Ⅲ°房室传导阻滞，需按置永久起搏器。

有时如遇主动脉瓣环过小，不能置入满意大小的人造瓣时，为此可用各种不同技术，以扩大主动脉瓣环。包括①经无冠窦或无冠窦与左冠窦交界部切开，包括二尖瓣前瓣基部亦切开，用一涤纶补片修补主动脉切口、主动脉瓣环及二尖瓣基部，然后于已扩大的瓣环缝置一人造瓣。②经主动脉前壁切开，并进一步切开右室流出道与室间隔，再充分扩大瓣环及左室流出道（见关于主动脉瓣狭窄及其上下梗阻手术节）。③瓣环及瓣环上联合法扩大瓣环，以Gore-Tex片加宽无冠状窦部，以该处为形成新瓣环的后部，原左右冠瓣附着部为前部，则扩大了动脉瓣环（图3-14-59）。

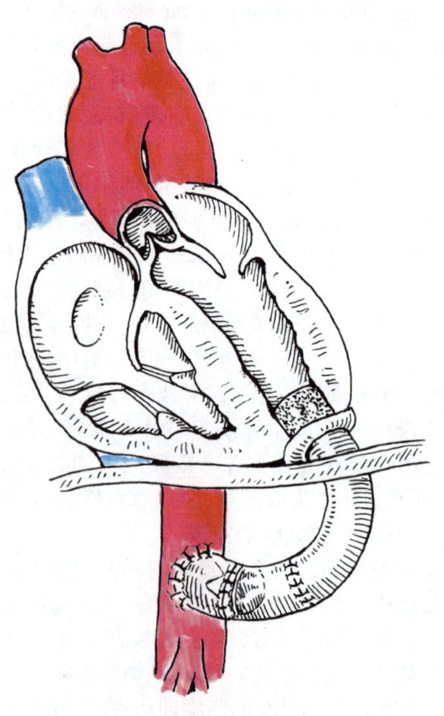

图3-14-58　带瓣人造外管道左室尖-降主动脉移植术

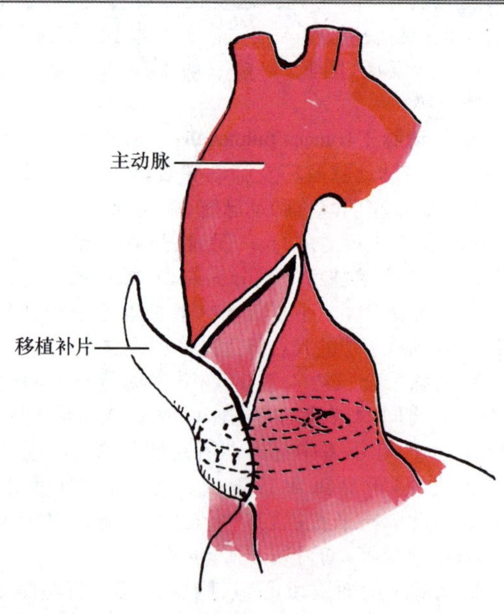

图3-14-59　瓣环及瓣环上联合扩大瓣环法

左、右冠状动脉开口于主动脉左、右窦。动脉开口位置，90%以上位于主动脉窦嵴以下，平主动脉瓣游离缘或游离缘以上，冠状动脉口未被瓣膜掩盖。少数标本冠状动脉口位于主动脉窦嵴以上，做主动脉切口时应注意勿将其误伤。

主动脉窦的毗邻关系有重要外科意义。为了阐述方便，可将主动脉各窦均分为三部：中间部、左侧部和右侧部。

主动脉右窦中间部与室上嵴为邻；左侧部（前部）与右心室流出道的室上嵴和肺动脉瓣交接区邻近；右侧部（后部）与室上嵴后下方的右心室腔有关。主动脉窦动脉瘤好发于主动脉右窦。因整个右窦与右心室关系密切，故主动脉右窦动脉瘤破裂多破入右心室流出道或破入室上嵴下方的右心室腔。主动脉右窦下方为室间隔，其中，肌性室间隔位于右窦中间部和左侧部的下方，右侧部（后部）下方为膜性室间隔或肌性室间隔。Konno 等对治疗先天性主动脉狭窄并伴主动脉瓣环发育不全提出了瓣膜置换新方法，其主动脉切口即经右冠状动脉口左侧垂直切开主动脉右窦至室间隔（图3-14-60）。

主动脉后窦又称无冠状动脉窦，其右侧部和中间部与右心房、房间隔有关，其左侧部与左心房为邻。在主动脉后窦的右侧部、中间部下方是膜性间隔或肌性室间隔（中间部下方通常是膜性室间隔）以及中央纤维体；左侧部下方与二尖瓣有关。主动脉后窦左侧部和主动脉左窦的左侧部（后部）的毗邻关系与后窦左侧部相似，是与心室壁无关联的主动脉壁。Manouguian 和 Seybold-Epting 补片扩大主动脉环所做的主动脉横切口即经主动脉后窦和左窦连接之间到二尖瓣（图3-14-60）。由于主动脉后窦与右心房、左心房及房间隔关系密切，故主动脉后窦动脉瘤破裂多破入右心房，其次是左心房。

主动脉左窦左侧部（后部）毗邻关系与后窦左侧部相似，即后方与左心房毗邻，下方与二尖瓣前瓣有关；左窦中间部直接与心外膜邻近，是唯一与心腔无关的主动脉壁；左窦右侧部（前部）与肺动脉干为邻，其下方是肌性室间隔。主动脉左窦动脉瘤很少见，当其破裂时可破入左心房，或者破入心包腔，引起急性心包填塞。

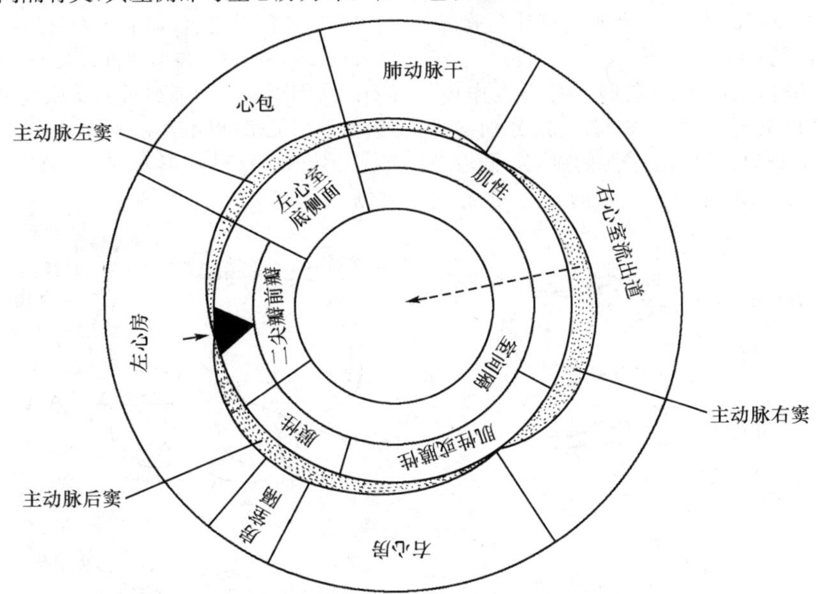

图 3-14-60　主动脉窦的毗邻

四、心和大血管根部畸形

在胚胎发育第 3 周中期，位于胚盘中线两侧与索前板前方的脏壁中胚层内的细胞，分化形成血管细胞簇 angiogenetic cell cluster，它们经过生长、分化以及形态发生 morphogenesis 等一系列演变过程，约至胚胎第 7 周基本达胎儿心血管形态的定形状态。在发育过程中的任何障碍，均可引起各种畸形。

现就临床上较重要畸形简述如下：

（一）房间隔缺损

房间隔缺损是先天性心脏病中最常见的一种病变。据黄铭新等对 4043 例先天性心脏病分析，房间隔缺损占 26.1%。

在胚胎发育第 4 周末，心房在动脉干两侧扩张，心房顶部产生一凹陷，该处随着其两侧心房迅速扩大而在心房腔内形成一个呈镰状的嵴（图3-14-61），称**第一隔**或原发隔 sepem primum。该隔向房室管心内膜垫方向伸展，将原始心房初步分隔为左、右心房。

原发隔与心内膜垫之间的孔即**第一孔**或原发孔 foramen primum 或原发口 ostium primum。随着进一步发育，房室管上、下心内膜垫的扩张部分沿原发隔边缘生长，逐渐将第一孔封闭。在封闭完成之前，原发隔上部出现一些小孔。其后小孔融合扩大形成**第二孔**或继发孔 foramen secundum，使左、右心房继续保持交通。

第二孔出现后第一隔右侧的心房顶部内折形成**第二隔**或继发隔 septum secundum，其下缘游离呈镰状，镰状下缘的前支向后下伸向房室管中间间隔。以后，继发隔与继发孔重叠，下缘构成卵圆窝的边缘，未被它遮盖的原发隔形成卵圆窝底。这样，左、右心房之间的通道就由一个斜长的裂隙即卵圆孔所构成，原发隔下部覆盖孔的左侧，起瓣膜作用，这种状态一直保持到胎儿诞生。出生后，肺循环建立、左心房压力增高时，原发隔上缘便紧贴继发隔使两者闭合。一般在生后 8～12 个月原发隔和继发隔融合，但约 20%～25%的成人，两心房之间仍保留着一个斜行狭窄的裂隙，称卵圆孔探针开放，在正常情况下不会出现心内血液分流。

静脉窦对心房和房间隔的定形亦有很大作用。静脉窦包括横部和左、右窦角。左、右窦角分别接受左、右侧卵黄静脉、脐静脉和总主静脉的血液。随着窦房褶的出现，静脉窦的左部和心房左侧分开，静脉窦至心房的入口右移。以后，左侧静脉消失，左窦角的近侧部和静脉窦横部形成冠状窦。由于左侧静脉消失，右窦角和右侧的静脉增大，随后右窦角逐渐并入右心房。右窦角入口（窦房孔 sinuatial orifice）两侧的皱襞，即左、右静脉瓣在背侧颅端合并形成一嵴，称**假隔 septum spurium**。以后假隔和左静脉瓣与发育中的房间隔合并，右静脉瓣形成右心房界嵴和下腔静脉瓣、冠状窦瓣等（图3-14-62）。

在发育过程中，如果原发隔上部形成继发孔时组织吸收过度，或继发隔发育不全甚至没发育，则形成继发孔型房间隔缺损 ostium secundum defect，这种房间隔缺损较多见，占房间隔缺损的 80%，其缺损在房间隔中部，相当于卵圆窝的部位，手术修补较易。如果原发隔下缘和心内膜垫组织生长停止，原发孔未被封闭，即形成原发孔型房间隔缺损 ostium primumdefect。这种缺损位于房间隔下部，缺损直径较大并常伴有房室瓣裂缺，手术修补比较困难。静脉窦的发育演变障碍可影响房间隔发育，形成上腔型房间隔缺损 superior caval defect 和下腔型房间隔缺损 inferior caval defect。房间隔异常中最严重的是原发隔和继发隔均未发育，心房无房间隔存在，称单心房或共同心房 common atrium。这种畸形常伴有心脏其他部分的严重缺损。

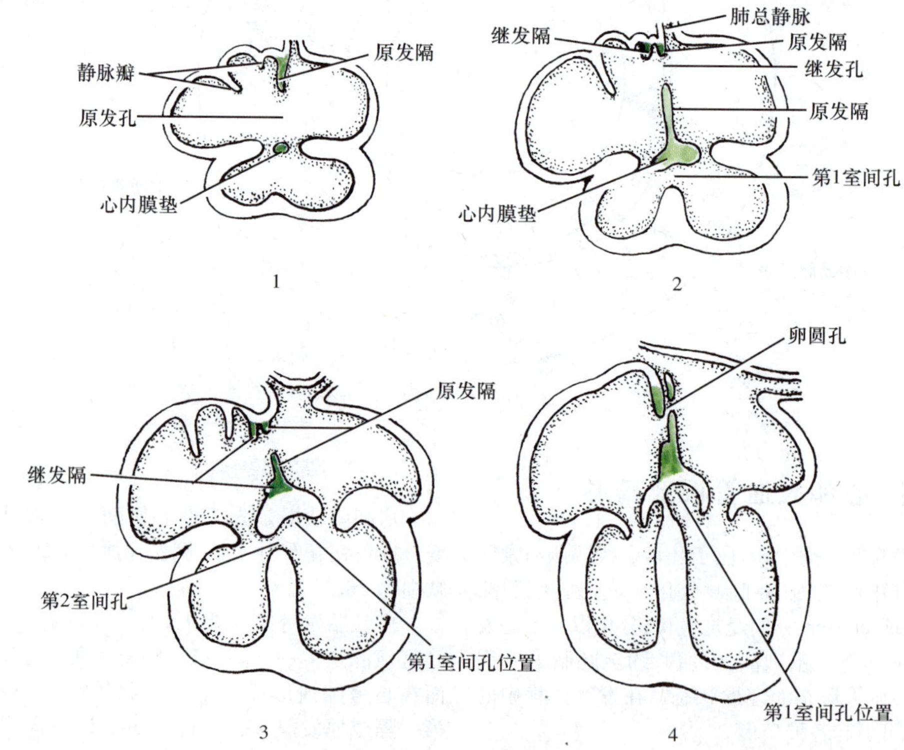

图 3-14-61 房间隔的发育

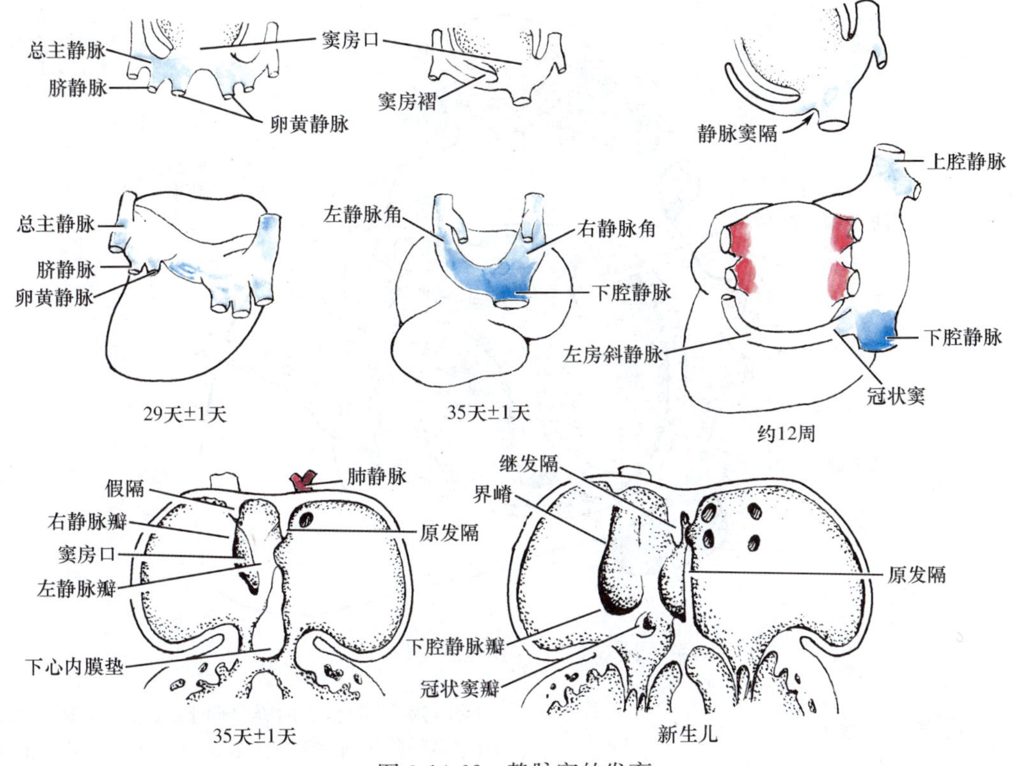

图 3-14-62 静脉窦的发育

房间隔缺损的手术

房间隔缺损如位于冠状静脉窦口的前下方为原发孔房缺 ostium primum，位于其后上方者为继发孔房缺 ostium secundum（图 3-14-63）。

继发孔房缺可分为上腔型、中央型、下腔型和混合型。上腔型（见后述）与混合型往往需要以补片修补，防止上腔静脉和肺静脉口狭窄、左右房腔容积缩小及缝线张力过大而造成房间再通等。余者可直接缝合房缺，效果均属满意。但单纯缝合时要避免将下腔静脉瓣误认为是房缺的下缘，以致造成下腔静脉回血引流到左房，术后出现发绀的严重后果。属下腔型者，因其与下腔静脉口往往无明显界线，所以要把左房后壁一部分作为缺损下缘予以缝合，多以半荷包式缝法完成之。

房缺有时合并肺静脉畸形引流，宜同时修补，根据畸形引流与房缺的位置关系决定直接缝合或补片修补。

房间隔的前上方与主动脉瓣窦相邻，故缝合时不宜过深，以免造成损伤。

房缺合并二尖瓣狭窄病变时称 Lutembacher 综合征，首先处理尖瓣病，后缝补房缺。房缺合并肺动脉狭窄时，则构成三联症 trilogy of Fallot，要将肺动脉瓣狭窄剪开并扩张，可通过肺动脉的纵切口或横切口完成。

原发孔房缺的下缘是两个房室环相交处，房室结与希氏束局部投影在两房室环交界的中点与三尖瓣环和冠状窦口中点间的连线，称为“危险区”。于该区缝合深度不超过 10mm，最好能偏离该线的一侧，沿三尖瓣根部，或沿二尖瓣根部缝合，可免遭房室阻滞的危险。冠状静脉窦口有可能偏于左房侧，应将其矫治到右房侧。但有时偏离较远或多开口时则矫治困难，可任其留在左房，临床上亦无明显影响。

部分型房室管畸形，尚有二尖瓣大瓣不同程度裂开，但瓣环完整，有时合并三尖瓣隔瓣裂或缺如。重点处理二尖瓣大瓣裂，尽量舒展其卷曲和剥薄其增厚的边缘，必要时切断某些不重要的腱索，然后由瓣根向瓣缘间断结节缝合，于瓣缘侧保留数毫米不予缝合，这样反而能减少反流的发生，并进行加压注水试验至满意为止。完全型房室管畸形病理解剖包括原发孔房间隔缺损，二、三尖瓣的大瓣与隔瓣完全裂开，形成前尖瓣与后尖瓣，尖瓣下有室间隔缺损。根据前尖瓣下腱索分布的不同进一步分为 A、B、C 三个亚型。

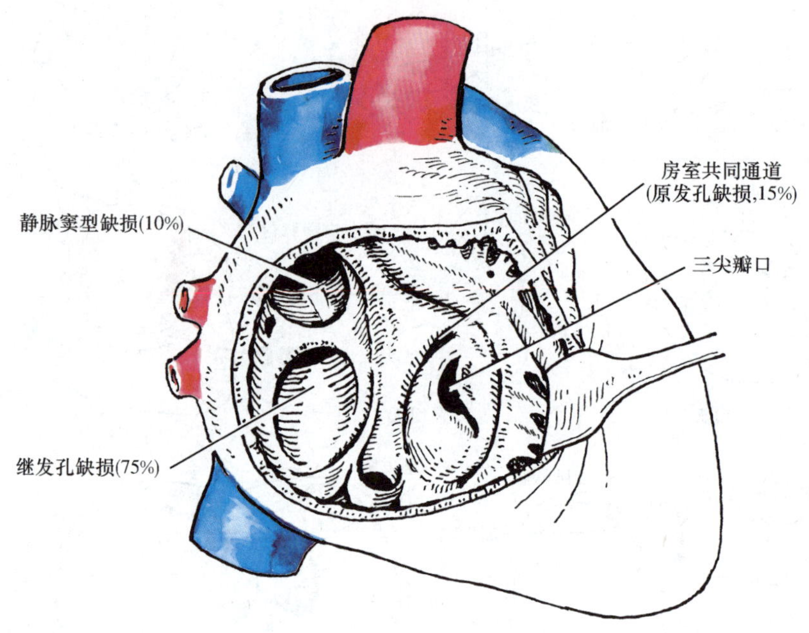

图 3-14-63 继发孔房缺

（二）房室管畸形

房室管畸形是由于心内膜垫发育不全，形成的房室孔分隔异常，亦称心内膜垫缺损。

在正常发育过程中，与心房扩大、房间隔形成的同时，房室管上、下壁出现两个积极增生的组织团，即腹侧(上)心内膜垫和背侧(下)心内膜垫，它们不断生长并向两侧突出成左、右结节。腹、背侧心内膜垫相对生长并逐渐靠拢会合形成中间间隔，将房室管分隔成左、右房室孔。心内膜垫的左、右结节分别形成二尖瓣前瓣和三尖瓣隔瓣。同时，心内膜垫向上、下生长，参与原发孔关闭和室间隔膜部的形成(图 3-14-64)。如果在正常发育过程中受到不同程度障碍，则将产生各种畸形。如腹侧和背侧心内膜垫融合后未向上、下生长，可导致单纯性原发孔型房间隔缺损、室间隔膜部缺损或两者并存。如果两心内膜垫未于房室管中线处完全融合，则出现房室管永存 persistent atrioventricular canal。这种畸形患者，心脏四腔相互沟通，故不仅存在心内由左向右的血液分流，还存在房室间血液返流，使血液循环发生严重紊乱，患儿多在 1 岁内死亡(图 3-14-65)。

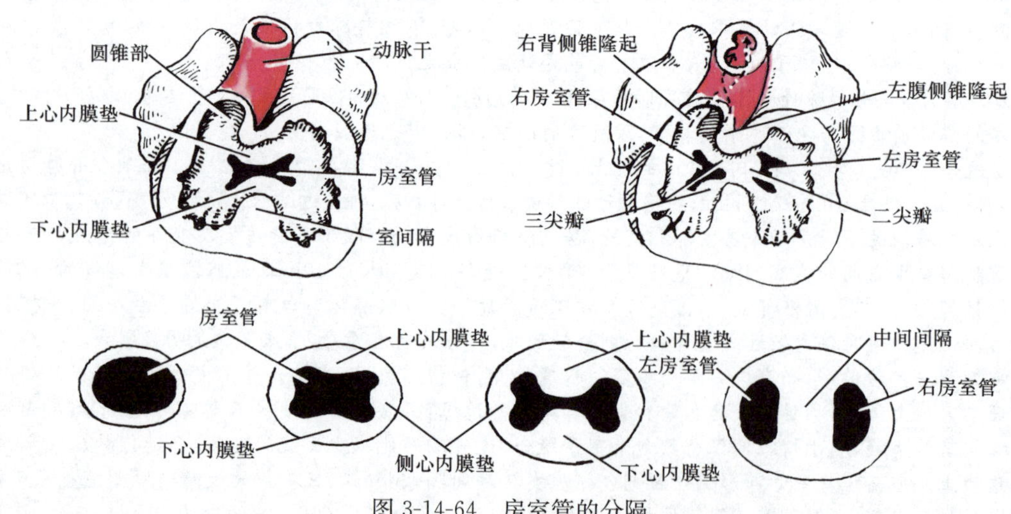

图 3-14-64 房室管的分隔

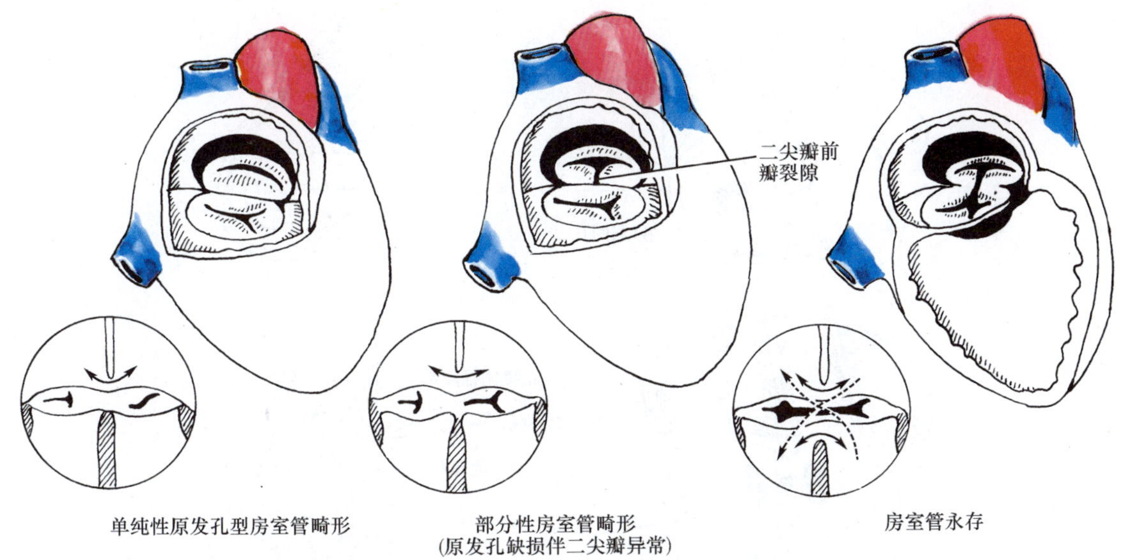

图 3-14-65 房室管畸形

房室管畸形少见，其出现率约占先天性心血管畸形的 0.5%左右。一般认为，该畸形多见于先天性愚型患儿中。近年来，由于对此畸形病理解剖的进一步了解，手术方法的改进，疗效日益提高。

（三）室间隔缺损

室间隔缺损 ventricular septal defect 是最常见的先天性心脏畸形之一。据北京市儿童医院对 459 例小儿先天性心血管疾病分析，室间隔缺损占 30.1%，为小儿先天性心血管疾病的首位。

胚胎发育第 4 周末，原始左、右心室开始扩大。两个扩大中的心室内侧壁成并列位并且逐渐合成肌性室间隔。该隔向上伸展发育与圆锥隔会合；向后伸展与下心内膜垫会合。其后上方与房室心内膜垫之间暂时存留的孔道称室间孔。开始形成的室间隔表面平滑，以后成为室间隔的光滑部。随着心室扩大，心室内壁肌肉不断形成和吸收，室间隔不断延伸，延伸的这部分室间隔凹凸不平，以后形成室间隔小梁化部。如果小梁化部发育受阻，肌性室间隔保持海绵状并留有许多小孔，使左、右心室相通，即导致多发性肌性室间隔缺损。这种缺损孔径小，尤其在心室收缩时更小，血液分流量很少，一般不引起明显症状。

在肌性室间隔形成的同时，沿圆锥部的右背侧壁和左腹侧壁出现**锥隆起** conus swolling 或圆锥嵴。约在第 5 周末，两锥隆起连接形成圆锥隔。隔上方与动脉干的干隔连接；向下与肌性室间隔会合，如果圆锥隔发育障碍，可出现漏斗部室间隔缺损。

室间隔膜部由肌性室间隔上缘、心内膜垫及圆锥隔延伸封闭室间孔而成。在发育中，三个来源中任何一方面组织受阻，室间孔不完全封闭，即造成不同程度的膜部缺损(图 3-14-66)。

室间隔缺损手术

室间隔缺损是常见的先天性心脏病之一，其缺损直径可由 0.3cm 到 3.0cm 不等。室缺的具体发生部位和分型是：漏斗部室缺，分干下型与嵴内型；膜部缺损，分单纯膜部与隔瓣下型；肌部缺损，分光滑窦部与小梁化部。各部有不同的毗邻关系，在手术中应注意保护有关的组织结构(图 3-14-67)。

干下型室缺，恰位于肺动脉瓣环之下，其间无肌组织相隔，由右室侧观通过室缺可见到主动脉瓣右冠状动脉瓣叶。

膜部室缺，除与主动脉邻近外，更重要的是在其后下方有传导束通过。其中小室缺可以直接缝合，但要缝在纤维白环上。对于直径大于 1.0cm 的室缺，尤其无纤维缘者，应用涤纶片修补，在传导束走行区要“超越缝合”，即离开室缺后下缘 0.5cm 左右。肌部室缺很少见，如在小梁化部，从右侧修补多有困难，可从左室切口进行修补。在多发室缺时，肌部缺损容易遗漏，术中应注意检查。

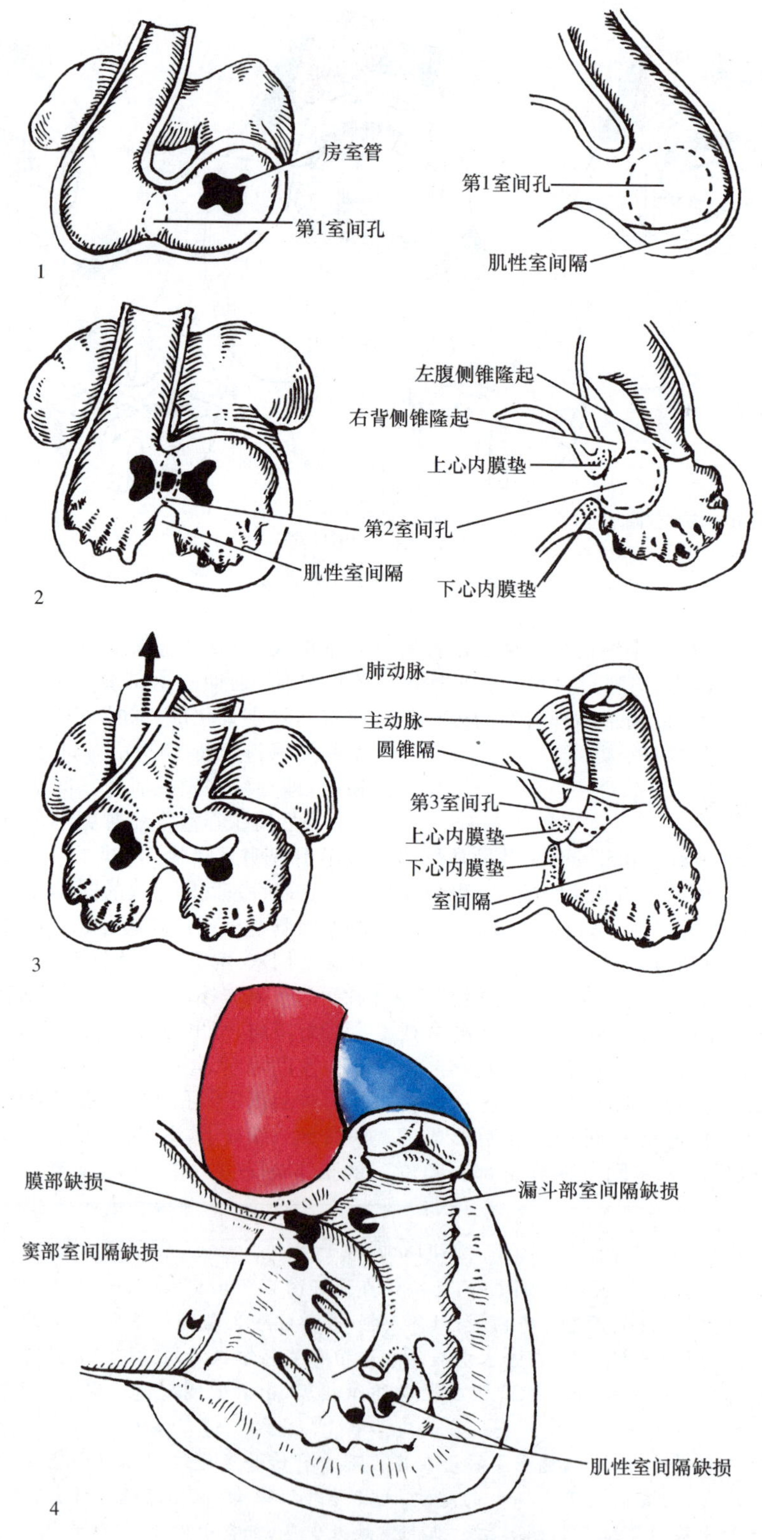

图 3-14-66 室间隔的发育和缺损

1. 室间隔的形成;2. 发育过程中室间隔缺损;1～3. 室间隔的发育;4. 各种部位室间隔缺损

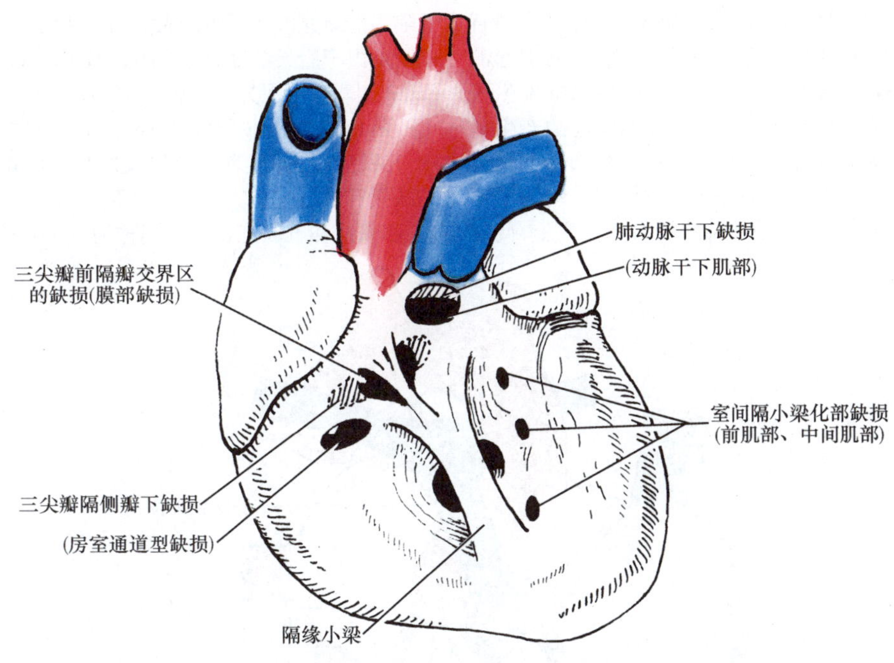

图 3-14-67 室间隔缺损的类型

(四) 动脉干和圆锥部的发育畸形

随着原始心管的进一部发育，心球分为前、后两部。前部称**动脉干**truncus arteriosus，后部称**圆锥部**或心锥 conuscordis，两者常共称**圆锥动脉干**conotruncus。动脉干前端与弓动脉相连处较膨大，称**动脉囊**aortic sac。约在胚胎发育第 4 周末，动脉干内出现前、后位置相对的嵴，即**干隆起**truncus swelling。约在胚胎发育 31 天左右，干隆起融合成**干隔**truncus septum，将动脉干分为右侧的主动脉和左侧的肺动脉。在干隆起出现的同时，圆锥内亦出现一对相似的嵴，称**锥隆起** conus swelling。在干隔形成后，锥隆起互相对着生长，并且向远端朝干隔生长，向近侧朝肌性室间隔方向伸展。约于第 5 周末形成圆锥隔，将圆锥部分为未来的左、右心室流出道。在干隔和圆锥隔形成前后，动脉干和圆锥部尚有下列一些有意义的变化。

(1) 动脉干近侧部和圆锥部发生逆时针方向(由下向上观察)旋转 110°。因此，干隔和圆锥隔的方位发生螺旋变化：在动脉干近侧部，肺动脉转向右前方，主动脉转向右后方；右心室流出道位于左心室流出道的右前方。

(2) 几乎在出现前、后干隆起的同时，在动脉干与圆锥交界上出现左、右侧隆起。侧隆起以后发育成原始的主动脉右半月瓣、肺动脉左半月瓣；动脉干与圆锥交界处的干隆起演变为主动脉和肺动脉的前、后半月瓣。当动脉干近侧部旋转后，半月瓣位置随之旋转，主动脉三个半月瓣遂称为左瓣、右瓣和后瓣；肺动脉三个半月瓣称前瓣和左、右瓣。

(3) 远端动脉干隔向动脉囊生长，形成**主动脉-肺动脉隔**aortico pulmonary septum。因远端动脉干未发生旋转，因此，肺动脉位于主动脉左侧，其远端与第 6 弓动脉通连；主动脉位于右侧，远端与第 4 弓动脉通连。

(4) 近侧圆锥部吸收缩短。肺动脉瓣下圆锥部吸收缩短较少，主动脉瓣下圆锥部大部吸收，故主动脉瓣环位置低于肺动脉瓣环并且与二尖瓣连接。

在圆锥动脉干发育分隔过程中，任何环节发生障碍均可导致不同程度的各种畸形。例如，干隔和主动脉-肺动脉间隔发育不全可引起主动脉-肺动脉窗；动脉干近侧部和圆锥部旋转不足可引起主动脉骑跨，旋转相反可引起大动脉错位等。

1. Fallot 四联症 tetralogy of Fallot 是最常见的发绀型先天性心脏病。据统计，约占先天性心脏病的 11%～13%。其畸形表现(图 3-14-68)包括①肺动脉狭窄，广义上讲应包括右心室流出道、肺动脉瓣环、肺动脉瓣及肺动脉干的狭窄或梗阻；②室间隔缺损；③主动脉右移骑跨于室间隔缺损处；④右心室肥大。这一畸形的出现一般认为是干锥隔异位 distopia 所致，即在发育过程中，如果干隔和锥隔分隔不匀(肺动脉较细小)，并且旋转不足，主动脉瓣未充分移向肺动脉右后方和左心室流出道相通连，较粗大的主动脉遂骑跨于室间隔之上；因圆锥隔位置偏右，其尾端不能正常地参与室间隔膜部形成，即导致室间隔膜部缺损。由于主动脉直接在室间隔缺损的上方从左、右室腔发出，由此引起的右侧高压使右心室壁肥大。对于 Fallot 四联症发生机制尚有不同看法，如 Van Praagh 认为四联症的产生是肺动脉下圆锥发育不全的结果。即由于肺动脉下圆锥发育不全使右心室漏斗部短缩、狭小；使圆锥动脉干不能发生正常旋转，致使主动脉骑跨于右心室之上；使圆锥隔不能填充室间孔而造成室间隔缺损；至于右心室肥厚则是由于后天继发而形成的。因而，Van Praagh 认为 Fallot 四联症可视为单一症 monology。

Fallot 四联症如果同时存在房间隔缺损则称 Fallot 五联症；若畸形表现为先天性肺动脉瓣狭窄、房间隔缺损和右心室肥大，则称 Fallot 三联症。Fallot 三联症、四联症和五联症也常共同称为 Fallot 综合征。

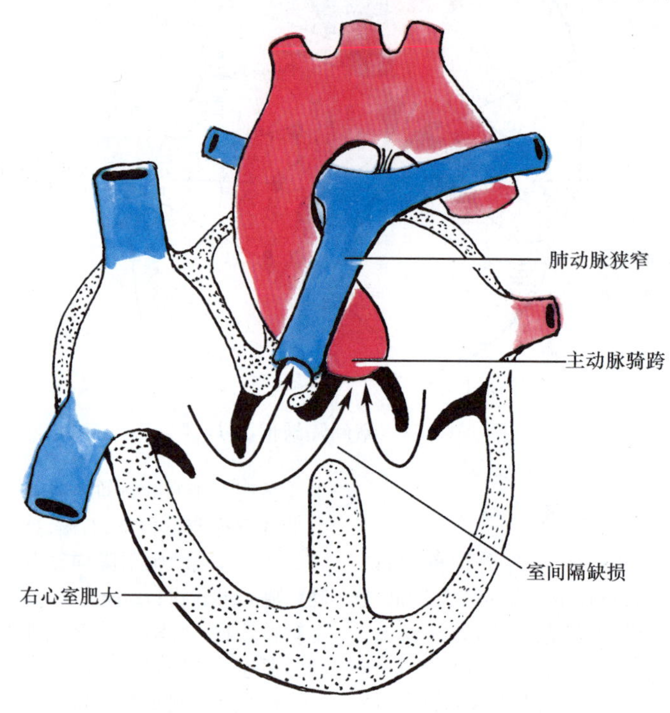

图 3-14-68　Fallot 四联症

法洛四联症手术

法洛四联症是一较常见的先天性发绀性心脏病，占全部先天性心脏病的 12%～14%，占先天性发绀性心脏病的 50%～90%。本病的胚胎发生是“圆锥旋转与分隔不全”及“肺动脉下发育不全”所致。主动脉瓣未能充分向肺动脉瓣的左后下方移动，因而未能与左室完全沟通而骑跨于室间隔之上，致使与左右室相通。由于圆锥动脉干分隔不均，肺动脉小于主动脉。虽室间隔各部发育完整，因圆锥间隔前移，与正常位的窦部间隔未能对拢出现间隙而形成室间隔缺损。如肺动脉圆锥发育良好，漏斗部与肺动脉之间往往形成第三心室与管状狭窄，如发育不全时，它可部分或完全缺如，则形成肺动脉瓣下型室缺。

法洛四联症的基本病理解剖特点是：①肺动脉狭窄；②室间隔缺损；③主动脉骑跨；④右心室肥厚(图 3-14-69)。

目前除周围肺动脉发育不好外，均已趋于根治术，手术早、晚期死亡率均在 5%左右。

心内修补右室流出道与肺动脉是手术的关键，在疏通流出道时要避免室间隔的穿通，疏通标准成人在直径 1.6cm 以上，儿童 1.3cm 以上，婴幼儿 0.9～1.0cm 以上。疏通后右室与左定的压力比应小于 0.75。

室缺修补是本手术的第二个关键，术后“残余漏”目前仍有发生。其次是避免损伤传导组织，为此必须熟知传导系的走行(图 3-14-70)。在该部位要超越缝合和浅缝合，三尖瓣环处缝于隔瓣叶基部而不超过瓣环。法洛四联症手术极易发生右束支阻滞，缝针离开圆锥乳头肌并注意保护调节束有可能避免发生右束支阻滞。第三，在主动脉瓣环及其附近操作时，要避免主动脉瓣叶的损伤。

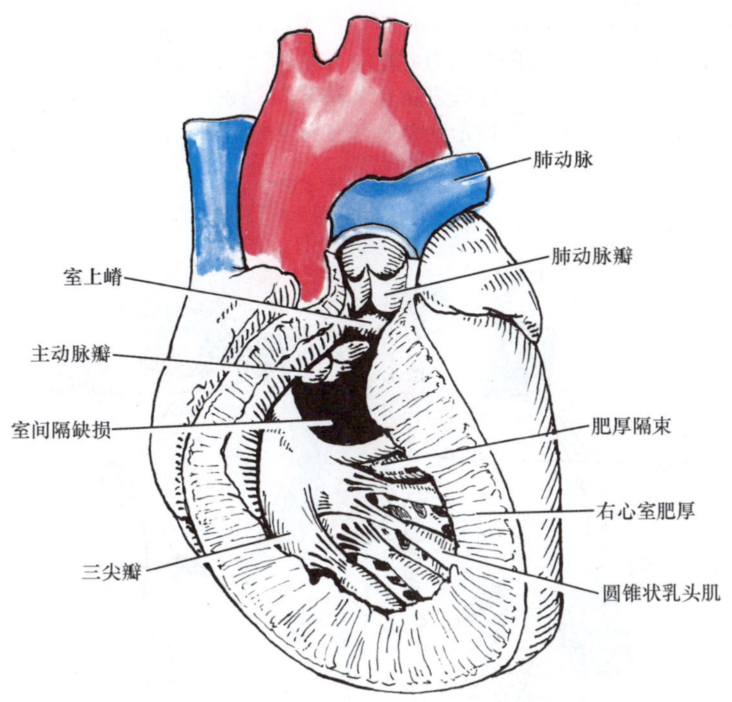

图 3-14-69 Fallot 四联症的解剖所见

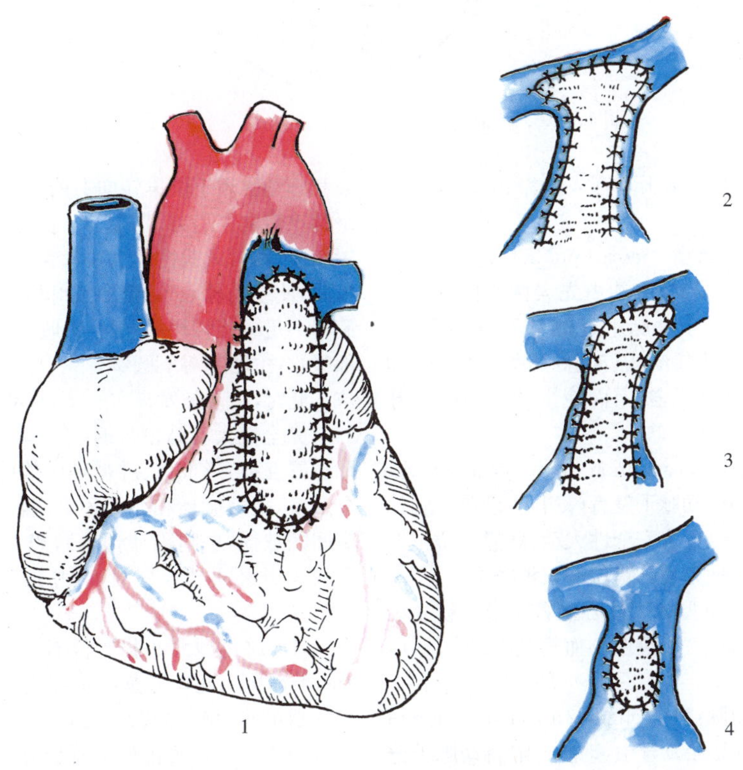

图 3-14-70 右心室流出道与肺动脉补片加宽

1. 补片扩大右心室流出道出肺动脉；2. 补片扩大左、右肺动脉开口；3. 补片扩大左肺动脉开口；4. 补片扩大肺动脉干狭窄

2. 动脉干永存 persistent truncus arteriosus 在正常发育情况下，动脉干被一螺旋形干隔分隔为主动脉和肺动脉。如果在干隔发育过程中，干隆起未融合和下降或干隔未发育，则可出现不同类型的永存动脉干(图3-14-71)。由于干隔缺损以及干隔未与圆锥隔合并，所以永存动脉干常伴半月瓣发育不全和室间隔缺损。未被分隔开的动脉干跨越左、右心室并接受来自两侧的血液。

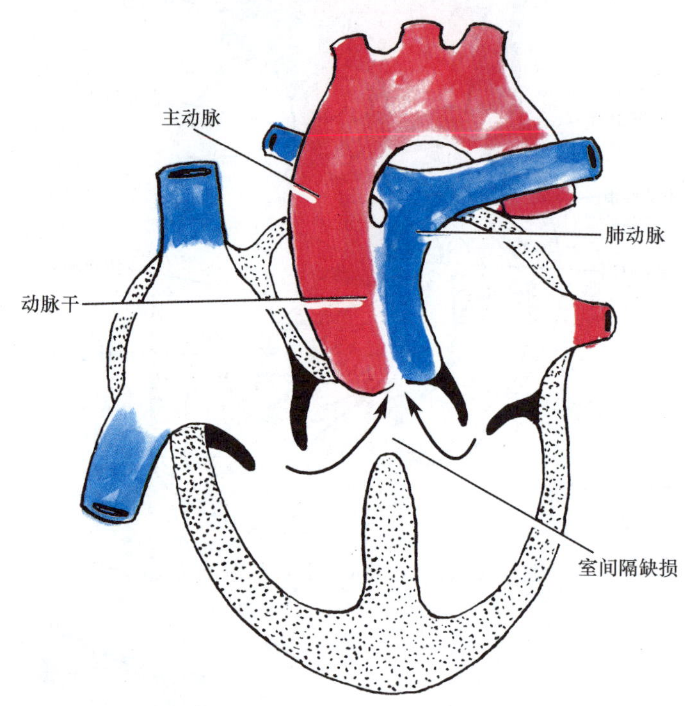

图 3-14-71 动脉干共存

据国内统计，小儿动脉干永存发病率占 2%，与国外报道近似。

3. 主动脉-肺动脉窗 aorto-pulmonary window 又称主动脉-肺动脉间隔缺损，约占先天性心血管畸形的 0.2%。其产生是由于动脉干近侧部发育正常，有正常的主动脉瓣和肺动脉瓣，但动脉平远侧部干隔和主动脉肺动脉间隔发育不全，因而使主动脉与肺动脉血流沟通。

4. 大动脉错位 transposition of the great arteries 大动脉错位是指因圆锥动脉干发育障碍，主动脉和肺动脉的位置关系异常。可分为完全性大动脉错位、矫正型大动脉错位和不完全性大动脉错位等三种类型。

大动脉错位是严重型先天性心血管畸形中较多见的一种，小儿发病率高，占先天性心血管畸形的 8%，居第三位。

(1) 完全性大动脉错位 completed transposition of great vessels：在正常胚胎发育中，动脉干隔将动脉干分成右侧的主动脉和左侧的肺动脉。随着动脉干近端和圆锥部发生旋转(从头侧观，顺时针旋转 110°)，肺动脉瓣和肺动脉瓣下圆锥转向右前方，主动脉瓣及主动脉瓣下圆锥转向左后方。与此同时，肺动脉瓣下圆锥吸收缩短较少，发展成肌性的右心室漏斗部；主动脉瓣下圆锥吸收，使主动脉-二尖瓣形成纤维性连续。如果圆锥部旋转不足或旋转相反，而且吸收反常即肺动脉瓣下圆锥部吸收，主动脉瓣下圆锥保留，则形成完全性大动脉错位。此时，主动脉发自右心室，肺动脉出自左心室。

完全性大动脉错位时，在解剖学上主动脉和肺动脉位置互换，形成体、肺循环中静脉血和氧合血液的完全互换，故肺循环和体循环之间若无其他交通畸形(如室间隔缺损、房间隔缺损等)，患儿难于存活。此畸形在我国并不少见，据统计占先天性心脏病尸检的 7.2%～8.8%。

(2) 矫正型大动脉错位 corrected transposition of great vessels：此畸形是在大动脉错位的同时，心室和房室瓣也发生转位，以致右心房与左心室连接，左心房与右心室连接。矫正型大动脉错位时，回流到右心房的静脉血经二尖瓣口至右位心的左心室，再经肺动脉入肺进行气体交换；肺静脉血入左心房后，经三尖瓣口入左位右心室，再经主动脉分布到全身。这样，在功能上纠正了因大血管错位而造成的血液异常，故无临床症状出现。但是，这种畸形患者常伴有一种或多种其他先天性心脏畸形，如房间隔缺损、肺动脉口狭窄、室间隔缺损等。

(3) 右心室双出口 double outlet right ventricle：在胚胎发育过程中，如果圆锥动脉干未充分向中线移动，主动脉瓣下圆锥吸收不全或者未吸收，则两条大动脉发自右心室或肺动脉骑跨在左、右心室之上，同时两大动脉下方均有肌性圆锥结构，形成右心室双出口(图3-14-72)。该畸形伴有室间隔缺损，使左心室血液得以经缺损处进入右心室，再驱入主动脉。

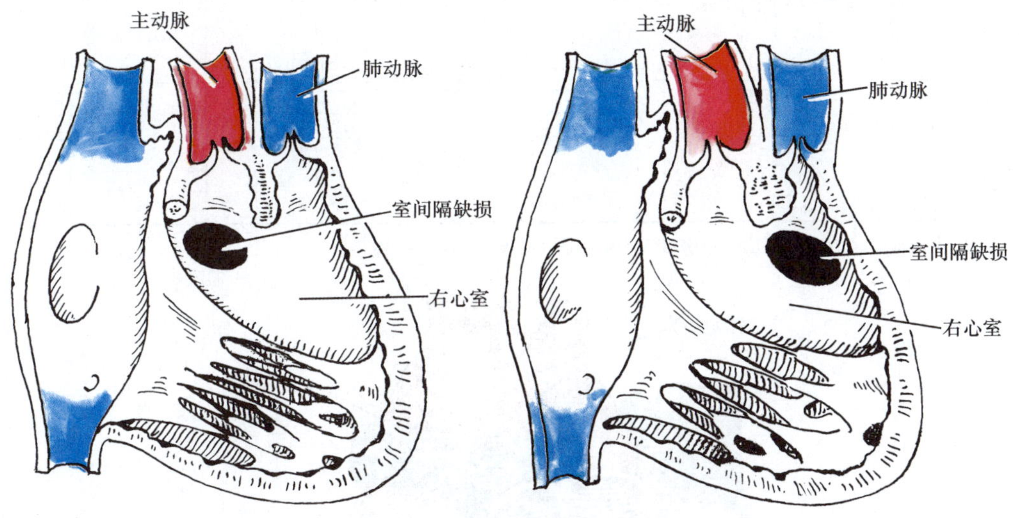

图 3-14-72 右心室双出口

大动脉错位手术

大动脉错位 transposition of the great arteries 分完全型和矫正型两类。其病理解剖为主动脉瓣口位置前移，多在肺动脉瓣口的左前方或右前方。同时瓣口位置抬高，往往高于肺动脉瓣口的水平。主动脉和肺动脉分别与一个心室相连，即主动脉与解剖右室(接受体静脉血)、肺动脉与解剖左室相通(接受肺静脉血)。如果主动脉仍与解剖左室相连、肺动脉与解剖右室相连，仅有大动脉位置的改变，则称为大血管异位(表 3-14-1)。

完全性大动脉错位，如没有心内与大血管的沟通，即无法生存，因此临床上常可遇到合并房缺、合并室缺、合并室缺加肺动脉狭窄以及合并其他心脏血管畸形等。

大血管错位 SDD 型有关解剖如下：心脏形态与大小同正常相似，右室流出道发出主动脉，该右室是解剖右室而起到功能左室作用。左、右冠状动脉起自主动脉根部的前方，主肺动脉位于主动脉的左后方。主动脉瓣的位置高格并远离房室环，而肺动脉瓣位置较低，深埋于二、三尖瓣之间，肺动脉瓣与二尖瓣之间有纤维性连续。房间隔常有卵圆孔未闭或较大房缺(图 3-14-73)。

大血管错位的治疗分姑息性和根治性两类手术：①姑息性手术，a. 球囊房间隔造口术，适用于婴幼儿，使获得延期做根治术的机会；b. 部分房间隔切除术(Blalock-Hanlon 术)，其目的与 a 同，但操作较复杂；c. 肺动脉束扎术，其目的是防止肺血管梗阻性病变的发展，控制充血性心力衰竭，适用于伴有大室缺的婴幼儿。②根治性手术：a. Mustard 手术，用一裤衩形心包片在心房内做隧道转流使体静脉血进左房，肺静脉血进右房，以纠正血液动力学的紊乱。该手术要特别注意避免肺静脉与腔静脉的狭窄与梗阻发生；b. Senning 手术，它不需要像 Mustard 术那样精确设计的补片，而是用自体房间隔与心房壁做成心内与心外隧道，达到体静脉血回左房，肺静脉血回右房的目的；c. Rastelli 手术，应用补片做心内隧道，将左室与主动脉相通，在主肺动脉开口处切断肺动脉并缝合其近心端，移植人造带瓣外管道于右室和肺动脉远心端之间；d. 解剖纠治术，将互相换位的大动脉，均于半月瓣水平上方横断，然后将主动脉与左室发出的肺动脉残根吻合(冠状动脉也同时移过来)，再用一人造带瓣外管道将肺动脉与右室发出的主动脉残根连起来，达到解剖纠正畸形。此术虽最为理想，但技术复杂，死亡率在各法中最高。

表 3-14-1　大动脉转位和大动脉异位的分类

	房室一致组		房室不一致组	
心房位	正	反	正	反
心室襻	右	左	左	右
大动脉转位	RA LA RV LV P A (SDD)	LA RA LV RV P A (ILL)	RA LA LV RV P A (SLL)	LA RA RV LV P A (IDD)
大动脉异位	RA LA RV LV P A (SDL)	LA RA LV RV P A (ILD)	RA LA LV RV P A (SLD)	LA RA RV LV P A (IDL)

注：A：主动脉瓣口；RA：右房；LA：左房；P：肺动脉瓣口；RV：右室；LV：左室。

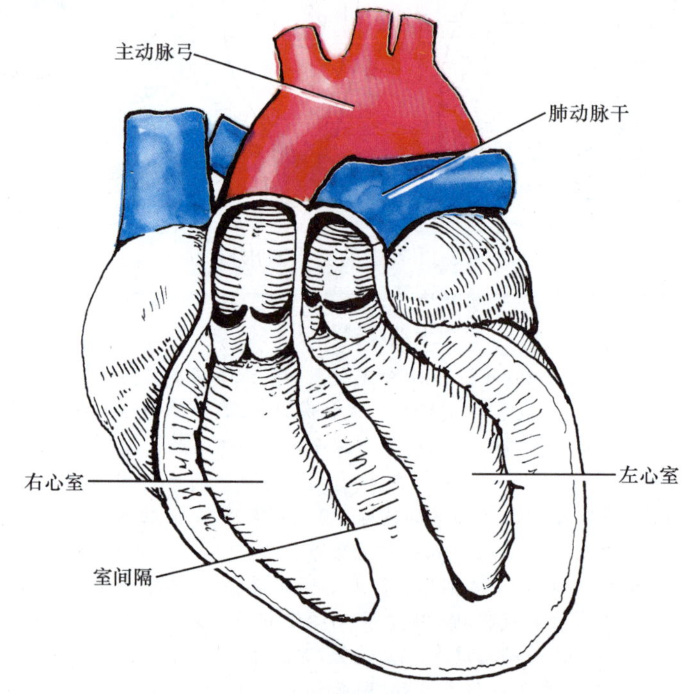

图 3-14-73　大血管错位(SDD 型)解剖所见

主动脉起于解剖右心室并位于肺动脉右前方，肺动脉起于解剖左心室

（五）单心室

单心室 single ventricle 又称共同心室 common ventricle，系指一个心室腔通过二尖瓣口、三尖瓣口或一个共同房室瓣口接受左、右心房的血液。单心室室腔以具有一个大的主腔和一个小残留腔(右心室漏斗部残迹)并伴左侧大动脉错位者最常见(图 3-14-74)。单心室产生原因是由于原始心室左端或右端发育不全，或者肌性室间隔发育障碍。

（六）三尖瓣下移

三尖瓣下移(Ebstein 畸形)约占先天性心血管畸形的 0.7%，其解剖特点主要是三尖瓣隔瓣和后瓣瓣叶基底部未附着在正常三尖瓣环，而是螺旋形向右心室腔下移附着到心室壁上。下移的瓣叶将右心室腔分为两部：心房侧的“房化右心室”和心室侧的“功能性右心室”，前者室壁变薄，不能有效地收缩而影响右心室功能，后者室壁厚度正常，有正常收缩能力，但容积小，功能小于正常右心室。该畸形的隔瓣和后瓣不仅位置下移而且发育较差，以致不能与前瓣密切配合，因而形成三尖瓣关闭不全。据统计，本畸形有85%～90%的病例合并房间隔缺损。

在胚胎发育中，三尖瓣瓣叶由房室环处增厚的间充质-房室心内膜垫演变而来。三尖瓣的发育是在右心室壁不断吸收、破坏（小梁化过程）中形成的。室壁向房室环方向不断破坏吸收，心壁内层游离、中空而变成海绵状。当增生的心内膜垫心室面的心壁变成中空时，这种新形成的瓣膜就被肌性索连于心室壁上，最后索内肌肉组织被致密的结缔组织所代替。这样，瓣叶则借结缔组织索（腱索）连于心室壁内面变粗的肌小梁（乳头肌）上。如果三尖瓣发育中心室壁小梁化过程出现异常，如吸收破坏不完全或未达到房室口，瓣叶、腱索和乳头肌位置下移即形成Ebstein畸形（图3-14-75）。由于三尖瓣前瓣发育过早（胚胎发育第37天左右），受影响较小，故主要表现在隔瓣和后瓣异常。

三尖瓣下移畸形手术

其病变是三尖瓣，主要是隔瓣和后瓣呈螺旋形向心室侧移位，将右室分成两部（图3-14-76）。位于房侧部分其壁薄称为“房化右心室”，不能有效收缩，减低右室功能。位于室侧部分其壁正常称为“功能右心室”，常合并三尖瓣关闭不全与房缺。轻症者可不做手术，重症者可能早期死亡，其症状和寿命决定于病变程度、合并畸形及功能右室的大小，一般存活至30～40岁。

治疗目的在于恢复三尖瓣及右心室的功能，因此三尖瓣成形术或换瓣术是基本方法。手术主要包括：①三尖瓣成形术，将房化右室折叠缝缩，使下移瓣叶附着点提至原来瓣环水平，如果瓣叶条件不好，可行瓣膜置换术。成形术同时根据关闭不全可行环缩术；②闭合房缺，剪除过多的右房壁，使之恢复到近似正常大小的右房。

术中要注意避免传导系统损伤和右冠状血管的损伤。术后易于出现节律紊乱，对大心脏可予以利多卡因静脉点滴。有人报告24例一组病人，有20例出现不同性质的节律紊乱。作者遇到一例，术后出现阵发性室上性心动过速，每分钟达200次，经用各种药物无效，后用同步电转复而好转。

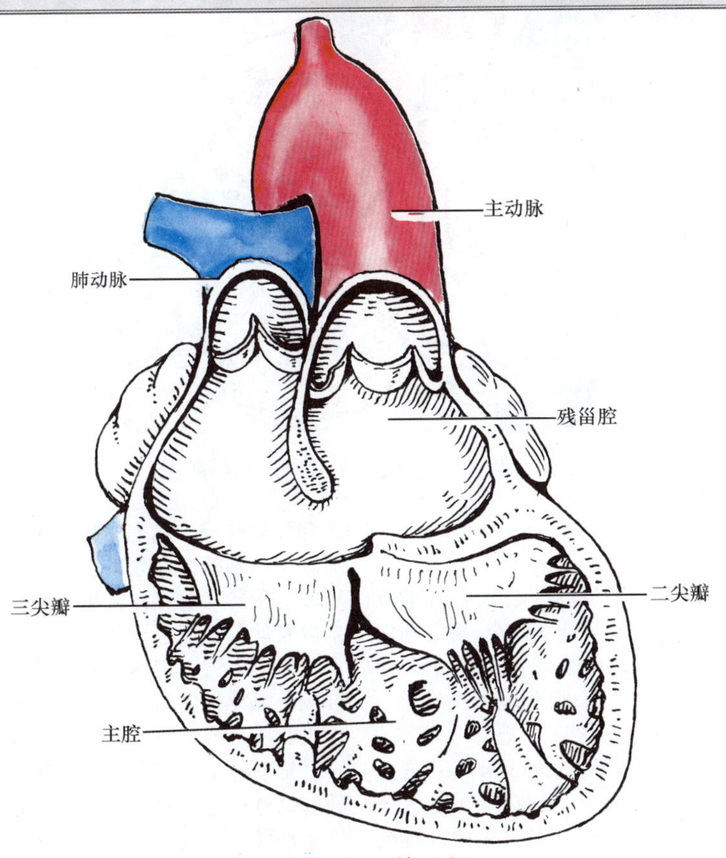

图3-14-74　单心室

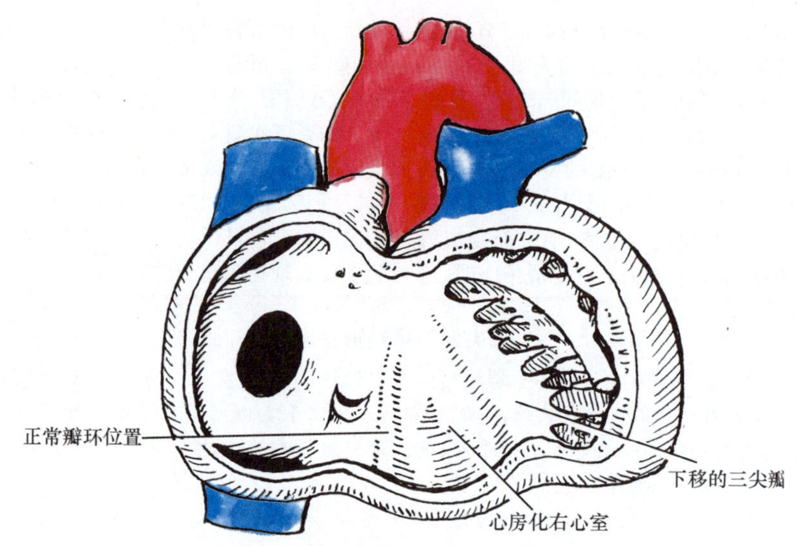

图 3-14-75　三尖瓣下移(Ebstein 畸形)

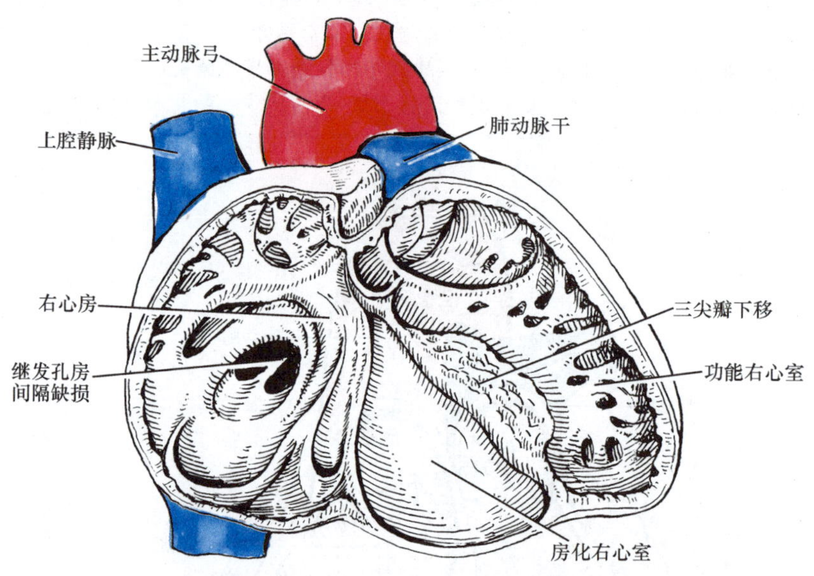

图 3-14-76　三尖瓣下移畸形解剖所见

(七) 肺动脉口狭窄

广义肺动脉口狭窄包括肺动脉瓣狭窄、右心室流出道(漏斗部)狭窄、肺动脉干及其分支狭窄;狭义则仅指肺动脉瓣狭窄。肺动脉口狭窄是较常见的先天性心血管畸形,国内统计占先天性心血管畸形的 13%,其中绝大多数为单纯肺动脉瓣狭窄。

肺动脉瓣狭窄 pulmonary valvular stenosis 是由于肺动脉瓣发育异常的结果(图 3-14-77)。在正常胚胎发育过程中,干隔将动脉干分隔为左右两半,右侧为主动脉,左侧为肺动脉干。如果干隔分隔异常势必影响肺动脉瓣环或主动脉瓣环发育。肺动脉瓣本身由动脉干与圆锥交界处的前、后干膨大以及左侧干膨大形成。干膨大发育异常可导致肺动脉瓣狭窄,甚至闭塞以及动脉瓣形态异常。

右心室流出道狭窄,从胚胎发育上看,可能因为圆锥隔分隔异常使肺动脉下圆锥较小,或者肺动脉干圆锥吸收不全或肌束过度发育之故。

肺动脉干狭窄多因主动脉-肺动脉间隔分隔不匀,使肺动脉细小所致。肺动脉干分支狭窄是由于胚胎早期肺动脉分支发育过程受阻所形成,可能是局限性单个狭窄区,也可能是多个或弥散狭窄区。

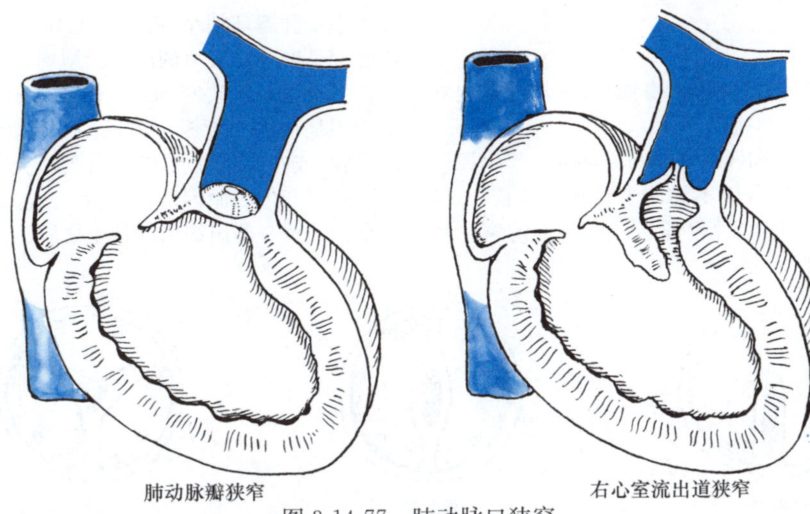

图 3-14-77 肺动脉口狭窄

肺动脉狭窄的手术

本病也是常见先天性心脏病之一，狭义指单纯瓣膜部狭窄，广义指室间隔完整，瓣膜部、漏斗部、瓣环部、肺主动脉干及其分支等处狭窄或它们的某种联合存在(图 3-14-78)。

瓣膜部狭窄主要是三个瓣膜(有时为两个)交界部融合，向肺动脉侧突出呈圆顶状，瓣口仅有 2～10mm，严重者瓣膜可增厚、强直，甚而钙化。该狭窄可继发肺动脉窄后扩张及右室右房肥厚扩大，终至右心衰竭。

较重病例，其右室严重肥厚，肺动脉瓣位置较深，暴露比较困难，可在低温体外循环下手术。

术前右室选择性造影，清楚显示出右室流出道及肺动脉等狭窄的部位与程度，对术式的选择是有很大帮助的，故是常规检查项目。

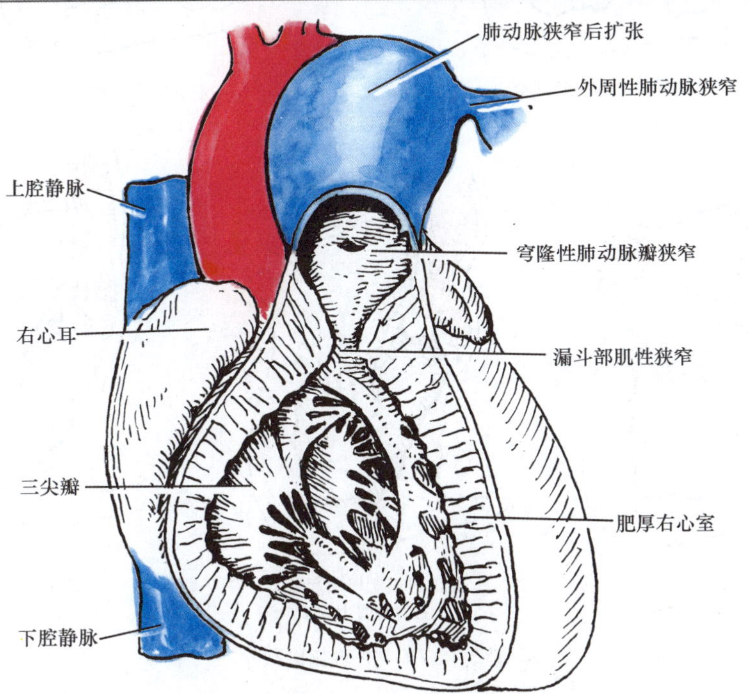

图 3-14-78 肺动脉狭窄的解剖所见

（八）主动脉口狭窄

主动脉口狭窄包括主动脉瓣狭窄、主动脉瓣上和瓣下狭窄三种（图 3-14-79）。

主动脉瓣狭窄 valvular aortic stenosis 产生原因可能由于主动脉干隔分隔不均使主动脉瓣环较小，同时干膨大形成半月瓣的过程异常。该畸形的解剖特点为主动脉瓣环细小、瓣叶形态异常、瓣叶增厚，而且瓣叶交界融合成狭窄的圆锥状结构。

主动脉瓣下狭窄 subvalvular aortic stenosis 的解剖表现是在主动脉瓣下方的左心室流出道有环状的纤维膜，或左心室流出道肌肉肥厚突出于左心室腔。瓣下狭窄产生的原因，可能是由于主动脉圆锥部吸收不全而残留一些组织引起梗阻之故。

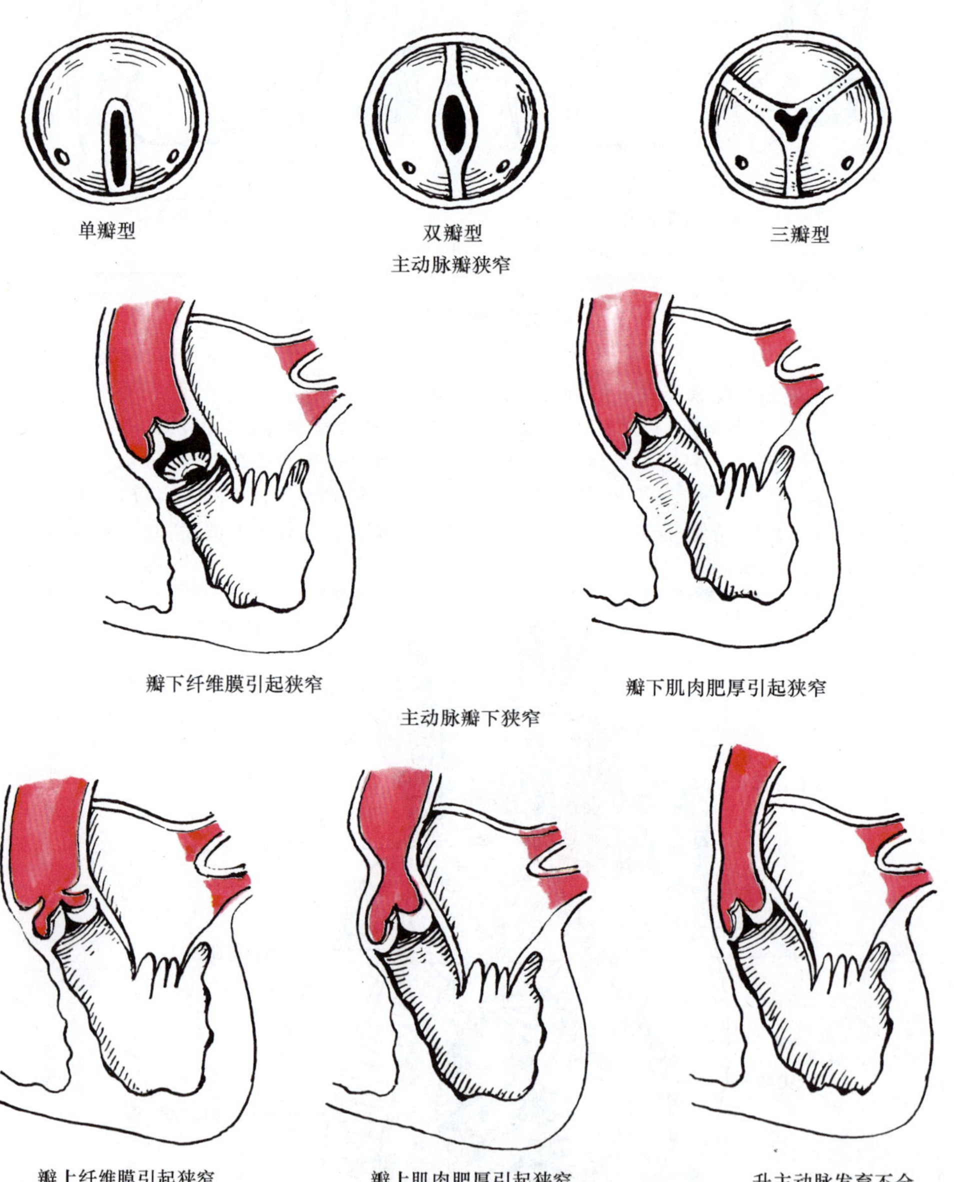

图 3-14-79 主动脉口狭窄

主动脉瓣上狭窄 supervalvular aortic stenosis 是指主动脉窦嵴上方的升主动脉局限性或弥散性狭窄。狭窄形式表现为:①整个升主动脉细小(发育不全型);②在主动脉窦嵴平面有一中心有孔的隔膜(隔膜型);③升主动脉根部环状缩窄,或称砂时漏(hour-glass)样狭窄。主动脉瓣上狭窄产生原因可能在于动脉干隔分隔不均,主动脉发育不全(发育不全型);主动脉根部横行襞(正常发育成主动脉窦嵴)过度发育即形成壶腹样环状缩窄;Bankl 认为隔膜型狭窄是由主动脉瓣叶迷行的组织所形成。

主动脉瓣及其上、下段梗阻手术

该部解剖可分三段:第一段(主动脉瓣下)包括组成左室流出道的二尖瓣前瓣、左心室前壁和室间隔前部(即漏斗部间隔);第二段(主动脉瓣段)包括主动脉瓣叶、瓣环和主动脉瓣窦;第三段(升主动脉段)由主动脉嵴(即主动脉瓣窦上缘至头臂动脉起始部)。

主动脉瓣下窄:①分散性主动脉瓣下窄,可分为隔膜样窄及纤维肌性窄两型。前者是纤维组织薄膜紧贴在主动脉瓣下,膜中心有直径4~12mm的小孔,周边附着缘与二尖瓣前瓣基底缘、主动脉根部的瓣间组织、圆锥间隔的上缘和左室流出道的前外侧壁相连。后者位置稍低,距主动脉瓣 1~3cm,其中有肌性组织,左室肌肥厚比较明显,其四周关系有二尖瓣前叶的基底缘、膜样间隔、圆锥间隔下界及左心室前外侧壁。前者可经主动脉径路;后者可经主动脉、左室或左房径路进行手术切除。②肌肥厚性窄:选择性窄,在左室心肌普遍肥厚的基础上流出道的肌肉更加突出于左室腔,尤其室间隔部分;弥漫性窄,左室流出道与室间隔普遍肥厚,左室腔缩小,可能有二尖瓣关闭不全畸形。手术时纵行切开室间隔前缘肥厚肌肉,达到室间隔上 2/3,深 1.5~2.0cm、宽 0.5cm 的沟。径路可经主动脉、左室或左房。③二尖瓣所致的窄:二尖瓣膜蹼、二尖瓣前叶中部有纤维组织薄膜、条索与室间隔相连可延伸到膜部,可经主动脉与左室径路。如同时处理二尖瓣裂可经左房径路;二尖瓣裂,是二尖瓣蹼的一种变异。单纯二尖瓣裂不会造成明显左室流出道梗阻,只有重症房室管畸型二尖瓣环下移时,才会导致左室流出道明显狭窄。

主动脉瓣窄,有单瓣化、二瓣化、三交界粘连和瓣环过小等。

对于严重瓣下窄合并瓣环发育不全者可行升主动脉纵行切开,进而经左右冠状瓣交界处切开瓣环与室间隔,并同时切开右室流出道,最后以补片。

(九) 肺静脉异常连接

肺静脉异常连接 anomalous pulmonary venous connection 又称肺静脉畸形引流 anoma lous pulmonary venous drainage。该畸形表现为部分或全部肺静脉与左心房连接,肺静脉部分或全部血液直接或间接地经体循环静脉回流到右心房。全部肺静脉血液均引流入右心房者称完全性肺静脉畸形引流;部分肺静脉血引流正常,部分引流至右心房者称部分性肺静脉畸形引流(图 3-14-80)。

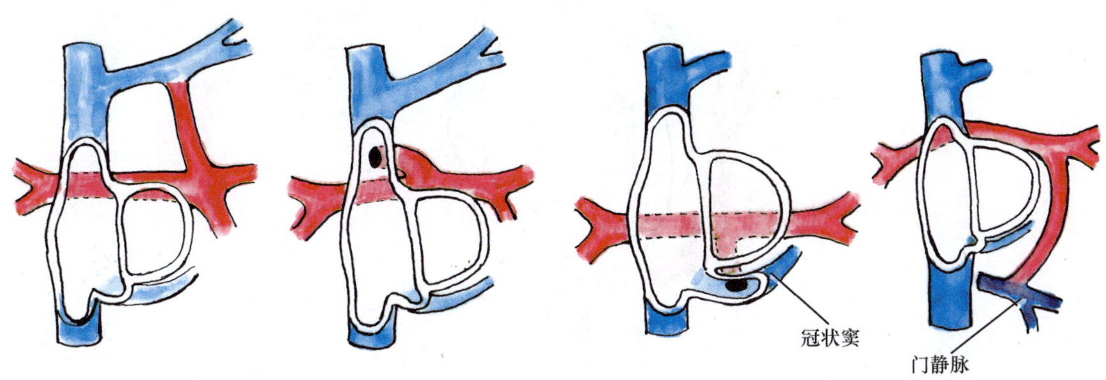

图 3-14-80 肺静脉异常连接

胚胎发育早期，肺芽内的静脉丛不断发育，该丛与总主静脉、脐静脉、卵黄静脉均有交通。以后，肺静脉丛汇集成4条肺静脉。与肺静脉丛发育的同时，心房后壁向后出现憩室样突出称肺静脉干，它朝向产生肺芽的原始前肠的方向生长到背系膜内，以后与4条肺静脉相通。随着心房腔的进一步发育，肺静脉干逐渐被吸收成为左心房后壁的一部分，从而使4条肺静脉干直接开口于左心房。早期肺静脉丛与体静脉的交通支亦逐渐演变消失。如果在胚胎发育中心房肺静脉干发育不全，没有与肺静脉连通，就出现完全性肺静脉畸形引流；如果4条肺静脉中有的肺静脉未与肺静脉干连通，而且与体静脉系的交通支局部残留并且扩大，则出现部分肺静脉畸形引流。

肺静脉畸形引流手术

凡肺静脉未能与左心房直接相连，而是与体静脉和右心房连接者，即为肺静脉畸形引流。如果四支肺静脉干直接与左房相连，称为完全型肺静脉畸形引流，可分为心上型、心内型、心下型和混合型等四种。如为1～3支肺静脉未与左房直接相连，称为部分性肺静脉畸形引流，亦可分为心上、心内、心下、混合型四种。

治疗的目的是重新将畸形引流的肺静脉与左房连接起来。术前必须了解肺静脉有无梗阻、肺静脉共干的位置及其与垂直静脉的关系等。一般部分性肺静脉畸形引流大部均为右侧，其发生几率是左侧的10倍。如遇右下肺静脉畸形引流入右房时，在体外循环手术中游离下腔静脉时易于损伤其与右房连接处或下腔静脉的后壁，引起大出血。为防止这一并发症，在心脏探查时要确定它的存在，并在游离下腔静脉时要轻柔，不用锐器解剖。必要时可在并行循环后再游离下腔静脉。如一旦出血，可用一Feley管在腔内压迫止血，然后缝合，或在体外循环下切开右房，在房内修补。

部分性肺静脉畸形引流一般修补较易，但畸形肺静脉引入上腔静脉或下腔静脉入口时，则常需用补片修补，以避免腔静脉和肺静脉的狭窄(图3-14-81)。

全肺静脉畸形引流，手术矫治的关键在于肺静脉血回心的通道要足够大，如心上型，肺静脉总干与左心房的吻合口长度应达到3.0cm以上，吻合口要一次缝严，避免漏血(图3-14-82)。心内型，无论是直接进入右房或经冠状静脉窦进右房，所有补片要够大。作者为一患冠状静脉窦型全肺静脉畸形引流的7岁病人，所用涤纶补片达4.5cm×5.0cm，术后恢复顺利。

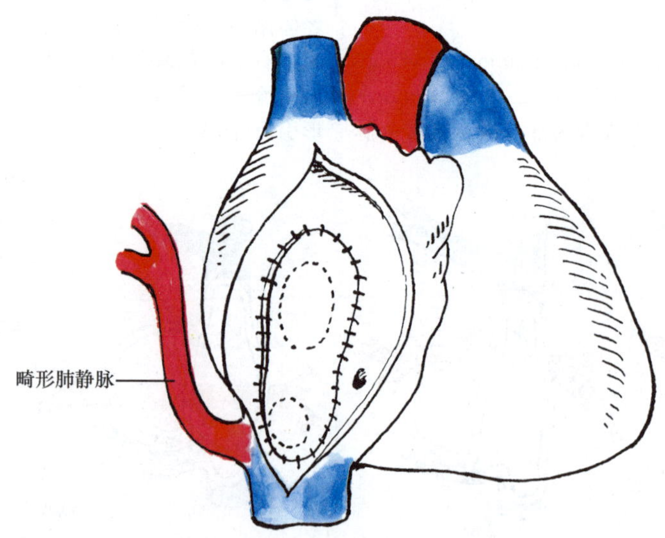

图3-14-81 畸形肺静脉引入下腔静脉入口的修补(右补片法)

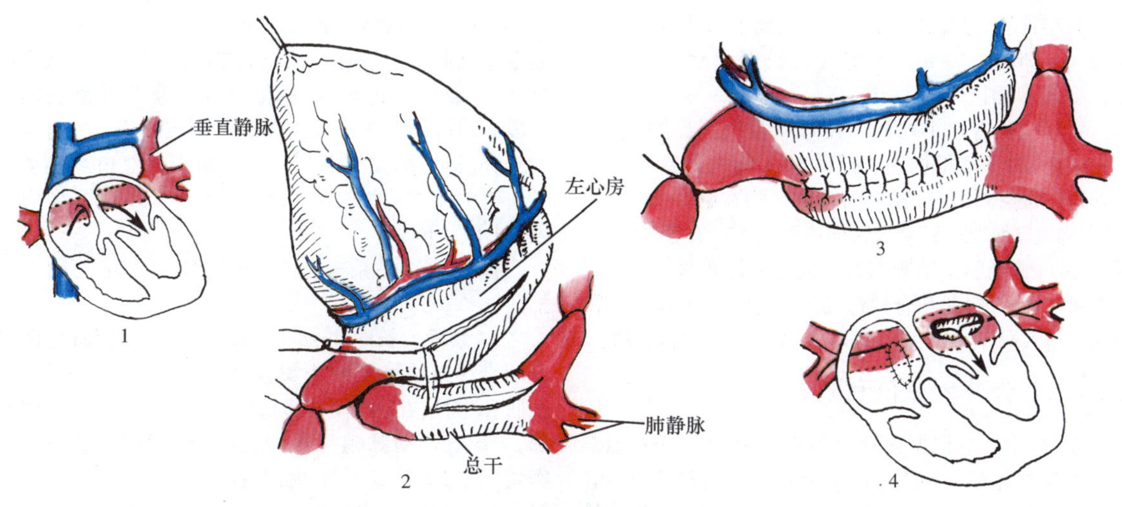

图 3-14-82 完全型肺静脉畸形引流(心上型)矫治术

1. 解剖所见;2. 心脏上翻,显露左心房、总干和其上的切口;3. 左心房与总干吻合;4. 吻合后血流情况

第四节 后 纵 隔

后纵隔上界为胸骨角平面;前下界为膈上面后部;前界为气管叉和肺根前面、心包后面;后方为脊柱第 4～12 胸椎;两侧是纵隔胸膜。构成后纵隔的主要结构有气管叉和肺根、食管和迷走神经、胸主动脉、胸导管、奇静脉和半奇静脉、交感神经干和内脏神经,在以上器官周围有丰富的蜂窝组织、淋巴管、淋巴结和一些小血管。上述结构的行程和延续关系虽然逾越了后纵隔范畴,但从临床应用角度,将这些器官结构(气管叉和肺根见第二节)仍从整体上加以叙述。

一、食 管

(一) 概述

食管 esophagus 是一个肌性管道,上端在环状软骨下缘附近(约平第 6 颈椎下缘)与咽续接,下端约于第 11 胸椎高度与胃贲门相连(图 3-14-83)。成人食管长度,男性约 25～30cm,女性平均为 25～28cm。食管长度与身长和躯干长度有一定相关:成人食管长度约相当于身长的 15%,躯干长的 26%。儿童食管绝对长度较短,但其与身长和躯干长的相关长度与成人近似。

食管全长有三个狭窄:①食管入口(咽与食管交界部);②与左支气管交叉处;③通过膈食管裂孔处。在食管狭窄处,其口径约 1.3～2.0cm,其他部位约2.5～3.0cm。食管的异物嵌顿、憩室以及由于暴力吞咽、食管镜检查等引起的损伤多见于狭窄部的上方附近。

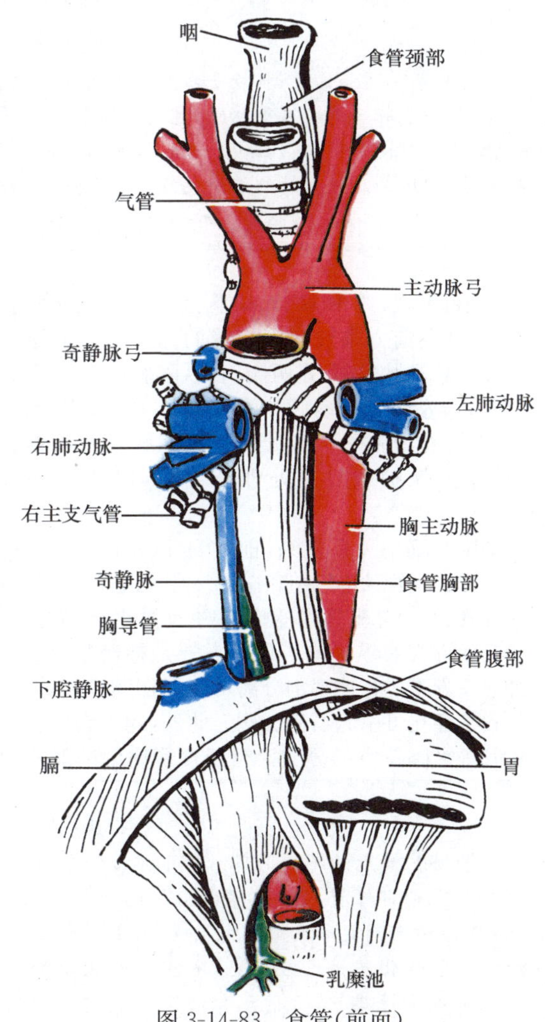

图 3-14-83 食管(前面)

三个狭窄距上切牙的距离虽因人而有差异，但大致是：15cm、26cm、40cm。了解食管长度对食管镜检查和食管细胞学拉网有一定意义。

食管全长有几个弯曲。在冠状位，食管始部在身体中线上，向下略偏向左，至第3～4胸椎处达到最左侧，即其大部分位于气管后面左侧。约在第5～8胸椎高度，因胸主动脉"推挤"食管转向中线右方。在第8～10胸椎高度，食管经胸主动脉前方转向左侧距中线2～3cm。在矢状位，食管弯曲与脊柱弯曲大致一致。上述弯曲的曲度可因人而异，但一般不甚显著，不会阻止器械通过。

（二）食管的分段和毗邻

在解剖学上，根据食管行程将其分为颈、胸、腹三段。由食管起端至胸廓上口平面（平第2胸推）为食管颈段；从胸廓上口至膈食管裂孔（平第10胸椎）为食管胸段；膈以下为食管腹段。

临床上通常将食管分为上、中、下三段。从食管起始至主动脉弓上缘称上段；从主动脉弓上缘至肺下静脉下缘（或肺根下缘）为中段；肺下静脉下缘到贲门为下段。跨段的食管病变则按病变中点归段。亦有人将食管胸段再分为上、中、下三段，即胸廓上口至主动脉弓上缘为上段，主动脉弓上缘至肺下静脉下缘为中段；以下为下段。

食管毗邻关系较复杂，现按颈、胸、腹三段予以描述。

1. 颈段 长约5～8cm，前面紧贴气管膜部，两者之间借纤维结缔组织小梁连接；后方为椎前筋膜、颈长肌和脊柱；在两侧，上部与甲状腺侧叶、甲状旁腺相邻，下部与颈动脉鞘临近，尤其左侧与颈动脉鞘关系密切，且与胸导管毗邻；喉返神经行于食管与气管之间。食管颈段起始端在中线上，向下偏向左侧，故行颈段食管手术多采取左侧颈根部入路。

关于食管颈部手术入路

食管颈部因稍偏左侧，故手术入路可选取经左侧胸锁乳突肌前缘的切口。切口下游离胸锁乳突肌的前缘，如遇肩胛舌骨肌可予切断，连同颈血管鞘一并拉向外侧。在甲状腺外侧间隙中结扎、切断甲状腺中静脉，必要时同时结扎、切断甲状腺下动脉，继而在气管的深面游离食管。此部食管除前面与气管之间较紧密外，周围为疏松结缔组织所包绕，仅部分食管被脏筋膜所覆盖，因而在游离食管前面时应注意不要损伤气管膜部。游离无筋膜覆盖部的食管操作要轻柔，还要注意不可伤及喉返神经、胸膜顶等结构。

2. 胸段 长约15～18cm，胸上段食管偏居气管左后方，其左前方未被气管遮盖的部分与左喉返神经和左颈总动脉毗邻；在两侧，右纵隔胸膜与食管右侧壁临近，左锁骨下动脉和胸导管行于左纵隔胸膜深面，当于主动脉弓上缘处切开纵隔胸膜游离食管时，应注意保护或妥善处理胸导管，以免引起乳糜胸。

胸中段解剖关系复杂，前方自上而下有主动脉弓、气管叉、气管叉淋巴结和左支气管、心包后部；后方与胸导管、奇静脉毗邻；左侧有胸主动脉走行；右侧壁在肺门后方与右纵隔胸膜以及右迷走神经临近。在右肺门后方不适宜地解剖分离可能损伤胸膜和神经，该处食管穿孔可引起右侧脓胸。此外，胸主动脉分布到食管等纵隔器官的分支穿行于食管周围的蜂窝组织中。食管周围蜂窝组织内有许多致密的纤维束将食管与周围器官紧密连接在一起，所以，食管中段癌甚易侵犯邻近器官，手术切除率最低。食管中段因被胸主动脉"推挤"而偏向右侧。从解剖角度而言，以右侧入路为佳，而且需处理奇静脉时操作亦较方便。

食管胸下端主要位于食管三角内。此三角为心包，后为胸主动脉，下为膈。该段食管右后方有奇静脉和胸导管走行；左侧被左纵隔胸膜覆盖。由于此段食管周围有丰富的蜂窝组织，活动性较大，手术时易于游离，故癌切除率较其他段高，预后亦较好。由于食管胸下段偏向左侧，手术时以左胸入路为宜。

3. 腹段 长约1～2cm，前方和两侧有腹膜覆盖，该段前方和右侧与肝左叶毗邻；后方隔膈角与主动脉相对；左侧和胃底、脾接触。

自发性食管破裂的手术

根据发病后的不同时间、不同临床类型而采取不同的手术方法。发病在24小时内纵隔型病人，可行食管局部修补术并用邻近组织包盖局部，以防局部愈合不良。病变破裂口超过食管周径半径以上，应行切除病变和食管胃吻合术。发病超过24小时以上液气胸型，病人多呈中毒性休克状、局部组织呈急性化脓性炎症改变，不宜行开胸修补手术，应迅速行胸腔闭式引流及抗休克治疗。后期病人已形成慢性瘘管，可行瘘管切除、食管局部修补、胸膜纤维板剥除或小型胸廓改形术。

（三）食管的结构特征

食管管壁由黏膜、黏膜下层、肌层和外膜构成。

1. 黏膜和黏膜下层 食管黏膜上皮除腹段为柱状上皮外均为复层鳞状上皮，故食管癌绝大多数为鳞状上皮癌。鳞状-柱状黏膜连接 squamocolumnar mucosal junction 通常位于食管胃连接上方 1～2cm 处，在内镜或切开食管远侧部直视下，食管的鳞状上皮平滑而苍白，食管的黏膜上皮呈粉红色并具有天鹅绒样的粗糙面。黏膜下层为一致密的纤维结缔组织层，较坚韧，吻合食管的缝线应穿过该层。食管黏膜和黏膜下层有丰富的血管丛。

2. 肌层 厚约 0.5～2.2cm。食管上 1/4 段为骨骼肌，向下则骨骼肌与平滑肌相交织；食管下半为平滑肌。一般认为，食管内层肌肉呈环形，外层呈纵形，近来，有人认为食管肌有环形、螺旋形和螺钉形三种排列形式。螺旋形和螺钉形肌束的区别在于肌纤维始端与末端是否在同一垂直面。螺钉形排列的肌纤维，愈近末端则与管腔距离愈近，其始端与末端不在同一垂直面。

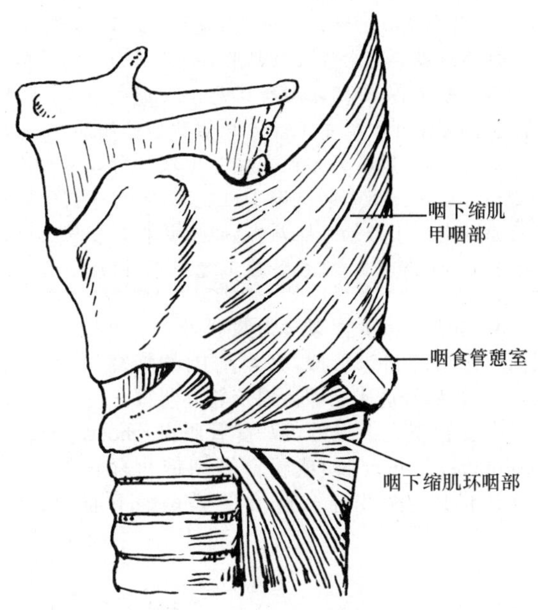

图 3-14-84 食管入口的薄弱部位

在咽-食管交界和食管-胃交界附近，肌组织是否形成解剖学上的括约肌尚有争议，但该处肌肉有一定的生理学意义。

根据食管内压测定并配合放射学观察表明，食管上端有一长约 2.5～4.5cm 的高压区，其中以环咽肌所在平面的压力最高(位于高压区中部 1～2cm 的一段)，因此，环咽肌与其上方的甲咽肌、下方的食管环形肌形成与食管上端高压区相应的咽-食管括约肌或食管上段括约肌。该肌在无吞咽动作时关闭食管近端，阻止物质进入食管。环咽肌环绕食管入口，该肌上方与咽下缩肌下缘和侧缘之间的三角区，肌层较薄，是咽食管憩室的好发部位。在进行食管镜或胃镜检查时，食管入口因环咽肌收缩可使插入受阻，此时应待肌松弛后再插进，否则可能于薄弱部位穿破咽壁(图 3-14-84)。

食管内压测定发现在食管和胃交界处上方有一长约 4cm 的高压区。在静息状态下，该区保持一定压力并使食管下段关闭。形态学观察发现，食管末端 2cm 的这段管壁的环形肌较食管其余处略厚，被称为食管-胃括约肌或食管下段括约肌。该肌与位于其上、下方的食管和胃的相应肌层连续。食管下段括约肌对控制胃、食管之间的交通起重要作用。实验和临床研究表明，括约肌压力是内在的，与其周围的解剖结构以及膈对食管的外在压力无关；牵拉食管下段括约肌所产生的张力高于邻近食管和胃平滑肌被牵拉而产生的张力。这些结果使人们对食管返流病的认识有了很大变化，解剖学上的异常如食管裂孔疝已不再认为是该病的主要原因，因为食管裂孔疝对下段食管括约肌功能影响不大，发生反流的主要原因是食管括约肌本身缺陷。因此，手术的目的是加强食管括约肌功能，而不是单纯做解剖学上的修补。食管下段括约肌受内脏神经支配，胆碱能神经可增强其张力，使腔内压增加，肾上腺素能神经使其松弛。给动物注射胃泌素可增强括约肌收缩力，若抑制胃泌素则可使其压力降低；注射高血糖素、阿托品、胆囊收缩素可使括约肌压力降低并抑制胃泌素对其作用。有人在动物实验中研究胃底折叠形成胃底环功能，证明贲门处的胃底前壁肌具有和食管下段括约肌相似的生理特性，即两者对各种体液和神经刺激有类似反应。

食管平滑肌瘤的手术

一般对本病的诊断问题多无困难，但需与食管周围淋巴结压迫食管、纵隔疾患、异常血管畸形等鉴别，较少情况下尚需与罕见病鉴别。我们曾遇到一例降主动脉畸形，走行弯曲压迫食管的病人，食管服钡摄影、食管镜检查均符合食管平滑肌瘤的改变。但手术证实为降主动脉走行畸形，主动脉弯曲呈 45°角，压迫食管形成半月状压迹，故当个别情况尚应做胸部 CT 检查，除外少见疾病。食管平滑肌瘤术前应做食管镜检，如符合本病的诊断即食管黏膜正常，则不需取材病检。如有恶变可疑者或食管其他疾病时可行病检，否则将造成局部食管黏膜缺损，手术剥除肿瘤时则易剥破黏膜，尚需修补局部。遇此情况应在取材后一个月再行手术，局部缺损黏膜已愈合或形成瘢痕，不致发生局部瘘孔，但手术剥离肿瘤时，因粘连而有一定困难。病变位于食管中上段可经右胸后外侧切口，一般位于下段部位可经左胸为宜，但肿瘤位于食管下段右侧壁时，经右胸较为方便。食管中段平滑肌瘤如恰在奇静脉弓部，可结扎切断奇静脉后再分离肿瘤及食管更为方便。分离食管范围不应过多，可用牵引带将病变部食管提起，用左手示指置于病变食管的后方，然后沿肿瘤的上部切开肌层，这样不易损伤食管黏膜，即可露出乳白色肿瘤，沿其分离即可剥除肿瘤。如肿瘤较小，分离困难，可在肿瘤上缝一牵引线，边牵引肿瘤边分离，则较易剥出。

3. 外膜 除食管腹段为浆膜外，颈、胸段食管外膜由疏松结缔组织形成，并与周围的蜂窝组织相连续，故食管癌侵透肌层即易累及邻近器官。

在食管裂孔下缘处，**膈-食管膜 phrenoesophageal membrane**（Laimer 膜）或膈食管韧带与食管外膜纤维交织将其与膈相连。膈-食管膜是膈下筋膜的延续，内含大量弹性纤维。在食管裂孔下缘，该膜分为上、下两叶。上叶较致密坚韧，上升到食管裂孔上方，在食管-胃连接上方数厘米处与食管外膜移行；下叶较薄弱，附于食管胃连接平面。在膈-食管膜两叶之间有食管-胃脂肪垫 esophagogastric fat pad（图 3-14-85）。

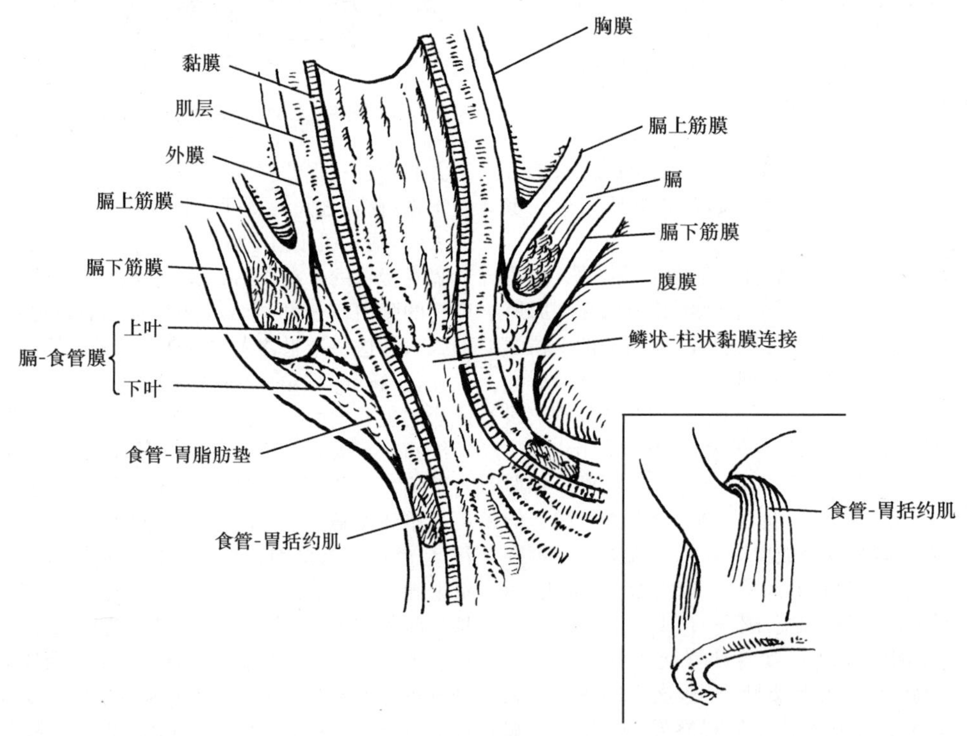

图 3-14-85 膈-食管膜（Laimer 膜）

（四）食管的动脉

1. 食管颈段的动脉 食管颈段与气管颈段动脉来源基本相同，主要来自甲状腺下动脉，分布到食管的动脉是多源性的细小动脉支，为 1～8 支，以 4～6 支多见。据国内统计，97.7%的左甲状腺下动脉，90.6%的右甲状腺下动脉发出分支分布到食管。除甲状腺下动脉以外，供应食管颈段的动脉支可起自锁骨下动脉、甲状颈干、肋颈干、胸廓内动脉、椎动脉等。分布到食管和气管颈段的动脉支通常在气管食管沟内行走，若将食管和气管分离，则可损伤它们的血液供应。

2. 食管胸段的动脉 食管胸段主要接受支气管动脉的食管支和胸主动脉的食管支供应。颈段食管动脉的降支和腹段食管动脉的升支起辅助供血作用(图 3-14-86)。

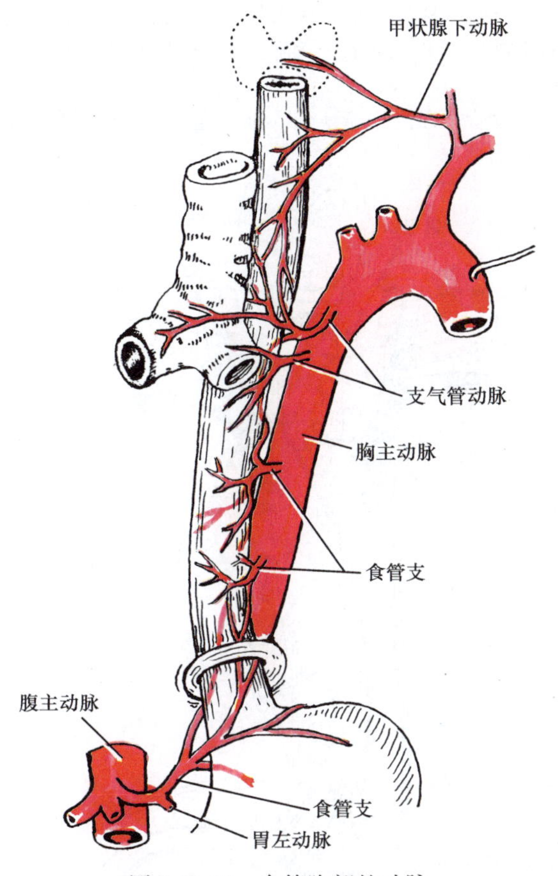

图 3-14-86 食管胸部的动脉

据国内报告，从胸廓上口至气管叉的食管段，其动脉为 1～8 支，以 5 支较多见(35%)，主要来自支气管动脉(左侧 34%，右侧 32%)和主动脉弓(9.5%)，其余是颈段食管动脉分支的延续下降。分布到这一段食管的动脉支横行至食管即分为升支和降支，分别与颈段、胸段下部的食管动脉吻合。

气管叉以下至膈的食管动脉有两个来源：①发自胸主动脉通常为 1～2 支。若为 2 支时，食管上动脉位于第 6～7 胸椎高度；食管下动脉口径较上动脉粗，行程亦较长，位于第 7～8 胸椎平面，它们横行至食管壁分为升支和降支。食管下动脉降支常与迷走神经干伴行；②来自右侧第 3～5 肋间动脉的食管支。

3. 食管腹段的动脉 分布到食管腹段有 1～2 条动脉，通常发自胃左动脉，有时来自左膈下动脉、腹腔干或腹主动脉等处。起自胃左动脉的食管支可沿食管后面上升到胸腔，与食管胸下段的动脉相吻合。

分布到食管各段的动脉支通常走行于食管前面或侧面的蜂窝组织中，其分支在食管外膜与相邻动脉分支构成一些纵行吻合并穿入管壁形成肌层内和黏膜下动脉网，这些动脉网具有使动脉血在食管壁中相对均衡分配的功能。但是，这并不意味着营养食管的动脉闭塞时，闭塞动脉的功能可以充分地由食管壁动脉网加以代偿。实验表明，过长范围地游离食管伤及较多的食管动脉时，势必影响食管血供，并可出现食管穿孔。

分布到食管各段的动脉支不是均衡的，所以食管血供丰富程度不一致。一般认为，食管颈段和与气管叉相邻的食管段血液供应丰富；胸下段食管血供比较丰富，但胸上段和气管叉下方的一段食管血供较差。

（五）食管的静脉

食管壁内的静脉在固有膜、黏膜下层及外膜中形成上皮下静脉丛、黏膜下静脉丛和食管周围静脉丛。上皮下静脉丛 subepithelial plxus 静脉管径成人可达 170μm，它们引流静脉血至黏膜下丛，黏膜下丛 submucous plexus 由 10～15 条纵行静脉组成，它们均匀地围绕食管，相互之间借横支相连。成人纵行的静脉上端扩张、迂曲，管径可达 3～3.5mm，形成前、后两部与咽静脉丛相续；纵行静脉下段管径变小(50～300μm)，行程迂曲，形成 4～5 个食管黏膜皱襞的基础，它们与胃的静脉接续。由于食管黏膜下静脉丛与胃左静脉相连，静脉内无静脉瓣而且几乎没有周围组织支持，故门静脉高压时，食管黏膜下丛和上皮下丛的下部极易发生静脉曲张。同时，因静脉丛与食管上皮紧邻，易受损伤而发生静脉曲张破裂。黏膜下丛的静脉汇集成一些细支穿过肌层，在食管外膜中形成食管周围静脉丛。在食管下部，该丛很发达，其中有两条纵行静脉与迷走神经干伴行，注入胃左静脉。

由食管周围静脉丛汇集成许多细小的食管静脉，呈一定间距离开食管(图 3-14-87)。食管颈段的静脉流入甲状腺下静脉、椎静脉或颈部其他静脉；胸段的静脉，左侧至半奇静脉，右侧入奇静脉，奇静脉弓以上的静脉流入右侧上位的肋间静脉；腹段的静脉主要流入胃左静脉，亦可与膈下静脉、胃网膜左静脉、胃短静脉相连。

（六）食管的淋巴回流

食管黏膜下层、肌层和外膜毛细淋巴管网汇合的淋巴管，或直接穿出食管壁注入局部淋巴结，或与相邻层淋巴管汇合后再穿出食管壁。其中，黏膜下层毛细淋巴管网汇集的淋巴管彼此吻合成黏膜下层淋巴管丛，由丛发出的淋巴管有的直接穿出食管壁，有的先在黏膜下层内向上或向下走行 1～5cm，甚至远达 12cm，然后再穿食管壁至局部淋巴结。因此通常在发现食管癌症状时，癌肿多已在黏膜下层中沿食管纵轴扩展一定距离。由于食管环向的交通有限，所以癌肿早期多无食管管腔

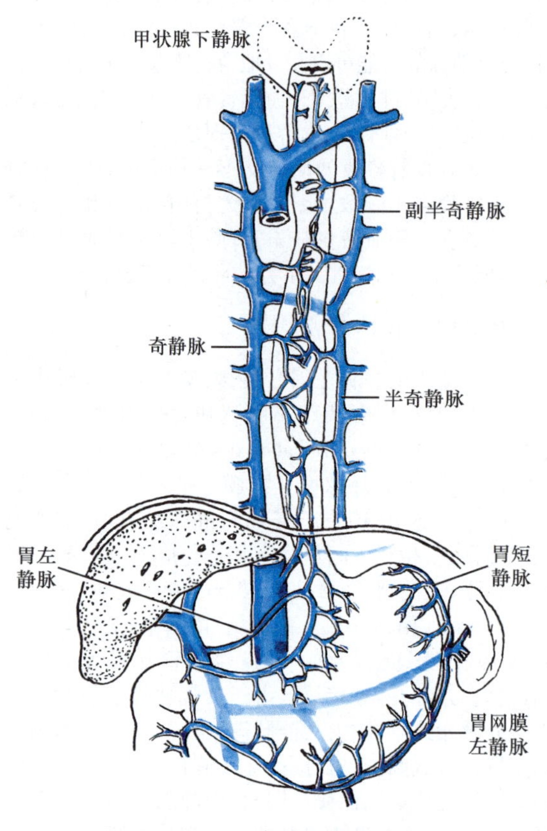

图 3-14-87 食管胸部的静脉

闭塞现象。

食管淋巴流向因部位而异(图 3-14-88)。

食管上段的淋巴管沿食管两侧上行至沿喉返神经排列的气管旁淋巴结、颈深下淋巴结。食管起始段的淋巴管流至咽后淋巴结。

食管中段的淋巴管注入气管叉淋巴结、左、右支气管上淋巴结和位于食管和胸主动脉之间的纵隔后淋巴结。

食管下段淋巴管大部分向下至胃左淋巴结和腹腔淋巴结。

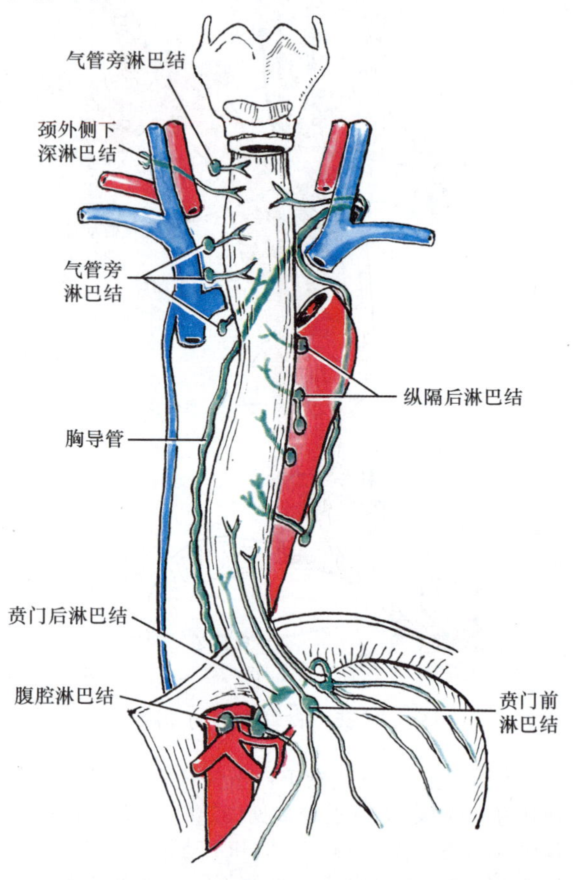

图 3-14-88 食管的淋巴引流

食管癌的手术

一般应根据肿瘤的部位、分期、病理类型而采取不同术式。早期的下段食管癌可行弓下食管胃吻合术，病变长度在3cm以上，或呈髓质型的下段食管癌，均应行主动脉弓上食管胃吻合术，中段及上段食管癌应行颈部吻合术。5cm长的中段食管癌宜术前采用放疗使肿瘤缩小，以扩大手术切除率，术中应根据食管病变部位行淋巴结廓清。

1. 食管癌切除弓下食管胃吻合术 ①探查病变，食管位于食管下三角区的纵隔中，即内侧为心包、外侧为降主动脉、底部为膈。如肿瘤未侵及主动脉或未广泛侵入纵隔、腹内胃的大小弯、胃左动脉、腹主动脉、肝、脾门及大网膜等处。如无淋巴结广泛转移即可切除。②显露及游离胃时注意勿损伤中结肠动脉，胃结肠韧带有时与横结肠系膜粘连，分离时应仔细。其次是处理胃短动脉时也应注意，因其分支位于脾胃韧带之中，此韧带很短，牵拉胃或分离时需注意勿损伤脾及胃壁。结扎胃短动脉应分别结扎，以免残端短，结扎线滑脱。较少情况胃短动脉较长，也可集束结扎。处理胃左动脉时应使残留端有足够的长度，以免残端过短，结扎线脱落。有副肝左动脉时，应在胃左动脉的胃壁分支处结扎，以免影响肝的血液供应。为了胃上移至胸腔，减少牵拉血管弓的张力，可距血管弓 1~2cm 网膜处结扎切断。③胃部分切除时，胃小弯侧应比大弯侧多切除一些，以便将胃左动脉周围淋巴结及黏膜下可能受侵的胃壁组织一并切除，应使保留的胃大弯横径比食管的横径宽一些，便于将食管与胃吻合口用胃壁包套。④食管的游离。应注意将食管周围肺下静脉旁、主动脉旁、隆嵴下淋巴结、纵隔的脂肪组织一并连同病变游离至肺下静脉平面，并注意保留食管存留端的血运。一般食管胸下段的动脉支有1～3支，应保留1支食管固有动脉。⑤食管胃吻合时，首先应检查吻合部胃及食管血供情况，如供血不良可再切除一部分食管或胃壁。一定要在血供良好条件下进行吻合。食管壁无浆膜层，外层又是纵肌，肌层较薄，缝合时缝针应穿过食管的环形肌至黏膜下层，勿缝穿黏膜层，结扎时则不易撕裂肌层。吻合的关键在于食管与胃壁的全层缝合，一般应先从后壁中心部缝合一针，继向左右分别行全层结节缝合，针距一般约为3mm，防止过密影响血供。边缝合边结扎，如此缝合便于显露食管及胃的吻合口各层组织，尤其是黏膜层。如显露不清则易回缩而漏缝，或反复牵拉吻合口组织，易损伤局部毛细血管，而引起术后吻合口瘘。缝合前壁及前后壁交角处应防止黏膜外露。吻合完毕时应将吻合口包套入胃壁中，并将套入的食管与胃壁间适当缝合固定，减少套叠间的间隙；还应将胃壁固定于膈，针距不超过2cm，否则胃与膈间隙增大，术后易发生膈疝。

2. 食管癌切除弓上食管胃吻合术　切口可经左侧后外侧切口，切除第7肋，同时将第6、5肋平腋后线横断入胸，既便于游离胃又便于弓上吻合。探查病变如能切除时，再进行胃的游离。胃的游离应达幽门部，并剪断胃周围韧带及纤维条索，为使胃提到胸腔顶部，尚应将十二指肠右侧腹膜剪开。胃的血管处理同弓下食管胃吻合术，食管的游离，如肿瘤侵及右侧纵隔或主动脉被膜时，应一并切除。结扎食管固有动脉，分离食管至主动脉弓部，应紧贴食管向上游离，防止损伤支气管膜部。在弓后部结扎支气管食管动脉，同时可由弓下向上用手指分离，也可从弓上向下分离。在弓上切开纵隔胸膜时，应注意勿损伤胸导管。胸导管位于食管上三角区中，即右侧为锁骨下动脉，左侧为胸椎体，底边为主动脉弓。胸导管在主动脉弓的上缘走行，从食管的前上方绕至食管左侧后，进入锁骨下动脉外侧，故在三角区切开纵隔胸膜时，应在三角区的后上方，用钳子分离纵隔胸膜与下方食管的间隙，以防止损伤主动脉弓上部的胸导管(图3-14-89，图3-14-90)。食管胃吻合部应设在胸腔顶部，避开主动脉弓吻合口上方食管的游离范围，一般不要超过3cm，使食管的血运良好，有利于吻合口的愈合。食管胃吻合应注意的问题同弓下食管胃吻合术。吻合口将用围巾式包套，包套的部分不宜过长过紧，围巾式包套吻合口能使吻合口被胃壁及纵隔胸膜包盖严密。万一发生小的缝合不全，由于包套严密和互相贴符粘连则不利其扩延。术中应廓清食管旁、隆嵴下、气管旁等处的淋巴结。如果右侧纵隔已破、冲洗胸腔时应将局部阻塞，以防冲洗液流入对侧，引起右侧胸腔部积液。

3. 经右胸食管癌切除颈部食管胃吻合术　适合切除的中、上段食管癌可经右胸前侧第4肋骨床入胸。中上段食管偏右，其右外侧为奇静脉。当食管与奇静脉粘连或食管病变的右侧壁外侵时，可切除部分奇静脉，右胸无主动脉的影响，故较经左胸便于游离和切除病变。反之，经左胸如病变稍侵及奇静脉，分离病变则易损伤奇静脉及上腔静脉。分离时应注意勿损伤气管膜部和胸导管，故应紧贴食管壁游离，上段食管沿食管床向胸顶部、颈部分离，下至膈裂孔，然后分颈腹两组进行手术。腹部行上腹正中切口，为便于游离胃应切断肝左三角韧带，将肝左叶牵向右侧，先游离胃大弯，保留胃网膜右动脉，然后用手指扩张膈裂孔，经膈裂孔将切断之食管贲门部牵至腹腔，则便于结扎切断胃短动脉及胃左动脉。经膈裂孔将胃送入右侧胸腔时，要防止胃血管有张力，故胃周围游离应充分，并将十二指肠右上方腹膜切开，以便使胃充分伸长达颈部高度。同时尚应行幽门成形术，以防术后发生胃贮留。将胃经胸顶部提至颈部时，左手从颈部牵拉胃；右手从胸腔顶部向颈部轻柔推送胃，两手力量协调以防损伤胃壁、胃扭转及保护好胃的血管弓。在胃血管弓无张力的情况下，开始行颈部食管胃端侧吻合术。缝合各层要准确，尤其对吻合口上下角部应仔细，此处常易漏针，术后易发生吻合口瘘，因为颈部食管与周围脏器紧密相贴，间隙小，不能用胃壁更多的包套。吻合完毕后应将胃与胸顶部胸膜缝合固定，防止颈部感染炎性物质流入胸腔，同时也可减少吻合口张力。术中应摘除食管旁、隆嵴下、气管旁及纵隔等处淋巴结。摘除淋巴结时应注意保护气管的血运，尤其在分离食管时要注意食管气管间沟的气管血运，并防止损伤迷走神经的肺支，否则术后易引起排痰困难及气管的血供不良。颈部吻合口瘘虽较胸内吻合口瘘发生机会多，但较其安全，多能治愈。

4. 不开胸食管癌切除颈部食管胃吻合术　适合病变长度小于3cm的早期颈段食管癌或上段胸顶部食管癌、病变局限于黏膜或黏膜下层、并有开胸禁忌证者。手术前应行胃双重造影了解胃的大小，以便判定胃可否伸延至颈部。先从颈部切口探查病变，如能切除时再行腹部切口游离胃。分离食管时需注意勿损伤颈总动脉及喉返神经。一定要紧贴食管壁用手指分离，从腹部经膈食管裂孔向上分离，用手指捻挫食管固有动脉，从腹部将胸部食管拉出，迅速用纱布填塞食管床以防出血。游离胃后可通过胸骨后，将胃提至颈部与颈段食管行食管胃吻合。应注意的问题是经胸骨后上提胃时，至胸骨柄处多感困难，尤其在胸骨颈切迹处，胸骨向内凹陷而形成局部狭窄。如勉强牵拉胃通过狭窄处，多造成胃淤血、胃吻合部供血不良，预防的办法是，可将胸骨柄向内凹陷处局部切除，上提胃则较方便。上提胃之前，应将胸骨剑突切除，缝合腹部切口于剑突部勿过紧，以免影响胃的通畅。手术3周后应辅以纵隔及锁骨上部放射治疗，以弥补未予廓清纵隔淋巴结的缺点。

5. 有关吻合口及非吻合口瘘的防治问题　食管手术的严重并发症仍是吻合口瘘及非吻合口瘘问题，故减少和预防瘘的发生实为重要。预防的办法如下：①选择血运丰富的代食管脏器。胃应为首选脏器，胃的供血血管恒定，由大、小弯动脉弓发出很多血管，于黏膜下层互相吻合形成丰富的血管网，当食管胃吻合时对吻合口供血充分，有利于吻合口的愈合。其次为结肠和空肠，但空肠血管弓变异较多，最好采取游离空肠血管吻合术为佳。②保护和保证代食管脏器的血运，故术中移动胃等脏器时应轻柔，防止用力过大，以免挫灭脏器吻合部的毛细血管网。当脏器上移时应避免脏器血管弓受张力牵拉或扭曲，如经胸骨后间隙途径，应将胸骨颈切迹部切除，防止局部狭窄压迫上提脏器，而产生供血不良。如选用结肠时应仔细检查边缘动脉吻合支是否充分，并用阻断夹或阻断带阻断拟切断的血管，观察侧支或边缘动脉搏动及选用脏器的血供情况，如颜色正常，血供良好方可选用。选用空肠时宜尽量应用微血管吻合术，保证吻合口供血良好。采用一般空肠代食管弊多利少，因为空肠系膜血管弓少，边缘动脉细小供血不佳，系膜短不易提到胸颈部，即或达到胸顶部肠管必然呈弯曲状态，易发生食物贮留和血管弓弯曲而致吻合口供血不良。③各层组织吻合不应遗漏，尤其是黏膜层，缝针间距适当，吻合口上下角部结扎缝线用力要均匀，防止缝线切割吻合组织。④固定代食管脏器的缝针勿穿透黏膜层，否则将发生代食管脏器穿孔，术后呈现类似吻合口瘘的症状。如注意以上几点可防止吻合口瘘及非吻合口瘘的发生。如条件允许最好采取颈部吻合，此处如发生吻合口瘘，一般经局部切开引流，改善营养即可治愈。如吻合口瘘发生于胸内时，多严重危及生命，应立即行胸腔闭式引流，以便减轻感染，同时行空肠造瘘术，应用有效抗生素等综合治疗。一般较小的瘘孔多能治愈，如瘘孔较大引流量较多，应早期手术治疗，在健康部位重新吻合。术中游离胃时注意保护好胃的血运，因血管已被脓苔覆盖，炎症状态下的组织脆弱，分离或牵引不当易损伤血管，如手术时机及条件选择得当，多能转危为安。如果病人不能耐受再次手术，可积极充分引流及口外营养，使炎症局限也能使近半数病人得以挽救。关键在于早期诊断、早期引流，再次手术应选择早期病例，较晚的疗效多低于有效的综合治疗。

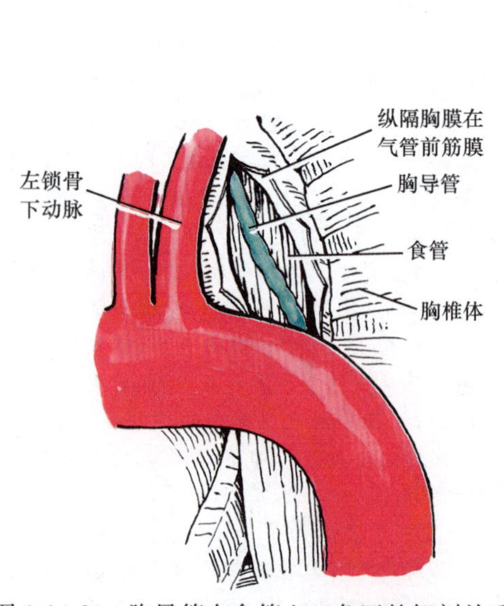

图 3-14-89　胸导管在食管上三角区的解剖关系

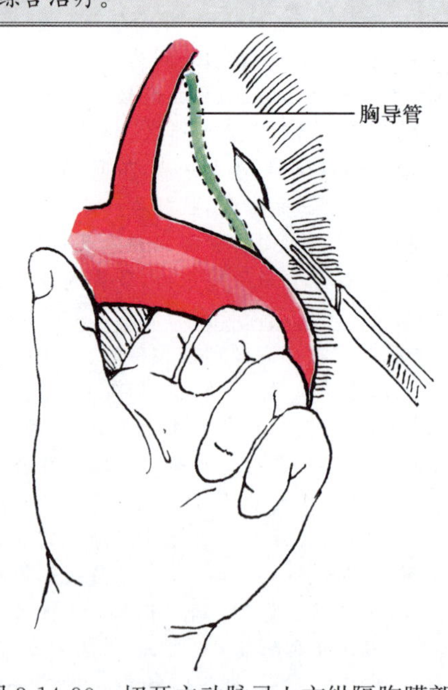

图 3-14-90　切开主动脉弓上方纵隔胸膜部位

(七) 食管的神经支配

食管由迷走神经和交感干分支所支配。

食管上段的副交感神经支配主要来自喉返神经分支；交感神经来自锁骨下动脉丛(随甲状腺下动脉分支而分布)，以及上位5个交感干神经节的直接分支。

食管中、下段的神经来自内脏神经丛，即左、右迷走神经分别下行至左、右肺根后方时分成许多分支与来自胸交感干的纵隔支形成左、右肺后丛。由右肺后丛下端延续至食管后方形成食管丛后部；左肺后丛延续至食管前方形成食管丛前部。食管丛围绕食管，左、右迷走神经部分纤维彼此混杂，丛下部尚接受第6～9胸交感神经节的纤维。在膈食管裂孔上方，食管神经丛的迷走神经纤维合成迷走神经前、后干。前干主要含左迷走神经纤维，后干主要含右迷走神经。两干穿膈食管裂孔入腹腔。少数人的食管丛下部发出分支沿主动脉经主动脉裂孔入腹腔，参与腹丛的形成。因此，当切断迷走神经干后不致出现明显的腹腔消化器官的功能紊乱。

副交感神经和交感神经调节食管肌的运动和腺体的分泌。食管的传入通路至今尚未完全了解，一般认为包含在迷走神经和胸交感神经纤维之中。食管上部的痛觉可能经迷走神经传入，下部的痛觉可能经脊髓第5～9胸节相关的交感神经传入。

(八) 食管的发生和畸形

胚胎第4周时，食管为前肠咽后端的一条短管，以后随着胚体增长，咽随着前移，食管亦迅速增长，至第7周时食管达到最后位置。在食管发育过程中，内胚层上皮增生使管腔堵塞(实心阶段，solid stadge)。至胚胎后期，上皮内出现空泡，空泡相互融合，管腔重新出现(管腔重建，recanalization)。食管肌层由周围的间充质形成。食管和呼吸器官均由前肠演变而来，它们的发生有着密切联系，故食管的发育异常多伴气管和支气管发育缺损(图3-14-91)。

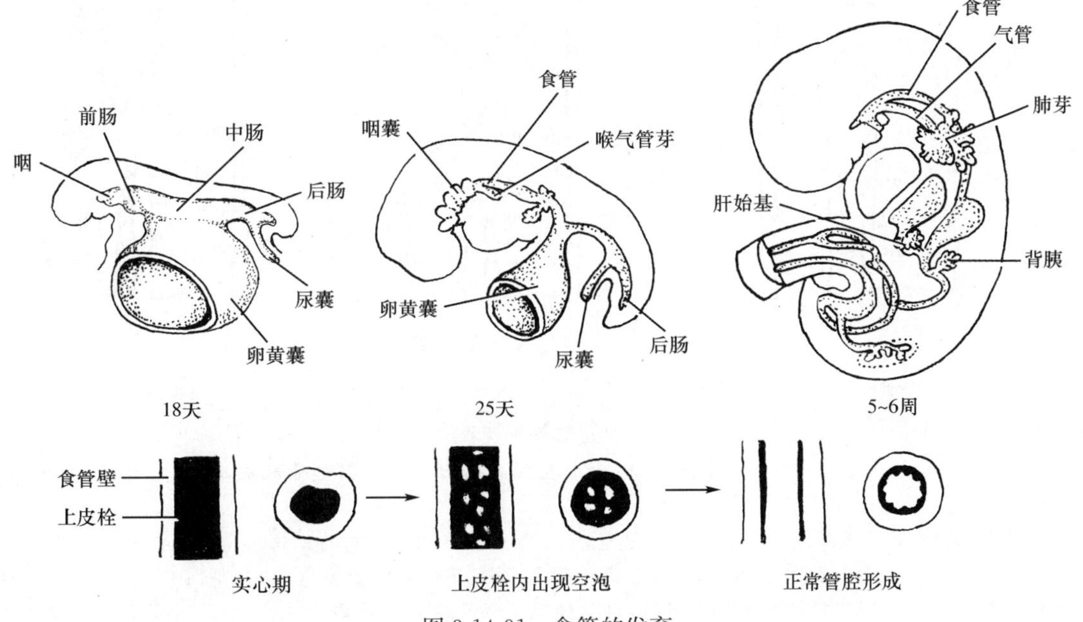

图3-14-91 食管的发育

1. 先天性食管闭锁 在胚胎发育过程中，如果管腔重建发生障碍或者喉气管褶发育异常则形成食管闭锁(图3-14-92)。前一原因形成的闭锁呈一或多处隔膜；后一原因引起的闭锁有两种类型：①食管上端为盲端，下段和气管相通连，此型占食管闭锁90%以上；②食管分上、下两段，各为盲端。

2. 气管-食管瘘 tracheo-esophageal fistula 为气管和食管之间存在的异常通道(图3-14-93)。其出现原因是在胚胎第4～5周时，两侧气管食管未完全合并成气管隔所致。此外，尚有更罕见的双食管、短食管等畸形。

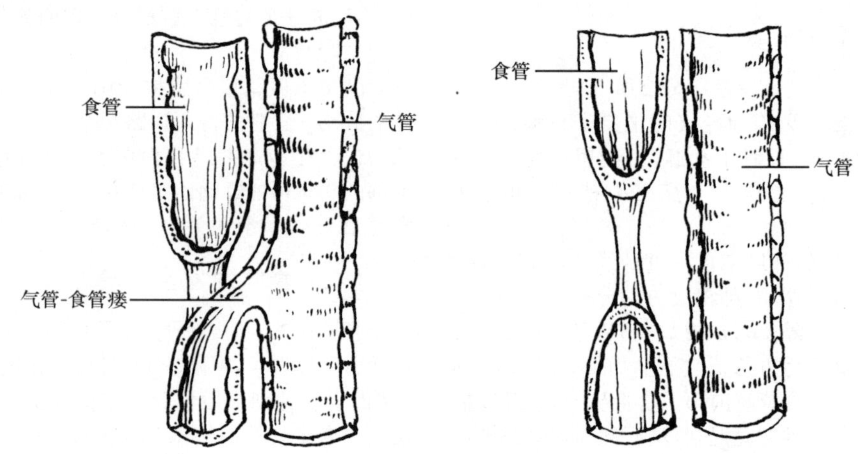

图 3-14-92 先天性食管闭锁

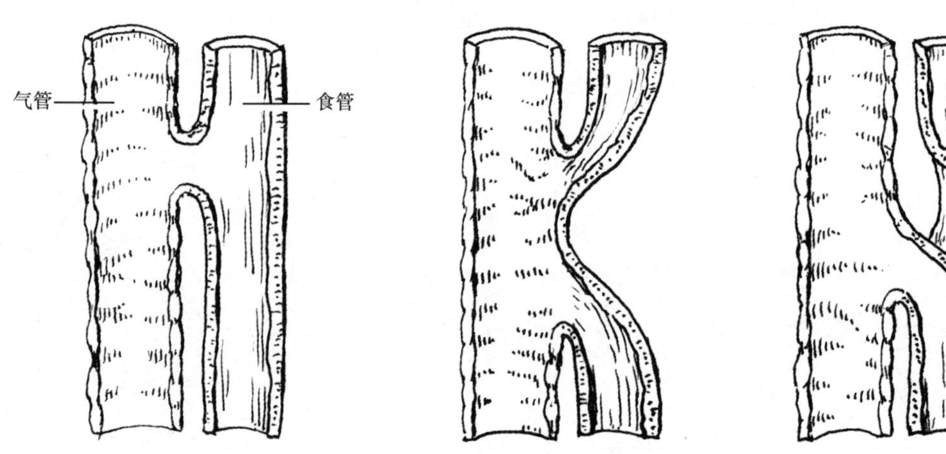

图 3-14-93 气管-食管瘘

食管憩室的手术

食管中段牵引性憩室多不需手术治疗，咽食管及膈上膨出型憩室引起临床症状，憩室直径在 2cm 以上者均适合手术。

1. 咽食管憩室 多发生在食管上端的后壁，咽下缩肌和环咽肌之间的三角形薄弱区(图3-14-94)。当食管上端痉挛、咽食管内压增高，黏膜即从薄弱三角区膨出，而形成咽食管憩室(图 3-14-95)。手术沿左侧胸锁乳突肌前缘斜行切口，切开颈部浅肌群，将胸锁乳突肌及颈动脉鞘牵向外侧，肩胛舌骨肌及甲状腺牵向内侧，憩室即在其间的疏松结缔组织间隙内。此时应注意防止损伤喉返神经，可先找到甲状腺下动脉，其后方即是喉返神经。喉返神经与甲状腺下动脉的交叉点，一般位于甲状腺侧叶的下 2/3 部分。甲状腺下动脉的下方即是食管侧壁的憩室部分，故当结扎甲状腺下动脉时，应尽可能远离甲状腺侧叶组织，结扎动脉本干或在甲状腺囊内结扎甲状腺下动脉的腺体支，则能避免损伤喉返神经。牵起憩室底部，将憩室游离至颈根部。如果憩室颈根部较宽，则提示游离憩室尚未达到其根部，待分离较窄的根部后，可边切边行间断缝合。黏膜层及肌层应分层缝合，最后应将咽下缩肌和环咽肌间的三角肌间隙缝合，以增强食管的外壁(图 3-14-96)。

2. 膈上食管憩室 多用左侧后外侧切口。如憩室位于食管右侧壁时，经右胸途径方便，切开纵隔胸膜，将憩室部的食管游离，并用牵引带将其牵起，但勿游离过多以免损伤食管的固有动脉，然后按咽食管憩室切除方法处理。如憩室较大则应将憩室纵行切开，切除憩室后横行结节缝合食管黏膜，以防食管狭窄。如食管肌层薄弱可用胸壁肌瓣修补。膈上憩室有时继发于贲门失弛缓症或食管裂孔疝，应同时一并处理。如并发憩室穿孔，可禁食及抗炎综合治疗后，待炎症消退再行憩室切除术。如有癌变，则按食管癌处理。

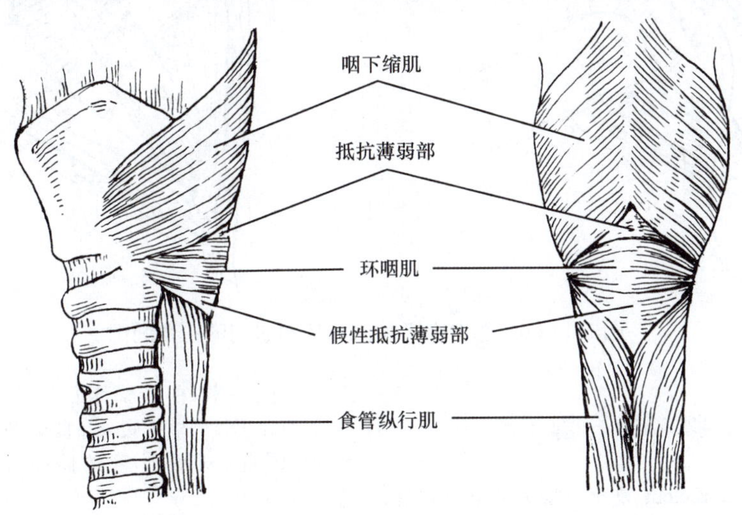

图 3-14-94 咽下缩肌和环咽肌间的薄弱区

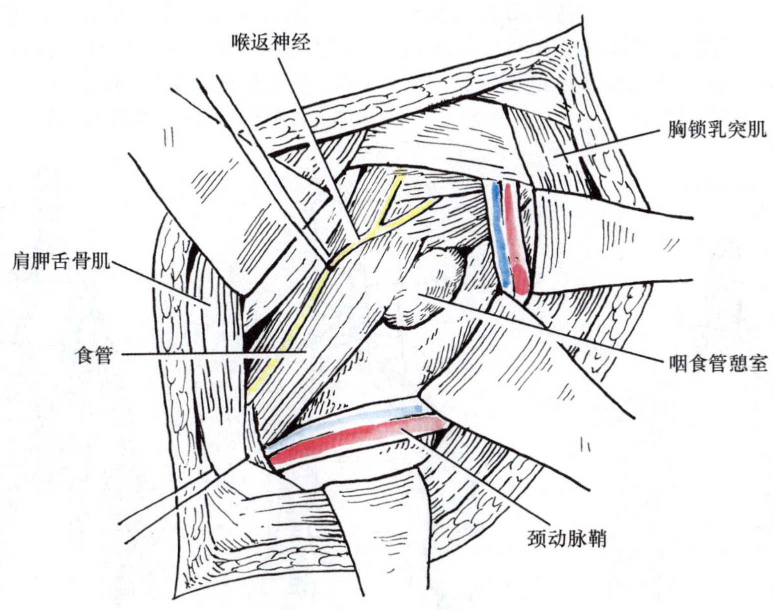

图 3-14-95 咽食管憩室

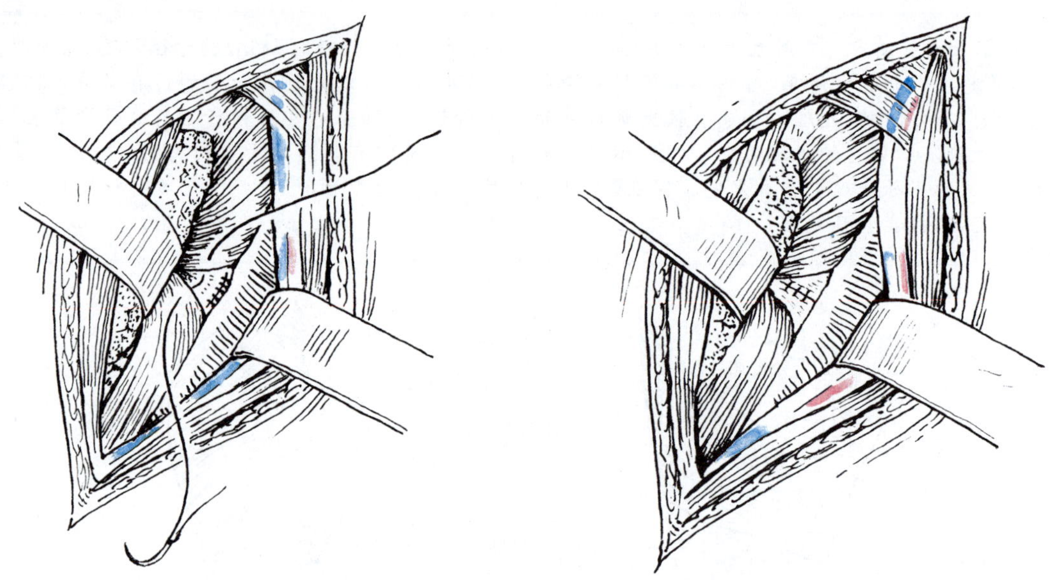

图 3-14-96　缝合咽下缩肌和环咽肌间的三角间隙

二、胸　导　管

胸导管ductus thoracicus 是全身最大的淋巴导管，通常在第 1 腰椎前面由左、右腰干汇合而成，向上经后纵隔至左颈根部，注入左颈静脉角。据其行程可分为起始部(腹部)、胸部和颈部三部分。胸导管全长约 30～40cm，管径约 2～5cm，其色泽与周围蜂窝组织相似，但随充盈的内容而改变，当被乳糜充盈时呈乳白色。胸导管管壁较薄，在第 6 胸椎平面以上管腔内瓣膜较多，该平面以下瓣膜罕见。

近些年来，由于临床较广泛地开展胸导管引流手术以治疗顽固性腹水、食管静脉曲张、脑积水等疾病，因此，对胸导管的解剖学探讨有重要临床意义。

（一）胸导管起始部

胸导管起始部多在第 1～2 腰椎前方由肠干和左、右腰干汇合而成。汇合形式大致可分为三种类型(图 3-14-97)：①左、右腰干汇合成胸导管，肠干注入腰干(多注入左腰干)，据国内统计该型占 69%；②由肠干和左、右腰干汇合而成；③肠干和腰干呈丛状吻合。

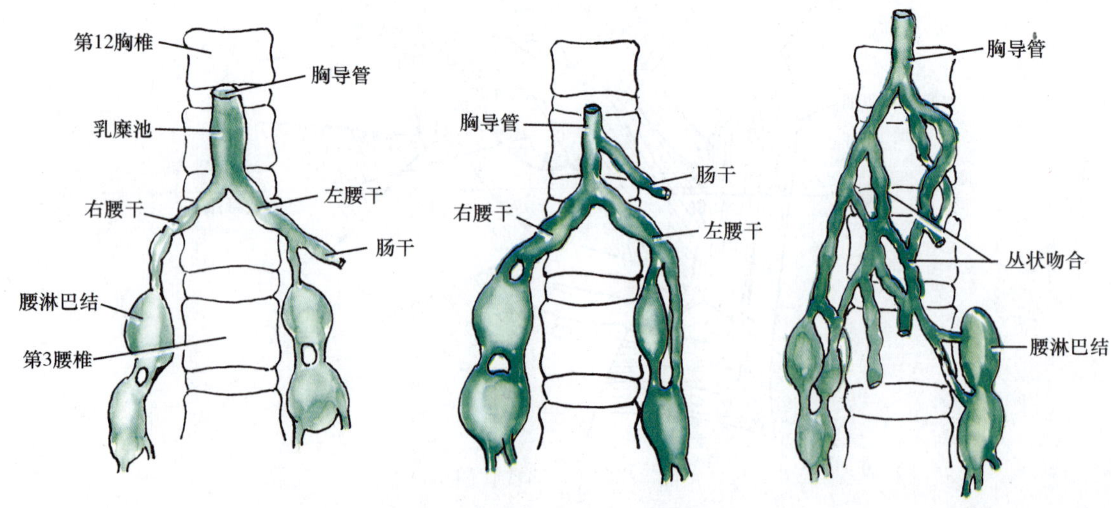

图 3-14-97　胸导管起始部

在左、右腰干汇合处以上，胸导管起始部常呈梭形(亦可呈圆锥形、串珠状)膨大，称**乳糜池**。据国内观察，乳糜池出现率占50.6%。乳糜池位于第12胸椎～第2腰椎体前面，腹主动脉的右后方，其上方被右膈脚，下方被下腔静脉掩盖并且被左肾静脉、右肾动脉所横过。外科暴露乳糜池时，可通过胸廓切开和膈脚切断，在胸膜外进行。

(二) 胸导管胸部

胸导管胸部为后纵隔的重要器官之一。它于主动脉裂孔处续接胸导管起始部，沿脊柱右前方上行，至第5胸椎平面转向左侧，斜经主动脉弓和食管后面到脊柱左前方，再沿食管左侧上升，经胸廓上口移行于胸导管颈部。

在后纵隔中，据胸导管胸部毗邻关系以第4～5胸椎交界平面为界可将其分成上、下两段。①下段，左侧邻近胸主动脉，右侧为奇静脉。右侧肋胸膜与纵隔胸膜移行部突至奇静脉前面而与胸导管邻近，故下段损伤可出现右侧乳糜胸。食管行于胸导管下段前面，右肋间动脉、奇静脉和半奇静脉之间的吻合支在脊柱前方横过胸导管后面。②上段，约在第4胸椎前方即在主动脉弓后方处，与食管后壁、右迷走神经紧贴，故食管手术时易在该处损伤胸导管。胸导管上行至第3～4胸椎交界平面附近出现于主动脉上方。其前面有左迷走神经、左颈总动脉走行；后方为颈长肌；右侧是食管和左喉返神经；左侧是左侧胸膜、左锁骨下动脉，故胸导管上段损伤时可发生左侧乳糜胸。整个胸导管胸部周围的蜂窝组织中有许多纵隔淋巴结，它们可借一些小淋巴管与胸导管相连。

胸导管胸部一般为单干型(86.4%)。少数为双胸导管、分叉胸导管、右位胸导管、左位胸导管(行于胸主动脉左后方)或袢状。

乳糜胸的手术问题

乳糜胸的原因较多，但以损伤性乳糜胸，尤其手术后的乳糜胸较多见，一般经综合治疗，乳糜液不减少者均可手术。对非损伤性乳糜胸如感染、肿瘤、栓塞或先天性因素所致的乳糜胸，应针对病因积极治疗，不愈者可行手术。

1. 右侧乳糜胸　可经右后外侧切口，经第6肋间进胸，尤其下段胸导管破裂，其走行在脊椎的前方、奇静脉的左侧、胸主动脉的右方，即走行在右纵隔内，故经右侧便于显露(图3-14-98)。将肺推向前方沿奇静脉左缘切开纵隔胸膜，在奇静脉与主动脉间，寻找呈半透明状的胸导管，直径约0.3～0.4cm，破裂局部不断向外流出淋巴液，即为胸导管的破裂处。可在其上下端分别用粗丝线双重结扎，如仍有液体流出，可向奇静脉的左侧上下端结扎，直至不再有淋巴液流出为止。胸导管多数为1条，即单干型(占84.67%)，位于奇静脉左侧(下段胸导管)，故在奇静脉以左侧结扎较准确。少数者为双干型，即有2条胸导管(占10.66%)，因此需将另一支主干也同时结扎。有时尚需在降主动脉的后外方寻找和结扎胸导管，因为胸导管尚有左位型(占0.67%)，即胸导管始于胸主动脉的左后侧。

2. 左侧乳糜胸　可经左后外侧切口入胸。第5胸椎水平以上的胸导管破裂时，多表现为左侧乳糜胸。此段胸导管逐渐从右侧越过中线，继上行至脊椎的左前方，在第3胸椎的高度位于主动脉弓的上方、食管和喉返神经的左侧、左锁骨下动脉的右方，多靠近左侧纵隔胸膜，故手术经左胸较易结扎。

3. 双侧乳糜胸　可先经右胸膈上自主动脉裂孔进入胸腔处结扎胸导管。同时在主动脉后方，主动脉与奇静脉之间的组织，环行结扎3次，以便将胸导管单干型、双干型、左位型或胸导管侧副支均予结扎。然后左胸穿刺，抽出乳糜液或行闭式引流多可治愈。如左胸乳糜胸仍不消失，则提示主动脉弓上方胸导管破裂，可经左胸再行处理。

4. 乳糜胸和乳糜腹　先经右胸处理乳糜胸，待乳糜胸消失后，再经右腰腹膜外切口处理乳糜腹。切口自右脊肋角至骼前上棘内4cm处，斜行逐层切开皮肤、皮下、腹外斜肌、腹内斜肌、腹横肌。将腹膜向前推移并切除第12肋，将腔静脉牵移右侧，切断右腰大肌，其下方即可露出乳糜池(图3-14-99)。将其上部及左右腰干结扎，直至不再流出液体为止。局部安放引流逐层缝合。

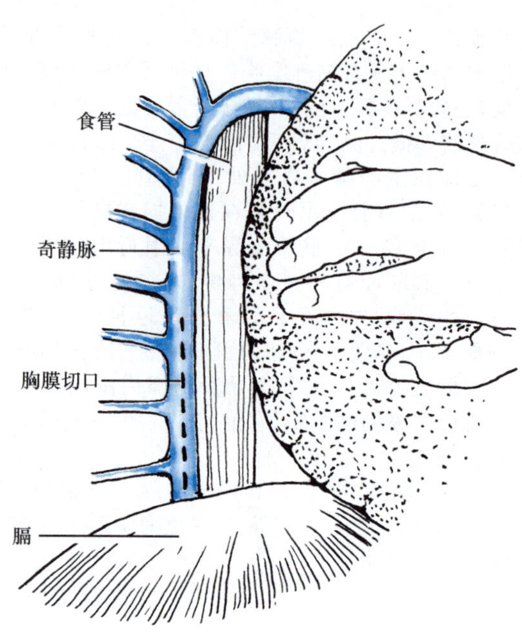

图 3-14-98 经右胸显露胸导管的胸膜切口

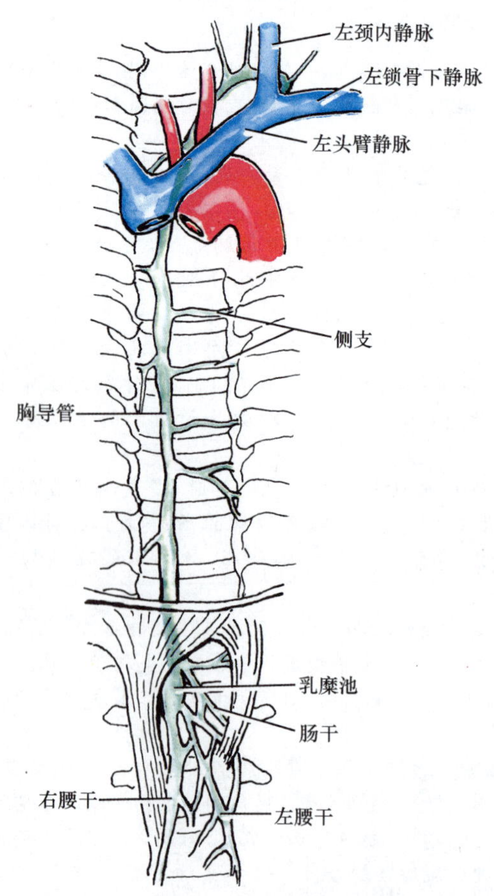

图 3-14-99 胸导管与乳糜池

（三）胸导管颈部

胸导管颈部详见第二篇第九章第三节。

三、后纵隔的血管

（一）主动脉胸部

主动脉胸部pars thoracica aortae（胸主动脉 aorta thorcalis）上方于第 4 胸椎下缘平面续接主动脉弓之下至第 12 胸椎下缘高度穿膈主动脉裂孔移行于主动脉腹部（腹主动脉）。胸主动脉初旁依脊柱左侧，以后逐渐弯向下内，约至第 10 胸椎处接近中线，位居脊柱前方。

左肺根越过胸主动脉前面，在肺根下方，胸主动脉前方与心包后壁为邻；食管在第 8～9 胸椎平面处从右向左交叉于胸主动脉前面并将其与心包分开；在第 10 胸椎以下，胸主动脉前面与膈相邻，并借膈与网膜囊上隐窝、肝尾叶分隔。

胸导管、奇静脉居胸主动脉右后方；半奇静脉、副半奇静脉位于动脉左后方。

胸主动脉左侧为左纵隔胸膜和肺，近膈处，食管邻靠动脉左方；在胸主动脉右侧，上部与食管，下部与右纵隔胸膜及肺相邻。

胸主动脉分支分为壁支和脏支。壁支包括膈上动脉、9 对肋间动脉和一对肋下动脉；脏支细小，包括支气管动脉（1～3 条）、食管动脉（1～3 条）以及数条细小的心包支。

（二）奇静脉

在后纵隔，**奇静脉**v. azygos 位于脊柱右前方，在主动脉和胸导管右侧、食管后方，其右侧与右纵隔胸膜接邻。该静脉上行至第 4～5 胸椎高度时，弓形向前跨过肺根上方形成奇静脉弓，注入上腔静脉（图 3-14-100）。奇静脉的属支有半奇静脉、副半奇静脉、右上肋间静脉（第 2～3 肋间静脉）和右第 4～11 肋间静脉等。

半奇静脉v. hemiazygos 在后纵隔中位于脊柱左前方，左肋间静脉腹侧，胸主动脉左后方。半奇静脉约在第 7～10 胸椎范围内向右横过胸主动脉、食管、胸导管的后方，注入奇静脉。

副半奇静脉v. hemiazygos accesoria 接受的肋间静脉变动较大，通常收集左侧上部肋间静脉，沿脊柱左前方下行注入半奇静脉，或向右直接注入奇静脉。

奇静脉下方与下腔静脉系的腰升静脉相连，上端注入上腔静脉。因此，奇静脉是沟通上、下腔静脉的重

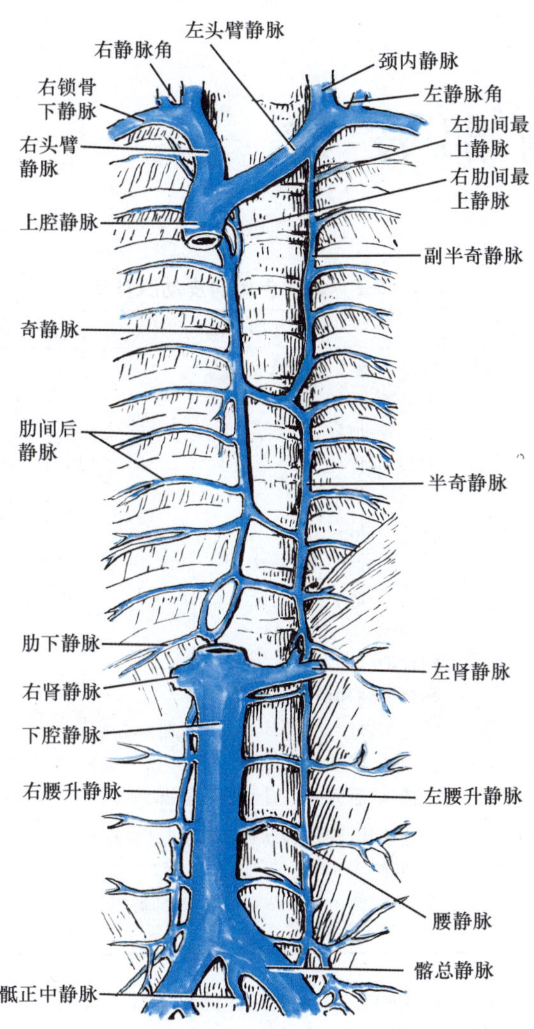

图 3-14-100 奇静脉和半奇静脉

要通道之一。当上腔静脉或下腔静脉阻塞时，奇静脉即成为侧副循环的重要途径。

从胚胎发育上看，奇静脉是由右上主静脉和右后主静脉终末部共同形成的。如果在胚胎血管发育演变中奇静脉未向正中移动，而且奇静脉弓位置很低，将右肺尖压向下方并进入右肺尖，肺组织即沿奇静脉周围发育，形成肺奇叶 azygos lobe(图 3-14-101)。如果下腔静脉在发育中，肾上段未与肝静脉延续而是和上主静脉演变而来的奇静脉相连，肝静脉单独在下腔静脉的位置进入右心房，以致出现下腔静脉缺如畸形。此时，下半身血液主要赖于奇静脉回流到上腔静脉，故出现奇静脉异常粗大。至于奇静脉、半奇静脉和副半奇静脉三者存在的变异和畸形一般无重要临床意义，故不赘述。

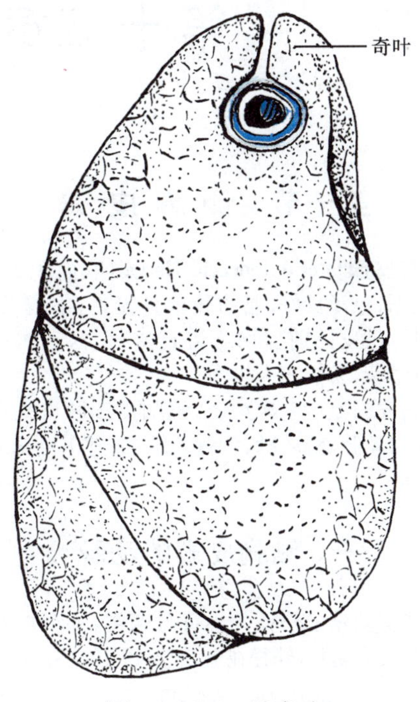

图 3-14-101 肺奇叶

四、胸交感神经干

左、右胸交感干各由 10～12 个胸交感神经节及节间支所组成。分别位于脊柱胸部侧方和奇静脉、半奇静脉外侧。胸交感神经节体积较小，第 1 交感神经节通常与颈下神经节融合为星状神经节；有时第 12 胸交感节与第 1 腰交感节融合。最下位的 2～3 个交感节位居相应椎体两侧，其余的位于肋小头前方或稍外侧，肋间血管、肋间神经的前面。因此，胸交感干上段位置偏外，而下段位置渐移向内，至脊柱胸部侧面。虽然胸交感干位置实际超越了后纵隔范围，但通常仍将其列为后纵隔最外侧的结构。

胸交感干向上与颈交感干相连，向下穿膈腰肋内侧弓与腰交感干相连。从上 5 个胸交感神经节发出的分支分布至胸主动脉、食管、支气管、心、肺等纵隔器官；从第 5～12 胸交感神经节发出的节前纤维组成内脏大、小神经，穿膈脚至腹腔神经节。

第十五章 胸部皮瓣

第一节 侧胸皮瓣

侧胸皮瓣lateral thoracic flap 切取面积大，皮肤薄、皮纹细、色泽良好、脂肪较少且无毛；皮瓣易取，血管蒂较长，供皮区前后切缘可直接对合，不需另外植皮，部位隐蔽，易被病人接受。

侧胸皮瓣血运来源广泛，侧胸皮动脉可来自肱动脉、胸外侧动脉、腋动脉、胸背动脉、肩胛下动脉和胸肩峰动脉等。

一、侧胸皮瓣的动脉

侧胸皮动脉依外径大小可分两类，外径在 0.5mm 以上者为大皮动脉，外径在 0.5mm 以下者为小皮动脉。

（一）大皮动脉

大皮动脉走在皮瓣的浅、深筋膜之间或浅筋膜深层内。行程长（平均 120mm），外径较粗（平均 1.5mm）。在走行过程中向两侧发出分支（ 8～18 条），供应皮肤、皮下组织和深筋膜的营养。侧胸皮瓣依大皮动脉出现的支数可分四型（图 3-15-1），各皮动脉的来源及出现率见表 3-15-1。

表 3-15-1　侧胸皮瓣的皮动脉类型

类型	起始情况	%
一支型（52%）	肱动脉或浅肱动脉	25
	腋动脉	12
	胸外侧动脉	9
	胸背动脉	3
	胸肩峰动脉	3
二支型（27%）	胸外侧动脉	9
	肱动脉和胸外侧动脉	6
	肱动脉和肩胛下动脉	3
	腋动脉	3
	胸背动脉和肱动脉	3
	胸背动脉和肩胛下动脉	3
三支型（15%）	两支起自肱动脉，一支起自胸外侧动脉	6
	肱动脉、腋动脉和胸背动脉	6
	肱动脉、肩胛下动脉和胸背动脉	3
四支型（6%）	浅肱动脉、胸外侧动脉、胸肩峰动脉和胸背动脉	3
	肱动脉、胸外侧动脉、肩胛下动脉和胸背动脉	3

为了应用方便，对不同来源的皮动脉予以命名，并标出其体表投影。

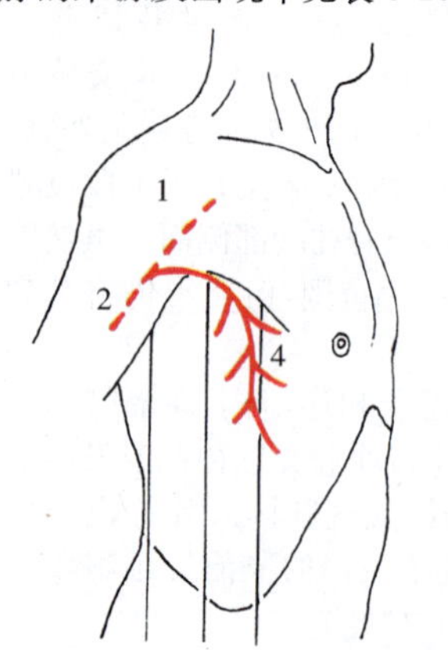

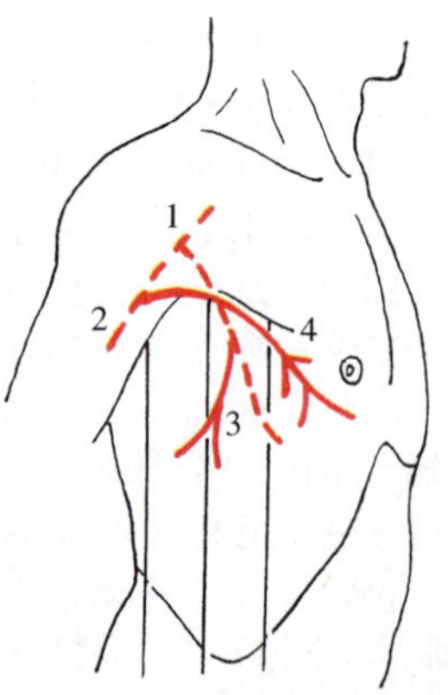

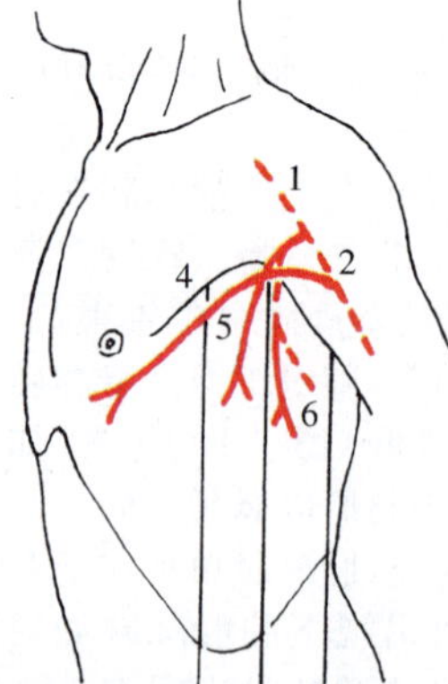

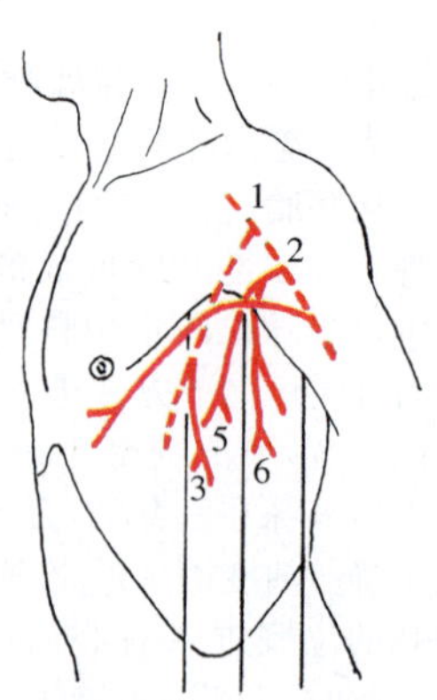

图 3-15-1　侧胸皮瓣的血液供应

1. 腋动脉；2. 肱动脉；3. 胸外侧动脉；4. 肱胸皮动脉；5. 肩胛下皮动脉；6. 胸背皮动脉

1. 肱胸皮动脉　a. cutaneous humerothoracica 发自肱动脉和浅肱动脉上端，经腋窝底前缘进入皮瓣，出现率为 37%，起端外径 1.6mm。体表投影，多数沿胸大肌下缘向前下内走行，达锁骨中线第 5～6肋间隙；少数沿腋前线或腋中线走行，达第 5～6 肋间隙。

2. 胸外侧皮动脉　a. cutaneous thoracica lateralis 发自胸外侧动脉，浅出达皮瓣，出现率为 22%，起端外径 1.5mm。体表投影，大部分沿腋中线或腋前线走行达第 5～6 肋间隙。

3. 腋胸皮动脉　a. cutaneoous axillothoracica 发自腋动脉，浅出进入皮瓣，其出现率为 22%，起端外径 1.5mm。体表投影，沿腋中线或腋前线走行达第 5～6 肋间隙；小部分沿胸大肌下缘走行，达锁骨中线第 5～6 肋间隙。

4. 胸背皮动脉　a. cutaneous thoracodorsalis 发自胸背动脉，达侧胸皮瓣，出现率约为 15%，起端外径 1.2mm。体表投影，沿腋中线或腋后线走行，达第 5～6 肋间隙。

5. 肩胛下皮动脉　a. cutaneous subscapularis 发自肩胛下动脉，进入侧胸皮瓣，出现率为 7%，起端外径 1.5mm。体表投影，沿腋中线走行，达第 5～6 肋间隙。

6. 胸肩峰皮动脉　a. cutaneous thoracoacromialis 发自胸肩峰动脉，向下达侧胸皮瓣，出现率为 4%，起端外径 1.8mm。体表投影，沿腋前线和腋中线之间下行，达第 5～6 肋间隙。

（二）小皮动脉

除上述大皮动脉外，侧胸皮瓣还有**小皮动脉**滋养。这些小皮动脉行程短，供应区小，分别从第 3～9 肋间动脉、胸外侧动脉和胸背动脉发出，它们与大皮动脉分支吻合，滋养侧胸皮瓣。

（三）侧胸皮瓣的微血管网

用新鲜标本，以铅丹乳胶液灌注造影，X 线照片表明各皮动脉发出许多分支，各分支间有丰富的吻合，形成微血管吻合网，遍布整个皮瓣（图 3-15-2）。因此侧胸皮瓣游离移植时，以外径较粗的皮动脉为皮瓣的血管蒂，进行血管吻合；外径细的皮动脉可以结扎。由于皮瓣内存在着丰富的微血管网，只要接通一条较粗的动脉和一条粗大的浅静脉，整个皮瓣就会有良好的血液循环。

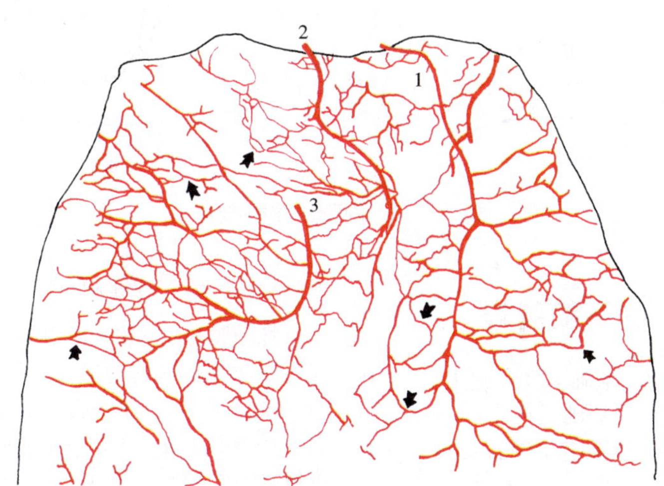

图 3-15-2　侧胸皮瓣微血管网（动脉造影，三支型）
1. 肱胸皮动脉；2. 腋胸皮动脉；3. 胸背皮动脉；箭头示皮动脉分支间的吻合

二、侧胸皮瓣的静脉

侧胸皮瓣内，大皮动脉皆有静脉伴行，静脉外径大于动脉外径。另外，还有胸腹壁静脉、腋肋静脉和乳房静脉丛等。胸腹壁静脉为侧胸皮瓣的主要皮静脉，导出此区大部分静脉血。此静脉起于腹壁浅静脉，沿躯干侧壁腋中线上行，多数注入胸外侧静脉，少数可直接注入腋静脉，个别者注入贵要静脉，末端外径平均 3.0mm。此静脉变异小，外径较粗，可作为静脉的吻合血管，其静脉瓣凹面向上，吻合时要注意静脉瓣的方向，使侧胸皮瓣的静脉血回流通畅。

侧胸皮瓣的临床应用

（一）侧胸皮瓣的范围

侧胸皮瓣的适宜切取范围是临床医学工作者关注的问题之一，各家说法不一。Taylor认为，侧胸皮瓣是依背阔肌前缘为纵轴的狭长区域。Harii认为，侧胸皮瓣为四边形，前后界为胸大肌和背阔肌的相对缘，上界为腋动脉，下界为第8肋骨。姜树学通过铅丹乳胶液灌注的侧胸皮瓣微血管网和对侧胸皮瓣血管构筑学的研究表明，侧胸皮瓣内血管吻合丰富。实践证明，该皮瓣的切取范围，除以大皮动脉的分布范围为基础外，还应将小皮动脉及微血管网考虑在内。皮瓣的范围，根据临床需要适当加长加宽。皮瓣前后界不限于胸大肌和背阔肌相对缘之间的部分，可根据需要向前、后扩展。皮瓣前界可达锁骨中线，后界可达肩胛线，上界可达腋窝有毛皮边缘，下界可达第10肋或腹部，可切取胸腹联合皮瓣。在此范围内可设计一个纵行皮瓣，亦可设计一个斜行或横行的皮瓣(图3-15-3)。

（二）侧胸皮瓣的血管门及该皮瓣的形成

侧胸皮瓣的血管来源不一，走行各异。但根据解剖学规律，各种类型大皮动脉，均经过该皮瓣的血管门进入皮瓣，此门位于腋窝有毛皮下缘的胸大肌和背阔肌相对缘之间。手术时在此门做一横切口，即可显露血管蒂。然后按术前的设计在皮瓣周缘切开，直达深筋膜，从皮瓣的远侧端，连同深筋膜一起游离，直达血管蒂，最后按临床要求截取血管蒂。

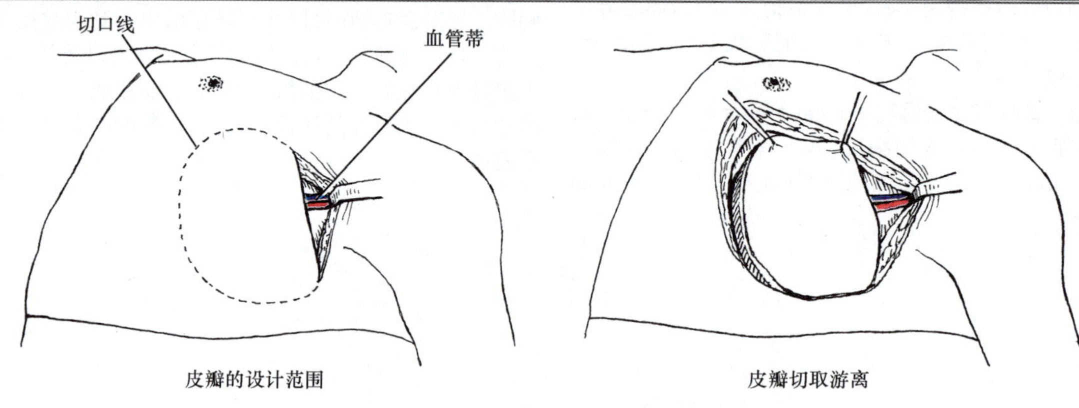

图3-15-3　侧胸皮瓣的形成

第二节　侧胸筋膜瓣

筋膜瓣是在皮瓣应用的基础上发展起来的，尤其是在皮瓣血管构筑学研究的基础上产生的一种组织瓣。这种组织瓣是由浅筋膜深层和深筋膜共同形成的，有血管蒂供游离移植。

一、侧胸筋膜瓣的动脉来源

侧胸筋膜瓣 lateral thoracic fascial flap 的动脉来源与侧胸皮瓣的动脉来源相似，也是多源性。有肱动脉、胸外侧动脉、腋动脉、胸背动脉、肩胛下动脉和胸肩峰动脉等。它们发出直接皮动脉0～4条滋养侧胸筋膜瓣。另外，有3～9肋间后动脉的外侧皮支，多数位于腋中线的前、后方浅入筋膜瓣。

（一）肱动脉的皮支

肱动脉的皮支出现率为70%，起端外径为1.6mm，发自肱动脉上部，越过腋窝底前方、呈弓状向前下方斜行，越过腋前线，在第6肋间隙与锁骨中线相交，然后继续下行达第8肋间隙。该皮动脉在行走过程中向前后方发出多条(7～16条)分支，并与其他皮动脉分支吻合；有的分支较大、行程较长，可达胸骨外缘，与胸廓内动脉分支吻合；该皮动脉多数在第4肋间隙发出乳房支，呈"Y"字形环绕乳头，供应乳头的血运。

（二）胸外侧动脉的皮支

胸外侧动脉的皮支出现率为42%，起端外径为1.47mm。胸外侧动脉的皮支发出后沿腋中线和腋前线之间向前下方斜行，末端终于6～7肋间。在行程中向两侧发分支，并与其他皮动脉的分支吻合。

(三) 腋动脉的皮支

该皮支出现率为26%,起端外径为1.6mm。腋动脉的皮支,沿腋中线下行达第6肋间。在走行过程中向两侧分支滋养筋膜瓣。

(四) 胸背动脉的皮支

该皮支出现率为26%,起端外径为1.4mm。胸背动脉的皮支,沿腋后线或越过该线向后下方走行,并发分支与其他皮动脉吻合。

(五) 肩胛下动脉的皮支

该皮支出现率为8%,起端外径为1.5mm,其行程与腋动脉的皮支相似。

(六) 胸肩峰动脉的皮支

该皮支出现率为4%,起端外径为1.8mm。其行程与腋动脉的皮支相似。

以上这些皮动脉,多数走在浅、深筋膜之间,少数走在浅筋膜深层之中,其分支布于浅深筋膜内,互相吻合成网(图3-15-4)。

由于滋养筋膜瓣的皮动脉出现条数不同,可分四种类型:一支型,有一条皮动脉供应筋膜瓣,出现率为40%;二支型,有两条皮动脉供应该筋膜瓣,出现率为46%;三支型,出现率为10%;四支型,出现率为4%。

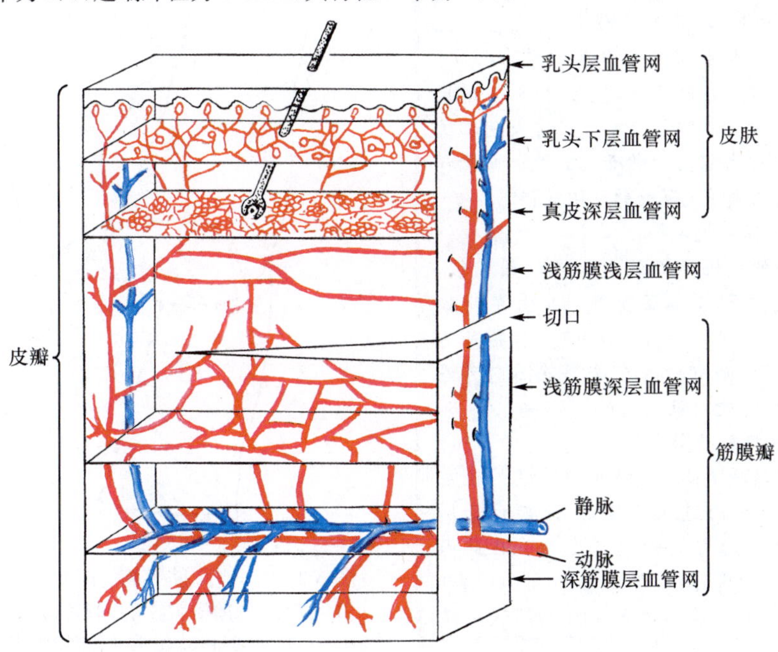

图3-15-4 皮瓣和筋膜瓣的血管构筑模式图

二、各皮动脉在筋膜瓣的吻合情况

侧胸筋膜瓣的皮动脉分支滋养浅、深筋膜。在光镜下可见皮瓣血管网分六层:由浅入深分别为乳头层血管网、乳头下层血管网、真皮浅层血管网、真皮深层血管网、浅筋膜层网和深筋膜层血管网。这六层血管网由浅入深,血管网网眼的内径由大变小;血管网的密度由稀变密;血管之间的吻合越来越丰富。在光镜下浅筋膜层血管网呈分格状,在结缔组织隔中有较粗的动脉干,其分支进入脂肪小叶中,纵横交错互相吻合成网。网眼较规则,排列较整齐,密度较均匀。可将浅筋膜层网分浅、深两层;一是浅筋膜浅层网,其与真皮深层网相连,网眼较大;另一是浅筋膜深层网,与深筋膜层相连,血管干增多,网眼渐小。因此这六层血管网可分为浅层和深层网。浅层网包括乳头层血管网、乳头下层血管网、真皮浅层血管网、真皮深层血管网和浅筋膜浅层血管网;深层网包括浅筋膜深层网和深筋膜层血管网。该深层网,构成了筋膜瓣的血管网。

深筋膜层血管网有较大的血管干和网眼小的血管网并存;大的动脉干分支间形成圆形或卵圆形的血管网,血管网排列密集,血供特别丰富。不管筋膜瓣有几条动脉供应,在游离移植时,只要吻接一条较粗大的动脉蒂,整个筋膜瓣就会有充分的血液供应。

三、侧胸筋膜瓣的静脉

侧胸筋膜瓣的静脉主要是胸腹壁静脉 vv. thoracoepigastricae。胸腹壁静脉起于腹壁浅静脉，沿腋中线上行，走在浅深筋膜之间，多数注入胸外侧静脉；少数注入腋静脉，其属支布于侧筋膜瓣内，其出现率为 92％，末端外径为 3.0mm。

其次是各皮动脉的伴行静脉，其末端外径平均为 2.0mm，走行和体表投影与皮动脉相同。

侧胸筋膜瓣的临床应用

侧胸筋膜瓣仅仅是侧胸部浅筋膜深层和深筋膜全部形成的组织瓣，有单独的血管蒂，在临床上可进行游离移植。侧胸筋膜瓣部位隐蔽，切取方便。移植后，供筋膜区皮肤复原，直接对合，不留瘢痕，易被病人所接受。侧胸筋膜瓣可代替大网膜进行游离移植，用其覆盖裸露的骨面、肌腱、大血管和神经干，也可用其修复手足等处的组织缺损。

（一）侧胸筋膜瓣的范围

侧胸筋膜瓣的范围和侧胸皮瓣的范围相似，整个侧胸部皆可切取侧胸筋膜瓣。其上界为腋窝有毛皮边缘，下界可达第 10 肋间隙，前界可达锁骨中线，后界可达肩胛线。在这个范围内可设计一个纵行的、横行的以及斜行的筋膜瓣。

（二）侧胸筋膜瓣的形成

侧胸筋膜瓣的较大血管（肋间动脉的外侧皮支除外）都经过一个门进入筋膜瓣，此门位于胸大肌和背阔肌相对缘之间的腋窝底线。在此做横切口，可找到血管蒂，然后循血管的方向，切开皮肤达第 8～10 肋间，再沿第 8～10 肋间做一横切口，然后把皮肤和浅筋膜层分离，并翻向两侧（图 3-15-5，图 3-15-6），以轴型血管为中心切取筋膜瓣，首先切开筋膜瓣的周缘，向近侧端游离，在游离的过程中一定要保证深筋膜的完整。切取筋膜瓣后，再将掀起的皮肤和浅筋膜浅层复位、缝合。皮肤和浅筋膜浅层仍有四层血管网供血，该部血管网与其他部位的血管网互相连通，掀起的皮肤有宽阔的蒂，故有充足的血供，复位缝合的皮肤缘不会坏死。

由侧胸筋膜瓣的血管构筑情况，可以推想其他筋膜瓣血管构筑情况，大体上相似。凡是可以切取皮瓣的地方，几乎都可以取筋膜瓣。

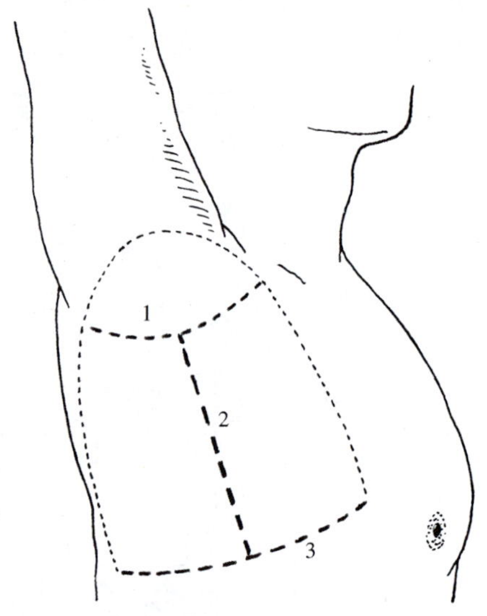

图 3-15-5 侧胸筋膜瓣“工”字形切口及缝合部位

1. 腋毛边缘的横切口寻血管蒂；2. 沿腋中线的纵切口；3. 沿第 8 肋间隙的横切口

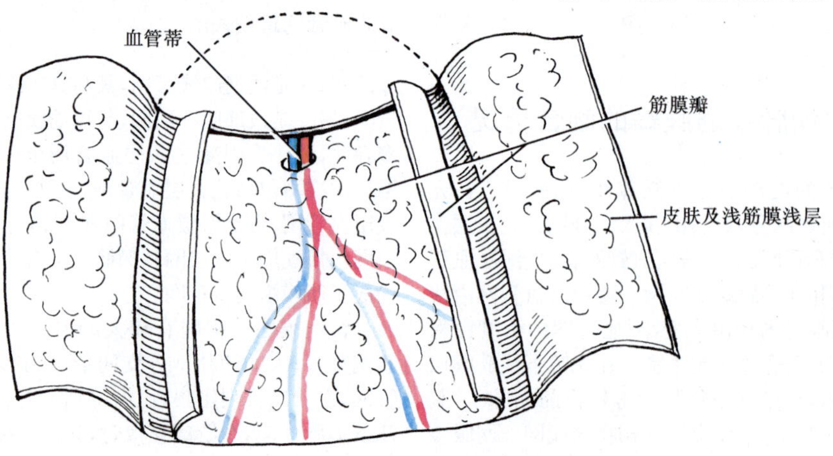

图 3-15-6 切取筋膜瓣示意图

第三节 胸前皮瓣

胸前皮瓣anterior thoracic flap皮肤薄、色泽好、皮纹细、脂肪少、部位较隐蔽,适于头颈部的整形。

一、胸前皮瓣的动脉

胸前皮瓣的血供较丰富,主要来自胸廓内动脉的穿支、胸肩峰动脉的胸肌支和肱动脉的皮支。

(一)胸廓内动脉及其穿支

胸廓内动脉a. thoracica interna自锁骨下动脉发出后,沿胸骨外缘12.2mm处垂直下降,经过胸膜壁层和胸横肌的前面,上位6个肋软骨和肋间内肌的后方。胸廓内动脉在胸骨外缘下降过程中,经过第1或第2肋间隙,无胸横肌覆盖,经第3、4肋间隙则有胸横肌与胸膜壁层分隔。故在第2肋间手术时,要注意此解剖关系,以避免伤及胸膜壁层。在第2肋间隙处,胸廓内动脉的外径平均为2.5mm。胸廓内动脉在下降过程中,经过相应肋间隙时发出穿支。在第1至第4肋间隙内穿支较恒定存在。穿支自胸廓内动脉发出后,分别和肋间神经的前皮支伴行,穿过肋间隙的肋间内肌、肋间外韧带(肋间前膜)、胸大肌和深筋膜,而进入胸前皮瓣。然后,穿支沿浅、深筋膜之间横行向外,分布于胸前皮瓣。第2肋间穿动脉行程最长,可达三角肌胸大肌间沟,其起端外径最粗,其他穿支次之。穿支外径女性大于男性,第1肋间穿支出现率为73%,外径为0.9mm;第2肋间穿支出现率为83%,外径为1.0mm;第3肋间穿支出现率为80%,外径为0.9mm;第4肋间穿支出现率为83%,外径为0.7mm。穿动脉在肋间隙前端穿出,穿过胸大肌以前外径较大,但穿过深筋膜以后外径变小,故手术时应将胸大肌纤维分开,从胸大肌深面切取穿支,或者切断肋软骨,截取胸廓内动脉为血管蒂。

(二)胸肩峰动脉的胸肌支

胸肩峰动脉发出胸肌支rami pectorales走在胸大肌和胸小肌之间,分支滋养此二肌,并穿过胸大肌滋养胸前皮瓣。胸前皮瓣有时也由胸肩峰动脉发出的直接皮动脉滋养,起端外径约1mm。胸肩峰动脉的分支和胸廓内动脉的穿支在皮瓣内互相吻合成微血管网,共同滋养胸前皮瓣。这两种血供来源有消长的关系,如果胸廓内动脉的穿支特别发达,则胸肩峰动脉的皮支就变小,如果胸廓内动脉的穿支过细,则胸肩峰动脉的直接皮动脉就变粗,并可作为胸前皮瓣的血管蒂。

(三)肱动脉的皮支

肱动脉的皮支cutaneous branch of brachial artery起自肱动脉的上端,经腋窝前缘斜向前下内走行,在第6肋间隙与锁骨中线相交,在走行过程中向胸前部发出皮支,滋养胸前皮瓣,并与胸廓内动脉的穿支吻合。肱动脉皮支的起端外径为1.5mm。有时胸前皮瓣亦可用肱动脉皮支作血管蒂。

二、胸前皮瓣的静脉

(一)胸廓内静脉

通常为一条,与动脉伴行,仅26%有两条静脉与动脉伴行。在第2肋间隙,胸廓内静脉的外径为2.3mm。与穿支伴行的静脉均为一条,外径大于穿动脉,注入胸廓内静脉。

(二)胸肩峰静脉及肱动脉皮支伴行的静脉

这是胸前皮瓣另外一部分静脉,胸肩峰静脉最后注入腋静脉。与直接皮动脉伴行的静脉,直接注入头静脉,外径约1.5mm。肱动脉皮支伴行的静脉也导出胸前皮瓣静脉血入肱静脉。

三、胸前皮瓣的临床应用

(一)皮瓣的范围

上界为锁骨下缘,下界相当于第4肋和胸大肌的外缘,内侧界为胸骨线,外侧界相当于三角肌胸大肌间沟,整个皮瓣呈梯形。在实际应用时,皮瓣的范围可根据需要扩大。

(二)皮瓣的形成

首先于胸骨旁第1~4肋软骨之间做一纵行切口,依次切开皮肤、皮下组织和深筋膜,仔细解剖出进入皮瓣的动脉蒂。一般按着解剖学的规律,首先选择胸廓内动脉的第2穿支为血管蒂。以此血管蒂为轴,切开该皮瓣的周界,然后连同深筋膜一起,将整个皮瓣逐渐向血管蒂的部位游离。

由于该皮瓣的血管蒂较短,血管外径也较细,必要时可分离或切开胸大肌、肋间外肌、肋间内肌,以延长血管蒂的长度和增大血管的外径。甚至可以切除第2肋软骨,截取胸廓内动脉一段,连同第1、2穿支一起为血管蒂更好。

第四节 胸大肌肌皮瓣

胸大肌肌皮瓣pectoralis major myocutaneous flap 可带蒂转移或游离移植，以重建功能或修补某些部位的组织缺损，在临床已得到应用。

一、胸 大 肌

胸大肌m. pectoralis major 按其起始部位分锁骨部、胸肋部和腹部。

（一）锁骨部

胸大肌锁骨部以肌质起于锁骨内侧半，个别者可达锁骨内侧 2/3。起端宽 59mm，厚 8mm。肌腹长 123mm，止端连于胸大肌腱的前层。止端宽 48mm，厚 7mm。止腱扁平，长 7mm。因此，锁骨部是起端稍宽厚的长形肌。锁骨部的上缘与三角肌构成三角胸大肌间沟，上宽下窄，其内行有头静脉和胸肩峰动脉的三角肌支及伴行静脉。锁骨部与胸肋部结合疏松，它们之间仅有少量疏松结缔组织和支数不等的血管分支，极易分离，但在止端与胸肋部有肌质和腱质愈合。

（二）胸肋部和腹部

胸肋部 pars sternocostalis 和腹部 pars abdominalis 只在起端有明确的界限，但整个肌没有可作为分离的自然分界线，故合称为胸腹部。其起于胸骨外侧半、上 6 肋软骨和腹直肌鞘前层。起端宽 199mm，厚 3.4mm。肌束向止端集中，上部肌束几乎水平向外，止于腱的前层；下部肌束逐渐斜向外上方，止于腱的后层。肌腹上部较薄，位于锁骨部深面。上缘长 152mm，中点处厚 5mm；下缘长 213mm，中点处厚 6mm。肌腹在接近止端时逐渐增厚。下部肌质（腹部）宽 20～40mm，内侧 3/4 与胸肋部的肌束平行，但外侧 1/4 则向后上方卷曲至胸肋部的后面。移行于肌腱后层的最上部。肌腱扁平，止于肱骨大结节嵴，并向上下扩展至大结节和三角肌的止点，止腱长 35mm，宽 54.5mm，厚 1.7mm。

二、胸大肌的血管和神经

胸大肌的血液供应有三个主要来源：胸肩峰动脉的三角肌支 rarnus deltoideus、腋动脉的胸肌支 rami pectorales、胸廓内动脉的前肋间支 rami intercostales anteriores 和穿支 ramiperforantes。此外，胸大肌尚从胸最上动脉 a. thoracica suprema 和胸外侧动脉 a. thoracicalateralis 获得血液（图 3-15-7）。胸大肌的神经为胸前内侧神经和胸前外侧神经。

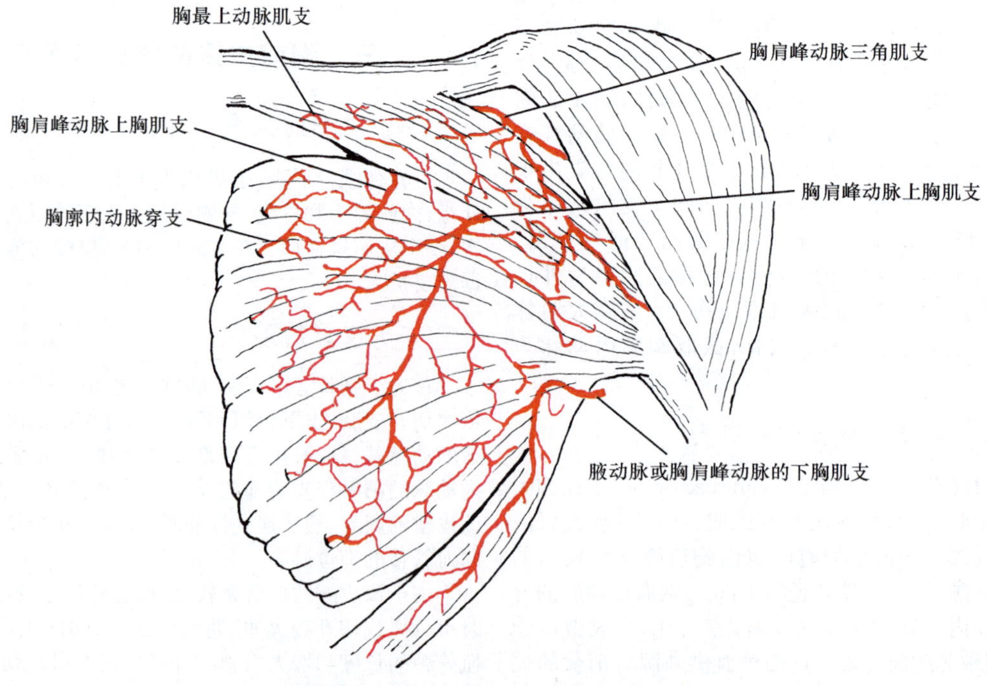

图 3-15-7 胸大肌的血液供应

（一）锁骨部的血管和神经

锁骨部的主要血管是胸肩峰动脉的三角肌支，该支由胸肩峰动脉发出后与头静脉伴行，沿三角胸大肌间沟行向外下方，发一支或数支至锁骨部的中部。动脉往往分内外两支，在肌肉内，沿肌束方向走行和分支。在每个支的近侧部，常有小支沿肌的深面或肌质内下行入胸腹部。到锁骨部的肌支长平均为 48mm，三角肌支根部外径 1.9mm。静脉与动脉伴行，外径为 2.4mm。锁骨部的静脉除注入三角肌支的伴行静脉外，还有粗细不等的小支注入头静脉。

锁骨部的神经为胸外侧神经的一个分支，胸前外侧神经以一短干从臂丛外侧束分出，一般分为两支。第一支到锁骨部，称锁骨支。其长度为 43mm，横径 1.6mm；另一支分布于胸大肌的胸肋部，称胸肋支。

（二）胸肋部的血管和神经

胸肋部的动脉主要是胸肩峰动脉的上胸肌支，胸廓内动脉的前肋间支和穿支。胸肩峰动脉的上胸肌支起始后，越过胸小肌上缘，沿胸大肌深面行向内，分两支或三支入肌，血管沿肌束分支，布于胸肋部外侧大部。上胸肌支在胸大肌肌皮瓣的内侧与胸廓内动脉的第 2～5 或 6 穿支吻合。上胸肌支长度为 80mm，起始外径 1.8mm。静脉与动脉伴行，大多数直接注入腋静脉，伴行静脉外径为 2.5mm。

胸肋部的神经为胸前外侧神经的上胸肌支及胸前内侧神经的一个小支，后者不恒定。胸前外侧神经的上胸肌支，经头静脉与腋静脉夹角的下方出现，但个别标本此支与胸前外侧神经的锁骨支一起从头静脉末端的上方出现。该神经与胸肩峰动脉的上胸肌支伴行，亦分为两支入肌。神经长 78mm，横径 1.4mm。神经的入肌点及分布与动脉基本一致。

（三）腹部的血管和神经

胸大肌的腹部有单独的血管神经。腹部的动脉为下胸肌支，仅占 79％；21％没有单独的血液供应，而是由上胸肌支或其他部分血供伸延而来。下胸肌支，53％来源于腋动脉，43％来源于胸肩峰动脉，1.7％来源于肩胛下动脉。上胸肌支经胸小肌下缘下方行向胸大肌的腹部，少数穿过胸小肌入腹部。血管的入肌点多半位于腹部的外、中 1/3 交界处。下胸肌支长为 77mm，外径为 1.6mm。

静脉与动脉伴行，多数直接注入腋静脉或肩胛下静脉，静脉外径为 2.3mm。

胸大肌腹部的神经为胸前内侧神经，其经腋动、静脉间出现。经胸小肌下缘伴行血管入肌，分布于胸小肌和胸大肌腹部及胸肋部。神经长 73mm，横径 1.2mm。

三、胸大肌肌皮瓣的临床应用

胸大肌肌皮瓣有粗大的胸肩峰动静脉作为血管蒂，血供可靠，又可为轴型皮瓣，存活率高，若供区取(8～12)cm×(6～10)cm 大小的肌皮瓣，均可直接缝合，无需植皮。

肌皮瓣面积最大可达 10cm×12cm，尚可超过胸大肌肌肉范围以外，使皮瓣长度延伸 6cm。重建头颈部大面积缺损时，上界可高达眶上缘。

将肌皮瓣向上翻时，血管蒂从锁骨上越过为妥。不宜将肌皮瓣血管蒂从锁骨下方穿过，以防血管蒂受压，肌皮瓣缺血坏死。

胸大肌肌皮瓣可以修复头颈部各个部位的缺损，亦可将胸大肌肌皮瓣设计成双叶瓣，同时修复两个部位的缺损。胸大肌肌皮瓣抗感染力强，比背阔肌肌皮瓣体位好，受区和供区两组手术可同时进行，缩短手术时间，临床医生多用此瓣。

第五节 背阔肌肌皮瓣

背阔肌肌皮瓣 latissimus dorsi myocutaneous flap 薄而阔，有恒定的血管神经蒂，可带蒂转移，亦可游离移植，增加了重建手术的使用机会。

一、背阔肌的形态

背阔肌m. latissimus dorsi 是一个扁的三角形肌，位于背部下方。它以腱膜起于下位 6 个胸椎棘突、全部腰椎棘突、骶中嵴、髂嵴后部，以肌质起于肩胛骨下角和下位 3～4 个肋骨。肌纤维斜向外上集中，移行于肌腱，止于肱骨结节间沟。

腱膜为胸腰筋膜后层，上窄下宽，附着线长 333mm，腱膜宽 50mm，厚 0.5mm。腱膜上部表面被斜方肌覆盖，其深面与下后锯肌的腱愈着。

肌腹扁平宽大，上部肌束几呈水平向外，从后下覆盖和包绕大圆肌。肌腹上缘长 185mm，上缘中点处厚 4mm。肌腹外侧缘在下部与腹外斜肌和前锯肌等结合较紧。向上接近止点处，与深层组织结合疏松，易于分离。肌腹外侧缘长 314mm，中点处厚 3mm。

止腱扁平，从前下方包绕肌腹和部分肌质，止腱长 41mm，宽 28mm，止腱与大圆肌腱有 23mm 长的愈合。整个背阔肌的长度约 300mm。

背阔肌能使臂内收、内旋和后伸，当臂上举固定时，可同胸肌一起向上牵引躯干，此外尚可向前上方牵拉骨盆。背阔肌这些作用都是在其他肌协同下进行的，切除该肌后不会造成明显的功能障碍。

二、背阔肌肌皮瓣的血管

背阔肌血液供应主要是胸背血管，次之为三组节段性血管。此外，颈横动脉的降支，也发分支分布到肌的上部。

（一）胸背动脉和静脉

胸背动脉a. thoracodorsalis 为肩胛下动脉的直接延续。在无肩胛下动脉的情况下，胸背动脉直接起自腋动脉或与胸外侧动脉共干。胸背动脉向下越过大圆肌后，沿背阔肌深面，靠近外侧缘下行，分出一恒定的前锯肌支和不恒定的大圆肌支后，分出一外侧支（大支）和一内侧支（小支）入肌（图 3-15-8）。这两个分支彼此形成 45°角，外侧支与该肌外侧缘平行走行，而内侧支则与肌的上缘平行走行。动脉自起点到分支入肌点长 81mm，外径 2.4mm。静脉多为一条，位于动脉的前内方与动脉伴行，其外径 4mm。

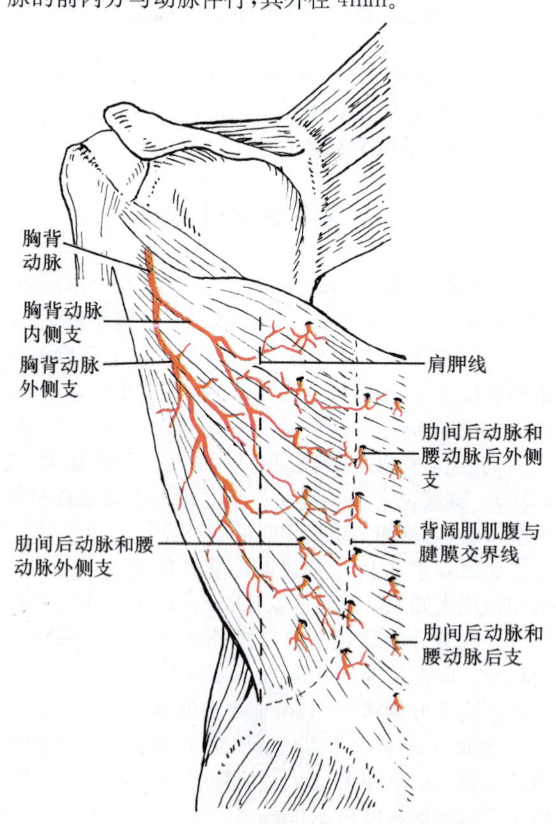

图 3-15-8 背阔肌的血液供应

胸背动脉的外侧支入肌点距肌腱项为 72mm，距肌的外侧缘为 23mm。外侧支长 24mm，外径 1.6mm。外侧支分布于肌的外下部，分布范围为一梯形。梯形的上底位于止端，长 33mm，下底接近肩胛线，长约 96mm，高为 115mm，面积约为(33＋96)mm×115mm/2。胸背动脉的内侧支长 21mm，外径 1.3mm，分布于肌的内上部一近似长方形的区域，长短与肌的上缘一致，平均为 80mm，宽平均为 49mm，面积约 80mm×49mm，占胸背动脉供血范围的 1/3。内外侧支的末梢分支可追踪到肩胛线，并与肋间动脉和腰动脉外侧支有许多吻合。吻合外径为 0.1～0.5mm。因此肩胛线以外至肌的止端，即为胸背动脉供应的范围，约占肌腹的 3/4。

（二）节段性血管

节段性血管发自肋间血管和腰血管，共有三组，呈纵行排列，分布于胸膜及肩胛线以内的肌腹。第一组节段性血管靠近后正中线，为肋间动脉和腰动脉的后支，外径在 0.5mm 以下，分布于腱膜的起始部。第 2 组血管为肋间后动脉的后外侧支，较第一组血管略长且稍粗，距后正中线 50～80mm，经棘肌和胸最长肌之间穿出，分布于腹膜和肌质的起始部。第 3 组血管长且粗，为肋间动脉的外侧支，伴肋间神经外侧皮支在肩胛线内侧约 10mm 处穿出肋间隙，斜向下外呈爪状入肌，在肌内沿肌束分支分布。三组节段性血管之间有广泛的吻合。

（三）背阔肌的肌皮血管

背阔肌表面皮肤的血供来源，除了靠近腋部为直接皮动脉供应外，其余均为胸背动脉内，外支发出的肌皮动脉供应。背阔肌肌皮血管在肌质及其浅面吻合丰富，侧支循环良好，但在腱膜及其浅面吻合较差。因此，该肌皮瓣在移植过程中，靠近正中线和下部的皮肤容易坏死。

三、背阔肌肌皮瓣的神经

支配背阔肌肌皮瓣的神经为胸背神经和肋间神经外侧皮支以及下 6 个胸神经的后支等。

（一）胸背神经

胸背神经发自臂丛后束，经腋鞘后方穿出，贴肩胛下肌下行，伴随胸背血管，形成血管神经束，神经位于动脉的后外方。神经在入肌前亦分成内、外侧支，在肌肉内的行径和分支与血管相同。胸背神经长 95mm、横径为 2.1mm。

（二）肋间神经的外侧皮支和下6个胸神经后支

肋间神经 n. intercostales 在肋间内、外肌之间，循各肋沟前行，在腋前线附近，开始离开肋骨下缘，发出外侧皮支达皮下，又分为前支和后支，后支管理背阔肌表面的皮肤感觉。

下6个胸神经后支，在脊柱两侧穿出肋间，斜向外下走行，分布于背阔肌表面的皮肤，管理其感觉。

背阔肌肌皮瓣的临床应用

特有的血管神经束以及在胸壁外侧和后方节段性的血管神经供应，形成了背阔肌肌皮瓣的基础。背阔肌可以作为单纯的肌瓣或肌皮瓣来使用，可带蒂转移，也可游离移植，还可作为神经移植的游离瓣，使肌肉具有运动功能，胸背神经主要由运动纤维和少量感觉纤维组成。背阔肌表现的皮肤感觉，主要由肋间神经外侧支供应。但这种感觉纤维在受区也能够获得。

背阔肌肌皮瓣的血管神经蒂长0.9mm，允许背阔肌瓣或肌皮瓣向上旋转180°，不会因扭转引起血运障碍。该旋转可用于腋窝、颈部、面的下部和腹前壁等处的损伤修复和再造。向后旋转的范围可达背部的大部分、肩区和项部。该肌皮瓣，可用隧道通过腋窝达臂部以及覆盖肘窝等。

背阔肌主要血管神经末端恒定地分为内、外侧支，而内外侧支在肌内有明确的分布范围，可作为劈开的背阔肌瓣或肌皮瓣的血管神经蒂，增加了各种重建手术的使用机会，同时也可以保持供区的部分功能。

主要参考文献

陈遥良. 1981. 中国成人的胸膜返折线及年龄变化. 解剖学通报，4(1)：7～13

范冷艳，吴晋宝. 1983. 胸廓内血管及其穿支的应用解剖. 解剖学通报，6(3)：221

顾恺原. 1985. 胸心外科手术学. 北京：人民卫生出版社，470

关曾文. 1985. 乳腺癌. 上海：上海科学技术出版社，186

河北医学院《人体解剖学》编写组. 1980. 人体解剖学(上册). 见：河北医学院《人体解剖学》编写组编写. 人体解剖学(上册). 北京：人民卫生出版社，736

胡永校. 1986. 漏斗胸的外科治疗-腹直肌蒂胸骨翻转术. 胸心血管外科杂志，2(2)：71

黄国俊. 1980. 食管癌术前放疗与外科综合治疗408例报告. 中华肿瘤杂志，2：15

黄国俊. 1982. 支气管成形肺叶切除术治疗肺癌50例经验. 中华外科杂志，20(3)：139～140

姜树学，李吉. 1987. 侧胸筋膜瓣的显微解剖学. 中国医科大学学报，16(3)：16

姜树学. 1988. 侧胸皮瓣的微血管构筑. 中国医科大学学报，17(4)

蒋佩珏. 1986. 34例胸大肌肌皮瓣临床应用体会. 中华显微外科杂志，9(1)：19

李厚文. 1982. 气管隆突、支气管切除及重建术. 中华外科杂志，20 (3)：135～138

李厚文. 1982. 外伤性支气管断裂的重建术及其治疗结果(附19例). 中华外科杂志，20(2)：83～86

李厚文. 1984. 肺癌的基础与临床. 沈阳：辽宁科学技术出版社，219～224

林迎英. 1985. 左肺下叶切除术中凝血块阻塞下呼吸道致心搏骤停一例报告. 胸心血管外科杂志，1(3)：183

钱中希. 1985. 胸中包虫病690例的外科治疗经验. 胸心血管外科杂志，1(1)：45

曲家骐. 1986. 肺癌沿支气管壁浸润范围和方式的研究. 中华肿瘤杂志，8(3)：193～194

曲家骐. 1986. 食管平滑肌瘤29例诊治体会. 实用外科杂志，6(2)：648

邵令方、张毓德. 1987. 食管外科学. 石家庄：河北科学技术出版社，399

沈阳医学院. 1975. 实用手术学、神经外科胸外科分册. 沈阳：辽宁人民出版社，257～262

孙衍庆. 1985. 关于胸壁肿瘤的诊断问题(54例临床分析). 胸心血管外科杂志，1(1)：4

陶永松. 1981. 胸大肌的显微外科解剖学. 广东解剖学通报，3：36

吴英恺. 1974. 胸部外科. 北京：人民卫生出版社

许学受. 1960. 肺科临床手册. 上海：上海科学技术出版社，2～5

杨志山. 1986. 自发性食管破裂的诊断及治疗. 中华外科杂志，3：164

杨志山. 1987. 肺癌手术的淋巴结廓清问题. 内部资料

殷洪年. 1985. 用带蒂肋间肌加肋骨修补感染的支气管缺损一例报告. 中华外科杂志，23(6)：344

殷洪年. 1987. 食管贲门癌手术后非吻合口瘘的若干问题讨论. 辽宁省第3届胸外科学会论文集，11

张振湘. 1984. 淋巴外科学. 见：张振湘主编. 淋巴外科学. 北京：人民卫生出版社，230～231

中国解剖学会体质调查组. 1986. 膈中下动脉的起源形式. 见：中国解剖学会体质调查组编写. 中国人体质调查. 上海：上海科学技术出版社，350、214～230

中国医科大学. 1978. 局部解剖学. 北京：人民卫生出版社，82～85
钟世镇. 1983. 胸廓内血管的应用解剖调查. 解剖学通报，6(3)：225
挂川一夫. 1978. 胃管による食管再建術について，外科治療，39；141
木本誠二. 1981. 食道の手術. 见：木本誠二主编. 現代外科手術學大系. 10卷. 東京：中山書店，328～329
木本誠二. 1981. 呼吸器の手術. 见：木本誠二主编. 現代手術學大系 8. 東京：中山書店，240～264
日本肺癌學会編. 1979. 肺癌取極い規約. 第2版. 東京：金原出版株式会社，65～66
児玉宏. 1979. 胸筋保存乳房切断術，外科治療，40(3)：282
坪田紀明. 1980. 氣管枝氣管支形成術の7例と吻合法に対するアソケ-トの分析. 日本胸部外科學会雜誌，28(11)：122～125
国立ガんセンタ编. 1983. Cancer of The lung diagnosis and treatment Ⅲ. 東京：講談社，9～21
岡(冈)gang本直正. 1983. 臨床人体値生学. 東京：南江堂，286
秋山文弥. 1981. 漏斗胸に対する腹直筋有茎性胸骨翻転術. 臨床胸部外科，1(1)：151～154
泉雄勝. 1982. Patey手術(大胸筋温存手術)の実際，外科診療，33：561
畠中陸郎. 1980. 呼吸器外科手術書. 東京：金芳堂，363～364
Ariyan. S. 1979. The pectoralis major myocutaneous flap. Plast Reconstr Surg，63：73
Auchincloss H. 1963. Significance of location and number of axillary metastases in carcinoma of the breast；a justification for a conservative operation. Ann Surg，158：37～46
Brock SR. 1955. Radical pneumonectomy for bronchial carcinoma. Brit J Surg，43：8
Bsira JA. 1965. The rathways of lymphatic spread of Carcinoma of the lung. Brit J Surg，52：868～875
D Abreu AL. 1971. A Practice of thoracic surgery. 3rd edition edward arnold，249～250
Handley RS. 1956. Excision of the internal mammary chain in radical mastectomy Lancet，1：457
Higginson JF. 1953. Block dissection in pneumonectomy for Carcinoma. J Tnorac，Surg，25：582～599
Hui-ru Zhao. 1986. Diagnosis and treatment of Primang Chest wall tumors Inteinational Confenence on Thoracic and cardiovascular surgery. BeiJing China，49
Parrer EF. 1982. Carcinoma of the esophagus observation of 40 yrs. Annsorg，195：618
Patey DH. 1948. The prognosis of carcinoma of the breast in relation to the type of operation performed. Brit J Cancer，2：7～13
Petrovsky BV. 1962. Cardiospasm and its surgical correction. A. Surg，155：60
Robicsek F. 1979. Petus carinatum. J Thorac. Cardiovasc. Surg，78(1)：52
Sabanathan S. 1985. Primary chest wall tumors. The Annalis of thoracic surgery，39(1)：4
Sabiston DC. 1983. Gibbon's surgery of the chest. Fourth ed，Tior LonDon. Philadelphia，London，Toronto：WB Saunders Company，498～505
Tegtmeir RE. 1977. The use of a fascial flap in ear reconstruction. Plast Reconstr Surg，60：406
Thomas W，Shields. MD. 1983. General Thoracic surgery second Edition. In：Thomas W，Shields. MD ed. General Thoracic surgery second Edition. LEA and Febiger philadelphia ，508～511
Tom R. Demeester MD. 1988. Selective therapertic approach to cancer of the lower esophagus and cardio. The journal of thoracic and cardiovascular surgery，95(1)：43～45
Weicel RD. 1979. Sleeve lobectomy fol carcinoma of the lung J of Thoacic and Cardiovascular surgery，78(6)：842～848
A. H. Максименков(邹宁生等译). 1959. 胸部外科解剖学. 北京：人民卫生出版社，14

第四篇　腹　　部

第十六章　腹部解剖概述
第十七章　腹前外侧壁
第十八章　腹后壁
第十九章　腹膜腔及其内容
第二十章　腹部皮瓣

第十六章　腹部解剖概述

腹部位于胸部与骨盆之间，包括腹壁、腹膜腔、腹膜腔脏器和腹膜后间隙及其内容。

胸下部的贯通伤，除损伤胸部器官外，腹上部的器官也可同时遭受损伤；反之，腹上部的外伤亦有引起胸下部器官损伤的可能。因此，对胸下部及腹上部的外伤应想到有胸腹联合损伤的可能，故应全面仔细检查，以免遗漏或误诊。

第一节　境界与分区

一、境　　界

腹壁的上界为剑胸结合、肋弓、第 11 肋前端、第 12 肋下缘至第 12 胸椎棘突的连线；下界为耻骨联合上缘、耻骨结节、腹股沟、髂嵴至第 5 腰椎棘突的连线。

腹壁在两侧以腋后线为界，分为腹前外侧壁及腹后壁(脊柱区腰部)。

腹腔 cavitas abdominalis 的界限与腹部的体表境界不一致，上为膈穹，下方通过骨盆上口与盆腔相通。由于左、右侧的膈穹顶部可分别达第 5、4 肋间水平，小肠等腹腔脏器也经常位于小骨盆腔内，因此，腹腔的实际范围远较腹部体表的界限为大。

二、分　　区

为了描述和确定腹腔脏器的位置，叙述临床症状、病变和损伤的部位，通常将腹部划分为若干区。临床常用两条水平线及两条垂直线将腹部分为九个区(九分法)。上水平线为经过两侧肋弓下缘最低点(相当于第 10 肋)的连线，下水平线为经过两侧髂结节的连线；两条垂直线分别为左、右腹股沟韧带中点向上的垂直线。九个区是：上为腹上区及左、右季肋区；中为脐区及左、右外侧区；下为腹下区及左、右髂区(图 4-16-1)。

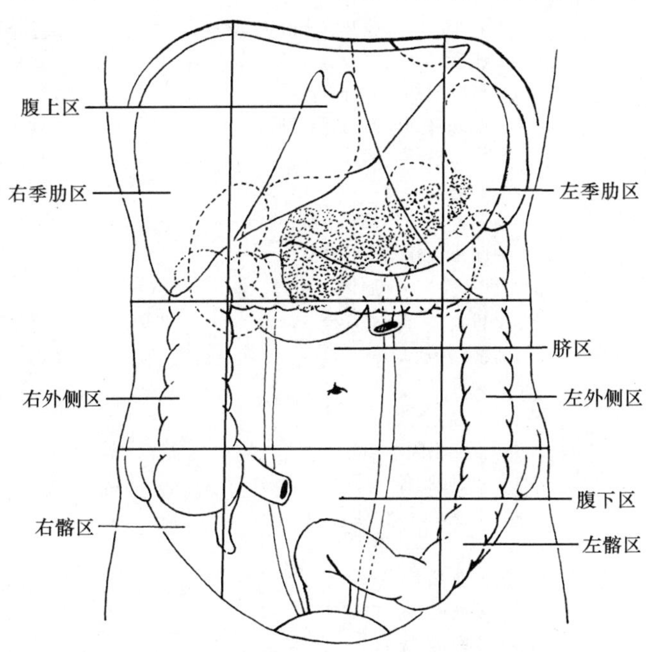

图 4-16-1　腹部的分区及主要器官体表投影

此外，还有"四分法"，即用通过脐的纵横两条线将腹部分为左、右上腹部及左、右下腹部四个区域，也较为常用。

第二节 表面解剖

一、体表标志

在腹前外侧壁上方可触到剑突、肋弓，下方可触到髂前上棘、髂嵴及耻骨联合等骨性标志。

脐位于腹前正中线上，其后方一般平对第3、4腰椎间，在脐平面上方约2.5cm为肠系膜下动脉起始于腹主动脉处。腹前正中线的深面有白线，两侧为腹直肌，肌的外侧为半月线(见腹前外侧壁)。

在脐至剑胸结合连线的中点(亦即由耻骨联合至胸骨上切迹连线的中点)，相当于幽门平面。位于此平面上的结构有第9肋软骨前端、胆囊底、幽门(腹前正中线右侧约4cm)、胰体大致的行程及肾门(腹前正中线旁约6cm、右肾门恰低于幽门平面；左侧者恰高于此平面)等。腹腔动脉起始点位于幽门平面上方约2.5cm。肠系膜上动脉及肾上腺中动脉起始点，紧位于腹腔动脉起始点的稍下方。肾动脉的起始点位于肠系膜上动脉起始点的下方约1.2cm处。

腹前壁与股部交界处为腹股沟，其深面有腹股沟韧带。

二、体表投影

成人腹腔内主要器官在腹前壁的投影(见表4-16-1及图4-16-1)。

腹腔内脏器在腹前壁的投影，随着体型、体位、年龄、胃肠道的充盈状况以及腹肌的紧张程度等而有所改变。矮胖者腹部上宽下窄，膈、肝、盲肠及阑尾等位置较高，胃常趋于横位；瘦长型的人则与此相反。成年人的腹肌较为发达，老年人则因肌肉乏力、韧带松弛而常有内脏下垂。体位的改变对腹腔内器官位置的影响也较明显，卧位时器官上移，膈升高，直立位时则相反。因此，在心肺疾患时，多由于呼吸困难而不能平卧。发育上的异常也会引起器官位置的改变。因此，对腹腔内器官除掌握其一般的位置关系外，还需充分了解其个体差异，才能做到正确诊断和处理腹腔内器官的疾患。

表4-16-1 腹腔主要器官在腹前壁的投影

右季肋区	腹上区	左季肋区
1 右半肝大部分	1 右半肝小部分及左半肝大部分	1 左半肝小部分
2 部分胆囊	2 胆囊	2 胃贲门、胃底及部分胃体
3 结肠右曲	3 胃幽门部及部分胃体	3 脾
4 部分右肾	4 胆总管、肝动脉和门静脉	4 胰尾
	5 十二指肠大部分	5 结肠左曲
	6 胰的大部分	6 部分左肾
	7 两肾一部分及肾上腺	
	8 腹主动脉及下腔静脉	
右外侧区	**脐区**	**左外侧区**
1 升结肠	1 胃大弯(胃充盈时)	1 降结肠
2 部分回肠	2 横结肠	2 部分空肠
3 右肾下部	3 大网膜	3 左肾下部
	4 左、右输尿管	
	5 十二指肠小部分	
	6 空、回肠各一部分	
	7 腹主动脉及下腔静脉	
右髂区	**腹下区**	**左髂区**
1 盲肠	1 回肠襻	1 大部分乙状结肠
2 阑尾	2 膀胱(充盈时)	2 回肠襻
3 回肠末端	3 子宫(妊娠后期)	
	4 部分乙状结肠	
	5 左、右输尿管	

第十七章　腹前外侧壁

腹壁借两侧、腋后线的延长线分为腹前外侧壁和腹后壁。即腹前外侧壁的外侧界为腋后线的延长线；上界为剑突、肋弓缘、第11肋前端及第12肋下缘；下界为耻骨联合、耻骨嵴、腹股沟韧带及髂嵴。

与腹后壁不同，腹前外侧壁均由软组织构成，且较薄。多数腹腔脏器的手术可经腹前外侧壁的切口完成。因此，熟悉腹前外侧壁的解剖，是对外科医生的基本要求。

腹前外侧壁体表标志有骨性标志和由肌肉、腱膜等软组织构成的凸隆和凹陷(图4-17-1)。

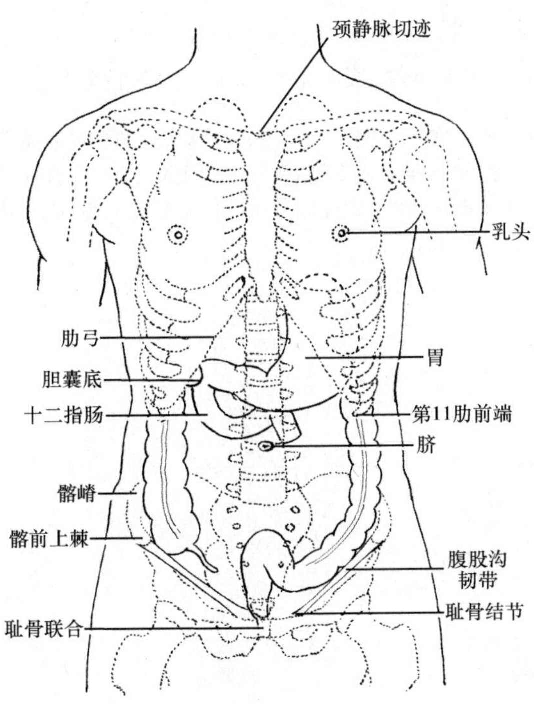

图4-17-1　腹前外侧壁的体表标志

骨性标志：在上方有胸骨剑突、肋弓、第11肋前端；在下方为耻骨联合、耻骨结节、髂前上棘、髂嵴及髂结节。剑突大多位于中线，但偶可偏向一侧；肋弓由第8至第10肋软骨的前端依次与上位肋软骨相连而成；耻骨联合位于中线，其与剑突的连线即为腹前正中线。耻骨联合两侧为耻骨嵴，因其浅面的皮下脂肪较厚而不易确定。

耻骨嵴的外端为明显可及的小突起，称**耻骨结节**。髂骨翼的上缘明显突隆，称**髂嵴**。髂嵴的前端向前下方突出，称**髂前上棘**。髂嵴的外侧唇外突，于距髂前上棘的外上方5～7cm处尤为明显，称**髂嵴结节**。

软组织标志：腹前正中线有不明显的纵行浅沟，其深面为腹白线。在其近中点处(约平第3～4腰椎之间)有凹陷，称脐(详见本章第二节)。腹白线的两侧为腹直肌，该肌收缩时，一般可于体表见到肌肉的隆起。肌肉发达的人，在肌肉隆起处表面可见到或扪及数道横行浅沟，其深面为腱划。腹直肌的外侧呈凸向外的弧形，称**半月线**。腹前壁与大腿的移行处称**腹股沟**，其深面是腹股沟韧带，由腹外斜肌腱膜的下缘构成。

第一节　层次结构

腹前外侧壁由浅入深分为6层：皮肤、皮下组织、肌层、腹横筋膜、腹膜下筋膜(腹膜外脂肪层)及腹膜壁层(亦称壁腹膜)。

一、皮　　肤

腹前外侧壁的皮肤较薄而富于弹性，与其深面的皮下组织愈着疏松，因而易于分离，临床上，常从腹前外侧壁采取皮瓣，以修补缺损。腹前外侧壁的皮肤(腹股沟附近除外)活动性较大，如此适应了生理性或腹内压增高时的腹部膨隆。

皮肤张力线的形成是真皮内纤维按一定方向排列的结果。在腹前外侧壁，皮肤张力线大多为横行(图4-17-2)。沿皮肤张力线切开皮肤，愈合后形成的瘢痕极为纤细，而横过张力线的切口(即切口的方向与纤维方向垂直)时，切开后的皮肤由于纤维的弹性而形成张口状，且愈合后形成的瘢痕较大，在有切口感染的情况下更是如此。有人认为，这一事实在成人也许不很重要，但在小儿则应予以考虑，因小儿切口裂开的后果较为严重。

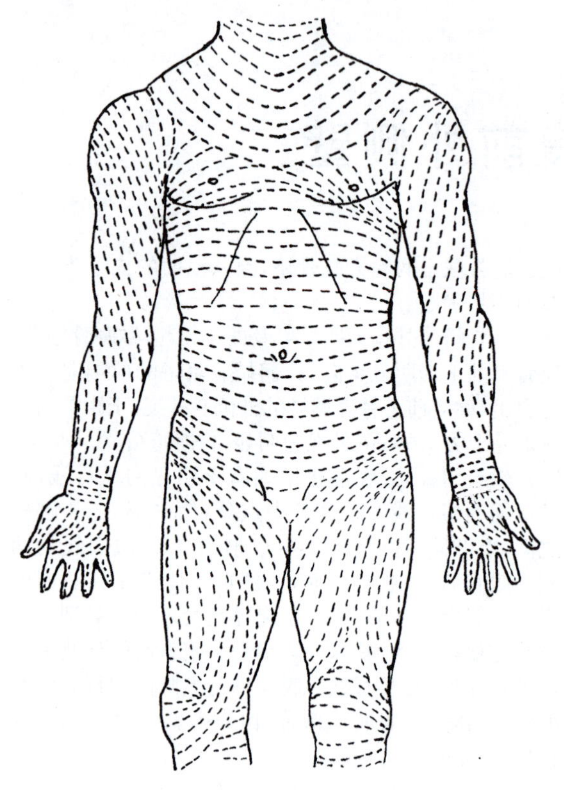
图 4-17-2 皮肤张力线

腹前外侧壁皮肤的神经分布有下 5 对肋间神经和肋下神经。这些神经在腹壁侧方发出外侧皮支，分布于腹壁侧方皮肤；而主干继续前行，穿过腹直肌鞘后浅出皮下，分布于腹壁前部的皮肤，称**前皮支**。

腹前外侧壁的皮神经分布有明显的节段性，其中第 8、10 肋间神经及肋下神经分别分布于肋弓、脐及耻骨联合与脐连线中点平面（图 4-17-3）。临床上，常按此测定椎管内麻醉平面的高低。同样，也可根据感觉障碍平面来帮助确定脊髓疾患损害的节段。

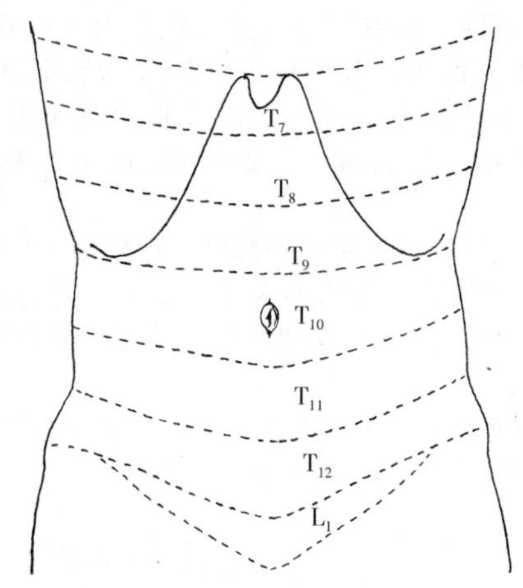

图 4-17-3 腹前外侧壁皮神经节段性分布

临床实践表明，上、下相邻脊髓节段的皮肤感觉分布区是相互重叠的（图 4-17-4）。因此，仅一个脊髓节段或后根损害时，相应的分布区仅有感觉减退，但不出现感觉丧失。

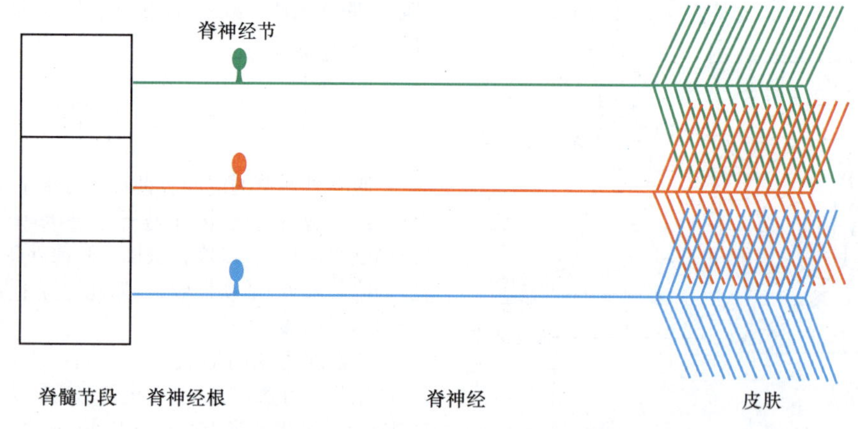

图 4-17-4 皮神经分布的重叠性示意图

二、皮下组织（浅筋膜）

由脂肪组织及疏松结缔组织构成，其厚度因人而异。在下腹部（约在脐平面以下）浅筋膜分成两层：浅层为Camper **筋膜**；深层为scarpa **筋膜**。

浅层紧贴皮肤的深面，含脂肪组织，因而又称脂肪层。该层与周身的浅筋膜相连续，即向上与胸壁浅筋膜相续；向下延续为大腿的脂肪层与阴囊的肉膜。深层为富于弹性纤维的膜样组织，因而又称膜性层，在中线处附于腹白线，两侧向下在腹股沟韧带下方约一横指处，止于大腿阔筋膜，但在两侧耻骨结节之间，浅筋膜则继续下行与阴囊的肉膜相续（与浅筋膜浅层合为一层），并与**会阴浅筋膜**（Colle 筋膜）相连续（图4-17-5）。由于浅筋膜的这种延续关系，在尿道球部损伤尿外渗时，尿液可沿会阴浅筋膜的深面向上扩散至腹前壁浅筋膜深层的深面，但不能下达至股部，亦不能越过腹前正中线而至对侧。

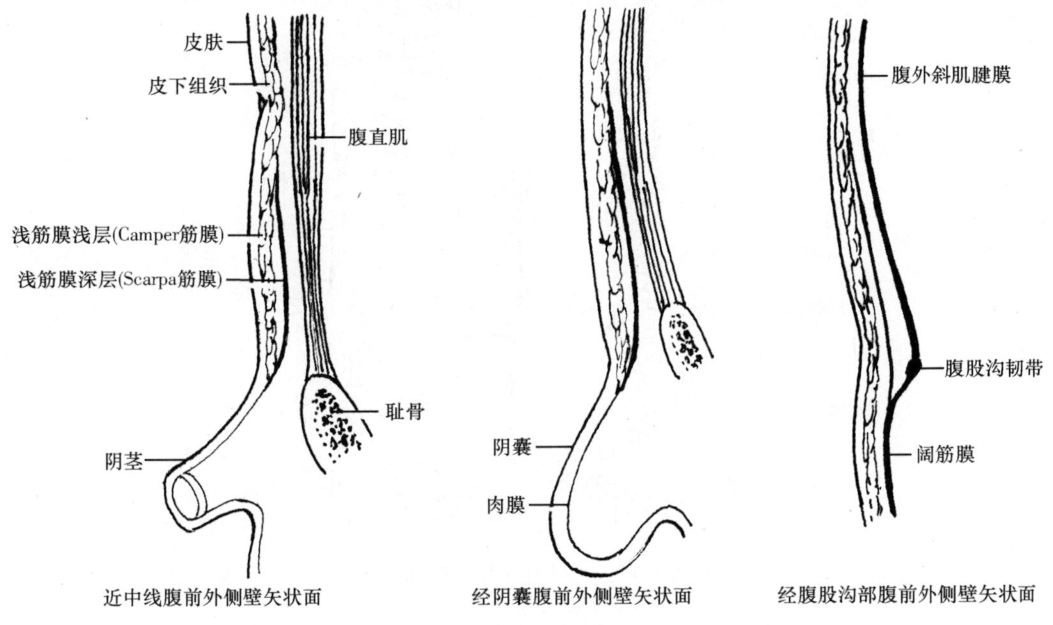

图 4-17-5　下腹壁浅筋膜及延续

三、肌　　层

腹前外侧壁的肌层按部位可分成**前群**和**外侧群**。前群为两对长肌，即腹直肌和锥状肌；外侧群为阔肌，由浅入深为腹外斜肌、腹内斜肌和腹横肌（图4-17-6）。

腹外斜肌 m. obliquus externus abdominis 为腹肌中最大的阔肌，以 8 个肌齿起自第 5～12 肋骨的外面，上部肌齿与前锯肌肌齿相交错；下部肌齿与背阔肌肌齿相交错。肌纤维斜向前下方，后下部的肌纤维止于髂嵴前部的外唇；前上部的肌纤维向前下，于髂前上棘与脐的连线处移行为腱膜，腱膜的最下方附于髂前上棘与耻骨结节。

腹内斜肌 m. obliquus internus abdominis 位于腹外斜肌的深面。由后至前起自腰背筋膜、髂嵴前部中间线和髂腰肌筋膜（在腹股沟韧带外侧 1/2 份的深面）。肌纤维方向与腹外斜肌纤维的方向相交叉。腹内斜肌的走行方向有三种：起自髂前上棘附近的肌纤维近乎水平向内；其上方的肌纤维斜向内上；其下方的肌纤维则是斜向内下。腹内斜肌向内移行为腱膜，参与腹直肌鞘的形成。

腹横肌 m. transversus abdominis 大部分被腹内斜肌遮盖，最上部的肌纤维为腹直肌遮盖。自上而下起自第 7～12 肋软骨内面（其肌齿与膈肌的肌齿相交错）、腰背筋膜、髂嵴前部内唇和髂腰肌筋膜（于腹股沟韧带外 1/3 份的深面）。肌纤维向内横行，移行为腱膜。

三个阔肌的腱膜均参与腹直肌鞘的构成。在腹股沟区，三个阔肌及其腱膜形成一些重要结构，与腹股沟疝的发生及治疗有密切的关系（详见本章第三节）。

腹直肌 m. rectus abdominis 位于腹前壁正中线两侧，为上宽下窄的带形腹肌。上起自第 5～7 肋软骨前面和剑突，肌纤维向下止于耻骨上缘（耻骨结节与耻骨联合之间）及耻骨联合的前面。每条腹直肌被数个锯齿状的腱性组织分隔，称**腱划** intersectiones tendineae。这种腱划与分隔肌节的组织同源，因此证明，腹直肌是由数个肌节合并而成。腱划的数目在其他高等动物较多，在人类多为每侧 3 个。据国内文献报告有 3 个腱划者占 58%～60%；4 个腱划者为 38.5%～40%；少数可仅有 2 个腱划。腱划多位于脐平面以上，通常有 3 个腱划者，其最上方的腱划位于剑突稍下方；最下方的平脐水平线，中间的介于两者之间。多个腱划者，第 4 个腱划的位置常位于脐水平以下。

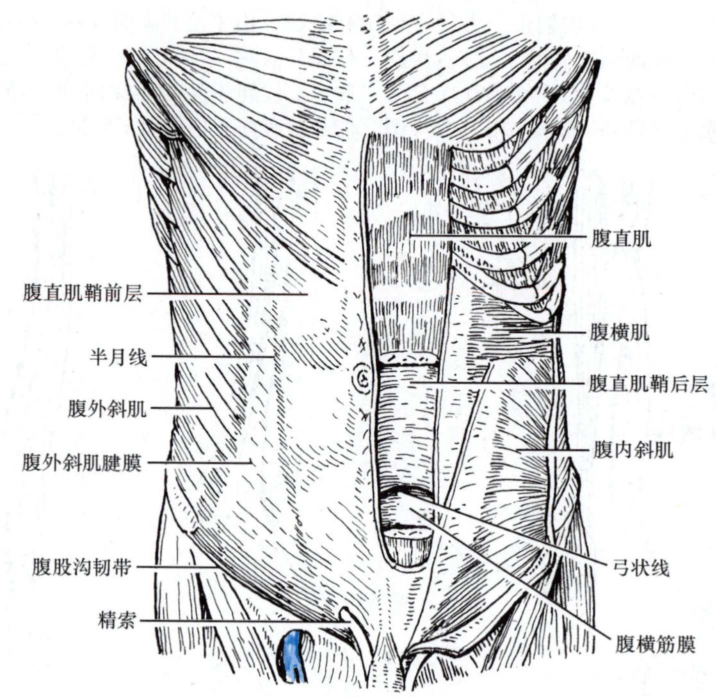

图 4-17-6　腹前外侧壁的肌肉

腱划的结构是宽约 1cm 的结缔组织索，与腹直肌鞘前层密切愈着，这种愈着使腹部横切口时，切断的腹直肌断端不致回缩过甚，腱划与腹直肌鞘后层不愈着，因而经腹直肌切口时，在腹直肌与腹直肌鞘的后层之间易于将腹直肌向两侧牵开。腱划内常有血管走行，经腹直肌切口分开腹直肌至腱划时，应注意止血。

腹直肌鞘vagina musculi abdominis 是由 3 个阔肌的腱膜形成的封套状结构，包绕着腹直肌。该鞘分为前后两层，各层在不同部位构成的方式有所不同(图 4-17-6，图 4-17-7)。一般说来，腹内斜肌腱膜在腹直肌上 2/3 份的外缘分为两层：浅层与腹外斜肌腱膜愈合，构成鞘的前层；深层与腹横肌腱膜愈合，构成鞘的后层。在腹直肌下 1/3 份(即相当于脐下 4～5cm 处)，3 个阔肌的腱膜全部移至腹直肌的前面，构成腹直肌鞘的前层，因而腹直肌鞘的后层缺如，缺如以下的腹直肌的后面仅有增厚的腹横筋膜。在腹直肌鞘后层的缺如处游离下缘呈凸向上方的弧形线称**弓状线** linea arcuata 或**半环线**。

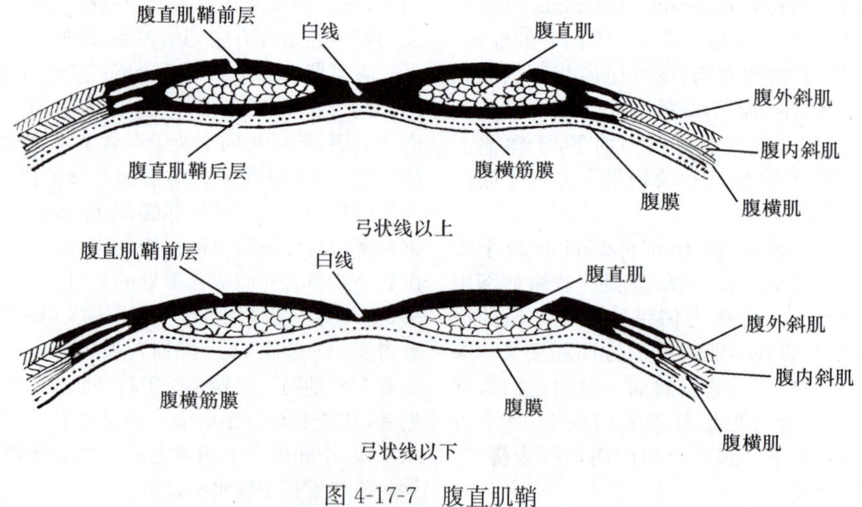

图 4-17-7　腹直肌鞘

腹直肌鞘的组成可有变异(国人200例观察结果见图4-17-8)。据Anson等人观察,少数(2%)可有完整的腹直肌鞘后层。但可见由腹壁下动、静脉穿过的小孔。在这种情况下,弓状线则不复存在。

白线linea alba为一条窄带形的结缔组织,上起自胸骨剑突,下至耻骨联合,恰位于腹前正中线,在体表可见纵行的浅沟。白线是由3个阔肌的腱膜在两侧腹直肌内缘之间交错编织而成。约在白线的中点处有疏松的瘢痕组织区,称**脐**umbilicus。脐以上白线较宽,约1cm左右,脐以下则较窄,通常为线状。据观察,构成白线的腱纤维总的倾向是斜行交叉,但有时也出现横行或弓形走行,在交叉纤维之间可出现陷窝和裂隙等局部缺陷,其中以裂隙状缺陷多见。72.2%的白线可存在某些缺陷,通常是神经、血管穿过的部位(图4-17-9)。这种缺陷的存在,使其深面的腹膜外脂肪有可能经此处脱出,并带出一部分腹膜而形成白线疝。白线的脐上部分较宽,故疝多发生在腹上部分,因而又称上腹部疝。

锥状肌m. pyramidalis为三角形的小扁肌,居腹直肌鞘前层内、腹直肌下端前面。三角形的底朝下,起自耻骨嵴的前面,肌纤维向内上方,止于白线。锥状肌与其深面的腹直肌的关系可以为紧密相贴,两者之间仅隔以薄层筋膜,也可以是被伸入两者之间的腹直肌鞘部分腱膜而分隔。该肌在单孔类和有袋类动物比较发达,在人类则已退化,部分人可以缺如。国内文献报告,缺如者为5.6%~5.8%。

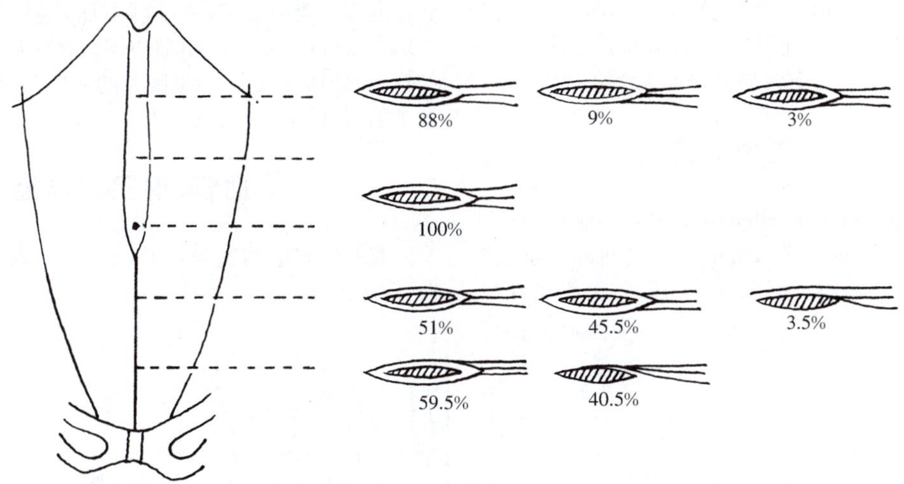

图4-17-8 腹直肌鞘不同部位的构成方式

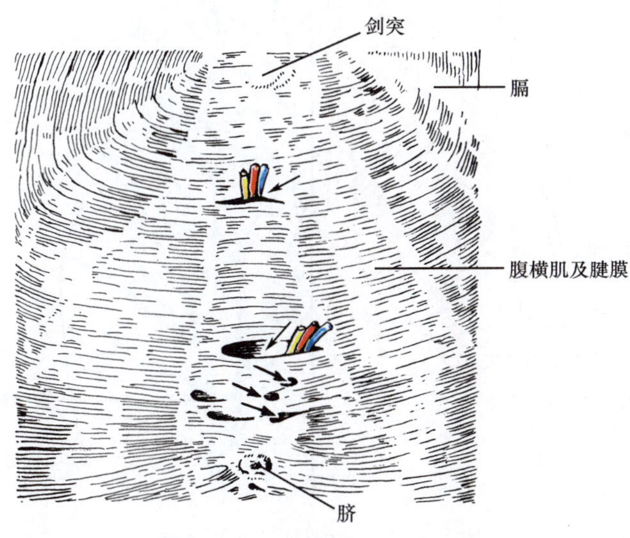

图4-17-9 腹前外侧壁上份内面观

箭头示白线被神经、血管穿过而致的缺陷(腹膜及腹膜外脂肪已剥除)

四、腹横筋膜

腹横筋膜fascia transversalis 是腹内筋膜 fascia endoabdominalis 的一部分。腹内筋膜衬覆于腹腔各壁的内面，并依其衬覆的结构而命名。例如衬覆于腰方肌的部分，称为**腰方筋膜**fascia quadrata；衬覆于髂腰肌的部分称**髂筋膜**fascia iliaca；衬覆于膈肌下面的部分称**膈筋膜**fascia diaphragmatica；而衬覆于腹前外侧壁内面的部分，即称**腹横筋膜**。可见，腹横筋膜与腹内筋膜的其他各部是相互延续的。在腹前外侧壁的侧方，腹横筋膜紧贴腹横肌的深面，两者结合疏松；在腹前外壁近中线附近，腹横筋膜与腹直肌鞘后层（弓状线以上）和腹直肌深面（弓状线以下）相贴，并愈着紧密，手术时可视为一层而切开。腹横筋膜在腹股沟区较为致密，并形成腹环等结构（详见本章第三节）。

五、腹膜下筋膜

腹膜下筋膜fascia subperitonealis 亦称腹膜外脂肪层。为充填于壁腹膜与腹横筋膜之间的一层脂肪组织，向后方与腹膜后间隙的疏松脂肪组织相延续。该层的厚度不均，在脐、腹股沟管、腹环等处发育不佳，从而与腹膜和膜横筋膜紧密愈着，不易分离。在下腹部，特别是腹股沟区较发达。由于此层中有脂肪的存在，某些手术（如膀胱等），一般无需进入腹腔，经腹膜外入路即可顺利进行。

六、壁 腹 膜

壁腹膜peritoneum parietale 为腹前外侧壁的最内层，薄而光滑，系单层扁平上皮和结缔组织构成，由躯体神经分布（胸 7～12 及腰 1），反应敏锐，疼痛定位准确。当腹膜炎刺激壁腹膜时，引起剧烈疼痛，并反射性地引起腹肌强直。在上腹部，壁腹膜形成一个近似矢状位的双层腹膜皱襞，连于肝上面及膈，称**肝镰状韧带**lig. falciforme；在下部（脐以下），壁腹膜与其浅面的结构一起形成数条凸向腹膜腔的皱襞，并相应地出现数个陷凹（详见本章第三节）。

七、血管、淋巴和神经

腹前外侧壁的血管（图 4-17-10）、淋巴和神经分浅、深两组。

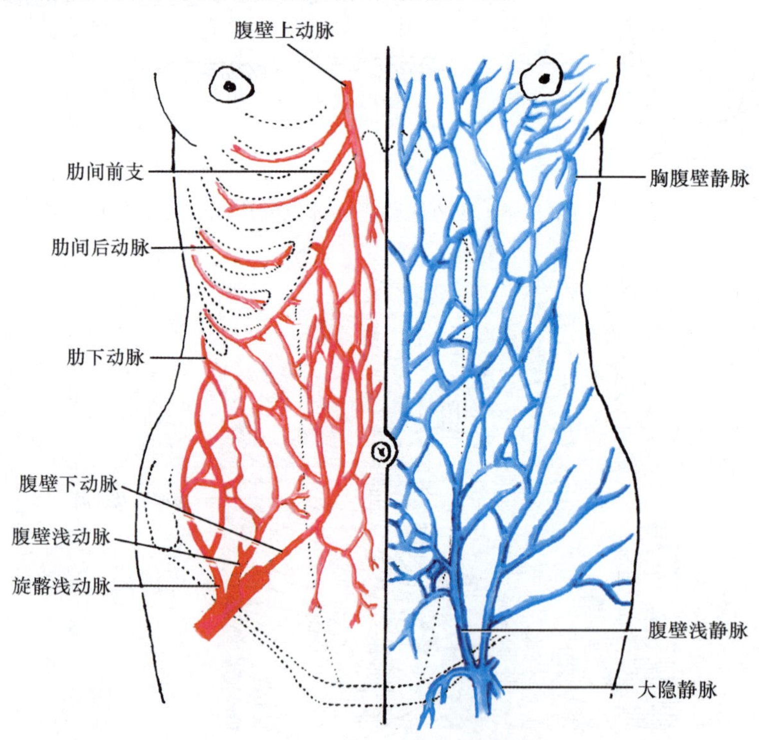

图 4-17-10 腹前外侧壁的血管

1. 浅组 浅组血管、淋巴和神经位于浅筋膜层内。

浅组动脉在上腹部(约在脐平面以上)甚为细小,是肋间动脉和腰动脉的分支。在下腹部则主要来自两条较大的皮动脉:**腹壁浅动脉**a. epigastrica superficialis 起自股动脉,越过腹股沟韧带的中、内 1/3 交界处而行向脐部,**旋髂浅动脉**a. circumflexa ilium superficialis 位于腹壁浅动脉的外侧,亦起自股动脉,但向髂嵴方向走行。此外,腹壁上、下动脉的分支穿过腹直肌及其鞘的前层,供应中线附近的浅层结构。由于滋养皮肤的动脉支通行于浅筋膜的表面,因此在切取带蒂皮瓣(包括带血管蒂)时,宜保留足够的皮下组织,才能保全滋养血管。

浅组静脉较丰富,彼此吻合成网,脐区更为发达。这些静脉网经上、下两个途径环流:向上经胸腹壁浅静脉注入腋静脉;向下经腹壁浅静脉注入大隐静脉或股静脉,从而构成上、下腔静脉的侧支循环。当上腔静脉或下腔静脉阻塞时,可借此沟通上、下肢静脉系统之间的联系。此外,脐区的浅静脉还与**附脐静脉**vv. paraumbilicales 相吻合,由于附脐静脉注入门静脉,故在门静脉高压时,门静脉的血流可经附脐静脉至脐而入体循环,形成脐周围静脉曲张。

浅组淋巴管起自皮肤的毛细淋巴管网,继而进入浅筋膜并相互吻合成丛,由该丛发出集合淋巴管。腹壁浅层的集合淋巴管有上、下两个流向,以脐的稍上方水平为界,上方的集合淋巴管向外上方,经胸侧壁入腋窝,注入腋淋巴结前群;下方的集合淋巴管向下走行,过腹股沟韧带的深面,注入腹股沟浅淋巴结上群内侧部。肝的淋巴管可沿肝圆韧带走行至脐,因此,肝癌时癌细胞可转移至脐,继而转移至腹股沟淋巴结。随着诊断手段的提高,如此晚期的病例已不常见。

2. 深组 深组血管、淋巴和神经主要行于肌层或其深面。动脉包括下 5 对肋间动脉、肋下动脉、腰动脉及腹壁上、下动脉。下 5 对肋间动脉越肋软骨深面入腹前外侧壁;肋下动脉沿第 12 肋下缘入腹前外侧壁,在腹内斜肌与腹横肌之间由外上向内下斜行,沿途发出肌支和皮支,营养附近的各层结构。终支至腹直肌外缘处与腹壁上、下动脉的分支形成吻合。

腰动脉主要供应腹后壁的血运,其部分小分支参与腹前外侧壁的血液供应。

腹壁上动脉a. epigastrica superior 为胸廓内动脉的终支之一,在剑突外侧越第 7 肋软骨深面,入腹直肌鞘内,于腹直肌深面下行,沿途发出肌支和皮支,前者营养腹直肌,后者穿腹直肌鞘前层至皮下,营养中线附近的皮肤及皮下组织。此外,还有小支穿腹直肌鞘后层,行于肝镰状韧带内,与肝动脉的分支吻合。

腹壁下动脉a. epigastrica inferior 于腹股沟韧带近中、内 1/3 交界处深面发自髂外动脉,于腹横筋膜深面斜向内上,过腹环的内侧达腹直肌深面,在弓状线处入腹直肌与腹直肌鞘后层之间上行(详见本章第三节)。

腹壁上、下动脉的终支在腹直肌深面和腹直肌内形成吻合,吻合的支数与管径可有不同。

腹壁的静脉(除浅静脉外)与动脉伴行,且多为一条动脉有两条静脉伴行,回相应的区域。

深组的淋巴结主要有腹壁上淋巴结、腹壁下淋巴结和旋髂浅、深淋巴结。

腹壁上淋巴结位于腹上部深部,沿腹壁上动脉排列,共有 5～6 个,收纳腹上部腹直肌鞘处的集合淋巴管,其输出淋巴管向上注入胸骨旁淋巴结。

腹壁下淋巴结沿腹壁下动脉排列,有 2～8 个,收纳下腹部腹外斜肌腱膜,腹直肌鞘及腹直肌的集合淋巴管,其输出管向下注入髂外淋巴结。

旋髂浅淋巴结位于髂前上棘下方,股直肌与阔筋膜之间,多为 1 个,收纳该部的集合淋巴管,其输出淋巴管注入腹股沟浅淋巴结。

旋髂深淋巴结沿同名动脉排列,见于髂嵴的前1/3部,多为 1～2 个。收纳该部深层的集合淋巴管,其输出管注入髂外淋巴结。

腹前外侧壁的深淋巴管起自深筋膜深面各结构的毛细淋巴管网,汇成较粗大的集合淋巴管。其中,部分集合淋巴管穿过深筋膜至皮下组织,汇入腹壁浅层的集合淋巴管还流;另一部分集合淋巴管伴随腹壁的动脉分支及主干走行,其流向是:腹前外侧壁侧方上部的深层集合淋巴管伴随肌膈动脉分支向内上方,注入胸骨旁淋巴结;下部的深层集合淋巴管伴随旋髂深动脉的分支,沿髂嵴及腹股沟韧带向内下,注入髂外淋巴结,腹前外侧壁前部(即中线附近,以脐为界,脐上、下两部的深层集合淋巴管分别沿腹壁上、下动脉向上、下注入胸骨旁淋巴结和髂外淋巴结。

腹前外侧壁的神经主要是第 7～11 肋间神经、肋下神经及髂腹下神经和髂腹股沟神经。

第 7、8 肋间神经行于相应的肋间隙内,在肋间隙的前端肋弓的深面,直接进入腹直肌鞘;第 9～11 肋间神经和肋下神经行于第 9～12 肋的下缘,经相应肋软骨前端深面入腹横肌和腹内斜肌之间,继续向中线至腹直肌鞘外缘处入腹直肌鞘;在腹直肌深面向内至约腹直肌肌腹的中点稍内侧穿腹直肌及腹直鞘前层,以前皮支终于皮肤。上述神经在行经腹壁外侧时于腋中线附近发出外侧皮支,分布于腹前外侧壁外侧的皮肤,但肋下神经的外侧皮支是在髂嵴附近穿深筋膜浅出,越过髂嵴向下分布于臀部的皮肤。各神经走行中发出肌支,支配附近各肌。髂腹下神经及髂腹肌沟神经见本章第三节。

腹前外侧壁切口的选择

腹部手术切口的选择，对手术的成败和预后有密切关系。一个理想的切口应符合下列要求：

1. 切口应最大限度地接近病灶或拟处理的部位，切口的长度要适宜。一般切口宁可稍大而勿过小。实践表明，一个稍大的切口并不影响病人的预后，因而也不会延长病人的住院时间。相反，过小的切口既不便于显露有关的脏器，又不利于操作，且有可能因此而造成误伤和延长手术时间，此外，还可能使切缘组织严重挫伤而影响愈合。因此，一味追求"小切口"是不足取的。

2. 对急症患者，切口尚应考虑层次少，操作简便，迅速达到病变部位。

3. 对病变部位不十分肯定或手术范围有可能需扩大的病例，切口应考虑便于延长。

4. 切口应最小程度地损伤腹壁，使之愈合牢固而不致有切口疝发生。通常，腹前外侧壁血管吻合较充分，任何一个单一的切口所致的血管切断不致有血运障碍之忧。对神经的损伤应尽量避免。腹前外侧壁接受下5对肋间神经、肋下神经及第1腰神经支配，各神经的走行方向略呈斜行，由外上至内下行向中线。由于各神经的支配范围常与上、下位神经有重叠，因此，切断一根神经不致有大的危害，但如切断两根以上，则可使切口远端组织的神经支配丧失，引起受累肌肉的运动减弱、抵抗力下降，在此基础上可引起切口疝。

切口对肌肉腱膜的损伤程度亦应考虑。一般说来，经过肌肉切口较经过腱膜的切口更好些；沿肌纤维的方向分开肌肉的切口较切断肌肉的切口更好些。但是，对于腹直肌来说，切断处愈合后形成的瘢痕很似增加了新的腱划，至少不至于影响腹壁的坚固性。

5. 在一个切口中，对腹壁的不同层次，尽可能不在一个水平切开(或分开)。即不同层次的切口应相互遮掩，如此可增强腹壁的抵抗力。

任何一个切口均不能完全满足上述条件，切口的选择应依具体情况而定。

切口的种类

切口的分类方法不同，应用最广泛的是依切口的方向分成纵切口、横切口、斜切口。此外，还有联合切口，包括单纯的腹部联合切口(如"T"形切口)和胸腹联合切口等。

1. 纵切口　纵切口均与腹直肌长轴平行，并与腹直肌关系密切。由中线依次向外为正中切口、旁正中切口、经腹直肌切口、腹直肌外缘切口等，又因切口部位不同有左、右侧和上、下腹之分(图 4-17-11)。

(1) 上腹部正中切口：是沿腹前正中线的纵切口，上可起自剑突，下可至脐孔。经过的层次为皮肤、皮下组织、腹白线、腹膜外脂肪及腹膜(图 4-17-12)。该切口对上腹部脏器给予较好的显露。对需迅速施行的手术(如消化性溃疡穿孔)是优选切口，因而最常用于胃的手术，也用于肝、脾、胆囊等手术。此切口解剖层次少、血管少，因此切开迅速、出血少。手术野清楚、操作简便、不伤及神经和血管及肌肉，此外，必要时还可向下延长切口。其缺点是：腹白线的血运较差，加之因腹前外侧壁外侧的三块扁平肌的牵拉而使切口的张力较大，因而愈合能力较差。特别是在年老、体弱或小儿等情况下，有发生切口裂开和腹壁疝的可能。

(2) 下腹部正中切口：与上腹部正中切口相似，也在腹前正中线进行。上可自脐孔，下可达耻骨联合，长度依需要而定。该切口常用于妇产科和泌尿科的手术，也可以接近阑尾。并且，通过该切口可不进入腹腔，而在腹膜外经膀胱前壁来处理膀胱的病变。

在下腹部，腹白线变得窄且薄，皮肤、皮下组织切开后应仔细找到两侧锥状肌的内缘处，确定中线位置、准确地切开。而且，要注意防止膀胱及腹腔内器官的损伤。

(3) 旁正中切口：切口位于腹前正中线旁1～3cm，并与之平行，于左、右、上、下腹部均可；亦可做过脐的中腹部切口，长度依需要而定。切开皮肤、皮下组织和腹直肌鞘前层，然后将腹直肌的几个腱划与切口内侧的腹直肌鞘分开，向外侧牵开腹直肌，切开腹膜和腹横筋膜(图 4-17-13)。应该明确的是，半环线以下无腹直鞘后层，故拉开腹直肌后，再切开腹横筋膜及腹膜即进入腹膜腔。

旁正中切口对肌肉、神经和血管的损伤较小。缝合后的腹直肌正介于腹直肌鞘前、后两层的切开线之间，既有保护作用，又能耐受腹内压力。但其缺点是，一侧的旁正中切口不能很好地显露对侧的病变。

(4) 经腹直肌切口:在腹直肌肌腹中间做与腰前正中线平行的切口。可于左上、下腹,右上、下腹做切口,但以左、右上腹部或跨越左、右上、下腹部(上或下腹部为主)的切口较为正常。切开皮肤、皮下组织、腹直肌鞘前层,再按肌纤维方向分开腹直肌,并在同一切线上切开腹直肌鞘后层和腹横筋膜、腹膜外脂肪及腹膜层进入腹膜腔,但在下腹部(半环线以下)没有腹直肌鞘后层(图4-17-14)。

在上腹部,该切口适用于胆囊、脾、胰等手术;在下腰部或中下腹部,适用于回盲部、阑尾、小肠或乙状结肠、直肠的手术。

该切口的切开及缝合较为简便、迅速,向两侧的显露也优于正中及旁正中切口。因此,应用较为普遍。其缺点是:①腹直肌鞘前、后层与腹直肌在同一个水平分开,切口愈合前,其抵抗力较低;②通常长度的切口,至少要损伤三根肋间神经的终支,以至切口内侧部分腹直肌失去神经支配而瘫痪、萎缩,愈合后影响腹壁的坚固性。

(5) 腹直肌外缘切口:沿腹直肌外缘切口,其径路与旁正中切口相似,所不同的是将腹直肌向中线侧牵开。该切口对分布于腹直肌的肋间神经损伤严重,目前已较少使用。

2. 横切口　横切口的历史比纵切口更为古老,早在1881年Billrofh曾采用横切口做了第一个胃部分切除手术。

横切口有下列优点:①切口与肋间神经的走行方向一致,因而不致损伤神经。②腹直肌的切断经愈合后形成一个类似腱划的结构,不影响腹壁的坚固性,因而,术后发生切口裂开及切口疝的可能性小。③腹前外侧壁的三块阔肌的牵拉方向与切口一致,因而缝合时切缘易于接近,缝合方便。④缝合后切口的张力小,加之没有神经的损伤,疼痛较轻,腹式呼吸及咳嗽不太受限,使肺部并发症减少,有利于患者恢复。⑤切口多与皮肤张力线一致,愈合后瘢痕较为纤细。

按照不同脏器的手术要求,切口可做于腹部不同平面、亦可做于腹壁的一侧或横过中线。依长度不同,可涉及一侧或双侧的腹直肌与阔肌。将腹直肌(及其鞘)横行切断,其他肌则可沿皮肤切口方向切断或沿肌纤维方向分离。应该强调的是,腹直肌的切断,在上腹部因有腱划与腹直肌鞘前层紧密愈着,其断端不致因切断而回缩,而下腹部因没有腱划,肌肉的断端回缩,使切口缝合时增加困难,故应在切断前将腹直肌缝合于腹直肌鞘前层。

常用的横切口按部位的分类简述如下(图4-17-15):

(1) 上腹部横切口:切口一般位于脐与剑突连线的中点,横行切开,其长度依需要而定。可延至腹直肌外缘或至两侧肋弓。如需显露广泛,亦可做两侧低、中间凸的弧形切口。此切口适于胃、十二指肠、胰、胆道等手术。

(2) 中腹部横切口:此切口可紧贴脐或在脐上、下数厘米处进行,前者用于脐疝的手术,后者可分别用于十二指肠、胰头、胆道系统的手术和小肠、结肠、回盲部及乙状结肠上部的手术。此外,脐下的横切口还提供良好的腹膜外入路,用于腰交感神经节、输尿管等手术。

(3) 下腹部横切口:该切口常用的有两种,即Pfannenstied切口和Chenney盆腔切口,两者很相似,皮肤切口均在两侧髂前上棘之间,中部向下弯。不同点在于前者的中点约在耻骨联合上5cm处,切至肌层时切断的是腹直肌;后者的中点贴近耻骨,达肌层时切断的是腹直肌肌腱。前者的显露不充分,用于子宫切除术,目前已较少使用;后者对盆腔的显露广泛,用于膀胱切除术或盆腔其他器官的手术,是个有价值的切口。

3. 斜切口　斜切口的方向可为由外上斜向内下,亦可从外下斜向内上,前者的方向与腹壁的肋间神经平行,因而无神经损伤;后者的方向与神经相交叉,切口长时则有神经的损伤。斜切口仅做于腹前外侧壁的外侧部分。

常用的斜切口(图4-17-15)有上腹部肋缘下切口(Kocher)、下腹部的麦(Mc-Burney)氏切口及长的斜切口。

(1) 肋缘下切口:切口通常自剑突下2～3cm处开始,沿肋缘下2～3cm向外下方延伸,其长度依需要而定,切开皮肤、皮下组织,将内侧的腹直肌、腹直肌鞘及外侧的三块阔肌沿切口方向切开,继而经腹横筋膜、腹膜外脂肪和腹膜进入腹膜腔。在左侧,此切口用于脾手术;在右侧,用于胆道手术。此切开不宜过长(一般12～15cm),以免使腹壁的肋间神经损伤过多。此切口最宜用于身体矮胖的病人,这种体型的人通常胸骨下角较为宽广。因而,采用此切口可获良好的显露。

(2) 麦(Mc-Burney)氏切口：是接近阑尾和右髂窝的经典切口。切口垂直地经过由脐至髂前上棘连线中、外1/3交界处。切口长度的1/3在上述连线以上；2/3在其以下。切开皮肤、皮下组织后，将腹外斜肌及其腱膜按纤维方向切开，腹内斜肌由于在此处的肌纤维方向已基本与腹横肌纤维方向一致，故可将两者按同一横的方向分开，经腹横筋膜下筋膜，最后切开腹膜入腹腔。

该切口最常用于阑尾切除术，在左侧可用于结肠造瘘术。

麦(Mc-Burney)氏切口是典型的分开肌肉的切口，因各层肌肉均按各自的纤维方向予以分开，对腹壁的损伤减小到最小的程度，因而是个理想的切口，但其缺点是仅能提供有限的显露，故应用局限。

(3) 下腹部长的斜切口：为做于腹股沟部的斜切口。切口方向与麦氏切口相同，等于是麦氏切口的延长。但所经各层肌肉均按切口方向切开。此切口对显露回肠末端、升结肠、降结肠、两侧输尿管及两侧髂动脉等最为适宜。

4. 联合切口　有腹部联合切口(复合切口)和胸腹联合切口。

(1) 腹部联合切口：是在腹部做两种或两种以上相互连接的切口。此切口种类繁多，如"S"形切口(胆道)、"L"形切口(胆道、十二指肠或巨脾切除及脾肾静脉分流术)、"V"形切口(胆、胃、结肠左曲或右曲)、"⅄"形切口(胃、胰)和"匚"形切口(结肠)等。这些切口多为纵横交错，对肌肉、神经损伤较重，切开及缝合均较麻烦，目前有的已很少采用或已放弃。

腹壁各种形式的"T"形联合切口很有实用价值(图4-17-16)。此切口一方面增加了显露，一方面又不致使腹壁的损伤过大。有关胃、胆道、脾、胰和结肠等手术，均可通过适当的"T"形切口完成，但由于"T"形联合切口的两臂交接处呈直角，该处血运较差，易致皮缘坏死。

(2) 胸腹联合切口：此切口同时切开胸、腹壁，切口的上段在胸部、下段在腹部。切开胸壁的部位，一般在第7～9肋骨或肋间；切开腹壁的部位依欲显露的器官不同而异，可沿肋骨方向向腹壁延伸，亦可在离开肋软骨后改为平行，若需向下延长，亦可至近中线时再直线向下。胸腹联合切口多在左侧，适用于食管中段和下段、胃贲门及巨脾等手术；在右侧常用于右半肝切除和门腔静脉吻合术。

该切口的损伤大，应尽量少用。如果病变主要在腹腔，应先做腹壁切口，腹腔探查证明需切开胸腔时再向胸腔延长。此外，因该切口较长，最好分段切开，分段止血，以避免不必要的失血。

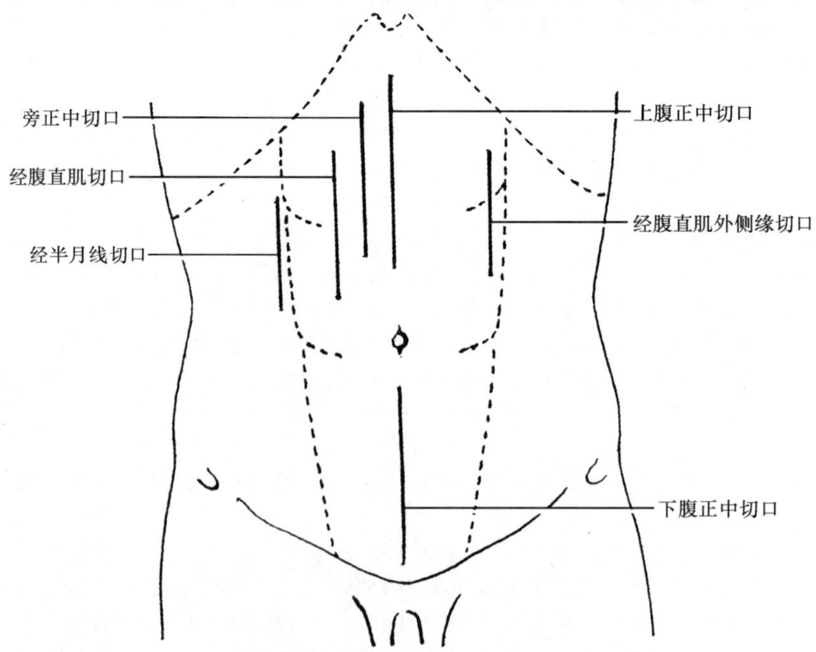

图4-17-11　腹部手术常用的纵切口

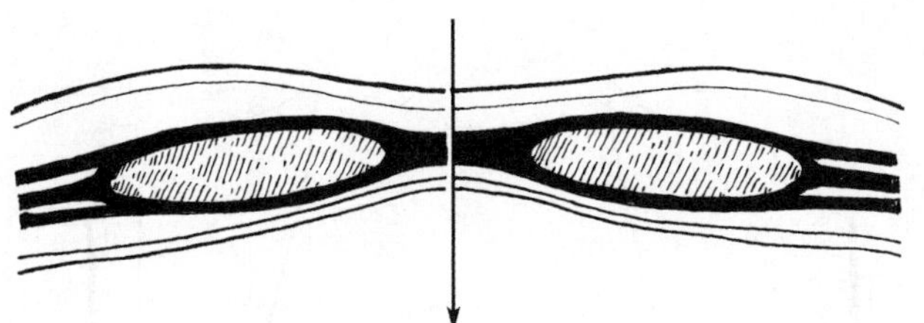

图 4-17-12 上腹正中切口的层次

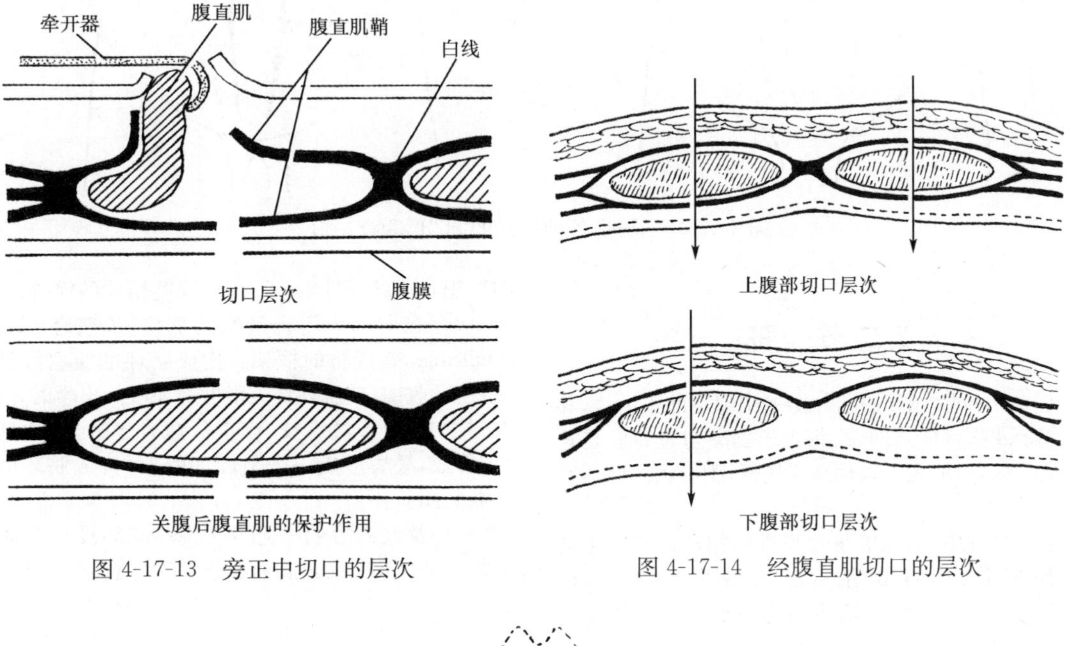

图 4-17-13 旁正中切口的层次

图 4-17-14 经腹直肌切口的层次

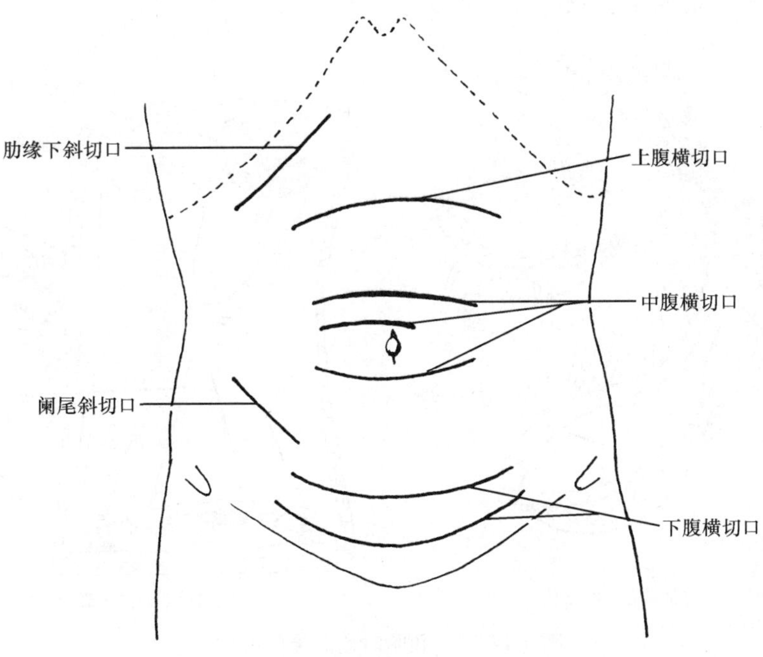

图 4-17-15 腹部手术常用的横切口和斜切口

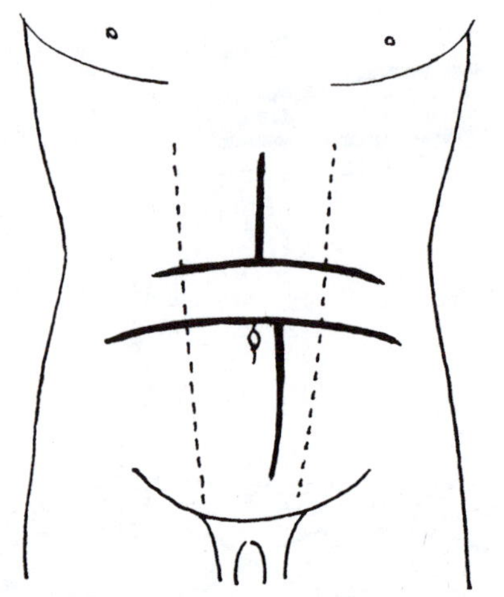
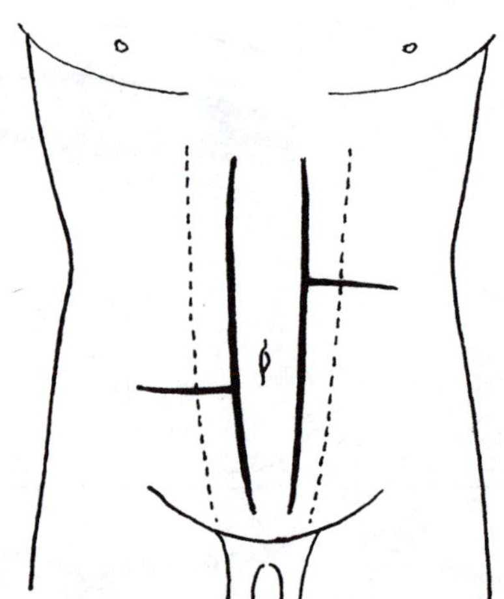

图 4-17-16 腹部各种形式的"T"形联合切口

第二节 脐

脐 umbilicus 位于腹前外侧壁中部腹前正中线，相当于第 3、4 腰椎体之间，或相当于剑突与耻骨联合连线的上 1/3 处，但也可以稍高或稍低，肥胖人的脐通常较低。

胚胎过程中，胎儿借脐带与母体相连。脐带中通行着脐尿管、卵黄肠管和出入胎儿的血管（图 4-17-17）。正常情况下，这些结构在出生前后均自行闭锁、退化成纤维性索条。由于这些结构的穿过，腹壁上相应存在着一个闭合最晚的部位，称**脐环** annulus umbilicalis，构成脐的框架。构成脐环的腹白线纤维围绕脐环收缩，使脐环最大限度地缩小。出生时，脐带的结扎切断处形成痂皮，痂皮的愈合迅速，很快即有上皮形成，最后形成一个坚固的瘢痕，构成脐环的内容物，封闭脐环。

脐环及其内容物一起构成脐，该部没有脂肪组织，故皮肤、筋膜及腹膜直接愈着，为腹壁的薄弱点之一。

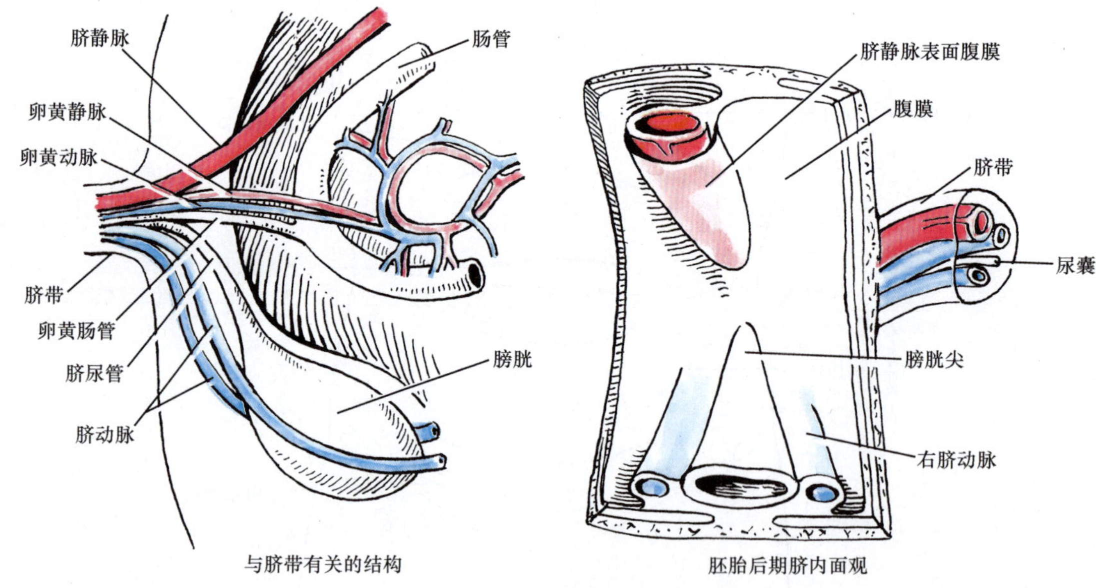

图 4-17-17 胚胎时期脐带的结构

至出生时，虽然脐环与其内容物之间借结缔组织愈着在一起，但愈着不甚牢固，特别是在脐带脱落后的较短时间内尤为如此。在脐的上部，脐静脉索的右侧与脐环之间愈着最为薄弱，一旦腹内压增高时，腹腔内脏器最易从此处突出(图 4-17-18)而形成疝。

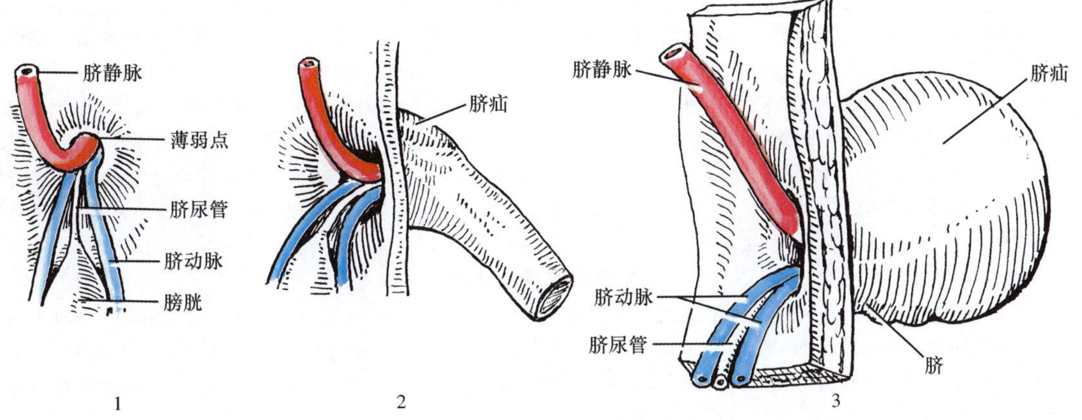

图 4-17-18 脐环(内面)与脐疝

1. 脐静脉右上方与脐环之间通常薄弱处；2. 新生儿小型脐疝，疝块常位于脐静脉右上方；3. 大型脐疝，脐常在疝块的下方

关于脐膨出和脐带疝

脐膨出(亦称先天性脐疝)是新生儿的一种先天性发育异常。在胚胎时期，肠管与卵黄囊之间借卵黄肠管相连，由于肠管的生长较腹腔的容积和腹壁的愈合快，因此，部分肠管在腹壁未完全闭合之前被卵黄肠管牵引至脐带内，随着胚胎的发展，腹腔容积不断扩大。在胚胎第 10 周，肠管完全进入腹腔。如果至出生时，胚胎早期被牵拉至脐带内的肠曲仍未能完全回纳至腹腔内，且后者的容积未能充分地扩张以容纳全部内脏，即为脐膨出。表现为腹前壁呈现较大的缺损，通过这一缺损，内脏突入脐带中。脐带内多可见一段肠管，但在较大的脐膨出，脾、肝及大部分小肠可同时出现在脐带中。

脐膨出的表面覆盖物为腹膜及其表面的羊膜，没有皮肤，囊壁极薄，常在出生后 1～24 小时内破裂。招致感染而死亡。因此，脐膨出一经发现应尽早手术治疗。

在脐膨出的体积较小时，手术治疗较为容易，即切除囊壁，将肠曲(或其他内容物)还纳至腹腔，最后将腹壁各层组织分层缝合(图 4-17-19)，手术一期完成。然而，在较大的脐膨出，由于腹腔容积小，膨出的内容物不能完全还纳至腹腔，或即使勉强还纳，予以缝合，由于腹内压的急骤增加，使膈肌抬高和下腔静脉受压而引起呼吸循环衰竭；胃肠道亦因过度挤压而致梗阻，使婴儿迅速死亡。因此，对较大的脐膨出，应采取二期手术的方法。二期手术方法的第一期，在出生后尽快进行。方法是沿膨出的边缘切开并游离皮肤(不切开腹膜和掩盖在肠曲表面的羊膜)，将游离的皮肤直接缝合在膨出物的表面，造成一个皮肤囊；第二期手术通常在生后 6～12 个月进行。此时腹膜腔一般已有足够的容积以容纳膨出的内脏。腹壁的缝合不致有很大的压力(图 4-17-20)。

应当将脐带疝与脐膨出区分开来，虽然两者的发生时间、覆盖物及疝内容相同，但区别在于：脐膨出没有脐环，代之以较大的腹壁缺损，因此疝囊较大；而脐带疝有脐环存在，疝内容通过脐环突出，腹壁的其他部分没有缺损，因而，疝囊通常较小，手术处理较为容易。

关于婴儿脐疝

与脐带疝和脐膨出不同，婴儿脐疝发生于脐带脱落后数日至数周。此时，脐带的切断处已有上皮形成，因此，疝的表面有皮肤覆盖。

婴儿脐疝有自愈的倾向。因此，通常可不急于手术治疗。但是，在成人脐疝中，有 6.5% 系自婴儿时期始有，故如果 3～4 岁时仍未自愈，应手术治疗。

关于成人脐疝

除少数成人脐疝系婴儿脐疝的续留或再发，大多为后天获得，腹内压增高是其发生的主要因素。与婴儿脐疝不同，成人脐疝一经发生多不能自愈，且逐渐增大，并易发生嵌顿或绞窄，故应积极手术治疗。

关于卵黄肠管的异常

胚胎时期连于卵黄囊与中肠之间的卵黄肠管逐渐变细，最终完全消失，在两者之间见不到卵黄肠管的痕迹。

卵黄肠管的异常主要有以下三种情况（图 4-17-21）：①卵黄肠管完全未闭，小肠借此管开口于脐，肠内容由此排出，称脐粪瘘。②卵黄肠管远端（脐端）闭锁，近端遗留有指状盲管，称麦克尔(Meckel)憩室。约 50%的憩室黏膜含有异位组织，如胃黏膜、胰腺等组织，因而常发生急性炎症、溃疡或出血，也可因压迫、扭转等原因而致梗阻。③卵黄肠管的两端闭锁，中央部有管腔存在，日久可在脐深部发生囊肿。

关于脐尿管的异常

胚胎过程中，随着胚盘的包卷，尿囊被卷入脐带，其根部参与膀胱的形成。从膀胱顶到脐的一段称脐尿管。正常情况下，至出生时，脐尿管闭锁，形成脐正中韧带。发育异常时，脐尿管不闭锁，连接膀胱与脐，此时可有尿自脐排出，称**脐尿管瘘**；若闭合不全，仅在中部保留一个腔，两端闭锁，内有液体积聚，称**脐尿管囊肿**（图 4-17-22）。

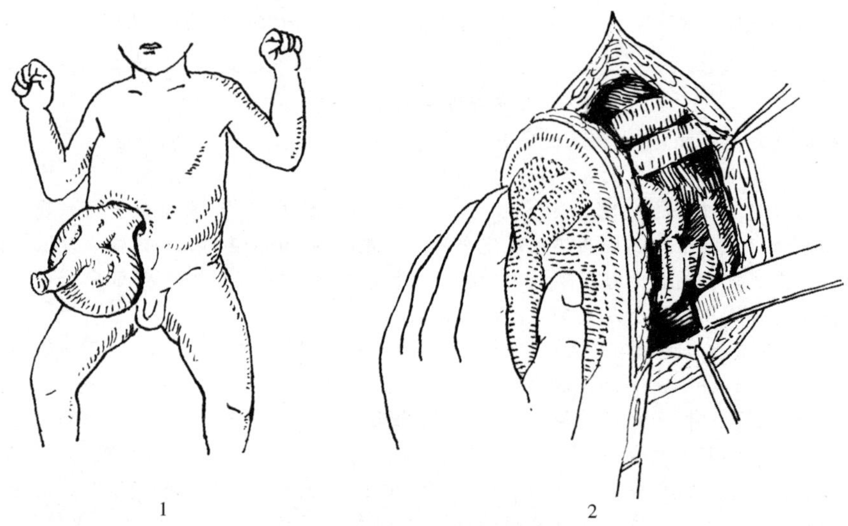

图 4-17-19 脐膨出一期修补术

1. 脐膨出肠曲表面仅覆盖一层腹膜和羊膜；2. 纵行切除疝囊，包括部分边缘皮肤和腹壁组织，使创缘整齐清洁

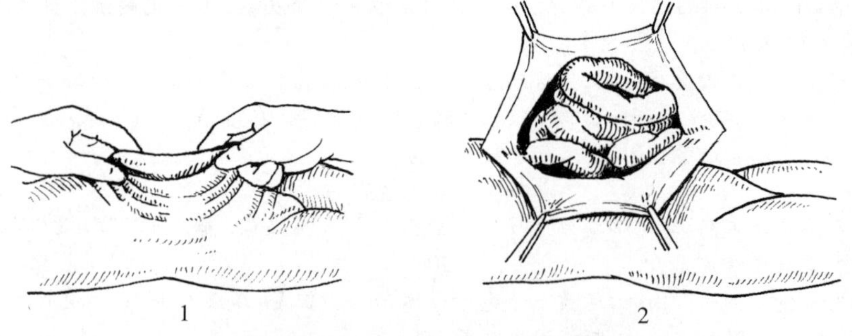

图 4-17-20 较大脐膨出的二期手术

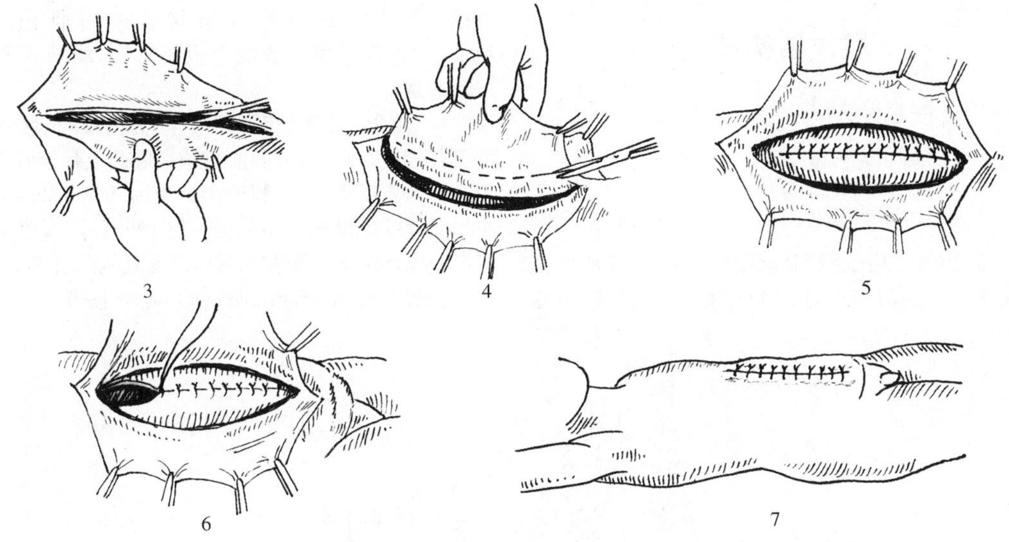

图 4-17-20 较大脐膨出的二期手术(续)

1. 一期术后数周,肠曲已可推入扩大的腹腔,疝囊皮肤松弛;2. 切开皮肤、腹膜,腹膜与内脏无粘连;3、4. 剖开两侧皮肤与腹膜的粘连;5～7. 切除多余的组织后依次缝合各层

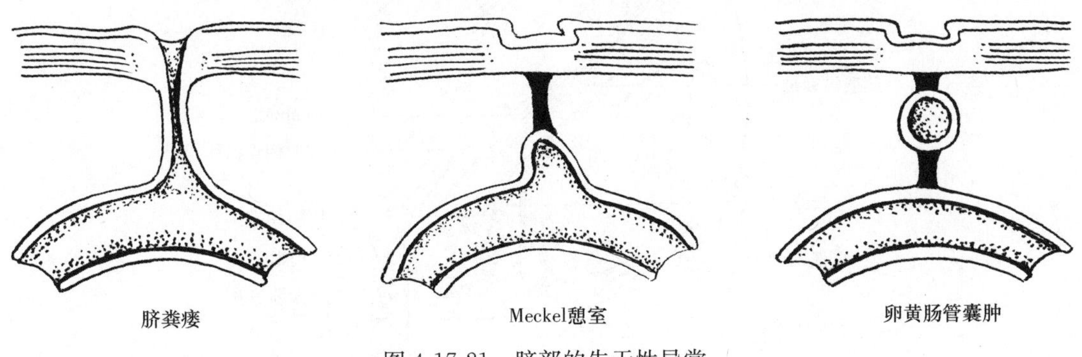

图 4-17-21 脐部的先天性异常

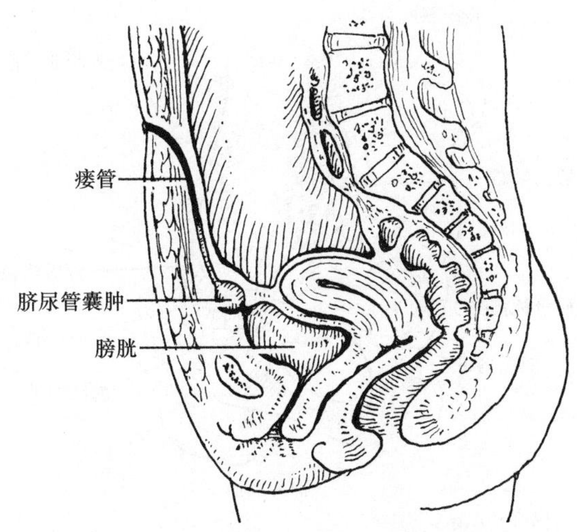

图 4-17-22 脐尿管瘘与脐尿管囊肿

第三节 腹股沟部

腹股沟部为下腹部两侧的三角形区域。其内侧界为腹直肌外缘;上界为髂前上棘至腹直肌外缘的水平线;下界为腹股沟韧带。该区为腹壁的薄弱区。临床上,腹股沟斜疝、直疝即发生在此区。其发生的解剖、生理学因素在于:①腹外斜肌在此区移行为腱膜;②腹内斜肌、腹横肌及其腱膜对此区的遮盖不完全;③精索(或子宫圆韧带)通过此区,形成一个潜在性的裂隙;④人体直立时,该区承受的腹内压较平卧时高 3 倍。

此外,股疝形成的解剖学基础是股环、股管的存在,而这些结构的形成与腹股沟区的结构密切相关。因此,亦将其在本节内叙述。

一、层次结构特点

（一）皮肤、浅筋膜

皮肤、浅筋膜见本章第一节。

（二）腹外斜肌腱膜及其形成的韧带

腹外斜肌腱膜位于浅筋膜深面，为腹外斜肌的延续，约在髂前上棘与脐的连线附近移行为腱膜，呈银白色，其纤维的走行方向与腹外斜肌相同（图 4-17-23）。该腱膜形成数个重要结构，均与腹股沟疝关系密切。

1. 腹股沟韧带、腔隙韧带（陷窝韧带）**及耻骨梳韧带**（图 4-17-24） 腹外斜肌腱膜在髂前上棘至耻骨结节间向后上方反折，成为**腹股沟韧带lig. inguinale**，其内侧端的部分纤维继续向下后方，并向外侧转折，形成**腔隙韧带lig. lacunare**。腔隙韧带向外侧延续附着于耻骨梳，称**耻骨梳韧带lig. pectineale**（即 Cooper 韧带）。

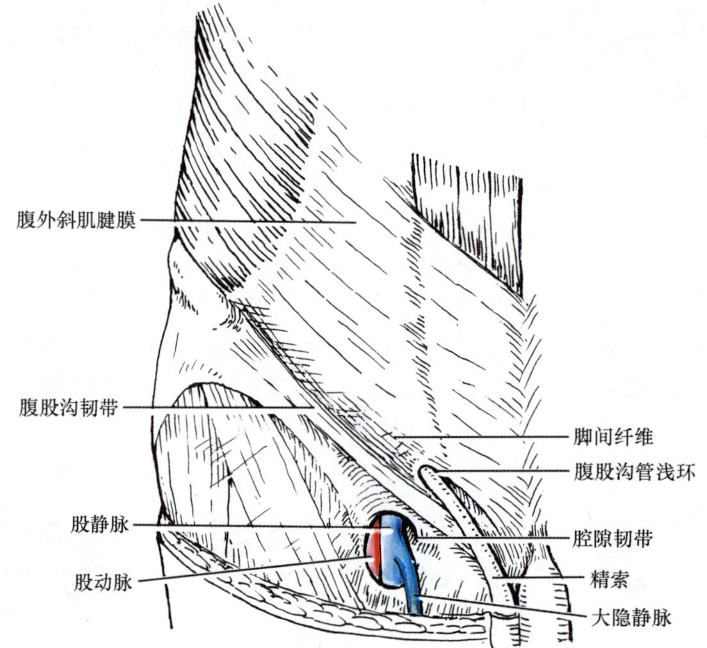

图 4-17-23 腹外斜肌腱膜

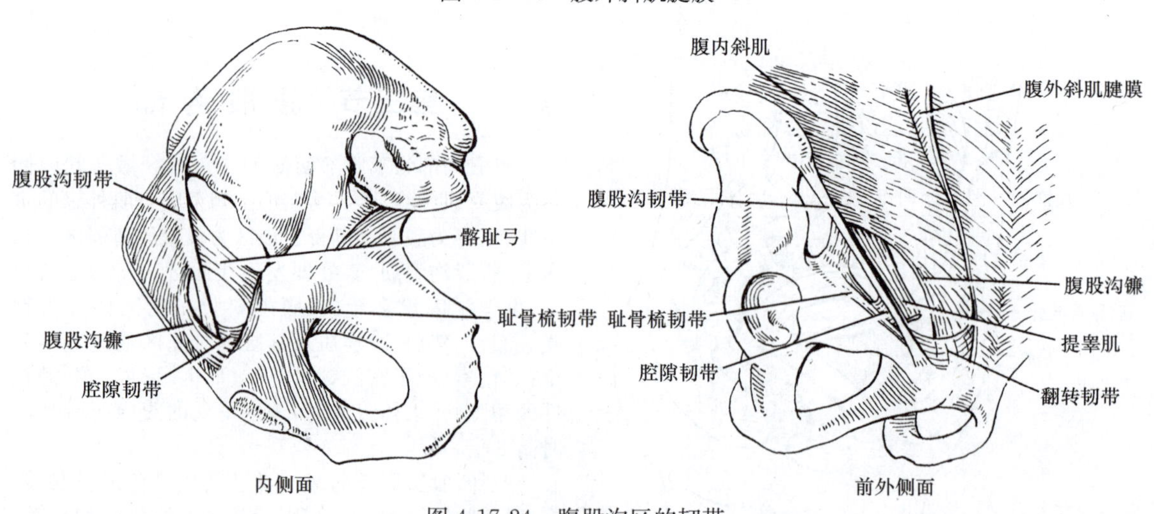

图 4-17-24 腹股沟区的韧带

将腹股沟韧带分成外、中、内三份，其深面分别与髂腰肌筋膜、股鞘及腹横筋膜相附着。其中，外、中两部分愈着紧密，内侧份腹股沟韧带与其深面的腹横筋膜愈着疏松，极易分离。

耻骨梳韧带是腹前外侧壁三块扁平肌的最低、最终的腱性抵止部，是疝修补术的重要结构。在该韧带的表面常有少许细小的静脉支(出现率为90%)。在McVay手术显露韧带时，小静脉常有少许出血，一般用热盐水纱布压迫片刻即可止血，少数需缝扎止血。

在耻骨梳韧带深面，均可见薄层的耻骨肌纤维。鉴于这种解剖学所见，行McVay手术时，可将该韧带连同其深面的薄层耻骨肌沿韧带方向做纵行切开，此时见少许渗血。然后将腹股沟管后壁(即所谓联合腱)嵌入切口内，予以埋入缝合。这样可增加粘连、愈合的机会。

2. 腹股沟管皮下环(图4-17-25)　在耻骨结节外上方，腹外斜肌腱膜的纤维形成三角形的裂隙，称**腹股沟管皮下环** annulus inguinalis subcutaneus。裂隙上缘部分的腱膜纤维，向内下抵止于耻骨联合的前面，称**内侧脚** crus mediale；其下缘部分的腱膜纤维抵止于耻骨结节，称为**外侧脚** crus laterale。该裂隙的长短不一，两脚之间借由腹股沟韧带分散来的纤维联系。这些纤维称**脚间纤维** fibrae intercrurales，以增强皮下环的坚固性。外侧脚分出部分纤维，反折向内上，经耻骨嵴表面和内侧脚的后方与腹白线相附着，参与腹直肌鞘前层的构成，称**翻转韧带** lig. reflexum。至此，皮下环可以理解为由内、外侧脚和脚间纤维及翻转韧带所围成。

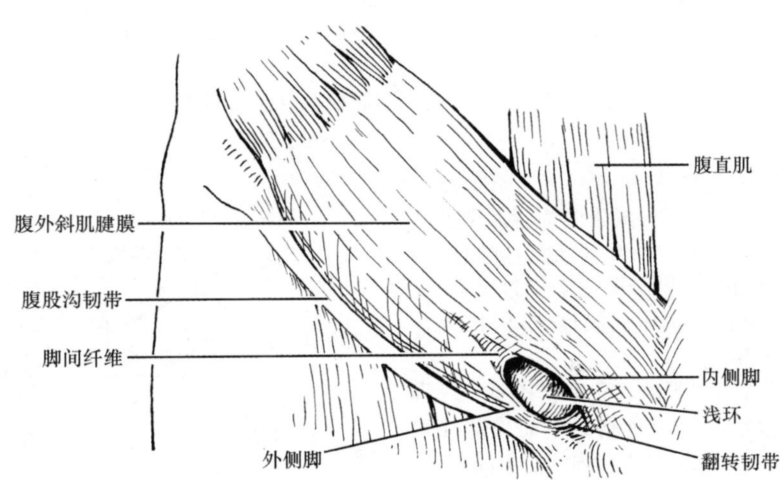

图4-17-25　腹股沟管浅环及其附近结构

皮下环内有精索(或子宫圆韧带)通过。正常人的皮下环隔阴囊根部皮肤能以手指探知，正常时容纳一示指尖。在腹股沟斜疝时，皮下环明显扩大，通常可扩大至2cm以上，但皮下环较大并非一定有疝存在。在精索通过皮下环时，腹外斜肌腱膜浅面的筋膜也随之下行并包绕精索，形成精索外筋膜。

(三) 腹内斜肌与腹横肌

在腹股沟部，腹内斜肌和腹横肌分别起自腹股沟韧带的外1/2份和外1/3份。两者的下缘均呈弓状越过精索的上方转向下内。通常认为，在腹直肌外缘处两者呈腱性融合，少部分人为肌性结合，即分别称为**腹股沟镰** falx inguinalis(也称为**联合腱** tendo conjunctivus)和**结合肌**。然后绕至精索的后方，止于耻骨梳韧带，参与腹股沟管后壁的组成(图4-17-26)。

McVay等人认为，腹外斜肌和腹横肌并非起自腹股沟韧带，而是于腹股沟韧带的深面起自髂腰肌筋膜，二肌与腹股沟韧带之间借少量疏松结缔组织相隔，因此容易分离。

关于联合腱的存在，从20世纪30年代起就不断有人否定。据国人材料报告，腹内斜肌下部的纤维多数情况下(83%)，在抵达腹直肌外缘处才形成腱膜，进而构成腹直肌鞘的一部分；少数(17%)情况下，在腹直肌外缘以外即形成腱膜，呈弓形向下内，止于耻骨结节。而腹横肌下部的纤维在抵达腹直肌外缘之前，就均已形成腱膜，腱膜的形成部距腹直肌外缘的宽度平均2.4cm。此腱膜呈弓形向下，继而向外止于耻骨梳韧带，其浅面的腹内斜肌即使在达腹直肌外缘以前即已形成腱膜，两者之间也易于分开。鉴于这一解剖学事实，腹横肌腱膜弓 transverses abdominis arch 的概念已被广泛接受。

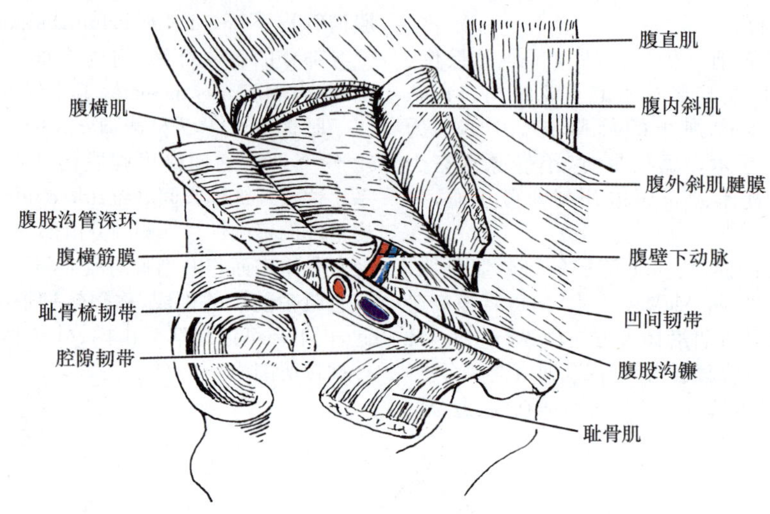

图 4-17-26 腹内斜肌、腹横肌及腹股沟镰

腹横肌腱膜弓（联合腱）经精索后方向下抵止于耻骨梳韧带，与腹横筋膜一起构成腹股沟管后壁。因此，该腱膜弓在耻骨梳韧带上附着部较宽，则腹股沟管后壁大部分为腱膜组织；相反，若附着部过窄，则腹股沟管后壁大部或全部由腹横筋膜构成，因抗力较薄，易发生腹股沟直疝。

提睾肌：睾丸下降时将腹内斜肌和腹横肌下缘带下少部分肌纤维包绕精索，成为精索中筋膜即提睾肌。对此有人认为，提睾肌只是由腹内斜肌形成，有的则认为仅由腹横肌而来。文献对提睾肌的来源进行了研究：提睾肌主要来源于腹内斜肌下缘者占 37.5%；主要来源于腹横肌下缘者占 43.8%；两肌各半者占 18.0%。可见提睾肌不单是源于腹内斜肌或腹横肌，而是由两肌共同组成。

文献在 80 例解剖中，发现 77 例（占 96.3%，除 3 例儿童尸体不清楚外）的提睾肌于中途分出少部分肌纤维束斜向内下，并以腱性结构抵止于耻骨结节或其附近的深筋膜（在皮下环的上内方，未通过皮下环），称“提睾肌耻骨束”（图 4-17-27），此肌束有宽有窄，大小不一。鉴于提睾肌收缩可上提睾丸，推测并在活体手术中用电刺激肌束，可见到此肌束收缩可将弓状缘牵拉向下，增加“掩闭器功能”。因此，建议手术时应尽量加以保护，以减少疝复发的可能。

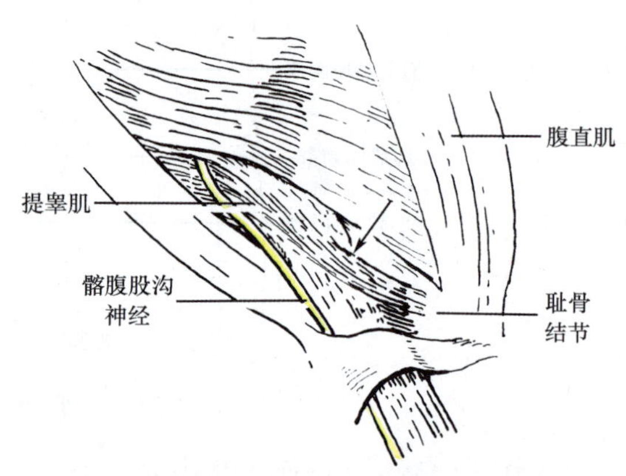

图 4-17-27 提睾肌耻骨束（箭头所示）

（四）腹横筋膜

腹横筋膜 fascia trarsversalis 在腹股沟部，尤其是在腹内斜肌和腹横肌下缘以下的间隙中，腹横筋膜最为发达，其下界分成内、中、外三份。内侧附于耻骨梳韧带和腔隙韧带（图 4-17-28），继而向后延续为髂筋膜；中份向下越过腹股沟韧带的深面，延续为股鞘的前壁（图 4-17-29）；外侧份与髂腰肌筋膜相融合。

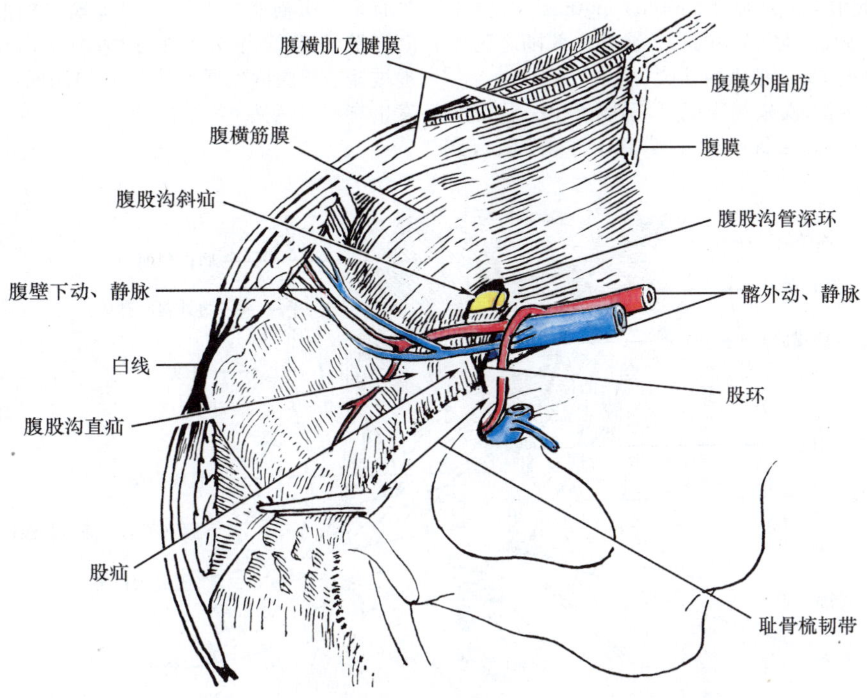

图 4-17-28 腹股沟区后面观(腹膜及腹膜外脂肪已剥除)

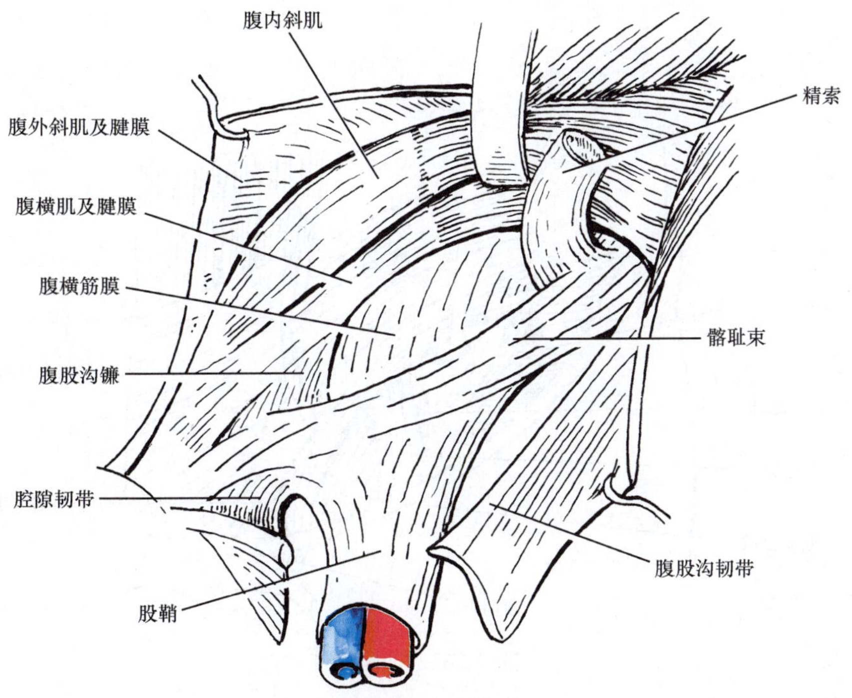

图 4-17-29 腹横筋膜与股鞘前壁

在腹股沟韧带中点上方的一横指处，腹横筋膜形成一漏斗状裂孔，称为**腹环**annulus inguinalis，精索（男）或子宫圆韧带（女）从中通过。腹横筋膜随之延续向下，包绕精索而形成精索内筋膜（图 4-17-30）。

在腹环的内侧，腹横筋膜增厚，形成近乎矢状位的**凹间韧带**lig. interfoveolare（图 4-17-31，图14-17-32），其上方连于腹横肌。该韧带通常发育良好，其内甚至可含有来自腹横肌的肌纤维。腹横肌的收缩可牵拉凹间韧带、引起腹环向上外方移动，从而使腹环更完全地被掩盖于腹内斜肌及腹横肌的深面，对防止斜疝的发生有一定意义。

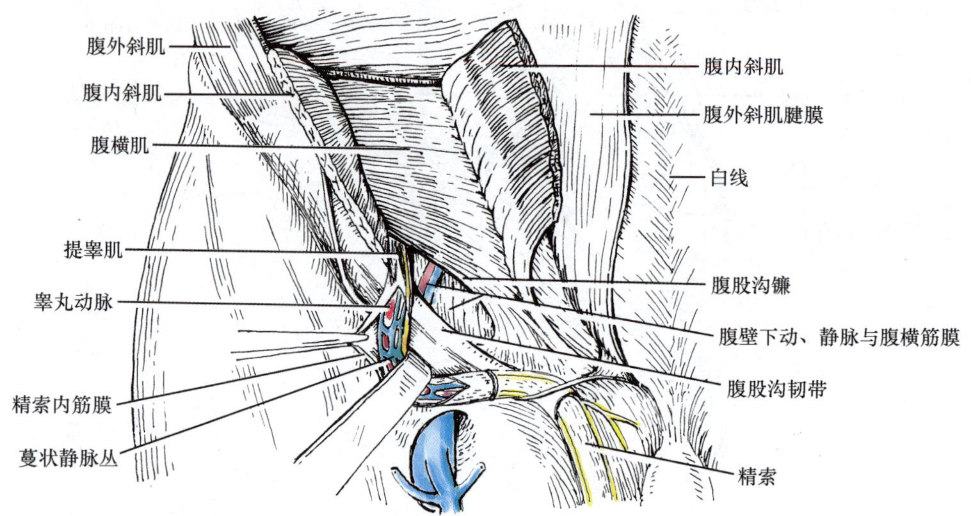

图 4-17-30　腹股沟管内容及上、后、下壁

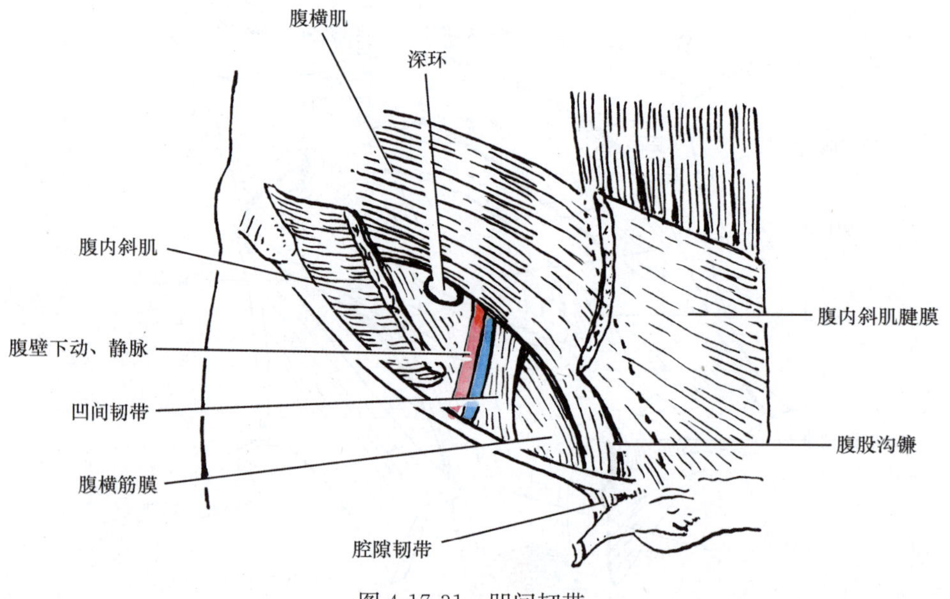

图 4-17-31　凹间韧带

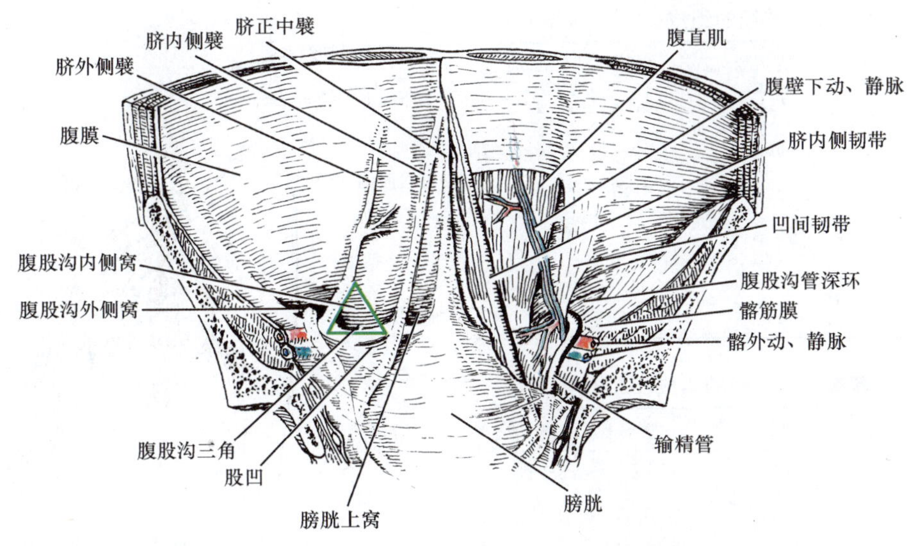

图 4-17-32 腹前壁下部内面的腹膜襞和隐窝

(五) 腹膜下筋膜

腹膜下筋膜见本章第一节。

(六) 壁腹膜及其形成的结构

壁腹膜在下腹部(脐以下)形成五条皱襞(图4-17-32)。位于中线者为单一的**脐正中襞**plica umbilicalis mediana,呈矢状位,内含脐尿管索,是胚胎时脐尿管的遗迹;脐正中襞两侧各有一个由外下斜向脐部的脐内侧襞 plica umbiliculis medialis,内含脐动脉索,是胚胎时脐动脉的遗迹;最外侧的一对分别位于脐内侧襞的外方,亦为由外下向脐走行,称**脐外侧襞**plica umbilicalis lateralis (亦称**腹壁下动脉襞**plica epigastricae inferioris),内含腹壁下动脉。脐正中襞与脐内侧襞之间,脐内侧襞与脐外侧襞之间及脐外侧襞的外方,在腹股沟韧带水平上方相应形成三对凹陷,由内向外分别为**膀胱上窝**fossa supravesicalis、**腹股沟内侧窝**fossa inguinalis medialis 和**腹股沟外侧窝**fossa inguinalis lateralis,这些陷窝与腹股沟疝的关系较为密切。剥除腹股沟外侧窝的腹膜,可见腹环恰位于此窝内,输精管及精索的血管向此处集中,经此窝突出的疝自腹环进入腹股沟管,穿行腹股沟管的全长,由皮下环突出,最后进入阴囊,此疝称为腹股沟斜疝。腹股沟内侧窝位于腹股沟三角下部,其投影恰位于皮下环的后方,两者之间仅隔以腹横筋膜和壁腹膜,因此,为腹壁的薄弱部位。经此窝外突的疝囊将其深面的腹横筋膜推其外突,此疝称为腹股沟直疝。膀胱上窝位于腹直肌下端的后面,有较强的抵抗力,很少有疝经此窝外突。但在腹直肌下端过窄时,膀胱上窝的外侧份直接位于腹股沟三角的后方,亦可有疝经此窝突出。

二、血管与神经

与腹股沟部关系密切的血管主要为腹壁下动脉和异常的闭孔动脉(后者在有关股疝的讨论时详述)。腹壁下动脉自起点至腹直肌外缘处这一段的位置相当于两侧髂前上棘连线下方 2.0～2.2cm 处,与同侧腹直肌外缘相交处至腹股沟韧带中点内侧 1.0～1.1cm 处的连线。腹壁下动脉与腹股沟韧带及同侧腹直肌外缘围成的三角形区域,称为**腹股沟三角**trigonum inguinalis,又称**海氏**(Hesselbach)**三角**(图4-17-32)。腹股沟直疝即由此三角突出,而腹股沟斜疝则是从腹壁下动脉外侧的腹环突出。因此,直疝和斜疝的疝囊分别位于腹壁下动脉的内侧和外侧,此点可作为手术中进一步鉴别直疝与斜疝的标志。

腹环的内侧即为凹间韧带,腹壁下动脉恰位于其深面,有两种情况可造成动脉的误伤:一是在缝合凹间韧带以紧缩腹环时易将动脉缝扎在内;另一个是据认为有 50%的嵌顿性斜疝发生在内环处,松解时需切开内环,此时,应向外侧切开,不可向内侧切开,因内侧有腹壁下动脉,以免损伤、出血。

腹股沟部主要的神经是髂腹下神经和髂腹股沟神经。一般教科书描述为来自第 1 腰神经。据国内文献报告,最常见的是来自第 12 胸神经和第 1 腰神经,但亦可来自第 2 腰神经,其组成有所不同(表 4-17-1,表 4-17-2)。

表 4-17-1 髂腹下神经的组成(570 例标本)

组成	出现例数	百分比±标准误
T_{12}、L_1	334	58.6%±2.1%
T_{12}	93	16.3%±1.6%
L_1	95	16.7%±1.6%
T_{11}、T_{12}	3	0.5%±0.3%
L_1、L_2	1	0.2%±0.2%
其他	44	7.7%±1.1%

表 4-17-2 髂腹股沟神经的组成(520 例标本)

组成	出现例数	百分比±标准误
T_{12}、L_1	218	42.0%±2.2%
T_{12}	36	6.9%±1.1%
L_1	204	39.2%±2.1%
L_2	3	0.6%±0.3%
L_1、L_2	12	2.3%±0.7%
其他	47	9.0%±1.3%

髂腹下神经行于腹内斜肌和腹横肌之间，于髂前上棘前方约 2.5cm 处穿过腹内斜肌浅出至腹外斜肌腱膜深面，行向内下，在皮下环上方约 2.5cm 处穿腹外斜肌腱膜浅出(常有一较大的前皮支经皮下环内侧脚穿出)，分布至耻骨上方皮肤(图 4-17-33)。

髂腹股沟神经，在髂腹下神经下方约一横指处，与后者几乎平行，行于腹内斜肌和腹横肌之间，于近髂前上棘处穿腹内斜肌浅出至腹外斜肌腱膜深面，向内下伴随精索(或子宫圆韧带)出皮下环、分布于阴囊(或大阴唇)前部皮肤。

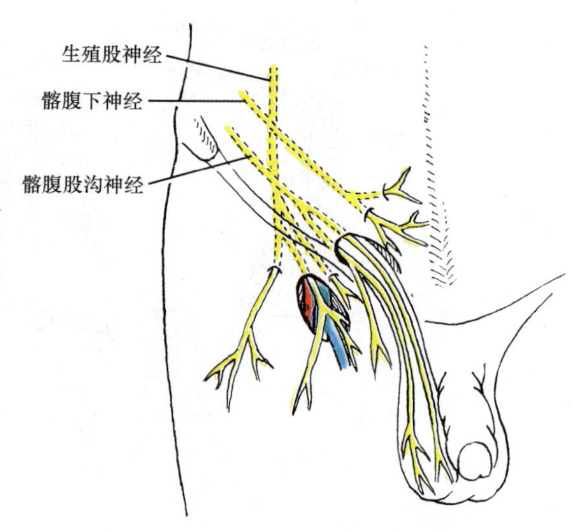

图 4-17-33 腹股沟区的神经

据文献 80 例标本观察，髂腹股沟神经通过皮下环的部位有五种类型(图 4-17-34)：①紧靠皮下环内侧脚通过者共 46 例(57.5%)；②紧靠皮下环外脚通过者 22 例(27.5%)；③于皮下环的前方正中部通过者 8 例(10.0%)；④于皮下环后方正中部通过者(在精索后方)3 例(3.8%)；⑤余 1 例(1.2%)为神经在腹股沟管外侧中部附近分为 2 支，一支较细，称**内侧支**，斜过精索前方紧靠皮下环内侧脚通过；另一支较粗，为**外侧支**，沿精索外缘下行并紧靠皮下环的外侧脚通过。

以上的①、③和⑤三种(共 55 例，68.8%)情况，神经在皮下环上方时，是由外上方经精索前方斜向内下方，与精索呈交叉状态(包括第⑤种的内侧支略呈交叉)。因此，斜疝手术切开腹外斜肌腱膜时，有切断髂腹股沟神经的可能，要充分注意。

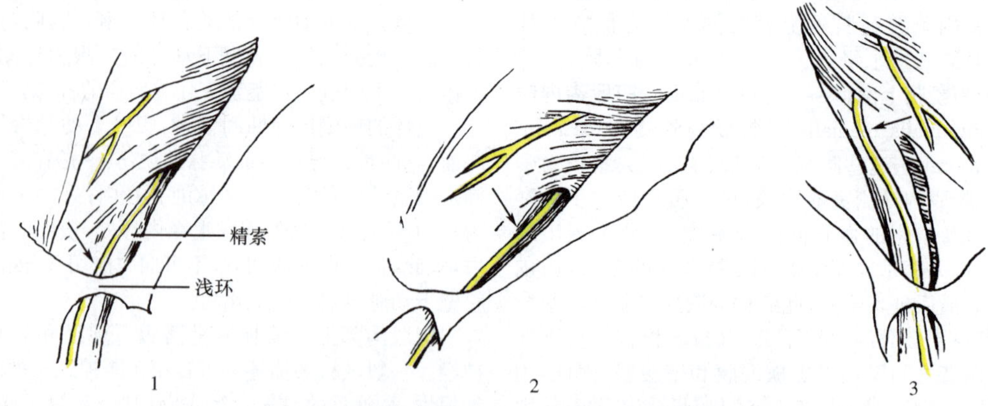

图 4-17-34 髂腹股沟神经通过皮下环部位的类型(80 例标本)

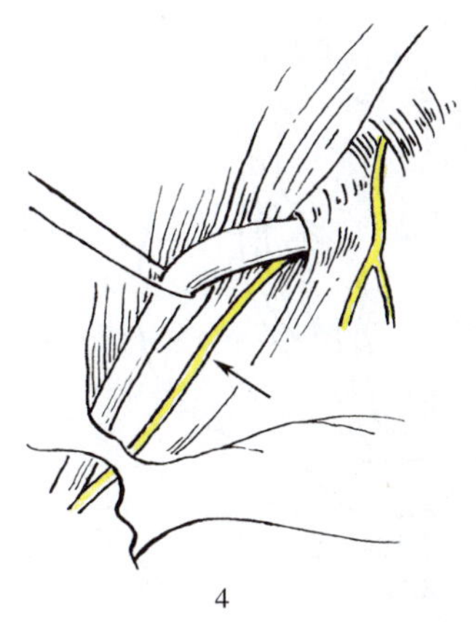

4

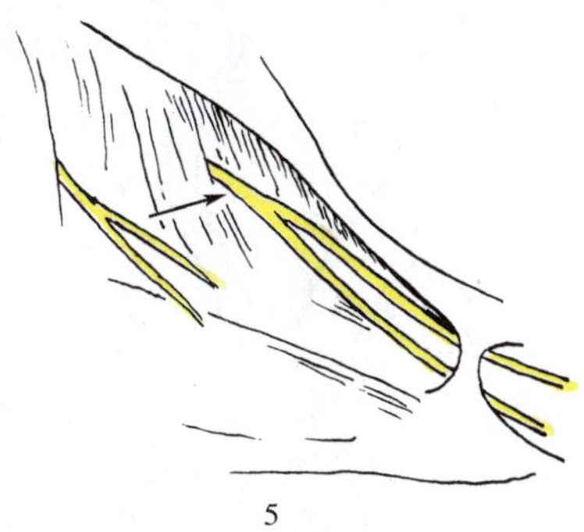

5

图 4-17-34 髂腹股沟神经通过皮下环部位的类型(80 例标本)(续)
箭头示髂腹股沟神经

三、腹股沟管与精索

腹股沟管canalis inguinalis 为斜行的潜在性肌肉、筋膜裂隙,是胚胎时期睾丸、精索及腹膜鞘突或子宫圆韧带和腹膜鞘突通过的结果。腹股沟管位于腹股沟韧带内侧半的上方,由外上斜向内下,长约 4~5cm(女性较男性狭长)。管的上端位于腹壁组织的深层,逐渐向浅表走行,至下端时达腹外斜肌腱膜深面(此处最浅)。因此当腹内压增加时腹股沟管后壁贴向前壁,封闭了腹股沟管,最大限度地防止了疝的形成。

腹股沟管有两个口、四个壁。上口为腹环,自此向下内斜行;下口为皮下环。上壁为腹内斜肌和腹横肌的弓形下缘;下壁为腹股沟韧带的凹面及腔隙韧带(陷窝韧带);前壁为腹外斜肌腱膜,其外 1/3 份有腹内斜肌参与构成。后壁为腹横筋膜、腹横肌腱膜弓,翻转韧带也参与后壁下份的形成。

男性腹股沟管有精索、髂腹股沟神经及生殖股神经的生殖支。精索由输精管、精索内动、静脉(包括蔓状静脉丛)、神经、淋巴管和腹膜鞘突的残余部分以及精索内筋膜、精索中筋膜(提睾肌及其筋膜)、精索外筋膜等所组成。

女性的腹股沟管中仅有子宫圆韧带穿过,故较男子为小。穿过皮下环后,子宫圆韧带分散为扇状的结缔组织,终止于大阴唇的皮下。

四、睾丸下降与腹股沟疝的关系

胚胎早期,睾丸位于脊柱两侧,在腹后壁的腹膜和腹横筋膜之间。胚胎第 2 个月起逐渐下降。胚胎第 3 个月时睾丸移至髂窝;第 5 个月时移至腹股沟管股环处;第 6 个月期间仍维持这个位置;第 7、8 个月开始逐渐通过腹股沟管;至第 9 个月时达到阴囊。

睾丸降至腹环处时(约在胚胎第 5 个月),该处的腹膜先于睾丸呈囊袋状向下延伸,最后也降入阴囊,形成**腹膜鞘突**processus vaginalis peritonei 。

正常情况下,睾丸降入阴囊后,包绕睾丸部分的腹膜鞘突形成**睾丸鞘膜**tunica vaginalis testis ,分脏、壁两层、包绕睾丸;其余部分完全闭锁,形成纤维性索条、称鞘韧带(图 4-17-35)。

在女性,腹膜鞘突的形成与男性相似、伴随子宫圆韧带下降。初时与腹膜腔相通,称努克管 Nuch Canal,出皮下环达大阴唇部皮下组织。但女性的腹膜鞘突闭锁较男性早(约在胚胎第 6 个月),如出生后鞘突仍未闭锁,亦可发生斜疝。

正常情况下,在胚胎第 9 个月时睾丸降入阴囊,如在出生时仍未降入阴囊,则为隐睾症。在足月产的新生儿,其发生率为 3.4%,而在早产儿可高达 30.3%。

腹膜鞘突至出生时仍可保持完全或部分开放,其发生率在男性为 30%~40%;在女性为 8%~10%。右侧睾丸下降较左侧为晚,因此,腹膜鞘突闭锁不全也是右侧较左侧为多。腹膜鞘突的闭锁不全可有三种情况:①鞘突完全未闭、囊颈及囊腔又大,腹腔内脏器经此降入,直抵阴囊,与睾丸仅隔一层浆膜,称为先天性睾丸疝;②鞘突远端闭锁,仅精索部鞘膜腔与腹腔相通,腹腔内脏器降入,将形成先天性精索疝;③虽鞘突完全未闭,但其囊颈及囊腔狭小,腹腔内脏器不能通过,仅鞘膜腔内的液体通过,形成交通性鞘膜积液;④若鞘突的近端闭锁,则形成各种鞘膜积液(图4-17-36)。

腹膜鞘突未闭或闭锁不全是斜疝发生的基本原因。虽然有许多斜疝是发生在出生多年以后,一般认为,这是由于鞘突腔或颈狭小,初时不能使腹腔脏器通过之故,一旦腹压增加(如咳嗽或负重过度)时,鞘突伸

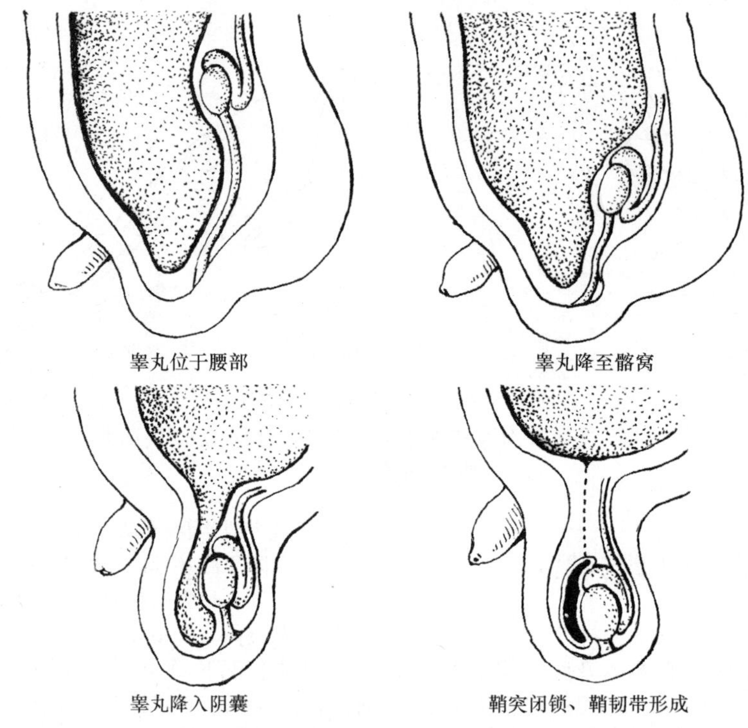

图 4-17-35 睾丸下降过程

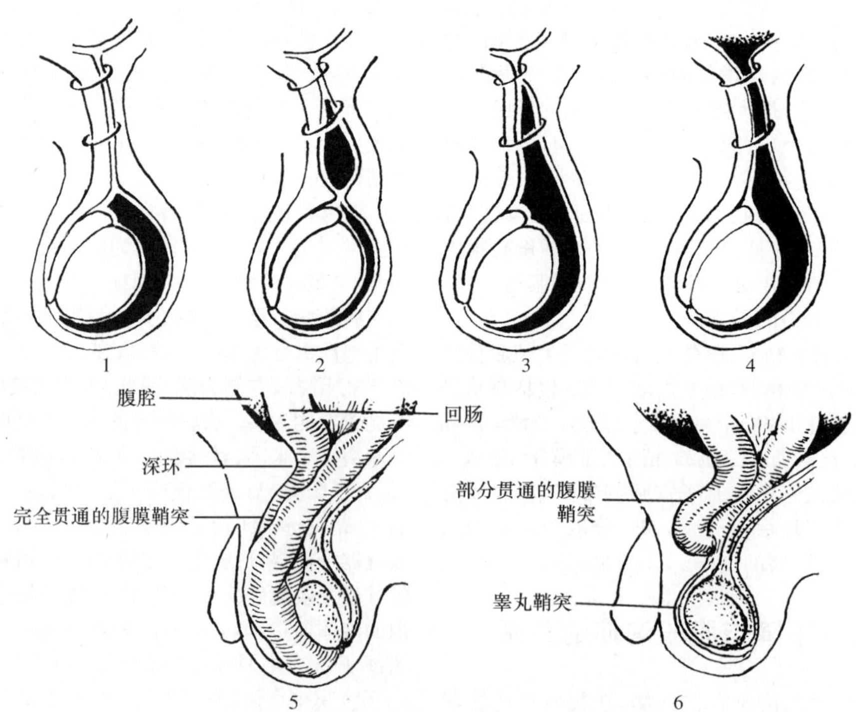

图 4-17-36 腹膜鞘突未闭或闭锁不全的类型

1. 睾丸鞘膜积液；2. 精索鞘膜积液；3. 睾丸、精索鞘膜积液（婴儿型）；4. 交通性鞘膜积液（先天性）；5. 先天性睾丸疝；6. 先天性精索疝

展扩大则可有腹腔内脏器进入而形成疝。应该明确的是,并非所有鞘突未闭或闭锁不全就一定有疝发生,Watson 发现,有 21%的成人有鞘突未闭,但终生未表现出疝的症状。

关于腹股沟斜疝

腹腔脏器通过腹股沟管内环,沿腹股沟管斜行而至皮下环脱出的疝称**腹股沟斜疝**。

多数学者认为,所有的斜疝均为先天性的,其基本原因是睾丸下降时所引起的腹膜鞘突未闭,在腹股沟管中遗留一个先天性的腹膜囊袋。偶尔,腹股沟斜疝亦可为后天性的,即腹膜鞘突已完全闭锁,部分壁腹膜自腹环脱出,成为疝囊,形成斜疝。这种类型的疝在手术中可找到精索中已闭锁的鞘突遗迹。

斜疝修补的常用手术方法有四种:①Ferguson 法:于精索浅面将联合腱和腹内斜肌下缘与腹股沟韧带缝合,即精索不移位。这一方法的目的是增强腹股沟管前壁,因而适用于后壁较完整健全者。②Bassini 法:游离并提起精索,在其深面将联合腱及腹内斜肌下缘与腹股沟韧带相缝合,亦即精索被移置于腹内斜肌与腹外斜肌腱膜之间。③Halsted 法:游离并提起精索,除将联合腱及腹内斜肌下缘缝至腹股沟韧带外,还将腹外斜肌腱膜的上、下叶亦在精索深面缝合,亦即精索移置于皮下层内。④McVay 法:于精索的深面将联合腱,即腹横肌腱膜弓与耻骨梳韧带缝合。

以上后三种方法均是加强腹股沟管后壁,用于后壁薄弱的病例。

腹环是斜疝疝囊通过的第一道关。若腹环较大,则尽管高位结扎了疝囊,该处的壁腹膜由于失去了腹环的阻止作用,在腹内压的冲击下,仍可逐渐形成新的疝囊而通过腹环。许多学者强调应对腹环的大小进行检查,如腹环较大、应予适当修补。

疝囊较大的斜疝(无论成人还是小儿病例)应该对腹股沟管加以修补。

应该强调的是:利用腹内斜肌或其腱膜修补腹股沟管的合理性值得考虑。腹内斜肌的“掩闭器”功能及肌与韧带缝合不能获得良好的愈合的观点早已为人所熟知,缝合后其“掩闭器”功能丧失。且不能很好地与韧带愈合。此外腹内斜肌腱膜是以腹直肌鞘的形式止于耻骨结节和耻骨嵴(并非耻骨梳韧带),不参与腹股沟管后壁的组成,因此,将腹内斜肌作为修补的结构,没有解决疝突出的第一道防线——即腹横筋膜的薄弱和缺损。腹股沟韧带并非为腹股沟管后壁的附着部,利用该结构作为修补材料同样没有解决腹横筋膜的薄弱与缺损。从解剖学观点来看,正确的修补方法应该是将腹横肌腱膜弓和腹横筋膜与耻骨梳韧带相缝合。

关于腹股沟直疝

腹腔内脏器自腹股沟三角(Hesselbach 三角)脱出的疝,称为**腹股沟直疝**。该三角的结构由浅入深为皮肤、皮下组织、腹外斜肌腱膜、腹横筋膜(包括部分腹横肌腱膜弓)、腹膜外脂肪和腹膜。很明显,该区缺乏肌肉覆盖,因而是薄弱区。在腹内压增加的情况下,容易发生直疝(图 4-17-37)。

直疝形成的局部因素是腹股沟管后壁薄弱,其中包括后天性因素(如外伤而致的腹横筋膜破损及老年的组织退行性变而致的腹横筋膜薄弱等)和某些先天性因素(如腹横筋膜可能有着发育上的缺陷;腹内斜肌与腹直肌鞘的附着点过高;腹横肌腱膜弓过窄等)。因此疝修补术的关键在于加强腹股沟管后壁,用于斜疝治疗的加强后壁的方法均可用于直疝的治疗,但将腹横肌腱膜弓与耻骨梳韧带相缝合的方法可视为最理想的方法。有时,腹横肌腱膜弓与耻骨梳韧带距离较远,两者缝合的张力过大时,可采用腹直肌鞘下部减张切口(图 4-17-38),使腹横肌腱膜弓很容易地向下牵拉,腹横肌腱膜弓与耻骨梳韧带在没有张力的情况下予以缝合。这一方法亦用于股疝和较大的腹股沟斜疝的修补。

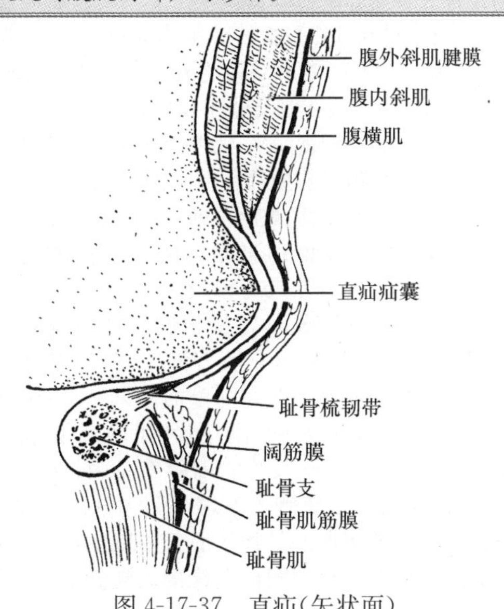

图 4-17-37 直疝(矢状面)

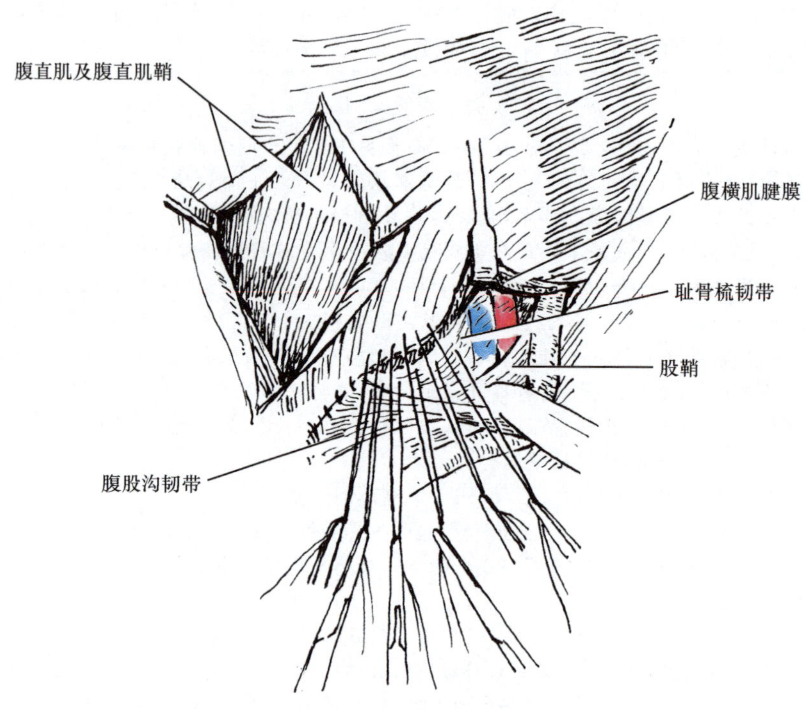

图 4-17-38　腹直肌鞘减张缝合法
（腹横肌腱膜弓缝合于耻骨梳韧带）

五、股　　管

腹股沟韧带与耻骨之间的间隙由髂耻骨韧带（又称髂耻弓）分隔成外侧的**肌腔隙**lacuna musculorum和内侧的**血管腔隙**lacuna vasorum（图 4-17-39）。肌腔隙内有髂腰肌和股神经通过；血管腔隙内通过股动、静脉并含有股深淋巴结等。这些结构均被股鞘包绕。**股鞘**vagina femorelis是包绕在股动脉和股静脉上段的筋膜鞘，其前壁由腹横筋膜延续而来，后壁由髂腰肌筋膜和耻骨肌筋膜构成。股鞘的前壁和后壁在两侧相互融合。在横断面及额状面上，股鞘被两个前后方向的结缔组织中隔分成三个部分。外侧份容纳股动脉；中间部分容纳股静脉；内侧份称**股管**（图 4-17-40，图 4-17-41）。

股管canalis femoralis是位于股静脉内侧的漏斗状的潜在性间隙，间隙内充填着淋巴管、淋巴结和脂肪组织。股管的前壁为股鞘前壁的一部分，因而也是腹横筋膜的延续，围成一个漏斗状的间隙。在股腹沟韧带下方约 1.5cm 处，股管的前后壁及内、外侧壁相互融合，从而关闭了股管的下端（图 4-17-41）。因此，股管并不是上下相通的结构。股管周围的结构包括：前面为腹股沟韧带和卵圆窝上缘的大腿阔筋膜；后面为耻骨梳韧带和耻骨肌及其筋膜；内侧的上份为腔隙韧带，下份为前方的大腿阔筋膜和后方的耻骨肌；外侧为股静脉。

股管的上口为股环 annulus femoralis。在正常的情况下，股环的前界为**髂耻束**tractus iliopectineus，是腹横筋膜与股鞘的移行处略为增厚的部分。腹股沟韧带位于髂耻束的浅面；后界是耻骨梳韧带；内侧界并非为腔隙韧带，而是腹股沟管后壁（腹横肌腱膜弓和腹横筋膜）与耻骨梳韧带附着部的最外侧点（图 4-17-42）。只有在股疝形成后，由于疝囊的不断冲击，股环扩张，疝囊最终冲击腔隙韧带和腹股沟韧带。这可能是几十年来，人们一直把陷窝韧带和腹股沟韧带当作股环内侧界和前界的原因。股环的外侧界为股静脉表面的结缔组织。

如前所述，股管是一个下端封闭的潜在性裂隙，因而，不存在股管的下口。

股管内的结缔组织及淋巴组织于股环处借壁层腹膜与腹膜腔相隔。在腹内压长期增加时，腹内压隔腹膜作用于股管内的脂肪组织等，使股环扩张，腹膜及腹腔内容经股环、股管及卵圆窝突出，形成**股疝**。

卵圆窝fossa ovalis位于耻骨结节的外下方，为阔筋膜的薄弱处，多呈卵圆形，少数为圆形，垂直径平均 4cm 左右。窝的外侧缘、上缘及下缘明显，构成镰状缘;内侧缘不明显。卵圆窝的表面由筋膜覆盖,除被大隐静脉穿通外,尚有许多血管、淋巴管及神经穿过,因而,疏松如筛状,称**筛状筋膜**fascia cribrosa。该筋膜为腹壁浅筋膜深层(Scarpa)的延续,越过腹股沟韧带浅面后,牢固地附着于阔筋膜,直至卵圆窝的下缘处。

股疝的疝囊是经股管至卵圆窝处而达浅筋膜深面,因此,可把卵圆窝理解为股疝的下口,femoral hernial orfice inferion。Lytle认为,股疝下口的周围关系是:前面为阔筋膜镰状缘;后面为耻骨肌腱膜;内侧为腔隙韧带的下部;外侧为股静脉。

自股疝上口(股环)至股疝下口近乎垂直位,疝囊至卵圆窝时,因卵圆窝下缘的限制,疝囊向前上转折,疝囊底朝向上方,并可达腹股沟部,故有时须与腹股沟疝相鉴别。

腔隙韧带及卵圆窝镰状缘均较锐利,因此,为股疝的疝囊容易嵌顿的部位。

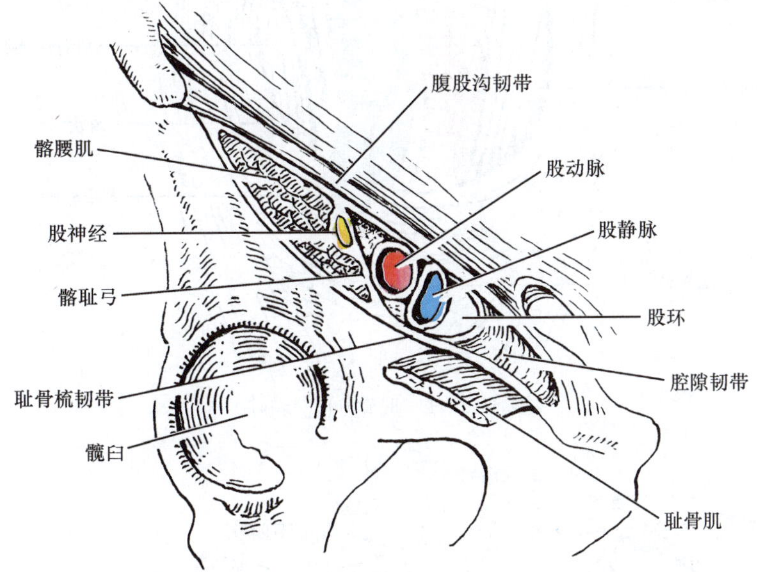

图 4-17-39 肌腔隙和血管腔隙

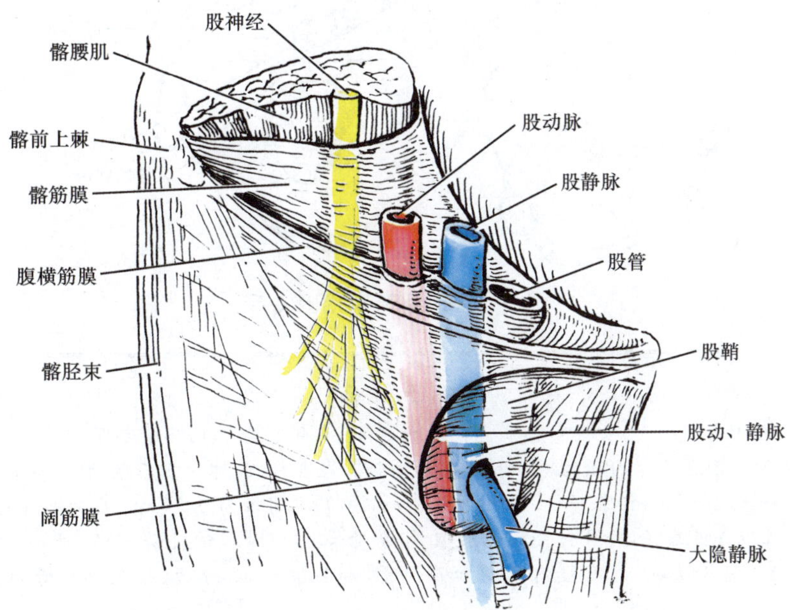

图 4-17-40 股鞘

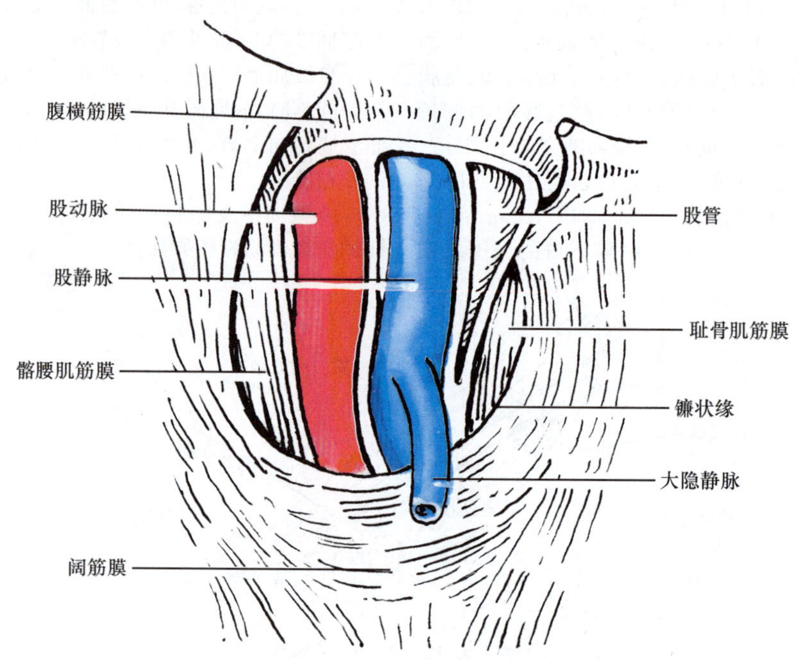

图 4-17-41 股鞘(前壁剥除)

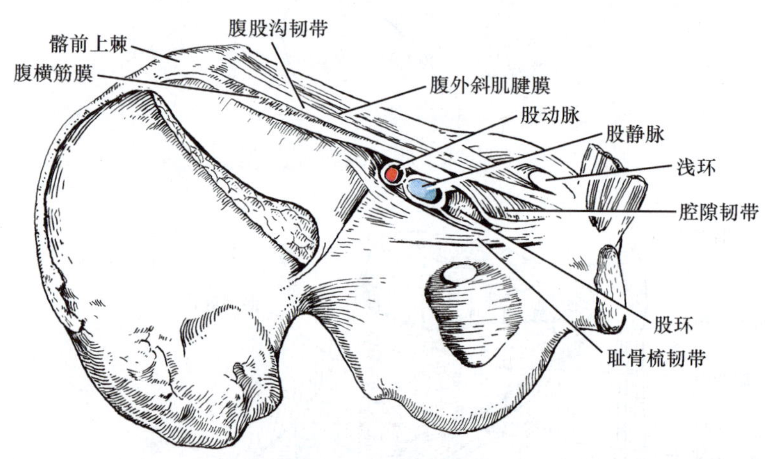

图 4-17-42 股环的周围关系

关于股疝

股疝多发生在中老年妇女,女性患股疝者较男性高4～6倍。在婴儿及童年很少见到。因而,多数学者认为股疝发生的原因在于腹内压的增加和股环的松弛。在女性,股环的前后径(腹股沟韧带至耻骨梳韧带的距离)为0.79cm±0.19cm(左)和0.78cm±0.20cm(右);在男性为0.74cm±0.20cm(左)和0.75cm±0.20cm(右),女性较男性略宽,而且女性的髂腰肌薄弱,血管腔隙除容纳股动、静脉以外,余下的空隙(即股环)较大。在这个基础上,一旦有腹内压增加的因素(如多次妊娠、分娩、经久站立等)时,股疝便可能发生。

无论病因如何，手术治疗是唯一有效的方法。任何股疝，一经发现，即便患者无任何不适，也应尽早手术治疗，因为股疝随时可能发生嵌顿和绞窄。手术的目的除还纳疝内容、切除疝囊及高位结扎疝囊颈的处理外，应对股管进行有效的修补，以防止复发。

修补股管常见的基本方法有四种：①Bassini 采用股部入路，将阔筋膜的镰状缘与耻骨肌筋膜相缝合，然后再把腹股沟韧带与耻骨肌筋膜相缝合。②Lytle 认为肌疝的真正薄弱部位位于股疝下口，因此，他主张用荷包缝合的方法将腔隙韧带、耻骨肌筋膜、阔筋膜及股鞘相缝合，以关闭股疝下口，以上两个方法均是经股部入路，因而，不能解决嵌顿和绞窄，且在有腹股沟斜疝或直疝同时存在时不能一并处理，但这两个方面损伤小，操作和麻醉简单，因此，适于较小单纯性股疝，对年龄较大的或女性病人尤为适用，因其很少有其他腹股沟疝并存。③Moschcowity 把腹股沟韧带与耻骨梳韧带相缝合，以关闭股管上口。这一方法在国内应用较多。④McVay 认为，股环的内侧界是腹股沟管后壁与耻骨梳韧带相附着的最外侧，而股疝发生的主要原因是该附着部过窄，亦即股环的横径较大，使腹、盆腔脏器易于脱出而形成疝。鉴于这一解剖学观点，McVay 认为，股疝的修补是很简单的，即将腹股沟管后壁与耻骨梳韧带附着的宽度增加，以隔离股环，便可防止股疝的复发。

以上③、④两种方法均是经腹股沟韧带上方入路，可以同时处理并存的其他腹股沟疝，并且对嵌顿和绞窄的股疝，可较容易进行处理。

无论任何手术，如股环过窄、嵌顿的疝内容物不能还纳时，均要切开疝环内侧的腔隙韧带。此时，需注意有否异常闭孔动脉。正常时，闭孔动脉为髂动脉的分支，其与腹壁下动脉各发生一个细小的耻骨支，在耻骨后方形成吻合。有时，腹壁下动脉的耻骨支粗大，部分或完全地取代了闭孔动脉，形成异常的闭孔动脉，据统计这种情况占 20%～30%。在所有异常的闭孔动脉中，大多数紧贴股静脉下行达闭孔，此时，疝环是位于闭孔动脉的内侧；少数（约 10%）情况下，异常闭孔动脉下行过程中，沿构成疝环内侧界的腔隙韧带的边缘下行（图 4-17-43）。在后一种情况下，切开腔隙韧带应防止动脉的损伤。

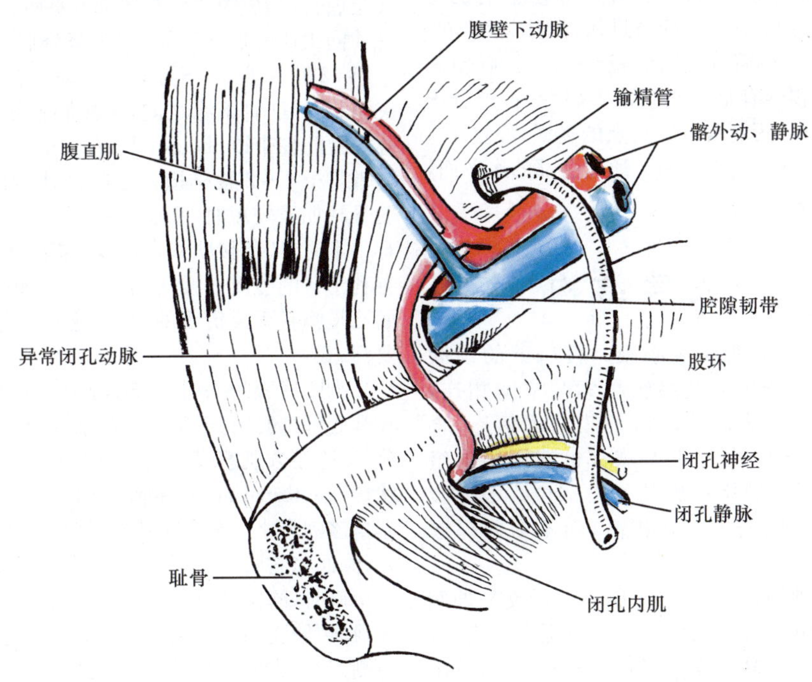

图 4-17-43　异常闭孔动脉

第十八章 腹 后 壁

第一节 概 述

腹后壁是一个近似四边形的区域，上界为第12肋骨，下界为髂嵴，外侧界为腋后线向下的延长线，内侧界为腰椎棘突的连线。腹后壁的深层包括腹膜后间隙和壁层腹膜。腹膜后间隙的器官有肾、肾上腺、输尿管、腹后壁大血管及神经和淋巴等。上述器官发生病变需要手术时，大多数要经腹后壁切口进行，因此，掌握腹后壁的解剖特点有重要意义。

在腹后壁可触到第12肋骨、髂嵴、腰椎棘突和竖脊肌。第12肋骨是腰、背部的分界线，肋下肾手术切口的上端常以此肋为标志。竖脊肌位于中线的两旁，其外侧缘在皮下易于触知。第12肋骨的下方与竖脊肌的外侧缘所形成的交角为脊肋角，又称**肾角**。肾有病变时，此处有压痛或叩击痛。肾囊封闭时，在脊肋角处进针，垂直穿入约5～7cm，即可进入肾周围脂肪囊。沿脊柱正中线向下触摸，可辨认各腰椎棘突，以便确定腰椎的序数。腰椎有骨折或结核等病变时，可有压痛、叩击痛或变形。两侧髂嵴最高点的连线，经过第4腰椎的棘突或第3～4腰椎之间。通过脐部的水平面，约与第3腰椎横突相对。

第二节 浅层结构

浅层结构包括皮肤和浅筋膜。腹后壁的皮肤较厚，浅筋膜内有较多的结缔组织索与皮肤相连，因而，活动度较差。腹后壁的浅筋膜分为两层，含有丰富的蜂窝状脂肪组织，并与臀部的皮下脂肪组织相连续，是化脓性感染疾患的好发部位。根据腹后壁的结构特点，感染多向下扩散，而不易向深层进展。

腹后壁的皮神经来自第1～3腰神经后支的外侧支，自竖脊肌外侧线穿出筋膜，越过髂嵴至臀部皮下，因此，称这组皮支为**臀上皮神经**nn. clunium superiores。腹后壁的皮肤血管较小，动脉主要来自肋间动脉和腰动脉的后支，与相应的皮神经伴行。

第三节 深层结构

一、胸腰筋膜

胸腰筋膜fascia thoracolumbalis 或称**腰背筋膜**lumbodorsal fascia，分为浅、中、深三层（图4-18-1）。胸腰筋膜的浅层最厚，在背阔肌和下后锯肌的深侧，覆盖在竖脊肌的浅层，内侧起自腰椎的棘突和棘上韧带，外侧延续为腹肌起始的腱膜，上方与颈部的深筋膜相接，下方附着在髂嵴和骶外侧嵴。该层筋膜在腰背部呈腹膜状，白色并具有光泽。

胸腰筋膜的中层在竖脊肌和腰方肌之间，内侧附于腰椎横突的后面和末端，外侧在竖脊肌的侧缘与其浅层愈合，构成腹横肌起始部的腱膜。浅、中两层与椎骨共同组成骨性纤维鞘，包裹竖脊肌。中层的上方附于第12肋骨下缘，下方附于髂嵴。在第1～2腰椎横突至第12肋骨下缘之间，胸腰筋膜的中层明显增厚，称为**腰肋韧带**lumbocostal ligament（图4-18-2）。腰肋韧带与第1～2腰椎横突之间的连接恒定，但在第12肋骨缺如或较短时，腰肋韧带可直接附于第11肋骨。肾手术时，切断腰肋韧带，可增加第12肋骨的活动度，有利于肾的显露。腰肋韧带有一个锐利的边缘，其深面恰是胸膜下反折线的水平，这是避免胸膜损伤的重要标志。

胸腰筋膜的深层比较薄弱，起自腰椎横突的前面和基底部，向外行于腰方肌的前面，是腹内筋膜的一部分，又称**腰方肌筋膜**。此筋膜在上部增厚，形成**外侧弓状韧带**external arcuateligament。膈后部的部分纤维起自该韧带上。外侧弓状韧带位于腰肋韧带的前侧方，深面与胸膜下反折线约在同一水平面，在肾手术肋下切口时，同样具有保护胸膜的作用。在腰方肌的侧缘，胸腰筋膜的三层结构融合为一层宽阔的腱膜，并行向侧方与腹横肌相连，切开此腹膜，即可达到肾后间隙。

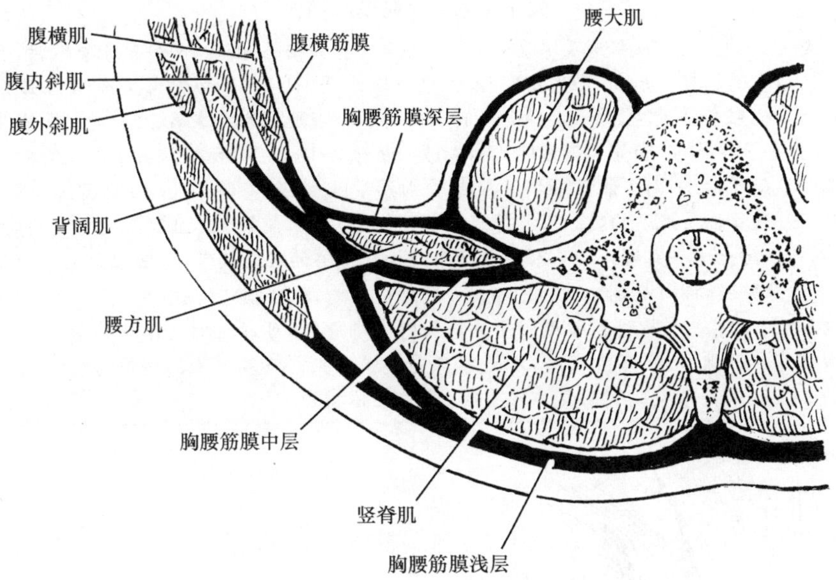

图 4-18-1 胸腰筋膜的分布

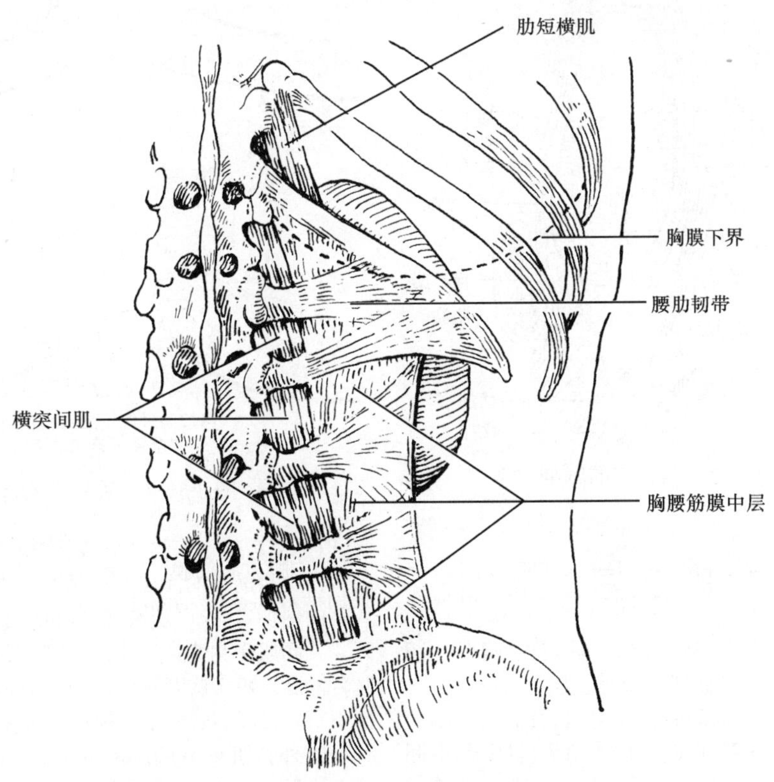

图 4-18-2 腰肋韧带与胸膜下反折线的关系

关于手术中预防胸膜损伤

肾的上极与后方胸膜的下反折线关系密切，两者之间仅有膈相隔(图 4-18-3)。肾手术时，有损伤胸膜引起气胸的可能。后方的胸膜下反折线约在第 12 胸椎下缘水平，从第 12 肋骨角处开始沿肋骨下缘外行约 6cm，然后逐渐上行至腋后线处跨过第 11 肋骨。肋角区的胸膜下反折线可在第 12 肋骨的上或下方，第 12 肋骨过短时，则可完全位于第 12 肋骨的下方(图 4-18-4)。设计第 12 肋下切口时，由于第 12 肋骨缺如或过短，而在体表常不能被触及，由下向上依靠触摸计数肋骨则易发生错误，有将第 11 肋骨误认为第 12 肋骨的可能，在第 11 肋下做切口极易误伤胸膜。术前复查 X 线片，注意手术侧第 11、12 肋骨的长度，作为设计肾手术切口的参考，则可以防止这一失误。肾手术中在肋角处切开足够的腰肋韧带，有助于向上牵拉第 12 肋骨，扩大切口，此处应注意胸膜，特别是超过横突尖部切开腰肋韧带时，很易损伤胸膜。

如果损伤胸膜，气体进入胸膜腔即形成气胸。此时在呼气时，可以听到气体从胸膜腔逆出的响声。应立即用手指或纱布抵压裂口，但不宜钳夹，以防裂口更加扩大。需将裂口及其周围的软组织一并做连续缝合以闭合胸膜腔。如果进入胸膜腔的气体较多时，应将气体排出。

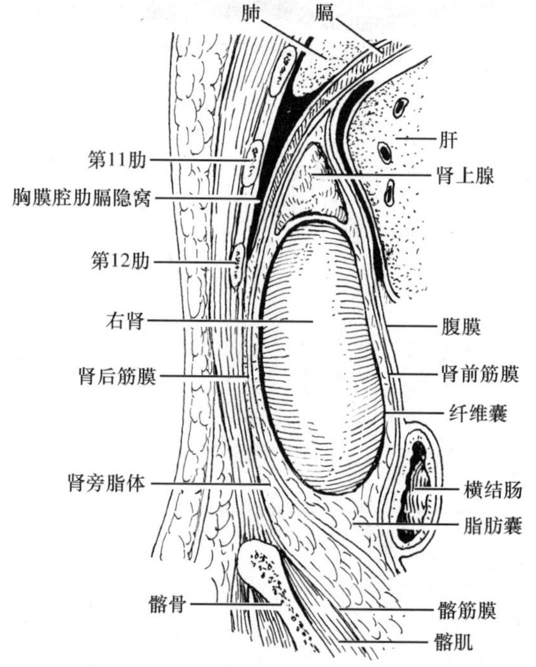

图 4-18-3 肾与胸膜腔的解剖关系

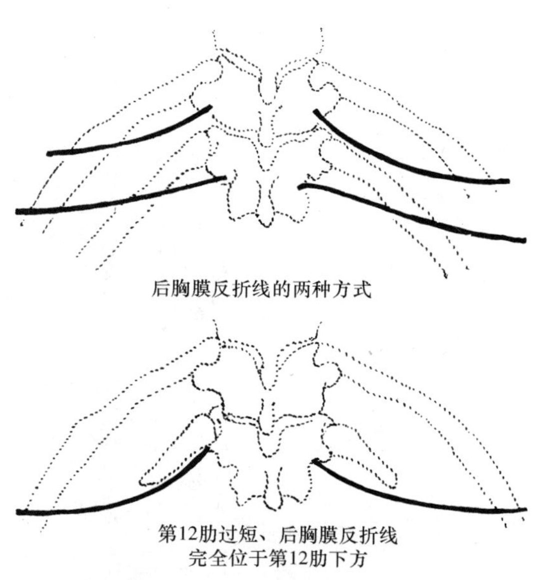

图 4-18-4 后胸膜反折线

二、肌　　层

腹后壁的肌肉分为浅、中、深三层肌群(图 4-18-5)。浅层肌包括背阔肌和腹外斜肌。

背阔肌 m. latissimus dorsi 是全身最大的扁阔肌，位于胸部后外侧及腰背部，近似直角三角形，其上部中间有部分斜方肌覆盖。此肌起自下 6 个胸椎棘突、全部腰椎棘突、骶正中嵴及髂嵴后部，以 3～4 个肌齿起自下 3～4个肋骨的外面，并与腹外斜肌肌齿交错，有时有小部分肌纤维起自肩胛骨下角背面。肌纤维向外上方集中，以一个扁腱止于肱骨小结节嵴。背阔肌下部的腱膜组织与胸腰筋膜的浅层紧密结合。在肾手术行腹膜外入路的斜切口时，可切断部分背阔肌，也可将其向后牵开。背阔肌受胸背神经支配，由胸背动脉供血，并伴有胸背静脉。由于胸背神经、胸背动、静脉的主干均由腋部下行，位置均较高，手术损伤的可能性较小。

腹外斜肌 m. obliquus externus abdominis 起自下位 8 个肋骨的外面，肌纤维由外上斜向前下方。在腹后外侧区，该肌形成游离后缘。肾手术入路时，有时后方的肌纤维可以向腹侧牵开；如果需要切开腹外斜肌时，应在肋下平行肋骨切开，可防止损伤肋下神经。

背阔肌横过腹外斜肌时，由背阔肌的前线、腹外斜肌的后缘和下方的髂嵴三者共同围成一个三角形的区域，称为**腰下三角**inferior lumbar triangle或**Petit三角**(图4-18-6)。三角的底为腹内斜肌，其浅层仅有皮肤和皮下组织覆盖，为腹后壁的薄弱区域。腰部的脓肿可由此三角内突出，或偶有腰疝的发生。右侧腰下三角恰与回盲部相对，腹膜后位阑尾炎时，此三角区可有压痛。

腹后壁的中层肌肉包括竖脊肌、腹内斜肌和下后锯肌。

竖脊肌m. erector spinae 位于脊柱棘突纵嵴的两侧，胸腰筋膜浅、中两层形成的筋膜鞘内，约有一手掌宽，是一对强大的纵行肌。竖脊肌起自骶骨背面和髂嵴的后部，向上分出许多肌齿，分别止于椎骨和肋骨，并到达颞骨乳突。两侧竖脊肌收缩，使脊柱后伸，与维持人体直立姿势有关。一侧竖脊肌收缩，可使脊柱侧屈。竖脊肌纤维质炎、扭伤或劳损时，可有疼痛。肾手术有时可涉及竖脊肌的侧束肌纤维。在极少数情况下，需要横断部分竖脊肌纤维时，应该在第12肋骨下方3～4cm处，与肋骨平行作切开，以防损伤肋下血管、神经，第1腰神经的侧支及腹支和第10～11胸神经的背支。

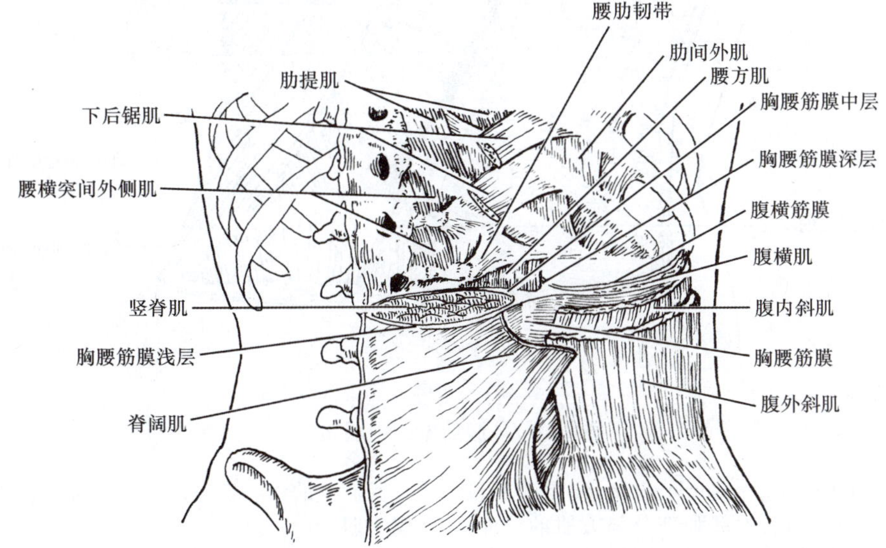

图4-18-5　后外侧腹壁肌肉的横切面
（胸腰筋膜3层在腰方肌外缘融合形成腹横肌腱膜）

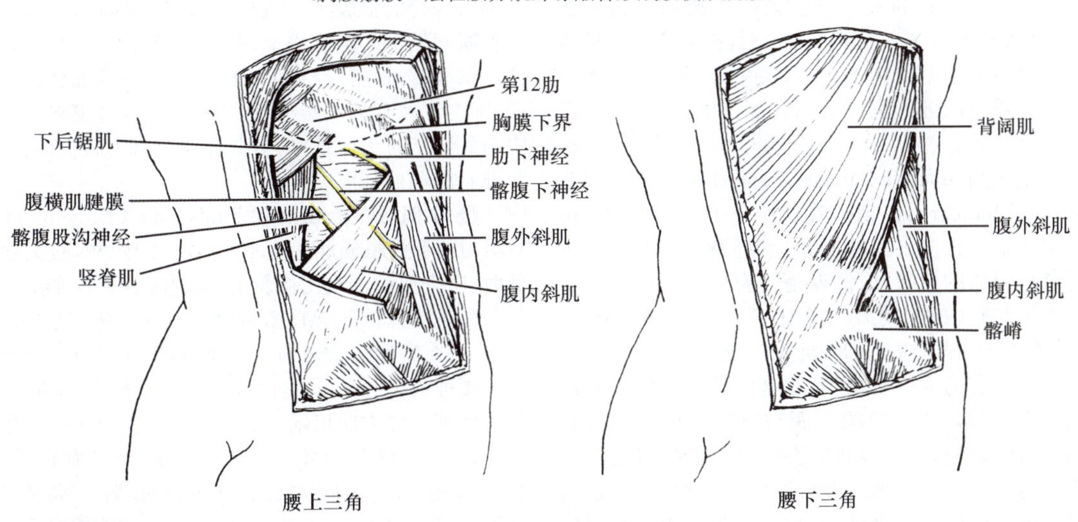

图4-18-6　腰三角

腹内斜肌 m. obliquus internus abdominis 起自胸腰筋膜、髂嵴和腹股沟韧带的外侧 1/2 或 1/3，肌纤维走行方向与腹外斜肌纤维相交叉。腹内斜肌纤维呈扇形，后部肌纤维几乎垂直上行止于下位 3 个肋骨，中部肌纤维水平向前，下部肌纤维斜向前下方。肾手术切口时，斜向前上方的腹内斜肌纤维可被切开。若平行于第 12 肋骨下方切开该肌，可避免切断肋下神经及血管(图 4-18-7)。

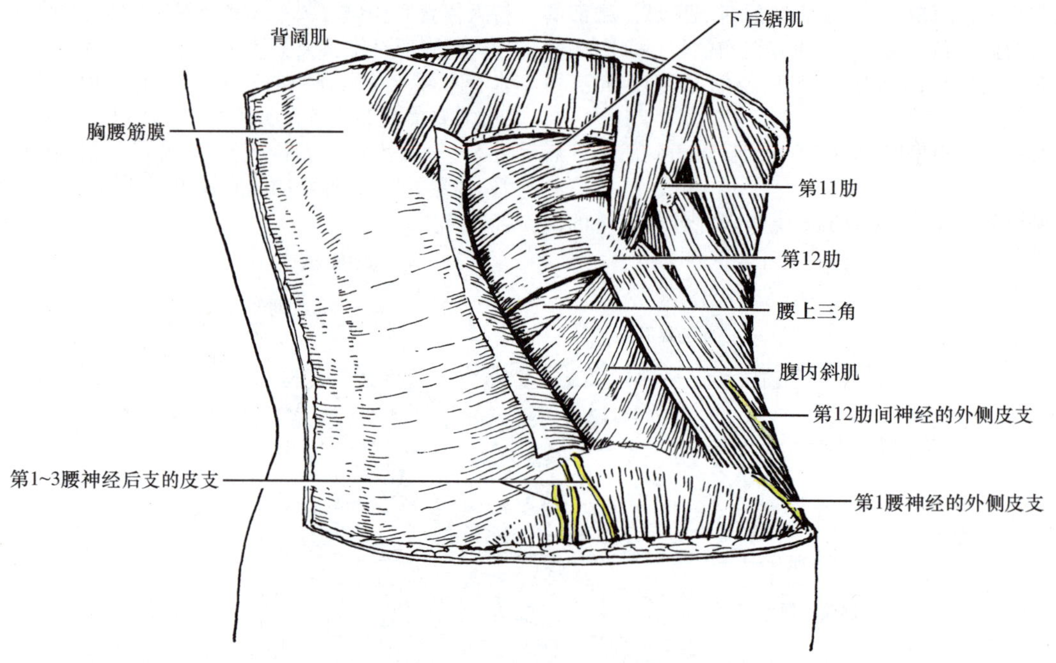

图 4-18-7 腹后壁的中层肌肉

下后锯肌 m. serratus posterior inferior 是薄而较宽的方形肌，位于背阔肌中部和部分斜方肌的深面，起自胸腰筋膜的浅层，肌纤维斜向上外方，以指状突抵止于下位 4 个肋骨的外面。该肌收缩时，下降肋骨助呼气。下后锯肌的最下位肌束位于腰肋韧带的浅层，大多数两者位置关系较恒定，后方胸膜下反折线在腰肋韧带的水平或稍上方。肾手术入路时，应注意保护下后锯肌的最下位肌束和其深面的腰肋韧带，以避免损伤胸膜。

腰上三角 superior lumbar triangle 或称**外科腰三角** surgical lumbar traingle，在腰下三角的内上方，由背阔肌覆盖。腰上三角的上界是下后锯肌的下缘，下界是腹内斜肌的后缘，内侧界是竖脊肌的外缘。如果下后锯肌与腹内斜肌在第 12 肋的附着点未相接触，第 12 肋亦参与构成一边，此时腰上三角为不等四边形。腰上三角的底为腹横肌腱膜，此腱膜是由胸腰筋膜的三层融合而成。该三角的深面与肾后面的一部分相对，经腰部入路行肾手术时，必须切开腹横肌腱膜才能到达肾。腰上三角则为腹后壁的另一个薄弱区域，腹膜后间隙的脓肿可自此三角穿出；腹腔内容物有时从此处突出，形成腰疝。

腹后壁的深层肌肉包括腹横肌的起始部、腰方肌和腰大肌。

腹横肌 m. transversus abdominis 位置深在(图 4-18-8)。在腹后壁，起自由胸腰筋膜的浅、中、深三层结构所融合的腱膜上。腹横肌起始部腱膜宽阔，而腹内斜肌起始部的腱膜很窄，两者之间有明显差别，认识这一结构特点，可指导切口的深入。腹横肌腱膜的深层，即为肾及其周围结构(图 4-18-9)，该腱膜在移行到腹前外侧壁时为肌性结构，其深层分别为腹横筋膜、腹膜外脂肪和壁层腹膜。

腰方肌 m. quadratus lumborum (图 4-18-1，图 4-18-10)为长方形的扁肌，位于脊柱的两侧，腰大肌的外侧，竖脊肌的深层由胸腰筋膜的中、深两层形成的筋膜鞘所包裹。该肌起自髂嵴后部和髂腰韧带 lig. iliolumbale，在髂嵴与腰 5 横突之间行向上内方，止于第 1～4腰椎横突和第 12 肋内侧半的下缘，附着在第 12 肋时变窄。腰方肌可增强腹后壁，两侧收缩时除第 12 肋骨，一侧收缩时使脊柱侧屈。肾位于腰方肌的前方，有 1～3cm 范围与腰方肌的侧缘相对，肾手术时可以将腰方肌拉向内侧，以显露肾，只有在特殊情况下才需要切开腰方肌的侧缘。

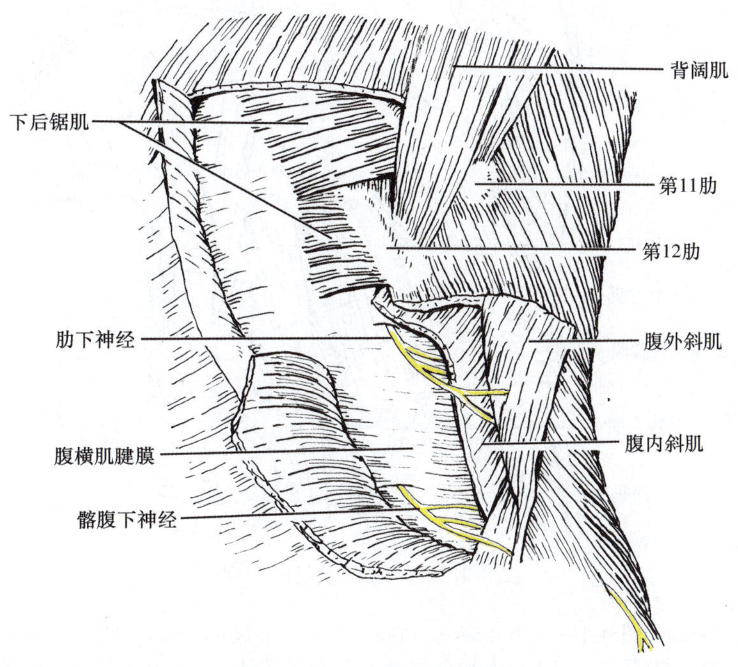

图 4-18-8 腹后壁的深层结构

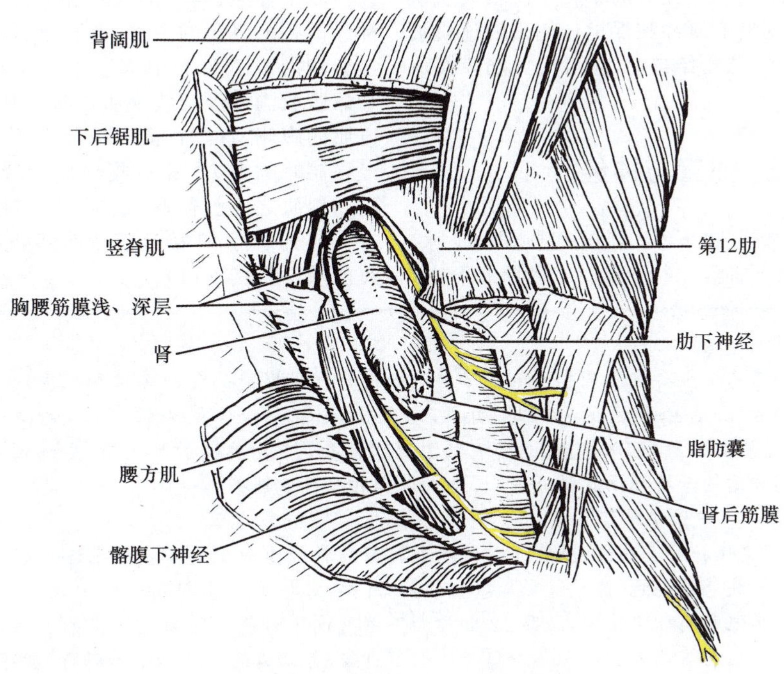

图 4-18-9 腹后壁的深层结构
（切开腹横肌腱膜，显露肾及其周围结构）

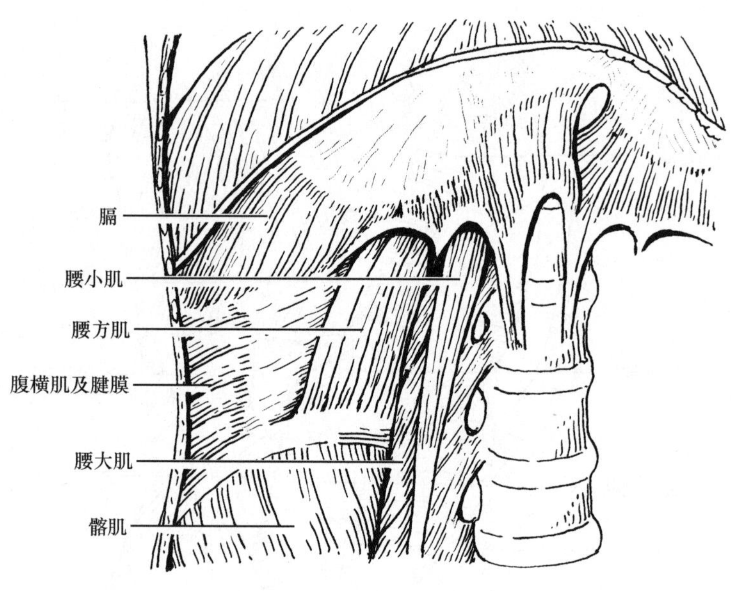

图 4-18-10 腹后壁肌内面观

腰大肌m. psoas major（图 4-18-1，图 4-18-10）在腰椎横突和椎体之间的沟内，起自第 12 胸椎和全部腰椎的外侧及横突，沿骨盆边缘向下斜行，经腹股沟韧带的深面进入股部，抵止在股骨的小转子。腰大肌位于肾和脊柱之间，对肾有缓冲和保护作用。因该肌被包裹在筋膜鞘内，胸、腰椎结核时，脓可沿此筋膜鞘流到髂窝或股部。

三、血管与神经

腹后壁的血管为肋下动、静脉和腰动、静脉。肋下动、静脉与肋下神经伴行于第 12 肋骨的下方，腰上三角区的上部。肋下动脉的腹支在腰方肌前行向外下方，供血到腹壁肌肉；背支在腰方肌和竖脊肌的后方穿过，供血到该二肌肉。腹后壁的神经包括肋下神经、髂腹下神经和髂腹股沟神经。肋下神经沿腰上三角的上缘，髂腹下神经和髂腹股沟神经分别沿该三角的中部和下缘走行。髂腹下神经和髂腹股沟神经在腰大肌和腰方肌之间穿出，经腰方肌的腹侧，肾的背侧下部行向下外方。髂腹下神经在髂嵴的上方，穿过腹横肌腱膜，行于腹横肌和腹内斜肌之间。髂腹股沟神经在髂腹下神经的下方并与其平行，在接近髂嵴前部处穿过腹横肌进入腹前壁（图 4-18-11）。

（一）关于肾手术切口

腹后壁的临床意义主要在于肾手术入路多经此处进行。根据肾病变的部位和性质，肾的位置以及患者的身体状态等方面选择合适的肾手术切口，以经上腰部斜切口最为常用，其切口入路层次见图(4-18-12)。肾肿瘤切除经腹腔入路，优点是有利于处理肾蒂。在游离肾肿瘤之前，先结扎肾血管，这样可防止肾静脉内的肿瘤栓子及瘤细胞释放入血，造成全身的血行性转移。

（二）关于肾手术中保护神经

肾手术时，注意保护肋下神经、髂腹下神经和髂腹股沟神经十分重要。损伤上述神经，术后会在相应的腹壁区域出现皮肤感觉迟钝，痛觉过敏，腹壁肌肉的麻痹，可导致腹壁疝的发生。

肋下神经较其他肋间神经稍粗，沿第 12 肋骨的下缘行向下外侧至腹前壁。在第 12 肋骨的下方做切口时，如果横行切口，其前端可伤及向下外斜行的肋下神经；若切口的前端向下外斜行，则可减少对肋下神经的损伤。肋下切口的后上部邻近肋下神经、髂腹下神经和髂腹股沟神经。因上述神经位于胸腰筋膜的深层，切开此筋膜时要注意避免神经的损伤。髂腹下神经和髂腹股沟神经在腰方肌和肾后筋膜之间向下斜行，并与上述结构常有粘连，术中分离肾后筋膜时，应将神经仔细从肾后筋膜上向腰方肌方向做钝性分离，这样，可避免损伤神经。

术中应该注意保护切口中所遇到的所有神经，对神经主干的损伤一般多可避免。与切口交叉的神经在游离一段之后即可拉向切口的一侧，并注意保护，不要轻易切断。在靠近有神经走行的部位，最好不使用电凝止血。缝合时，不要将神经干包括在缝合组织之中，以免造成神经损伤。术中过度牵拉神经，术后在相应的部位可出现剧烈而持续的疼痛。

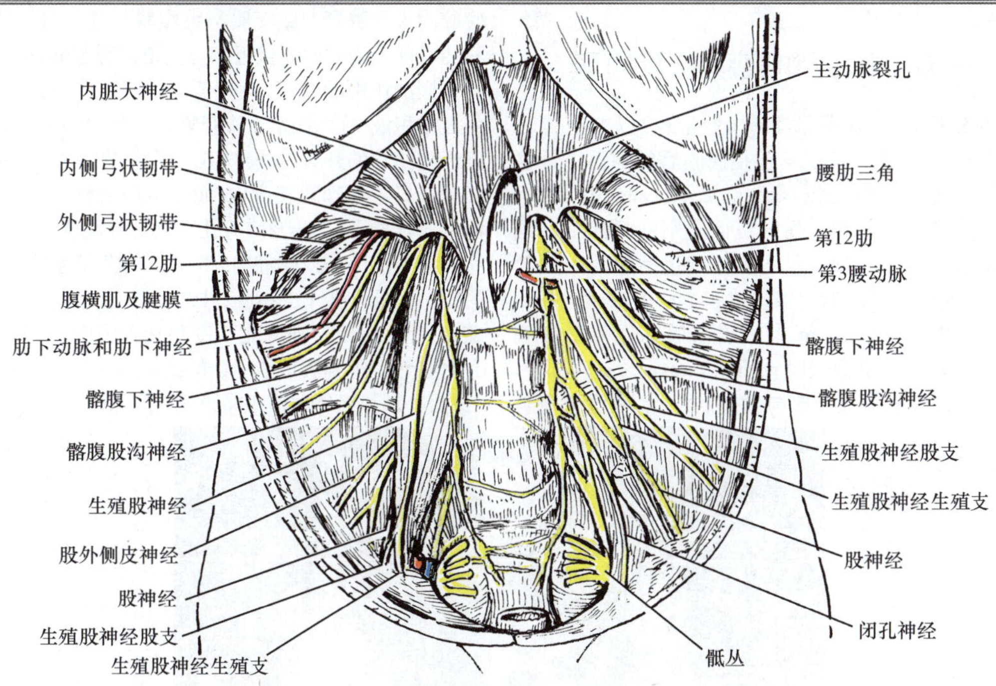

图 4-18-11 腹后壁的血管、神经

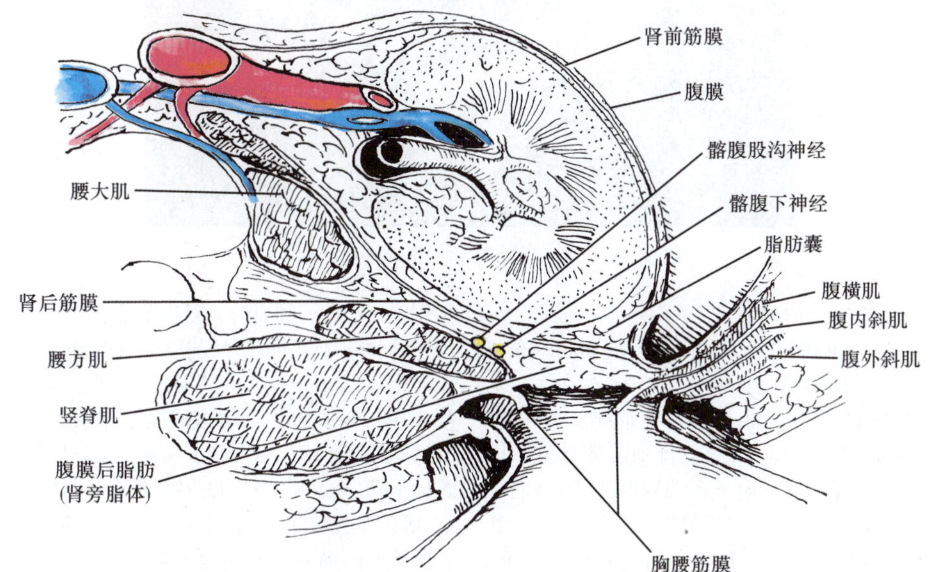

图 4-18-12 腰部肾手术入路层次(经肾和上腰部横断面)

第十九章　腹膜腔及其内容

第一节　腹腔和腹膜腔及腹膜

腹腔和腹膜腔：小骨盆上口（骨盆缘）以上至膈之间为腹腔 cavitas abdominalis，包括腹膜后间隙。小骨盆上口以下为盆腔。腹膜腔 cavitas peritonealis 包括所有腹腔及盆腔的腹膜间隙。临床习惯应用的"腹腔"一词是指腹膜腔而言。本章所叙述的范围包括腹腔内大部分脏器，腹膜后间隙内的胰腺亦将在本章中叙述。

腹膜：腹膜 peritoneum 为一层浆膜。分为壁腹膜 peritoneum parietale 和脏腹膜 peritoneum viscerae 两部分，互相延续。壁腹膜形成腹壁与盆壁的衬里，脏腹膜覆盖腹腔内大部脏器。壁腹膜与脏腹膜相连形成一大囊，面积与身体表面的面积接近相等。正常腹膜囊内仅含少量具有润滑作用的浆液，患有某些病变时（如肝硬化）可产生大量积液，称为腹水。腹膜囊在男性没有开口，在女性则经输卵管的开口与外界相通，因此，在女性有感染常可经此开口蔓延到腹膜囊内，而发生原发性腹膜炎。腹腔内的器官如胃、小肠及脾等几乎全部有腹膜覆盖，这类器官如有炎症外伤或肿瘤时，多侵犯到腹膜腔（图 4-19-1）。另有一些器官如十二指肠、升结肠等，皆仅有一部腹膜覆盖，患上述病变时则可能不侵犯到腹膜腔。例如小肠穿孔时必然侵犯到腹膜腔，而十二指肠在无腹膜覆盖的部分穿孔以后，液体即聚积在腹膜后间隙中。

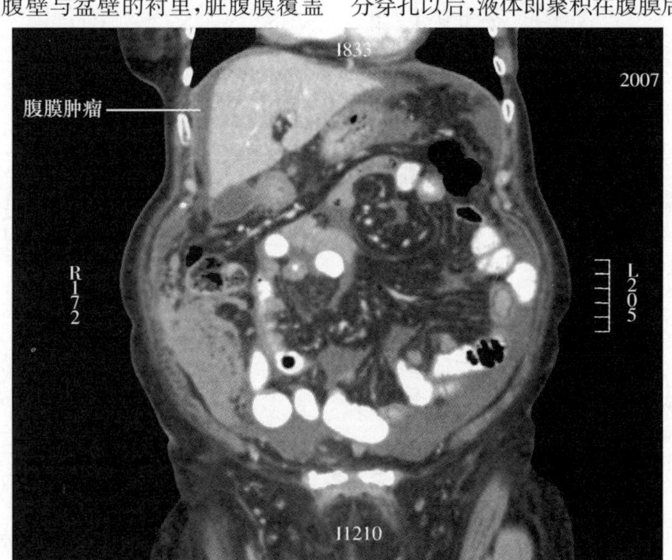

图 4-19-1　腹部 CT 示肿瘤腹膜转移

腹膜反折：各部位的腹膜在相邻处互相延续和反折，反折的情况在不同部位及不同平面有所不同。在膈的下面及腹后壁的反折情况见图 4-19-2 所示。

在靠近正中线的矢状面上腹膜反折情况见图4-19-3所示。由脐部向上腹膜沿腹前壁上行到膈即覆盖其下面。到肝的后面上部即反折向下形成冠状韧带；在右侧为右冠状韧带的上层；在左侧为左冠状韧带的前层。反折到肝的上面即向前覆盖其上面，逐步向前向下至肝的前缘再转至肝的脏面，至肝门横沟处即离开肝向下形成小网膜前层至胃小弯。继而向下覆盖胃前壁，至胃大弯即向下形成胃结肠韧带（大网膜）的前层至横结肠（将大网膜视为四层时则下降部分为第一层，由大网膜下缘上升部为第四层）。覆盖横结肠以后再形成横结肠系膜的下层，延伸至腹后壁胰腺下缘以后再向下覆盖十二指肠第三部（横部）。再向下即形成小肠系膜的前层，覆盖小肠后形成肠系膜后层，延伸至腹后壁再沿之下降入盆腔覆盖直肠。在女性由直肠前面向前反折至阴道上部及子宫，形成直肠子宫陷凹。覆盖膀胱底以后再反折至腹前壁上行至脐部。

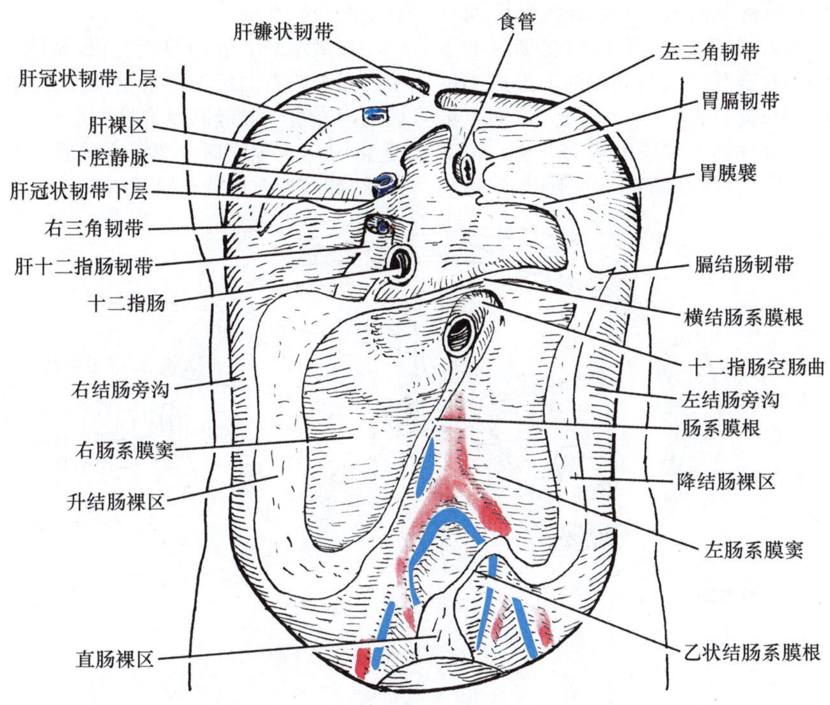

图 4-19-2 膈下面及腹后壁的腹膜反折

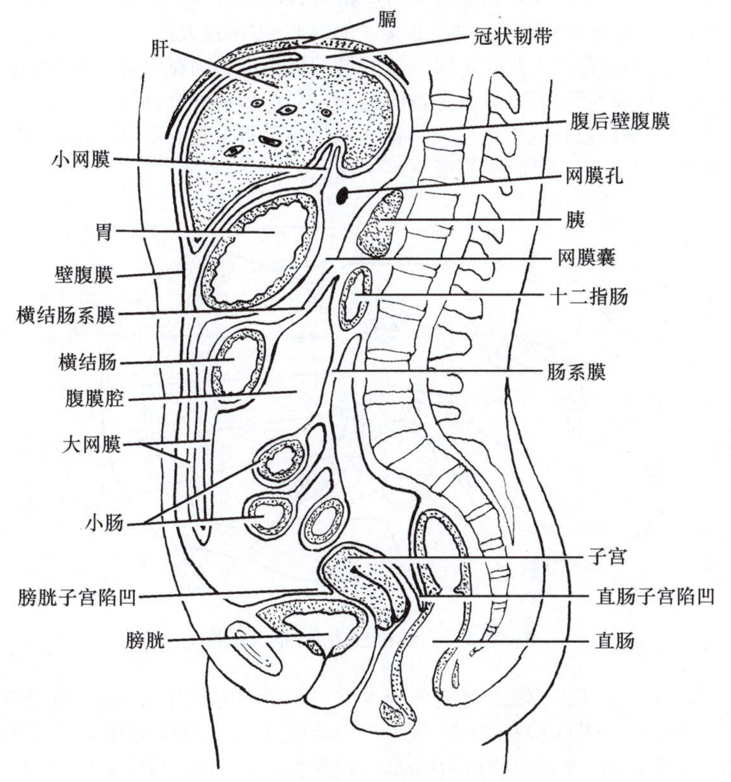

图 4-19-3 腹膜腔矢状面示腹膜反折

在网膜囊内腹膜的纵行反折，可由胰腺前面计起，沿腹后壁向上至肝的后下面，形成冠状韧带的下层，再覆肝的下面向前至肝门横沟处即向下形成小网膜后层延伸至胃小弯，覆盖胃后壁。由胃大弯向下形成胃结肠韧带的后层（亦即大网膜的第2、3层），覆盖横结肠的上面以后即形成横结肠系膜的上层，到达腹后壁的胰腺前面。

在横结肠下方的腹膜反折，见图4-19-4。自腹前壁内面起向右向后至腹后壁，再向内覆盖升结肠。继而向内经过下腔静脉及脊柱的前面，形成小肠系膜及覆盖小肠，再至腹后壁覆盖主动脉。向左覆盖降结肠以后，即向外向前转至腹前壁。

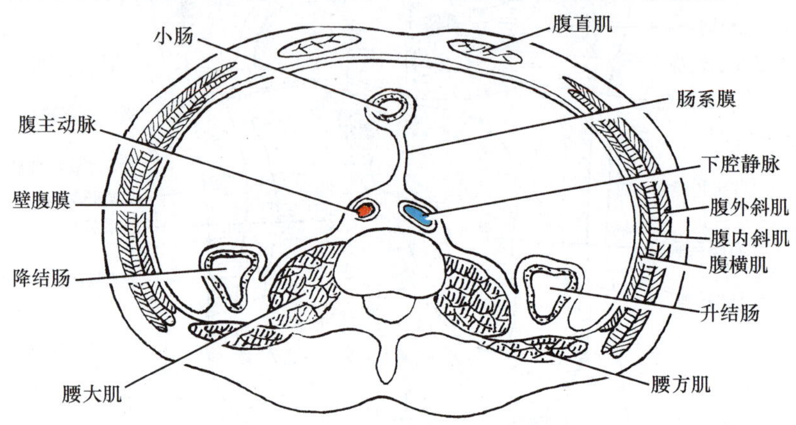

图4-19-4 下腹部水平面示腹膜反折

在网膜孔平面的腹膜反折，见图4-19-5。由腹前壁正中线向右包被肝圆韧带而形成镰状韧带。继而向右沿腹前外侧壁向外向后，到达右肾并覆盖其前面，至其内侧即形成网膜孔后壁。在网膜囊内从右向左依次覆盖下腔静脉、主动脉腹部、脊柱及左肾前面，再由左肾向前形成脾肾韧带前层，继而由脾门反折向胃而形成胃脾韧带的后层。在胃后面从左向右覆盖胃后壁并形成小网膜的后层。至小网膜的右侧游离缘即包绕肝动脉、门静脉及胆总管而形成小网膜的前层。继而向左覆盖胃的前面，再由胃大弯左侧向左形成胃脾韧带的前层。至脾门以后即转向覆盖脾，绕脾的肋面向后向内，再由脾至左肾而形成脾肾韧带的后层。继而覆盖左肾的外面以后再反折至腹后壁，再沿腹后壁向左向前至腹前壁正中线。

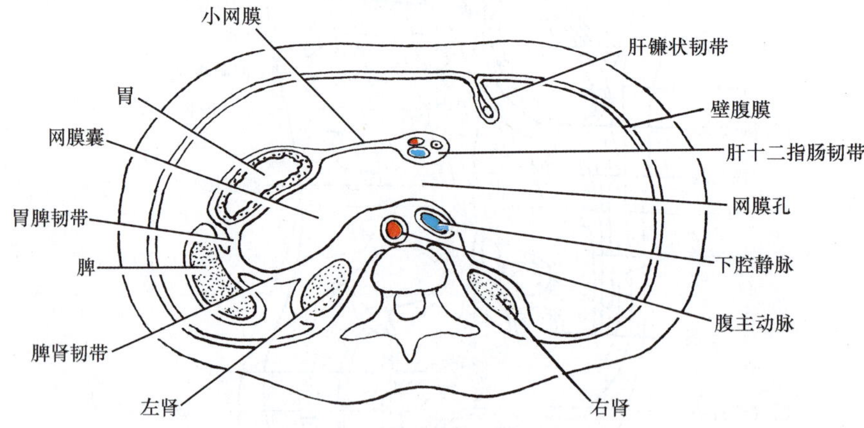

图4-19-5 经网膜孔腹部水平面

腹膜的神经：壁层腹膜由分布于浅部肌肉的脊神经按脊髓节段而分布，大多由胸神经及腰神经供应。膈下面的壁层腹膜，周围部分由第7～12胸神经分布，中央部分由膈神经（颈3～5）供应。肩部皮肤由第4颈神经分布。因而，当膈的中央部分有病变时，可产生肩部牵涉性疼痛或过敏。盆腔内壁层腹膜主要由闭孔神经分布。脏层腹膜的神经供应与所覆盖的脏器一致。

腹膜的吸收功能：腹膜在镜下可见有很丰富的毛

细血管网，具有强大的吸收能力和较大的抗感染能力。腹部加温后，腹膜的吸收能力更大为增强，行腹部热敷治疗的机制即在于此。相反，如果温度降低时，则其吸收速度即减慢。

腹膜的愈合能力：腹膜具有迅速粘连愈合的能力，有利于腹腔内手术的愈合。例如行胃肠道手术时，可以不必进行浆膜层的加强缝合，8～10天后吻合口或缝合口即可完全愈合，不致发生瘘。另外，在行腹腔手术时，对于一切损伤组织的修复，多主张尽可能缝合其浅面的腹膜以恢复其完整性，或用腹膜覆盖其粗糙面。但亦有实验证明，腹膜缺损处不予缝合，愈合并不迟延，且粘连的发生率及其严重程度反而较低于缝合者，因而，主张不缝合腹膜缺损处。这只是一种观点，还没有被广泛应用。

腹膜形成的韧带及皱襞：腹膜在某些部位反折移行的结果，例如，由壁层转为脏层，或由某一脏器移行到另一脏器，形成一些韧带、皱襞或系膜，其中含有一些结缔组织，有的并含有血管神经束。可见，腹腔内的韧带，在结构方面与肢体的韧带不同。与各脏器解剖关系密切的韧带、皱襞或系膜将分别在有关各章节叙述，这里仅介绍大网膜与小网膜。

大网膜：大网膜 omentum majus 是脏层腹膜由胃移行到横结肠的部分，向下折叠形成大网膜，覆盖在肠襻的前面。大网膜在上方附于胃大弯，下方游离，左缘与胃脾韧带相连而无明显分界，右缘伸展至十二指肠起始部。大网膜的上部形成网膜囊前壁的一部分，在其跨越横结肠处是否与横结肠前面融合并不一定。在此处融合者形成网膜囊前壁的一部分，即构成胃结肠韧带 lig. gastrocolicum，网膜囊的下界即止于融合处。这种情况下的大网膜，在横结肠以上的部分有两层腹膜，在横结肠以下的部分有四层腹膜。有的人大网膜在跨越横结肠处并不与其融合，即不形成胃结肠韧带，网膜囊经横结肠前方向下延伸进入大网膜中一段距离。大网膜前两层与后两层的融合常在右侧较为明显，左侧较差，因而网膜囊伸入大网膜左侧份的机会较多，特别是左上部。

胃网膜左、右血管走行在大网膜的前两层之间，紧靠胃大弯的附着处，并分支向下分布于整个大网膜中，故大网膜前两层和后两层内均有丰富的动、静脉，并有淋巴管和不同程度的脂肪组织，具有较大的吸收、粘连、修复和局限感染的能力。特别是因大网膜血运丰富，易与其他组织粘连愈着，并在两者间建立血液循环的特点，用于修补某些部位的缺损，效果良好。

大网膜的血液循环：大网膜的血供主要来自胃网膜左、右动脉及其分支（图 4-19-6）。胃网膜左、右动脉通过胃网膜动脉弓，网膜左、右动脉和大网膜边缘动脉

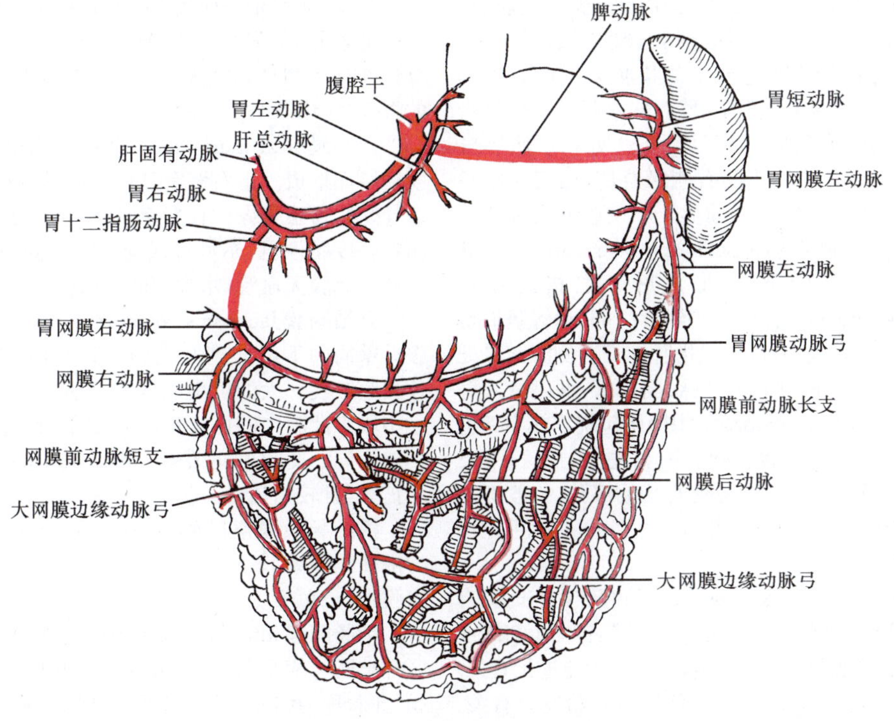

图 4-19-6　大网膜的动脉分布

弓组成一个完整的大网膜动脉环，由该环上再发出许多小支以供养大网膜。

大网膜的静脉系统与同名动脉伴行，静脉壁菲薄，吻合操作时要特别仔细。

在一般情况下，胃网膜右动、静脉均比胃网膜左动、静脉外径大（前者成人平均各为 2.8mm 及 3.2mm；后者为 1.8mm 及 2.4mm），且少数的胃网膜左、右动脉没有直接吻合，即无胃网膜动脉弓，分布至大网膜的多数网膜前动脉支，是由胃网膜右动脉直接发出，故无论带蒂的大网膜移植或吻合血管的大网膜移植，多首选胃网膜右血管。

移植大网膜时，要分离延展大网膜，可按图 4-19-7 所示的方法进行。在保留胃网膜右动脉或胃网膜左动脉血供来源的前提下，按大网膜血管环的分布规律予以剪裁，这样既可延展大网膜，又有足够的血供。

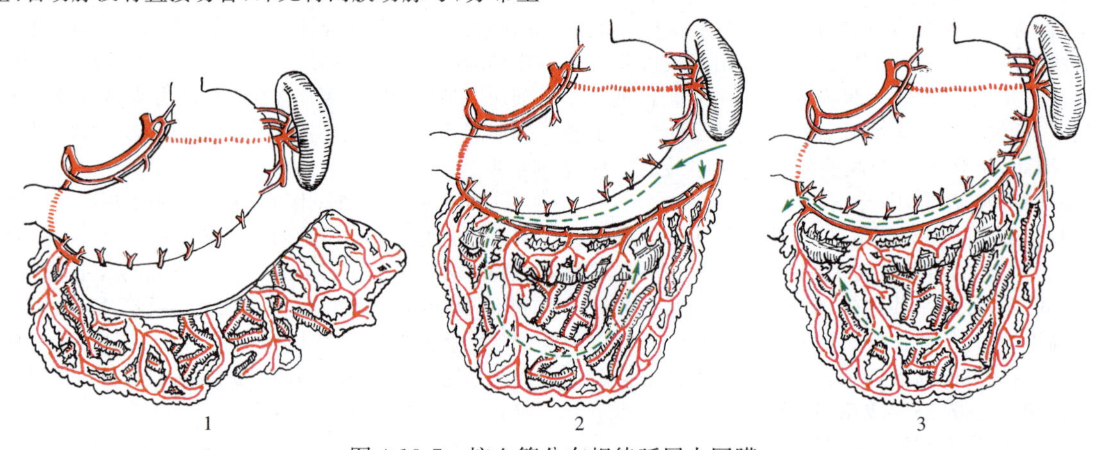

图 4-19-7　按血管分布规律延展大网膜

小网膜：小网膜 omentum minus 是脏层腹膜由胃移行至肝门的部分，为两层腹膜，中间有少量脂肪、血管、神经和淋巴。小网膜形成网膜囊前壁的一部分。小网膜在下方附于胃小弯及十二指肠第一段近侧约 2.5cm 长的一段；在上方附于肝门，向左延及静脉韧带裂的底部，再沿裂延伸到膈下面，在此处两层腹膜分开包绕食管下端。小网膜的右侧缘游离，两层腹膜在此处相延续，形成网膜孔的前界。小网膜的大部分连于肝胃之间形成**肝胃韧带** lig. heaptogastricum；连接肝与十二指肠之间的部分，形成**肝十二指肠韧带** lig. hepatoduodenale；左侧份由膈到贲门部，称**胃膈韧带** lig. gastrophrenicum。在肝十二指肠韧带右侧游离缘处的两层腹膜间，有肝动脉、门静脉、胆总管、淋巴管及肝神经丛，各结构被一纤维结缔组织鞘所包绕。在靠近胃小弯处，小网膜的两层腹膜间含有胃左、右血管、淋巴管、迷走神经及其分支。小网膜的其他部分，一般都不含有重要结构。进行网膜囊内的某些手术，有时可经切开小网膜而进入。

腹膜副带 accessory peritoneal band：腹腔内有时见有腹膜副带，具有一定的临床意义，可能使肠管发生扭结或梗阻。形成这类腹膜副带的原因，有人认为与进化有关；也有人认为与炎症有关；也有人认为与胚胎发育有关。看来可能性较大者为胚胎学说，因这类腹膜副带常在初生时出现。胃肠道经过复杂的旋转过程，原始的背侧及腹侧系膜大部分消失而代之以继续发育的系膜。如果消失不完全或继续发育的系膜略有异位时，出生后即可遗有腹膜副带，可能永久无症状或仅在成人时发病。常见的腹膜副带如下（图 4-19-8）。

回肠膜 ilieal membrane：此膜为右髂窝的壁层腹膜增厚而形成。由右髂窝延伸至回肠，距其末端约5～7cm 处的肠系膜缘。有炎症挛缩后可使此处肠管扭结而致轻度肠梗阻，亦可将回肠拉向右侧而致不易找到阑尾。此膜无血管，术中切断无碍。

升结肠膜 Jackson's membrane：为由升结肠右侧腹后壁向内下延伸到升结肠或盲肠前结肠带的一薄片腹膜皱襞。大的可由结肠肝区至盲肠，小者可仅为一小段。此膜中的血管细小且多平行，与炎症所致的粘连不同。此膜可使结肠狭窄或成角畸形，也可致盲肠扩大，且较为活动。

横结肠系膜空肠膜 mesocolicojejunal membrane：为由横结肠系膜下面延伸至空肠近端对肠系膜缘的腹膜带，长短不一。

结肠间膜 intercolic membrane：此膜可在结肠肝区升结肠与横结肠之间，或在结肠脾区横结肠与降结肠之间，称为结肠间膜，偶可引起部分肠梗阻。有人认为，这是大网膜的一部分附着处过远所致。

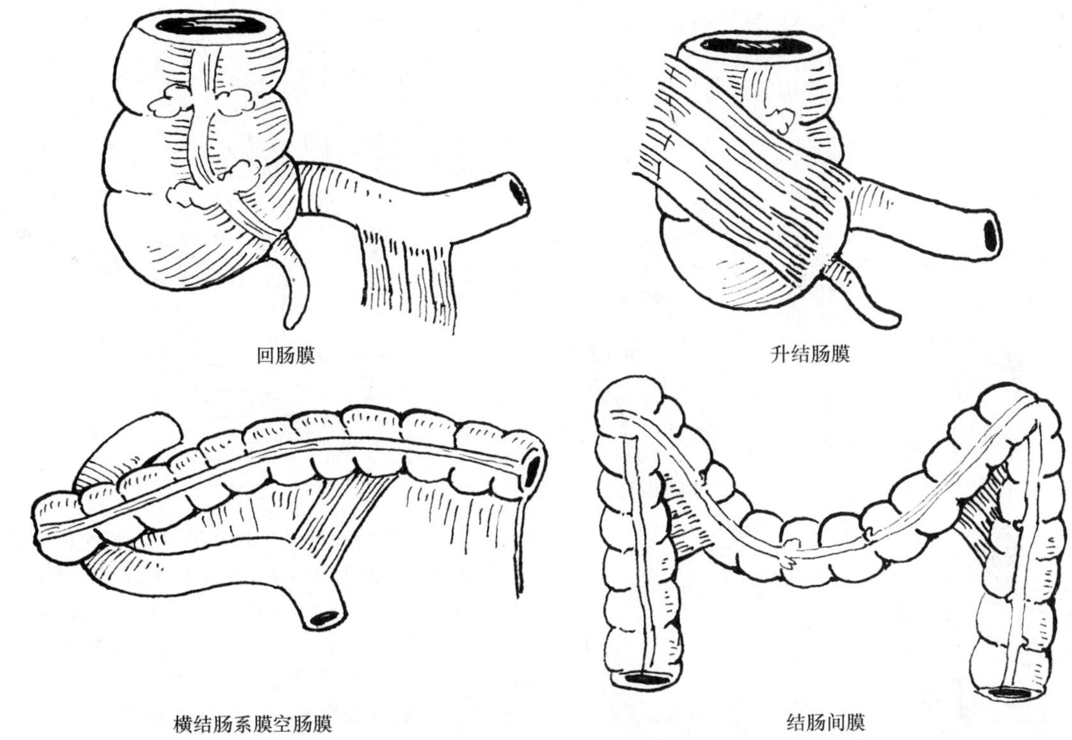

图 4-19-8 腹膜副带

生殖肠系膜皱襞genito-mesenteric fold:此皱襞在胎儿为三角形腹膜带,由小肠系膜终末部的后方延伸至骨盆缘;在成人则可与腹后壁的腹膜融合而不显,从十二指肠第 2 部及第 3 部交界处延伸至右侧卵巢悬韧带或睾丸处,其中含有血管及淋巴结。此襞可能与阑尾或卵巢等器官紧密相依或黏着,阑尾可被此襞所包埋,盲肠也可被其固定。阑尾或卵巢等器官有感染时,均可沿皱襞中的淋巴管及血管扩散。阑尾常被此襞固定扭结,可作为发生阻塞性阑尾炎的原因,手术时常因此而不易将阑尾移出于切口。成人此皱襞中的血管很少,可切断,无碍。

胆囊胃结肠带cystogastrocolic band:为由胆囊起始跨过十二指肠而附着于大网膜或横结肠的一薄片腹膜皱襞。出生以后,即可使胃的幽门部发生部分梗阻。

乙状结肠系膜带mesosigmoid membrane:为位于左髂窝厚而短的腹膜带,将乙状结肠固定于骨盆缘,可引起部分肠梗阻。

回结肠皱襞ileocolic fold:为由盲肠与结肠的前面向下延伸的一片腹膜皱襞,跨过回肠与盲肠相接处而达阑尾根部。其中含有回结肠动脉或盲肠前血管。

回盲皱襞ileocecal fold:或称**回盲襞**plica ileocaecalis(详见回盲部的隐窝)。

腹膜隐窝recesses peritoni:此处仅述及与小肠及结肠有关的腹膜隐窝。这类隐窝多见于覆盖肠管的腹膜邻属有变化的十二指肠空肠交界处及回盲交界处。某些隐窝由于肠系膜与腹后壁的壁层腹膜融合不规则所形成,另有些隐窝则由于血管通过处使腹膜隆起皱襞而形成。腹膜隐窝可能成为腹内疝的原因,并常可导致肠管绞窄。

十二指肠第四部邻近的隐窝:有十二指肠空肠上隐窝、十二指肠空肠下隐窝、十二指肠旁隐窝及十二指肠空肠上、下隐窝同时存在,以及肠系膜腹壁隐窝和十二指肠下隐窝等(图 4-19-9~图 4-19-11)。

十二指肠空肠上及下隐窝同时存在者,为由十二指肠终末部附近向左延伸至腹后壁的两条腹膜皱襞形成。上隐窝与下隐窝同时存在者约占 30%;单独出现者约占 5%。上隐窝的开口向下,深者可达 2.5cm,位于第 2 腰椎平面。下隐窝常见,约占 50%~75%,开口向上,深可达 1cm 以上,位于第 3 腰椎平面。

十二指肠旁隐窝recessus paraduodenalis 似由上述两个隐窝的两条腹膜皱襞在左侧相连而成,开口向右上方。相连的腹膜皱襞中常有肠系膜下静脉,且常含有左结肠动脉的一条分支,少数情况下血管位于窝的后壁。隐窝的上方为胰腺及左肾血管,右为主动脉及十二指肠空肠曲,左为左肾。十二指肠旁隐窝的出现率约为2%。若发生内疝，可因肠管时常进出压迫肠系膜下静脉而出现痔。当内疝发生绞窄时，手术可向下扩大切开隐窝，但不可向其他方向扩大，以免伤及血管或脏器。

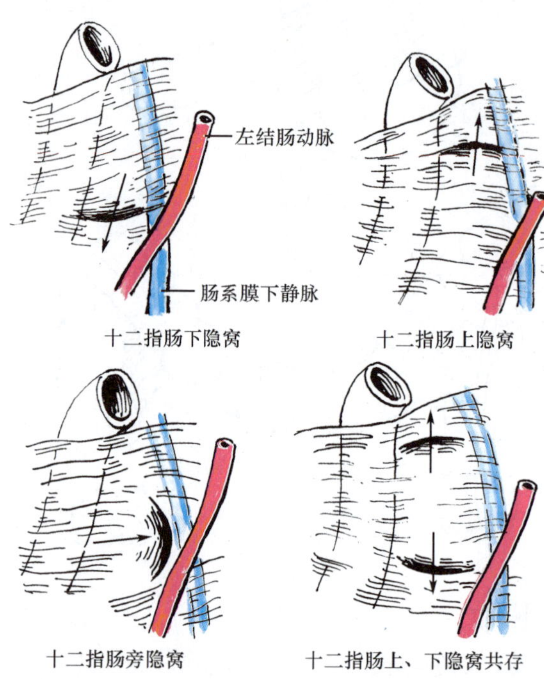

图 4-19-9 十二指肠第四部邻近隐窝

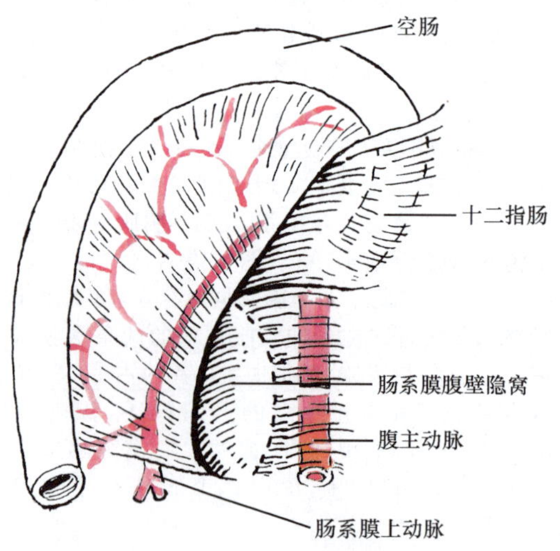

图 4-19-10 肠系膜腹壁隐窝

肠系膜腹壁隐窝 mesentericoparietal recess 位于小肠系膜根部，紧邻十二指肠空肠曲，也可稍低些。窝的大小不定，开口向左，盲端向右下，后有腰椎，前有肠系膜上动脉。肠系膜右面的腹膜覆盖窝的前面及盲端，左侧的腹膜衬于窝内。此窝很少见，发生的内疝更少见，因此，窝的开口较大，不易发生绞窄，如发生绞窄，多由于粘连或进入的小肠在囊颈处发生扭转所致。疝囊内的小肠一般易于复位，如需扩大囊颈时，可向下切开，以免伤及前方的肠系膜上动脉。

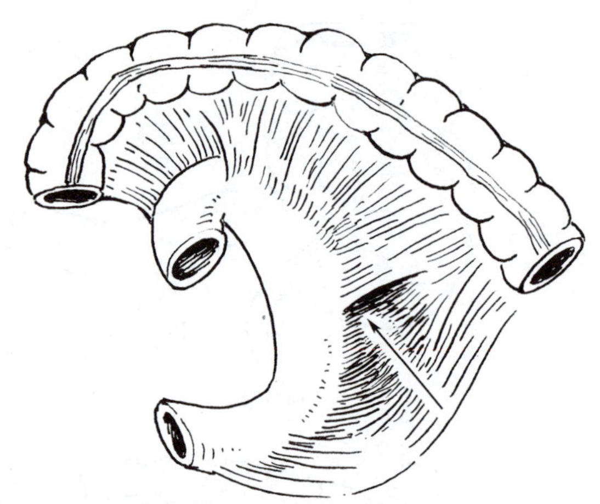
图 4-19-11 十二指肠下隐窝

十二指肠下隐窝 recessus duodenalis inferior 偶见于十二指肠第3部的后方，开口向下。

回盲部的隐窝：有回盲上隐窝、回盲下隐窝及盲肠后隐窝。不易发生内疝(图 4-19-12)。

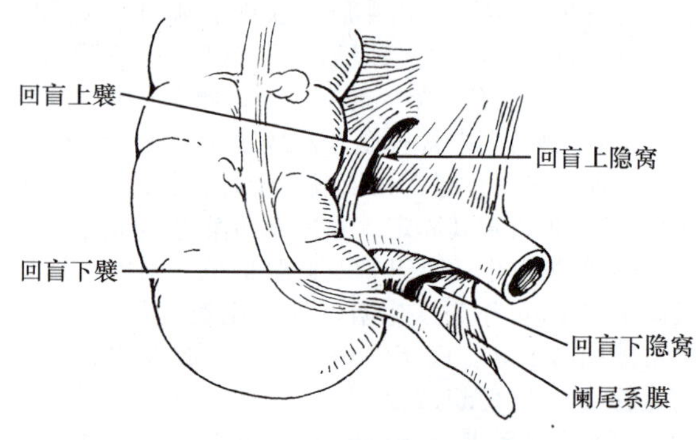

图 4-19-12 回盲襞及隐窝

回盲上隐窝 recessus ileocaecalis superior 位于回肠末端的前面或紧上方，由盲肠前动脉所致的腹膜皱襞(即回盲上皱襞)所形成。后为回肠及其系膜，右为升结肠，开口向左下方。约有1/3的出现率。

回盲下隐窝 recessus ileocaecalis inferior 位于回盲下皱襞与其后方的阑尾系膜之间。此皱襞由回肠的对肠系膜缘及邻近的盲肠壁延伸至阑尾系膜的前面所形成，其中含微小血管，应注意与阑尾系膜相鉴别。阑尾系膜边缘中有阑尾动脉，且其系膜也较宽大。此隐窝的出现率约为85%，特别是在阑尾系膜发育较好者，此窝更为明显。隐窝中偶可藏有阑尾。

盲肠后隐窝recessus retrocaecalis 位于盲肠后方。前为盲肠后壁，左为结肠系膜，右为由结肠至髂窝的腹膜皱襞，后为髂窝的腹膜。出现率约为 10%。深浅不定，因取决于腹膜在升结肠深面的反折情况。阑尾常伸入此窝中，手术时应注意寻找。

结肠旁隐窝paracolic recess：位于升结肠或降结肠后方，较少见。由于肠管本未完全固定在腹后壁而形成，开口向结肠旁沟，在升结肠后方者开口向右，在降结肠后方者则开口向左。偶可形成绞窄性疝。

乙状结肠间隐窝recessus intersigmoideus：乙状结肠系膜的附着线呈“∧”形。“∧”形的尖部下方可能存有隐窝(图 4-19-13)。后方为左髂总动脉分叉处及左输尿管，内上有乙状结肠动脉。此隐窝在婴儿经常存在，成长后可逐渐消失而遗为一小的陷凹，手术时可依此小陷凹寻找左侧输尿管。形成内疝的机会很少。

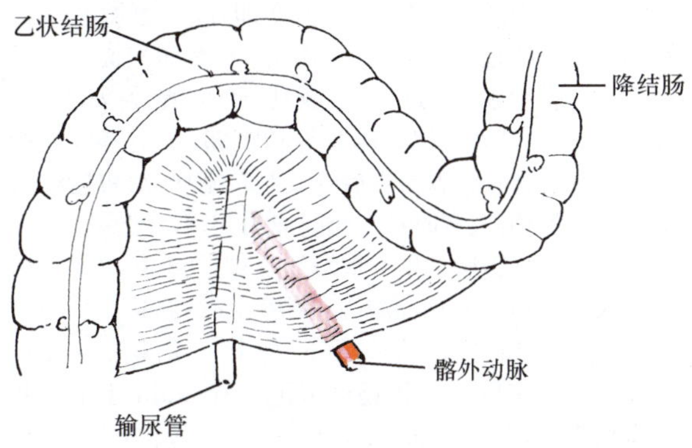

图 4-19-13　乙状结肠间隐窝

关于胃手术时腹腔各脏器的检查

经上腹部切口开腹后，见大网膜附于胃大弯，向下反折并附于横结肠或粘连于病灶处。在检查胃以前，应按顺时针方向依次检查肝、膈、食管裂孔、脾、左肾、降结肠、乙状结肠、盆腔结构、盲肠、右肾和胆囊区。检查胰时需将大网膜和横结肠提向上方，沿横结肠系膜根进行扪诊。然后，仔细检查十二指肠、幽门及胃的全部。正常胃壁是坚实的；胃壁变厚时常有幽门梗阻；胃变松软扩张，是无张力的表现。胃癌已侵及胃浆膜表面，不应直接去触动它，以免有癌细胞被转移种植。幽门静脉横过幽门前面，示胃与十二指肠连接部，要扪测该处肠腔的通过情况。贲门和胃底比较固定，经纵切口常不易扪到全部，大的横切口或胸腹联合切口或切除剑突的纵切口可提供较好的显露途径。探查任何胃的病变，必须全面检查胃的前、上面及十二指肠，胃的后、下面。后者可将胃结肠韧带做一横切口(常在胃网膜血管的下方)去检查，同时也可检查胰。贲门的一部分，可经切开小网膜最薄处的裂隙去检查。

检查有高度怀疑时，可纵行切开胃前壁 3～6cm，从胃内面直接检查或取病理，酌情可纵行或横行缝合胃的切口。

若行胃大部切除或全胃切除术，必须事前检查空、回肠、Treitz 韧带、横结肠及其系膜，是否有病灶、粘连或狭窄等，这对选用某种胃肠道重建术(用 BⅠ或 BⅡ式，结肠前或结肠后方法)有决定意义。若小肠有粘连不能将其提到横结肠上方吻合，则应考虑做 BⅠ式重建术。若横结肠系膜短而厚或粘连，致使结肠中动脉不清时，则应考虑行结肠前方法吻合。此外，还要认清是 Treitz 韧带或回盲部，否则，易致错位吻合。前者位置较高，且在脊柱中线左侧(腰 2 左缘)；后者位置较低，且在脊柱中线右侧(腰 4～5 右缘)。

一、结 肠 上 区

(一) 胃

1. 概述　**胃**ventriculus，gaster 的长轴呈斜位，由左上、后到右下、前。有两个开口，其上端与腹段食管相连(腹段食管是自膈食管裂孔至贲门的一段，长约 3cm)，相连处称**贲门**cardia，贲门相当于第 11 胸椎的高度。胃的下端与十二指肠相连的部分为**幽门**pylorus，幽门位于第 1 腰椎下缘的右侧，距中线 2cm 处，适居于幽门平面上。因十二指肠第一段的近侧半大部有腹膜覆盖，故幽门部有相当的活动度。胃小弯近幽门处有**一角切迹**incisura angularis，亦称**幽门切迹**incisura pylorica，切迹作为胃分部的一个界限。角切迹以下部分称**幽门部**pars pylorica。贲门水平以上部分称**胃底**fundus ventriculi。胃底与角切迹之间为**胃体**corpus ventriculi。幽门部借大弯侧的中间沟分为**幽门窦**antrum pyloricum 和**幽门管**canalis pyloricus 两部分。

胃的 3/4(包括胃底、贲门部、胃体的大部分)位于左季肋区，1/4(胃体的小部分、幽门部)位于腹上区。但在活体上，可因体位、呼吸和胃内容的多少而有变化。直立位时，除贲门外均可向下移动。胃大弯可降到脐或脐以下，幽门有时降至第 3 腰椎水平。

胃前壁右侧半包括胃小弯为左半肝所覆盖。胃前壁左侧半的上部为膈所覆盖，而胃底适对左侧膈穹隆，在左侧锁骨中线正对第5肋骨，亦即在心尖的稍上方。左侧半的下部直接与腹前壁相接触，称为游离面。胃后壁是小网膜囊前壁的一部分，隔腹膜与胰、左肾上腺、脾、横结肠及其系膜以及膈脚等相毗邻，所谓胃床即指上述这些器官。胰腺与胃后壁关系较密切，故胃后壁溃疡易与胰腺粘连，有时穿入胰腺成为穿通性溃疡。胃大弯附近的恶性肿瘤常累及横结肠及其系膜，故对这种情况行胃大部切除术时，常需一并切除横结肠。

2. 胃的韧带和皱襞 肝门与十二指肠第一段及胃小弯之间有**肝十二指肠韧带**lig. hepatoduodenale和**肝胃韧带**lig. hepatogastricum，内有肝蒂、胃右动脉、胃左动脉转弯后的一段及其胃壁支。贲门部及近贲门部的胃底、胃体后壁有胃膈韧带lig. gastrophrenicum与膈肌相连，此部比较固定，此韧带为一腹膜皱襞，内部常有胃后动、静脉通过。在肝胃韧带的后方胃小弯的较高处（距贲门约1.5～2cm）有**胃胰襞**plicae gastropancreaticae，内有胃左动、静脉及迷走神经后干的腹腔支。在胃窦部的后壁有与胰头、颈部（包括横结肠系膜根右侧半的一部）相连的腹膜皱襞，我们称之为**"胃胰韧带"**（图4-19-14）。胃大弯与横结肠之间有胃结肠韧带，即**大网膜**。它有前两层与后两层，两者之间为网膜囊的下垂部分，有时两者粘连，网膜囊的下垂部分消失。在大网膜前两层之间靠近胃大弯有胃网膜左、右血管。胃大弯上部与脾之间有胃脾韧带lig. gastrolienale，内有胃短血管。

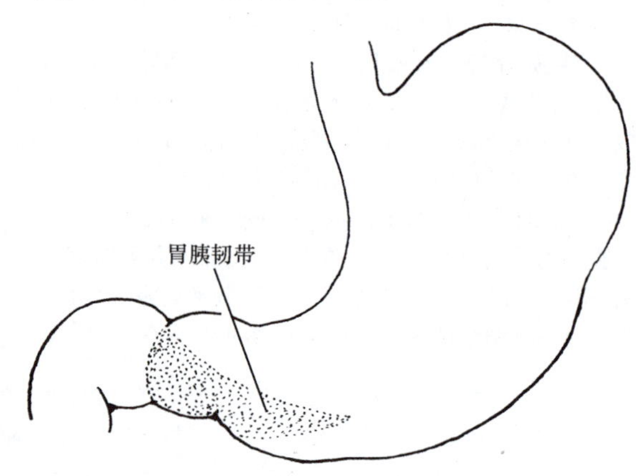

图4-19-14 胃胰韧带（虚点区）

3. 胃的血管 胃的血供来自胃左、右动脉、胃网膜左、右动脉和胃短动脉等（图4-19-15）。它们之间在胃壁内有丰富的吻合支，形成立体网状动脉结构。

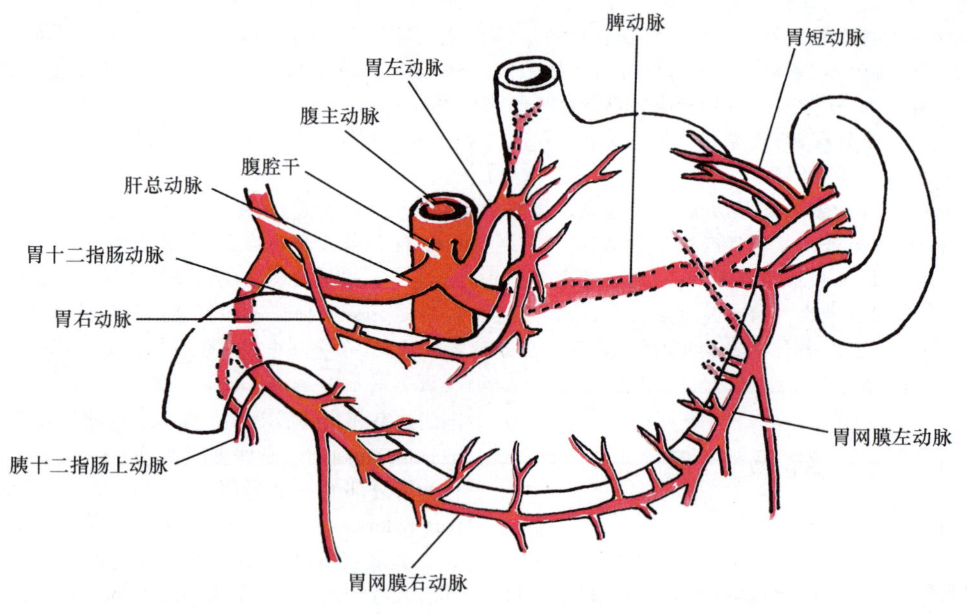

图4-19-15 胃的动脉

（1）**胃左动脉**：一般起自腹腔动脉干，但有2.5%～15%起自腹主动脉。胃左动脉a. gastrica sinistra发出后，向左上方行于胃胰襞的较深处（在胃左静脉的稍深处），约在贲门的稍下方发出食管支并弯向右下方靠近胃小弯，在肝胃韧带两层之间下行，从左至右沿途发出胃前、后壁各4～6条胃壁支。其终支常与胃右动脉相吻合，形成胃小弯动脉弓。文献报道有5%～15%的胃左动脉发出副肝左动脉，在肝胃韧带的较高处斜行进入肝左叶间裂(左纵沟),分布至肝左外叶等处(图 4-19-16)。据统计,约有 1/4 的标本胃右动脉分为前后两支,由这两支发出胃窦部前、后壁支。

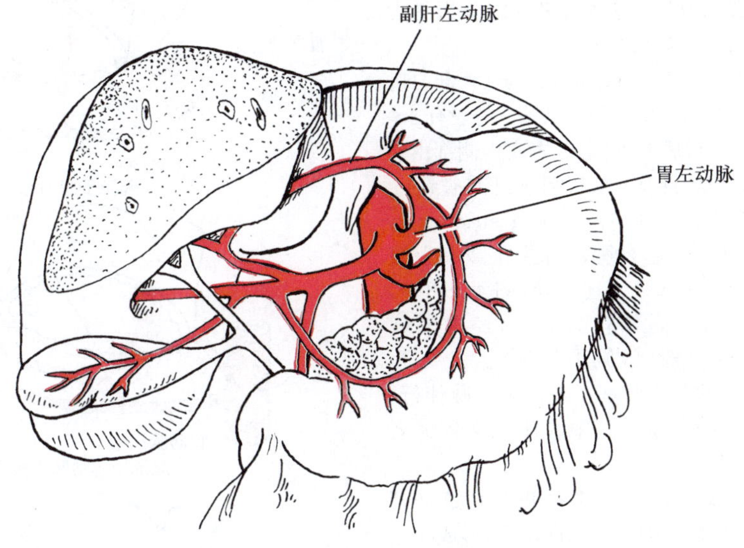

图 4-19-16　副肝左动脉(起自胃左动脉)

(2) **胃右动脉**:胃右动脉 a. gastrica dextra 多起源于肝固有动脉,亦有起自肝总动脉或肝左动脉等处者(图 4-19-17)。文献报告 200 例标本中,起自肝左动脉、肝总动脉或肝固有动脉者较多,两者各近 40.0%,而起自其他肝支者近 11.0%,起自胃十二指肠动脉者占 8.0%。Browne 见少数(1.4%)有副胃右动脉及胃右动脉缺如者(10.0%),而 Reeves 在 62 例标本中仅 1 例无胃右动脉。胃右动脉的胃壁支数目、粗细及分布范围等均小于胃左动脉。据统计,约有 1/4 的标本,胃右动脉分为前后 2 支,由此 2 支发出胃窦部前后壁支。

(3) **胃网膜右动脉与胃十二指肠动脉**:胃网膜右动脉 a. gastroepiploica dextra 是胃十二指肠动脉 a. gastroduodenalis 的主要终末支。在大网膜前两层之间沿胃大弯向左走行,沿途发出多数小支至胃前、后壁和大网膜,其终支多与胃网膜左动脉相吻合,形成胃大弯动脉弓。胃网膜右动脉分布范围,一般超过胃体部大弯侧的右侧半。

(4) **胃网膜左动脉**:胃网膜左动脉 a. gastroepiploica sinistra 是脾动脉或脾动脉下极支的分支。此动脉初在胃脾韧带内,后在大网膜前两层之间,由左向右沿胃大弯走行,沿途发出多数胃前、后壁支,其终支多与胃右动脉相吻合。此动脉一般较短,分布范围亦小,常限于胃体部大弯侧左下部。

胃网膜左、右动脉向胃壁发出多数小支,每支距离一般在 1.5cm 左右,但在两动脉的终支吻合处附近,不仅各小支的距离逐渐增大,且各小支亦逐渐变得细小,并呈交叉方向分布于胃壁上。这种解剖标志

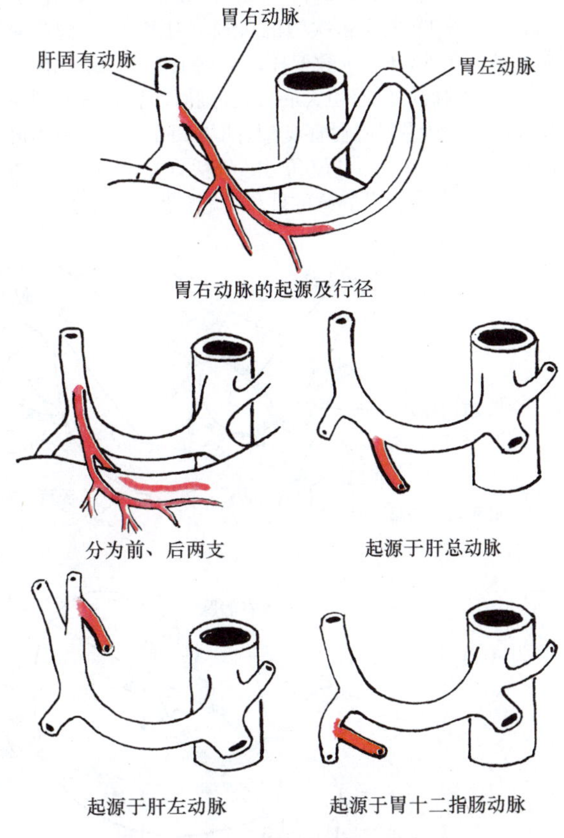

图 4-19-17　胃右动脉起源类型

常相当于胃大弯的中点，在行胃大部切除术时认清此点，可作为胃适量切除的参考。

有时胃网膜左或右动脉干甚短，很早即分为 2 大支，再由此 2 支发出胃前、后壁各小支。

(5) **胃短动脉**：胃短动脉 aa. gastricae breves 起自脾动脉主干或其分支，少数起自胃网膜左动脉。一般有 4～6 支，经胃脾韧带分布于胃底的外侧部，胃底内侧部由左膈下动脉的胃底支来供应（此支一般很细小，不易查到）。

(6) **胃后动脉**：胃后动脉 posterior gastric artery 出现率约为 60%～80%。起自脾动脉主干或其上极支或有 2 支胃后动脉分别起自上述两处（图 4-19-18），于网膜囊后壁腹膜后面伴同名静脉上行，经胃膈韧带分布于胃体后壁的上部（稍偏小弯侧）。

(7) **胃的静脉**：胃的各静脉基本与同名动脉伴行，均注入门静脉系的不同部位。其中临床意义较大者有胃左静脉及胃后静脉。

胃左静脉 v. gastrica sinistra 一般由胃角切迹处开始，收纳胃壁小静脉支，逐渐向贲门方向汇合，形成 1 至 2 条（或少数 3 条）胃支。在贲门下方 2～3cm 处弯向右下并有食管支汇入形成胃左静脉干，最后多汇入门静脉（图 4-19-19-1）；其余依次为汇入脾静脉和入门、脾静脉交角处。此外，还有少数变异。文献报道：在 80 例研究中，胃左静脉缺如，以粗大的胃右静脉代替者 3 例（图 4-19-19-2）；1 例为胃底食管支型（图 4-19-19-3）；1 例为肝内型（图 4-19-19-4）。胃左静脉（包括胃左动脉）位于胃胰襞内，后者为胃左静脉的外科标志（图 4-19-20）。

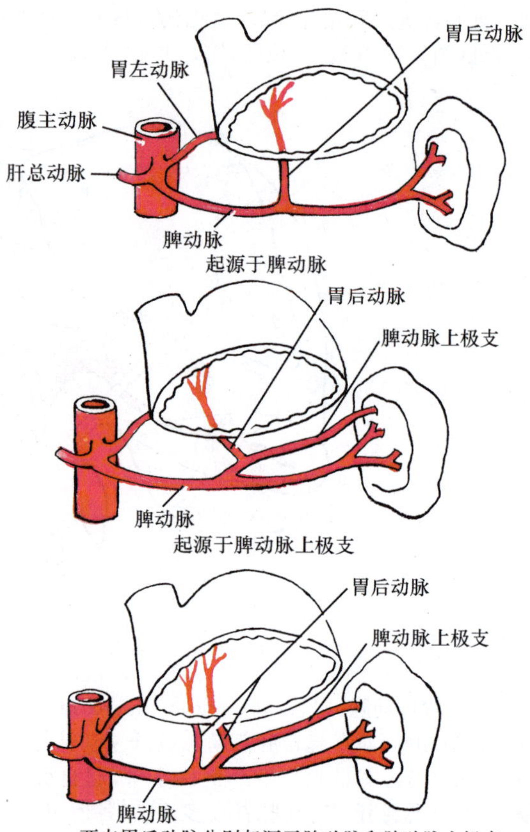

图 4-19-18 胃后动脉起源类型

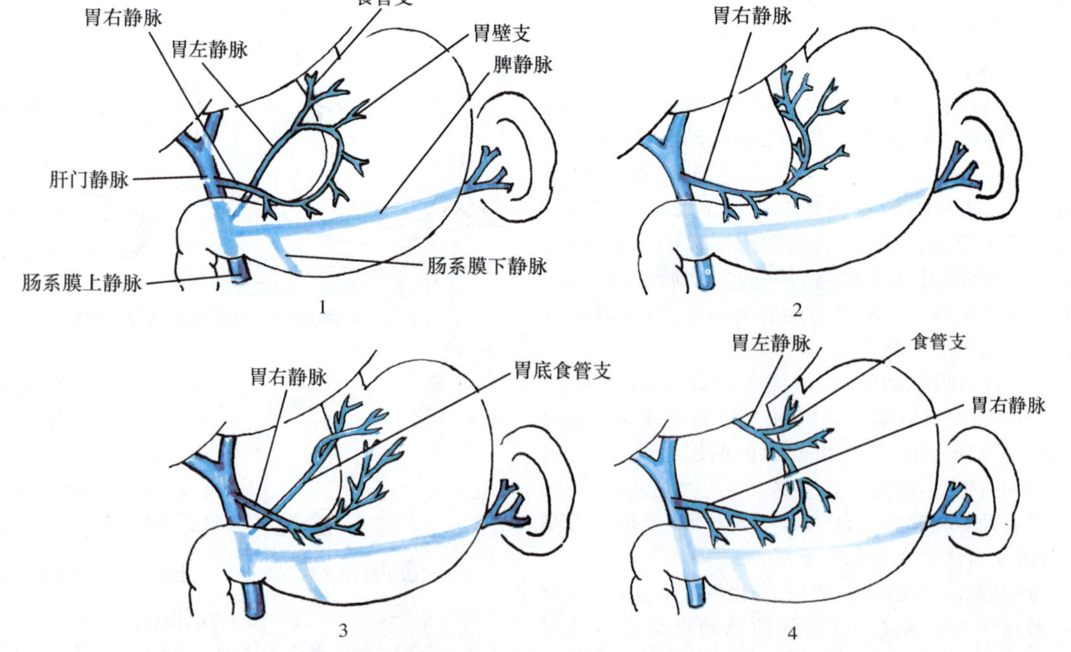

图 4-19-19 胃左静脉及其变异类型

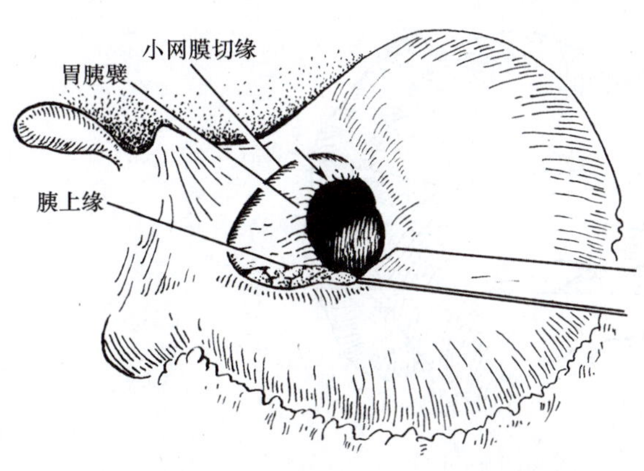

图 4-19-20　胃胰襞(箭头示近胃壁处的胃胰襞)

胃左静脉多与胃右静脉有吻合支(96%)。在冠-腔静脉分流术时,为了防止高压的门静脉血液经吻合支逆流至胃底和食管静脉支而导致症状复发或再度出血,故同时应将吻合支结扎切断,否则,达不到充分减压与治疗的目的。

胃后静脉posterior gastric vein 文献报告在 62 例标本中,有胃后静脉者 50 例占 80.6%。引流区为靠近贲门及胃小弯侧的胃底及胃体后壁的上部。此静脉离开胃后壁经胃膈韧带走行于网膜囊后壁腹膜后面,伴同名动脉下行,于该处形成一条腹膜皱襞(为胃膈韧带向下变窄的延续部分),此皱襞可作为术中寻找胃后动、静脉的外科标志。

胃后静脉常汇入脾静脉或脾静脉上极支,也有两条胃后静脉分别汇入上述两支静脉者(图 4-19-21)。

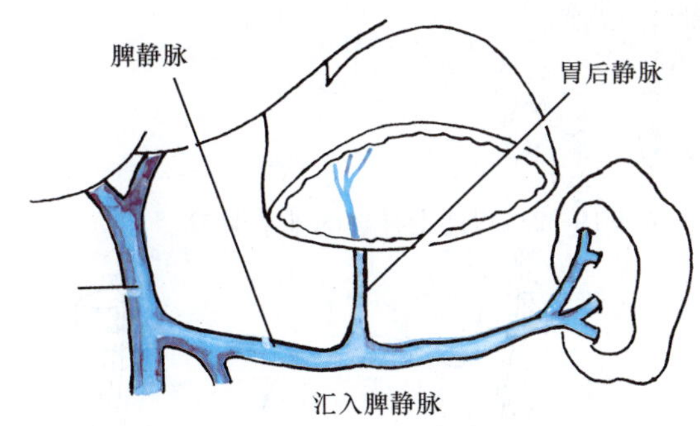

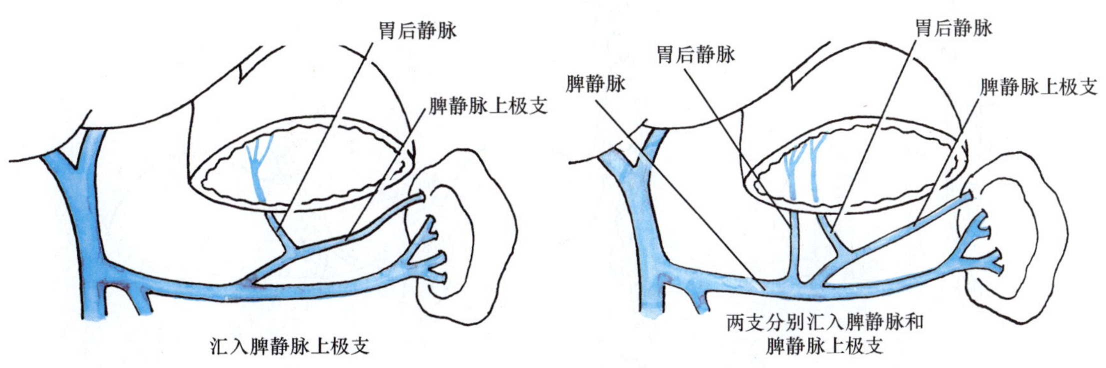

图 4-19-21　胃后静脉汇入类型

4. 胃的神经　支配胃的神经有交感和副交感(迷走)神经。交感神经来自腹腔神经丛的节后纤维,主要沿腹腔动脉的分支走行。其功能是抑制胃运动,减少胃液分泌。副交感神经来自左、右迷走神经,可促进胃运动,增加胃液分泌。

胃迷走神经基本形态(包括迷走神经干及其分支)见图 4-19-22。

(1) **迷走神经**前干的位置及类型:前干位于腹段食管前壁肌层与腹膜之间。单干型者约 68%~89%,其余依次为双干型、三干型、四干型及五干型,但出现率均较少(图 4-19-23)。文献报告的 110 例标本中,多干型者共 20 例(18.1%),其中 4 例各干于贲门附近互相交织网状(图 4-19-24)。

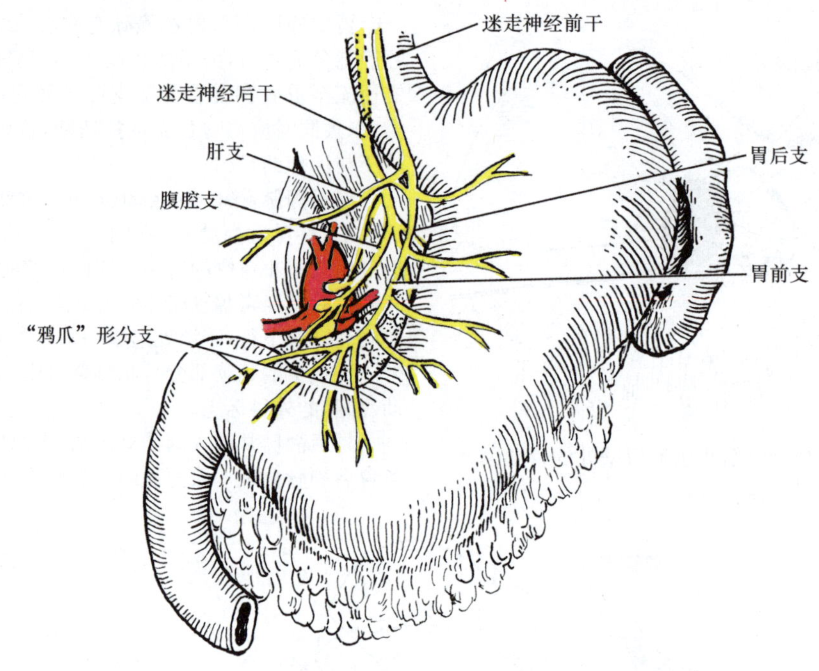

图 4-19-22 胃迷走神经的基本形态

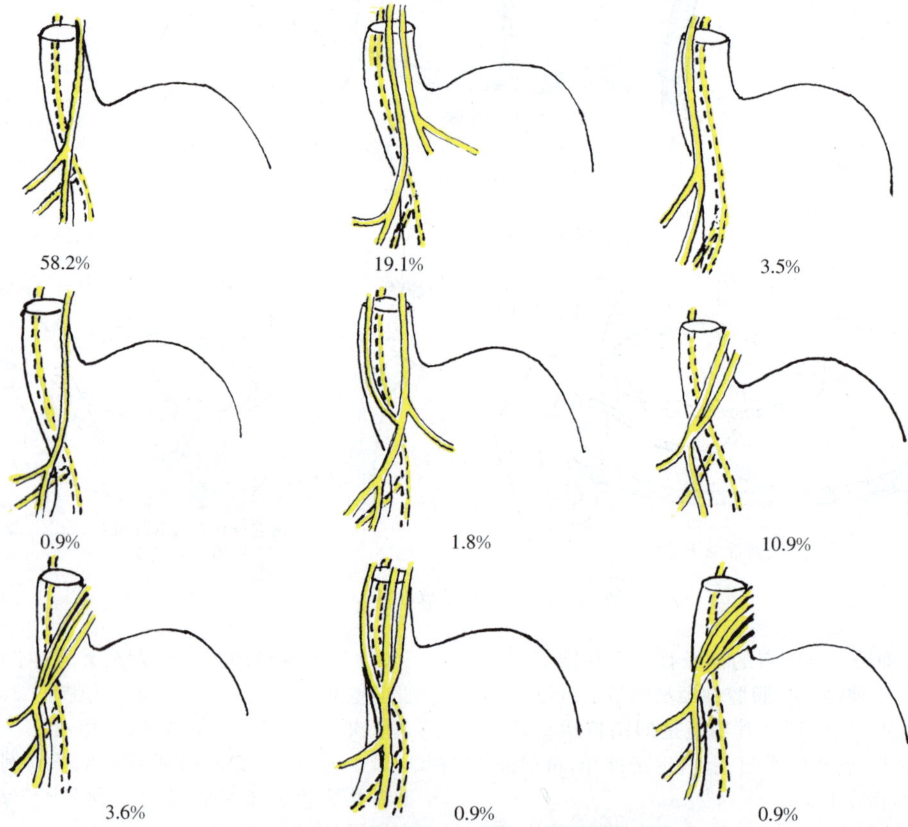

图 4-19-23 迷走神经前干的位置及类型

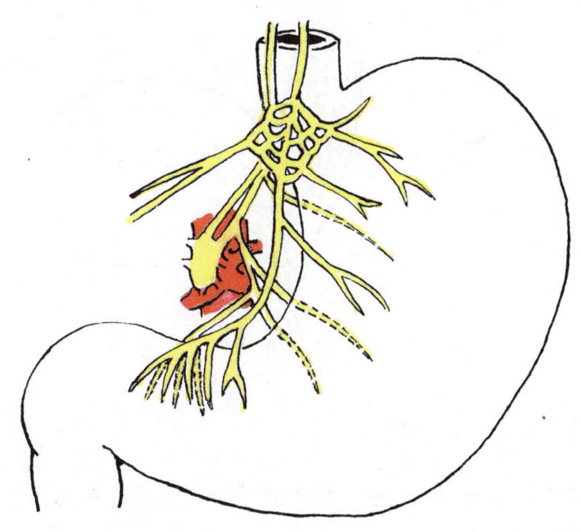

图 4-19-24 多干型迷走神经前干交织成网状

前干多在腹段食管前壁从左上向右下走行，常与食管肌层贴合紧密，术中分离时需注意勿伤及食管。前干常发出 1～5 条胃底贲门支(77.3%)，其中 1 支者较多(46.4%)；2 支者次之(20.0%)；其余依次减少。在高选择性迷走神经切术时胃底贲门支须彻底切断，不可遗漏，否则，可致症状复发。

(2) 前干的分支：前干约于贲门水平向肝门发出肝支(1～4 条并行细支)后，继沿胃小弯下行称胃前支(前 Latarjet 神经)。在 110 例观察中，除 2 例胃前支缺如者外，余多数(59.1%)胃前支紧贴胃小弯缘走行；其次(32.7%)是在肝胃韧带内距胃小弯缘 0.5～1.0cm 范围内(与其他文献报道的差别不大)；少数(6.4%)位于距胃小弯缘 0.5～1.0cm 的胃前壁上。可见胃前支多走行于胃小弯缘及其两侧各 1cm 范围内。2 例的胃前支缺如型者，其前干的分支仅分布于贲门及胃底部，而胃体及幽门部的前壁均由腹腔神经丛和肝支发出的神经支所支配(图 4-19-25)。

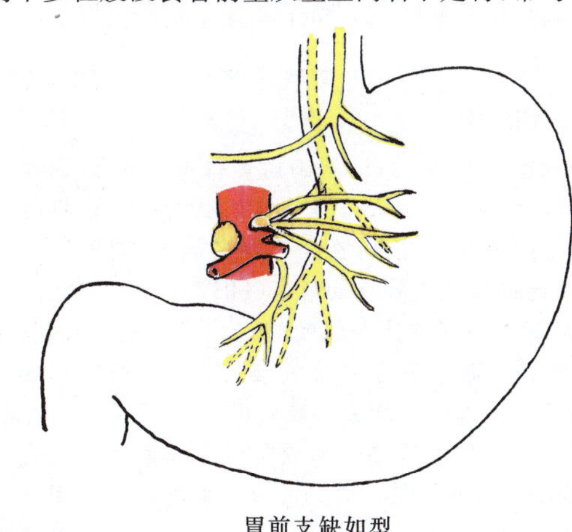

胃前支缺如型

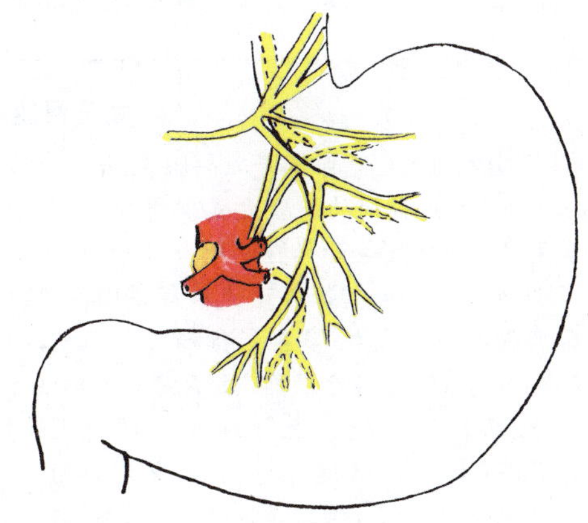

胃后支缺如型

图 4-19-25 胃前、后支缺如型

胃前支向胃前壁发出 3～5 条胃前壁支(不与胃左动脉的胃壁支一致)后，下行至胃角切迹处(个别者在切迹上方 2.5cm 处)，则延续为前"鸦爪"形分支。此支又分为 3～4 支至幽门部前壁(图 4-19-22)，司幽门部排空功能。胃前壁支的最下 1 支与前"鸦爪"形分支的最上 1 支之间的距离较各胃前壁支间的距离为大。对肝胃韧带内脂肪组织少者，常可透过浆膜见到胃前支及其胃壁上的部分分支(包括前"鸦爪"形分支)，这些标志为高选择性迷走神经切断术提供了方便。

另外，由肝丛发支沿肝固有动脉、胃十二指肠动脉，然后沿胃网膜右动脉走行，分布于胃窦部与胃体交界附近大弯侧的胃壁上(与胃网膜右动脉胃壁支伴行)，支配该部的盐酸分泌区。故近年来，有文献介绍改良高选择性迷走神经切断术效果较好者，即基于上述解剖而实施的。但关于上述的迷走神经纤维详细解剖，有待进一步研究。

(3) 迷走神经后干的位置及类型：后干一般粗于前干。走行于腹段食管右后壁肌层外面的疏松组织中，较易于寻找与分离。单干型者较多见(90.0%)，双干型、三干型者较少(图 4-19-26)。后干发出胃底贲门支者不到 1/4(23.6%)，且多为 1～2 支，此支即 Grassi 所谓的"罪恶支"，它虽较深在，且有的由食管高处发来，混杂或埋没在食管纵行肌纤维中，因而，显露较难，但在高选择性迷走神经切断时必须切断它，否则，术后常致溃疡复发。

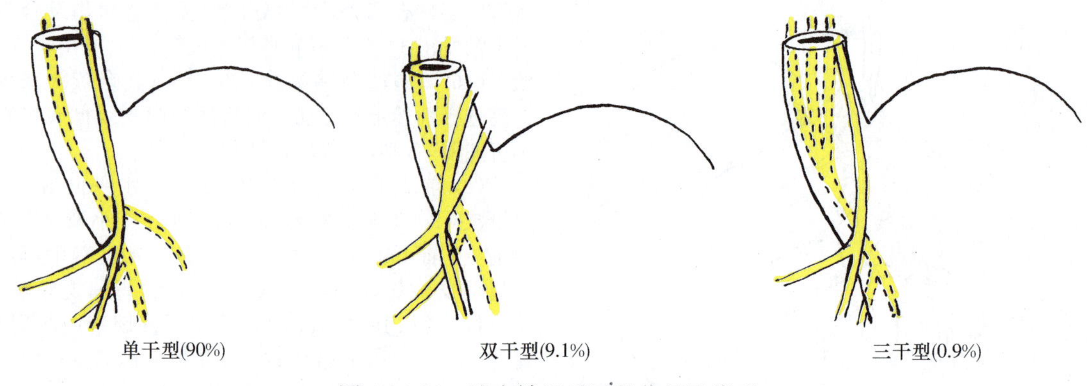

图 4-19-26 迷走神经后干的位置及类型

(4) 后干的分支：后干在贲门稍下方发出腹腔支后，沿胃小弯后壁走行，称胃后支(后 Latarjet 神经)。此支多紧贴胃小弯缘走行，其次是在肝胃韧带内距胃小弯缘 0.5～1.0cm，少数位于距胃小弯缘 0.5cm 的胃后壁上。约有 38%胃后支缺如，此时的胃后壁支与"鸦爪"形分支均由腹腔神经丛或腹腔支发出(图 4-19-25)。

胃后支发出胃后壁支 2～3 条后，在胃角切迹附近则延续为后"鸦爪"形分支，此支又分为 3～4 支至幽门部后壁(图 4-19-25)，同样司幽门部排空功能。

关于胃迷走神经切断术

1934 年，Berger 发现胃体胃底黏膜大部由分泌盐酸的壁细胞所构成，而幽门部仅有 0～1%的壁细胞(图 4-19-27)。迷走神经的胃壁支支配胃蠕动，增加壁细胞分泌胃酸，从而易致消化性溃疡。根据这个理论，1943 年，Dragstedt 等开始应用切断迷走神经治疗十二指肠溃疡以来，至今已确定的有三种术式：即迷走神经干切断术(TV)，选择性迷走神经切断术(SV)及高选择性迷走神经切断术(HSV)(图 4-19-28)。TV 和 SV 后需附加内引流术，多主张行幽门成形术，而 HSV 因保留了迷走神经的"鸦爪"形分支及肝支、腹腔支，致使幽门窦部仍有排空功能，故不需做内引流术，且肝、胆、胰和肠管的功能仍属正常。西欧和北欧国家多采用 HSV。到 1975 年止，在世界范围内已收集到 5500 多例手术资料。在我国，到 1985 年止，根据收集的文献 HSV860 例，随访 5 年以上，复发率为 11.5%。术后仍有溃疡不愈或复发者原因多系迷走神经胃壁支切断得不够彻底，特别是所谓的"罪恶"神经(criminal nerve)，即后干发出的胃底贲门支。因它不易寻得而致遗漏，故手术应尽力寻得此神经予以切断。为此，应将食管下段游离、剥光 5～7.5cm，以防止罪恶神经及胃底迷走神经分支遗漏。

我们根据解剖和手术体会：①一般透过肝胃韧带浅层浆膜即可见到胃前支及其胃壁的小分支；剥开食管腹段浆膜，后干即在食管下端右后侧，亦易寻得(较前干为粗)，牵动此干，即可得知其分支情况。②切断迷走神经胃壁小分支时不必切断胃壁小血管，因小血管与小分支并不完全伴行，这可避免术后发生胃小弯缺血、坏死和穿孔。

文献报告，采用改良高选择性迷走神经切断术治疗十二指肠溃疡，5～8 年随访观察效果良好，复发率低，并发症少，无手术死亡。文献作者们是根据 Rosati 观察：胃大弯残余有酸分泌区，供应神经必须切断。方法是在胃大弯侧胃窦、体交界处切断胃网膜血管束约 1cm 宽。

近年来又发展到末梢神经切断术，是切断胃壁内的迷走神经末梢，以期没有遗漏。

5. 胃的淋巴 胃的淋巴可分为胃壁内淋巴管网、胃的淋巴流向及胃的淋巴结分组分站方法三方面来叙述。

(1) 胃壁内淋巴管网：胃壁内淋巴系统起始于近黏膜层表面腺体间的结缔组织内，由一层内皮细胞形成的盲囊为起点，向下行经黏膜深侧，进入黏膜下层，再垂直通过肌层，最后达浆膜下层。淋巴管在上述四层中形成淋巴管网，即黏膜内、黏膜下、肌间、浆膜下淋

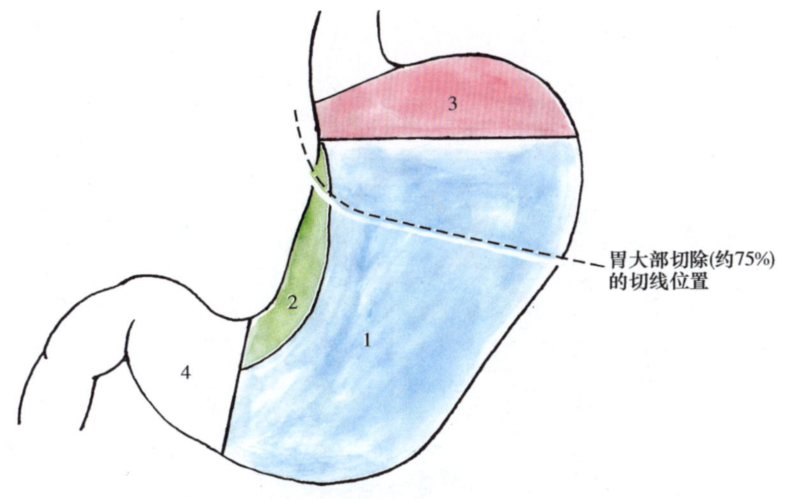

图 4-19-27　胃壁中壁细胞的分布及胃大部切除的切线

1. 胃体部腺体几乎 100%由壁细胞构成；2. 胃小弯侧狭窄区 75%由壁细胞构成；3. 胃底部腺体约 50%由壁细胞构成；4. 幽门部几乎不含壁细胞(0～1%)

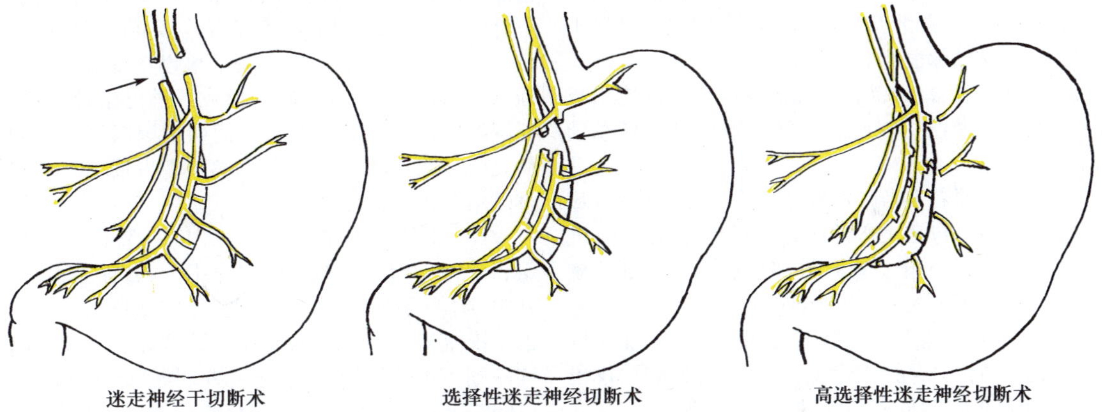

迷走神经干切断术　　选择性迷走神经切断术　　高选择性迷走神经切断术

图 4-19-28　胃迷走神经切断术

巴管网。四层淋巴管网间互相吻合，彼此交通，其中黏膜下与浆膜下层管网最发达，且向上可达食管下部，但向下与十二指肠淋巴系是否有交通的问题曾有分歧。Boyd(1955)认为，胃癌难以越过幽门向十二指肠扩散。但陈峻青(1964)曾报告，幽门窦癌向十二指肠扩散者高达 28.9%，尚有类似报告。近年来，这一认识渐趋一致，即胃与十二指肠的淋巴系是互相沟通的。但对沟通的途径，认识尚不统一。有的作者认为，胃壁内淋巴网与十二指肠交通，主要是通过黏膜下层与浆膜下层互相吻合沟通，而黏膜下淋巴管在幽门轮处有清楚的界限，互不相通。然而王云祥报告，大多数(87%)胃黏膜层及黏膜下层的毛细淋巴管及淋巴管越过幽门与十二指肠黏膜层、黏膜下层毛细淋巴管及淋巴管吻合，在两者之间无明显的界限。

(2) 胃的淋巴流向：关于胃的淋巴系统，早年已有不少学者研究。他们共同指出，胃的输出淋巴管大部分沿胃左动脉、脾动脉、肝总动脉及其分支走行，逆动脉血流方向，向其根部集聚。在其走行径路中沿动脉旁分布许多淋巴结。为了寻找胃癌的淋巴结转移规律，过去有些人也探讨了胃淋巴的分区。有分三个区、四个区、六个区者，还有分九个区者。其中，有代表性者为 Rouviere 的四分区法，叙述如下(图 4-19-29)。

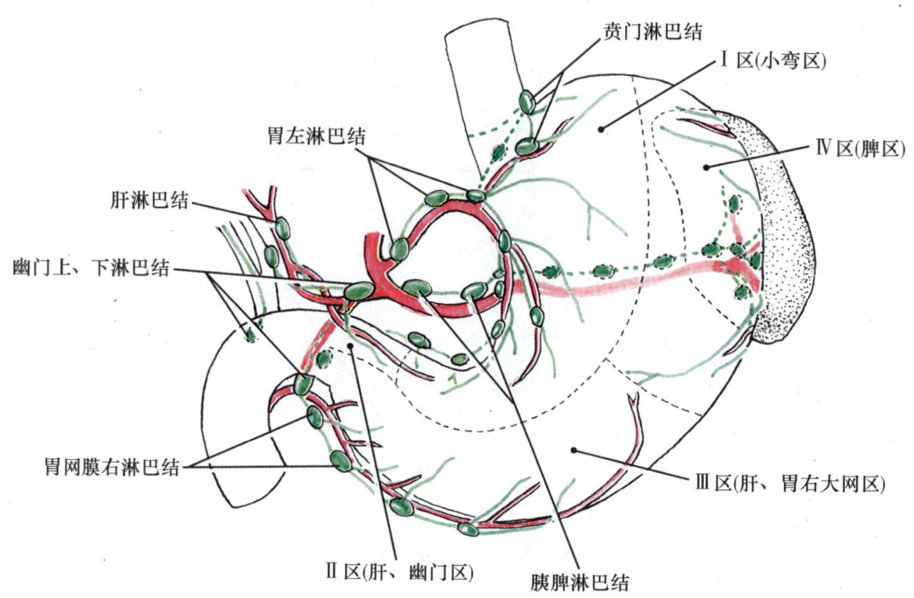

图 4-19-29 胃淋巴引流的分区及胃淋巴结

Ⅰ区(小弯区):为胃左动脉血供区域的淋巴引流区。包括贲门左、右淋巴结,小弯淋巴结→胃左动脉干淋巴结→胃左动脉根部淋巴结。

Ⅱ区(幽门区):为胃右动脉血供区域的淋巴引流区。由幽门上淋巴结→肝总动脉干淋巴结→肝总动脉根部淋巴结。

Ⅲ区(肝、胃右大网区):为胃网膜右动脉血供区域的淋巴引流区。包括大弯淋巴结、幽门下淋巴结→肝总动脉干淋巴结→肝总动脉根部淋巴结。一部分幽门下淋巴结向下汇入肠系膜根部淋巴结。

Ⅳ区(脾区):为胃短动脉与胃网膜左动脉血供区域的淋巴引流区。包括大弯左上部淋巴结、脾门淋巴结→脾动脉干淋巴结→脾动脉根部淋巴结。

尽管这一分区法得到广泛的引证、推荐,但仍不能满意地解释胃癌的转移特点及指导胃癌的淋巴结清除手术。临床上常遇到胃上部癌,可转移到幽门上、下淋巴结。反之,胃下部癌亦可转移至贲门周围淋巴结。这可能是因为胃壁内、外的淋巴系统有广泛的交通,患癌后淋巴管内有癌栓形成或淋巴结转移,使淋巴液发生逆向流动的结果。例如中国医科大学肿瘤研究所报道,胃癌有淋巴管内癌栓者占近 40%。胃周淋巴结有转移者达 62.3%。

(3) 胃的淋巴结分组、分站方法:胃的淋巴结分组、分站方法大致相同,但差异不少,名称亦不一致。其中日本学者井上与惣一对胃、十二指肠、胰、膈的淋巴系统做了卓有成效的研究。日本胃癌研究会基于这一研究成果,为适应胃癌外科治疗,经过 23 年(1962～1985)的实践、研究,多次修改,把胃周淋巴结分为 18 组。各组淋巴结名称与解剖学淋巴结名称对照见表 4-19-1。各组淋巴结位置如图 4-19-30。

表 4-19-1 日本胃癌研究会淋巴结分组名称与解剖学淋巴结名称对照

胃癌研究会淋巴结分组名称		图 4-19-30 中号码数	解剖学淋巴结名称
①贲门右淋巴结		1	贲门右淋巴结 Lg. cardiaca dext.
②贲门左淋巴结		2	贲门左淋巴结 Lg. cardiaca sin.
		3	贲门后淋巴结 Lg. cardiaca post.
③小弯淋巴结		4	胃上淋巴结 Lg. gastrica sup.
④大弯淋巴结	4_s左组	16	胃下左淋巴结 Lg. gast. inf. sin.
	4_d右组	5	胃下右淋巴结 Lg. gast. inf. dext.
⑤幽门上淋巴结		6	幽门上淋巴结 Lg. suprapylorica

续表

胃癌研究会淋巴结分组名称		图 4-19-30 中号码数	解剖学淋巴结名称
⑥幽门下淋巴结		7	幽门下淋巴结 Lg. subpylorica
		8	(沿胃十二指肠静脉的淋巴结)v. gastroduodenalis
⑦胃左动脉干淋巴结		9	腹腔上左淋巴结 Lg. coeliaca sup. sin.
		10	腹腔上右淋巴结 Lg. coeliaca sup. dext.
⑧肝总动脉干淋巴结 ⑧a肝总动脉干前上部淋巴结 ⑧p肝总动脉干后部淋巴结		11	幽门后淋巴结 Lg. retropylorica.
⑨腹腔动脉周围淋巴结	(胃左动脉根淋巴结)	12	腹腔上左淋巴结 Lg. coeliaca sup. sin.
		13	腹腔上右淋巴结 Lg. coeliaca sup. dext.
	(肝总动脉根淋巴结)	14	腹腔右淋巴结 Lg. coeliaca dext.
	(脾动脉根淋巴结)	15	腹腔左淋巴结 Lg. coeliaca sin.
⑩脾门淋巴结		17	脾淋巴结 Lg. lienalis
⑪脾动脉干淋巴结		18	胰上淋巴结 Lg. pancreatica sup.
		19	胃后淋巴结 Lg. gastrica post.
⑫肝十二指肠韧带内淋巴结		20	胆管旁淋巴结 Lg. gastrica post.
		21	胆囊管旁淋巴结 Lg. paracystica
		22	肝淋巴结 Lg. hepatica
		23	韧带后淋巴结 Lg. retroligamentosa
⑬胰头后淋巴结		24	胰后十二指肠淋巴结 Lg. pancreaticoduod. post.
⑭肠系膜根部淋巴桔 ⑭V沿肠系膜上静脉淋巴结 ⑭A沿肠系膜上动脉淋巴结		26	胰十二指肠前下淋巴 Lg. pancreaticoduod. ant. inf.
		25	沿肠系膜上动脉根部淋巴结 Lg. mesenterica
⑮结肠中动脉周围淋巴结		28	结肠系膜内淋巴结
⑯主动脉周围淋巴结		29	主动脉淋巴结 Lg. lumbalis aorticae
⑰胰头前淋巴结			
⑱胰下淋巴结		27	胰下淋巴结 Lg. pancreatica inf.
(110)胸部下段食管旁淋巴结			
(111)膈淋巴结			

日本胃癌研究会为了适应胃癌根治术和清除淋巴结的需要，进一步明确规定了各组淋巴结的代号、位置(图 4-19-30)与相邻组间的界限(图 4-19-31)，并对各组淋巴结做了简要的说明。兹介绍于下：

如前所述，每组淋巴结的所在部位是固定的。但每组淋巴结的站(或级)属关系，则因癌肿部位而异。自 1980 年我国正式开展胃癌根治Ⅰ、Ⅱ、Ⅲ(R_1、R_2、R_3)式手术以后，全国不少单位均采用日本胃癌研究会规定的胃癌分组、分站法。兹将各部位胃癌施行根治切除术时，应清除各站淋巴结所属各组淋巴结作一介绍，见表 4-19-2。

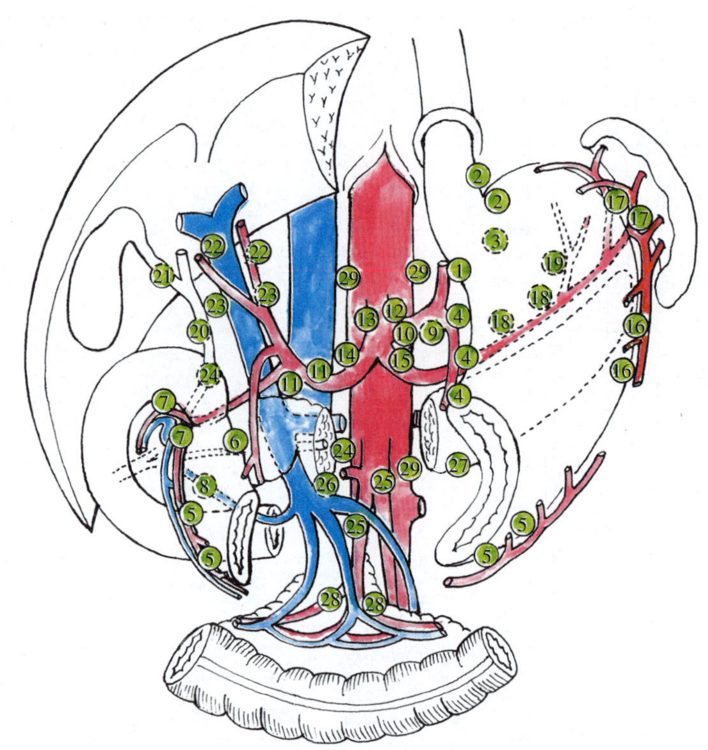

图 4-19-30　胃淋巴结分组位置示意图(井上与愬)

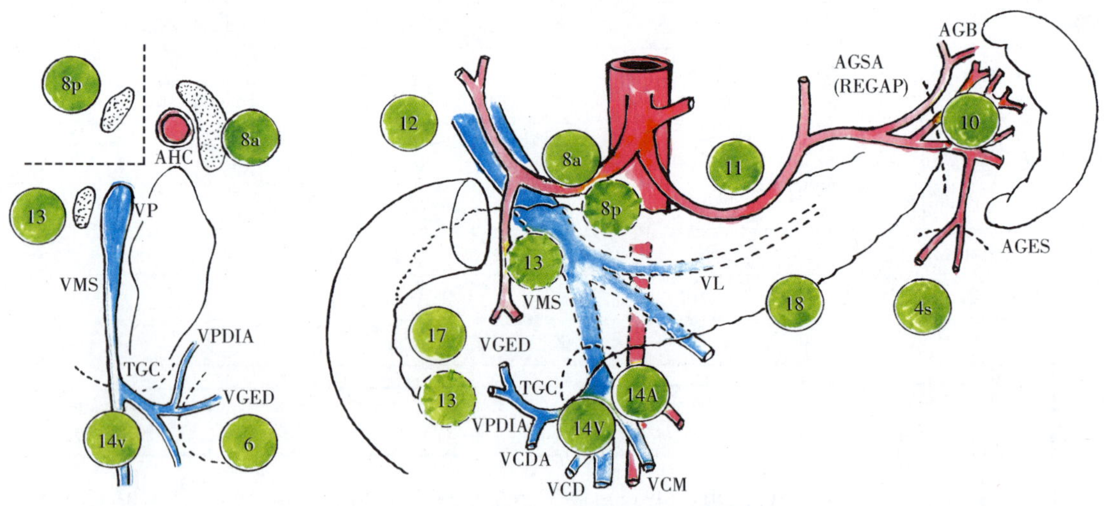

图 4-19-31　胃淋巴结分组部位与界限

APIS. 左膈下动脉；VCD. 右结肠静脉；VGED. 胃网膜右静脉；VMS. 肠系膜上静脉；VL. 脾静脉；VCM. 中结肠静脉；AGB. 胃短动脉；TGC. 胃结肠静脉干；VP. 肝门静脉；AGSA. 副胃左动脉；AGES. 胃网膜左动脉；VPDIA. 胰十二指肠前下静脉；VCDA. 副右结肠静脉；AHC. 肝总动脉；REGAP. 食管胃后升支

表 4-19-2 各部位胃癌、各站所属各组淋巴结

站别＼胃癌部位	全胃	下部、下中部	中下部、中部、中上部	上部、上中部
第Ⅰ站	①贲门右淋巴结 ②贲门左淋巴结 ③小弯淋巴结 ④大弯淋巴结 ⑤幽门上淋巴结 ⑥幽门下淋巴结	③小弯淋巴管 ④大弯淋巴结 ⑤幽门上淋巴结 ⑥幽门下淋巴结	①贲门右淋巴结 ③小弯淋巴结 ④大弯淋巴结 ⑤幽门上淋巴结 ⑥幽门下淋巴结	①贲门右淋巴结 ②贲门左淋巴结 ③小弯淋巴结 ④s大弯淋巴结左组
第Ⅱ站	⑦胃左动脉干淋巴结 ⑧肝总动脉干前上部淋巴结 ⑨腹腔动脉周围淋巴结 ⑩脾门淋巴结 ⑪脾动脉干淋巴结	①贲门右淋巴结 ⑦胃左动脉干淋巴结 ⑧a 肝总动脉前上部淋巴结 ⑨腹腔动脉周围淋巴结	②贲门左淋巴结 ⑦胃左动脉干淋巴结 ⑧a 肝总动脉前上淋巴结 ⑨腹腔动脉周围淋巴结 ⑩脾门淋巴结※ ⑪脾动脉干淋巴结	④b大弯淋巴结右组※ ⑤幽门上淋巴结△ ⑥幽门下淋巴结△ ⑦胃左动脉干淋巴结 ⑧a肝总动脉前上部淋巴结 ⑨腹腔动脉周围淋巴结 ⑩脾门淋巴结 ⑪脾动脉干淋巴结
第Ⅲ站	⑧p肝总动脉干后部淋巴结 ⑫肝十二指肠韧带内淋巴结 ⑬胰头后淋巴结 ⑭肠系膜根部淋巴结 ⑰胰头前淋巴结△ ⑱胰下淋巴结△ ⑩胸部下段会管旁淋巴结△ ⑪膈淋巴结△	②贲门左淋巴结△ ⑧p 肝总动脉干后部淋巴结 ⑩脾门淋巴结△ ⑪脾动脉干淋巴结 ⑫肝十二指肠韧带内淋巴结 ⑬胰头后淋巴结 ⑭肠系膜根部淋巴结 ⑰胰头前淋巴结△ ⑱胰下淋巴结△	⑧p肝总动脉后部淋巴结 ⑫肝十二指韧带内淋巴结 ⑬胰头后淋巴结 ⑭肠系膜根部淋巴结 ⑰胰头前淋巴结△ ⑱胰下淋巴结△	⑧p肝总动脉后部淋巴结 ⑫肝十二指肠韧带内淋巴结 ⑬胰头后淋巴结 ⑭肠系膜根部淋巴结 ⑰胰头前淋巴结△ ⑱胰下淋巴结△ ⑩胸部下段食管旁淋巴结△ ⑪膈淋巴结△

注:△手术时不清除,亦不影响其判定根治程度;※中下部,中部癌时不一定清除,但中上部癌时必须清除。

关于胃大部切除和全胃切除术

胃大部切除对溃疡病来说,一般需切除接近 3/4 的胃酸分泌区,这就需要切除胃远端的 75%左右(图 4-19-27)。但在我国大量手术经验证明,国人与外国人不同,即使是十二指肠溃疡,其胃切除也不必超过 65%,更不需 80%,切除 60%左右即可,术后既不会导致溃疡复发,也不致发生小胃症状。在胃癌行胃切除术时,需要做某种程度的扩大切除术。

胃切除术游离胃大弯时,要注意避免结肠中动脉被损伤,有时,可致横结肠缺血坏死。由于结肠中动脉紧靠胃大弯的胃后壁,且有时因病变致使横结肠系膜与胃后壁粘连,游离时更易损伤结肠中动脉。损伤后有的横结肠血运仍然正常,这是仅损伤了结肠中动脉左支及边缘动脉发育良好的缘故。若边缘动脉很细小或缺如,则可能致横结肠缺血坏死。文献统计约有 1/5 的人边缘动脉弓缺如。作者意见:如结肠中动脉主干和边缘动脉同时损伤或边缘动脉缺如,则横结肠部分血供将有障碍。因此,建议手术时必须注意此点。

手术游离胃大弯胃窦部后壁时,须仔细剥开胃胰韧带,才能进一步游离十二指肠。有时,因胃窦部病变或炎症反应,通过胃胰韧带使胃窦部后壁与胰腺(包括左横结肠系膜)粘连很重,不易剥开,或在该处有穿通性溃疡不能完全剥开。只好将穿通部位留下,行切除其周围胃组织的胃大部切除术。在分离粘连的胃胰韧带时,同样注意勿伤及结肠中动脉。

位于十二指肠上方或后方的慢性深在的穿通性溃疡,牢固地固定于胰头和肝十二指肠韧带上,处理这样的溃疡可能损伤胆总管或胰管造成瘘道。为避免发生这种错误,常先切开胆总管置“T”形管,以标示胆总管的位置。若实难处理,可将溃疡旷置,以免进一步剥离撕破门静脉,造成难以控制的大出血。

为了保证残余胃的血供和切除范围的需要，胃大部切除术切断胃壁时，常将胃左动脉第1、2支间作为在小弯侧的切断标志，而在大弯侧一般需在胃网膜左动脉发出的第2分支以下作为标志。这样切除的范围约相当于60%～70%(对一般的溃疡病已足够)。由于胃血管的解剖变化较大，胃形的大小亦有变化，单纯依血管分支来决定切除范围是不够的，且在术中血管分支亦常难以清楚确定，故较好的方法，还需结合术中对胃的观测来确定切除的大小。

有时(5%～15%)胃左动脉发出副肝左动脉(图4-19-16)，在胃大部或全胃切除术时，应在肝胃韧带的较高处注意有无它的存在，如有，应在其起点远侧结扎胃左动脉或靠近胃壁结扎胃左动脉的胃壁各小支，以保证其对肝的血供(常供给肝左外叶)。文献曾有胃恶性肿瘤行扩大胃切除术后4天，因误扎了副肝左动脉起点近侧的胃左动脉主干，而引起肝左外叶局灶性坏死及胆汁性腹膜炎导致死亡的报告。为了更好地处理胃的血管，在切断十二指肠后，将胃翻向左侧，容易寻得胃胰襞，切开胃胰襞的浆膜后，即可显露胃左血管，并进行结扎(图4-19-32)。全胃切除或胰体尾切除时，要注意胃膈韧带中有无胃后血管(60%～80%)。如有，应予以结扎。但在高位胃切除并脾切除术时，胃后动、静脉乃是残留的胃底部的主要血管，故需注意保留，否则，可能致残胃循环障碍、缺血坏死或吻合口漏。

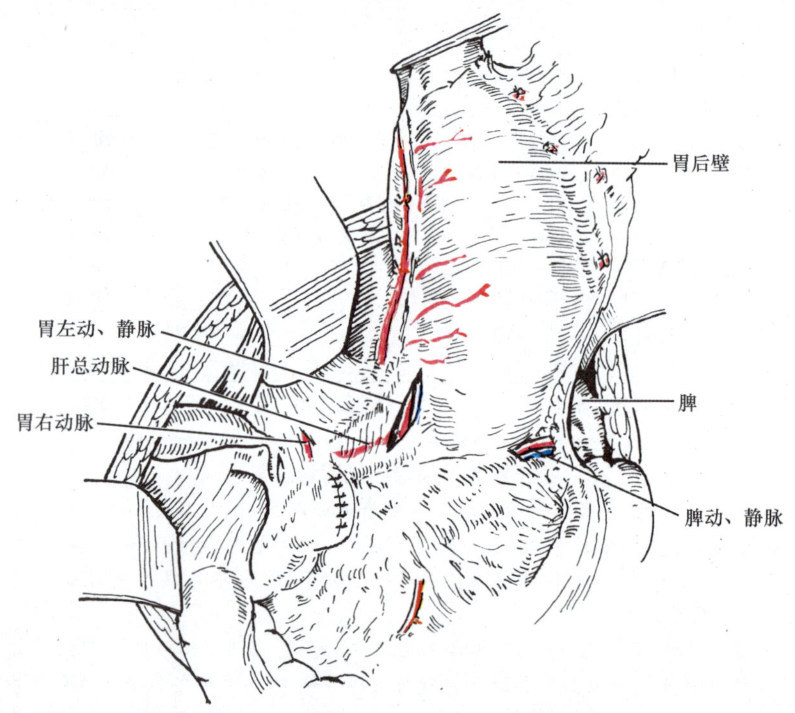

图4-19-32 胃大部或全胃切除术结扎胃左血管的显露方法

关于胃近端切除或食管胃底切除术

食管下端癌、贲门癌或门静脉高压症食管胃底静脉出血，有时行食管下段胃底切除术或胃近端切除术(包括切除脾)，要正确处理胃胰襞中的胃左血管及胃膈韧带中的胃后动、静脉，以免术中或术后出血。特别是只经胸切口或胸腹联合切口的腹壁部分显露较小不够充分时，尤应注意。作者在行食管胃底切除术中有过教训：由于只是采用经胸切口，切开膈游离胃近端时，在非直视下进行操作，曾发生过难以控制的胃左血管出血，经紧急压迫止血并延长切口后，才得以结扎止血，这时，出血已较多，血压已下降。

关于胃大弯管代食管术

胃网膜左、右动脉发出多数的胃壁支，胃大弯侧的胃前、后壁有良好的血运。胃网膜左、右动脉间多有完整的动脉吻合弓(63.0%)；少数(36.0%)无吻合支。在胃外虽有上述两种情况，但胃壁内则均有丰富的微细吻合支，故可利用胃大弯管(经胸骨后等途径)做顺行性胃大弯管代食管术(主要由胃网膜右动脉供血)，治疗颈部食管良性狭窄(图 4-19-33)。但应指出，必须仔细观察切离的胃大弯管末端证明有动脉血液喷出，才为可靠。切离的胃大弯管有足够的长度，在儿童一般有 20～25cm；成人为 30～40cm。亦有人用倒置的胃大弯管(主要由胃网膜左动脉供血)，行逆行性胃大弯管代食管者(图 4-19-34)。两种术式虽有差异，但效果均较满意。一般认为顺行性者手术比较方便，且合乎生理要求。

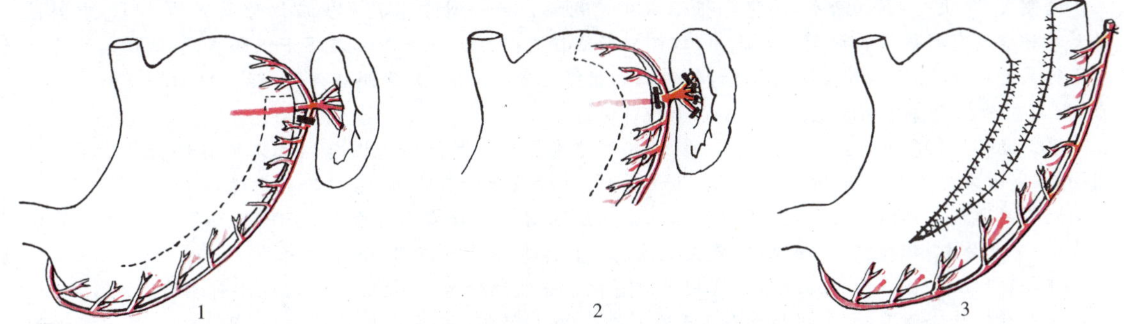

图 4-19-33 顺行性胃大弯管代食管术中胃大弯管的切取

1. 结扎切断胃网膜左动脉；2. 结扎切断脾动脉，切除脾脏，保存胃短动脉，延长胃大弯管的切离长度；3. 缝合后形成的胃大弯管

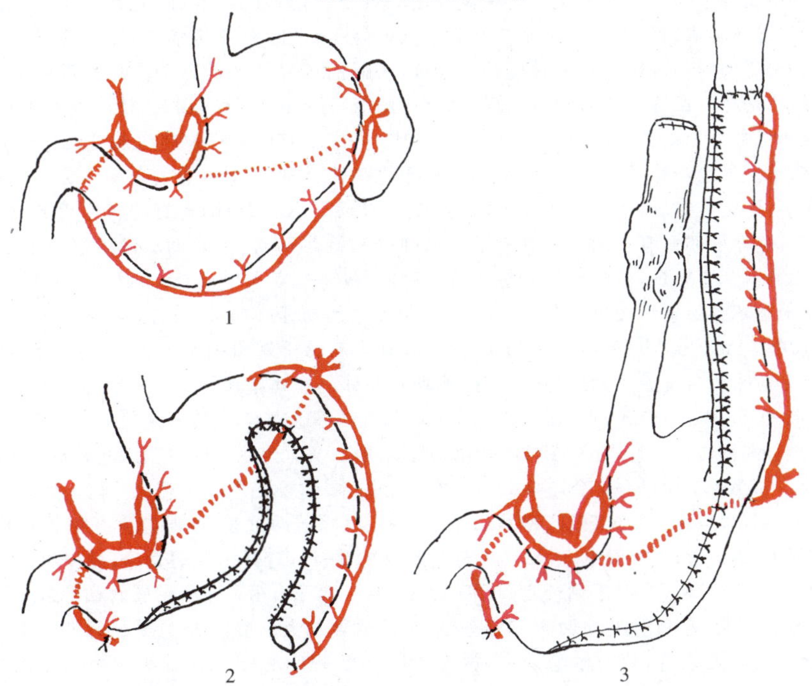

图 4-19-34 逆行性胃大弯管代食管术中胃大弯管的切取

1. 胃的正常解剖；2. 胃大弯建管完成；3. 胃管倒置上提至颈部与食管近端吻合

关于胃癌根治术的几个问题

近30年来，胃癌外科治疗取得了很大进步。其发展主流是扩大切除术。但这种扩大切除术不是盲目的，而是建立在坚实的解剖学、病理学、生物学基础之上并逐渐趋向合理化。

胃癌转移以淋巴途径为主，故胃癌根治术的核心之一是清除胃周淋巴系统。所谓"**清除淋巴系统**"，不是摘除淋巴结、淋巴管以及胃壁内毛细淋巴管，而是将淋巴结采取"整块切除术"。

1. 胃癌根治术的切除范围　胃癌的胃切除范围，原则上是根据癌肿部位、类型、大小、病期早晚、是否根治等因素，采取全胃切除术，远侧大部胃切除术，近侧大部胃切除术与部分胃切除术等(图4-19-35)。

全胃切除的概念比较一致，上界为贲门，下界为幽门。但当癌肿侵及贲门时，应包括癌上缘以上3～5cm的食管段。

远侧大部(次全)胃切除术，是胃癌根治术中应用最广的一种手术。至少应切除全胃的4/5。中国医科大学肿瘤研究所规定的解剖学标志为，口侧切断线在贲门右缘下2.0cm与脾下极联线，肛侧切断线为十二指肠第一段2～4cm。如全小弯切除，即口侧切断线为贲门右缘，大弯侧与脾门连线，则切除胃的范围约为90%，称为极大部胃切除或全一次全胃切除术。

近侧大部胃切除术，适用于早期、小的、限局型上部胃癌。其切除范围与远侧大部胃切除术不同。口侧切断线，如果癌侵及贲门，至少切除2～3cm食管，癌侵及食管黏膜时，应切除癌上缘以上3～5cm食管。肛侧切断线通常在幽门轮上方，大弯侧为10.0cm，或保留胃网膜右血管全长；小弯侧为5cm，或保留胃右血管1～2个分支。如癌肿广泛，需行更大范围的胃切除时，则必须改行全胃切除术。

部分胃切除或称一般胃切除术。适用于对胃癌行姑息切除术，其切除范围均小于前述的范围。

淋巴结的清除范围：亦是根据癌肿的部位、类型、病期早晚，以及病人周身状态，具体决定。施行根治Ⅰ式(R_1)、Ⅱ式(R_2)、Ⅲ式(R_3)，或R_1^+、R_2^+、R_3^-，甚至行根治Ⅳ式(R_4)。为此，外科医师必须熟悉胃癌各部位癌肿所属Ⅰ、Ⅱ、Ⅲ、Ⅳ站淋巴结的位置与名称(见表4-19-2)。

2. 要熟悉胃周血管的起源、走行与变异　胃周4对血管中，胃右动脉、静脉，胃网膜左动、静脉，关系较恒定，伴行紧贴。但胃网膜右动脉起源于胃十二指肠动脉，胃癌手术时应在其根部，即紧靠胃十二指肠动脉发出处结扎切断。而胃网膜右静脉与副右结肠静脉会合，共同汇入胃结肠静脉干。故胃网膜右静脉应在副右结肠静脉右侧结扎切断。在胃网膜右动、静脉根部有一间隙，存有淋巴结。因此，清除⑥组淋巴结时，必须在胃网膜右动、静脉根部分别结扎切断(图4-19-36，图4-19-37)。最好连同少许胰腺钩突组织一并切除，才能彻底清除此组淋巴结。胃左动脉多自腹腔动脉发出，行于胃胰皱襞间，最后分升支与降支分布于小弯。而胃左静脉，收纳其升支、降支静脉后，70%～80%经肝总动脉外上方汇入门静脉，也有的行于近肝总动脉根部汇入脾静脉。胃左动、静脉根部亦有一间隙。只有在其根部分别结扎切断、才能彻底清除⑨组淋巴结。而且，外科医师如果对此解剖不甚熟悉，清除肝总动脉干淋巴结时，极易造成术中出血，为以后手术操作带来不便。

另外，胃左动脉不甚恒定。约有2.5%～7.5%直接发自主动脉腹部。为彻底清除⑨组淋巴结，亦应强调在其根部结扎切断。Adachi，Michels报告，约有20%从胃左动脉干发出一个大支，行于小网膜膜内，进入肝左外叶，称副肝左动脉。为清除小网膜内淋巴结，应在此动脉进肝处结扎切断，一般不致损害肝的血供。

3. 网膜囊切除术(Bursectomy)　我们已知胃癌的重要转移途径有二：其一是浆膜下淋巴管途径。通过此途径发生淋巴结转移，网膜内扩散，进而在腹膜种植，卵巢转移。其二为癌穿透浆膜，癌细胞脱落于腹腔内，种植于网膜与腹膜上。虽然淋巴结转移部位与癌的部位有一定关系，但多是广泛而无次序的。因此，胃癌手术时一定将小网膜(胚胎期胃腹膜系膜)、大网膜、横结肠系膜前叶、胰腺前面被膜(胚胎期胃背侧系膜)和后腹膜等切除，其间包含有胃左、右血管，胃网膜左、右血管及伴行的淋巴管、结，行封闭式的切除，亦即所谓网膜囊切除术，真正做到整块切除。小网膜应自肝下相对无血管区切除。大网膜应自附着于横结肠的相对无血管区处切除。

近侧大部胃切除术、左侧网膜囊切除可完全施行，而右侧的大网膜及幽门周围的浆膜则不能切除。所以，从网膜囊切除的观点来看，均为根治切除，但近侧切除比全胃切除的腹膜扩散率高。因此，近年对中、上部胃癌倡导全胃切除者逐渐增多。

4. 基于胃、胰脾区淋巴结的新认识，提出了胃癌手术清除胰尾侧淋巴结的新方法　由于胃癌扩大切除手术的开展，而致某些脏器功能障碍或丧失。从合理切除的观点看，在保证彻底根治的前提下，应避免不必要的扩大切除。当上、中部胃癌行根治性切除时，理应清除⑩组、⑪组淋巴结，但是否应同时按常规施行胰体尾与脾切除，这是外科医师们一直热烈探讨的课题。近年来，丸山对此做了比较深入的研究，他通过淋巴造影，证明胃淋巴引流不进入胰腺实质内。胰腺表面呈砌卵石样的颗粒状，其裂隙间有小淋巴结嵌入。而且⑪组淋巴结紧贴脾动脉干分布，脾静脉与胰腺之间无淋巴结。据此，他提出了胃癌手术胰腺尾侧清除的新方法。即当胃癌或其转移淋巴结已侵及胰腺时，应行胃切除联合脾、胰体尾切除术。对未侵及胰腺者，⑪组淋巴结转移又不明显，或合并有糖尿病者，可行脾切除、脾动脉切除保留胰腺的手术。保证在根治的前提下，减少切除胰腺的并发症，提高了生存率与生存质量。这里还需提出，清除⑪组淋巴结时，应从脾动脉根部结扎切除，又要使胰腺有良好的血运，最好保留胰背动脉。大多数病例胰背动脉不从脾动脉发出，故一般自脾动脉根部结扎切断是可以的。但有少数(37.2%)是从脾动脉发出，此时，应在胰背动脉左侧结扎切断脾动脉(图 4-19-38)。

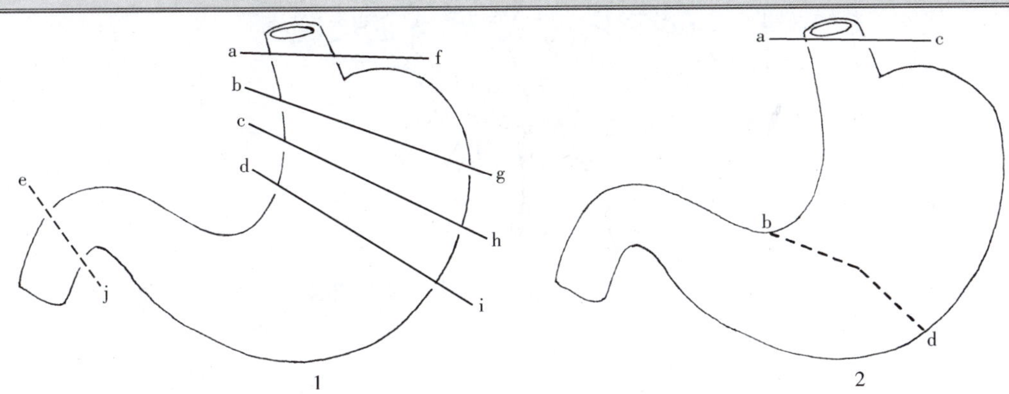

图 4-19-35　胃切除范围及名称

1. 口侧切断线：af. 全胃切除；bg. 极大部胃切除；ch. 大部胃切除；di. 部分胃切除；肛侧切断线：ej；
2. 口侧切断线：ac；肛侧切断线：bd

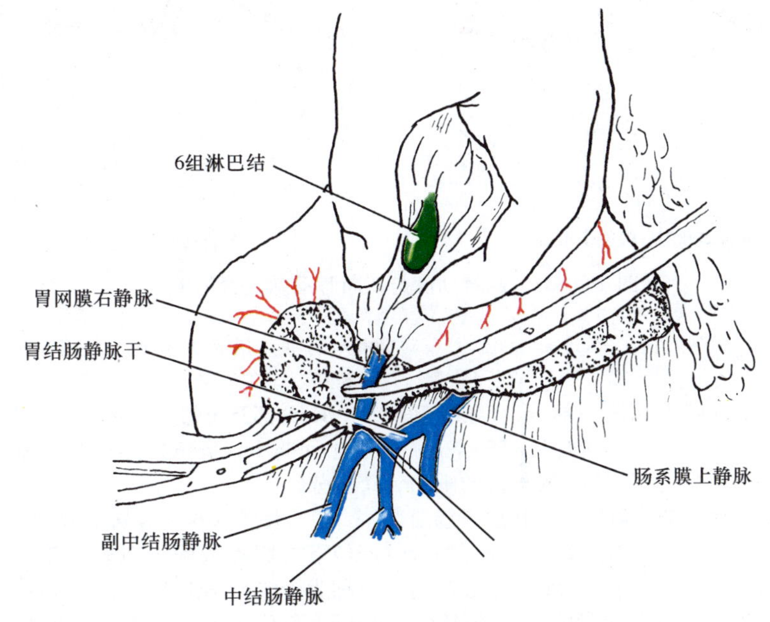

图 4-19-36　胃网膜右静脉结扎切断部位

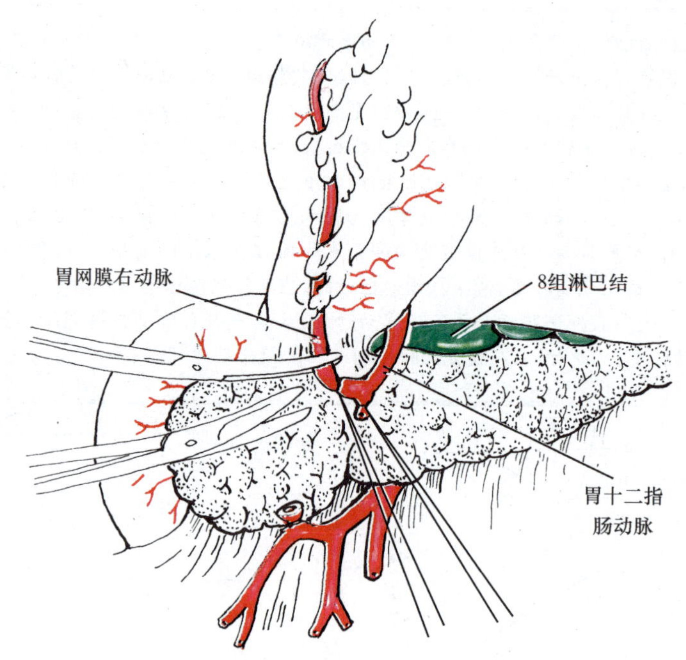

图 4-19-37　胃网膜右动脉结扎切断部位

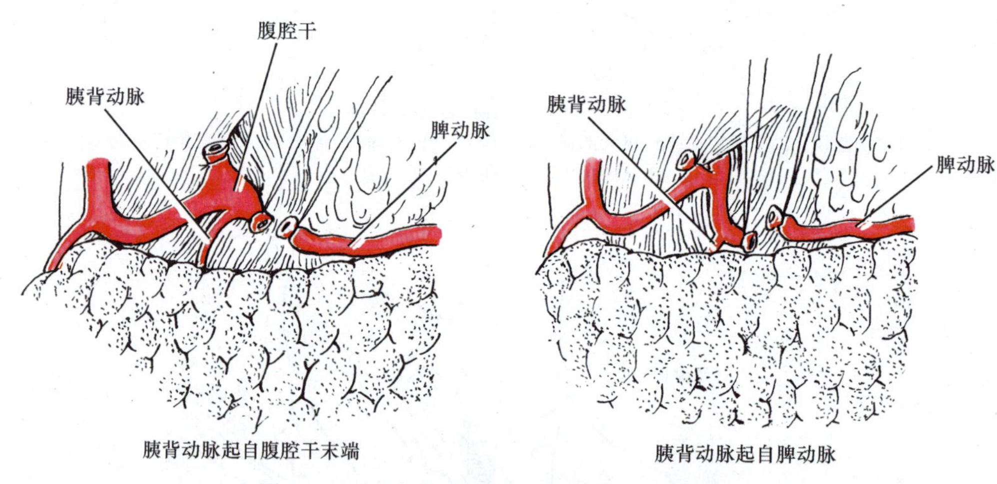

图 4-19-38　胰背动脉与切断脾动脉位置的关系

(二) 十二指肠

十二指肠duodenum 属小肠的一部分，介于胃和空肠之间，总长度约 20～25cm。其管径粗于空肠。十二指肠的上端在第 1 腰椎上缘的右侧与胃的幽门部相连，其下端在第 2 腰椎的左侧以十二指肠空肠曲连于空肠。整个十二指肠呈“C”形弯曲，突侧向右，凹侧向左上方，环绕胰头周围。十二指肠位于腹腔的深部，在第 1 腰椎与第 3 腰椎之间紧贴腹后壁，除其始、末两端被腹膜包裹外，其余大部为腹膜外位。老年人的十二指肠大都比较下垂，约比一般人低 1～2 个椎体。

1. 分部及毗邻　根据十二指肠各部不同的走行方向，可将十二指肠分为上部、降部、水平部和升部四个部分。

(1) 上部 pars superior：自幽门行向右后方，至肝门下方胆囊颈附近急转向下延续为降部。折转处称为十二指肠上曲 flexura duodeni superior。十二指肠上部位于第 1 腰椎上缘的右侧，长约 5cm。上部与胃幽门分界处的前面有幽门前静脉经过，在行胃大部切除术时，常以此静脉作为胃与十二指肠分界的标志。上部近侧半的上面、前面和下面均有腹膜覆盖，具有一定的活动度，这对胃切除术中闭锁十二指肠断端（BillrothⅡ式）或行胃与十二指肠吻合（Billroth Ⅰ式）均较方便。上部的近侧半肠壁较薄，黏膜面光滑无环状襞，称为十二指肠球 bulbus duodeni，是十二指肠溃疡的好发部位。上部的远侧半仅前壁有腹膜覆盖，其余各壁均在腹膜后，活动性受到限制。

十二指肠上部的上方有肝左内叶的脏面及肝十二指肠韧带（图 4-19-39）。肝十二指肠韧带内有胆总管、肝固有动脉及门静脉走行，十二指肠溃疡时，可因瘢痕粘连或牵拉，而使胆总管等重要结构移向溃疡病灶处。因此，对十二指肠溃疡患者施行胃切除术，游离十二指肠时需充分注意，不可损伤肝十二指肠韧带内的重要结构。

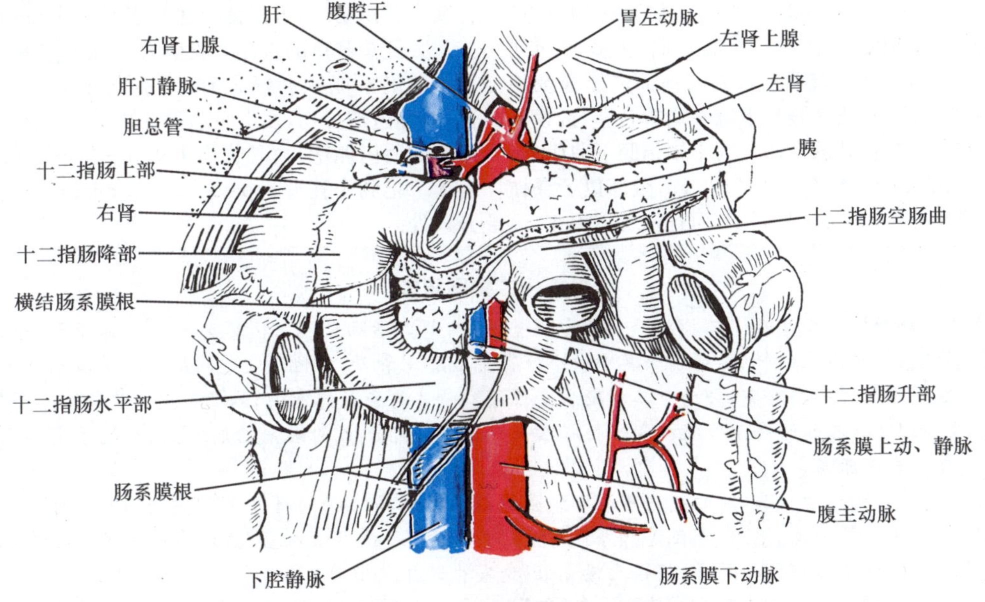

图 4-19-39 十二指肠的分部与毗邻

关于十二指肠溃疡的胃大部切除术

十二指肠溃疡多发于十二指肠上部，由于该部与周围器官的毗邻关系较为复杂，溃疡病时可因瘢痕的牵拉或粘连使胆总管等重要结构移向溃疡病灶处。因此，施行胃切除术游离十二指肠时，需防止周围器官的损伤。在十二指肠上部的上方游离时，应注意防止胆总管、肝固有动脉及门静脉等的损伤；在上部的下方要紧贴十二指肠壁进行分离，以免损伤胰头发生出血及胰液外漏；游离上部的后壁时，应避免损伤胃十二指肠动脉，此动脉在上部的后面距胃幽门 2.5cm 处走行。因此，对十二指肠溃疡的胃大部切除术游离十二指肠一般不超过 2cm。

十二指肠后壁溃疡往往与胰头部、胆总管、门静脉、胃十二指肠动脉等处发生粘连，欲将溃疡病灶切除则十分困难。如果强行切除病灶，可产生以下不良后果：①过多剥离十二指肠周围的粘连，可损伤副胰管、胆总管或门静脉等，均可造成严重后果或危及生命；②因有瘢痕或水肿，十二指肠断端包埋困难，愈合能力差，术后易发生十二指肠断端瘘；③十二指肠切除过多，断端内翻有时可压迫胆总管，引起梗阻。

因此，对十二指肠溃疡施行胃切除术时，应根据病灶周围器官的粘连情况，再决定是否将溃疡病灶切除。尤其是对后壁溃疡病灶的处理更应慎重。临床上，对难以切除的十二指肠溃疡通常施行幽门窦旷置的胃大部切除术，疗效与切除病灶的胃切除术相同。

上部的下方为胰头。胃切除术中游离十二指肠时，应靠十二指肠壁进行分离，以免损伤胰头造成出血或胰瘘。上部的前面邻近胆囊,胆囊炎时两者常相互粘连,增加了胆道手术的困难。游离胆囊时,切忌损伤十二指肠。上部的后面有胆总管的十二指肠后段、胃十二指肠动脉及门静脉经过,与下腔静脉之间仅隔一层疏松结缔组织,故在此部进行手术时,应注意防止上述各结构的损伤。胃十二指肠动脉通常在距幽门约 2.5cm 处十二指肠上部的后面走行,胃切除术游离十二指肠时应加注意。

(2) 降部 pars descendens:此部在胆囊颈的下方,与十二指肠上部以锐角(十二指肠上曲)方式急转向下,于第 1～3 腰椎的右侧、贴近右肾前面内侧缘及输尿管起始部下降,在第 3 腰椎下缘平面折转左行,续十二指肠水平部,转折处的弯曲称为**十二指肠下曲** flexura duodeni inferior。降部长约 7～8cm,全部位于脊柱右侧,为腹膜外位,不仅充分固定,而且位置较深在。

降部的左侧紧贴胰头,其左后缘与胰头之间有胆总管下行。胆总管末端与胰管汇合后,开口于降部中份后内侧壁的**十二指肠大乳头** papilla duodeni major。降部内面黏膜的环状皱襞发达,在其后内侧壁上有一纵行皱襞,称**十二指肠纵襞** plica longitudinalis duodeni,此襞下端即为十二指肠大乳头。但大乳头也可位于纵襞上端或在纵襞上,个别位于纵襞的左或右侧。大乳头距切牙约 75cm,距胃幽门约 10cm,在行逆行胰胆管造影时,可根据上述特点寻找十二指肠大乳头。大乳头开口的直径一般小于 0.2cm,若用 3mm 的扩张器仍不能顺利插入时,则不宜使用更大的扩张器,以免造成损伤,发生胆总管下端狭窄。在十二指肠降部的后内侧壁、大乳头右上方 1～2cm 处有时可见有十二指肠小乳头 papilla duodeni minor,是副胰管的开口处。

关于十二指肠憩室

十二指肠憩室多发生在十二指肠降部的内侧壁,尤以十二指肠大乳头附近为最多。其原因是胚胎早期从肠管突出一个以上的肝芽,通常除其中一个肝芽形成胆总管外,其他的突起均消失。如有第 2 个肝芽存留,从肠壁上形成一个盲突,即为十二指肠原发性憩室。其特点是憩室由黏膜、黏膜下层及浆膜层组成,缺乏肌层。因十二指肠溃疡瘢痕收缩或慢性胆囊炎粘连牵拉所形成的继发性憩室,除多见于十二指肠上部外,其壁内含有肌层。

由于十二指肠紧绕胰头,有的憩室可深入到胰腺组织之中,增加了手术寻找憩室的困难。可于术前服少量钡剂,术中先按憩室的好发部位进行寻找,亦可向十二指肠腔内注入空气,以有助于定位。手术时要仔细进行操作,注意勿损伤胆总管、胰腺及胰管,以免发生胰瘘及出血。

十二指肠降部的前面,其上部有肝,中下部有横结肠及其系膜跨过。因此,降部的上份位于结肠上区,下份则位于结肠下区。降部的外侧(即右侧)壁邻近升结肠,在施行右半结肠切除术时,需防止十二指肠降部的损伤。降部的内侧(即左侧)壁紧贴胰头,其后内侧有胆总管下行。降部的后方与右肾及下腔静脉相毗邻,因此,右肾切除术有误伤十二指肠降部的可能,术中应予以注意。在胰头癌及壶腹癌手术时,须探查下腔静脉有无被癌瘤侵及。如已侵及粘连固定不可分离,一般不能进行手术。因降部被腹膜完全固定于腹后壁,探查时可剪开十二指肠降部的外侧腹膜,使十二指肠松动,将十二指肠降部及胰头一并翻向内侧,即可显露出下腔静脉、降部的后壁及胆总管下段(图 4-19-40)。

(3) 水平部 pars horizontalis:又称为下部,在第 3 腰椎平面由十二指肠下曲以水平方向横行向左,越过右输尿管、下腔静脉、脊柱及腹主动脉部达第 3 腰椎的左侧,移行于升部。水平部长约 10～12cm,全部位于腹膜外位,并在横结肠系膜根的下方,此部后壁的破裂伤,术中往往不易发现,需将水平部下缘的腹膜剪开,将肠壁向上翻转,才能显露出水平部后壁。水平部上方有胰头、胰体部,肠系膜上动、静脉经胰腺下缘紧贴十二指肠水平部的前面走行。有的人可因肠系膜上动脉起点过低且与腹主动脉部间的角度很小,以致压迫十二指肠水平部,而引起十二指肠梗阻,临床上称为**肠系膜上动脉压迫症**。

(4) 升部 pars ascendens:此部最短,长约 2～3cm,自第 3 腰椎的左侧、主动脉腹部的前方斜向左上,至第 2 腰椎的左缘,再向前下方弯转,构成**十二指肠空肠曲** flexure duodenojejunalis,而后移行于空肠。由于十二指肠空肠曲肠管以锐角转弯,以及此处偶有增大的淋巴结,故容易发生十二指肠梗阻现象。十二指肠空肠曲恰在胰的下方,其左缘与横结肠系膜根之间有一腹膜皱襞,临床上称为**十二指肠悬韧带**或称 Treitz 韧带(图 4-19-41)。此韧带是外科的重要标志,手术时经常用它确定空肠的起始部,从而判定病变在肠管的部位或胃肠吻合术时近段空肠的长度。在十二指肠悬韧带的深面有十二指肠悬肌**指肠悬肌** musculus suspensorius duodeni，起自膈右脚，下附于十二指肠空肠曲附近，有悬吊、固定十二指肠空肠曲的作用。十二指肠悬肌的长度和宽度，与十二指肠空肠曲的角度有关(图 4-19-42)。如果悬肌长，其下端的附着面宽时，十二指肠空肠曲的角度大，肠腔比较通畅。如果悬肌短，其下端的附着面窄，十二指肠空肠曲将被向上提得过高，角度也就愈小，以致造成过度弯曲。这种弯曲可因胃与空肠吻合术而增加，因此，在行胃空肠吻合术之前，应先检查十二指肠空肠曲。如见十二指肠空肠曲呈锐角弯曲时，可将十二指肠悬韧带及悬肌附着在肠管上的部分剥离或切断。为避免胃空肠吻合后输入和输出襻空肠形成 180°交叉位置，需在吻合前观察十二指肠悬韧带与胃断端在位置上的关系。如十二指肠悬韧带在胃断端的右侧下方，则以空肠近侧吻合于胃小弯侧为宜；如在左侧下方则应将空肠近侧吻合于胃大弯。

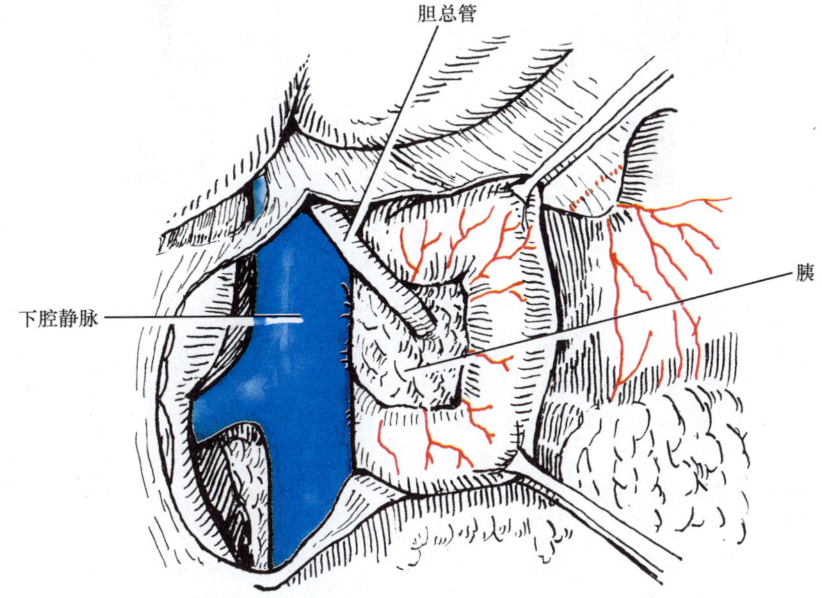

图 4-19-40 十二指肠降部与胰头翻向内侧(显露下腔静脉等结构)

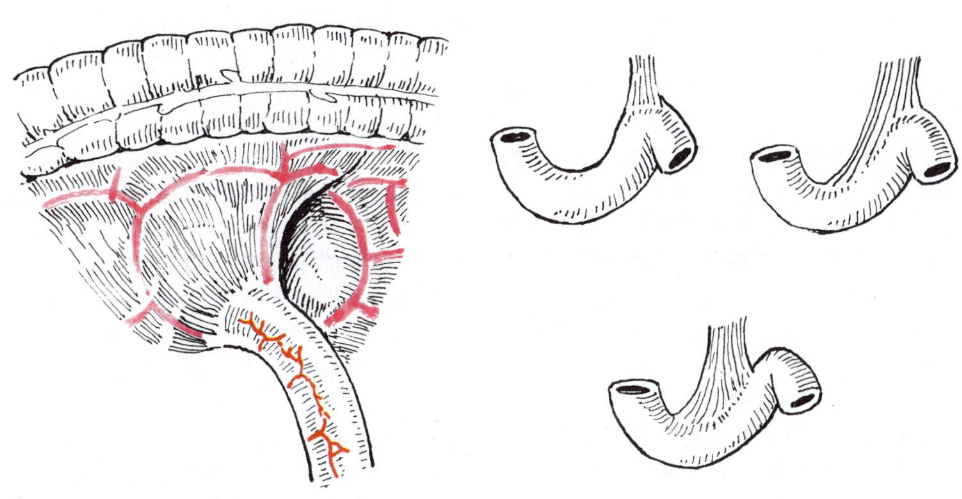

图 4-19-41 十二指肠悬韧带

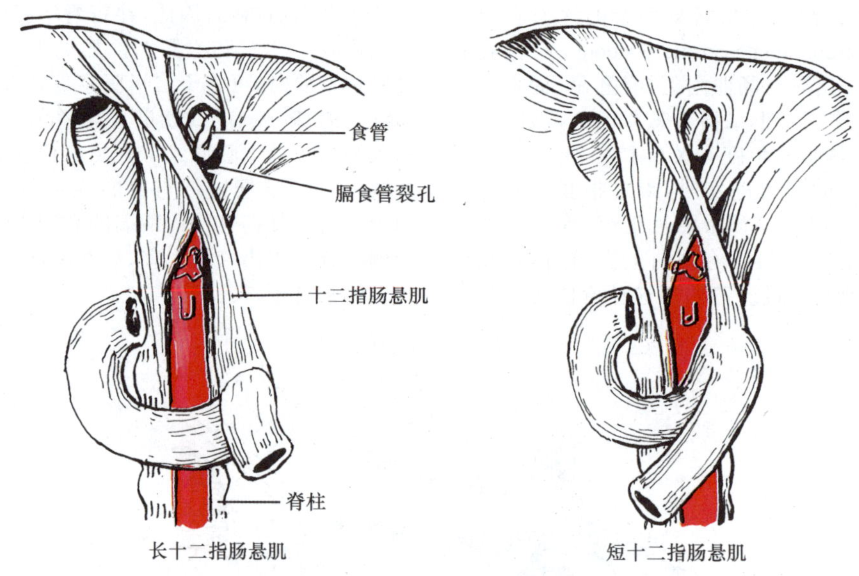

图 4-19-42 十二指肠悬肌

关于十二指肠探查

十二指肠是胆汁、胰液和胃排出食糜的汇集处，其本身肠壁黏膜内有 Brunner 腺，能分泌碱性十二指肠液，内含多种消化酶，十二指肠后壁又缺乏浆膜，对切创的愈合能力远不如空、回肠。因此，手术时应尽量减少切开十二指肠进行探查。对十二指肠外伤的处理应更加慎重，除将外伤处仔细缝合外，通常需补加十二指肠外引流，以防发生十二指肠瘘。

十二指肠降部及水平部被腹膜固定于腹后壁，术中探查降部后壁及胰头背面时，可先将降部外侧缘的腹膜纵行剪开(切口两端分别超过十二指肠上、下曲)，即可将十二指肠及胰头翻向内侧(Kocher)。对腹部严重外伤的患者，尤其是第 1、2 腰椎骨折或腹部钝挫挤压伤时，开腹手术一定要检查十二指肠水平部，将其下缘腹膜横行剪开，轻轻分离，即可显露出水平部的后壁，并可发现病变处。

2. 动脉和静脉

(1) 动脉：十二指肠的血液供应主要来自胰十二指肠上前动脉、胰十二指肠上后动脉及胰十二指肠下动脉(图 4-19-43)。胰十二指肠上前动脉在胃幽门下缘处自胃十二指肠动脉发出，经腹后壁腹膜的后方，沿胰头和十二指肠降部之间下行，与胰十二指肠下动脉前支吻合。胰十二指肠上后动脉在十二指肠上部的后方、胰头的上方自胃十二指肠动脉的中部或根部发出，斜向右下越过胆总管的前方至其右侧，在胰头后面的中部与胰十二指肠下动脉后支吻合。胰十二指肠下动脉多起自肠系膜上动脉，也可起自第 1 支空肠动脉、胰背动脉及异常走行的肝右动脉。起自肠系膜上动脉者，通常是在肠系膜上动脉自胰下缘与十二指肠水平部之间穿出时发出，经肠系膜上静脉的后方分为前、后两支。前支向右在胰头与十二指肠降部之间的前沟内走行，与胰十二指肠上前动脉吻合，构成胰十二指肠前弓。后支向右上方走行，在胰头后面的中部与胰十二指肠上后动脉吻合，组成胰十二指肠后弓。由胰十二指肠前、后弓再发出分支至胰头和十二指肠。

十二指肠上部还有**十二指肠上动脉** a. supraduodenalis 和**十二指肠后动脉** aa. retroduodenales (图 4-19-44)，分布在十二指肠上部的上面、前面和后面。十二指肠升部还有第 1 支空肠动脉的分支供血，由于此动脉还供血至空肠上段，在胰十二指肠切除术时，通常需切除整个十二指肠，第 1 支空肠动脉将被结扎、切断，故此手术的切除范围应包括空肠上段(约 5cm)。

(2) 静脉：十二指肠的静脉基本与同名动脉伴行。主要有**胰十二指肠上前静脉**、**胰十二指肠上后静脉**及**胰十二指肠下静脉**。胰十二指肠上前静脉收纳胰头部及十二指肠上半部的血液，汇入胃网膜右静脉。胃网膜右静脉经十二指肠上部的背侧汇入肠系膜上静脉(图 4-19-45)。胰十二指肠上后静脉收纳胰头部及十二指肠上半部的血液,在胰头后面向上走行,经十二指肠上部的后方、胆总管的左侧汇入门静脉。如果手术在此处显露胆总管时,需注意有伤及胰十二指肠上后静脉的可能。胰十二指肠下静脉由胰十二指肠下前静脉和胰十二指肠下后静脉汇合而成,收纳胰头及十二指肠下半部的静脉血,注入肠系膜上静脉或第 1 支空肠静脉。在行胰十二指肠切除术时,须注意结扎、切断下后静脉。

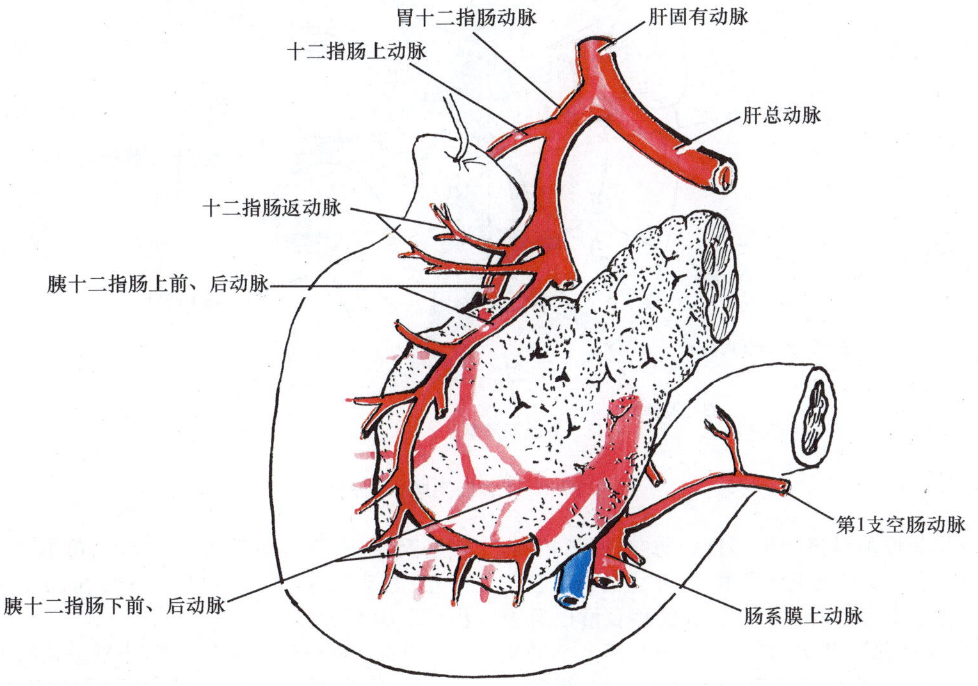

图 4-19-43　十二指肠的动脉

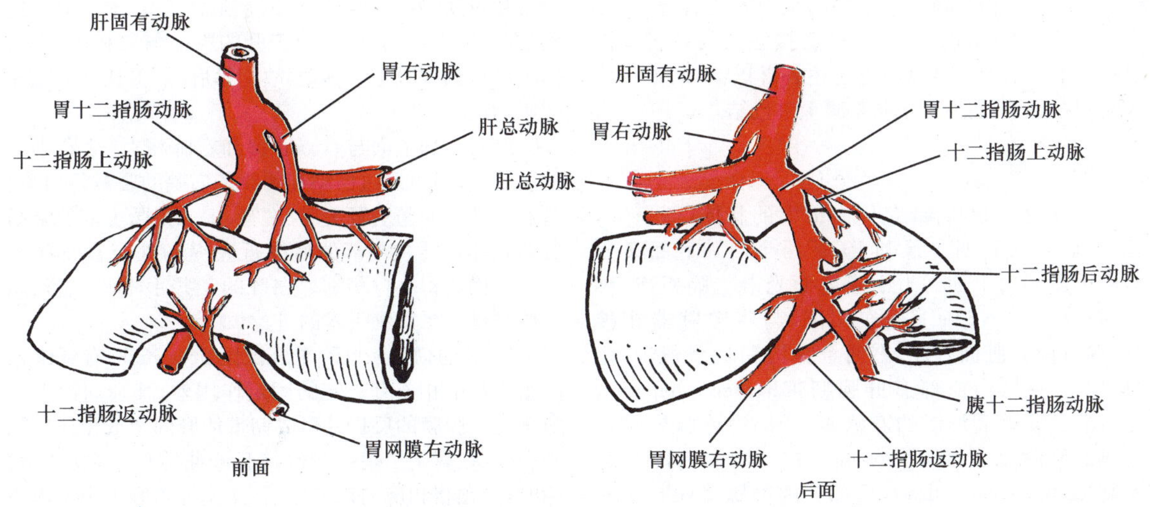

图 4-19-44　十二指肠

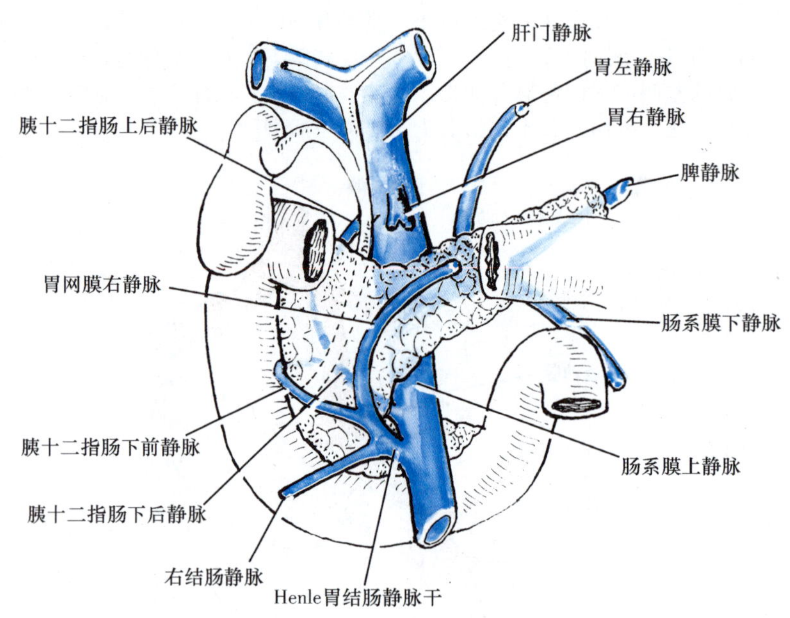

图 4-19-45　十二指肠的静脉

3. 十二指肠的淋巴　十二指肠与空、回肠相同，毛细淋巴管也是起自绒毛的乳糜管，并且在肠壁各层内也都存有毛细淋巴管网。汇合成的集合淋巴管至浆膜下，注入局部淋巴结：①十二指肠上部上半的集合淋巴管，多注入幽门上淋巴结或肝淋巴结，少数可直接入腹腔淋巴结。②十二指肠上部下半的集合淋巴管多注入幽门下淋巴结，一部分入胰十二指肠上淋巴结。③十二指肠降部及下部的集合淋巴管，注入胰十二指肠上、下淋巴结，一部分直接注入肠系膜上淋巴结。十二指肠的淋巴经过上述各淋巴结，向上可汇入腹腔淋巴结，向下则至肠系膜上淋巴结。

（三）肝

1. 概述　肝hepar是体内最大的腺体，似楔形，有前、后、左、右四个缘和上、下两个面。上面又分为前上面和后上面。上面隆起而光滑与膈相连，称膈面（图 4-19-46）；下面较凹陷，与腹腔脏器相接触，称脏面。脏面有左、右两个纵沟和一个横沟，呈“H”形。左纵沟前部有**肝圆韧带** lig. teres hepatis，是脐静脉萎缩后形成的静脉索，后部为静脉导管萎缩成的静脉韧带 lig. venosum。右纵沟的前部为**胆囊窝** fossa vesicae felleae，后部为**腔静脉沟** sulcus venae cavae（图 4-19-46）。横沟位于左、右纵沟之间，横沟及左、右纵沟有肝左、右管，门静脉左、右支及肝左、右动脉等出入，称**肝门** porta hepats 或**第一肝门**（图 4-19-47）。

肝的大部分位于右季肋部，小部分位于上腹和左季肋部，因此，除上腹的部分外，其余均被肋骨、肋软骨所遮盖（图 4-19-48）。肝的上界在右锁中线平第 5～6 肋间，下界与右肋弓相一致，但在剑突下方附近，肝前缘常超过肋弓并与腹前壁相接触，故在活体上常可扪到（在剑突下2～3cm）。由于肝的膈面与膈相连，在活体上肝可随呼吸上下移动，故扪诊肝时，可让病人做深呼吸运动。

肝右半部上面与右膈肋窦和右肺相对，故右半肝的脓肿，有时可通过已粘连闭锁的右膈肋窦进行引流。肝右半部下面与右肾上腺、右肾、十二指肠上部及结肠肝曲相邻。肝左半部的后缘近左纵沟处与食管相接触。下面与胃小弯相邻。在肝的某些手术时，应熟悉这些解剖关系以利手术的进行。

2. 肝的韧带　肝除了肝裸区 area nuda 有纤维结缔组织与膈相连有一定的固定作用外，其余均被腹膜所覆盖。腹膜的反折处形成韧带使肝固定或相连于膈和腹前壁、胃十二指肠、肾、结肠肝曲等处。在肝叶切除时，必须将相应的韧带切断，才能游离肝以利手术的进行。

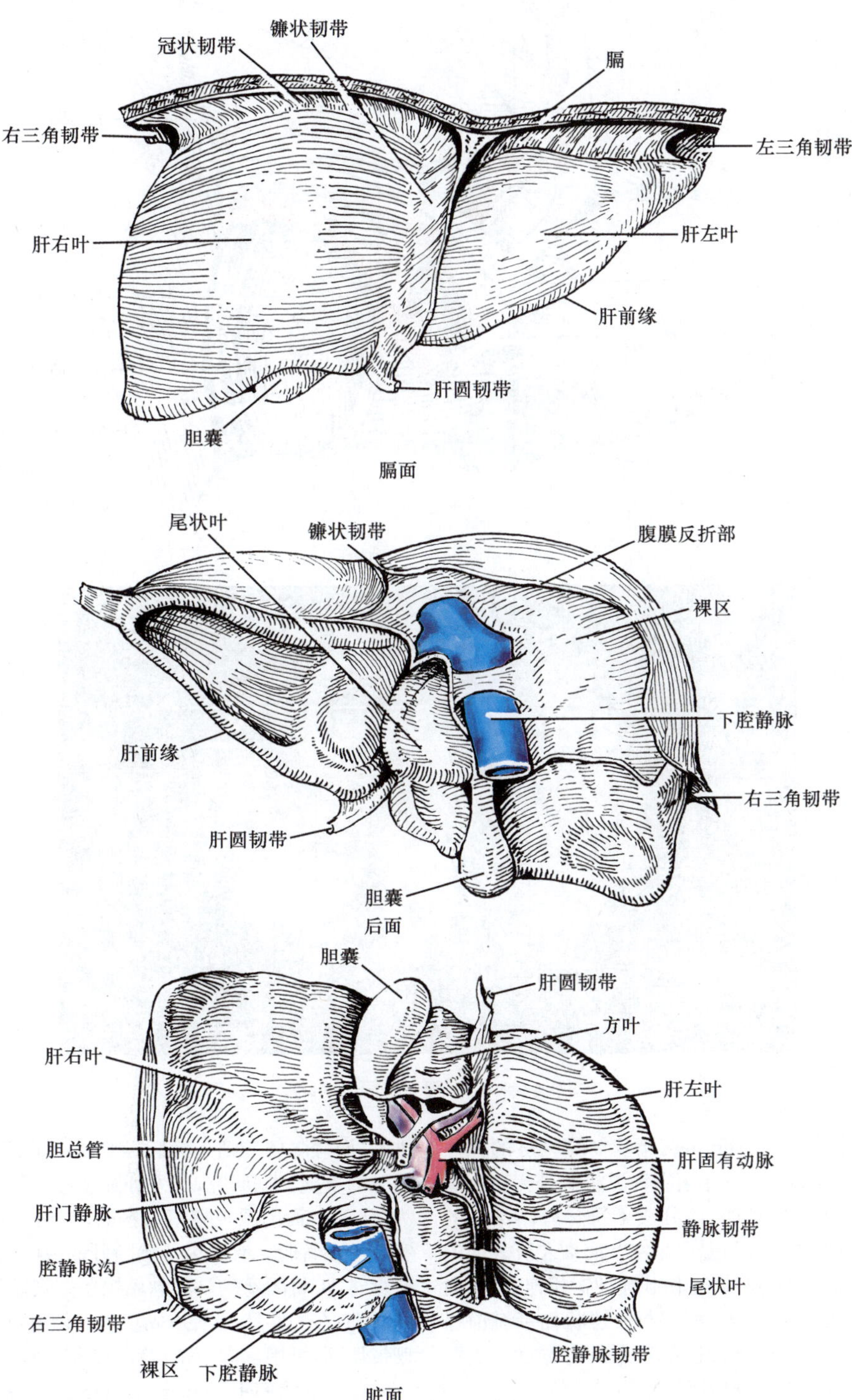
冠状韧带
镰状韧带
膈
右三角韧带
左三角韧带
肝右叶
肝左叶
肝前缘
肝圆韧带
胆囊
膈面
尾状叶
镰状韧带
腹膜反折部
裸区
下腔静脉
肝前缘
右三角韧带
肝圆韧带
胆囊
后面
胆囊
肝圆韧带
方叶
肝右叶
肝左叶
胆总管
肝固有动脉
肝门静脉
静脉韧带
腔静脉沟
尾状叶
右三角韧带
腔静脉韧带
裸区
下腔静脉
脏面

图 4-19-46 肝的形态

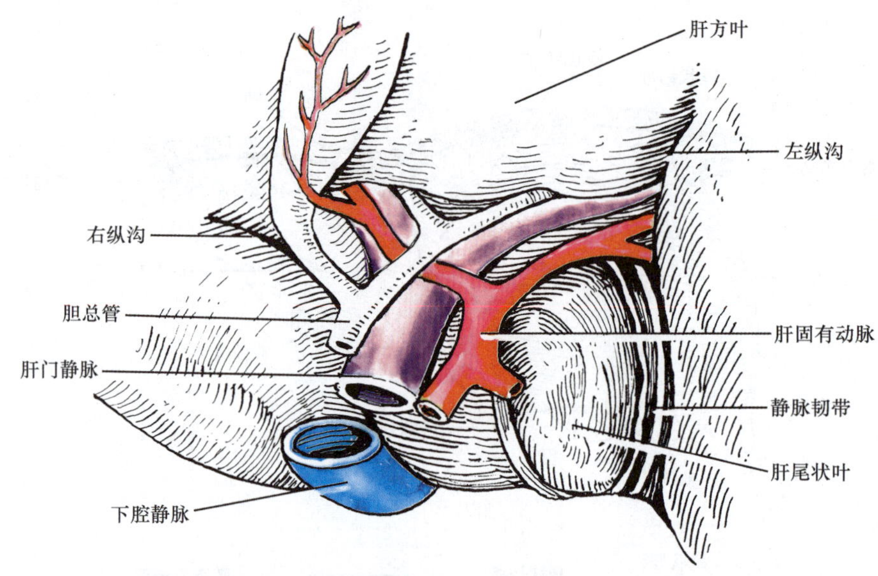

图 4-19-47 肝门

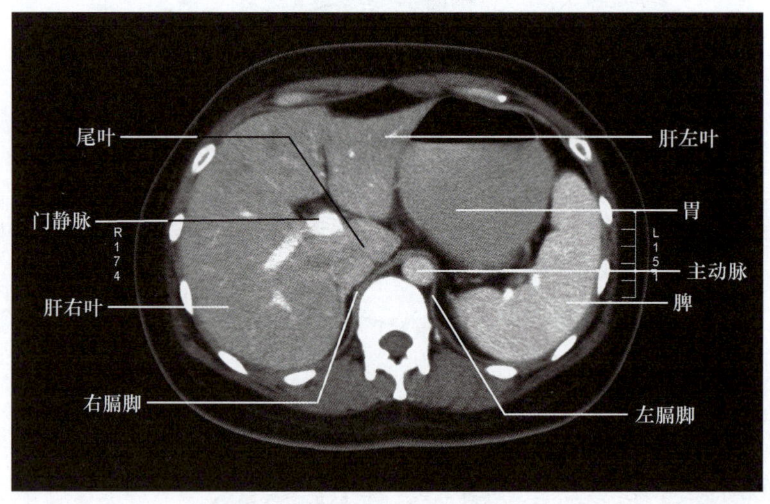

图 4-19-48 腹部 CT 示肝脏

（1）**镰状韧带**lig. falciforme：镰状韧带将肝的膈面分成右大、左小两部分。以往用它为界将肝分为右叶和左叶，经过近代的研究证明，该分法不符合肝内结构的实际情况和生理功能，实际上它是左叶间裂左肝表面的标志。镰状韧带下端与脐切迹和肝圆韧带相连，上端向后上延伸与两侧的冠状韧带相移行。镰状韧带有前缘与腹前壁及膈相连。此韧带较薄且有一定宽度。当肝左外叶切除时，常用它来覆盖残肝断面。

（2）**肝圆韧带**lig. teres hepatis：肝圆韧带起自脐而达肝圆韧带切迹 incisura ligamenti teretis，经镰状韧带游离缘的两层腹膜间达脐静脉窝止于门静脉左支的囊部并与静脉韧带相连，是脐静脉在出生后闭塞所形成的纤维索，而静脉韧带则是静脉导管闭塞的残件，止于肝左静脉的下壁。据研究，国人肝圆韧带肉眼所见的通畅率为 79.7%，而肉眼观察不通畅时，经切面及 HE 染色证实有潜在管腔。有时为了诊断肝的占位病变，行脐静脉造影时，可将闭塞的脐静脉用探条扩张通至门静脉左支的囊部，在一些情况下是成功的。做肝叶切除时，须将韧带切断，可用它向下牵拉肝，以利手术的显露和进行。

（3）**冠状韧带**lig. coronarium：是肝膈面与脏面被膜反折至膈所成。有左、右冠状韧带。左冠状韧带分为前、后两层，右冠状韧带分为上、下两层。左冠状韧带前层和右冠状韧带上层可视为镰状韧带向左右延伸部分。两层之间为肝裸区，右半肝的裸区较大，左侧者很小。约在右冠状韧带的中部为第二肝门，即肝静脉进入下腔静脉处，因此，行肝叶切除切开右冠状韧带时，要注意勿损伤该处血管。

(4) **三角韧带**：肝右、左三角韧带 lig. triangulare dextrum(sinistrum)是冠状韧带前后两层及上下两层向左、右延伸逐渐汇合而成，它与膈相连，把肝的左、右两侧牢固地固定于膈上。这两条韧带比较坚韧，左侧较右侧的更为完整。左侧三角韧带中时有血管和迷走胆管等，手术切断韧带时应妥善结扎。

(5) **肝胃韧带** lig. hepatogastricum：起自胃小弯，上方与肝的脏面静脉韧带相接连，其右缘移行于肝十二指肠韧带。此韧带由两层腹膜紧密汇合而成，因此，韧带大部分显得很薄，以致前迷走神经的肝支、胃前支(前 latarjet 支)及其胃壁分支均可透过浆膜见到。只有紧靠胃小弯处两层腹膜间有小量脂肪组织，内有胃的血管走行。有时胃左动脉发出一支副肝左动脉或迷走肝左动脉，亦经此韧带的上部入肝，供血给肝左外叶或左半肝。当左半肝切除或左外叶切除时，要注意结扎韧带上部入肝的血管，以免出血。

(6) **肝十二指肠韧带** lig. hepatoduodenale：位于肝门横沟与十二指肠第一段之间，左侧连于肝胃韧带，右缘游离，后方为网膜孔 foramen epiploicum。此韧带与肝胃韧带同样亦由两层腹膜组成，在两层中有肝固有动脉、门静脉主干、胆总管、神经纤维和淋巴管等，称为肝蒂。肝手术时可在此处暂时阻断肝的血流，以控制肝的出血。

(7) **肝肾韧带** lig. hepatorenale：右冠状韧带的下层，绕过右肝的脏面和右肾的前面，形成肝肾韧带，手术分离此韧带时，应注意勿损伤其中的右肾上腺静脉。

(8) **肝结肠韧带** lig. hepatocolicum：此韧带是连于右肝下缘与横结肠肝曲之间的腹膜。

3. 肝蒂的解剖 肝蒂是肝十二指肠韧带内包含的全部结构，有门静脉、肝动脉、肝管三个系统及肝的植物性神经(肝前、后丛)、淋巴管、淋巴结等。在网膜孔水平，肝蒂内的血管可被捏于拇指和食指之间，或用器械阻断肝蒂，以达到肝叶切除或肝破裂时暂时止血的目的。在这个水平，肝蒂的主要结构是门静脉、胆总管和肝固有动脉。三者的正常左右位置关系是：肝固有动脉居左，胆总管居右，门静脉在两者当中的稍后方或在肝固有动脉的后方(图 4-19-49)，但有少数门

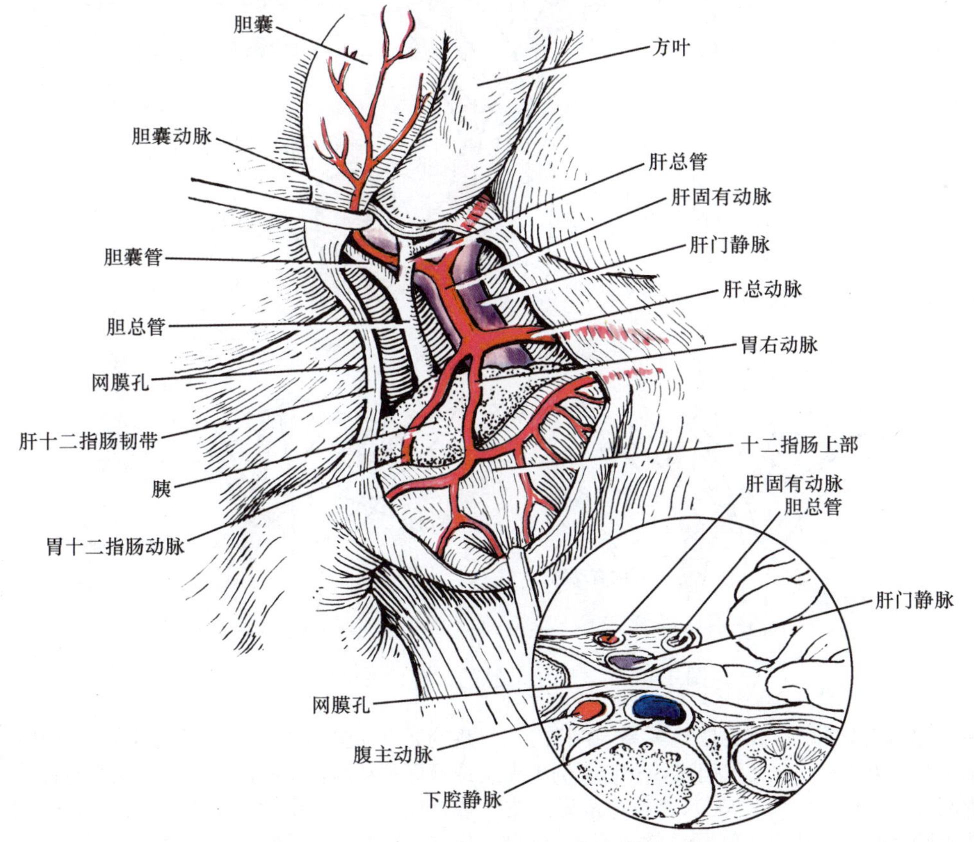

图 4-19-49 肝蒂的解剖

静脉与胆总管和肝动脉的关系发生变异，门静脉可在胆总管的后方，甚至有的略偏于其右侧，在行胆总管手术时，应仔细辨认，以免将门静脉误认为胆总管。接近肝门时，三者均分为左、右两支进出左、右两半肝，其位置关系更为复杂。就常见情况而言，这三种结构的前后关系是：左、右肝管及肝总管在前，肝左、右动脉居中间，门静脉及其左、右支在后方。门静脉在横沟的最右侧分叉，分叉点适在尾状叶右段的前方或在尾状突之前。左、右肝管的汇合点适对方叶尖部或稍偏其右侧。肝固有动脉的分叉点明显偏向左侧，均在肝中裂的左侧或在左叶间裂平面。就三种结构分叉点或汇合点的高低而言，左、右肝管的会合点最高，门静脉分叉点次之，左、右肝动脉的分叉点最低(约在肝十二指肠韧带中点或胆囊管与肝总管汇合点水平的左侧约 1.5cm 处)。一般，分叉点或汇合点均可在肝门外显露出来。有的左、右肝管会合点的前方与方叶肝组织紧密接触，后下方为门静脉的分叉点，故其位置较深在，手术显露时较为困难。

上面叙述了肝蒂在肝十二指肠韧带内以及在肝门内或其附近的排列关系。因肝动脉和肝管的变异较多，由于它们的起源，分支和行径任何一方面的变异，就会使整个肝蒂的解剖关系发生种种变化。据有人估计，所谓正常排列的肝蒂仅接近 1/3，其余均属变异情况。可见肝蒂和肝门结构的排列是十分复杂的，这些变异在肝及胆道手术中常可见到。

肝管的变异详见肝外胆道部分，下面叙述肝动脉异常情况。

肝中动脉：由肝左动脉、肝右动脉或肝固有动脉等处发出肝中动脉，向上进入左侧肝门，供应肝的相应区域血运。据国内 1487 例解剖统计，有肝中动脉者 1045 例，占 70.3%，据其中 728 例分析，肝中动脉起自肝右动脉者较多，有 336 例，占 46.2%；起自肝左动脉者次之，有 252 例，占 34.6%；起自肝固有动脉者较少，有 35 例，占 4.8%(图 4-19-50)；尚有起自其他各处者，共 105 例，占 14.4%。肝中动脉多数(60%以上)为 1 支，少数为 2 支。

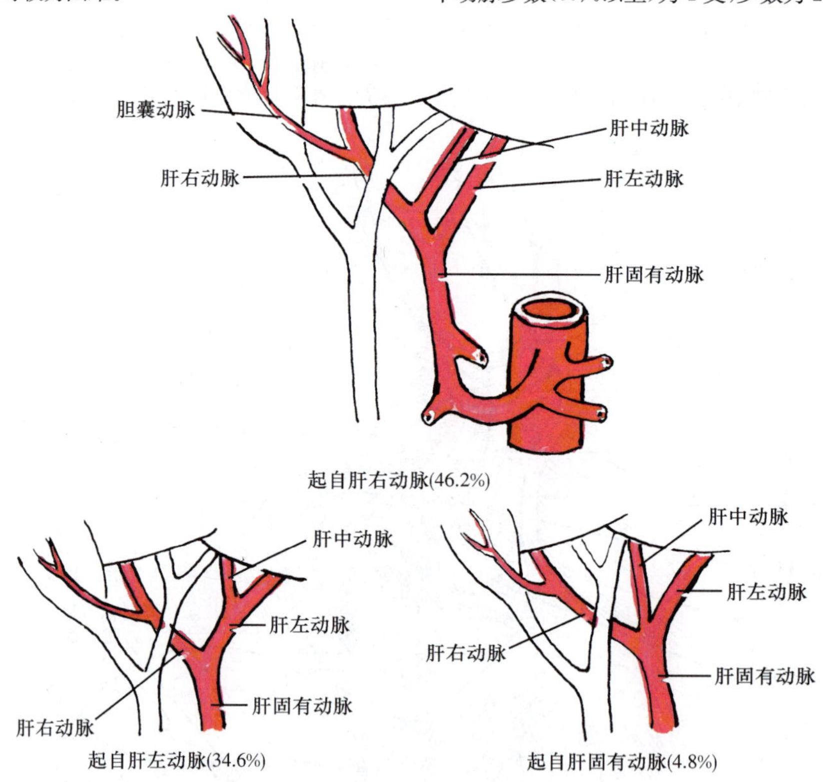

图 4-19-50　肝中动脉的起源(728 例分析)

肝中动脉与门静脉、肝管的位置关系，在肝门及其附近手术时应当注意。据文献记述，一组 94 例 1 支型的肝中动脉中，有 89 例(94.7%)，经过门静脉左支横部浅面入肝。另据文献 300 例肝动脉观察中，所出现的肝中动脉(63.3%)，不论它是起源于肝右、左动脉或肝固有动脉，它的肝外部分，均在肝左管的左侧或紧靠近而入肝。肝中动脉均较肝左、右动脉细小，外径一般均为肝右动脉外径的1/3～1/2。

肝中动脉的肝内分布，文献观察 65 例结果，全部供给左半肝的某区域，其中以供给肝左内叶下部（原方叶）及左内叶者为多（图 4-19-51）。文献介绍一些异常的迷走肝动脉，例如代替肝右动脉、副肝左动脉、代替肝总动脉及代替肝左动脉等（图 4-19-52）。

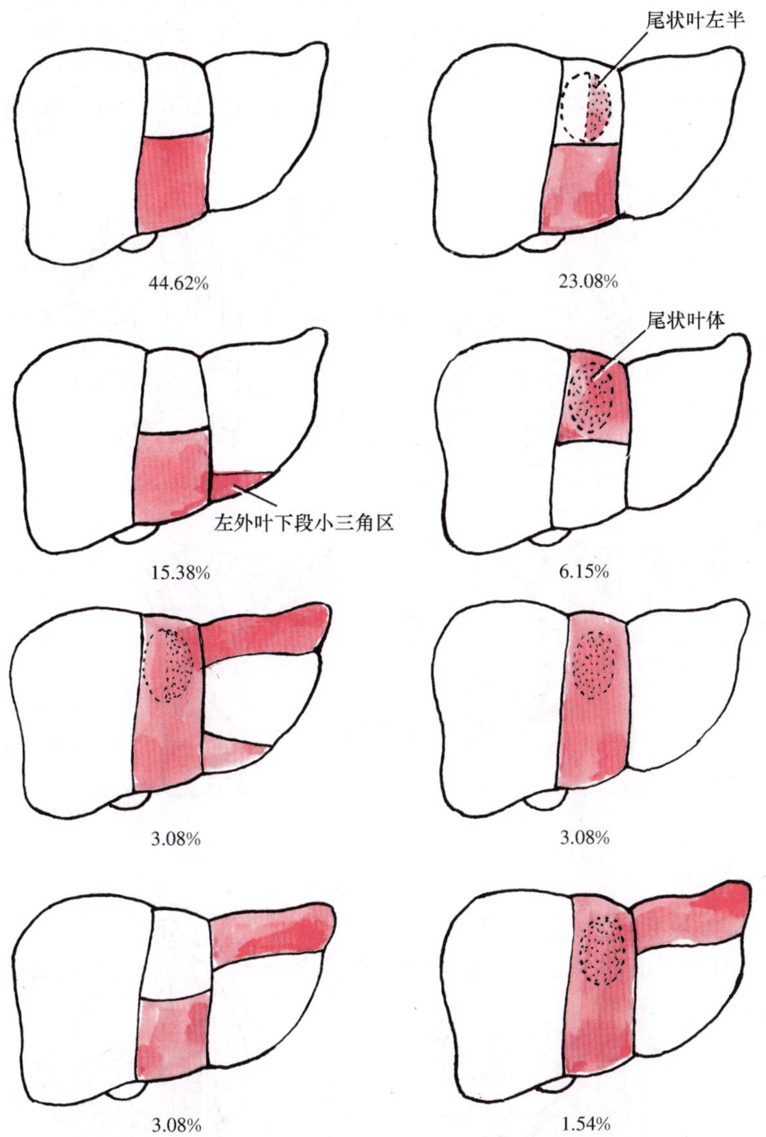

图 4-19-51 肝中动脉的肝内分布（65 例）

红色为肝内分布区；黑点为尾状叶分布（尾状叶突除外）

由图 4-19-52 可见，这些迷走肝动脉共 33 例，总的出现率为 12.31%（33 例中有 16 例为双动脉异常）。其中代替肝总动脉起自肠系膜上动脉者 5 例（约 1.5%），Michels 报道，在 200 例解剖中，迷走肝总动脉起自肠系膜上动脉者有 5 例（2.5%），Daseler 等报道，在 500 例中有 22 例（4.4%），还有少数（0.2%）直接起自腹主动脉。由于迷走肝动脉的起点异常，它们的行径也相应地发生变化。例如起自肠系膜上动脉的代替肝总动脉或代替肝右动脉等，多数均经门静脉后方（少数经门静脉前方）进入肝十二指肠韧带内，并与肝外胆道的位置关系亦发生不同变化，这在肝或肝外胆道手术应加以充分注意。Northover 等报告，起自肠系膜上动脉及腹腔动脉的门静脉后动脉，在化脓性胆管炎时，炎性溃疡穿透以致动脉壁损害，或甚而形成假性动脉瘤导致肝外胆道大出血。Northover 等所指的门静脉后动脉，即含有起自肠系膜上动脉的代替肝右动脉。因此，文献所报告的那些起自肠系膜上动脉的代替肝总动脉、代替肝右动脉或直接起自腹腔动脉的代替肝右动脉等，均应视为门静脉后动脉（代替肝总动脉在综合文献 1000 例解剖报告中，有代替肝总动脉 32 例，占 3.2%。代替肝右动脉在 300 例解剖中，有代替肝右动脉者 17 例占 5.7%）。以上这些解剖资料，将给肝外胆道出血提供参考。此外，还有少数起自肠系膜上动脉的迷走胆囊动脉、肝右动脉斜过肝总管的前、后方以及正常的胆总管壁血供等，均可在化脓性胆管炎时，造成胆道出血的根源。

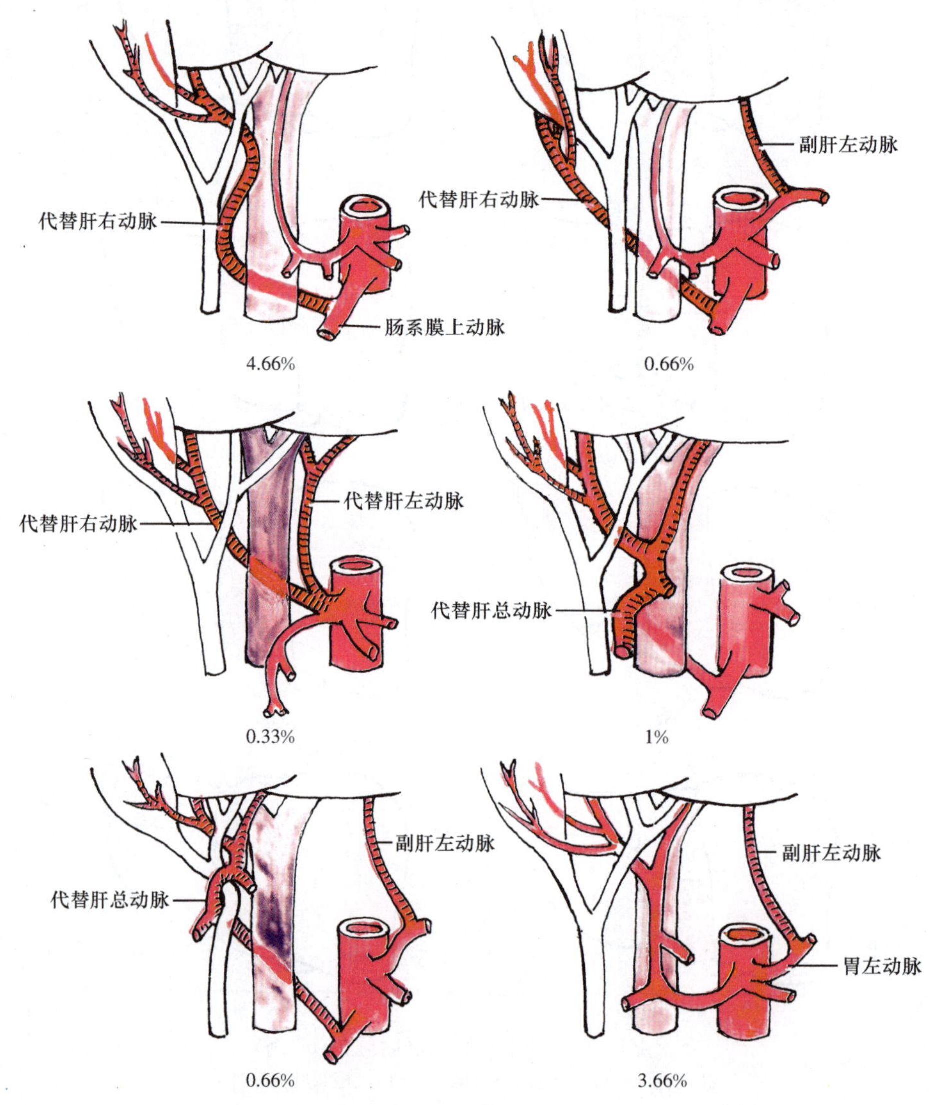

图 4-19-52 异常肝动脉（300 例）

4. 肝门的结构 肝的输入血管和输出血管，不在一个部位出入肝（这和肾、肺等器官不同），因此，肝有三个肝门，即第一、二肝门和第三肝门。第一肝门有肝蒂出入（即门静脉、肝动脉、肝管、淋巴管、神经等）；第二肝门是左、中、右三个主要肝静脉在肝顶部（肝上蒂）进入下腔静脉之处；第三肝门是一组短肝静脉进入下腔静脉肝后段远处的部位。现仅叙述第一肝门，而第二、三肝门详见肝静脉。

（1）第一肝门：在肝的脏面，由横沟、右切迹及左矢状沟窝所组成的“H”形沟，称第一肝门（图 4-19-47），横沟是第一肝门的主要部分。

横沟是一深而窄的裂隙，前界是方叶(左内叶下部的后缘)，后界为尾状叶 Iobuscaudatus 及尾状突 processus caudatus。横沟一般长约 4cm，宽约 1.5cm。因横沟有一定深度，故出入肝门的肝蒂结构有一段是深位于其中的结缔组织内。横沟有小网膜覆盖。

右切迹是由横沟右端向右前上方延伸的切迹，一般长约 2cm，多数人均有此切迹(Gans 为 80%；凌凤东等为 75%；韩永坚为 64.3%)。当有右切迹时，显露右半肝的肝门结构比较容易。

脐静脉窝是左矢状沟的前部，肝圆韧带的一端位于此处。门静脉左支的矢状部和囊部在此窝内发出分支，左内叶的动脉支及迷走神经肝支也多经此窝和此窝的后端入肝。脐静脉窝有宽有窄，宽者可近一横指，窄者仅为一裂隙，前者透过肝包膜即可见到门静脉左支的矢状部和终末部(囊部)。在新鲜标本中，仅将方叶和左外叶分别牵向两侧，即能见到矢状部和终末部的内、外侧分支的起始部。在不少的标本上，见肝圆韧带的浅面有一层宽窄不等肝组织桥，这样，脐静脉窝即部分地形成隧道，因而，使显露门静脉左支的矢状部和终末部增加了困难。

静脉韧带窝构成左矢状沟的后分，容纳静脉导管的遗迹(静脉韧带)。起自胃左动脉的副肝左动脉或迷走肝左动脉常经此窝入肝。

经第一肝门出入的肝蒂结构，均被包在较为致密的结缔组织中，这里的结缔组织向上与肝包膜及肝内 Glisson 鞘相连续，向下则移行于腹膜外结缔组织。包绕左、右肝管及肝总管的结缔组织更为紧密，并使其与肝方叶组织紧密相连，即使在有炎症等情况后，左、右肝管的汇合点及肝总管与方叶的相互关系仍保持原样。故手术中可以方叶(左内叶下部)作为寻找左、右肝管汇合点的标志。方叶的后缘(肝门缘)中部呈钝圆形向后突出，称**方叶尖**。据统计，左、右肝管汇合点恰对方叶尖稍右侧者(0.5～1.0cm)占 88%，余 12% 则更偏右方一些。

(2) 左半肝的肝门结构：显露左半肝的肝门结构比较容易，因其位置较浅在。清除肝门区的腹膜及部分结缔组织，即可显露左半肝的肝门主要结构以及它们的主要分、属支。

左半肝门区的门静脉左支、肝左管及肝左动脉间的位置关系：门静脉左支位于横沟和脐静脉窝内；肝左动脉较低且浅在(位于门静脉左支的下前方)；肝左管位置深在，位于门静脉左支横部和肝方叶(左内叶下半)之间，多被方叶后缘所掩盖，在方叶增大时，显露肝左管很困难，往往需要切除部分方叶肝组织。

门静脉左支较长，由于其所在部位及形态特点将门静脉左支分为横部、角部、矢状部和终末部(囊部)，在一般情况下各部均易于显露。横部位于肝门横沟左半，偶被肝门的边缘掩盖，下方是肝左动脉或左外叶动脉或 2～3 支左外叶的段动脉，而左肝管则位于其上前方(图 4-19-53)。左肝管有 11.2%收纳右前、后叶肝管和右前叶下部胆管，又据国内 463 例观察，由门静脉左支横部发出右前叶门静脉或其上段支者占 6.98%；另在 333 例中，约有 15%还发出尾状叶右段支。以上这些变异，在肝切除术时应予以注意。

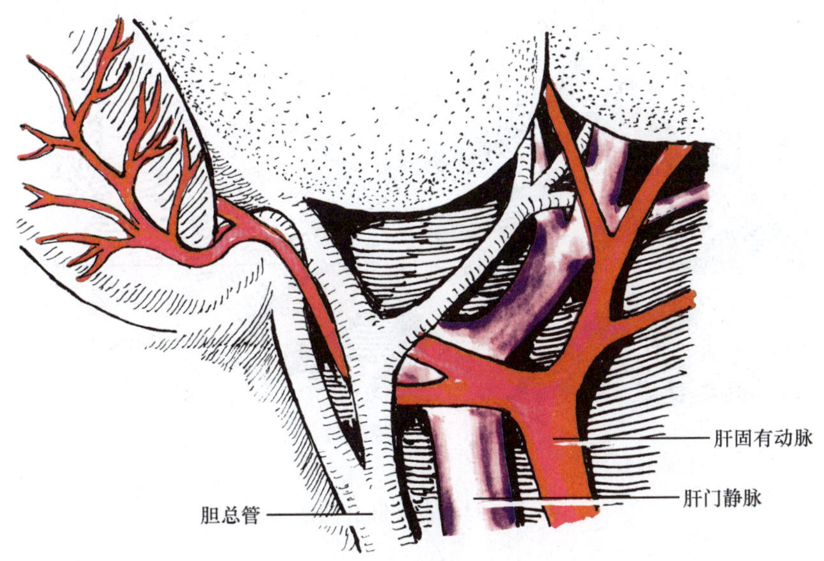

图 4-19-53 左半肝肝门解剖

门静脉左支横部向左至左纵沟成为角部，然后，进入脐静脉窝内成为矢状部，由此发出左内叶支与左外叶支。矢状部的浅面常有1～2支左外叶段动脉跨越，有时（约3%）左外叶肝管亦横跨其浅面。

由门静脉左支矢状部右壁、前壁及终末部发出4～8支较小的左内叶静脉，与其相关的有左内叶小动脉支及左内叶肝管。如将方叶向内侧牵开并仔细进行解剖剥离，即可见到这些分支。左外叶两个较大的静脉支，主要发自角部和终末部的外缘，但亦有25.9%～33.85%在矢状部外缘发出第三支称中间支（较前两支稍细且短），均有同名小动脉和胆管伴行，将左外叶向左侧牵开并仔细剥离，常可见到它们。

（3）右半肝的肝门结构：显露右半肝的肝门结构比较困难，因其位置较深，且被胆囊颈和胆囊管所遮盖。

右半肝肝门主要结构的相互位置关系通常是：肝右管位于上前方，门静脉右支位于下后方，肝右动脉位于两者之间，它们占位于肝门右半并稍偏右，多在肝门内分支或汇合，然后进出于右半肝。

门静脉右支一般短于左支横部，这是因为门静脉分叉点多偏向右方。右支成人长约1～3cm，平均约为1.5cm。门静脉右支的后壁大部被尾状突所掩盖，此处常发1～2支，分布于尾状叶右段及尾状突。在行右半肝切除时，当切除胆囊，结扎和切断肝右管和肝右动脉后，才可充分显露门静脉右支。门静脉右支在进入肝实质前，多数（约70%）即分出右前叶和右后叶门静脉支，常可从肝门右切迹稍加分离和追查，即可解剖出这两支门静脉根部。

肝右动脉一般经肝总管后方达到肝门切迹之前（在Calot三角中），分出一支胆囊动脉，然后在肝门右切迹内分出尾状叶右动脉、右前叶和右后叶动脉，但亦有少数人在肝门右切迹外即分出这三支动脉。右前叶动脉在同名门静脉的内侧并与其伴行，而右后叶动脉则横过右前叶门静脉的根部前方到达其右侧，并与同名门静脉伴行。

右前叶肝管和右后叶肝管约有50%是在肝门右切迹内接合成肝右管的，因此，这两支肝管通常可能在肝门内解剖出来，但它们的位置较深，包绕的结缔组织又很紧密，有时亦难以寻得。肝右管较肝左管短，成人平均0.8cm。

手术中辨认右前叶肝管或是右后叶肝管很重要，一般可按辨认门静脉右支分支的方法来确定。右前叶肝管与右前叶静脉、动脉的行程基本是一致的，但肝管多位于静脉内侧。右后叶肝管多经右前叶静脉根部的后方到达右后叶静脉的内侧，然后与其伴行（图4-19-54）。在原位肝脏，右前叶肝管指向前下方，探查较困难，而右后叶肝管则指向右后上方。

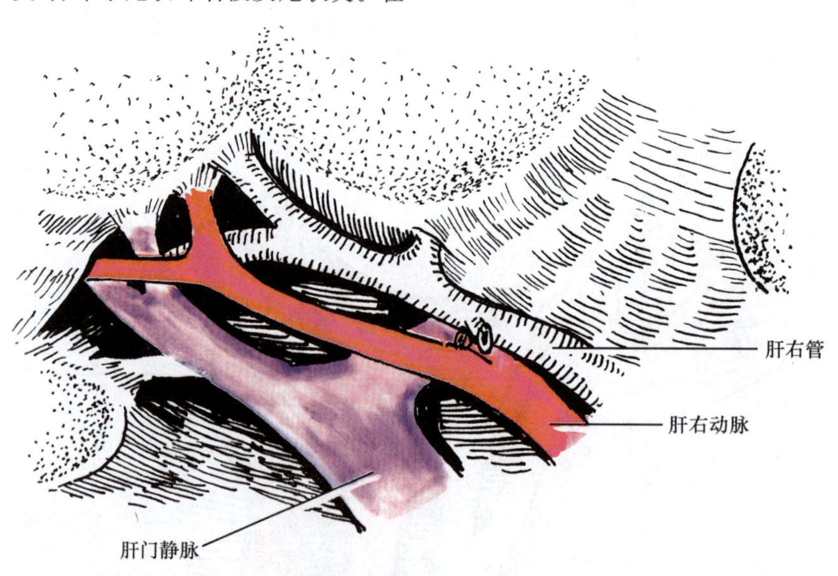

图4-19-54　右半肝肝门解剖

5. 肝的分叶、分段　从前，以肝膈面的镰状韧带为界，将肝分为左、右两叶的分叶方法，与肝内管道（包括肝管）的分布并不完全相符。为了正确理解肝内结构及适应肝外科的需要，必须依据肝内管道的分布并结合肝外形及肝裂等情况来划分肝叶和肝段。在腐蚀标本上可见叶与叶之间及段与段之间，有明显的裂隙存在，形成各叶、段之间的自然分界线。肝有三个叶间裂，两个段间裂及一个背裂。

（1）**正中裂**（图 4-19-55，图 4-19-56）：在肝的膈面，此裂起自胆囊的中点，向上后方抵于下腔静脉左缘（相当于肝左静脉进入下腔静脉处）。在肝的脏面，则以胆囊窝中线和腔静脉沟为界（即下腔静脉）。此裂将肝分为左、右两半，这在腐蚀标本上看得比较清楚，在剥离标本上只能按此裂划出分界线，称 Cantlie 线。按照这样的划分法，右半肝比左半肝大些，约占全肝重量的 60%～70%。正中裂的位置并非完全恒定，文献报道此裂起自胆囊窝稍左侧者 60%；恰通过胆囊窝中点者 30%；偏向右侧者 10%。正中裂的位置亦并非一定通过左、右门静脉支的分叉点，经其左侧者占 78%；偏向右侧者占 14%；仅 8%与此点相交。正中裂以呈直线者为多，但也有的呈不规则曲线形。此裂的平面一般与肝门平面成 60°～80°角，角的开口向左。正中裂内有肝中静脉经过，故在肝内可以肝中静脉作为左、右半肝分界的标志。正中裂通过尾状叶时，通常也将它分成左、右两半（即尾状叶左、右段），分别属于左、右半肝。在少数情况下，正中裂仅将尾状突与尾状体分开，这样，尾状突则属于右半肝，而整个尾状体属于左半肝。

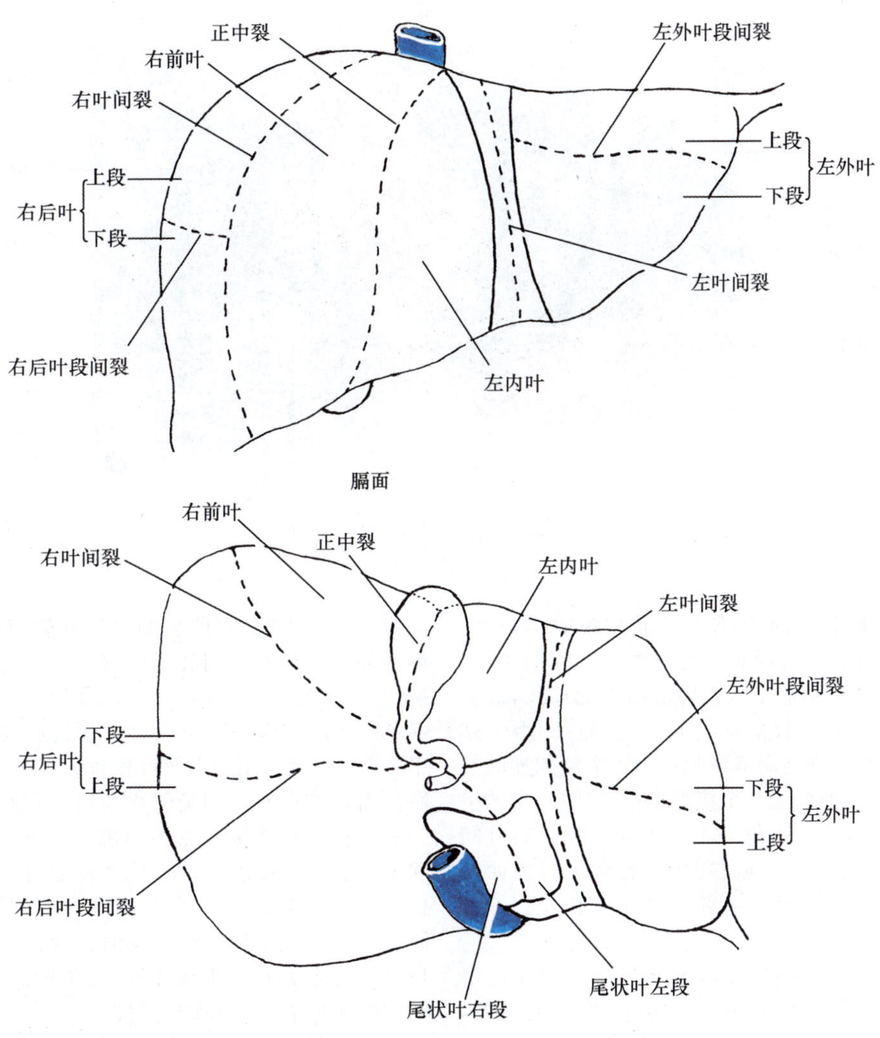

图 4-19-55 肝的分叶与分段

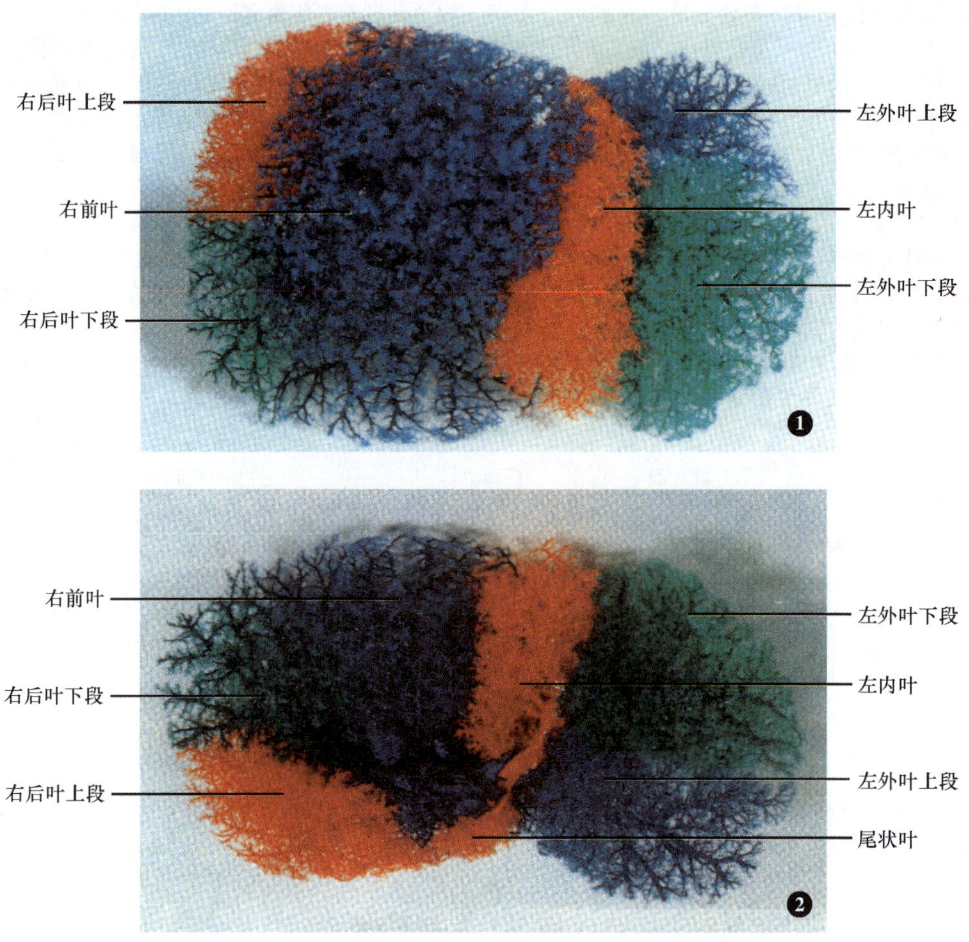

图 4-19-56 肝的分叶、分段铸型

1. 膈面；2. 脏面

(2) **右叶间裂**：右叶间裂位于正中裂右侧，在膈面，它相当于肝右下角和胆囊切迹中点之间的中、外1/3交界处与肝右静脉汇入下腔静脉处的连线，此裂多呈弓形，但也有少数呈直线形；在脏面，则由上述的中、外1/3交界处与胆囊颈附近的正中裂相连的略为弧形的连线。此裂是一个接近水平的斜裂，它的平面与水平面成30°～50°角，角的开口向右侧。右叶间裂将右半肝分成右后叶和右前叶，后者显得膈面大而脏面小，前者则相反。在裂的平面内有肝右静脉经过。

右叶间裂的肝表面标志，不如左叶间裂和正中裂明显。在腐蚀标本上，可见此裂位置变化较大，系因右半肝两个肝叶的大小而改变，而右前叶与右后叶的大小，又因肝右静脉和肝中静脉的大小以及右半肝门静脉的不同分支类型而有变化，若右后叶小而右前叶大时，则此裂偏向后外侧，反之，则偏向前内侧。由于右叶间裂无明显标志可寻，故手术定位比较困难。Hobsley 称此裂为**"右侧不定平面"**。Goldsmith 与 Woodburne 认为，此裂与右第8肋间几乎一致。文献提出，一般可根据肝的右下缘切迹或肝门右切迹向右外侧延伸线与肝下缘的交叉点，作为此裂在肝右下缘起点的标志。因此，行右后叶切除术时，除了根据上述的某些标志外，最好在肝门横沟及右切迹内分离出右后叶的门静脉支及肝动脉支予以结扎，再观察肝表面色泽的改变情况，变色者即为右后叶的所在部位，当中的分界线即为右叶间裂于肝表面所在的位置。

(3) **左叶间裂**：此裂起自肝下缘的脐切迹，向后上方达肝左静脉汇入下腔静脉处。在膈面约相当于镰状韧带左侧1cm，在脏面则以左纵沟和静脉韧带为标志。

左叶间裂将左半肝分为左外叶与左内叶。裂内有肝左静脉的叶间支经过。

(4) **左外叶段间裂**:此裂相当于左肝静脉汇入下腔静脉处与肝左缘的中、后 1/3 交界处的连线,然后转向脏面,多数抵止于脐静脉窝的上 1/3。此裂接近额状位将左外叶分为上、下两段。

(5) **右后叶段间裂**:此裂在肝的脏面起自肝门右切迹,横过右后叶约达肝右缘的中点。此裂将右后叶分成上、下两段。

(6) **背裂**:此裂位于肝后上缘的中部、尾状叶的前方,是一个为额状位而略向前凸的弧形肝裂,由此裂划分出尾状叶。肝左、中、右静脉在背裂处汇入下腔静脉。

由以上叙述可见正中裂将肝分为左、右半肝。左半肝被左叶间裂分为左外叶和左内叶;右半肝被右叶间裂分为右前叶和右后叶。左外叶被段间裂分为左外叶上、下段;右后叶被段间裂分为右后叶上、下段。尾状叶被正中裂分为左、右两段,分别属于左、右半肝。这样的分叶、分段方法,不仅符合肝解剖、生理的实际情况,且有利于肝疾病的定位诊断和规则性肝切除术。

6. 肝内管道

(1) 概述:肝内管道有两个系统,即Glisson **系统**及肝静脉系统。Glisson 系统包括门静脉、肝动脉和肝管,三者被共同的结缔组织鞘所包裹,经第一肝门出入肝,在肝内的分布,三者(由粗到细)的行径基本一致(图 4-19-57,图 4-19-58)。Glisson 系统中以门静脉及其分支较粗大且较恒定,故以它为代表作为肝内分叶、段的基础(图 4-19-59),相应的肝动脉、肝管支均较细小,如同葛藤状攀缘着与其伴行的门静脉支。肝动脉、门静脉为入肝血液,肝静脉则引流肝内血液,组成肝静脉系统,出第二肝门汇入下腔静脉。门静脉系与肝静脉系两组管道在肝内的排列互相交错,很似两手的手指互相交叉状(interdigitation)。

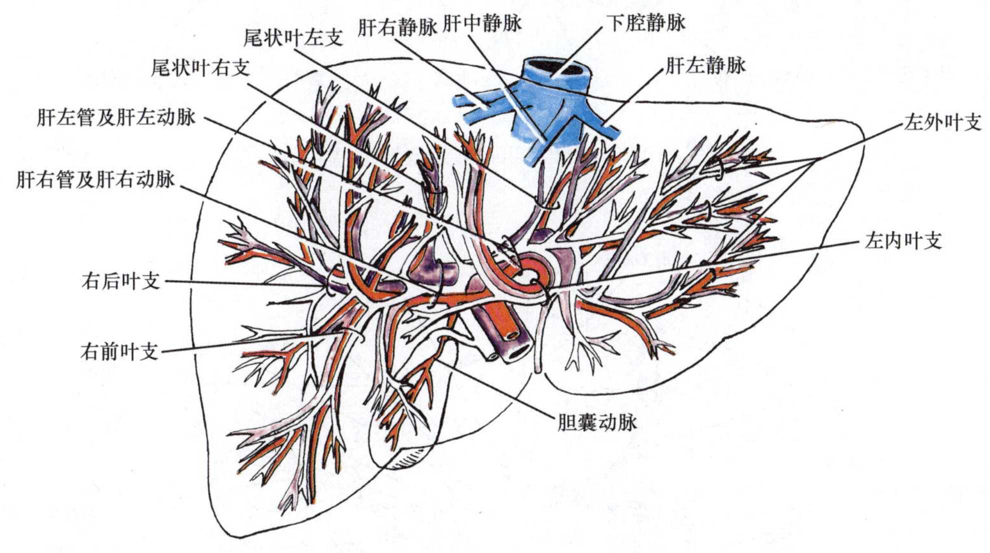

图 4-19-57　Glisson 系统

主要依据肝内管道的分布和排列规律,将肝分为上述的叶、段。每个叶、段或半肝均有相对独立的管道系统。因此,对每个叶、段均可视为一个独立的功能形态单位,并可视为一个外科单位进行定位或手术切除,从而促进了肝外科的发展。

(2) 门静脉的肝内分支

1) **门静脉主干**的分支:门静脉主干在肝门附近多数分为左、右 2 支,但有少数分为 3 支等类型。据文献共 792 例的统计(成人、儿童)。可见有 16%的异常类型(图 4-19-60),在左、右半肝切除时要注意处理,以免意外损伤引起不良后果。有条件时,术前可行选择性门静脉造影。门静脉主干、左支、右支三者构成"T"形、"Y"形或其他形。据文献共 247 例(成人、儿童)分析:"T"形者 148 例,占 59.9%;"Y"形者 58 例,占 23.5%;其他形 41 例,占 16.6%。"T"形者分叉点距肝门横沟很近,"Y"形者的分叉点距肝门横沟稍远。门静脉主干分为左、右 2 支者,2 支之间的夹角平均约 160°;主干与右支之间的夹角(平均约 116°);大于主干与左支之间的夹角(平均约 80°)。在少部分标本中，由门静脉主干或其分叉点处发出 1～3 小支,分布到尾状叶右段与尾叶突。

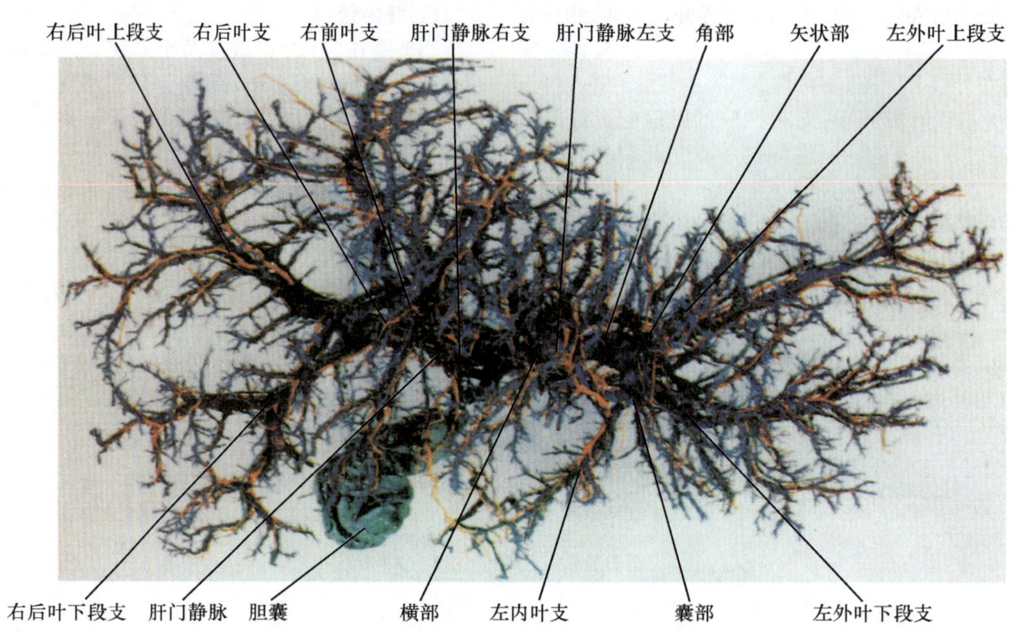

图 4-19-58 肝内 Glisson 系统铸型(膈面)

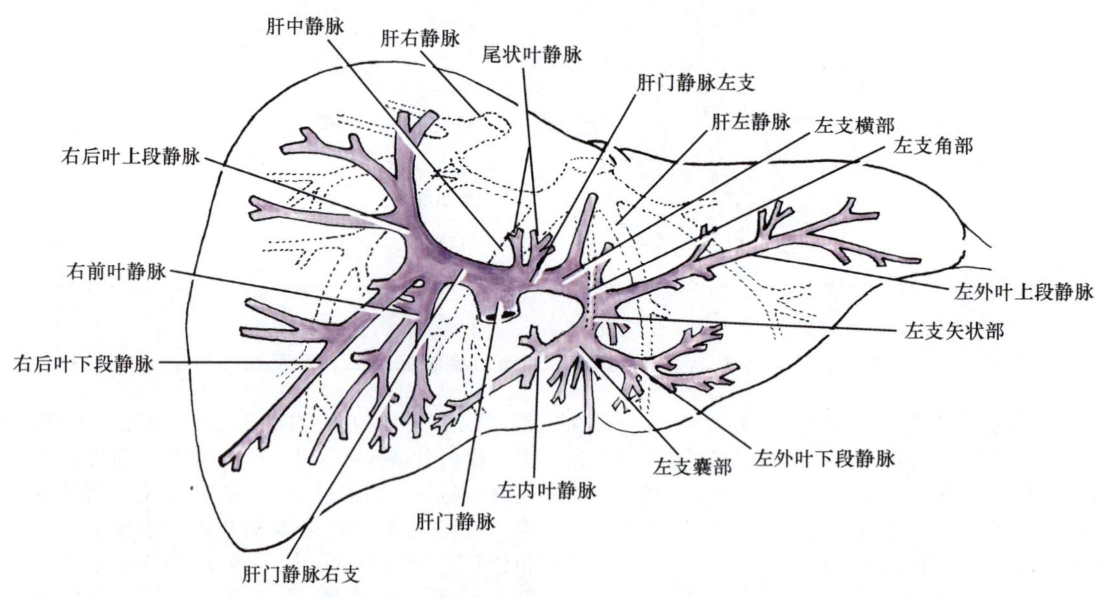

图 4-19-59 肝门静脉肝内分支及肝静脉的分布

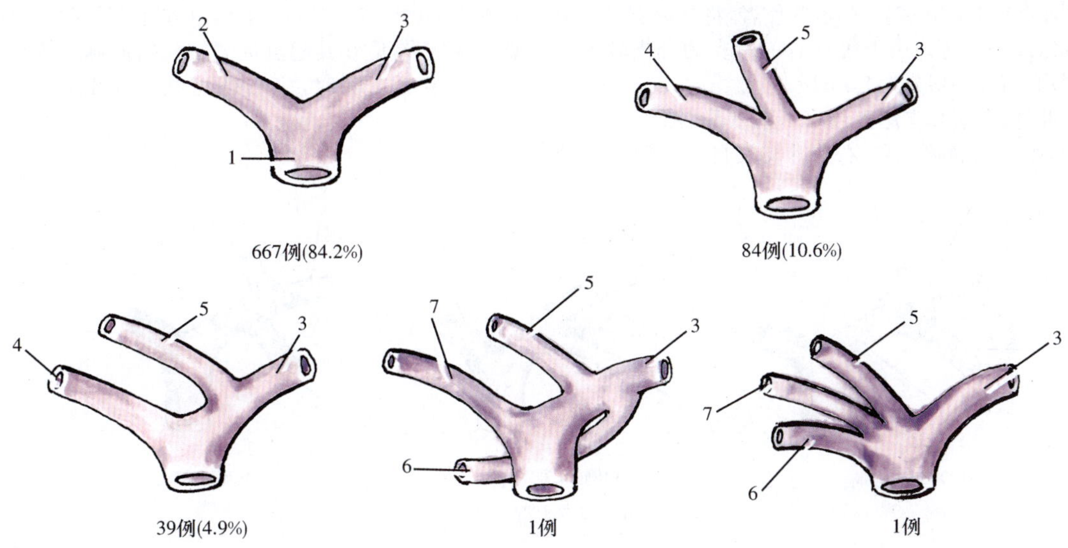

图 4-19-60 肝门静脉的分支类型(792 例)

1. 肝门静脉;2. 肝门静脉右支;3. 肝门静脉左支;4. 右后叶静脉;5. 右前叶静脉;6. 右后叶下段静脉;7. 右后叶上段静脉

2) **门静脉左支**ramus sinister:门静脉左支分出后,初在肝门横沟内向左走行,至横沟左端,多呈急转弯向前进入脐静脉窝内,终止于与肝圆韧带相连处。如前所述,根据左支的位置与形态,将其分为横部、角部、矢状部及囊部(终末部)。横部成人平均长 2.6cm(2～6cm),矢状部长平均为 2.4cm(0.9～4.0cm),角部的角度平均为 107°(90°～130°)。

横部pars transversa:位于左侧肝门横沟内,发支至尾状叶左段和左内叶的某部。文献总综合 390 例资料(成人、儿童),发支至尾状叶左段的静脉支数为 1～5 支之间。又据 60 例(成人、儿童)调查,发出左内叶后静脉(方叶上静脉)1～3 支者,占 41.7%。角部 pars angularies:是门静脉左支转弯处 1cm 范围内的部分,角开向右侧。角部凸侧发出较粗大的左外叶上段支,其行程较直,指向左外叶后上方,沿途发出多数分支至左外叶上段。此支的起源,行程及分布区域均较恒定(96.2%)(仅有约 2.5%由上段支根部发出左外叶下段支:合干)。其在肝表面的投影线与横部延长线之间的夹角平均为 33.4°,距其起始部约 2cm 处的深度,平均距肝的脏面为 1.6cm。约有 1/3 的标本角部内缘还发出左内叶上组支,少数发出左内叶下组支。静脉导管小支(1～4 支)的出现率为 86.2%。

矢状部和囊部(终末部) pars sugitalis and pars cysticus (terminalis):位于脐静脉窝内。矢、囊两部一般无明显界限。囊部外缘多发出左外叶下段支(约 95.5%);矢状部外缘约有 19.7%出现左外叶中静脉支。囊部内缘、矢状部的前壁和右壁发出左内叶下组支(方叶下门静脉支)1～5 小支及左内叶上组支 1～7 小支,由于这些小支的支数和大小不恒定又不规整,故肝的左内叶不易划分为段。

3) **门静脉右支**ramus dexter:门静脉右支一般比左支横部短,成人平均为 2.3cm;儿童平均为 1.5cm。门静脉右支的分支形式:据 204 例分析,分为 1 支型、2 支型和 3 支型 3 种(图 4-19-61)。

在 1 支型的标本中,依其分支的变化又将其分为 3 型:即规则型、右前叶支型及右后叶支型(图 4-19-62)。此外,有的文献还将门静脉主干分为 3 支型以及右前叶支或其上组支起自左支横部者,称为无右支型(12.2%)。夏穗生等认为,当胆囊切除后,在肝门右切迹左内方还有另一裂隙时,即可断定门静脉无右支。

右尾状叶门静脉支:由门静脉右支多发出右尾状叶支。文献综合 191 例结果,由门静脉右支发出 1～3 支至尾状叶者 143 例,占 74.9%。又在 157 例标本中有 41 例(26.1%)由门静脉分叉处发出 1 支至右尾状叶。

右前叶门静脉支:有 64.3%的标本由门静脉右支的前上缘发一较粗大的右前叶支(图 4-19-61),很快即分成多数小支,分布于右前叶的前下部和右前叶的后上部。总之,右前叶支分支类型大致有 2 组:一组是先向上、下分成 2 支后再分为细支,此时的右前叶的范围则较小,而右后叶则较大;另一组是先向左、右分成 2 支后再分为细支,此时的右前叶的范围则较大,而右后叶要小些(图 4-19-63)。另有些作者,将其分支类型分为 3 组或 4 组等。由上可见右前叶支的分支较不规则,故右前叶不划分为上、下段。

此外,右前叶支起点还有一些变异(图 4-19-61),此时,则无门静脉右支,右前叶支发自门静脉主干或左支横部(共 17.7%)。因此,在左半肝切除时,应注意这些变异,应在其起点远侧结扎门静脉左支横部;而行右半肝切除时,应结扎这些异常起源的右前叶支。

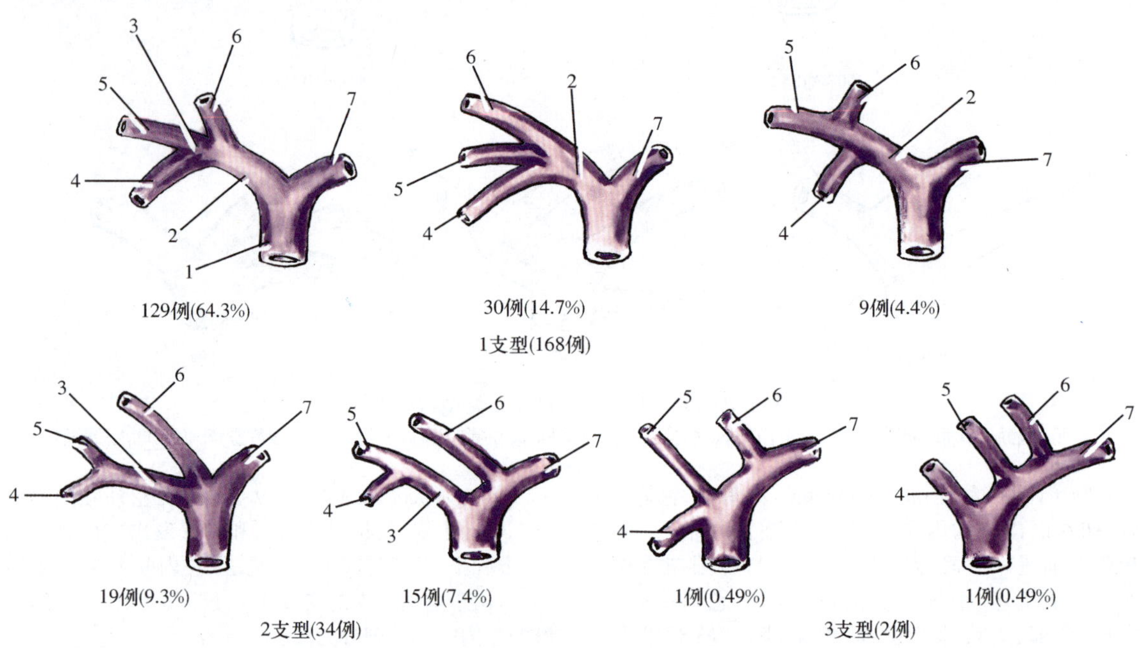

图 4-19-61 肝门静脉右支的分支类型(204 例)

1. 肝门静脉;2. 肝门静脉右支;3. 右后叶静脉;4. 右后叶下段静脉;5. 右后叶上段静脉;6. 右前叶静脉;7. 肝门静脉左支

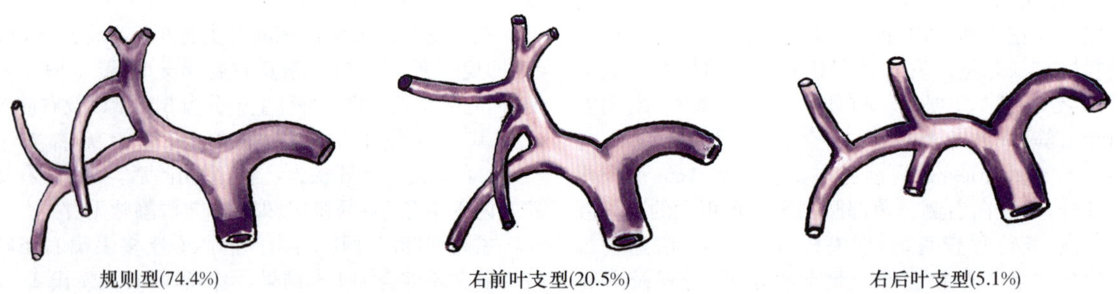

图 4-19-62 门静脉右支 1 支型的分支类型

右后叶门静脉支:右后叶门静脉支多数(约 64.3%)为门静脉右支两终支之一。有的无右后叶门静脉支,而其上、下段支分别起自异常部位(约 20.0%),有的虽有右后叶门静脉支,但直接起自门静脉主干(约 16.7%)(图 4-19-61)。

右后叶门静脉支的走行多呈向右凸出的“C”形,先走向右上方后弯向内上方,伸向肝右静脉汇入下腔静脉处;另一种较少,呈“S”形,分布右叶上段(图 4-19-64)。根统计 100 例标本,呈“C”者占 80.0%;呈“S”形或近于“S”形者为 20.0%。

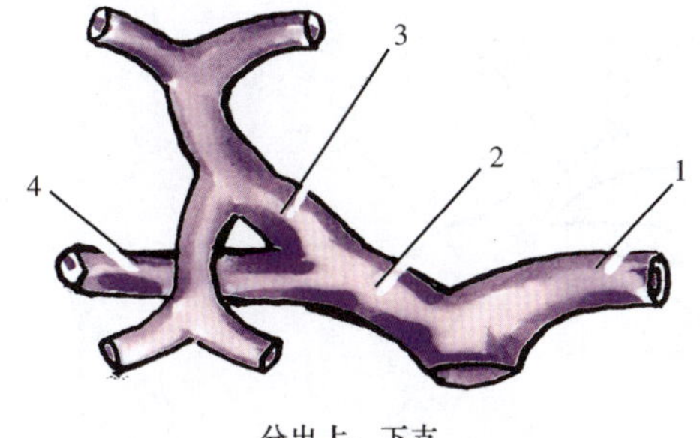

分出上、下支

分出左、右支

图 4-19-63　右前叶门静脉支的分支类型

1. 肝的静脉左支；2. 肝门静脉右支；3. 右前叶静脉；4. 右后叶静脉

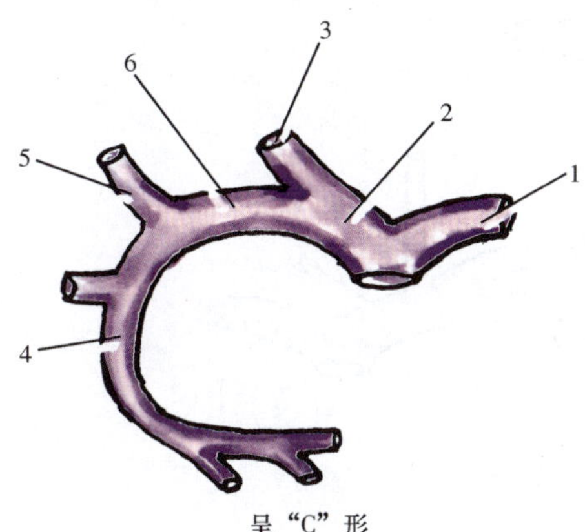

呈“C”形

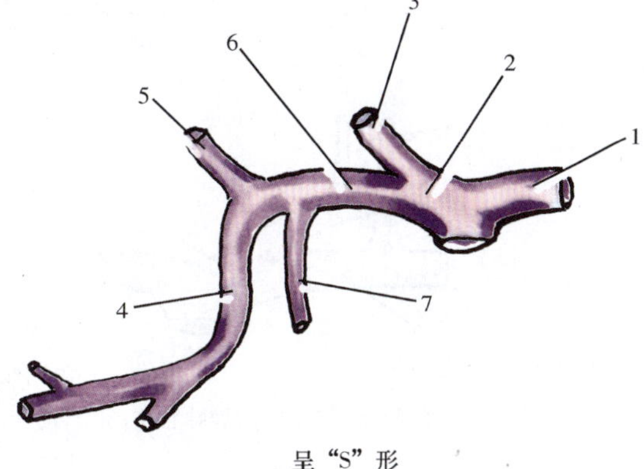

呈“S”形

图 4-19-64　右后叶门静脉支的分支类型

1. 门静脉左支；2. 门静脉右支；3. 右前叶静脉；4. 右后叶下段静脉；5. 右后叶上段静脉；6. 右后叶静脉；7. 右后叶上缘静脉

此外，右后叶门静脉亦有 3 支者(46.0%)，即上、下段支和中间支，后者有粗有细，横向外侧，分布于右后叶上段，因而，右后叶上段要大些。另有胆囊旁门静脉支者占 96.0%，发自门静脉右支或右前叶支和右后叶支或发自两者各 1 支，分布于胆囊窝右侧缘部分(图 4-19-65)。

4) **尾状叶门静脉支**：尾状叶门静脉的小分支可分为左、右两段组，每段组有 1～3 支或更多些。左段组支发自门静脉左支横部上缘，且多在横部的近两端处发出，很少发自横部中份，故横部中份是手术中进行游离的较安全部位。右段组支多起自门静脉右支上缘，亦有起自门静脉主干或门静脉左支横部的。尾状叶的门静脉支虽较细小，但支数常较多，半肝或肝叶切除时，要仔细处理有关的尾状叶小静脉支。由于尾状叶很小和有较多的门静脉、肝静脉小支以及其右段与下腔静脉的关系很紧密，故在半肝切除时，常不切除其左段或右段。

(3) **肝动脉的肝内分支**：由肝门入肝的肝左、右动脉(包括异常的)，在肝内逐次分支并攀缘着相应的门静脉支及同名肝管(肝内胆管)，一同包在 Glisson 鞘内，正常情况下，肝左、右动脉分别向左、右半肝供血(图 4-19-66)。肝动脉供血量约占肝供血的 25%，但含氧量却在 75%左右；而门静脉的供血量与含氧量，恰与此相反。

1) **肝左动脉**：由于肝左动脉的变异情况较多，故肝左动脉在左半肝的血供仅占半数左右。据统计，64.3%分布于整个左内叶和左外叶；21.4%分布于全部左外叶及左内叶的上部；14.3%仅分布于左外叶。其余的，由副肝左动脉代替肝左动脉和起源于肝右动脉的肝中动脉等来供应。尾状叶左段动脉常为 1 支，起源于肝左动脉。

Healey 等发现，在 70 例标本中，肝左动脉供左半肝(典型者)仅占 40%；左内叶动脉单独起自肝右动脉者占 25%(无肝左动脉)；左外叶下段动脉起自左内叶动脉者占 35%(图 4-19-67)。

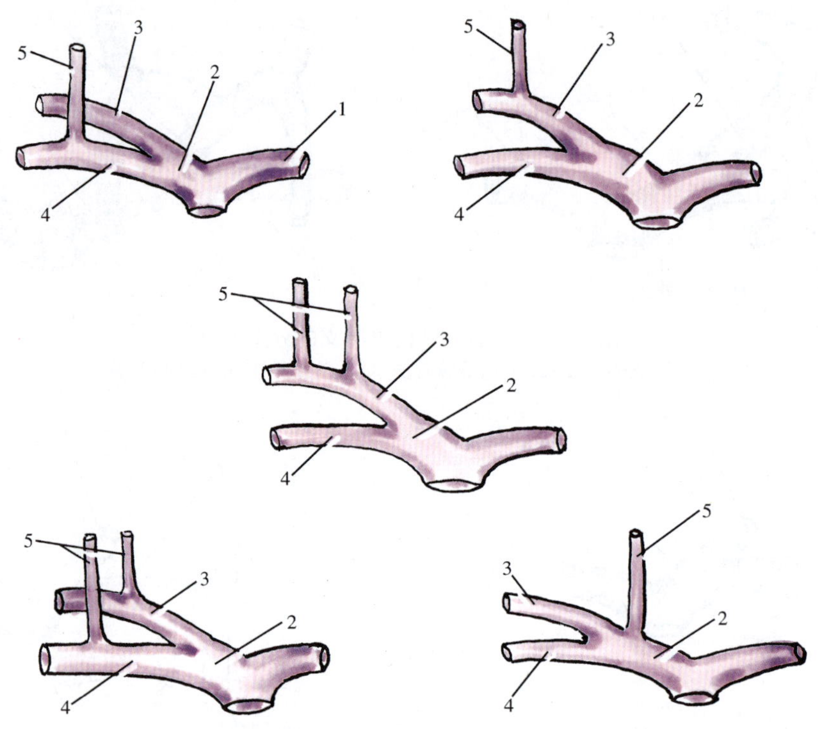

图 4-19-65 胆囊旁门静脉支

1. 门静脉左支；2. 门静脉右支；3. 右前叶静脉；4. 右后叶静脉；5. 胆囊旁静脉

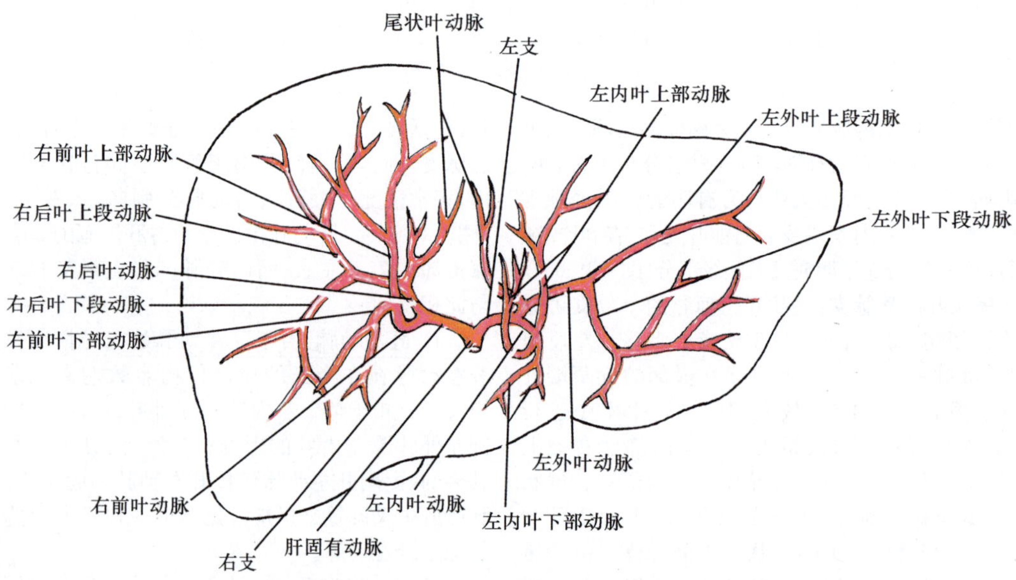

图 4-19-66 常见型肝动脉的肝内分布

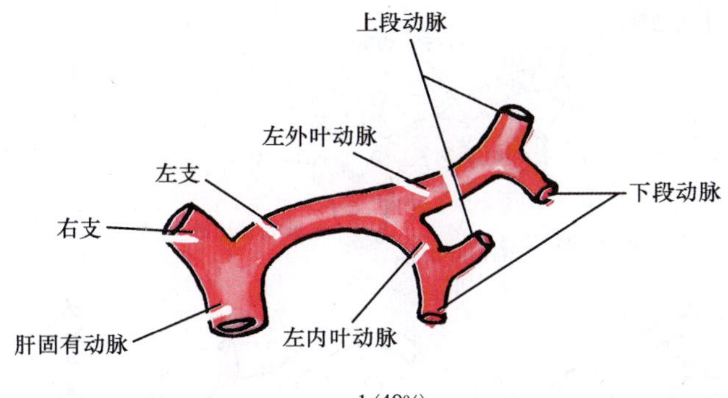

1.(40%)

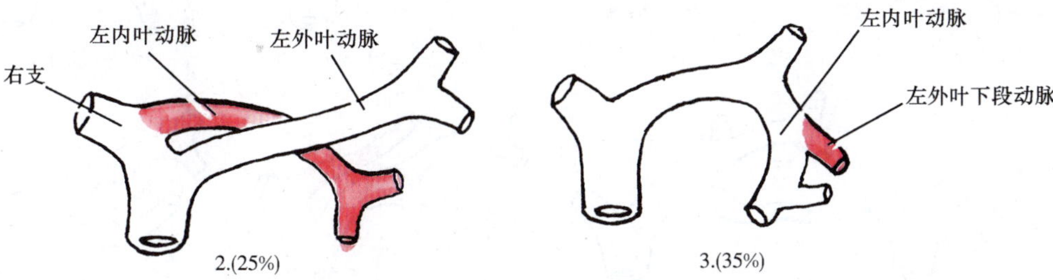

2.(25%)

3.(35%)

图 4-19-67 肝固有动脉左支的分支类型(70 例)

1. 常见型:左内叶和左外叶动脉各有上、下段动脉支;2. 无肝固有动脉左支型:左内、外叶动脉分别起源,左内叶动脉起自肝固有动脉右支;3. 无左外叶动脉型:左外叶上、下段动脉分别起源,左外叶下段动脉起自左内叶动脉

又据 330 例观察,肝左动脉的分支形式有 3 种基本类型:肝左动脉为典型情况者,约占 34.9%;左内叶动脉单独起自肝右动脉者约占 26.7%;左外叶动脉起自左内叶动脉者约占 9.1%;余者为其他种类型(至少在 25 种以上,其中包括副肝左动脉),约占 29.4%。

2) **肝右动脉a. gastrica dextra**:肝右动脉在门静脉右支前下方分为右前叶动脉和右后叶动脉,此型占 78.6%;肝右动脉延续为右前叶动脉者占 21.4%。肝右动脉常发出尾状叶右段动脉(包括尾叶突)。由于肝右动脉可发出肝中动脉分布到左内叶、左内叶上、下部或左外叶某部,故肝右动脉除分布于右半肝全部外,有 28.6%标本分布到左内叶或其上、下部等处。

Healey 等分析 70 例标本,肝右动脉的正常肝内分支者仅约占 36.2%,其余均为各种变异(图 4-19-68)。

又据 330 例的统计,肝右动脉的分支形式有 4 个基本类型:即肝右动脉为典型情况者,约占 55.7%;右前叶动脉为 2 支者,约占 12.4%;无右后叶动脉,而其上、下段动脉分别起自肝右动脉者,约占 6.7%;无右后叶动脉,而其上、下段动脉共同起源于肝右动脉,右前叶动脉起自右后叶下段动脉者,约占 4.24%;余者为其他种类型(至少在 17 种以上,其中包括副肝右动脉在内)约占 20.9%。

3) 肝动脉的肝内、外吻合:文献介绍 Michels (1953)研究发现,在肝门区以及肝的周围有丰富细小的侧支循环(图 4-19-69)。此外,近年来还有报道肝内动脉分支之间普遍存在着吻合,这些吻合细支存在于 Glisson 鞘的深浅两面,称为鞘动脉深、浅网,深网较粗大且致密。

(4) 肝管的肝内分支:肝管的肝内分支与门静脉、肝动脉的分支基本一致,三者均被包绕在一结缔组织鞘(Glisson)内。肝内肝管可按肝的分叶、分段来命名,即左、右肝管(一级支),左内叶、左外叶、右前叶及右后叶肝管(二级支)及各段肝管(三级支)等,尾状叶也分为左、右段肝管。肝内肝管的分支分布,不如门静脉的分支分布规则,常有各种变异,尤以肝右管为甚。

1) **肝右管**及其叶、段肝管:肝右管由右前叶和右后叶肝管汇合而成,并接受来自尾状叶右段及尾状突的小肝管(图 4-19-70)。有一组统计,肝右管长度成人平均为 0.84cm,与其他文献相似,且均比肝左管短(表 4-19-3)。管径平均为 0.28cm。

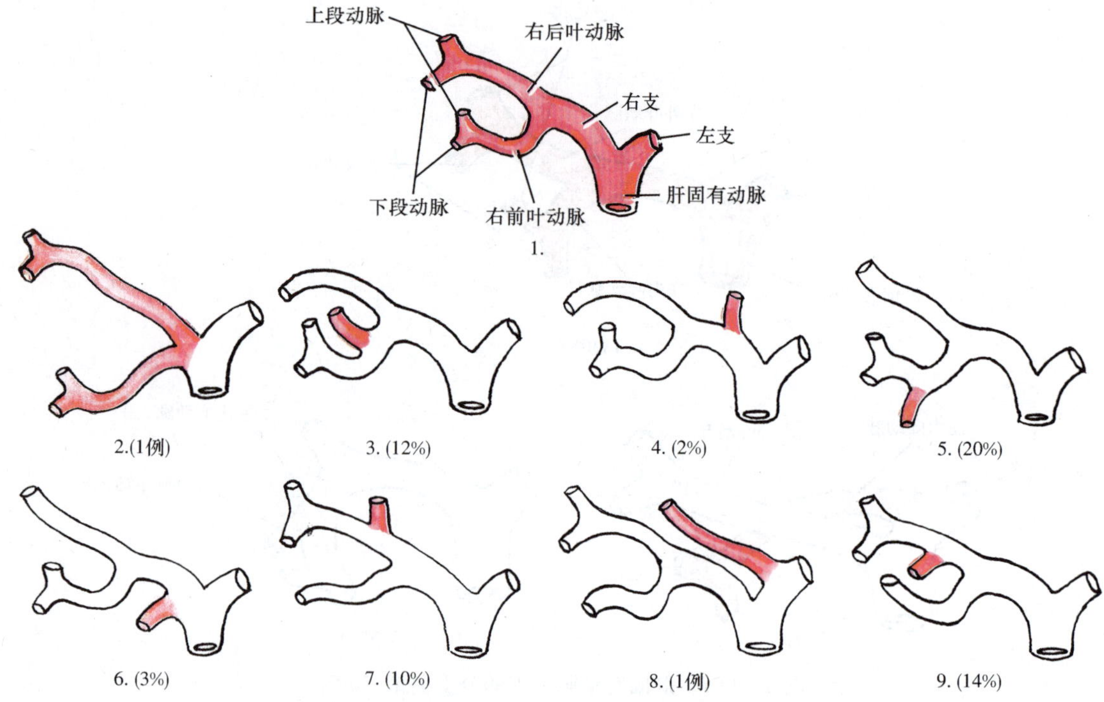

图 4-19-68 肝固有动脉右支的分支类型

1. 常见型；2. 右前、后叶动脉分别起于肝固有动脉；3. 右后叶上段动脉起于右前叶动脉；4. 右后叶上段动脉起于肝固有动脉右支；5. 右后叶下段动脉起于右前叶动脉；6. 右后叶下段动脉起于肝固有动脉右支；7. 右前叶上段动脉起于右后叶动脉；8. 右前叶上段动脉起于肝固有动脉左支；9. 右前叶下段动脉起于右后叶动脉

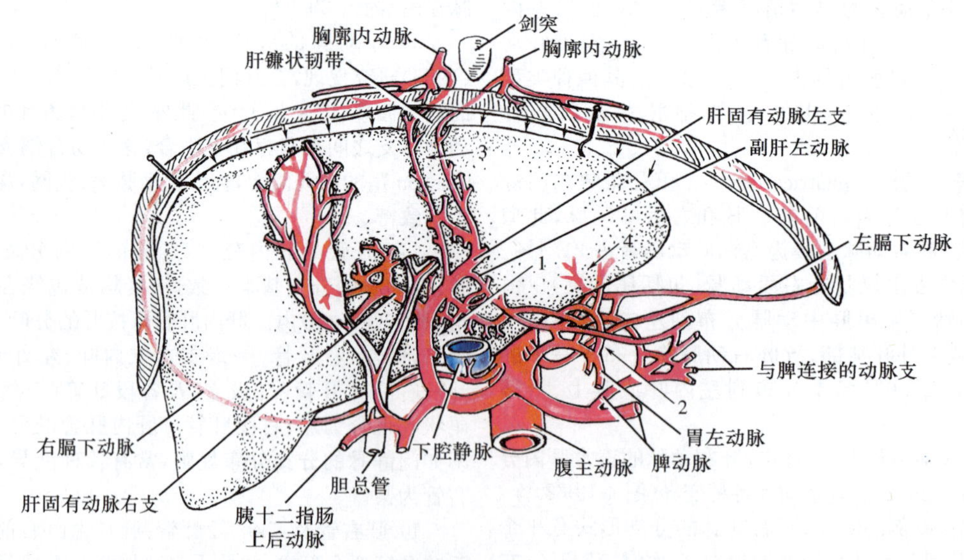

图 4-19-69 紧邻肝的肝外动脉间吻合

1. 肝固有动脉左支，副肝左动脉和肝固有动脉右支至尾状叶分支相连接处；2. 脾动脉、副肝左动脉和肝固有动脉左支分支间的吻合；3. 通过镰状韧带和肝圆韧带裂的肝固有动脉左支的分支与胸廓内动脉分支间的吻合；4. 胃左动脉的贲门食管支与左膈下动脉间的吻合；小箭头示通过肝裸区由膈至肝的小动脉支

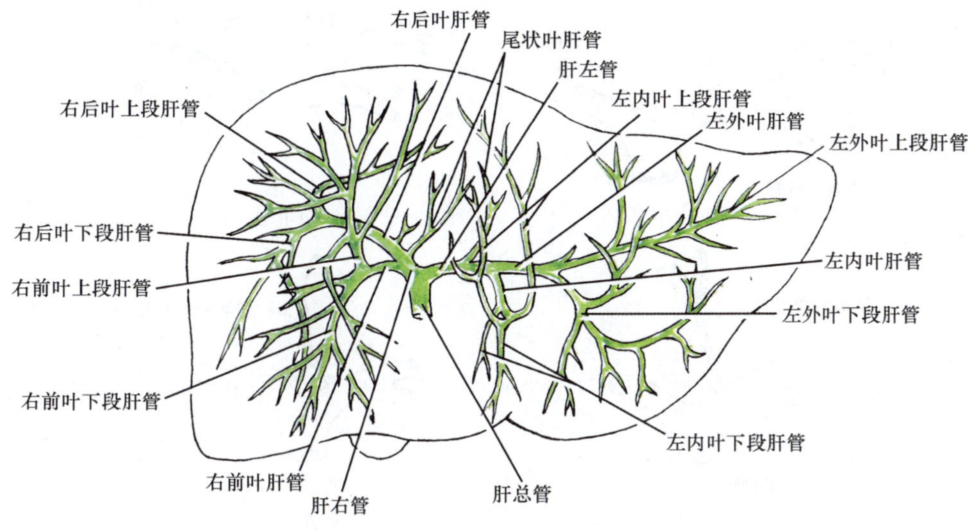

图 4-19-70 肝管在肝内的分布

表 4-19-3 有关文献报道左、右肝管的长度

作者	肝右管长度(cm)	肝左管长度(cm)
徐恩多	0.84(0.4～2.0)	1.64(0.25～2.8)
韩永坚	0.98(0.3～2.11)	1.6(0.5～3.3)
吴孟超	0.8(0.2～2.0)	1.6(0.2～3.0)
浦恩浩等	0.68	0.69
Healey	0.9(0.2～2.5)	1.7

由于肝右管及其肝内分支变异较大,故可将肝右管分为两大类,即:①有肝右管;②无肝右管。文献记载有肝右管者为 70.0%～75.8%,其余为无肝右管者。

近年,将有肝右管者分为 5 型:Ⅰ型为右后叶上、下段肝管沿同名静脉走行,至右后叶门静脉支深面汇成右后叶肝管,然后绕过右前叶门静脉支起点深面,至其内侧与右前叶肝管汇合。汇合后的肝右管即沿门静脉右支深面,在肝门横沟中与肝左管汇成肝总管,此型常见(40.3%)(图 4-19-71-1);Ⅱ型为左外叶上段肝管汇入肝右管(3.2%)(图 4-19-71-2);Ⅲ型为肝右管或其分支等处接受胆囊旁支肝管(8%)(图 4-19-71-3);Ⅳ型为右前叶上、下段肝管及右前叶肝管汇入部位的异常(16.0%)(图 4-19-72);Ⅴ型为右后叶上、下段肝管及右后叶肝管汇入部位的异常(8.0%)(图 4-19-73)。

无肝右管者,文献报道为 24.2%～30.0%。情况较为复杂,可分为 8 型(图 4-19-74)。

第 1 型为右前叶肝管汇入肝左管(4.8%)(图 4-19-74-1),文献约为 6.3%;第 2 型为右前叶肝管与肝左管汇合成肝总管,右后叶肝管在低位单独汇入肝总管(4.8%)(图 4-19-74-2);第 3～8 型见图 4-19-74-3～8。Puente 在 3845 例 X 线解剖研究中发现,右后叶肝管汇入右前叶肝管与肝左管汇合处的上交角者占 11.1%(三叉型),而国内文献报道仅为 3.2%(图 4-19-74-4),此外,尚有呈三叉型者,是右前叶肝管汇入右后叶肝管与肝左管的上交角,比型占 3.2%(图 4-19-74-5)。

2) **肝左管及其叶、段肝管**:肝左管位于肝门横沟中,门静脉左支横部下缘深面,多由左外叶肝管和左内叶肝管汇合而成,主要引流左半肝的胆汁。它与肝右管汇合前接受 1～2 支来自尾状叶左段的小肝管(图 4-19-70)。

肝左管分为有肝左管及无肝左管两类。有肝左管者占大多数,据统计为 95.1%及 88.6%,其长度成人平均为 1.64cm,管径成人平均为 0.27cm。在有肝左管者中,其左内叶肝管有 4 种类型(图 4-19-75);而其左外叶肝管可有可无,文献中有左外叶肝管者占多数(52.4%～77.1%)。据文献记载,其中属于常见型即仅有左外叶上、下段肝管汇入左外叶肝管者占 57.4%(图 4-19-76-1),而同时有左外叶中支肝管者占 19.7%(图 4-19-76-2～6),无左外叶肝管者占少数(22.2%)。由于其上、下段肝管汇入部位不同,又将其分为 9 种类型,其中 7 种类型见图 4-19-77-1～7,其余 2 种类型见图 4-19-78。

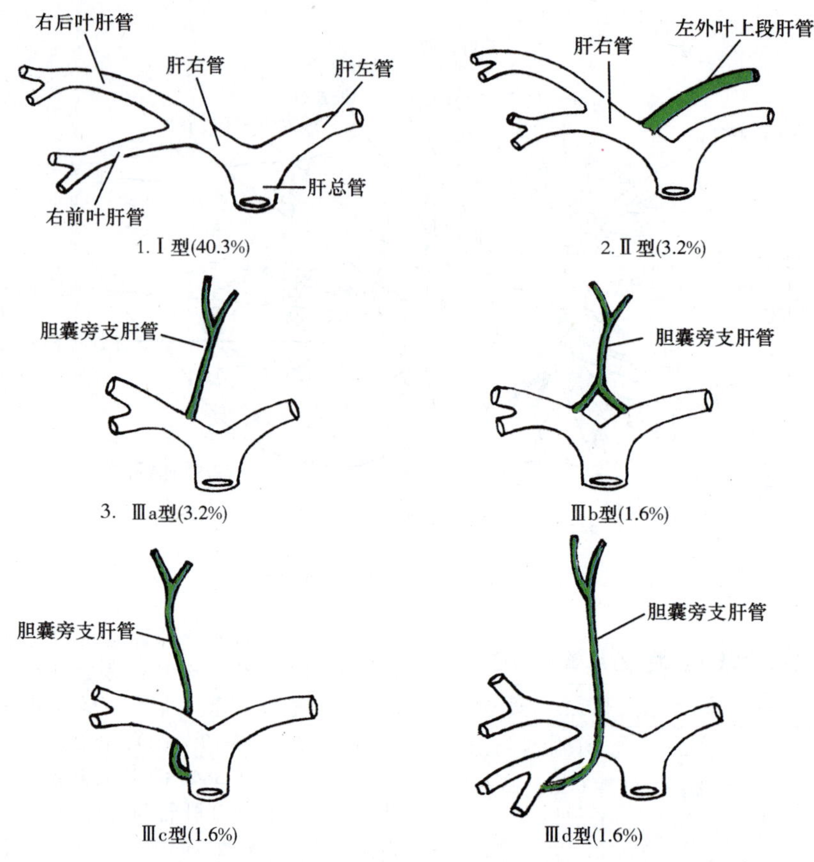

图 4-19-71　肝右管的分型(Ⅰ～Ⅲ型)

1. Ⅰ型,常见型;2. Ⅱ型,左外叶上段肝管汇入肝右管;3. Ⅲa～d 型,胆囊旁支肝管汇入不同部位

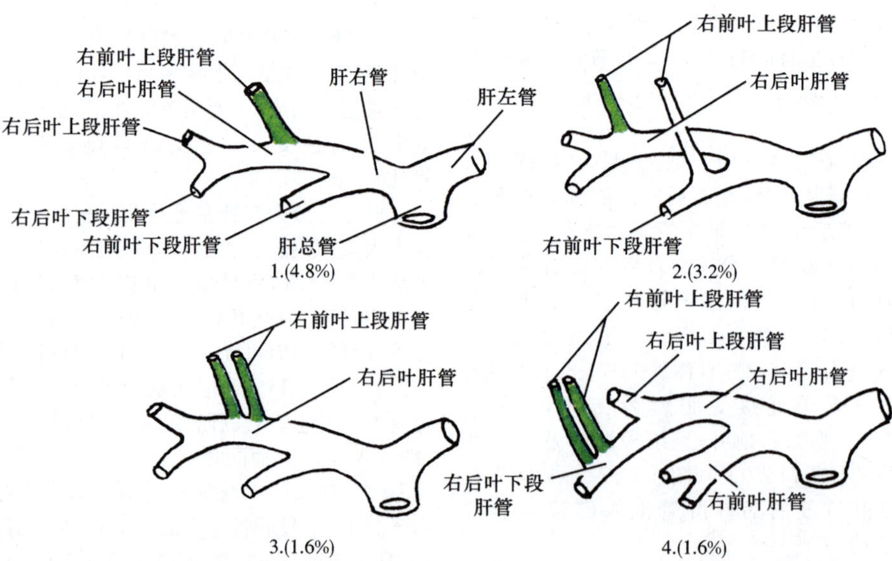

图 4-19-72　肝右管Ⅳ型(右前叶上、下段肝管及右前叶肝管汇入部位的异常类型)

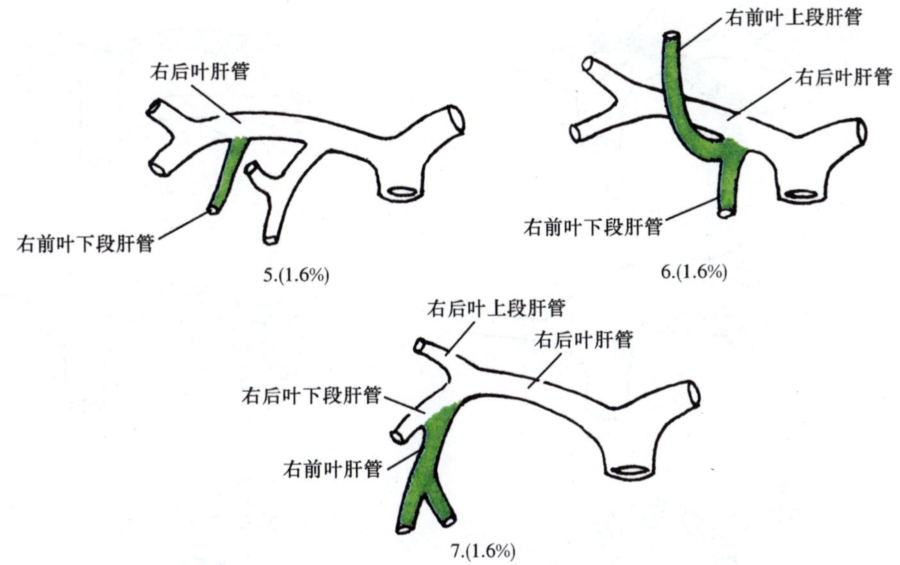

图 4-19-72 肝右管Ⅳ型(右前叶上、下段肝管及右前叶肝管汇入部位的异常类型)(续)

1. Ⅳa-1 右前叶上段肝管汇入右后叶肝管;2. Ⅳa-2 另 1 细支右前叶上段肝管汇入右后叶肝管;3. Ⅳa-3 细支右前叶上段肝管汇入右后叶肝管;4. Ⅳa-4 另 2 细支右前叶上段肝管汇入右后叶下段肝管;5. Ⅳa-5 另 1 细支右前叶下段肝管汇入右后叶肝管;6. Ⅳa-6 右前叶上、下段肝管分别汇入右后叶肝管;7. Ⅳb 右前叶肝管汇入右后叶下段肝管

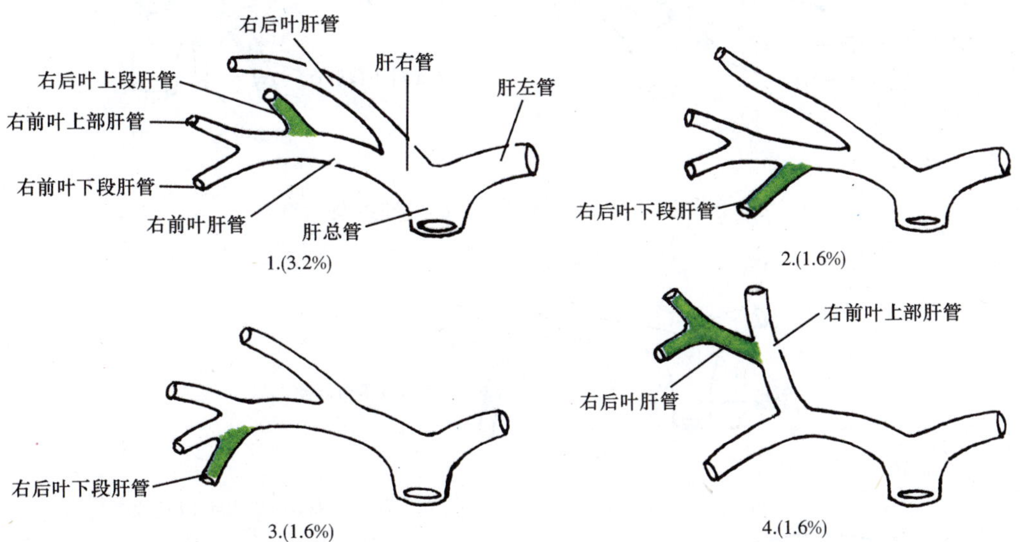

图 4-19-73 肝右管Ⅴ型(右后叶上、下段肝管及右后叶肝管汇入部位的异常类型)

1. Ⅴa-1 右后叶上段肝管汇入右前叶肝管;2. Ⅴa-2 右后叶下段肝管汇入右前叶肝管;3. Ⅴa-3 右后叶下段肝管汇入右前叶上、下部肝管汇合处(三叉状);4. Ⅴb 右后叶肝管汇入右前叶上段肝管

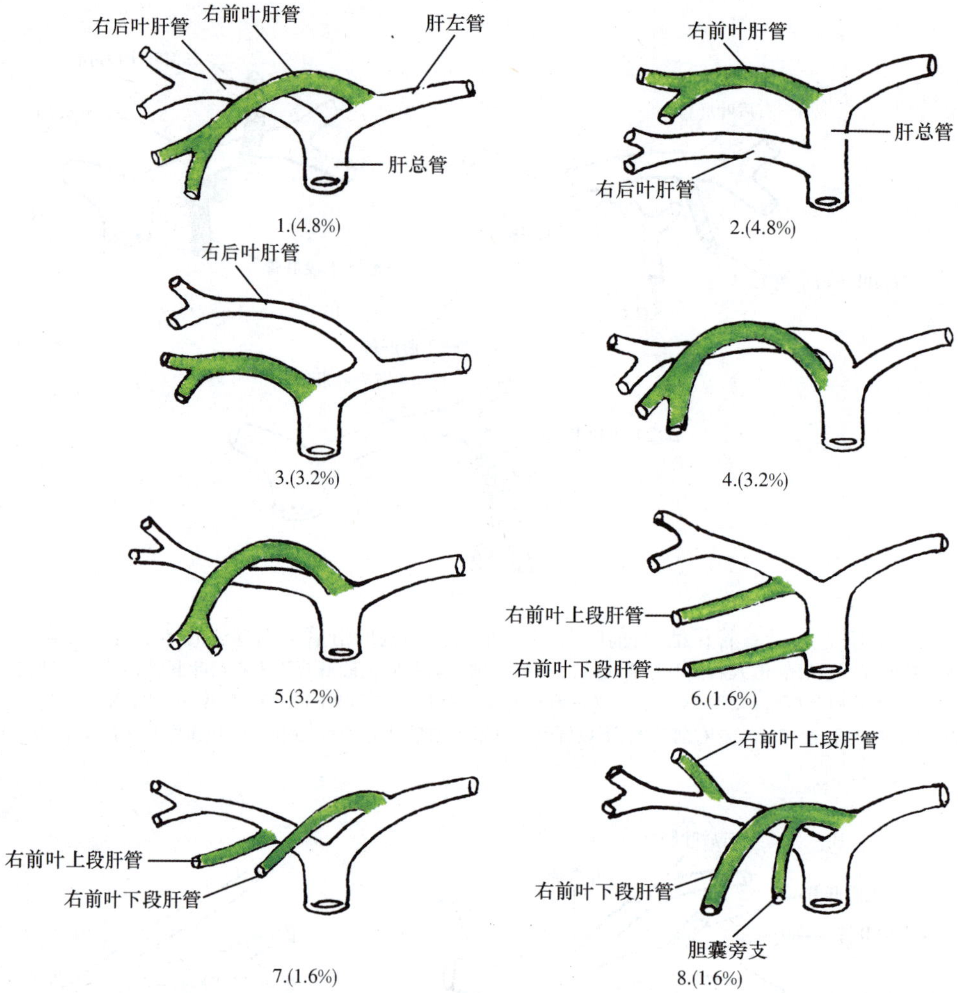

右后叶肝管
右前叶肝管
肝左管
肝总管
1.(4.8%)
右前叶肝管
肝总管
右后叶肝管
2.(4.8%)
右后叶肝管
3.(3.2%)
4.(3.2%)
5.(3.2%)
右前叶上段肝管
右前叶下段肝管
6.(1.6%)
右前叶上段肝管
右前叶下段肝管
7.(1.6%)
右前叶上段肝管
右前叶下段肝管
胆囊旁支
8.(1.6%)

图 4-19-74　无肝右管的各种类型

肝右管
肝左管
肝总管
左内叶下段肝管
55.9%
左内叶下段肝管
27.1%
左内叶上段肝管
左内叶下段肝管
3.4%

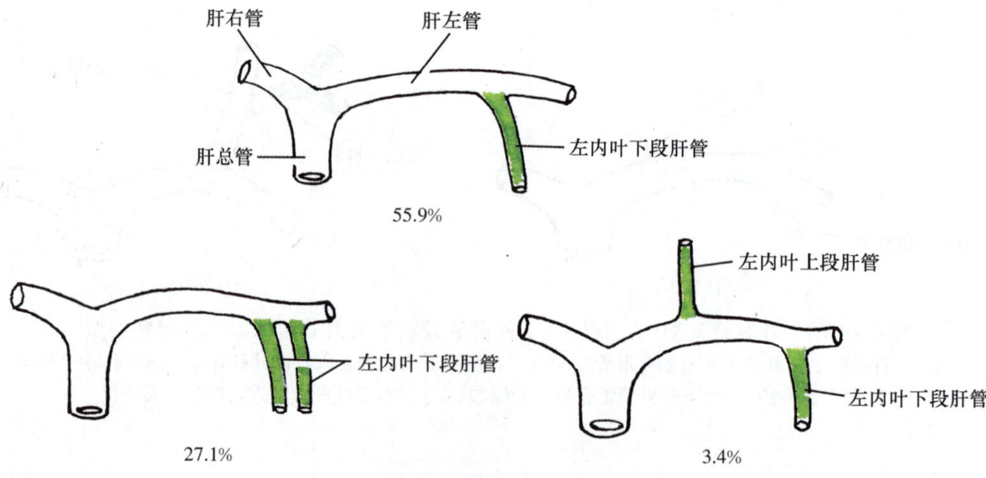

图 4-19-75　有肝左管者及其左内叶肝管的类型

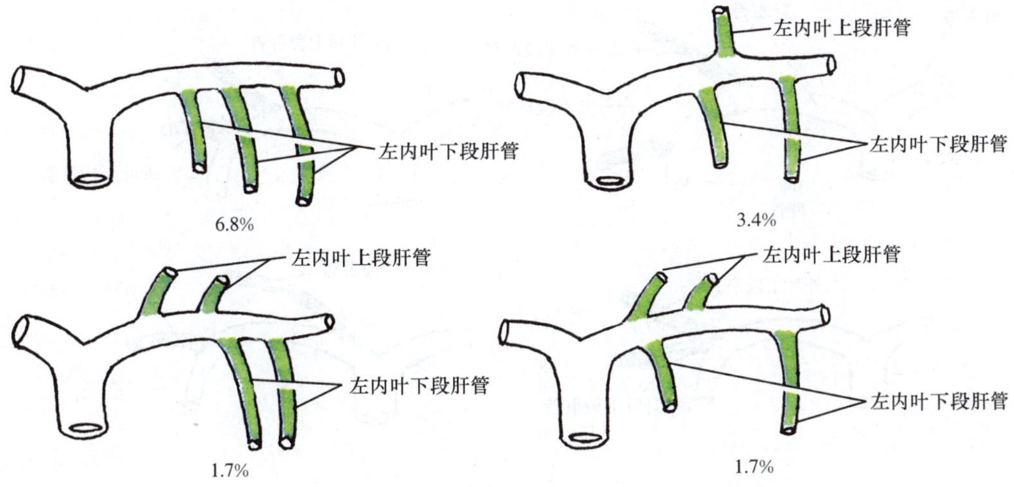

图 4-19-75 有肝左管者及其左内叶肝管的类型(续)

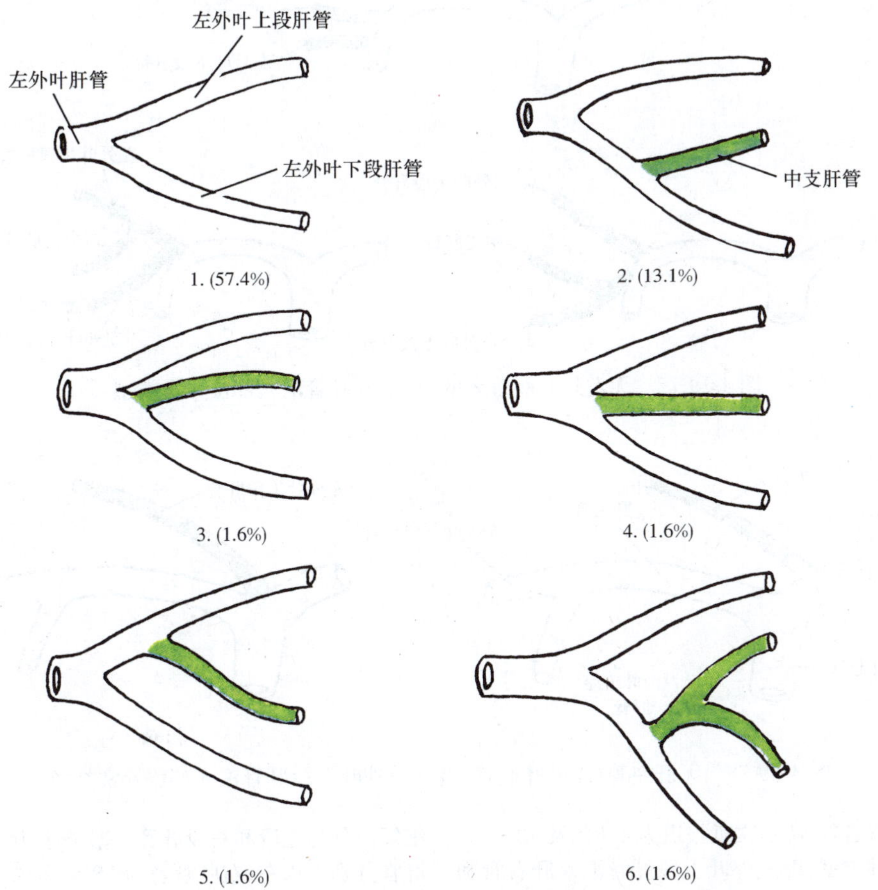

图 4-19-76 有左外叶肝管者及其上、下段肝管和中支肝管

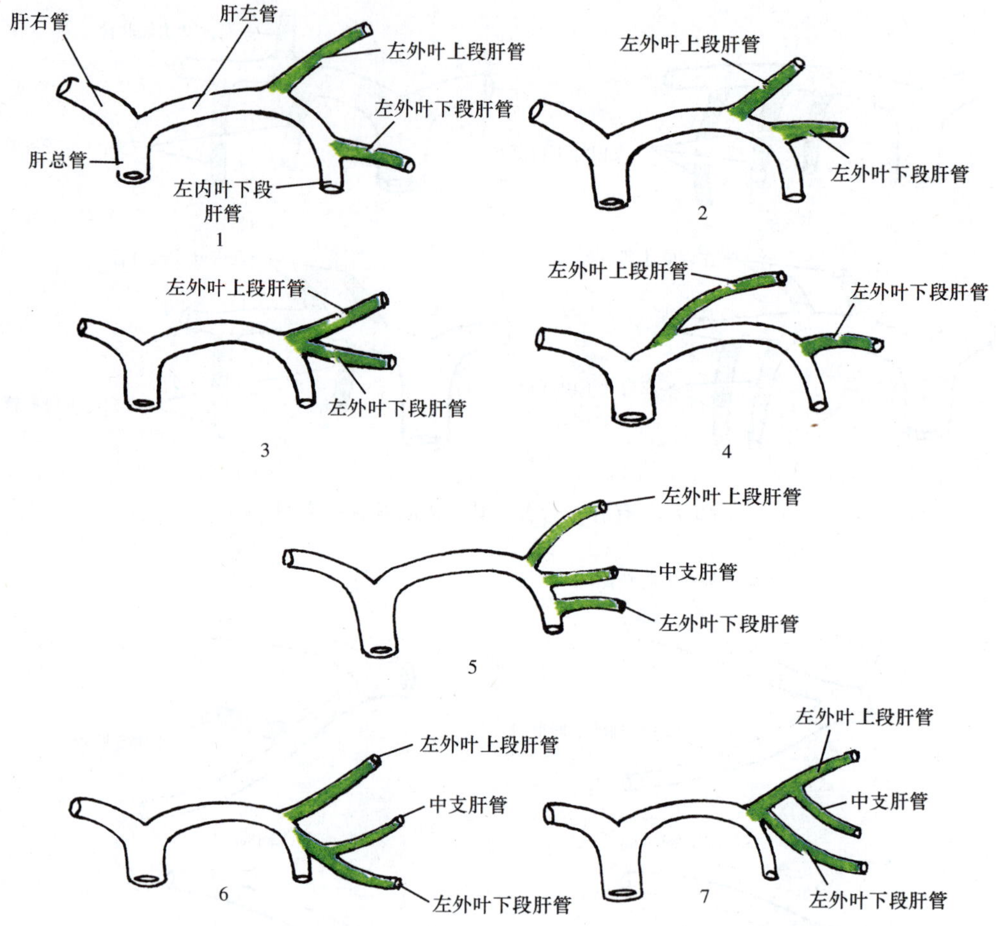

肝右管 肝左管 左外叶上段肝管 左外叶下段肝管 肝总管 左内叶下段肝管 1

左外叶上段肝管 左外叶下段肝管 2

左外叶上段肝管 左外叶下段肝管 3

左外叶上段肝管 左外叶下段肝管 4

左外叶上段肝管 中支肝管 左外叶下段肝管 5

左外叶上段肝管 中支肝管 左外叶下段肝管 6

左外叶上段肝管 中支肝管 左外叶下段肝管 7

图 4-19-77　无左外叶肝管者的上、下段肝管汇入部位异常类型

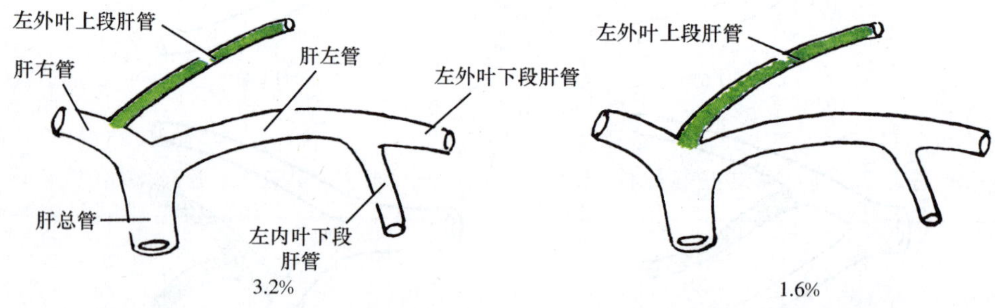

图 4-19-78　无肝左管(左外叶肝管)者的左外叶上段肝管汇入部位异常类型

无肝左管者较少见，文献报道为 4.8%及 13.4%。其又分为 2 种类型：即左外叶上段肝管汇入肝右管和左外叶上段肝管汇入左外叶下段肝管与肝右管汇合处的上交角者(图 4-19-78)。

3) **尾状叶肝管**：尾状叶肝管一般有 2～5 支，均较细短。分为左段和右段肝管。据统计，尾状叶左、右段肝管分别汇入左、右肝管者为 78%～82%。而主要汇入肝左管者约 16.7%；主要汇入肝右管者 13.3%。尾状突肝管汇入右后叶肝管者占 43.4%；汇入肝右管者占 41.5%；汇入右前叶肝管者占 15.1%。

(5) **肝静脉系统**:肝静脉系统是肝内结构的第二系统。其形态结构较Glisson系统简单,变异情况也不如肝动脉或肝管系统复杂。肝静脉系统包括三个大的肝静脉(肝左、中、右静脉)以及一些直接开口于下腔静脉的肝小静脉和副肝静脉(图4-19-79)。从肝外科手术的观点看,它是很重要的一个系统,因肝静脉的处理是肝切除术中很重要的一步。肝静脉系统的体积较大,血容量较多(其管道容积约等于其余三个管道容积的总和或更多些);管壁较薄,不像Glisson系统那样,外面被Glisson鞘所包裹,肝静脉内无静脉瓣,肝静脉被固定于肝实质内,损伤后血管断裂处不易自行收缩止血。由于以上种种因素,肝静脉不仅在手术中容易被撕破(或肝外伤破裂),且在损伤后出血甚为凶猛。肝静脉系统引流肝的全部肝静脉血汇入下腔静脉,并很快进入右心。

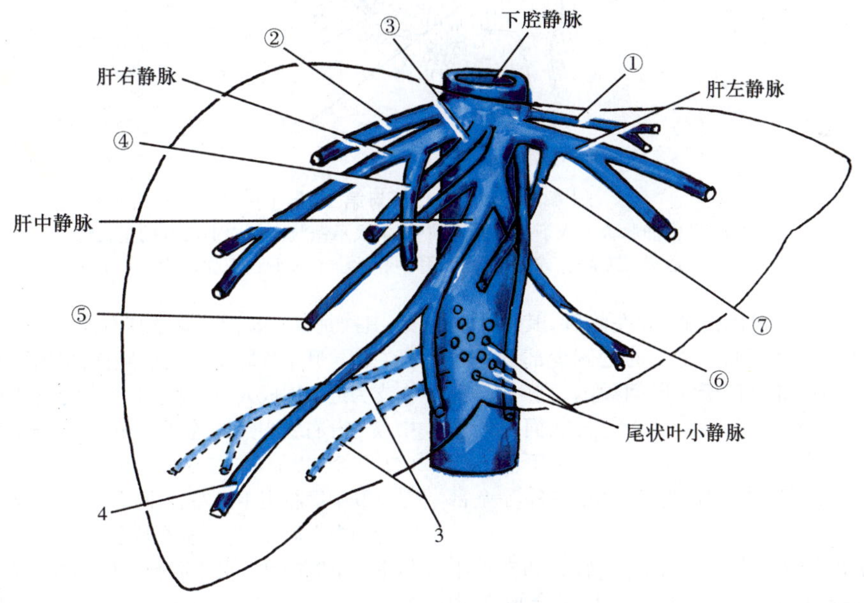

图4-19-79 肝静脉系统(250例)

1. 第二肝门处各附加的肝小静脉,均开口于下腔静脉:①左后上缘支肝小静脉(22.8%);②右后上缘支肝小静脉(4.0%);③副肝中静脉(4.8%);2. 三个肝静脉至第2肝门3cm以内收纳各大静脉支;④肝右静脉收纳右前叶-大静脉支(6.0%);⑤肝中静脉收纳右前叶-大静脉支(41.6%);⑥肝中静脉收纳左外叶-大静脉支(12.8%);⑦肝左静脉收纳左内叶-大静脉支(20.0%);3. 肝短静脉、副肝右静脉(70.0%),尾状叶小静脉;4. 肝右静脉小,肝中静脉大的"中大型"(26.0%)

1) **肝上蒂与第二肝门**:在肝顶部下腔静脉窝上端,肝左、中、右静脉和一些附加的肝小静脉进入下腔静脉近端处称第二肝门,而这些静脉称肝上蒂。第二肝门被肝的冠状韧带所遮盖,其肝外标志是从镰状韧带向上后方做一延长线。此线恰对着肝左静脉或肝左、中静脉合干后进入显露第二肝门的肝上蒂时,可按此标志线进行寻找(图4-19-80)。三个肝大静脉进入下腔静脉处不在一个水平上,肝左静脉略高,肝右静脉稍低,肝中静脉在两者的中间(三者相差在0.5～1.5cm)。若肝左、中静脉合干者,其进入下腔静脉处也比肝右静脉略高。三个肝大静脉成人口径(汇入下腔静脉处测),据文献介绍,肝右静脉为13～15mm(平均为14mm);肝中静脉为9～11mm(平均为10mm);肝左静脉为9～10mm(平均为9.5mm);肝左、中静脉合干者平均为14mm或比肝右静脉略粗。

三个肝大静脉进入下腔静脉的类型,基本有2种。文献报道,通过250例观察发现,肝中、左静脉合干(合干标准为1cm)后汇入下腔静脉者占46.4%;三者分别进入下腔静脉者占53.6%。另据446例观察发现,肝左、中静脉合干者占65.7%;三者分别进入下腔静脉者占33.2%;此外,还有其他型约占1.12%(包括有4支静脉和其他)。

据文献统计,第二肝门处有各附加的肝小静脉,例如肝左、右后上缘支肝小静脉及副肝中静脉,它们注入肝左、右静脉近下腔静脉处或单独开口于下腔静脉;以及三个肝大静脉在第二肝门3cm以内所收纳的各大静脉支(图4-19-79)。

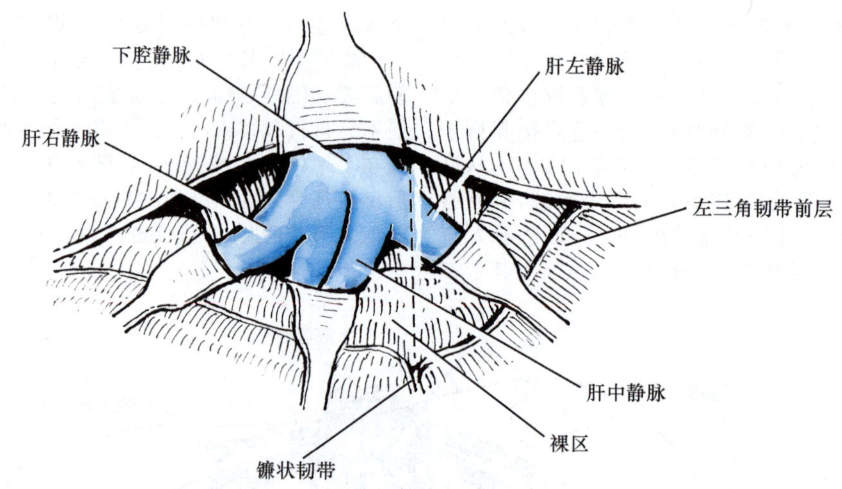

图 4-19-80　肝上带与第二肝门

肝左静脉、肝中静脉合干入下腔静脉左前壁；虚线示镰状韧带向上后方的延长线，适对肝左静脉或肝左静脉、肝中静脉合干入下腔静脉处

2）肝静脉属支及引流范围：肝左静脉，其主干长短不一，呈直线形或略弯曲。主干的近侧少部分通过左叶间裂，远侧的大部分位于左段间裂内。肝左静脉主干走行方向是由左下向右上，主干与矢状面成向左前方开放的夹角，平均 56.1°；与水平面成向下前方开放的夹角，平均 28.7°。肝左静脉引流肝左外叶全部和左内叶少部分血液。

肝左静脉属支有上支、中支、下支、右支和左后上缘支。据文献统计，主干主要由上、中支合成者占 52.5%；主要由中、下支合成者占 37.3%；由上、中、下三支在同一部位合成者占 3.4%；主要由两个中支和下支或由右、中支合成者各占 3.4%（图 4-19-81）。

A. 上支：走行于肝左外叶上、下（或中）段之间，常是肝左静脉属支中的最大者。多数（84.7%）汇入左肝静脉，少数汇入肝左、中静脉合干处或其他处。

B. 中支：走行于肝左外叶上、下段之间，多数（96.6%）出现此支。

C. 下支：走行于肝左叶间裂内，并在门静脉左支矢状部的前面。此支虽较细小，但较恒定，又称左叶间肝小静脉。

D. 右支：半数以上（54.2%）出现此小支。它位于肝内叶上份内，注入肝左静脉的主干或其下支的内侧壁，有时也可与左叶间肝小静脉合干而汇入肝左静脉。

E. 左后上缘支：走行于左外叶上缘内，多汇入肝左静脉根部附近，少数（22.8%）直接汇入下腔静脉，其出现率在 60%以上。

肝中静脉：肝中静脉的主干走行于正中裂的上半部内，其在肝膈面的投影多数（约为 52.0%）与 Cantlie 线一致；其次是（约 46.0%）偏于其右侧；少数（约 2.0%）偏于其左侧。肝中静脉主干与肝膈面的距离均比门静脉左、右支为近。据成人 76 例统计，肝中静脉主干在 Cantlie 线中点与肝右缘中点的连线平面上，与肝膈面的距离多数（约 85.5%以上）在 26～40mm。这可给半肝切除时作参考。肝中静脉主干由左、右两下支合成，其行程为由右下前走向左上后，多与肝左静脉合干汇入下腔静脉，少数直接汇入下腔静脉。肝中静脉的属支主要有左、右 2 组（图 4-19-82）。左组支：常由上、下 2 支组成，有时还有中支，各支的出现率依次约为 62.7%、100%及 22%。一般下支较粗大，成为肝中静脉干主要属支之一。右组支：一般有上、中、下 3 支，各支的出现率依次约为 79.7%、47.5%及 100%。下支较粗大，有时可达右后叶下段，成为肝中静脉最大属支。

此外，还有一些小支汇入肝中静脉前壁或左、右支汇合处。

肝右静脉：肝右静脉主干位于右叶间裂内，呈向右突出的弧形弯曲。属支多汇入其右侧壁，少数汇入左前壁或左壁，引流右后叶和右前叶上部的静脉血。在一般情况下，肝右静脉是 3 条肝大静脉中的最粗者，但肝右静脉的大小和引流范围，与肝中静脉的大小以及有无副肝右静脉有关。文献观测 150 个肝静脉标本（图 4-19-83），由于肝右、中静脉大小的相互关系，将肝右静脉的大小分为 3 种类型：肝右静脉大“右大”型（即“中小型”）者较多（54.0%）；肝右静脉小“右小”型（即“中大”型）者次之（26.0%）；肝右、中静脉等大（即肝右、中静脉均起源于肝右下角）的“等大”型者较少（20.0%）。

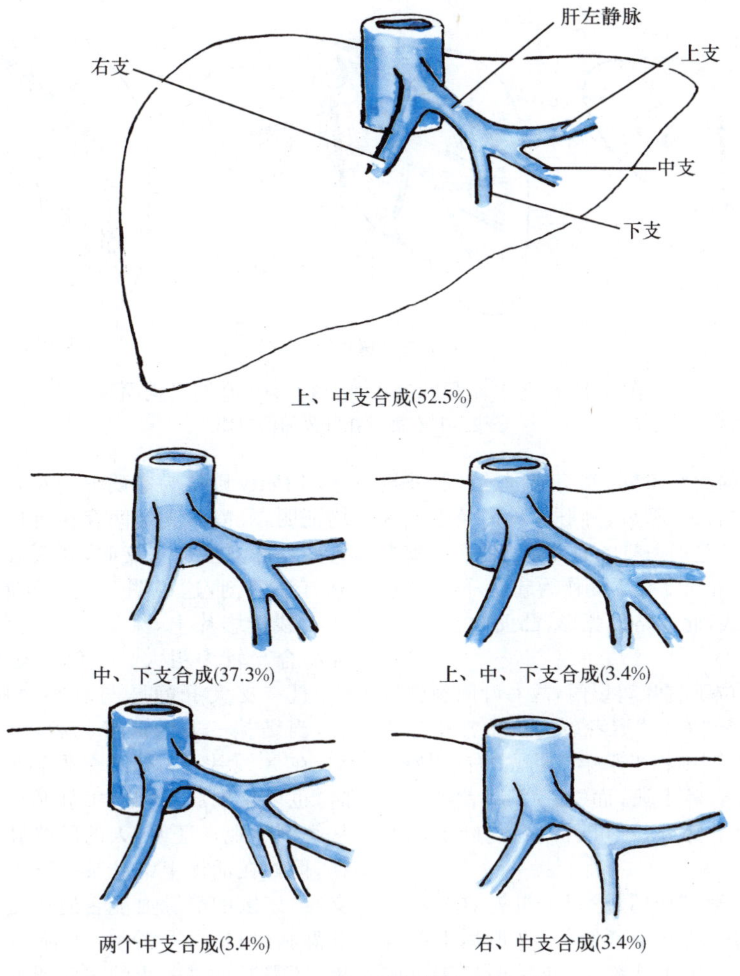

图 4-19-81 肝左静脉属支及类型

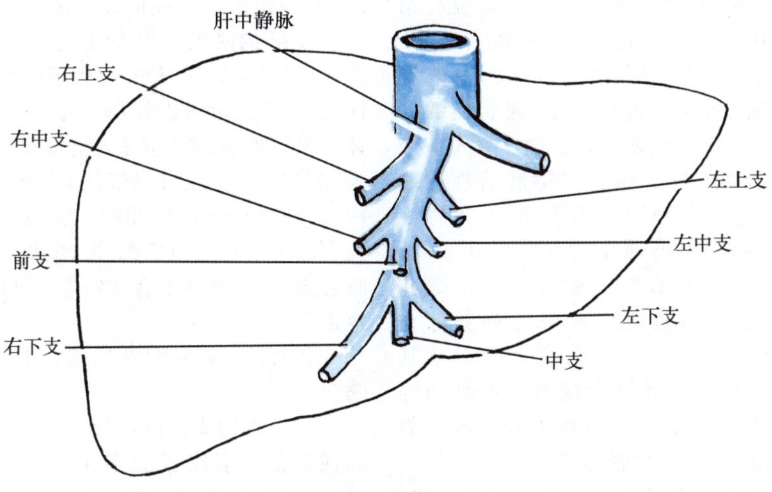

图 4-19-82 肝中静脉及其属支

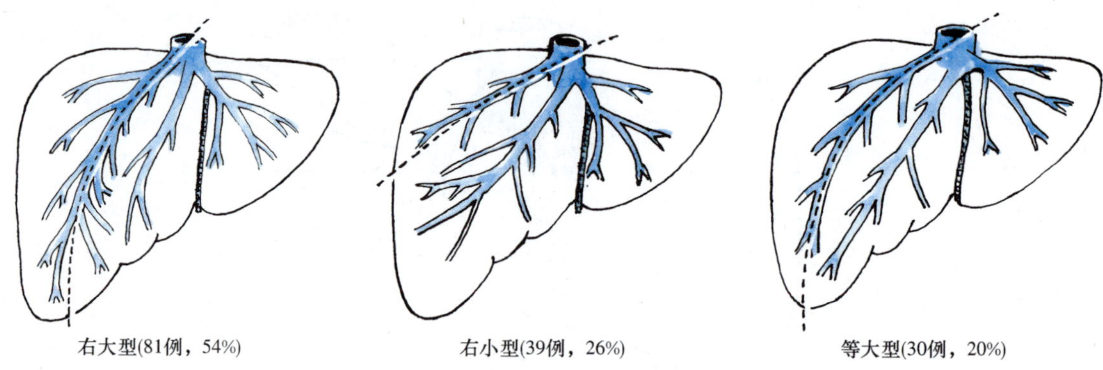

图 4-19-83 肝右静脉的大小及投影(150 例)(膈面观)
虚线示肝右静脉在肝膈面的投影

由于肝右静脉的大小不同，其引流区及其肝外投影亦有变化。例如"右大"型者，其肝外投影及引流区与"右小"型者有明显差别。前者的投影为以胆囊窝中点至肝右下角的中、外 1/3 交界处作为起点，再由此点做至下腔静脉的连线，此线略呈弧形，凸面向右(图 4-19-83 虚线)。

又因肝右静脉位于右叶间裂内，故右叶间裂位置的变化亦较大。属于"右大"型者裂的位置常相当于右第 8 肋，而"右小"型则相当于第 7 肋。"右小"型的引流区仅限于肝右后叶上段；而"右大"型者除引流肝右后叶及右前叶上部外，还可引流右前叶下部的血液。

3) **肝短静脉与第三肝门**：除以上肝左、中、右三大肝静脉及附加的一些肝小静脉外，在肝后下腔静脉远段两侧还有 2 组短小肝静脉，单独开口于下腔静脉的左前壁、前壁和右前壁，该处称第三肝门。2 组一般共有 4～8 支，最少 3 支，最多者 31 支。第一组主要为引流尾状叶的小静脉，一般数目较多，但主要为上下 2 支(口径最大者为 0.4cm)，有时在汇入下腔静脉之前，此两支合成一干；尾状突的肝小静脉多为一支，引流尾状突的静脉血，注入下腔静脉的前壁或汇入第二组。第二组称肝后静脉或旁腔静脉，由于它与肝右静脉互为大小，有人称之为**副肝右静脉**(1～3 支，出现率为 70.0%)(图 4-19-79)，其口径最大者为 1.2cm 及 1.5cm，一般在 0.5～0.8cm 之间。在有较大的副肝右静脉标本中，它的肝右静脉常为"右小"型或"等大"型，或其右半肝较为厚大。副肝右静脉引流右半肝脏面的静脉血。在做右半肝切除时，要仔细处理副肝右静脉，以免遭致难以控制的大出血。

肝静脉之间有否吻合支存在，意见尚不一致。Goldsmith 和 Woodburne 认为无静脉吻合支，而 Elias 和 Petty 则认为有明显的吻合支。国内有些资料均证明，肝静脉支之间存在有广泛的吻合。当三支大肝静脉只灌注一支时，其余被结扎的两支静脉均充有注射剂，这说明三支大肝静脉之间有吻合支。在 X 线造影片上，见到吻合支广泛，尤以肝的边缘部吻合支较为粗大。不仅三支大肝静脉之间有吻合，且三支大肝静脉与肝小静脉间也存在明显吻合，当结扎三支大肝静脉后，由下腔静脉注入注射剂，在 X 线片上，不仅充盈到肝小静脉系统中，同时，也可见到肝右和肝中静脉已有部分充盈。以上从解剖学观点证明，人的肝静脉之间确有吻合支存在，但如在活体上结扎某一支大肝静脉或其大的属支后，该区的静脉血能否通过这些吻合支由其他大肝静脉(包括肝小静脉)回流而不致产生严重的后果，还需通过进一步的实验研究。为此，笔者意见，在肝叶切除时，还应按照规定处理应该结扎的肝静脉，不应误伤或结扎应该保留的肝静脉。

7. 肝的淋巴 肝的淋巴管分为浅、深两部分。肝浅层毛细淋巴管位于浆膜下的结缔组织内，形成密网；由网发出的淋巴管吻合成丛。由该丛汇合成的集体淋巴管在浆膜下走行，注入局部淋巴结。一般认为，肝深部的毛细淋巴管仅见于肝小叶间的结缔组织内，在肝小叶内无毛细淋巴管。肝深部毛细淋巴管网发出的淋巴管沿门静脉、肝动脉、胆管及肝静脉分支吻合成丛；由该丛汇合成的集合淋巴管也随上述的管道走行。

肝的浅、深毛细淋巴管间以及淋巴管间都有吻合。

肝浅层的集合淋巴管主要有 4 个走向：①肝左叶浅层的集合淋巴管多注入贲门淋巴结及胃左淋巴结，最后汇入腹腔淋巴结；②右半肝、方叶及尾叶浅层的集合淋巴管多向肝门集中，注入肝淋巴结，然后入腹腔淋巴结；③左、右半肝外侧部浅层的一部分集合淋巴管沿膈下动脉走行，注入位于肾动脉高度的主动脉腹部和下腔静脉周围的腰淋巴结；④肝左、右叶膈面的部分集合淋巴管可穿过膈肌注入膈上淋巴结，然后至胸骨旁淋巴结或纵隔前、后淋巴结。

肝深部的集合淋巴管多沿门静脉走向肝门，注入肝淋巴结；一部分向上沿肝静脉属支走行，通过膈的腔静脉孔，注入下腔静脉周围的膈上淋巴结（图 4-19-84）。

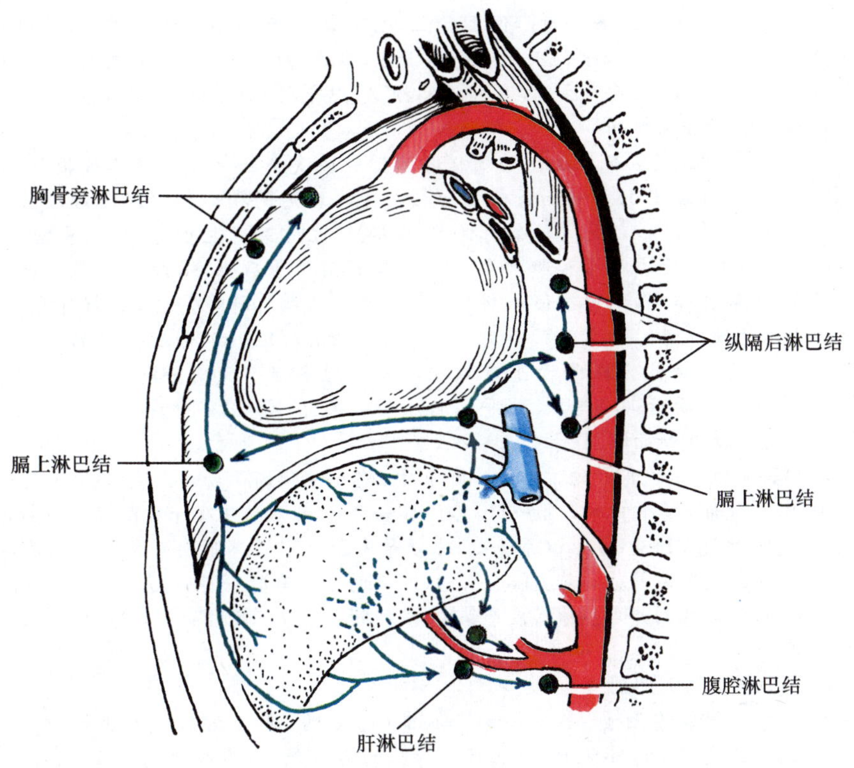

图 4-19-84　肝的淋巴引流（矢状面）

（一）肝左外叶切除的断面解剖

此断面相当于镰状韧带左侧 1～1.5cm。在断面上所遇到的主要管道有：左外叶上、下段的门管支（Glisson 系统支）及有时（19.7%）出现的中支（有鞘膜较硬韧）；肝左静脉的上支、下支或有中支（96.6%）。左外叶下段门管支位于断面中份偏前下方，左外叶上段门管支位于断面中份的后上方，上、下段门管支之间有肝左静脉下支，而肝左静脉上支或中支，则位于断面的后上方及前上方，部分（22.8%）还可遇到左后上缘支（图 4-19-85）。

（二）左半肝切除的断面解剖

为了保护肝中静脉主干，左半肝切除的切断面应在 Cantlie 线左侧 1～1.5cm。此断面经第一、二肝门。第一肝门位于下缘后部，在此处可见到门静脉左支横部、肝左管及肝左动脉的切断面。

术中应注意右前叶门静脉支及右前叶肝管起源或汇入部位的异常，前者起源于门静脉主干和左支横部者共占 16.7%；后者汇入肝左管横部的约 5%（4.8%；6.3%）。此外，还有其他各种类型（图 4-19-74），手术时均需要注意保留。第二肝门位于断面的上部，注意肝左、中静脉合干者在半数左右（46.4%；65.7%），要在合干前结扎肝左静脉，注意勿伤及肝中静脉及下腔静脉。在断面的上中部及下部可遇到肝中静脉左上支及左下支（图 4-19-86），有时（22%）在左上、下支之间还可遇到左中支。由于尾状叶左段很小，左半肝切除将其保留不做切除，有时可见到尾状叶肝小静脉根部。

（三）右半肝切除的断面解剖

为了保护肝中静脉主干，右半肝切除的切断面应在 Cantlie 线（正中裂）右侧 1～1.5cm。此断面经第一、二肝门，第一肝门位于断面下缘的后部，见有门静脉右支、肝右管及肝右动脉。断面的中央部稍前方有右前叶门管支(Glisson 系统支)，在其后上方及下前方，有肝中静脉的右上支及右下支，约有半数(47.5%)还出现右中支。第二肝门位于后上方，有肝右静脉及有时(4.0%)出现的右后上缘支和副肝中静脉(4.8%)等肝小静脉。在断面的后下方，多数(70.0%)可有粗大的副肝右静脉(图 4-19-87)。手术分离时，在此处要多加注意，不可将其损伤，以免引起难以控制的大出血。

（四）右三叶肝切除的断面解剖

此切面亦即肝中叶切除的左侧断面。为了保护门静脉左支矢状部和囊部不被损伤，肝的矢状切面在膈面相当于镰状韧带右侧 1.5～2cm；在脏面相当于左纵沟的稍右侧。断面经过第一、二肝门，第一肝门位于断面的下缘后部，可见到门静脉左支横部、肝左管及肝左动脉，手术中应注意保留，不宜损伤或切断，以备肝左外叶的存活和胆汁引流。第二肝门位于后上方，此处可见有肝中静脉及下腔静脉，或为肝左、中静脉合干，术中应仔细辨认，在合干前只结扎肝中静脉，保留肝左静脉，切勿在合干后将其结扎，以免仅残留的肝左外叶静脉回流受阻。断面的中、下部有分散的左内叶门管组支(Glisson 系统支)，位置不恒定。在断面上部及前下部还可遇到肝中静脉左上支和左下支，有时(22%)也见有左中支。断面后部有尾状叶，手术时应予以保留(图 4-19-88)。

（五）肝中叶切除的右侧断面解剖

肝中叶切除是联合切除肝左内叶的右前叶。肝中叶切除的左侧断面已如上述(图 4-19-88)，其右侧断面解剖见图 4-19-89。断面下缘的中部为第一肝门，门静脉右支、肝右动脉及肝右管(被 Glisson 鞘包裹)位于该处，并可见到右前叶门管组支(Gisson 系统支)已分出并已切断(手术时可分离肝右切迹，寻找右前叶支)。断面的上部常可见到肝右静脉的前支(84.8%)，断面的下部有肝中静脉的右下支，有时(17%)此右下支直接汇入下腔静脉(又称副肝右静脉)，应予保留，以利肝右后叶下段脏面的静脉回流。本断面亦是左三叶切除的右侧断面。

（六）右后叶肝切除的断面解剖

此切面相当于右叶间裂右侧 1～1.5cm 的矢状面(图 4-19-90)。右后叶切除较少应用。手术要结扎切断右后叶门管组支(Glisson 系统支)及肝右静脉的右侧属支(酌情也可结扎肝右静脉，例如肝右静脉为“右小”型者)。在断面上部可见到肝右静脉的上后支，中部后侧有右后叶门管组支及其下方的副肝右静脉。此外，在断面的紧上方有时(33.9%)出现右后上缘支，亦须注意结扎切断。

（七）左三叶肝切除的右侧断面解剖

左三叶肝切除是左半肝切除加右前叶切除，一般不切除尾状叶。在靠近门静脉左支角部结扎切断门静脉左支、肝左管及肝左动脉(在肝十二指肠韧带内)；在肝门横沟右切迹中结扎切断右前叶 Glisson 系统支，注意勿损伤右后叶支。结扎切断肝左、中静脉及肝右静脉的左侧属支，保留肝右静脉。肝的断面是在右叶间裂左侧 1～1.5cm 处，同肝中叶切除的右侧断面解剖(图 4-19-89)。

（八）右三叶前下部肝切除的断面解剖

此水平面的肝部分切除是非规则性肝切除(图 4-19-91)。断面的右下部有右后叶下段门管支，在其左侧有肝中静脉右下支，断面中部有右前叶门管组支，内上方依次有肝中静脉左下支及左内叶门管支。

（四）肝外胆道

肝内、外胆道的划分是以肝左、右管开口为界，开口以上为肝内胆管系统，开口以下为肝外胆道系统。肝外胆道系统应包括肝总管、胆囊、胆囊管和胆总管等。但为了叙述和实际应用，仍将肝左、右管的某些问题放在肝外胆道中叙述(图 4-19-92)。

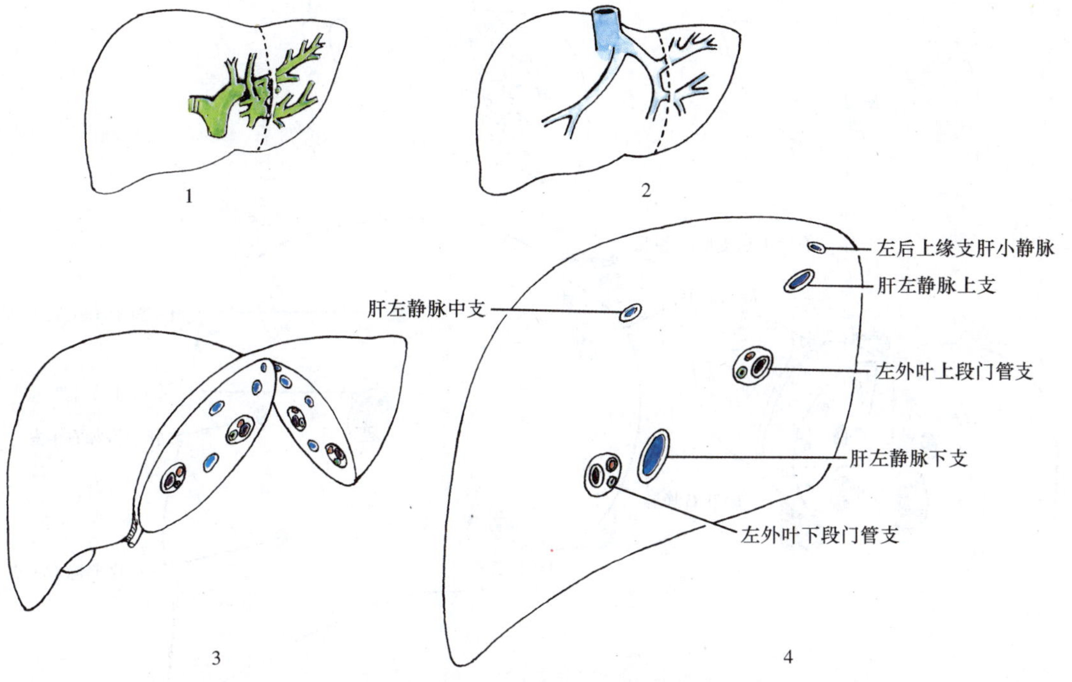

图 4-19-85 肝左外叶切除的断面解剖(镰状韧带左侧 1～1.5cm)
1. 切断的门管支;2. 切断的肝静脉支;3. 切面的位置;4. 切面上主要结构

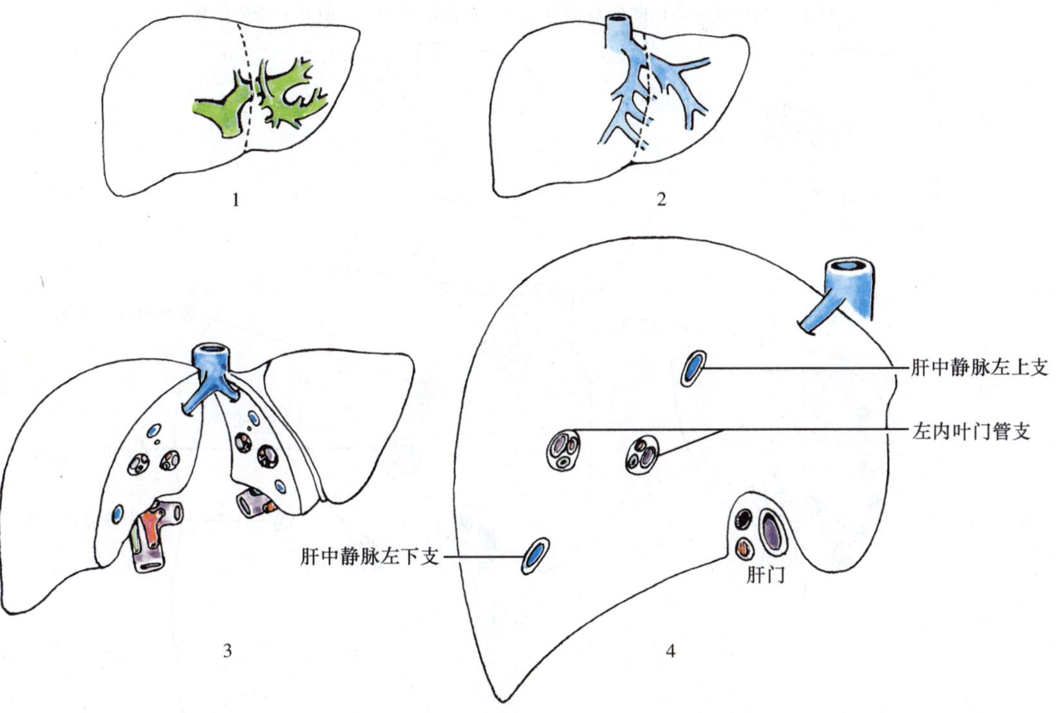

图 4-19-86 左半肝切除的断面解剖
1. 切断的门管支;2. 切断的肝静脉支;3. 切面的位置;4. 切面上主要结构

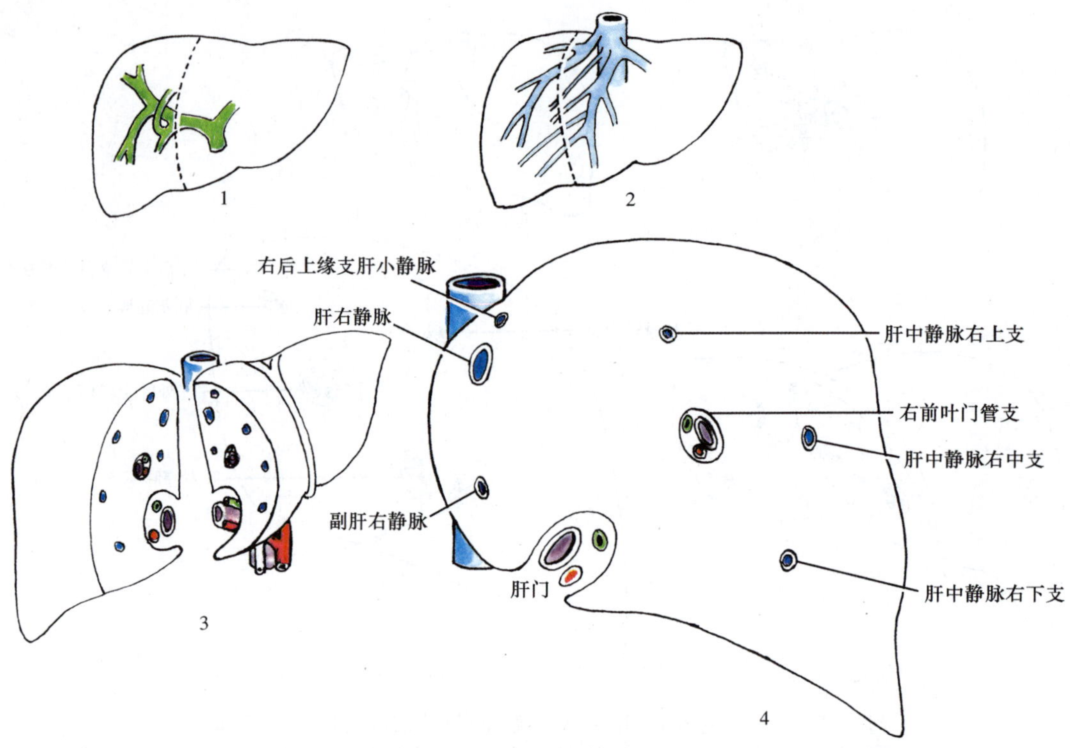

图 4-19-87 右半肝切除的断面解剖

1. 切断的门管支；2. 切断的肝静脉支；3. 切面的位置；4. 切面上主要结构

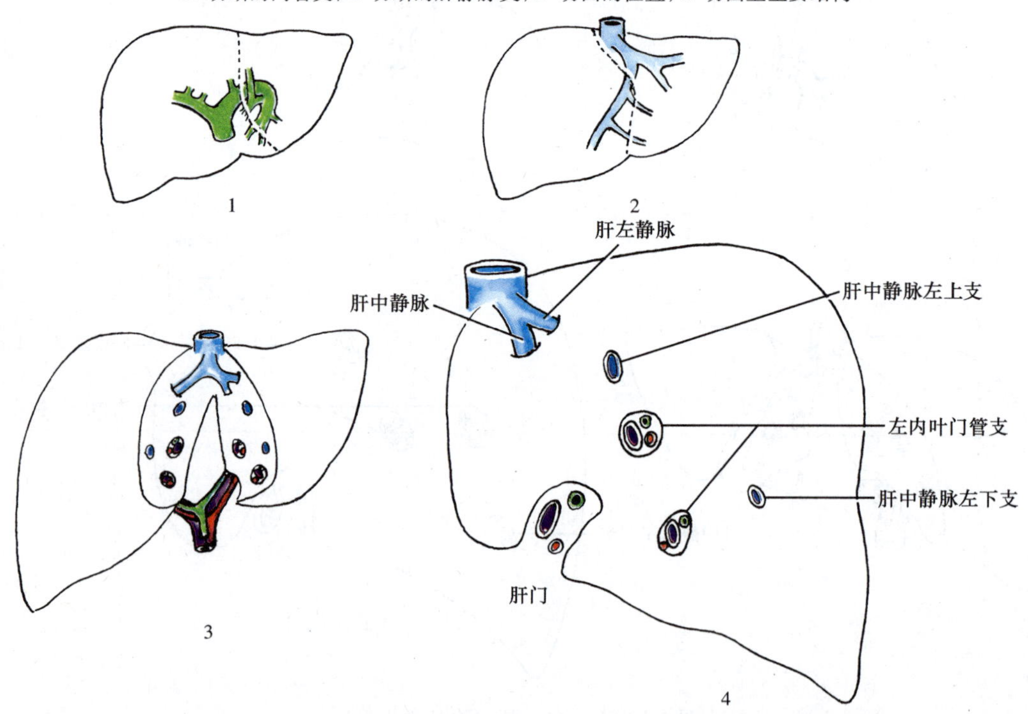

图 4-19-88 右三叶肝切除的断面解剖(包括肝中叶切除的左侧断面)

1. 切断的门管支；2. 切断的肝静脉支；3. 切断的位置；4. 切面上主要结构

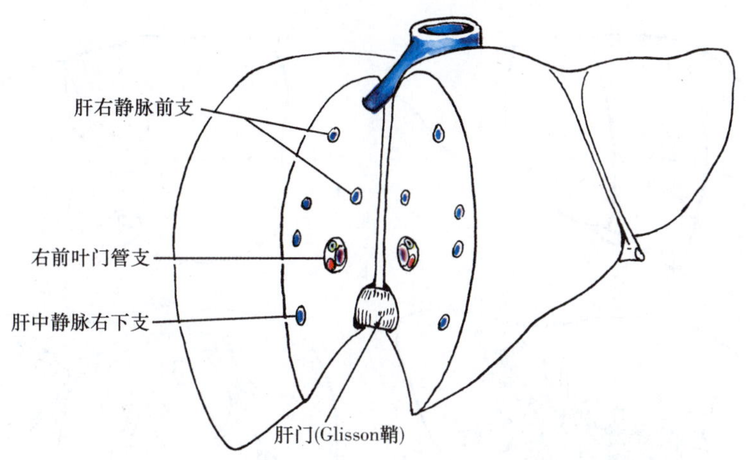

图 4-19-89 肝中叶切除的右侧断面解剖

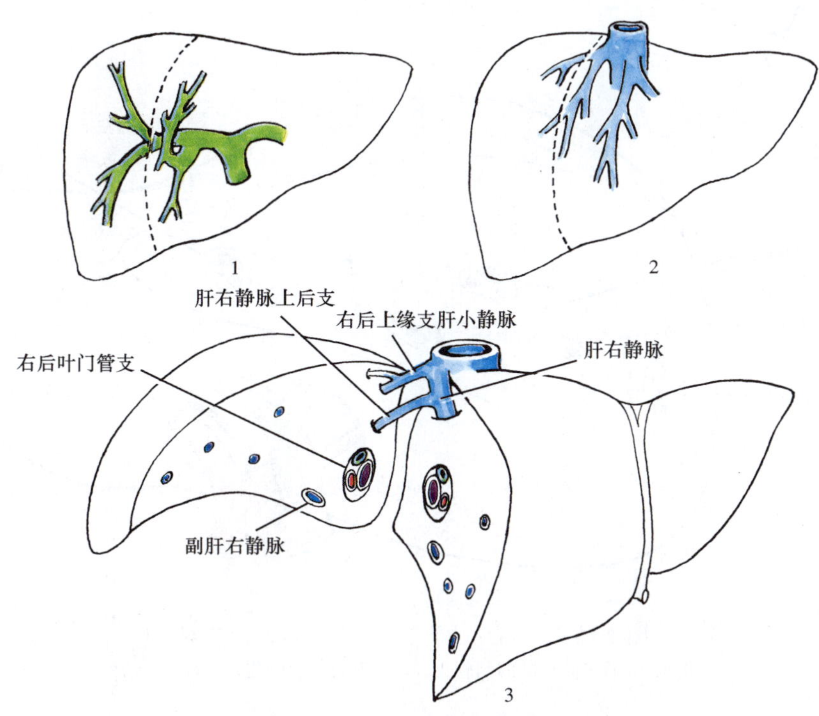

图 4-19-90 右后叶肝切除的断面解剖

1. 切断的门管支；2. 切断的肝静脉支；3. 切面的位置及主要结构

1. 肝管 肝左、右管 ductus hepaticus sinister et dexter 汇成肝总管。据 309 例统计，肝左、右管汇合处多数（约 83.0%）在肝门外，少数（约 17.0%）在肝门内。前者一般距肝门横沟约 2～3mm，比门静脉及肝固有动脉的分叉点为高。肝左、右管汇合处的上交角，平均为 125°，若将该处的 Glisson 鞘膜切开，剥离并将肝组织向上牵开，即可显露肝左、右管的汇合处。有的汇合处深埋在肝门内，并被薄层肝组织所覆盖，必须切开浅在的肝组织才能找到。

肝右管起自肝门横沟的右后上方，较肝左管为短、

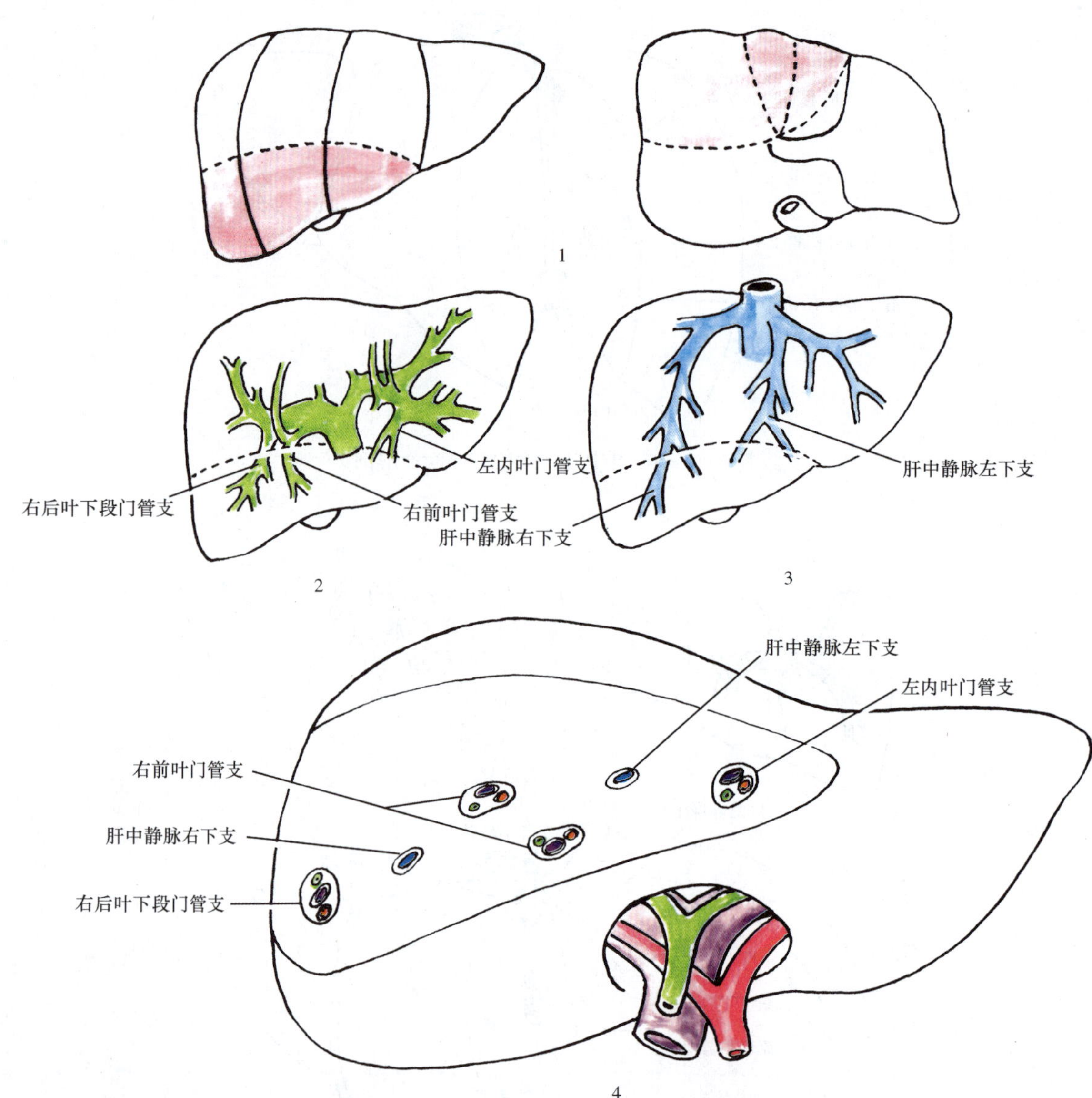

图 4-19-91　右三叶前下部肝切除的断面解剖

1. 切除的范围；2. 切断的门管支；3. 切断的肝静脉支；4. 切面上结构

粗，肝右管与肝总管之间的角度较左侧者为大（平均129°）。肝左管横部位置浅在，横行于肝门横沟左半部，较为细长。肝左管与肝总管之间的角度较小（平均接近100°）。在肝门处，肝左、右管位于最前方，肝左、右动脉居中，门静脉左、右支在最后。

在肝门处及其附近，有时出现副肝管。据200例统计，有副肝管者19例（9.5%），其汇合部位多汇入肝总管（图 4-19-93）。

肝外胆道之间偶有联合管。据150例统计，发现6例（4.0%）（图 4-19-94）。

以上这些副肝管与联合管，在肝外胆道手术或在肝门部进行某些手术时，均应予以注意处理，以免误伤形成胆汁性腹膜炎。

2. 肝总管　肝左、右管汇成肝总管 ductus hepaticus communis。成人长约 3cm，直径 0.4～0.6cm。其下端与胆囊管汇合成胆总管。

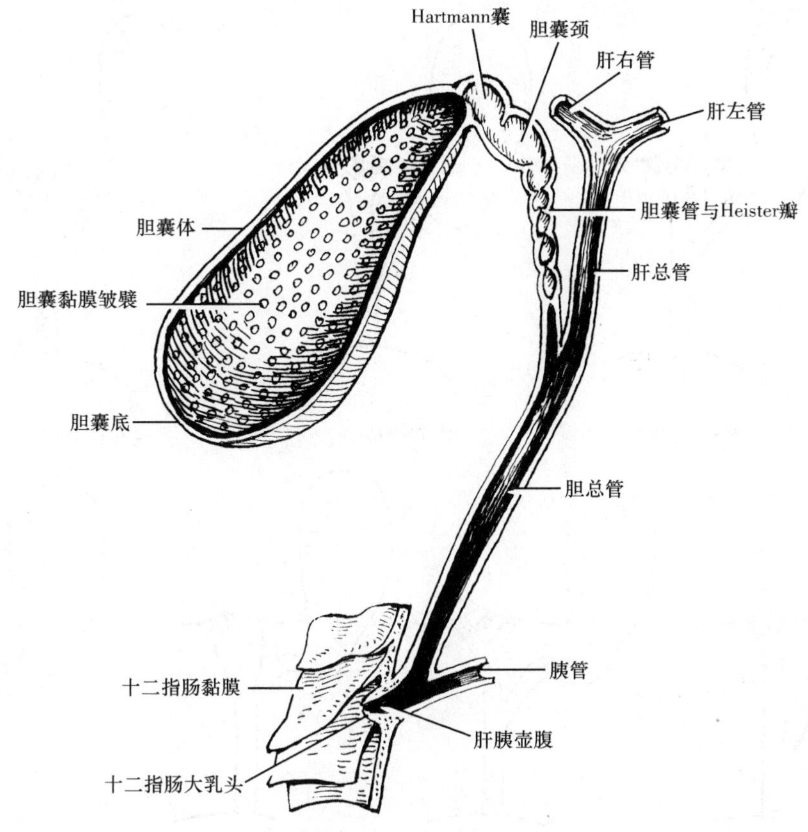

图 4-19-92 肝囊与肝外管道

肝总管的长度因胆囊管与其汇合部位的不同而有所差异。据成人 95 例统计，肝总管最长 75mm，最短 10mm，多见范围在 21～40mm 之间；儿童 155 例统计，最长 60mm，最短 3mm，多见范围在 11～25mm 之间。

有时由于胆囊管汇入部位异常（例如汇入肝右管），因而，不存在肝总管。据 358 例统计，无肝总管者 5 例（1.4%），余 353 例（98.6%）均有肝总管。

在一般情况下，肝右动脉斜行于肝总管后方进入胆囊三角而入肝，但有部分人（25.0%）肝右动脉斜跨于肝总管前方而达胆囊三角，有时胆囊动脉斜跨于肝总管前方。行胆总管切开引流术、胆囊切除术或右半肝切除术时，均应予以注意，以免发生意外。

3. 胆囊 vesica fellea 位于肝下面的胆囊窝内，胆囊上方借疏松结缔组织与肝相连，易于分离；下面覆有腹膜，有时腹膜形成系膜，使胆囊成为腹膜内位器官，移动性大，特别在活体上，可随体位的变化而有较大幅度的移动。胆囊的位置有时较深，甚而埋于肝实质内。

胆囊的下方与十二指肠上曲、结肠右曲接触，胆囊炎有时可穿破于其中。胆囊为储存和浓缩胆汁的中空性器官。在活体上由于胆囊储存胆汁而呈蓝绿色，死后被染成深绿色。胆囊长 8～12cm，宽 3～5cm，容量约为 40～60 ml。活体胆囊内压可达 2.94kPa，故行胆囊穿刺后，胆汁可能漏入腹腔。胆囊分为胆囊底、胆囊体、胆囊颈、胆囊管 4 部（图 4-19-95）。

胆囊底 fundus vesicae felleae 是胆囊突向前下方的盲端，均有腹膜覆盖。常在胆囊切迹处突出于肝下缘，一般称此情况为**“肝下缘上型”**；亦有的胆囊底在肝下缘深处，称**“肝下缘下型”**；有的胆囊底与肝下缘平齐，称**“平肝下缘型”**。据 149 例统计，“肝下缘上型”61 例，约占 41%；“肝下缘下型”47 例，约占 32%；“平肝下缘型”41 例，约占 27%。

在一般情况下，胆囊底的体表投影相当于右锁骨中线或右腹直肌外缘与肋弓的交点处。患胆囊炎时，此处可有压痛，并常可扪到增大的胆囊底，随呼吸而升降。行胆囊穿刺时，此处可作进针的参考。

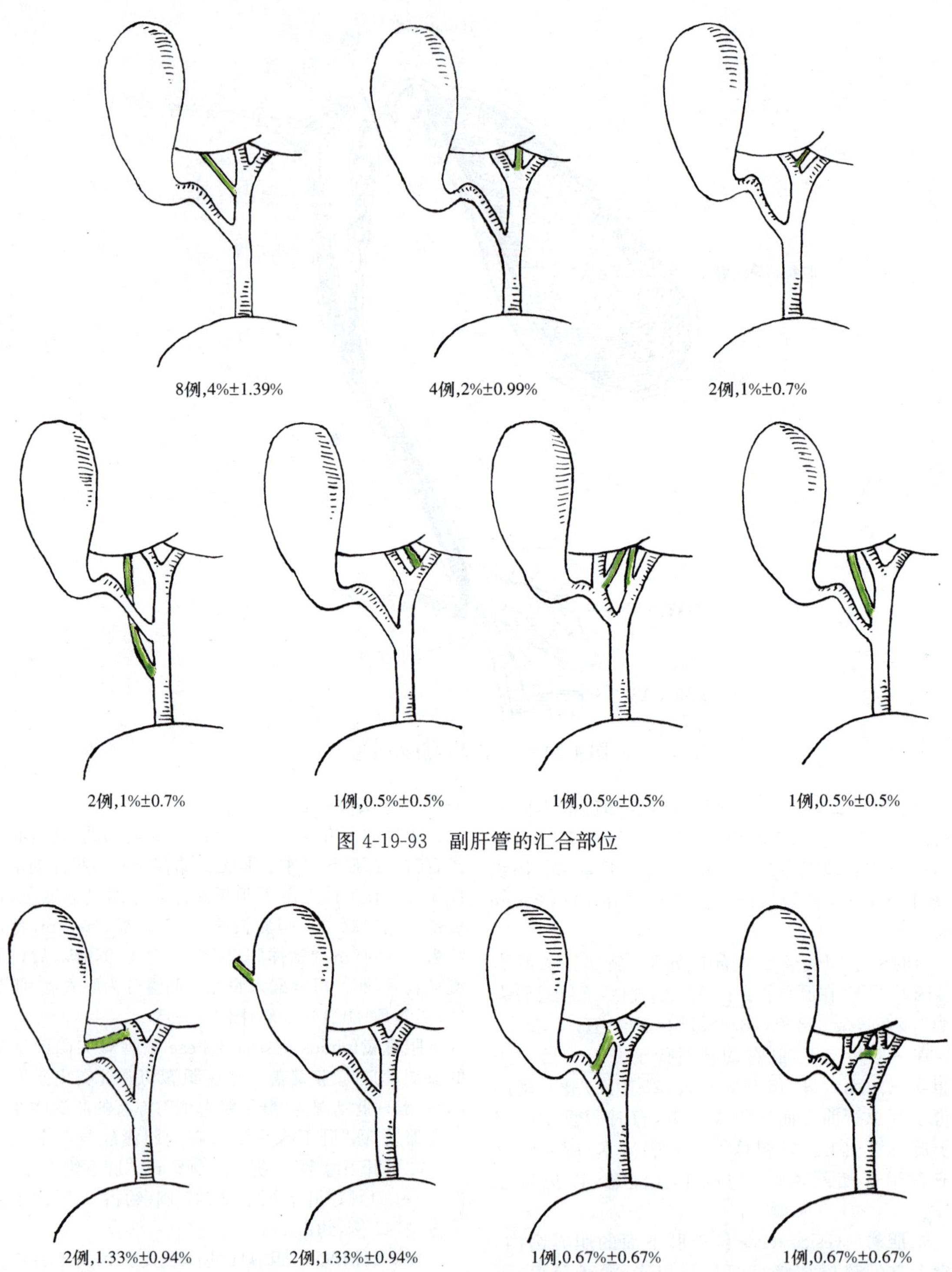

图 4-19-93 副肝管的汇合部位

图 4-19-94 肝外胆道间的联合管

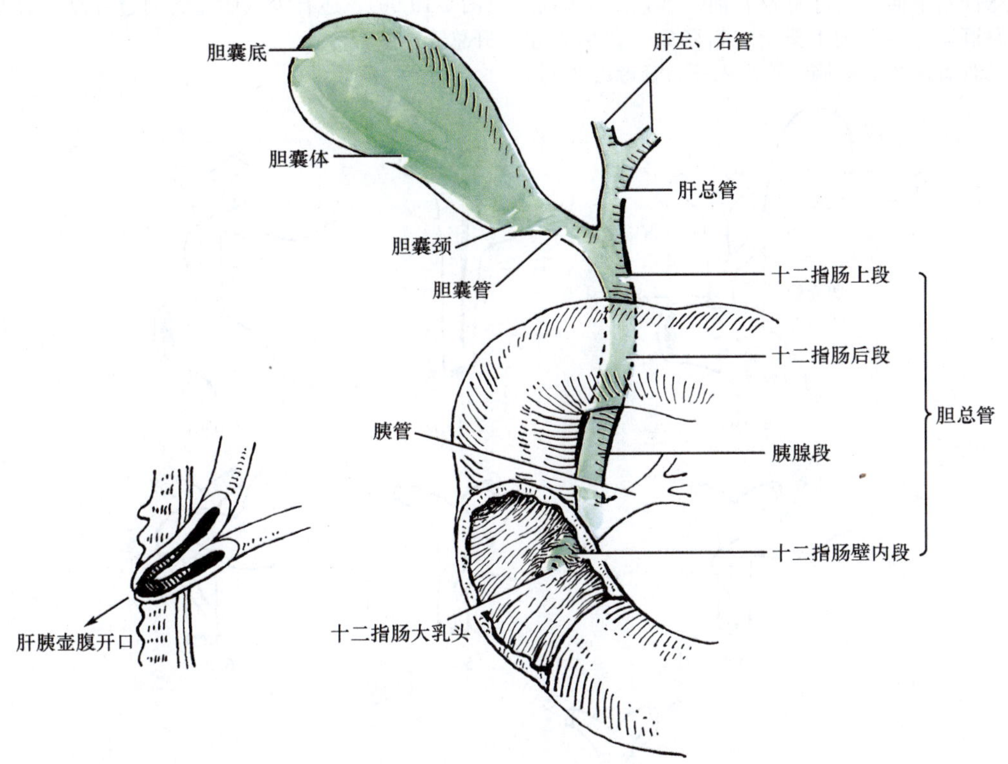

图 4-19-95　胆囊的分部及胆总管的分段

在活体上，胆囊底的位置因胆囊的充盈程度、人的体型、肝的大小、呼吸运动、体位以及上腹部各器官的配布位置不同而变化。胆囊充盈时，底部可突出于肝下缘，并可与腹前壁接触。在肝下缘位置较低、肝肿大，以及站立位深吸气时，胆囊底的位置可随之下移。临床检查胆囊或行穿刺术时，应注意这些情况。

胆囊体corpus vesicae felleae 位于底与颈之间，与胆囊底无明显界限。构成胆囊的主体部分，体积较大，富于伸缩性。约在肝门右端附近续于胆囊颈。体部的上面借疏松结缔组织附于肝下面的胆囊窝内，侧面及下面均有腹膜覆盖。在上述的结缔组织中，有小的静脉及淋巴管通过，有时亦有小的副肝管与胆囊相通。胆囊切除分离胆囊床时，常有少量出血，不难控制。分离时要仔细进行，如遇有任何条索状物或疑为副肝管时，应行结扎、切断，以免发生胆汁瘘，造成感染。胆囊体部的下面与十二指肠第二段及横结肠相邻，胆囊炎时常发生粘连，胆囊结石偶可发生自发性胆囊肠瘘，以致炎症物质及结石进入肠管。当胰头癌发生梗阻性黄疸时，可利用上述解剖关系行胆囊十二指肠吻合术，将胆汁引入肠管。

胆囊颈collum vesicae felleae 是胆囊的缩细部分，常以直角向左下方弯转而续于胆囊管。位置较深，其起始部膨大，形成 Hartmann 囊，胆囊结石，多嵌于此囊中，手术时要注意清除，不可遗漏。患胆囊炎时，Hartmann 囊可与胆囊管发生广泛粘连，亦可与胆总管粘连。胆囊摘除术时要注意这种情况，予以仔细剥离，以免误伤胆总管或胆囊管。

胆囊管ductus cysticus 续于胆囊颈，向左后下方延伸，多呈锐角与其左侧的肝总管汇成胆总管。胆囊管的长度一般为 3～4cm，管径约 0.2～0.3cm。胆囊管由于其与肝总管汇合部位的不同，其长度变化较大。胆囊管一般多在肝十二指肠韧带的中 1/3 范围内与肝总管汇合；下 1/3 者次之；上 1/3 者较少。

胆囊管与肝总管汇合的部位及形态的变化，对胆囊切除术或肝外胆道其他手术均有重要意义。据统计，胆囊管以锐角汇入肝总管右壁，属于正常型者占 59.6%；向下平行一段距离者占 19.1%，平行最长者 2.3cm，最短 0.5cm，平均 1.2cm 以上；胆囊管斜过肝总管前方汇入肝总管左壁者占 6.4%；斜过肝总管前方汇入肝总管左前壁者占 4.3%；汇入肝总管右前壁（胆囊管很短）者占 4.3%；胆囊管斜过肝总管前方至左侧又弯向右下而汇入肝总管右前壁者占 2.1%；胆囊管紧贴肝总管后壁向下至十二指肠第一段后方才汇入肝总管者占 2.1%；胆囊管汇入肝右管者占 2.1%（图 4-19-96）。还有少数胆囊管斜过肝总管后方汇入肝总管左壁者等。

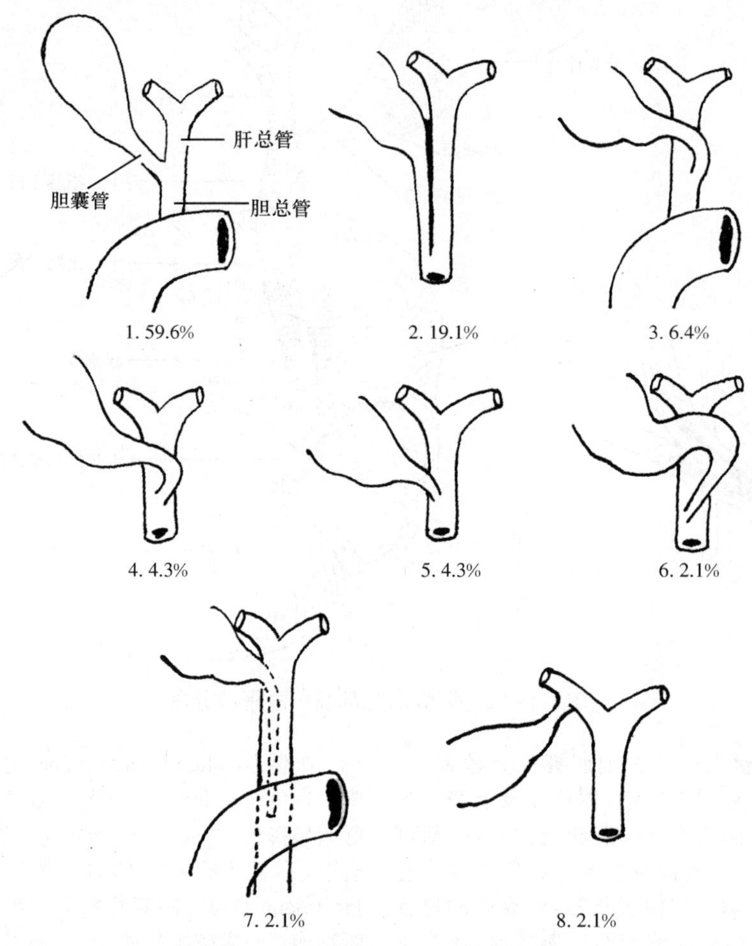

图 4-19-96　胆囊管与肝总管汇合的类型

1. 正常型；2～8. 异常型

胆囊管近胆囊颈的一段，内有螺旋状黏膜皱襞，称**Heister 瓣**，而近胆总管的一段内壁则光滑。由于此瓣的结构，可使胆囊管不致过度膨大或缩小，有利于胆汁的进入与排出，当胆管炎症而致此瓣水肿、粘连或结石嵌顿时，常可导致胆囊炎或胆囊积液。

胆囊动脉 a. cystica 由胆囊管、肝总管和肝的脏面之间形成一个三角区称**胆囊三角**（图 4-19-97）。在此三角中，常有肝右动脉及由它发出的胆囊动脉。胆囊动脉发出后达胆囊颈部，分成前、后两支，分布于胆囊壁。如手术时，将胆囊颈的袋形扩大部分（Hartmann 囊）向外牵引，可使胆囊颈及胆囊动脉伸直挺起，便于操作。

胆囊动脉的来源和行径有许多变异，有时来自肝左动脉、肝固有动脉、胃十二指肠动脉或肠系膜上动脉等处，其行径也可在胆总管、肝总管的前方、后方或胆囊管的下方（图 4-19-98）。此外，肝右动脉本身也有一些变异（例如由肠系膜上动脉发出），因而，由这些异常肝右动脉发出的胆囊动脉的行径，也就更有变化。胆囊切除术时结扎胆囊动脉要仔细辨认，不可误扎肝右动脉，以免发生右半肝供血障碍。

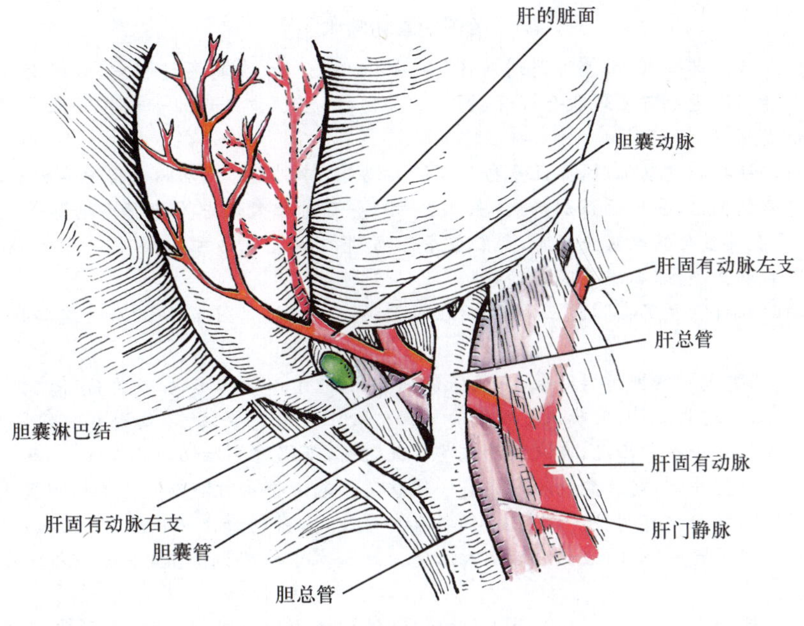

图 4-19-97 胆囊三角(Calot 三角)

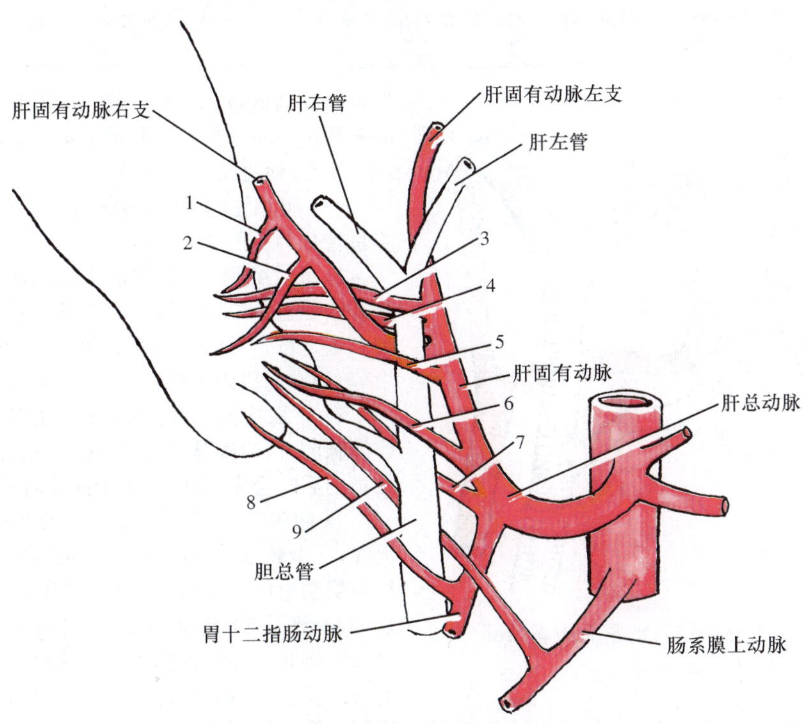

图 4-19-98 胆囊动脉的来源和行径

1、2. 胆囊动脉来自肝固有动脉右支,位置正常;3、4. 胆囊动脉来自肝固有动脉左支,经过肝总管前、后方;5、6. 胆囊动脉来自肝固有动脉,经过肝总管前方;7. 胆囊动脉来自肝总动脉,经过肝总管后方;8. 胆囊动脉来自胃十二指肠动脉;9. 胆囊动脉来自肠系膜上动脉

关于胆囊切除术

在胆囊切除或肝门部手术时，偶可遇到副肝管（图 4-19-93），故在剥离过程中，如遇有条索状物，应予以切断结扎。在肝门附近也可出现联合肝管（图 4-19-94），亦应注意处理。如误伤并未予以结扎，将形成胆汁瘘或胆汁性腹膜炎。

在胆囊三角中结扎胆囊动脉时，要注意勿伤及肝右动脉，特别是肝右动脉走行紧靠胆囊颈部并在此部发出胆囊动脉者易被损伤，应仔细解剖辨认（图 4-19-99）。有时胆囊动脉发自肝左动脉等处，并经肝总管前方达到胆囊，或直接发自肠系膜上动脉，经胆囊管下方进入胆囊等异常类型（图 4-19-98）。尚有胆囊动脉发自异常的肝右动脉（它起自肠系膜上动脉）。

这种胆囊动脉的行径也不在胆囊三角中，而在胆囊颈、管的下方（图 4-19-98），对这些异常胆囊动脉应予以注意。

胆囊切除术时，胆囊管不可留得过长，一般保留 0.5cm，并予以结扎闭锁，以免留得过长易造成结石或感染等，但手术时必须解剖清楚，准确认定胆囊管与肝总管汇合处。要注意，是否有胆囊管与肝总管平行一段后才与肝总管汇合等异常情况，在未认清这些情况之前，不得过早地切断胆囊管。

胆囊的先天性位置异常，对胆囊切除术亦有一定意义。笔者手术时即曾遇找不到胆囊的病例，但见相当于胆囊窝处附近的肝组织有明显炎症表现，扪之有少许波动，穿刺抽出脓性胆汁，经切开该部薄层肝组织并稍加剥离后认定是肝内胆囊，经切除后病人治愈。故如术中找不到胆囊，不应轻易认定是胆囊缺如，须仔细进行查找。

手术中亦偶可遇到小胆囊，有拇指头大小，壁较厚，很似增大的淋巴结，有一短蒂与肝总管相连，经试做切除后，肉眼及病理证实为胆囊（合并感染）。

有时遇到右上腹部移动性肿物，诊断时应将系膜胆囊估计在内。手术已多次证明了这一事实。

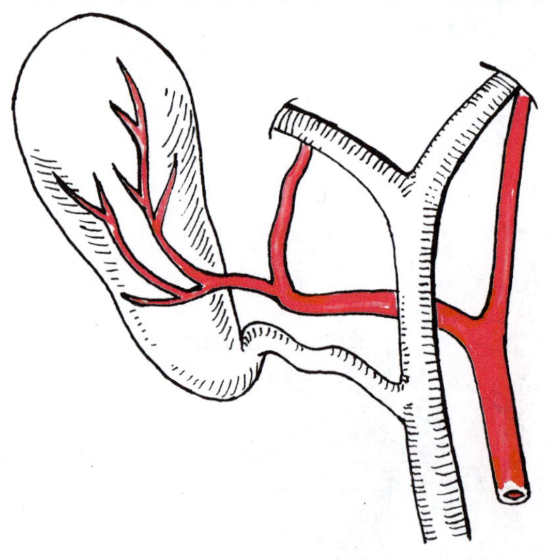

图 4-19-99　肝固有动脉右支紧靠胆囊颈部发出胆囊动脉

4. 胆总管 ductus choledochus　位于肝十二指肠韧带右侧缘内，肝固有动脉的右侧，门静脉的右前方，下行于十二指肠第一段后方，胰头部后部的胆总管沟内，斜行进入十二指肠第二段内后侧壁，而开口于十二指肠乳头。胆总管的长度取决于胆囊管与肝总管汇合处的高低，成人长 7～9cm，管径 0.6～0.8cm，一般不超过 1cm。当静脉胆道造影时，胆总管管径如超过 1.2cm，便可认为是病态。

（1）胆总管的分段：根据胆总管的行径与毗邻，将胆总管分为 4 段（图 4-19-95）：

1）十二指肠上段：在肝十二指肠韧带内，自胆总管开始处至十二指肠第一段上缘。紧沿肝十二指肠韧带右缘走行。一些胆总管的手术（如胆总管切开引流术等）均在此段内进行。

2）十二指肠后段：位于十二指肠第一段后面，下腔静脉前方，门静脉的右方，此段一般较短。胆总管十二指肠后吻合术，有时亦可于此段内进行。

3）**胰腺段**：亦称**第三段**，长约 3cm。上起自胰的上缘，下至肠壁，均位于胰头后面的胆总管沟中，有的被薄层胰组织所覆盖，有的没有覆盖或部分覆盖。覆盖的这部分胰组织多由左向右伸长。Letulle 等（1898）将此部分胰组织称为**胰舌片**（lingula）。胰舌片的边缘几乎均有裂隙，剖开裂隙可以进入胆总管沟显露胆总管。1954 年，Smanio 报告用纵向解剖胰头后面法对 200 具尸体进行了观察，将胰舌片覆盖方式作了分型描述。1984 年，冯光华、冉瑞图对国人 150 例尸体按 Smanio 方法又进行了研究，结果与 Smanio 的观察基本相符，并提出以下各点（图 4-19-100）。

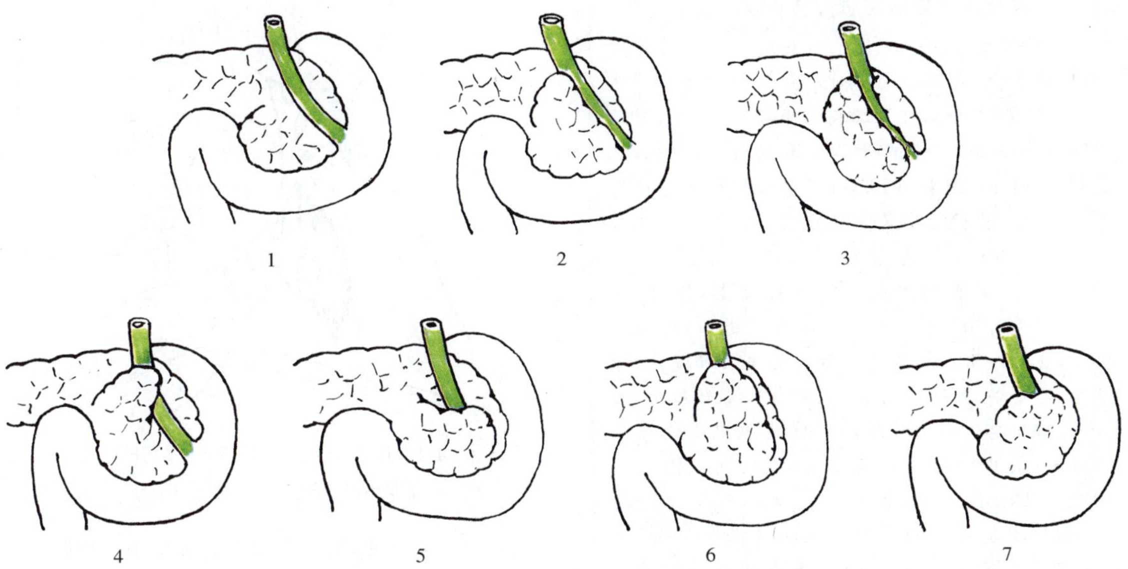

图 4-19-100　胆总管与胰头后面的毗邻关系

1～3. 胆总管后面无胰组织覆盖(38.7%)；1. 胆总管后面全无胰组织覆盖；2. 胆总管沟左缘有少许胰组织突起；3. 胆总管沟左、右缘有胰组织突起；4～6. 胆总管后面有胰舌片覆盖(60.6%)；4. 胰舌片覆盖胆总管上部；5. 胰舌片覆盖胆总管下部；6. 胰舌片覆盖胆总管全部；7. 左、右胰舌片融合包绕胆总管，全包绕，无裂隙

A. 胆总管在胰头后面的胆总管沟内，全无胰组织覆盖者较多(38.7%)，也有报告更多者(53%)。这说明，有部分人体只要翻起十二指肠显露胰头后面，即可到达胆总管。

B. 胰舌片全由胆总管沟左缘伸出。不论其覆盖胆总管的一部或全部，或超过胆总管沟，皆有一个边缘即裂隙。从此裂隙进入，皆可揭开胰舌片，显露胆总管，并不受胰舌片厚度的限制。即全部胰舌片均可被揭开而不损伤胰组织。胆总管后面有胰舌片覆盖者最多(60.6%)。

C. 胰舌片裂隙紧靠胆总管沟右缘，即紧接十二指肠与胰的邻接处，故可直接在胰肠邻接处分离胰后筋膜找到此裂隙。

D. 胰腺组织确实环绕胆总管，没有胰舌片和裂隙者极少，在 150 例中仅有 1 例(0.7%)，与 Smanio 的描述相同，呈桥样包绕。其中并无较大胰管或血管。

E. 此外，还发现少数在胆总管后面有少许游离的岛状胰组织，不与胰舌片相连。剪除无何危险。

多数人胆总管的胰腺段下部在未进入十二指肠以前，与十二指肠降段的内侧壁紧相靠近，并平行一段距离(0.8～2.2cm)，两者之间只有结缔组织相连，而没有胰腺组织分隔(图 4-19-101)。这种解剖关系，对胆总管括约肌切开成形术提供了有利条件，这就有可能使括约肌切开的长度达 1.5cm 左右，并可避免切透十二指肠壁而发生十二指肠瘘。

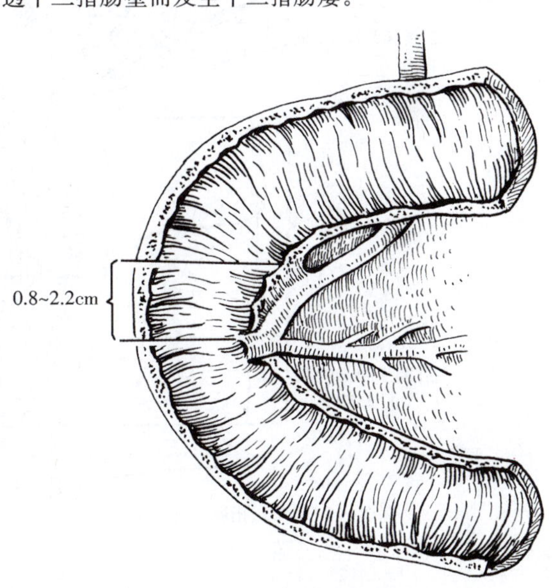

图 4-19-101　胆总管胰腺段下部与十二指肠壁的关系

关于手术显露胆总管胰腺段问题

由于胆总管胰腺段位于胰头后方的胆总管沟中，故需寻求简便可行的解剖方法，以显露胆总管胰腺段。据文献介绍，在十二指肠降部的外侧切开后腹膜，分离并向左侧翻起十二指肠，以显露该段胆总管和胰头后面(图 4-19-102)进行手术或活检，这从解剖角度和实用方面，都是很理想的。

如前所述，胆总管被胰舌片覆盖者较多(60.6%)。覆盖的方式虽有各种类型(图 4-19-100)，但均可由胰舌片边缘裂隙分开进入，显露胆总管；少数(38.7%)胆总管后方无胰组织覆盖，翻开十二指肠后即可见到胆总管；仅有很少数(0.7%)胆总管后面被薄层桥样胰组织所包绕且无裂隙，其中没有较大胰管或血管，切开桥样结构危险性也不大。Lahey 报告，为治疗胆总管狭窄，切开胆总管后面的组织包括筋膜、纤维瘢痕及胰组织(280 例手术，229 例长期随访)，效果均良好。

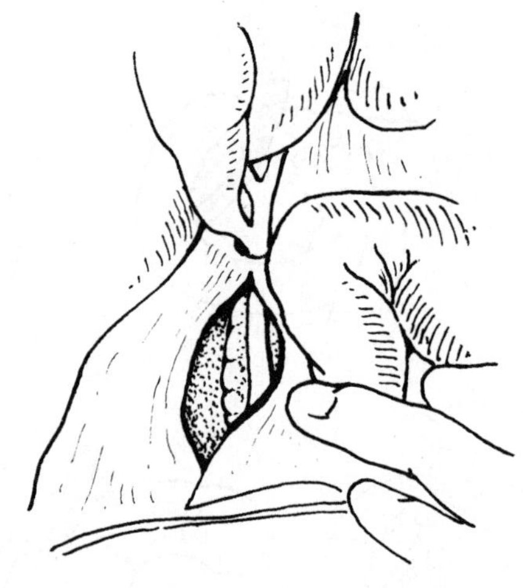

图 4-19-102 探查胆总管沟：切开十二指肠旁后腹膜翻起十二指肠

4) **十二指肠壁内段**：是胆总管穿经十二指肠壁的一段，位于十二指肠降部的内后侧壁中呈斜向走行。此段最短，长约 1.5～2cm，在斜穿十二指肠壁内时，

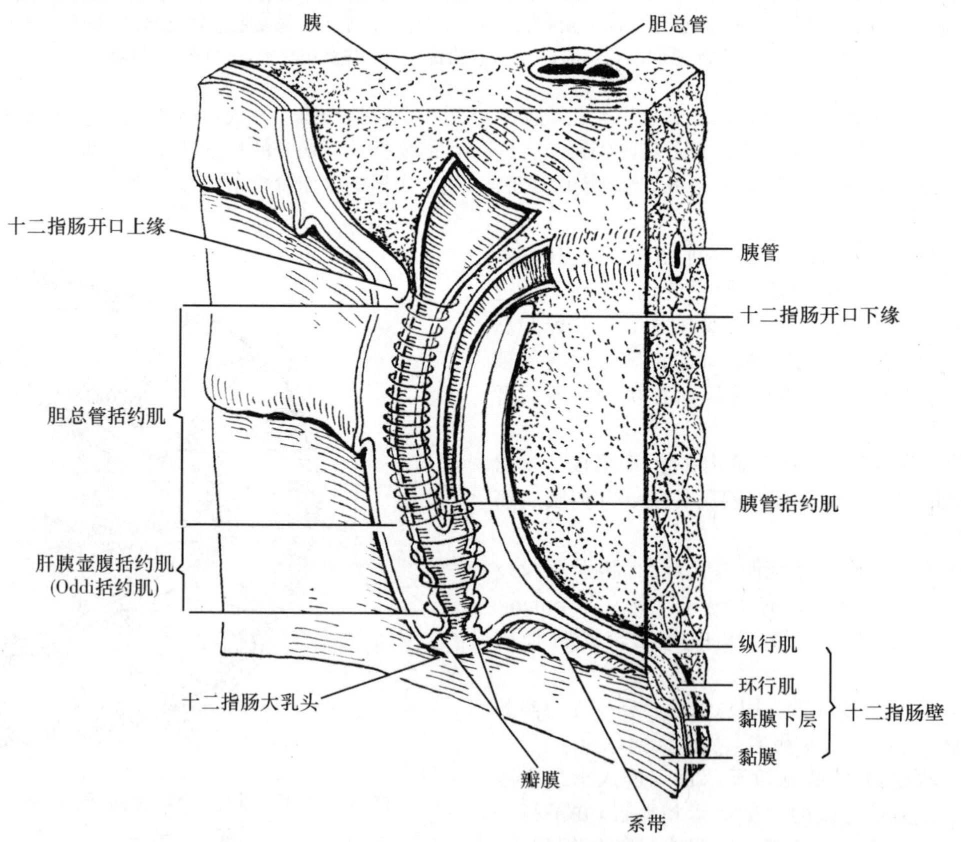

图 4-19-103 胆总管、胰管及肝胰壶腹括约肌

与胰管汇合，形成**胆胰管壶腹**（Vater壶腹）。于壶腹壁及其附近有括约肌，并向肠腔内突出，使十二指肠黏膜隆起形成十二指肠大乳头。此处的括约肌由三部分组成，统称为**Oddi括约肌**：①胆总管括约肌为环行肌，位于胆总管末端，是胆总管最有力的肌纤维，它收缩后可使胆总管下端关闭。②胰管括约肌，位于胰腺管末端，肌纤维较少或缺如。③壶腹括约肌，由十二指肠纵行肌纤维的延续部分和环形肌纤维所组成，此肌有舒张功能，以调节胆汁与胰液的排出（图4-19-103）。

关于Oddi括约肌切开和成形术概要

如前所述，十二指肠乳头大多开口于十二指肠降部下1/3段的近侧和中1/3段范围的内后侧壁（共约93%），故术者应多在上述部位寻找乳头；少数（约7%）位于降部上1/3段及水平部开始处附近。为了更好地寻得乳头，手术首先在十二指肠上方切开胆总管并向下探入一胆道扩张器，经乳头孔达肠腔内，以此为中心切开十二指肠前壁，即可见到乳头。切开乳头及Oddi括约肌时要注意胆总管壁内段的部位与方向，它在乳头口的上前方稍偏向内侧，即应在相当于1点钟的方位切开乳头及括约肌。如行成形术，则需将括约肌及乳头切除一小楔形，其尖端仍指向1点。因胆总管壁内段长度约为1.5～2cm，加上多数人胆总管胰腺段有一小段与十二指肠降部内侧壁紧相靠近（长约0.8～2.2cm），中间无胰腺组织分隔，只有结缔组织相连（图4-19-101），这就有可能使括约肌切开的长度达2cm左右，而不致切透肠壁发生肠瘘。因主胰管开口于壶腹的内后侧壁，故在前外侧壁切开乳头及壶腹括约肌时，不易伤及胰管，但应注意在成形术缝合创缘时勿将其缝扎在内，并要注意将胆总管下端黏膜与十二指肠黏膜对齐（图4-19-104）。因Oddi括约肌已被切断，胆囊即失去生理收缩功能，胆汁易淤滞、潴留或感染，故应将胆囊同时切除。

据统计，胆胰管汇合成胆胰管壶腹（有共同通道），并开口于十二指肠大乳头，呈"Y"形者占46.7%（图4-19-105-1、2）；胆总管与胰管平行（无共同通道），但共同开口于大乳头，即呈"V"形者占50%（图4-19-105-3）；胆总管、胰管完全分开，并分别开口于十二指肠呈"U"形者占3.1%，这种分别开口者，一为大乳头（胆总管开口），另一为小乳头（胰腺管开口），

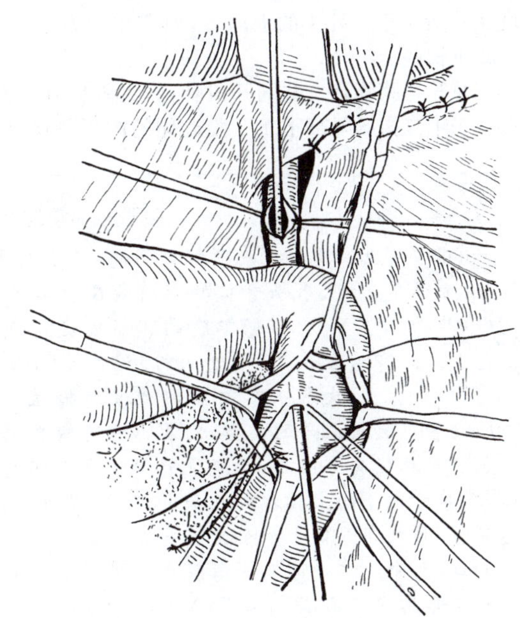

图4-19-104　Oddi括约肌切开成形术

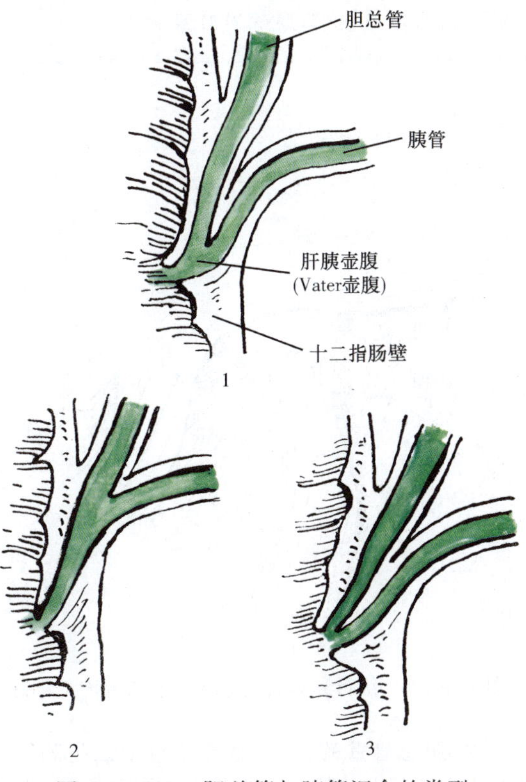

图4-19-105　胆总管与胰管汇合的类型

1. 短共同通道（短Y形）；2. 长共同通道（长Y形）；3. 无共同通道，但共同开口于十二指肠大乳头（V形）

小乳头一般位于大乳头的上内方，两者相距为 0.6～2cm 或更长些。

胆总管与胰管有一共同开口者，其大乳头开口部位多位于十二指肠降部下 1/3 段近侧的内后侧壁，约占 66%；在降部中 1/3 段内后侧壁者，约 27%；在降部上 1/3 段内后侧壁及十二指肠水平部开始处附近者，各约 3%及 4%。

关于经内镜逆行胰胆管造影(ERCP)

造影时，应注意以下几项解剖问题：①十二指肠大乳头距切牙约 75～80cm 的深度，或距幽门8～10cm(成人)。②大乳头开口的部位多在十二指肠降部下 1/3 段近侧的内后侧壁和中 1/3 段的内后侧壁(共约 93%)。③在肠黏膜的环形皱襞中，可见 1～3 条大致呈“八”字形的纵行皱襞，沿纵行皱襞上行至终点即为大乳头(图 4-19-106)。大乳头多为椭圆形隆起凸入十二指肠腔中，少数为扁平型(10%～18%)。大乳头常被环形皱襞所掩盖，须推开皱襞才可见到。在活体上大乳头呈淡红色。④胆总管与胰管汇合的类型，对 ERCP 有重要意义。对胆总管与胰管有共同通道者(图 4-19-105)，胆总管末端指向上内方，而胰管开口处多在胆总管的内后方，故插管的方向常可决定进入胆总管或胰管：导管由下向上插入大乳头开口时，多可进入胆总管；如从正面垂直插入时，多进入胰管。对胆总管、胰管共同开口于一个大乳头口者(图 4-19-105)，其右上方的小口为胆总管，左下方的小口为胰管开口，两个小口中间有一薄膜或由薄膜长出一息肉瓣状物覆盖于乳头孔，插管时可试用导管前端轻轻推开息肉状物，再选择插入胆总管或胰管。⑤Kune 指出，胆总管胰腺段末端与胆总管壁内段之间呈一钝角，致使壁内段与主胰管的走行方向一致(图 4-19-107)，因此，行十二指肠镜检插管入大乳头时，往往使导管进入胰管，使胆总管显影欠佳。改变插管方向后，即可进入胆总管，或将导管退出于共同通道中，使胆胰管同时显影。

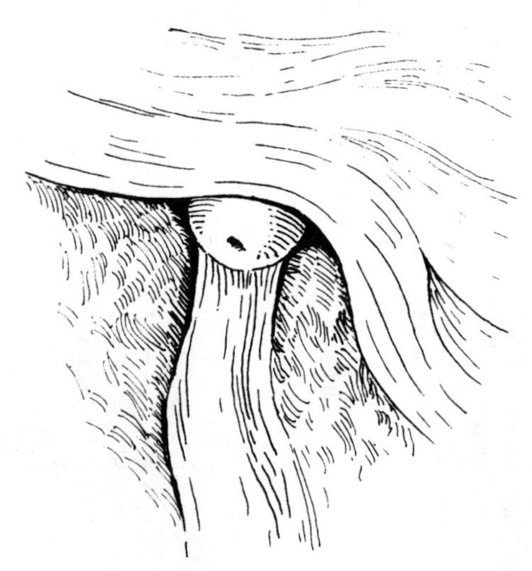

图 4-19-106 纵行黏膜皱襞上端为十二指肠大乳头

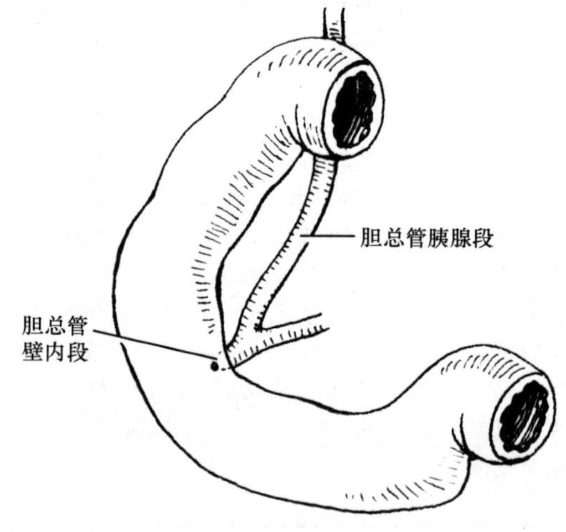

图 4-19-107 胆总管胰腺段末端与壁内段之间呈钝角

(2) 胆总管壁的血供：主要来自十二指肠后动脉及十二指肠上动脉后支的分支，并汇同来自肝固有动脉的细支及胆囊动脉的分支，在胆总管周围互相吻合，形成细小的动脉丛(图 4-19-108)。然后，由动脉丛分出细支，进入胆总管壁内，在壁的结缔组织深面及黏膜下层又形成一级丛和二级丛，以滋养胆总管(图 4-19-109)。当手术须剥离胆总管壁时，最好不超过 2cm 长，以免过多地损伤血管而致胆总管壁缺血或坏死，导致缝合口(或吻合口)瘘或胆总管瘢痕狭窄。

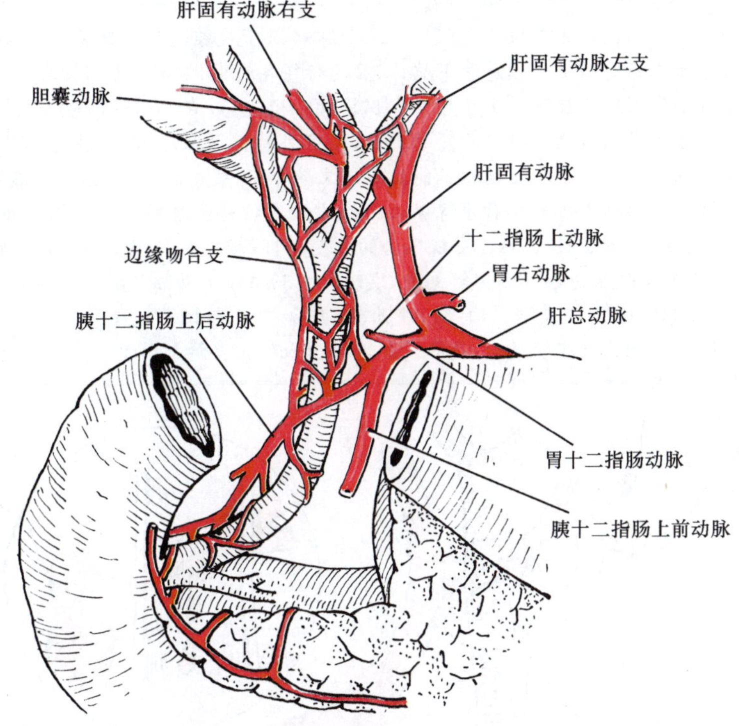

图 4-19-108 胆总管周围细小动脉丛

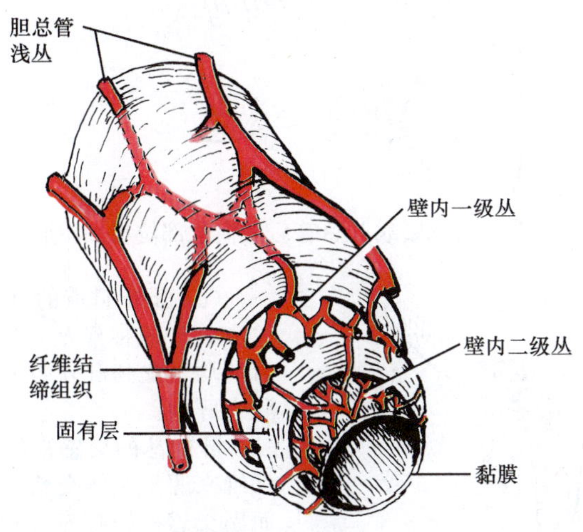

图 4-19-109 胆总管的血液供应及壁内的吻合

关于肝外胆道大出血问题

肝外胆道出血少于肝内胆道出血，且出血多来自肝外动脉。除医源性原因外，主要由于化脓性胆管炎的炎性溃疡穿透邻近动脉壁，形成动脉-胆管瘘所引起的。多数人肝右动脉均紧靠肝总管后面横过，在两者紧靠的部位容易发生肝外胆道出血(图 4-19-110)。有时，由于手术后引流管的压迫(在胆管炎的基础上)，导致肝右动脉溃破而出血(图 4-19-111)。

肝外胆道大出血的另一解剖因素是门静脉后动脉，自 1979 年文献证实门静脉后动脉以来，它与胆道出血的关系才被重视。此后，国内亦有报告。门静脉后动脉起源于腹腔动脉或肠系膜上动脉，先向右行，在门静脉、胰头后面上达十二指肠以上的胆总管下端，以后的行径各有变化(图 4-19-112)。约有 50%的人此动脉较粗大，沿胆总管背面汇入肝右静脉。由于它紧靠胆总管后壁走行，在化脓性胆管炎时，炎性溃疡穿透动脉壁而引起大出血，甚至形成假性动脉瘤。此处的出血，因有另外供血来源(肠系膜上动脉或腹腔动脉)，仅结扎肝总动脉、肝固有动脉或胃十二指肠动脉不能止血。文献介绍，将胆总管后壁向左、右翻开，对血管出血的上、下部附近做较宽范围的确定性缝扎后才得以止血的方法是值得参考的。为了彻底止血，如条件允许，可切除病变破溃的一段动脉(图 4-19-113)。文献报告的 20 多例门静脉后动脉中，包括 1 例起自肠系膜上动脉的代替肝右动脉。有的文献报道在 300 例解剖中，发现起自肠系膜上动脉与腹腔动脉的代替肝右动脉、代替肝总动脉共 22 例(7.33%)(图 4-19-54)，均经门静脉、胰头后方，且与胆管关系紧密相邻，因此，这些异常肝动脉也属门静脉后动脉，在化脓性胆管炎时，是肝外胆道大出血的主要解剖因素。

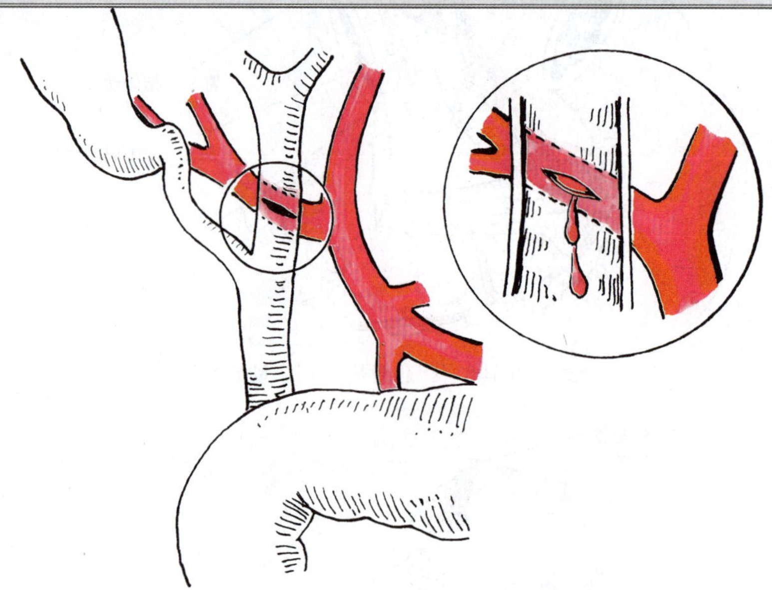

图 4-19-110　肝右动脉紧靠肝总管后面横过部位易发生肝外胆道出血

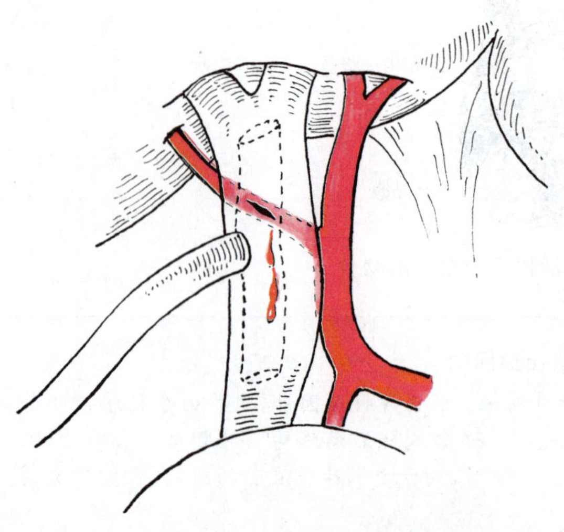

图 4-19-111　引流管压迫致肝右动脉破溃出血

(3) 肝外胆道的神经支配：在肝十二指肠韧带内有丰富的神经丛，分为肝前丛和肝后丛。肝前、后丛均发支到肝外胆道系统，多数神经纤维随肝动脉入肝内。

肝前丛的交感神经来自左腹腔神经节，其节前纤维来源于左侧交感神经干上第 7～10 胸神经节，而副交感神经则直接由左迷走神经发出。肝后丛的交感神经来自右腹腔神经节，节前纤维来源于右侧上第 7～10 胸神经节，而副交感神经由右迷走神经发出，穿过右腹腔神经节内，分布到肝后丛。

(4) 胆总管壁的结构：胆总管壁除有血管、神经纤维外，在显微镜下由内向外有：柱状上皮层、弹力纤维兼少量平滑肌层、腺及腺管层，最外层为外膜。

胆总管有少量平滑肌，又有神经支配，这可能是胆总管有蠕动功能的解剖学基础。

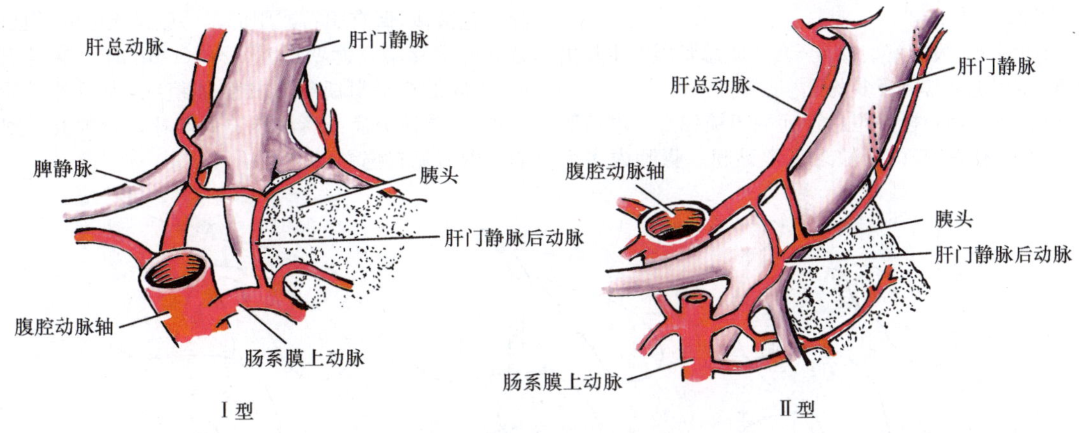

图 4-19-112　肝门静脉后动脉(后面观)

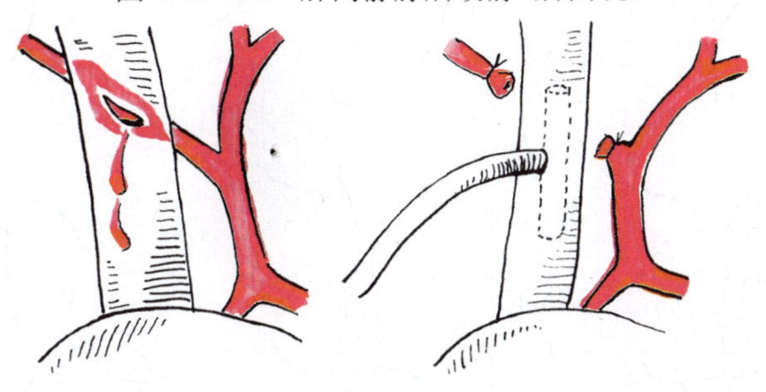

图 4-19-113　切除病变破溃的一段肝动脉

关于胆总管切开引流术

胆总管切开引流术均在十二指肠上段内进行。这一段的胆总管位于肝十二指肠韧带右侧独立缘内，肝固有动脉位于其左侧较远处，门静脉在其左后方较近处。如局部无明显炎症或粘连，手术一般均较顺利，不易造成副损伤。但有少数病例门静脉在胆总管后方，甚至有的略偏于其右侧，故行胆总管切开引流术时，应特别注意认清局部关系，以免误伤门静脉，必要时可用针穿刺进行鉴别。

异常的肝右动脉或肝总动脉，可在胆总管前方、后方、左侧或右侧走行(图 4-19-100)。行胆总管切开引流术时，应充分注意这样异常的动脉，否则，可致意外损伤，引起严重出血，或结扎后有导致右半肝或全肝坏死的可能。笔者在行胆总管切开引流术中，曾遇到过代替肝右动脉(起自肠系膜上动脉)的一段弯曲走行于胆总管前方，影响手术的进行，经仔细剥离并将其推向左侧后，才切开胆总管探查和引流。如前所述，胆囊管与肝管汇接的类型属于正常型者仅占半数以上(59.6%)，余者均为异常。这些异常类型，提示胆总管切开引流术应注意的事项，例如，胆囊管绕过肝总管前方汇入肝总管或两者平行一段后才汇入肝总管者(图 4-19-96)，手术时要辨认清楚，以免误伤胆囊管。

5. 先天性胆道畸形

(1) **先天性胆总管囊肿**：此为胆总管壁先天发育异常所致的部分或全部胆总管囊状扩张，故又名**先天性胆总管囊性扩张症**及**原发性胆总管扩张**。这种畸形比较少见。1852 年，Doglas 首先报道，近年来，文献报告日益增多，国内文献报告已近 200 例，国外报告已超过 1000 例。Flanigan 收集 760 例胆总管囊肿，并根据其形态将其分为 5 种类型，其中的 4 种类型见图 4-19-114。

第一型为囊肿型(86.7%)：囊肿形似动脉瘤，呈囊状或梭形扩张，大小不等。这是最多见的类型。

第二型为憩室型(3.1%)：由胆总管侧壁生长出憩室状肿物，位于胆总管的下方，胆总管本身正常或轻度扩张。

第三型为十二指肠内膨出型：占 5.6%。胆总管末端在十二指肠内呈囊状膨出，胰管和胆总管汇入膨出部。有人认为，这可能是一种肠源性囊肿，而非为胆总管囊肿。

第四型为多发憩室型(2.6%):在胆总管周围生长出多个憩室状物,并常伴有多发肝内胆管扩张。

第五型为囊肿合并胆总管远端闭锁(2%):本畸形囊肿外面覆有腹膜,内面缺乏正常黏膜。囊肿内多为深棕色液体,偶有胆石或胆泥。一般是无菌的,但也可合并继发感染。囊壁厚约 2～10mm,由纤维组织构成,中间散在平滑肌纤维和腺体组织,内面衬以柱状上皮,但常被炎症或囊液压迫而破坏。囊肿及其附近胆管偶可见有癌变(2.4%)。

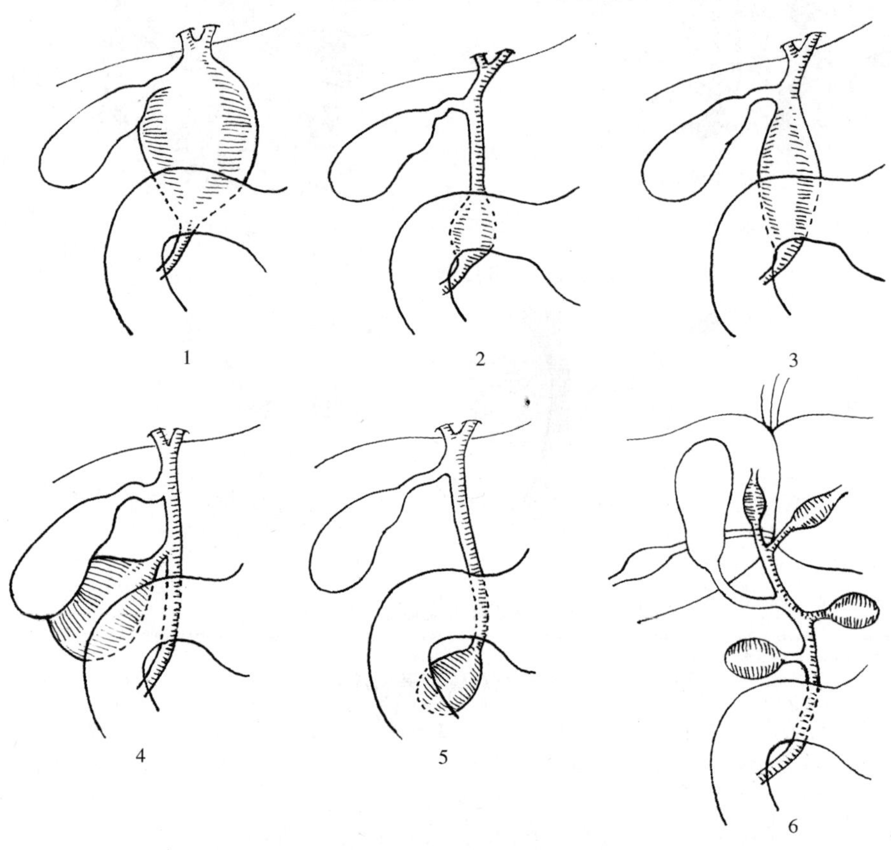

图 4-19-114 先天性胆总管囊肿的类型

1～3 囊肿型;4. 憩室型;5. 十二指肠内膨出型;6. 多发憩室型

关于先天性胆总管囊肿手术概要

先天性胆总管囊肿出现症状后,用非手术疗法死亡率很高(约 97%),故本症以手术治疗为主。手术多利用局部解剖的毗邻关系行内引流术或囊肿切除后的重建术。

内引流术常用的有胆总管囊肿-十二指肠吻合术(CCD)及胆总管囊肿-空肠 Roux-Y 吻合术(RYCCJ)。CCD 的要点是在囊肿最低位与其解剖毗邻很近的十二指肠之间,做一较大的吻合口,以利囊肿的引流(图 4-19-115)。若合并感染时加用外引流。手术较方便、简单,但易发生反流性胆管炎及吻合口狭窄。

RYCCJ 的要点是在胆总管囊肿的低位,即在拟与空肠吻合部位切除部分囊壁,与空肠做端侧吻合或侧侧吻合。引流囊肿段的空肠长度一般为 30～40cm(图 4-19-115)。其他的术式均不太常用,因效果不够理想。

胆总管囊肿可能切除时,应尽量行囊肿切除术,切除后的重建术仍可利用几种可能的方式(图 4-19-116)。切除囊肿时要充分注意仔细操作,以免误伤门静脉、肝动脉及下腔静脉等。肝总管-胃蒂管吻合术的胃蒂管,是切取带有胃网膜右动脉的胃大弯管,以期有良好的血供(图 4-19-116)。

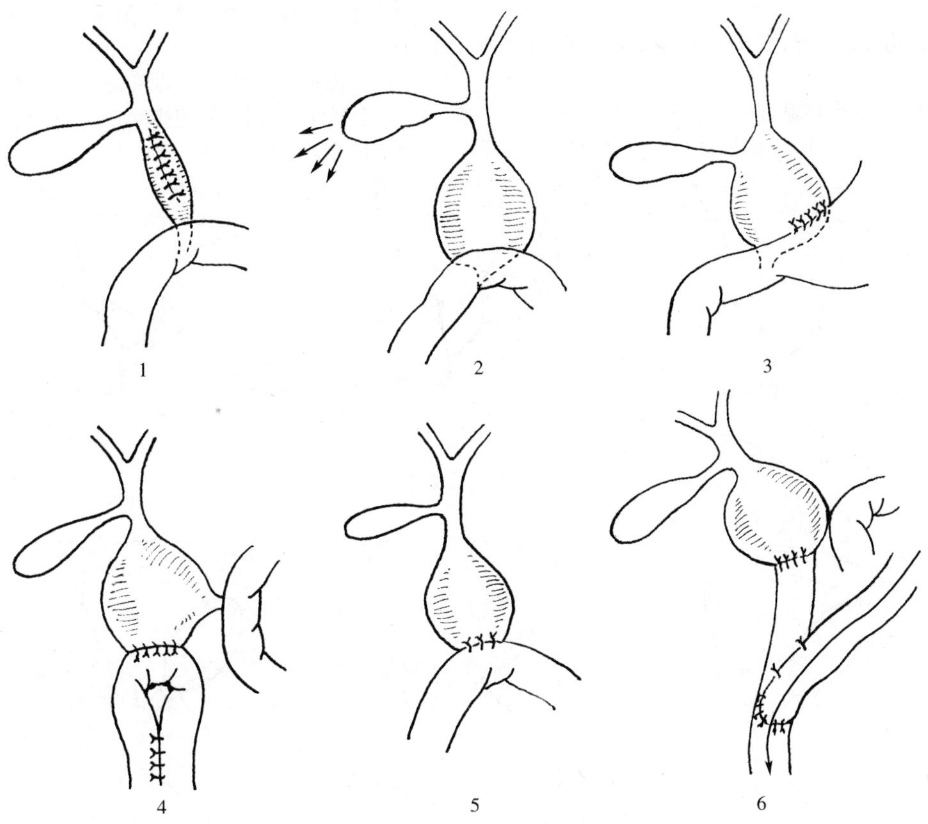

图 4-19-115　先天性胆总管囊肿的术式

1. 胆总管囊肿缩缝术；2. 胆囊和上消化道转流术；3. 胆总管囊肿-胃吻合术；4. 胆总管囊肿-空肠吻合术；5. 胆总管囊肿-十二指肠吻合术；6. 胆总管囊肿-空肠 Roux-Y 吻合术

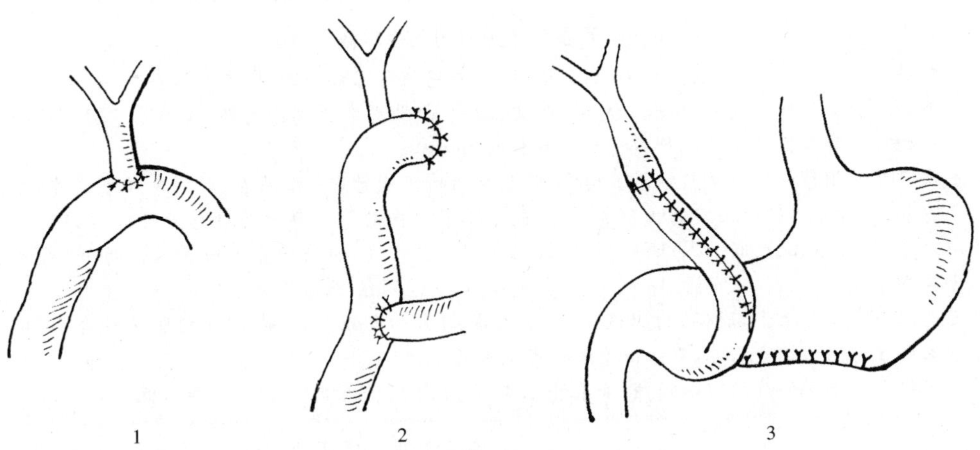

图 4-19-116　胆总管囊肿切除后的重建术

1. 肝总管十二指肠吻合术；2. 肝总管空肠 Roux-Y 吻合术；3. 肝总管-胃蒂管吻合术

(2) 先天性胆道闭锁：大致可分为以下 6 种类型（图 4-19-117）。

第一型，左、右肝管、肝总管、胆囊、胆囊管、胆总管完全闭锁。

第二型，胆囊有腔隙，但其余肝外胆管均闭锁。

第三型，胆囊、胆囊管及胆总管有腔隙，但左、右肝管、肝总管闭锁。

第四型，肝管上段完整，下段闭锁，胆囊管、胆总管亦闭锁。

第五型，肝管、胆囊及胆囊管完整，但胆总管闭锁。

第六型，肝管、胆囊、胆囊管及胆总管上段完整，仅胆总管下段闭锁。

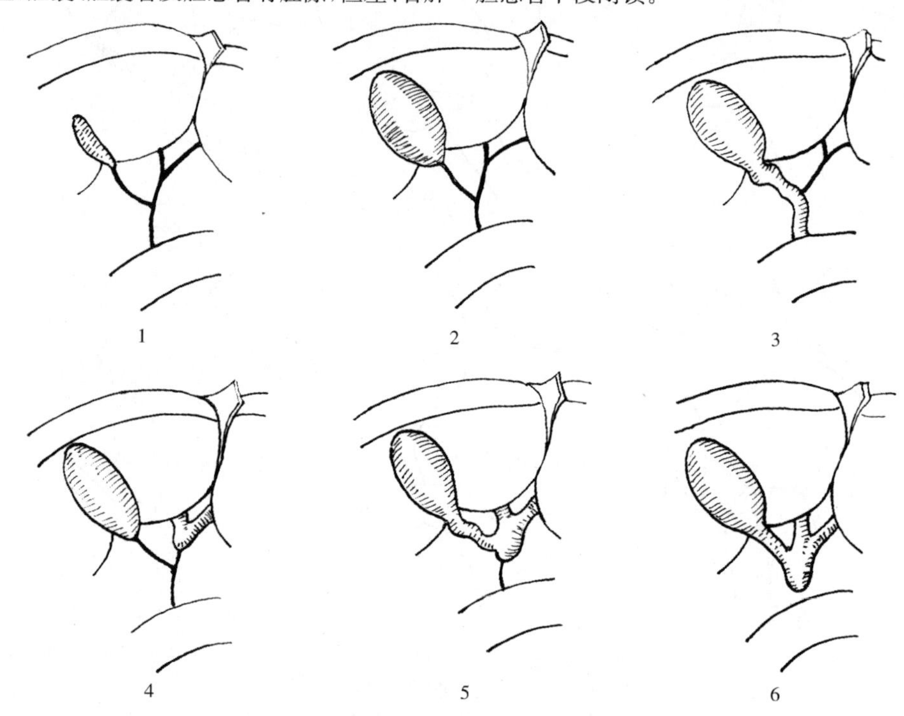

图 4-19-117　先天性胆道闭锁的类型
1～6 分别见文中第一至第六型

关于先天性肝外胆道闭锁手术概要

本症需早期手术治疗（一般在生后 10 周内进行）。采用何种术式，根据探查结果而决定。

如发现肝总管上端和胆囊完整，或肝总管、胆囊、胆囊管、胆总管上端均完整，仅胆道下端闭锁，则可根据局部解剖的可能和其他具体情况行各种胆道肠管的吻合术。

若发现肝总管闭锁或肝总管与胆总管均闭锁，且经活检证明肝内胆管存在、肝门部纤维代替肝侧断端中有细小胆管，则可考虑行肝门空肠吻合术：切除包括胆囊在内的肝门部代替肝总管的纤维组织块，注意勿伤及门静脉，但可结扎、切断进入纤维组织块的几条门静脉小支，再行带系膜血管蒂的两个"Y"形空肠-空肠吻合与外瘘成形术（图 4-19-118）。外瘘口于术后 2～3 周闭锁，甚至更长。

若经造影证明胆囊至十二指肠的胆道通畅，亦可将胆囊吻合在肝门部，即肝门胆囊吻合术（图 4-19-119）。手术要注意保留胆囊动脉，以保证吻合口有足够的血供。

对不能用上述手术治疗的胆道闭锁，如条件允许，可考虑行肝移植术，但成活率很低。

（五）胰

胰 pancreas 是人体内仅次于肝的大腺体，也是消化过程中起主要作用的消化腺，具有外分泌和内分泌两种功能。胰质地柔软，长 12～15cm，宽 3～4cm，厚 1.5～2.5cm，重约 75g。

胰位置深在，于第 1、2 腰椎水平横位于腹后壁的壁层腹膜之后，属腹膜外位器官。其右侧端嵌于十二指肠所形成的凹窝内，左侧端靠近脾门。

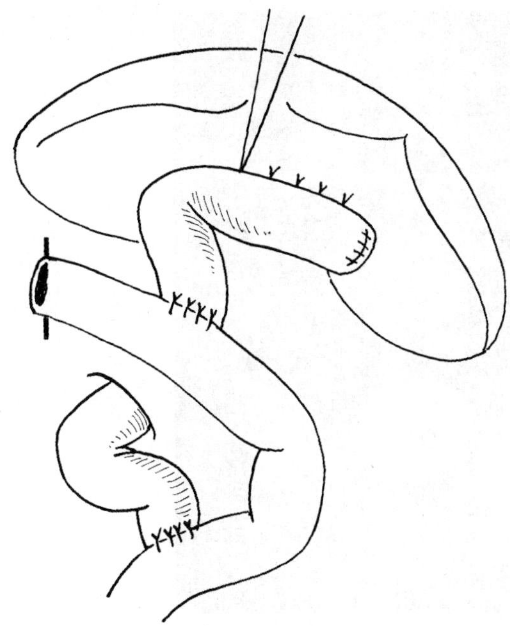

图 4-19-118 两个“Y”形空肠-空肠吻合与外瘘成形术

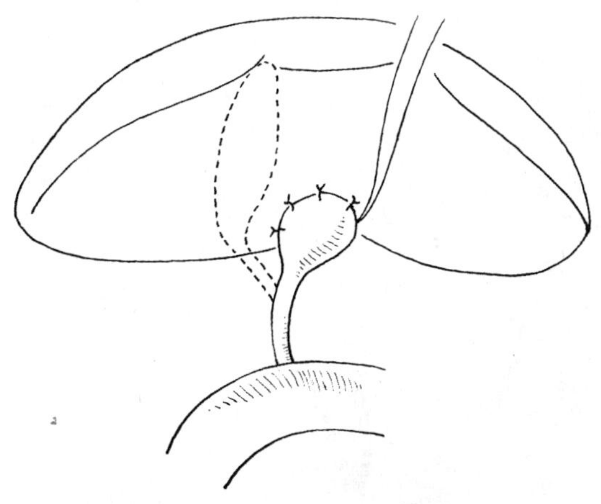

图 4-19-119 肝门胆囊吻合术

关于手术显露胰的途径

由于胰位于腹后壁的壁腹膜之后，位置深在，其前方又有胃、横结肠和大网膜等，因此，手术达到胰的途径有：①切开胃结肠韧带。可使整个胰充分显露，操作简便易行，为外科常用的途径。②切开肝胃韧带，此途径不如前者显露的广泛，对炎症引流也常不够理想。③切开横结肠系膜的无血管处，再剪开胰上缘被膜，便可将胰体尾部充分游离。

1. 胰的分部和毗邻 有的教材将胰分为头、颈、体、尾四部分或头、体、尾三部分。临床上多沿用四分法，认为四分法比较合乎解剖实际，故这里仍按四分法进行叙述。

(1) **胰头** caput pancreatis：位于第 2 腰椎的右侧，是胰最宽大的部分。胰头的上、右、下三面被十二指肠上部、降部及水平部所环包，紧贴在十二指肠壁上。有的人十二指肠降部的内侧壁部分地被包在胰腺组织内。由于胰头部与十二指肠紧贴，胰头部肿瘤要压迫十二指肠而引起梗阻，X 线检查时，可见到十二指肠窗开大或变形（图 4-19-120）。

胰头的下份有向左侧突出的钩突，其一部分位于肠系膜上静脉的右后方。此处有数条小静脉汇入肠系膜上静脉的右后侧壁，是胰十二指肠切除术较难处理之处(图 4-19-121)。

胰头前面有横结肠系膜根将其分为上、下两部分。胰头后面有下腔静脉、右精索或卵巢静脉、右肾静脉及腹主动脉。肠系膜上静脉从胰头部的后面汇入门静脉(图 4-19-122)。正常情况下，胰头部与上述组织之间隔有疏松结缔组织，当胰腺尤其是胰头部有炎症或癌瘤时，上述组织可能受累，故对胰头癌欲做胰十二指肠切除术时，应重点检查胰头肿物侵及门静脉、下腔静脉及肠系膜上静脉的情况。如果各处均未受侵，手术可顺利进行，若下腔静脉、门静脉及肠系膜上静脉有一处受侵，胰十二指肠切除术则难以进行。

(2) **胰颈** collum pancreatis：位于胰头的左侧，是连接胰头与胰体的狭窄扁薄部分，长约 2～2.5cm，与胰头之间无明显界限。有人以十二指肠上曲与肠系膜上静脉右缘的连线为胰头、颈部的分界线。胰头部位于胃幽门及十二指肠上部的后下方，其上方有胆总管。胰颈部的背面有一凹沟，沟内有肠系膜上静脉经过。该静脉向上走行不久即与脾静脉汇合成门静脉主干。肠系膜上静脉及门静脉干下部在胰颈背面经过时，没有胰腺小静脉汇入，因此，在行胰十二指肠切除术分离胰颈背面与肠系膜上静脉时，可从胰的上、下缘沿肠系膜上静脉与胰颈之间进行钝性分离。

(3) **胰体** corpus pancreatis：占胰的中份大部，约位于第 1 腰椎体平面，其前面隔网膜囊与胃后壁为邻。胃后壁溃疡时，常与胰腺粘连或穿通，此时，做胃切除术则有一定难度。胃后壁癌瘤也可能侵及胰腺，手术时应进行仔细探查后，方可确定术式。

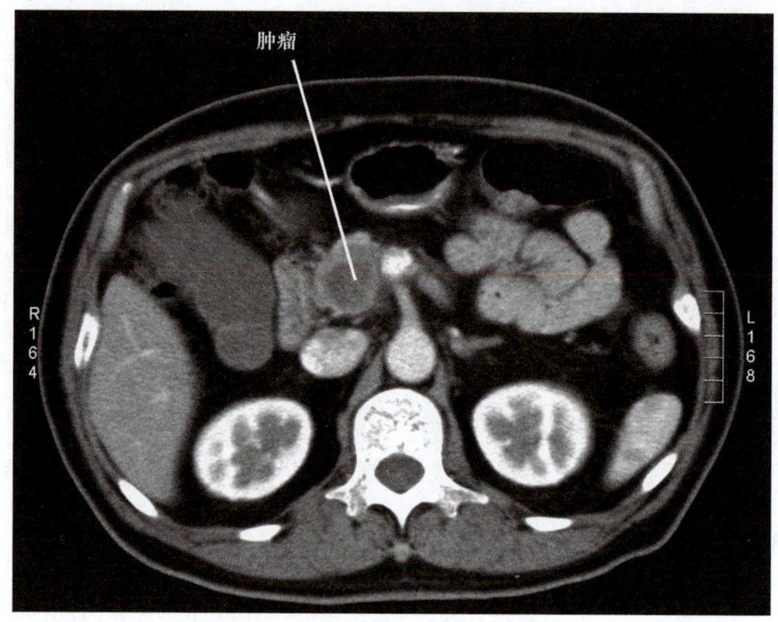

图 4-19-120　胰腺 CT 示胰头肿瘤

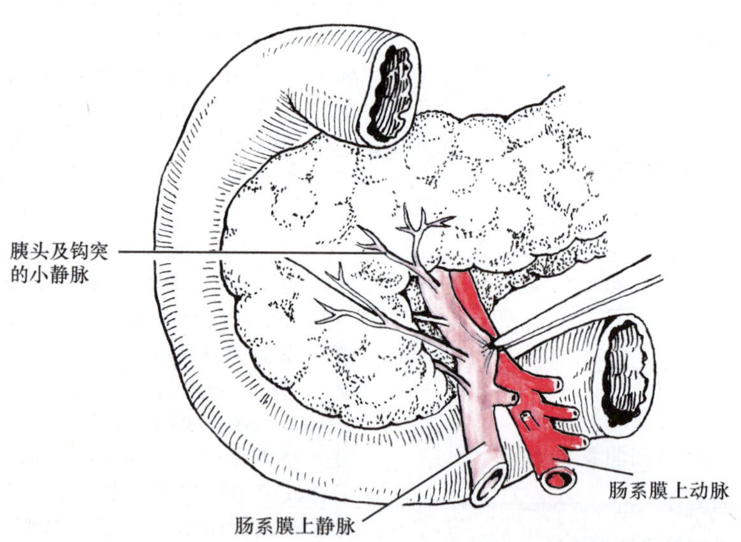

图 4-19-121　胰头钩突的小静脉

胰体部后面由右向左横过下腔静脉、胸导管起始部、腹主动脉、左肾上腺及左肾前方(图 4-19-123)。胰体上缘紧靠腹腔干(腹腔动脉)及腹腔神经丛,因此,胰腺炎时极易波及神经丛,而出现腰部剧痛。如果胰腺癌病人有腰部剧痛,可提示癌瘤已侵及腹腔神经丛。胰体上缘还有脾动、静脉走行,脾静脉有时甚至埋在胰上缘的沟内。脾动脉发出数条胰支进入胰内,胰内又有多条小静脉(胰静脉)直接汇入脾静脉。由于脾静脉及其属支与胰腺紧密相连,尤其在脾血管被病变累及,不易分离时,行胰体尾切除术则需将脾一并切除。

据统计,肠系膜下静脉在胰体后方与脾静脉汇合者约占半数以上,其余者汇入肠系膜上静脉,或开口于肠系膜上静脉与脾静脉的汇合处。在行胰体尾切除术游离胰体时，如为汇入脾静脉者，应注意结扎、切断肠系膜下静脉，才能切胰的体尾部，否则，可误伤出血。

(4) **胰尾**cauda pancreatis：胰尾是胰的左端狭细的部分，其末端钝尖，伸向左上，抵达脾门后下方。因胰尾部紧靠脾门，在脾肾韧带的两层腹膜之中，脾切除时需防止损伤胰尾，以免发生胰瘘。

胰尾部有4～6支小静脉注入脾静脉(图4-19-124)，门静脉高压症时，这些小静脉变粗，其管壁变薄，在行脾肾静脉吻合术时，为游离出足够长度的脾静脉(一般需3～4cm)，须仔细分离、结扎、切断这些小静脉支。若处理不当，可因出血或撕裂脾静脉而增加手术的困难。

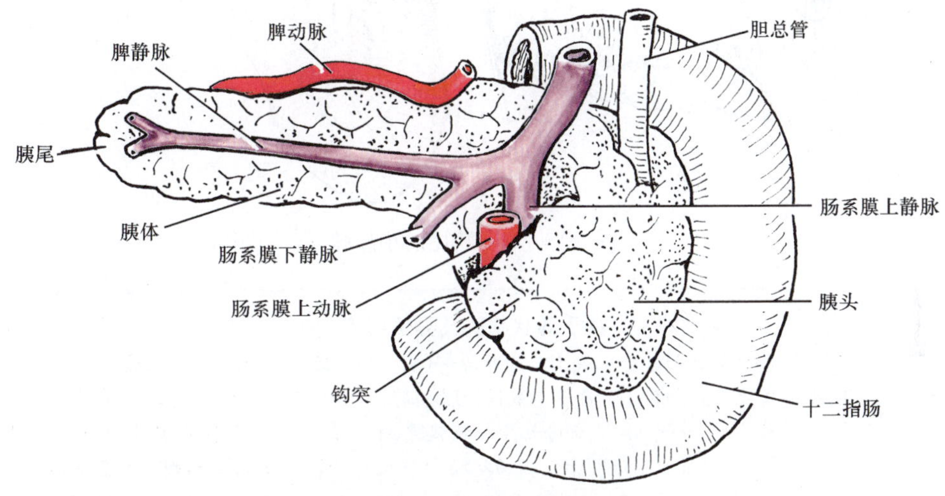

图4-19-122 胰的后面观

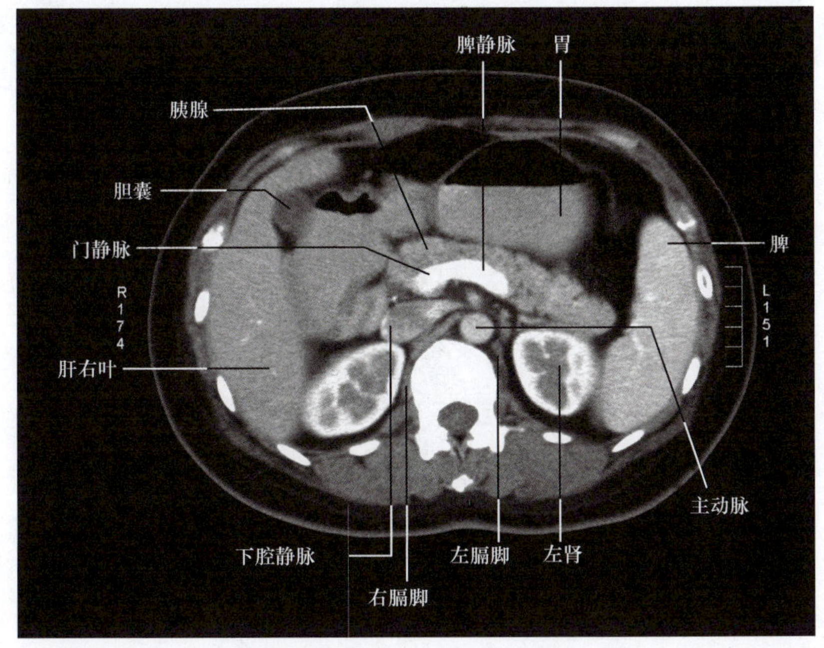

图4-19-123 腹部CT示胰腺

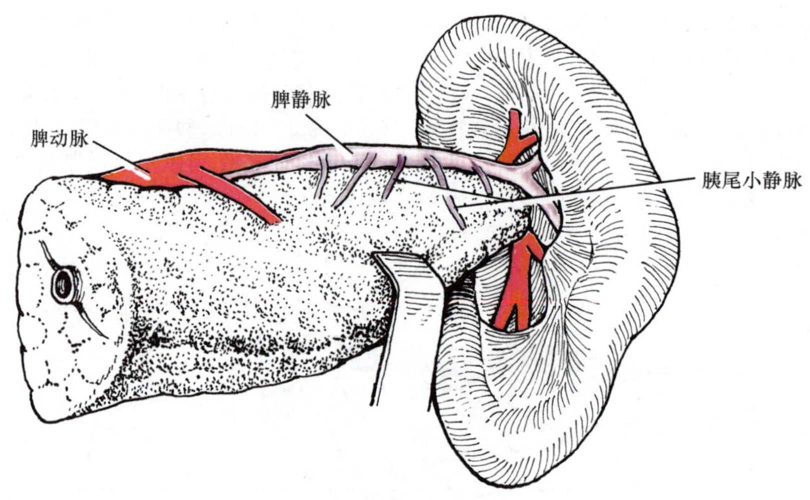

图 4-19-124　胰尾的小静脉

关于环状胰腺及异位胰腺

由于胚胎发育异常，偶可见环状胰腺包绕十二指肠降部（图 4-19-125）。环状胰腺可压迫十二指肠，压迫的程度多不严重，故无明显临床症状。个别压迫严重者或因慢性胰腺炎增生肥厚时，可使十二指肠降部发生完全或不全性梗阻。此时，需手术治疗，如行切断或部分切除环状胰腺，手术有一定难度，并易发生出血、胰瘘及十二指肠损伤等并发症。旁路引流手术如梗阻近侧十二指肠空肠吻合术或胃空肠吻合术等，则较安全适用。

据统计，国人异位胰腺出现率为 0.2%，多见于胃、十二指肠、空肠、回肠及梅克尔憩室（图 4-19-126），个别者还可发生在胆总管、胆囊、脐、脾门、食管、肺、纵隔、肝、输卵管、阑尾、大网膜、肠系膜及胃左动脉旁等处。胃的异位胰腺多发生在胃窦部距幽门 6cm 以内的大弯侧，空肠异位胰腺好发于 10cm 以内的近段空肠，十二指肠异位胰腺多见于十二指肠上部。手术中对偶然发现的异位胰腺，一般应予切除。对胰岛素瘤病人施行手术，若能发现肿瘤时则应仔细检查有无异位胰腺的存在，如有应予以切除。

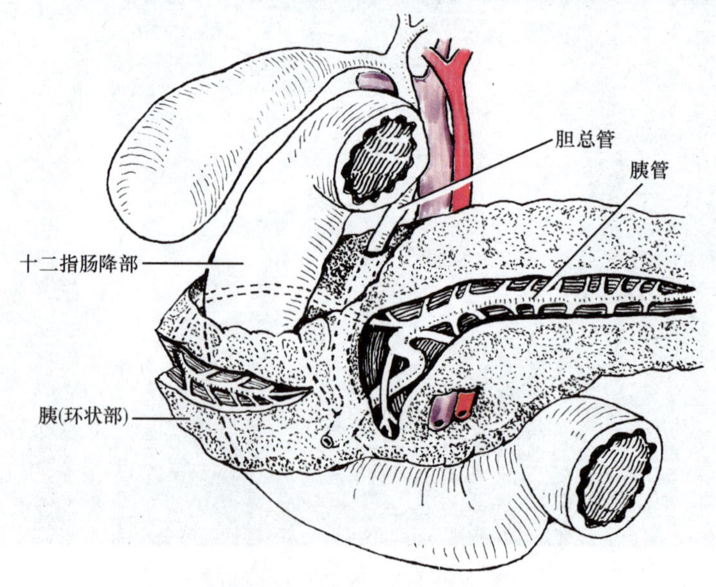

图 4-19-125　环状胰腺

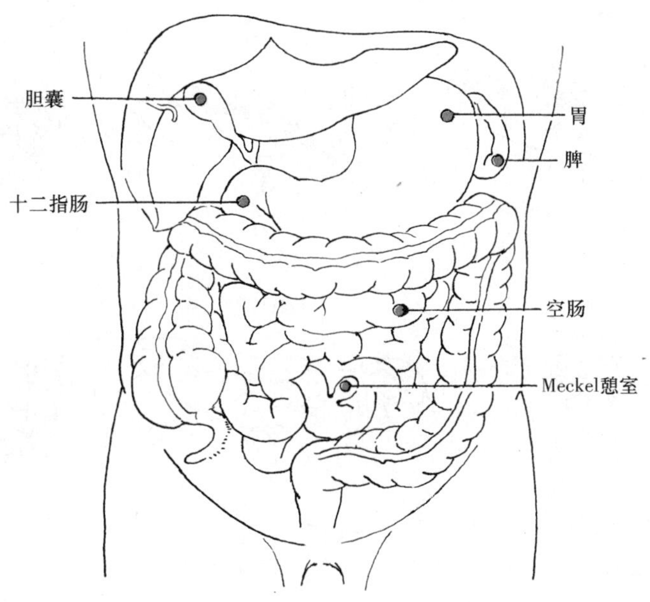

图 4-19-126　异位胰腺组织存在的部位

2. 胰管和副胰管　胰管 ductus pancreaticus 是胰的主要排泄管。胰管自胰尾部沿胰的长轴右行，横贯胰的全长。管径自左向右逐渐增大，可达 2～3mm，当壶腹部或乳头部阻塞时(因肿瘤或结石等)，胰管直径可扩大至 7～8mm。胰管沿途汇集各小叶的导管(约 100 个左右)，这些导管几乎呈垂直方向汇入胰管，引流胰的大部分胰液。约在胰头颈交界处胰管弯向下后方，然后在胆总管的左侧与胆总管汇合，最后斜行穿入十二指肠壁，共同开口于十二指肠大乳头 papalla duodeni major。了解十二指肠大乳头的位置及其标志，对逆行性胰胆管造影甚为必要。

在胰头的上部，常有副胰管 ductus pancreaticus accessorius。副胰管一般较短小，走行于胰管的上前方，主要引流胰头上前部的胰液。副胰管的左端多与胰管汇合，右端多直接开口于十二指肠小乳头 papilla duodeni minor。小乳头位于十二指肠大乳头的上方(稍偏内侧)约 2cm 处(成人)。胰管末端发生梗阻时，胰液可转经副胰管进入十二指肠。

胰管和副胰管的类型可有多种。据国人 100 例解剖统计，共有 6 种类型(图 4-19-127)，这对胰管造影术诊断胰的病变有重要参考意义。特别是对Ⅲ型者(17.0%)，如经大乳头插管行 ERCP 副胰管将不显影。

Ⅰ型：主胰管与胆总管汇合开口于大乳头，有较细的副胰管连通于主胰管，它开口于小乳头，钩突小胰管与主胰管相连通。

Ⅱ型：无副胰管。但在胰头上部有一小胰管与主胰管相连通，另一端为多数微细小胰管并不开口于十二指肠。钩突小胰管与主胰管相连通。

Ⅲ型：副胰管粗大，贯通整个胰腺，开口于小乳头，而主胰管细短，并与副胰管不相通，与胆总管共同开口于大乳头。

Ⅳ型：副胰管较细，与主胰管相连通，开口于小乳头。钩突小胰管相连通于副胰管。

Ⅴ型：有一较细的副胰管在胰头下部与主胰管相连通，经主胰管浅面斜向右上方，开口于小乳头。

Ⅵ型：主胰管在胰头部呈一圆圈形，副胰管连通于圆圈形上方尾侧的主胰管，而钩突小胰管连通于圆圈上。

胰管的行程，从胰头至胰尾的后距，由菲薄(1～2mm)的一层胰组织(或只有一层纤维膜)逐渐增大。据统计，在胰颈部的后距仅为 1～2.9mm(少数亦只有一层薄膜)，故行胰十二指肠切除术，若在胰颈部切断胰腺进行胰-肠吻合术时，易将胰管缝扎或缝线贯穿部分胰管，造成胰管撕裂，术中不易发现，有导致术后发生胰瘘的危险。而在胰颈左侧界再向左 1～2cm 的胰体处，胰管的后距平均为 5.9mm。因此，行胰十二指肠切除术时，在胰颈左侧 1～2cm 处切断胰体，行胰-肠吻合，则可避免损伤胰管。

胰管与胆总管汇合有数种类型(图 4-19-127)。

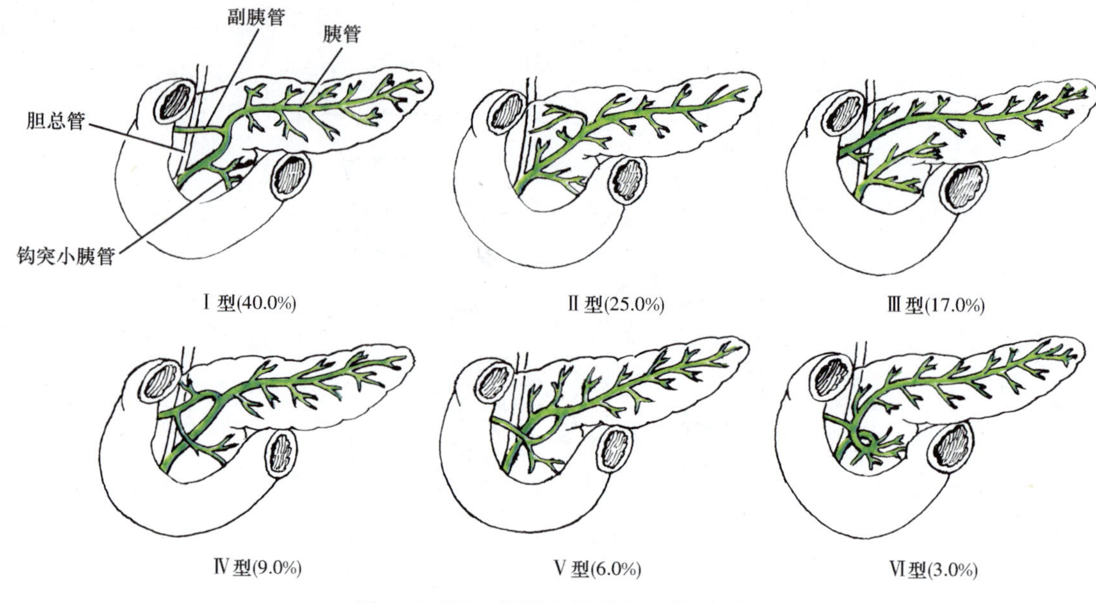

图 4-19-127 胰管的类型(100 例分析)

关于胰十二指肠切除术

由于胰的位置深在,与周围器官的解剖关系较为复杂,且胰腺组织血运非常丰富,游离胰腺时应注意止血。对胰周围的血管须仔细分离、结扎,尤其是胰腺钩突处的2～5条小静脉汇入肠系膜上静脉的右后侧壁,比较隐蔽,分离该处时很易损伤小静脉或因处理小静脉而撕裂该处的肠系膜上静脉,造成不易控制的出血,影响手术进程或被迫停止手术;故应仔细进行剥离,一一彻底结扎、切断。

据文献报道,胰管在胰颈部的位置,约有1/3邻近或贴近胰后侧面(图 4-19-128)。此处仅有一层菲薄的纤维组织,如在此处切断胰腺进行胰肠吻合时,胰管往往被贯穿缝扎造成管壁撕裂,导致胰液外溢,或因胰管被缝扎,胰管内压增高,易造成胰液外漏。因此,行胰十二指肠切除术时,在胰颈部切断胰腺后,如见胰管位置偏后,不宜匆忙进行吻合,需将胰腺再向左侧切除1～2cm,使胰管邻近或位于胰断面的中央,再进行胰肠吻合,可避免胰管的损伤,减少胰瘘的发生。

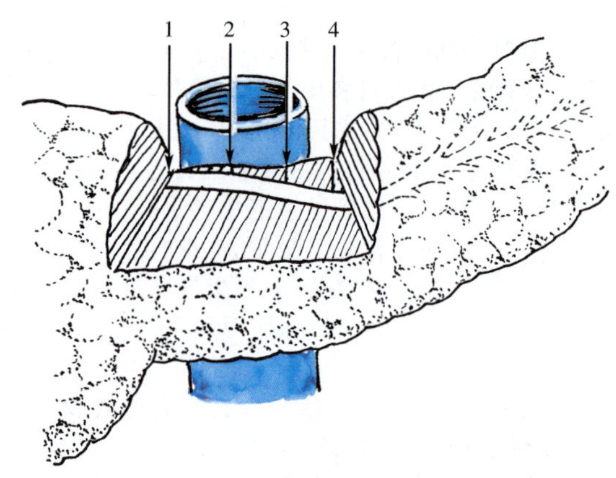

图 4-19-128 胰管在胰颈部的位置

1. 胰管后距<1mm;2. 胰管后距>1mm;3. 胰管后距平均 4.5mm;4. 胰管后距平均 6mm

3. 胰的血管

(1) 胰的动脉:胰的血液供应大部分来自腹腔干的分支,另一部分来自肠系膜上动脉(图 4-19-129,图 4-19-130)。了解胰动脉的分布及走行特点,对选择性或超选择性胰血管造影及胰移植等均很重要。

1) 胰十二指肠上前、上后动脉:**胰十二指肠上前动脉a.** pancreaticoduodenalis superior anterior 起自胃十二指肠动脉的末端,沿胰头和十二指肠降部之间的沟下行,与胰十二指肠下动脉前支相吻合。**胰十二指肠上后动脉a.** pancreaticoduodenalis superior posterior 多起自胃十二指肠动脉的中部或根部,个别可起自肝总动脉、肝固有动脉或左、右肝动脉(图 4-19-131)。胰十二指肠上后动脉在十二指肠上部的后方斜向右下,越过胆总管的前面至其右侧,在胰头后面的中部与胰十二指肠下动脉后支吻合。

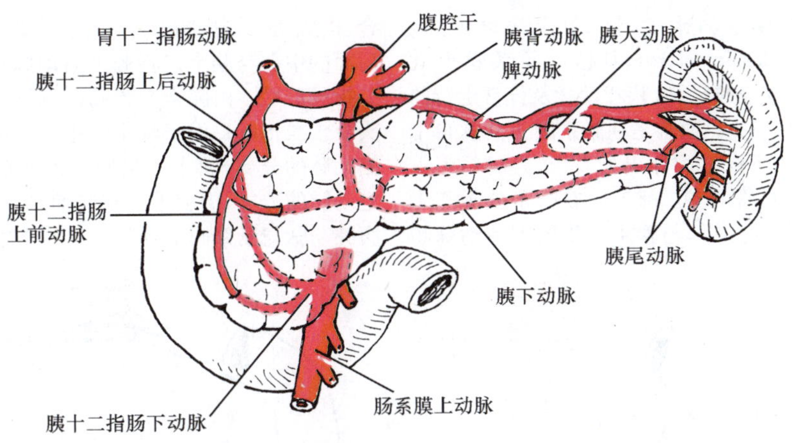

图 4-19-129　胰的动脉

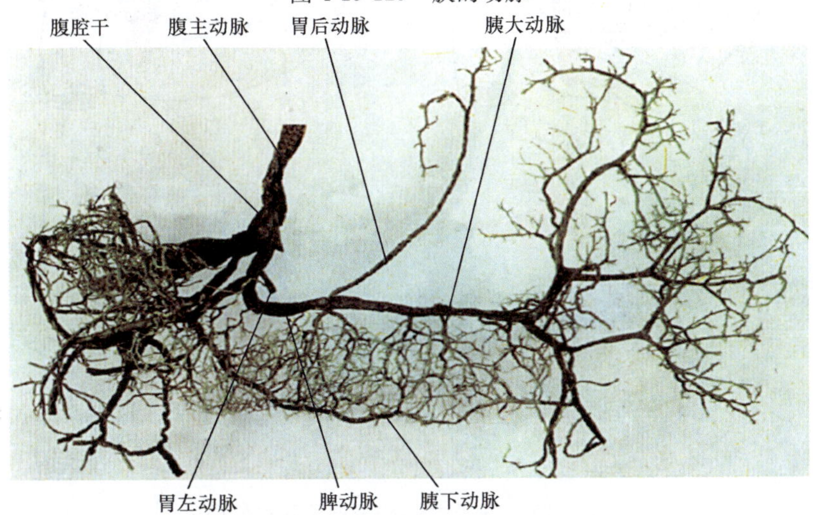

图 4-19-130　胰的动脉铸型

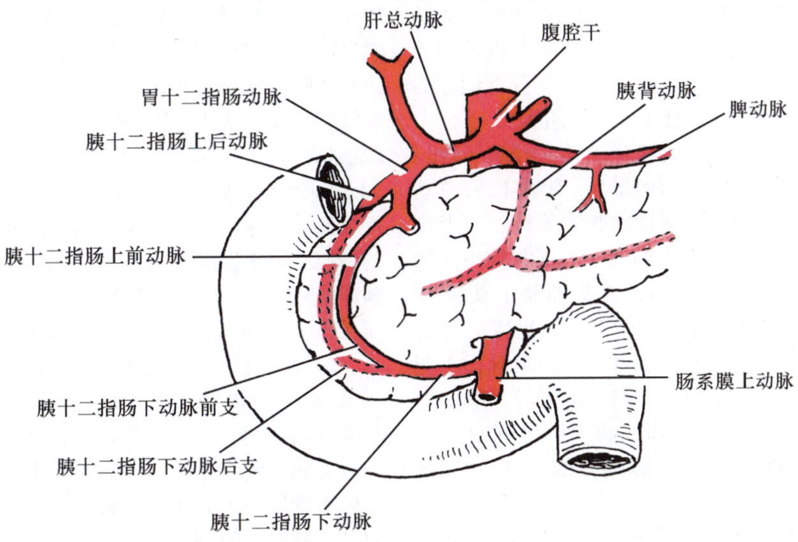

图 4-19-131　胰头的动脉

2）**胰十二指肠下动脉**：胰十二指肠下动脉 aa. pancreaticoduodenales inferiores 多起自肠系膜上动脉，也可起自第 1 支空肠动脉、胰背动脉及异常走行的右肝动脉（图 4-19-132）。通常是在肠系膜上动脉自十二指肠水平部与胰下缘之间穿出处发出，经肠系膜上静脉的后方分为前、后两支。前支向右行于胰头与十二指肠降部之间的前沟中，与胰十二指肠上前动脉吻合，构成胰十二指肠前弓。后支向右上方走行，在胰头后面的中部与胰十二指肠上后动脉相吻合，组成胰十二指肠后弓。由胰十二指肠前、后弓再发出分支至胰头及十二指肠。由于胰十二指肠上前、上后动脉属腹腔动脉的分支，胰十二指肠下动脉前、后支为肠系膜上动脉的分支，借胰十二指肠前、后弓的形成，构成了腹腔动脉与肠系膜上动脉之间的连通。

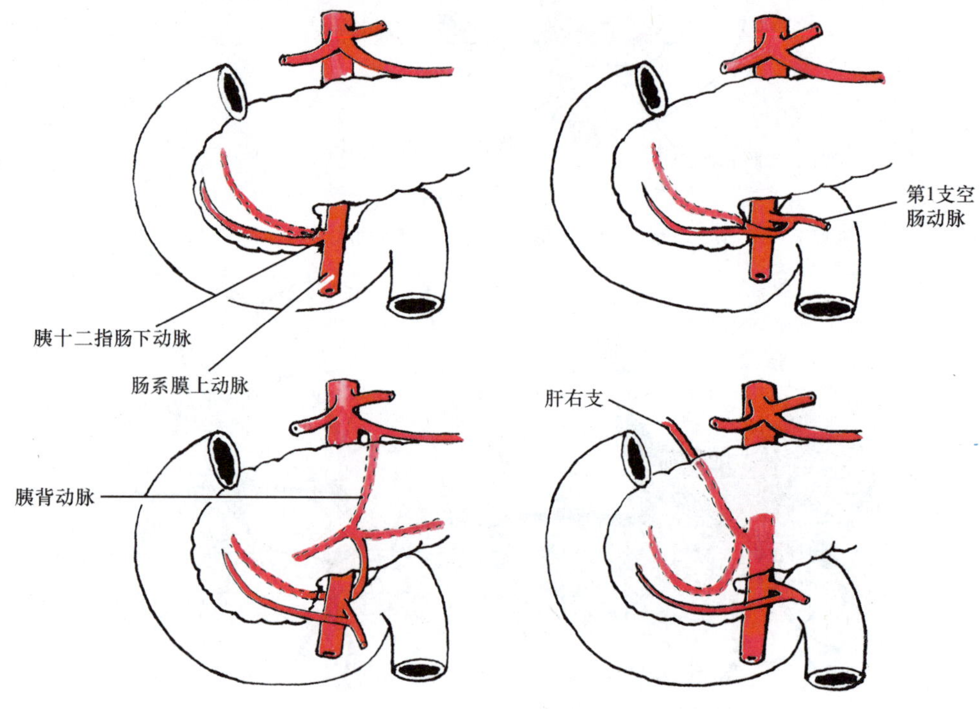

图 4-19-132 胰十二指肠下动脉起点的变异

3）**胰头上缘支**：有的文献报道，在 70 例胰腺动脉标本中，见 45 例（64.3%）沿胰头上缘有一条较细的动脉支，常起自胃十二指肠动脉，向左走行，与胰背动脉的分支相连。此支发出数支微细小动脉供给胰头上部。

4）**胰背动脉**及**胰下动脉**：胰背动脉 a. pancreatica dorsalis 起点变异较多，可由腹腔动脉、脾动脉、肝总动脉等处发出（图 4-19-133）。胰背动脉向下行至胰上缘背面，在脾静脉上方分为左、右两支。右支与胰头部的前、后动脉弓发出的分支相吻合，左支即胰下动脉 a. pancreatica inferior，向左行于胰体下部偏后部的胰实质内，与脾动脉的胰支吻合。在 50 例胰腺动脉标本调查中，发现胰背动脉缺如者共 7 例（14.0%）。缺如者的血运由胰下动脉来代偿，此时，胰下动脉起自胃十二指肠动脉末端或胃网膜右动脉的根部，个别者起自肠系膜上动脉（图 4-19-134）。

胰下动脉虽多由胰背动脉分出，个别者也可起自胃十二指肠动脉、胃网膜右动脉或肠系膜上动脉。胰背动脉的左、右分支多可贯通胰腺全长，是胰体部的主要供血动脉。Michels 指出，行胰头十二指肠切除术时，如切断线超过腹主动脉左侧，则有切断胰背动脉的危险。在观察胰腺动脉标本时，见胰实质内动脉网十分丰富，术中如误扎胰背动脉，也不致发生胰体尾部血运障碍。为慎重起见，在行胰十二指肠切除术时，如有可能，最好尽量找到胰背动脉及其左、右分支（如有条件可先行超选择性胰背动脉造影），应只切断胰背动脉的右支，保留其左支，而在胰体尾切除术时，则应保留其右支，切断其左支。

5）**脾动脉胰支**及**胰大动脉**：脾动脉发出的胰支 rami pancreatici 以 4～5 支者为多见。胰支从脾动脉下缘发出，经胰后上缘进入胰，在胰实质内与其他各动脉分支相互吻合十分丰富。胰移植术时，如对胰的主要供血动脉，如胃十二指肠动脉（发出胰十二指肠上前、后动脉）、肠系膜上动脉（发出胰十二指肠下动脉）

及脾动脉(发出胰支)等能确保一支血运通畅,移植胰 腺的血液供应可望得到保证。

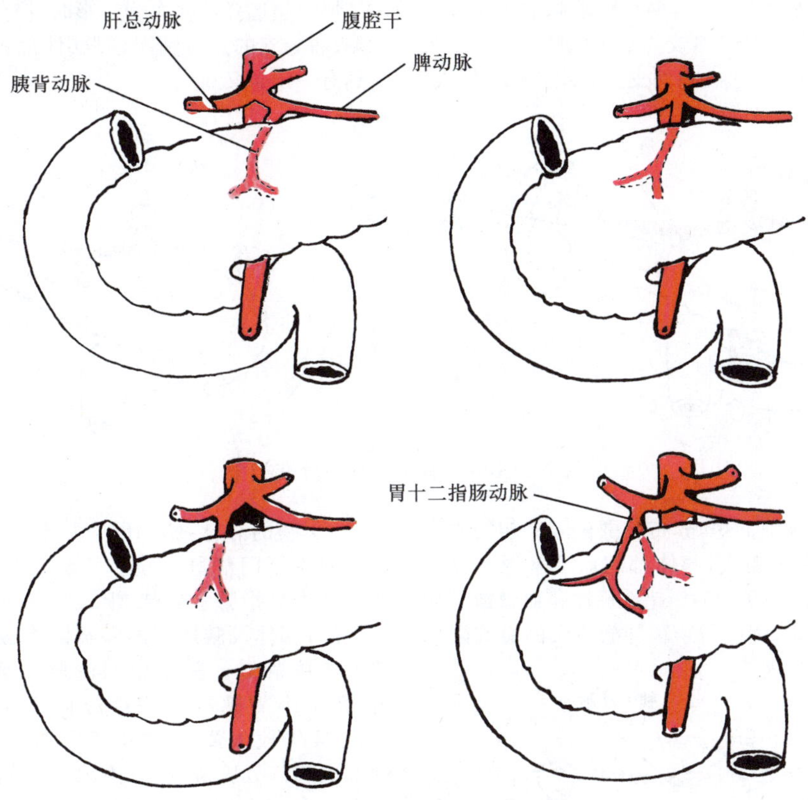

图 4-19-133 胰背动脉起点的类型

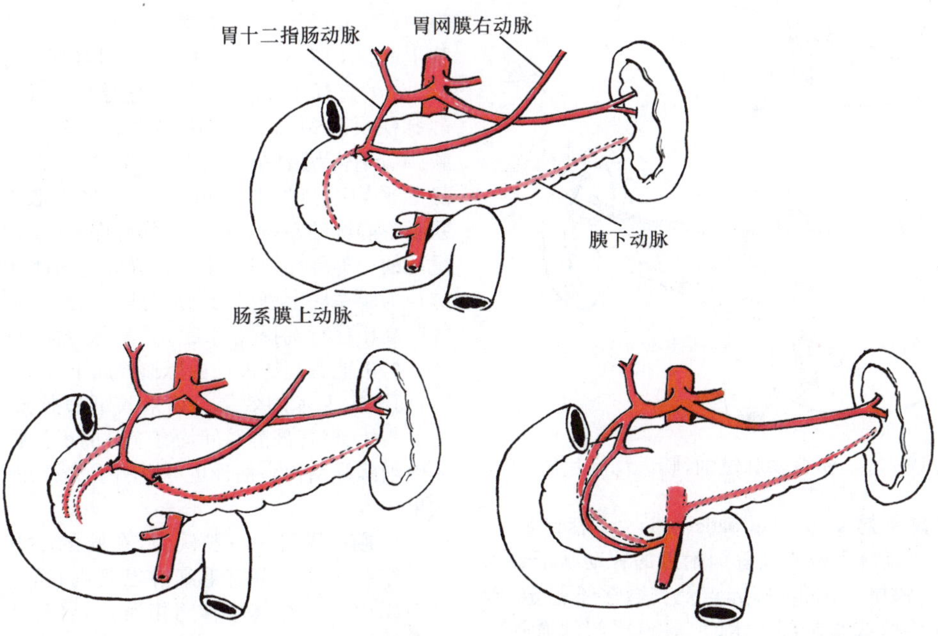

图 4-19-134 胰背动脉缺如时胰下动脉的起点

胰大动脉 a. pancreatica magna 是脾动脉向胰发出的数条分支中最大的一支，多在脾动脉的中 1/3 段发出，经胰上缘的左、中 1/3 交点处进入胰实质。胰大动脉在胰实质内也分成左、右两支。其左、右支呈“人”字形者多见，少数呈倒“T”形（图 4-19-135）或“⌐”及“˥”形。超选择性胰血管造影时，应注意观察胰大动脉左、右分支的走行情况，对胰体部占位性病变的诊断具有一定意义。

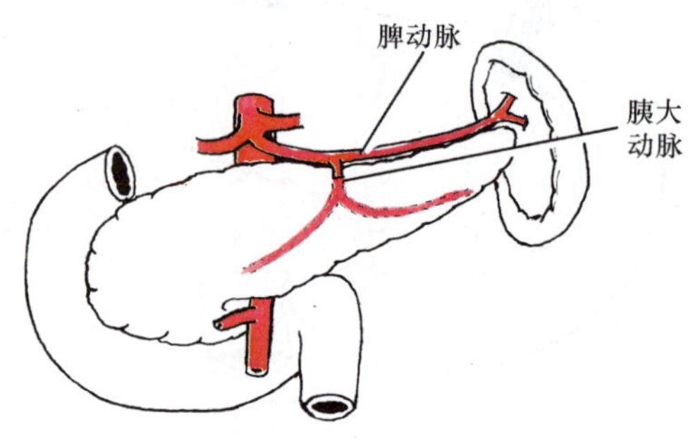

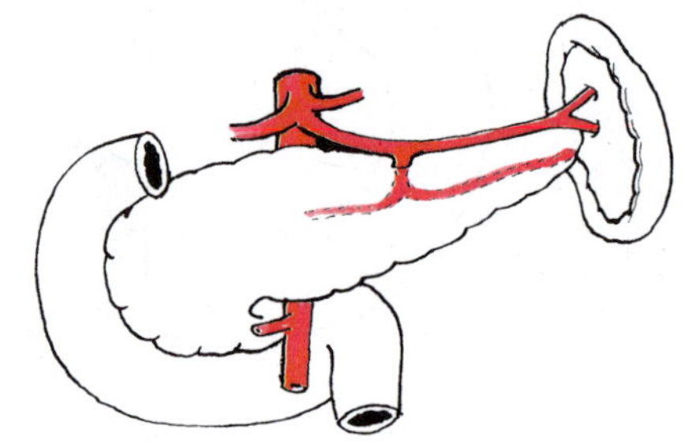

图 4-19-135　胰大动脉的分支类型

如果胰背动脉细而短，分布范围仅限于胰的右半侧，其胰大动脉则较粗大，胰体部的血液来源主要由胰大动脉供应（图 4-19-136）。超选择性胰血管造影如见胰背动脉较细短，则应与胰腺肿瘤所致的血管限局性狭窄或变形相鉴别。

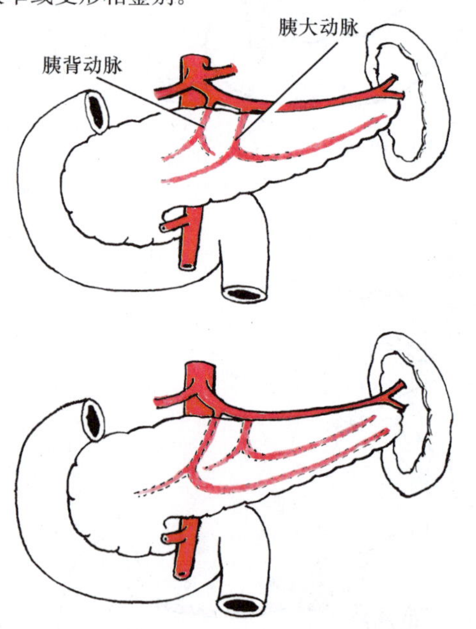

图 4-19-136　胰背动脉过细，胰大动脉代偿

6）**胰尾动脉** a. caudae pancreatis：一般有 3～4 条，以起自脾动脉下极支及脾门附近的脾动脉干者为多见。由于胰尾动脉很细，起点及支数多不恒定，因此，在胰在移植或胰尾部手术时，对膜尾部的血管应仔细处理。

（2）胰的静脉：胰的静脉基本与同名动脉伴行，主要回流至门静脉系统。胰头与胰颈部的静脉血汇入胰十二指肠上静脉、十二指肠下静脉及肠系膜上静脉；胰体及胰尾部的静脉以多数小支在胰后上部汇入脾静脉。关于胰腺静脉的研究较少，据报道：胰腺小静脉汇入脾静脉内 1/3 段者平均 3.9 支，中 1/3 段 4.2 支，外 1/3 段 4.1 支，胰尾部小静脉汇入脾门处脾静脉，各静脉支之间在胰内有充分吻合。在胰头部有引流胰头、钩突的小静脉（一般 2～5 支）汇入附近肠系膜上静脉的右后侧壁，比较隐蔽（图 4-19-121）。在胰头、胰颈的上部有时出现胰上静脉（17%），此静脉汇入门静脉，成人平均长 7.8mm，直径 1.6mm。胰下静脉出现率为 67%，此静脉横贯胰颈、胰体及膜尾全长者占 43%；相当于胰颈、胰体及胰尾全长的 3/4 者占 17%。成人胰下静脉平均直径为 1.5mm，多汇入肠系膜上静脉或肠系膜下静脉的左缘。胰下静脉有许多小属支，与胰体、尾部的小静脉相通连（汇入脾静脉），因此，可将胰下静脉视为肠系膜上静脉与脾静脉间的另一侧支通路。门静脉高压症行选择性远端脾肾静脉分流术（Warren 手术）时，可能有高压的门静脉血经胰下静脉回流至脾静脉，而影响手术的效果。如果胰下静脉缺如，由于胰头、颈、体、尾各部静脉间均有充分的小静脉相通连（立体微细静脉结构），估计也可影响手术的分流量及治疗效果。

4. 胰的淋巴　一般认为，在胰的小叶内及小叶间的结缔组织内存有毛细淋巴管网，可与小叶间结缔组织内的毛细淋巴管网相通；后者注入小叶间淋巴管丛，由丛发出集合淋巴管，伴随血管走行，至器官外注入局部淋巴结。有些研究仅在胰小叶间的结缔组织内见到毛细淋巴管，认为在小叶内不存有毛细淋巴管。

胰各部的集合淋巴管呈放射状汇入胰周围的淋巴结(图 4-19-137)：①胰头的集合淋巴管均注入胰十二指肠上、下淋巴结；然后向下至肠系膜上淋巴结，或向上经幽门下淋巴结汇入腹腔淋巴结。②胰体右上部的集合淋巴管注入肝淋巴结，然后入腹腔淋巴结；左上部的集合淋巴管注入胰脾淋巴结。胰体左下部的集合淋巴管入中结肠淋巴结，然后注入肠系膜上淋巴结；右下部的集合淋巴管可直入肠系膜上淋巴结。③胰尾上部的集合淋巴管向右注入胰脾淋巴结；下部的集合淋巴管注入中结肠淋巴结，然后入肠系膜上淋巴结。

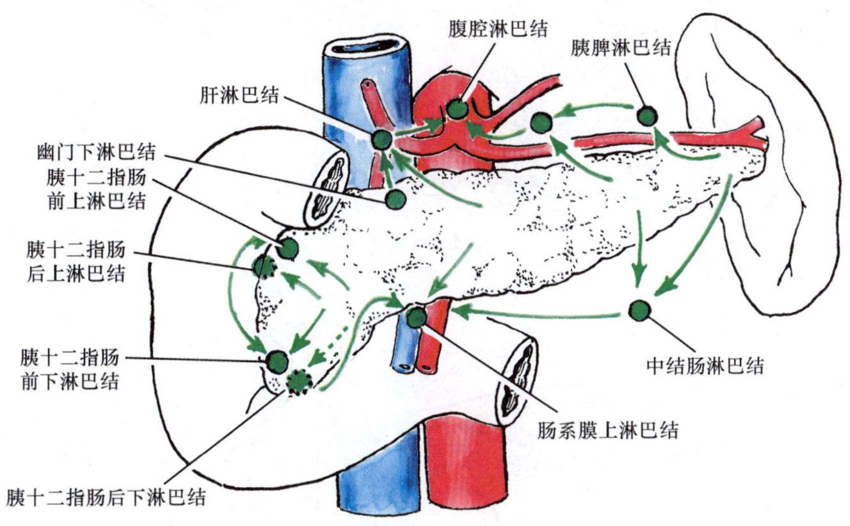

图 4-19-137 胰的淋巴引流

5. 胰的神经 胰腺接受交感神经和副交感神经双重支配，同时，也分布有内脏感觉神经。

副交感神经的节前神经元胞体位于迷走神经背核，其节前纤维伴随迷走神经，经腹腔丛及脾支、十二指肠支等到达终末神经节，换元后，其节后纤维分布于胰腺。

交感神经的节前神经元胞体位于胸髓第 6～10 节段，节前纤维经内脏大神经至腹腔神经节，换元后，其节后纤维以 2 种形式分布于胰腺。一部分交感神经节后纤维随腹腔丛及其副丛(肝丛、胃十二指肠丛、肠系膜上丛和脾丛)发出的内脏支，沿腹腔动脉和肠系膜上动脉的相应分支，分别经胰的上、下缘入胰体、胰头的右侧缘及胰尾，分布于胰腺。

另一部分交感神经节后纤维经右腹腔神经丛、肝丛及肠系膜上丛发出不伴随动脉走行的细支，直接到达胰头背面，交织成"胰头丛"plexus pancreaticus capitalis，出现率达 76.6%。由该丛发出的分支主要进入胰头背面右上、中、下三区和中上区(图 4-19-138)。

无论是腹腔丛或肝丛、肠系膜上丛、脾丛，均含有交感神经和副交感神经纤维。据 Richins 研究认为，猫的交感神经节后纤维止于腺体血管，副交感神经节后纤维终于腺泡细胞和胰岛细胞。前者的主要功能是收缩血管，可能有轻度的分泌作用，后者则是增加分泌和蠕动。所以急性胰腺炎时用阿托品类药物，可减少腺体分泌。

关于胰的内脏感觉神经，据临床外科实践、动物实验和形态学研究表明，胰的痛觉和非痛觉传入纤维联系是分开走行的。痛觉传入纤维伴随交感神经走行，即经腹腔神经丛、肠系膜上丛、主动脉肾神经丛、内脏神经、交感干、白交通支至中、下胸段和上腰段的脊神经，再进入脊髓上传。一般认为，胰头、胰体和胰尾有双侧脊神经节来的传入神经纤维，但胰头可能主要来自右侧，而胰尾则可能来自左侧。

其他的传入神经纤维伴随迷走神经走行，以实现非痛觉的反射活动。因此，在治疗胰源性腹痛时不主张做迷走神经切断术，因为既不能直接缓解疼痛，又可能导致不良的后遗症。

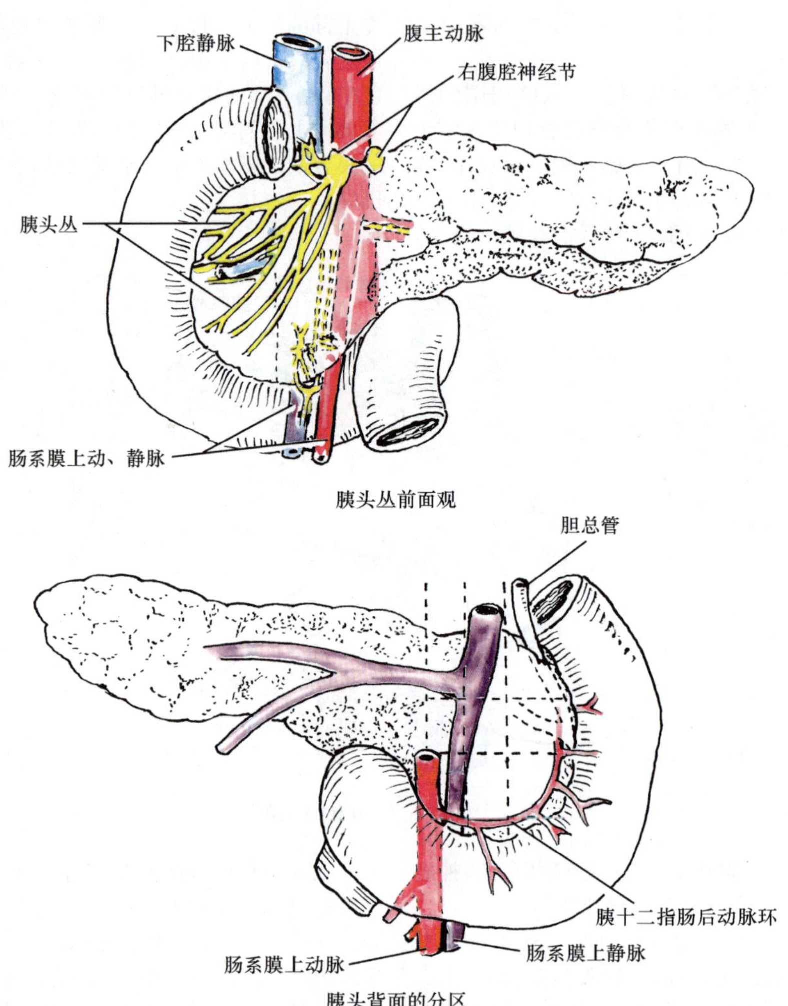

图 4-19-138 胰头丛及其分支

关于胰源性疼痛手术治疗问题

根据胰腺的大体神经支配规律及 Bliss 等的临床实践，在急性胰腺炎时，腹痛的部位与病变部位有关。如病变主要在胰尾部，以左上腹痛为主，可考虑做左侧胸交感神经节封闭止痛；如病变主要在胰头，以右上腹痛为主，则应考虑做右侧胸交感神经节封闭止痛。

对剧烈的胰源性疼痛病人，用一般的止痛剂不能奏效，而强止痛剂又易成瘾。为此，从 20 世纪 40 年代起，Mallet-Guy、de Takats、Ray 和 Connolly 等先后用切断内脏神经和交感干手术，以缓解难忍的胰源性腹痛，获得一定的效果。

从解剖学观点来看，进一步探讨只切除部分交感神经节后纤维及痛觉转入纤维，这样既可达到止痛的目的，又不影响其他脏器的内脏神经支配。Yashioka 等首先提出，并施行了胰头丛切除术治疗慢性胰腺炎、胆囊炎并胆石症等共 73 例，术后获得甚为满意疗效。切除胰头丛的手术入路以胰十二指肠后入路较好，即在十二指肠降部右缘纵行切开后腹膜，将十二指肠和胰头一并向左翻起，从右腹腔神经节向胰头背面边剖离边切断胰头丛(参阅图 4-19-138)。术中应注意勿损伤肠系膜上静脉及自胰十二指肠上后动脉发出的胆总管支。

关于胰腺移植的显微外科解剖

由于胰头与十二指肠在胚胎来源、血液供应、淋巴引流、胆管和胰管等方面紧密相连，临床上通常将胰头和十二指肠作为一个构成单位，对胰头和十二指肠不宜强行分离，以免破坏其解剖结构的完整性，因此，胰腺移植的材料应选用胰体和胰尾。

胰体和胰尾可以看成是一个构成单位，脾动、静脉是其共同的血管。虽有部分胰背动脉的起点有变异，但通过胰大动脉、胰尾动脉和胰下动脉等的分支相互吻合，在胰体和胰尾部形成丰富的动脉网，可充分保证血液供应。据文献报道，6～8个月的胎儿，脾动脉管径平均为1.8mm，出生前后的脾动脉约为2.2mm，脾静脉的管径粗于脾动脉，在显微外科吻接上较为容易。

受区以腹股沟部皮下为宜，此处皮下组织丰满疏松，较易容纳移植组织，并有腹壁浅、旋髂浅、阴部外浅等血管。据报道，上述动脉管径大多数在0.8mm以上，均可作为受区血管蒂进行吻接。如有困难，可剖露深部的旋股外侧血管，将其引至浅面进行吻接。

胰体尾的长度，胎龄6～8个月时平均为28mm，出生前后为37mm，这样长度的材料埋藏到受区的皮下较为合适。

（六）脾

1. 概述 脾 lien 是一个淋巴器官，色暗红、质软，受钝性暴力作用后易破裂、出血。脾的表面有致密的被膜包裹，被膜中含有弹性纤维和少量平滑肌，因而，有时脾破裂可限局于被膜下，随着出血量的增加，胀破被膜，可引起突然的内出血。脾的形态不一，据对国人200例脾的形态学观察，可分为三角形(106例，占53.0%)、长圆形(85例，占42.5%)和圆形(9例，占4.5%)。三角形者均有结肠面，分3个缘、3个角、4个面；另2种类型没有结肠面，分2个缘、2个端、3个面(膈面、肾面和胃面)。这一结果系来自固定的尸体脾，可能与死前胃及结肠等脏器的充盈程度有关。脾的体积为11cm×7cm×4cm，重150～250g。脾的膈面凸隆，紧贴膈；脏面(包括肾面、胃面和结肠面)凹陷，有脾的血管、淋巴和神经等出入处，称脾门，出入脾门的这些结构有腹膜包裹，统称脾蒂(图4-19-139)。行脾切除术时，处理脾蒂是手术的关键。脾的上端称脾上极，略呈方形，脾的下端称脾下极，略尖。后缘较钝，前缘一般有1～3个明显的切迹，当脾肿大时，该切迹可明显扪及，这是临床上鉴别左上腹肿物是否为增大的脾的重要依据。脾位于左季肋部后外侧，其表面投影是：脾上极在左腋中线相当于第9肋高度，下极约在左腋前线第11肋处；脾的长轴与左侧第10肋平行。脾在腹腔内与膈、胃、横结肠脾曲、左肾及左肾上腺等相贴，其位置深在，正常情况下全部为肋弓所遮掩，不能扪及，若在肋缘下3cm内扪及脾，则脾已增大至正常人的2倍。

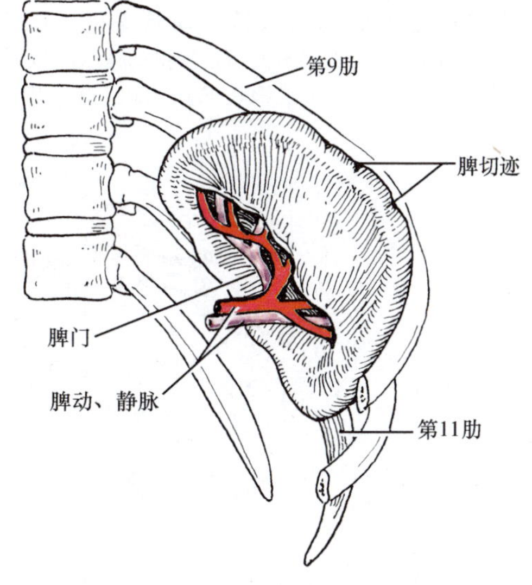

图 4-19-139 脾蒂及脾的位置

2. 脾的韧带 除脾门外，脾的大部分被腹膜所覆盖。覆盖于脾的腹膜，在向周围其他结构延续时形成韧带(图4-19-140)。胃脾的韧带 lig. gastrolienae 为脾上极及脾门至胃大弯侧的双层腹膜，此韧带的上部含有胃短动、静脉；下部含有胃网膜左动、静脉。脾肾韧带 lig. lienorenale 为左肾前面与脾门之间的腹膜，其内含有胰尾和脾动、静脉。膈脾韧带 lig. phrenicolienale 和脾结肠韧带 lig. lienocolicum 有时不明显，内含小的血管支。膈结肠韧带 lig. phrenicocolicum 为膈与结肠脾曲之间的腹膜，对脾有承托作用，但实际并非脾的韧带。

脾在上述韧带的支持及周围脏器和腹内压等因素的作用下，其位置相对固定。正常情况下，可因呼吸、胃肠充盈程度及体位的变动而上、下移动2～3cm。如脾蒂过长，则可形成游走脾，并在此基础上发生脾蒂扭转。

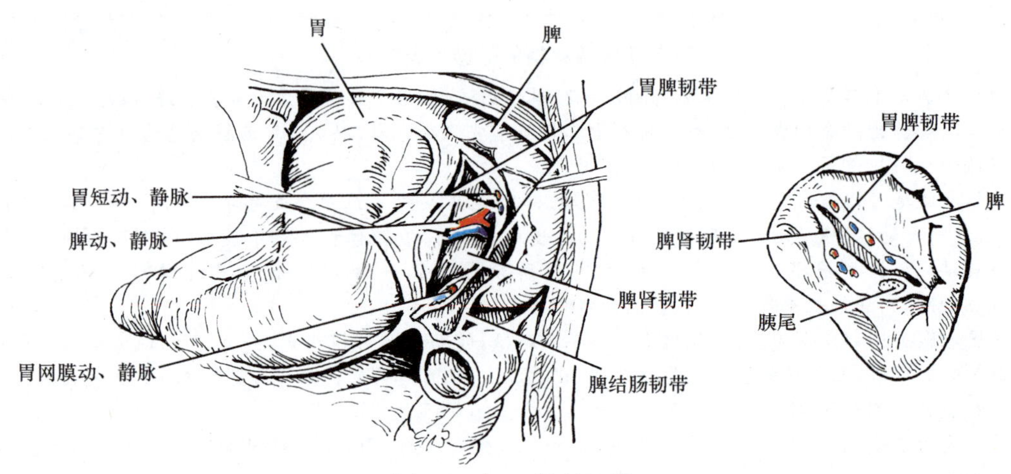

图 4-19-140　脾的韧带

3. 脾的动脉　脾动脉多起自腹腔动脉(98.98%)，少数起自腹主动脉和肠系膜上动脉等处。其长度为5.7～23.1cm(平均12.5cm)。管径(将动脉压扁后，在其起始部测量)为4～10mm，平均6.5mm。脾动脉发出后自右至左横行，沿胰腺上缘(偶尔埋于胰腺实质内)至胰尾附近行于胰尾的前上方，并于此处分为数个分支入脾门(图4-19-141)。脾动脉在行程中可发出左膈下动脉、胰背动脉、胃网膜左动脉及分布于贲门、食管和胰腺的小动脉支。

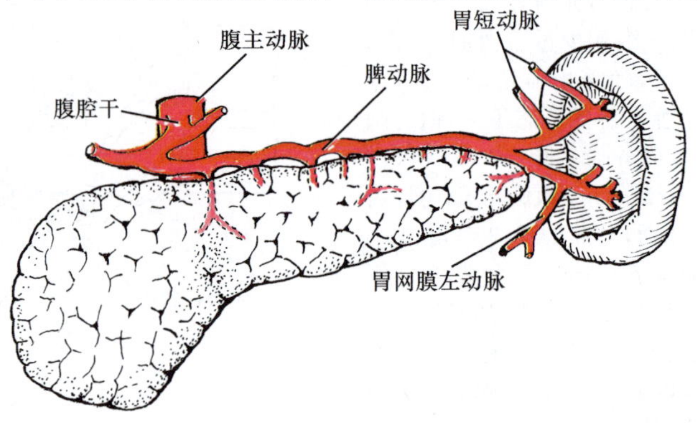

图 4-19-141　脾的动脉

脾动脉在脾门附近分出1～3个一级分支，经脾门入脾实质，称**脾叶动脉**。据其分支数而分为单干型、双干型和三干型。其中以双干型多见，三干型次之，单干型很少。单干型者，脾动脉发出脾上叶动脉后，主干延续为胃网膜左动脉，后者发出数个分支，供应脾的其余部分。双干型者，脾动脉分成两支入脾门，分别称上叶动脉和下叶动脉。三干型者，脾动脉分成上、中、下3个叶动脉入脾门。

脾叶动脉再行分支，称**脾段动脉**，供应相对独立的一块楔形脾段组织，楔形的底朝向膈面，尖朝向脾门。根据段动脉的支数，可将脾分为三段型、四段型和五段型，以四段型为多，占94.8%。

脾动脉也可发出分支不经脾门而在脾上极或下极直接入脾实质，分别称为**上极动脉**和**下极动脉**。上极动脉的出现率为52%，多起自脾动脉干，少数起自上叶动脉或腹腔动脉干。下极动脉的出现率为67%，多数起自下叶动脉，少数起自脾动脉干或上叶动脉。脾上、下极动脉的分布范围可自成一段，亦可分别分布于上叶或下叶的一部分。

4. 脾切迹与脾叶、段的关系　脾切迹多出现于脾的前缘，可多达6个，以2～3个为多见。脾后缘的切迹发生率也较高(38.81%)，且其延长线向前下斜向脾门，多与相对的前缘切迹的延长线相连，从而构成脾叶间的分界。

据文献报告，脾的切迹多位于脾叶或脾段的分界处，与叶间或段间的“无血管区”相符，但亦有不同意见。有文献报告，仅较深的切迹(深达8mm以上)与叶、段间的分界相符。另外，近年来的许多研究证明，叶或段间亦有丰富的微细血管吻合。因此，似称“相对无血管区”为宜。

5. 脾静脉　脾静脉由脾门处的2～6条(常见为3条)属支汇集而成，其汇集的部位与脾门的距离不一，平均3.4cm。脾静脉汇集成后，通过脾肾韧带，在脾动脉下方与胰腺后方右行，在胰颈后方与肠系膜上静脉汇合成门静脉。脾静脉长度为5.7～10.0cm，平均9.6cm。其行程中接受胃网膜左静脉、胃短静脉、胰腺的小静脉支及肠系膜下静脉。

脾静脉的管径常为脾动脉的2倍，在门静脉高压症时更为增大，且其壁更加变薄。在巨脾切除术分离、结扎脾静脉时，应仔细操作，以免破裂出血。

由于某种原因，脾静脉血运不畅或发生阻塞，将引起充血性脾肿大及脾功能亢进，因此，需将脾切除。

6. 脾的淋巴 脾小梁及被膜下的集合淋巴管皆走向脾门，注入脾门处的淋巴结，再沿脾动脉至腹腔淋巴结。因此，当对胰尾或胰体部癌行胰体、尾切除时，应将脾一并切除。

7. 脾的神经 脾的神经支配来自脾丛，脾丛沿脾动脉走行和分布，主要接受腹腔神经丛，也接受左肾上腺丛和左膈丛的分支。左膈神经终末支有时达到膈脾韧带，故脾的疾患有时可出现左肩部牵涉性疼痛。

8. 副脾 lien accessories 副脾的色泽及硬度与脾相同，约15%～40%的人有副脾，数目不等，多在6个以内。副脾的位置多在脾门、脾蒂、大网膜等处（图4-19-142）。此外，尚有报告，副脾可出现于后腹膜和睾丸附近。副脾的功能与脾相同，故当脾功能亢进（血小板减少性紫癜及溶血性黄疸）行脾切除时，应仔细寻找副脾，一并切除，以防症状复发。

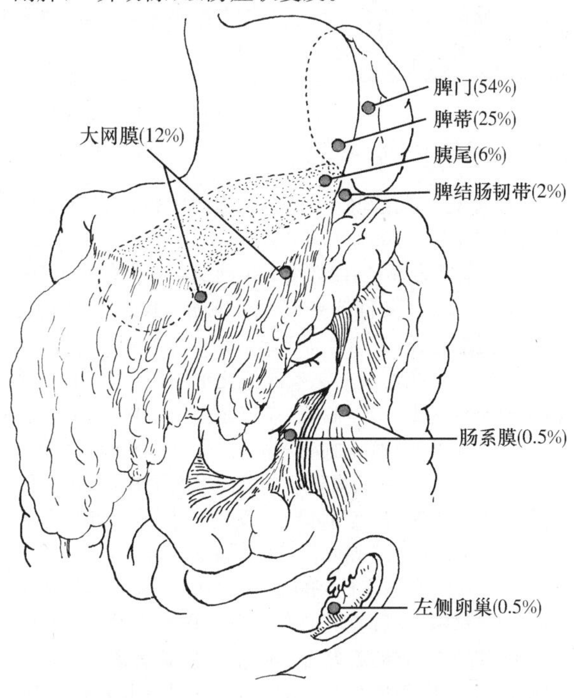

图4-19-142 副脾存在的部位

（一）关于脾部分切除术

由于脾有重要的免疫功能，现代脾外科的观点是：在正常脾因外伤破裂或脾的良性病变（如囊肿、脓肿、血管瘤等）时，应进行保留性脾手术。脾动脉的叶、段性分布，为脾部分切除术提供了形态学基础。脾切迹（尤其是较深的切迹）可作为脾部分切除的参考标志。此外，由于脾叶、段动脉常在脾门附近分出，可根据病变的部位和范围，在脾门附近找出相应的叶或段动脉予以暂时阻断，观察缺血区的大小和部位，以决定脾切除的范围。

（二）关于脾动脉结扎术

脾动脉是脾的主要供血来源，因此，脾外伤出血时，结扎脾动脉可以获得明显的止血效果。由于脾除接受脾动脉的血液供应外，还与胃短动脉、胃网膜左动脉及脾韧带内的小动脉支构成侧支循环，因此，结扎脾动脉不会引起脾的血供障碍，从而保留了脾的正常功能。此外，在行巨脾切除术时，先结扎脾动脉可使脾缩小（可回流体内300～500ml血），使手术更加方便。结扎脾动脉不应过分靠近脾门，因在该处最易损伤脾静脉。一般认为，在脾动脉中段予以结扎较为容易，因该段解剖位置表浅，易于显露。此外，还应防止胰腺的损伤，如果脾动脉埋于胰腺内，则应在脾动脉自腹腔动脉的发生处予以结扎。

（三）关于脾切除时预防周围脏器的损伤

脾切除手术分离各韧带时，应注意避免周围脏器的损伤。胃脾韧带很短，呈底边在下的三角形，其最上部长仅1～2cm。在脾肿大时，胃底与脾之间更为接近，以致紧密相贴，在分离、钳夹、切断胃脾韧带时，容易损伤胃壁，术后可能发生胃壁的坏死、穿孔。因此，在处理胃脾韧带时，要仔细认清胃壁与胃脾韧带，有困难时，应仔细逐步剥离分清后再钳夹、切断。胰尾部与脾门的关系密切，据Baronofsky观测，胰尾与脾门紧密相贴者为34.7%；两者之间虽不相贴，但距离在1cm以内者为38.8%；少数可超过数厘米。若脾门与胰尾紧密相贴或距离较近，处理脾蒂易损伤胰尾，以致术后发生胰瘘、胰腺假性囊肿或胰腺炎，也可由于胰液的消化作用致局部坏死而发生脾蒂结扎处大出血或长期感染发热。

结肠脾曲紧贴脾下极，大部分在后腹膜深面。腹膜后脂肪沉积较多时，结肠脾曲埋于其间，使脾下极与结肠脾曲之间界限不清，尤其在脾肿大时，两者之间的关系更为紧密。因此，分离脾结肠韧带时，应注意防止盲目钳夹或切破结肠脾曲。

（七）门静脉系统

1. 概述　门静脉v. portae 为腹腔中较大的静脉干。其长度，据国人 120 例（成人）测定，平均为 6.75cm（4.9～9.2cm）；其近端管径在成人 100 例测定，平均为 1.7cm（0.7～2.7cm）。又据 100 例儿童测定，其长度平均为 5.0cm；近端管径，平均为 0.55cm（0.7～0.9cm）。

门静脉系统血液主要来自消化道腹段（包括食管胸段下段至直肠上部）、脾、胰、肝外胆道及肝圆韧带等处。在正常情况下，门静脉血液均汇入肝。门静脉的属支自上述各器官内的毛细血管丛开始，逐次汇成门静脉干。门静脉干分成左、右支进入肝后反复分支，在肝小叶间形成各级不同的小叶间静脉。这些静脉再分支，当管径达 280μm 时，即分出入口小静脉，它们在肝小叶内，注入肝血窦或窦状隙，以后各肝血窦的血液再汇入肝小叶的中央静脉（即肝静脉的起始部），而中央静脉又汇入小叶下静脉，最后经肝静脉汇入下腔静脉。因此，门静脉系统的血液在入心之前，通过两组毛细血管，即有关的消化道、脾、胰以及肝外胆道等器官的毛细血管和肝内的窦状隙。

门静脉及其主要属支有时出现静脉瓣，但随年龄的增长，静脉瓣出现率依次减少。据国人资料，婴尸出现率较高为 50.9%，其中脾静脉有静脉瓣者较多，约占 32.0%；门静脉及肠系膜上静脉次之，各约占 7.0%；其他约占 4.9%。童尸出现率为 31.7%，其中脾静脉最多约占 20.6%；肠系膜上静脉次之，约占 6.4%，门静脉最少约占 3.0%。成人尸最少，约为 13.3%，且仅在脾静脉、肠系膜上静脉和胃左静脉中。

以上可见，在婴、童尸脾静脉瓣的出现率稍高；在成人脾静脉较少出现，而门静脉则无静脉瓣。

门静脉系统的正常压力约在 1.27～2.35kPa 之间，平均为 1.76kPa 左右。当门静脉高压症时，压力可升高至 2.94～4.9 kPa。

2. 门静脉的组成与毗邻　门静脉由不成对的静脉组成。门静脉在第 2 腰椎右侧、胰腺颈的后面，由肠系膜上静脉与脾静脉汇合而成，或由肠系膜上静脉、脾静脉与肠系膜下静脉三者共同汇合而成。据国人 519 例统计，门静脉由肠系膜上静脉与脾静脉汇合而成者占 86.7%，其中肠系膜下静脉汇入脾静脉者约占 52.0%，肠系膜下静脉汇入肠系膜上静脉者占 34.7%（图 4-19-143）；而门静脉由肠系膜上静脉、脾静脉和肠系膜下静脉三者共同汇合成者约占 13.3%（图 4-19-143）。

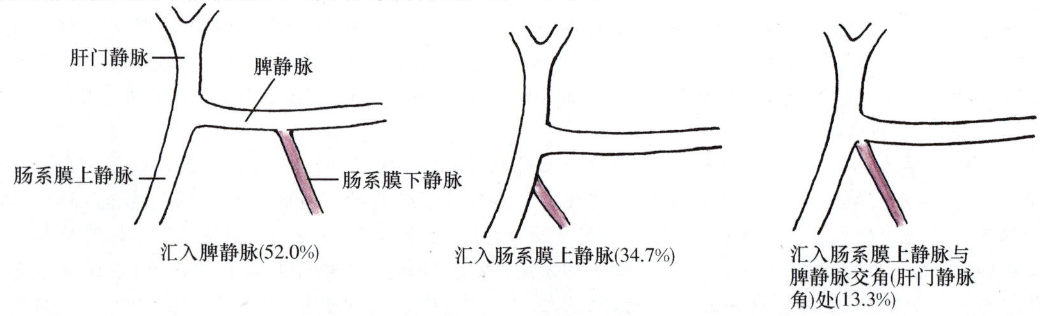

图 4-19-143　肠系膜下静脉汇入部位类型（示肝门静脉的合成）

门静脉自其汇合处，向右上方经十二指肠第一部、胃十二指肠动脉和胆总管的背面，隔网膜孔（Winslow）在下腔静脉的前方，行于肝十二指肠韧带两层浆膜之间，门静脉位于胆总管（右）和肝固有动脉（左）两者当中的微后方。门静脉走行方向多与下腔静脉交叉成角，少数两者大致平行，据统计，在 100 例成人尸中，两者交叉者占 90.0%，交叉角为 40°～60°。交叉处在门静脉上 1/3 段者占 43.0%，中 1/3 段者占 33.0%，下 1/3 段者占 14.0%；两者大致平行者占 10.0%，其中门静脉位于下腔静脉的正前方者占 7.0%，位于下腔静脉的左前方和右前方者各占 1.0%，位于下腔静脉左侧者占 1.0%。在少数情况下（约 10.0%），异常的肝动脉等（起自肠系膜上动脉的代替肝右动脉，代替肝总动脉及胆囊动脉）可经门静脉的后方。以上门静脉及肝动脉等的这些解剖异变，不仅在肝外胆道手术（胆总管切开引流术等）时容易误伤，且影响门-腔静脉分流术的进行。

门静脉即将分成左、右支以前的一部，口径稍膨大，称门静脉窦。门静脉分成左、右支的部位多数较高，紧贴肝门或称肝门以内，少数较低或称肝门以外。据国人 120 例统计，在肝门以内者占 65.8%；在肝门以外者占 34.2%。

门静脉右支比左支短而粗，在进入右半肝以前，常收纳胆囊静脉。门静脉左支细而长，分出小支至肝左内叶及尾状叶，然后进入左半肝，在进入左半肝以前与附脐静脉和肝圆韧带相连接，后者是由脐静脉闭锁而成。门静脉左支与下腔静脉之间以静脉韧带相连。

3. 门静脉的主要属支　门静脉的主要属支有肠系膜上静脉、脾静脉、肠系膜下静脉、胃左静脉（胃冠状静脉）、胃右静脉及胃网膜右静脉等。

（1）**肠系膜上静脉**：肠系膜上静脉 v. mesentericasuperior 伴行于同名动脉的右侧，沿肠系膜根上行，经十二指肠水平部前面，至胰颈后方与脾静脉汇合，形成门静脉。剖露肠系膜上静脉时，需将横结肠及其系膜提起，在十二指肠水平部前面肠系膜根部剖开腹膜即可找到。在活体上于系膜根部可扪及肠系膜上动脉的搏动，在搏动的紧右侧即为该静脉，切开此处的腹膜，即可找到肠系膜上静脉。

肠系膜上静脉的长度和管径：肠系膜上静脉的长度一般为 8～10cm。据 40 例成人尸测量，其长度平均为 8.24cm（2.2～17.0cm）。其远端管径，据 100 例成人尸统计，平均为 1.5cm（0.6～2.2cm）。

肠系膜上静脉外科干是回结肠静脉与 Henle 干（右结肠静脉与胃网膜右静脉的汇合支）之间的一段肠系膜上静脉。此段静脉一般成人长 3～4cm。门静脉高压症时，有时用此段静脉行肠-腔分流术，但因外科干的解剖较复杂，不是每例手术均能成功。据 90 例成人尸统计，外科干有 8 种类型，其中，常见型者占 44.4%（图 4-19-144），可以进行分流术。其余各类型均有不同程度的变异（图 4-19-144-2～6），对分流术有一定影响或不能进行手术。

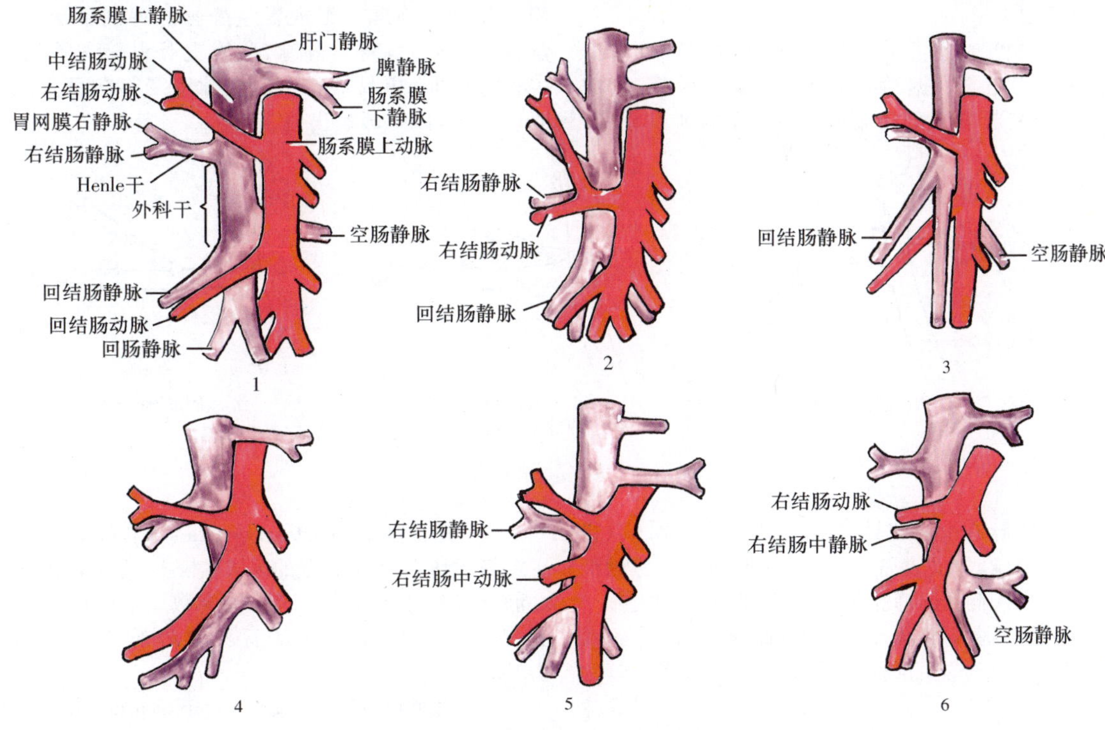

图 4-19-144　外科干及其变异

1. 常见的外科干；2. 外科干短且分叉；3. 无外科干；4. 肠系膜上动脉经外科干前方斜过，至其右侧；5、6. 肠系膜上动脉经外科干前方斜过，并有动脉分支横过外科干

肠系膜上静脉在胰腺下缘处，收纳来自胰头及钩突的 2～5 条小静脉。这些小静脉进入肠系膜上静脉的右后壁，且行程较短（图 4-19-121）。在胰十二指肠切除术分离胰头及钩突与肠系膜上静脉时，应将这些小静脉一一仔细结扎切断。如不注意处理，可能撕裂这些小静脉或肠系膜上静脉，引起不易控制的出血。

（2）**脾静脉**：脾静脉 vena lienalis（splenica）是门静脉的重要属支，其血流量等于门静脉的 20%以上。脾静脉的长度，据统计，平均为 9.56cm（5.7～10.0cm）；儿童平均为 6.0cm（3.0～9.0cm）。其远端管径，据100例成人尸调查平均为1.1cm；100例儿童脾静脉远端管径平均为0.55cm。

脾静脉收纳肠系膜下静脉者占52.0%（图4-19-143）。脾静脉与肠系膜上静脉间的角度称门静脉角。此角一般多大于直角，据统计，大于直角者成人占67.5%，儿童占85.0%。

肠系膜下静脉汇入脾静脉处距门静脉角的距离，据120倒成人尸的统计，最短的距离为0.3cm，最长为3.9cm。

脾静脉除上述的收纳肠系膜下静脉外，还收纳多数的胰腺小静脉支，一般在胰尾部上缘有4～6条胰尾小静脉汇入脾静脉（图4-19-124）。在脾肾静脉分流术时，要仔细处理这些小静脉，才能游离出足够长度（3～4cm）的脾静脉进行吻合。如处理不当，或撕裂脾静脉可遭至不易控制的出血，增加手术困难。

在多数情况下，80.6%脾静脉还收纳胃后静脉（详见胃的静脉）。

脾静脉与左肾静脉的位置关系对脾肾静脉分流术有参考意义。据100例成人尸调查结果：①脾静脉位于左肾静脉前方，两者之间近侧部重叠者，占39.0%；②脾静脉位于左肾静脉上方，两者大致平行，相距最多5cm者，占35.0%；③脾静脉位于左肾静脉上方，两者之间形成开向左侧的30°～60°角，占26.0%。以上三种情况，以①者对脾肾静脉分流术较为方便，而③者对分流术较为不利。

（3）**胃左静脉（胃冠状静脉）** v. gastrica sinistra：胃左静脉收纳胃小弯侧多半的胃前、后壁的诸静脉支后，离开胃壁进入胃胰襞 plica gastropancreaticae 内，并转弯向右下，于转弯处的凸侧收纳食管静脉支或称高位食管支，然后向右下汇入门静脉或脾静脉等处。据479例统计，胃左静脉汇入部位分为3种类型：汇入门静脉者占51.2%；汇入脾静脉者占40.0%；汇入门、脾静脉的上交角者占8.8%（图4-19-145）。门静脉高压症行断流术等手术显露胃左静脉时，必须首先切开肝胃韧带，并在其深部找到胃胰襞，仔细切开胃胰襞的腹膜后，才可见到胃左静脉及食管静脉支汇入胃左静脉的解剖情况。门静脉高压症时，胃左静脉、食管支及胃壁支等均变得粗大迂曲，更易寻得。但静脉壁变得较薄，剥离时应轻柔，以防破裂出血。

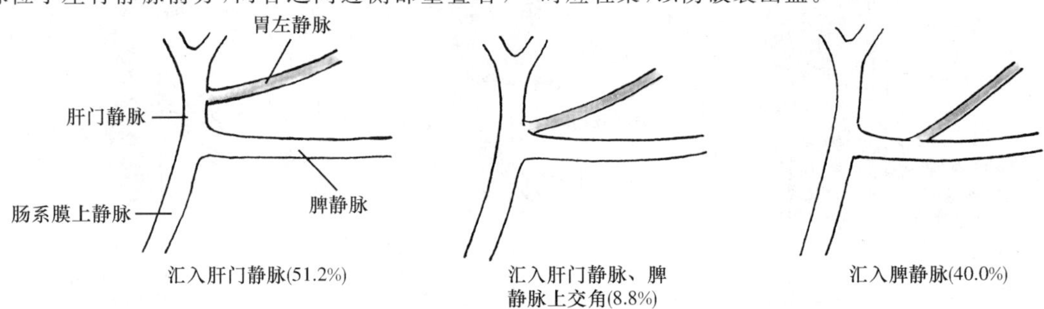

图4-19-145　胃左静脉汇入部位类型

胃左静脉有少数变异：胃左静脉缺如，代之以粗大的胃右静脉，胃底食管支型；肝内型即胃左静脉汇入肝门横沟左侧的门静脉左支角部（图4-19-19）。

（4）**肠系膜下静脉** v. mesenterica inferior：由肠系膜下动脉的诸分支的伴行静脉所汇成，在壁腹膜的深面上行。据519例统计，多于胰腺后汇入脾静脉（约占52.0%）；汇入肠系膜上静脉者次之（约占34.7%）；汇入门静脉角者较少（约占13.3%）（图4-19-143）。肠系膜下静脉引流左半结肠及直肠上部的血液，而肠系膜上静脉除引流右半结肠血液外，还引流整个空肠、回肠、十二指肠的一部及胰头、钩突部的静脉血。可见，肠系膜下静脉比肠系膜上静脉引流范围少，且较为细小。两者虽各自引流相应区域，但彼此借结肠边缘静脉互相交通，故临床上可单独结扎肠系膜上或下静脉。

（5）**胃右静脉** v. gastrica dextra：胃右静脉一般较胃左静脉细小，引流胃壁的区域也较小，胃右静脉与胃左静脉多有吻合（96%），其中有半数以上（51%）为双支吻合。其汇入部位以汇入门静脉者多见，约占93.0%。

（6）**胃网膜右静脉** v. gastroepiploica dextra：胃网膜右静脉一般较胃网膜左静脉粗大，与胃网膜左静脉多有吻合。除引流胃壁相应区域的血液外，还有属支引流大网膜右半的血液。

胃网膜右静脉的汇入部位，据161例新生儿调查，以汇入肠系膜上静脉者占92.0%，其中约39.0%与中结肠静脉汇合后再汇入。

4. 门、体静脉间的侧支吻合　门静脉系统与体腔静脉系统之间存在着多处吻合支。正常时，这些吻合支均很细小，血液流向各自系统而呈分流状态。但当门静脉系统内压力增高时，血液可逆流至体腔静脉系统，细小的吻合支可发生曲张，构成侧支循环的途径。曲张的小静脉可发生出血，使病情加重或危及生命。侧支吻合的部位如下(图 4-19-146)。

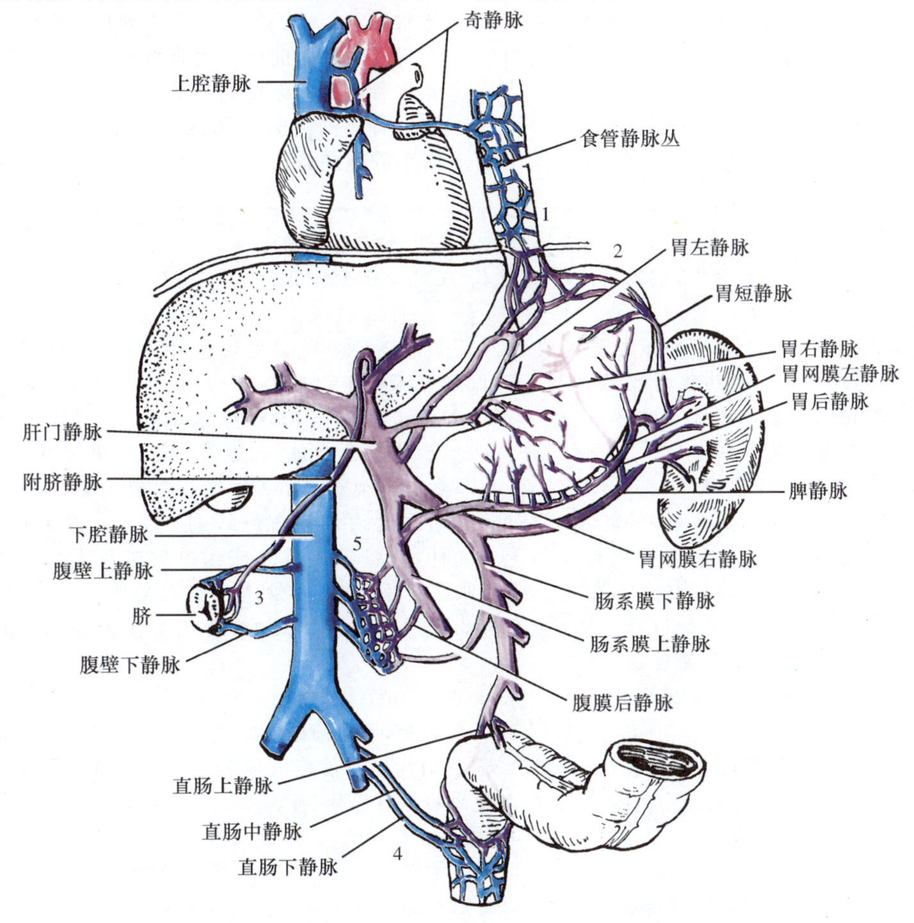

图 4-19-146 肝门静脉与上、下腔静脉系之间的交通

侧支吻合部位：1. 食管下段；2. 胃底部；3. 脐周围；4. 直肠下段；5. 脏器裸区与体壁间

(1) 食管下段：门静脉系统的胃左静脉，收纳来自食管下段的食管静脉支(高位食管支)，而食管静脉支又与上腔静脉系统的半奇静脉、奇静脉及上腔静脉的其他小属支相通连。两组静脉在食管下段的黏膜下层中存在着许多吻合支。这些静脉缺乏坚韧的结缔组织支持，门静脉高压症时，易致曲张向食管内凸出，乃致破裂，发生大出血。当行胃管、胃镜或食管镜检查时，或吞咽粗硬食物时，常易使其破裂出血。

(2) 胃底部：胃网膜左静脉、脾静脉小属支(包括胃后静脉)，通过胃短静脉与食管静脉丛相通连。

(3) 脐周围：肝圆韧带和镰状韧带中，有细小的附脐静脉 vv. paraumbelicales，主要的一支位于圆韧带的内部或表面，连接于脐部皮下静脉(腹壁上、下静脉，是腔静脉系统的属支)与门静脉左支之间。附脐静脉中的瓣膜方向，正常时引导血液流向肝，门静脉高压症时，附脐静脉扩张，使瓣膜功能不全，血液发生逆流，引起脐周围静脉曲张，称**“海蛇头”**。

附脐静脉也有人称之为副门静脉。所谓副门静脉包括其他在肝附近或内部与门静脉相连的许多小静脉支。这类静脉有胆囊深部静脉、沿胆总管上行的静脉、肝动脉壁上的小静脉以及在三角韧带、冠状韧带及肝裸区连接肝与膈的一些小静脉。

(4) 直肠下段：直肠上静脉汇入门静脉系统的肠系膜下静脉；直肠中、下静脉汇入体腔静脉系统的髂内静脉。直肠上静脉与直肠中、下静脉在直肠下段存在着广泛的吻合支，主要位于黏膜下层中。门静脉高压症时，易致曲张而形成痔，对于由这种原因形成的痔，一般不应手术切除，以保持侧支循环。

(5) 脏器裸区与体壁间：在十二指肠、胰腺、结肠及肝的无腹膜覆盖区与体壁之间有许多小静脉相连，这类静脉称**Retzius静脉**。在腹膜后间隙中有许多门静脉系统的小属支，连接于门静脉系统与腔静脉系统中的腰静脉、下部肋间静脉及膈的静脉等。

以上各处的门、腔静脉系统间的侧支循环，在门静脉高压症时，不一定均发生曲张，这可能与病变部位或其他解剖及病情轻重等因素有关。据统计，肝硬化病人有94%发生食管下段及直肠下段静脉曲张，32%有体壁与脏器裸区间静脉曲张，17%有脐周围静脉曲张。另据统计，梗阻局限于肝外门静脉者，56%有食管下段及直肠下段静脉曲张，75%有体壁与脏器裸区间的静脉曲张，9.4%有脐周围静脉曲张。

（一）胃左静脉（胃冠状静脉）与门-奇静脉断流术及冠-腔静脉分流术

行门-奇静脉断流术或称“贲门周围血管离断术”及冠-腔静脉分流术，均需充分熟悉胃左静脉的局部解剖。

如前所述，胃左静脉的外科标志是胃胰襞。显露胃胰襞必须首先切开肝胃韧带，才能见到由靠近贲门附近的胃小弯通向胰腺的腹后壁的弓形腹膜皱襞，即胃胰襞。仔细切开此皱襞，向四周轻轻剥离，即可见到位于其中的胃左静脉、食管支及其胃壁支。如行门-奇静脉断流术，则须彻底结扎切断胃左静脉、食管支及胃壁支（图4-19-147）。如行冠-腔静脉分流术，应充分显露胃左静脉干，要注意静脉干汇入部位的类型（图4-19-145），从手术需要与方便来看，以入门静脉者为好。将胃左静脉游离至其汇入处，在靠近汇入处，将其结扎切断，再用取自右侧颈内静脉-段（约6cm长）或大隐静脉进行移植（搭桥），并结扎与胃右静脉的吻合支。这样，则将高压的门静脉小循环血液分流到下腔静脉中去，从而达到减压止血的目的。在充分显露胃左静脉干时，要注意少数人的胃左静脉干有3～4条属支，容易剥破而出血，有时很难控制，甚至影响手术的完成。此外，须注意胃左静脉其他变异类型（图4-19-19），并给予适当处理。

（二）胃后静脉与门静脉高压症的上消化道出血及断流术

胃后静脉的出现率约为60%～80%。门静脉高压症时，胃后静脉是造成食管胃底静脉曲张破裂出血的血管之一。笔者曾遇到过这样病例：当脾切除及“贲门周围血管断流术”后，病人仍有胃内喷射状出血（在胃体后壁的上部），经将胃翻向上方，见有粗大迂曲的胃后静脉，将其结扎切断后，出血立即停止（手术远期效果良好，未见再出血）。这似可推测，有部分病人在行断流术后，出血仍不能停止或再出血是否与未处理胃后静脉有关，是值得考虑的。当断流术时，如能常规注意寻找并结扎胃后静脉，将能提高手术疗效。根据减压止血的要求，结扎胃后静脉的同时，应将胃后动脉也一并结扎。

（三）肠系膜上静脉外科干与肠-腔分流术

如前所述，肠系膜上静脉外科干有多种类型（图4-19-144），肠-腔静脉分流术时，以常见型者（44.4%）为最适用，因此型的外科干有足够的长度（3cm以上）及管径（成人平均1.5cm），可顺利进行分流术；其余各类型均有不同程度的变异，对手术有不同的影响，其中有少数（7.8%）因外科干短（不足1cm），或因无外科干或动、静脉重叠等，不能施行肠-腔静脉分流术。

外科干的近肠系膜根侧摆动度很小，故行分流术（“H”形或侧侧吻合）的吻合口，以靠近系膜根侧为宜。

外科干与下腔静脉的位置关系，虽较靠近，但因两者间有十二指肠第三段横位于下腔静脉前方，影响手术操作，因此，将十二指肠第三、四段游离，提向左上方并加以缝合固定的方法，不仅可充分显露下腔静脉，便于吻合操作，且不致因十二指肠第三段压迫吻合口影响分流量。

（四）肠系膜下静脉、胃后静脉、胃左静脉与胰体尾切除及远端脾肾静脉分流术

有52.0%的肠系膜下静脉汇入脾静脉，40.0%的胃左静脉汇入脾静脉，约60%～80%有胃后静脉，且均汇入脾静脉（包括汇入脾静脉上极支者）。在行胰体尾切除术时，应注意结扎、切断这些静脉，以免误伤出血。在结扎切断胃后静脉时，也应将其伴行的胃后动脉结扎切断，才能取下胰体尾部。

在行远端脾肾静脉分流术时，同样，要分别结扎、切断可能汇入脾静脉的胃左静脉、胃后静脉及肠系膜下静脉，否则，将影响手术的进行。

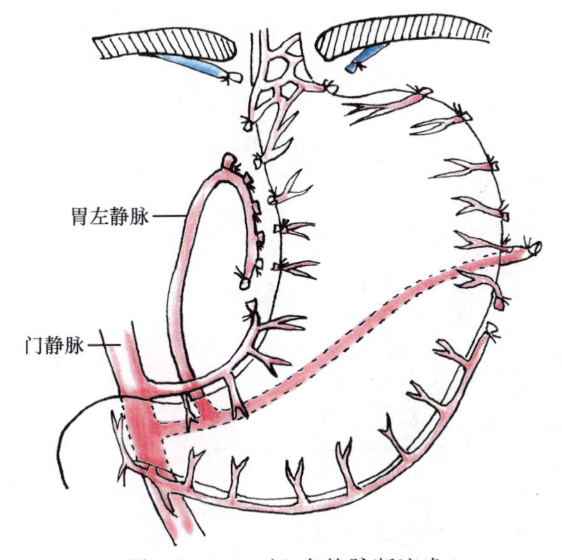

图 4-19-147 门-奇静脉断流术

二、结肠下区

结肠下区的脏器包括大部分小肠(空、回肠)和结肠。结肠包括盲肠、升结肠、横结肠、降结肠及乙状结肠。其中回肠与盲肠的交界处称为回盲部或回盲阑尾部。

(一) 空肠及回肠

1. 概述 空肠intestinum jejunum 及回肠intestinum ileum 均属小肠,因其通过有很大活动范围的肠系膜与后腹壁相连,因此,又称其为系膜小肠。小肠上端起自十二指肠空肠曲,下端与盲肠相连接,属于腹膜内位器官。小肠全长约为身长的 4 倍。据统计,国人小肠长度平均为 5～7m,并有个体差异。空、回肠之间无明显界限,通常认为近端 2/5 的肠襻为空肠,远端 3/5 为回肠。空肠与回肠的长度不但个体差异较大,而且死后检查与生理状态下的长度也不相同;因为空肠和回肠壁的伸缩性很大,在胃肠减压时,往往 3m 长的橡皮管即可自口腔直通到回盲部。空肠和回肠的粗细也不一致,一般是愈向下愈细,近回盲瓣的回肠末端最细,故异物最易在回肠末端部被嵌顿。

2. 小肠系膜 小肠系膜 mesenterium 由两层腹膜组成,其中含有分布到肠襻上的血管、神经和淋巴,故在切除肠系膜中的肿瘤或囊肿时,有可能伤及血管而引起相应肠襻的坏死。肠系膜在腹后壁的附着处,即为肠系膜根。因肠管仅通过肠系膜根连于后腹壁,所以空肠和回肠在腹腔内有很大的活动性。肠系膜根起始于第 2 腰椎左侧,斜向右下方,越过腹主动脉和下腔静脉前方,止于右骶髂关节上端。系膜根全长约 15cm,其体表投影恰在左腋窝顶与右腹股沟韧带中点的连线上。由于系膜根是从左上到右下,故系膜的活动范围以与系膜根垂直的方向为大。如系膜上生有肿物,其活动范围也应与上述方向相同(图 4-19-148)。

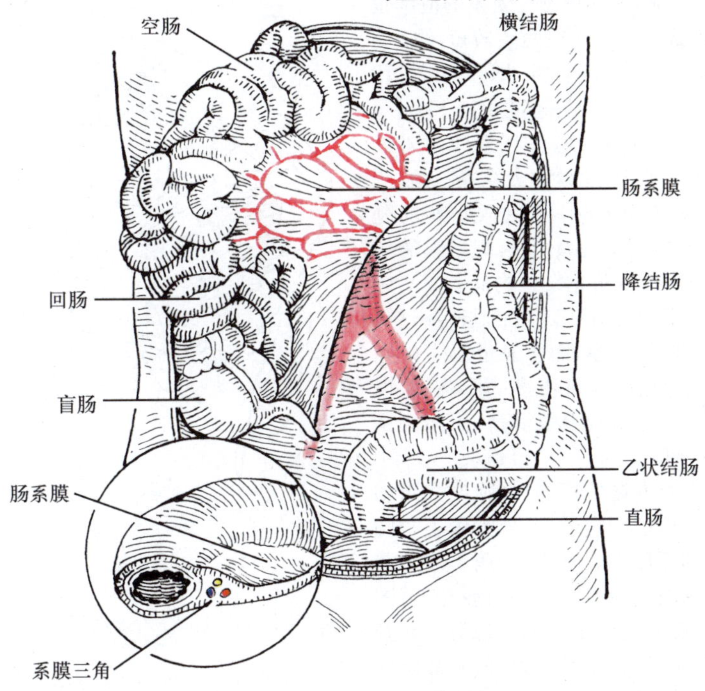

图 4-19-148 小肠系膜

由于小肠系膜根较短，而小肠甚长，故小肠系膜呈扇形，系膜动脉也呈放射状分布(图 4-19-149)。

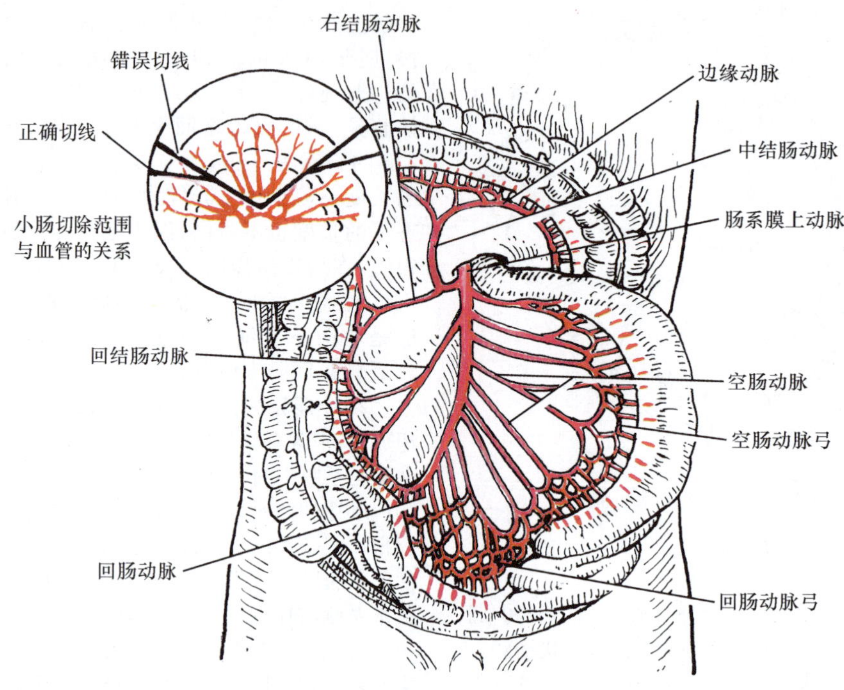

图 4-19-149 空回肠的动脉

因此，肠系膜根部的损伤比靠近肠管部位的系膜损伤伤及系膜动脉的可能性更大，以致肠管受累的范围也较大。肠系膜从根部到肠管的距离在两端较短，约 3～5cm，而中间则较长，可达 15～25cm，因此，回肠的中上段最有可能进入腹股沟管或股管而形成疝(图 4-19-150)。

空、回肠几乎全被腹膜所包绕，仅在系膜附着处(即肠管的系膜缘)无腹膜覆盖，此处称为**系膜三角**(图 4-19-148)。在小肠切除吻合术时，应注意此处的缝合，以免发生肠瘘。吻合完毕后还应将两侧系膜的切缘对合缝合，以保持系膜完整，防止发生内疝。

在肠系膜的两层腹膜中含有一定量的脂肪组织，这些脂肪组织在肠系膜根部较厚，而在靠近肠管处则较薄。远端的肠系膜也较近端含有更多的脂肪，所以空肠系膜中的血管网一般可以看得很清楚，而回肠系膜中的血管一般不易看清。

3. 小肠 小肠在腹腔内屈曲折叠，形成许多组肠襻，每组肠襻虽无十分精确的固定位置，但大体上空肠的上段在左上腹，空肠的下段在右上腹，回肠上段分布在左下腹和盆腔，回肠末段则在右下腹与盲肠相连(图 4-19-151)。小肠占据着腹腔结肠下区的大部分。在开腹手术中为使手术野清楚，须将小肠隔离开，并加以保护，才能顺利进行手术操作，避免造成小肠的损伤。

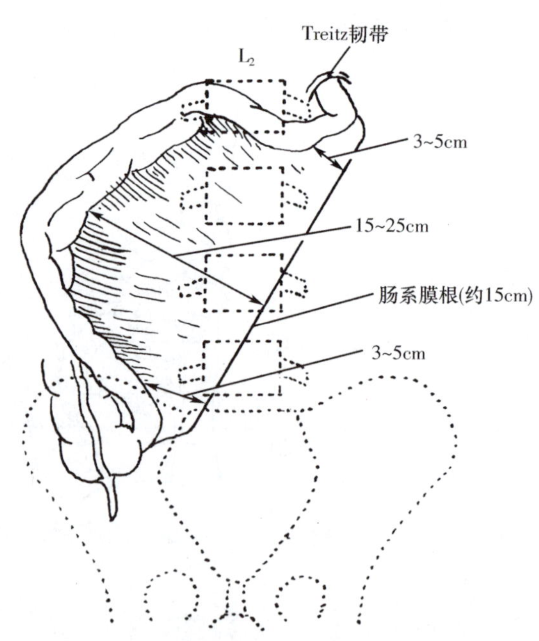

图 4-19-150 小肠系膜的位置与形态(成人)

临床上，手术中常需对空、回肠进行鉴别，可根据它们在形态和结构上的一些不同来进行区分。如空肠较粗，其壁较厚，肠壁内有散在的淋巴结，肠黏膜皱襞较粗大且较多，但系膜的血管弓少，血管周围的脂肪少，肠管颜色稍红。而回肠则与其相反，管径较细，肠壁较薄，在肠壁内沿肠系膜对侧缘的黏膜上有许多散在的，长度在2～10cm的集合淋巴结，它们形成了颗粒斑。肠黏膜皱襞较细小且较少，系膜的血管弓较多，血管周围的脂肪亦较多，肠管的颜色稍白，这些皆可作为区别空、回肠的标志。

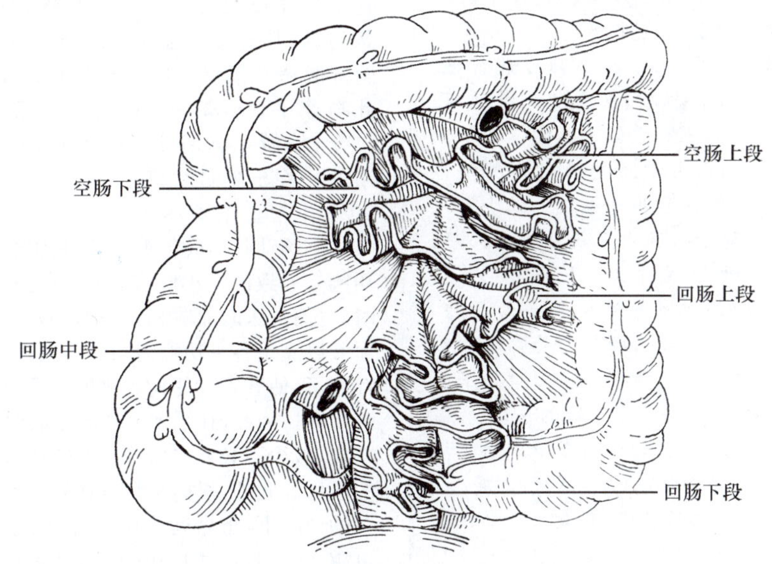

图 4-19-151　肠系膜皱襞(示空、回肠肠襻的分组和位置)

在十二指肠与空肠的交界处，肠管由十二指肠腹膜后的部位先向左、向上，然后向右、向前并向下成为空肠，因此，该处的肠管形成一个大小不同的角度，称十二指肠空肠曲。该处肠曲常被一束起源于膈右脚的肌纤维组织所固定，该肌组织称为**十二指肠悬韧带**或**Treitz 韧带**，该处腹膜形成一皱襞，临床上亦称 Treitz 韧带。有时在此十二指肠空肠曲的左侧缘尚有腹膜皱褶固定在腹后壁，称为十二指肠空肠襞。在此腹膜襞下即形成隐窝，一般称为**十二指肠旁窝**(图 4-19-152)。肠襻一旦嵌入该隐窝中即形成内疝，容易发生绞窄。在切开腹膜折(疝口)以还复这种内疝时，应十分小心，因十二指肠旁腹膜襞中常有左结肠动脉和肠系膜下静脉通过，切开时有伤及血管的危险。

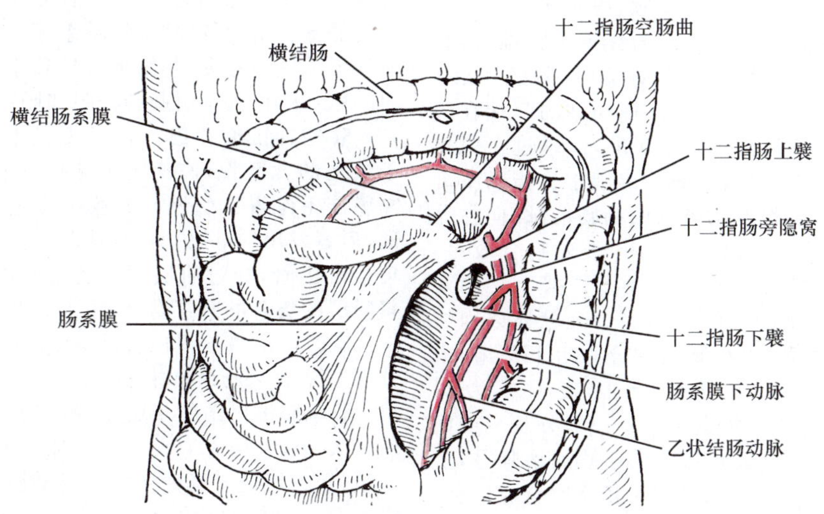

图 4-19-152　十二指肠旁的腹膜襞和隐窝

关于小肠损伤

小肠在腹腔内所占面积最大，因此，由于各种原因造成肠损伤的机会也最多。战时小肠损伤的发生率占空腔脏器伤发生率的50%。平时闭合性伤的空腔脏器穿孔亦以小肠为最常见。由于肠管浆膜外有滑液保护，肠襻彼此滑动，因此，穿透腹壁的针刺不一定能刺伤肠管。即使肠壁受到针刺样的损伤，由于肠壁肌肉的收缩作用，一般亦不至引起肠内容物外溢。一旦小肠破裂，致使部分肠黏膜外翻，肠内容物外溢，则必须行手术探查。探查时，应注意以下几点：

1. 腹部的穿透伤常可导致小肠多处损伤。由于肠襻的迂曲重叠，在受伤肠管的局部除切线伤外，肠壁上的伤口一般是两个（进、出口），若只见单数伤口，应尽力寻找另一个隐蔽的伤口。

2. 穿孔可能在肠系膜三角内，或隐藏于靠近肠壁的血肿内，成为隐蔽性穿孔。

3. 肠壁挫伤或浆肌层裂伤，有成为延期性穿孔的可能。

4. 应同时注意检查肠系膜有无损伤和肠管的血液循环情况。肠系膜的损伤，尤其是根部的损伤，常可导致肠壁的严重血运障碍。

4. 空、回肠的血管 空、回肠的血供来自肠系膜上动脉 a. mesenterica superior。此动脉在第1腰椎水平，于腹腔动脉下方1～1.5cm处，从腹主动脉的前壁分出，呈凸向左侧的弧形走向右髂窝，并通过它的一个终末支——回结肠动脉，终止于盲肠。据统计，肠系膜上动脉的起点平面在第1腰椎者，在227例中有184例，占81.6%；在第12胸椎和第2腰椎者共有43例，占19.0%。该动脉的起端在腹腔动脉以下，经胰腺颈部下缘穿出后，越过十二指肠横部进入小肠系膜内，向右分出胰十二指肠下动脉、中结肠动脉、右结肠动脉及回结肠动脉；向左分出12～18条肠动脉 a. intestinales，彼此吻合成弓。据统计，小肠动脉为8～28支不等。据100例观察，在13～18支范围内的占76%。文献还以回结肠动脉发出点为界，将小肠动脉分为上下两组，上组3～7支，平均为5支；下组8～17支，平均为11支。上组供应空肠；下组供应空肠一部分及全部回肠。邻近的小肠动脉彼此吻合成连续的动脉弓，上1/4段小肠只有一级弓，自此而下依次吻合成二级、三级血管弓（中2/4段）及四级弓（下1/4段），并由每段的最后一级弓的凸侧发出直的、近于平行走向的小血管支，称为**直小动脉**。空肠的直小动脉长3～4cm，而回肠的仅长1～3cm。直小动脉在接近肠管前分成前后两支，分布到相应肠段的前后壁，每支又分成长短支。其长支在肠管的游离缘形成环状吻合；其短支逐层穿过浆膜层、肌层和黏膜下层，营养肠壁。肠壁内血管与肠管纵轴呈垂直分布，彼此吻合并不丰富，特别是小肠系膜对侧缘肠壁血运较差，故做小肠切除吻合术时，除肠系膜作扇形切断外，对肠管的切断应在游离缘向保留侧增加20°～30°角（图4-19-149）。

小肠动脉形成各级血管弓的结构特点，与小肠的功能是一致的。小肠在进行消化和吸收等生理活动时，时而舒张时而收缩，活动性较大，需要不断地供给血液以满足各种功能活动的需要。由于这种血管弓的存在，可使肠管在任何生理情况下都能得到充分的血液供应。因此，在手术处理肠系膜时，也要注意到这一特点，减少不必要的血管弓的破坏，以保证肠管有充足的血供。此外，根据小肠血管的特点，在保证完整动脉弓的情况下，将靠近系膜根的血管分支结扎、切断，即可游离范围较大的一段小肠，作为代替食管、胃及膀胱之用。但在操作中要注意，在结扎血管之前，预先作好设计，认为确实无误方可结扎。

小肠的静脉最终汇入肠系膜上静脉。该静脉收集空肠、回肠、盲肠、阑尾、升结肠、横结肠以及胃、大网膜、十二指肠和胰等器官的一部分血液。它在右髂窝处由回肠末段、盲肠和蚓突的小静脉结合而成，向上经肠系膜的两层间，位于同名动脉的右前方，沿途经右输尿管、下腔静脉、十二指肠横部和胰头钩突的腹侧至胰颈的后方与脾静脉汇合构成门静脉。由于各种原因，肠系膜上静脉可能发生血栓形成性静脉炎，其结果可导致小肠静脉末梢充血肿胀、坏疽，甚至引起肠梗阻和肠穿孔。

5. 空、回肠的淋巴 空、回肠的毛细淋巴管起始于绒毛的乳糜管，该管注入黏膜层毛细淋巴管网。黏膜层毛细淋巴管网与黏膜下层毛细淋巴管网相通，后者发出的淋巴管吻合成丛。由淋巴管丛发出集合淋巴管，穿过肌层而至肠系膜内，并与肌层及浆膜层的集合淋巴管吻合，注入局部淋巴结。

空、回肠的集合淋巴管沿空肠动脉和回肠动脉的分支走行，注入肠系膜淋巴结。

肠系膜淋巴结位于肠系膜的两层腹膜之间，有8～290个，平均为166个。根据其分布关系可分为三组：第一组位于肠壁旁的空肠动脉和回肠动脉的终末分支之间，可称为肠管旁淋巴结；第二组位于空肠动脉和回肠动脉分支所成的血管弓之间；第三组位于肠系膜根部，沿空肠动脉和回肠动脉的起始部排列。第三组的淋巴结较大，第一组的较小，即越靠近肠壁淋巴结越小。肠系膜淋巴结的输出淋巴管入肠系膜上淋巴结。

6. 空、回肠的神经 空、回肠也接受属于内脏运动神经的交感神经和副交感神经的双重支配，同时有感觉神经分布。来自腹腔丛的交感神经和来自迷走神经后干的副交感神经纤维，在肠系膜上动脉周围组成肠系膜上丛 plexus mesentricus superior，此丛分支沿肠系膜上动脉分支（小肠动脉）进入肠壁。此外，肠壁内还有内源性神经丛，即位于肠壁纵行肌和环行肌之间的肠肌丛 plexus myentericus（Auerbach 丛）和黏膜下层内的黏膜下丛 plexus submucosus（Meissner 丛）。两丛内皆含有许多神经节，这些节与外来进入管壁的神经纤维以及与壁内神经节发出的纤维相互联系着。来自迷走神经的副交感节前纤维进入管壁，与这种神经节细胞发生突触联系；而交感神经进入管壁的纤维，已是节后纤维，直接终止于效应组织。有人认为，壁内神经丛里存在肠局部反射功能的反射弧。一般认为，交感神经兴奋时，可使肠管蠕动减弱，血管收缩；副交感神经兴奋时，则使肠管蠕动增强，腺体分泌增加，而对血管舒张或收缩并无明显影响。

小肠的感觉神经来自脊神经和迷走神经。一般认为，来自脊神经的为痛觉纤维，经内脏神经、肠系膜上丛到达小肠。小肠的疼痛经双侧传导，不因一侧胸腰交感链切除而消除。根据小肠疾病所产生的牵涉痛区位于剑突到脐之间，一般认为，小肠的痛觉纤维传入脊髓的胸 9～12 节段。迷走神经的感觉纤维，随迷走神经发出的副交感纤维走行，经腹腔丛、肠系膜上丛到达小肠。来自迷走神经的感觉纤维是传导饥饿感和恶心这类内脏感觉，并和内脏反射的感受有关。

（一）关于肠梗阻手术

1. 注意避免损伤肠管与系膜 在肠梗阻的手术中，由于梗阻部位以上的肠腔内积气、积液，肠管极度胀大，肠壁变薄，肠系膜也出现充血与水肿，腹腔与肠腔内的压力会逐渐增高，因此，在开腹过程中容易将胀大的肠管切破。腹膜切开后，大量肠段骤然涌出腹腔，在此过程中亦可发生肠管浆肌层裂伤，甚至肠管全层破裂。肠系膜血管也可因此而撕裂。在拉出膨胀的肠管寻找梗阻部位和分离粘连的过程中，也可造成肠管及其系膜的损伤。因此，在切开腹膜时，应用有齿镊尽量提起腹膜，先做一小切口，看清肠管后，在腹膜下插入有槽探针或左手示、中指，用钝头剪刀将切口扩大。对有腹部手术史的病人做肠梗阻手术时，应尽量避免经原切口进腹，可在原切口附近另做切口。若必须切除原切口瘢痕开腹时，则此切口应较原切口长 3～4cm，先切开原切口上极或下极正常的腹膜，显露肠管后，在直视下分离原切口下的粘连，以免伤及粘在腹壁上的肠段。腹胀显著的病例，切开腹膜时可边切开，边用纱布垫堵塞切口，以防膨胀的肠管及系膜突然涌出。进入腹腔寻找小肠梗阻部位时，最好先找到回盲部，提出末端回肠，逐段地向上探查，直至萎陷肠管与膨胀肠管的交接处，即是梗阻所在部位。在萎陷肠管上进行检查，不过多地翻动膨胀的肠管，一般不会造成损伤。当肠管呈极度膨胀，不能顺利地进行探查时，可将膨胀的肠管拉出一段，周围用纱布垫保护，切开肠腔，吸出肠腔内的积液与积气，完成肠腔减压术后再进行探查。

2. 机械性肠梗阻再次手术的原因 机械性肠梗阻常由于梗阻未能解除或松解不全而在术后仍有梗阻症状，其原因可能有以下几点：

(1) 腹内、外疝（如闭孔疝、十二指肠旁疝、股疝等）所致的部分性梗阻被忽略。

(2) 同时存在两种不同病因的机械性肠梗阻（如粘连性肠梗阻伴有肠扭转或腹内、外疝），而仅解除了一种病因。

(3) 肠管有两处以上的部位发生梗阻（如肠结核所致的肠管多处狭窄、广泛粘连性肠梗阻等），仅解除了一处。

(4) 先天性肠管畸形（如肠管多处闭锁、隔膜、狭窄或合并存在），未得到完全矫正。

3. 机械性肠梗阻的检查及处理原则 针对产生机械性肠梗阻的各种原因，应注意以下几点：

(1) 详细地询问病史与仔细地检查腹部，必要时应作肛门指诊，常有助于明确梗阻的性质、部位及病因。在术前的检查中一定要注意腹股沟及股部，以免忽略嵌顿性腹股沟疝、股疝或闭孔疝。

(2) 术中不应仅仅满足于解除一种病因或一处部位的梗阻，必须想到多处梗阻的可能，也不可忽略对已找到的梗阻部位远端肠管的检查。

(3) 对于胎粪性堵塞、先天性肠狭窄或闭锁所引起的小肠梗阻可做肠切除肠吻合术。梗阻近端扩大肠段由于其张力及蠕动力很差,肠内容不易顺利通过此处,以至造成术后再次梗阻,因此,术中应将此部切去。如患儿病情危重,不容许施行肠切除肠吻合术,为解除梗阻,可做肠侧侧吻合术。如患儿全身情况很差,不宜长时间手术,且为低位回肠或结肠梗阻,则可暂做双腔肠造口术,待患儿全身情况恢复后再做二期手术。

(4) 如果术中病人病情恶化或出现休克,而梗阻部位尚未找到或未能彻底解除梗阻,则应暂停手术,采取积极措施,改善病人条件后再继续手术。绝不可仓促关腹。解除病因是使病人状况好转的前提。

(二) 关于肠切除术

小肠广泛切除术后可以造成严重的吸收与营养障碍,引起所谓"短肠综合征"。虽然近年来,临床上开始应用完全胃肠外营养和要素饮食方法,使大部分短肠综合征的病人得到了挽救,但是由于小肠广泛切除后所造成的消化吸收障碍、水和电解质紊乱,及胃肠道激素失调等严重变化,短肠综合征仍然是一个难以处理的问题。切除多少小肠能够引起短肠综合征,目前尚无定论,主要是因为肠切除给人体所带来的影响,不仅与切除的长度有关,而且与切除的部位,是否同时切除了回盲瓣,以及病人的年龄、病因等因素有极大的关系。关于肠切除的范围,说法很不一致,1979 年,日本临床外科医学会议定为 4/5 以上。国内翟为祯等将切除范围定为 2/3 以上。一般认为,小肠的切除范围如在 3/4 以内,则对机体影响不大,通过代偿尚可满足需要。如超过 3/4,所引起的消化和吸收障碍将比较严重,而且处理较为复杂、预后不良。所以,将小肠的切除范围定为 3/4 较为适宜。若以术后残存的小肠长度作为广泛切除为计算方法,综合国内外大多数作者的意见,笔者认为以 100cm 为界较为适宜。

关于短肠综合征的手术治疗,目前,以制造循环肠段和逆蠕动肠管置入术为好。

(三) 关于肠瘘

肠瘘是腹部外科常见的一种严重并发症。在平时发生于手术后者约占 80%。肠瘘的治疗仍是临床上一个难题,其死亡率在 20%左右。目前,肠瘘的治疗已由早期手术转变到重视监测,加强管理和提高自愈率方面。20 世纪 70 年代以后,随着 TPN(total parental nutrition 完全胃肠外营养支持)在临床的广泛应用,肠瘘的自然闭合率有了提高,尤其是管状外瘘,通过及时合理的处理,自愈率可达 90%。对于经久不能自愈的瘘口可行择期手术。在治疗原则上,目前比较一致的看法是:①注意纠正内稳态失常;②早期充分引流,严格控制感染;③加强营养治疗;④加强瘘口处理;⑤维护重要器官的功能;⑥恰当地选择决定性手术的时机。文献还报告了采用阶段性治疗方法医治肠瘘取得良好效果。经其收治的 382 例,有 258 例进行了手术治疗,其中 253 例获得成功,成功率达 98%。当然,对于不能自愈的肠瘘,应根据具体情况采用不同的术式。

(四) 关于空肠代胃术

全胃切除后消化道的重建方法很多,但皆不同程度地留有反流性食管炎、消化不良性腹泻、代胃容量不够大、倾倒综合征、贫血等后遗症。要使重建胃能符合生理要求,应该使代胃具有相当于生理胃的容量;使食物在代胃内有一定的储存时间;食物必须通过十二指肠;避免发生反流性食管炎并消除消化不良性腹泻。目前,临床常用的代胃术为单、双腔空肠代胃术,前者简便易行,但容量较小,后者容量较大但操作复杂。在此基础上手术不断有所演变。有人在全胃切除后,切取 20cm 长的一段空肠,组成一"P"形,然后行食管与空肠的端侧吻合,十二指肠与空肠的端端吻合,术后返流性食管炎的发病率为 12%。还有人主张代胃空肠的长度应为 25~40cm,经其所做的 260 例手术很少发生反流性食管炎,但其吻合口漏的发生率高达 10%~12%,住院死亡率为 6%,可能与其主张单层缝合(不包括黏膜)有关。为了更好地修复胃的功能,还有人设计了空肠三腔代胃术。该手术操作较简单安全,代胃容量较大,食物在其内停留时间较长(3 小时以上),术后消化不良性腹泻发生率低,较为符合生理胃的条件等优点。但也有吻合口较多,术后上腹饱胀感较明显等缺点,仍有待进一步研究改进。

(五) 关于空肠代食管术

1. 关于自体空肠段游离移植修复颈段食管缺损问题 由于化学性灼伤、手术误伤、结肠代食管等手术失败后或单纯颈段食管癌切除后所造成的颈段食管闭锁、狭窄或缺损,是进行肠段游离移植再造食管的良好适应证。这种术式于 1959 年 Seidenberg 首先报告获得成功。由于空肠管径相对较小,肠系膜血管弓分级又较回肠为少，易将移植肠段的肠襻拉直，肠系膜血管口径又与颈部或其他部位接受区的血管口径大致相同，吻合易于成功，故有人主张以空肠移植较为理想。术中应选择一段肠管较直、肠系膜动静脉口径又适宜于做吻合者予以切断。颈部接受血管以甲状腺上动脉和颈外静脉为首选。还可根据具体情况选择其他血管，如甲状腺下动脉、颌下动脉、颈横动脉以及面静脉、甲状腺中静脉或颈中静脉等。必要时可选用对侧的动静脉，或做静脉移植来补充血管长度的不足。血管吻合方法以端端吻合较为常用。如口径相差过大，不相适应，亦可应用端侧吻合法。进行肠段游离移植时，可先将肠段在颈部略做定位缝合，即开始做血管吻合。先吻合静脉，后吻合动脉。待肠段恢复血供后，再做肠腔上下口和食管的吻接手术(图 4-19-153)。

2. 关于空肠部分带蒂、远端空肠吻接血管修复胸段或颈胸段食管缺损或闭锁的问题 由于食管癌或食管的化学性灼伤所致的胸段食管缺损或颈胸段同时缺损，往往需要做颈胸段食管同时修复的手术。近年由于显微外科技术的发展，这种手术得以普遍开展。手术应两组同时进行。腹部组在进入腹腔后，在Treitz 韧带下方 6cm 处切开肠系膜，暴露肠系膜动静脉通往肠段的第一到第四或第五直支，解剖和观察此段肠系膜血管弓。这段 4～5 支血管可营养 40～50cm 长的空肠组织。视需要结扎和切断其第一至第三直支，保留第一和第二直支血管蒂的长度，以备吻接于颈部或胸部血管。逐步结扎和切断肠系膜的侧方分支而保留通向空肠的最后一级动静脉弓，拉直肠襻。如肠段长度仍嫌不足，可切断和结扎第四直支，而使第五直支作为空肠近端段的营养血管。待颈部手术区已准备完毕，即将空肠在 Treitz 韧带下 6cm 处及作为血管营养蒂的第四(或第五)直支的下方将空肠分别截断。随即在胸部膈肌前打一隧道，经胸骨后的前纵隔达到胸骨柄上方，而和颈部创口打通。空肠远段即经此隧道而达到颈部。随即做空肠的端端缝接以恢复肠管的正常连续。颈部组手术在于选择受区的动静脉血管和显露食管的上端残口。一般亦以甲状腺上动脉和颈外静脉为最好的选择。但在修复胸部食管缺损时，亦可用胸廓内动静脉作为吻接的血管。肠系膜血管则依具体需要而选择第一或第二直支作为吻合的动静脉(图 4-19-154)。

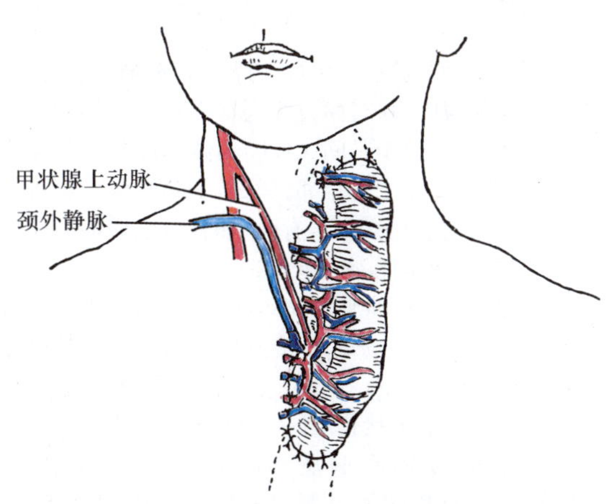

图 4-19-153 空肠游离移植修复颈段食管缺损

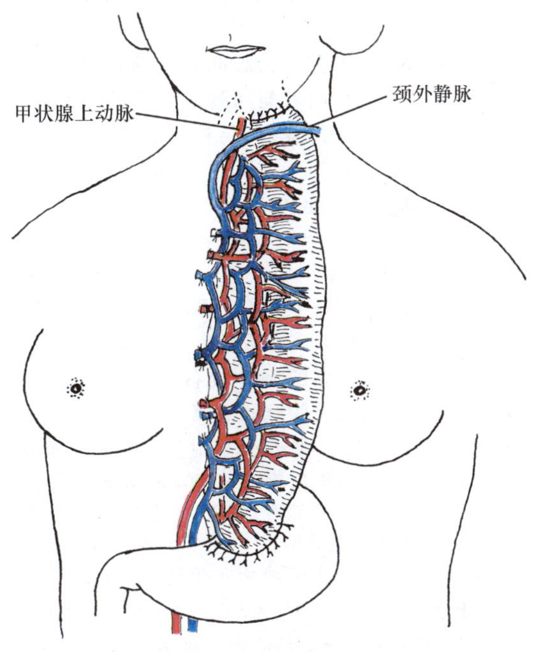

图 4-19-154 空肠部分带蒂，远端空肠吻合颈部相关血管修复颈胸段食管缺损

(二) 回盲阑尾部

1. 盲肠概述 **盲肠** intestinum caecum 是大肠的起始部，也是大肠各段中最短的。盲肠的下端以膨大的盲端开始，其长短因人而异，一般向上约 6～8cm，与回肠末端相连而延续为升结肠。在盲肠始端的后内侧壁上，附有一个游离细长的肠管，称**阑尾(蚓突)**。一般地，盲肠与结肠相似，表面也有三条结肠带，它们向阑尾根部集中并与阑尾的肌层相延续。因此，无论阑尾的位置如何变动，都能沿着结肠带(特别是独立带)向下找到阑尾的根部。此外，在盲肠和升结肠相移行处的左后壁上，有回肠末端的开口，称此口为**回盲口** ostium ileocaede。口的形状多呈扁圆形裂隙，其上下两缘各

有一半月形的黏膜皱襞，称**结肠瓣**valvula coli（图 4-19-155），亦称**回盲瓣**。上缘的皱襞名为**上唇**labium superius，它大约位于回肠与结肠的交接线上，近似水平位。下缘的皱襞名为**下唇**labium inferius，整个下唇皱襞较长而凹陷，大约位于回肠与盲肠的交接线上。上、下唇的前后端互相结合，并分别向前后延伸，构成结肠瓣系带 frenulum valvulae coli。以上由黏膜皱襞所形成的各种结构，均与回肠末端的环行肌层在回盲口处增厚有关。增厚的环行肌，具有括约肌的功能，它不仅能防止大肠内容物反流回小肠，同时也可控制食糜不致过快地进入大肠，以使食糜在小肠内得到充分的消化和吸收。

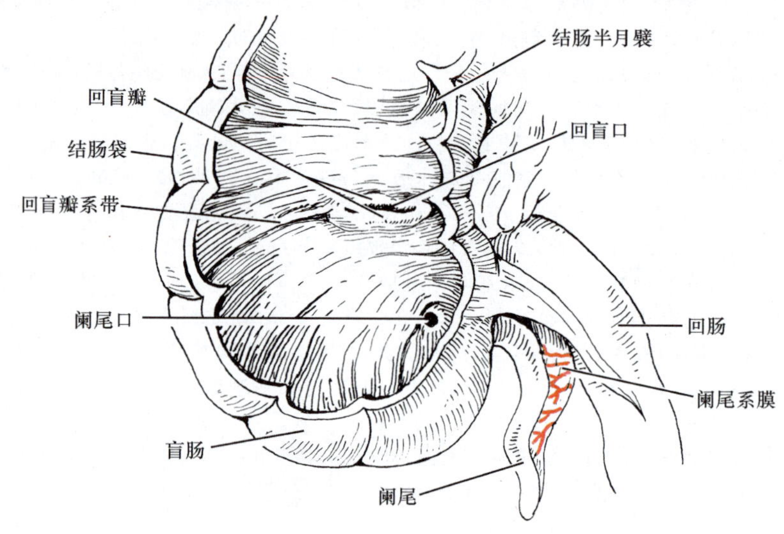

图 4-19-155 盲肠和阑尾

结肠瓣的表面可分为回肠面和大肠面，其黏膜结构也有明显的不同。前者与回肠末端的黏膜近似，尚有小肠绒毛存在；后者则与大肠黏膜相同，已无绒毛，但有大量管状腺的开口。结肠瓣的体表投影，相当于右侧腹股沟韧带中点上方 8～10cm 处。初生儿结肠瓣的功能一般多属不全。

2. 盲肠的位置和周围关系 盲肠多位于右髂窝内，相当于腹股沟韧带外侧半的上方，但其位置可随盲肠的充盈程度而稍有变化。在胚胎发育过程中，也有少数情况，盲肠没有按照通常的规律，由右上腹部逐渐下降到右髂窝内，而遗留在右上腹肝的下部。相反，也有因下降过低而居于盆腔内者。此外，偶可见盲肠位于左髂窝或腹腔中部，这是由于胚胎发育时肠管的异位旋转所致。

盲肠的后面与髂腰肌相对，两者之间隔有髂腰筋膜、腹膜下组织和腹膜；并有髂腹股沟神经和股外侧皮神经横过，有时阑尾也位于其间。盲肠的内侧面与右侧腰大肌、生殖股神经和输尿管相邻。前面于腹股沟韧带外半侧的上方与腹前壁相接触。有时（如盲肠空虚时），小肠襻及大网膜常常伸向盲肠和腹前壁之间。

在一般情况下，盲肠的各面都有腹膜包裹，且可有部分系膜，所以盲肠属腹膜内位器官，有一定程度的移动性。据统计，有 5％的人盲肠不完全被腹膜包裹，而盲肠的后壁直接借结缔组织和髂筋膜相连。但在极为罕见的情况下，盲肠和回肠末端均被腹膜包裹，并形成一个共同的系膜，因此，更增加了盲肠的活动范围。

（一）关于回盲襻代全输尿管和扩大膀胱术

临床可用此手术治疗输尿管狭窄、严重肾积水、膀胱结核性挛缩和膀胱肿瘤。

由于该手术采用回肠末段、盲肠及部分升结肠，因此，可满足代替输尿管和有效地扩大人工膀胱的容积。加之利用回盲瓣阻止尿液反流的机制，减少了逆行感染的机会，提高了手术的效果。研究结果表明，末段 25cm 回肠具有阻断机制，它能帮助回盲括约肌管制回肠内容物进入结肠及防止反流，因而能及时降低肾盂内的压力。

为保证游离肠襻的成活，需十分注意其血供。回盲襻的滋养血管是回结肠动脉，因起于肠系膜上动脉的右侧，其分支常不恒定，术中必须保留回结肠动脉、相应回肠段的血管及相应升结肠的边缘动脉。解剖肠系膜血管时对血管旁的肠系膜应保留 0.2cm 距离，以保护血管（图 4-19-156）。

（二）关于回盲襞在阑尾切除术中的应用

回盲襞为一端起自末段回肠游离缘，另一端附着于阑尾根部系膜缘的三角形腹膜皱襞。有的窄如条索（图 4-19-157）。在阑尾切除术中，如阑尾根部及盲肠壁炎症浸润水肿严重，组织极度脆弱，做荷包缝合十分困难，此时，可利用回盲襞遮盖阑尾残端，并将其固定缝合于盲肠壁上。具体操作时，游离回盲襞至其基底部，应注意勿伤及血管及肠管。小肠剥离的游离面，要注意止血。

（三）关于回盲部套叠的解剖学因素

在肠套叠病例中，以回盲部肠套叠最为多见。这是由于回肠末段几乎是呈直角连于升结肠内侧壁的，而且有回盲瓣突入结肠腔内，加之回肠顺行蠕动的特点，在一定条件下极易形成回盲型肠套叠。在手术治疗复位后，可同时将回肠末端并列固定缝合于升结肠内侧壁3～5 针，改变其原来直角汇入的解剖形态，以防止肠套叠的复发。

（四）关于盲肠袋套叠症

本症大多数病例发生在盲肠外侧的第一袋（在结肠前束带与结肠后外束带之间），一般是第一袋或第二袋向盲肠腔内套入，如毡帽顶中央部的内陷状。陷窝呈圆形，直径约 3～4cm，深可容纳指端，窝壁有严重浸润水肿，增厚，呈紫红色，浆膜有毛细血管扩张。探触盲肠可察觉肠腔内有团块形的套入部，本症于术前常误认为阑尾炎。手术治疗主要是手法复位。用柔和的压挤手法复位，一般均无多大困难。少数病例套入部似紧紧嵌套在两条束带之间，虽经按压仍不能复位时，则可将束带切断，然后复位。防止复发的最简单而有效的方法，是将已复位的盲肠袋与侧腹壁的腹膜固定两三针。晚期病例有肠壁坏死者，可施行盲肠切除术。

（五）关于移动盲肠

如果盲肠、升结肠系膜未与腹后壁腹膜融合，则盲肠的活动度可相应增大。这一不稳定因素常可导致一系列的临床表现，重者可致回盲部扭转或形成滑动疝的内容。有症状的移动盲肠，原则上应手术治疗。方法是将移动盲肠固定缝合于后腹壁及右髂窝，术中注意勿伤及回盲血管。近年来，有报告用盲肠下外侧襞缝合抽缩固定移动盲肠者，初步效果良好。

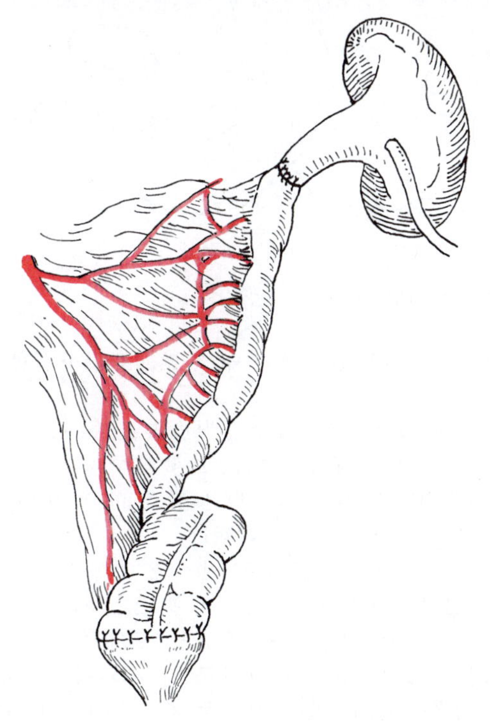

图 4-19-156 回盲襻代全输尿管和扩大膀胱术

3. 阑尾 appendix vermiformis 是从盲肠下端的后内侧壁延伸出的一条细管状器官，外观很似蚯蚓，故又名**蚓突** processus vermiformis。其大小、形态和位置，因人而异。一般长约 5～7cm，也偶有长达 20cm 或短至 1cm 者。其外径最大者可达 1.5cm，小者仅 0.2cm，一般多在 0.5～1cm 之间。管腔的远端为盲端，近端开口于盲肠下端的后内侧壁。个别成年人的阑尾也偶见极短小者，形状如乳头。在婴儿及幼儿，阑尾的基底部较宽，尖端较细，呈漏斗形（图 4-19-158）。阑尾为腹膜内位器官，包裹阑尾的腹膜沿其壁的一侧相遇而成双层的三角形系膜，称**阑尾系膜** mesoappendix（图 4-19-155），故阑尾在腹腔内为游离器官。由于系膜常较阑尾为短，致使阑尾多呈盘曲。阑尾多数在回盲口的后下方约 2cm 处，开口于盲肠，称此开口为**阑尾口** ostium appendicis vermiformis（图 4-19-155）。在该口的下缘，有一不十分显著的半月形黏膜皱襞，称为Gerlach**瓣**或称**阑尾瓣** valvula processus vermiformis，此瓣可防止粪块或异物坠入阑尾腔。如果该瓣缺如或功能不全，粪便则易进入阑尾腔内而引起梗阻性阑尾炎。此外，阑尾的内腔随着年龄的增长而缩小，因此，成人的阑尾腔较窄，开口亦较小，粪便或蛔虫一旦进入则不易排出。小儿阑尾的开口较大，多呈漏斗形，因此，小儿阑尾腔不易梗阻。一般在中年以后，特别是老年人，阑尾腔可发生部分或完全闭锁。

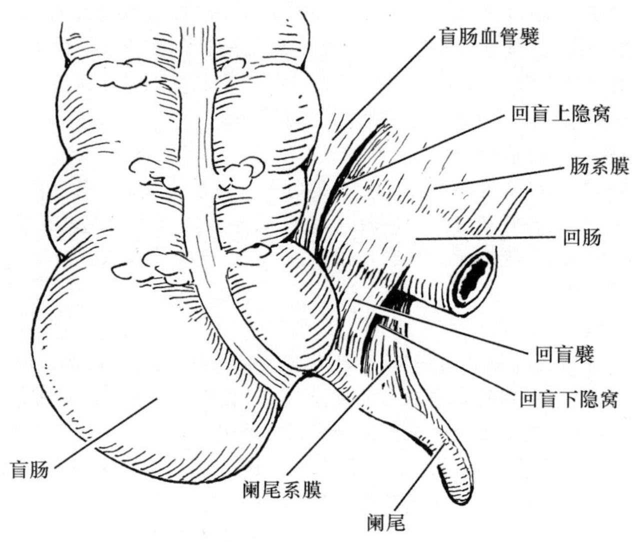

图 4-19-157 回盲部(前面观)

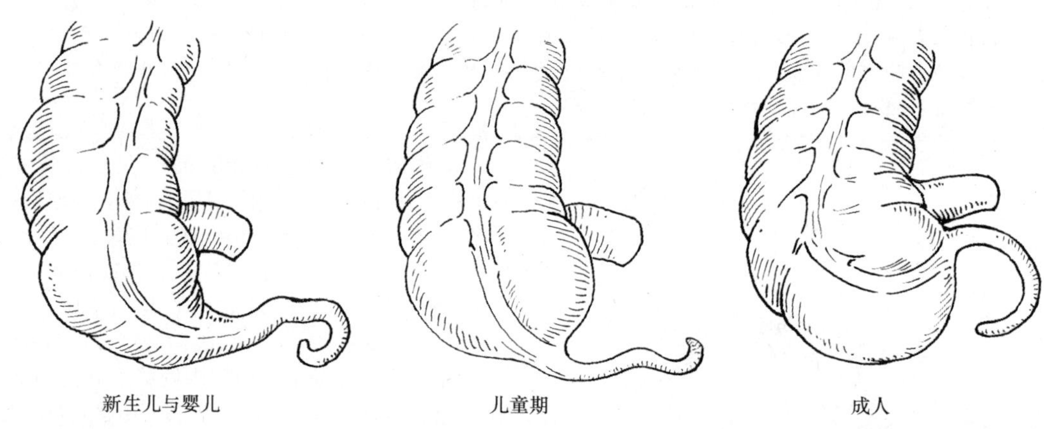

图 4-19-158 不同年龄阑尾的形态

阑尾的畸形常见的有双阑尾、双生阑尾及双盲肠双阑尾等。如果在术中发现有上述情况存在，一般均应一并切除。阑尾缺如者极为罕见，术中寻找阑尾困难时，不应轻易地认为是阑尾缺如。由于这种异常在临床上不引起症状，无特殊的检查方法，因此，其发生率尚难估计。Ricketts 报道尸检发生率为 5/万，Collins 报道为 13/10 万，Grobler 报道则为 1/10 万。国内尚无这方面的统计资料。解放以来，有关这方面的报道也仅有 7 例。

(1) 阑尾的位置：主要决定于盲肠的部位，因此，阑尾也大多位于右髂窝内。由于其活动性较大，尽管阑尾的基底部与盲肠的位置关系比较固定，但阑尾尖端所指的方向颇不一致。一般常见的有以下五种(图 4-19-159)：

1) 回肠下位(盆腔位)：为最多见的一种，约占 41.3%。阑尾自盲肠下端的后内侧起始，经回肠的下面，斜向内下方，其尖端越过右侧髂动、静脉的前面，垂向小骨盆边缘或伸向骶骨岬附近。

2) 盲肠后位(结肠后位)：也较常见，约占 29.4%。阑尾主要位于盲肠后壁与腹后壁腹膜之间，其尖端向上延伸。由于该处腹膜不如腹前壁腹膜敏感，因此，当这种位置的阑尾发炎时，所引起的局部转移性腹痛不十分明显。又因阑尾位置较深，腹前壁的体征常不显著。

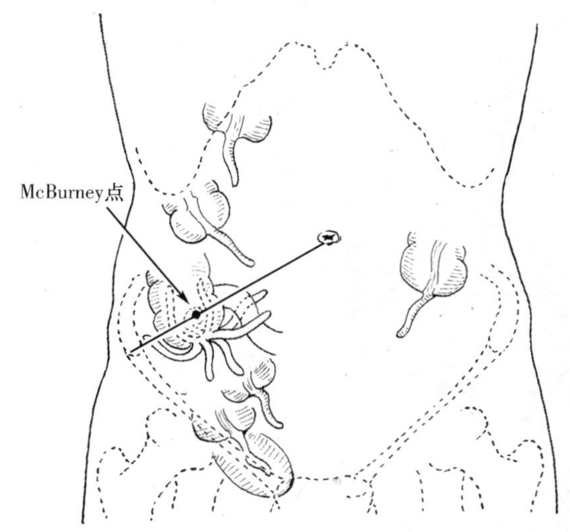

图 4-19-159　阑尾的位置

3）盲肠下位（髂窝位）：约占 17.4%。阑尾自盲肠后内侧壁起始，经盲肠下端的后外侧伸向外下方。其全部位于右髂窝内。

4）回盲前位：约占 7.4%。阑尾自盲肠下端后内侧壁起始，向内前上方，横过回肠末端的前面。其前方可直接与腹前壁接触或与腹前壁之间有大网膜相隔。因此，当患急性阑尾炎时，腹前壁的体征十分明显。

5）回盲后位：约占 4.4%。阑尾横过回肠末端的后面，其尖端指向内后上方。这种位置的阑尾，通常缺少系膜。

阑尾除以上位于右髂窝内的五种位置之外，随着异位盲肠的发生规律，还可有下列几种异常位置：

6）高位阑尾：多位于肝的下方。故当急性阑尾炎发作时，局部体征（压痛及腹壁紧张）常限于右上腹。

7）低位阑尾：阑尾降入小骨盆腔内，与输尿管末端、膀胱和直肠相邻。故急性阑尾炎发作时，右下腹部体征常不明显，却可有膀胱、直肠等刺激症状。

8）盲肠后腹膜外阑尾（腰部阑尾）：阑尾全部或部分在腹后壁腹膜外，直接与髂腰肌、髂腹股沟神经和生殖股神经相邻。故当急性阑尾炎时，炎性物质可刺激上述邻近结构，引起右髋关节伸直时疼痛加重以及股前部、阴囊（或阴唇）部疼痛等现象。

9）位于左髂窝内或腹腔中部的阑尾：其形成的主要原因是先天性内脏异位或先天性肠未旋转所致。有时因盲肠移动、过低或有滑动疝的存在，阑尾可能位于右侧疝囊内。

由于阑尾可有以上各种异常位置，所以，在发生急性炎症时，其临床表现可以不典型，造成诊断的困难。但如能了解或经常注意阑尾有异位的可能，并结合其临床表现的一般规律，仍能作出正确的诊断。此外，正确诊断异位急性阑尾炎，对手术中切口的选择也有重要意义。

阑尾的表面投影：除以上几种异常位置的阑尾外，阑尾一般多位于右髂前上棘的内侧附近。临床常用的体表标志有：①在脐至右髂前上棘连线的中外 1/3 交界处（距右髂前上棘 3.5～5cm 处），称做麦克伯尼（McBurney）点；②在左、右髂前上棘的连线上，中右 1/3交界处，称为**Lanz 点**。实际上根据阑尾根部位于右髂窝内而盲端位置多变的情况，以上两点在急性阑尾炎的诊断上并非十分重要，而右下腹部的局限性压痛点则更有诊断价值。

（2）阑尾的组织结构：与结肠近似，但肠腔狭窄，肠壁相对较厚，肠腔内常含有死亡的细胞和食物碎屑。阑尾壁也由 4 层结构组成：

1）黏膜：表面光滑，无环状皱襞和绒毛。上皮为单层柱状，在柱状细胞间夹有少量杯状细胞。柱状细胞表面有较低的纵纹缘。固有膜内有少量肠腺，在肠腺内的潘尼细胞和银亲合细胞较小肠者为多。潘尼细胞常成群存在于肠腺底部。每条肠腺的潘尼细胞可多达 5～10 个。另外，在固有膜内还有很多大小不等的淋巴小结，生发中心很明显，淋巴小结常穿过黏膜肌层，弥散于黏膜下层，致使黏膜肌层成为断断续续不完整的一层。

2）黏膜下层：较厚，由疏松结缔组织构成，其中分布有血管、淋巴管和神经，还有许多脂肪组织和来自黏膜层的淋巴小结。

3）肌层：由内环、外纵两层平滑肌组成。管壁的肌层厚度均匀，无结肠带。肌层比其他肠管的薄。

4）浆膜：是腹膜脏层的一部分，包裹于整个阑尾的周围，只有阑尾系膜缘处缺少浆膜。

正常成年人，当阑尾腔空虚时，黏膜常出现皱襞，并向管腔内突入。至中年以后，每因阑尾多次发炎，可造成内腔狭小，甚至闭锁。黏膜和黏膜下层常被纤维组织所代替；上皮、腺体和淋巴组织也逐渐萎缩消失。中年以后不出现这种变化者，约占 50%。

（3）阑尾的血管

1）动脉：阑尾的血液供给来自阑尾动脉，它是回结肠动脉在右髂窝的一个终末支，在回肠末端的后方进入阑尾系膜内，并沿系膜的游离缘行至阑尾尖端，沿途发出2～3 个分支至阑尾（图 4-19-160）。虽然阑尾动脉的返支在阑尾根部与盲肠动脉后支有吻合，但阑尾动脉主干及其分支与其他血管无吻合，故阑尾动脉因某种原因受阻时，阑尾的血供可完全被阻断，而出现阑尾坏疽。

阑尾动脉多数为 1 支（70%），它可以起自回结肠动脉的盲肠前支或后支。少数为两支（30%），可同时或分别起自盲肠前支或后支（图 4-19-161）。在阑尾切除术时，应将阑尾动脉结扎确实，以免术后出血。

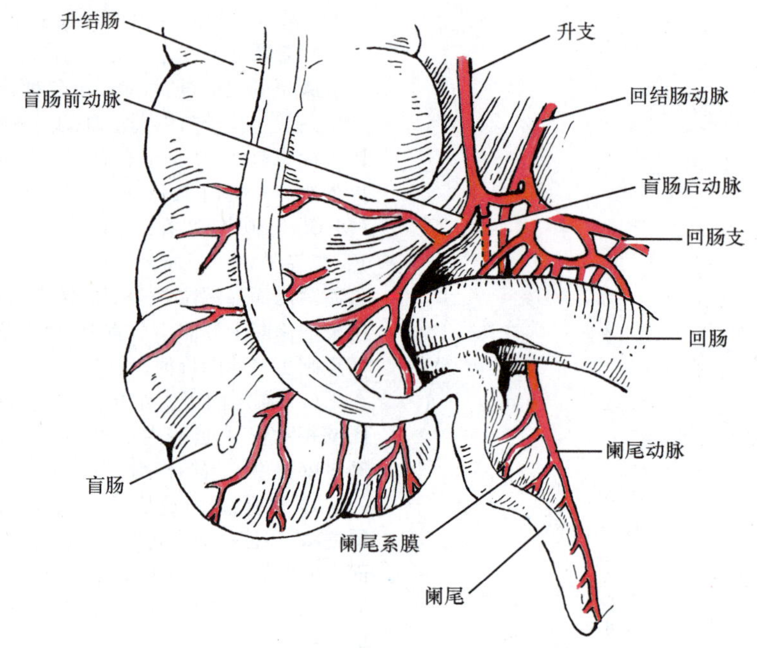

图 4-19-160 回盲阑尾部的动脉

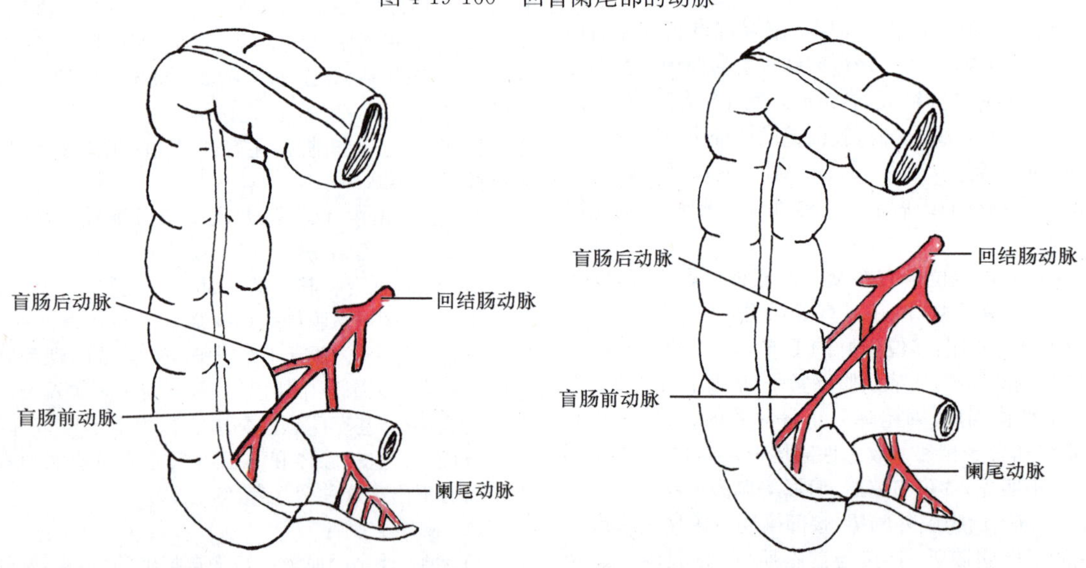

图 4-19-161 阑尾的动脉

2）静脉：阑尾的静脉与动脉伴行，为回结肠静脉终末属支之一。其静脉血经回结肠静脉、肠系膜上静脉、门静脉而入肝。肠系膜上静脉的血液多沿门静脉的右侧流入右半肝，脾静脉和肠系膜下静脉的血液多沿其左侧而流入左半肝。因此，在化脓性阑尾炎时，细菌栓子有时可随静脉血进入肠系膜上静脉、门静脉而入肝，多引起右半肝的肝脓肿。所以在阑尾切除术时，特别是化脓性或坏疽性阑尾切除术时，动作一定要轻柔，不可挤压阑尾，以免炎症扩散。

（4）阑尾的神经：阑尾的神经位于阑尾系膜内，其神经纤维来自肠系膜上动脉周围的交感神经丛。传导阑尾痛觉的内脏传入神经纤维伴随着交感神经进入脊髓第 10 胸节。在急性阑尾炎早期，大部分病人（70%～80%）开始多在上腹部或脐周围出现疼痛，经过 2～6 小时左右（有的可达 24 小时），则转为右下腹固定性疼痛。这种转移性腹痛一般认为是内脏神经的反射性痛。当炎症波及壁层腹膜，其躯体神经受到刺激时才转为局部的固定性疼痛。在急性胃、十二指肠溃疡穿孔时，疼痛亦先开始于上腹部，很快即随着溢出的消化道内容物经右结肠旁沟流至右髂窝及盆腔等处，也会出现右下腹明显的压痛及反跳痛。因此，需与急性阑尾炎的转移性腹痛相鉴别。

在炎症早期，尤其阑尾腔有梗阻时，可出现右下腹(Sherren三角区：右髂嵴最高点，左耻骨嵴及脐连线之间区域)皮肤感觉过敏现象。该部相当于第10、11、12胸髓节段的神经支配区，为一种内脏、躯体神经反射的表现，但在阑尾穿孔或坏死后，该部皮肤过敏现象即消失。这种皮肤感觉过敏区域不因阑尾位置的不同而改变。

另外，右肺下叶肺炎或膈胸膜炎有时可引起右侧腹部牵涉性疼痛。这种体征，在小儿更需与急性阑尾炎相鉴别。

(5) 回盲阑尾部的淋巴：在回盲阑尾部的黏膜层、黏膜下层、肌层与浆膜层存有毛细淋巴管网。黏膜下层、肌层与浆膜层毛细淋巴管网皆发出淋巴管，汇合成的集合淋巴管注入局部淋巴结。

回肠、盲肠和阑尾的集合淋巴管间存在密切的联系，常汇入同一群淋巴结(图4-19-162)：①回肠末段的集合淋巴管多向上注入回结肠淋巴结，一部分向右注入盲肠前淋巴结；②阑尾的集合淋巴管经过位于阑尾系膜内的阑尾淋巴结，或是直接进入回结肠淋巴结；③盲肠的集合淋巴管多注入盲肠前、后淋巴结，然后入回结肠淋巴结；一部分集合淋巴管直入回结肠淋巴结或肠系膜上淋巴结。

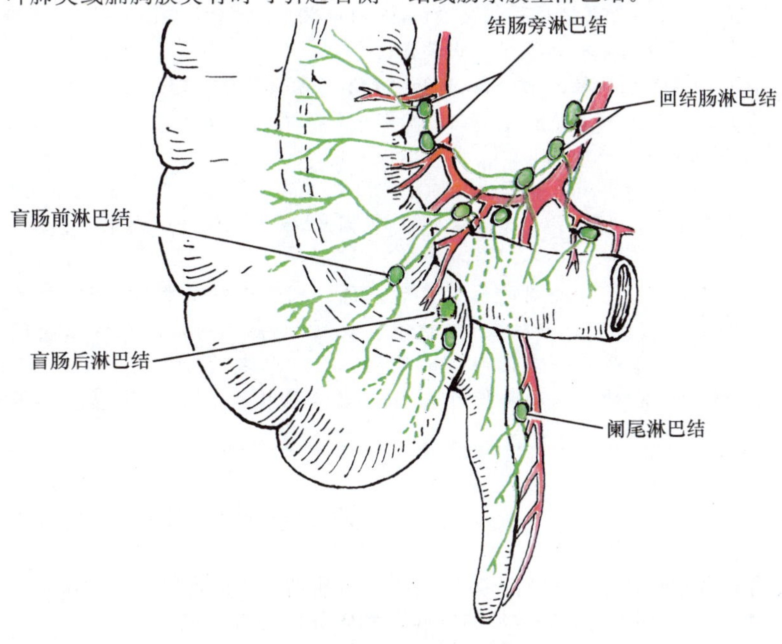

图4-19-162　回盲阑尾部的淋巴引流

关于阑尾切除术

1. 关于阑尾的位置　由于阑尾腔开口于盲肠的内后面距回盲交界处的下方不到2cm，所以阑尾的根部总是位于盲肠的后方，而且比较固定。虽然盲肠由于种种原因在腹腔内可有各种位置，但多数位于右下腹的右髂窝处。阑尾的盲端位置极不恒定，而且由于阑尾系膜多数都短于阑尾本身的长度，因此，阑尾多呈屈曲盘卷状。阑尾在回盲部的局部位置关系，大致可分为盲肠后位、盲肠前位、盲肠下位、结肠旁位、回肠前位、回肠后位及盆位等。各种文献所报道的不同位置的比例很不一致。笔者认为，应根据阑尾炎病人临床表现的体征去初步判断阑尾所在的位置。由于炎性分泌物或肿胀的阑尾常波及邻近的组织或器官，因而会产生相应的症状。如盲肠后位时阑尾邻近髂肌，发生炎症时病人常取右侧髋关节屈曲体位，以减轻疼痛。腰大肌试验多呈阳性。同时，阑尾的病变也可引起腹膜内或腹膜外的脓肿，腹膜外脓肿可能破入结肠，也可向上蔓延到肾周围或膈下。

盲肠后位的阑尾，多数情况下盲肠完全有腹膜覆盖，阑尾活动良好。但有时阑尾系膜很短，使阑尾黏附于盲肠后壁，甚至埋藏于盲肠后壁的浆膜下，形成浆膜下阑尾，外观很不明显，只有用手指轻轻触摸才能感到有凸起于盲肠壁上的索条状物。手术时，需切开盲肠后壁的浆膜，才能充分暴露阑尾。当盲肠后壁无腹膜覆盖时，阑尾又位于盲肠后方，此时即为腹膜后位。对这种情况常须采用逆行切除法，并且常需切开盲肠外侧或结肠外侧的腹膜。

盲肠前位的阑尾发炎时，由于较早波及壁层腹膜，因此，腹前壁局部压痛比较明显，而且形成脓肿时，局部常被大网膜所包绕。

回肠前位及回肠后位阑尾的炎症可以蔓延到回肠本段，引起剧烈的呕吐，甚至发生肠梗阻，容易引起弥散性腹膜炎；位置较深者，尤其是回肠后位者，腹膜炎症状出现较晚，病变和体征常不相符。盆位阑尾有炎症时，可能刺激腰大肌而不能完全伸髋，伸髋时亦可因使肌肉紧张而产生疼痛。阑尾与闭孔内肌筋膜接触者，有炎症时即可引起闭孔内肌痉挛，因此，闭孔内肌试验可呈阳性。盆位阑尾位置较低或阑尾较长时，其炎症可波及直肠或膀胱或与其发生粘连，引起直肠和膀胱的刺激症状。有脓肿时甚至可能破入直肠或膀胱，临床上常需和直肠膀胱的原发病变加以鉴别。在女性又常易与卵巢或输卵管的病变相混淆。盆位阑尾也有可能与腹膜后的髂血管及输尿管相接触，从而引起相应的症状。有粘连时手术分离较困难。高位阑尾有时可能位于肝下，有炎症时易被误为胆囊炎。

综上所述，阑尾的位置变化比较大，特别在盲肠也是游离的情况下，位置变化更大。但一般情况下，阑尾根部的体表投影点还可以用 McBurney 点来表示，即由脐至右髂前上棘连线的中外 1/3 交界处。患阑尾炎时，最明显的压痛点即在此点附近。

2. 术中如何寻找阑尾　由于阑尾壁的结构与盲肠相似，也分有浆膜、肌肉、黏膜下层及黏膜各层。盲肠的三条结肠带在盲肠的末端会聚，并连于阑尾的根部，因此，术中沿结肠带向下寻找阑尾是最为简捷可靠的方法。

3. 术中阑尾系膜的处理　所谓的阑尾系膜实际是包裹阑尾动脉的腹膜皱襞，起源于末段回肠系膜的后面，同时连于盲肠，形成三角形皱襞，形状不甚规则，长短不一。过短的系膜使阑尾盘蜷屈曲在盲肠附近，给手术游离阑尾带来一定困难。阑尾动脉经回肠末段后方达阑尾系膜，沿系膜边缘走行，并分数个细支至阑尾。在处理阑尾系膜时，应确切集束结扎此处的系膜（包括阑尾动脉），以免术后出血。

（三）肠管的先天性畸形

肠管在胚胎发育过程中形成的各种畸形发生机会虽然不多，但危害性很大。如果对这些畸形的发病原理和解剖特点缺乏了解，很容易造成诊断和治疗方面的错误，甚至危及患儿的生命。因此，对于外科医生熟悉这类先天性畸形在外科临床工作中有重要含义。

胚胎发育过程中形成的肠管畸形有如下几类：①肠管的回转异常；②肠管的闭锁和狭窄；③肠管的重复畸形；④肠卵黄管未闭所形成的各种异常；⑤肛门或直肠的发育畸形；⑥先天性巨结肠症。

1. 肠管的回转异常　尸检提供的事实表明，不少病人虽有不同程度的肠管回转异常，但生前并未因此而患病，可见肠管的回转异常并非一定是病理情况。但有肠管回转异常者常导致严重的肠梗阻，或者因其已形成解剖畸形而使得腹腔内其他病变的诊断和处理发生严重困难。为了解肠管回转异常的发病原理和病变情况，必须了解正常的肠管发育过程。

所谓肠管的回转，是胚胎时期中肠的产物转变到腹腔内正常位置的一个步骤。在胚胎的早期，原肠的中段以卵黄肠管与卵黄囊相通者称中肠（图 4-19-163）。随着胚胎的发育，前腹壁逐渐闭合，卵黄肠管逐渐细小，但卵黄囊通过卵黄管对中肠始终有一种牵引力，同时由于中肠发育较快，体腔内不能容纳，故在胚胎第 3～9 周时（10～14mm），一个“V”形的肠襻正常地脱出在脐带的底部（图 4-19-164）。该“V”形肠襻的近侧端段将发育成为空肠及大部分的回肠，而远侧段将发育为末段回肠、盲肠、阑尾、升结肠和大部分横结肠。至胚胎第 10 周时（40cm），中肠开始回纳至体腔内，同时，由于其长度逐渐增长，肠襻随即发生屈曲回转现象。中肠发育回转的过程可分 3 个阶段来说明：

（1）脱出在腹腔外脐根部的肠襻，原是排列在矢状面，近侧肠襻在肠系膜上动脉的前面，而远侧肠襻在

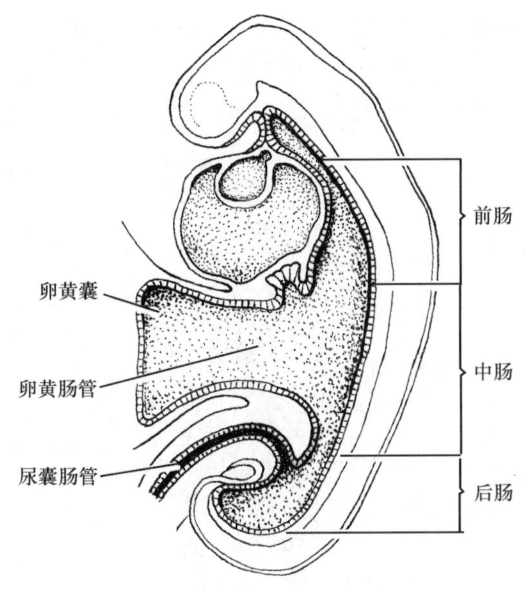

图 4-19-163 胚胎期的原肠

胚胎早期前肠和后肠均为盲管，中肠前面有卵黄肠管与卵黄囊相通

动脉的后面。到胚胎的第 8 周时，肠襻虽仍在脐底部尚未回缩至腹腔内，但已先有初步回转，沿肠系膜上动脉长轴作 90°的逆时针旋转，结果血管前的肠襻(即近侧端)位于血管的右侧，血管后的肠襻(即远侧端)位于左侧，整个肠襻以水平面排列(图 4-19-165)。自胚胎的第 10 周开始，脱出在腹腔外的肠襻开始缩回腹腔内。首先回缩的是近端肠襻(即空肠和回肠上段)，在回缩时继续以肠系膜上动脉为纵轴，逆时针方向回转 180°，致近端肠襻转至肠系膜根部的后方，亦即在远端肠襻的后方(图 4-19-166)。

(2) 自肠系膜上动脉右侧缩回腹腔的上段肠襻，继续绕过动脉的后方在腹腔内展开，同时，远侧端肠襻(末段回肠、盲肠及右半结肠)也同样向逆时针方向回转，并开始缩回腹腔。结果，盲肠便位于腹腔的右上方，结肠在十二指肠及其他肠襻的前方(图 4-19-166)。这样，沿肠系膜根部的 180°逆时针回转即告完成。

(3) 最后盲肠自右肝下位置下降到右髂窝内，升结肠、降结肠的系膜与后腹壁的腹膜融合为一，小肠的系膜也逐渐附于腹后壁上。此时，原来仅有极窄的蒂连到肠系膜上动脉上的中肠已具有较宽的根部，自 Treitz 韧带到右骶髂关节上部的前方为止。整个肠管的回转固定过程在胚胎的第 11 周即可完成(图 4-19-167)。

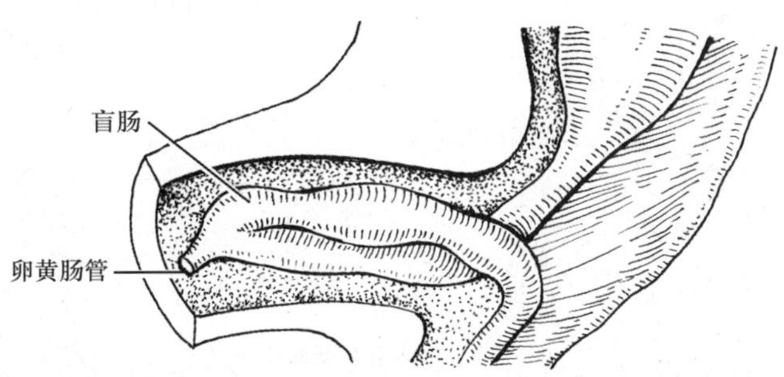

图 4-19-164 第 3～9 周胚胎，一个"V"形肠襻正常地被卵黄肠管拉入脐带底部

在发育异常的情况下，肠的回转固定过程可能中止于任何阶段，因而，造成各种肠管解剖位置的异常，具体表现为以下几种情况：

1) **肠襻不回纳**：此即所谓先天性脐疝或脐膨出。婴儿出生时部分或全部中肠仍在脐根部或完全膨出在腹腔外，其上仅覆有极薄的一层腹膜和浆膜。完全性膨出时，脱出的肠襻可能完全没有回转；小肠在右方，结肠在左方，盲肠在疝囊中部的最远端。如为部分脐膨出，则部分小肠已回转入腹腔，但盲肠和末段回肠仍在疝囊中，且回肠是在盲肠的右后方。这种不同类型的脐膨出，可看作为胚胎时期回转过程的模式(参阅"先天性脐疝")。

2) **肠襻回转异常**：如果肠襻虽然缩回到腹腔中，但其回转的程序或方式有异常，则能造成肠襻解剖位置的畸形。这种回转异常基本有两种类型：不回转或不全回转。肠管虽已纳回腹腔，但尚未回转。发生这种现象，一般都因先有盲肠和右半结肠的回纳，后有末段回肠及其系膜血管的回纳；这样，在小肠回纳时已无法在肠系膜上动脉后方绕向腹腔左方，而只能进入腹腔右方，反而将盲肠和结肠推向左侧。此时，可见十二指肠是在脊柱右方，垂直向下进入空肠，末段回肠则在腹腔左侧，且进入盲肠的右壁，升、降结肠也都在腹腔左侧，横结肠则呈"U"形(图 4-19-168)。在这种情况下，中肠系膜多未能与后腹壁相固定，因而，整个小肠与升结肠悬吊在肠系膜上动脉根部上，极易发生顺时针方向的扭转。有时也可以有部分回转，且根据回转的不同程度可产生不同结果。一种情况是小肠不回转而仍位于肠系膜血管右侧,但大肠则在血管的前方部分回转到胃下方,致使盲肠位于胃幽门部的下方或在十二指肠降部的前方,结果造成十二指肠梗阻(图 4-19-169)。

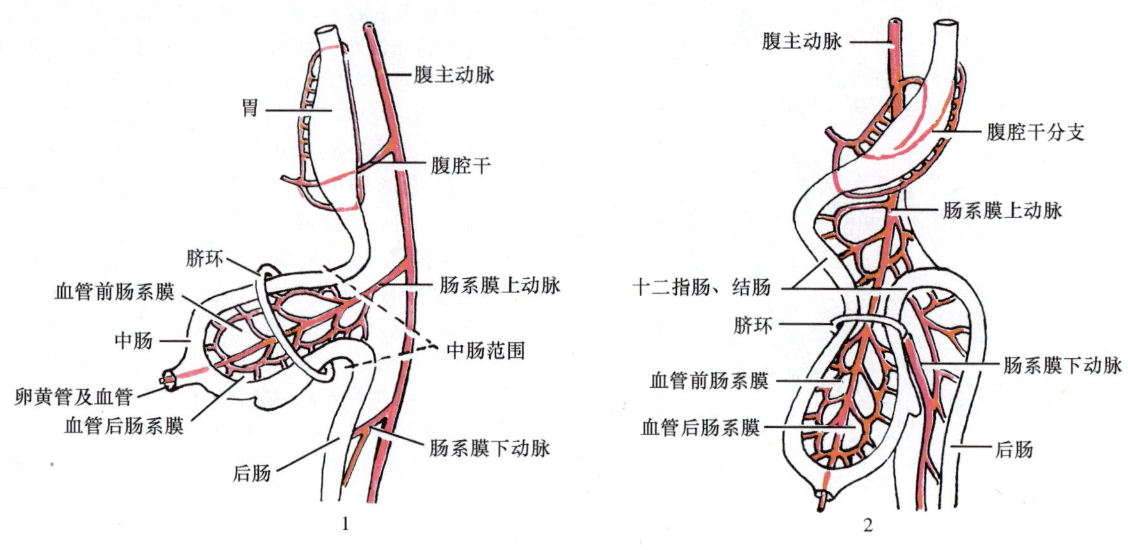

图 4-19-165 肠回转的第 1 期变化

1. 胚胎早期,整个肠管被肠系膜固定在矢状面上。近侧端在肠系膜上动脉之前,远侧端在动脉之后。2. 胚胎第 8 周,肠曲做 90°角的逆时针回转。系膜血管前肠曲转向血管右侧,血管后肠曲转向左侧,整个肠襻以水平位排列

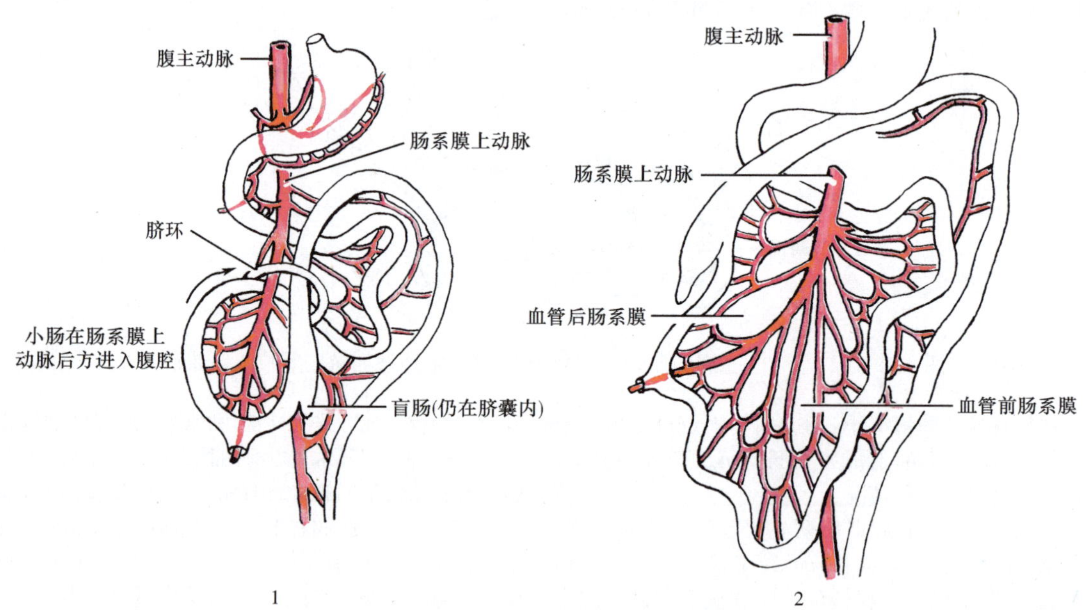

图 4-19-166 肠回转的第 2 期变化

1. 近端肠曲缩回腹腔,以肠系膜血管为轴心再作 180°角逆时针回转,至系膜根后方。2. 中肠其余部分缩回腹腔,同时作 180°角逆时针回转。盲肠和升结肠最后回缩并转至腹腔右上方。注意十二指肠已转至肠系膜上动脉后方,结肠在十二指肠前方。上述过程在胚胎第 10 周内完成

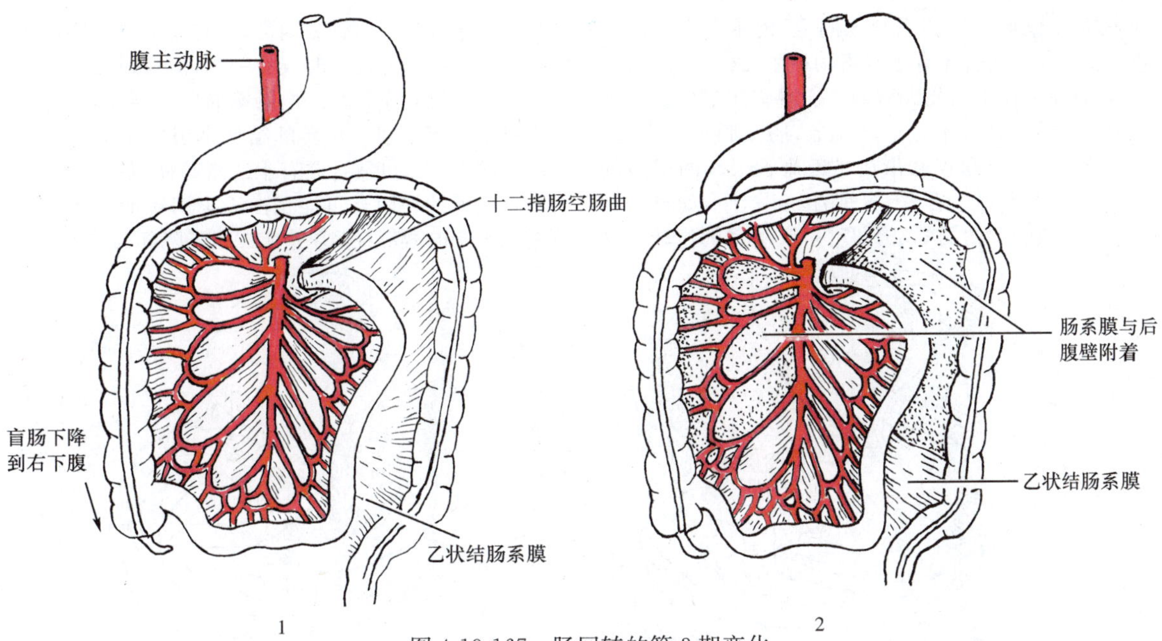

图 4-19-167　肠回转的第 3 期变化

1. 原位于肝下的盲肠下降到右髂窝。2. 盲肠、升结肠和降结肠的系膜与后腹膜融合，肠系膜也逐渐附于腹后壁。上述过程在胚胎第 11 周内完成

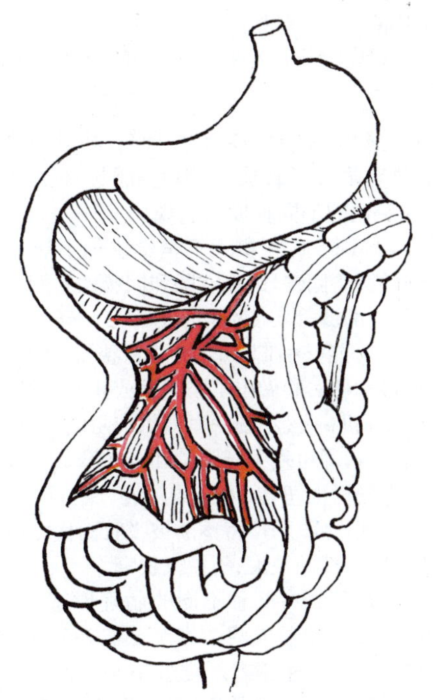

图 4-19-168　中肠的不回转畸形

盲肠和升结肠先纳入腹腔左侧，十二指肠在右侧垂直向下进入空肠，末端回肠在腹腔左侧进入盲肠右侧。此种畸形可能不发生症状，也可能整个小肠与升结肠以肠系膜上动脉为轴心发生顺时针扭转

另一种情况是小肠和大肠都在血管前方，但小肠反转向左，致盲肠与升结肠不能转向右侧；结果全部小肠都在腹中部，因肠系膜未能固定，整个肠襻只悬吊在十二指肠和末段回肠上，容易发生顺时针方向的扭转(图 4-19-169)；②反回转：这种情况极少见。所有中肠产物均以顺时针方向回转，横结肠先回入腹腔而反转到肠系膜上动脉的后方，而十二指肠与空肠则在血管的前方。若肠系膜根部与后腹壁仍有正常的固定，则可见横结肠嵌在肠系膜根部后方形成的隧道中。由于盲肠和升结肠大都固定不全，因此，右半结肠可能发生扭转，以致横结肠在系膜根部的隧道中发生梗阻(图 4-19-170)。

3) 肠及其系膜的固定异常：这些畸形都发生在肠回转的第三阶段。如高位盲肠是盲肠未完全下降，则游离的盆腔内盲肠是盲肠下降过多又未固定的结果。盲肠后阑尾，也是一种常见的固定异常的表现。有时回肠下段固定不全，可以引起回肠扭转。

胚胎发育过程中发生的肠回转和固定异常，虽可造成上述各种不同畸形，但不少先天性的肠回转失常可无任何临床症状。有症状者多因这些畸形造成了肠梗阻，主要是十二指肠梗阻或肠扭转或两种病变同时存在：①**单纯十二指肠梗阻**：常伴有盲肠的不全回转，盲肠在右上腹靠近幽门部，有时由盲肠至右侧腹壁有一条腹膜带粘连，压迫十二指肠引起梗阻；有时是因盲肠直接压在十二指肠前壁所致。②**单纯肠扭转**：如果在发育过程中肠系膜根部完全未固定，扭转可累及全

部小肠；如仅血管后的系膜未固定，则累及盲肠及回转下段。③肠扭转伴有十二指肠梗阻：这种情况最为严重，患儿常在出生几天后即可出现临床症状。中肠有前述的不回转或不全回转现象，肠系膜也未固定，致使很长一段肠襻仅悬吊在靠近血管根部的很短的一个幕上；婴儿出生后，在某种诱因刺激下，如身体的剧烈移动或强烈的肠蠕动，即可引起肠襻的扭转。这种扭转几乎都是顺时针方向的，即与发育过程中的肠回转方向相反。扭转有时仅有一圈，但有时可多至三四圈；因此，能迅速导致大段肠襻的广泛坏死，主要累及空肠及回肠上段。扭转的结果牵引并挤压了十二指肠末端，因而，也常合并有十二指肠梗阻的现象；有时十二指肠的梗阻还可能是由于未回转的盲肠粘连到右侧腹壁的索带直接压迫十二指肠降部的结果。

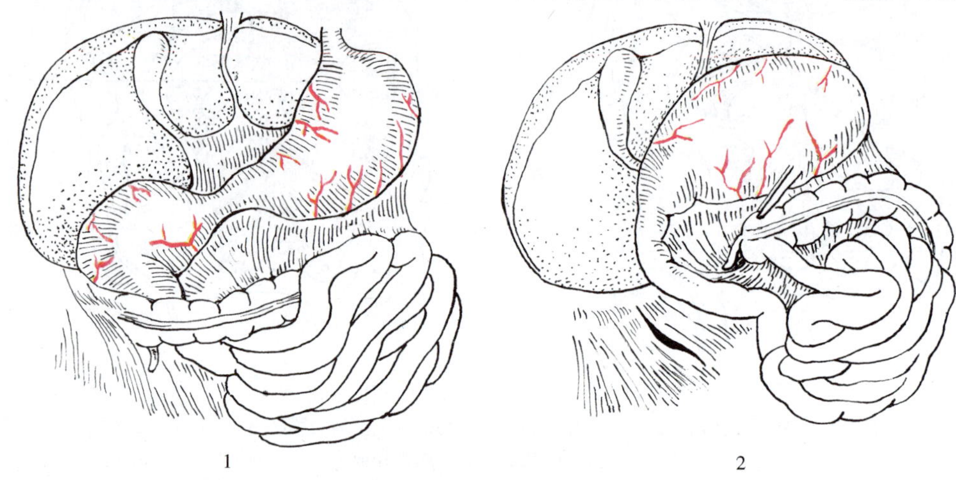

图 4-19-169 中肠的不全回转畸形，引起十二指肠梗阻

1. 盲肠回转不全，压迫十二指肠水平部引起梗阻；2. 切断盲肠右侧面固定在侧腹壁的腹膜反折，使盲肠移向腹中部，以解除十二指肠的压迫

2. 先天性肠闭锁和肠狭窄 先天性肠闭锁和肠狭窄，是一种比较少见的疾病，但因其能引起肠管的完全阻塞，严重地威胁患儿的生命。目前，该病的死亡率仍较高，如不进行紧急手术治疗，患儿将必死无疑，故在临床上有其重要性。先天性肠狭窄的发生率远较肠闭锁为低，其预后亦较好。男女发病率大致相等，且多见于早产儿，也见有发生于孪生子女的报道。

肠闭锁与肠狭窄在病理变化、临床症状及治疗方法等方面虽各有不同，例如肠闭锁造成肠管的完全梗阻，而肠狭窄仅造成肠管的部分梗阻，但两者在很多方面亦有共同性。

先天性肠闭锁和肠狭窄的病因，以前很多人认为是由于胚胎早期肠管再度空化过程发生障碍所致，即早期胚胎的原肠是一个贯通的管腔，但在第 5 周时由于管腔内上皮细胞增生致使管腔闭合，肠管暂时闭塞成一条实性的索状物，这种变化尤其多见于十二指肠。不久以后在闭塞的管腔内重又出现很多空泡，空泡又逐渐融合扩大而再度形成肠腔。整个变化大约在胚胎的 12 周之前可以完成，肠腔又完全贯通。在胚胎发育的第 2～3 个月中，肠腔再贯通的发育如果中止或不全，则将形成肠闭锁或狭窄（Tandler 假说）。一般认为，如果肠管的实变期中所形成的间隔完全不吸收，则将形成肠管闭锁或隔膜样梗阻；如果间隔有部分被穿通，则将形成肠管狭窄，因此，闭锁和狭窄其实是同一病理变化的不同程度的表现。

然而，Tandler 的再贯通不全学说仍不能解释十二指肠以外的肠管闭锁，因在空肠和回肠的胚胎发育过程中，并无明显的肠管实变阶段。Louw（1966）认为，肠襻的缺血坏死可能是引起小肠闭锁和狭窄的主要原因。很多人通过动物实验做出了肠闭锁或狭窄的模型，即用手术方法将狗胎一段小肠的血液供应阻断后，使其继续在子宫内发育，即可发生肠闭锁和肠狭窄。在人胚胎期中如果一个肠襻因扭转、内疝或粘连、屈折而发生无菌性的绞窄坏死，则该肠襻将逐渐被吸收而代之以纤维组织，导致该段肠襻的缺失、闭锁或狭窄。

先天性肠闭锁有两种不同的病理形态：一种在闭锁肠管的上下两端形成两个完全分离的盲端，或在两个盲端之间仅有一条索状纤维带相连。另一种肠管的外观似乎仍保持其正常的连续性，但在肠腔内有一膜状间隔，使肠腔完全阻塞。闭锁部近端的肠襻一般有明显的扩张，肠腔可大至 3～4cm，肠壁则胀得很薄，致使其血运受阻而引起肠壁的坏死和穿孔，造成致死的化脓性腹膜炎。闭锁部远端的肠襻则多呈萎缩塌陷状，直径仅约 4～5mm，腔内无气体和粪便，而仅有少

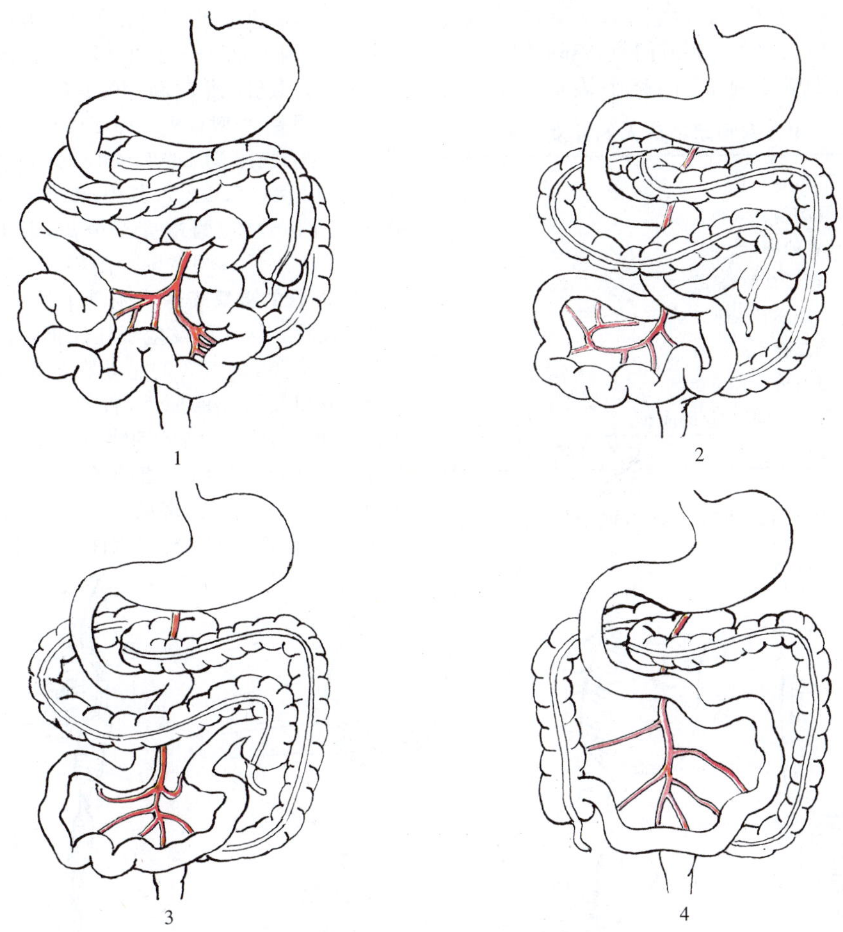

图 4-19-170　中肠反回转畸形引致的肠扭转

1. 手术所见。2. 小肠扭转部分复位。3. 小肠扭转完全复位。4. 结肠近端部分已予固定。注意十二指肠位于横结肠和肠系膜上动脉的前方，故是一个反回转畸形。横结肠在肠系膜根部的隧道中有屈曲现象，一般不能用手术矫治

量的黏液和细胞脱屑。先天性肠狭窄的病理变化与肠闭锁大致相同，但因肠腔并未完全阻塞，虽狭窄程度有所不同，多数病例其肠腔仅能通过探针，然而狭窄部上下端的变化一般不如肠闭锁显著。狭窄部上端的肠襻虽然也有一定程度的扩张，但很少会变得极薄而致坏死穿孔；狭窄部下端的肠襻也不会十分细小，且肠腔中常含有胎粪或乳凝块。肠狭窄多为瓣膜样狭窄，狭窄的程度不一，小的在瓣膜中央仅有 2～3mm 直径的小孔，大的肠管局部略有细小的狭窄环。有些病例同时有胎粪性腹膜炎，除上述改变外，还有广泛的肠粘连和钙化的胎粪。

肠闭锁或狭窄可发生于肠管的任何部分，但两种不同病变的好发部位稍有不同，肠闭锁最多见于回肠，肠狭窄最多见于十二指肠。Gross(1953)统计的 140 例肠闭锁和 71 例肠狭窄的分布情况如表 4-19-4。

表 4-19-4　140 例肠闭锁和 71 例肠狭窄分布情况

发生部位	肠闭锁	肠狭窄
十二指肠	32	39
空肠	19	5
回肠	72	19
回盲瓣部	2	6
结肠	6	1
多发性	9	1
总计	140	71

以上的统计既表示肠闭锁和肠狭窄的好发部位有所不同，也显示肠狭窄多为单发，而肠闭锁有时可为多发性(10%～15%)。因此，在手术时如发现一处有肠闭锁，还应注意寻找有无其他闭锁。另外，先天性肠闭锁病人常同时合并有其他的先天性畸形，如先天性心脏病和唐氏综合征等，特别是十二指肠闭锁或狭窄

时更为常见，临床上亦应予以注意。Evans(1951)收集过1498例肠闭锁病例(不包括肛门直肠部的闭锁)，发现病人同时有下列若干种并发的畸形(表4-19-5)。

表4-19-5 1498例肠闭锁病人的并发畸形

先天性食管闭锁	15
先天性幽门肥大	10
环状胰腺	32
胆道的闭锁或其他畸形	23
小肠扭转(肠回转失常)	78
肠套叠	9
脐膨出或卵黄肠管瘘	55
肛门闭锁(不包括乙状结肠和直肠闭锁)	25
总计	247(16.5%)

据国内文献统计，先天性小肠闭锁综合358例，结果如下：

(1) 闭锁部位：明确部位者189例，其中十二指肠闭锁63例(33.3%±3.4%)，空肠闭锁50例(26.5%)，回肠闭锁76例(40.2%)。

(2) 闭锁类型(图4-19-171)：明确类型者161例，其中：①膈膜型51例(31.7%)；②闭锁两端呈盲端形92例(57.1%)，其中25例明确两端结构者中有17例(68%)两端完全分离，其间有纤维索相连者8例(32%)；③多发性闭锁18例(11.2%)。

3. 肠管的重复畸形 肠管重复是一种较少见的先天性畸形。该病可发生于任何年龄，但在婴儿或儿童期最为多见，约2/3的患儿在出生后一年内发病。关于肠管重复形成的原因，曾有许多说法，具代表性的有两种：①在一些哺乳动物(包括猪、兔、猫、羊以及人等)胚胎的早期，消化道的各部分往往有憩室形的外袋，尤以回盲部最为多见。在正常发育时，这种袋应逐渐退化，如果由于某种原因而未消退，即可由此发展

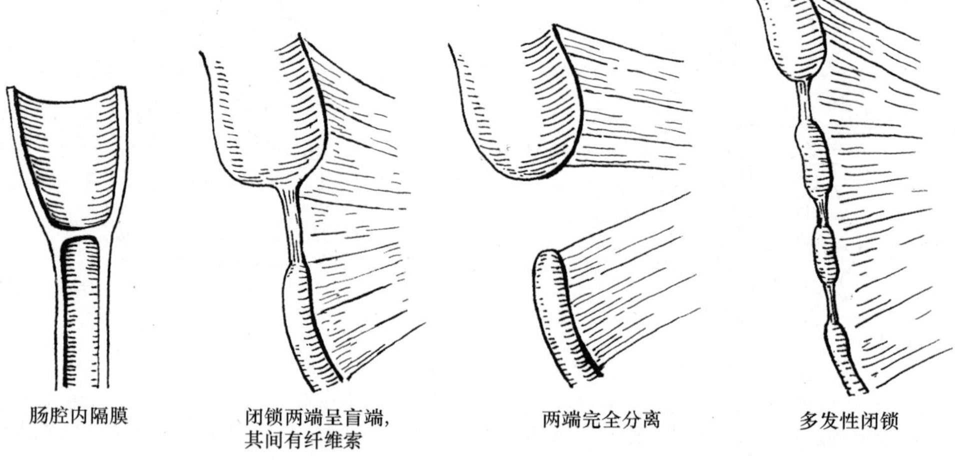

图4-19-171 先天性小肠闭锁

成重复畸形。②Bremer(1944)学说，在胚胎发育的第6～7周时，正常肠管因上皮组织的迅速增生暂时成为实质性的条索状物，以后在增生的细胞群中逐渐出现许多纵行排列的空泡，最后空泡相互融合面重新形成正常的肠腔。Bremer认为，在上述发育过程中如有一些空泡未能与其他的空泡融合，则在这些空泡的周围亦将发育成完整的肌层，成为肠管的一个重复畸形；此重复畸形可与其邻近的肠管共有一个肠壁，也可以各自分离而有不同的系膜联系(图4-19-172)。

肠管的重复畸形虽然少见，但其发生部位却很广泛，自咽喉、舌根部至直肠均可出现。Lopresti(1950)在文献中收集到150例，Ladd和Gross在波士顿儿童医院中收治过68例，其肠管重复畸形的发生部位见表4-19-6。

表4-19-6 肠管重复畸形的发生部位

	Lopresti的病例		Gross的病例	
舌根	2		1	
食管	16		16	
胃	8		2	
十二指肠	27	115	4	28
空肠			4	
回肠	88		20	
盲肠		5	11	18
结肠			3	
乙状结肠			4	
直肠	4		3	
总计	150		68	

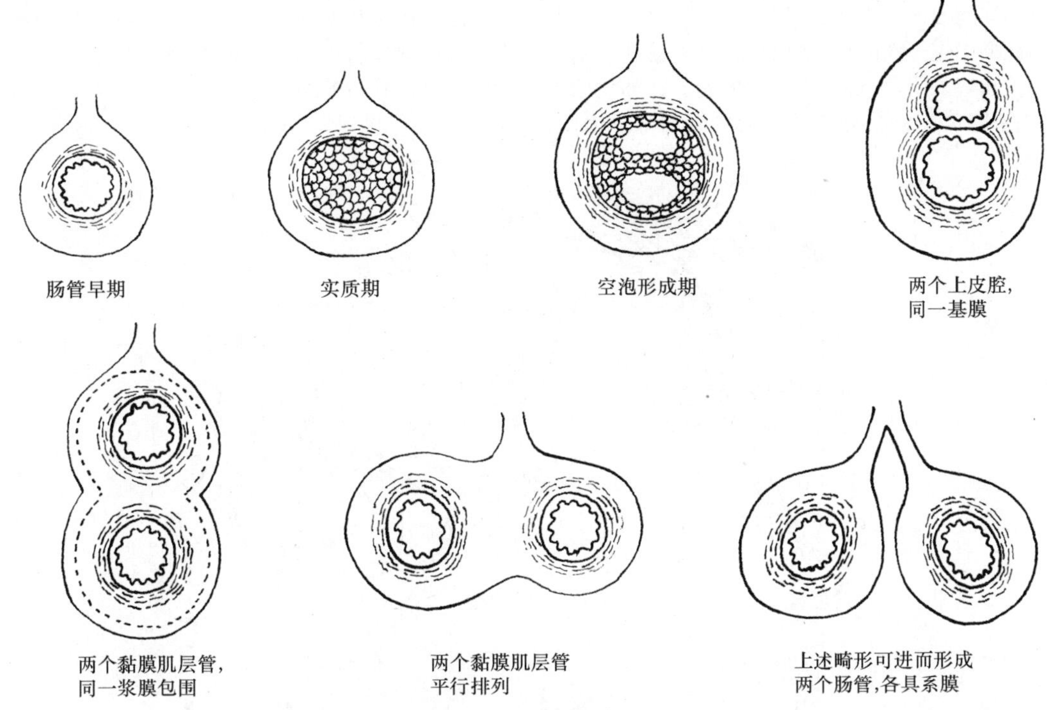

图 4-19-172　肠管重复畸形的发生示意图

大约 1/3 的肠管重复畸形病人可能同时并有其他的发育异常；如 Gross 的 68 例中有 21 例合并其他畸形，其中主要包括食管闭锁（2 例）、回肠闭锁（3 例）、脐膨出（2 例）、肠回转异常（5 例），肛门直肠部畸形（3 例）。

重复肠管的形态及大小极不一致，大多呈圆形或椭圆形，长径大约 2～5cm，与某部肠壁紧相贴邻，两者大都不相通连，但有时在两个囊腔之间可能有一小孔相通。有少数的重复肠管呈管形，其管径与小肠或结肠相近，而长度则在 2～50cm 之间，其一端多与肠腔相通，但也可能完全不通。然而就其组织结构而言，重复的肠管仍有共同的特点：

（1）重复的肠管与消化道的某部紧相贴邻。虽然少数的重复肠管可像一个憩室一样自肠壁向外突出，极少见的甚至有自己的肠系膜，但绝大多数的重复肠管与正常肠管是紧密相贴的，它们的肌层之间常有紧密的融合，有时甚至共有一个肌层，因此有时在外观看来表面虽有一条沟，但实际上两者是不可分的。

（2）重复肠管的囊壁有完整的平滑肌纤维，其厚度与正常的肠壁相近，而其他的淋巴囊肿或乳糜囊肿的囊壁是很薄的。这一点有助于对两者的鉴别。

（3）在重复肠管的内壁有类似于消化道某部黏膜的上皮组织，但不一定与其相邻的消化道黏膜相同。有时在一个重复肠管的内壁可以发现有两、三种不同的消化道黏膜，其中包括胃黏膜，因此，重复肠管内壁中的黏膜有时可形成溃疡，甚至发生出血。如果该部分重复肠管的内壁与肠腔不通，则重复肠管腔内的黏膜还可因腔内压力过高而萎缩坏死。

肠管重复畸形对机体的影响取决于：①畸形变化的程度；②重复畸形的大小；③畸形所在的位置等因素。

大多数的肠管重复畸形病人在婴儿时即被发现，Gross（1953）报道的 68 例中，年龄最大者为 13 岁，最小的仅 1 天，半数的患儿不足 5 个月。

4. 卵黄肠管的未闭畸形——梅克尔憩室（Meckel） 是卵黄管退化不全引起的一种先天性畸形。据统计，2%的人体中有此畸形，且常合并其他畸形。如肛门直肠畸形、脐膨出、脐尿管瘘等。单纯梅克尔憩室多无症状，如在小儿发生并发症常很严重，且需手术治疗。

梅克尔憩室的形成可追溯到胚胎时期。在胚胎的早期，中肠与卵黄囊之间原有卵黄肠管相连接，当胚胎发育到第 6 周左右，该卵黄肠管逐渐闭塞成条索状，直至最终完全吸收消失，而使中肠与脐孔完全分离。如果该卵黄肠管在发育过程中闭塞吸收不完全，即可形成各种不同的畸形病态。如果该卵黄肠管完全未闭，则在脐孔形成先天性肠瘘；如果仅仅靠近脐孔一端的部分卵黄肠管未闭，则将形成脐部的囊肿或卵黄肠管囊肿；如果卵黄肠管的近端即靠近肠管的部分未闭，则形成肠管的憩室，即所谓 Meckel 憩室，是卵黄肠管未闭畸形中最常见的一种。有时卵黄肠管虽然已闭合，但未被吸收，表现为自脐孔至回肠末端的一条索状纤维带(图 4-19-173)。

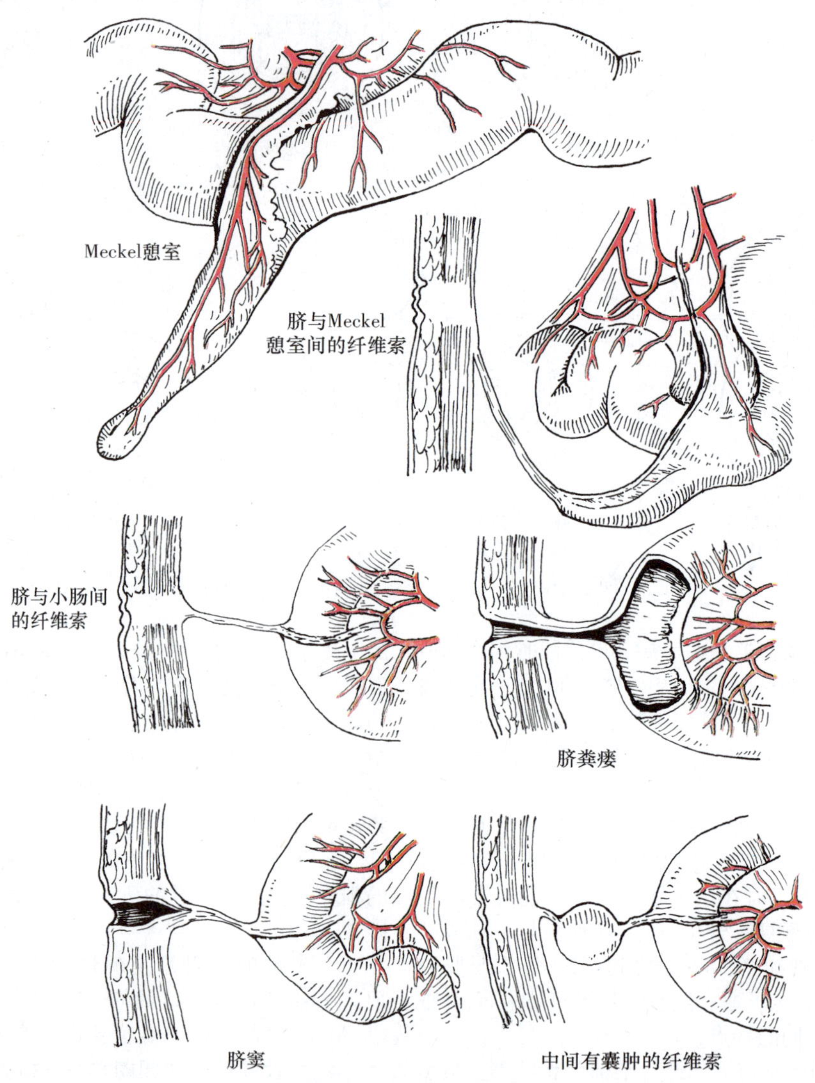

图 4-19-173　卵黄肠管在发育过程中可形成的各种畸形

Meckel 憩室是各种卵黄肠管未闭畸形中最常见的，但其发生率不到尸体解剖资料的 2%。Harkins (1933)在 25000 个尸检中的发现率为 1.3%，Rich 在 17 000 个尸检中的发现率为 0.73%。一般男多于女，其比例约为 2～3∶1。

Meckel 憩室一般位于距回盲瓣 15～100cm 的回肠壁上，绝大多数病例憩室的基底部开口在肠系膜对侧壁，但也有约 5%的病例其开口是在肠管的系膜面。据统计 116 例的憩室明确位置的 41 例中，在回肠上距回盲瓣最小距离为 12.5cm，最大距离为 85cm，平均距离为 41.7cm±3.5cm。憩室的长短大小不一，但其管径一般均小于回肠，长度则在 10cm 以下；长者多呈指状，短者基底较宽，多呈袋状。袋状憩室大多突出于肠壁之外，但较长的指状憩室有时可以倒伏黏附在肠壁上，表面并有一层薄膜覆盖，有时与肠管的重复畸形很难鉴别。Meckel 憩室有时也可有其自己的系膜及血供。有文献报告,37例憩室的大小,平均长4.9cm,短者1cm,长者16cm。憩室末端有纤维素与脐相连者11例(9.5%)。

憩室的黏膜多与回肠黏膜相同,但约有1/3的病例其黏膜可能含有异位组织,其中最多见者为胃黏膜组织,其次为胰腺组织,十二指肠、空肠和结肠黏膜组织也可能单独或合并存在。有文献报道116例,其中有异位胃组织的12例(10.3%),异位胰组织3例(2.6%)。憩室中的异位组织,尤其是胃黏膜组织可能引起憩室的病变;据北京大学人民医院报告,在有病变的憩室中50%可发现异位组织,而在无病变的憩室中仅5%含有异位组织。

(四)结肠

结肠colon是指从盲肠上端到直肠上端之间的一段大肠而言,可分为升结肠、横结肠、降结肠和乙状结肠四部分。

1. 概述

(1) **升结肠**colon ascendens:长约15~20cm,从盲肠上端开始,沿腹后壁前面上行,到肝右叶下面后,转向左前下方移行于横结肠,移行处所形成的弯曲称**结肠右曲**flexura colidextra或称**结肠肝曲**flexura coli hepatica。升结肠属腹膜间位器官,其前面和两侧面均被腹膜覆盖,这是因为胚胎早期,全部结肠均借背侧肠系膜附于体腔的后壁,使消化管在腹腔内处于浮游状态,以后由于结肠发生转位和变形,盲肠从右上方下降到右髂窝,结肠的一部分和腹后壁的腹膜融合,使升结肠和降结肠失去了原来的背侧肠系膜而埋没于后腹膜内,仅前面和两侧面盖有腹膜,其后面借疏松结缔组织与腹后壁相贴,无腹膜覆盖,故肠管的位置比较固定。如升、降结肠的腹膜外部分受到损伤,可引起严重的腹膜后间隙感染。

(2) **横结肠**colon transversum:为位于结肠右曲和结肠左曲之间的一段结肠,长约40~50cm,在右季肋区起自结肠右曲后,先走向左前下方,越过正中线后,逐渐走向左后上方,达脾的下端内侧处,形成锐角的弯曲转向下方移行于降结肠,弯曲处称**结肠左曲**flexura colti sinistra或称**结肠脾曲**flexura coli lienalis,其位置较结肠肝曲高而深,后面借疏松结缔组织与左肾相接。横结肠属腹膜内位器官,表面几乎都有腹膜覆盖并借由腹膜形成的横结肠系膜连于腹后壁,横结肠系膜根部的附着线为一条大约通过第2腰椎水平的横行线,线的右端起自结肠右曲,横过右肾中部,经十二指肠降部和胰头,再沿胰体前缘和左肾中部止于结肠左曲。横结肠系膜的两端短,中间部分较长,其右端的系膜常缺如,使右端与右肾、十二指肠降部和胰头相连,故位置较固定,其余部分的活动性则较大。横结肠系膜构成网膜囊的后下壁,内有中结肠动、静脉通过,当做胃切除术分离胃结肠韧带时,应注意防止损伤中结肠动脉,以免可能造成横结肠缺血坏死。

(3) **降结肠**colon descendens:长约25cm,从结肠左曲起始后,沿腹后壁前面下行,至左髂嵴处移行于乙状结肠。其前面和两侧面皆有腹膜覆盖,仅后面无腹膜,借疏松结缔组织与腹后壁相连,故位置较固定。

(4) **乙状结肠**colon sigmoideum:为结肠的本段,长约40cm,上端在左髂嵴处接降结肠,下端在第3骶椎上缘处续直肠,因在左髂窝处形成不规则的“乙”字形弯曲而得名。乙状结肠属腹膜内位器官,除上端一小段的后面缺少腹膜外,其他部分均被腹膜覆盖,并构成乙状结肠系膜连于骨盆后壁,系膜根的附着线常呈“∧”字形,“∧”的左支起自髂外动脉中点处,向内上方在骶髂关节高度达“∧”的尖端,“∧”的右支向内下方延至第3骶椎前面。在尖端处形成一个向下开放的隐窝称**乙状结肠间隐窝**resessus intersigmoideus,隐窝有时由于小肠等进入,可形成内疝。隐窝的深处,在腹膜外有左输尿管通过,可作为术中寻找左输尿管的标志。因乙状结肠的系膜较长,活动性较大,发生扭转的机会也较多,且临床上因直肠癌多选择此部位做结肠造口术。

2. 结构 结肠壁由黏膜、黏膜下层、肌层和浆膜等四层组织组成。

(1) **黏膜**tunica mucosa:结肠的黏膜表面平滑,缺少环形皱襞,黏膜表面被覆着由柱状细胞和杯状细胞组成的单层柱状上皮。杯状细胞的功能是分泌黏液,以利于排便,越靠近直肠,杯状细胞的数量越多。肠腺比小肠的大而密集。固有膜有较多的孤立淋巴小结,并可穿过黏膜层伸展到黏膜下层。结肠黏膜的主要功能是吸收水分和分泌黏液。

(2) **黏膜下层**tela submucosa:由疏松结缔组织构成,含有较大的血管、淋巴管和黏膜下神经丛。从大血管发出的小支贯穿黏膜肌层,在固有层中形成毛细血管网,静脉与动脉的走行一致。

(3) **肌层**tunica muscularis:由内环、外纵两层平滑肌组成。环肌较厚,包绕整个肠管,纵肌集中形成三条增厚的肌束,称结肠带,结肠带之间的纵肌则很薄。在环、纵两肌层之间有肌间神经丛。

(4) **浆膜**tunica serosa:为结肠壁的最外层。除升、降结肠的后面没有浆膜,并借疏松结缔组织与腹后壁相贴外,其他部位皆覆盖着浆膜。浆膜在结肠壁上形成很多囊状小叶,因内含脂肪,故称肠脂垂。

3. 形态特征 结肠具有粗大的管径,但管壁却较薄弱。在结肠的表面具有结肠带、结肠袋和肠脂垂三种结构,是肉眼上与小肠作鉴别的形态学特征。

（1）**结肠带**taeniae coli：结肠壁的外纵肌沿肠管的纵轴集聚成三条距离相等的肌束，名结肠带。根据各带在横结肠上与横结肠系膜及大网膜的关系，分别称为系膜带、网膜带和独立带（图 4-19-174）。

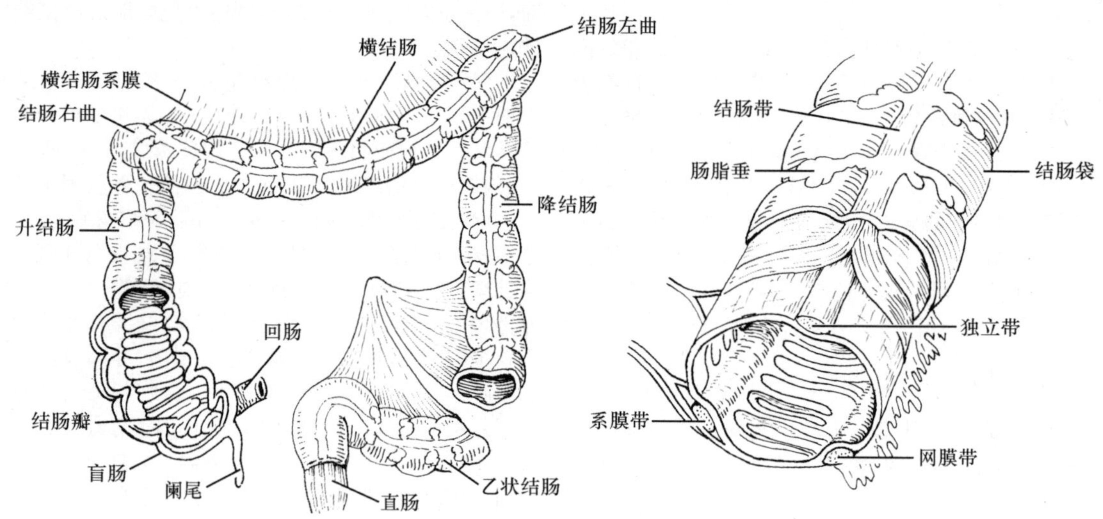

图 4-19-174 结肠的构造

1）**系膜带**taenia mesocolica：此带在横结肠的后上壁，因有横结肠系膜附着而得名，在升结肠、降结肠和乙状结肠则位于其后内侧壁。

2）**网膜带**taenia omentalis：此带位于横结肠的前上壁，因有大网膜附着而得名；在升结肠、降结肠和乙状结肠则位于其后外侧壁。

3）**独立带**taenia libera：因不与其他结构连接，独自存在而得名，此带位于横结肠的下壁；在升结肠、降结肠和乙状结肠则位于其前壁。

三条结肠带在盲肠处皆向阑尾的根部集中，故做阑尾切除术时，常沿升结肠前面的独立带向下追寻阑尾，在做结肠切除端端吻合术时，结肠带可作为使肠轴不发生扭转、正确吻合的标志。

（2）**结肠袋**haustra coli：由于结肠带具有一定的收缩性并较结肠的长度短，致使结肠壁形成许多向外膨出的囊状结构，称结肠袋。相邻的结肠袋之间存在着下陷的横沟，此处肠壁的环肌增厚，并使肠壁黏膜突向肠腔，形成横走的半月形皱襞称为结肠半月襞plicae semilunaris coli。在钡灌肠的X线片上，可借此与小肠相区别。

（3）**肠脂垂**appendices epiploicae：为小的囊状结构，由结肠表层的浆膜构成，内含脂肪。在升结肠和降结肠多附于独立带和网膜带附近；在横结肠多存在于独立带附近。营养肠壁的终末动脉的长支，多走行在肠脂垂的基底部。当肠内压降低时，此血管常呈弯曲并靠近表面，故做结肠手术必须切断肠脂垂时，对肠脂垂不要过度牵拉或轻易切断，以免损伤长支，影响肠壁的血液供应。

4. 毗邻及连接的韧带 结肠右曲位于右季肋区，上方有肝和胆囊，并借肝结肠韧带和胆囊结肠韧带相连（图 4-19-175）；后方有右肾和右输尿管，借肾结肠韧带与右肾的肾前筋膜相连；结肠右曲的外侧与膈之间形成的腹膜皱襞称为右膈结肠韧带 lig. Phrenicocolicumd-extrum。此韧带位于右结肠旁（外侧）沟的上端，多数人此韧带较薄弱，甚至缺如。故腹腔器官有穿孔时，内容物或脓液容易沿右结肠旁（外侧）沟上下蔓延。当做右半结肠切除术时，需切断上述韧带，才能使结肠右曲游离。结肠左曲的上方与脾和胰尾相接，借脾结肠韧带与脾相连；其后内侧有左肾，借横结肠系膜的左端与之相连。结肠左曲与膈之间形成的腹膜皱襞称左膈结肠韧带 lig. phrenicocolicum sinistrum，此韧带位于左结肠旁（外侧）沟的上端，通常发育良好，对结肠左曲和脾有固定、支持作用，并基本上封闭了左结肠旁（外侧）沟的上口。当做左半结肠切除术时，需切断此韧带并应注意保护胰尾。由于升结肠和降结肠均由腹膜固定于腹后壁上，当手术在后腹膜和肾前筋膜之间向结肠内侧进行钝性剥离时，应注意走行在结肠内侧的精索内动、静脉或卵巢动、静脉以及左或右输尿管。

5. 血液循环

（1）动脉：结肠的动脉来自肠系膜上动脉和肠系膜下动脉。它们分别供应右半结肠包括盲肠、阑尾、升结肠和横结肠右半以及左半结肠（包括横结肠左半降结肠和乙状结肠）的血液（图 4-19-176）。

1）**肠系膜上动脉**a. mesenterica superior：约平第

1腰椎高度，起自腹主动脉前壁，经胰颈和十二指肠第三部之间进入小肠系膜，走向右下方，沿途发出许多分支到小肠和结肠。此动脉向结肠发出的分支有回结肠动脉、右结肠动脉和中结肠动脉。

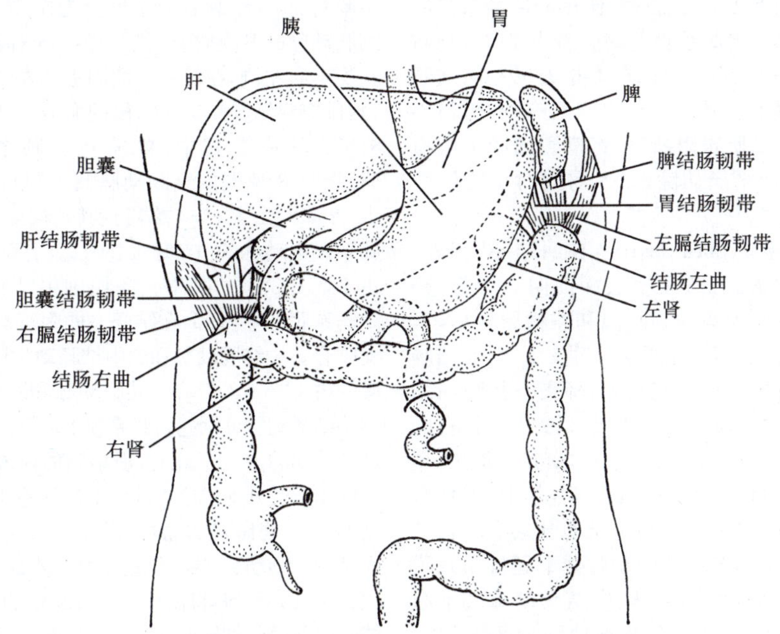

图 4-19-175　结肠左、右曲的毗邻和韧带

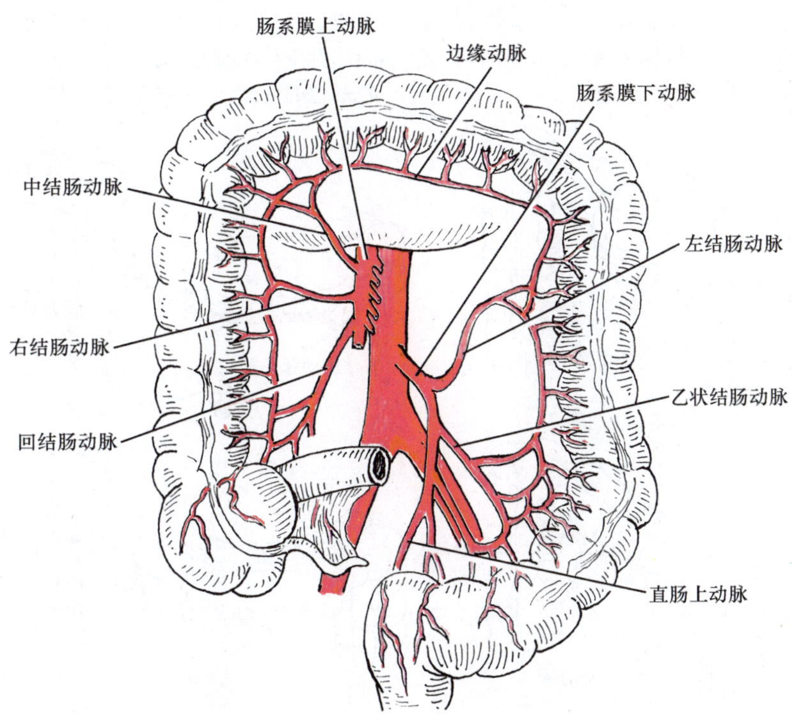

图 4-19-176　肠系膜上、下动脉及分支

A. **回结肠动脉a. ileocolica**：是肠系膜上动脉的最下一条分支，发出后走向右下方，至回盲部附近分为升

支和降支。升支(结肠支)与右结肠动脉的降支吻合;降支(回肠支)与肠系膜上动脉的小肠动脉终末支吻合。供应升结肠的下 1/3 段、盲肠、阑尾和回肠末段的血液。此动脉单独起自肠系膜上动脉者占 77%;与右结肠动脉共干起自肠系膜上动脉者占 23%。回结肠动脉降支与肠系膜上动脉终末支之间虽有吻合,但不够充分。当回结肠动脉被阻断时,将遭致回肠末端血运不良,故在行右半结肠切除术时,需同时切除回肠末端 10~15cm。

B. **右结肠动脉**a. colica dextra:在回结肠动脉上方起自肠系膜上动脉,在腹膜壁层深面向右走行,跨过右精索内动、静脉(卵巢动、静脉)和右输尿管后,至升结肠内侧缘附近分为升、降两支。升支上行,在结肠右曲附近与中结肠动脉的右支吻合;降支下行与回结肠动脉的升支吻合,供应升结肠上 2/3 段和结肠右曲的血液。此动脉的起始、走行和大小的变异均很大,据国人资料报道,此动脉为一支的占 74%,其中,单独起自肠系膜上动脉者占 28%;与回结肠动脉共干起自肠系膜上动脉者占 23%;与中结肠动脉共干起自肠系膜上动脉者占 22%;与回结肠动脉、中结肠动脉共干起自肠系膜上动脉者占 1%。右结肠动脉为两支的占 5%,右结肠动脉缺如者占 21%。Steward 和 Rankin 报告,右结肠动脉起于肠系膜上动脉者占 40%;与中结肠动脉共干者占 30%;与回结肠动脉共干者占 12%;缺如者占 18%(图 4-19-176)。

C. **中结肠动脉**a. coli media:在胰颈下缘处起自肠系膜上动脉,发出后立即进入横结肠系膜,偏右侧走向结肠右曲,在结肠右曲附近分为左、右两支。右支与右结肠动脉的升支吻合,供应横结肠右侧 1/3 段的血液;左支走向左侧,在结肠左曲附近和左结肠动脉的升支吻合,供应横结肠左侧 2/3 段的血液。此动脉为一条的占 81%±3.9%。其中,单独起自肠系膜上动脉的占 58%±3.8%;与右结肠动脉共干起自肠系膜上动脉的占 22%±4.2%;与右结肠动脉、回结肠动脉共干起自肠系膜上动脉的占 1%±1.0%。有两条中结肠动脉的占 14%±3.3%,其中一条属副中结肠动脉,它行于横结肠系膜的左侧部,在结肠左曲附近与左结肠动脉的升支吻合。中结肠动脉和副中结肠动脉均起自肠系膜上动脉的占 12%±3.2%;中结肠动脉和右结肠动脉共干,与副中结肠动脉分别起自肠系膜上动脉的约占 2%;中结肠动脉缺如的占 5%,此时,横结肠的血液是由扩大了的左结肠动脉的升支供应。临床上应注意中结肠动脉可能出现的变异,当做胃切除术,切开横结肠系膜前,应注意有无副中结肠动脉;当中结肠动脉和右结肠动脉共干时,若误伤了其共干部,将使较长一段肠管的血液供应受阻,可能引起部分肠管缺血坏死;在做以中结肠动、静脉为血管蒂的结肠食管重建术时,应注意中结肠动脉有无变异及与其他结肠动脉的吻合情况,慎重选择结肠动脉的结扎部位,并于结扎前先阻断血流,待证实移植肠段有动脉搏动、肠壁的色泽良好后再行结扎(图 4-19-177)。

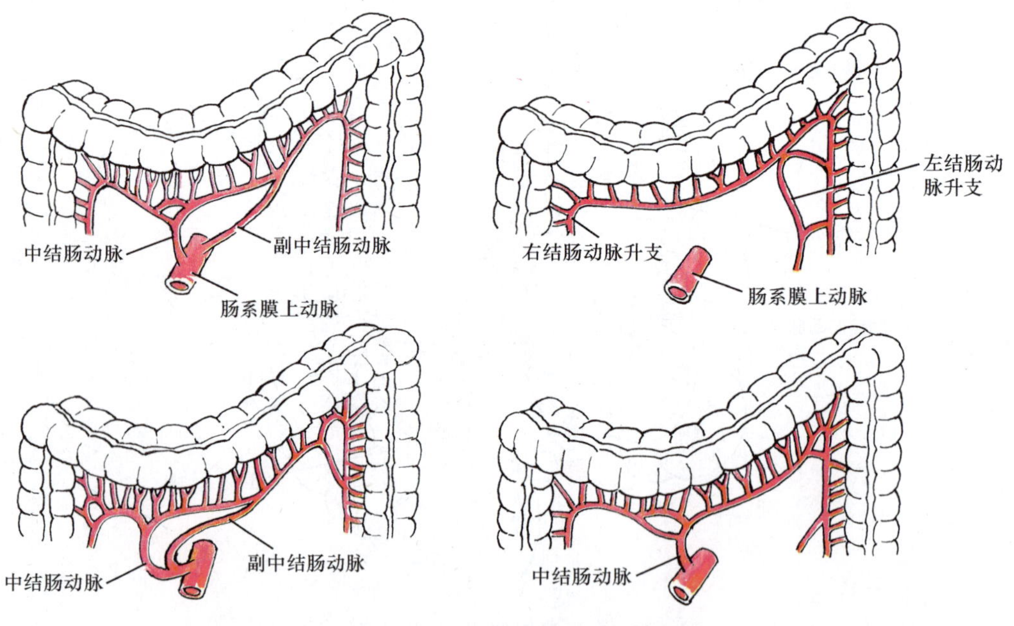

图 4-19-177 中结肠动脉的变异类型

2) **肠系膜下动脉**a. mesenterica inferior:约平第 3 腰椎高度起自腹主动脉前壁,在腹膜壁层深面走向左下方，发出的分支有左结肠动脉、乙状结肠动脉和直肠上动脉。

A. **左结肠动脉**a. coli sinistra：是肠系膜下动脉的最上一条分支，发出后经腹膜壁层深向左上方，到降结肠上部附近分为升、降两支。升支在结肠左曲处进入横结肠系膜与中结肠动脉的左支吻合，降支下行进入乙状结肠系膜与乙状结肠动脉的升支吻合，供应降结肠左曲的血液。此动脉单独起于肠系膜下动脉的占 53%，与乙状结肠动脉共干起于肠系膜下动脉者占 46.7%。据国人资料报告，左结肠动脉升支的分布范围，大多超过结肠左曲向右分布于横结肠的左侧份（约占例数的 3/5～4/5）。Steward 和 Rankin 的观察结果是，63%左结肠动脉的升支超过结肠左曲分布于结肠左曲和横结肠的左侧部；37%结肠左曲是由中结肠动脉或副中结肠动脉分布；并提到当结扎肠系膜下动脉后，通过中结肠动脉能够对结肠左曲和降结肠提供足够的血液供应。另外，在肠系膜上、下动脉干或其第一级分支（中结肠动脉或副中结肠动脉与左结肠动脉）之间，在横结肠系膜根部靠近十二指肠空肠曲处，有时形成一个短吻合襻称 Riolan 弓，据文献 452 例报告，其出现率为 6.19%（28 例）（图 4-19-178）。

B. **乙状结肠动脉**aa. sigmoideae：在左结肠动脉的下方起于肠系膜下动脉，其分支数目和起始情况均较其他结肠动脉复杂。可有 1～4 支，以两支者居多，占 53.25%±1.88%。此动脉发出后，经腹膜壁层深面走向左下方，跨过左精索内动、静脉或卵巢动、静脉和左输尿管后进入乙状结肠系膜。每条血管皆分为升、降两支，彼此互相吻合，最上一条乙状结肠动脉的升支与左结肠动脉的降支吻合，最下一条乙状结肠的降支分布于乙状结肠下段。

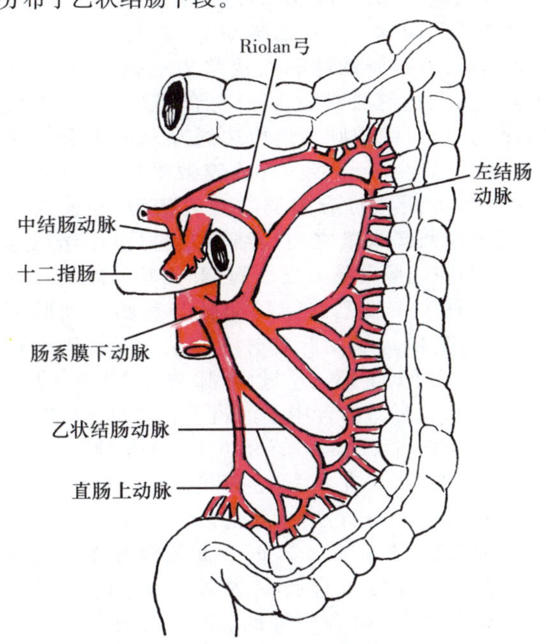

图 4-19-178 肠系膜下动脉及 Riolan 弓

C. **直肠上动脉**a. rectalis cranialis：为肠系膜下动脉发出乙状结肠动脉后向下的延续部分，经乙状结肠系膜两层之间下降，至第 3 骶椎高度分为两支，沿直肠两侧下行与直肠下动脉的分支吻合。直肠上动脉进入盆腔后发出的分支称乙状结肠直肠动脉，分布于乙状结肠和直肠上段。此动脉多为一支，占 40%；有两支的占 32.80%；有三、四支的约占 12.8%；缺如的占 14.4%（图 4-19-179）。

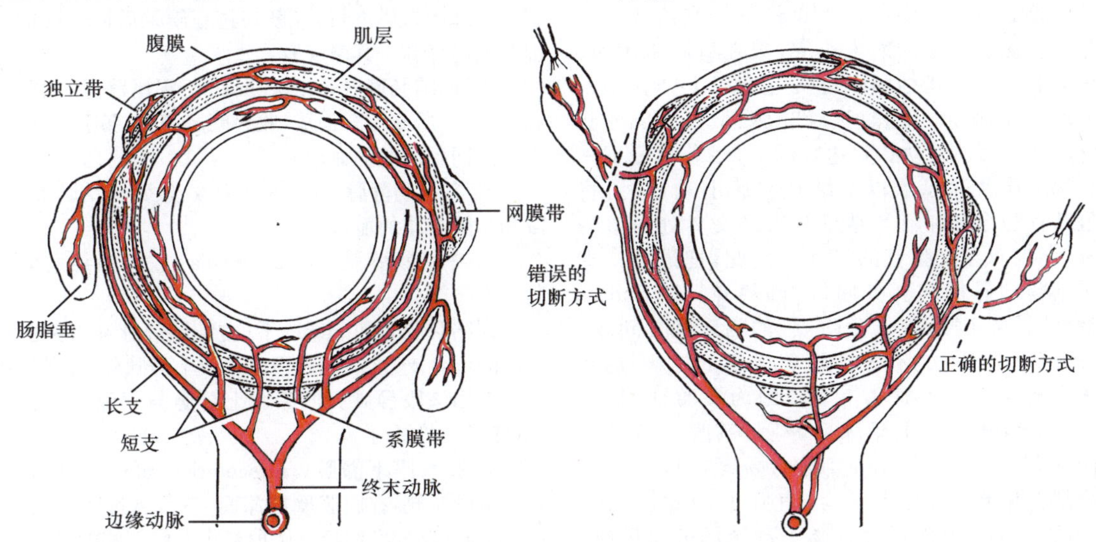

图 4-19-179 结肠的终末动脉

3）**边缘动脉a. marginalis**：从肠系膜上、下动脉发出的5条动脉——回结肠动脉、右结肠动脉、中结肠动脉、左结肠动脉和乙状结肠动脉的分支，在靠近结肠的边缘处彼此互相吻合，形成一个大的“血管弓”称边缘动脉。组成边缘动脉的各分支之间的吻合程度并不一致，有的较微弱甚至中断，各作者之间的看法也有差异。一般认为，在回盲部（回盲瓣和回肠末段之间）、结肠左曲处（中结肠动脉左支与左结肠动脉升支之间）和乙状结肠与直肠交界处（最下一支乙状结肠动脉与直肠上动脉之间），此三处的边缘动脉有时吻合缺如。据国人资料报道：在回盲部，边缘动脉吻合良好的占32.10%±4.4%；吻合中等的占37.04%±5.7%；吻合不佳的占22.22%±4.0%；吻合缺如的占8.64%±2.8%。在结肠左曲处，吻合良好的占70.36%±3.0%；吻合中等的占22.22%±4.0%；吻合不佳的占7.41%±2.9%；此处没有吻合缺如者。在乙状结肠与直肠交界处，吻合良好的占3.70%±1.9%；吻合中等的占14.81%±3.4%；吻合不佳的占19.75%±3.9%；吻合缺如的占61.73%±4.0%。作者认为，从右结肠动脉本干发出的分支到左结肠动脉本干发出的分支之间的边缘动脉吻合情况比较好；其余依次是肠系膜上动脉终末支与回结肠动脉（回肠支）之间的吻合；回结肠动脉升支（结肠支）与右结肠动脉降支之间的吻合；左结肠动脉降支与乙状结肠动脉之间的吻合，最差的为乙状结肠动脉与直肠上动脉之间的吻合。关于乙状结肠动脉与直肠上动脉之间吻合不佳的说法，早就有很多学者报告过，认为乙状结肠与直肠交界处肠壁的血液供应系来自最下一支乙状结肠动脉与直肠上动脉的终末小支，故在直肠手术时，若在最下一支乙状结肠动脉的起点以上结扎肠系膜下动脉时，血液可通过边缘动脉、最下一支乙状结肠动脉和直肠上动脉到达直肠上部；若在最下一支乙状结肠动脉起点以下结扎直肠上动脉时，将会阻断直肠上部和乙状结肠与直肠交界处肠壁的血液供应，而导致肠壁的坏死。因此，把最下一支乙状结肠动脉的起点处叫做“**临界点**”或“**Sudeck危险点**”。关于“Sudeck危险点”的临床意义问题，过去曾有不同看法，有人支持Sudeck的见解，也有人认为该点的临床意义不大。因为实验证明，在该点以下结扎直肠上动脉后，经肠系膜下动脉注入橡胶溶液，乙状结肠和直肠的肠壁皆显示了充足的侧支循环；也有人认为，直肠上动脉被结扎后，直肠上部的血液可由直肠下动脉的分支供应。为慎重起见，手术时先将欲结扎的动脉阻断血流，待证实保留的肠管有动脉搏动，肠壁的色泽良好后再行结扎。

由边缘动脉发出的终末动脉，在未达到肠壁前，分为长支和短支。短支几乎与肠管纵轴呈垂直方向进入肠壁；长支在进入肠壁前，先分成前支和后支，长支分别沿肠管的前、后面经浆膜和肌层之间向系膜的对侧缘走行，逐渐穿过肌层到达黏膜下层，最后形成微弱的吻合，分布于系膜对侧1/3的肠壁。长支在走行过程中，除发出分支到肠壁外，还发出分支到肠脂垂（图4-19-179）。如手术需切除肠脂垂时，勿将其过度牵拉，以免误伤长支造成肠壁缺血或坏死。

短支的数量较多，大部分起于长支或直接发自边缘动脉，穿过系膜带进入肠壁，分布于系膜侧2/3的肠壁（图4-19-179）。由于短支的数量多，分布范围大，故结肠系膜侧的肠壁血液供应丰富。长、短支之间除在黏膜下层有吻合外，其他部位很少有吻合。根据肠壁血管分布的特点，如需切开肠管时，应在系膜对侧缘，即独立带和网膜带之间做纵行切开，以免损伤终末动脉。

（2）静脉：结肠的静脉可分为肠系膜上静脉和肠系膜下静脉两个系统，肠系膜上静脉收集右半结肠的血液；肠系膜下静脉收集左半结肠的血液。它们的属支大多与同名动脉伴行，收集同名动脉分布区的血液，最后汇入门静脉。肠系膜下静脉的走行与同名动脉略有不同，它跨过腰大肌后呈弧形上升，注入脾静脉，其属支——左结肠静脉在同名动脉的外侧注入肠系膜下静脉。

1）**肠系膜上静脉v. mesenterica superior**：在肠系膜上动脉的右侧上行，经胰切迹至胰颈后面与脾静脉汇合成门静脉。其属支有：

A. **回结肠静脉v. ileocolica**：由阑尾静脉、回肠支和盲肠前、后支汇合而成，收集阑尾、升结肠下1/3段、盲肠和回肠末段的血液。

B. **右结肠静脉v. colica dextra**：收集升结肠上2/3段和结肠右曲的血液。

C. **中结肠静脉v. colica media**：收集横结肠的静脉血液。

回结肠静脉和Henle干（右结肠静脉和胃网膜右静脉的汇合支）之间的一段肠系膜上静脉称“**外科干**”。临床上用该段静脉行肠系膜上静脉与下腔静脉分流术（详见门静脉）。

2）**肠系膜下静脉v. mesenterica inferior**：位于同名动脉的左侧，在腹膜壁层深面上行，越过腰大肌后，逐渐离开同名动脉，经Treitz韧带左侧至胰的后方，注入脾静脉、肠系上静脉与脾静脉交角处及注入肠系膜上静脉等处，其属支有：

A. **左结肠静脉**v. colica sinistra：收集降结肠的静脉血液。

B. **乙状结肠静脉**vv. sigmoideae：有2～3支，收集乙状结肠的静脉血液。

C. **直肠上静脉**v. rectalis superior：收集直肠上段的静脉血，通过直肠丛与直肠下静脉、肛门静脉有吻合。

6. 淋巴结和淋巴管

(1) 淋巴结 nodi lymphatica(图4-19-180)：结肠的淋巴结按部位可分为四组：

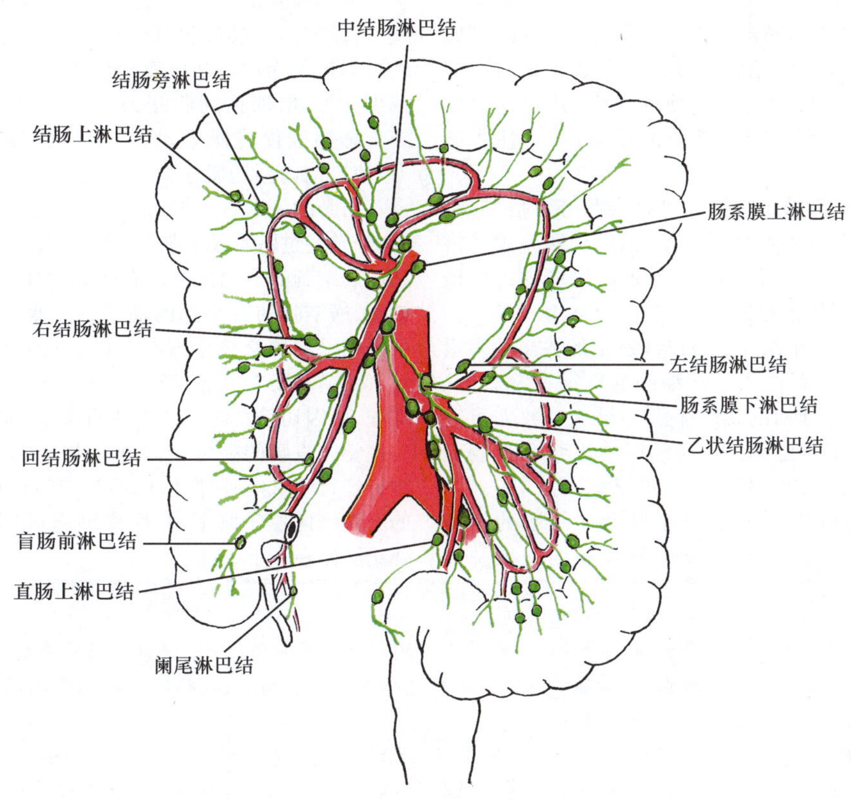

图4-19-180　结肠的淋巴结和淋巴引流

1) 结肠上淋巴结：位于肠壁浆膜的深面，数量较少，体积较小，多分布于网膜带和独立带附近。

2) 结肠旁淋巴结：沿边缘动脉排列。

3) 中间淋巴结：沿回结肠动脉、右结肠动脉、中结肠动脉、左结肠动脉和乙状结肠动脉排列，分别称为回结肠淋巴结、右结肠淋巴结、中结肠淋巴结、左结肠淋巴结和乙状结肠淋巴结。

4) 主要淋巴结：位于各结肠动脉的根部和肠系膜上、下动脉的根部。

(2) 淋巴管 vasa lymphatica：起始部称毛细淋巴管，在结肠黏膜层和黏膜下层内构成毛细淋巴管网，并与浆膜下的毛细淋巴管网互相沟通。毛细淋巴管汇合成淋巴管后，先注入结肠上淋巴结或结肠旁淋巴结，由结肠旁淋巴结发出的输出管再注入到中间淋巴结，然后注入到主要淋巴结。结肠的淋巴流向一般是按上述顺序进行的。

(3) 结肠的淋巴流向(图4-19-180)：结肠各部的淋巴流向，据国人资料报道大致如下：

1) 升结肠：升结肠中部和下部的淋巴管经过右结肠淋巴结和回结肠淋巴结注入肠系膜上淋巴结；升结肠上部的淋巴管有两个流向，半数沿右结肠动脉的升支下行，经右结肠淋巴结注入肠系膜上淋巴结；余者沿中结肠动脉的右支左行，经中结肠淋巴结注入肠系膜上淋巴结。在升结肠上部的淋巴管注入中结肠淋巴结的例子中，是因右结肠动脉缺如，而中结肠动脉向右侧偏移或有两条中结肠动脉所致。

2) 横结肠：横结肠的淋巴管经结肠旁淋巴结后，

其输出管注入中结肠淋巴结，并有一部分注入左结肠淋巴结或右结肠淋巴结。中结肠淋巴结和右结肠淋巴结的输出管注入肠系膜上淋巴结，左结肠淋巴结的输出管注入肠系膜下淋巴结。横结肠中部的淋巴管经中结肠淋巴结后注入肠系膜上淋巴结；横结肠右侧部和结肠右曲的大部分淋巴管也经中结肠淋巴结后注入肠系膜上淋巴结，小部分沿右结肠动脉的升支下行，经右结肠淋巴结后入肠系膜上淋巴结。横结肠左侧部及结肠左曲的淋巴管半数人是沿中结肠动脉的左支右行注入中结肠淋巴结，其余则沿左结肠动脉的升支下行经左结肠淋巴结后，再注入肠系膜下淋巴结。

3）降结肠：降结肠的淋巴管经结肠旁淋巴结后，其输出管大多注入左结肠淋巴结，然后到肠系膜下淋巴结，一部分注入中结肠淋巴结和乙状结肠淋巴结或直接注入肠系膜下淋巴结。

4）乙状结肠：由结肠旁淋巴结发出的输出管多沿乙状结肠动脉上行，注入乙状结肠淋巴结；一部分注入沿直肠上动脉排列的直肠旁淋巴结。少数人可直接注入肠系膜下淋巴结。乙状结肠淋巴结和直肠旁淋巴结的输出管皆注入肠系膜下淋巴结。

7. 结肠的神经 盲肠、升结肠和横结肠的神经支配来自肠系膜上丛，含有交感神经和副交感神经两种纤维。降结肠及直肠近侧部的交感神经，来自肠系膜下丛；而副交感神经是由脊髓骶部2～4节发出的纤维，经两侧盆内脏神经、左下腹下丛，再上升分布到肠壁。直肠远侧部的交感神经来自上腹下丛，伴随直肠上、下动脉走行。脊髓骶部副交感纤维也经盆内脏神经、盆丛分布于直肠远侧部。肛门外括约肌则受阴部神经发出的肛门神经支配。结肠壁内也含有壁内神经丛，一般认为，壁内神经节（副交感性）的缺乏可导致先天性巨结肠症。交感神经能抑制肠蠕动，减少分泌，增加括约肌张力，使肛门内括约肌收缩；副交感神经促进肠蠕动，增加分泌，减少括约肌张力，使肛门内括约肌松弛。

结肠的痛觉传导神经纤维来自胸腰骶部的脊神经，分别经过肠系膜上丛、肠系膜下丛、上腹下丛和盆丛而到结肠的不同部分。有研究表明，盲肠、阑尾、升结肠、横结肠的右半部的痛觉纤维来自右侧脊神经，可因切除右侧交感干或有关的交感神经丛而丧失痛觉。而横结肠左半部、降结肠、乙状结肠受左侧脊神经支配，可因切除左侧交感干或有关的交感神经丛而丧失痛觉。直肠的痛觉传导纤维及反射性质的感觉纤维皆经行于盆内脏神经，而不与交感神经伴行。结肠的牵涉痛区位于脐下，盲肠牵涉痛区则在右下腹部，降结肠则在左下腹部。

（一）关于结肠血管和淋巴回流的应用解剖

在结肠外科中，熟悉每条结肠血管的走行和分布范围以及结肠各部的淋巴流向是很重要的，因为只有掌握这些规律，才能妥善地处理血管，才能对恶性肿瘤的转移途径有明确认识，确定需要切除的范围和是否有切除的可能性。

1. 动、静脉 每条结肠动脉的起点、走行和分布范围的个体差异很大。如右结肠动脉的起点，单独起自肠系膜上动脉的，无论国内或国外的资料皆不及教科书上记载的半数，而与回结肠动脉共干的或与中结肠动脉共干的出现率却较高，缺如者数字也较高。其他的结肠动脉也有不同程度的变异，由于起点存在着差异，其走行和分布也相应地发生变化。外科医生在实际操作中对可能出现的变异，有明确认识后，才能准确地进行结扎或切断，若误伤了共干，将使其他血管分布区域的循环发生障碍，甚至导致坏死。结肠的边缘动脉是沟通肠系膜上、下动脉的各分支之间以及肠系膜上、下动脉之间的桥梁，营养肠壁的终末动脉即由此发出，因此，它对维持肠壁的血液供应起重要作用。当欲结扎某一条动脉，而不切除由该动脉所供应的肠管时（如肠管移植），显然，保持边缘动脉的完整性是很重要的。但组成边缘动脉的各结肠动脉分支之间的吻合程度并不相同，有的良好，有的薄弱甚至中断，故在结扎前应先阻断血流，待证实欲结扎的结肠动脉分布区的边缘动脉有搏动，肠管色泽正常，表明边缘动脉的侧支循环良好后方可结扎。

2. 淋巴回流 结肠癌发生的淋巴转移，开始是在黏膜层，以后扩大到肠壁全层。受侵的淋巴结先在结肠旁淋巴结（占22.3%），其次是中间淋巴结（占10.2%），再次是主要淋巴结（占2.4%）。因此，结肠旁淋巴结是最先受癌细胞侵犯的局部淋巴结，是判断病变肠段有无淋巴结转移的一个标志。由结肠旁淋巴结发出的输出管沿边缘血管走行，走向就近的沿结肠动脉排列的中间淋巴结，然后到主要淋巴结。由于结肠的淋巴管与结肠血管的分布范围基本一致，故掌握每条结肠动脉的分布范围，即可大致判断出该区域的淋巴流向。在做结肠癌切除术时，根据癌肿的部位可判断出该病变部位的淋巴流向和受累淋巴结的位置，从而确定切除的范围。

（二）关于结肠癌的切除范围

结肠癌的扩散方式可通过淋巴管、血管、直接浸润和腹腔内播种等多种方式进行，其中最主要的是通过淋巴途径转移，故根治性手术切除的目的是把病变段肠管及其淋巴分布区的有关淋巴管、淋巴结、血管以及所属组织一并切除。由于癌肿发生部位不同，病程早晚也有差异，应在何处结扎血管，切除范围应该多大，文献的记载并不完全一致。仅以横结肠癌切除术为例，如癌肿位于横结肠中段，通常认为可从根部结扎中结肠动、静脉，肠管切除范围包括结肠右曲、横结肠和结肠左曲以及相应范围的肠系膜、大网膜和淋巴结等。显然，这是根据中结肠动脉分布区域确定的切除范围。值得注意的是，中结肠动脉的变异出现率较高（图 4-19-177），与右结肠动脉共干起自肠系膜上动脉的约占 22%左右。根据淋巴管的分布与血管一致的原则，血管结扎的部位需要达到右结肠动脉，切除的范围应包括升结肠的上段；若中结肠动脉缺如（占 5%）而由扩大的左、右结肠动脉的升支代替时，横结肠的淋巴管将沿这两条血管下行，注入到左、右结肠淋巴结，切除的范围应包括横结肠和升、降结肠的上段。从另一角度来看，若右结肠动脉缺如，而由中结肠动脉和回结肠动脉的直接吻合代替时（占 21%），由于中结肠动脉和淋巴管分布区域的扩大，切除的范围应相应地扩大到升结肠的中部。因此，在实践中应考虑可能出现的各种血管变异，病变部位的淋巴回流也会相应地发生变化的情况，根据具体情况确定切除范围。

（三）关于结肠代食管术

对食管瘢痕性狭窄或食管癌的外科治疗中，利用结肠重建食管较利用小肠具有更多的优越性。因为结肠具有边缘动脉，其长度宽裕，有足够的血液循环，可获得足够的移植肠段，结肠黏膜耐酸与胃吻合后不易发生溃疡。行结肠代食管术可利用右半结肠、左半结肠或横结肠为移植肠段，选择的根据是依术中所见边缘动脉的解剖情况而定。如利用右半结肠为移植肠段，则以中结肠动脉为血管蒂，结扎右结肠动脉和回结肠动脉，但此两动脉之间的吻合常有变异，若吻合较差，移植肠段的长度将受到限制。如利用左半结肠为移植肠段，以中结肠动脉为血管蒂，结扎左结肠动脉和乙状结肠动脉，虽然中结肠动脉与左结肠动脉之间的边缘动脉在结肠左曲处可能存在吻合较差的情况，一般说来，多属良好，可得到足够长度的移植肠段，但需做逆蠕动吻合，可能发生反流现象，但也有人认为，无论是顺蠕动或逆蠕动吻合，其效果同样满意。李温仁等在 59 例结肠代食管手术中，应用横结肠为移植肠段，结扎中结肠动脉，以左结肠动脉为血管蒂，按顺蠕动方向移植，除 17 例发生吻合口瘘外，大部分效果满意。此结果说明，结扎中结肠动脉后，横结肠的血液可通过左结肠动脉来供应，并非以往认为的那样，切断中结肠动脉后横结肠容易发生坏死。马钧武在手术过程中，对 24 例病人的中结肠动脉进行压迫后，横结肠旁小动脉有明显搏动者有 17 例，3 例搏动减弱，4 例搏动消失。提示在多数情况下，结扎中结肠动脉并不导致横结肠血液循环障碍。当然，这不排除在中结肠动脉与左结肠动脉之间的吻合存在着薄弱点。所以，在手术时必须细心观察边缘动脉的吻合情况，并进行血管阻断试验。如中结肠动脉与左结肠动脉之间的吻合不佳，或血管阻断后边缘动脉搏动不良，则应考虑选择其他肠段，不可贸然结扎中结肠动脉。

（四）关于乙状结肠代膀胱术

对膀胱因瘢痕挛缩而丧失功能的外科治疗，近年来多采用乙状结肠膀胱成形术。其优点是，乙状结肠的生理解剖关系接近膀胱，移植后的排尿功能好，并发症少。由于乙状结肠具有较长的系膜，操作上比较方便，损伤血管的机会少。选择切取一段长约 16～20cm 的乙状结肠襻作为移植肠段，并切开相应的肠系膜，保存足够的血供，将肠襻的远侧端与已切除部分膀胱的远侧断端做对端吻合，乙状结肠的两断端进行对端吻合。

第二节　腹膜后间隙及其内容

一、髂　腰　区

髂腰区由腰区（腰窝）、髂区（髂窝）组成。

（一）腰区

腰区，上界为第 12 胸椎和第 12 肋骨，下界为骶骨底与髂嵴，外界为腰方肌的外缘，底部由腰大肌和腰方肌构成。

在此区内含有大量的疏松结缔组织，并经腰肋三角与纵隔结缔组织相连。因此，腰区内的炎症性感染，可向上蔓延至纵隔而引起纵隔炎，同样，纵隔内的炎症性病变，可向下扩延至腰区而引起蜂窝织炎。

腰区除有大量疏松结缔组织外，同时含有极为重要的组织结构，如肾、肾上腺、输尿管、大血管等。这些重要的组织结构，将分别专题叙述。此外，还有腰交感神经干、腰大肌、腰方肌、全部腰椎等。

1. 腰交感神经干 truncus sympathicus lumbales 由3个或4个神经节和节间支构成，位于脊柱与腰大肌之间并被椎前筋膜所覆盖。两侧腰交感干之间，借交通支互相联络。左腰交感干与腹主动脉相邻，其中以相距1cm为数最多。右腰交感干除下腔静脉覆盖外，有时可有1或2支腰静脉越过。在腰交感干附近，尚有小的淋巴结存在。

在行腰交感神经节切除时，避免单纯切除交感神经节，须同时切除干间的交通支，否则不能达到满意的效果。由于腰交感神经节为椎前筋膜所覆盖，术中有时难以见到，故须用手指触摸辨认。

腰节位于第12胸椎体下半至腰骶椎间盘的范围内。第1、2、5腰节位于对应椎体的平面，第3、4腰节的位置大多高于对应的椎体，第3腰节多位于2～3腰椎间盘平面，第4腰节多位于3～4腰椎间盘平面。当腰交感神经节切除时，可参考此标志寻找。有时因广泛的下肢血管闭塞性病变，须切除腰1～4交感神经节，亦应注意第1腰节的位置关系（图4-19-181）。

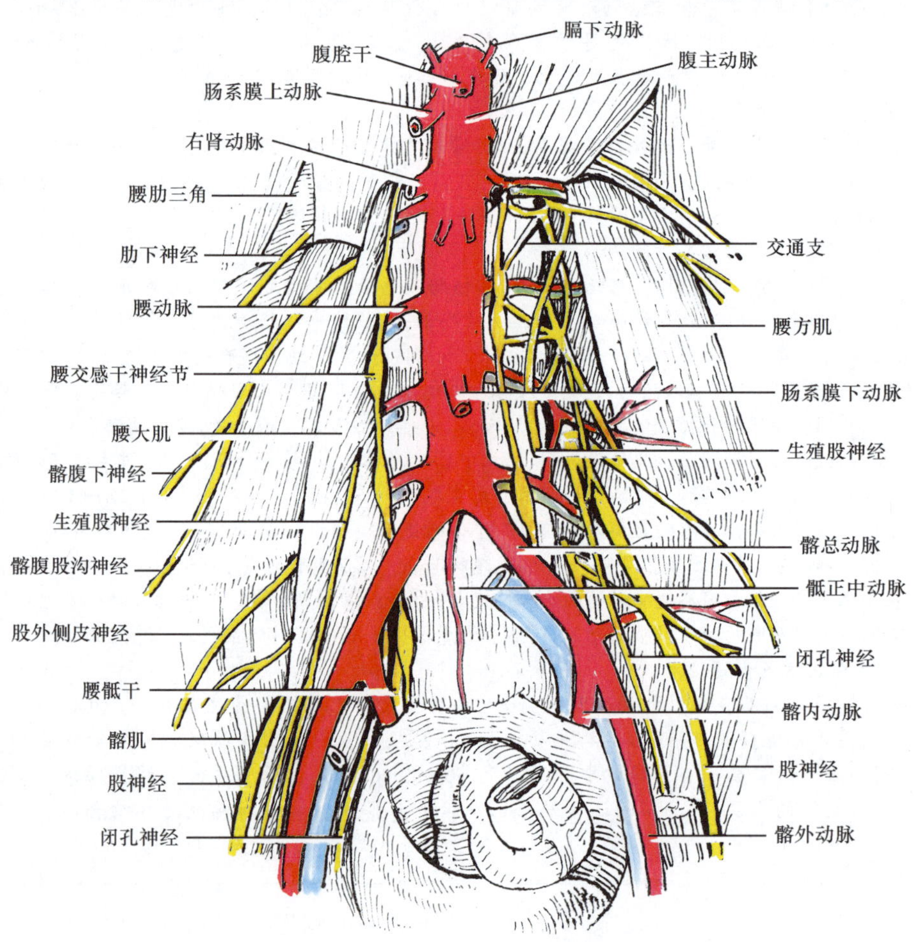

图4-19-181 腹膜后隙的结构

2. 腰大肌 m. psoas major 起自第12胸椎的下缘，全部腰椎体的外侧面和横突，向下经腹股沟韧带深面，下降入股部止于股骨小转子。腰椎结核时，多沿腰大肌筋膜，形成腰大肌脓肿。由于重力的关系，脓液可沿腰大肌向下扩展至髂窝，亦可延至股三角、股骨小转子附近（图4-19-182），还可绕过股骨上端的后方至大腿外侧。再沿阔筋膜向下流注到膝关节部位。

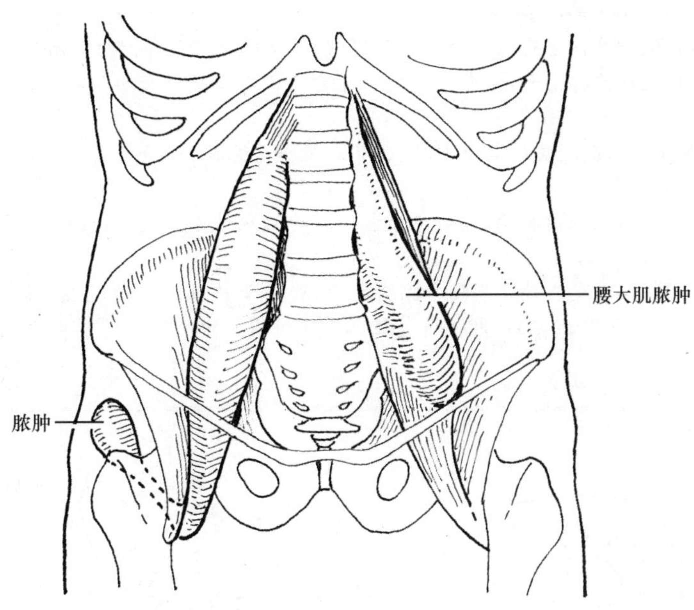

图 4-19-182 腰大肌脓肿的扩展

关于腰交感神经切除术

本手术用于下肢血管痉挛性疾患，如下肢雷诺(Raynaud)病以及血栓闭塞性脉管炎(Buerger)有明显循环障碍，特别是有神经元性血管痉挛或多汗时，手术效果良好。但当后者已发生股动脉栓塞时，则手术无效。对下肢的灼性神经痛、Sudeck 外伤性营养不良、红斑性肢痛症等，亦有较好效果。

根据手术需要及局部解剖关系，手术一般有三种切口，即横切口、斜切口及椎旁切口，其中以斜切口或椎旁(图 4-19-183)斜切口为例进行解剖显露。切口起自 12 肋尖端向内下至脐下 2～3cm，达腹直肌外缘。按切口方向切开部分背阔肌及三块扁平肌，达到腹膜外脂肪后，在脂肪层中用手指将腹膜向内前方推离腹后壁。在游离过程中，局部常先后见到腰方肌、髂肌和腰大肌。当将腹膜与腰大肌分离后，即可达到椎旁(图 4-19-183)。在上述这些肌肉表面有时可见到股外侧皮神经、生殖股神经、髂腹下神经或髂腹股沟神经等，均要予以保护。在接近椎体时，可见到输尿管(及其壁上营养细血管)附着于腹膜外表面，可连同腹膜向前内侧推开并加以保护。再稍向内侧解剖即达椎体旁。行右侧手术时可见下腔静脉(位于椎体前外侧)，行左侧手术时为腹主动脉(位于椎体前方略偏左)。椎体与腰大肌间为脂肪组织，其中即有交感干，此干位于椎体表面和腰大肌内缘的稍内方。在右侧被下腔静脉覆盖，在左侧则位于腹主动脉左侧近旁。交感干附近常有淋巴结附着。

寻找右侧交感神经干时，需将下腔静脉向内侧牵开，寻找左侧者时，不用牵动腹主动脉即可显露神经。寻找时可用手指扪触神经节的感觉(梭形并稍有硬感)。分离出神经干后用神经拉钩将其钩起(图 4-19-183)。

下面概要地讨论几项局部解剖与手术的关系。

切除范围：一般切除范围是切除腰 1～4 间的交感神经干和 4 个节的交通支。从而，则去除了下肢的节前纤维(腰和骶)以及腰丛的大部分节后纤维。如腰 1 交感神经节予以切除，则去交感神经的范围向上可达腹部；如腰 1 神经节予以保留，则去交感神经范围仅达于膝部。腰 4 神经节是否必须同时切除，意见虽不一致，但作者赞同"为了手术彻底，还予切除为宜"的观点。应注意，在男性中，如同时切除两侧腰 1～2 交感神经节后，可造成不能射精的后果。

注意淋巴结：交感神经干为位于椎体表面和腰大肌内侧的唯一纵向的条索状结构，呈灰白色，通常容易认出。但要注意其附近的若干淋巴结和淋巴管，切勿将其切除。必要时，可在术中取材做冰冻切片，以兹鉴别。

生殖股神经:此神经为最邻近交感干的一条神经,位于交感神经干外侧约1cm处,在腰大肌腹面,其形态与交感神经干不同,无结节样膨大,亦无交通支。有时误认为腰交感干而被损伤,术后可发生持久性神经痛。

交通支:一般,腰1节的交通支斜向上方,腰2节者呈水平方向,腰3节者斜向下方,手术解剖时要注意辨认。

腰血管:跨越交感干的腰静脉和腰动脉,在分离交感干时应予以注意,应在结扎后切断。若未经结扎而切断,则断端缩回后出血常不易控制。

腰1、4交感神经节:腰1交感神经节隐于膈脚之下,腰4节被髂总动脉覆盖。如需切除腰1节,则在切口上端需将膈脚向上切开1cm左右,即能清楚显露。寻找腰4神经节时,常需仔细游离足够范围的髂总动脉。

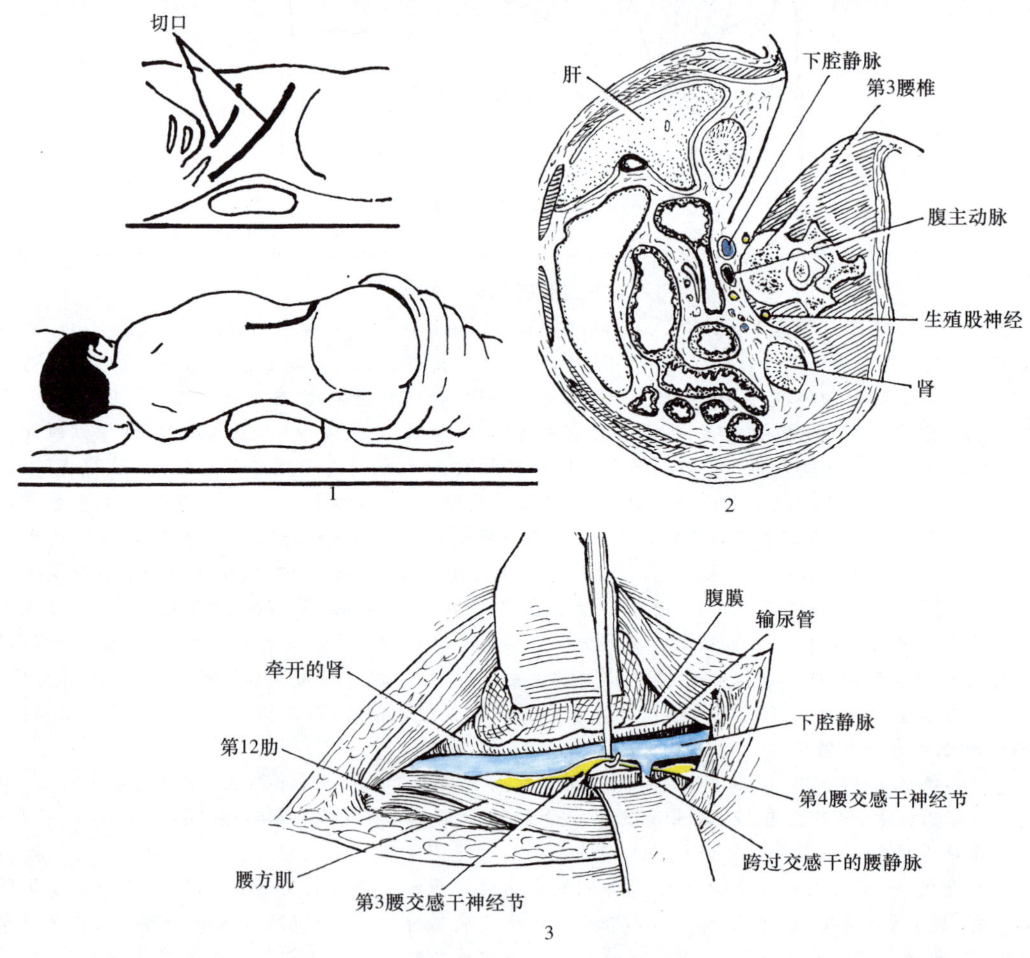

图 4-19-183 腰交感神经切除术解剖入路

3. 腰方肌 m. quadratus lumborum 起自髂嵴后部,向上止于第12肋、第1～4腰椎横突。腰方肌的筋膜,来自腰背筋膜 fascia lumbodorsalis。腰背筋膜可分为3层,其中浅层最厚,位于竖脊肌表面。中层位于竖脊肌与腰方肌之间,在竖脊肌的外侧缘与浅层愈合,构成腹横肌起始部的腱膜。此层筋膜的上部增厚,称腰肋韧带 lig. lumbocostale,在行肾手术时,术中切断此韧带,可充分显露肾。深层是3层中比较薄弱的一层，位于腰方肌前面称腰方肌筋膜。

4. 腰椎 vertebrae lumbales 其特点是椎体较大，各椎间盘较厚，活动度亦大，故脊柱损伤，多见于腰椎或胸腰段椎体。腰椎间盘纤维环前厚后薄，间盘易向薄弱处突出，因此，腰间盘突出症的发生，较其他部位为多(占 90%)。同时，腰椎棘突几乎呈水平位突向后方，这便于临床做腰椎穿刺。第 3 腰椎在病人仰卧时，位置最高，因此，在腰椎第 2～3 间隙穿刺注入麻醉药，大部向胸段流动，腹部将出现较好麻醉药。第 6 胸椎在病人仰卧时位置最低，因此，在腰 4～5 间隙穿刺注入麻醉药，大部向骶段流动，下肢将出现较好麻醉。第 3 腰椎横突亦较粗长，且有腰大肌和腰方肌起始，并有腹横肌和背阔肌的深部筋膜附着，因此，肌肉的强力收缩易自附着处撕裂。一旦肌肉损伤，可产生无菌性炎性肿胀等改变，逐渐发生骨膜、纤维组织和纤维软骨等增生，进而邻近的神经纤维亦可受到刺激而变性，以致产生第 3 腰椎横突综合征或称横突炎。

（二）髂区

髂区位于大骨盆的范围内，上外为髂嵴，下为腹股沟韧带，内为髂骨弓状线。

此区与腰区相似，含有大量疏松结缔组织。因此，为脓肿的好发部位，通称为髂窝脓肿。髂窝脓肿发展严重时，向上可延至腰区，向下可延至股部，甚至沿梨状肌上、下孔到达臀部。如未及时处理，后期可穿破形成窦道。

> **关于髂窝脓肿切开引流术**
>
> 由于髂窝脓肿所处解剖部位的特点，术前应与阑尾脓肿、髋关节炎加以区别。在腹股沟韧带的上方，压痛最明显的部位进行穿刺，证实为脓肿后，再与韧带平行做一切口，按解剖层次切开，直到腹膜外组织，操作中应特别注意，仔细推开腹膜。如一旦穿破腹膜，则应立即予以缝合，以免脓液进入腹膜腔而引起腹膜炎。在切开脓肿时，必须注意脓腔壁上的髂外动、静脉和股神经。在进入脓腔时，可用手指分开脓腔内的间隔，并仔细辨认间隔内是否有神经、血管，待确认无神经血管后，方可切断。

在髂区内有睾丸血管、输尿管、髂血管、髂腰肌与髂淋巴等。

1. 睾丸血管 睾丸动脉 a. testicularis 和静脉，从上向下通过髂区，进入腹股沟管腹环。睾丸动脉或静脉，通常为一支，但有少数可见两支，甚至三支。

2. 输尿管 ureter 由上向下经髂区，然后进入小骨盆腔。如欲显示这段输尿管，可以髂血管为标志。因输尿管经小骨盆上缘移行于盆段，均越过髂总动脉或髂外动脉的前方。

3. 髂外血管 髂外动脉 a. iliaca externa 和静脉，动脉位于静脉的外侧，两者循小骨盆缘下降，再经腹股沟韧带的深面进入股部，如需髂外动脉结扎可在此区进行。

4. 髂腰肌 m. iliopsoas 髂肌于腰大肌外侧，呈一扇形起自髂窝。两肌向下相互结合，组成髂腰肌。经腹股沟韧带深面，髋关节前方，止于股骨小转子，为有力的屈髋肌和外旋肌。在髂腰肌深面与髋关节囊之间，有相互通连的黏液囊，髋关节炎症性病变时可累及此黏液囊而引起髂腰肌炎。在髂腰肌的浅面有髂腰筋膜覆盖。于两者之间，即在筋膜下，可见旋髂深动脉 a. circumflexa ilium profunda、股外侧皮神经 n. cutaneus femoris lateralis、生殖股神经 n. genitofemoralis 以及股动脉 a. femoralis。

5. 髂淋巴结 lymphonoid iliaci 主要围绕髂外血管排列，收纳腹股沟部淋巴结的输出管。髂淋巴结的炎症性病变，可向后穿破髂腰筋膜形成脓肿。

二、肾　上　腺

肾上腺为一成对的器官，位于腹膜后间隙内脊柱的两侧，如以椎骨为标志，则平第 11 胸椎高度，附在两侧肾的上极，属腹膜外位器官。①肾上腺的位置深在，施行肾上腺手术时，术中必须充分显露，才能顺利操作。②肾上腺位于腹膜后，手术可通过腹膜外进行，可减少对胃肠道的牵扯和腹膜腔的感染。

肾上腺与肾共同包在肾筋膜之内，两者关系较为密切，但肾上腺的结构、功能以及来源，均与肾完全不同。肾上腺与肾之间有脂肪组织间层，此间层随年龄的增长而逐渐加厚。因此，在行肾上腺手术或肾手术时，通常两者互不涉及。

（一）肾上腺的形态

肾上腺的形态，左侧似半月形，右侧呈三角形，高约 50mm，宽约 30mm，厚约 10mm。肾上腺的重量，据统计，男性左肾上腺为 7.75g，右肾上腺为 7.16g，女性左肾上腺为 6.94g，右肾上腺为 7.47g。

（二）肾上腺的毗邻

左肾上腺前面的上部，借网膜囊与胃后壁相隔，下部与胰尾及脾血管相邻，内侧缘接近腹主动脉。右肾上腺前面为肝，前面的外上部没有腹膜，可直接与肝的裸区相邻，内侧缘紧邻下腔静脉。左、右肾上腺的后面均为膈。两肾上腺之间为腹腔丛。如行左肾上腺手术，特别是在分离腺体的前面时，务须注意脆弱的胰尾与脾静脉，以免发生损伤。在行右肾上腺手术时，特别在分离腺体的内缘显露右肾上腺静脉时，须注意保护粗大的下腔静脉，以免损伤而招致大出血。

（三）肾上腺的结构

肾上腺的表面，包绕完整的结缔组织被膜，该被膜并向腺实质内伸入，形成多数小隔血管和神经即通过小隔，而进入肾上腺组织内。肾上腺实质在组织结构上分为皮质和髓质两层。

1. 肾上腺皮质 cortex 占肾上腺的 90%。按细胞排列、形态的不同，又分为三层。

外层为**球状带** zona glomerulosa，占皮质的 15%。它分泌的激素，可调节电解质和水的代谢。主要激素是醛固酮（醛皮质酮），如产生过多的醛固酮，可引起原发性醛固酮增多症。肾上腺皮质球状带的病变，多数为腺瘤，可行该侧肾上腺切除；少数为双侧增生，可行双侧肾上腺次全切除。

中层为**束状带** zona fasciculata，占皮质的 78%。它分泌的激素，可促进糖和蛋白质的代谢。主要激素是皮质醇（氢化可的松），如皮质醇产生过多，可引起皮质醇增多症，又称库欣综合征 Cushing syndrome。肾上腺皮质束状带的病变，多数为双侧增生，可行双侧肾上腺次全切除；亦有主张双侧全切除，则须终生应用激素治疗。

内层为**网状带** zona reticularis，占皮质的 7%。它分泌的激素，有男性与女性激素。主要激素是雄激素（男性激素），如雄激素产生过多，可引起肾上腺性征异常。肾上腺皮质网状带的病变，主要为增生或肿瘤。前者系肾上腺皮质激素的生物合成过程发生障碍所致，因此，需要长期应用激素治疗；后者应做肾上腺切除术，效果良好。

2. 肾上腺髓质 medulla 占肾上腺的 10%。位于腺体的中央，由嗜铬细胞、神经节细胞所组成。

髓质分泌大量的肾上腺素 adrenaline（80%）以及较少量的去甲肾上腺素 noradrenaline（20%），两者均属胺类衍生物，含有磷苯二酚，可使血压升高、血流加速和血糖升高。

在髓质的病变中，虽有肾上腺髓质增生的报道，但以肾上腺嗜铬细胞瘤为多见，并多属良性肿瘤。

由于两肾上腺为腹膜后位，故可行腹膜后充气造影、断层摄片等进行肿瘤定位，如定位诊断明确的嗜铬细胞瘤，应及时作好术前准备，进行该侧肾上腺切除。若定位诊断不明确者，可作双侧肾上腺探查。对于肾上腺髓质增生的病例，可行双侧肾上腺次全切除术。

3. 肾上腺的血管 肾上腺的体积虽然较小，但血液供应却十分丰富，每分钟流经肾上腺的血量，相当于其本身重量的 7 倍。

肾上腺的动脉有上、中、下三支，分布于肾上腺的上、中、下三部（图 4-19-184）。肾上腺上动脉 a. suprarenalis superior 来自膈下动脉，肾上腺中动脉 a. suprarenalis media 来自腹主动脉，肾上腺下动脉 a. suprarenalis inferior 来自肾动脉。这些肾上腺动脉，在进入肾上腺后，于肾上腺被膜内形成丰富的吻合，并分出细小分支进入皮质和髓质。一部分在皮质和髓质内形成血窦，一部分在细胞索间吻合成网。皮质与髓质的血窦，集合成中央静脉，再穿出肾上腺，即肾上腺静脉。

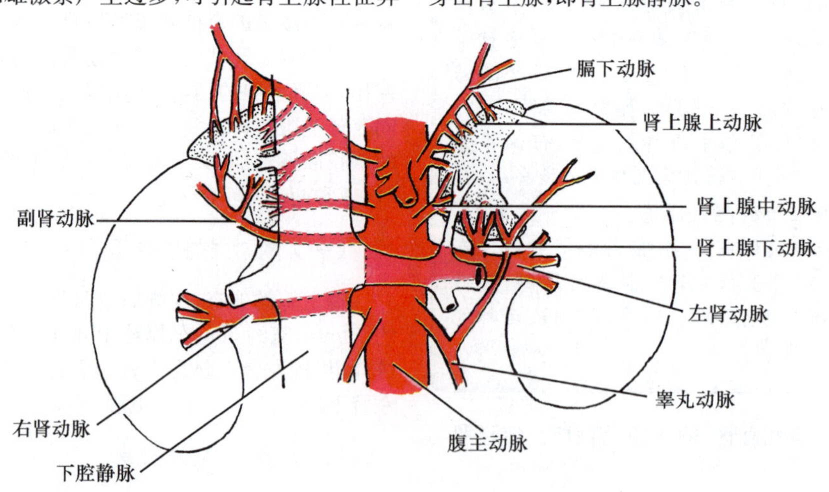

图 4-19-184 肾上腺的动脉

三支肾上腺动脉中，肾上腺中、下动脉无论长度或管径，均大于肾上腺上动脉，并皆达到显微外科的缝接要求，为肾上腺移植提供了一定条件。肾上腺上动脉来自膈下动脉，数目较多且细短，位置又深，不易吻接。在肾上腺次全切除术中，亦不需结扎肾上腺上动脉，以保证残留部分肾上腺的血运，因此，一般均切除肾上腺的中、下部。

还有少数肾上腺下动脉，与副肾动脉共干，起自肾动脉主干，因此，在行肾上腺切除术中，注意观察有无副肾动脉的存在，如有，应在副肾动脉起点的远侧结扎肾上腺下动脉，保护副肾动脉，以免造成某一肾段的坏死，甚至产生高血压。

肾上腺的静脉，左侧者汇入左肾静脉，右侧汇入下腔静脉。静脉的腺体外部分管壁较厚，并有较多的纵行平滑肌纤维。鉴于这一结构的特点，有人认为肌纤维收缩时，可协助内分泌物质的排出。

左肾上腺静脉 v. suprarenalis sinistra 其平均长度为 20.50mm±0.73mm，外径平均值则为 4.08mm±0.15mm。以上统计数值说明，从长度和管径考虑，对血管的吻接具备有利条件，施行肾上腺移植，应首选左肾上腺。

左肾上腺静脉通常多为一支，仅有少数出现两支。手术结扎左肾上腺静脉时，应想到两支的可能，以免漏扎或损伤另外一支。

尚有少数的左肾上腺静脉与精索内静脉共干注入左肾静脉，因此，结扎左肾上腺静脉时，须在精索内静脉汇入部近侧结扎，以免将其损伤或误扎，而造成精索静脉曲张。

右肾上腺静脉 v. suprarenalis dextra 平均长度为 10.34mm±0.60mm，外径平均值为 3.04mm±0.12mm。以上统计数值可见，右肾上腺静脉较短，汇入下腔静脉右后侧壁，手术操作时，必须仔细轻柔，切勿损伤下腔静脉。

右肾上腺静脉的支数比较恒定，通常只有一支。但注入的部位可有某些变异。即有的右肾上腺静脉并不注入下腔静脉，而汇入右膈下静脉、右肾静脉或右肝静脉，甚至有少数者汇入副肝右静脉。

对于上述解剖变异，尤其右肾上腺静脉汇入副肝右静脉的特殊情况，在手术时应引起足够的重视。如进行右肾上腺手术，结扎右肾上腺静脉时，应紧靠右肾上腺进行分离结扎，以免损伤或误扎副肝右静脉。如进行右半肝切除术，在结扎副肝右静脉时，须在右肾上腺静脉汇入处以前结扎，以防误扎右肾上腺静脉。

4. 肾上腺的淋巴 在肾上腺的被膜下以及皮质和髓质的结缔组织内有毛细淋巴管网，各网间可互相吻合。皮质和髓质毛细淋巴管网发出的淋巴管至被膜下，与该部的淋巴管汇合，沿肾上腺的血管走行，注入局部淋巴结。

肾上腺的集合淋巴管多斜向内下方，注入主动脉外侧淋巴结、腔静脉外侧淋巴结及主动脉腔静脉间淋巴结。肾上腺上部的一部分集合淋巴管沿肾上腺上动脉走行，注入膈下淋巴结。

5. 肾上腺的神经 肾上腺的神经主要来自肾上腺丛 plexus suprarenalis。肾上腺丛由腹腔丛及内脏大、小神经的分支组成，位于肾上腺内侧。其分支进入肾上腺纤维囊后，在囊的深面构成囊下丛。由囊下丛发出分支至血管，同时，有许多小支直达髓质内的嗜铬细胞和交感神经节细胞。分布于髓质的纤维是交感神经节前纤维。迷走神经后干的纤维经腹腔丛分布于肾上腺，但有人否认有副交感神经纤维至肾上腺。

关于肾上腺切除术

肾上腺全切、次全切除术，在手术程序上两者基本相似。肾上腺的位置深在，并与大血管紧邻。手术切口的选择，必须达到充分显露的目的，以便能在直视下进行操作，并可防止发生意外。

如确定一侧肾上腺切除或次全切除，以经腰部第 11 肋间隙切口最为理想，其优点是可在腹膜外显露整个肾上腺。若确定在双侧肾上腺探查或双侧肾上腺次全切除，可采用腹部横切口，以便直接显示两侧肾上腺。

由于肾上腺与肾上端之间隔有脂肪组织，因此，只将肾上半部游离，同时轻柔地将其压向下方，肾上腺即可显露。

在处理肾上腺动脉时，特别是肾上腺下动脉，绝大多数起自肾动脉，可在肾上腺的内下方细致分离和结扎，最后切断此动脉。应特别注意，有少数副肾动脉起自肾上腺下动脉，亦可看做与肾上腺下动脉共干，副肾动脉最后进入肾的上端，此副肾动脉常被误为迷走动脉而结扎。Graves 叙述，所谓副肾动脉，其实它是供应肾某一段的正常段动脉。Smith 认为，上述事实说明，如误扎副肾动脉可造成某一肾段的梗塞。因此，在结扎肾上腺下动脉之前，应注意观察有无副肾动脉的存在，以免在操作中损伤或误扎造成某一肾段的坏死。此种情况在临床实际工作中确有发生，应引起高度的重视。

在处理肾上腺静脉时要注意勿损伤附近的静脉,特别是处理右肾上腺静脉时,因其以短干开口于下腔静脉的右后侧壁且位置较高,比较隐蔽,因此,分离、结扎右肾上腺静脉时,应紧贴右肾上腺进行,切忌牵引,以防撕裂下腔静脉。一旦损伤下腔静脉,亦不可盲目钳夹止血,以免扩大损伤,可用手指将下腔静脉裂口处的上、下侧压向脊柱,以暂时控制出血,迅速清理手术野后缝合裂口。

如做肾上腺次全切除术,须保留肾上腺上部而切除肾上腺的中下部,其理由已如前(肾上腺的血管)所述。

关于肾上腺移植术

对双侧肾上腺切除,进行肾上腺移植,有人探讨利用新生儿的肾上腺进行异体移植的可能。但新生儿肾上腺的血管,无论是长度和管径均不够理想,给血管吻接带来困难。为此,目前有人提出,利用新生儿左肾上腺静脉动脉化异体移植,这可能对肾上腺移植术提示一个新途径。在切取肾上腺时,操作并不复杂,即在肾门的内侧结扎切断左肾静脉,继而在下腔静脉的外侧切断左肾静脉,然后将左肾静脉的远侧断端与受者的合适动脉进行吻合,完成左肾静脉连同左肾上腺静脉、左肾上腺整块移植于受体。静脉动脉化的主要理论基础,是肾上腺静脉与肾静脉内无静脉瓣。

三、肾

(一) 肾的形态与肾蒂

肾为一实质性器官,其大小各人可有所不同。正常成人肾脏的各径,据100例测量所得结果,其长长度平均值为9.9cm,多在9～10.5cm(72%),最长者可达14cm,最短者达8cm。其宽度平均值为5.9cm、多在5.5～6cm(66%),最宽者可达7cm,而最狭者仅5cm。其厚度平均值为4cm,多在3.5～4cm(69%),最厚者可达5cm,而最薄者仅3cm。上述各项长、宽、厚的相关系数统计观察,呈正相关系数,长度增加,宽、厚亦相应增加。

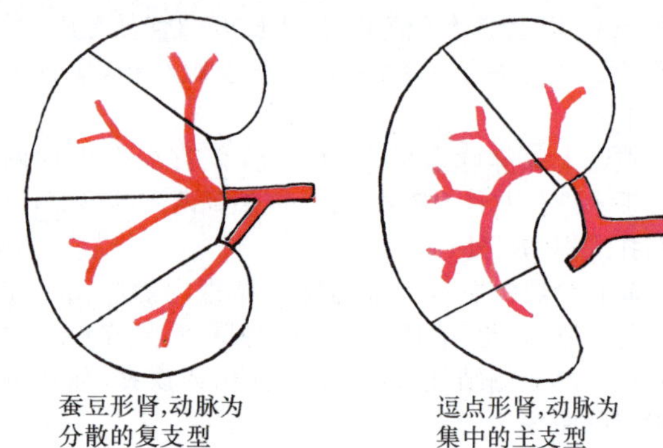

图 4-19-185 肾外形与肾内动脉排列的关系

肾的外部形态,可见两种情况:①肾的上下两端大小相近,外侧缘凸,内侧缘凹,其凸与凹的关系相适应,形如蚕豆状,此型多见于肾前半部;②肾的上下两端大小不等,外上缘凸,内下缘凹,或外下缘凸而内上缘凹,形如逗点状,此型多见于肾后半部。上述肾形态的特点与肾内动脉的分布有一定的内在联系,如蚕豆型,肾内动脉的排列多为分散的复支型;逗点型,肾内动脉的排列多为集中的主支型(图 4-19-185)。因此,借助肾前、后半部外形的特征可了解肾内动脉分布的规律,这对肾外科,特别是涉及肾实质的手术,如肾部分切除、肾实质切开均有重要的意义。

肾内侧缘中部的凹陷部位,称为肾门 hilum renalis。肾门的长度与宽度,据对200例肾的测量,其长度在0.9～4.8cm之间,其中2.0～3.0cm之间者占多数(约57.5%);其宽度在0.2～3.7cm之间,其中1.4～2.5cm之间者占多数(约70%)。肾门有肾动脉、肾静脉、输尿管、神经和淋巴等出入。肾门多为四边形,其边缘为肾唇 labium renalis,其中前后唇具有一定的弹性。如手术需分离肾门时,可借助这种弹性作用牵开前或后唇,即可扩大肾门,这对显露出入肾门的结构是个有利条件。

肾门向肾内延续一较大的腔隙,称为**肾窦** **sinus renalis**。肾窦的长度与宽度,据160例X线的观察,男女两组的各平均值如下:男性肾窦长:左侧为67.0mm,右为63.0mm;女性肾窦长:左侧为65.0mm,右侧为62.0mm。男性肾窦宽:左为30.0mm,右为31.0mm;女性肾窦宽:左为31.0mm,右为30.0mm。肾窦为肾血管、肾小盏、肾大盏、肾盂和脂肪等所占据。肾窦的开口为肾门,牵开肾门即可显示肾窦,这对分离肾窦内诸结构,如血管或输尿管,尤其肾内型肾盂或肾盏内的结石等,均较方便。为了顺利切开肾盂取出结石,可行肾窦内肾盂切开取石术。同时,由于肾窦内肾盂血液供应良好,可做任何方向切口,并在缝合切口时,即使缝合的不够理想,由于肾组织的压迫,常不致发生尿外渗或尿瘘的形成。

出入肾门的肾血管、输尿管、淋巴管、神经等共同组成**肾蒂**pedicle renalis。肾蒂各结构的排列，具有一定的规律。由前向后依次为肾静脉、肾动脉和输尿管，由上向下依次为肾动脉、肾静脉和输尿管，但肾蒂各结构的关系，尚有某些变异。如少数肾动脉或精索内动脉，均在肾静脉平面之下起自腹主动脉，经肾静脉的后方上升，并勾绕肾静脉达肾静脉的前面，然后进入肾脏(图 4-19-186)，而精索内动脉绕过肾静脉者，则继续下行形成一襻。由于这种解剖关系，肾动脉或精索内动脉可压迫肾静脉(有的肾静脉可见压迹)，以致肾静脉回流受阻，肾静脉压增高，肾动脉的血流量亦相对的减少，受累的肾在缺血、缺氧情况下，可产生高血压，尤其在直立位时肾向下移动，动脉压迫静脉的情况可更加严重，这可能成为直立性高血压或直立性蛋白尿的病因之一。同时，在肾手术特别是处理肾血管时，很容易损伤这种类型的精索内动脉，引起睾丸血供不良，因此，在操作中应予注意。

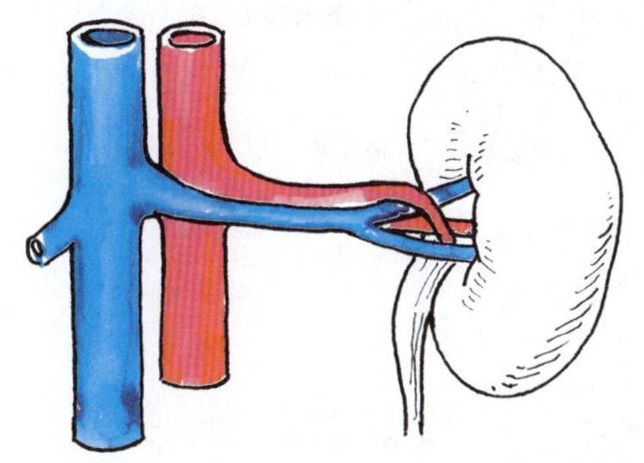
在肾蒂外1/3跨越肾静脉

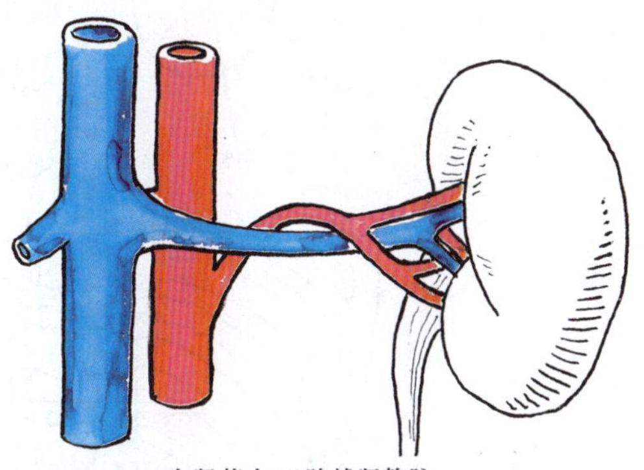
在肾蒂中1/3跨越肾静脉

图 4-19-186　肾动脉跨越肾静脉

（二）肾的位置

肾位于脊柱的两侧，紧附于腹后壁，其具体的位置关系，如以椎体为标志，上极相当于第 11 或第 12 胸椎，下极相当于第 2 或第 3 腰椎。仅可随呼吸而略有上下移动，其变动的范围多不超过一个椎体，一般为 1～2cm，两侧的肾，其轴并不相互平等，两肾上级向内侧倾斜，两肾下极向外侧展开，因此，肾长轴与人体正中线形成一定的角度。据 X 线的测量资料，以度为单位的结果：男性(206 例)，左侧为 16.30°，右侧为 16.70°；女性(134 例)，左侧为 13.80°，右侧为 14.90°。但有少数肾恰与上述相反，两肾下极相互接近而融合，两肾上极的间距相对扩大，这种特殊的情况，常见于蹄铁形肾(图 4-19-187)。可见肾长轴倾斜度的改变，对诊断肾疾病有一定的意义。

肾的位置关系，若以肋骨为标志，第 12 肋分别横过左肾后面的中部与右肾后面的上部，两肾门恰近于第 12 肋下缘和竖脊肌外缘的交角处，此即为**肾角**，或称**脊肋角**(图 4-19-188)。由于上述位置关系，当肾患有病变时，如以手指按压或用拳叩击肾角部，常可出现压、叩痛。

据成人肾 X 线观察发现，肾内、外缘，分别与人体正中线的距离，其所得平均值：男性肾内缘至正中线(194 例)，左侧为 45.0mm，右侧为 45.0mm；肾外缘至正中线(115 例)，左侧为 104.0mm，右侧为 104.0mm。女性肾内缘至正中线(121 例)，左侧为 37.0mm，右侧为 37.0mm。肾外缘至正中线(85 例)，左侧为 96.0mm，右侧为 97.0mm。

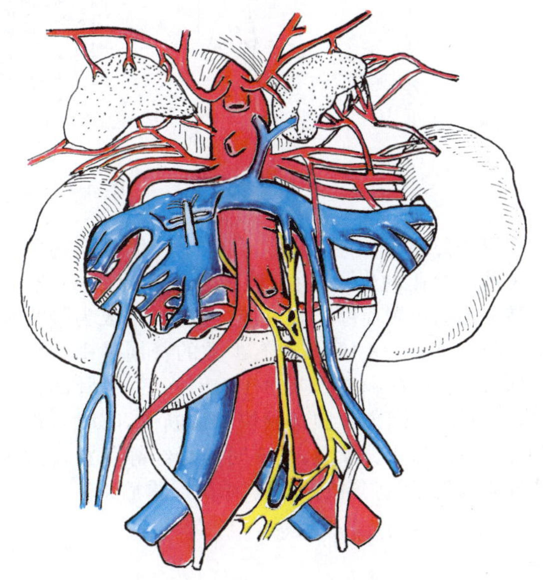
图 4-19-187　蹄铁形肾

肾的体表投影对肾脏疾病的诊断十分重要。通常在后正中线外侧 2.5cm、8.5cm 作两条垂直线，通过第 11 胸椎和第 3 腰椎棘突，再分别各作一条水平线。在上述纵横标线所组成的四边形范围内，即相当于两侧肾的表面投影(图 4-19-189)。某些急性或慢性肾病变，如急性肾盂肾炎、慢性肾炎和肾积脓等，多在此处伴有腰痛或查有肿物的特征。

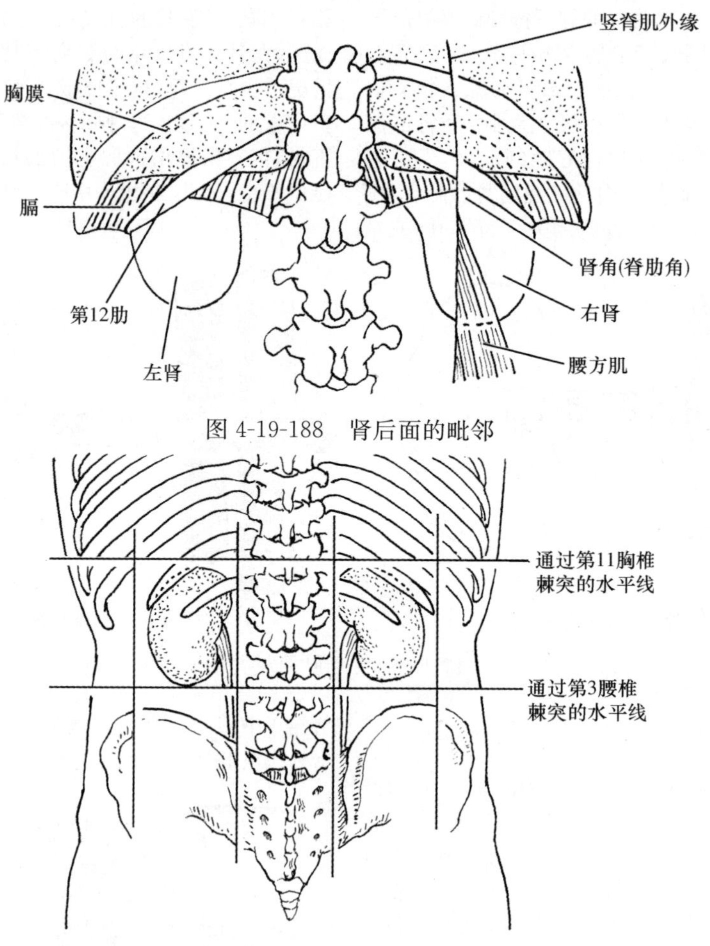

图 4-19-188 肾后面的毗邻

图 4-19-189 肾的体表投影

肾的位置可出现变异。多由于胎生时期的肾胚芽未能随胎儿的生长，由盆腔上升到正常的部位，仍保持原始的位置而停留在盆腔内或髂凹，成为较少见的低位肾(图 4-19-190)，或有少数的肾横过中线移至对侧，形成交叉异位肾(图 4-19-191)。这些肾的位置异常，虽较少见，但在腹部肿块的诊断中，有时可误为肿瘤，因此，应十分慎重，必要时可行经静脉肾盂造影作鉴别，以免错将异位肾切除，酿成严重后果。

（三）肾的毗邻

在两肾的上方有肾上腺附着，共同由肾筋膜包绕，毗邻关系密切，但在两者之间隔以疏松的结缔组织。故肾上腺在肾纤维膜之外，如有肾下垂时，肾上腺可不随肾下降。在施行肾或肾上腺切除时，同样互不涉及，但如有粘连时须予以注意。

在两肾的下方为输尿管腹部。显露输尿管时，不必游离肾，可自肾下极平面，分开输尿管周围脂肪，即可显示输尿管，施行预定的某种手术。

在两肾的内侧、脊柱的前方有腹主动脉、下腔静脉等。其中右肾与下腔静脉的距离最近，右肾发生病变，特别是形成脓肾时，常与下腔静脉粘连，故施行右肾切除时，须严加保护下腔静脉，以免造成损伤。必要时可行被膜下肾切除术。

在两肾的前面，由于位置不同，毗邻关系亦有所不同(图 4-19-192)。左肾前上部有胃后壁，前下部为结肠脾曲，内侧有胰尾横过肾门。右肾前上部有肝右叶，前下部为结肠肝曲，内侧有十二指肠降部。当左肾切除术时，须注意勿伤及胰尾部。在右肾切除术时，须特别注意十二指肠降部，因它在腹膜后位比较固定，易被撕裂或错误造成切割伤，日后形成严重的十二指肠瘘。

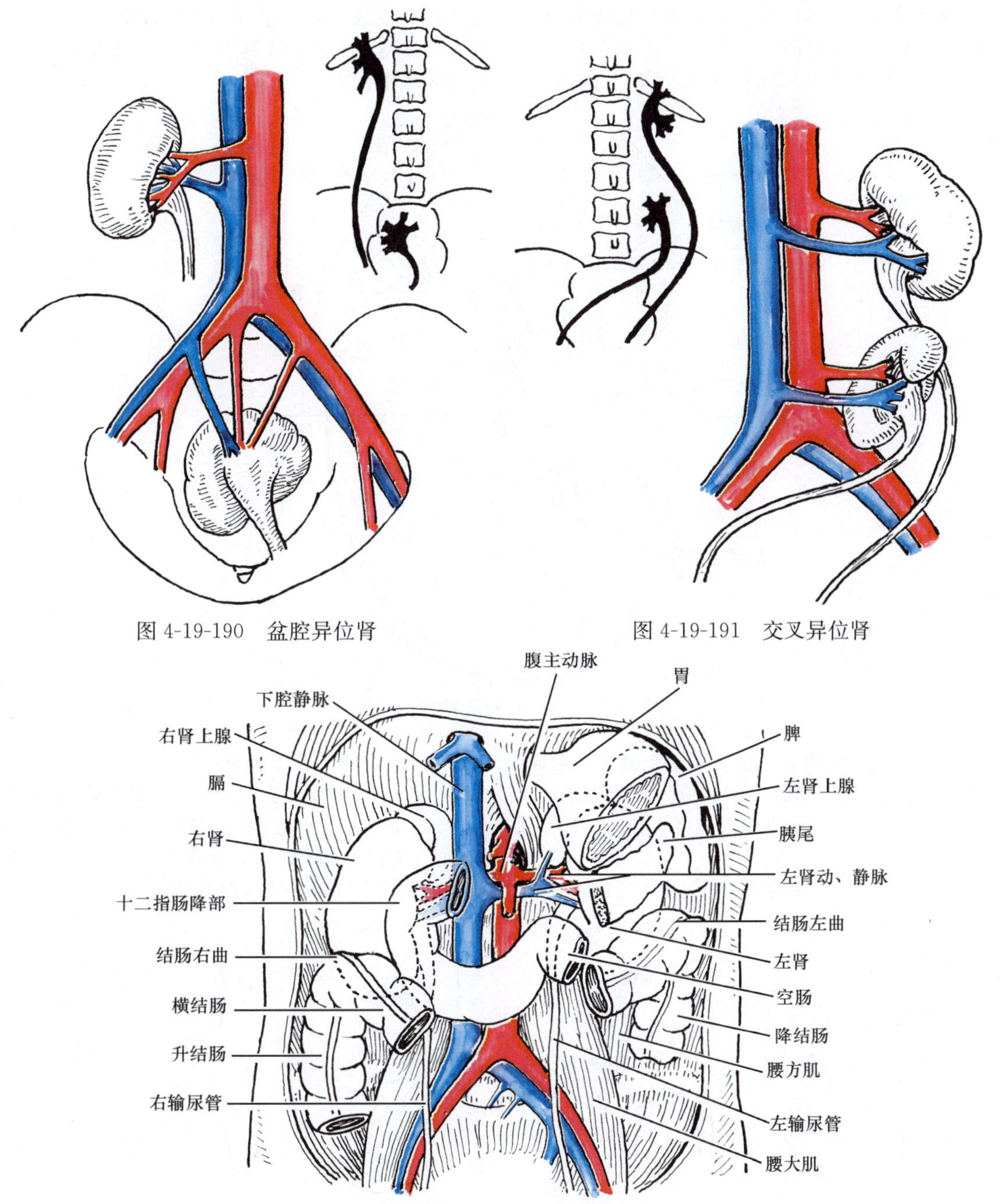

图 4-19-190　盆腔异位肾

图 4-19-191　交叉异位肾

图 4-19-192　肾前面的毗邻

在两肾的后面、第 12 肋以上部分，仅借膈与胸膜腔相邻。在行肾切除术时，尤其须切除第 12 肋时，必须注意胸膜，因有的胸膜可低达第 12 肋，在操作中更易损伤造成气胸。在第 12 肋以下部分，自内向外有腰大肌和腰方肌，当发生肾周围炎时，有时可刺激腰大肌和腰方肌，产生疼痛及髋关节屈曲挛缩。

（四）肾的结构

肾由肾实质与肾盂组成。肾实质又分内外两层，外层为皮质 substantia corticalis，内层为髓质 substantia medullaris（图 4-19-193）。

皮质约占肾实质的 1/3，其特点是血循环丰富，主要由肾小管、肾小体构成。皮质不仅位于髓质的表层，并伸入肾锥体之间形成肾柱。由于肾皮质的血循环丰富，故抵抗力和修复力均较强大，因此，无论急性炎症或慢性结核等病变，如能适当治疗，一般均可治愈，仅有少数例形成脓肿，需要切开引流或肾切除术。

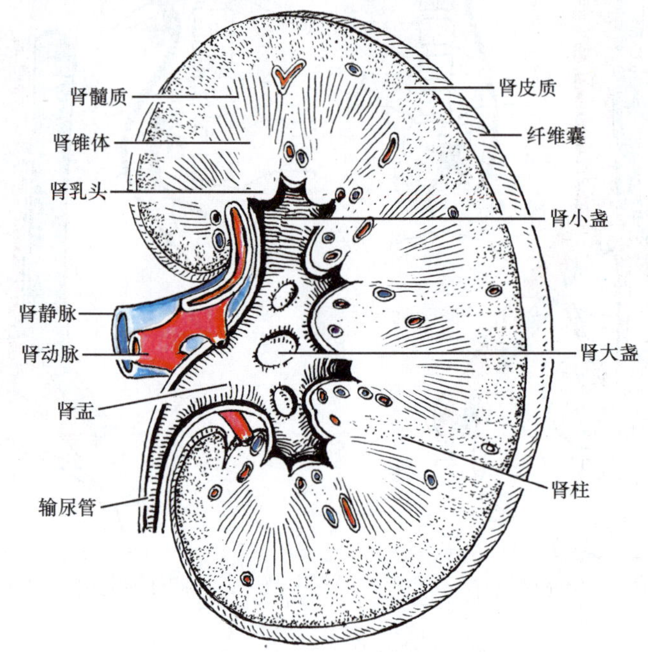

图 4-19-193　右肾冠状面(后面)

髓质约占肾实质的 2/3，由 8～15 个肾锥体构成。锥体的底部突向皮质，锥体的尖端成为肾乳头。肾乳头再突入肾小盏，2～4 个小盏组成肾大盏，2～3 个大盏集合成为肾盂。

肾盂为一漏斗状的扁囊，据 50 例成人肾的观察，肾盂的形态分为四型：最多者为两支型(74.0％)；三支型次之(12.0％)；中间型再次之(8.0％)；最少者为壶腹型(6.0％)。两支或三支型，肾盏均较浅表，肾盂本身不大，全部位于肾内。壶腹型，肾盂显著发达，突出肾外。中间型，上述的两者特征均有些，但不明显(图 4-19-194)。

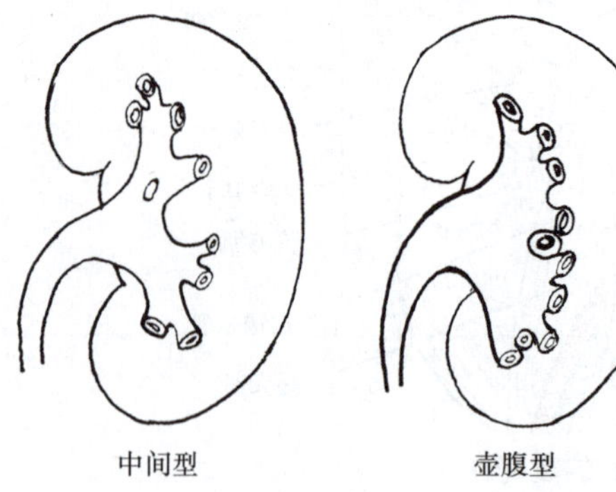

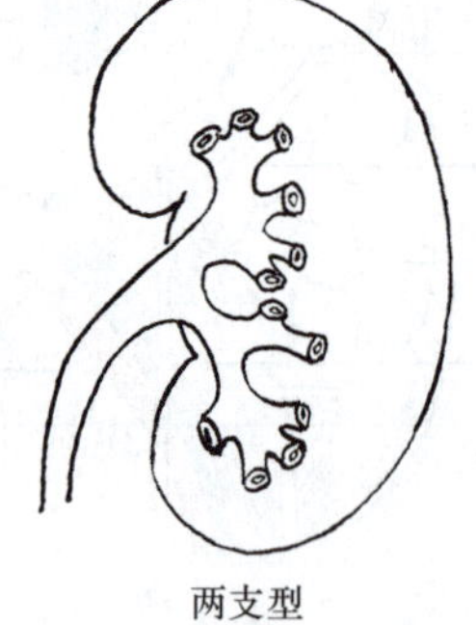

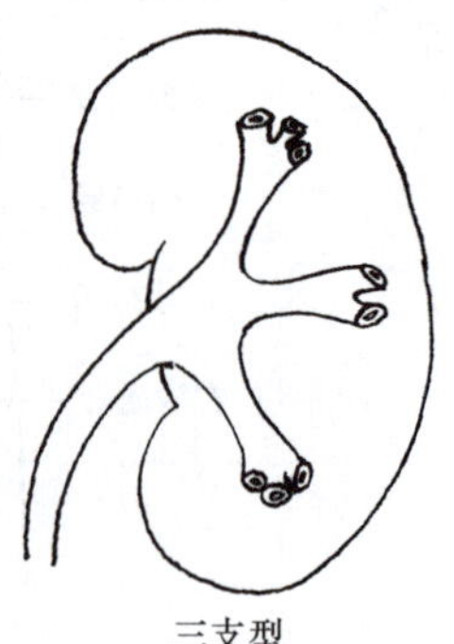

图 4-19-194　肾盂的类型

可见壶腹型或中间型肾盂部分或全部露于肾外，便于行肾盂切开术。两支或三支型者全部位于肾内，实际上不存在肾盂。如必须手术切开时，只有通过切开肾实质、肾窦内肾盏才能达到要求。

熟悉肾盂形态的特点，对肾盂造影或 B 超诊断肾疾病有所帮助。

(五) 肾的被膜

肾的被膜共有三层。由外向内为肾筋膜、脂肪囊及纤维膜(图 4-19-195，图 4-19-196)。

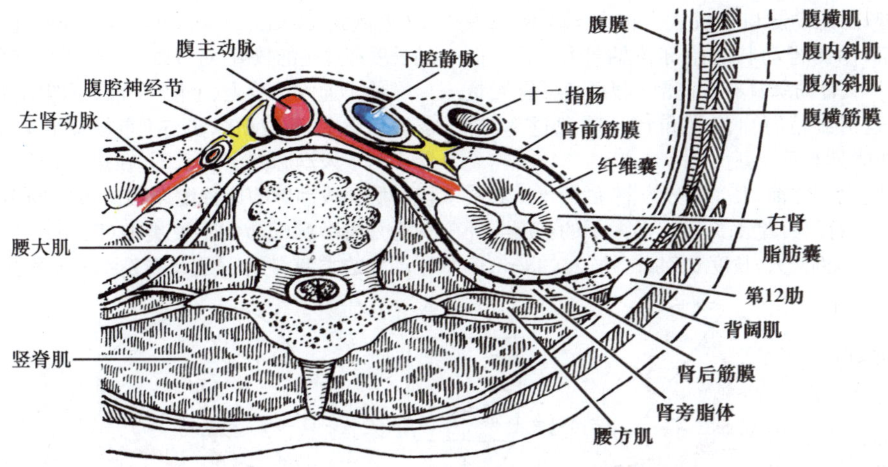

图 4-19-195 肾的被膜(横断面)

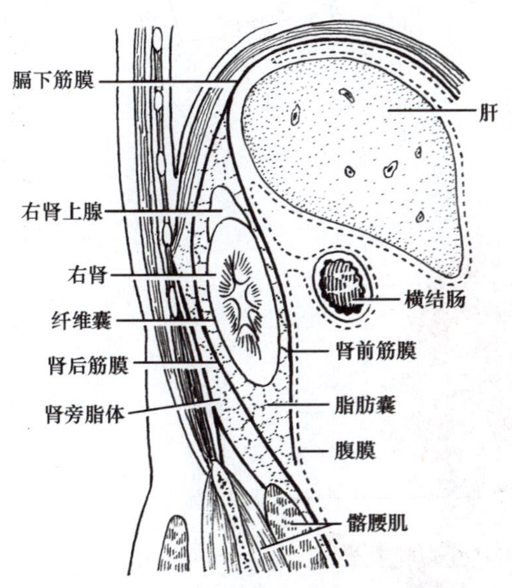

图 4-19-196 肾的被膜(矢状面)

肾筋膜fascia renalis 又称Gerota **筋膜**,质比较坚韧,分为前、后两层。前层为**肾前筋膜**fascia prerenalis,后层为**肾后筋膜**fascia retrorenalis,两层筋膜从前后方包绕肾和肾上腺。在肾的外侧缘,两层筋膜互相融合并与腹横筋膜相连接。在肾的内侧,肾前筋膜越过肾的前面,在腹主动脉和下腔静脉的前方与对侧的肾前筋膜相续。肾后筋膜越过肾的后面,与腰方肌和腰大肌筋膜汇合后再向内附于椎体筋膜。在肾的上方,于肾上腺的上方两层筋膜相融合,并与膈下筋膜相连接。在肾的下方,肾前筋膜向下消失于腹膜下组织中,肾后筋膜向下至髂嵴与髂筋膜愈着。由于肾筋膜的下端完全开放,当腹壁肌减弱、周围脂肪减少或有内脏下垂时,肾移动性可增大,向下形成肾下垂或称游走肾。如发生肾积脓或有肾周围炎时,脓液可沿肾筋膜直接向下蔓延。在肾筋膜包绕肾和肾上腺时,由肾筋膜发出许多结缔组织小束,穿过脂肪囊连至肾纤维膜,对肾有一定的固定作用。

脂肪囊capsula adiposa 亦称为**肾床**,为一脂肪层,成人的厚度可达 2cm。肾的边缘部位脂肪组织更为发达。这对经腰部腹膜外肾手术,推开腹膜、游离肾,在操作上均较有利。同时,这些周围脂肪组织对肾又起到弹性垫样的保护作用,并经肾门伸入肾窦,充填于肾窦内各结构之间的间隙。因此,肾窦内的手术,例如肾窦内肾盂切开术、肾血管的分离,亦提供了一定的方便。急性肾周围炎即指该脂肪层化脓性感染。在肾囊封闭时,即将药液注入此层内。由于该层脂肪组织发达,故易透过 X 线。在 X 线片上,有时可见到肾的轮廓,这对肾疾病的诊断有一定意义,对肾脏 CT 及 B 超的诊断亦提示重要的解剖学基础。

纤维膜tunica fibrosa 为肾固有膜,质薄而坚韧。由致密的结缔组织及少量弹力纤维所构成,紧附于肾的表面,有保护肾的作用。但当肾充血时,它可限制其肿胀,有压迫肾实质的可能。在正常的情况下,纤维膜可从肾表面剥离下来,故利用这一特点,可将肾固定于第 12 肋上或固定于腰大肌,以治疗肾下垂。同样,可利用这一特点,在肾部分切除或肾外伤时应缝合纤维膜,以防肾实质撕裂。如肾周围有广泛粘连,不能按通常的程序行肾切除术时,术中亦可利用这一特点,采用纤维膜下肾切除,以防损伤周围的重要结构。

(六)肾的血管

1. 肾动脉 两肾动脉多呈直角直接起自腹主动脉,分别进入左、右肾。不但是肾的滋养血管,而且是肾的功能血管，因此动脉口径较大。根据 324 例成人肾动脉的观察，两侧肾动脉起始部位的外径，平均值均为 0.77cm。故肾动脉具有较高的压力，又可有大量血液流经肾，这对维持肾血流量和肾小球滤过率，进而保护肾的功能具有重要意义。

肾动脉到达肾门之前，大多数分为前、后两干。其具体分出的部位，以肾门内者最多。前、后两干的长度与外径平均值：前干(38 例成人)长度 0.74cm，外径 0.48cm；后干(58 例成人)长度 1.4cm，外径 0.41cm。了解前、后 2 干的长度和外径的数值，对肾血管重建手术有实用的意义。

前干通常又分上、上前、下前、下四支段动脉。这四支段动脉中，上段动脉多与上前段动脉共干，下前段动脉多与下段动脉共干。后干，在进入肾门后，延续为后段动脉。段动脉的这种配布形式占肾的多数，因此，可认为是段动脉配布的主要类型(图 4-19-197)。熟悉肾段动脉的类型，对审读肾动脉造影片有实用意义。

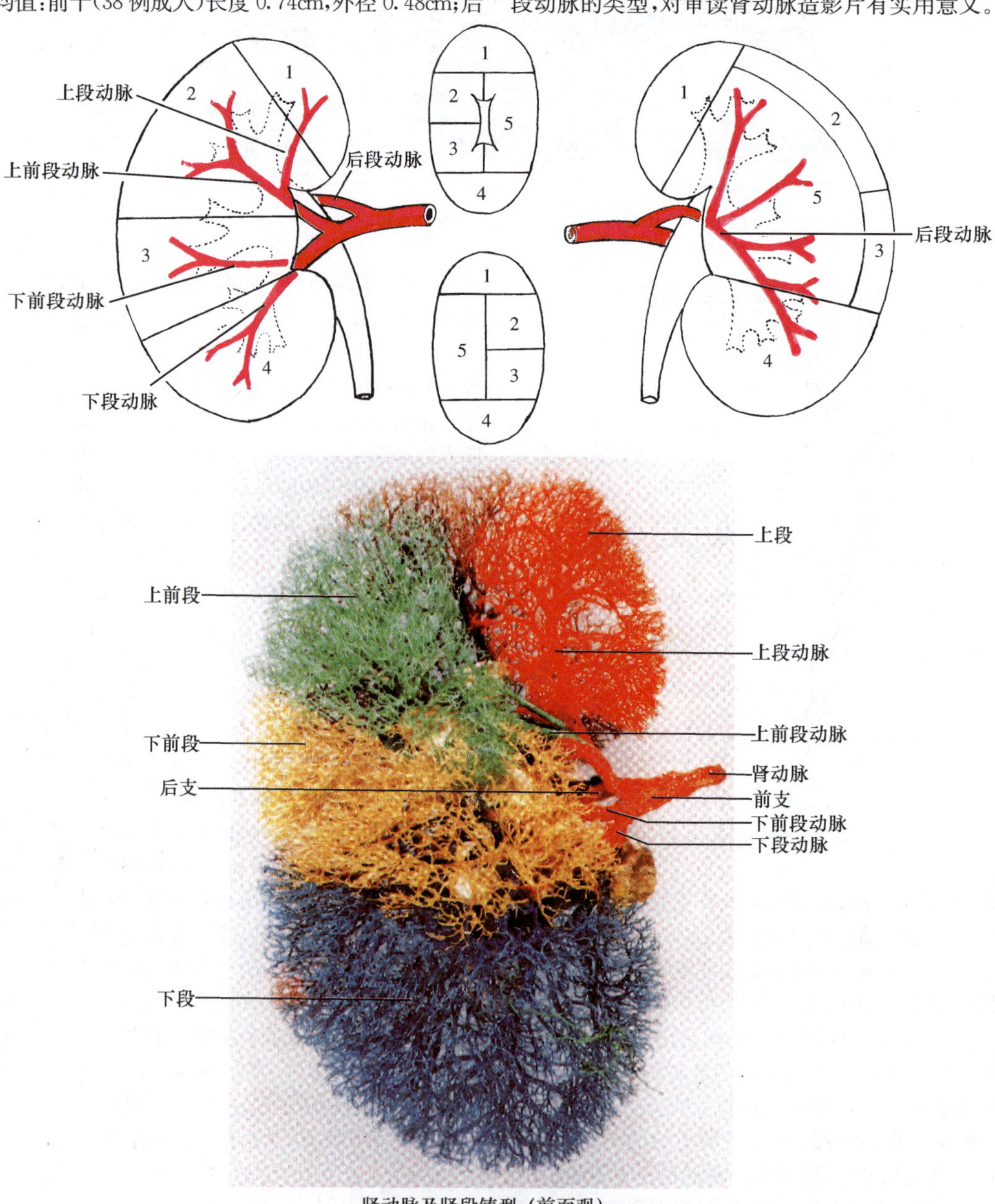

肾动脉及肾段铸型（前面观）

图 4-19-197　肾段动脉与肾段

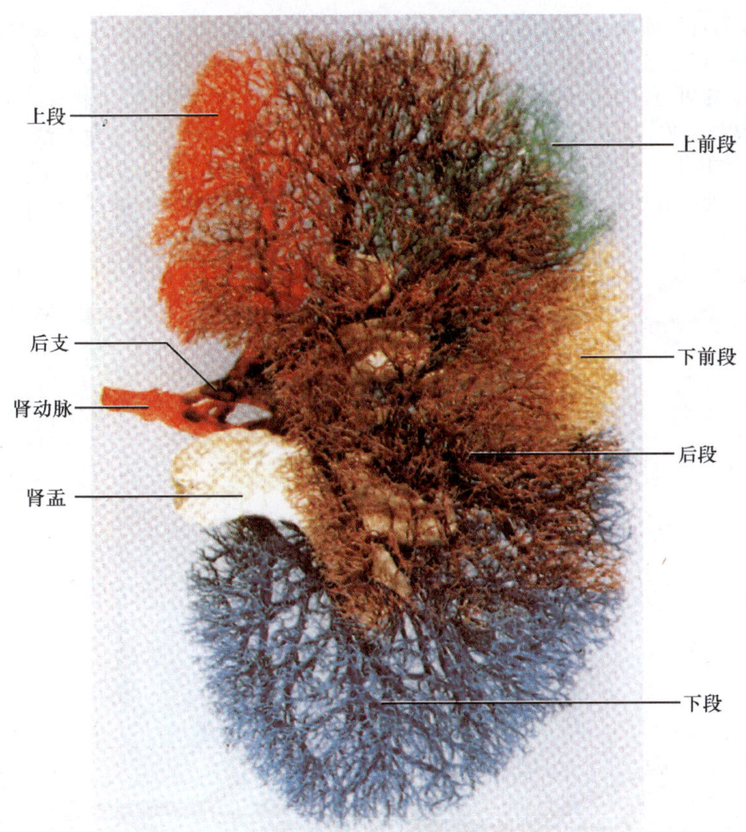

肾动脉及肾段铸型（后面观）

图 4-19-197　肾段动脉与肾段(续)

1. 上段；2. 上前段；3. 下前段；4. 下段；5. 后段

肾段动脉在肾实质内具有一定的分布区域。上段动脉分布于肾上端前后部的肾组织；上前段动脉分布于肾前面中上部的肾组织；下前段动脉分布于肾前面中下部的肾组织；下段动脉，分布于肾下端前后部的肾组织；后段动脉分布范围较大，向肾后面中间的大部供血。可见 5 支肾段动脉，在肾内的分布较为恒定，以这 5 支段动脉的供应区为基础，将肾分为 5 个独立单位，每个单位称为 1 个肾段。由于分为 5 个肾段 segmentha renalia，从而为肾局限性病变施行肾段切除术提供了有利条件。各肾段动脉之间没有吻合即各支有独立的供应区域，因此，在各段的交界处，形成了相对的缺血带。

肾段动脉多在肾门之外分出，故各段动脉一般可在肾外见到，特别是上前、下及后段动脉的肾外可见率，几乎达到 100%。上段动脉与下前段动脉约有半数以上可在肾外见到，其余可在肾窦内出现。多数肾段动脉可在肾外看到。这对切除某一部分的肾组织之前，结扎供应该部分的肾段动脉，或在肾窦内进行肾段动脉的显露、重建等均提供了有利条件。

肾段动脉不仅多数可在肾外见到，其进入肾门的部位亦有一定规律。上段动脉多经肾门的前上切迹、后上切迹或直接穿入肾上极。下段动脉多经肾门的前下切迹、后下切迹或直接穿入肾下极。上前段动脉在前唇后方的上部与肾盂前方入肾。下前段动脉在前唇后方的下部与肾盂前方入肾。后段动脉多在后唇的前方、肾盂的后方或后上缘入肾。由于 5 支肾段动脉进入肾门的部位多具有恒定性，假若在认定某一段动脉发生困难时，可按它们进入肾门的位置，寻找某一支段动脉，大多数可以找到。

肾段动脉与肾盂、肾盏的位置关系，在正常情况下具有一定规律，即前干及其所分出的段动脉，主要位于肾盂和肾盏的前方；而后干及其延续的后段动脉，主要位于肾盂和肾盏的后方。因此，如仅限于肾前半部或后半部的病变，特别是良性的病变，在保留肾盂和肾盏的情况下，分别在肾盂和肾盏的前、后方，切除前或后半的肾组织，则可避免全肾切除。

肾段动脉的起点，以上前段动脉与后段动脉最为恒定。下前段动脉的起点主要起自下段动脉(或称为共干)。但尚有少数起自上前段动脉或起自以上两者的分叉部者(图 4-19-198)。上段动脉与下段动脉的起点变异最大。上段动脉可直接起自肾动脉干、腹主动脉、前两者所形成的上交角、甚至起自肾上腺下动脉或称与肾上腺下动脉共干。下段动脉亦可直接起自肾动脉干、腹主动脉、前两者所形成的下交角,还有少数则由腹主动脉分叉部下方髂总动脉发出(图 4-19-199)。这些起点变异的上段动脉、下段动脉均不经肾门入肾,直接经肾的上、下极穿入肾实质。因此,常被误认是副肾动脉、迷走动脉、异常动脉,其实它们是供应某一肾段的正常段动脉。因此,在手术中不可损伤或误扎,以免造成某一肾段缺血而坏死。

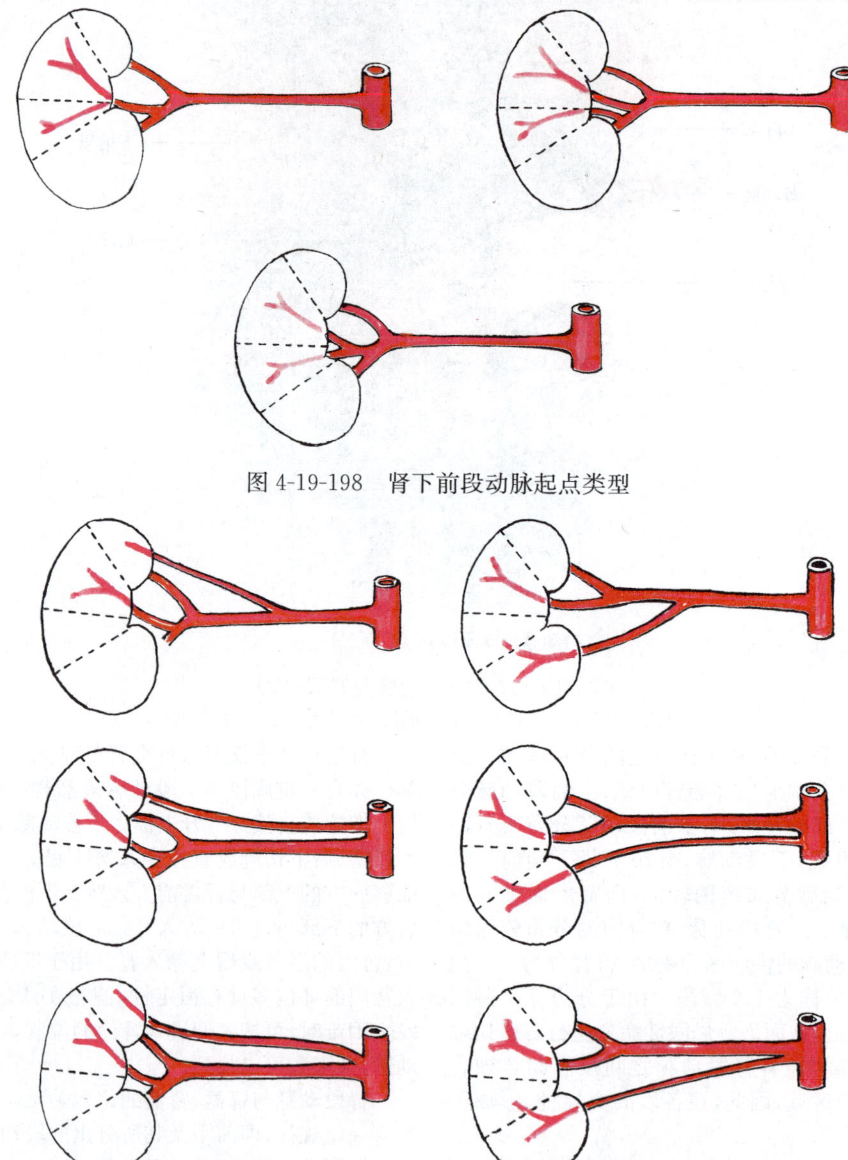

图 4-19-198 肾下前段动脉起点类型

图 4-19-199 肾上、下段动脉起点类型

肾段动脉的长度与外径平均值为:上段动脉(40 例成人),长度 1.1cm,外径 0.24cm;上前段动脉(55 例成人),长度 1.14cm,外径 0.28cm;下前段动脉(69 例成人),长度 1.2cm,外径 0.31cm;下段动脉(99 例成人),长度 1.43cm,外径 0.34cm;后段动脉(92 例成人),长度 1.6cm,外径 0.38cm。以上数据可供临床应用参考。

关于脾肾动脉吻合术

脾动脉多在左肾上极的前方越过，并与左肾动脉相距较近，这为左肾动脉狭窄性病变行脾肾动脉吻合术提供了方便条件。Luke 提出将脾动脉在下腔静脉的腹侧、胰头的背侧穿过，与右肾动脉吻合，为右肾动脉狭窄性病变行肾血管重建。但这种吻合途径，不仅操作复杂，同时，脾动脉起点部位易弯曲成角，从而影响血运。因此，脾肾动脉吻合术最好用于左肾动脉狭窄。

在脾肾动脉吻合术中，如两动脉的管径大小相近，可行端端吻合术。若两动脉的管径相差显著，可将脾动脉的断端斜切，与肾动脉做端侧吻合(图 4-19-200)。Brewster、Decamp 等均认为采用这种吻合方式，术后吻合口不易发生狭窄。

如左肾动脉有广泛狭窄性病变无法直接与脾动脉进行吻合，可将左肾动脉的前后两干先做侧侧吻合。形成一个共同开口，然后与脾动脉行端端吻合。若病变仅限于某段动脉，如前所述，在段与段动脉之间缺乏血管吻合，则该段动脉供应的肾组织，在缺血缺氧条件下可导致高血压，为此，亦可利用脾动脉与该段动脉行端端吻合(图 4-19-201)。

但在游离脾动脉时，特别在中 1/3 和外 1/3 段常有胃后动脉或脾动脉上极支，术中应注意结扎，以防术中出血或术后形成血肿。

脾动脉的胰腺支，多呈垂直方向进入胰腺，并因这些胰腺支短小，将脾动脉与胰腺紧密连接一起。在游离脾动脉时，注意切勿撕裂胰腺实质。脾肾动脉吻合术后，遗留的脾将由胃短动脉和胃网膜左动脉供血。因此，术中要注意保护胃短动脉、胃网膜左动脉，以保证脾的血液供应。

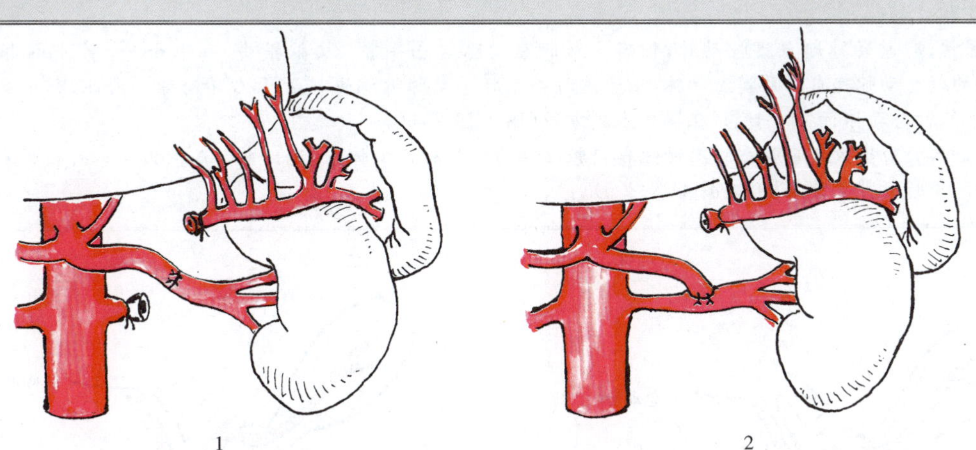

图 4-19-200　脾肾动脉吻合术中血管吻合方式

1. 脾动脉与左肾动脉端端吻合；2. 脾动脉与左肾动脉端侧吻合

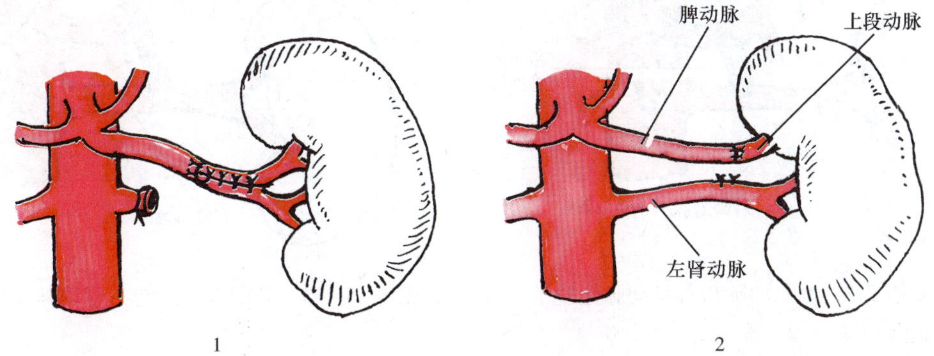

图 4-19-201　左肾动脉狭窄时血管吻合方式

1. 左肾动脉前、后干行侧侧吻合，吻合后共同开口与脾动脉端端吻合；2. 脾动脉与肾段动脉端端吻合

关于肝肾动脉架桥术

目前，对原因不明的大动脉炎，合并两侧肾动脉狭窄性病变，如用其他方法不能解决时，多主张以肝肾动脉架桥术解决右侧肾动脉狭窄，或用脾肾动脉吻合术解决左侧肾动脉狭窄。

肝总动脉与右肾动脉两者中点间的距离，平均为4.96cm，可见两者相距较近，这对利用自体大隐静脉施行肝肾动脉架桥术给予了方便。肝总动脉的长度，平均为2.0cm，右肾动脉为3.2cm。肝总动脉的外径，平均为0.52cm，右肾动脉为0.54cm，说明两者均有足够的长度与口径，这对肝肾动脉架桥术也是一个重要条件。由于肝总动脉位于网膜囊壁层腹膜的后方，沿胰头上缘向右前方至十二指肠球部上缘，鉴于肝总动脉这一段的位置及行程，如将十二指肠第二部外侧的后腹膜切开，再将十二指肠及胰头轻轻向左翻转，使移植的大隐静脉在胰十二指肠后方通过，进行肝肾动脉架桥术，两者距离更为接近，是一个理想的途径(图4-19-202)。

肝固有动脉的长度与外径，虽较肝总动脉稍小，但位置较肝总动脉表浅，则易于显露，即在肝十二指肠韧带右缘，此处相当胆总管部位，并以此为标志，在胆总管的左侧，即为肝固有动脉，再切开韧带的前层即可显示该动脉。肝固有动脉与右肾动脉的距离，平均为5.65cm，较肝总动脉与右肾动脉的间距长1cm左右，故从两动脉的长度、管径、距离以及局部位置关系，施行肝肾动脉架桥术也是一个有效的途径(图4-19-203)。但要注意的是，有少数胆囊动脉直接起自肝固有动脉，这些起点异常的胆囊动脉，均经胆总管和胆囊管前方上升至胆囊。因此，在行肝肾动脉架桥术中，剖开肝十二指肠韧带前层时，应注意勿损伤胆囊动脉。

通常，肝总动脉起自腹腔动脉，但有少数肝总动脉起点异常。文献报告，有1.66%，Michels报告有2.5%的肝总动脉起自肠系膜上动脉，由于这种关系肝总动脉近端更接近于右肾动脉。因此，利用这种起源异常的肝总动脉行架桥手术，在操作上更方便(图4-19-204)。

此外，还有少数起自肠系膜上动脉或腹腔动脉的代替肝右动脉，或起自胃十二指肠动脉的副肝右动脉等，均可施行肝肾动脉架桥术(图4-19-205)。

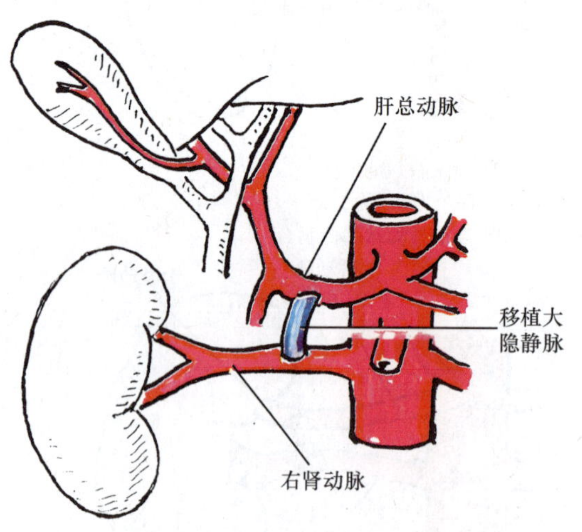

图4-19-202 肝总动脉与右肾动脉架桥术

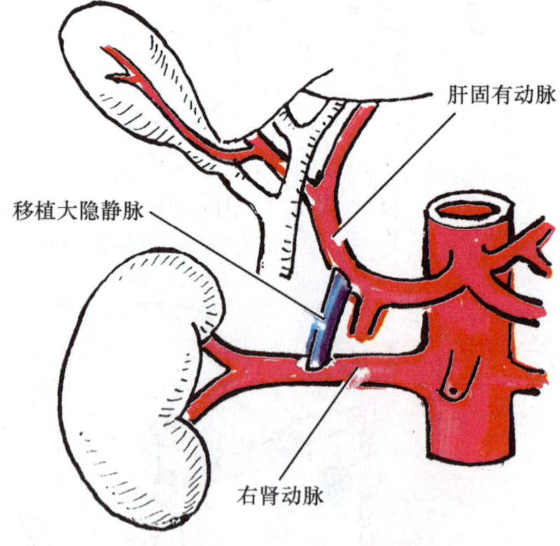

图4-19-203 肝固有动脉与右肾动脉架桥术

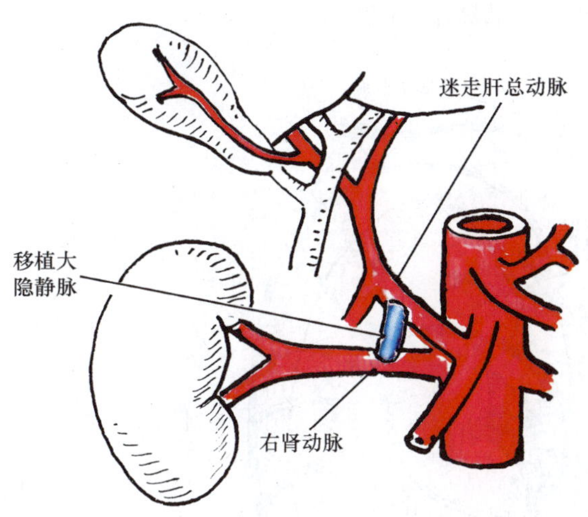

图 4-19-204　迷走肝总动脉与右肾动脉架桥术

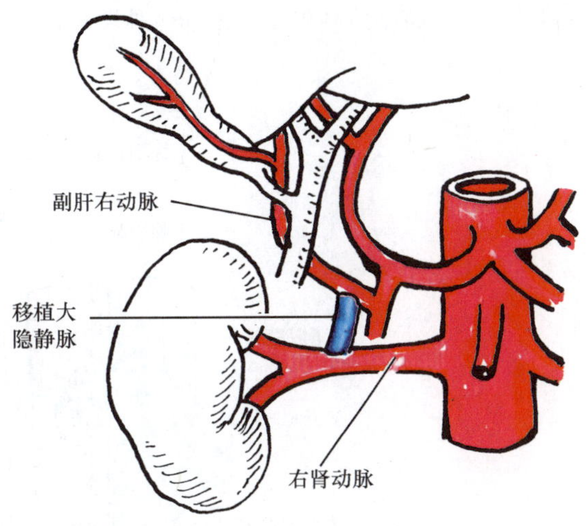

图 4-19-205　副肝右动脉与右肾动脉架桥术

2. 肾静脉　肾的静脉与动脉伴行，出肾门后汇合为肾静脉，并位于肾动脉的前下方，最后汇入下腔静脉。

肾静脉的支数，两肾不同。据对 86 例左肾的观察，左肾静脉均为一支。但在 85 例右肾中，两支型 11 例(12.9%±3.6%)，三支型 1 例(1.2%±1.2%)，其余均为一支型。可见多支型肾静脉常出现于右侧肾。肾静脉的长度，两侧相差显著。成人平均值：左侧为 4.73cm(2.4～7.5cm)，右侧为 2.0cm(0.7～4.4cm)。可见左侧大于右侧，两者比值为 2.16∶1。肾静脉的外径，两侧亦有不同。成人的平均值：左侧为 1.4cm (0.5～2.1cm)，右侧为 1.1cm (0.1～1.8cm)。可见左侧大于右侧，两者比值为 1.27∶1。两支型肾静脉外径的比较中，上位或前位的肾静脉较大(平均 0.82cm)，下位或后位的肾静脉较小(平均 0.50cm)，可见上位或前位的外径较大。综上所述，说明右肾静脉较短，同时可见两支甚至出现三支。因此，在右肾切除术中，处理右侧肾蒂时，应注意下腔静脉以防损伤。如有多支肾静脉，且各静脉间距离较大时，在结扎操作中，切勿遗漏或撕裂肾静脉，以免术中出血。

肾静脉的属支，两侧明显不同。左肾静脉除接受左肾上腺静脉、左精索内静脉、腰静脉外，其属支与周围的静脉尚有吻合(图 4-19-206)。当门静脉高压时，常利用此点行大网膜包肾术，以建立门腔静脉之间的侧支循环，从而降低门静脉压力。由于左精索内静脉全部汇入左肾静脉，其汇入的形式多呈直角，因此，该静脉的血流可能受到一定的阻力，这可成为精索内静脉曲张的诱因之一。左肾静脉约有半数以上均有一支腰静脉与其后壁相通连，多为第 2 腰静脉，少数为第 1 或第 3 腰静脉。腰静脉与腰升静脉连接，经过它与椎静脉丛相交通，因此，左肾的某些疾患、睾丸及卵巢的病变，可借此途径转移到脑及脑膜。右肾静脉属支很少，仅有少数右精索内静脉、腰静脉汇入。

肾内静脉与肾内动脉不同，肾内静脉存在广泛的吻合，故结扎一个肾静脉的属支，不致影响肾静脉的回流。但若结扎管径较大的肾内静脉，可能使肾内静脉压增高，肾实质肿胀，甚至出现血尿和蛋白尿。

(七) 肾的淋巴

在肾纤维膜下和肾实质内存有毛细淋巴管和淋巴管。在肾皮质，毛细淋巴管呈襻状环绕肾小体和曲细尿管，但不进入肾小体内。在肾髓质，毛细淋巴管环绕髓襻和集合管的周围，汇成的淋巴管与来自皮质的淋巴管相吻合，沿血管走向肾门，并与来自肾纤维膜下的淋巴管汇合。肾纤维膜下与肾脂肪囊内的毛细淋巴管网及淋巴管丛可相交通，所以，进行肾癌根治术时，应清除周围的脂肪囊，以免残留癌细胞。

右肾前部的集合淋巴管沿右肾静脉横行或斜向内下方，注入腔静脉前淋巴结、主动脉腔静脉间淋巴结及主动脉前淋巴结。这些淋巴结位于左肾静脉至腹主动脉分歧处之间。右肾后部的集合淋巴管沿右肾动脉注入腔静脉后淋巴结。左肾前部的集合淋巴管沿左肾静脉注入主动脉前淋巴结及主动脉外侧淋巴结。左肾后部的集合淋巴管沿左肾动脉注入该动脉起始处的主动脉外侧淋巴结。

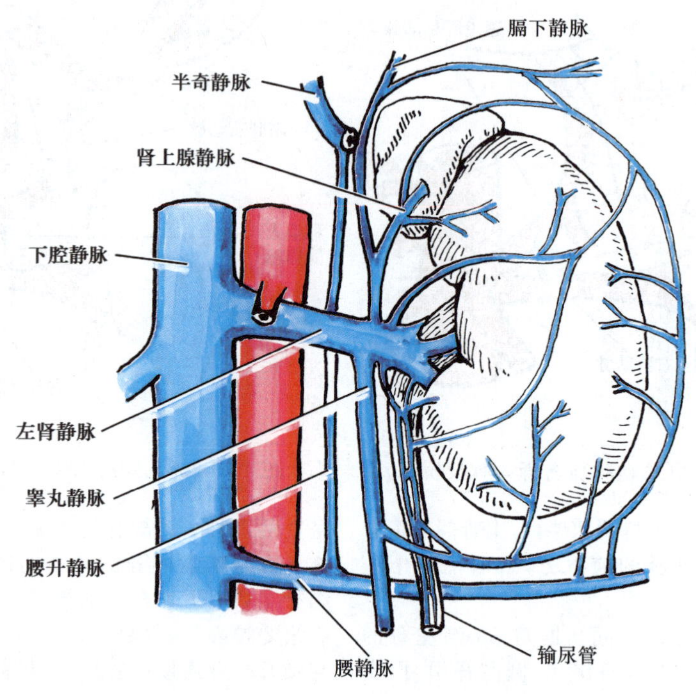

图 4-19-206 左肾静脉的属支及与周围静脉的吻合

（八）肾的神经

肾接受交感神经和副交感神经双重支配，同时有内脏感觉神经。

肾的交感神经和副交感神经，皆来源于肾神经丛。肾丛位于肾动脉上方及周围，由来自腹腔丛、腹主动脉丛、内脏小神经及腰交感干的分支组成，也有迷走神经的分支加入其中。丛内有神经细胞集聚而成的小神经节，最大的一个常位于肾动脉起始处的后侧，为交感节前纤维交换神经元处。自肾丛发出的纤维包绕肾动脉，并随其分支进入肾内，再伴随叶间动脉走行，沿输入小动脉伸展到肾小球旁器。有的纤维沿输入小动脉，经肾球囊至输出小动脉。一般认为，分布于肾内的神经主要是交感神经，而副交感纤维可能只终止于肾盂的平滑肌。交感神经的作用可使肾血管收缩，肾体积缩小，尿生成减少甚或停止。倘把内脏神经切断，则肾血管舒张，尿量增加，但这种多尿是暂时性的。当肾移植时，肾的神经均被切断，而移植肾的功能仍可维持正常。可见肾的功能基本上可不依赖神经的作用。

肾的感觉神经来自脊神经与迷走神经的分支。来自迷走神经的感觉纤维，与副交感纤维伴行，经腹腔丛和主动脉肾丛分布到肾。这种纤维传导肾的痛觉以外的内脏感觉到达延髓的孤束核，以实现非痛觉的内脏反射。来自脊神经的感觉纤维，发自胸 11～腰 2 节段的后根节，与交感神经伴行，也经腹腔丛、主动脉肾丛分布到肾。最近的动物实验和形态学的研究表明，来自脊神经的感觉纤维的节段范围远较教科书上记载的广泛，上自胸 7 下达腰 5 的后根节，皆发出纤维分布于肾，但以胸 13～腰 2 三个节段的后根节发出的为最多，即称为高峰节段。高峰节段所分布的体表区域，与肾的疾患所产生的牵涉痛区是一致的。此外，左、右两肾的神经支配是有侧性的，即左肾的感觉神经主要来自左侧的后根节，右肾则主要来自右侧的后根节。因分布于肾的感觉神经纤维皆经过肾丛，所以切除或封闭肾丛可消除起源于肾的疼痛。

关于肾部分切除术

根据肾有5个肾段的特点，而某些良性病变又较局限，故可行肾段或联合段的肾部分切除术。

过去肾部分切除仅限于肾的两极端。目前，由于肾解剖学的深入研究，技术上不断的改进，虽属肾中部的病变也可以做切除。切除的范围也在逐渐扩大，即或切除一侧肾组织的2/3，余下的肾组织仍有功能。因此，对肾的局限性病变，常首先考虑肾部分切除，尽量避免全肾切除。

通过对肾解剖的了解，前、后两干的5支段动脉，除部分的上段、下前段动脉外，上前、下后三支段动脉，全部可在肾外见到。由于这一解剖特点，在行肾段或联合段切除前，预先结扎供应该段的段动脉是很有可能的，并可控制肾实质的出血，在无出血或出血较少的情况下进行手术。在术中认定某一支段动脉有困难时，可根据各段动脉进入肾门的位置进行寻找，多可成功。如部分的上段、下前段动脉于肾门部未能见到，此时，可将前唇提起显露肾窦（摘除脂肪组织），于肾窦内即可寻得。

如遇有段动脉变异情况，由于段动脉之间没有吻合，借助这种解剖关系，可行暂时性阻断，待某一肾段的颜色发生变化，即可得知它是哪一段的段动脉，然后再行结扎。

由于前、后两干的5支段动脉，分别位于肾盂的前后方，或因各段动脉供应区的不同，则肾段切除的方法亦异。上、下二支段动脉的供应区，均为肾的前、后两面肾组织，故切除上段或下段时，可接近横向做横行肾段切除。

上前、下前及后三支段动脉的供应区分别为肾的前或后面肾组织，因而，预计切除上前、下前及后三段中的某一个肾段时，可在肾盂前、后方接近纵向做矢状肾段切除。Poutasse等曾在患上前、下前二支段动脉闭塞性病变，按上述方法做了上前、下前两段切除，效果满意。

如病变限于上段、上前段与后段的上部，或病变限于下前段、下段与后段的下部，所涉及的范围已接近半个肾，因此，可按横向做横行半肾切除。若病变限于肾的前半部或限于肾的后半部，可在保留肾盂和肾盏的情况下，同样按纵向做矢状半肾切除。Thempsom等曾提出上述手术方法而避免了全肾切除，故肾的病变如情况允许，应首选部分切除。

无论横行肾段切除、半肾切除，或做矢状肾段切除、半肾切除，术中虽然结扎了段动脉，肾的断面可能仍有出血，因此，必须细致止血，以免渗血或原发性出血。同时，注意无菌技术，以防感染造成继发性出血。手术必要时可阻断肾蒂，但时间不可过长，每15分钟解除一次，此时，可用盐水纱布压迫止血。对肾盂或肾盏须认真缝合，保持尿路畅通，彻底切除病变，以防尿瘘发生。

关于肾移植术

肾移植术的首要问题是必须保证供肾的质量，才能使移植成功。为此，在切取供肾时，无论取于活体肾 vital kidney，还是取于尸体肾 cadaver kidney，从解剖学观点考虑，如两侧肾在条件较相等的情况下，均应优先选择切除和利用左侧肾，其次考虑右侧肾。因左侧肾静脉具有足够的长度，最大值达7.5cm，约为右侧的2.5倍，这对肾静脉的吻合提供了有利条件。并且，左侧肾静脉绝大多数为1支，而右侧多支肾静脉的出现率较高，因此，利用左侧肾可简化术中的操作。尤其切取左肾翻转过来移植到受者右侧髂凹而使肾静脉恰在动脉的后方，这样则有利于左肾静脉与髂外静脉进行吻合。由于肾动脉移在静脉的前方，也便于静脉与髂内动脉的吻合（图4-19-207）。如必须选用右肾，由于右侧肾静脉过短，特别在切取活体供肾时，经结扎与切断等操作，使静脉的长度进一步缩短，甚至可涉及肾静脉的属支，将给静脉吻合带来很大困难。在切取尸体供肾时，为解决右侧肾静脉过短问题，Corry提出，利用腔静脉延长右肾静脉的长度，但增加了手术的复杂性。右肾静脉常有2支出现，而且管径大小相近。Barry认为，术中结扎管径较大的1支肾静脉，术后可能发生肾内静脉压的增高。因此，遇到上述情况，2支肾静脉均须吻合，以免发生肾实质的肿胀，甚至出现血尿和蛋白尿。综上解剖可见，肾移植应首选左肾，在必要时可考虑利用右肾。

当确定切除哪一侧肾时，应充分作好供肾切除的准备工作。通常从第12肋下缘和竖脊肌外缘的交点开始，斜向前下至髂前上棘内上方约2.5cm做一切口。

在解剖肾的上下极时，应注意起自肾动脉与腹主动脉上下交角的上段动脉或下段动脉。如发现有这种异常动脉，为避免将其损伤可将肾动脉主干及其上段动脉或下段动脉随同腹主动脉的侧壁一并切除。利用此动脉侧壁与受体血管吻合，可使吻合口增大，减少血栓形成阻塞的机会。如发现有多支肾静脉，各静脉之间如距离较近，可随下腔静脉侧壁一并切除。若距离较远，则须分别切断(图 4-19-208)。在分离肾的前后面时，应注意保护肾组织不能受到任何损伤，要求操作快而精细。左肾静脉的上、下缘分别有肾上腺静脉、精索内静脉汇入，可靠近肾静脉一侧将其分别结扎切断。另有半数以上的左肾静脉，有一较大的静脉支与腰升静脉相吻合，应在近肾静脉处将其结扎切断。右肾静脉很短，靠近下腔静脉，如不做右肾静脉单独切断，可随同一小部腔静脉壁切除。在游离输尿管时，要保护它的血运，尤其输尿管腹段的血管少于盆段，尽量避免从腹膜上将输尿管剥出，附近的脂肪组织亦要适当保留。在少数情况下，可见双输尿管，这种畸形，可以是全长的，也可是部分的(图 4-19-209)，均应保留足够的长度，以备输尿管重建完成尿路的连续性。如全长的双输尿管可分别切断，如为部分的可于连接处最下方切断。尸体肾切除比较容易，但不能根据术前的检查，如动脉造影、泌尿系造影所显示的结果而定。因此，多将两侧肾一并切除，并要求于30 分钟内完成，故切口的选择，应以迅速和充分的显露为原则。切口以上端起于胸骨剑突，下端止于耻骨联合的正中切口较为理想，能直接显示腹主动脉、下腔静脉及肾血管，可迅速剖检肾蒂局部结构。除腹正中切口外，还可做“十”字切口或脐上横行切口，这些切口的两侧，可达第 12 肋尖端，其切除的方法基本与活体相似。但要特别注意，有部分上段动脉或下段动脉起点位置高低不等，高者可与肠系膜上动脉起点接近，低者可在腹主动脉分叉部，故在肾切除操作中，应按上述范围进行解剖，才能保证不遗漏进、出肾的全部血管。

供肾切除后，从解剖学考虑，放置的部位以髂凹为理想。因髂凹的位置较其他处表浅，移植后的肾，由于位置表浅，对肾的触诊、体积变化的估计、活体组织检查、并发症的出现等均易于观察，亦便于处理。特别是肾有排斥现象出现时，必要时取出亦无特殊困难。其中以右髂凹较左髂凹更为理想。因左侧的髂血管，尤其是髂总静脉，位于动脉的后内侧，不利于在肾静脉与髂总静脉吻合，并要提起乙状结肠，切开其左侧腹膜。将乙状结肠的系膜从腹后壁游离，显示腹膜后的脏器，再分离髂总动脉，静脉前方的脂肪组织才能够显露。鉴于上述解剖情况，在右侧髂凹移植失败，而行第二次移植时才考虑左髂凹。如受者的髂内动脉不能用作吻合时。Starzl 曾推荐另一方法，即移植在下腰部。此法是将供肾的肾动脉与受体的髂总动脉或腹主动脉分叉部的上方做端侧吻合，而肾静脉与髂总静脉的上部或与下腔静脉起始部行端侧吻合。一般在右髂凹做斜切口，其下端接近耻骨嵴，如同时做受体的右肾切除，切口可向上延至肋下缘。在游离髂内动脉时，如髂内动脉主干具有足够的长度，只结扎该动脉主干。但有 2/3 以上的髂腰动脉直接起自髂内动脉主干，为了保持该动脉的长度和易于松动，需将髂腰动脉结扎切断。如髂内动脉过短或起点位置过低，可将肾动脉与髂总动脉做端侧吻合。如肾动脉的上段动脉或下段动脉起自腹主动脉，或起自肾动脉与腹主动脉的交角时，可依据这些段动脉与肾动脉主干距离的远近选择不同的途径进行各种吻合(图 4-19-210)。有少数肾动脉在肾静脉平面的下方起自腹主动脉，继而经肾静脉的后方绕过其上缘于静脉前方入肾。由于这种情况，肾动脉可压迫静脉，以致静脉回流受阻，肾动脉的血流量亦相对减少。Goldblast、Anson 等指出，肾动脉的供血量减少或肾静脉受阻，受累肾在缺血、缺氧的情况下，可产生高血压。因此，在遇到这种解剖异常时，应将肾动脉由静脉压迫中分开，只有解除这种交叉性压迫，才能保证移植肾足够的血流量。肾动脉的管径小于髂内动脉，故在吻合前将肾动脉斜行切断，以扩大吻合口。在静脉的解剖中，从髂外静脉起始处，至下腔静脉下端，将这段静脉游离。在操作中，要结扎表面的淋巴管，以防淋巴外溢或瘘的发生。如肾静脉过短时，特别是右肾静脉，为了使之充分吻合，可将肾略置于高位，而与髂总静脉或下腔静脉其中任何一支进行吻合。在重建尿路时，要保证吻合两侧有良好的血运，才能获得成功。Leadbetter 主张用抗逆流技术将输尿管一段，通过膀胱黏膜下隧道，再开口于膀胱。此法可用于各种病例，但操作上比较复杂，输尿管壁间段也可以狭窄。如受体的输尿管尚能利用，可行输尿管-输尿管吻合术。因输尿管的管径狭小，吻合口可能发生狭窄，除操作特别仔细外，应将其断端纵行切开，以扩大吻合口。这种方法比较简单，感染机会也少，但须是切除同侧肾的受体。

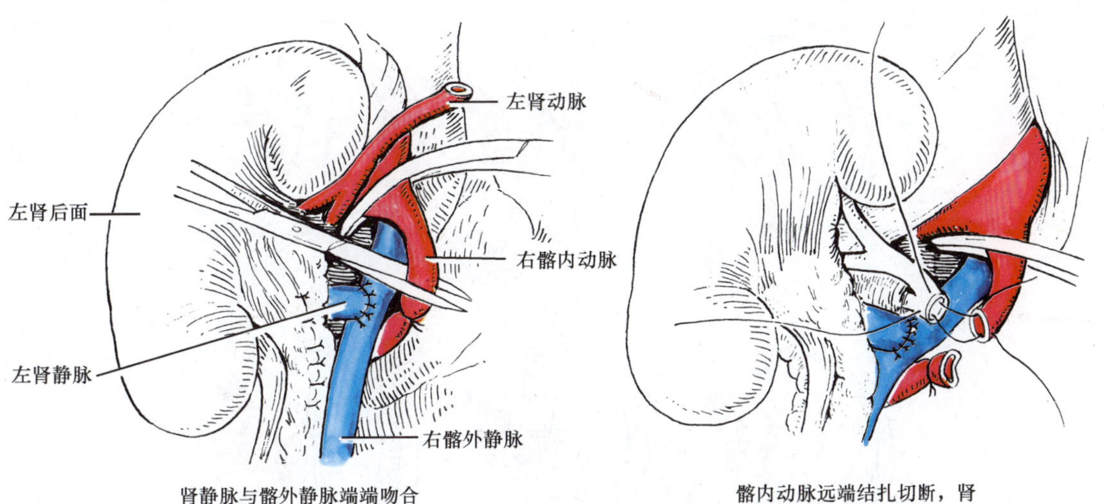

图 4-19-207　肾移植术的血管吻合(左肾移植到右髂窝)

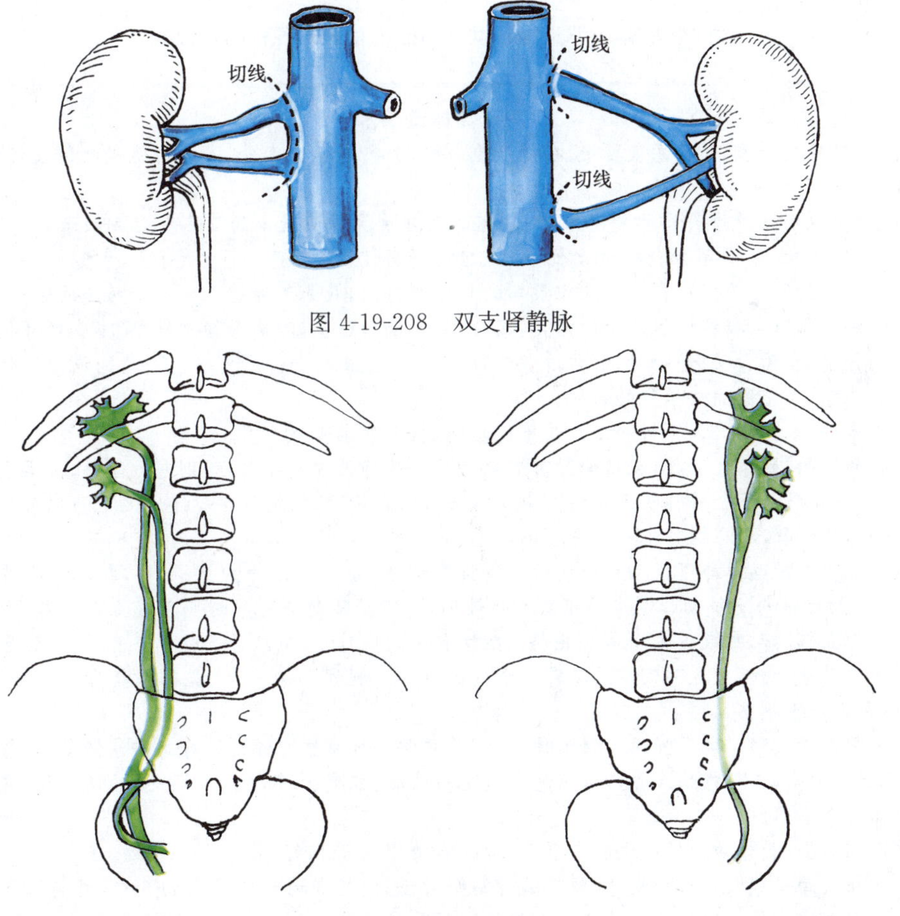

图 4-19-208　双支肾静脉

图 4-19-209　双输尿管

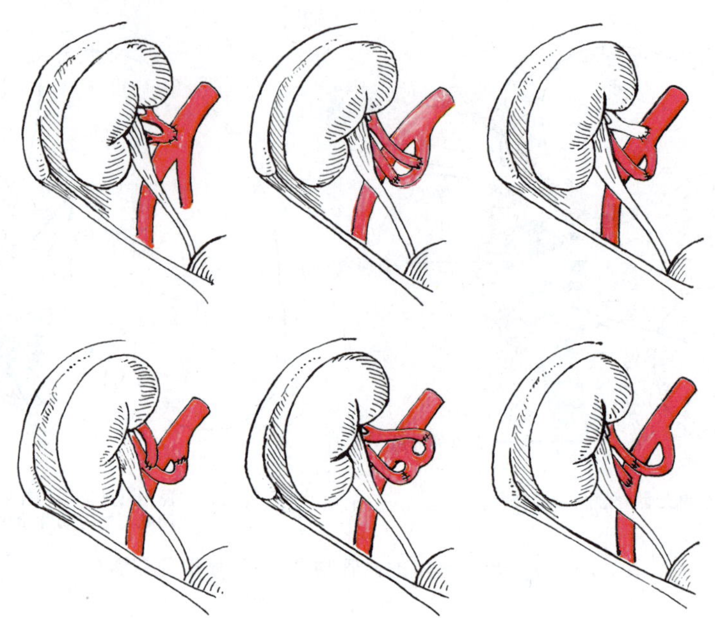

图 4-19-210 双支型肾动脉与髂内动脉的各种吻合方式

关于离体肾手术

目前，除对病变严重，肾已高度萎缩，功能严重丧失，施行肾切除术外，多运用现代外科技术，即采用离体肾手术。

离体肾手术又称体外肾手术，即将患肾切除并经低温灌注，在体外无血的条件下，运用微血管外科技术彻底切除病变，进行血管成形，或置换移植的动脉，最后行自体肾再植。这种再血管化的手术，主要有2个步骤。

第一是肾的切取。为保证在肾切除中最短的热缺血时间，肾血管重建手术后肾功能的迅速恢复，在肾离体前后必须采取有效措施以保存肾的活力，因此，要求切口适宜，游离肾操作轻柔，减少对肾的刺激与损害。在解剖肾蒂、分离肾动、静脉时，切勿过多牵拉，以免发生血栓与血管痉挛。游离输尿管应保留部分肾门处的脂肪组织，以免影响输尿管的血供。

在操作中确保进入肾上、下极的上段或下段动脉，特别在右侧的肾脏，这些上段或下段动脉均被覆盖于下腔静脉的深面，因位置隐蔽，在切除肾时需要松动下腔静脉才能显露，否则易被遗漏，甚至发生意外损伤。另外，右侧肾门与下腔静脉的间距仅有1cm，因此，切取肾时，特别是在粘连情况下易撕裂下腔静脉或钳夹下腔静脉的侧壁，故在操作中应充分予以注意。

尚有少数的上段动脉与下段动脉均同时起自腹主动脉，分别进入肾的上、下极，即在一个肾上可见到3支动脉。上段动脉与下段动脉两者的距离有时较远，上段动脉起点可接近肠系膜上动脉起点的水平，下段动脉起点可在髂总动脉或腹主动脉分叉部。在切取肾的操作中，应从肾动脉起点开始，沿腹主动脉向上接近肠系膜上动脉，向下直达两侧髂总动脉范围内进行细致观察与分离，才能保证所有进入肾上、下极的段动脉，以免遗漏或损伤。

第二是肾血管成形。将肾置于体外工作台上，并立即进行灌洗。肾的修剪工作包括肾动、静脉的周围组织，要求剥除干净，又不损伤血管。根据患肾病变的性质、程度、部位、肾动脉分支的情况等，肾血管成形术的方法亦有所不同。

血管侧侧吻合，若肾动脉的病变尚未累及前后干，由于两干相邻，管径大小相近，在行离体肾手术时，可在两血管相对面分别做一纵行切开，然后进行侧侧吻合，使其成为一个共同的开口，再与髂内动脉做端端吻合。髂内动脉与髂外动脉起点间的角度与髂内动脉的长度有一定关系。即角度越小动脉越长，角度越大动脉越短。根据起点间角度的大小，可判断髂内动脉的长短。如髂内动脉有足够的长度，则可采用肾动脉与髂内动脉吻合。若髂内动脉过短，为弥补这种情况，可应用髂内动脉前干或后干进行血管吻合。但后干的分支较多，并与盆壁较固定，在操作中不易显露。前干是髂内动脉的延续，较后干容易分离，管径又与自体肾动脉相似，因此，可多用前干。

血管端侧吻合，部分上段或下段动脉均直接起自腹主动脉。由于这种解剖关系，则在一个肾上将出现2支动脉。如行离体肾手术时，因段动脉的管径与肾动脉相差较大，为保持最大的吻合口径，可在肾动脉主干的侧壁，距离动脉开口1.5cm做一个直线的小切口，然后再将上段或下段动脉与肾动脉主干切开处，以间断缝合法行端侧吻合，最后，再将肾动脉主干与髂内动脉做端端吻合。采用端侧吻合时，上段或下段动脉均应做斜行切断以扩大断端的口径。同时，上段或下段动脉要保持一定的长度，过短可发生张力，过长可使血管扭曲。除上述方法外，亦可仿Libertino等方法，将2个管径大小不同的动脉支，分别与髂内动脉的前、后干吻合。若上段与下段动脉同时起自腹主动脉，则在一个肾上可见3支动脉。遇到这种情况，可将2支段动脉斜切，再将两段动脉与肾动脉主干行端侧吻合，最后，将肾动脉主干与髂内动脉端端吻合。如3支动脉距离较近，可采用Diethelm等的方法，即切除一段自体髂内动脉，再将3支肾动脉吻合在髂内动脉的侧壁上，继而将髂内动脉剪开，将这一段动脉修剪成椭圆形。最后与髂外动脉端侧吻合。若病变已涉及前、后干或段动脉，由于病变切除后，所保留的前、后干或段动脉可能过短，如出现这种情况，可切取一段远端有分支的髂内动脉，将肾动脉前、后干或段动脉与髂内动脉各分支分别进行端端吻合，最后，将髂内动脉与髂外动脉吻合(图4-19-211)。

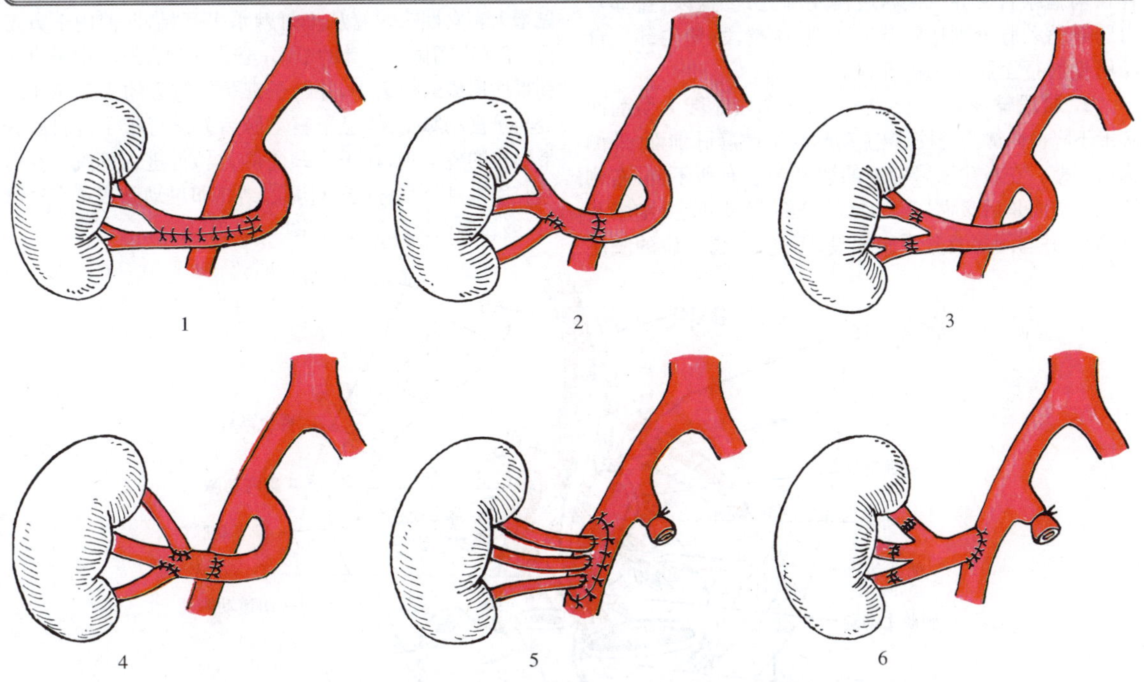

图4-19-211 离体肾手术中肾血管成形的方式

1. 肾动脉前、后干行侧侧吻合，吻合后共同开口与髂内动脉端端吻合；2. 下段动脉与肾动脉行端侧吻合，再将肾动脉与髂内动脉端端吻合；3. 两支动脉分别与髂内动脉的前、后干端端吻合；4. 上、下段动脉与肾动脉行端侧吻合，肾动脉与髂内动脉端端吻合；5. 当3支肾动脉距离较近时，由主动脉壁上切取椭圆形片，将其与髂外动脉行端侧吻合；6. 切取一段远端有分支的髂内动脉，远端与髂外动脉吻合，远端与肾动脉前后干或肾段动脉吻合

四、输 尿 管

输尿管ureter是位于腹膜后间隙的细长管状器官，正常位于脊柱两侧，左右各一，上端起自肾盂，下端终于膀胱。在排泄性或逆行性输尿管造影时，可清晰地见到全部形态和走行，根据X线检查下输尿管的骨骼投影，相当于第2腰椎横突平面，输尿管起始于肾盂部，距棘突约4cm。腰段输尿管下行于腰椎2～5横突的尖部。盆段输尿管约在骶髂关节内侧1cm处，此

时，两输尿管间距约有5cm。盆段输尿管的壁部在坐骨大切迹的前界，并向中间走向坐骨棘，盆部输尿管的脏部和壁间部位于两坐骨嵴水平和耻骨联合内界处。成人长约25～30cm(左较右约长1cm)，但与年龄及身长有一定关系。新生儿输尿管长度约为6.5cm，2岁幼儿为12cm，6岁儿童为14cm。计算输尿管与身长关系，下列公式可作为参考：

Cussen(1967)公式

输尿管长度＝0.175×身长(cm)－1cm

Gill(1974)公式

输尿管长度＝0.125×身长(cm)＋0.5cm

(一) 输尿管的分段与毗邻

临床上，常将输尿管分为3段：①腰段(腹部)，自肾盂与输尿管交界处到跨越髂动脉处；②盆段(盆部)，自跨越髂动脉处到达膀胱壁；③膀胱壁段(壁内部)，自膀胱壁斜行至膀胱黏膜开口。

1. 腰段输尿管 长约13～14cm，紧贴腰大肌前面斜形下降。内侧为脊柱、腹主动脉与下腔静脉前面，外侧为后腹壁。左右输尿管前面的解剖关系有所不同：右侧输尿管前面是后腹膜与十二指肠降部、胰头部、升结肠及其系膜，并与阑尾及其系膜相隔，因此，盲肠后位的阑尾炎，常引起右输尿管炎，尿中可出现红细胞及脓细胞。左侧输尿管前面是后腹膜与十二指肠空肠曲的左端、降结肠和乙状结肠及其系膜相隔。精索、结肠及回肠血管位于此段输尿管的前方。在抵达骨盆上口时，两侧输尿管与髂血管交叉。右侧输尿管跨越髂外血管，左侧输尿管跨越髂总血管，然后走向髂血管的前内方进入盆腔。

2. 盆段输尿管 起自骨盆上口与髂血管交叉处，向下直达膀胱壁，长约14～16cm。在坐骨棘以上部分贴近骨盆壁，可称盆部输尿管壁部；从坐骨棘开始转向盆腔脏器，可称为盆部输尿管的脏部。脏部输尿管的行径，男女之间有所不同，男性输尿管从坐骨棘水平开始向前内下方，走在直肠的前侧壁与膀胱后壁之间，贴近直肠侧韧带，在输精管的外后方与输精管交叉，并转向输精管的内下方和精囊顶部的上方，斜行穿入膀胱。输尿管进入膀胱的角度变化很大，自90°～135°不等。老年人由于膀胱三角区因前列腺增生而抬高，输尿管进入膀胱的角度更见增大。女性输尿管从坐骨棘水平开始，向前内下方走行，经子宫阔韧带后叶的根部，至子宫颈旁进入由子宫主韧带所形成的隧道中，并距子宫颈的侧方约1.5～2.0cm处与子宫动脉交叉，经子宫动脉后方潜行于子宫膀胱韧带形成的隧道中，在子宫颈前侧方斜行进入膀胱。在行盆腔手术，特别是行子宫切除，结扎卵巢动脉或子宫动脉时，最易误伤该段输尿管(图4-19-212)。

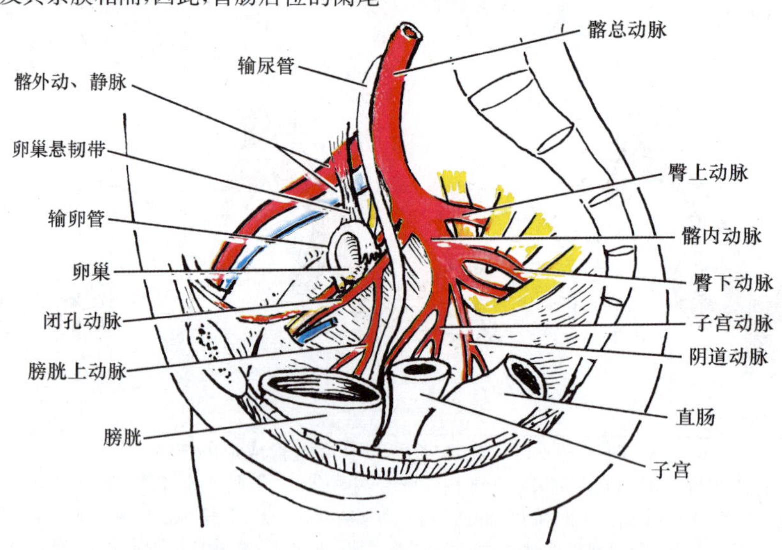

图4-19-212 女性输尿管盆部的走行与毗邻

3. 膀胱壁段输尿管 为斜行穿越膀胱壁的一段，长约1.5～2cm，该段输尿管的肌层与膀胱肌层共同组成**Waldeyer鞘**与**Waldeyer间隙**，具有防止膀胱尿液逆流的作用。两侧输尿管分别开口于膀胱三角区输尿管间嵴外侧端，左右2个开口彼此相距约2.5cm，相当于膀胱基底部的2点及10点钟部位。

(二) 输尿管的形态与走行

输尿管全程呈"S"形，有3个弯曲。第一个弯曲位于肾盂输尿管连接部，称**肾曲**；第二个弯曲位于骨盆上口部位，在此处转向内侧再转向下方，称为**界曲**；第三个弯曲为输尿管超过骶髂关节转向外侧抵坐骨棘，再由坐骨棘向内侧形成弯曲，称**盆曲**（图 4-19-213，图 4-19-214）。

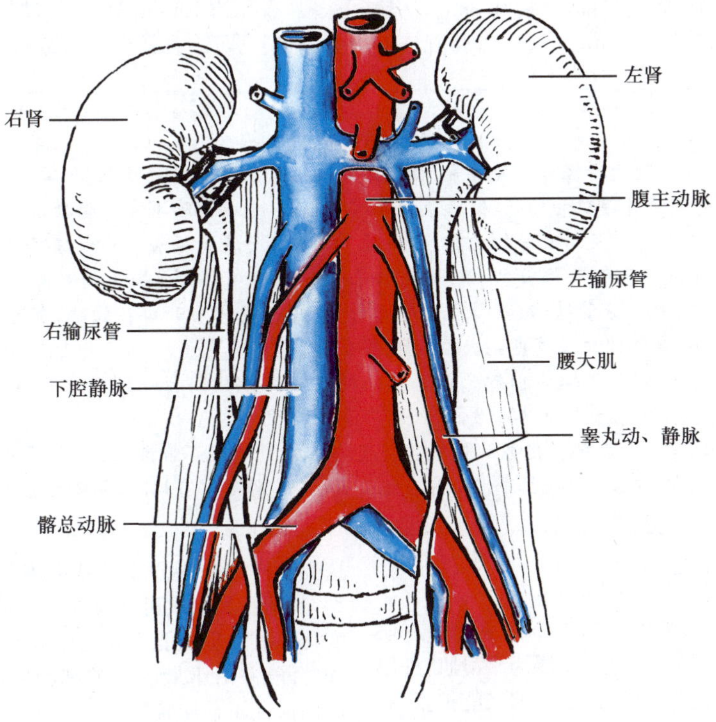

图 4-19-213　男性输尿管腹部的走行

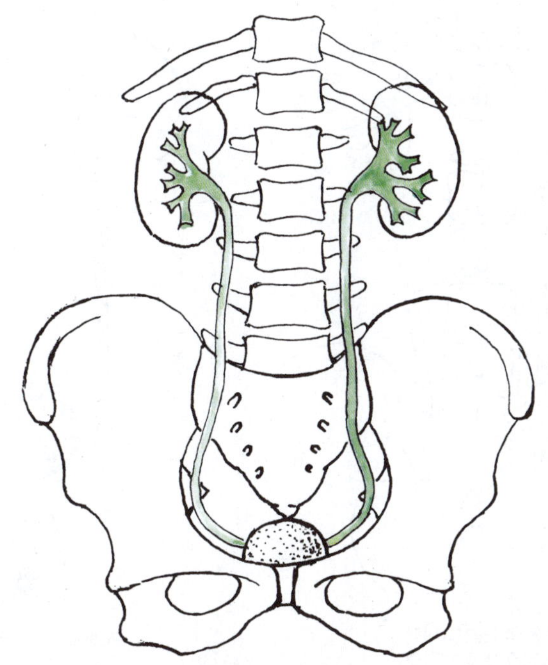

图 4-19-214　肾盂静脉造影示输尿管走行与骨性标志的关系

输尿管全长管腔粗细也不一致，除在输尿管蠕动时出现某段瞬间的扩张及收缩外，正常输尿管有3个生理性狭窄：①肾盂输尿管连接部，直径约2mm；②输尿管跨越髂血管部，直径约4mm；③输尿管膀胱连接部，直径约1～3mm。3个生理性狭窄之间形成2个输尿管扩张段，第1～2狭窄段之间的扩张段称为腰部扩张段，直径约10mm；第2～3狭窄段之间的扩张段称为盆部扩张段，直径约4～6mm。

关于输尿管畸形

行径异常：输尿管盆段的行径可出现异常，特别是直肠癌及乙状结肠癌病人，在骶骨中部平面向内弯曲，可能由于髂淋巴结受到癌肿侵犯的结果，使输尿管靠近直肠，在直肠切除术中易受损伤。在术前应作排泄或逆行造影，以了解输尿管走行及对侧肾的功能，必要时手术当日行逆行插管作指示，以防损伤输尿管。

先天性双输尿管及输尿管异位开口：先天性输尿管畸形可有多种，如两侧双肾盂双输尿管畸形（图4-19-215）、单侧双肾盂双输尿管畸形、双肾盂单输尿管，畸形的输尿管开口在膀胱，有的畸形的输尿管开口于会阴部，称为输尿管异位开口。这些均与胚胎发育有关。

畸形的输尿管行径多不正常，常引起上位尿路的梗阻。由于梗阻会导致泌尿系多种疾病，如感染、结石、肾积水等，故对输尿管畸形应予以随访，有变化应适当处理。

输尿管异位开口，常见于女性。表现为尿失禁，昼夜均可发生，尚能正常排尿。若能找到异位开口并作排泄造影见到畸形输尿管，即可确诊，以选择手术治疗为宜。多数病人做肾部分切除，也可做输尿管膀胱移植术。

（三）输尿管的组织结构

输尿管的结构极似肾盂与膀胱。输尿管由三层不同组织所构成。内层为黏膜层，中层为平滑肌，外层为结缔组织。这种结构为管腔，既能收缩又能扩张，利于尿液排流。

1. 黏膜层 又称上皮细胞层，由移行上皮组成。这类上皮细胞是介于鳞状上皮与柱状上皮之间的类型，其形状和层次可随所在器官的收缩或膨胀而发生变化。其生理功能主要是尿液流过时，可防止其渗透和外漏，并由于最内层的细胞对离子的交换率很低，从而保证了输尿管壁除完成尿液排流外，不发生尿液吸收、分泌及离子交换等作用。

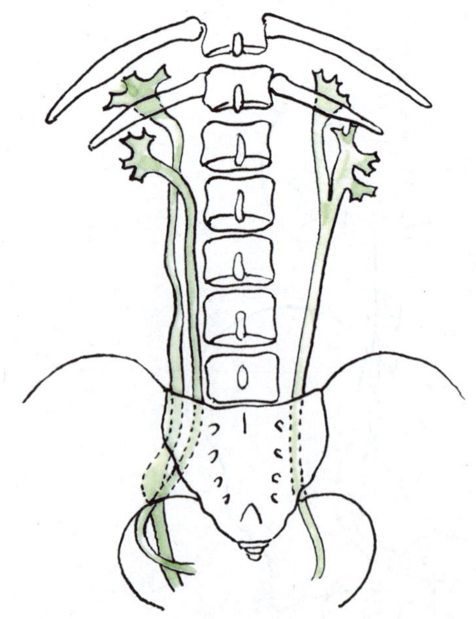

右侧全长双输尿管，
左侧部分双输尿管

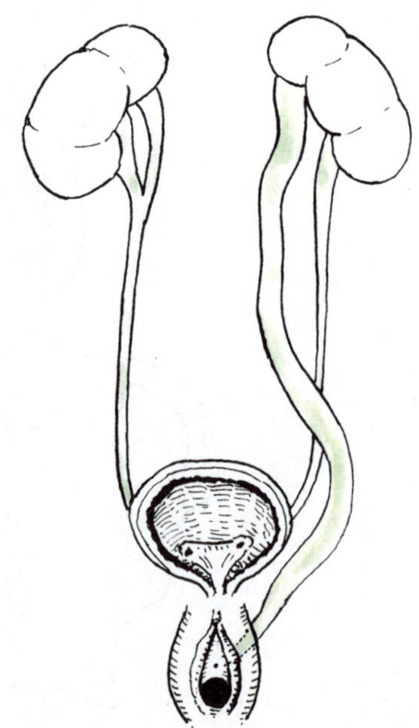

左侧输尿管开口异位

图4-19-215 两侧双肾盂、双输尿管畸形

2. 平滑肌层 输尿管上、中段的平滑肌分为内层纵行肌和外层环状肌，而下段输尿管，尤其近膀胱部位管壁肌增厚变为三层：内层纵行肌、中层环行肌、外层纵行肌。上、中段输尿管的平滑肌很薄，是由螺旋状互相交错排列的肌纤维组成，输尿管的各段和各层的螺旋状肌纤维束走向的倾斜角度不同，因此，外观上造成内纵、外环的区分。在输尿管下段，逐步呈现出比较清晰的内纵、中环和外纵状的分布，并以内、中两层比较发达，而外层则是薄而量少的肌纤维。输尿管肌层愈近下端愈渐增厚，利于尿液排流。在进入膀胱壁外的平滑肌环行肌束有类似括约肌作用，在该肌松弛时，尿液可进入膀胱，收缩时又可阻止尿液回流。

输尿管与膀胱连接部的肌分布，Waldeyer(1892)曾提出有名的 Waldeyer 鞘名称，以后虽有广泛的研究，争论也很多。Elbadawi(1972)分析归纳各家对这个部位的解剖特点所持的不同意见，总结为，输尿管斜行穿越膀胱壁，输尿管肌与膀胱肌之间存在有所谓 Waldeyer 鞘与 Waldeyer 间隙。Waldeyer 鞘是指输尿管末端的一种肌肉复合结构，实际上它包含有两层肌鞘，分为浅层输尿管旁鞘与深层输尿管旁鞘。浅层输尿管旁鞘来源于输尿管壁的肌束，而深层输尿管旁鞘则来源于膀胱壁的肌束。深、浅两层输尿管旁鞘之间隔有极少量结缔组织所形成的间隙，这个间隙称为 Waldeyer 间隙。Waldeyer 鞘与 Waldeyer 间隙从输尿管末端近膀胱处开始，围绕输尿管并向膀胱壁内段延伸，穿越输尿管开口伸向膀胱三角区和膀胱基底部。Waldeyer 鞘由于有输尿管与膀胱壁肌束的双重来源，当其松弛时能推进尿液进入膀胱，收缩时又能阻止尿液的逆流。又因 Waldeyer 间隙的缓冲，既能保持输尿管的相对固定和斜行的解剖特点，又能使输尿管有一定的活动余地，能更好地发挥肌束的调节功能。

3. 外膜层 输尿管壁最外一层为疏松结缔组织，具有保护输尿管的作用。疏松结缔组织中除含有成纤维细胞、巨噬细胞、肥大细胞、浆细胞外，还含有大量纤维成分，有胶原纤维、网状纤维、弹力纤维等。输尿管正常含量的弹力纤维，是保证输尿管壁具有一定张力和弹性的物质基础。弹力纤维缺乏时，易患输尿管膨出症或巨输尿管症等疾病。

输尿管外膜层中有较多血管。血管分支分布到平滑肌内，并在黏膜层的基底形成致密的毛细血管网。毛细血管汇集的静脉血管也经过肌层而集中在外膜层中，如损害外膜血管，常影响输尿管的血液供应。伴随血管还有许多淋巴管同行。

输尿管外膜层中有神经组织，大的神经干走向输尿管的外膜层，小的神经束分支到肌层和黏膜层的基底部。

关于输尿管瓣膜及囊肿

输尿管瓣膜常发生在肾盂输尿管交界处，多为双侧。由于瓣膜的单向堵塞会造成梗阻，进而导致肾盂扩张，应及时采取手术治疗，若治疗不及时会引起肾功衰竭。手术以切除瓣膜及肾盂为宜。

输尿管囊肿多发生在输尿管下端的膀胱开口处，有时囊肿可从尿道脱出(女性)。肾排泄性造影可见到囊肿改变及上位尿路扩张的影像而确定诊断。一般应采取手术切除囊肿。

(四) 输尿管的血管、淋巴与神经

输尿管的血液供应是多源性的，输尿管的不同部位，其血液来源也不同(图 4-19-216)。上 1/3 输尿管血液供应主要由肾动脉、肾下极动脉的分支供应；中 1/3 由腹主动脉、腹壁深动脉、睾丸(卵巢)动脉、第1腰动脉、髂总动脉、髂内动脉及肠系膜上动

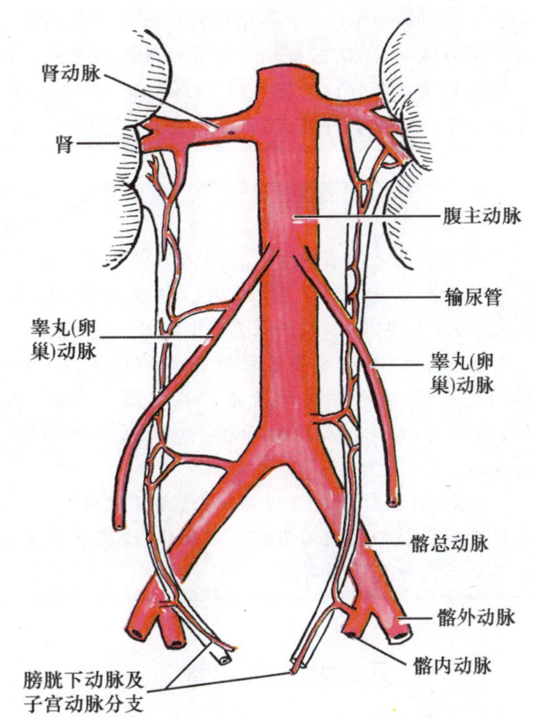

图 4-19-216 输尿管的血液供应

脉等分支供应；下 1/3 由膀胱上动脉、膀胱下动脉、子宫动脉、骶中动脉等分支供应。这些分支到达输尿管后，分布在输尿管的外膜层，并上下沟通互相吻合，形成动脉网罩套于整个输尿管，并由小分支穿过肌层，在输尿管黏膜层基底部形成一个毛细血管丛。

Shafik(1972)用腐蚀标本观察正常输尿管的动脉分布状态，结果发现，在 50 个标本中有 24%(12 个)的标本血管呈蔓状丛状分布于输尿管外膜层中，有 76%(38 个)的标本有一条或几条长管状血管分支纵向分布于输尿管外膜层。其中分布在管壁一侧者有 4 个标本，分布于两侧者有 6 个标本，分布在前壁者有 2 个标本，分布在后壁依附于后壁呈假系膜状的有 26 个标本(占管状血管走向的 68.42%)，这是管状血管分布的一种重要形式。Shafik 认为，根据这个发现，如果血管呈长管状分布，即使分离较长一段输尿管，只要不切断长管状血管就不会影响输尿管的血液供应。如果血管呈蔓丛状分布，只能分离较短距离的输尿管，否则，将影响输尿管的血液供应。

输尿管的静脉是随着动脉回流的，静脉通过黏膜下层、肌层回到外膜层后由肾静脉、髂静脉、睾丸(卵巢)静脉、子宫静脉和膀胱静脉等回流。

淋巴管基本与动脉伴行，并在肌层和外膜层形成丛。上段输尿管的淋巴引流到腹主动脉旁及腰干淋巴结；中、下段输尿管淋巴引流到髂内淋巴结及腰干淋巴结。

神经支配：输尿管由植物神经所支配，有交感神经及副交感神经两类。神经支配的主要部位是输尿管的外膜层，小的分支则深入到肌层与黏膜层的基底部。输尿管神经分布及神经节细胞大多数存在于输尿管下端，上、中段输尿管相对较少。

输尿管的感觉与周围神经的脊神经相关，有髂腹下神经(腰 1 和胸 12)、髂腹股沟神经(腰 1 和胸 12)、生殖股神经的精索外分支(腰 1、2)等神经的感觉支。所以当输尿管结石、输尿管梗阻引起绞痛时，常十分剧烈，且向腹部及腹股沟、阴囊内或阴唇及股内侧放散。

关于输尿管损伤

输尿管损伤以盆段较为常见，常与盆腔脏器损伤同时发生；也常见医源性损伤，特别是在妇科手术、直肠、乙状结肠癌的手术中易致损伤。输尿管损伤范围在周径 1/3 以内者，可行修补手术；超过 1/3 以上者应切断再做吻合术；若条件允许最好做输尿管膀胱移植术。由于输尿管无浆膜层，吻合口不应存有张力，吻合口采用斜行方向为宜，以防狭窄。此外，手术游离输尿管不宜过长，以免损伤输尿管血供，特别是输尿管血供呈蔓状丛状分布者，尤应注意，以免影响吻合口愈合。

关于输尿管结石

输尿管结石均来源于肾结石。从解剖来看输尿管有 3 个狭窄处，其中以第三个管腔最为狭小，所以输尿管结石有 2/3 停留于下 1/3 处。这段输尿管深在，解剖关系比较复杂，所以，处理此段输尿管结石难度较大，易发生副损伤，应加注意(图 4-19-217)。

输尿管结石手术要掌握输尿管的要点，一般有两处，一是肾盂输尿管交界处；二是输尿管同髂动脉的交叉处，此处输尿管紧走行在腹膜下，给予刺激后明显蠕动。切开输尿管取石时最好在原位切开，以防折曲。要纵行切开横行缝合，可预防术后狭窄。缝合时用细肠线不通过黏膜，术后充分引流。

目前，开展体外震波碎石以来，大量输尿管结石病人不必手术治疗，震波碎石效果比较满意，但是对盆腔段输尿管结石震波碎石有一定困难，除因骨盆定位有困难外，邻近髂血管也有一定危险，故采用套石篮套石或采用输尿管镜碎石。

五、大 血 管

(一) 腹主动脉

1. 走行和毗邻 **腹主动脉**aorta abdominalis 为胸主动脉的延续，在第 12 胸椎下缘前方略偏左侧，经膈的主动脉裂孔进入腹膜后间隙，沿脊柱的左前方下行，至第 4 腰椎下缘水平分为左、右髂总动脉。两髂嵴顶点连线的中点为腹主动脉下端在腹前壁的体表投影。体质消瘦、腹壁松弛者，在脐下方稍偏左可扪

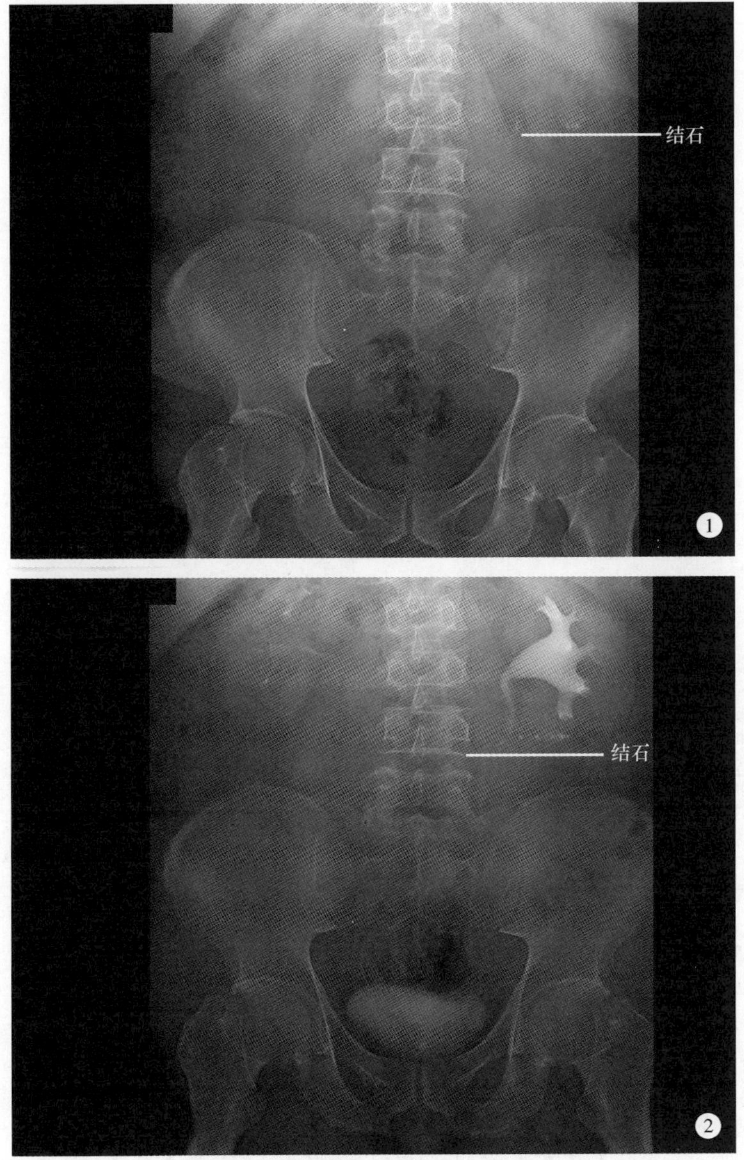

图 4-19-217
1. 肾盂输尿管造影(对照);2. 肾盂输尿管造影(排尿后)

及腹主动脉的搏动。

在腹主动脉的前方,自上而下分别邻接肝的左叶、网膜囊、食管下段、胰、十二指肠水平部、左肾静脉和小肠系膜根。腹主动脉的后方为第 1～4 腰椎体、椎间盘和相应部位的前纵韧带。左侧的第 2～4 腰静脉经腹主动脉的后方汇入下腔静脉。腹主动脉的左侧邻接左膈脚、左腹腔神经节,相当第 2 腰椎左侧与十二指肠空肠曲相邻,左交感神经干沿腹主动脉的左缘下行。腹主动脉右侧的上部邻接右膈脚、乳糜池和胸导管的起始部(图 4-19-218)。下腔静脉的上部隔着右膈脚与腹主动脉为邻,下部直接与腹主动脉相接。

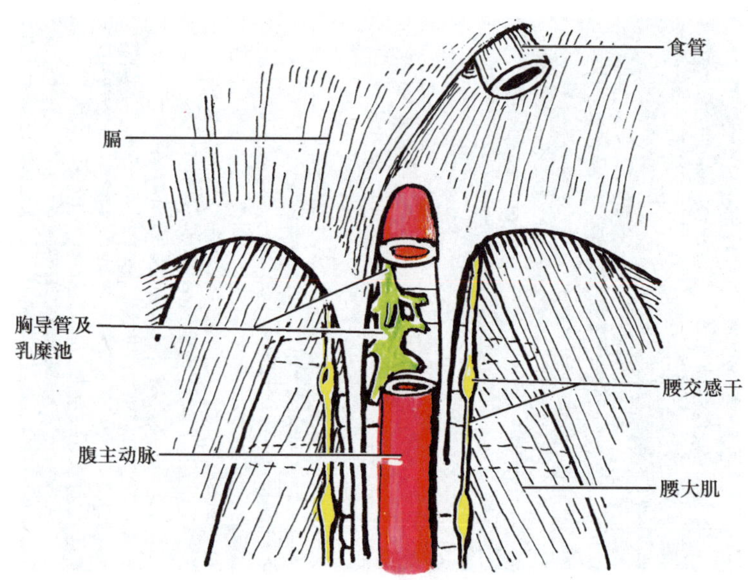

图 4-19-218 腹主动脉与乳糜池及胸导管起始部的关系

关于腹主动脉闭塞及其侧支循环

在肾动脉水平或以上的腹主动脉急性闭塞可导致病人死亡。肾动脉水平以下的腹主动脉急性闭塞导致病人死亡。肾动脉水平以下的腹主动脉急性闭塞则可引起下肢坏疽，但若发生慢性闭塞时，固有侧支循环的逐渐建立，则不致下肢坏疽或危及生命。

据报道，肾动脉水平以下的腹主动脉慢性闭塞，供血到盆腔及下肢的血管吻合有(图 4-19-219)：①锁骨下动脉的血流经胸廓内动脉、腹壁上动脉、腹壁下动脉与髂外动脉相通；②下部肋间动脉与第 4 腰动脉及旋髂深动脉吻合，与髂外动脉相通；③腰动脉与髂腰动脉及旋髂深动脉吻合，分别与髂内动脉和髂外动脉相通；④睾丸(卵巢)动脉与输尿管动脉吻合；⑤输尿管动脉上部来自肾动脉，下部在骨盆缘处由髂总动脉、髂外动脉或髂内动脉供血，借上述动脉的分支在输尿管内相互连接；⑥来自髂总动脉供血到腹膜及腹膜外脂肪的一些动脉分支与腰动脉、膈下动脉和肾动脉的相应分支吻合；⑦肠系膜上、下动脉之间的血管吻合在下肢的血供中起重要作用。腹主动脉伴有一侧或双侧髂总动脉闭塞时，肠系膜上动脉通过中结肠动脉、边缘动脉、Riolan 弓、左结肠动脉与肠系膜下动脉相连接，再经直肠上动脉与两侧直肠中动脉吻合，并与髂内动脉及髂外动脉相通(图 4-19-220)。

肾动脉以下的腹主动脉闭塞伴有髂外动脉闭塞时，其侧支循环为髂内动脉的分支与股深动脉之间的多处吻合：①闭孔动脉与腹壁下动脉、臀下动脉和旋股内侧动脉吻合；②臀下动脉与股深动脉第一穿动脉和旋股内、外侧动脉吻合(即“十”字吻合)；③直肠上、下动脉之间的吻合经阴部外动脉与股动脉系统相通(图 4-19-220)。

腹主动脉伴有髂内动脉闭塞时，血管重建的唯一可能是借助直肠下动脉与阴部外动脉之间的吻合(图 4-19-220)。

肠系膜下动脉水平以上的腹主动脉闭塞时，肠系膜上、下动脉之间可借 Riolan 弓(5.5%～10%)相通连(图 4-19-220)。当肠系膜上、下动脉供血到下肢起主要作用时，因左半结肠切除或直肠部位的手术，而突然阻断肠系膜上、下动脉的血运，则有可能引起双侧下肢的急性缺血。

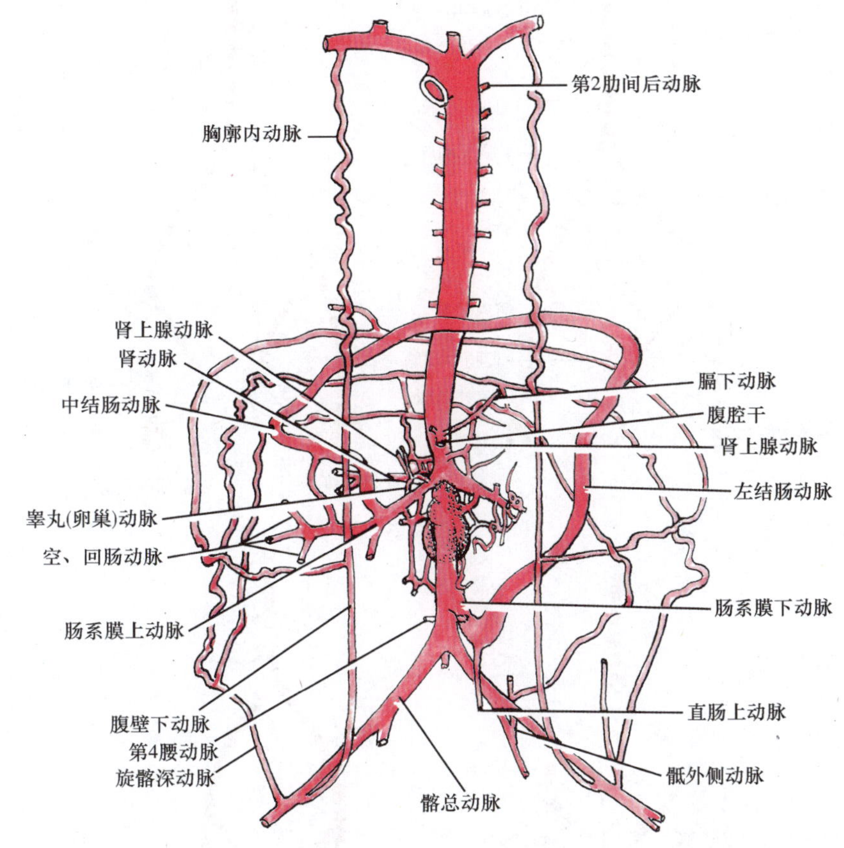

图 4-19-219 肾动脉水平以下腹主动脉闭塞后的侧支循环途径

腹主动脉闭塞，许多血管迂曲扩张。主要侧支循环途径：通过扩大的边缘动脉与中结肠动脉、左结肠动脉和肠系膜下动脉相连；其他侧支循环途径：肋间后动脉、腰动脉、腹腔干、旋髂深动脉、髂总动脉、腹壁下动脉、胸廓内动脉、腹壁上动脉、膈下动脉、骶外侧动脉、空肠动脉、回肠动脉、肾动脉、睾丸（卵巢）动脉、直肠上动脉、肾上腺动脉

2. 分支 按分布区域，将腹主动脉的分支分为脏支和壁支两类，脏支又可分为不成对的和成对的两种（图 4-19-221）：

（1）**腹腔干** truncus coeliacus：为一短干，在膈主动脉裂孔的稍下方，起自腹主动脉前壁，其起点平面以第 1 腰椎水平居多。常见的腹腔干由肝总动脉、脾动脉和胃左动脉组成，即肝脾胃动脉干（图 4-19-222）。腹腔干的组成常有下列变异：①**胃脾动脉干**，即腹腔干由胃左动脉和脾动脉组成，肝总动脉直接起自肠系膜上动脉或腹主动脉（图 4-19-222）；②**肝脾动脉干**，即腹腔干由肝总动脉和脾动脉组成，胃左动脉直接起自腹主动脉（图 4-19-222）；③**肝胃动脉干**，即腹腔干由肝总动脉和胃左动脉组成，脾动脉直接起自腹主动脉或肠系膜上动脉（图 4-19-222）；④**腹腔肠系膜上动脉干**，即腹腔干与肠系膜上动脉共干起自腹主动脉（图 4-19-222）；⑤**腹腔附加动脉干**，即在腹腔干上又附加发出其他动脉系的分支，例如胰背动脉、肝迷走动脉、中结肠动脉或左结肠动脉、副胃左动脉、胃十二指肠动脉和肾上腺中动脉（图 4-19-222）。

（2）**肠系膜上动脉** a. mesenterica superior：在腹腔干的稍下方，起自腹主动脉前壁（图 4-19-223），起点高度多在第 1 腰椎中部至第 2 腰椎上 1/3 之间。肠系膜上动脉根部的前方为胰颈部，后下方是十二指肠第三段和左肾静脉。由于十二指肠第三段位于肠系膜上动脉和腹主动脉之间，当肠系膜上动脉和腹主动脉之间角度过小，肠系膜上动脉的起点过低，腹腔粘连牵扯肠系膜或内脏下垂牵拉肠系膜时，肠系膜上动脉可压迫十二指肠第三段引起消化道梗阻症状，称此为**肠系膜上动脉压迫综合征**或**良性十二指肠淤滞征**。

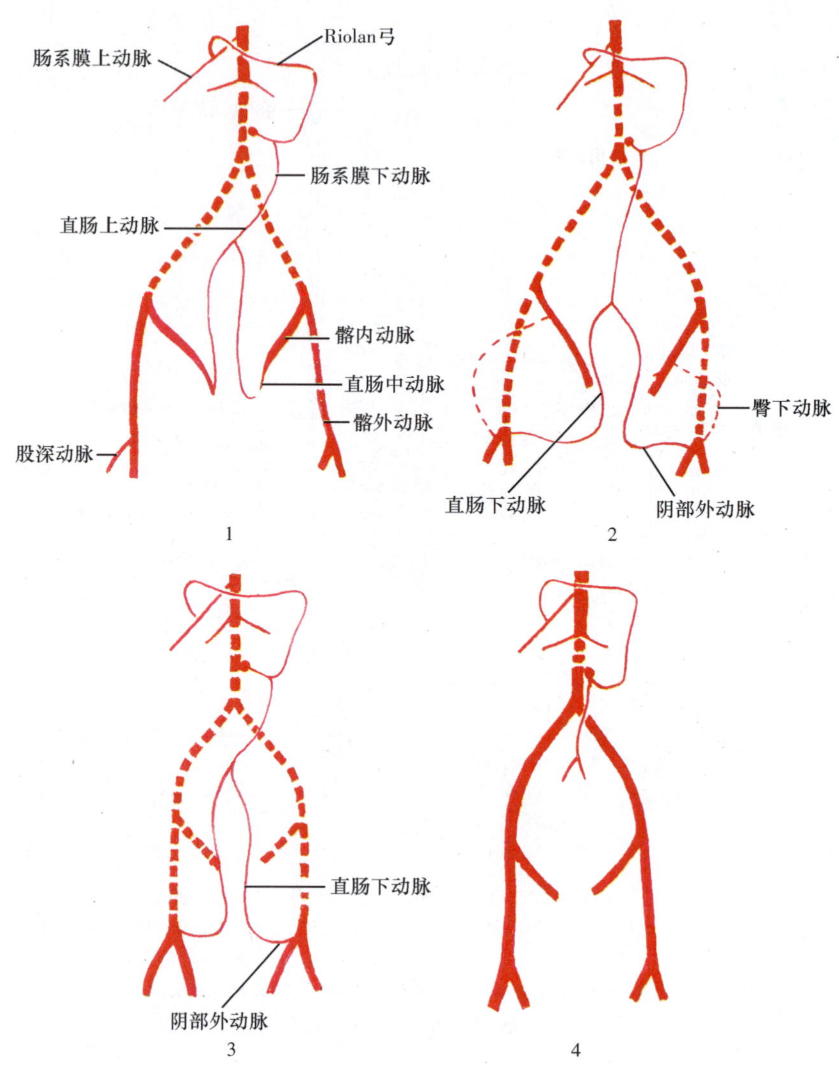

图 4-19-220 腹主动脉和髂动脉不同程度闭塞后，通过腹腔内的动脉供血到下肢的侧支循环途径

(3) **肠系膜下动脉**a. mesenterica iferior：起自腹主动脉下部的前壁，相当于第 3 腰椎中部至第 3～4 腰椎间盘之间，距腹主动脉分叉处约 3～4cm。肠系膜下动脉通过左结肠动脉、边缘动脉、中结肠动脉以及 Riolan 弓与肠系膜上动脉相通。Riolan 弓位于横结肠系膜根部，邻近十二指肠空肠曲的左侧，是连接于中结肠动脉或副中结肠动脉与左结肠动脉之间的吻合支，出现率为 5.5%～10%，在肠系膜上、下动脉之间的侧支循环中起重要作用。

Benton 和 Cotter 报道了 1 例两支型肠系膜下动脉，上位支的供血区相当于左结肠动脉和中结肠动脉，下位支发出乙状结肠动脉和直肠上动脉，两肠系膜下动脉之间有边缘动脉相连接。Gwyn 和 skilton 报道了 1 例肠系膜下动脉直接起自肠系膜上动脉，起点部位仅在中结肠动脉起点的稍下方。

(4) **肾上腺中动脉**a. suprarenalis media：左右各一支，通常细小，在肾动脉上方相当第 1 腰椎高度起自腹主动脉的侧壁，向外经膈的内侧脚至肾上腺，并与来自膈下动脉的肾上腺上动脉和来自肾动脉的肾上腺下动脉有吻合。

(5) **肾动脉**a. renalis：在第 1～2 腰椎间盘至第 3 腰椎中 1/3 平面之间，由腹主动脉两侧出发。因腹主动脉偏脊柱的左侧，故右肾动脉比左肾动脉长，并经下腔静脉的后方达右肾门。

(6) **睾丸(卵巢)动脉**a. testicularis(ovarica)：在肾动、静脉的平面以下，起自腹主动脉的前壁，右侧睾丸(卵巢)动脉经下腔静脉的前壁或后面向外下行。睾丸(卵

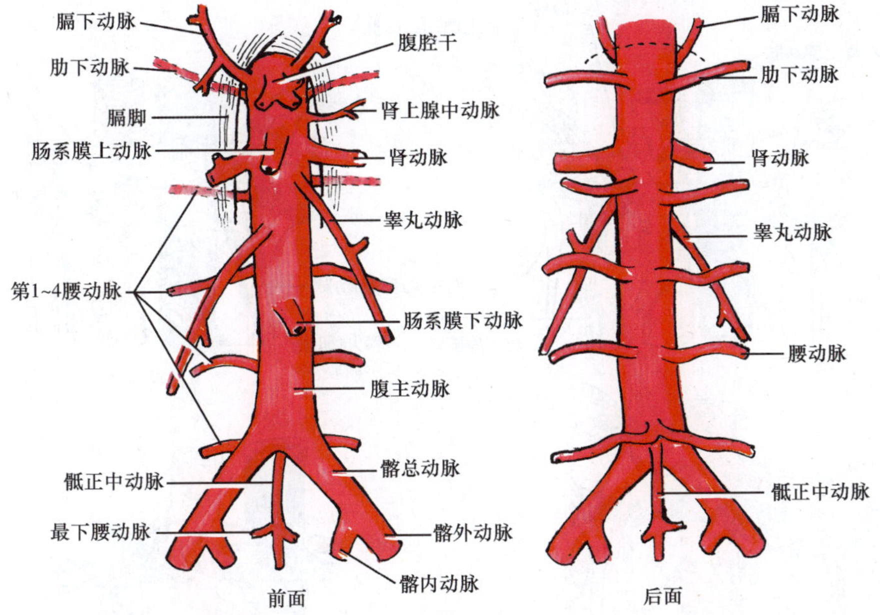

图 4-19-221　腹主动脉及其分支

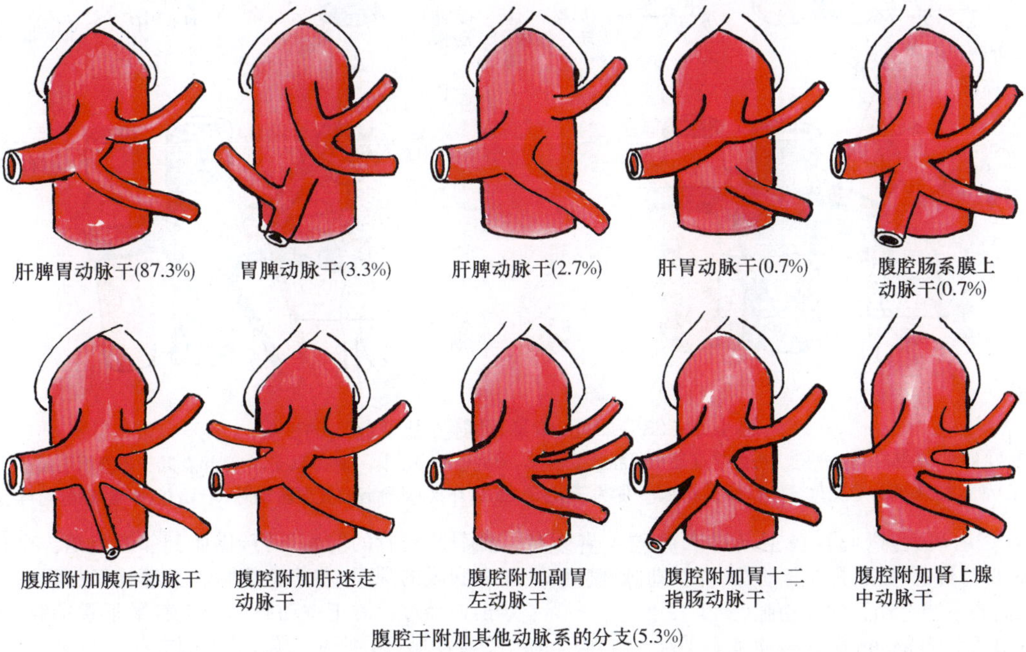

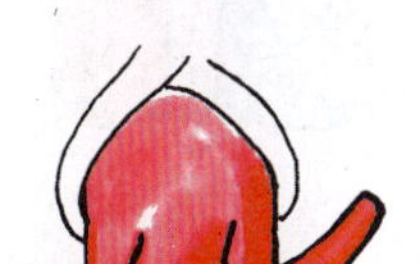

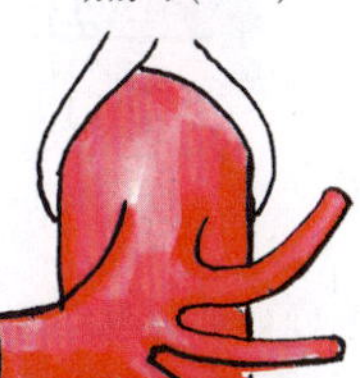

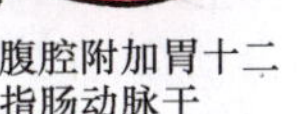

图 4-19-222　腹腔干的分支类型

巢)动脉常见为左右各一支；有时一侧为单支，另一侧为双支；两侧均为双支或一侧单支，另一侧为三支(图 4-19-223)。睾丸(卵巢)动脉起点有时变异，可起自肾动脉、变异肾动脉或腹主动脉的其他分支(图 4-19-223)。在睾丸(卵巢)动脉的起始部，有时出现勾绕肾静脉的现象。一种为睾丸(卵巢)动脉的起点高于肾静脉的平面，经肾静脉的前方下降；另一种为睾丸(卵巢)动脉的起点在肾静脉的平面或以下，经肾静脉的后方上行，从后向前勾绕肾静脉上缘，然后在肾静脉的前方下降(图 4-19-223)。

(7) **膈下动脉** aa. phrenicae inferiores：左右各一支，少数一侧为双膈下动脉。两侧膈下动脉可由同一动脉发出，也可分别起自两条不同的动脉。膈下动脉

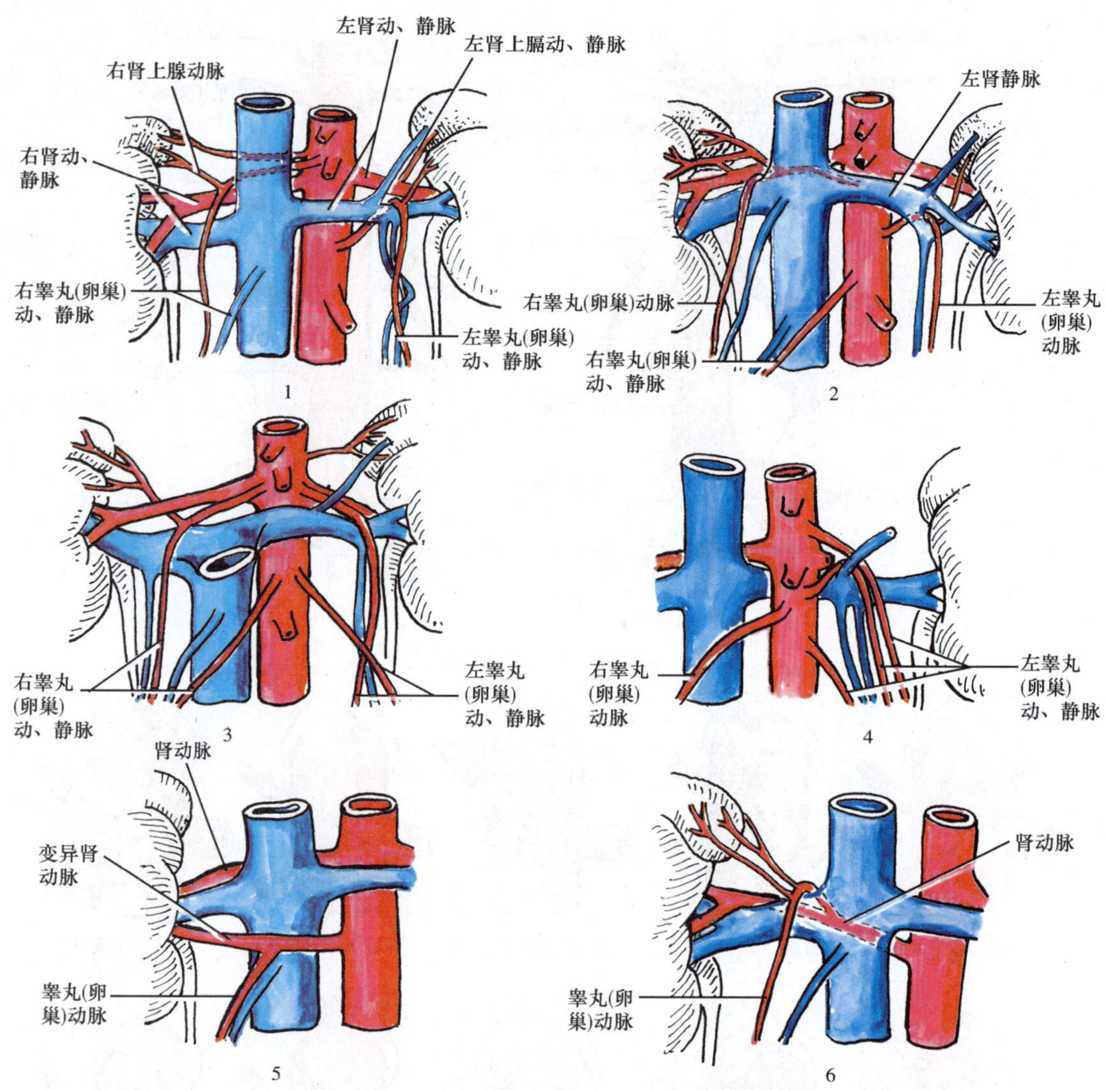

图 4-19-223 睾丸(卵巢)动脉支数及起点的变异

1. 睾丸(卵巢)动脉左、右各一支,右侧起点高于肾静脉平面;2. 睾丸(卵巢)动脉一侧为双支,左侧起点低于肾静脉平面;3. 睾丸(卵巢)动脉左、右均为双支;4. 睾丸(卵巢)动脉一侧为三支;5. 睾丸(卵巢)动脉起自变异肾动脉;6. 睾丸(卵巢)动脉起自肾动脉

的起点变化很大,以起自腹主动脉和腹腔干者多见(图 4-19-224);少数起自右肾动脉、胃左动脉、腰动脉、肝动脉、肠系膜上动脉的脾动脉(图 4-19-224)。

(8) **腰动脉**aa. lumbales:通常有 4 对,起自腹主动脉的背侧,横行向外,分别经第 1~4 腰椎体中部的前面或侧面(有伴行的腰静脉),在腰大肌的内侧缘分出背侧支和腹侧支。背侧支供血到背部诸肌及其皮肤和脊柱;腹侧支供血到腹壁,并与其他腹前外侧壁的血管有吻合(图 4-19-225)。

(9) **骶正中动脉**a. sacralis mediana:起自腹主动脉分叉部的后上方 0.2~0.3cm 处,沿第 4~5 腰椎、骶骨和尾骨的前面下行,供血到邻近组织。全程位于后腹膜的深面,左髂总静脉和交感神经的腹下丛自其前面经过。骶正中动脉的分支有最下腰动脉,又称第 5 腰动脉(图 4-19-221),骶外侧支和直肠支。

(二)髂总动脉和髂外动脉

1. 走行和毗邻 左、右髂总动脉 a. iliaca communis 起自腹主动脉下端,沿骨盆边缘和腰大肌的内侧向外下方走行,至骶髂关节处分为髂外动脉 a. iliaca externa 和髂内动脉 a. iliaca interna。髂外动脉继续沿腰大肌内缘下行,经腹股沟韧带中点的深面,穿过血管腔隙到股部,移行为股动脉(图 4-19-226)。

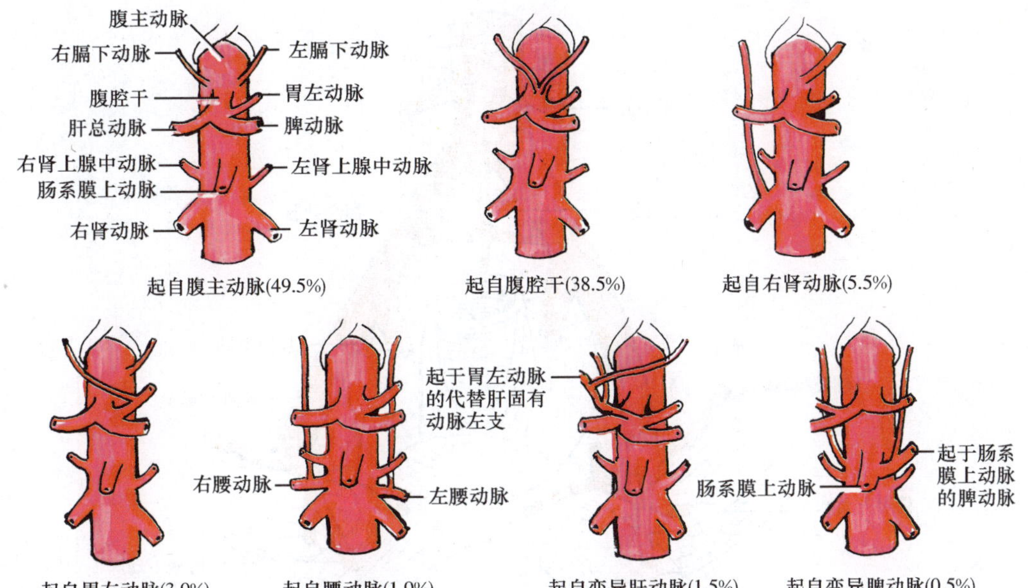

图 4-19-224 膈下动脉的起点及其变异

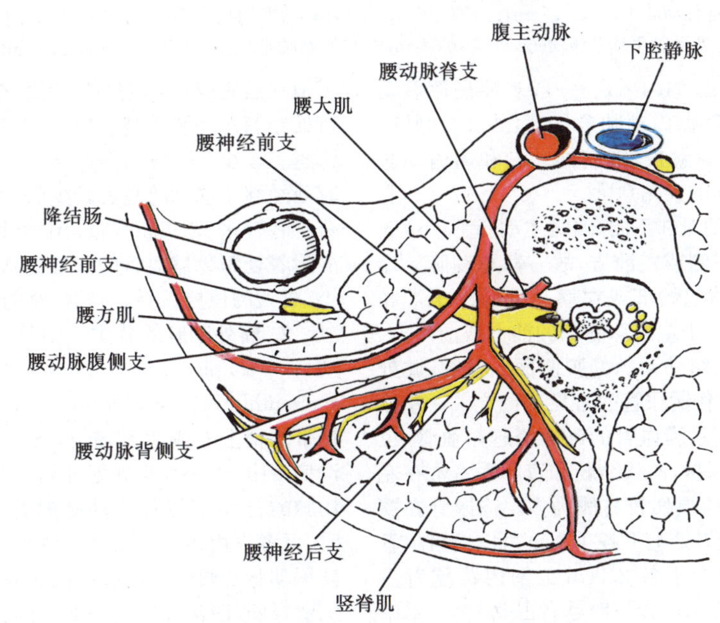

图 4-19-225 腰动脉及其背侧支与腹侧支

腰动脉背侧支与腰神经后支走行一致，腹侧支与腰神经前支走行不同；腰动脉背侧支发出脊支入椎管，营养脊髓及其被膜

髂总动脉的起点平面多在第 4 腰椎水平(80.7%)，少数在第 3 腰椎(9.1%)或第 5 腰椎水平(10.2%)。髂总动脉分为髂外动脉和髂内动脉的高度在左、右侧有所不同，一般右髂总动脉的分叉处高于左侧的较多，低于左侧的较少，两侧等高的约占 1/3。由于左髂总动脉的分叉处较低，故左髂总动脉较长，右髂总动脉较短；左髂外动脉较短，右髂外动脉较长。两髂总或两髂外动脉的外径接近相等。

髂外动脉与髂内动脉起点间的角度，最小的无明显角度，而两动脉接近平行状态，最大的为 50°，其中

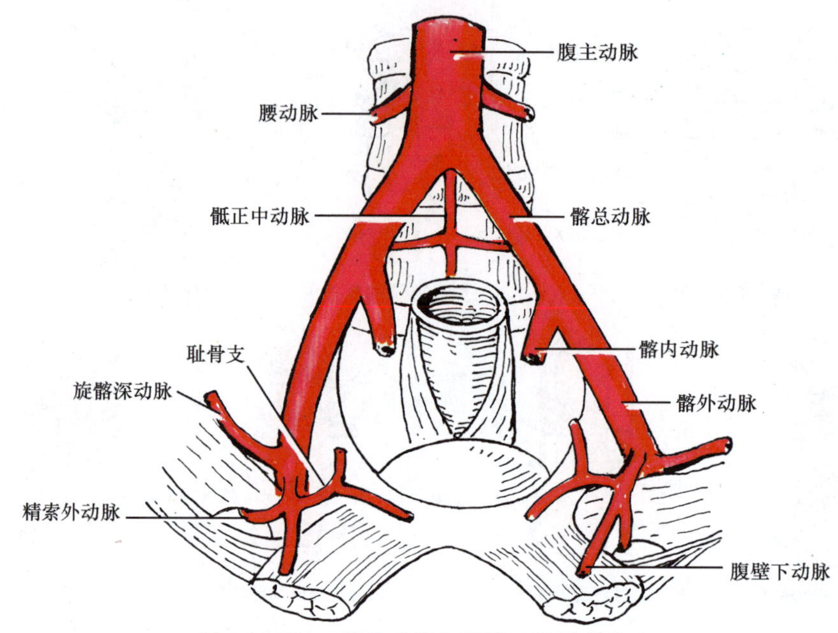

图 4-19-226 髂总动脉和髂外动脉及其分支

左髂总动脉平均长 4.1cm，外径 0.9cm；右髂总动脉平均长 3.7cm，外径 0.95cm；左髂外动脉平均长 9.4cm，外径 0.67cm；右髂外动脉平均长 10.24cm，外径 0.68cm

以 10°～30°的最多（占 84.4%）。一般规律是髂总动脉愈短，则髂外动脉和髂内动脉愈长，髂外、内动脉间的夹角愈小；髂总动脉愈长，则髂外动脉和髂内动脉愈短，髂外、内动脉间的夹角愈大。

左、右髂总动脉的毗邻不同，因腹主动脉下端位于下腔静脉起始部的左侧或左前方，故右髂总动脉上端的后方与下腔静脉的起始部或左髂总静脉的末端相邻；而左髂总动脉则位于左髂总静脉的前方或前外方。输尿管经髂总动脉或髂外动脉的腹侧面入盆腔，此处为盆部手术时容易损伤输尿管的常见部位之一。左输尿管在乙状结肠或其系膜血管的深面跨越髂血管，位置隐蔽，不易发现和保护，乙状结肠和直肠手术常在左侧进行，故左输尿管的损伤较右侧为多。输尿管在髂总动脉和髂外动脉交界处上下各 1.0cm 范围内跨越者占 68.2%；在交界处上下各 2.0cm 范围内跨越者占 94.9%；在髂外动脉 2.1cm 以下跨越者占 5.1%。术中在髂总动脉与髂外动脉交界处（即髂内、外动脉的分叉处）上下各 2.0cm 范围多可找到输尿管。

左髂总动脉和髂外动脉的前面有乙状结肠及其系膜血管覆盖。肾移植时，移植在左髂窝的肾可受乙状结肠及其系膜血管的影响，其影响程度取决于乙状结肠及其系膜血管根部跨越髂血管的部位，即跨越髂血管的位置愈高，对移植肾的影响愈小；跨越髂血管的位置愈低，则对移植肾的影响愈大。在髂血管处，将乙状结肠及其系膜向右上方掀起，观察乙状结肠系膜根在后腹膜的附着处。儿童乙状结肠系膜根的附着处经髂总动脉跨越者较多（占 85.7%），经髂外动脉跨越者较少（占 14.3%）。成人乙状结肠系膜根的附着处经髂总动脉跨越者较少（占 44.7%），经髂外动脉跨越者较多（占 55.3%）。说明儿童乙状结肠系膜根的附着处跨越髂血管的位置偏高，对移植肾的影响较小，成人的位置偏低，对移植肾的影响较大。

2. 髂外动脉的分支 髂外动脉的分支有腹壁下动脉 a. epigastrica inferior 和旋髂深动脉 a. circumflexa ilium profunda。腹壁下动脉在腹股沟韧带的稍上方或后方，起自髂外动脉的前壁，在腹股沟韧带中、内 1/3 交界处开始上行入腹前壁。腹壁下动脉的管径多与肾极动脉的管径相仿，肾移植手术时，可考虑用腹壁下动脉与肾极动脉做血管吻合。旋髂深动脉与腹壁下动脉在同一高度，起自髂外动脉的侧壁，经腹股沟韧带的深面，行向上外方，到髂前上嵴附近。旋髂深动脉及其分支与髂腰动脉有吻合。

（三）下腔静脉

1. 走行、毗邻及属支 下腔静脉 vena csva inferior 是人体最大的静脉，收集下肢、盆部和腹部的静脉血。下腔静脉由左、右髂总静脉汇合而成，其汇合部位多在第 5 腰椎水平（68.2%），少数平第 4 腰椎（31.8%）。下腔静脉在脊柱的右前方，沿腹主动脉的右侧上行，经肝的腔静脉窝，向上穿过膈的腔静脉裂孔连于右心房。下腔静脉与腹主动脉的关系在上下方略有不同，下腔静脉的起始部位于腹主动脉的稍右后方，至肾水平以下，完全与腹主动脉伴行，在肾水平以上，有逐渐移至腹主动脉右前方的倾向。发生变异时，下腔静脉的起始部可位于髂总动脉和腹主动脉的前方，而不在其后方(图 4-19-227)。

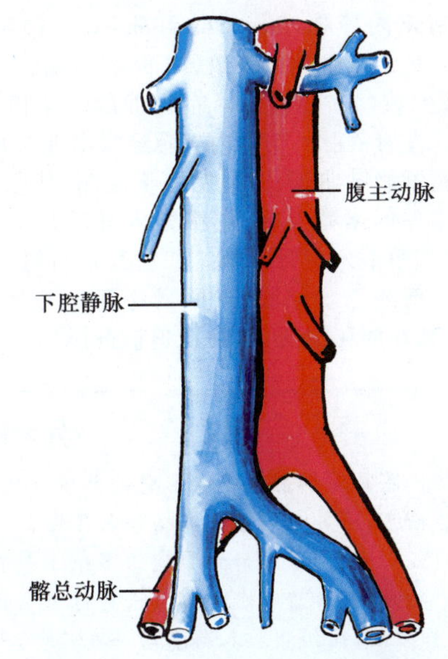

图 4-19-227 下腔静脉起始部的变异

下腔静脉的右侧与右侧腰大肌、肝右前叶、右肾上腺、右肾以及右输尿管相邻。由于右肾静脉短，右肾与下腔静脉关系密切，右肾切除时容易损伤下腔静脉的右侧壁，造成难以控制的大出血，术中应充分注意。在肾水平处，十二指肠降部和胰头与下腔静脉前壁密切相接，胰头部肿瘤常侵及下腔静脉的前壁，造成血行性转移。在胰的上方，门静脉从左向右斜过下腔静脉，网膜孔(Winslow)则位于下腔静脉和门静脉之间。在网膜孔的后壁和十二指肠横部以下，下腔静脉被壁层腹膜遮盖，经此入路易达到下腔静脉。

下腔静脉的属支(图 4-19-228)有髂总静脉、右睾丸(卵巢)静脉、两肾静脉、右肾上腺静脉、右膈下静脉、肝静脉和腰静脉，其中大部分属支与同名动脉伴行。

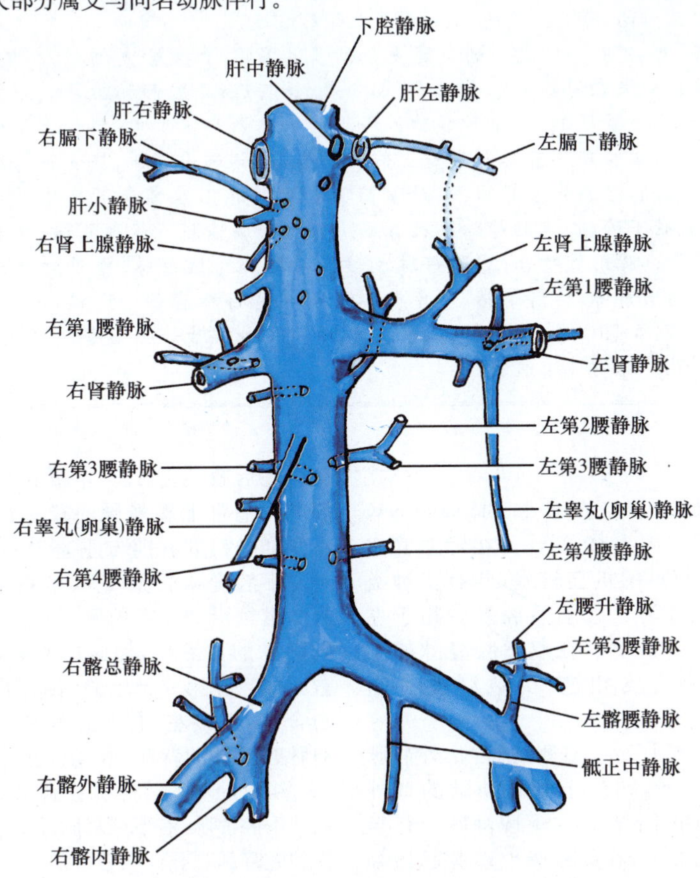

图 4-19-228 下腔静脉及其属支

左精索内静脉v. testicularis sinistra 与临床关系密切。右精索内静脉大多数(约 88.2%)汇入下腔静脉,仅有少数(11.8%)汇入右肾静脉。左精索内静脉均汇入左肾静脉。精索内静脉经常出现曲张,临床称此为精索静脉曲张,99%发生于左侧,其原因与下列解剖生理因素有关:①左精索内静脉几乎垂直上升,并以直角汇入左肾静脉。②在其走行过程中,被降结肠下部或乙状结肠跨过,当这部分肠管充满粪便时,尤其在便秘情况下,常压迫该静脉阻止血液回流。③左肾上腺静脉内的肾上腺素,可弥散到左肾静脉,使左精索内静脉的入口处出现收缩。④左肾静脉经过肠系膜上动脉和腹主动脉之间汇入下腔静脉,该两动脉呈钳状夹着左肾静脉,当人体直立时,由于小肠襻向下牵引肠系膜上动脉,左肾静脉遭到压迫,这样就可以延缓左肾静脉和左精索内静脉的血液回流。此外,**症状性精索静脉曲张**是指肾肿瘤、肾积水、迷走血管等病变梗阻肾静脉及精索内静脉所致的精索静脉曲张。

关于下腔静脉结扎及其侧支循环

肺栓塞是深部静脉血栓形成的严重并发病,常可致死。为了阻止来自下肢或盆腔内的静脉血栓上行,预防肺栓塞,可部分闭塞或完全结扎下腔静脉。部分闭塞下腔静脉的方法是:采用缝线或滤网夹做下腔静脉滤网成形术,使下腔静脉腔变为多个小裂孔,既能允许血流通过,又可阻止大的血栓上行。结扎下腔静脉的方法是:在肾静脉水平下方进行结扎,可经腹腔或左侧腹膜后入路达下腔静脉。经腹膜后入路更直接,操作方便,比经腹腔入路术后并发症少。女性左侧卵巢静脉也应同时结扎,因为下腔静脉结扎后,左卵巢静脉可以是复发性血栓的来源。值得注意的是,若经右侧腹膜后入路则不易行左侧卵巢静脉的结扎。下腔静脉结扎后,由于心排出量突然减少 35%,有的可因而死亡(约占 5%~10%),且易并发下肢静脉血回流障碍,引起反复发作的静脉炎、疼痛、水肿和溃疡等后遗症。

在正常情况下,上、下腔静脉之间的交通支数量多范围广,但吻合支细小,血流量较少,且均按各自的正常方向回流。如果在肾静脉水平以下,部分或全部阻断下腔静脉后,上、下腔静脉之间的侧支循环将会逐渐扩张,血流量增加,使下腔静脉血经上腔静脉系回流入右心。上、下腔静脉之间的侧支循环有(图 4-19-229):①腹壁下静脉与腹壁上静脉吻合,经胸廓内静脉、锁骨下静脉和头臂静脉汇入上腔静脉;②腹壁浅静脉经胸腹壁静脉、胸外侧静脉和腋静脉汇入锁骨下静脉;③在盆腔,髂内静脉借助直肠中静脉、直肠下静脉、直肠静脉丛及直肠上静脉与肠系膜下静脉相通;④髂内静脉与椎内静脉丛之间借助骶外侧静脉形成吻合;⑤腰静脉和腰升静脉与下腔静脉、椎外静脉丛、椎内静脉丛、髂总静脉、髂内静脉、髂腰静脉、左肾静脉、半奇静脉和副半奇静脉有多处连接,是上、下腔静脉之间的一条重要侧支循环(图 4-19-230);⑥旋髂深静脉与腰静脉和腰升静脉吻合;⑦精索内(卵巢)静脉和输尿管静脉均为下腔静脉的环流通道。

2. 下腔静脉变异

(1) **双下腔静脉**:双下腔静脉 double vena cava 的出现率约为 1.16%(图 4-19-231)。在肾血管水平以下,双下腔静脉畸形的机会较多,共有三种类型:①左、右下腔静脉等粗。②右下腔静脉粗于左侧。③左下腔静脉粗于右侧。在双下腔静脉的下端,两者之间多有吻合支相连,少数则没有吻合支。

左、右下腔静脉分别由左、右侧的髂内、外静脉在骶髂关节的上方合成,初位于髂总动脉的背外侧,继沿腹主动脉的两侧上行。左下腔静脉上行至第 2 腰椎平面处转向右上,在肠系膜上动脉起始处的下方,斜行跨过腹主动脉的前面至其右侧,与右下腔静脉汇合形成总下腔静脉。左下腔静脉上行途中先后收纳左 2、3、4 腰静脉、精索内静脉、左肾静脉和左肾上腺静脉。右下腔静脉沿腹主动脉的右侧和脊柱的右前方垂直上行,至第 1 腰椎的高度与左下腔静脉汇合,它收纳右精索内静脉。总下腔静脉继续沿脊柱右前侧上行至肝的腔静脉窝,收纳肝静脉的血液后,经膈的腔静脉裂孔入纵隔,汇入右心房。在第 5 腰椎的前面,自右下斜向左上有一吻合支,连接左、右下腔静脉,该支位于左、右髂总动脉起始部的背侧,收纳骶正中静脉。

少见的双下腔静脉在肾血管的水平也可不汇合成总下腔静脉,右下腔静脉沿腹主动脉的右侧上行,穿膈的腔静脉裂孔汇入右心房。左下腔静脉沿腹主动脉的左侧上行,穿膈的主动脉裂孔,移行为半奇静脉,最后汇入奇静脉。

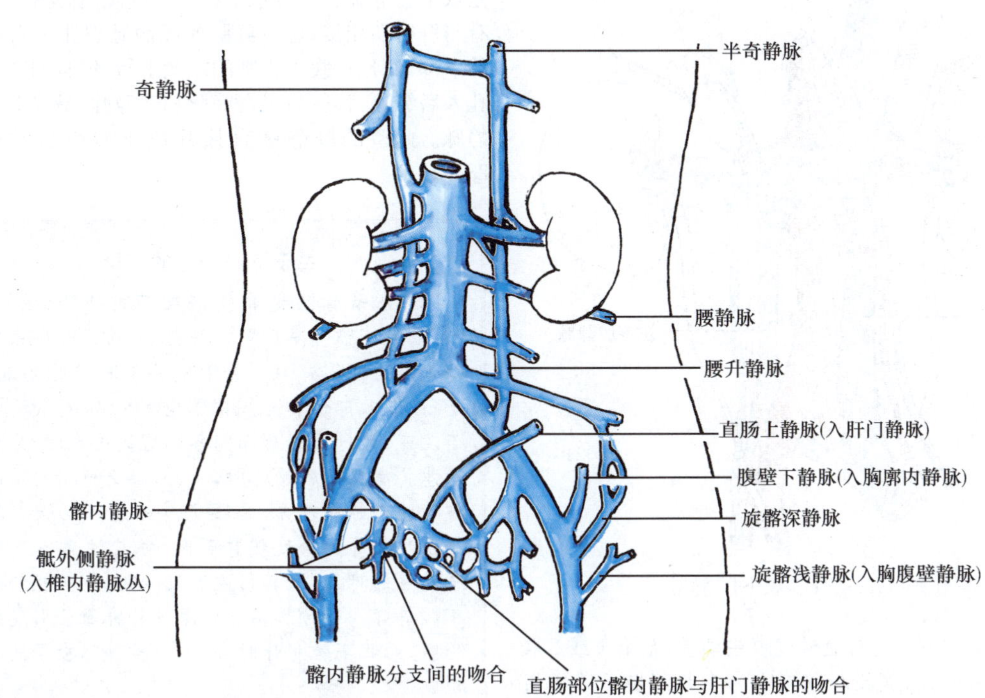

图 4-19-229　下腔静脉阻断后的侧支循环途径(椎静脉丛是重要的侧支循环,本图未表示)

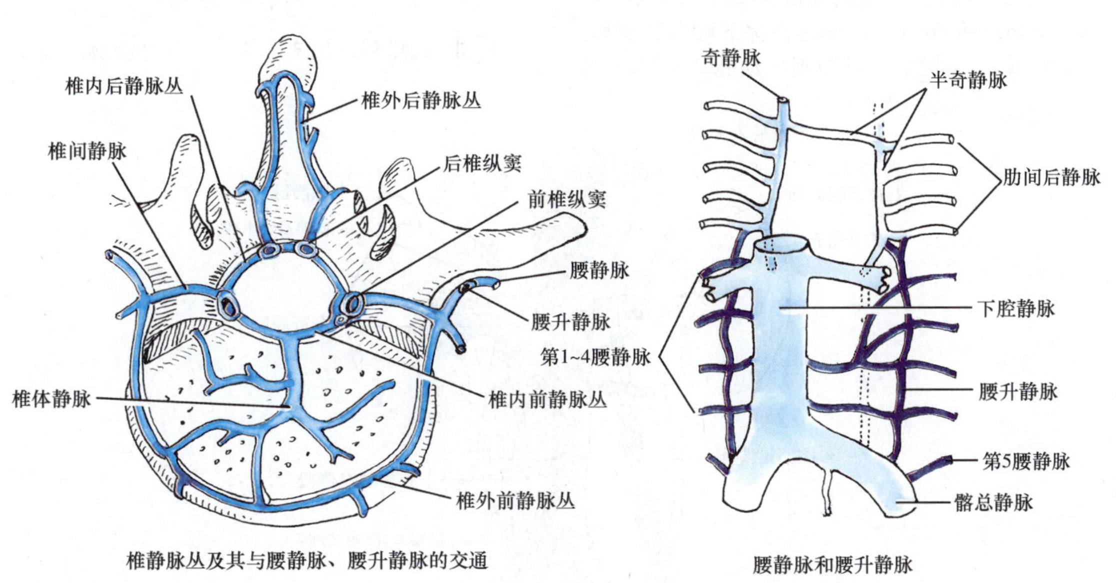

图 4-19-230　椎静脉丛与奇静脉系统的侧支循环

(2) **左下腔静脉**:左下腔静脉 left inferior vena cava 位于腹主动脉的左侧,根据其从下向上走行,分为左侧段、斜行段和右侧段。在左侧段,下腔静脉约在第 4、5 腰椎的左侧,由左、右髂总静脉合成,沿腹主动脉的左侧上行,至第 2 或 3 腰椎平面移行为斜行段。斜行段的起始部有左肾静脉汇入,在肠系膜上动脉根部

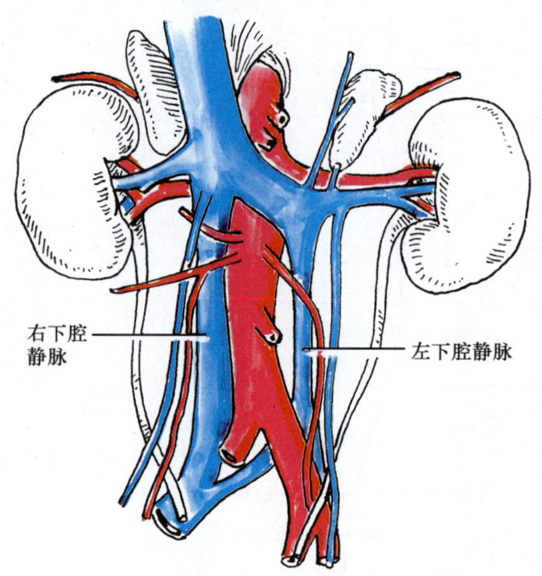

图 4-19-231　双下腔静脉

的下方，由左下斜向右上横过腹主动脉，至第 1 或 2 腰椎水平移行为右侧段。右侧段为右肾静脉汇入下腔静脉以上的一段，沿腹主动脉的右侧上行，穿膈的腔静脉裂孔，连于右心房(图 4-19-232)。

(3) **下腔静脉肝后段缺如** absence of the hepatic portion of the inferior vena cava：亦称**下腔静脉缺如**。在肾水平以下，下腔静脉可在腹主动脉的左侧，或者是双下腔静脉。在肾水平以上，下腔静脉走行异常，没有与肝密切相接，也不经膈的腔静脉裂孔汇入右心房的下部，而是在腹主动脉的左侧上行，经膈的主动脉裂孔入后纵隔，移行为半奇静脉和奇静脉，最终汇入上腔静脉。此型的肝静脉直接开口于右心房(图 4-19-233)。

关于下腔静脉的变异

下腔静脉的变异包括双下腔静脉(图 4-19-231)、左下腔静脉(图 4-19-232)和下腔静脉后段缺如(图 4-19-233)。由于变异下腔静脉的起点、走行、汇入部位和与周围器官的毗邻关系均发生了改变，故行腹膜后间隙各器官的手术时，应引起注意。有双下腔静脉时，左、右腰交感干的前面均被下腔静脉所覆盖，给腰交感神经节切除术增加了困难。肾切除处理肾蒂时，亦应注意有下腔静脉变异的可能，尤其行左肾切除时，切勿损伤左侧下腔静脉。为预防由下肢深部静脉血栓引起的肺栓塞，结扎下腔静脉时，双侧下腔静脉应予同时处理。

(四) 髂总静脉和髂外静脉

1. 走行、毗邻及属支　左、右髂总静脉 v. iliaca-

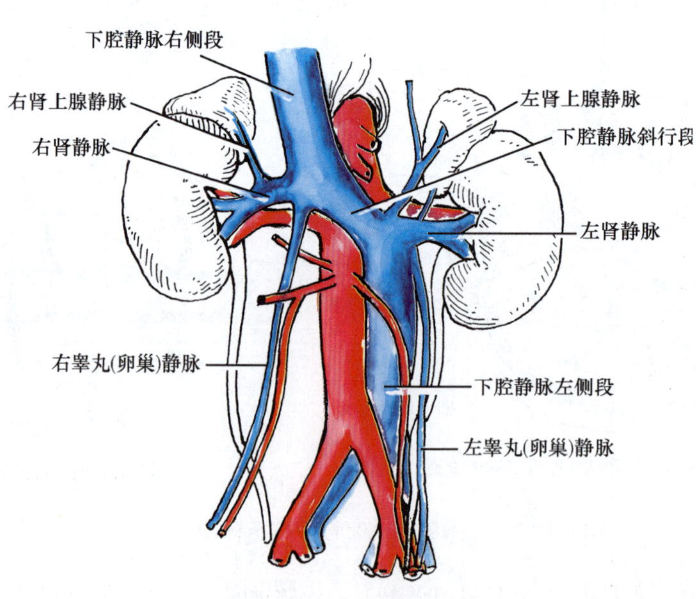

图 4-19-232　左下腔静脉

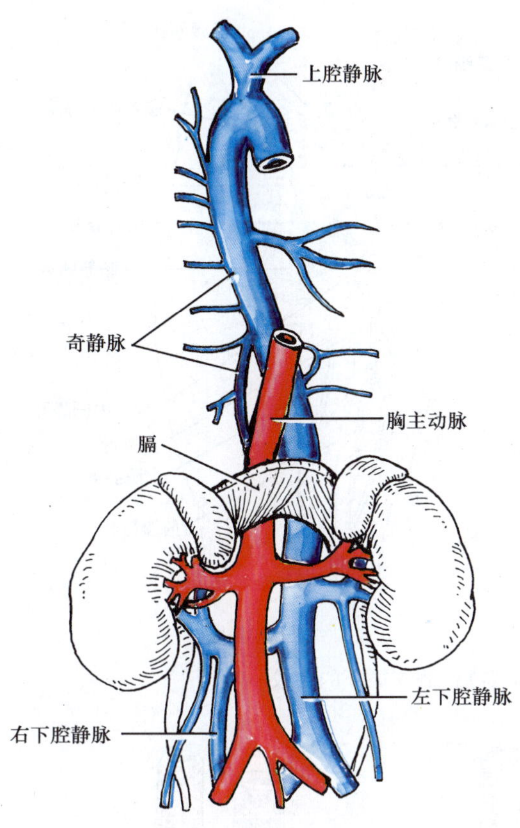

图 4-19-233 下腔静脉肝后段缺如，肾以下部分为双下腔静脉

communis 是收纳盆部（除乙状结肠和直肠上部外）和两下肢静脉血的总干。在骶髂关节前，由髂外静脉 v. iliaca externa 和髂内静脉汇合而成。髂外静脉起自腹股沟韧带的后方，是股静脉的直接延续。

左髂总静脉较长（平均 5.23cm），右髂总静脉较短（平均 3.5cm）。左髂外静脉较短（平均 8.0cm），右髂外静脉较长（平均 8.16cm）。左髂总静脉（平均 1.5cm），右髂总静脉（平均 1.4cm）及左髂外静脉（平均 l.2cm）、右髂外静脉（平均 1.14cm）的外径接近相等。

左、右髂总静脉及髂外静脉与同名动脉的位置关系略有不同。右髂总静脉的上端在同名动脉的后外侧，下端在同名动脉的后方。右髂外静脉的上端在同名动脉的后方，下端在同名动脉的内侧。左髂总静脉的上端在同名动脉的后方，下端在同名动脉的内侧。左髂外静脉全程均在同名动脉的内侧。

髂总静脉的形态异常比较少见，出现率约占 2.2%。在左或右髂总静脉沿其长轴出现裂孔，使髂总静脉分裂成两条（图 4-19-234），其两条静脉的管径可相等，或内侧者较细，外侧者较粗。有时，还可见髂总动脉的分支从静脉裂孔中穿过。

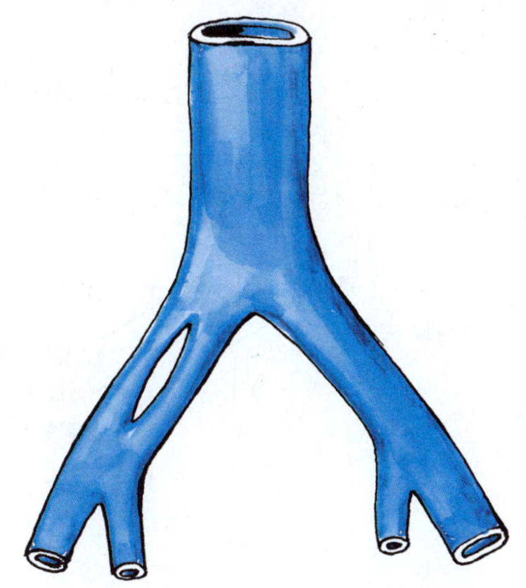

图 4-19-234 右髂总静脉沿其长轴有裂孔，形成部分双静脉

髂总静脉的属支，除髂内静脉和髂外静脉以外，还有髂腰静脉和骶正中静脉。髂外静脉的属支有腹壁下静脉、旋髂深静脉和耻骨静脉。肾移植时，结扎切断所有髂总静脉和髂外静脉的属支，对于防止盆腔内静脉血栓进入髂静脉所引起的移植的肾静脉栓塞很有意义。髂总静脉和髂外静脉做全部的游离可使其活动度增加，有利于移植肾静脉的吻合，减少血管的扭曲，还可弥补移植肾静脉过短的缺陷。

关于髂总静脉结扎及其侧支循环

血栓性静脉炎或静脉栓塞时，为了预防肺栓塞，有时可做髂总静脉的结扎。结扎髂总静脉后，在其周围可逐渐建立多条侧支循环，若结扎股静脉，建立的侧支循则相对较少（图 4-19-235）。另外，血栓来自髂总静脉、髂外静脉或盆腔内的静脉较多，结扎股静脉多不能防止肺栓塞，故多不做股静脉的结扎。

2. 下腔静脉和左髂总静脉连接处内部结构异常

右髂总动脉的起始部经左髂总静脉和下腔静脉连接处的前面横过，其横过的部位有三种（图 4-19-236）：在左髂总静脉开口处的下方、在左髂总静脉开口处的上方和开口处。

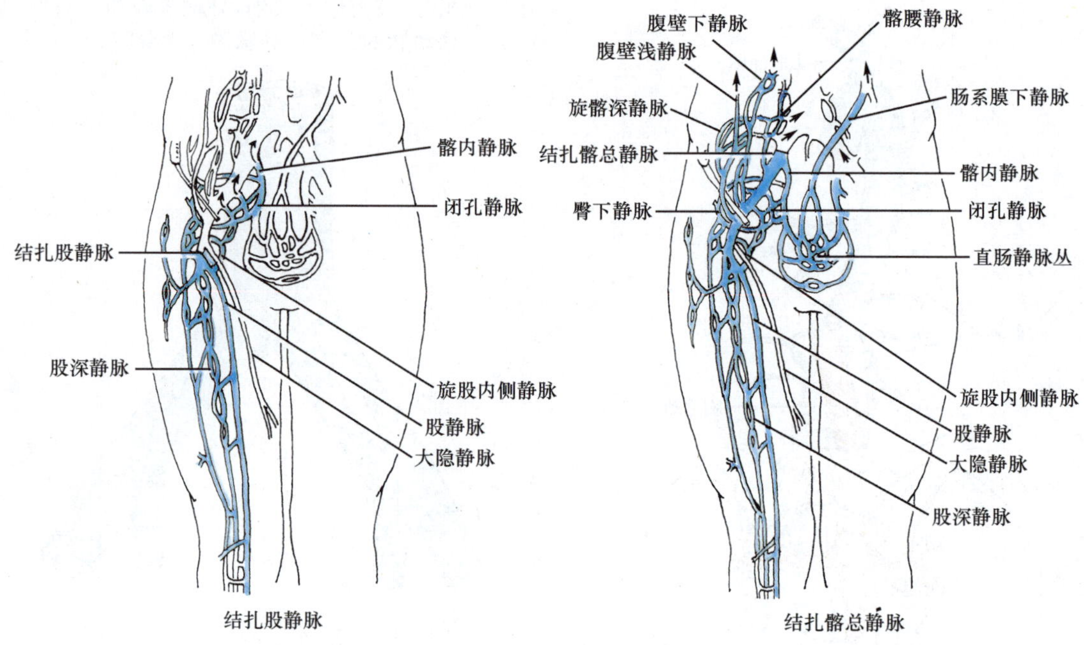

图 4-19-235　结扎股静脉与髂总静脉后，侧支循环的比较

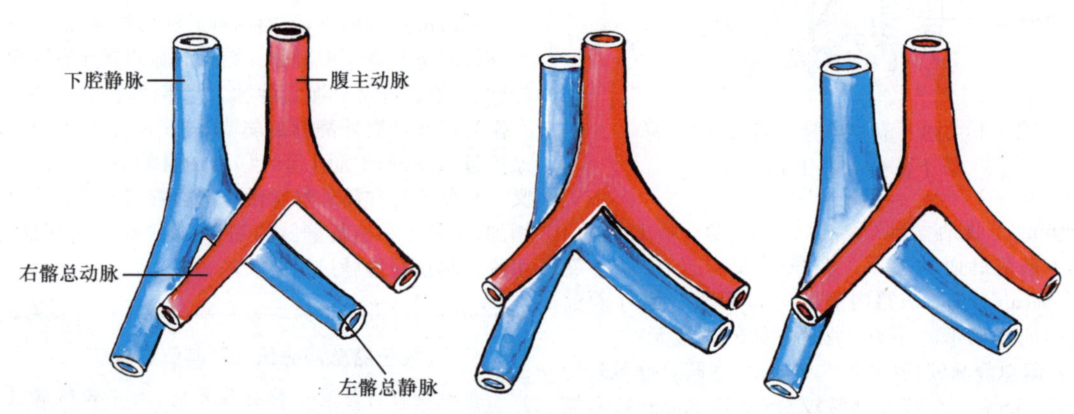

图 4-19-236　右髂总动脉与左髂总静脉的 3 种位置关系

左髂总静脉与下腔静脉连接处，因其后方有腰椎，前方有右髂总动脉横过压迫的影响，该处的静脉内壁结构常发生异常改变。根据其形态特征，可分为五种类型：①中心嵴型；②粘连型或联合型；③桥型；④瓣膜型；⑤带状型。

中心嵴型位于两髂总静脉的分叉处向下腔静脉内突出，与静脉壁相连，呈矢状位排例为三角形，尖部朝下，与两髂总静脉的分叉处相连，基底部向上，游离于下腔静脉内。中心嵴的高平均为 8.19mm（2～20mm），基底宽平均为 3.51mm（2～10mm）（图 4-19-237）。

粘连型为静脉前后壁的粘连融合（图 4-19-237）。依据粘连的部位和程度，分为部分内侧、外侧和完全性粘连三种。

桥型延伸在静脉的两壁之间，将静脉腔分为管径大小不等的两部分（图 4-19-237）。其位置可在左髂总静脉开口处的上方、下方或恰在开口处水平。

瓣膜型结构少见，形状与鸽巢相似，位置接近左髂总静脉末端开口处的侧缘，约占据静脉周径的 1/5。

带状型结构位于静脉前后壁之间，结构纤维细，数量众多，似鱼网状（图 4-19-237），位于左髂总静脉或下腔静脉左缘。

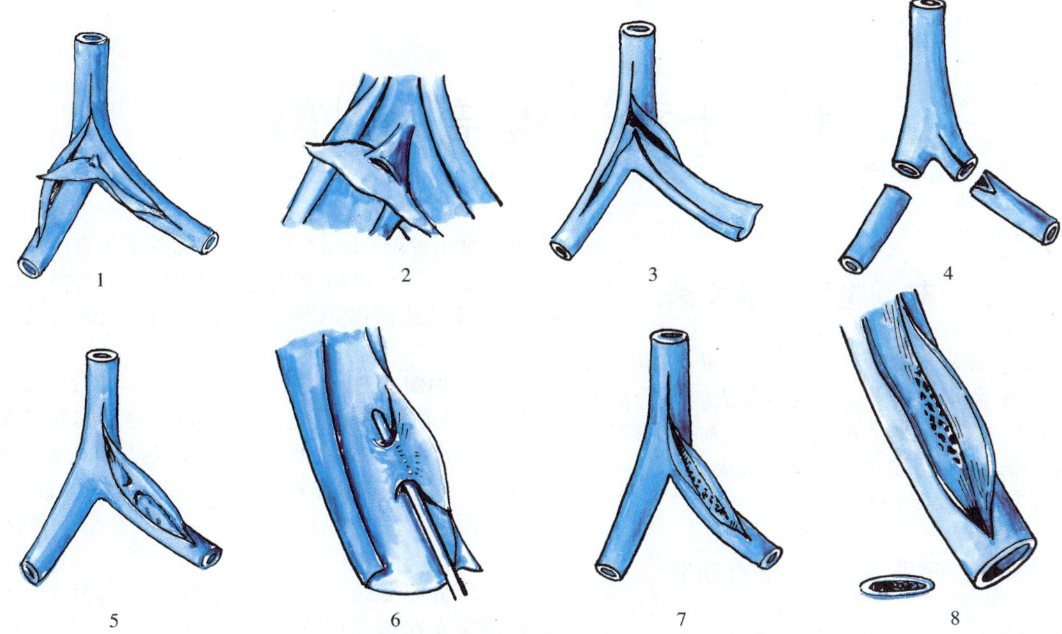

图 4-19-237　下腔静脉与左髂总静脉连接处内部结构异常的类型

1、2. 中心嵴型；3、4. 粘连型；5、6. 桥型；7、8 带状型

3. 髂静脉内瓣膜　成人髂总静脉内一般很少有瓣膜，据统计（按例计算），其出现率为 0.66%。髂外静脉内的瓣膜出现率为 44.7%，其中左侧占 16.45%，右侧占 28.29%。髂内静脉的瓣膜出现率为 1.97%（图 4-19-238）。

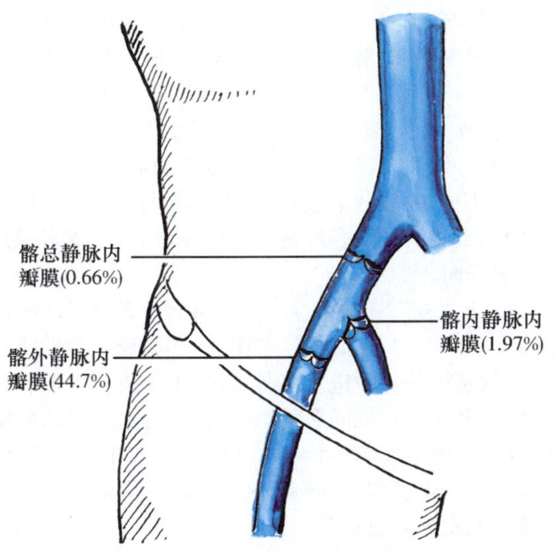

图 4-19-238　髂静脉内的瓣膜及出现率

髂静脉的瓣膜有四种类型：痕迹瓣膜（占 0.66%）、单叶瓣膜（占 5.26%）、双叶瓣膜（占 36.84%）、三叶瓣膜（占 1.97%）。静脉瓣膜为薄而软的静脉内膜皱襞，多数为两片，相对排列，血液向心流动时，瓣膜被压迫而紧贴血管壁，血液通畅无阻；反之，则血液充满瓣窦，瓣膜的游离缘互相接合，暂时阻断管腔，以防止血液逆流。肾移植时，移植肾的静脉常与髂总静脉或髂外静脉吻合。因髂总静脉内多无瓣膜，在选择吻合部位时不受影响。髂外静脉内部分人有瓣膜，尤其右侧髂外静脉内瓣膜出现率较高。瓣膜多位于靠近髂总静脉处，吻合时以选择距离髂总静脉 3cm 以远的部位为宜，可避开静脉瓣膜，防止因静脉瓣膜阻塞移植肾静脉的吻合口。

关于下腔静脉和左髂总静脉连接处的内部结构异常

下腔静脉和左髂总静脉连接处内部结构异常的出现率为 67.69%，有时右侧也可出现，仅占总数的 4.61%。在正常情况下，左侧髂总静脉管径稍大于右侧，但因左侧髂总静脉内壁多有异常结构，而使其实际的管径稍小于右侧髂总静脉，同时，左髂总静脉又受右髂总动脉压迫的影响，故左侧下肢静脉血液的回流较右侧缓慢，这似可说明为什么左侧下肢比右侧更易发生静脉曲张、水肿和血栓形成等病变。

第二十章　腹部皮瓣

第一节　腹股沟部皮瓣

腹股沟部皮瓣范围较广，可分为腹下部皮瓣、腹股沟皮瓣和阴部皮瓣等。腹股沟部皮瓣血管位置恒定，有几种来源，分支较多，吻合丰富，血管口径较粗，皮瓣面积较大，皮下组织丰富疏松，皮瓣可带较多的皮下组织，适于修复较大的缺损。

一、腹股沟部皮瓣的动脉

腹股沟部皮瓣的动脉，主要来源于旋髂浅动脉、腹壁浅动脉和阴部外动脉，另外，还有腹壁下动脉的穿支、下位肋间动脉和肋下动脉的皮支等。

（一）旋髂浅动脉

旋髂浅动脉 a. circumfiexa saperficialis 发自股动脉，一般分为浅、深两主支，浅主支在浅筋膜内走行，深主支大部分走在阔筋膜深面，两支同时存在的占86%，两主支起自同一动脉干的占56%。旋髂浅动脉干较短，外径1.4mm。

1. 浅主支　其出现率为86%，外径平均为0.8mm。浅主支起始后，很快就穿出阔筋膜，约半数在腹股韧带下方与其平行，其余则与腹股沟韧带相交叉后斜向上行，分布于下腹部外侧区，可远达髂前上棘上方100mm处，已超过脐平面，浅支主要分布于腹股沟部外侧半。

2. 深主支　其出现率为100%，外径平均为1.0mm。先在阔筋膜深面，多数在腹股沟韧带下20mm带状区域内斜向上行，在髂前上棘附近穿出深筋膜，分布于股前部上份外侧区及臀部的皮肤。深主支穿出深筋膜之前，有时被股外侧皮神经越过。由于深、浅两主支来源于同一动脉干的约占56%，所以在切取以旋髂浅动脉为轴的腹股沟部皮瓣时，如能兼顾两条主支，可以扩大皮瓣的切取范围。

（二）腹壁浅动脉

腹壁浅动脉干 a. epigastrica superficialis 单独起自股动脉干者占60%，与旋髂浅动脉共干起自股动脉者占40%。腹壁浅动脉可分内、外侧两主支，同时具有内、外侧主支的占34%，其中20%两主支起自同一动脉干。

1. 内侧主支　约占86%，外径平均为1.0mm，内侧主支在阔筋膜深面走行10mm后，穿过阔筋膜或深筋膜进入浅层，然后，此支多在股动脉起点内侧10mm处跨过腹股沟韧带进入腹壁，几乎垂直上行，有的可达脐平面以上。内侧主支主要分布于本侧下腹部内侧半。

2. 外侧主支　约占66%，外径平均为0.9mm。外侧主支在阔筋膜深面走行5mm后，穿过阔筋膜进入浅层。外侧主支大部分在股动脉起点外侧约10mm处，跨过腹股沟韧带进入腹壁，几乎垂直上行，有的可超过脐平面。外侧主支主要分布于本侧下腹部的外侧半，大于内侧主支的分布范围（图4-20-1）。

（三）阴部外动脉

阴部外动脉 a. pudendae externae 有两条分支，分布于耻骨上区的称为上主支，分布至会阴部的称为下主支。阴部外动脉单主支型为33%，双主支型为67%，两主支由一短干发出者占27%，两主支分别起始者为40%。阴部外动脉干，外径1.53mm。全部起自股动脉，约2/3在大隐静脉内侧穿深筋膜分上、下两主支，当阴部外动脉干或其上、下主支与大隐静脉相遇时，动脉干和下主支多经过静脉的深面，上主支多经过静脉的浅面。

1. 上主支　出现率为88%，外径平均为1.0mm。上主支行向上内，在耻骨结节附近，多数跨过腹股沟韧带，少数越过耻骨嵴进入耻骨上区，上主支进入耻骨上区之后，多数与对侧同名动脉吻合，部分分支进入外阴部，分布于阴茎或阴蒂。上主支除了分布于外阴部外，主要分布于腹股沟部内侧份和耻骨上区，因而，上主支可做有毛皮瓣的血管蒂。

2. 下主支　出现率为94%，外径平均为1.1mm，下主支水平向内，进入耻骨前区，下主支除主要分布于股内侧部上份外，末梢支都进入外阴部，分布于阴囊或阴唇。

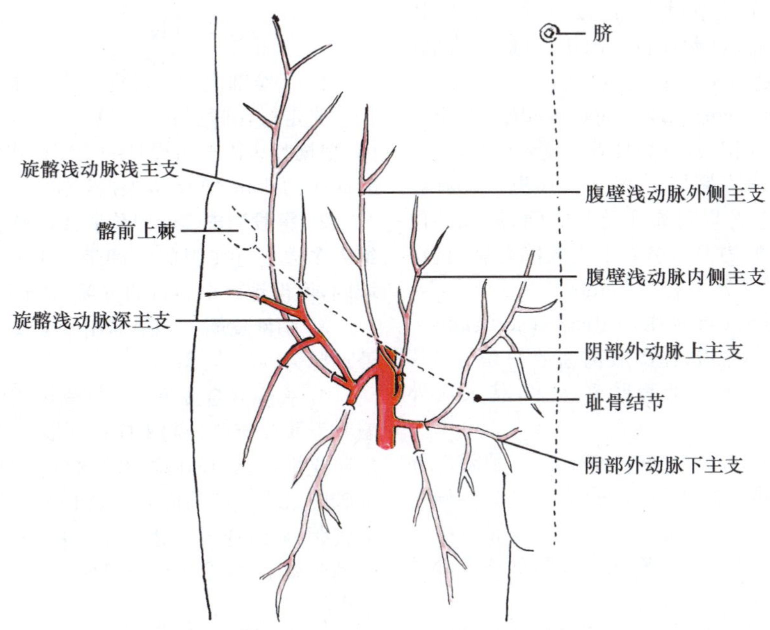

图 4-20-1　腹股沟部浅动脉及其主支

阴部外动脉变异少，由干分出上、下主支的较多，外径较粗，在股内侧上份有恒定的分布区，因此，可利用它做皮瓣的血管蒂。

（四）腹股沟部皮瓣动脉的起始情况

1. 各浅动脉的组合形式　旋髂浅动脉、腹壁浅动脉和阴部外动脉以及它们的主支有三种情况：①具有独立的起源；②与其他动脉共干；③缺如。有不同的组合形式，共有五种分支：旋髂浅动脉、旋髂腹壁浅动脉干、腹壁浅动脉、腹壁阴部外动脉干和阴部外动脉。这五种浅动脉的外径分别为 1.3mm、1.5mm、1.3mm、1.8mm 和 1.5mm 等。

2. 浅动脉的起点位置　浅动脉的起点位置是寻着动脉蒂的关键。各浅动脉起自股动脉的位置，皆在腹股沟韧带下方 5cm 以内，旋髂浅动脉、腹壁浅动脉及其合干，很少超过 5cm，只有阴部外动脉或其主支约有 1/3 超过 5cm。各浅动脉在股动脉上的起点，有自外上而内下的排列规律，它们依次是旋髂浅动脉、旋髂腹壁浅动脉干、腹壁浅动脉、腹壁阴部外(浅)动脉干和阴部外动脉(图 4-20-2)。

3. 浅动脉干的出现率　浅动脉干的出现率各家报道不一，旋髂腹壁浅动脉干的出现率由 66%到 15.8%(陈尔瑜 65%；汪立新 60%；李赋庄 40%；党汝霖 37.5%；鲍国正 37%；吴仁秀 30%；华山医院 22%；朱盛修 15.8%)。腹壁阴部外动脉干，出现率由 22%到 6.25%(华山医院

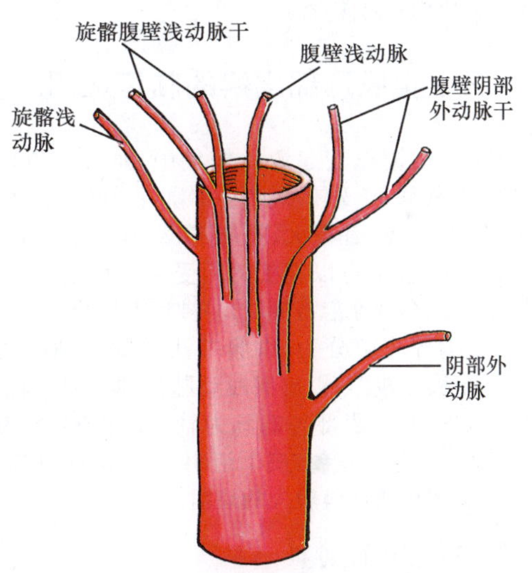

图 4-20-2　浅动脉在股动脉上起点位置的排列

22%；鲍国正 21%；朱盛修 15.8%；陈尔瑜 10%；汪立新 10%；吴仁秀 8.3%；李赋庄 7%；党汝霖为 6.25%)。动脉干的外径粗，分布范围广，故在采用腹股沟区游离皮瓣时，可以把动脉干作为首选的血管蒂。

二、腹股沟部皮瓣的静脉

腹股沟部皮瓣的静脉一般可分为浅、深两组。浅

组静脉即腹股沟部的浅静脉，口径较粗，可选作吻接静脉，但其行程不与浅动脉伴行。深组静脉与浅动脉相伴行，但外径较细，不适宜作吻接之用。

1. 腹壁浅静脉 v. epigastrica superficialis 的引流区与同名动脉供给区相当，每侧具有 2 支者最多，在浅筋膜内下行越过腹股沟韧带，一般走在腹壁浅动脉各主支之间，或内侧主支与阴部外动脉之间，静脉的位置偏向于同名动脉的内侧。多数汇入大隐静脉，且以单干汇入者为多，其末端外径 2.13mm。

2. 旋髂浅静脉 v. circumflexa ilium superficialis 收集髂前上嵴附近的血液，在腹股沟韧带下方并与其平行走向下内侧，汇入深部静脉者较多，其末端外径 2.11mm。

3. 阴部外静脉 vv. pudendae externae 是阴部外动脉的伴行静脉，其末端外径 1.98mm。这些浅静脉大都汇入大隐静脉或其股部属支。在部分标本中浅深组静脉同时存在，且其深组静脉汇入阴部外浅静脉或汇入大隐静脉。

各浅静脉单独回流者占 48%，旋髂腹壁浅静脉合干出现率为 20%；腹壁阴部外静脉合干出现 20%；旋髂浅静脉缺如者为 12%。

三、腹股沟部皮瓣的临床应用

腹股沟皮瓣血管起源比较集中，血管蒂位置恒定，有三重来源，分支较多，吻合丰富，血管外径大致在 1mm 以上。皮瓣面积大，据报道最大可达 28cm×18cm，大部分病例可以直接关闭受区的缺损，不用第二次植皮，瘢痕处在隐蔽区域，易被病人接受。

腹股沟部皮瓣分为：以腹壁浅动脉为轴心的皮瓣，称为下腹部皮瓣；以旋髂浅动脉为轴心的皮瓣，称为腹股沟皮瓣；以阴部外动脉为轴心的皮瓣，称为阴部皮瓣。以上这些皮瓣，皮下组织丰富、疏松、皮瓣较厚，特别适于修复四肢较大的缺损。

（一）皮瓣的切口

在切取皮瓣前，首先要找到血管蒂，在腹股沟韧带中点，触到股动脉搏动，在股动脉内侧，距腹股沟韧带 5cm 处切开皮肤，暴露股动脉及其分支，按浅动脉起自股动脉的规律，在股动脉前方或前内方找到浅动脉根，大部分是腹壁浅动脉或腹壁阴部外动脉干；在股动脉前外方或外侧找出浅动脉根，可能是旋髂浅动脉或旋髂腹壁浅动脉干。阴部外动脉通常在股动脉前内方或股动脉内侧发出，位置较低。如发现动脉根应向远侧追踪 1～2cm，根据外径粗细和走行方向来判定它是哪一条浅动脉或浅动脉的含干。

（二）皮瓣的设计

1. 下腹部皮瓣 该皮瓣的动脉为腹壁浅动脉，其各主支走行在腹股沟韧带中点内外 2cm 的带状区域内，根据临床需要可设计一个纵行或斜行的皮瓣，皮瓣的面积约 8cm×13cm，根据需要可以扩大或缩小。

2. 腹股沟皮瓣 以旋髂浅动脉为主，其浅深主支绝大多数走行在腹股沟韧带上下方各 2cm 的带状区域内，可设计一个斜行的皮瓣，面积约 6cm×15cm。

3. 阴部皮瓣 如果需用带毛皮瓣，可选用以阴部外动脉为轴的皮瓣。

4. 胸腹联合皮瓣 根据临床需要，可以把侧胸皮瓣和下腹皮瓣联合起来应用。根据皮瓣的血管构筑学的研究推测，分别在皮瓣两端与受区血管吻合，更能保证胸腹联合皮瓣的成活。如果吻接该联合皮瓣一端的血管蒂，血液通过动脉吻合网也可以流到另一端，在严密的观察下，联合皮瓣亦可成活。

（三）皮瓣的形成

找到血管蒂后，按着设计切开皮瓣的周缘，连同深筋膜一起，向血管蒂方向游离。皮瓣血管构筑学研究证明，深筋膜中血管网非常丰富。所以在游离皮瓣的过程中，一定要把深筋膜和浅筋膜，皮肤一起游离下来，以保证皮瓣五层血管网的完整，最后根据临床需要截取血管蒂。

第二节 腹前壁肌皮瓣

一、腹前壁的血液供应

Taylor、Boyd 和刘宗智等研究认为，腹前壁的血液供应主要是腹壁下血管，其次为腹壁上血管。另外，还有下 6 对肋间后动脉、腰动脉、腹壁浅动脉和旋髂浅动脉等（图 4-20-3）。

（一）腹壁下血管

1. 腹壁下动脉起始与走行 腹壁下动脉多数起自髂外动脉的前壁，少数起自股动脉。起点在腹股沟韧带上方者占 61%，平均距腹股沟韧带 7mm；起点平腹股沟韧带者占 31%；在韧带下方者占 8%，平均距韧带 13mm。

腹壁下动脉自起点发出后，经腹股沟韧带内 2/5 与外 3/5 交界处（平均距耻骨联合约 41mm，距髂前上棘 65mm）斜向内上走行，经腹直肌外缘至该肌后方（与腹直肌外缘相交点，平均距耻骨结节 54mm，距脐

90mm)。在腹直肌后方继续向内上行 50mm,经半环线的前方进入腹直肌鞘内,在鞘后叶与肌之间上升至脐,或其附近形成终束支。在半环线处和脐部附近,腹壁下动脉与腹直肌关系如表 4-20-1。

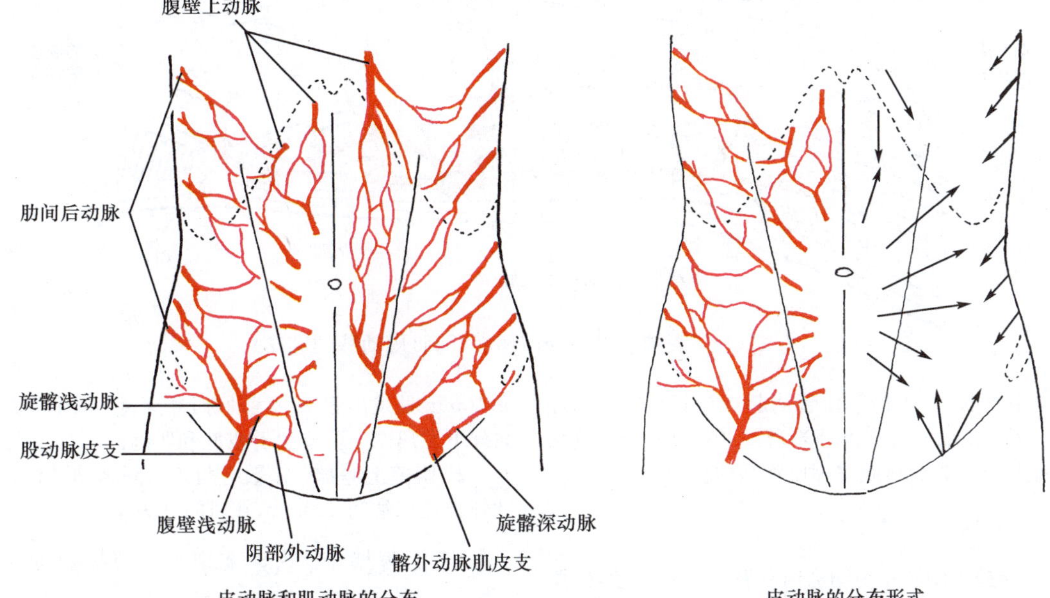

图 4-20-3 腹前壁肌皮瓣的血液供应

表 4-20-1 腹壁下动脉与腹直肌的关系

	在半环线处(%)	在脐部附近(%)
居腹直肌中 1/3	50	82
居腹直肌外 1/3	47	15
居腹直肌内 1/3	3	3

2. 腹壁下动脉的分支腹壁下动脉干,若以腹直肌外侧缘相交点为中心,上、下两侧有长 45mm 无血管分支段。在腹壁下动脉起始端附近,有发往腹直肌下部、腹膜和髂嵴处的小支。腹壁下动脉多数于半环线附近开始有分支,进入腹直肌。动脉干入半环线以后,沿途有节段性分支发出,主要分支有三种:①至腹内斜肌和腹横肌之间的肌支,自动脉干的外侧分出 4～6 支,走向外上方,行于腹直肌鞘后叶与腹直肌之间,穿腹直肌鞘外侧缘至腹内斜肌和腹横肌;②至腹直肌的分支,在动脉干的前面及侧面发出进入腹直肌的节段性小分支;③肌皮动脉的穿支,在每侧腹直肌鞘的前面有排列较为整齐的内、外两列,上、下 4～5 排的血管束。内侧支多以腹直肌鞘内 1/3 穿出,且垂直穿过浅筋膜到达皮肤,管径较小、行程较短,供养腹直肌前面的皮肤;外侧支多自腹直肌鞘中 1/3 穿出,斜行向外下方,经浅筋膜到达皮下,管径较粗、行程较长,滋养腹前外侧部皮肤。这些分支呈放射状排列,在脐以上的分支走向外上,在脐以下的则横行分布。在这些分支中,最粗、最长的血管均集中在脐周围,外径约 0.8mm,长约 70～120mm。剥除腹直肌前鞘,沿动脉追踪其来源,内侧支均由腹壁下动脉的内侧或前面发出;外侧支均由动脉干的外侧或前面发出。这些肌皮动脉在穿行腹直肌的行程中发出许多小支入肌,穿支垂直穿过腹直肌前鞘(图 4-20-4)。由于肌动脉沿途发支至肌肉,操作时不易与肌肉分离。腹壁下动脉起端外径约为 2.6mm,与腹直肌外缘相交处为 2.2mm,在半环线处约为 1.8mm,在脐平面约为 1.3mm。

3. 腹壁下动脉的体表投影 由腹股沟韧带外 3/5 和内 2/5 交点处与脐的连线,是腹壁下动脉干的表面投影;脐与耻骨结节连线的上中 1/3 交点是中环线的体表投影;脐与耻骨结节连线的中、下 1/3 交点处,是腹壁下动脉与腹直肌外缘相交处。

4. 腹壁下静脉 多数有内、外两支与动脉伴行(2 支者占 97%,1 支者占 3%),两个伴行静脉间有不少吻合支横跨动脉,内侧伴行静脉,明显地粗于外侧伴行静脉。在腹股沟韧带处,内侧伴行静脉外径约 2.7mm,外侧伴行静脉外径约为 1.4mm;与腹直肌外缘相交处,内侧伴行静脉外径约为 1.5mm,外侧伴行静脉外径约为 0.8mm;在脐平面,内侧伴行静脉外径约为 0.9mm,外侧伴行静脉外径约为 0.5mm。

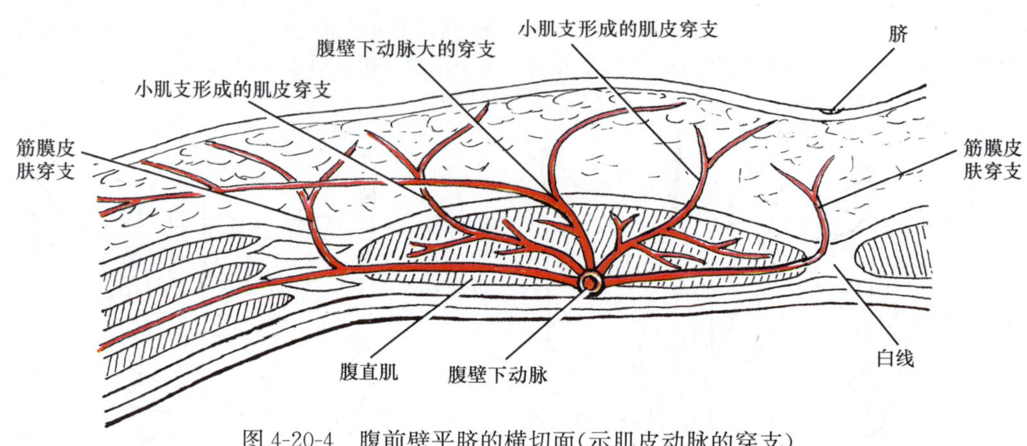

图 4-20-4 腹前壁平脐的横切面(示肌皮动脉的穿支)

血管蒂长度:腹壁下血管从起点至腹直肌外缘相交处长约 109mm,从起点至半环线长约 160mm,这两个数据均可作为游离肌皮瓣血管蒂的长度。

(二) 腹壁上血管

1. 腹壁上动脉 为胸廓内动脉的直接延续,经胸肋三角进入腹部,分出肌膈动脉和腹壁上动脉两终支。腹壁上动脉在腹直肌后面进入肌质内,大部分分支在肌质内于脐附近和腹壁下动脉吻合。腹壁上动脉的起点(与肌膈动脉的分叉点)于第 6 肋间隙者占 57%;平第 7 肋软骨或其下缘者占 43%。起点至肌门的血管平均长 46mm,起点外径 2.0mm,肌门处动脉外径为 1.9mm,肌门与人体前正中线的距离约为 37mm。腹壁上动脉也分内、外侧支,内侧支参与腹白线的血供,外侧支滋养腹直肌。约 1/3 的腹壁上动脉,在距剑突 10mm 处发出腹壁上浅动脉,并穿过腹直肌止端,斜向外下发出两个分支供养皮肤和肌肉。

2. 腹壁上静脉 多数有两条与同名动脉伴行,静脉外径在末端为 2.8mm,在肌门处为 1.3mm。

(三) 腹壁上、下动脉与邻近动脉的吻合网

腹壁上、下动脉分支在脐与剑突连线中点处形成吻合,该吻合网以脐周围为中心,向四周呈辐射状,与邻近血管形成丰富的吻合。吻合分深浅两层:深部吻合在肌层内形成,上、下方为腹壁上、下动脉肌支吻合。外侧在腹内斜肌、腹横肌和腹外斜肌内与下部肋间后动脉或腰动脉的肌支吻合;浅部吻合在皮下,腹壁下动脉皮支分别与腹壁上浅动脉、肋间后动脉皮支、腰动脉皮支、腹壁浅动脉、旋髂浅动脉及阴部外动脉等进行吻合。

腹前壁肌皮瓣的临床应用

(一) 肌皮瓣的设计

依据血供的基本规律,可利用腹壁下血管蒂设计各种不同形式的可供游离移植的供体。

1. 腹前部肌皮瓣

(1) 脐上部斜行瓣:以脐周最粗大的、走向上外侧的皮动脉为轴心血管,以脐和肩胛下角的轴线设计成 20cm×30cm 的大型斜行皮瓣。此瓣供区外上方可达腋中线,内下方可至对侧腹直肌外缘(图 4-20-5),肌肉的截取可根据受区需要,少者仅带少量肌袖,多者可切取一侧腹直肌(图 4-20-6)。

(2) 脐周横行瓣:依据脐周的皮动脉与肌皮支有吻合的规律,可设计成由脐向两侧延伸的脐周横行瓣(图 4-20-5)。

(3) 腹前壁纵行瓣:利用腹壁下动脉的内、外侧两列皮支,可设计成腹前壁纵行瓣(图 4-20-5)。

2. 带肌袖的骨瓣 受区需要一部分骨质时,上方可带第 9、10 肋,两侧可带部分髂嵴。

3. 肌瓣 根据受区需要,可设计成腹直肌或部分腹直肌瓣(图 4-20-7)。

4. 皮下组织肌瓣 依据受区需要,肌瓣浅面再带些皮下组织(图 4-20-7)。

(二) 临床应用的解剖学要点

1. 血管蒂宜留部分肌袖 由于腹壁下动脉的肌皮支沿途发支进入肌肉,在肌内形成血管网,不易与肌肉完全分离,可保留部分肌袖用于保护血管蒂。

2. 静脉的吻合,应先选用内侧伴行静脉　在临床手术时,如能同时吻合两条伴行静脉,当然有利于供体的血液回流。如只能吻合一条伴行静脉时,应首先选用外径较粗的内侧伴行静脉。

3. 肌皮瓣的切口　如采取旁正中切口,可在直视下处理血管蒂,较为简便。缺点是供区留下较长的瘢痕。Taylor 主张用两个横切口,一个在耻骨上,用以暴露血管蒂,如向外上延伸,还可以取带髂嵴的骨皮瓣;另一个切口在剑突下,用以切断腹直肌上端,中间部分用隧道分离的方法。这种方法切口瘢痕虽然较小,但操作不方便,难以分离上部腹直肌鞘前叶与粘连部分。腹直肌内侧缘无血管神经进入,故截取肌皮瓣时,宜从内侧向外翻起,便于保护从外侧进入的血管。从外侧进入肌皮瓣的节段性分布的肋间神经与血管伴行,外径 1.0～1.5mm,必要时可行神经缝接之用,腹股沟区 Hesselbach 三角是腹壁的薄弱部位,移除腹直肌后更扩大了薄弱区,故应尽可能保留下部腹直肌及其鞘的前叶,以防腹壁疝的发生。

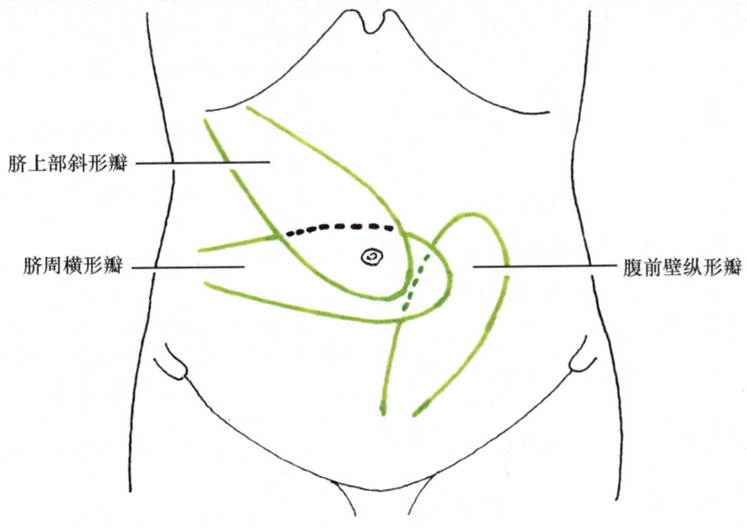

图 4-20-5　腹前部肌皮瓣的类型

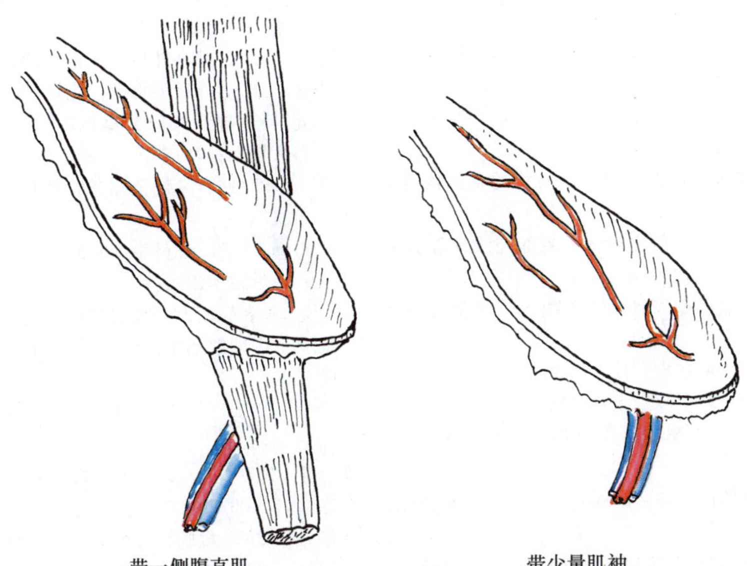

图 4-20-6　脐上部斜行瓣的设计

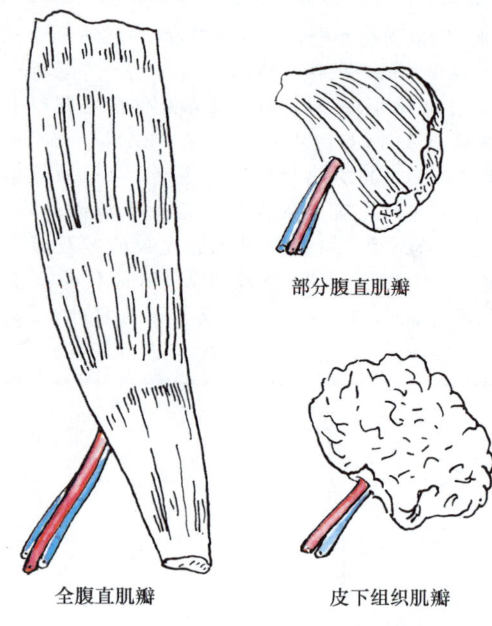

图 4-20-7 肌瓣和皮下组织肌瓣

主要参考文献

艾寿坤．1986. 腹壁下动脉的应用解剖学．解剖学杂志，9(增刊)：159

鲍国正．1983. 下腹部和腹股沟区皮瓣的血管解剖．中华骨科杂志，3：237

蔡德享，章中春．1965. 腹腔动脉的分支类型．解剖学通报，2：42

陈尔瑜．1966. 中国人肠系膜上动脉的观察．解剖学报，9：138

陈尔瑜．1981. 腹股沟区皮瓣的血管——旋髂浅动、静脉的巨微解剖．解剖学报，12：337

陈尔瑜．1982. 腹股沟区皮瓣的血管——腹壁浅动、静脉的巨微解剖．解剖学报，13：113

陈尔瑜．1982. 腹股沟区皮瓣的血管——血管的整体构筑．解剖学报，13：337

陈尔瑜．1982. 腹股沟区皮瓣的血管——阴部外浅动静脉的巨微解剖．解剖学报，13：225

陈积圣．1986. 脾切除后脾组织种植 1 例报告．实用外科杂志，6：409

陈郡．1965. 腹壁解剖学的研究．辽宁医学，2：21

陈峻青．1964. 胃癌的外科治疗．中华外科杂志，12：650

陈峻青．1986. 胃癌浆膜的分型及其意义．中华医学杂志，66：736

陈峻青．1986. 胃癌脉管内癌栓的临床意义．中华外科杂志，6：110

陈峻青．1987. 胃癌手术胰尾侧清除的新方法．实用外科杂志，7：99

党汝霖．1981. 腹股沟部皮瓣血管的解剖．解剖学通报，4：222

邓道钧．1964. 中国人膈下动脉的起始情况．解剖学通报，1：122

丁嶙山译．1982. 外科解剖学萃要．重庆：科学技术文献出版社重庆分社，59

丁贞佳．1982. 50 例国人胆总管下段、胰管汇合处应用解剖学研究．解剖学通报，5：169

方立德．1981. 空肠三腔代胃术．中华外科杂志，19：434

冯友贤．1980. 血管外科学．上海：上海科学技术出版社，376

傅培彬．1965. 从淋巴结继发癌考虑扩大癌根治手术的范围．中华外科杂志，13：67

高贤华．1964. 锥状肌的调查．中国解剖学会学术讨论会论文摘要，1：26

顾寿身．1986. 肠外瘘病人常用手术方式的选择．实用外科杂志，6：508

韩建明，黎介寿．1986. 肠外瘘的阶段性治疗．实用外科杂志，6：507

韩永坚．1963. 肝脏外科解剖学．上海：上海科学技术出版社，96

韩子玉．1979. 国人胃迷走神经的解剖学研究．辽宁医药，5：1

韩子玉．1981. 胃的外科解剖概述．实用外科杂志，1：227

何振平．1986. 胆道大出血的外科治疗．普外临床，1：253

河北医科大学．1976. 人体解剖学·下册．北京：人民卫生出版社，1026

河北医科大学．1978. 人体解剖学·上册．北京：人民卫生出版社，569

黄安培．1983. 胰腺的神经供给及其临床意义．四川解剖学杂志，3：65

黄莛庭．1985. 高选择性迷走神经切断术疗效的评价．中华外科杂志，23：309

黄志强．1981. 肝脏外科．北京：人民卫生出版社，329

黄志强．1986. 外科手术学．北京：人民卫生出版社，672

江家元，毕建础．1965. 结肠的动脉供应及其边缘吻合．安徽医科大学学报，8：79

江鱼．1965. 回盲襻代全输尿管和扩大膀胱术．中华外科杂志，13：31

邝公道译．1959. 外科手术时的错误及其危险·上册．上海：上海科学技术出版社，400～401

邝国壁．1980. 国人肝圆韧带通畅情况的初步观察及其临床意义．中国解剖学会 1980 年学术会议论文摘要汇编(第 1 集)，90

黎介寿．1986. 努力降低肠瘘的发生率与死亡率．实用外科杂志，6：505

李宝华．1986. 脾动脉结扎治疗脾外伤 12 例报告．实用外科杂志，6：403

李殿柱．1982. 短肠综合征．中华外科杂志，20：186

李赋庄．1978. 腹股沟皮瓣血管的解剖．中国解剖学会学术年会论文汇编，46

李赋庄．1980．腹股沟皮瓣的血管解剖．四川医学院学报，11:200
李瑞祥．1981．双下腔静脉3例报告．解剖学通报，4:414
李温仁．1962．结肠代食管术在食管癌外科治疗中的应用．中华外科杂志，10:429
李相民．1988．国人腹白线局解特点的观察和测量．解剖学杂志，9(增刊)：129
李信根．1964．结肠中动脉解剖类型的观察．中华外科杂志，12:1172
林元问．1985．胰头丛的应用解剖学研究．临床应用解剖学杂志，3:140
凌凤东．1961．肝内血管研究．中华外科杂志，9:209
凌光烈，徐恩多．1980．腹股沟区的外科解剖．解剖学杂志，11(增刊)：120
凌光烈．1986．脾血管及脾叶、段的应用解剖学研究．解剖学杂志，9(增刊)：154
刘龙平．1983．101例腔静脉畸变．解剖学通报，6:73
刘永锋，徐恩多．1982．门静脉系的外科解剖概述．实用外科杂志，2: 175
刘永锋，徐恩多．1982．胃后动、静脉的局部解剖及其临床意义．中华外科杂志，2:520
刘永锋，徐恩多．1983．胃左静脉的局部解剖及其临床意义．临床应用解剖学杂志，1:43
刘正津．1965．腹直肌鞘的观察．解剖学报，8(4)：568～573
刘宗智．1986．以腹壁下血管为蒂设计的肌皮瓣．临床解剖学杂志，4:210
马钧武．1959．结肠中动脉解剖关系的观察．中华外科杂志，7:766
马文锋，陈郡．1982．髂总动、静脉和髂外动、静脉的局部解剖及其在肾移植术中的意义．解剖学通报，5(增刊)：303
马文锋，陈郡．1982．肾、髂动脉的局部解剖及其在肾移植术中的意义．中国医科大学学报，11:25
马文锋，陈郡．1983．肾静脉的局部解剖及其在肾移植术中的意义．中国医科大学学报，12:28
马文锋，徐恩多．1986．胰腺及其周围静脉的外科解剖学研究．解剖学杂志，9:139
浦恩诰．1982．第一肝门结构．解剖学通报，5:167
钱礼．1973．腹部外科学．上海：上海人民出版社，61
钱礼．1984．腹部外科学．第2版．上海：上海科学技术出版社，329
裘法祖，孟承伟．1984．外科学．第2版．北京：人民卫生出版社，435
裘法祖，孟承伟．1987．外科学．第3版．北京：人民卫生出版社，507
冉瑞图．1984．十二指肠后入路探查胆总管第三段的方法．中华外科杂志，22:24
冉瑞图．1986．胆总管下部外科解剖学．普外临床，1：200～203
沈阳医学院主编．1974．实用手术学·普外分册．沈阳：辽宁人民出版社，533
孙家印．1986．阑尾残端单纯包埋方法．实用外科杂志，6:336
孙琦运，徐恩多．1983．腹前外侧壁的外科解剖与切口问题．临床应用解剖学杂志，1:139
唐国华．1986．股环的解剖学观察．解剖学杂志，9(增刊)：42
汪立鑫，黄赢．1984．腹股沟部皮瓣的动脉．解剖学通报，7:279
汪钦尧．1985．胰颈部主胰管的位置与胰十二指肠切除术并发胰瘘的关系．中华外科杂志．23:709
汪忠镐．1986．先天性胆总管囊肿40例诊治经验．普外临床，1:218
王宝田．1985．消化道迷走胰腺．中华外科杂志，23:613
王根本编译．1988．临床解剖学．北京：人民卫生出版社，100
王云详．1984．实用淋巴系统解剖学．北京：人民卫生出版社，211
王云祥．1962．胃、十二指肠淋巴系的联系．解剖学报，5:21
王云祥．1966．结肠的淋巴流向．解剖学通报，1:30
魏众元．1964．国人腹直肌的形态学观察．中国解剖学会学术讨论论文摘要，1:126
吴孟超．1982．肝脏外科学．上海：上海科学技术出版社，25
吴仁秀．1981．儿童股动脉近侧区域分支的显微外科应用解剖学．广东解剖学通报，3:75
武汉医学院主编．1983．外科学．第2版．北京：人民卫生出版社，457
武景望．1964．肠系膜上动脉的外科解剖．中华外科杂志，12:967
夏穗生．1985．胃大部切除术治疗溃疡病．普外临床，1(创刊号)：34
徐达传．1981．胰腺移植的显微外科解剖学．广东解剖学通报，3:28
徐恩多．1965．肝脏血管系统解剖及其临床意义．中华外科杂志，13:57
徐恩多．1985．胰腺及其周围有关动脉的临床解剖学研究．中华外科杂志，23:705
徐恩多．1986．胆道系统的外科解剖．普外临床，1:193
徐恩多．1989．局部解剖学．第3版．北京：人民卫生出版社，114
杨春玉．1986．脾脏外科的诊断检查．实用外科杂志，6:439
杨顺生．1979．脾动脉的外科解剖学．安徽医科大学学报，6:1
叶铮．1980．胰头和十二指肠的动脉．中国解剖学会学术讨论会论文摘要汇编，450
易培泰．1965．小肠倒置术在广泛小肠切除中的应用．中华外科杂志，13:323
余亚雄，张天锡．1955．盲肠袋套叠．中华外科杂志，3:755
翟为桢．1964．广泛性小肠切除术．中华外科杂志，2:169
张涤生．1979．应用显微外科技术进行空肠移植修复食管缺损(附7例报告)．中华外科杂志，17:154
张嘉庆．1985．胰腺疾病专题讨论会会议纪要．中华外科杂志，23:764

张为龙,王景德.1983. 髂静脉的形态及其临床意义.临床解剖学杂志,1:27
张文范.1982. 胃癌广大根治除术.实用外科杂志,2:253
张宪涛.1984. 200 例脾的形态学观察与测量.解剖学杂志,11(增刊):77
张振弘.1984. 人脾动脉在脾内的节段性分布.解剖学报,15:9
张志强.1964. 顺行性胃大弯代食管术治疗食管狭窄.中华外科杂志,12:765
张祖荀.1981. 腹部手术并发症及其处理.南京:江苏科学技术出版社,332
郑英健.1983. 改良高选择性迷走神经切断 100 例术后 5～8 年随访观察.第十届全国外科学术会议论文摘要.中华医学会,69
中国解剖学会编.1982. 中国人体解剖学名词.上海:上海科学技术出版社,81
中国解剖学会体质调查组编.1986. 中国人体质调查.上海:上海科学技术出版社,462
中国医科大学主编.1979. 局部解剖学.北京:人民卫生出版社,120～121
钟世镇,刘正津.1964. 肠系膜下动脉及其分支的观察.解剖学报,7:428
周易人.1986. 常见血液病的脾切除治疗.实用外科杂志,6:407
朱盛修.1979. 髂腹股沟游离移植术 19 例报告.中华外科杂志,7:163
朱泰来.1980. 食管下段及迷走神经解剖——尸体观察 100 例.中华外科杂志,18:4
祝曙鸣,郑思竞.1980. 国人胃后动脉的观察.中国解剖学会 1980 年学术会议论文摘要汇编(第 1 集),142
资料综合.1964. 倒置胃重建食管术.中华外科杂志,12:121
邹仲.1982. 迷走胰腺 4 例报告.中华消化杂志,2:118
小西孝司.1981. 大腸切除た伴つた小腸広範圍切除術の2治験例.消化器外科,4:355
井上与惣一.1936. 胃、十二指腸、膵臓竝ビに横隔膜,淋巴系統.解剖學雑誌,9:35
井口潔.1975. 門脈壓亢進症に対する選択的シャント手術——左胃静脈-下大静脈吻合術.外科治療,32:462
木神原宣.1974. β型吻合と空腸有茎移植手術,28:6
寺部啟介.1981. 小腸広切除後の問題点.外科診療,23:499
Alrese AB. 1979. An experimental evaluation of segmental reversal after massive small bowel resection. Br J Surg, 66: 493
Anson BJ. 1971. Surgical Anatomy. Vol. 1. 5 ed. Philadelphia, London, Toronto: WB Saunders Company, 535
Baronofsky. 1951. Occult injury to the pancreas following splenectomy. Surgery, 29: 852
Benton RS, Cotter WB. 1963. A hitherto undocumented variation of the inferior mesenteric artery in man. Anat Rec, 145: 171
Bliss WR. 1950. Symposium on pancreatic disease. Localization of refered pancreatic pain induced by electric stimulation. Gastroenterology, 16: 317
Budding J. 1967. Role recirculating loops in the management of massive resection of small intestine. Surg Gynecol Obstet, 125: 243
Campbell MF. 1980. Urology. 3rd. Vol. 3. Philadelphia, London, Toronto: WB Saunders Company, 2143
Connolly E. 1950. Bilateral splanchnicectomy and lumba-dorsal sympathectomy for chronic relapsing pancreatitis. Ann Surg, 13: 38
Cooperman AM. 1975. Highly selective vagotomy. Surg Clin North Am, 55: 1891
Daseler EA. 1947. The cystic artery and constituents of the hepatic pedicle, a study of 500 Specimens. SGO, 85: 47
Daseler EH. 1947. The cystic artery and constituents of the hepatic pedicle. Surg. Gynecol and Obst, 85: 47
De-Takets G. 1947. Treatment of pancreatic pain by splanchnic nerve section. Surg Gynecol and Obstect, 85: 742
Eieman SA. 1940. The fallacy of the conjoined tendon: the etiology and repair of inquinal hernia. Am J Surg, 50: 17
Elias H, Petty D. 1952. Gross anatomy of the blood vessels and ducts with in the human liver. Am J Anat, 90: 53
Goldsmith NA, woodburne RT. 1957. Surgical anatomy perftaining to liver resection. SGO, 105: 310
Gwyn DG, Skilton JS. 1966. A rare variation of the inferior mesenteric artery in man. Anat Rec, 156: 235
Harri K. 1975. Free grion skin flaps. British J of plastic surg, 28: 225
Healey JE. 1953. Anatomy of the biliary ducts within the human liver. Arch Surg, 66: 599
James PM. 1971. The problem of hernia in infants and adolescents. Surg Clin North Am, 51(6): 1361
Kune GA. 1964. Surgical anatomy of common bile duct. Arch Surg, 89: 995
McVay CB. 1940. Aponeurotic and fascial Continuitics in the abdomen, pelvis and thigh, 76: 213
McVay CB. 1942. A fundamental error in current methods of inquinal herniorrhaphy. Surg Gynecol and Obstet, 74: 746
McVay CB. 1949. Inquinal and femoral hernioplasty. Surg Gynec and Obst, 88: 473
McVay CB. 1965. Inquinal and femoral hernioplasty. Surgery, 57: 615
Michaels NA. 1951. The hepatic cystic and retroduodenal arteries and their relation to biliary ducts. Ann Surg, 133: 503
Northover, Terblemche T. 1979. A new look at the arterial supply of the bile duct in man and its surgical implication. Br J Surg, 66: 379
Notkovich H. 1956. Variations of the testicular and ovarian

arteries in relation to the renal pedicle. Surg Gynec Obst, oct: 487

Pick JW. 1942. The origin of the obturator artery. A study of 640 body halves. Am J Anat, 70: 37

Pillet J. 1982. Role of the mesenteric arteries in the arterial blood supply to the lower limbs. Anat Clin, 4: 307

Pinsolle J. 1982. Internal arrangement of the union between iliac vein and inferior vena cava Anat Clin, 4: 295

Ponka JB. 1980. Hernias of the abdominal wall Vol. 1. 1st. Philadelphia, London, Toronto: WB Saunders Company, 417

Ponka JL. 1968. The relaxing incision in hernia repair. Am J Surg, 115: 552

Potts WJ. 1950. Treatment of inquinal hernia in infants and children. Am J Surg, 132: 556

Puente SG. 1983. Radiological anatomy of the biliary ducts: Variations and congenital abnormalities. World J Surg, 7: 271

Qotan RV. 1974. The fate of heterolopic tissue. Arch Surg, 100: 762

Ray BS. 1947. Relief of pain in chronic(calcareous)pancreatitis by sympathectomy. Surg Gynecol and Obstet, 89:1

Richins CA. 1945. The innervation of the pancreas. J Camp Neurol, 83: 223

Scorew CG. 1956. The incidence of incomplete descent of the testicle at birth. Arch Dis Child, 31: 198

Taylor GI. 1984. The versatile deep inferior epigastric(inferior rectus abdominis)flap. Birtish J Plast Surg, 137: 330

Watso LF. 1938. Embryologic and anatomic considerations in etiology of inquinal and femoral hernias. Am J Surg, 42: 695

Woodburne RT. 1973. Essentials of human anatomy. 5ed. New York: Oxford University Press, 377

Yashioka H. 1958. Therapeutic neurotomy on head of pancreas for relief of pain due to chronic pancreatitis. A new technical procedure and its results. Arch Surg, 76: 546

Березов Е Л. 1957. Расширенные и комбинированные резекции желуцка при раке. Медгиэ Москва, 36

Цагарейшвили АВ. 1959. Различия в стлоцений левой желудочной артерии и их практическое значение при реэкции желуцка. Вест Хирур, 11: 105

第五篇 盆部和会阴

第二十一章　盆部和会阴解剖概述

第一节　境界和分区

盆部是以骨盆 pelvis 为骨性基础，上接腹部，下连股部及臀部，传递躯干体重至下肢。骨盆的骶骨和尾骨位于后方，髋骨位于两侧和前方，各骨互相连结形成完整的环。盆部下方由肌层和筋膜组成的盆膈所封闭。

会阴perineum 在躯干下端，位于两侧股部之间，当股部互相接近时，会阴只是一条深裂，股部外展时，会阴呈菱形区。会阴包括盆膈以下封闭骨盆出口的全部软组织结构，在体表，其前界为阴阜，后界为臀部，两侧界为股部，其深部境界与骨盆出口一致。若于两坐骨结节间作一横线，可将会阴分为两个三角区，即前方的尿生殖三角和后方的肛门三角。尿生殖道和消化管道的末端分别终止于该三角区。

在骨盆两侧的髋骨上缘可触及髂嵴。在髂嵴的前端可触及髂前上棘及其下方的髂前下棘。沿髂嵴向后可触到髂后上棘。自髂前上棘沿腹股沟向内下方可触及耻骨结节、耻骨嵴和耻骨联合。从耻骨联合向外、向下可触及耻骨下支、坐骨支和坐骨结节。

两侧髂嵴最高点的连线可通过第 4 腰椎棘突。第 5 腰椎棘突约在两髂嵴最高点连线中点下 1.5cm 处。两侧髂后上棘的连线经过第 2 骶椎棘突。左右髂后上棘分别与第 5 腰椎棘突和尾骨尖的连线构成腰骶部菱形区（图 5-21-1）。菱形区上下角连线的深部为骶中嵴，其外侧为骶中间嵴。骨畸形时，此菱形区的外侧角或左右髂后上棘可能出现不对称。第 5 骶椎下关节突即**骶角**，左右骶角之间可摸到**骶管裂孔**，为骶管麻醉穿刺的标志。

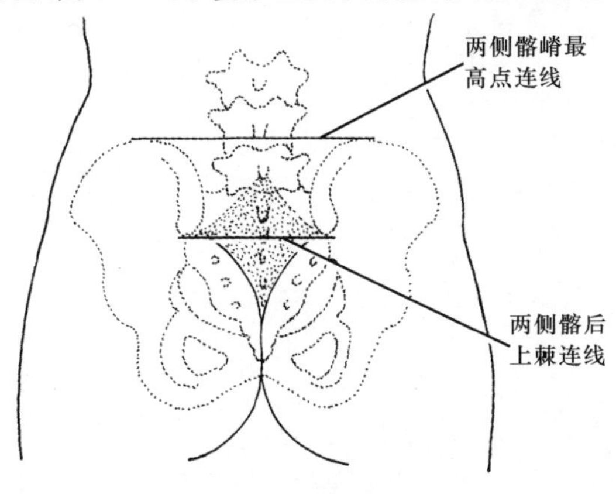

图 5-21-1　腰骶部菱形区

第二节　盆内脏器的配布与腹膜的关系

男女性盆腔内脏器不尽相同。男性盆腔内有直肠、膀胱、前列腺、精囊腺、输精管及输尿管等。直肠位于骶骨前方，膀胱和前列腺位于耻骨联合的后方。精囊腺和输精管壶腹紧邻膀胱底的后方。输尿管沿盆腔外侧壁下降。在坐骨棘平面转向前内，经盆底腹膜外结缔组织达膀胱。女性的子宫和阴道位于膀胱与直肠之间，输卵管自子宫底伸向两侧，卵巢位于盆侧壁的卵巢窝内。回肠肠襻及乙状结肠均可伸入盆腔内，偶尔阑尾亦可如此。

腹膜经骨盆边缘下降，覆盖骨盆后壁和外侧壁。腹膜与骨盆前壁之间有膀胱分隔；腹膜与骨盆后壁之间有直肠分隔；腹膜与盆底之间被一间隙隔开，此间隙称**骨盆直肠间隙**spatiumpelvis rectalis，内含盆腔脏器的下部及其血管、神经和结缔组织等。间隙内如有脓肿，若不及时引流，可以穿入直肠、膀胱或阴道，也可穿破盆膈，进入坐骨直肠窝。此间隙内的脓肿，全身感染症状明显，而局部症状并不显著，故易误诊。与此相似，在耻骨联合与膀胱之间有**耻骨后间隙**spatium retropubicum，亦称**膀胱前间隙**（或称Retzius 间隙）；耻骨骨折如果损伤膀胱或尿道前列腺部时，尿液可渗入此间隙内；骶骨与直肠之间有**直肠后间隙**spatium retrorc-talis，以上各处均易发生脓肿或血肿。

腹膜越过骶岬，约至左骶髂关节水平，包绕乙状结肠形成系膜，向下至第 3 骶椎水平系膜消失。第 3 骶椎以下，腹膜被覆在直肠前面和两侧，再向下直肠只有前面有腹膜遮盖，直肠末段则完全位于盆底腹膜的下方。最后，腹膜在盆膈以上（约 2～3cm）从直肠前面返折到膀胱或阴道后面。此处的腹膜返折是腹膜腔的最下部，在男性称为**直肠膀胱陷凹**excavatio rectovesicalis（图 5-21-2），其两侧界为**直肠膀胱襞**plica rectovesicalis，或称**骶生殖襞**sarogenital folds、**尿生殖襞**urogenital folds，通过此襞，输尿管和输精管接近膀胱底。输精管在输尿管的后方转向内至精囊腺内侧。后者沿膀胱后面向上延伸，其顶端在直肠膀胱陷凹的前壁可以触及。在女性为**直肠子宫陷凹**excavatio rectouterina（图 5-21-2）或称**直肠阴道陷凹**、**Douglas 腔**、Douglas **终末囊**（cul-de-sac）。此陷凹为盆腔内最低的部位，腹腔内的渗出液或脓液常积蓄于此。直肠子宫陷凹与阴道后壁之间，仅隔薄层阴道后壁，临床上可借阴道后穹穿刺，检查陷凹内的积液。直肠子宫陷凹的外侧缘形成**直肠子宫襞**plica rectouterina，自直肠两侧或骶骨至子宫颈两侧区段，相当于男性的直肠膀胱襞，内含由结缔组织和平滑肌构成同名韧带。该韧带从骶骨前面至子宫颈和阴道穹，在男性则终止于膀胱两侧。

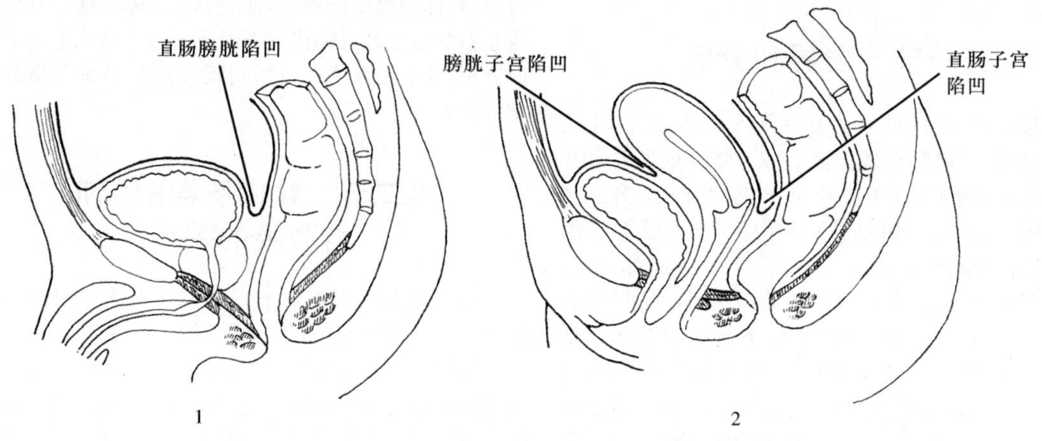

图 5-21-2 盆腔腹膜陷凹（正中矢状面）
1. 男性；2. 女性

腹膜从膀胱或阴道后面向上返转，在男性，经输精管壶腹和精囊腺后面、膀胱的后壁、侧壁及上壁，至耻骨联合上缘转向腹前壁腹膜处；在女性，则经阴道上部和阴道后穹后面、子宫体和底的后面及上面，包绕子宫体前面，至子宫体与颈交界处，返折至膀胱侧壁上部及上壁，于耻骨联合上缘以上移行至腹前壁腹膜处。在子宫两侧，腹膜包裹输卵管及卵巢，并形成卵巢系膜及子宫阔韧带。在子宫与膀胱之间形成膀胱子宫陷凹 excavatio vesicouterina。

综上所述，盆内各脏器间与腹膜的关系是不尽相同的。乙状结肠盆内段、直肠上 1/3 段、卵巢及输卵管为腹膜内位器官；直肠下 1/3 段、输尿管、输精管及其壶腹、精囊腺和前列腺均为腹膜外位器官；直肠中 1/3 段、膀胱及子宫为腹膜间位器官。对腹膜间位器官和腹膜外位器官进行手术时，可经腹膜外途径进行，有避免腹腔内感染和脏器粘连的优点。女性腹膜腔可借输卵管的腹腔口，经输卵管、子宫腔及阴道与外界相通，如若经此潜在通路发生逆行感染，则可引起腹膜炎。

第二十二章　骨盆和韧带

第一节　骨盆的整体观

一、范围和边界

骨盆是由后方的骶骨、尾骨和两侧的髋骨借骨连结而构成的坚强骨环。整个骨盆分为上部的**大骨盆** pelvis major，亦称**假盆**；下部的**小骨盆**pelvis minor，亦称**真盆**。大小骨盆的分界称为界 linea terminalis，此线由后上向前下弯曲，由第 1 骶椎上缘、髂骨弓状线、髂耻隆突、耻骨梳、耻骨结节、耻骨嵴至耻骨联合上缘所围成。

大骨盆是界线以上的盆腔延伸部分。大骨盆的后部，在两侧髂骨和腰椎之间形成深切迹，由髂骨翼内面的髂窝作为两侧的边界，前方边界缺骨性结构，由腹前壁围成。

小骨盆是界线后下方的狭小部分。因为小骨盆与胎儿娩出有关，所以它是解剖学重点描述的课题。小骨盆可分为骨盆入口、骨盆出口和骨盆腔三部分。**骨盆入口**即**骨盆上口**aperturapelvis superior，由骨盆界线围成；**骨盆出口**即**骨盆下口**apertura pelvis inferior，为不规则的四边形，其后界为尾骨尖，两侧为坐骨结节，前方以耻骨弓为界，此弓由坐骨支和耻骨下支构成。骶骨至坐骨结节和坐骨棘之间有骶结节韧带 lig. sacrotuberale、骶棘韧带 lig. sacro-spinale、坐骨大切迹 incisura ischiadica major 和坐骨小切迹 incisura ischiadica minor 围成**坐骨大孔**foramen ischiadicum majus 及**坐骨小孔**foramen ischiadicum minus。因此，骶结节韧带下缘辅助骨盆出口的形成。

骨盆腔即**小骨盆腔**cavum pelvis minor，为骨盆上口与骨盆下口之间的骨性韧带间隙。在其内面有肌肉和筋膜衬附。梨状肌位于后壁外侧半；闭孔内肌及其筋膜衬附在外壁的内面；肛提肌和尾骨肌及其上下面的筋膜构成盆膈 diaphragma pelvis，封闭骨盆下口，并将盆腔与会阴分隔开。

盆腔最大平面，即盆腔内最宽敞的部分，是由耻骨联合后面中点，环绕两侧髋臼中心，向后达第 2、3 骶椎间的平面，此平面接近圆形。盆腔最小平面，为盆腔内的狭窄部分，从耻骨联合下缘，向两侧经坐骨棘至第 4、5 骶椎之间的平面，此面呈椭圆形。若两侧坐骨棘内突显著或骶骨弯曲度小均可影响盆腔的容积，可形成骨盆中段狭窄，或称中骨盆狭窄。

二、结构和发生

出生时，骨盆很小并不发育，外形呈锥状，骶骨几乎呈垂直位。成人骨盆特征在生长过程中逐渐出现。由于脊柱弯曲，髋骨、骶骨或骨盆关节炎症感染等，可导致重力传递紊乱，产生骨盆畸形。在妇产科确认畸形骨盆，具有重要意义。

髋骨发生过程有两组骨化中心，即髋臼骨化中心和边缘骨化中心。**髋臼骨化中心**（即**初级骨化中心**）有 3 个：髂骨中心，于胚胎第 2 个月出现，并且迅速向髂骨上部生长；坐骨中心，于胚胎第 4 个月时出现在髋臼下部；耻骨中心出现较晚，约在胚胎第 5～6 个月。这几组骨化中心，一般在青春期前后（男性 16～17 岁，女性 13～17 岁）融合在一起。耻骨支和坐骨支约在 10 岁左右（男性 5～11 岁，女性 5～8 岁）愈合。

边缘骨化中心（即**次级骨化中心**）亦称**附加骨化中心**，包括髂嵴、髂前上棘、坐骨结节、耻骨结节、髂耻隆突、耻骨角以及坐骨棘、耻骨联合面和耳状面等。这些骨化中心出现均比较晚，约在 12～19 岁，髋骨其他部分愈合的时间约在 20～25 岁。一般骨炎多在骨化中心周围发生，因此，髋臼周围的骨炎常发生在早期，而边缘性骨炎多在 15～30 岁青春后期发生。

三、骨盆的性别差异

骨盆的形态和大小是有性别差异的。女性骨盆入口较大，呈圆形或卵圆形，男性者较小，常呈心脏形；女性盆腔短而宽，呈桶状，男性者高而窄，呈漏斗形；女性骨盆出口较大，而男性者较小；骨盆全貌女性者低而宽阔，男性的则高而狭窄；女性耻骨角较大，约 90°～100°，男性的较小，约 70°～75°（详见表 5-22-1）。

表 5-22-1 骨盆的性别差异

项目	女性	男性
骨盆全貌	低而宽阔	高而狭窄
大骨盆	较宽广	较狭窄
骨盆上口	较大,呈圆形或卵圆形	较小,呈心脏形
骨盆腔	短而宽,呈圆桶形	高而窄,呈漏斗形
骨盆下口	较大	较小
骶骨	宽而短,弯曲度较小	窄而长,弯曲度较大
骶岬	不显著	显著
骶骨翼	近似水平位	峭立
髂嵴	弯曲度较小	弯曲度较大
髂窝	较浅	较深
坐骨大切迹	宽而浅	窄而深
坐骨结节	外翻	内翻
坐骨结节间距离	较长	较短
耻骨结节间距离	较长	较短
耻骨下角	90°～100°	70°～75°
耻骨联合	宽而短	狭而长
髋臼间距离	较大	较小
髋臼	较小	较大

四、骨盆测量

（一）小骨盆的径线

骨盆入口各径:包括入口直径(即前后径或结合径)、入口横径、斜径和对角径(图 5-22-1)。

前后径或称**真结合径**true conjugate diameter,是从耻骨联合上缘至骶岬的距离。然而,有的学者(Thoms,Javert 等)提出异议,他们认为骶岬的位置,与骨盆其他骨性标志相比,变异较大。通常骶岬并不位于骨盆入口平面上,而位于骶骨前面界线内侧端突起所经过的位置。据 Thoms 200 例真结合径后端的研究结果表明,真结合径后端与骶岬贴近的只占 30.5%,其余均位于骶岬下方 1～3cm。

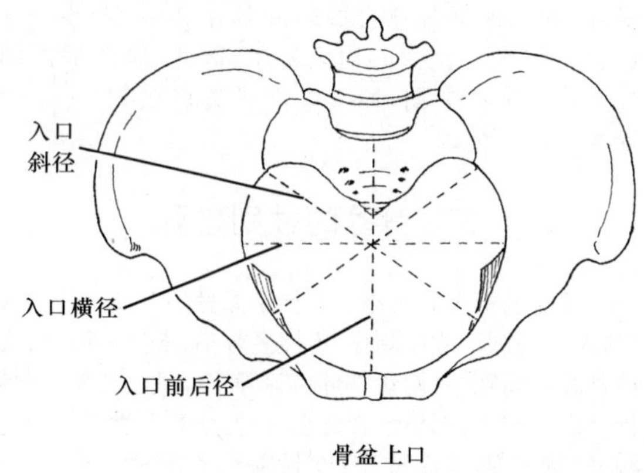

图 5-22-1 骨盆入口径线

入口横径diameter transversa 常规是指两侧弓状线间的最大距离。

入口斜径diameter oblique 为从一侧骶髂关节至对侧髂耻隆起间的距离。

对角径diagonal conjugate diameter 为从耻骨联合下缘至骶岬间，或至界线后端最突点(骶骨中线)的距离。Thoms 指出，至骶岬者仅占 38%。

骨盆下口各径包括坐骨结节间横径、前矢状径、后矢状径以及耻骨下角等。

坐骨结节间横径diameter transversa 是两侧坐骨结节内侧面之间的距离。

前矢状径anterior sagital diameter 为自横径中点至耻骨联合之间的距离。

后矢状径posterior sagital diameter 为自横径中点至骶尾关节之间的距离。

耻骨下角angulus subpubicus 即**耻骨角**(男)或**耻骨弓**arcus pubis (女)，系指耻骨联合下缘，左右耻骨下支联合处的角度。

Nicholson 和 Tauber 曾指出，骨盆下口的大小，从妇产科观点考虑，不像骨盆上口那样重要，因为骨盆狭窄在下口的发生率比上口低，并指出，后矢状径的测量是困难的。

盆腔各径包括盆腔直径和横径。

盆腔最大直径即前后径，是从第 3 骶椎至耻骨联合中部后面的距离；**盆腔横径**常在坐骨棘平面测量，Thoms 和 Schumacher 认为，从妇产科观点，此横径缩小具有重要意义，并指出此径若小于 9.5cm，需要剖腹产者约达 45.2%。

(二) 大骨盆的径线

髂嵴间径是两侧髂嵴外唇间的最宽距离。

髂棘间径是两侧髂前上棘间的距离。一般可用髂棘间径间接推算出骨盆上口横径，即髂棘间径数值减 13cm，即为骨盆上口横径数值(当髂棘间径为 25～26cm 时)。

骶耻外径为从第 5 腰椎棘突末端的下侧至耻骨联合前面间的距离。可用骶耻外径间接推算出骨盆上口的前后径。当骶耻外径为 18～19.9cm 时，将此径的数值减去 8.5cm，即可求得骨盆入口的前后径。若骶耻外径分别为 20～21.4cm 或 21.5～23.4cm 时，可将此径数值分别减去 9.0cm 或 9.5cm，即为骨盆上口前后径数值。

(三) 骨盆轴和骨盆斜度

骨盆轴axis pelvis 是盆腔内一条假设的中轴，为贯穿骨盆各径线中点的曲线，与骶骨平行。分娩时，胎儿沿此轴娩出。

骨盆斜度inclinatio pelvis：当人体直立时，骨盆向前倾，骨盆上口平面与水平面形成一向后开的角度，即为骨盆斜度。当人体采取坐位时，骨盆斜度减小，此时体重落在坐骨结节(图 5-22-2)。

(四) 女性骨盆各径度量数值

不同地区国人女性骨盆各径临床测量之比较，见表 5-22-2。

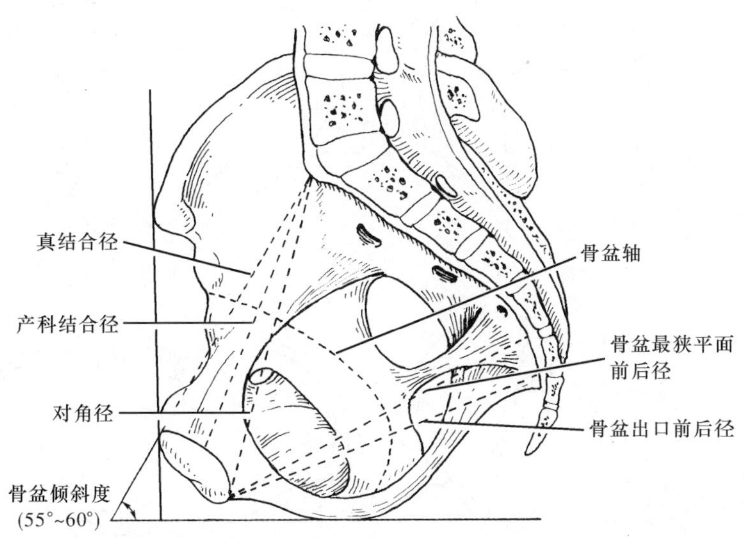

图 5-22-2　骨盆各平面的前后径、骨盆轴及倾斜度(侧面)

表 5-22-2　我国不同地区女性骨盆各径临床测量比较(单位:cm)

名称	天津	上海	成都
髂棘间径	25.2±0.04	24.3±0.028	24.6±0.157
髂嵴间径	28.4±0.03	26.6±0.027	27.3±0.069
骶耻外径	20.5±0.03	19.6±0.018	19.3±0.1172
坐骨结节间径	9.0±0.02	8.48±0.01	8.8±0.0705
出口后矢状径	9.3±0.02	7.92±0.012	8.5±0.087
耻骨下角	84.2°±0.84°	—	87.7°±0.6225°
盆腔前后径	11.5±0.02	—	—
坐棘间径	10.0±0.02	—	—
骨盆入口横径	—	—	12.9±0.069
骨盆入口前后径	—	—	11.9±0.077

从上表数值及方差分析结果证实,北方女性骨盆外径确实比南方为大。然而,阮汝权指出,南方妇女骨盆外径度量虽较北方为小,但南方孕妇的胎儿,其胎头及胎儿体重并不比北方小,且均能自然分娩,说明南方妇女虽身材比北方矮小,而骨盆内径线并不比北方小。故外径线大小与内径线大小是不成正比的,外径的大小,不一定内径也相应地增大或缩小。

尽管如此,骨盆外径的测量,对于估计产妇分娩的难易度还是有帮助的。近来,石应珊用计算机辅助判断头位分娩难易度,将骶耻外径和坐骨结节间径的测量数值作为一个项目编入程序。可见骨盆外径测量,对于妇产科临床还是有一定的应用价值。

五、骨盆的类型

骨盆的分类,一般是根据骨盆入口的形状。有的学者将骨盆分为7类,但较为普通的命名和分类,是将骨盆分为四种类型:女型 gynaccoid type、猿型 anthropoid type、扁型 platypelloid type 和男型 android type(图 5-22-3)。根据柯氏的研究,我国女性骨盆和欧美者比较在形态上有区别。中国女性骨盆绝大多数为女型,约占77.7%,其发生率超过欧美;扁型亦比较多见,约占12.2%;猿型者比欧美妇女骨盆为少,占9.0%,男型骨盆极少,只占1.1%。

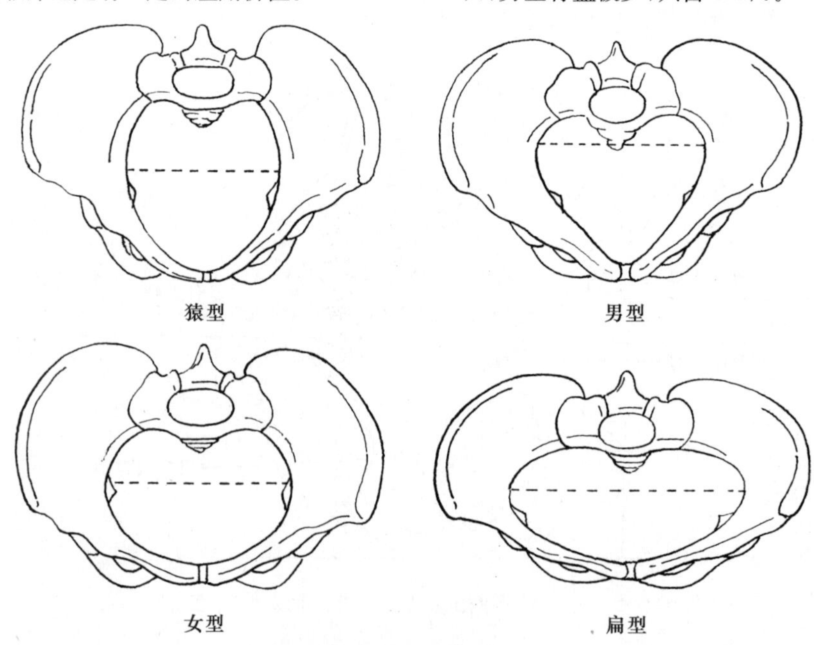

图 5-22-3　骨盆的类型

关于骨盆各径线的度量，生理范围内，中国女性骨盆与欧美者比较无大差别。柯氏指出，以往所谓中国女性骨盆各径线均较欧美者小约 2～3cm 的观点乃被推翻。

六、骨盆的功能

一般认为，骨盆有三种功能：保护盆腔内脏、支持脊柱和促进运动。

骨盆可保护盆腔脏器免受创伤，因此，盆内脏器只有从腹部、会阴、闭孔或坐骨切迹等处损伤盆内器官。如果外力超过骨盆的抗力，可导致骨折，骨折碎片可使膀胱破裂、穿通或尿道断裂，故所有骨盆骨折，均需要做细致的临床观察。

躯干、头颈和上肢的重力均经脊柱传递至骶骨基底，由此至第 1～3 骶椎，通过骶髂关节至髂骨，继按不同体位将重力下传。坐位时重力向下经坐骶弓，传至坐骨结节；站立时重力向下经髋臼至股部，形成立位负重的股骶弓(图 5-22-4)。骨骼上这些力线经过的部位骨质增厚，其内部骨小梁也显示按力线方向排列。如骨质不够坚硬时，骨盆可发生变形，如佝偻病扁平骨盆，就是因为童年患此病，骶骨经受躯干向下的压力，致使骶岬向前方突出、向下移位，使骨盆入口变成前后压缩的扁平形。

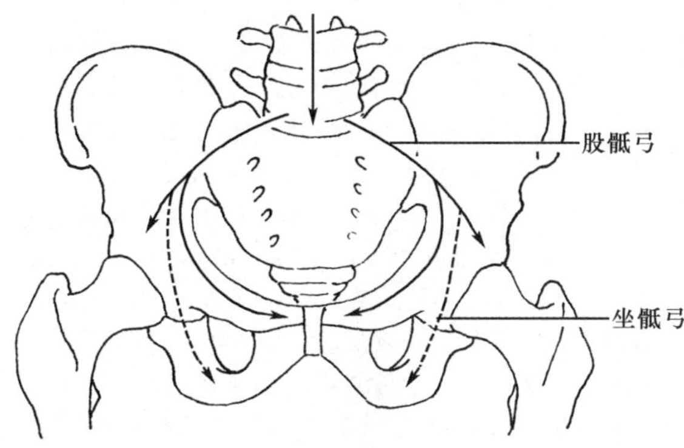

图 5-22-4 骨盆的重力传导方向

骨盆环或盆肢带适应运动功能，具有稳定作用。这种稳定功理通过包括一个后弓和一个代偿性支持体重分布的前弓或称反向弓实现。后弓由上位三个骶椎、骶髂关节以及从骶髂关节至髋臼的髋骨支柱三部组成；前弓由髂骨体和坐骨体以前的骨块组成。两个弓的结合线位于通过髋关节腔的额状面，前后两弓由左右骶髂关节和耻骨联合连结成一个整体。这些关节在运动中对减少震荡、增加稳定性方面起一定作用。松弛时可引起疼痛，妨碍运动。

关于骨盆骨折

骨性骨盆对于创伤的抗力很大，只有达到髋骨弹性度界限，在其薄弱区才发生骨折。骨盆最坚强的部分是髋骨的外侧部，最薄弱区是骶髂部、髂骨翼以及耻骨闭孔区等。耻骨闭孔区骨折较为常见(图 5-22-5，图 5-22-6)，因此区靠近膀胱易致该器官损伤。

骨盆受到间接暴力，前后方向压迫时，作用力首先使骨盆前弓支撑不住而引起耻骨支折断。耻骨联合因有耻骨上韧带和耻骨弓状韧带的加固可能保持完整。若暴力持续作用，后弓则被波及，可损伤骶髂关节。但因此关节的韧带极坚固，故很少撕裂，而在韧带附着部邻近发生骨折是常见的。

当挤压暴力从两侧作用，则髋臼互相被挤向对侧，骨盆前弓易致骨折；若外力持续作用两侧髂骨共同受力，累及骶髂关节，可能促使骶髂后韧带将邻近骨撕裂一部分。

人体自高处跌落，若以足跟或坐骨结节着地，骨盆后弓可免受损伤，但前弓有时发生骨折或者髋臼损伤，股骨头通过髋臼窝的薄弱区进入骨盆。青年人的髋臼，可以破坏成三段或者从其边缘撕脱。

由于直接创伤，骨盆任何部分，甚至骶骨均可发生骨折。髂嵴或髂棘可以撕脱或形成髂嵴或髂棘骨骺分离。尽管腘绳肌对坐骨结节有很大拉力，但坐骨结节损伤极少见。

骨盆骨折的严重合并症是内脏损伤。由于沿骨盆入口边缘，有髂总血管和髂外血管经过，在左右髂总动脉之间的前方有上腹下丛降入盆腔；输尿管经髂总动脉(内侧)或髂外动脉前方入盆；女性骨盆在输尿管的外下方，可见卵巢血管经过；输精管或子宫圆韧带在腹股沟韧带附近越过髂外血管进入盆腔(图 5-22-7，图 5-22-8)。因此，沿骨盆缘骨折时，骨盆的大血管经常撕裂，弹片穿通伤或骨碎片刺伤可导致膀胱或尿道破裂。在做直肠或乙状结肠下部切除时，容易损伤左输尿管（因乙状结肠系膜位于左输尿管内上方）。结扎卵巢血管时亦应注意勿伤及其内上方的输尿管。

骨盆骨折可发生大量出血。出血来源极为广泛，对下列情况应于注意：①骨折面出血；②骨盆腔内动脉破裂出血；③盆腔静脉丛出血；④贴近盆腔壁的肌肉及盆腔内脏器因被骨折端刺伤而出血。由于出血来源丰富，可以引起大出血，形成巨大的腹膜后血肿和低血容量性休克。巨大的腹膜后血肿可向前隆起靠近腹壁；向上可达到肾区和膈下；向下可达到腹股沟处。血肿的血容量，据记载可达到2000～4000ml。

由于盆腔内有比较丰富的侧支循环，故出血不止时，可行髂内动脉结扎术，必要时也可进行两侧髂内动脉结扎。但老年人由于动脉硬化可能影响侧支循环通畅，因此，对老年伤员要慎重从事。为了保证结扎髂内动脉后有充分的侧支循环，可在髂内动脉发出后支的下方结扎前支。盆腔内侧支循环途径可由下列10个方面形成：①臀上动脉与肋下动脉、肋间动脉之间吻合；②臀上、下动脉与股深动脉的穿支之间吻合；③髂腰动脉与骶正中动脉、第4腰动脉、肋下动脉、肋间动脉以及旋髂深动脉之间吻合；④腹壁下动脉的耻骨支与闭孔动脉的耻骨支之间吻合；⑤腹主动脉末端骶中动脉与骶外侧动脉之间吻合；⑥阴部内动脉与阴部外动脉之间吻合；⑦直肠上动脉与直肠下动脉之间吻合；⑧子宫动脉与卵巢动脉之间吻合；⑨输精管动脉与精索内动脉之间吻合；⑩输精管动脉与腹壁下动脉分支(精索外动脉)之间吻合(图5-22-9)。

骨盆骨折的分型过去虽有稳定、不稳定、前环、后环骨折以及联合损伤之分，但分型不够明确。胥少汀提出，对前、后环均有损伤的骨盆骨折应根据后环损伤进行分类。他认为，按受伤部位的不同可分为骶髂关节脱位、骶髂关节韧带损伤、骶孔直线骨折和髂翼后部直线骨折四型(图5-22-10)。按受伤时体位和骨盆变形的不同，可分为压缩型、分离型和中间型三型(图5-22-11，图5-22-12)。

压缩型损伤的机制：当骨盆遭侧方打击力时，一侧髂骨向内压缩，首先在骨盆前环的薄弱点耻骨上、下支和坐骨支发生骨折。由于打击力继续作用，可使骨盆后环的一处发生骨折或脱位，最常见的是骶髂关节脱位，其次是骶髂关节韧带损伤，再次是骶孔直线骨折和髂翼后部骨折。后环损伤后，骨盆失去稳定性而向对侧扭转，耻骨联合向对侧移位，耻骨支及坐骨支骨折处发生重叠，髂骨翼内旋、内翻、向心压缩，这些是压缩型骨折的解剖特点。

分离型损伤的机制：当骨盆遭受前后方向打击力时，髂翼外翻、外旋，造成耻骨支及坐骨支骨折，耻骨联合向伤侧移位或耻骨联合分离。若分离力继续作用，则可引起一侧骶髂关节脱位、韧带损伤、骶孔或髂翼部直线骨折。这种损伤的解剖改变，也可归纳为两点，即骨盆后环一侧脱位或骨折，骨盆向伤侧扭转变形。

若骨盆后环脱位或骨折而无骨盆扭转变形，则为中间型。可能由于打击力不够大，未引起明显扭转变形，或虽引起部分变形，但因残存的弹性而恢复原位。胥少汀指出，这种分类方法对临床有指导意义，理由是：①后环损伤破坏了骨盆的稳定性，骨盆变形主要由后环损伤来决定；②治疗措施主要针对后环损伤进行。在胥少汀报道的地震伤骨盆骨折一组病例中，各型的发生率依次为：骶髂关节脱位60.2%；骶髂关节韧带损伤28.9%；骶孔直线骨折和髂翼后部直线骨折10.9%；压缩型达71.9%；中间型为20.5%；分离型为7.5%。

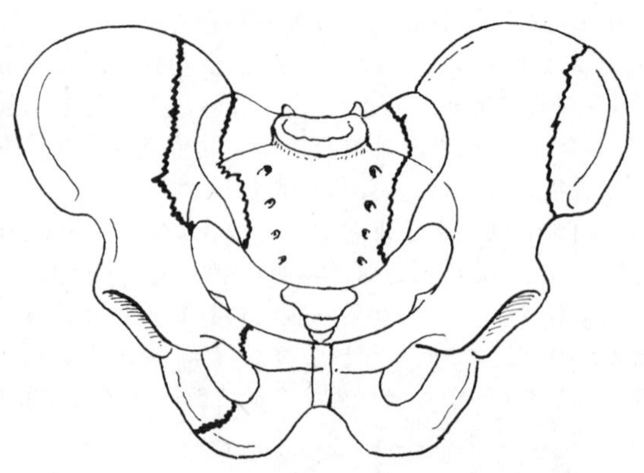

图5-22-5　骨盆薄弱区和骨盆骨折

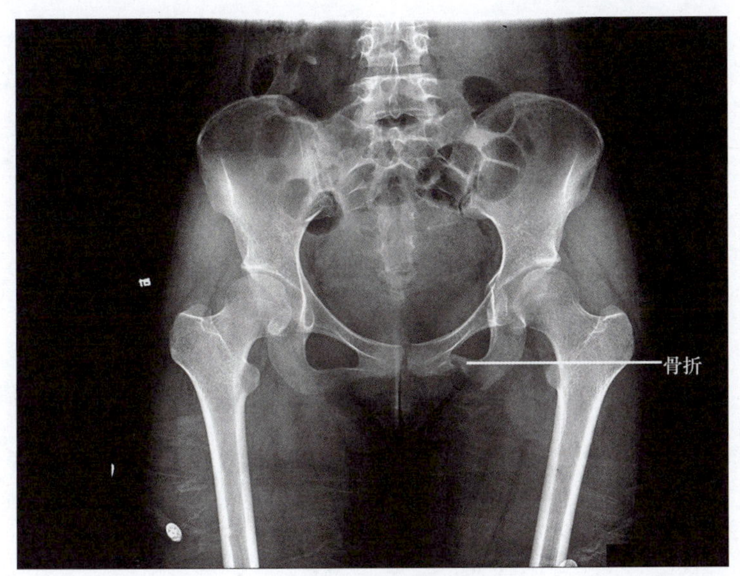

图 5-22-6 骨盆骨折

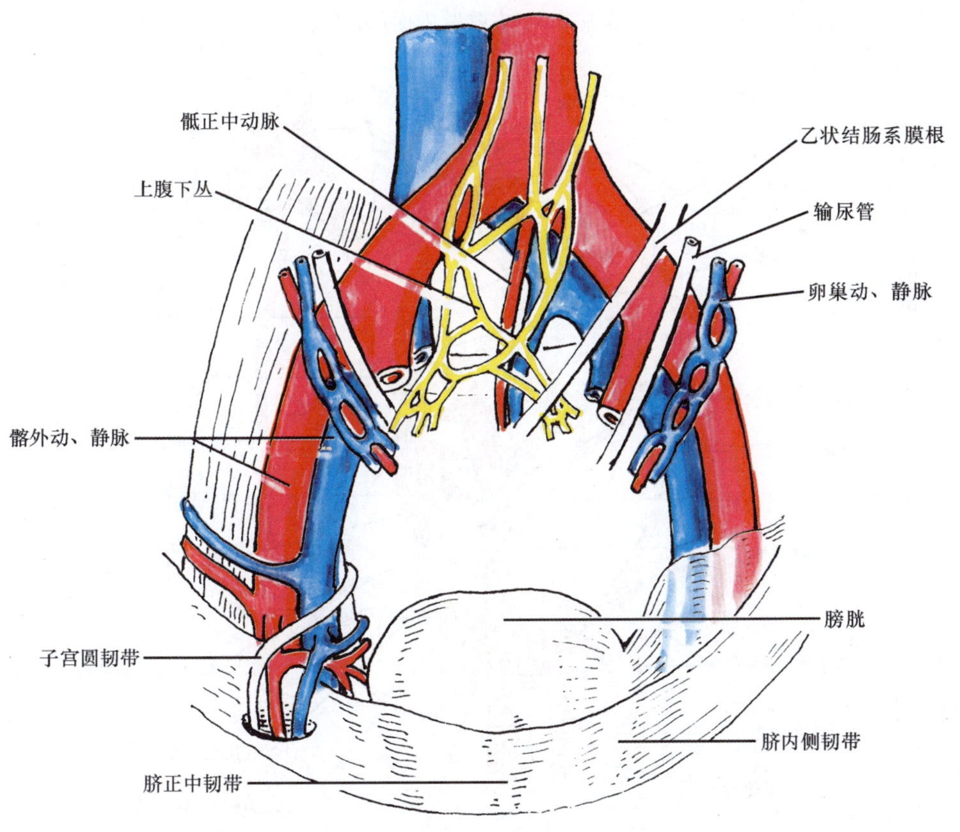

图 5-22-7 盆后壁内面(女性)

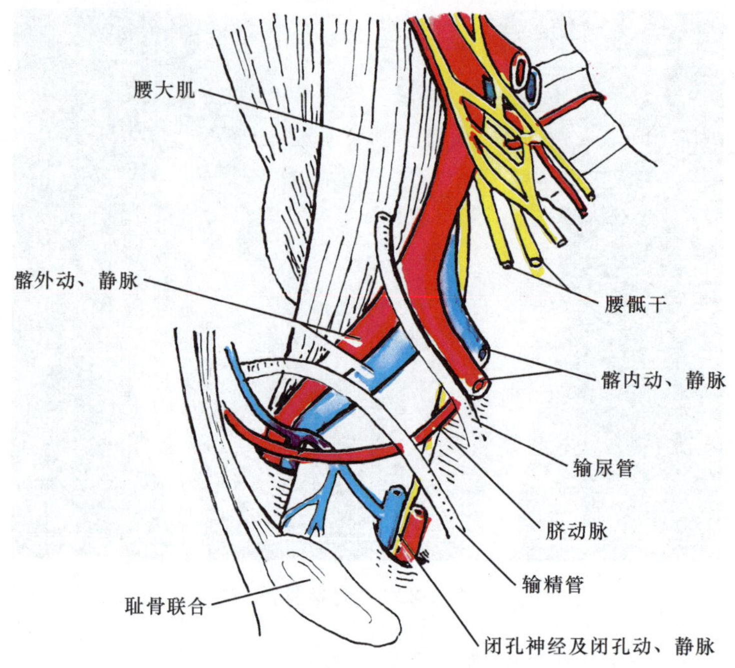

图 5-22-8　右盆壁内面(男性)

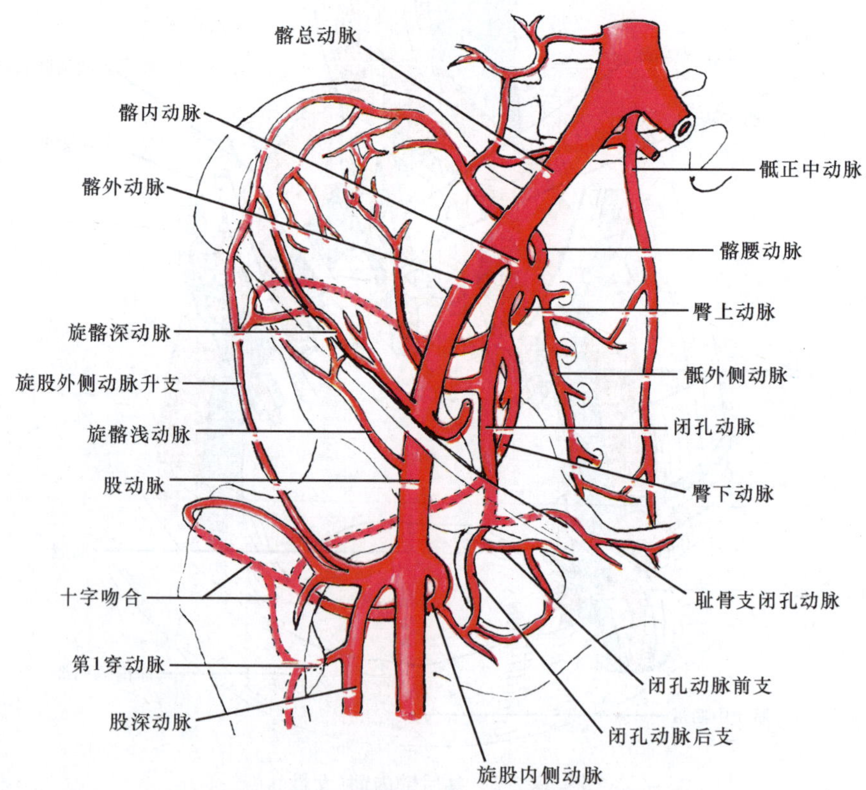

图 5-22-9　骨盆内、外动脉吻合示意图

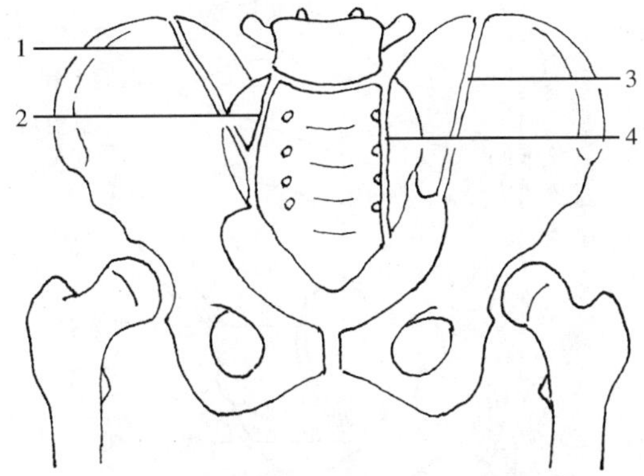

图 5-22-10 骶髂关节邻近组织损伤类型

1. 经髂骨翼后上斜骨折，骶髂关节脱位；2. 经骶 1、2 侧块骨折，骶髂关节脱位；3. 髂骨翼后部直线骨折；4. 骶孔直线骨折

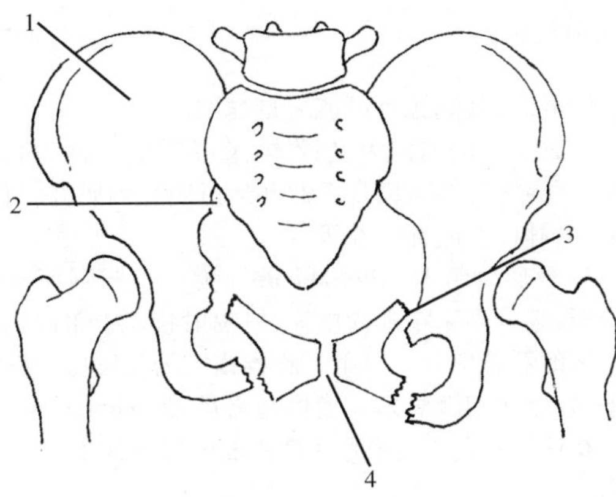

图 5-22-11 压缩型骶髂关节脱位

1. 右髂骨翼内翻内旋；2. 右骶髂关节脱位；3. 耻、坐骨支骨折重叠；4. 耻骨联合左移

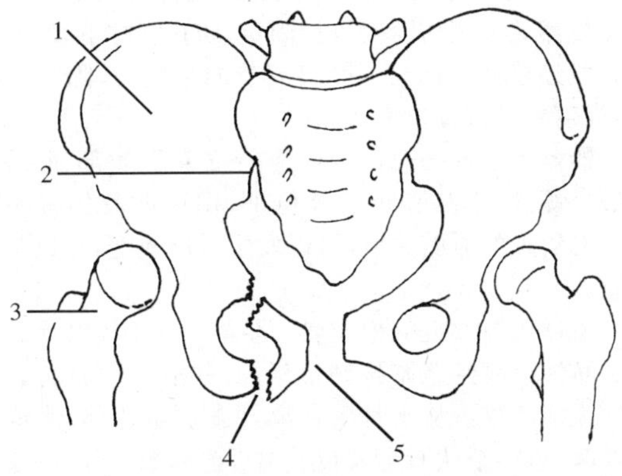

图 5-22-12 分离型骶髂关节脱位

1. 右髂骨翼外翻外旋；2. 右骶髂关节脱位；3. 右股骨外旋；4. 耻、坐骨支骨折，上下分离；5. 耻骨联合分离

第二节 骶髂关节

一、范围和边界

骶髂关节包括骶骨和髂骨 2 个关节面。这 2 个关节面在脊柱与下肢间是重要的弹力缓冲结构，并且对下肢带提供了后弓。

髂后上棘恰位于骶髂关节线处，在体表可见一小凹陷。骶骨的背面，在关节线附近，可触摸到一系列由骶椎横突融合而成的**骶外侧嵴**crista sacralis lateralis，在横突的内侧即为**骶后孔**。

二、结构和功能

骶髂关节articulatio sacroiliaca 是由骶骨和髂骨的耳状面 facies auricularis 构成。骶骨耳状面指向后外，而髂骨耳状面则向前内。关节的平面(从骨盆侧观察)指向后内，而关节腔是一个弯曲的裂隙。关节面的主要部分是平滑的，但有些突起和凹陷，这些结构可以协助固定和稳定关节。

1. 关节囊 附着于关节面的周缘。关节腔狭小，呈裂隙状，老年人常由于纤维或纤维软骨的填充使部分关节腔闭锁。另外，于骶外侧嵴、髂后上棘及髂骨粗隆之间常出现副关节腔。

2. 骶髂(腹侧)韧带 1ig. sacroiliaca anteriora(ventralia) 由宽而薄的纤维组成，从骶骨起始，止于髂骨内侧面(图 5-22-13)。

3. 骶髂后(背侧)韧带 lig. Sacroiliacum posterius(dorsalia) 起自骶外侧嵴和骶关节嵴，向外伸展至髂骨粗隆、髂骨耳状面后部和髂后上、下棘等。其深层纤维称为骶髂后短韧带；浅层者称骶髂后长韧带，从后面加强骶髂关节。

4. 骶髂骨间韧带 lig. Sacroiliaca interossea 很坚强，被骶髂后韧带覆盖，连结髂骨粗隆与骶骨粗隆之间，由纵横交错的纤维组成，填充在关节囊的上方和后方。

骶髂关节可作轻微的上、下及前、后运动。前后运动时，可伴随关节的旋转运动。在步行或跳跃时，此关节可展开，因此，对下肢上传的冲击力和震荡有缓冲作用。

骶髂关节的动脉主要来自臀上动脉、髂腰动脉和骶外侧动脉的分支。在骶髂关节附近尚有骶结节韧带、骶棘韧带和髂腰韧带加强。

1. 骶结节韧带 1ig. sacrotuberosum 为强韧的扇状韧带，位于骨盆的后下部。起自髂后下棘、骶骨下部的外侧缘和尾骨的上部，斜向外下方，经骶棘韧带的后方止于坐骨结节内侧缘。

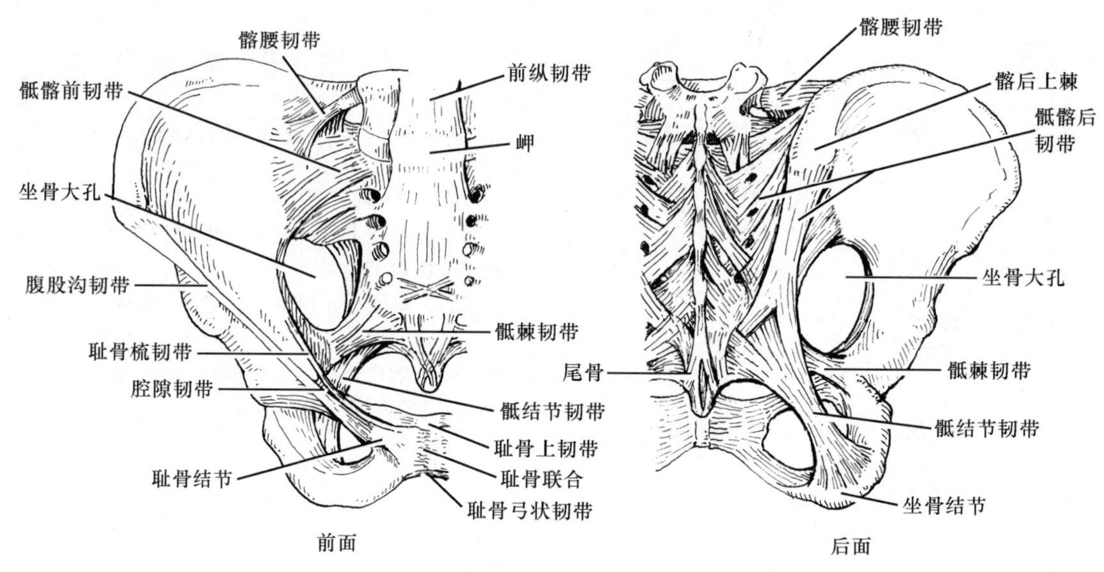

图 5-22-13　骶髂关节韧带

2. 骶棘韧带 lig. sacrospinosum　位于骶结节韧带前方，较薄，呈三角形。起自骶骨和尾骨的外侧缘，向外下止于坐骨棘。

上述两条韧带与坐骨大、小切迹之间，围成**坐骨大孔** foramen ischiadicum majus 和**坐骨小孔** foramen ischiadicum minus。坐骨大孔的上界和前界为坐骨大切迹；后界和内侧界为骶结节韧带；骶棘韧带和坐骨棘构成其下界。坐骨大孔有梨状肌、臀上动、静脉、臀上神经、股后皮神经、臀下动、静脉、臀下神经以及坐骨神经等。

在坐骨大孔内的各种结构中，血管的形态变化较大，尤其是静脉，往往重叠交错、盘曲缠绕，并与周围组织粘连。

坐骨大孔是产生神经嵌压的关键部位。从其形态结构分析，坐骨大孔的前界和上界是骨性的坐骨大切迹，没有伸展性；后界、内侧界和下界为骶结节韧带和骶棘韧带，伸展性也极微弱。因此，当通过坐骨大孔的各种结构出现病理性改变时，均可能影响大孔的容积。例如梨状肌肥厚或瘢痕化、坐骨神经鞘周围水肿或囊肿，以及出口部位的静脉怒张等，均可导致有关结构的体积增大，造成局部压力升高。若行减压分离术后，坐骨神经盆腔出口仍过于狭窄，达不到松解嵌压的目的。根据其前界和上界均为骨性，而后下界为韧带结构的特点，可以切除部分骶结节韧带，以扩大梨状肌下孔。

盆腔腹膜外组织通过坐骨大孔，沿血管神经束周围的结缔组织与臀大肌下间隙相通，或经坐骨小孔与坐骨直肠窝相续。因此，若臀部或坐骨直肠窝发现炎症或脓肿时，其病源有可能来自盆腔。

坐骨小孔的前界为坐骨体，上界为坐骨棘和骶棘韧带；下界为骶结节韧带。此孔经过闭孔内肌腱、阴部内动、静脉以及阴部神经等。

3. 髂腰韧带 lig. iliolumbale　为一条坚强而宽的纤维板，起自第 4 腰椎的横突，呈辐射状止于髂嵴后部和相邻的骶骨部分。当第 5 腰椎横突的位置低于髂嵴水平时，髂腰韧带对第 5 腰椎起着吊带（hammock）作用。在这种状况下，两侧髂腰韧带可以承担部分负重作用。

髂腰韧带和骶髂前韧带从前面加强骶髂关节囊。在姿势和肌肉平衡不利的情况下负重，可以损伤一侧或另侧关节，并且这些韧带松弛或减弱，因而可再次发生韧带损伤，甚至可产生慢性松弛性的关节损伤。

骶髂关节扭伤需要进行固定，防止脊柱下段，尤其是腰骶连接处的运动。骶髂关节的半脱位，除了固定外，尚需要进行复位术。

骶髂关节损伤时，疼痛可向下放射到臀部、股后部及股外侧部、小腿和足的外侧部，偶可波及到腹股沟部。老年人的骶髂关节，可以发生骨质改变，导致关节强直。

骶髂关节邻近的松质骨，是结核感染常累及的部位。脓液可蔓延至髂腰韧带深侧，并沿腰大肌达股前部。炎症产物可从坐骨大孔离开骨盆至臀部，使臀大肌隆起，可沿梨状肌至大转子附近流向股后部，或随坐骨神经鞘向下延伸。感染物尚可沿骶骨盆面，破溃至直肠或侵入坐骨直肠窝。

第三节　骶　尾　部

一、表 面 解 剖

在骶部正中线上可触及第 2、3 骶椎的棘突；从骶正中嵴向下可至尾骨底，在尾骨底两侧可摸到两个骨性突起即**骶角**cornu sacral 和**尾骨角**cornu coccygeale，可作为寻认骶管裂孔的标志。在骶尾部的两侧，尚可摸到比较明显的髂后上棘。两侧髂后上棘的连线，经行于第 1、2 骶后孔之间，可作为确认蛛网膜下隙终末端的标志。

由骶椎横突融合形成的骶外侧嵴，位于骶中嵴的外侧，紧贴骶后孔外缘，距骶中嵴约 1 拇指宽，可作为确定骶后孔进行骶管硬膜外麻醉进针的标志。

经直肠或阴道可触及骶骨和尾骨盆面。盆部检查时，沿骶神经穿出骶前孔的位置可出现疼痛。坐骨切迹和坐骨棘也可触及，并且，如有肿瘤或脓肿压迫盆部结构时，可以通过直肠或阴道检查确证。一般情况下，检查者的手指是不能触及骶岬的。

二、结构和功能

（一）软组织结构

骶尾部的皮肤厚而有弹性，但在骶骨背面凸出部分，其皮肤较薄，消瘦病人的骨面有隆突。骶尾部的皮下是胸腰筋膜 fascia thoracolumbalis 后层的下部，被覆在竖脊肌 musculus erector spinale 的表面，并与该肌的起始腱融合。胸腰筋膜后层附着于骶正中嵴和骶外侧嵴，是厚而坚强的筋膜鞘，对于背下部的稳定起重要作用。

（二）骶骨和尾骨

骶骨os sacrum 由五块骶椎 vertebrae sacrales 融合而成，呈三角状，近侧宽厚部为骨底 basis ossis sacri；从骶骨底向下逐渐缩小，至远侧终于骶骨尖 apex ossis sacri。骶管 canalis sacralis 贯穿骶骨全长。另外，骶骨尚有侧部、盆面和背侧面(图 5-22-14，图 5-22-15)。

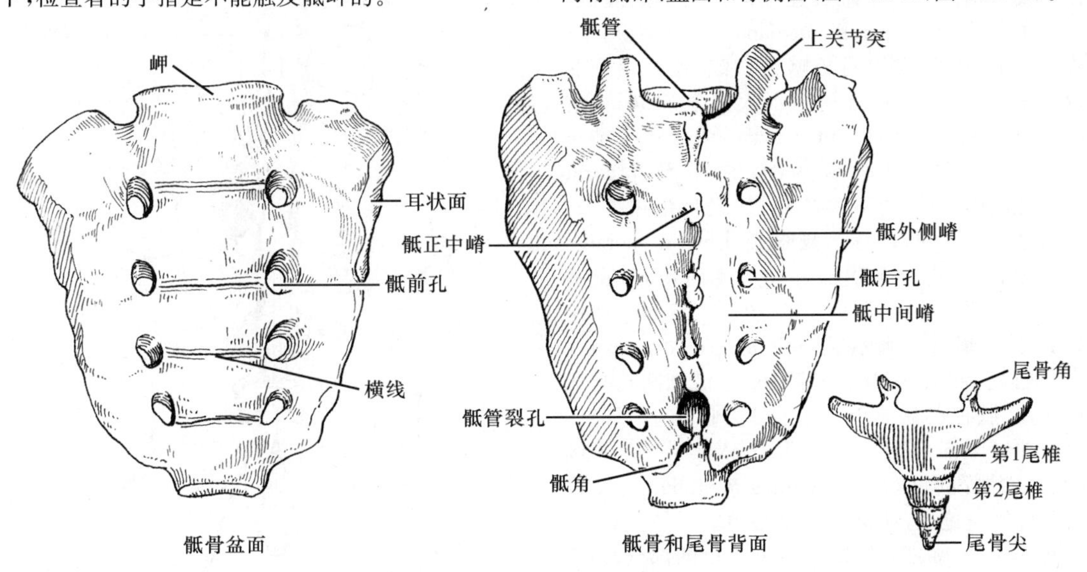

图 5-22-14　骶骨和尾骨

骶骨底向上方，由第 1 骶椎的上部构成。中央有一平坦而粗糙的面，与第 5 腰椎体相接，其前缘明显向前突出，称**骶岬**promontorium，为女性骨盆内测量的重要标志。底的后方有三角形大孔，称为**骶管上口**，相当于第 l 骶椎孔。孔的外上方有一对**上关节突**processus articularis superior，通常是两侧对称（占 65%），中央有一凹陷的关节面，一般呈斜位额状位或矢状位，与第 5 腰椎的下关节突相关节。由第 1 骶椎伸向外侧的部分，称为**骶翼**ala sacralis，此部向下移行于骶骨的外侧部。

骶骨尖狭小，垂直向下，由第 5 骶椎体的下部构成。下面有一横卵圆形的粗糙面，与第 1 尾椎相接，老年时与该尾椎愈合不能分离.

盆面 facies pevina 斜向前下方，平滑而凹陷，中部有 4 条横线 lineae transversae，为 5 个骶椎愈合的痕迹。横线的两端均有一孔，称为**骶前孔foramina sacralia anteriora**，借椎间孔 foramina intervertebralia 与骶管相通，有骶神经前支和血管通过。

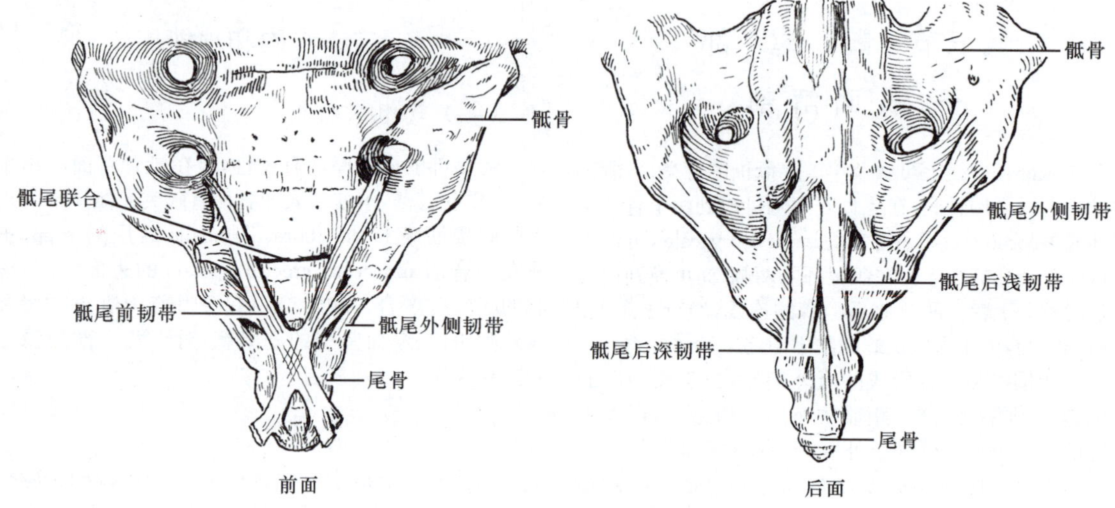

图 5-22-15 骶尾联合及其韧带

背侧面 facies dorsalis 粗糙而凸隆，向后上方。在正中线上，有 3～4 个结节连接而成的纵行隆起，称为**骶正中嵴**crista sacralis mediana，为棘突愈合的遗迹。骶正中嵴两侧的骨板略为凹陷，由椎弓板相互融合而成。其外侧，有一列不太明显的纵嵴，称为**骶中间嵴**crista sacralis intermedia，为骶椎关节突愈合的痕迹。嵴的下端突出，称为**骶角** cornu sacrale，相当第 5 椎的下关节突，与尾骨角相关节。两骶角之间有一缺口，称为**骶管裂孔** hiatus sacralis，是骶管的下口，进行会阴部一些手术时，可经此孔向骶管内作硬膜外腔阻滞麻醉(图 5-22-16)。骶中间嵴的外侧，有 4 个**骶后孔** foramina sacralia posteriora，与骶前孔相对，但比前孔略小，亦借椎间孔与骶管相通，有骶神经后支及血管通过，临床上可经此孔做骶神经阻滞麻醉。骶后孔外侧各有一列断续的粗线，称**骶外侧嵴** crista sacralis lateralis，为骶椎横突愈合的遗迹，有肌肉及韧带附着。

侧部pars lateralis 为骶前、后孔外侧的部分，由骶椎横突和肋突愈合而成。上部宽而肥厚，下部薄而狭窄。上部有耳状关节面，称为**耳状面** facies auricularis，与髂骨同名面相关节。耳状面一般两侧对称，与第 2 或第 3 骶椎的高度一致。耳状面的后方，骨面粗糙不平，称为**骶粗隆**tuberositas sacralis，为骶髂骨间棘韧带和骶髂后韧带的附着部。耳状面下方的骶骨外侧缘粗糙，有骶棘韧带和骶结节韧带附着，其末端形成突起，称为**骶骨下外侧角**，角的下方有一切迹，由第 1 尾椎的横突及骶尾外侧韧带围成一孔，有第 5 骶神经前支通过。

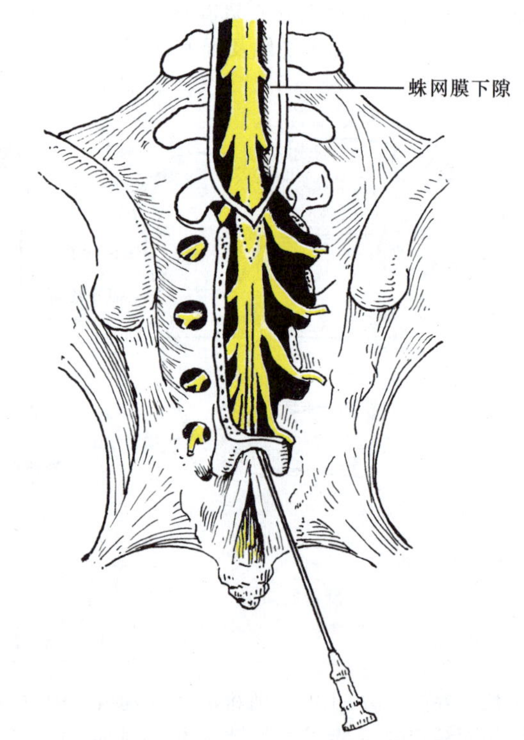

图 5-22-16 骶管麻醉进针部位(骶管下口)

骶管为椎管下端的延续部分，由骶椎的椎孔连合而成，纵贯骶骨全长，其长度约为 64～66.8mm。骶管有上、下两口。在背侧于骶管的上、下口处是**腰骶间隙** lumbosacral space 和**骶尾间隙** sacraococcygeal space，经此二间隙可分别作为蛛网膜下麻醉或硬脊膜外麻醉的入路。

腰骶间隙高约 1cm，宽约 2cm；骶尾间隙呈倒

"V"字形，高约 2cm，宽约 1cm，此隙因第 5 骶椎缺乏椎弓板和棘突所致。上述二间隙均被弹性纤维板封闭。

据朱世柱等研究，国人骶管后壁的形态：完整的占 59.4%，完全开放的占 1.2%，裂口的占 7.7%，下部裂口的占 11.8%，上下均裂口的占 2.0%，下裂口加孔占 3.3%，有孔的占 14.6%。骶管管腔的形态：均匀弯曲者占 35%，上端扩大者占 54%，完全扩大占 1%，中部扩大占 1%，中部狭窄者占 8%，钩状者占 1%。

每个骶椎有 3 个原始骨化中心，体部一个，神经弓的每侧半各 1 个。这些骨化中心约在胚胎第 3～8 个月出现。除了原始骨化中心外，尚有构成骶骨诸结构的次级骨化中心，如骶骨外侧部、骶椎棘突以及骶椎骺板等。骶骨的发生过程，主要是每个骶椎的发生过程，5 个骶椎至 25 岁以前即融合成成人的骶骨。

腰椎骶化

腰椎骶化是第 5 腰椎横突与相邻的骶翼相融合。有时腰椎横突与髂嵴连接或通过髂腰韧带骨化与髂嵴融合。上述任何情况，均可发生持续性的腰部疼痛。

尾骨 os coccygis 是一个三角形骨块，位于脊柱的末端，由 4～5 个发育不完全的尾椎融合而成，其弯曲的方向与骶骨的方向一致。整个尾骨可以与骶骨尖端骨化在一起。

尾椎有时为 5 个，也可出现 3 个。尾骨可部分或全部缺如。

幼年时尾椎彼此借软骨相接，成年后才互相愈合。

第 1 尾椎最大，有椎体、横突和退化的椎弓。椎体的上面构成尾骨的底部，有一卵圆形粗糙面，与骶尖相接。粗面的后外侧，有 2 个向上的突起，称为**尾骨角** cornu coccygeum，相当于真椎的椎弓根及上关节突，与骶角之间由韧带围成一孔，相当于最末一对椎间孔，有骶神经通过。横突发育不全，自椎体两侧伸向外上方，与骶骨的下外侧角之间，也由韧带围成一孔，有骶神经前支通过。

第 2 尾椎比第 1 尾椎小，有椎体及横突的遗迹，两侧及后面有微小的结节，为退化的椎弓。第 3 及第 4 尾椎则退化成结节状的小骨块。

每个尾椎只有 1 个初级骨化中心，但第 1 尾椎有时可出现 2 个。尾骨的骨化过程为自上而下，第 1 尾椎首先骨化，而第 2 尾椎及第 3、4 尾椎则分别于 5～10 岁及青春期前后相继出现。随年龄的增长，第 2～4 尾椎之间逐渐愈合，但第 1 与第 2 尾椎间的愈合须至 30 岁左右。

（三）骶、尾骨的动脉供应

骶、尾骨的动脉供应主要来自骶外侧动脉、骶中动脉、髂腰动脉和腰最下动脉。骶中动脉、骶外侧动脉及其分支在骶骨腹侧面相互吻合形成骶前格子状动脉吻合网(图 5-22-17)。

椎管前支在椎间孔内侧分为升、降两支，相邻升、降支间在椎体背面相互吻合，两侧升、降支间呈横形吻合。在 9 骶椎椎体背侧形成菱形的骶管腹侧动脉网(图 5-22-18)。

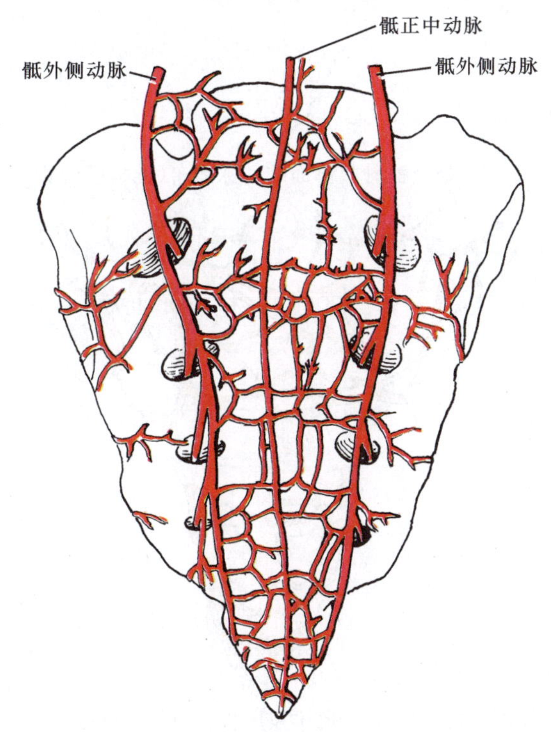

图 5-22-17 骶骨盆面的动脉配布

骶外侧动脉的背侧支出骶后孔即分为内侧支、肌支和外侧支。内侧支在骶正中嵴的两侧分为上、下两支，相邻上、下支间形成骶正中嵴动脉网。外侧支在骶骨外侧部分为升、降两支，相互形成吻合。

尾骨腹侧面的动脉来自骶中动脉和骶外侧动脉，背侧面主要由骶外侧动脉的终支供应。尾骨表面的动脉吻合稀少(图 5-22-19)。

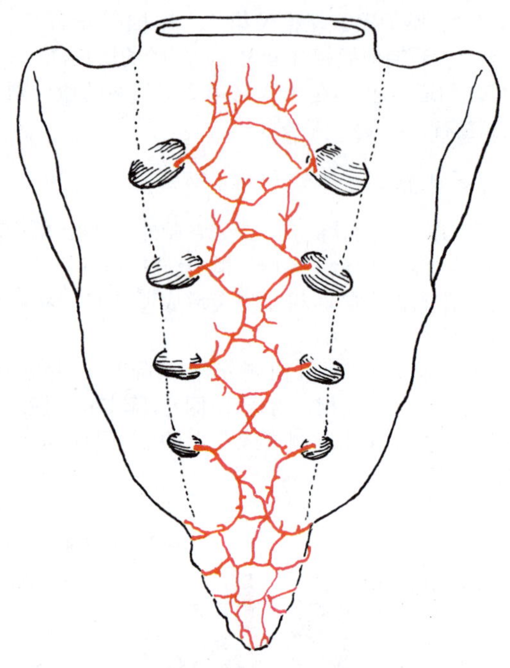

图 5-22-18 骶骨腹侧面的动脉配布(椎板已切除)

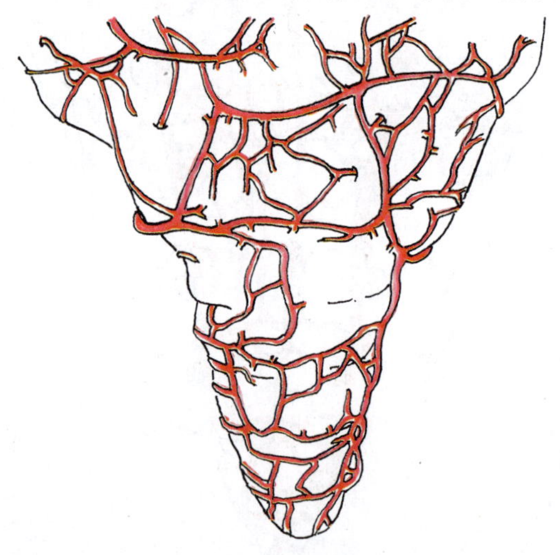

图 5-22-19 第 5 骶椎及尾骨背面的动脉配布

骶椎椎体的营养动脉分别由腹外侧面和背侧面进入椎体。此营养动脉包括中央支和周围支两类。前者支数少,进入椎骨部位恒定,伸至椎体的中心部;后者支数多,进入部位分散,分布于椎体的周围部。背侧营养动脉的中央支,多为椎管前支升支的直接延续,在椎体中心发出许多分支,是腰椎椎体和第 1～3 骶椎椎体的主要营养动脉(Ratcliffe,朱晞,孙百强)。腹外侧动脉的中央支,来自骶中动脉和骶前动脉网,是第 4～5 骶椎椎体的主要营养动脉。

背侧和腹外侧营养动脉中央支进入椎体后,分别伸至中心,并发出许多树状分支,互相吻合,在椎体中心形成致密的动脉网,胎儿和新生儿的更为致密。

一般认为,人体椎弓的血液供应较差,骶骨椎板和骶正中嵴的血管更为稀疏。但 Crock 认为椎弓血液供应更为丰富,椎弓的营养动脉来源颇多,分别由椎弓的腹侧面和背侧面进入。

盆腔内的结核性及化脓性感染,可经椎静脉系扩散到脊柱和颅腔,这是众所周知的。但 Wiley 等发现,在盆腔化脓性感染合并椎骨骨髓炎的病例,椎静脉系并无炎症变化,但在椎骨表面及骨内动脉中均存在病灶。因此,他们认为盆腔内炎症是经过椎骨表面动脉扩散至椎骨及颅腔,而不是经静脉系转移的。Ratcliffe 同意 Wiley 的观点,究竟是经动脉或经静脉转移,或兼而有之,尚需进一步探讨。

椎骨骨髓炎儿童较少见,婴幼儿罕见,成人相对发生率较高。其原因是新生儿及婴幼儿椎体内动脉间吻合广泛,不易发生骨内动脉化脓性栓塞;而成人骨内动脉吻合较少,有些甚至是终动脉,故极易在血管末端产生炎症栓塞,从而导致该血管供应的椎体区化脓性感染。

(四) 腰骶连结和骶尾关节

腰骶连结(关节)articulation lumbosacralis 为第 5 腰椎与骶骨之间的连结。其结构与游离椎骨间的连结基本相似,但椎间盘很厚,黄韧带发育良好,而后纵韧带薄弱,无横突间韧带。

骶尾关节articulatio sacrococcygea 为第 5 骶椎体与第 1 尾椎体之间借椎间盘相连构成。椎间盘呈卵圆形,薄而较软,前后较厚,两侧稍薄,中部往往有一个小腔。尾骨的活动性是多变的,有时在青年人,特别是女性可以具有一个真正的关节腔,属于滑膜关节。在骶尾关节周围有下列韧带:

1. 骶尾腹侧韧带 lig. sacrococcygeum ventrale 位于骶骨和尾骨的前面,为前纵韧带向下的延续部,沿骶骨及尾骨的前面下降。

2. 骶尾背侧浅韧带 lig. sacrococcygeum dorsale superficiale 为棘上韧带的延续部,自骶管裂孔的边缘,沿尾骨的后面下降。此韧带经骶管裂孔的上方,几乎完全封闭该孔。

3. 骶尾背侧深韧带 lig. sacrococcygeum dorsale profundum 为后纵韧带的延续部,沿第 5 骶椎体和第 1 尾椎体的后面下降,于第 1 尾椎的下缘与终丝及骶尾背侧浅韧带愈合。

4. 骶尾外侧韧带 lig. Sacrococcygeum laterale 连结骶骨外侧缘的下端与第 1 尾椎横突之间,上方与骶结节韧带愈合,与骶骨外侧缘之间围成一孔,为第 5 骶神经前支的通路。

幼年时，各尾椎间主要借骶尾腹侧韧带和骶尾背侧深韧带相连。第1和第2尾椎之间，可见到明显的椎间盘。随年龄的增长，尾椎间的连结逐渐骨化，形成骨性结合。

（五）骶管内结构

骶管内含有硬脊膜囊、椎内静脉丛、骶神经根和骶神经节以及脂肪组织等。

1. 硬脊膜囊 在骶管上部，有部分硬脊膜囊，该囊至骶管前壁间距离较大，约为4.7mm±0.2mm（在1.5～9.5mm之间）；至骶管后壁的距离平均为1.4mm±0.1mm变动在0～5.5mm之间。故整个硬脊膜囊远离骶管前壁，而与骶管后壁几乎紧贴，因此，硬脊膜外腔在骶管上部近前壁处比较宽大。

据朱世柱等的报告：硬脊膜囊下端一般平对第2骶椎水平（图5-22-20），低于该水平者占6.0%±2.4%，其中1例下端达第4骶椎，与骶管裂孔水平一致。具体分布情况如下：平第1骶椎的13例；平第2骶椎的81例；平第3骶椎上部的4例；平第3骶椎中部的1例；干第4骶椎的1例。

2. 椎内静脉丛 椎内静脉丛位于硬脊膜外腔内。骶管内未见明显的上行纵干，愈近骶管上端，管径愈粗大，血管多而密，向下则管径逐渐细小。骶管前部的静脉丛较后部者密集，管径粗大，吻合也丰富。

3. 骶神经根和骶神经节 骶神经根和骶神经节均位于骶管的硬膜外腔内，分列于两侧，外面包裹由硬脊膜延续而来的神经鞘。第1～3骶神经根和骶神经节较为粗大，其余的骶神经和尾神经则甚为细小。平对第3骶椎高度，骶神经根和骶神经节约占管腔的一半，少数几乎填塞了管腔，引起骶管的相对狭窄。骶神经和尾神经浸润麻醉，必须将麻醉剂注射到硬膜囊盲端以下。

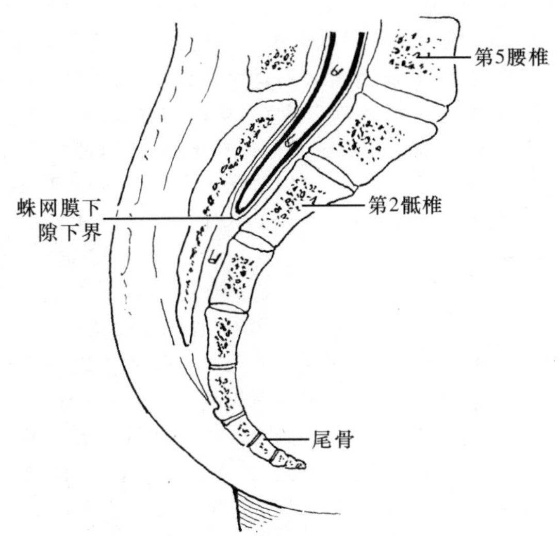

图5-22-20 蛛网膜下隙的下界

骶神经分出前、后支，经相应的骶前、后孔离开骶管。有些骶神经与骶骨离断有直接关系。损伤第3、4骶神经可影响肛门外括约肌的功能。支配肛提肌的神经主要来自第3骶神经，但有部分纤维来自第2和第4骶神经。因此，第2～4骶神经是支配男性膀胱、前列腺和尿道、女性膀胱、阴道和尿道的主要来源。

4. 脂肪组织 骶管内的脂肪组织充填于管腔内的各结构之间。一般管腔上端脂肪组织较少，愈往下则逐渐增加；硬膜囊处其前方较后方丰富。

在胚胎发生过程中，骶管在背侧可以不完全闭锁，而暴露骶管内容物，形成疝，即众所周知的脊柱裂。

骶尾部肿瘤

骶骨肿瘤可分为原发和继发两类。虽然原发性骶骨肿瘤较继发性的少见，但在原发性脊柱肿瘤中，骶骨仍为肿瘤的好发部位。据国内外报告，尤以脊索瘤chordoma和骨巨细胞瘤发病率为高。脊索瘤发生在骶尾部者约占42%～55%，骶骨巨细胞瘤约占脊柱骨巨细胞瘤的76%～87%。由于骶骨的解剖关系复杂及骶骨肿瘤早期症状隐匿，大部分不能早期就诊或早期确诊，被发现时肿瘤已很大，常侵犯骶神经根，肿瘤性质又难以确定，因此，治疗十分困难。

原发骶骨肿瘤的截除手术进展缓慢，其原因有三：手术难度大，出血多；手术损伤骶神经，对术后膀胱、直肠的功能影响较大；术后骨盆的强度能否支持体重。1976年以来，Gunterberg等人对上述问题做了比较详细的研究，手术有较大的进展。据罗先正报告有以下几种方法：

1. 关于骶骨大部截除术 这种手术适用于第2、3骶椎之间以下的骶骨肿瘤。病人取侧卧位、俯卧位，沿骶骨正中做纵行切口，自第1骶椎达尾骨末端，先切除尾骨后，用手指于骶前钝性分离，将后腹膜自肿瘤处剥离，切除附着骶骨两侧的韧带和肌腱，而后进行骶骨大部切除。切除方式有三：AOB、AOC或BOD，根据病变部位而定。这种手术方式损伤较小，需要用血量平均800ml左右，骶神经可以大部保留（图5-22-21，图5-22-22）。

2. 关于全骶骨截除术 这种手术适用于侵犯第1骶椎或第2骶椎的肿瘤。病人取侧卧位或稍后仰，沿第12肋下缘，做腹部斜切口，腹膜推向中线，腹膜外将骶骨肿瘤分离，结扎一侧或双侧髂内动脉及骶前动、静脉，暂时阻断髂总动脉，而后体位由稍后仰改为稍前俯卧位。沿骶骨中线做正中切口，切除全部尾骨及第4、5骶椎，手指钝性分离后腹膜，使骶前肿瘤与后腹膜游离，显露两侧骶后孔及双侧骶髂关节，切开骶管，暴露马尾及骶神经根，将骶孔之间骨质切开(图5-22-23，图5-22-24)，分段截除骶骨，尽可能保留一侧骶神经或双侧部分骶神经。骶骨截除范围可扩大到第1骶椎体全部。虽仅保留一部分骶骨岬，也有助于骨盆的稳定。若肿瘤仅破坏一侧骶骨，则可截除一侧，而保留对侧骶骨及第1～3骶神经。

骶骨截除治疗骶骨原发肿瘤，国外报告甚早。1948年，Bowers首先报告1例骶骨巨细胞瘤，经腹腔及后方截除下方4块骶椎。1952年，MacCarty报告，从后方切除骶骨，至少保留一侧第3骶神经，在18例脊索瘤手术中，术后有7例生存1～12年未复发。近来，Mindell报告了高位骶骨切除治疗脊索瘤，近期效果良好。

关于骶骨截除手术名称问题，有的分为骶骨切除、大部骶骨切除或高位骶骨切除。一般高位骶骨截除，是指切除经第1～2骶椎之间或经第1骶椎的截除术。罗先正将第2骶椎以下截除称为大部骶骨截除；第2骶椎以上截除称为次全骶骨截除，也包括第1骶椎椎体全部截除，但保留一侧少量正常骶岬。切除的范围主要是根据肿瘤破坏的程度。关于骶骨截除的范围对骨盆支持强度的影响，有人经过临床及实验研究认为，高位骶骨截除不影响骨盆的垂直负重能力。经第1与第2骶椎之间截除，骨盆后弓减弱1/3，经第1骶椎体截除，骨盆支持强度减弱近50%，即使这样也不影响站立、负重及行走。但罗先正主张，在不影响肿瘤彻底切除原则下，尽可能多保留一些正常骶骨。胡立洲等认为，截除骶骨时，常发生大出血，宜在肿瘤充分游离后，从骶髂关节下界，第2与第3骶椎间截除骶骨，待手术野扩大后，再截除第2骶椎。这样容易操作和止血，不必切除髂骨后翼，完整保留第1骶椎体和骶髂关节上半，有利于骨盆稳定。

位于第2骶椎以下侵及第2、3骶椎的肿瘤，第1、2骶神经根多半在瘤体表面，只需游离，特别在骶前要避免损伤。真正需要进入瘤体解剖的，通常只是第3骶神经根。在胡立洲等报告的一组病例中，仅2例第3骶神经根进入了瘤体。骶骨截除术，只保留双侧第1、2骶神经和一侧第3骶神经根，术后大小便均能自理，下肢功能正常。

对巨大的或主要位于骶骨前方的肿瘤，宜用腹部和骶部联合入路，这样前后暴露良好，除老年病人有动脉硬化外，可常规结扎双侧髂内动脉和骶中动脉，在直视下沿肿瘤包膜仔细分离肿瘤前方，减少出血，避免神经损伤。由于盆腔内有比较丰富的侧支循环途径，故双侧髂内动脉结扎后，对于盆腔内血液供应未见不良影响。

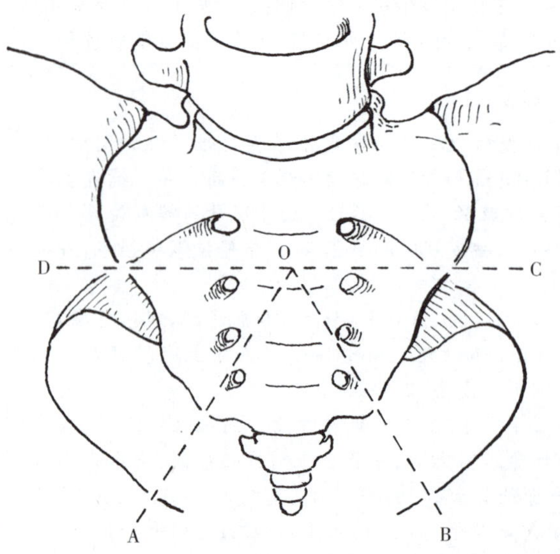

图5-22-21 骶骨大部切除3种术式

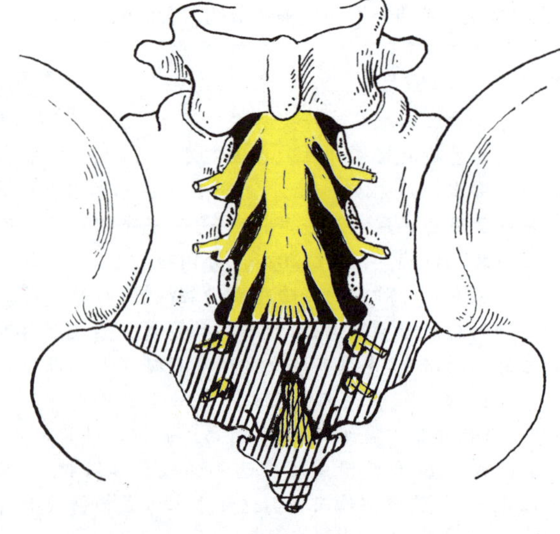

图5-22-22 切开骶管及骶孔间骨质显露骶神经

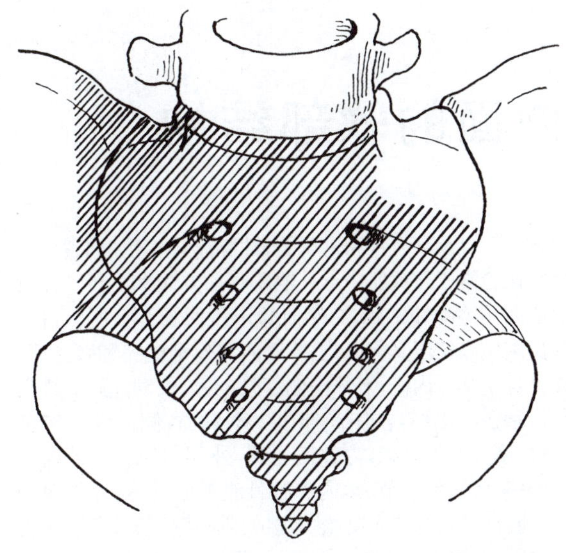

图 5-22-23 次全骶骨截除，保留一侧骶骨岬

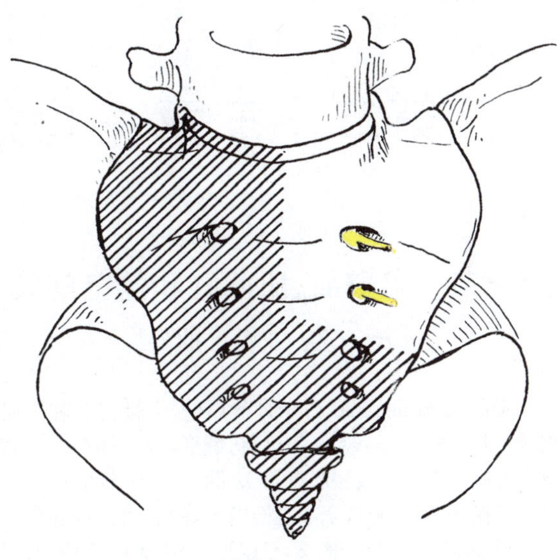

图 5-22-24 肿瘤限于一侧，截除一侧骶骨

第二十三章　骨盆内面的软部结构

第一节　盆壁肌、肌间孔和盆壁筋膜

一、盆　壁　肌

髂腰肌 m. iliopsoas 位于骨盆后壁，由腰大肌和髂肌组成。**腰大肌 m. psoas major** 呈纺锤形，位于腰椎体及其横突之间的沟内。浅层起自第12肋、上4个腰椎体及其椎间盘侧面，深层起自全部腰椎横突，两层间夹有部分腰丛；髂肌 m. iliaeus 位于髂窝，呈扇形，居腰大肌的外侧，起自髂窝上份、髂嵴内唇和骶骨侧部，与腰大肌组成髂腰肌后，经腹股沟韧带深侧的肌腔隙，贴近髋关节囊的前内侧，止于股骨小转子。髂腰肌与髋关节囊间有髂耻囊，约有10%～15%的髂耻囊可与髓关节腔相通，感染时可蔓延到髋关节腔内。腰大肌的上部前邻腰肋内侧弓、髂筋膜、腹膜、肾及其血管和输尿管、性腺血管和生殖股神经。性腺血管常于腰大肌中点从输尿管前方交叉下行。腰大肌前面左侧尚邻结肠，右侧尚邻末段回肠和盲肠。盲肠后位阑尾亦位于其前面；上部后面邻腰椎横突和腰方肌，腰丛位于其后内份；上部内侧邻腰椎体、腰动、静脉、腰交感干和腰淋巴结，左侧尚邻腹主动脉，右侧尚邻下腔静脉；在小骨盆入口缘，内邻髂血管，外邻髂肌。下部前邻阔筋膜，后邻髋关节囊，内邻耻骨肌和股动脉，外邻股神经。股神经初穿腰大肌，继经腰大肌与髂肌间，后居腰大肌之前，髂腰肌为大腿强有力的屈肌，屈髋时尚有旋外作用，下肢固定时可使躯干前屈，站立时髂腰肌与臀肌和阔筋膜张肌共同维持骨盆在股骨头上的平衡。一侧腰大肌发育不良，可使腰椎发生侧弯，凸向健侧；两侧发育不良，则使腰椎后凸。髂腰肌受腰丛肌支（T_{12}、$L_{1\sim4}$）支配。

关于腰大肌与脊椎结核的关系

脊椎结核脓肿的流注与病变所在部位的解剖关系较为密切。由于腰大肌起于腰椎体和横突，且有腰大肌鞘存在，故脊椎椎体，尤其腰椎椎体侧面的寒性脓肿，不仅可形成腰部深脓肿，而且易与神经周围炎、髋关节炎、右侧的阑尾脓肿等相混淆，并可进入腰大肌鞘，沿其下降进入股三角，甚至沿股血管远达腘窝，有时尚可至臀部（图5-23-1）。当在股三角发生寒性脓肿时，常提示着脊椎（尤其腰椎）患有结核性病变。流注在腰大肌鞘内的脓液，常是造成X线平片所见腰大肌阴影扩大的原因。长期慢性感染的部位，尚可出现大量钙质沉着。腰椎结核脓肿逐渐扩大时可沿肌肉间隙向周围蔓延，最后破溃形成窦道，引起混合感染。行腰椎结核病灶清除术，自椎体两侧向其前外侧剥离周围软组织时，注意椎外静脉丛，一旦损伤则难以止血。在腰大肌附近必须注意腰丛的各个分支，尤其在腰大肌外侧缘下部不要损伤股神经，否则，将引起股四头肌瘫痪。腰大肌深部脓肿，背部无炎症症状，腹部无压痛及叩痛，易为习惯于浅部触诊的医者所忽略，导致误诊，应引以为戒。

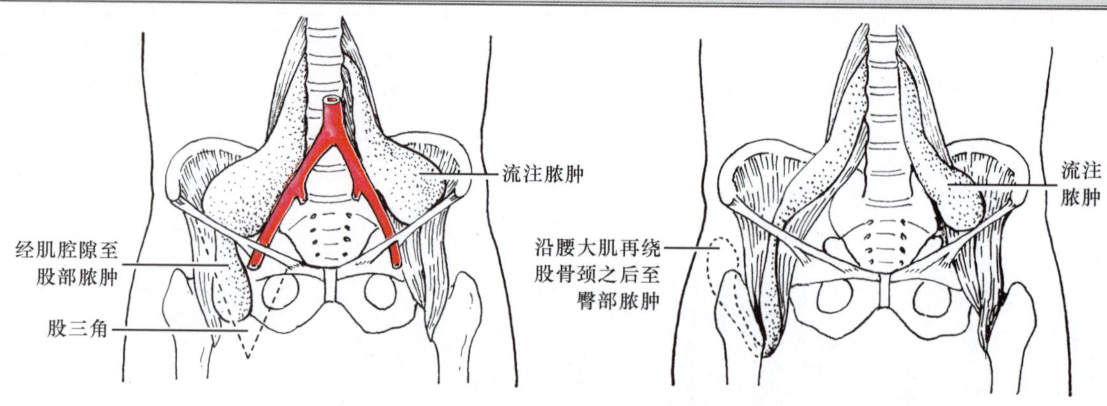

图5-23-1　腰大肌流注脓肿及流注部位

关于髂腰肌与盲肠后位阑尾的关系

盲肠后位阑尾按其与壁层腹膜的关系可分为三型(图 5-23-2),其中无盲肠后隐窝型,不但盲肠本身后壁无腹膜而贴于髂筋膜表面,阑尾也直接在腹膜外贴在髂筋膜表面。无论何种盲肠后位阑尾类型,阑尾均被夹于盲肠和髂筋膜(髂腰肌)之间,急性炎症时,其体征均不如其他位置阑尾炎的体征那样典型。病人除有腹痛、发热、恶心、呕吐、腹泻或便秘外,可出现腰痛。右髋关节呈现一定程度屈曲。临床检查,右下腹有深压痛,托巴斯征和抬腿试验均呈阳性。此系由于被夹在盲肠和髂腰肌之间的盲肠后位阑尾,一旦急性发炎,髂腰肌难免遭受炎症刺激而处于持续痉挛状态,出现腰痛。病人仰卧时,右髋关节约呈 45°屈曲位。故遇上述阳性体征,除考虑髂腰肌感染、髂腰肌脓肿、脊柱结核寒性脓肿、输尿管结石、肾周脓肿等疾患外,还应考虑到有盲肠后位急性阑尾炎的可能。

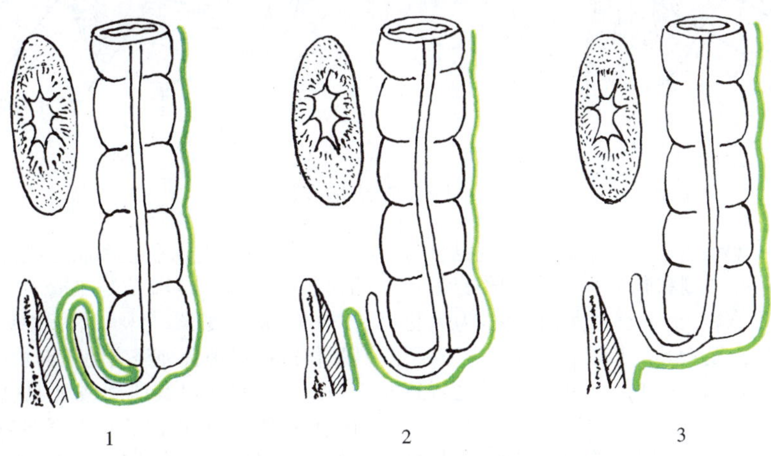

图 5-23-2　盲肠后位阑尾类型

1. 阑尾系膜完整,位于盲肠后隐窝;2. 阑尾无系膜,位于盲肠之后,在盲肠后壁与腹后壁腹膜之间;3. 阑尾无系膜,无盲肠后隐窝,位于盲肠与髂腰肌之间

关于右侧腰大肌与右侧输尿管腹段的关系

右侧输尿管腹段在右侧腰大肌筋膜表面,相当于第 3、4、5 腰椎横突前方下行,在右髂窝处与阑尾,特别与盲肠后位阑尾相邻甚近,两者之一有炎症时,不仅可相互影响,而且均可有腰痛或腹痛,由于两者位置邻近,炎症时易于混淆。阑尾炎一般无血尿,但如急性阑尾炎贴近输尿管,炎性病变可累及输尿管,使之充血而导致镜下血尿时,不能轻易放弃诊断为阑尾疾患,虽然两者的疾患各有其固有的典型症状,一般容易鉴别,但临床上输尿管结石在确诊前误行阑尾切除术的病例,国内外均有报告,应予重视。其次,由于输尿管腹段在腰大肌筋膜表面下行,输尿管疾患可影响腰大肌,出现腰大肌刺激征,虽属罕见,也不应疏忽。

腰小肌 m. psoas minor 为长形,贴于腰大肌前面,起自第 12 胸椎体和第 1 腰椎体侧面,止于髂耻隆起和髂筋膜,有紧张髂筋膜的作用,受腰丛肌支($L_{1\sim2}$)支配。据国人资料,腰小肌缺如率约为 50%。

闭孔内肌 m. obturatorinus internus 为扇形,位于小骨盆外侧壁,起自闭孔膜盆面及其周围骨面,向后直角向外,穿坐骨小孔至臀部,经梨状肌与股方肌之间和髋关节囊的后面,止于股骨转子窝,为大腿外旋肌,受闭孔神经($L_4\sim S_2$)支配。闭孔内肌上下方各有一小肌,上方者为**上孖肌** m. gemellus superior,起自坐骨棘;下方者为**下孖肌** m. gemellus inferior,起自坐骨结节,两肌肌纤维并入闭孔内肌腱(图 5-23-3)。

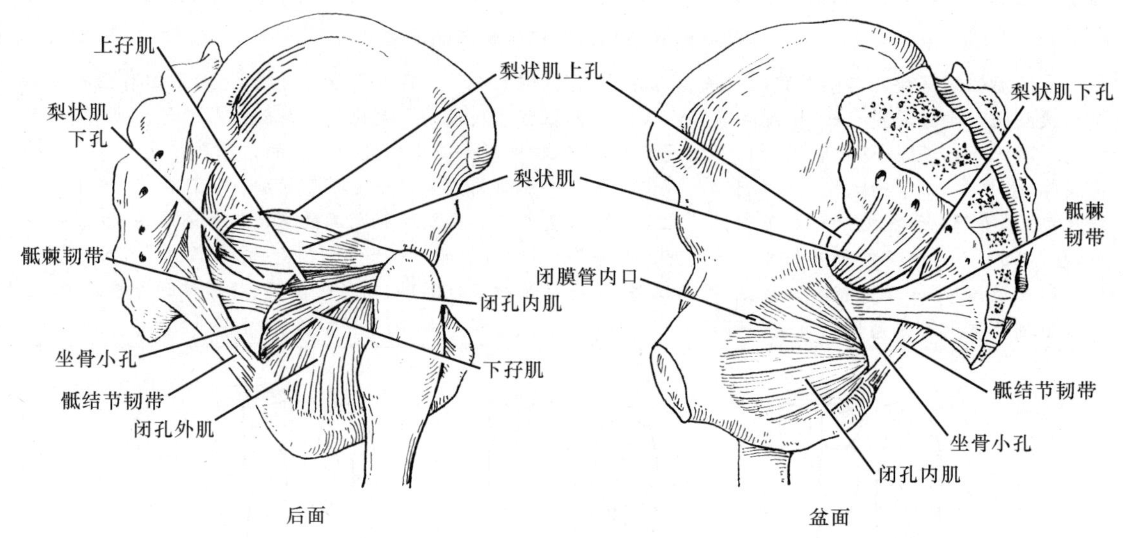

图 5-23-3　骨盆侧壁肌肉

梨状肌 m. piriformis 呈三角形，位于小骨盆后壁，起自骶骨盆面、骶前孔外侧和骶结节韧带，向外穿坐骨大孔至臀部，绕髋关节囊，止于股骨大转子尖，为大腿外旋、外展肌，受骶丛肌支（$S_{1\sim3}$）支配。有人认为，梨状肌和骶髂前韧带以及 $S_{1\sim3}$ 前支密切接触，伤之可致腰痛。

据国人资料，梨状肌体表投影为：先于髂后上棘最凸点与尾骨尖间连一线，取其中点，再自大转子尖端内侧连两条线分别到连线起点下 1～4cm 和中点下 2cm 范围内，此上、下两线即为梨状肌上、下缘的体表投影（图 5-23-4）。

梨状肌的起止、肌腹和肌腱数目、肌肉和肌腱移行部状态（图 5-23-5）以及与坐骨神经的位置关系（图 5-23-6）等均有变异。梨状肌的这些变异，对临床确诊其损伤或探讨坐骨神经痛的解剖学依据均有其实用意义。由于梨状肌以其肌腹或其肌腱可移行于邻近肌（臀中、小肌、闭孔内肌、上、下孖肌）或与之愈合，临床上在其上缘体表投影线以上扪及肿硬条索，即可认为是其异常起点或其移行肌束受伤所致。梨状肌损伤的病人，常出现腓总神经症状，大腿背侧部感觉异常，部分臀大肌萎缩（失用性萎缩多见）等现象。可以认为，这些症状与穿过梨状肌实质的神经易受影响有关。有

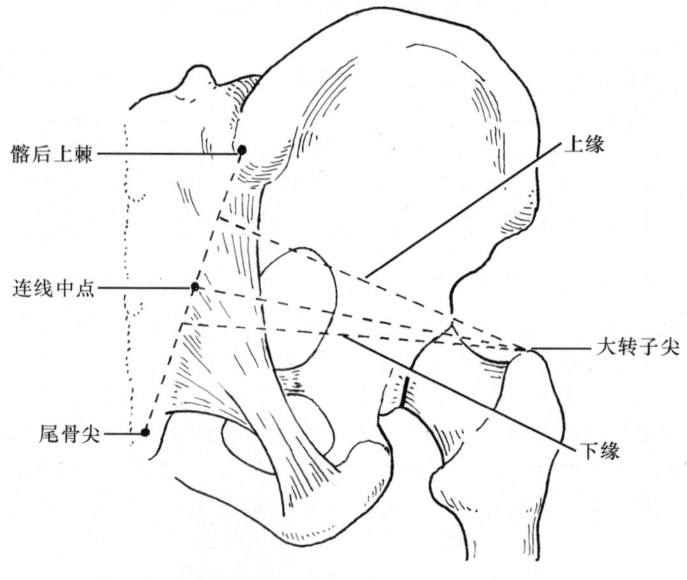

图 5-23-4　梨状肌体表投影

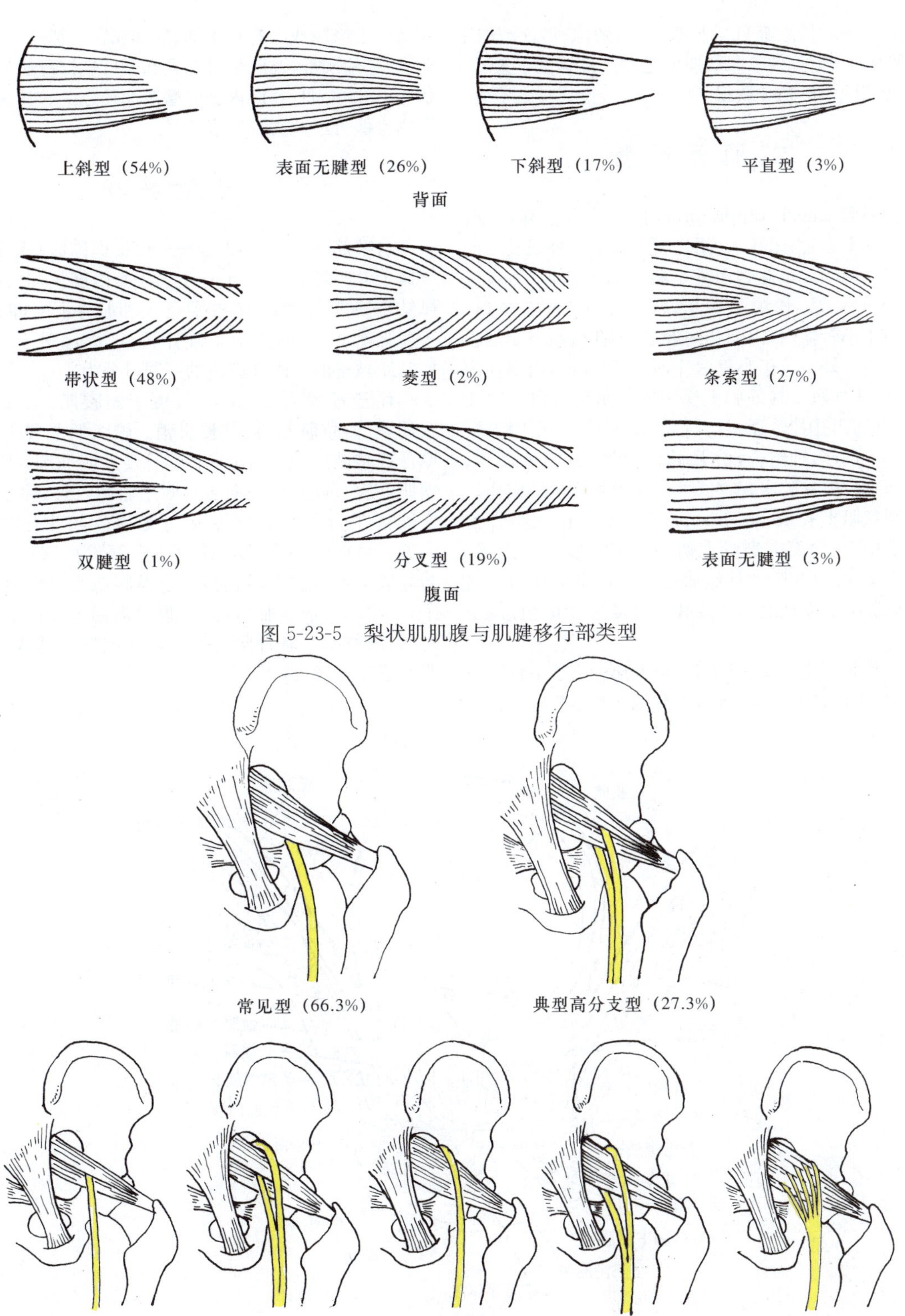

图 5-23-5　梨状肌肌腹与肌腱移行部类型

图 5-23-6　坐骨神经与梨状肌位置关系

些病人经手术切除部分梨状肌纤维，解除神经受压因素，取得了一定疗效。梨状肌的这种局部解剖学关系，从临床实践中已初步获得了验证。

二、肌间孔管

闭膜管 canalis obturatorius 位于小骨盆外侧壁，耻骨上支下方，由闭孔沟、闭孔膜、闭孔内、外肌及其筋膜上缘共同围成。此管由外上斜向前下内，约与腹股沟管走向一致。长约 2.0～2.5cm，有内、外 2 个口。内口位于小骨盆内，由闭孔沟近端、闭孔内肌及其筋膜上缘围成。外口位于小骨盆外，耻骨肌深面，由闭孔沟远端、闭孔外肌及其筋膜上缘围成。闭膜管内有闭孔动、静脉和闭孔神经通过，其位置排列关系，据国人资料，三者可有多种组合，由上而下，依次以神经、动脉、静脉多见。腹盆腔内容物偶可经闭膜管脱出形成疝。

梨状肌上孔 foramen suprapiriforme 位于小骨盆后外侧壁，在盆面由坐骨大切迹和梨状肌上缘围成。有臀上动、静脉和臀上神经通过。梨状肌上孔为骨盆腔内脓肿播散途径之一。骨盆腔内容物偶可经此脱出形成疝。

梨状肌下孔 foramen infrapiriforme 位于小骨盆后外侧壁，梨状肌上孔之下，由梨状肌下缘、坐骨棘和骶棘韧带上缘围成。有臀下动、静脉和臀下神经、阴部内动、静脉和阴部神经、坐骨神经和股后皮神经通过。梨状肌下孔亦为骨盆腔内脓肿播散途径之一。骨盆腔内容物也偶可经此脱出形成疝。

三、盆壁筋膜

盆壁筋膜 fascia pelvis parietalis 也称**盆筋膜壁层**，被覆于盆腔各壁的盆面，向上连于腹内筋膜，向下附于骶结节韧带、坐骨结节、坐骨下支和耻骨下支，向内续于盆膈上筋膜，向前附于耻骨联合盆面(图 5-23-7)。按其所被覆的肌肉和部位的不同可分为：

1. 髂筋膜 fascia iliaca 被覆于髂腰肌，故又称**髂腰筋膜、髂腰肌筋膜、髂腰肌鞘**。腰大肌筋膜上端增厚形成腰肋内侧弓，向外上连于腰方肌筋膜，下续于髂肌筋膜。髂肌筋膜向上外附于髂嵴内唇，并连于腹横筋膜，向下附于骨盆界限，于髂耻隆起处有腰小肌附着。髂筋膜经腹股沟韧带深侧后分为三部：外侧部与腹股沟韧带愈着后仍被覆于髂腰肌直至股骨小转子；中间部形成髂耻弓，附于腹股沟韧带和髂耻隆起之间；内侧部与耻骨肌筋膜相连而成髂耻筋膜，构成股血管鞘后壁。

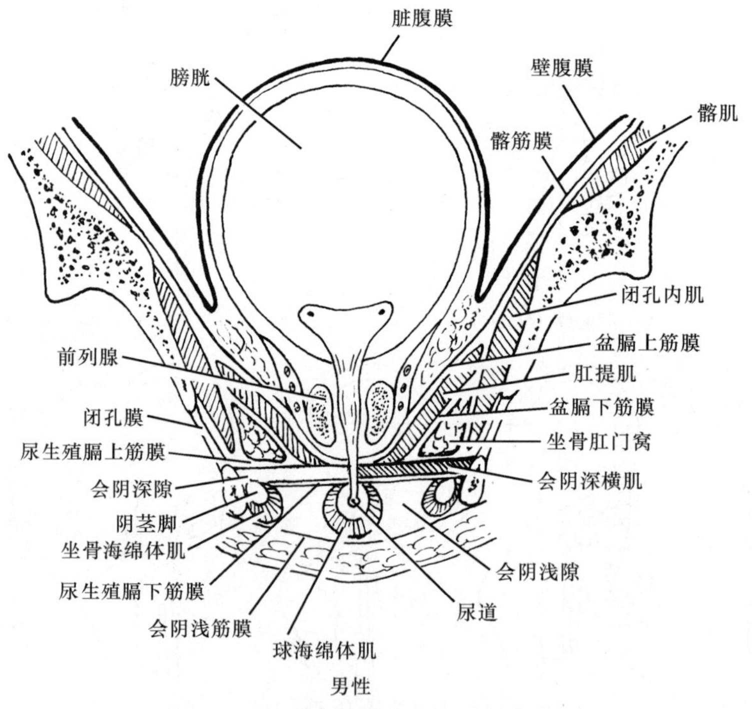

图 5-23-7　盆壁筋膜男、女盆腔(冠状面)

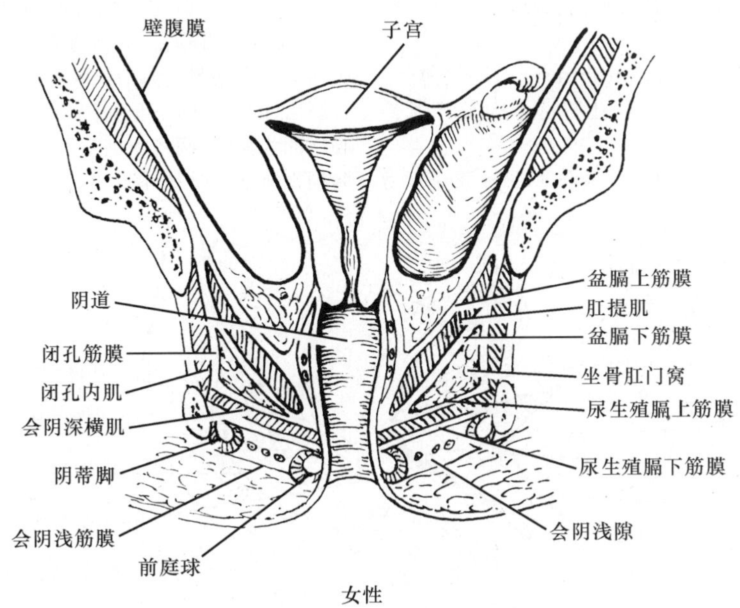

图 5-23-7　盆壁筋膜男、女盆腔(冠状面)(续)

关于髂筋膜与髂窝脓肿的关系

髂窝脓肿位于髂窝,但为严格地按脓肿所在的解剖层次关系,脓肿可分为位于髂筋膜与壁腹膜之间和髂筋膜与髂腰肌之间两种。前者脓肿实位于腹膜后间隙内,又可称为髂窝腹膜后脓肿或腹膜后感染;后者脓肿乃位于筋膜后间隙内,可称为髂窝筋膜后脓肿,髂窝脓肿常指此种而言。

筋膜后间隙由髂腰肌参与形成。髂腰肌为髂窝脓肿好发部位,髂腰肌主要起于腰椎和髂窝,向下经腹股沟韧带深侧,止于股骨小转子。腰椎、骶髂关节、髂骨和髋关节等紧位于髂腰肌之后,这些部分的结核可蔓延至髂窝筋膜后间隙,故常见者为髂窝筋膜后冷脓肿,习惯上称髂腰肌寒性脓肿。髂窝筋膜后脓肿的特点:①多有髂腰肌刺激征;②脓肿一般向上不超越髂嵴平面,形状多与髂腰肌走向相符;③术中切开腹膜后间隙,一般不能发现病变,只有切开筋膜后间隙始能进入脓腔。

腹膜后间隙内有部分十二指肠、肾上腺、肾、输尿管腹段、大血管及其分支或属支及淋巴结等,这些器官的化脓性感染,脓液流聚在髂窝腹膜后间隙内,即可形成髂窝腹膜后脓肿,术中只要切开腹膜后间隙即可进入脓腔。

髂窝腹膜后间隙内有输尿管盆段、生殖股神经、髂血管、性腺血管和沿血管分布的淋巴结等,淋巴结回流下肢、肛门、会阴浅层、臀部和前腹壁脐下部等区域的淋巴,这些区域的化脓性感染可蔓延至髂窝,形成髂窝腹膜后脓肿。

髂窝腹膜后间隙内疏松结缔组织,分别向上、下方与腹、盆部同名间隙内的疏松结缔组织相续。髂窝腹膜后脓肿可沿疏松结缔组织蔓延,向上形成腹腔内脓肿,向下形成小骨盆腔内脓肿,尚可穿梨状肌上、下孔至臀部,形成臀大肌深部脓肿。由于髂筋膜大部与腹股沟韧带愈着,髂窝腹膜后间内疏松结缔组织被其阻碍,故髂窝腹膜后脓肿不能蔓延至股前部。

2. 闭孔筋膜 fascia obturatoria 较强厚,被覆于闭孔内肌盆面,向上附于髂骨弓状线并连于髂筋膜;向前附于闭孔内肌起始点周缘,并参与闭膜管内口的形成;向后连于梨状肌筋膜;向下附于坐骨结节和坐、耻骨下支盆面。闭孔筋膜在耻骨联合盆面稍外侧与坐骨棘连线之间部分增厚而成**盆筋膜腱弓** arcus tendineus fasciae pelvis,又称**肛提肌腱弓**,以作肛提肌起点。腱弓以上部分闭孔筋膜增厚,以下部分较为薄弱,参与构成坐骨直肠窝外侧壁。有时盆筋膜腱弓与闭孔筋膜间有一裂隙,称**施瓦贝**(Schwabe)**裂隙**,盆腔内容物偶可经此脱出至坐骨直肠窝。据国人资料，盆筋膜腱弓可缺如。

3. 梨状肌筋膜 fascia of piriform muscle 较薄弱，被覆于梨状肌盆面，向前连于闭孔筋膜，向后附于骶骨盆面骶前孔周围，向下续于盆膈上筋膜。

4. 骶前筋膜 presacral fascia 又称**Waldyer 筋膜**，为盆壁筋膜增厚部，位于骶骨前面，向上附于第3～4骶椎，向下前于直肠盆部，与直肠肛门交界处连于直肠筋膜和盆膈上筋膜。骶前筋膜前面为直肠筋膜，两者间为直肠后(间)隙，向下至盆膈，向上通腹膜后隙。骶前筋膜后面为骶骨，两者间夹有骶前静脉丛，直肠手术应谨防损伤骶前静脉丛(图5-23-8)。

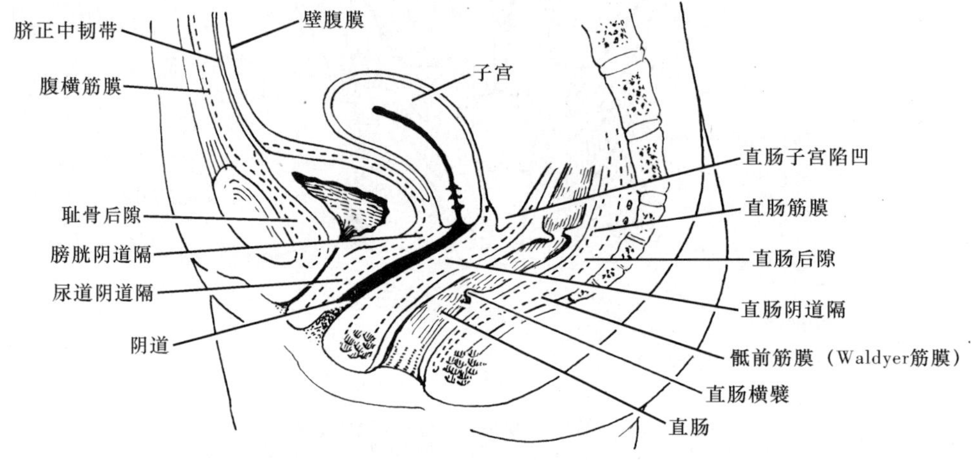

图5-23-8 骶前筋膜(女盆部矢状面)

第二节 盆 膈

盆膈 dlaphragma pelvis 位于小骨盆底，故又称**盆底**，属盆腔与会阴分界结构，由肌肉和筋膜构成。

一、肌 肉

盆膈肌肉有肛提肌和尾骨肌，合称盆膈肌。

1. 肛提肌 m. levator ani 薄而宽，左右合成漏斗状，起自盆筋膜腱弓，按肌纤维排列和位置，由前向后可分为耻尾肌和髂尾肌两部，其间以神经支，缝隙为其分界依据。耻尾肌分三种肌束，即前列腺提肌(男)或耻骨阴道肌(女)、耻骨直肠肌和耻尾肌固有部(图5-23-9)。耻尾肌起自耻骨盆面和盆筋膜腱弓前份，肌纤维向后，行经前列腺(男)、尿道、阴道(女)和直肠外侧，止于会阴中心腱、肛尾韧带和尾骨。耻尾肌在行经脏器侧壁时，部分肌纤维止于脏器壁，分别与尿道壁、阴道壁和直肠壁肌层交织，并与对侧共同构成"U"形襻，围绕阴道的襻止于其侧壁和后壁，协助缩小阴道口，围绕直肠会阴曲的襻名耻骨直肠肌"U"形襻，止于肛管侧壁和后壁(图5-23-10)，并沿其纵层肌下行于肛门内、外括约肌之间，分别与其交织并参与形成肛门直肠环，术中如予切断，可招致大便失禁。髂尾肌起自耻骨盆面、盆筋膜腱弓后份和坐骨棘盆面，肌纤维向后下内，止于肛尾韧带和尾骨，也有认为止于直肠壁，并随其纵行肌纤维下行，有参与固定直肠的作用。肛提肌个体差异很大，有的肌束粗而密，有的则细而疏，肌束间可出现裂隙，其间仅由盆膈上、下筋膜所封闭，偶可经此裂隙发生会阴疝。衡量肛提肌发育正常与否，可以耻尾线(骶尾连结与耻骨联合最高点之间的连线)作为鉴别标志。若骨盆直肠终于此线以上者即属发育不良，反之，则为正常。肛提肌有参与构成盆膈、加强盆底、承托盆腔脏器以维持其正常位置，固定会阴中心腱，增加腹压，钩绕并维持直肠盆部与直肠肛门部间角度，以节制排便和缩小阴道口等作用。损伤后可招致大便失禁。行直肠切除术再造直肠肛门时，须将肛提肌缝合固定于肠壁两侧，以增强术后功能和预防术后肠管脱出。肛提肌受骶2～4和阴部神经支配。

2. 尾骨肌 m. coccygeus 又称**坐骨尾骨肌**，呈三角形，位于肛提肌的后方，覆盖于骶棘韧带盆面，起自坐骨棘盆面，止于尾骨侧缘。与肛提肌间借神经支、筋膜膈和脂肪组织等分隔。尾骨肌参与构成盆膈后部，有承托盆腔脏器、固定骶骨、尾骨以及将由于排便或分娩而被推向后方的尾骨拉回向前等作用。受骶4～5神经支配。

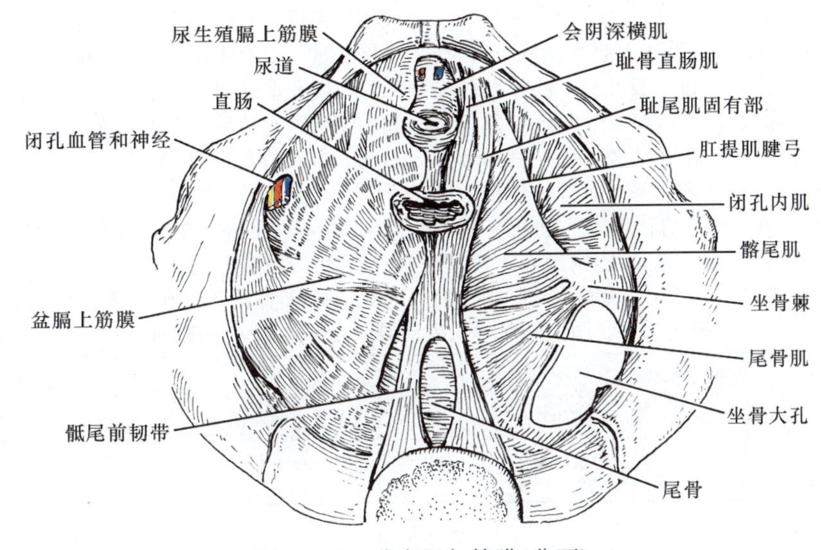

图 5-23-9 盆底肌与筋膜(盆面)

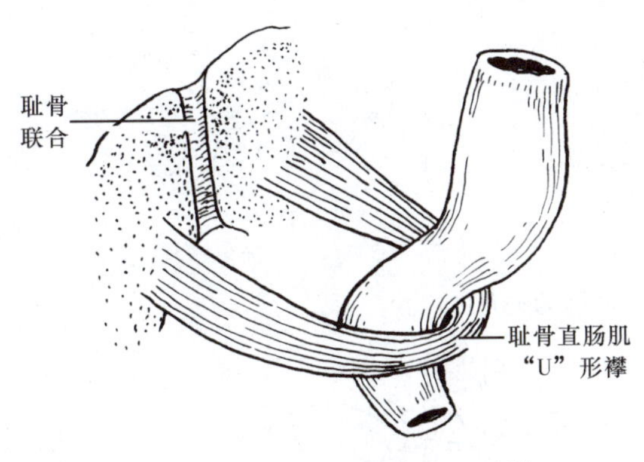

图 5-23-10 耻骨直肠肌"U"形襻

二、筋　　膜

覆盖盆膈肌的筋膜称**盆膈筋膜** fascia of pelvic diaphragm,覆盖盆膈肌上面的称**盆膈上筋膜**,下面者称**盆膈下筋膜**。盆膈上筋膜向外上附于盆筋膜腱弓,向前附于耻骨联合距其下缘约 2cm 处盆面,向后下内折转至盆腔脏器移行于盆脏筋膜(盆筋膜脏层)。盆膈下筋膜于盆筋膜腱弓处与闭孔筋膜相续,向下内移行于肛门外括约肌的筋膜,向后续于尾筋膜。盆膈上、下筋膜及其所覆盖的盆膈肌合称盆膈,封被骨盆出口,并分隔盆腔和会阴。盆膈前份有**盆膈裂孔**,又称**肛提肌裂隙**或**前列腺间裂隙**,呈三角形,界于耻骨联合、直肠和两侧肛提肌前内侧缘之间,顶为膀胱,底为尿生殖膈上筋膜,男有尿道,女有尿道和阴道以及静脉丛通过。盆膈裂孔为盆膈较为薄弱之处,可发生盆膈疝。

第三节　盆壁的血管、淋巴和神经

盆部腹膜后间隙 retroperitoneal space of pelvis 广义的应包括髂窝区的腹膜后间隙,狭义的则指小骨盆的腹膜后间隙,后者为盆部腹膜外间隙的一部分。盆部腹膜后间隙又称**腹膜后间隙**,位于小骨盆腔后部,直肠与盆壁筋膜之间,故又称**直肠后间隙**。其境界,前为直肠筋膜,后为骶前筋膜,两侧为直肠侧韧带,下为盆底,上越骶岬与腹部同名间隙相续。间隙内有血管、淋巴结和疏松结缔组织等。间隙内感染或血肿可蔓延至腹部同名间隙或臀大肌深部。血肿时局部症状明显,可有腹膜刺激症状。腹膜后间隙内注气造影可由尾骨旁注气入此间隙,向上至肾周围,可协助诊断肾脏某些疾患。

一、动　　脉

髂总动脉 a. iliaca communis 一般于骶髂关节前方,小骨盆入口缘上方分为髂外动脉和髂内动脉。据国人资料,髂总动脉分叉平面为第 4 腰椎上份与第 1 骶椎下份之间,以平第 5 腰椎到腰骶椎间盘之间者居多(86.06%)。分叉角度为 10°～45°之间,以 10°～30°之间者为多(图 5-23-11)。分叉角度的大小与髂内动脉的长度有关。角度越小,髂内动脉越长;角度最小者,髂内、外动脉几乎平行。髂内动脉最长可达 8cm,最短仅 2cm,长者有利于临床应用,反之,则应用困难。髂总动脉长度可颇长或甚短(图 5-23-12),也可缺如。长者表明腹主动脉末端分支为干线型,短或缺如者则为弥散型,因髂内、外动脉可直接起自腹主动脉末端(图

5-23-13，表 5-23-1）。

髂外动脉 a. iliaca exterua 沿腰大肌内侧缘下行，经腹股沟韧带下方至股前部移行于股动脉。髂外动脉在其近端前方，右侧有输尿管跨越，在女性两侧有卵巢血管跨越，其远段前方，男性有输精管、女性有子宫圆韧带跨越；后内侧为髂内静脉；外侧为睾丸血管（男）和生殖股神经伴行。其分支有腹壁下动脉和旋髂深动脉，两者发出的部位与腹股沟韧带的位置关系，据国人资料，腹壁下动脉多于腹股沟韧带上方发出，旋髂深动脉则在腹股沟韧带后方发出为多见。由于腹壁下动脉临床可用其插管进行妇癌化疗，对其应用解剖学的研究中发现，除可与闭孔动脉共干起始外，多为直接起始于髂外动脉前内侧壁和内侧壁。起始点距前正中线左为 6.36cm，右为 6.45cm；距耻骨结节垂线左为 3.89cm，右为 3.99cm。起始部与髂外动脉的上夹角左为 130.0°，右为 126.9°。起始部外径左为 0.25 cm，右为 0.26cm。腹壁下动脉可与腹壁上动脉、肋间动脉、腰动脉、睾丸动脉、闭孔动脉、旋髂浅动脉和阴部外动脉吻合。

表 5-23-1　国人髂总、内、外动脉长度和始部外径表（cm）

	髂总动脉		髂外动脉		髂内动脉	
	长度	始部外径	长度	始部外径	长度	始部外径
儿童	2.31	0.59	6.70	0.54	3.60	0.53
成人	4.30	1.10	1.10	9.61	0.96	0.71

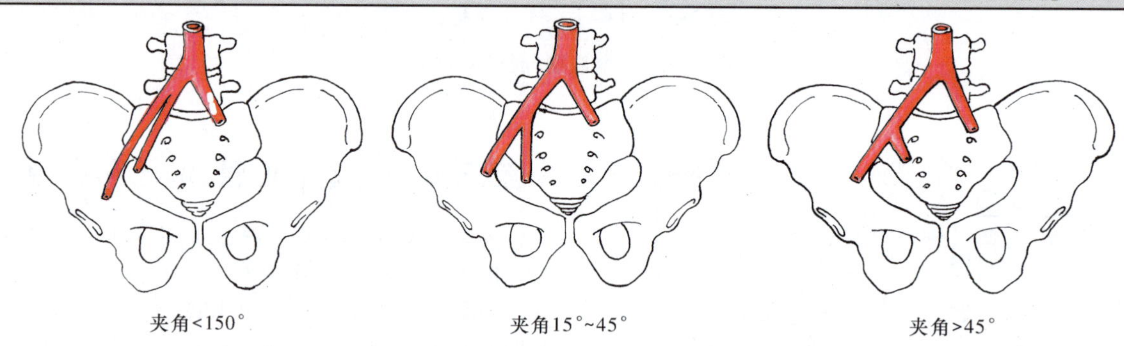

图 5-23-11　髂内、外动脉的夹角

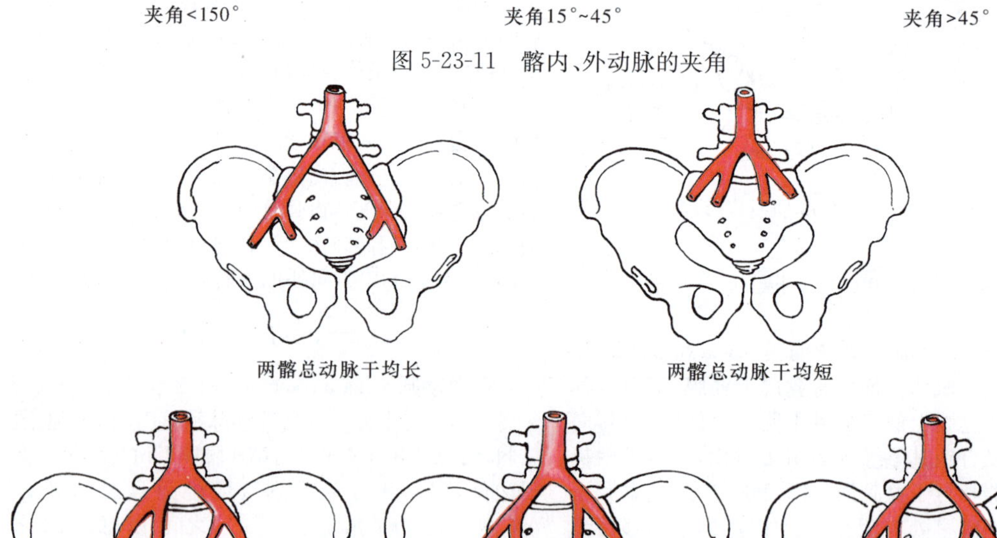

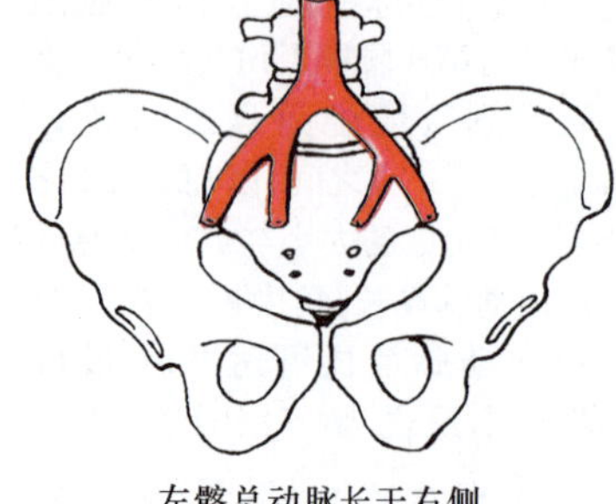

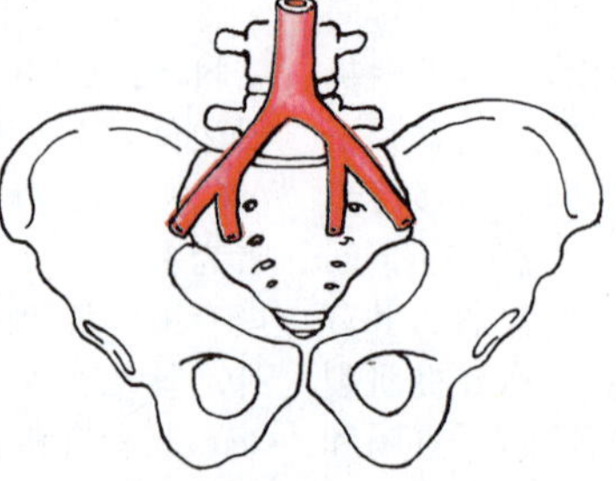

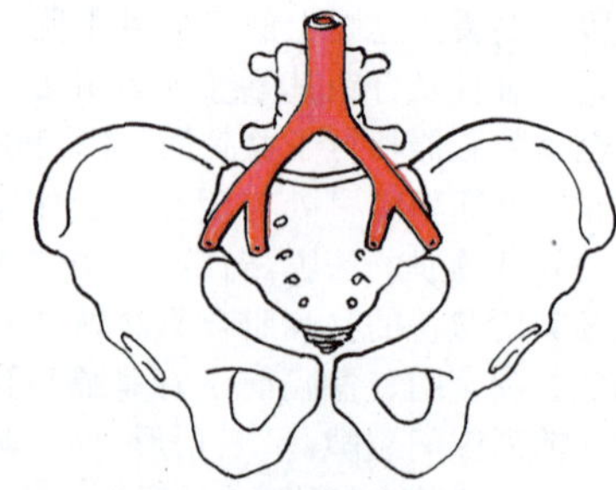

图 5-23-12　髂总动脉长度类型

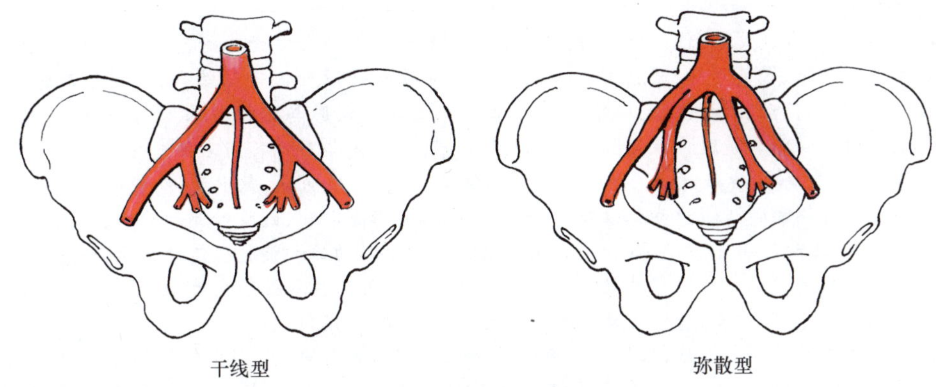

图 5-23-13　腹主动脉末端分支类型

髂内动脉 a. iliaca interna 沿骨盆后外侧壁下行，达坐骨大孔上缘附近分为前、后两干。前干走向坐骨棘，后干走向坐骨大孔。前干主要分出脏支，后干主要分出壁支。脏支走行于盆腔内疏松结缔组织间隙中，分布于盆腔内脏和会阴部器官，壁支主要分布于盆壁后部、臀部和股内侧肌群等。盆腔内血管均位于盆壁筋膜盆面，出盆者须穿盆壁筋膜而行。髂内动脉脏支与脏支间、壁支与壁支间、脏支与壁支间、同侧与对侧间、盆内与盆外间均有丰富吻合(图 5-23-14)。

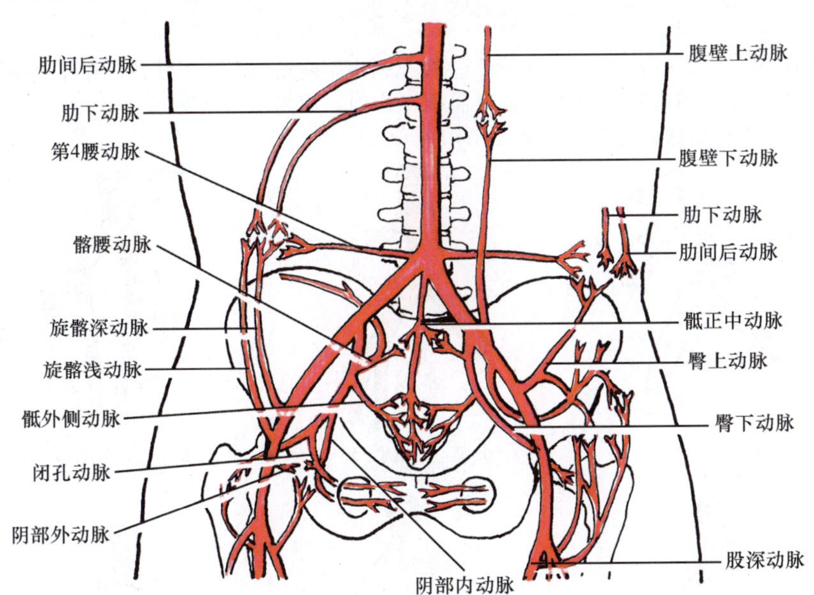

图 5-23-14　骨盆内外血管吻合示意图

髂内动脉的前方有输尿管，女性尚有卵巢和卵巢伞；后方有伴行静脉、腰骶干和腰骶椎间盘；外侧有髂外静脉和闭孔神经；内侧为腹膜壁层，隔腹膜，左侧与乙状结肠(乙状结肠系膜根可跨左髂总动脉)，右侧与回肠相邻。髂内动脉周围尚有淋巴结群，其主要淋巴管多位于结的远、近两端或血管的两侧，或横跨动脉表面呈网状，剥离血管时，应细致结扎血管周围的淋巴管，以免术后发生淋巴管漏。

关于髂内动脉近侧段结扎后的侧支循环建立

髂内动脉近侧段结扎后的侧支循环是通过盆内、外有关动脉之间的吻合来建立的。

1. 单侧髂内动脉结扎后，通过：①髂腰动脉与末位肋间动脉、腰动脉、臀上动脉、闭孔动脉、旋髂深动脉和旋股外侧动脉吻合;②骶外侧动脉与臀上动脉、骶中动脉和对侧同名动脉吻合;③臀上动脉与腰动脉、髂腰动脉、骶外侧动脉、臀下动脉、旋髂深、浅动脉、闭孔动脉和旋股外侧动脉吻合;④臀下动脉与臀上动脉、闭孔动脉、旋股内侧动脉和股深动脉第1穿动脉吻合;⑤闭孔动脉与髂腰动脉、臀下动脉、阴部内动脉、腹壁下动脉、腹壁浅动脉和旋股内侧动脉吻合;⑥髂内动脉各脏支与对侧各同名脏支吻合。

2. 双侧髂内动脉结扎后,通过:①髂腰动脉与末位肋间动脉、腰动脉、骶中动脉、旋髂深动脉和旋股内侧动脉吻合;②骶外侧动脉与骶中动脉吻合;③臀上动脉与旋髂深动脉、旋股外侧动脉吻合;④臀下动脉与旋股内侧动脉和股深动脉第1穿动脉吻合;⑤闭孔动脉与腹壁下动脉和旋股内侧动脉吻合;⑥直肠下动脉与肛动脉吻合;⑦阴部内动脉与阴部外动脉、直肠下动脉、精索外动脉和旋股内侧动脉吻合;⑧输精管动脉与睾丸动脉和精索外动脉吻合;⑨子宫动脉与卵巢动脉和腹壁下动脉吻合。

盆内、外动脉之间的侧支循环,根据盆腔血管造影和应用解剖学研究,提出4组相互连接的侧副动脉环,即后正中动脉组、外侧动脉环(2组)和前正中动脉环。后正中动脉环由腰动脉、骶中动脉、髂腰动脉、骶外侧动脉和臀上动脉构成,后者为连接后正中动脉环和外侧动脉环间的主要动脉。外侧动脉环由髂内动脉分支和股动脉分支间相连接而构成,包括臀上、下动脉,旋股内、外侧动脉和股深动脉第1穿动脉,这些动脉均参与十字吻合的构成。由于臀上、下动脉为构成十字吻合中的一部分,故外侧动脉环中的血液能迅速地进入前、后正中动脉环。前正中动脉环由臀下动脉、闭孔动脉、阴部内动脉、膀胱上、下动脉、腹壁下动脉、旋髂深动脉、旋股外侧动脉升支、睾丸动脉或卵巢动脉和直肠上动脉等构成。通过供血盆腔脏器的动脉在正中平面上极其丰富的侧支吻合,使构成前正中动脉环的动脉与髂外动脉、股动脉和性腺动脉相连而成侧支循环。髂内动脉为处于四组侧副动脉环相连之处。

髂内动脉前、后干处外径为0.771cm(左为0.769cm,右为0.773cm)。髂内动脉可直接发出髂腰动脉、膀胱上动脉、膀胱下动脉、子宫动脉(女)等,术中剥离髂内动脉时如不注意其存在,颇易损伤,可导致大出血。髂内动脉分支(图5-23-15)有:

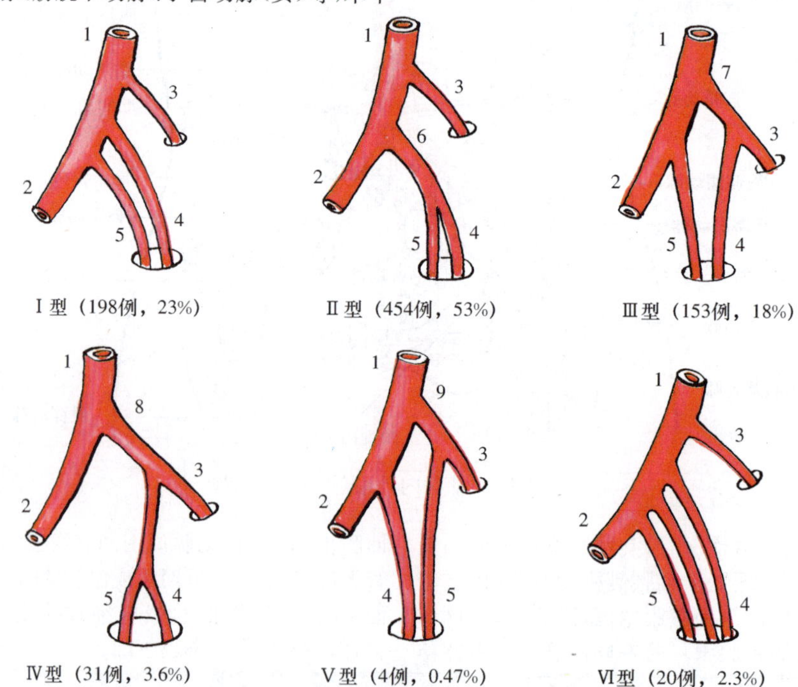

图5-23-15 髂内动脉分支类型

1. 髂内动脉;2. 脐动脉;3. 臀上动脉;4. 臀下动脉;5. 阴部内动脉;6. 臀下阴部内动脉干;7. 臀上、下动脉干;8. 臀总动脉干;9. 臀上阴部内动脉干

脐动脉远段闭锁成脐内侧韧带，近段发出膀胱上动脉 aa. vesicales superiores。后者尚可起自髂内动脉干、臀下阴部内动脉干等，分布于膀胱上、中部。有1～4支，也可缺如。有称 2 支中的 1 支为膀胱中动脉 middle vesical artery，分布于膀胱中部。膀胱上动脉至阴道的分支称尿道支，至输精管的称输精管动脉（男）。据国人资料，膀胱上动脉干长 2.25～4.29cm，外径为 0.05～0.08cm。膀胱上动脉可与膀胱下动脉、对侧同名动脉动脉吻合。

膀胱下动脉 a. vesica inferior 男性独有，其起始动脉变化颇大，髂内动脉干及其分支均可发出。多起自脐动脉，还可起自髂内动脉干或其前干、臀上动脉、臀下动脉、闭孔动脉、阴部内动脉、阴茎（蒂）动脉、直肠下动脉、子宫动脉等，也可缺如。膀胱下动脉分布于膀胱底、输精管末段、精囊腺和前列腺等。据国人资料，膀胱下动脉干长 3.53～3.76cm，外径为 0.06～0.07cm。膀胱下动脉与膀胱上动脉、直肠下动脉以及与对侧同名动脉间有吻合，以中线吻合型多见，偏侧吻合型次之。

直肠下动脉 a. rectalis inferior 又称痔中动脉，可起自阴部内动脉、脐动脉、臀下动脉、骶中动脉等，分布于直肠下部。有 1～2 支，也可缺如。直肠下动脉可分支至膀胱，可与直肠上动脉、肛动脉、对侧同名动脉吻合。其直径个体差异大，位置深，术中难在直视下钳夹。

阴部内动脉 a. pudenda interna 起自髂内动脉干或为其直接延续，行向后下，经梨状肌下孔和坐骨小孔至坐骨直肠窝，分支至肛门、阴茎（蒂）、阴囊（阴唇）和膀胱，至肛门的称肛动脉，又称痔下动脉。直肠下动脉外径约为 0.24cm。阴部内动脉可与直肠下动脉、旋股内侧动脉、对侧同名动脉等吻合。

阴部内副动脉（不经梨状肌下孔而由耻骨联合下方出盆者）可起自阴部内动脉、臀下动脉、闭孔动脉和脐动脉等，可代替阴部内动脉全部或其部分分支。

子宫动脉 a. uterina 可起自髂内动脉干、脐动脉、阴部内动脉等，有 1～2 支。沿骨盆壁向下向内，经子宫阔韧带基部两层间向内，距子宫颈外侧约 2cm 处跨越输尿管前上方（双支时可分别跨越其前、后方），靠近子宫颈沿其侧缘向上，沿途分支至子宫外，并分支至输卵管、卵巢、子宫圆韧带和阴道上部。子宫动脉距子宫颈的距离以及动脉在前、输尿管在后的交叉关系等解剖学特点，在子宫切除术结扎子宫动脉时必须注意，防止误伤输尿管。子宫动脉在子宫前后面与对侧同名动脉分支间存在丰富吻合，并与卵巢动脉、阴道动脉和阴部外动脉等亦有吻合。

阴道动脉 a. vaginalis 相当于男性的膀胱下动脉，可起自阴部内动脉等。在闭孔动脉后下方向下向内至阴道和膀胱底，与子宫动脉分出的阴道支有丰富吻合。

髂腰动脉 a. iliolumbalis 可发自髂总动脉、髂内动脉干、臀下动脉、闭孔动脉、与骶中动脉共干、髂外动脉、腹主动脉等，有 1～3 支。发出后经腰大肌深面达小骨盆上缘，分为髂支和腰支，至髂腰肌、腰方肌、髂骨、脊髓的马尾和被膜等。据国人资料，其外径约 0.31cm。髂腰两支直接发自髂内动脉时外径分别约为 0.20 cm 和 0.24cm。与末位肋间动脉、腰动脉、臀上动脉、闭孔动脉、旋髂深动脉和旋股外侧动脉等有吻合。

骶外侧动脉 aa. saclales laterales 有 2～3 支，上支经第 1 骶前孔入骶管，再分支至骶管内结构，末支出骶后孔至骶骨背面的肌肉和皮肤，并与臀上动脉吻合。下支斜向内下，于骶前孔内侧下降达尾骨前面，与骶中动脉、对侧同名动脉吻合。

臀上动脉 a. glutaea superior 在腰骶干与 S_1 或 S_1 与 S_2 神经之间穿梨状肌上孔出盆达臀部（在臀部的穿出点定位为髂后上棘与股骨大转子尖连线中点上方约 0.72cm 处），分为深、浅两支至梨状肌、闭孔内肌、臀大、中、小肌、髋骨和髋关节。与髂腰动脉、骶外侧动脉、臀下动脉、闭孔动脉、旋髂深动脉，旋股外侧动脉有吻合。据国人资料，臀上动脉深支发出后，在臀中肌深面，AE 与 BE 连线之间，动脉起始处前方约 1.3cm 处分为 1～3 支，每支又可分支，其中上支称臀上动脉深上支，此支几乎全程均行于髂前、后上棘连线上方，一般于臀中肌深面与臀小肌始部上缘之间的筋膜鞘中，循髂嵴弓行向前，终于臀中肌或阔筋膜张肌。此支具有外径粗（起始部动、静脉外径各为 0.29cm 和 0.37cm）、行程恒定、供血范围较大等优点，临床上常用作带血管蒂游离髂骨移植的供血血管。

臀下动脉 a. glutaea inferior 经 S_1 与 S_2 神经之间穿梨状肌下孔出盆至臀部，分支至梨状肌、尾骨肌、肛提肌、臀大肌、髋关节囊、坐骨神经、股后皮神经等，尚可分支至膀胱。据国人资料，其长约 3.51cm，外径约 0.34cm，可与臀上动脉、旋股内侧动脉、股深动脉第 1 穿动脉等吻合。臀上、下动脉，旋股内、外侧动脉及股深动脉第 1 穿动脉共同构成十字吻合。

闭孔动脉 a. obturatoria 有 1～3 支，也可缺如。它沿骨盆侧壁前行，与同名静脉、神经共穿闭膜管入股部，分支至髂骨、髂肌、股内收肌群、闭孔外肌、耻骨联合盆面和膀胱等。至耻骨联合盆面的分支称耻骨支，与腹壁下动脉的同名支吻合，若前者细弱，后者粗大，并经闭膜管入股部即为异常的闭孔动脉。异常的闭孔动脉可直接或间接起于髂外动脉或股动脉等。闭孔动脉位于股环外侧者较多见，与髂腰动脉、臀下动脉、旋股内侧动脉和腹壁下动脉等有吻合（图 5-23-16），其中与腹壁下动脉的吻合支粗大，适位于腔隙韧带后方（或为异常的闭孔动脉时，亦可位于此处），行股疝修补术，特别在解除绞窄性股疝而需切开腔隙韧带时，应提高警惕，避免损伤此血管，引起严重出血。

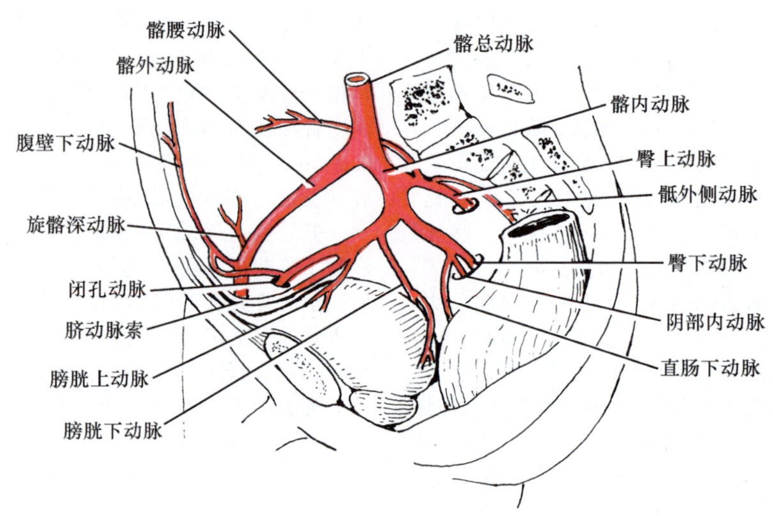

图 5-23-16 腹壁下动脉与闭孔动脉之间的吻合

直肠上动脉 a. rectalis superior 又称**痔上动脉**，由肠系膜下动脉主干延续而成，行于乙状结肠系膜根部内下方，越左髂总血管入盆，平 S_3 高度分为两支，沿直肠两侧壁斜向前下，穿肠壁肌层至齿状线以上的黏膜下层内，并于直肠下端前面相互吻合。在黏膜下层内一般分为三支，分别位于直肠的左侧、右前和右后。直肠上动脉与直肠下动脉、肛动脉等有吻合。由于直肠上动脉在平 S_3 高度分为两支，术中难以确定 S_3 平面，有改用骶骨岬为其确定标志。直肠上动脉两支分出处与骶岬间距离，男为 5.46cm，女为 5.12cm。此外，还以髂总动脉下缘定为肠系膜下动脉和直肠上动脉两者的分界位置。

骶中动脉 a. sacralis media 由腹主动脉末端分叉处稍上方从其后壁分出，下降入盆，于直肠后方，骶、尾骨盆面向下，终于尾骨球。分支分布于骶骨、直肠后壁和腹膜。与髂腰动脉、臀上动脉、骶外侧动脉和分布于直肠的诸动脉有吻合。据国人资料，骶中动脉可发出第 4 腰动脉。

卵巢动脉 a. ovarica 仅见于女性，由腹主动脉发出后下行，跨输尿管和髂外血管入盆，经卵巢悬韧带和卵巢系膜之后，在卵巢系膜内输卵管下方与子宫动脉的卵巢支吻合成弓，由弓发支分布于卵巢、输卵管和子宫。

关于肾移植术供血血管的选择

肾移植术的供血血管可选用髂血管。髂内动脉干长度和外径分别约 4.6cm 和 0.7cm，均为右侧长于左侧、粗于左侧；髂内静脉长度和外径各约为 3.0cm 和 1.2cm，外径右侧粗于左侧。髂内血管内侧隔腹膜，左与乙状结肠、右与回肠相邻。髂外动脉长度和外径各约 9.6cm 和 0.96cm，长度右长于左，左粗于右；髂外静脉长度和外径分别约为 8.0cm 和 1.0cm，两者均右长于左、粗于左。左、右髂外血管始、末段前方均有结构跨越，以选用中段为宜。髂总动脉长度和外径各约为 4.3cm 和 1.0cm，长度左长于右，右粗于左；髂总静脉长度和外径左侧各约为 6.4cm 和 1.7cm，右侧约为 4.2cm 和 1.6cm，两者均左长于右、粗于右。选用时理应首选左侧，但由于左髂总动脉前方常有左输尿管跨越，61.8%的乙状结肠系膜根部下缘跨越左髂血管，左髂总静脉常有右髂总动脉越过；其内腔又可能有异常结构，手术利用困难，且髂总静脉局部关系较为复杂，可能有属支汇入，也可沿其纵轴出现裂孔，甚至有分为较细的两支静脉等情况，因此，髂总血管不宜选用。肾移植术的受血血管，由于左肾动脉易于显露，左肾静脉较长，利于吻接，右髂窝无乙状结肠系膜根，操作简便，右髂内动脉易于暴露，如无特殊原因，肾移植术一般均将供者左肾移于右髂窝内，将左肾动脉吻接于受者右髂内动脉，左肾静脉吻接于受者右髂外静脉。

二、静　　脉

髂总静脉 v. iliaca communis 一般多在同名动脉分叉点下方（两者相距左为 2.98cm，右为 2.16cm），由髂内、外静脉合成。据国人资料，其长度左为 6.40cm，右为 4.20cm；外径左为 1.86cm，右为 1.60 cm。右髂总静脉还可有两支。左、右髂总静脉常在腹主动脉末端分叉处右侧合成下腔静脉，也偶可于其左侧合成。合成位置以平第 5 腰椎者较多。下腔静脉合成平面与腹主动脉分叉平面两者间有一定间距，其大小可影响此区大血管近段间的位置关系变化。由于腹主动脉居左，下腔静脉居右，右髂总动脉必然要越过静脉前面由左向右。间距相差不甚悬殊时，右髂总动脉大多数越过左髂总静脉、下腔静脉连接处；如间距过大，右髂总动脉可能越过左、右髂总静脉，或越过下腔静脉（图5-23-17）。由于左髂总静脉被右髂总动脉越过而明显受压所产生的堵塞症状，有称之为**左髂总静脉压迫综合征**。通过大量研究，发现受压处静脉腔内常有异常结构存在，可促使静脉血栓形成及管腔狭窄和堵塞，此为左髂总静脉压迫综合征的形态学基础。

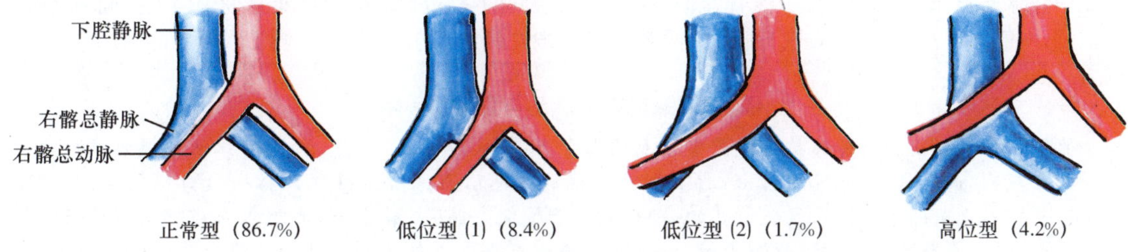

图 5-23-17　右髂总动脉与腔、髂静脉位置关系

髂外静脉 v. iliaca esferna 伴行于同名动脉后内方。据国人资料，儿童约长 6.3cm，外径约为 1.0cm；成人约长 8.0cm（左长 7.86cm，右长 8.13cm），外径约为 1.0cm（左为 1.12cm，右为 1.13cm），近端宽约为 1.2cm。髂外静脉可接纳腹壁下静脉、旋髂深静脉，17.5%的异常闭孔静脉经股环上方亦汇入此静脉。髂外静脉向上可直接汇入下腔静脉或参与下腔静脉的形成。此静脉位于髂内、外动脉之间，异位少，易分离，但也偶可跨越动脉表面或隐伏于髂外动脉后外侧，或主干接纳小静脉支，这些情况可增添手术难度。

髂内静脉 v. iliaca interna 始于坐骨大孔上缘附近，伴行于同名动脉后内侧。两侧距髂总动脉分叉点下方左右各为 2.98cm 和 3.16cm 处由髂内、外静脉合成髂总静脉。据国人资料，髂内静脉长约 3.0cm，近端宽约 0.9cm，其扁外径约为 1.2cm（左为 1.11cm，右为 1.2cm）。髂内静脉属支有脏、壁两类，与髂内动脉分支相当。壁支中除髂腰静脉可汇入髂总静脉末段或髂内静脉外，余均汇入髂内静脉。脏支呈丛，起于脏器，集合成干，汇入髂内静脉。属于脏支的静脉丛有阴部丛、膀胱丛、前列腺丛、直肠丛、子宫阴道丛（女）（图5-23-18）。这些静脉丛大多位于同名脏器的疏松结缔组织中，其面积约为动脉面积的 10～15 倍。此外，在

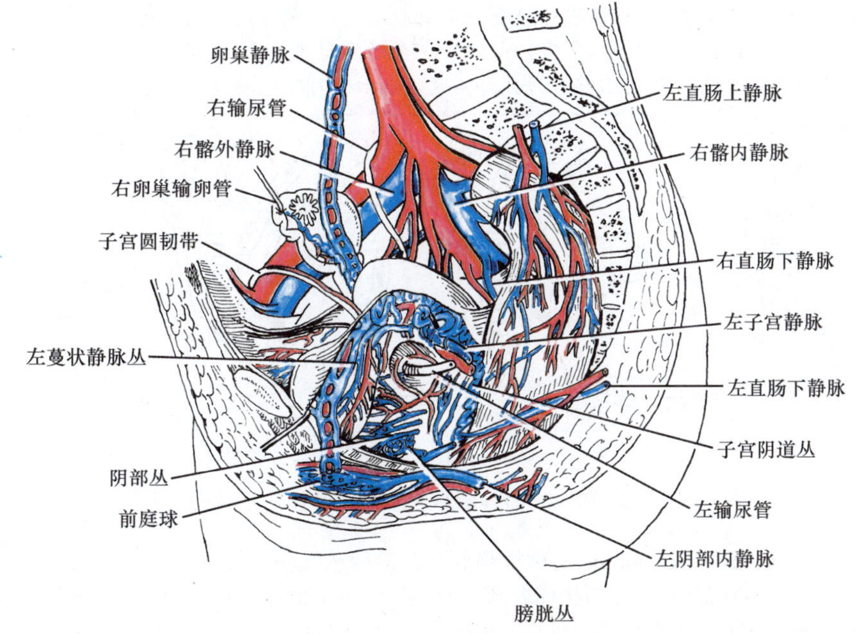

图 5-23-18　女性盆腔内静脉丛

壁支中亦有参与组成静脉者，如骶前静脉丛，位于骶骨前面由骶中静脉和骶外侧静脉及其两者的交通支构成，与椎静脉丛有广泛吻合。骶前静脉丛有视为椎静脉丛的尾端部分，直肠切除术时，应严防损伤骶前静脉丛，以免出血。髂内静脉有1～3支，以1支多见。它可直接参加下腔静脉合成，或右髂内静脉汇入左髂总静脉。

骶中静脉 v. sacralis media 位于骶骨盆面，伴同名动脉上行，一般汇入左髂总静脉或分别汇于两髂总静脉交角，也可汇入下腔静脉。骶前静脉丛有此静脉参与构成。

直肠上静脉 v. rectalis superior 始于直肠静脉丛，向上经直肠后方，行于同名动脉左侧，经乙状结肠系膜根，续于肠系膜下静脉。

卵巢静脉 v. ovarica 起自卵巢附近子宫阔韧带两层间的蔓状静脉丛，经卵巢悬韧带向上伴同名动脉，一般左侧汇入左肾静脉，右侧汇入下腔静脉。

骶前筋膜、骶前静脉丛与直肠切除术

直肠切除术损伤骶前静脉丛造成严重出血的因素有：①从解剖上，首先，骶前静脉丛可视为椎静脉丛的一部分，静脉血储量多，一旦损伤出血，实为整个椎静脉丛出血；其次，椎体静脉一般口径较粗，如果断裂，缩入骨孔，止血困难，同样，经骶前孔的静脉（相当于椎间静脉）断裂出血，亦难止血；另外，由于骶前静脉丛靠近骨面，管壁薄，弹性差，收缩力远不及动脉，损伤后难以自行止血。②从病变上，直肠癌如位于直肠后间隙，组织水肿，筋膜下毛细血管充血、扩张，管壁与间质呈炎性浸润和水肿，可加重出血。③从手术上，麻醉状态下血管扩张，容纳更多血液，形成“血池”，导致静脉压高，可进一步促使出血。

造成骶前静脉丛损伤出血的原因：①在盆部分离直肠后壁时，常因解剖层次不清，误入骶前筋膜后面，沿骶骨骨面分离，撕脱骶前筋膜而出血；②盆部直肠后壁游离偏高或偏低，前者未抵达尾骨尖平面，以致从会阴方面或者游离直肠后壁过深，或者盲目地沿尾、骶骨骨面向上，骶前筋膜被掀起而伤之出血；后者即为沿骶、尾骨骨面直至会阴而损伤出血；③钝性推移分离盆部直肠后壁时或者使其增厚的骶前筋膜被撕脱，或者强行分离盆部直肠与骶骨之间的粘连，撕破骶前筋膜，损伤骶前静脉丛出血；④盲目地朝向骨面方向钝性分离直肠后壁虽未用暴力，也未深入到骶前筋膜后面，有时也能使增厚而脆弱的骶前筋膜破裂而损伤骶前静脉丛；⑤清扫残留于骶骨前面的脂肪组织和淋巴结时，由于操作不慎，损伤骶前静脉丛；⑥用尖头血管钳钳夹止血，可使骶前筋膜从骨面掀起，损伤粗直径的椎体静脉；或者钳夹纱布垫在骶骨前面压迫止血，外露的钳尖刺伤骶前静脉丛；修补腹膜、操作不慎或缝针损伤骶前静脉丛。

预防骶前静脉丛损伤出血的关键：①熟悉和掌握有关骶前区的解剖层次结构关系，其层次从后往前：a. 骶、尾骨及其骨膜层；b. 骶前筋膜层；c. 直肠后间隙，内有一层疏松结缔组织，易被手指分离；d. 直肠筋膜层（图5-23-19）。骶前静脉丛位于骶、尾骨骨膜和骶前筋膜之间，正确分离直肠后壁应是在骶前筋膜和直肠筋膜之间；②分离直肠后壁，要逐步分离，逐步深入，既不要超越解剖层次，又不要游离偏高或过低。一般游离度应直达尾骨尖或肛提肌平面，以使会阴手术组游离直肠后壁时顺利地与盆部会师。

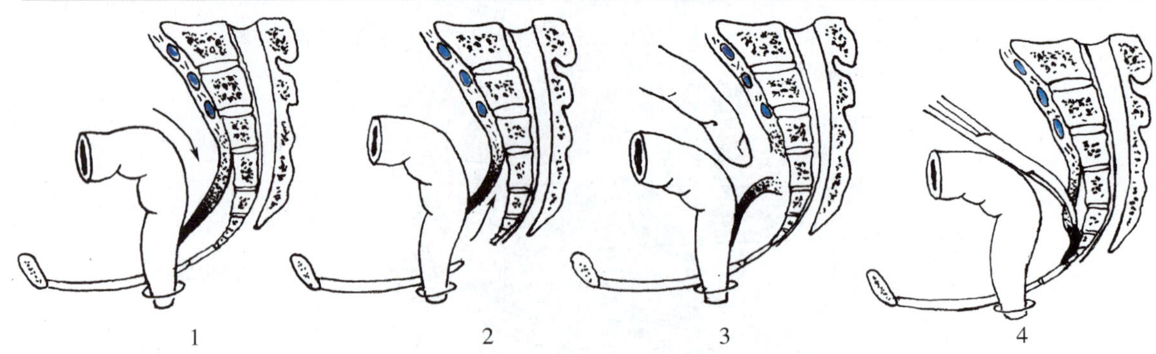

图5-23-19 骶前静脉丛术中可能受损伤示意图

椎静脉丛 plexus venosus vertebralis 又称**椎静脉系**，位于脊柱全长，依其所在部位，可分为椎体静脉（位于椎体骨松质内）、椎外静脉丛（位于脊柱外面）和椎内静脉丛（位于椎管内）。椎外静脉丛又可分为椎前静脉丛（位于椎体前面）和椎后静脉丛（位于关节突、横突、棘突、椎弓及其韧带等背面）；椎内静脉丛亦可分前部（位于椎体和椎间盘后面以及后纵韧带两侧）和后部（位于椎弓和黄韧带前面）（图 5-23-20）。椎体静脉呈放射、水平行走，向前穿出许多小支连于椎前静脉丛，向后连于椎内静脉丛前部。故椎体静脉为连接椎内、外静脉丛之一，也可通过椎间静脉相连接，因而，这些丛间有广泛吻合。椎体静脉的口径以第 1、2 骶椎的较粗，部分骶骨远侧椎体的椎体静脉口径约为 0.2～0.5cm，它一端呈直角连于椎前静脉丛，即骶前静脉丛，一端在骨膜下的椎体浅部，主要形成静脉窦结构，其分支连于椎体的骨松质间隙。由于椎静脉丛缺少静脉瓣，椎体静脉口径较粗，加上吻合广泛，这些特点，构成了椎体静脉损伤后骨孔大量涌血的解剖学基础。损伤骶骨远侧部 0.2cm 口径的椎体静脉，出血量明显增多，如损伤 1 支或数支口径为 0.2～0.4cm 粗的椎体静脉，若不及时地有效止血，即可引起低血容量休克。有人认为，椎静脉丛为全身除肺静脉系、腔静脉系和门静脉系三大系统外的第 4 静脉系统，是血液的储藏所之一，也是一个大而低压的血库，不仅损伤后出血严重，对盆部恶性肿瘤远位转移也具重要意义。

盆腔的静脉缺少静脉瓣，直立时盆腔为躯干的最低部位，血液不易回流致使骨盆内含有多量的静脉血，如髂内静脉干及其属支等破裂，可加剧盆腔出血的严重性。

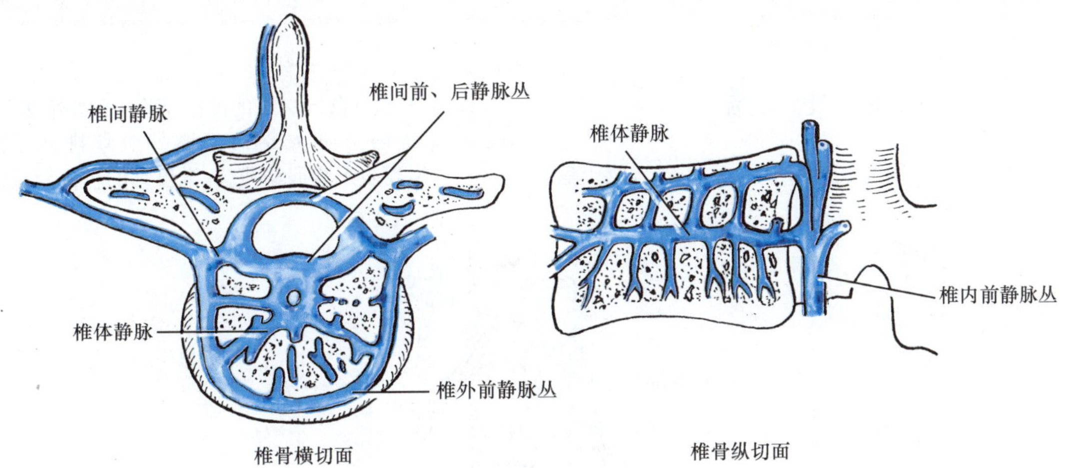

图 5-23-20　椎静脉丛

关于髂血管相互间的位置排列关系及其结扎

髂血管相互间的位置关系取决于腹主动脉末端分叉平面和左、右髂总静脉合成下腔静脉平面两者间间距的大小。正常时右髂总动脉越左髂总静脉下腔静脉连接处。左、右髂血管近侧段相互间的位置排列关系，从术者向盆内看时，从外向内，左侧依次为髂外动脉、静脉、髂内动脉、静脉（即 A、V、A、V），或者依次为髂外动、静脉、髂内静脉、动脉（即 A、V、V、A）；右侧依次为髂外动脉、静脉、髂内动脉、静脉（即 A、V、A、V）。两侧从外向内依次多为髂外动、静脉和髂内动、静脉，即髂外静脉一般位于髂内、外动脉之间，髂内动脉位于髂外动脉内侧后方，较髂外动脉细小，两者之间的夹角有髂内、外静脉。髂血管近侧段的这种位置排列关系还可有其他变异，术中结扎其中某一血管时，应一一辨认清楚，尤在盆内大出血或有炎性粘连时，对拟结扎血管更需确认无疑。为避失误，结扎前应再次检查动脉搏动或先试扎，检查其远位搏动证实无误后，方可进行结扎。必要时结扎前先找到腹主动脉末端，依次分别辨认所需结扎血管。髂总动脉末端分叉处管壁较为薄弱，术中分离时易损伤，应谨慎小心。结扎静脉时，可依据其与动脉的位置排列关系、管壁厚薄、颜色红暗、搏动有无等特点加以鉴别，确定后予以结扎。

有关髂内动脉的结扎问题，因其变异很多，必须谨慎考虑。有人认为结扎效果值得怀疑，甚至有持反对意见者。结扎后虽可控制出血，也不会造成缺血引起供血脏器坏死或功能障碍，但由于髂内动脉处于四组骨盆侧副动脉环的连接处，阻断其近侧段，血流仍可通过侧副动脉环流入前、后正中侧副动脉环。髂外动脉和股动脉的血流通过腹壁下动脉及旋骨内、外侧动脉等与髂内动脉分支间的吻合而流入骨盆。如单侧结扎髂内动脉近侧段，由于在盆腔正中面上，两侧髂内动脉分支间有着丰富的吻合，不能排除由对侧来的血液；如双侧结扎其近侧段，或可暂时减少出血，但髂内动脉的分支与腰动脉、直肠上动脉和腹壁下动脉等之间的吻合仍将会继续出血。这就是为什么双侧结扎后仍不能完全控制出血的原因。如因静脉损伤出血，双侧结扎，虽可减少其供血区的静脉回血量，但静脉"血池"的血液，尚可由多条途径引入出血区。动物实验结扎髂内动脉后，静脉压并不降低，证实结扎并不能控制盆腔大静脉出血。如结扎双侧髂内静脉以控制骨盆的静脉损伤出血，效果也并不理想，因双侧髂内静脉被结扎，盆腔等处的静脉血不能汇入下腔静脉，反而更多地进入出血区，而加重出血；同时双侧髂内静脉近段与腰深静脉相连，后者于第5腰椎旁向上与每一椎间静脉直接相连，借此途径，下腔静脉血仍可经椎静脉丛流入骶前静脉丛，进入出血区。有人指出，如腹主动脉终末部或髂总动脉被阻塞，血流仍能通过腰动脉到髂腰动脉、臀上动脉流入髂内动脉，以维持骨盆的血供。还有人认为动脉的结扎部位，最好选择在腹主动脉发出肾动脉的下方，但其缺点是，如损伤由腰动脉发至脊髓的根动脉，则可引起瘫痪。因此，动脉的合理结扎部位不是髂血管，而是腹主动脉，应在靠近腹主动脉末端分叉处，发出第4腰动脉的近侧部，如此既可保留性腺的动脉，又可保留肠系膜下动脉。

三、淋　巴　结

盆腔内的淋巴结沿血管排列(图5-23-21)，位于盆壁的淋巴结可分为三群：

1. 位于小骨盆入口缘的淋巴结有：①**髂外淋巴结** nodi lymphatici iliaci externi 沿髂外血管排列，约有8～10个，主要收纳腹股沟浅、深淋巴结的输出管、腹前壁下部的深淋巴管，以及膀胱、前列腺或子宫、阴道上部的部分淋巴管；②**髂总淋巴结** nodi lymphatici iliaci communes 沿髂总动脉后方和两侧排列，常为2～7个，其中位于腹主动脉末端分叉处下方、两髂总动脉起始之间，第5腰椎体或骶岬前面的称骶岬淋巴结，又称主动脉下淋巴结，仅1个，但较恒定，并较骶淋巴结稍大，主要收纳髂内、外淋巴结、骶淋巴结和子宫颈的输出管。

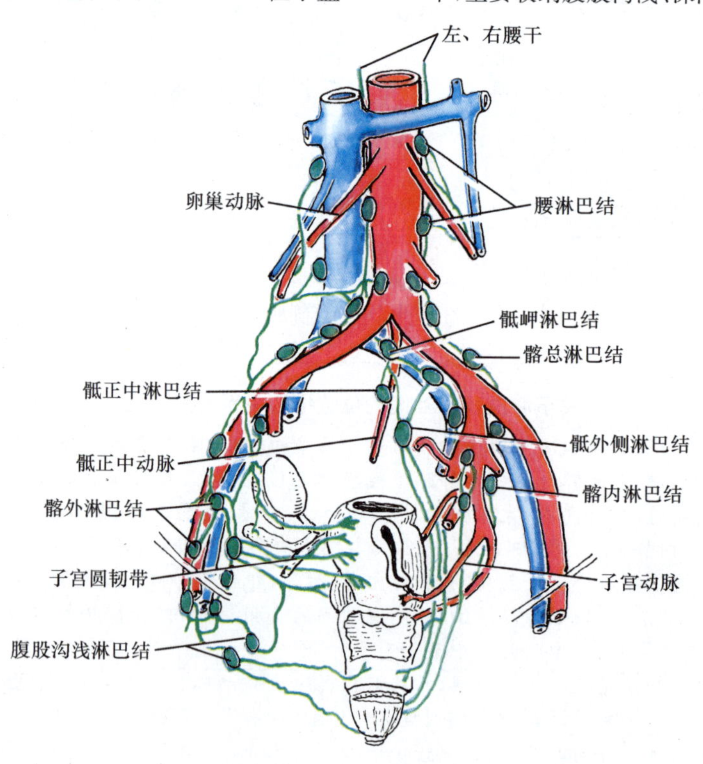

图5-23-21　盆腔淋巴结

2. 位于盆腔内沿髂内动脉及其分支排列的淋巴结有：①**髂内淋巴结** nodi lymphatici iliaci externi 又称**腹下淋巴结**，有3～10个，收纳盆腔脏器、会阴、大腿后面和臀部的淋巴管；②**闭孔淋巴结**位于闭孔动脉入闭膜管附近，有1～3个，是髂内淋巴结的中间淋巴结，接纳子宫颈、阴道壁和膀胱的淋巴管，子宫颈癌根治术必须清除此组淋巴结。

3. 位于骶骨前面的骶淋巴结：①**骶中淋巴结**沿骶中动脉排列；②**骶外侧淋巴结**沿骶外侧动脉排列，接纳直肠和盆壁的淋巴管。

4. 位于脏器周围的淋巴结　沿脐动脉排列的膀胱旁淋巴结：位于子宫颈两侧、子宫动脉与输尿管交叉处的子宫旁淋巴结，为子宫颈癌最易出现转移的淋巴结，位于直肠周围的直肠旁淋巴结和位于卵巢门附近沿血管排列的卵巢淋巴结。各淋巴结收纳相应脏器的淋巴管。

四、神　　经

神经位于盆部筋膜间隙内，亦为盆壁软部结构成分之一。有**闭孔神经 n. obturatorius**，为腰丛分支，潜出腰大肌内侧缘，循骨盆侧壁伴同名血管行至闭孔，穿闭膜管入股部，分为前、后两支，支配股内收肌群、闭孔外肌和股内侧皮肤(图5-23-22)。损伤后，大腿内收力减弱，患肢不能搁置于健侧腿上，股内侧部皮肤感觉障碍。据国人资料，闭孔神经分为前、后支处可在盆内、管内、盆外。前支位置表浅，而分支较长，后支位置深在，神经干较短。前支由闭孔外肌上缘或穿短收肌、闭孔外肌而出，其出闭膜管处约宽0.414cm，出闭膜管后下降于耻骨肌、短收肌和长收肌之间，分为肌支与皮支。肌支支配耻骨肌、长收肌和股薄肌，皮支分布于股内侧下2/3部皮肤。肌支中的股薄肌支来源恒定(起于前支)，分出点横径约为0.20cm，在距股薄肌起点下方约7.3cm肌门处粗度0.25cm×0.12cm，分离后全长10.8cm，分出点到入肌点长约12.8cm，一级终支2～5条，末端分为4支，最粗终支从耻骨结节至其入肌点长约14.3cm。一级终支前面有血管横过。股薄肌含神经束1～4束，并可伴不同数量的神经束组，以含1神经束并1神经束组的为多。皮支沿股薄肌前缘下行，在股薄肌与长收肌之间穿至皮下，粗约0.10cm×0.07cm，内含1神经束。后支可缺如，穿闭孔外肌或短收肌而出，出闭膜管处宽约0.32cm。出闭膜管后下降于短收肌与大收肌之间，其内、外侧有血管伴行，也可有血管横过其前。后支长约2.0cm，横径约0.27cm，支配闭孔外肌、大收肌，髋关节支分布于髋关节。Sanderland称闭孔外肌支与髋关节支共干为变异的中间支。闭孔神经前、后支至长、短收肌内缘距离，出闭膜管处分别约为3.1cm和3.4cm；耻骨结节下6cm处分别约为1.9cm和2.1cm。闭孔神经盆内段长约57.75cm，宽约0.43cm。其中1/3部可分出闭孔内肌支，远侧端可发出闭孔外肌支。与伴行血管的位置关系，自上而下多呈神经、动脉、静脉排列。副闭孔神经($L_{3\sim4}$或L_5)可沿腰大肌内侧缘下降，越耻骨上支前面后继续下降于耻骨肌后方，分出髋关节支、耻骨肌支、股动脉支和隐神经交通支，长约16.2cm，起点横径约0.2cm，出现率约为2.0%～23.61%，国外约为8.0%～29.0%(图5-23-23)。

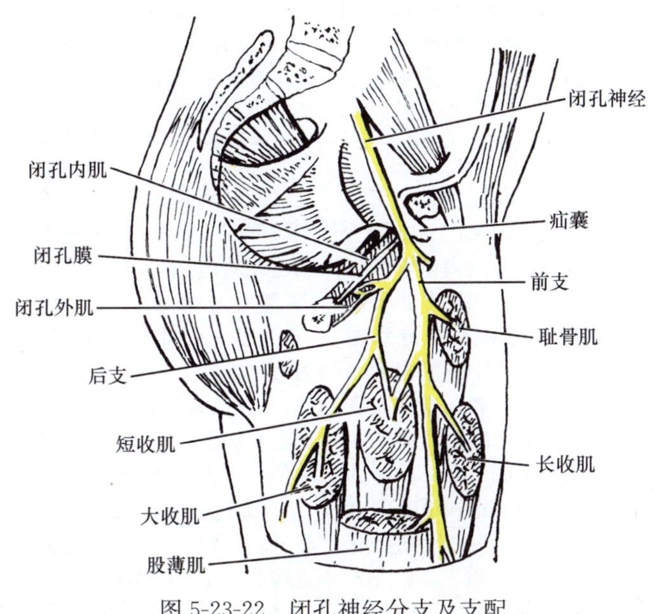

图5-23-22　闭孔神经分支及支配

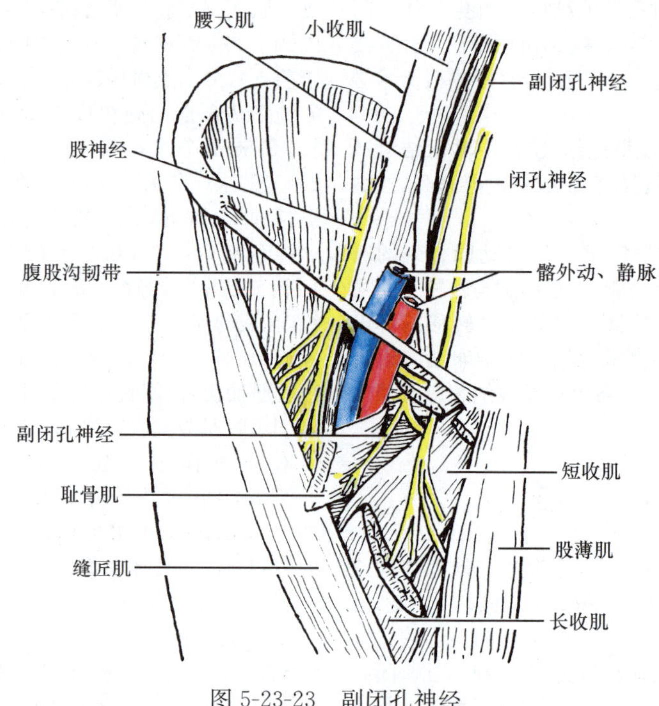

图 5-23-23 副闭孔神经

关于闭孔神经及其切断术和缝接术

闭孔神经支配大腿内收肌群，某些疾患可引起大腿内收肌群挛缩畸形。为使其肌性瘫痪利于矫正，可行闭孔神经切断术。手术途径有盆内、盆外两种，前者在盆内腹膜外切断，后者则在大腿上部内侧切断。根据闭孔神经走行和前、后支部位，以选盆内腹膜外手术途径为佳。因闭孔神经最早也要在闭膜管内口附近分为前、后两支，在盆内对神经主干也易于显露。为提高其手术成功率，应在其未分支前切断主干，但不能损伤伴行血管，尤其紧贴内侧的伴行动脉。行闭孔神经外入路切断术治疗髋关节疼痛性疾患时，注意不要遗忘副闭孔神经的有无，以免影响手术效果。随着显微外科的发展，有人用闭孔神经的股薄肌支与阴部神经缝接，治疗截瘫后的大、小便失禁。股薄肌支与皮神经同沿股薄肌前缘下行，术中显露股薄肌后，于其前缘即可显露待用。

骶丛 plexus sacralis 由腰骶干和骶、尾神经前支组成。据国人资料由 L_5～S_4 合成者多见。贴于盆后壁、梨状肌与其筋膜之间，呈三角形，前方为髂内血管和输尿管，左前方有乙状结肠系膜，右前方有回肠襻。分娩时，如产程过长，胎头压迫一侧或双侧骶丛，可导致瘫痪。骶丛支配臀部、会阴和下肢，其分支中有的粗大而长，有的细小而短，坐骨神经为最粗最长者。据国人资料，由梨状肌下孔出盆时与梨状肌的位置关系详见图 5-23-6。坐骨神经在臀部的宽度，在图 5-23-24 中的 F、E、D 三点上男性分别约为 2.2cm、1.5cm 和 1.1cm；女性分别约为 1.98cm、1.21 cm 和 0.8 cm，性别差异极其明显。在臀部的深部，在 F、E、D 三点上，在 ABC 三角平面深度，男性分别约为 2.990cm、1.48cm 和 1.01cm；女性分别约为 1.98cm、1.21 cm 和 1.020cm。在臀部的体表投影线，通常以股骨大转子与坐骨结节间连线的内、中 1/3 交点（图 5-23-24 中的 D 点）为一点，髂后上棘与 D 点间连线中点（图 5-23-24 中的 F 点）为另一点，此两点连线（图 5-23-24 中的 FD 线）即为其体表投影线。行坐骨神经干注射或传导阻滞麻醉，在此体表投影线上任何一点进行穿刺，均可能刺中坐骨神经干。此法简便易行，又较准确，即使坐骨神经高位分支也不例外。

骶交感干位于盆后壁、骶骨盆面骶前孔内侧或其前方。一般由 4～5 个骶交感神经节、尾神经节和节间支构成。尾神经节不成对，由两侧骶交感干末端于尾骨盆面汇合而成，又称**奇节**。两侧骶交感干间有横支

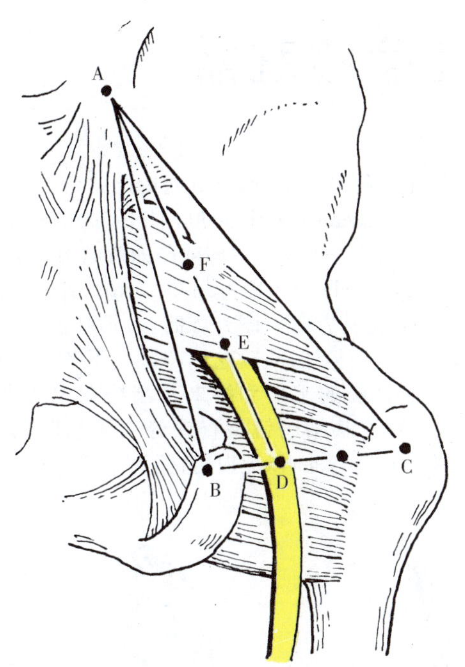

图 5-23-24　坐骨神经体表投影

A. 髂后上棘；B. 坐骨结节；C. 大转子；D. BC 连线中、内 1/3 交点；E. AD 连线中、下 1/3 交点；F. AD 连线中点

相连，骶交感神经节与骶、尾神经前支之间有交通支相连。骶交感干分支除参与形成盆丛外，尚分布于尾骨球、骶中动脉、髂内动脉和阴部内动脉。灰交通支随坐骨神经胫侧半分布于腘动脉及其以下的下肢动脉。

盆内脏神经 n. splanic pervini 属副交感神经骶部，由 $S_{2\sim4}$ 骶髓节灰质中间外侧核发出，随相应骶神经前支入盆后，离开髋神经前支称为盆内脏神经，参与形成盆丛。由于含有混在阴部神经内行走并分布阴茎（蒂）勃起组织的纤维，可使螺旋动脉舒张，从而使其勃起，故又称勃起神经。当阴部神经损伤时，阴茎（蒂）即不能勃起。

盆丛 plexus pelvenus 又称**下腹下丛**。男性位于直肠和膀胱底两侧；女性位于直肠、子宫颈、阴道穹隆和膀胱两侧，并延续进入子宫阔韧带基底部。盆丛外侧为髂内血管及其分支和肛提肌，后方为骶丛。盆丛由来自上腹下丛和骶交感干分出的交感神经加上盆内脏神经共同形成，丛内有神经节。丛内纤维相互交织，局部损伤或摘除对整体功能影响不大。盆丛发出纤维分布于盆内脏器，可直接或伴随髂内动脉分支走行，其纤维亦形成丛，有直肠下丛、膀胱丛、前列腺丛和子宫阴道丛等，丛内亦有神经节。过去曾认为盆丛中的副交感神经和交感神经对盆内脏器有相互拮抗作用，以维持其功能平衡。现根据实验材料表明，交感神经对膀胱和尿道以及直肠等脏器的平滑肌作用不显著，而副交感神经则为其主要控制者。副交感神经既是管理这些脏器平滑肌的运动神经，又兼为这些脏器内括约肌的抑制神经，因而，排便、排尿主要由副交感神经所控制，当脊髓骶节中部或其以上损伤，可导致大小便失禁。

关于靠近盆壁经行的血管与骨盆骨折出血的关系

骨盆可分前、侧、后三壁，骨盆血管按其靠近骨面经行者以前壁较多，其中经行于耻骨上支前方的为髂内、外动、静脉及其分支；后方的为闭孔动、静脉；贴于耻骨联合盆面而呈网状的为闭孔动、静脉和腹壁下动、静脉分支；经行于耻、坐骨下支盆缘的为阴部内动、静脉。沿盆侧壁上缘经行的为髂内、外动、静脉，正对髋臼底盆面经行的为闭孔动、静脉。经行于盆后壁的血管较多，排列密集，其中经行于骶骨盆面正中部和外侧部的为骶中动、静脉和骶外侧动、静脉；在骶骨前面的为骶前静脉丛；下行于骶髂关节前方的为髂总动、静脉及其分支髂内、外动、静脉。由于骨盆各壁均有靠近骨面经行的血管，骨盆骨折时有可能伤及靠近相应部位盆壁经行的血管，引起出血。位于前壁的静脉和静脉丛较大，且更靠近骨面，故静脉出血比动脉多见。位于后壁的骶骨血管丰富，尤外侧部更甚，出血时可形成腹膜后血肿，并可经梨状肌上孔至臀下部和股骨转子区。

第二十四章　男性盆腔脏器

第一节　直　　肠

直肠 intestium rectum 为消化管的末段，位于盆腔内，在第 3 骶椎处上连乙状结肠，穿过盆膈达肛门三角，以肛门开口外界，全长约 12～15cm。

一、直肠的形态

直肠并不是直的，实际行程呈弯曲状。在矢状面上沿骶、尾骨的前面下行，形成向后凸的弯曲为**直肠骶曲** flexura sacralis recti，距肛门 7～9cm，继而绕过尾骨尖，转向后下方又形成向前凸的弯曲为**直肠会阴曲** flexura perinealis reci，距肛门 3～5cm。直肠在冠状面上有 3 个左右方向的侧方弯曲，但不甚恒定，一般中间较大的一个弯曲凸向左侧，其上、下各一个均凸向右侧，而直肠的起始和终末两端均在中线上（图 5-24-1）。行乙状结肠镜检查或经会阴切除前列腺时，应注意这些弯曲，以免损伤直肠。

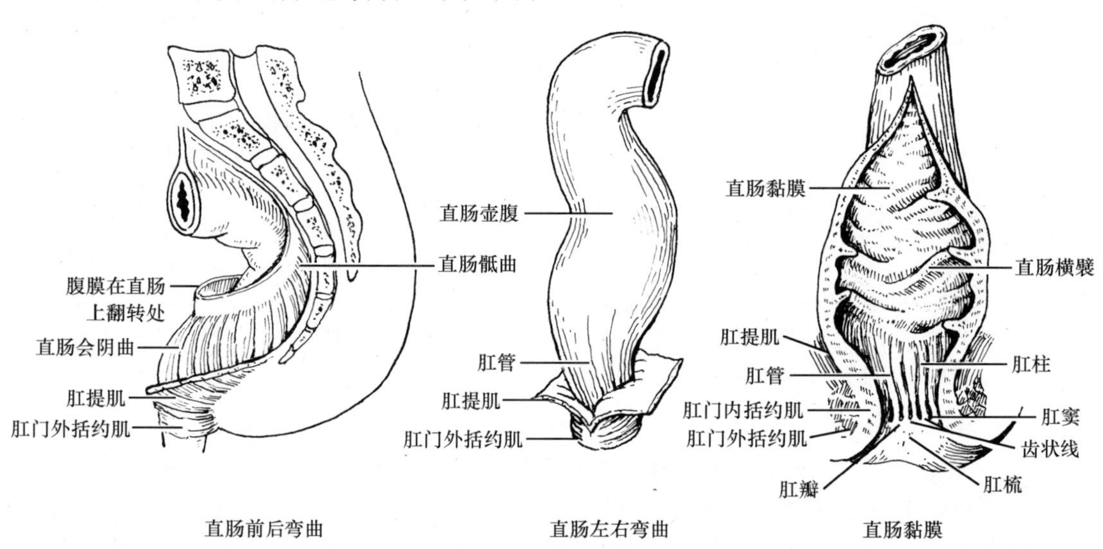

图 5-24-1　直肠的弯曲及内面观

直肠以盆膈为界，在盆膈以上部分，称为**直肠盆部** pars pelvira 或壶腹部，以下部分为直肠肛门部 pars analis 或肛管 canalis anails。直肠的长度，成人平均为 16.05cm，最大值为 19.10cm，最小值 13.00cm。

二、直肠各部的结构

（一）直肠盆部

乙状结肠移行至直肠，逐渐失去结肠的特征，继而直肠腔的显著扩大部分称为**直肠壶腹** ampulla recai。在直肠腔内有 2～5 条（一般为 3 条）半月状的黏膜皱襞，称**直肠横襞** plicae transversae reict 或 Houston **瓣**。最上方的一个称**上直肠横襞**，位于乙状结肠与直肠交界附近的左侧壁，距肛门约 13cm。中间的称**中直肠横襞**，为最大的一个，位置恒定，内部的环肌层特别发达，常称**肛门第 3 括约肌** m. sphincter tertius，位于直肠右前壁，距肛门约 11cm，相当于直肠外表腹膜反折的水平。因此，经乙状结肠镜检查确定肿瘤与腹膜腔的位置关系，常以中直肠横襞为标志。最下的称**下直肠横襞**，其位置最不恒定，多位于直肠左后壁，距肛门约 8cm。这些皱襞可能对粪块的支撑有一定的作用。在用直肠镜或乙状结肠镜检查时，也要注意这3个横襞，以免损伤肠管。Abramson(1978)分析了400例成人乙状结肠镜检查，详细地记录了直肠横襞的数目、位置及大小。国内也有分析成人乙状结肠镜检查资料，重点观察直肠横襞。由以上两组调查，见到直肠横襞的数目与位置，均有很大的变动，可以缺如，也可以多到7个。Abramson（1978）报告以3个襞最多见占45.5%，2个襞为32.5%；而国人以2个襞最多见，占54.7%，3个襞为32%。一般教科书记载，有3个襞且为左—右—左的排列位置，这种排列在Abramson报告中仅占20.5%，国内研究也只占25.3%，不及总数1/3，故教科书的记述，宜进一步商讨。

直肠横襞至肛门缘的距离也有较大变化。Abramson报道，第1横襞距肛门缘的距离在5～10cm范围内，平均距离为7.9cm。国内研究测得平均距离为7.68cm。第2横襞Abramson报道，距离在7～12cm范围内，平均距为9.4cm，国人平均距为9.55cm。第3横襞Abramson报道距离在8～16cm范围内，平均距11.3cm；国人平均距为11.4cm。

直肠横襞的显微镜检查，可见黏膜、黏膜下层和环形肌，一般无纵形肌。正常时横襞边缘薄而柔软，若横襞的边缘水肿变厚，常是炎症的反应；横襞萎缩常表示过去有慢性感染史。横襞的大小也有变异，每个横襞的长度平均约为3cm(1.6～5.6cm)，宽约1.4cm(0.8～1.6cm)。

直肠盆部（壶腹部）的长度，国人成人平均值为11.66cm，最大值为13.4 cm，最小值为10.00cm。

（二）直肠肛门部

直肠肛门部亦称**肛管**，是在盆膈以下由壶腹部下延突然变细的部分，向后下方绕尾骨尖终于肛门，全长2.5～3.8cm。国人测量资料，成人平均值4.41cm，最大值6.1cm，最小值3cm(直肠病学者 proctologists 也有以齿状线为肛管上界者，按这样的定义则肛管这段长度将不足1.3cm)。肛管的上界有人认为是肛直肠线，与肛门内括约肌上缘一致。整个肛管可用4条线分成3个带(区)：4条线由上向下为肛直肠线、齿状线、白线及肛皮线；四线之间的三带为柱带、痔带(肛梳)及皮带。

肛管柱带：该带上下宽度成人平均2.14cm，最大值4.2cm，最小值0.9cm。柱带内面有6～10条垂直的黏膜皱襞称为**肛柱** columnae anales 或称**直肠柱** columnae rectales，亦称Morgagni柱。国人肛柱数目成人平均值11.15条，最大值16条，最小值8条。儿童肛柱尤为显著。直肠扩张时肛柱可消失。肛柱内含有直肠上动脉终末支和属于痔内静脉丛的静脉位于肛柱的黏膜下层。痔内静脉丛导入直肠上静脉，内痔即由痔内静脉丛曲张和扩大而形成。肛柱常被误认为早期内痔，其鉴别点是，前者呈直条形，黏膜光滑，粉红色；后者呈圆形或椭圆形，黏膜粗糙，或有糜烂，呈鲜红或紫红色。肛柱的下端相互间以半月形的黏膜皱襞相连，称**肛门瓣** analvalves (图5-24-2)。瓣与直肠柱之间的直肠黏膜围成许多袋状小窝称**直肠窦** sinus rectales 或称**肛窦**。**肛门瓣**即是直肠窦的游离边缘，此处受到撕裂或感染时，可发生肛裂、肛窦炎及肛乳头炎等。直肠窦口向上，窦底或肛门瓣上有肛门腺开口。并非每个直肠窦内都有肛门腺(肛管肌间腺)，只半数直肠窦内有肛门腺，故正常直肠内只有4～8个肛门腺，最多可达16个肛门腺，多集中在肠管后部。一般每个肛门腺开口于直肠窦，内有一凹陷称**肛陷凹** anal crypt，偶尔有2个肛门腺开口于同一直肠窦内。肛门腺在黏膜下由1～6个螺旋或直小管组成，有一导管。这些小管内衬以2～3层细胞，导管衬以多层柱状上皮。肛门腺周围被淋巴细胞包围，形成滤泡形式。有些肛门腺则完全位于黏膜下，有些分支伸入内括约肌层，也有人报告进入纵肌层、外括约肌，甚至到坐骨直肠窝内。但是Parks及第二军医大学的研究，肛门腺向外穿内括约肌，最远可达内括约肌与纵肌层的交界处，未见更远的伸展。肛门腺延伸的方向一般是向外、向下，偶尔向上，但不超过肛门瓣的平面。一个腺体的分支约可伸展达1cm^{2}左右。肛门腺的功能尚不清楚，临床上的重要性在于：一是腺癌的来源，二是感染的入口。细菌进入直肠窦，直接通过肛门腺引起肛管直肠周围感染，约有90%左右的肛管直肠瘘的内口在直肠窦开口。有人主张，肛瘘手术应以切除直肠窦外的肛门腺为主。由于直肠窦开口向上，易受粪便污染、损伤。一般情况下，直肠窦呈闭合状，粪渣不易进入。但腹泻时，稀粪易进入直肠窦内储存，易发生感染致肛窦炎，甚至发展成脓肿；大便过于干燥时，也可损伤肛门瓣或肛乳头，引起肛窦炎及肛乳头炎。肛瓣与肛柱下端共同形成锯齿状的环形线，称**齿状线** linea dentata 或**梳状线** linea pectinati。由于它是内、外胚层的移行地带，是黏膜和变形皮肤相移行的边界，故又称为**黏膜皮线** muco-cutaneus line（也有称**肛皮线** anocutaneus line，这样与肛门缘又称肛皮线相混淆），为重要的解剖标志，有重要的临床意义。直肠肛管的疾病有许多起源于此部分，齿状线上、下的血管、神经及淋巴的来源、分布与回流各有不同。齿状线上、下重要结构的区分：①齿状线以上直肠盆部黏膜为单层柱状或复层立方上皮；线以下为未角化的复层鳞状上皮(复层扁平上皮)，痔环以下为角化的复层鳞状上皮；②齿状线以上由直肠上动脉和直肠下动脉分布，静脉为痔内静脉丛，回流主要经直肠上静脉→肠系膜下静脉→脾静脉→门静脉，静脉曲张则形成内痔；齿状线以下由肛门动脉分布，静脉丛为痔外静脉丛，回流经肛门静脉→阴部内静脉→髂内静脉→下腔静脉，静脉曲张时则形成外痔。内痔感染有时可经门静脉形成肝脓肿，外痔感染时可由下腔静脉向全身扩散；③齿状线以上的淋巴液主要回流至腹主动脉周围的淋巴结，故直肠癌向腹腔内转移；齿状线以下的淋巴液主要回流至腹股沟淋巴结，所以肛管癌向双侧腹股沟淋巴结转移；④齿状线以上受内脏神经支配，无刀割样疼痛感觉，故内痔的注射、套扎、枯痔丁及结扎等疗法主要在齿状线以上进行，切忌累及齿状线以下部分，以防水肿及剧烈疼痛，齿状线以下肛管部受阴部神经支配，损伤时疼痛反应强烈。

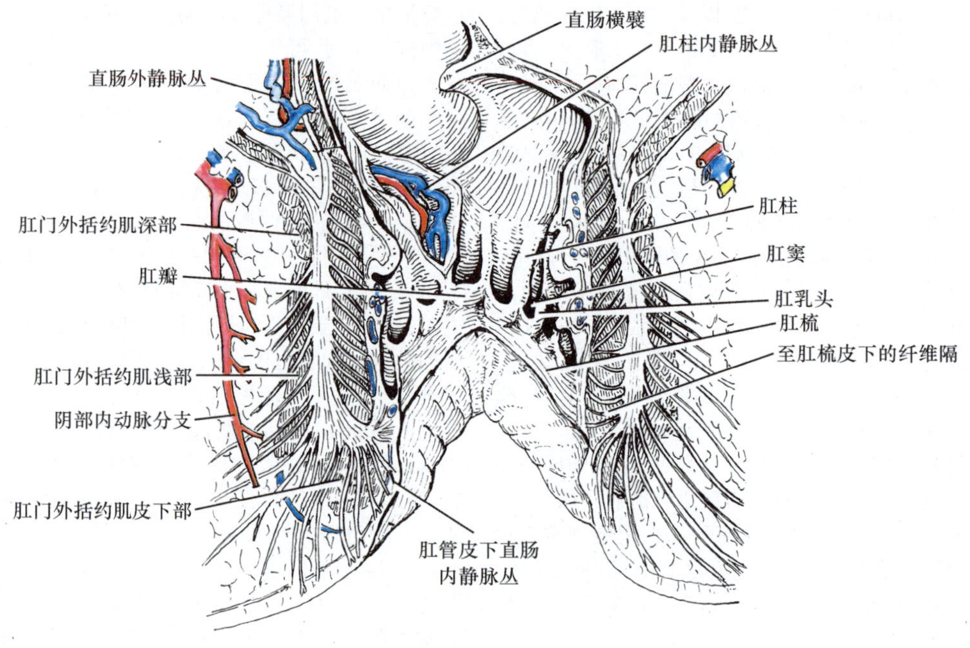

图 5-24-2 肛管冠状面

沿齿状线处直肠柱下端，有时有细小的三角形乳头状上皮突起，称**肛乳头**anal papillae。据 Schutte 及 Tolantion(1962)的调查，其发生率约为 13%～47%，因而肛乳头不是每人都有，国内调查结果为 28%，Schutte 等调查为 1～3 个占 60%，4 个以上占 40%，个别的有 6 个以上，而国人为 1～4 个。大多数肛乳头的位置在直肠柱的下端，也可在直肠柱旁边、肛门瓣处及直肠窦的下端(图5-24-3)。有时多个乳头位于单个肛柱上。小的肛乳头如针头，大的如胡桃，大多数 1～5mm 长，偶尔为 0.5～1.0cm 长，2cm 者少见。形状呈锥体形或圆筒形，大的可呈梅花样或梨形。这种肛乳头可能是胚胎时肛膜的遗迹，也可能是后天性的组织。肛乳头系纤维结缔组织，含有微细淋巴管，表面有皮肤覆盖。肛乳头的肥大或增生可由于肛管处感染、外伤或刺激而引起。肛乳头肥大常呈长形，多无症状，长约 1～5mm；若肥大呈胡桃大小，可达 1～2cm，大便时可脱出肛门外，这时要与直肠息肉作鉴别，以免误诊。直肠息肉多在齿状线以上壶腹部，覆以黏膜，呈暗红色，触诊较软，易出血，常单个。而肛乳头位在齿状线处，覆以皮肤，表面光滑呈乳白或淡红色，触诊较硬，不易出血，常多个。肛乳头肥大有时似纤维瘤样，又被称为肛旁纤维瘤，局部切除效果良好。

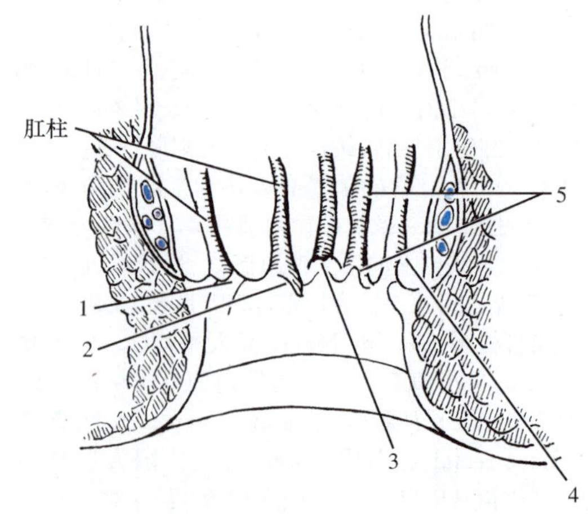

图 5-24-3 肛乳头不同位置

1. 肛柱下端，呈米粒样；2. 肛柱旁；3. 肛柱下端，呈唇样；4. 齿状线上端肛柱上；5. 两个肛乳头在一个肛柱上肛管痔带：在齿状线下方，有一约 1cm 的环状隆起区，称为**肛梳** pecten analis 或**痔环** anulus haemorrhoidalis，即**痔带**。痔带的宽度，国人成人平均值为 1.01cm，最大值为 1.3cm，最小值为 0.8cm。此带由未角化的复层鳞状上皮覆盖，在活体上表面呈微蓝色，光滑而略有光泽，无汗腺、皮脂腺及毛囊，其厚度介于肛管上部（柱带）黏膜性上皮与肛管下部皮肤之间，为变形皮肤。环状隆起的痔带，一般认为，是由于上皮下紧贴着大量结缔组织；还有人认为，提肛肌和直肠纵肌形成的腱膈围绕肛管附着于此处的变形皮肤；也有人认为是由于肠壁环行肌增厚的肛门内括约肌紧缩而形成。痔带（环）的皮肤以致密结缔组织与肌层紧密附着，以致做保留肛门内括约肌的直肠切除手术时，剥离该层较为困难。痔带的结缔组织因慢性炎症刺激引起纤维增生，称为**肛梳硬结** pectenosis，有人称为**肛梳带** pecten band，可形成肛管狭窄，影响肛门括约肌松弛，排便困难、疼痛或出血，严重者需切开肛梳带。因肛梳带与内括约肌相连，有时还需要同时切开内括约肌，称为肛梳硬结切开术或内括约肌切开术。

肌梳的下缘有一环状的**白线** linea alba，或称 **Hilton 线**，位于肛门向上 1.5cm 处。此线恰为肛门内括约肌下缘与外括约肌皮下部的分界处，活体指诊时，此处能触知一环状浅沟，即上述两肌的分界沟，故白线又称**肛门括约肌间沟**。

肛管皮带：白线以下覆以角化的复层扁平上皮，有毛，颜色较深。下方不远即终于肛门 anus。肛门是直肠下端连通外界的开口，约位于尾骨尖端前下方约 4cm 处，在会阴中心体的稍后方。**肛门缘** anal verge 亦称**肛门皮线** anocutaneous line（此线常被混同齿状线），即肛管与外界邻接的皮肤线，但不易确切划定，因呈斜坡移行，正常情况下，此处皮肤形成皱褶，围绕肛门呈放射状。

关于痔的问题

肛垫的支持结构、静脉丛及动静脉吻合支发生病理性改变或移位为内痔。肛垫的主要成分包括动脉、静脉、动静脉的吻合、平滑肌和结缔组织。内痔分为四度：Ⅰ度：出血，无脱出；Ⅱ度：出血，有脱出，可自行回纳；Ⅲ度：出血，脱出，需用手回纳；Ⅳ度：痔脱出，不能回纳。根据解剖部位将痔分为以下 3 种：①内痔位于齿状线以上（图 5-24-4）。直肠上动脉的主要终末支分布在直肠壁右前、右后及左正中的肛柱内，该三处并行的直肠上静脉也比较屈曲，所以内痔也易于在此三处（截石 3、7、11 点钟处）形成原发性内痔即母痔（图 5-24-5）。继发性内痔（子痔）可有 1～4 个，常与右后及左正中母痔相连，由该二处的静脉分支所致。而右前内痔处的静脉不再分支，故少子痔并发。②在齿状线以下，为痔外静脉丛形成。常见的有血栓性外痔、结缔组织外痔（皮垂）、静脉曲张性外痔及炎性外痔。③在齿状线上下同一方位的直肠和肛门静脉丛扩张屈曲，相互吻合，括约肌间沟消失，上下形成一体者为**混合痔**。母痔及子痔都脱出肛门外呈梅花状者称环状痔。内痔脱出水肿不能还纳，称**嵌顿性内痔**。若有血循环障碍时称绞窄性内痔。目前认为痔上黏膜环切术（PPH，procedure for prolapse and hemorroides）操作简单，并发症少，符合痔的解剖和生理概念，是目前治疗Ⅱ、Ⅲ度和部分Ⅳ度内痔以及环行混合痔比较理想的术式。保证痔上黏膜呈环形手术的操作技巧在于可行双荷包缝合。嵌顿性内痔可急诊施行手术。

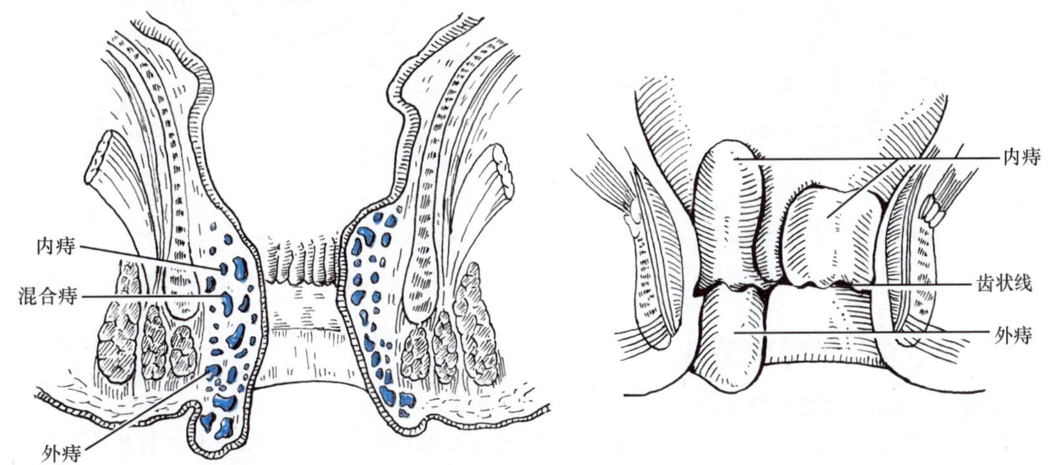

图 5-24-4　痔的分类

关于肛瘘的手术治疗

肛瘘是肛门附近皮肤与肛管直肠间形成的病理瘘管，多是肛管直肠周围脓肿的继发病。瘘管有原发性内口在肛管或直肠内，继发性外口通达皮肤。主要瘘管若引流不畅，感染化脓，尚可发生支管。瘘管有直、弯及马蹄形，少数迂曲分支多。Goodsall(1900)早已指出：在肛门中间划一横线，若瘘管外口在此线前方，距肛缘5cm以内，常为直形；若外口在横线后方，瘘管常是弯形，且内口多位于肛管后正中或稍偏左右两侧的肛窦处，一般称为规律，但也有例外，只作参考(图5-24-6)。完全性肛瘘有外口和内口；不完全性肛瘘只有外口，实际是肛门窦道；亦可无外口，有两个内口，一般称为内瘘，极少见。肛瘘分类法很多，临床常简单地分为高位与低位两类，前者瘘管位于肛门直肠环以上，后者位于肛门直肠环以下。肛瘘绝大多数起源于肛窦内的肛腺感染，感染物经肛腺导管、肛腺体进入括约肌之间形成脓肿，向上、下或外侧扩散。向下穿破皮肤则成肛瘘；也有经括约肌至坐骨直肠窝，再形成瘘管。肛管直肠周围脓肿能及时切开引流，可不形成瘘管。单纯性肛瘘只有一个内口和外口，最多见。有的瘘管病变范围扩大，一个内口连通几个外口，有时主要管道累及肛管直肠环或环以上，治疗较复杂，均称为**复杂性肛瘘**。克罗恩病也是肛瘘的致病原因。对于克罗恩病所致肛瘘和结核性肛瘘需先行相应对因治疗，而后再行手术治疗。

肛瘘一般自然愈合很少，手术是主要疗法。手术要尽量减少损伤肛门功能。

肛裂是齿状线以下伤及肛管皮肤全层的小溃疡，其方向与肛管纵轴平行，长0.5～1cm，呈梭形或椭圆形，深及皮肤下层。肛裂的位置绝大多数在肛管后正中线上，其次是前正中处，侧方少见。若侧方有肛裂，应想到是肠炎症性疾病(如克罗恩病、溃疡性结肠炎及结核等)的早期表现。肛裂常在肛管后正中处发生，与肛管的解剖有关：①肛管的后方承受压力较前方大。直肠向下向前行，而肛管是向下向后行，两者在连接处成一角度。排便时后方压力大，肛管扩张时易撕裂，继发感染形成溃疡。②肛管后正中处有一裂隙，有人认为肛管外括约肌皮下部及深部呈环形，而中间浅部是椭圆形，其后侧止于尾骨，形成肛尾韧带，弹性差，在向左右分开围绕肛管时，在肛管后正中形成一三角形小裂隙，用力排便时，后正中处所受压力较大，故易撕裂感染，形成肛裂。肛裂使肛门括约肌因受刺激而发生挛缩，引起剧烈疼痛，手指不能插入肛门。过去认为，将肛门外括约肌皮下部切断是治疗肛裂的重要步骤，而现在认为切断术涉及内括约肌，但手术中不能损伤肛管直肠环。

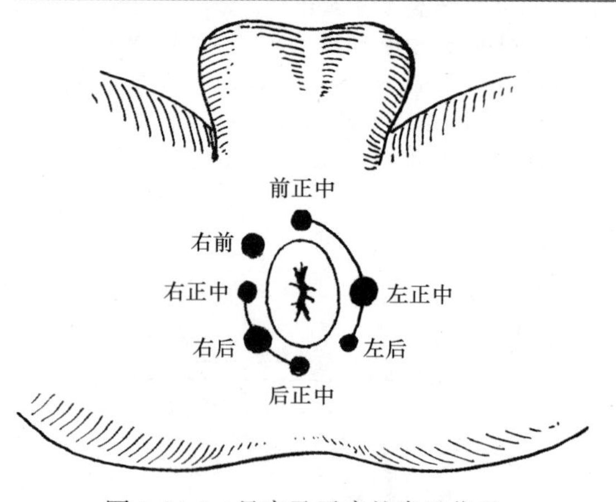

图5-24-5 母痔及子痔的常见位置

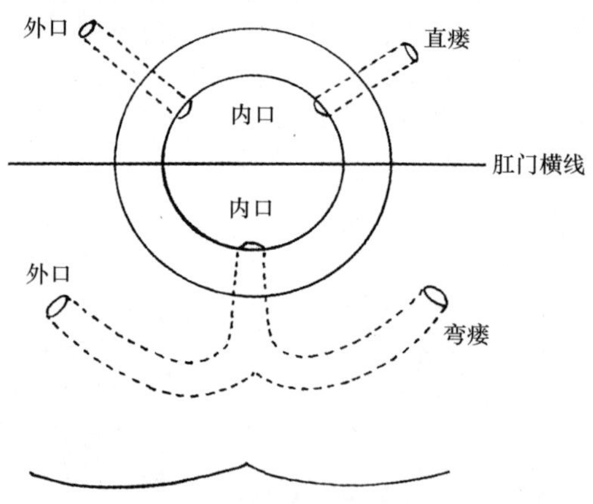

图5-24-6 肛瘘内口与外口的关系(Goodsall规律)

三、直肠的毗邻关系

直肠的前面，男性因腹膜自膀胱向后反折成直肠膀胱陷凹，继而向后覆盖至直肠，可以在腹膜返折线以上，直肠隔着直肠膀胱陷凹与膀胱底的上部和精囊腺相邻，在直肠膀胱陷凹内，常有回肠襻和乙状结肠襻垂入。在腹膜返折线以下，直肠前面在男性隔以**直肠膀胱隔** septum rectovesicale(Denonvilliers筋膜)与前列腺、精囊腺的腹膜外部、膀胱的一部分、输精管及其壶腹、输尿管的末端等相近(图5-24-7)。

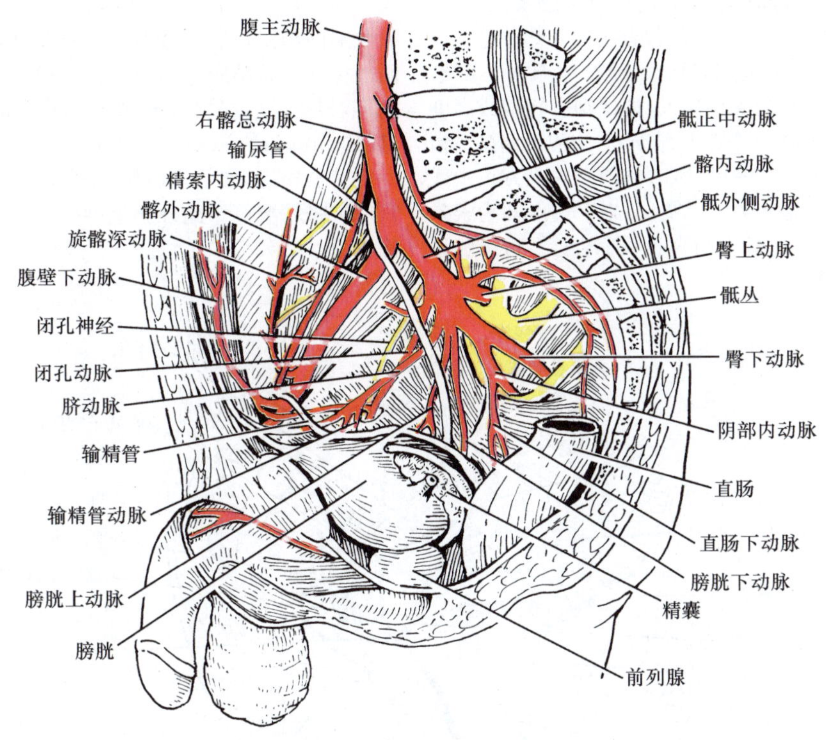

图 5-24-7 直肠毗邻(男性)

直肠膀胱隔为胚胎期将泄殖腔分隔为两半(前为尿生殖窦,后为后肠)的尿生殖膈,上起直肠膀胱陷凹的底,下与尿生殖膈后缘相连,合并于会阴体,两侧连接于膀胱后韧带。此隔有人认为是简单的疏松结缔组织增密而形成,也有人认为,是胚胎第 4 个月直肠膀胱陷凹的腹膜延伸向下达盆底,后来陷凹下部闭塞融合而成,该膜还可以自中央劈开两层(图 5-24-8)。直肠癌切除术剥离直肠前壁,使与精囊及前列腺分离,直达肛提肌,须经此直肠膀胱隔内或在隔前方进行。

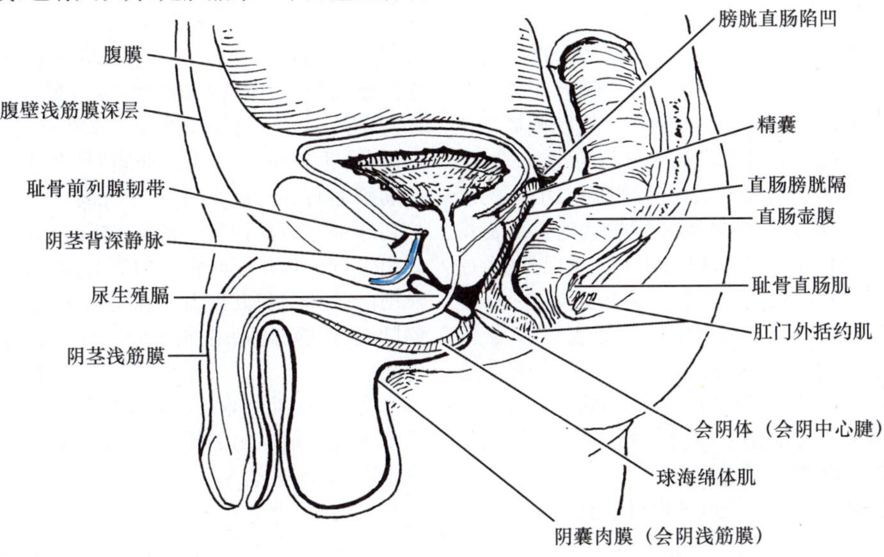

图 5-24-8 男性盆部筋膜(正中矢状面)

在男性直肠指诊时，隔直肠前壁可以触及前列腺。急性前列腺炎时触之前列腺肿大，有压痛和灼热感。良性前列腺肥大者，触知前列腺增大，但对称、平滑、柔软，与周围无粘连。而前列腺癌病人，指诊则有轻度或高度肿大，硬韧如石，表面不规则，呈结节状，边界不清楚。精囊腺一般不能触知，当炎症脓肿时在前列腺上方正中线两侧可触知一对柔软肿物。精囊结核病人，触知为索条状肿物。取截石位，耻骨上与直肠双手合诊。可以触诊膀胱结石与膀胱癌肿块。

在女性，直肠前面由于腹膜形成直肠子宫陷凹，故隔此陷凹与阴道后穹隆及子宫颈相邻，陷凹内也常有回肠襻和乙状结肠襻伸入（图 5-24-9）。在腹膜反折线以下，与阴道后壁相邻接，在直肠与阴道之间有**直肠阴道隔** septum rectovaginale 相隔。直肠指诊也可诊断女性生殖器疾患，如子宫后倾、子宫肿瘤、临产前检查子宫口扩张情况等。此外卵巢肿瘤、输卵管炎症也可触诊。

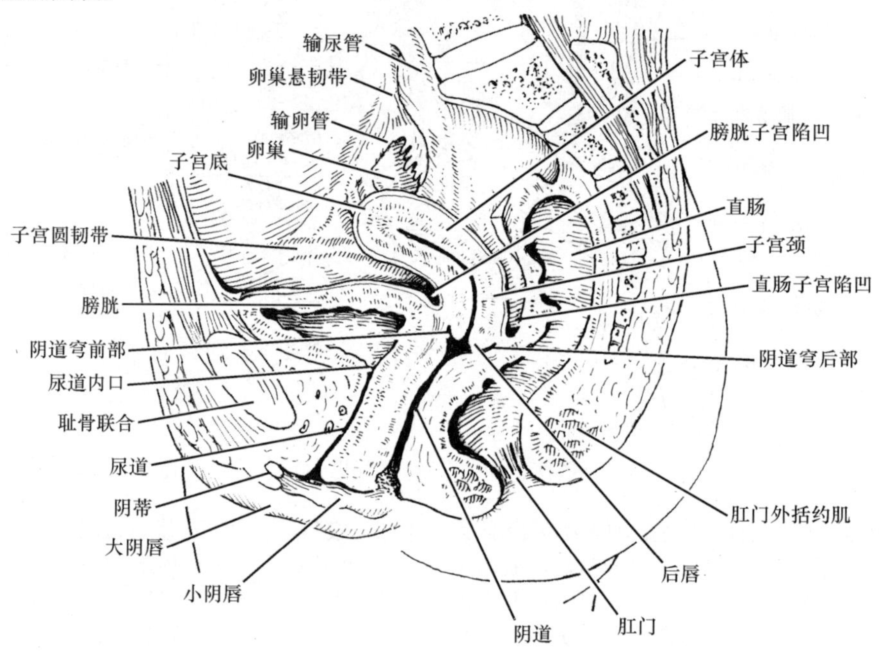

图 5-24-9 直肠毗邻（女性）

直肠两侧上部为腹膜形成的直肠旁窝，直肠两侧的下部（在腹膜以下）与交感神经丛、直肠上动脉的分支、直肠侧韧带、尾骨肌及肛提肌接触。直肠侧韧带位于腹膜以下直肠的左、右侧，将包围直肠的盆筋膜脏层连接到双侧盆壁的盆筋膜壁层，连接肛提肌上方的筋膜及闭孔内肌筋膜，是使直肠固定于骨盆的重要支持结构。在侧韧带内上方有输尿管由后转向前进入膀胱，近盆壁有盆神经丛、直肠下血管穿行至直肠及一些散在淋巴结。有腹膜反折线以下的直肠癌手术，必须结扎直肠下血管，摘除有关淋巴结，切断直肠侧韧带方可将直肠游离。手术处理时应注意勿损伤输尿管及盆神经丛。该丛内有支配排尿和阴茎勃起的神经，损伤后将导致长期尿潴留及阳痿。

直肠后面邻接下 3 个骶椎和尾骨。直肠后虽无腹膜，但有盆筋膜脏层形成的直肠固有筋膜鞘，将直肠后面的脂肪组织、血管和淋巴结等包裹在内。直肠固有筋膜鞘的后方为盆筋膜壁层增厚而形成的强韧的**骶前筋膜**（又称**Waldeyer 骶前筋膜**）。直肠固有筋膜与骶前筋膜之间有疏松组织，易于分离（图 5-24-10）。直肠癌切除术分离直肠后壁时应在骶前筋膜的前方疏松组织内进行。若在该筋膜后的骶骨前剥离，则极易撕破骶前静脉丛引起大出血。在后正中线直肠与髓中动、静脉、骶前静脉丛、尾神经节及直肠上动、静脉相邻；后中线的两侧与下三对骶神经和尾神经前支（骶丛和尾丛）、交感干、骶外侧动、静脉、骶淋巴结、梨状肌、肛提肌及尾骨等结构相邻接，并有盆内脏神经由后向前下方走行，加入盆丛。

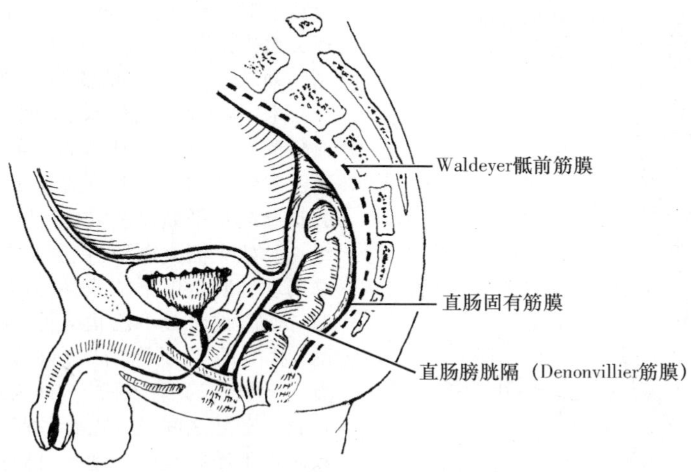

图 5-24-10　直肠前、后筋膜

在直肠及骶前筋膜的后面，有丰富的血管，骶骨前面正中线有骶正中动脉及其伴行的骶正中静脉，常为两支小静脉，最后成一干汇入左髂总静脉或左、右髂总静脉的交界处。在骶前外侧有骶外侧动脉及其伴行的骶外侧静脉，该静脉可为 1 支(39.5%)、2 支（36.8%)、3 支(15.8%)及 4 支(7.6%)，最后绝大多数注入髂内静脉或其属支，少数注入髂总静脉，偶见注入髂外静脉。骶外侧静脉的 1 支和 2 支型在骶骨盆面发出小支与对侧同名静脉及骶正中静脉的小支吻合形成骶前静脉丛。另外发出较粗大分支，经骶前孔与椎管内静脉丛相交通。3 支及 4 支型发出小支形成骶前静脉丛外，它们的本干多进入邻近的骶前孔。骶前静脉丛位于骶外侧静脉与骶正中静脉之间，与直肠静脉丛、膀胱静脉丛及椎管内静脉丛相交通，故盆腔内的感染或肿瘤，甚易扩展到脊柱及椎管内，或直接到达硬脑膜静脉窦，或经椎静脉丛扩展到胸腹部的其他脏器。骨盆骨折及直肠肛管手术分离下段直肠时均可能损伤骶外侧静脉、骶前静脉丛及其与椎管内静脉丛间的交通支。这些交通支相当粗大，一旦被撕裂，很难在椎前孔内找到出血点结扎出血，可引起致命的出血。故分离直肠下段后壁，要在骶前筋膜的前方，以免损伤上述静脉。但因骶前静脉壁薄，在分离直肠时易受损伤而引起大出血，如用血管钳钳夹、结扎及电凝等止血法，均可继续损伤血管，加重出血。Khan(1987)提出，当骶前出血，首先应用含有止血剂的明胶海绵压迫止血。控制出血如无效时，可以采用消毒金属图钉钉在出血处。虽理论上金属图钉是对人体有害，但是与不能控制的大出血比较，此方法是简单、迅速、安全、有效的止血法。我们已做 3 例，方法有效且无任何并发症，因例数较少，仅供参考。

肛管周围有肛门外括约肌及肛提肌包围。其前面有会阴体(会阴中心腱)，男性会阴体的前面为尿道膜部和尿道球，女性会阴体前面为阴道下部。肛管两侧接肛提肌并与会阴部的坐骨直肠窝相邻。肛管后面有肛尾韧带。

四、直肠的血管、神经和淋巴

（一）直肠的动脉

直肠的动脉供应来自直肠上、下动脉、肛门动脉和骶中动脉的直肠支。

1. 直肠上动脉 a. rectalis superior　或称**痔上动脉** a. hemorrhoidalis superior 。该动脉是肠系膜下动脉进入骨盆入口后向下延续于盆内，分布于直肠的部分。一般将该动脉的起点定在左髂总动脉的下缘，即肠系膜下动脉跨过左髂总动脉下缘以下入盆，至其分为左、右两终支处的一段称为直肠上动脉。这是普遍采用的概念。其他，如建议将该动脉分叉以下成对部分称为直肠上动脉的意见，未见广泛应用。

肠系膜下动脉的起点在十二指肠第 3 段下方的腹主动脉前壁，下降进入乙状结肠系膜根部时，与左侧输尿管靠近，术中高位结扎肠系膜下动脉、推动十二指肠向上和显露左侧输尿管时，应注意切勿损伤此二结构。肠系膜下动脉下延移行于直肠上动脉(图 5-24-11)，继而在直肠后方，约在第 3 骶椎处（亦即在乙状结肠与直肠的连接处)，该动脉分为左、右两终支。左、右支沿直肠两侧下降，在直肠中部附近，均发出数小支穿入直肠肌层，经行黏膜与肌层之间，向下至肛门内括约肌。在直肠下部，除直肠上动脉的左、右支彼此吻合外，并与直肠下动脉及肛门动脉吻合。

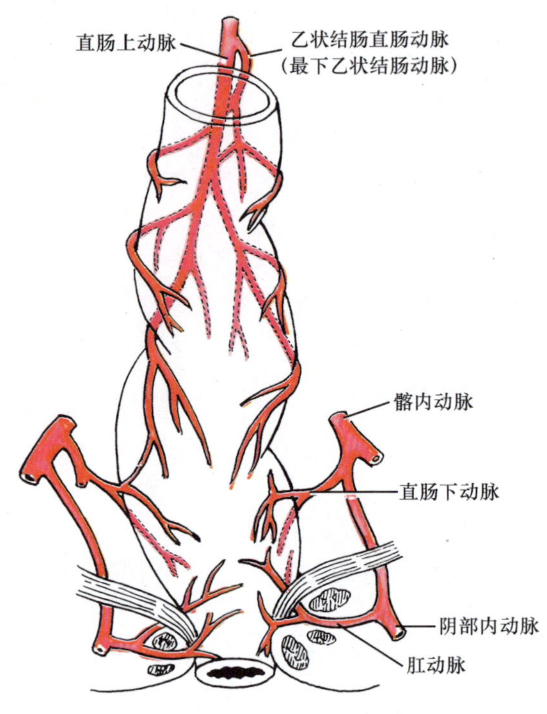

图 5-24-11 直肠和肛管的动脉

直肠上动脉最终分为左、右两终支的分叉位置常有变动，一般变动的范围可在第 1 至第 3 骶椎(前面)之间。但外科手术中，难以确定骶椎的平面，故测量骶岬至直肠上动脉分为两终支的距离。男性骶岬至分叉的距离最短为 24mm，最长为 102mm，平均为 54.6mm；女性最短为 27mm，最长为 81mm，平均为 51.2mm。

乙状结肠直肠动脉 aa. rectosigmoideae 常为直肠上动脉的分支，此名称首先由 Pope 及 Judd 应用，此动脉分布于乙状结肠下份和直肠上 1/5 部份。后来，又有人称此种分支为**最下乙状结肠动脉** lowest sigmoid artery(或 sigmoid imaartery)。乙状结肠直肠动脉的数目，常见为 1～2 支(1 支出现率为 40.0%，2 支为 32.8%)，多达 3～4 支(3 支为 9.6%，4 支为 3.2%)，有者缺如(14.4%)。乙状结肠直肠动脉的起点，多数低于骶岬平面，少数高于骶岬，也有自直肠上动脉分叉以后发出(约 5.4%)，该动脉缺如者可自乙状结肠动脉发支下降分布于乙状结肠下份和直肠上份。乙状结肠直肠动脉自直肠上动脉发出后，经一短干，即分叉，上升支常与乙状结肠动脉间以边缘动脉吻合，下降支与直肠上动脉本干平行，分布于直肠上部，但与直肠上动脉之间的边缘动脉吻合是不恒定的。

边缘动脉 marginal artery 是一系列动脉弓，将供应大肠血液的几支动脉联系起来。边缘动脉的存在和其粗细对于结扎供应肠管某区的动脉后，形成侧副循环和血供是否充分起重要作用。因解剖检查最下乙状结肠动脉与直肠上动脉之间边缘动脉不恒定(图 5-24-12)，术中要结扎直肠上动脉时，应考虑直肠上 1/5 的血供问题。Sudeck 认为，边缘动脉的最低部份有最下乙状结肠动脉与上位的分支相吻合，在最下乙状结肠动脉起点平面以上结扎直肠上动脉后，血液可经边缘动脉建立侧支循环，供养直肠上份，若在最下乙状结肠动脉起点以下结扎，将会阻断直肠上份的血液供应，因而，他将最下乙状结肠动脉(即乙状结肠直肠动脉)发出的平面称为“危险点，critical point 或临界点”。但后来又有人研究，认为最下乙状结肠动脉与直肠上动脉之间虽无血管弓存在，但在最下乙状结肠动脉以下结扎直肠上动脉，仍有良好的侧支循环途径(包括肌内的吻合)，从而怀疑 Sudeck“危险点”的临床实用意义。今日外科医生已不踌躇将肠系膜下动脉及直肠上动脉于任何需要的平面切断，移去乙状结肠和直肠某部分，解剖学研究可提供医生以参考。在结扎直肠上动脉时要注意边缘动脉的吻合情况，并应测定肠管两断端之侧副循环是否充分，注意动脉的搏动和观察出血的情况，及时作出判断。

2. 直肠下动脉 a. rectalis inferior 又称**直肠中动脉** a. rectalis media 或**痔中动脉** middle hemorrhoidal artery。直肠下动脉多起自阴部内动脉或臀下动脉，也有来自膀胱下动脉、闭孔动脉、脐动脉及髂内动脉等。向内行至直肠中部的两侧，分支分布于直肠、肛提肌，并有分支至精囊腺和前列腺，与直肠上动脉、肛门动脉及膀胱动脉有吻合。有人认为，直肠下动脉虽然起点有明显变化，粗细也不恒定，但是经常存在。又有人报告，在其研究中仅 1/4 的例子显示有发育良好的直肠下动脉，通过注射直肠上动脉后，只有部分例子显示直肠上动脉与直肠下动脉之间存在吻合。也有人认为，直肠下动脉对直肠供血没有重要意义。现已清楚知道直肠下部尚有肛门动脉发出一些无名支，穿经肛提肌前部，帮助供应直肠下部的血液需要。约有 10%的人直肠下动脉比较粗大，直肠切除术若不加结扎可造成严重出血。

3. 肛门动脉 a. analis 又称**直肠下动脉** a. rectalis inferior 或**痔下动脉** inferior hemorrhoidal artery。此动脉将在会阴部作详细叙述。它在坐骨结节上方自阴部内动脉分出，穿过阴部管的筋膜壁入坐骨直肠窝，分成 2～3 支，向内行分布于肛门附近的皮肤、肛管及直肠下部、肛门外括约肌等。与直肠上、下动脉及会阴动脉吻合。

4. 骶中动脉的直肠支 在腹膜后方，向前行抵直肠后面，与分布直肠的其他动脉相吻合。

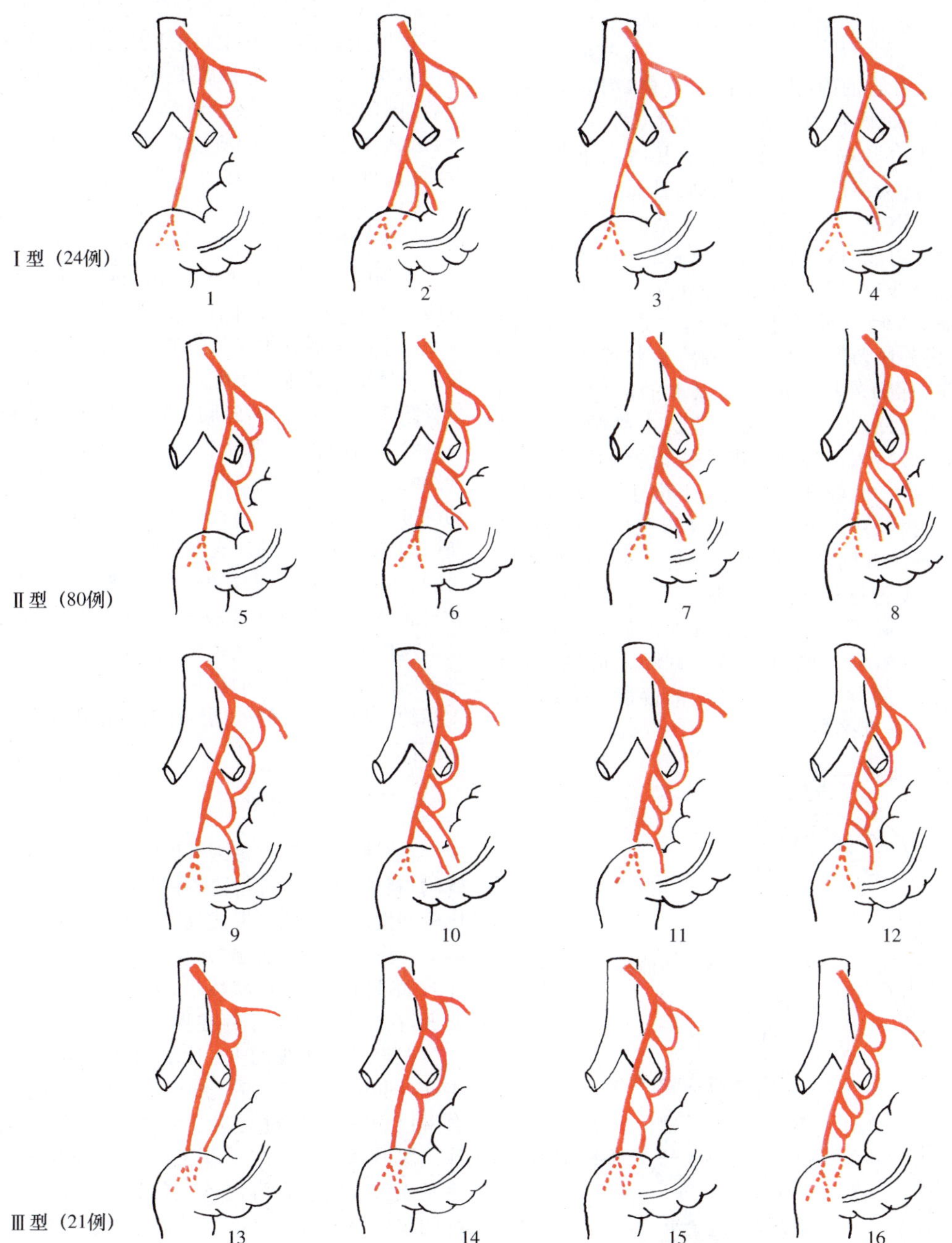

图 5-24-12 肠系膜下动脉范围内边缘动脉的吻合类型

Ⅰ型. 边缘动脉的吻合至乙状结肠上，不与盆部分支吻合 19.2%±3.52%：1. 无乙状结肠直肠动脉[12 例(男 7，女 5)]；2. 有 1 支与直肠上动脉终支吻合的乙状结肠直肠动脉[4 例(男 1，女 3)]；3、4. 有 1 或 2 支乙状结肠直肠动脉[6 例(男 5，女 1)；2 例(男 1，女 1)]；

Ⅱ型. 边缘动脉的吻合到达乙状结肠直肠动脉范围，但不与直肠上动脉终支吻合 64%±4.29%：5～8. 分别有 1～4 支乙状结肠直肠动脉，其最上 1 支与最下 1 支乙状结肠直肠动脉相吻合[分别为 30 例(男 21，女 9)；15 例(男 12，女 3)，1 例(男 1，女 0)；1 例(男 1，女 0)]；9、11、12. 分别有 2～4 支相吻合的乙状结肠直肠动脉[分别为 22 例(男 17，女 5)；2 例(男 2，女 0)；3 例(男 3，女 0)]；10. 有 2 支相吻合的乙状结肠直肠动脉，1 支不参加吻合的乙状结肠直肠动脉(6 例)；

Ⅲ型. 边缘动脉的吻合到达直肠上动脉终支，15 例与左支，6 例与右支吻合 16.8%±3.34%：13～16. 分别有 0～3 支乙状结肠直肠动脉[分别为 6 例(男 4，女 2)；10 例(男 6，女 4)；2 例(男 2，女 0)；3 例(男 2，女 1)]

（二）直肠的静脉

直肠及肛管的静脉引流较为重要，因其与痔的发生有关。直肠有内、外两层静脉（图 5-24-13）。内丛为位于直肠黏膜下及相当于肛门皮下组织的静脉丛；外丛为腹膜反折线以下肠管肌层外表的静脉丛。黏膜下丛（直肠内丛）由引流成相反方向的两部分静脉组成，以齿状线为界（Hiller 认为以白线为界），在该线以下的静脉丛（痔外丛），向下引流入肛门静脉（直隔下或痔下静脉），再进入阴部内静脉，经髂内静脉，最后达下腔静脉，齿状线以下的静脉丛扩张，称为外痔。齿状线以上的静脉丛（痔内丛）排布在肛柱内，向上引流入直肠上静脉，经肠系膜下静脉，最后入门静脉。齿状线以上的静脉丛扩张，称为内痔。此静脉丛在黏膜下向上引流经相当距离，约在齿状线上方 10cm 处穿出肌层，并接受肠壁外丛的静脉共同形成直肠上静脉。外丛（肠肌层外周丛）在腹膜返折线以下，基本是引流肠壁肌层的血液，汇合黏膜下丛向上引流的静脉，形成直肠上静脉。此外，向外侧引流形成直肠下静脉，有人认为，直肠下静脉主要引流肌层的静脉，而黏膜下层的静脉丛不直接参与。

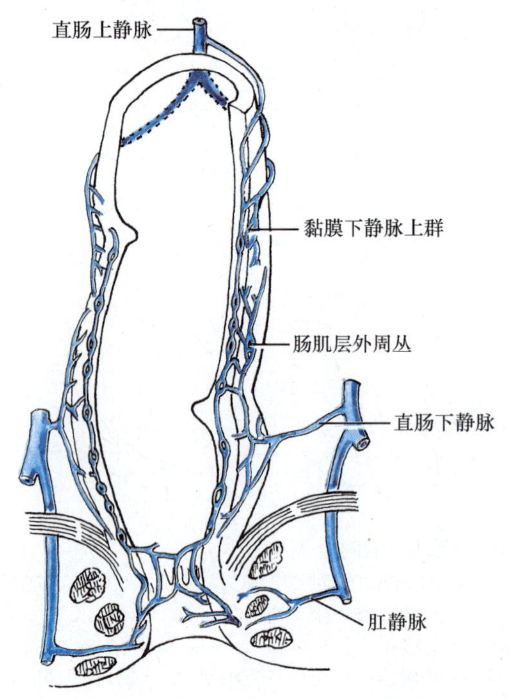

图 5-24-13　直肠和肛管的静脉

直肠上静脉与直肠下静脉之间的沟通，一般情况不很明显。有人发现，随年龄增长及痔病人，这种沟通很显著。门静脉高压症病人这种沟通也很显著，因门静脉的血液返流经直肠下静脉及肛门静脉，进入下腔静脉系，所以门静脉阻塞的病人很易发生内、外痔。

（三）直肠的神经

直肠的神经来自**盆丛**plexus pelvicus。**盆丛**也称**下腹下丛**，位于直肠两侧，是上腹下丛的延续，并接受骶交感干的节后纤维和来自骶 2、3、4 神经的盆神经以及副交感节前纤维。支配直肠的交感神经节前纤维起自脊第 1、2 腰节侧角，经肠系膜下丛、盆丛等到肠系膜下神经节、腰和骶交感干神经节以及盆神经节等交换神经元，节后纤维经盆神经丛分出的直肠丛，伴随直肠动脉分布于直肠。交感神经的作用是抑制肠蠕动，并使肛门内括约肌收缩。支配直肠的副交感神经节前纤维起自骶髓 2～4 节的骶髓副交感核，经盆神经、盆丛及直肠丛，并随直肠动脉进入直肠壁内，在肠肌丛和黏膜下丛内的神经节交换神经元，节后纤维分布于直肠平滑肌。副交感神经的作用是加强肠蠕动，并使肛门内括约肌松弛。肛门外括约肌和肛门皮肤受发自骶丛的阴部神经支配。

（四）直肠的淋巴

在直肠各层皆有毛细淋巴管网。黏膜层毛细淋巴管网与黏膜下层毛细淋巴管网相通。黏膜下层毛细淋巴管网发出的淋巴管形成黏膜下淋巴管丛。由丛发出的集合淋巴管穿过肌层，并与肌层的集合淋巴管汇合，注入局部淋巴结。齿状线上、下方的毛细淋巴管相互交通，在齿状线处并不存在界限。

在直肠齿状线的上、下方，集合淋巴管有不同的走向（图 5-24-14）。齿状线以下，即肛管皮肤部的集合淋巴管，向前经过会阴及大腿内侧部的皮下组织，注入腹股沟浅淋巴结。齿状线以上，即肛管黏膜部及直肠壶腹部的集合淋巴管，有以下走向：①肛管黏膜部的集合淋巴管多是沿直肠下动脉经肛提肌上面，注入沿该动脉起始部排列的髂内淋巴结；少数集合淋巴管沿骶外侧动脉走行，注入骶淋巴结；②起自齿状线上方的集合淋巴管，沿肛门动脉经坐骨直肠窝，注入沿阴部内动脉排列的髂内淋巴结；③直肠壶腹部的集合淋巴管沿直肠上动脉走行，注入直肠旁淋巴结及直肠上淋巴结。

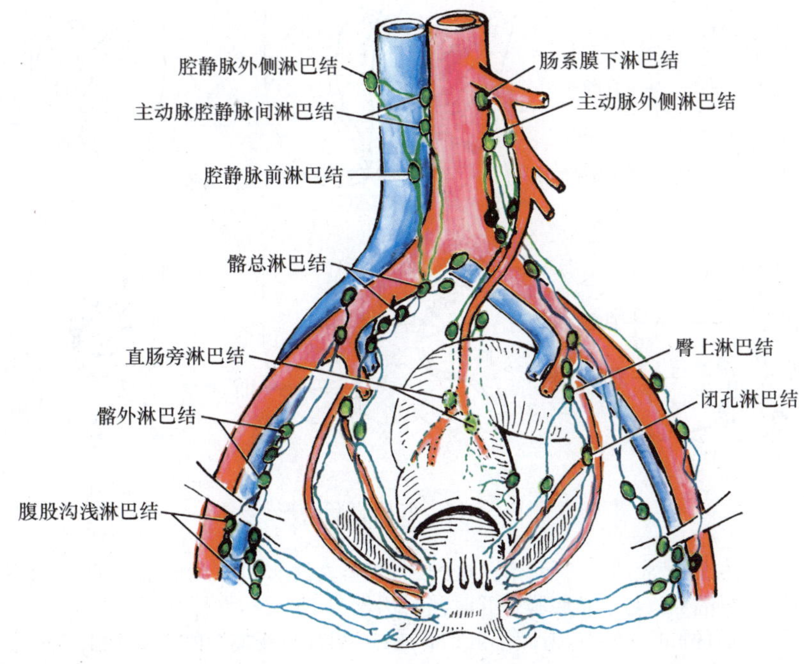

图 5-24-14 直肠的淋巴引流

五、直肠肛门畸形

直肠肛门的先天性畸形，一般约在 5000 个新生儿中有 1 例；但也有学者认为，1500 个新生儿中有 1 例。中国人体质调查，先天性直肠肛门畸形新生儿占 0.35%，即 1∶2848，但根据住院病人统计，有此畸形者为 0.07%（即 1∶1438）。这种畸形男多于女（国人资料 1.6∶1）。其发生原因，常用胚胎发生中此区域有某种缺陷的推论加以解释。

直肠的发生：原始的泄殖腔 cloaca，腹侧与尿囊，外侧与中肾管（后衍化为男性输精管）及输尿管，后方与后肠（消化道的终端）相连接，以泄殖腔膜与胎外界分开。**泄殖腔隔**cloacal septum（即**尿直肠隔**urorectal septum）位于后肠与尿囊相对面之间，呈楔形的中胚层，向尾侧泄殖腔方向延伸，于是将泄殖腔分隔成后方为直肠，前方为膀胱及其连续的尿生殖窦。在尿生殖窦与直肠之间彼此没有完全分隔之前的连接是泄殖腔导管 cloacal duct。某些低位瘘管 fistulas 在直肠与尿生殖道之间，被考虑为保留的泄殖腔导管。

根据 Ladd 及 Gross（1934）的意见，尿生殖窦与直肠的分开，是由于泄殖腔侧壁发生外侧皱襞相互长在一起，而不是尿直肠隔向下生长。但外侧襞在中线若未能相遇结合，可以解释较高位的瘘及多发瘘管。而 Moore（1977）认为，泄殖腔被间充质尿直肠隔分隔，此隔在尿囊与后肠间的夹角中。当隔向泄殖腔膜生长时，隔的尾侧端长出一对突起呈双叉状。叉夹在泄殖腔的左右两侧，使腔壁形成内褶。左右两侧的内胚层内褶互相靠拢并合并，将泄殖腔分为两部：①胚胎背侧的直肠与肛管上部；②腹侧的尿生殖窦。胚胎第 6 周末，尿直肠隔到达泄殖腔膜并与之合并，将泄殖腔膜分为背侧的肛膜和腹侧较大的尿生殖膜。尿直肠隔与泄殖腔膜合并处，成为会阴体。肛膜周围间充质增生隆起，中央凹陷形成肛凹，肛膜位于肛凹底部。肛膜破裂形成肛管，消化道末端遂与羊膜腔相通。齿状线大致是肛膜所在位置。肛门直肠畸形大多是由于尿直肠隔发育异常所致。

肛门直肠畸形的分类：

（1）**永久性泄殖腔**：泄殖腔存留，肠道、尿道与生殖道有共同的开口（图 5-24-15），为罕见畸形，见于女性。

（2）**未穿孔肛门**：①**肛膜闭锁**，肛门位置正常，但有一薄膜将肛管与外界相隔，此种畸形罕见；②**直肠闭锁**，肛门不发育。直肠下端在盆腔内，甚至在骨盆以上成盲端，与肛门间断，隔以一定距离；③**直肠闭锁**，肛门发育正常，而直肠有闭锁，上下呈不通盲囊，间隔一定距离。直肠闭锁可能是肠腔重建异常或供血障碍所致。

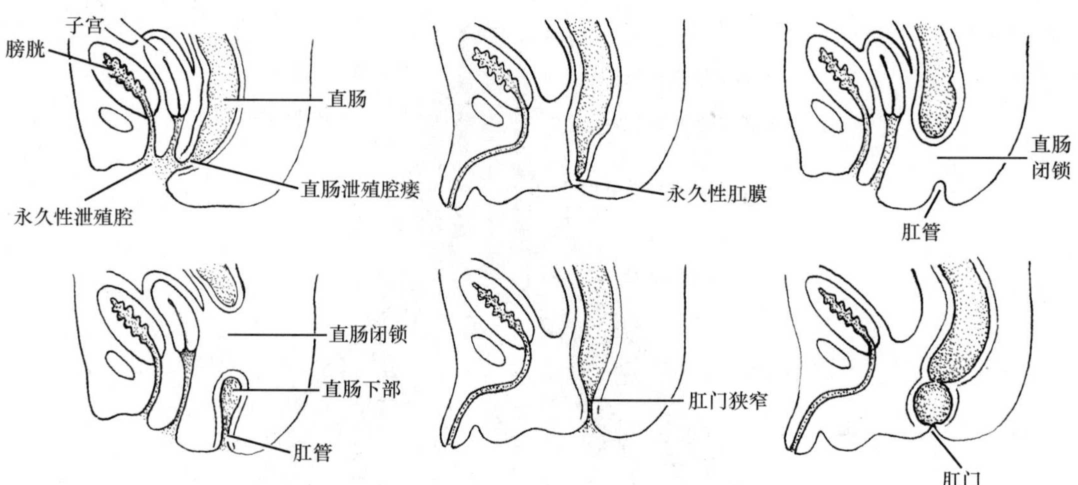

图 5-24-15　肛门直肠畸形

(3) 肛门狭窄：肛门位置正常，但肛管狭窄。这种畸形可能是尿直肠隔向尾端生长与泄殖腔膜合并时稍偏向背侧，以致肛膜(以后的肛门)很小，为微小肛门，有时仅可插一细探针。也有的肛门狭窄合并直肠狭窄。

(4) 直肠瘘管：未穿孔肛门畸形可合并直肠瘘或肛瘘的存在。Ladd 及 Gross(1934)报道，男性为43%，女性63%有此现象。Mayo 及 Rice(1950)报道，男性为70.6%，女性95%。

男性直肠瘘管的类型可分三种：①直肠膀胱瘘，在膀胱内瘘管的开口一般在膀胱三角；②直肠尿道瘘，开口在尿道前列腺部或膜部(图 5-24-16)；③直肠会阴瘘，一般开口在肛门外括约肌及阴囊在会阴附着处后侧之间，但亦有开口更加前移，形成两裂阴囊。

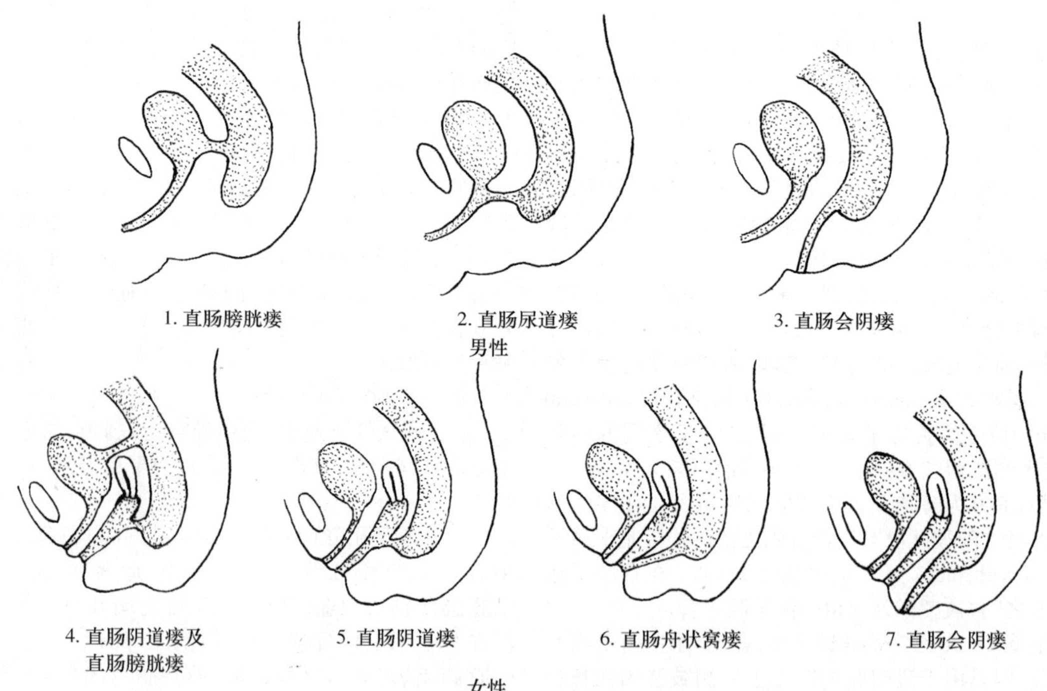

图 5-24-16　直肠瘘管

女性瘘管类型可分五种：①直肠膀胱瘘，很少见，也有直肠膀胱瘘同时存在直肠阴道瘘者；②直肠阴道瘘，开口可沿阴道后壁任何处，但在阴道下 1/3 较多见（图 5-24-16）；③直肠舟状窝瘘，开口在阴道前庭处女膜的外面；④直肠会阴瘘，开口在肛门外括约肌及阴唇系带之间；⑤直肠子宫瘘也曾有报道，但罕见。

未穿孔肛门畸形，常与其他先天性变异同时存在，如心脏缺陷、食管闭锁、小肠闭锁、唇裂、腭裂、脊柱异常、尿道下裂、有隔阴道等，据报道为 26%、46.1%、28%～68%。

据中国人体质调查，先天性肛门直肠畸形：①按 Ladd 及 Gross 分类法所得数据如下：第Ⅰ型肛门狭窄，自肛门向上 1～4cm 处又有直肠狭窄，出现率为 8.3%；第Ⅱ型肛膜闭锁未穿孔为 10.9%；第Ⅲ型肛门未穿孔，直肠成闭锁盲端（在盆内或骨盆以上，与肛膜有一定距离）为 78.7%；第Ⅳ型肛门及直肠下段发育正常，但两者均成盲端未通连，以间隙相隔，为 2.1%。以上所述各型以第Ⅲ型最多见。②按中华医学会第六届儿科学术会议座谈纪要分类：高位型畸形占 34.5%，低位型占 65.5%。③畸形合并瘘管者为 55.8%，其中男性为 40.2%、女性为 80.9%。不同种类的瘘管出现率，男性：直肠尿道瘘 35.3%，直肠膀胱瘘 18.1%，直肠会阴瘘 46.0%，直肠阴囊瘘 0.6%。女性：直肠阴道瘘 36.5%，直肠舟状窝瘘 41.5%，直肠会阴瘘 21.3%，直肠阴道尿道瘘 0.7%。④肛门直肠畸形，并有其他畸形者占 21.0%。

关于直肠癌的手术

直肠癌的手术方法种类较多，遵照不接触技术和整块切除原则，将直肠病灶连同其周围可能有转移的淋巴区域一并切除，达到根治的目的。若直肠癌侵犯盆腔脏器，如子宫、阴道、输卵管，卵巢、膀胱等，若病人身体良好，能耐受大手术者，可行前盆腔或后盆腔或全盆腔切除。年老体弱者不能做 Miles 手术，则可做 Hartmann 手术，即经腹切除肿瘤后，远端直肠封闭，近端结肠做人工肛门，但根治性较差。对遗传性非息肉病性结直肠癌（HNPCC）病人，可预防性行左侧卵巢切除术。

直肠癌的淋巴转移方向主要决定于癌肿所在的部位。上部直肠癌多向上方转移，沿直肠上动脉向肠系膜下动脉根部及腹主动脉周围淋巴结转移（图 5-24-17）。中部直肠癌除向上方转移外，也可向侧方转移，沿直肠中动脉和直肠下动脉向髂内动脉和髂总动脉周围淋巴结转移。下部直肠癌可向上方、侧方转移外，也可沿坐骨直肠窝及腹股沟淋巴结转移。

淋巴结清除的要点　在行直肠癌根治手术时，要根据直肠癌所在的部位及淋巴结转移的情况，从上方、侧方、下方进行淋巴结清除。上方清除的范围包括肠系膜下动脉根部及腹主动脉周围的淋巴结。首先，应根据术中探查肿大淋巴结的分布水平，决定结扎血管的位置。一般情况下，肠系膜下血管的结扎是在最高一支乙状结肠血管分出以下，这样可使造瘘的肠管有良好的血液供应，但如转移淋巴结已达较高平面，为彻底清除腹主动脉旁及肠系膜下动脉根部的淋巴结，必须在肠系膜下动脉的根部结扎、切断该血管。肠系膜下动脉的分支主要供给左半结肠及直肠的血运，左结肠动脉和中结肠动脉通过边缘动脉互相吻合，有人结肠脾曲的边缘动脉发育不全或缺如，如在肠系膜下动脉根部结扎时，可引起左半结肠缺血坏死。因此，手术中应注意两点：一是在结扎肠系膜下动脉前需用动脉夹阻断此动脉的血流，观察边缘动脉是否有搏动。二是在处理乙状结肠系膜时，尤其是在肠系膜下动脉左侧 2～4cm 结扎肠系膜下静脉时，要保留部分肠系膜，切勿损伤边缘动脉。如果乙状结肠血运不良或不易判定时，切勿姑息或保守，应充分游离结肠脾曲，在确保肠管血运良好的情况下，选择适当的部位进行腹壁造瘘。作者曾遇到这样的病例，均选择横结肠造瘘。

从肠系膜下动脉的切断处开始，沿腹主动脉和下腔静脉的前面向下剥离时，为疏松的结缔组织及脂肪，其间有淋巴结。一直剥离到腹主动脉分叉处，沿分叉处的顶点及骶骨之间剥离，清除脂肪组织及淋巴结。显露出下腔静脉及左、右髂总动脉，继续向下外方剥离直达髂内与髂外动脉的分叉处。越过骶骨岬，在骶骨前面，沿骶前筋膜（Waldeyer 筋膜）向下剥离较为容易，遇有索条应钳夹止血，一直剥离到尾骨尖。

侧方清除是指对髂内动脉、闭孔周围、直肠中动脉及侧韧带周围淋巴结的清除。此部位解剖关系较复杂，手术操作较困难，只在直肠癌扩大根治术或该处淋巴结有转移时行侧方清除术。髂内动脉分支多、变异大，一般有 5 个壁支和脏支。侧方清除首先从髂内动脉分叉处开始，将髂内动脉完全游离后，用橡皮筋从后面穿过将其提起，清除此处的脂肪和淋巴结后，可见闭孔内筋膜、髂内静脉分支及闭孔神经，同闭孔神经伴行的有闭孔动脉，沿此神经和血进行清除后达直肠侧韧带根部，直肠中动脉在此韧带中通过，在根部结扎、切断直肠中动脉后，从基底部切断侧韧带，即完成侧方清除。

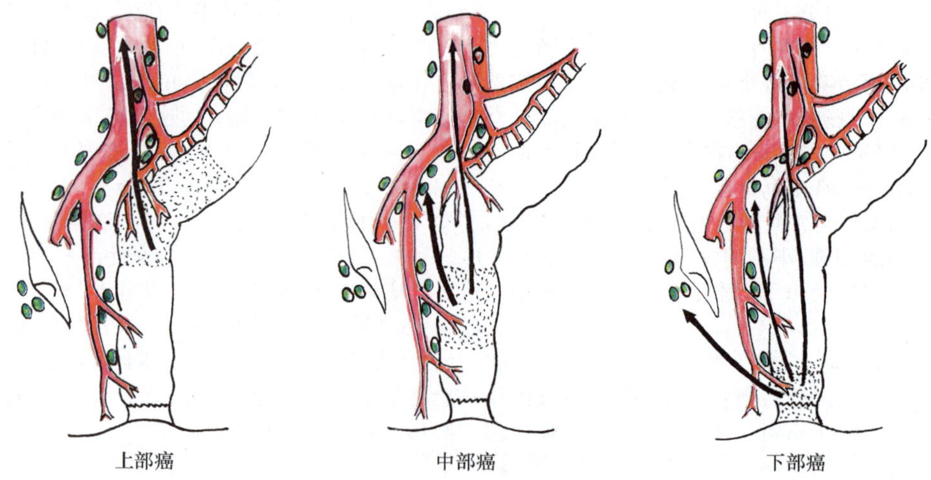

图 5-24-17 不同部位直肠癌的淋巴转移方向

直肠癌术后局部复发与 TME 手术

复发与转移是直肠癌术后不能根治的主要原因。全直肠系膜切除术(total mesorectal excision,TME)是英国的 Heald 等于 1982 年提出的。国内顾晋教授等对 TME 概念的传播做了较多工作。经过二十多年的实践,许多学者已经把 TME 作为中低位直肠癌的标准手术。TME 术治疗后肿瘤局部复发率在 3%~7%以内,术后的长期生存率明显提高。

TME 的解剖学基础:腹膜反折以上的直肠有腹膜覆盖,反折以下的直肠没有腹膜,而由盆筋膜所覆盖。盆筋膜分脏层和壁层,盆筋膜脏层是由腹膜下筋膜向下进入腹膜返折以下,其浅叶包绕盆腔的内脏,如膀胱、子宫、直肠等而形成的,盆筋膜壁层与脏层相对应,是由腹膜下筋膜的深叶进入盆腔后覆盖盆壁的四周而形成的。在骶 4 椎体前方脏层和壁层筋膜汇合形成一致密纤维束带,即直肠骶骨筋膜(或韧带)。被脏层筋膜包绕的直肠周围脂肪即为直肠系膜(mesorectum),其内富含淋巴、血管组织,直肠原发肿瘤首先侵犯转移至此。两层筋膜之间由无血管的疏松结缔组织充填。盆腔内的生殖管道,髂内血管,盆自主神经及盆腔侧壁的肌肉均为壁层筋膜所覆盖。

在盆腔解剖中还有一些重要的神经和血管,在 TME 中具有重要的意义。如腹下神经(hypogastric nerve)、盆腔自主神经丛(pelvic autonomic nerve plexus,PANP)和直肠中动脉。髂腹下神经位于腹膜后,进入盆腔后走行于内脏间隙中,可在骶岬距中线大约 1cm 处,或距输尿管内侧约 2cm 处发现,它紧贴盆壁沿输尿管、髂内动脉向侧方、尾侧走行。盆腔自主神经从由骶神经内脏支在盆腔前侧壁与腹下神经汇合而成,PANP 位于精囊血管或子宫颈水平,为菱形的致密神经组织斑,如有直肠中动脉存在时,此动脉正好穿过该结构。PANP 的神经纤维大多支配泌尿生殖器官功能,也有一些小的分支进入直肠系膜,支配直肠。在保留神经的直肠癌根治术中,应该尽可能地保护这些神经的功能。直肠中动脉位于前列腺和阴道穹隆水平,由阴部动脉分出,向直肠方向走行,在距中线 4cm 处跨过第 3 骶神经的近侧,由于直肠中动脉与第 3 骶神经的固定解剖关系,可以作为寻找该神经的标志。由于脂肪和纤维结缔组织包绕直肠中动静脉和骶神经,构成所谓的"直肠侧韧带",但实际机体并不存在此结构。

TME 的理论基础:直肠癌 TME 的理论基础是建立在盆腔脏层和壁层之间有一个外科平面,这一平面为直肠癌完整切除设定了切除范围,并且直肠癌浸润通常局限于此范围内。直肠癌中大约 65%~80%病例存在直肠周围的局部病变,包括直肠周围直接浸润和肠周淋巴结转移或直肠血管周围淋巴结转移,所有这些局部病变均在盆腔脏层筋膜范围之内。heald 首次报道的 6 例 TME 直肠癌的病理研究表明,其中 5 例直肠系膜中有癌灶,直肠癌播散超过癌肿远端 2cm 的有 3 例;Quirke 研究表明直肠癌局部病变均在系膜范围内,术中直肠系膜的残留与局部的复发有关;Hida 的资料表明下端直肠癌中 19%的直肠系膜内淋巴结有转移,其扩散范围为3cm。因而,TME的手术原则是合理的,能够切除直肠癌癌肿及其局部浸润病灶。

TME手术适应证:TME主要适用于无远处转移的直肠中下部的T1～3期直肠癌,并且癌肿未侵出筋膜脏层,大多数适合低位前切除者基本上均适用于TME。对于癌肿较大侵及壁层筋膜或周围器官、骶骨的患者,TME已经失去了原有的意义。而对于直肠上段和直乙交界处的直肠癌,直肠本身为腹膜返折所覆盖,可以保留一部分远端直肠系膜,因此,完整的直肠系膜切除术并非必要。Lopez-kostner等对乙状结肠癌、上段直肠癌以及中下段直肠癌三组共891例进行了比较,发现中下段直肠癌局部复发率明显高于其他两者,而上段直肠癌和乙状结肠癌相比局部复发率并无显著性差别。因此认为,上段直肠癌应和乙状结肠癌同等对待,不必行TME。

TME的手术原则:①直视下在骶前间隙中进行锐性分离;②保持盆筋膜脏层的完整无破损;③肿瘤远端直肠系膜的切除不得少于5cm。凡不能达到上述要求者,均不能称做直肠系膜全切除术。

TME与传统的手术方式有很大的不同。首先,分离直肠系膜时采用剪刀或电刀,沿直肠系膜周围的脏壁层盆筋膜之间无血管区进行,直至全部游离直肠系膜及直肠,传统手术通常以钝性分离直肠,解剖层面不清,容易撕裂系膜或肿瘤导致直肠系膜的残留及肿瘤的播散,这是TME与传统手术的最大区别;其次,TME强调的是环绕剥离直肠系膜,包括直肠及肿瘤,肿瘤远端的直肠系膜切除应达5cm或全部直肠系膜,与传统手术只注重切缘距肿瘤距离不同;另外,TME对直肠侧韧带的分离中亦采用锐性分离,避免了传统手术中钳夹、剪开、结扎的方式,有利于骨盆神经丛的保护。

TME的质量控制必须包括病理医师的系统检查。直肠癌术后周边切缘(circumferential resection margin, CRM)是指将整个直肠肿瘤和直肠系膜沿冠状面连续切片,观察其整个周边切缘是否有肿瘤侵犯,是评价TME手术效果的重要指标。根治性切除(R_0)是指肠系膜完整切除,肠管切端无肿瘤残余,CRM阴性。R_1切除是指镜下有癌残余,R_2切除是肉眼有癌残余。

TME能够降低直肠癌术后局部复发率,提高患者生存率;TME能够增加保肛率;TME强调直视下锐性分离直肠系膜,更容易发现并保护盆腔神经丛,行保留神经的直肠癌根治术;由于TME强调在盆腔脏壁层腹膜之间锐性分离,因此,骶前出血的概率明显减少。由于TME需要更低位的吻合,使TME后容易发生吻合口瘘,因此,行TME时需要具备娴熟的操作技巧。

输尿管损伤的预防及处理:直肠癌手术偶可有输尿管的损伤,其主要原因是解剖关系不清或操作粗暴。在剪开乙状结肠系膜左侧的侧腹膜时,可能将左侧输尿管一并提起剪断;在结扎肠系膜下血管时,也易造成高位输尿管的损伤;缝合止血不当,可牵扯输尿管使其管腔受阻;错误地将输尿管从后腹壁剥离出来,损伤其营养血管,可能造成术后坏死;直肠内肿物较大向周围浸润严重时,致使解剖关系不清引起误伤等。因此,手术时应熟悉解剖关系,自始至终应辨认输尿管的方向及位置。在切断肠系膜下动、静脉、直肠侧韧带及切开乙状结肠系膜时,应避开输尿管,然后再钳夹、切断。如辨认不清,可轻轻钳夹,若出现蠕动则为输尿管。或轻轻牵拉已暴露的输尿管,有助于辨别其走行。对于较大的直肠肿瘤,术前应行输尿管逆行插管,以指导手术操作。手术中要仔细观察有无尿外渗及输尿管是否扩张、梗阻。一旦损伤,可经输尿管破裂口向膀胱内插入输尿管导管,由尿道引出,输尿管导管的另一端经破裂口插入肾盂(用4-0号丝线或尼龙线缝合输尿管破裂口)可保证尿液引流,又可防止尿液由缝合的裂口外溢。

骶前静脉丛出血的预防及处理:直肠癌术中大出血主要发生在骶前静脉丛破裂。骶前静脉丛的前面为骶前筋膜,此筋膜上部较厚,下部较薄。在游离直肠后壁时,未在骶前间隙内进行或强行分离含有血管的条索,可造成骶前筋膜撕裂,引起骶前静脉丛破裂出血。有时用止血钳或大镊子夹持纱布做压迫止血时,不慎刺破骶前筋膜及静脉丛。作者遇到一例在手术结束前,进行盆腔冲洗时,术者用纱布擦拭盆腔积液时引起多量出血,很难加以控制。如已发生出血,应立即用热盐水纱布压迫止血,不应钳夹或缝合止血,因骶前静脉丛贴近骶骨骨膜,钳夹或缝合往往加重对静脉丛的撕裂,不严重的出血经压迫后一般可以止血。也可用钛合金制成的图钉,直接按在出血部位的骶骨上止血。如出血量较大,用上述方法不能止血时,可结扎双侧的髂内动脉,因盆腔的静脉血主要来自髂内动脉,双侧髂内动脉结扎后,可减少静脉出血。

第二节 膀　　胱

膀胱 vesica urinaria 是一囊状贮尿器官，其形态、大小、位置及壁的厚薄均随年龄、性别及尿液的充盈程度而有所不同。

一、位置及形态

膀胱位于盆腔的前部，耻骨联合及左、右耻骨支的后方，因此，耻骨骨折有时可合并有膀胱损伤。空虚的膀胱呈锥体状，前端尖细，朝向前上方，称**膀胱顶**，后部膨大，朝向后下方，男性邻近直肠前壁，女性邻接阴道前壁，称**膀胱底**。膀胱顶、底之间的广大部分为**膀胱体**。膀胱的最下部是**膀胱颈**，借尿道内口与尿道相通，女性膀胱颈直接贴附在尿生殖膈上，其内口较男性为低，约在耻骨联合中央以下或下缘附近。膀胱有四面（上面、后面及两个下外侧面）及四角。四角各与一管道相接，即前角与脐尿管相连，后外侧角连于左、右输尿管，下角连接尿道。膀胱上面被覆有腹膜，与乙状结肠和部分回肠为邻，女性前倾的子宫也与膀胱上面接触。腹膜在膀胱顶处与膀胱结合紧密，在体部的两侧缘与膀胱结合疏松易于分离，并向两侧移行于盆腔侧壁，转折移行处的腹膜凹陷为膀胱旁窝。向后腹膜延续到膀胱后面的上部，并转折至直肠前壁，形成直肠膀胱陷凹。膀胱下外侧面的前上部与耻骨联合、闭孔内肌之间隔以耻骨后间隙，间隙内充填有脂肪及结缔组织，内含丰富的阴部静脉丛，并以耻骨前列腺韧带（女性为耻骨膀胱韧带）为界。下外侧面的下部与肛提肌、输精管相邻接。下外侧面与肛提肌、闭孔内肌及其筋膜间有疏松的结缔组织填充，称为**膀胱旁组织**。其中包含有至膀胱、输精管的动脉；自阴部静脉丛至盆侧壁的静脉；至膀胱的神经丛及输尿管，男性还有输精管。膀胱的后面（膀胱底）上部有腹膜覆盖，男性为直肠膀胱陷凹。底的下外侧部在腹膜返折线以下与精囊腺、输精管壶腹相邻。女性的膀胱底没有腹膜，借富有静脉的疏松结缔组织与阴道前壁、子宫颈相邻接。

通常成人膀胱的平均容量为 300～500ml，最大容量可达 800ml。空虚时膀胱全部位于盆腔内，但小儿膀胱空虚时也超出耻骨联合之上，至 6 岁左右降至盆腔。老年人膀胱则低于耻骨联合平面。膀胱充盈时，膀胱与腹前壁间的腹膜返折线可移至耻骨联合以上，此时，行耻骨上膀胱穿刺术可不经腹膜腔，也不损伤腹膜。如进行膀胱内取结石、异物及肿瘤摘除等手术时，可向膀胱内注入无菌生理盐水，使膀胱膨满后再做耻骨上膀胱造口术，可以完全在腹膜外进行手术（图 5-24-18）。

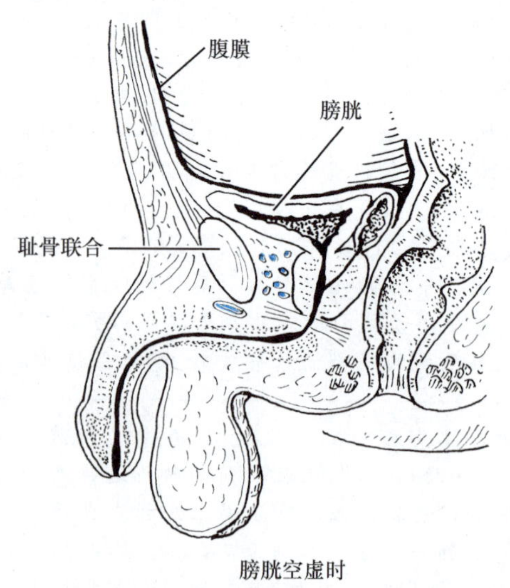

膀胱空虚时

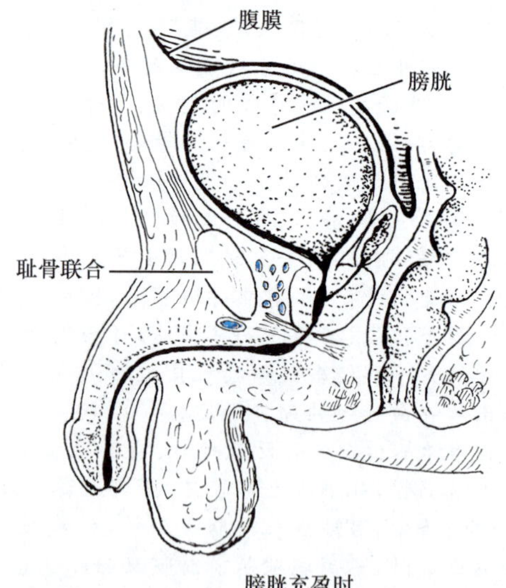

膀胱充盈时

图 5-24-18　膀胱与腹膜的关系

膀胱颈与前列腺的上部相接触，两者间有一明显的沟，沟内有膀胱静脉丛及前列腺静脉。

膀胱壁由黏膜、肌层和外膜构成。外膜是薄层疏松结缔组织，仅膀胱上面有浆膜（腹膜）。肌层为平滑肌，又称**逼尿肌**，肌纤维排列成束，相互交错，大体上外层纵行，内层环行，外层较薄，内层较厚。

有人认为在环行肌深面尚有一些纵行肌束。膀胱壁肌层的厚度随膀胱的膨胀程度不同而有变化，一般在上部较薄，膀胱三角（左、右输尿管口与尿道内口之间的三角区）肌层最厚，在环行肌层的内面，尚有一片明显可见的三角形肌层，由两侧精尿管口伸展至尿道，称为**膀胱三角肌**。此肌与输尿管纵行肌相延续，下降于尿道后壁，达前列腺小囊。男性输尿管纵行肌在穿过膀胱壁环行肌层后即呈扇形扩展，最上部的肌纤维横向走行于两侧输尿管口之间，并与对侧肌纤维相连，形成隆起的输尿管间嵴 interureteric ridge。最外侧份纤维直接走向尿道，近尿道内口处在膀胱颈后壁的中线上可形成轻度隆起嵴，使黏膜隆起，称为**悬雍垂** uvula。

膀胱收缩时内面形成许多皱褶，称为**膀胱襞**，扩张时则完全消失。而膀胱三角无论在膨胀或收缩时，均无皱襞。左右输尿管口之间的黏膜皱襞名**输尿管间襞** plica interureterica，膀胱镜窥胱时为一苍白带，可作为寻找输尿管口的标志。间襞的后上方凹陷，名输尿管后窝，当老年人膀胱肌紧张力减低时，剩余的尿液可滞留其中。输尿管口的外上方亦有一皱襞，为**输尿管襞**plica ureterica，由于输尿管末端有长约 1.5cm 一段斜行穿过膀胱壁，当膀胱内压力加大时，可使输尿管口因受压而闭合，防止尿液逆流入输尿管内。

二、膀胱的韧带

膀胱的韧带系由膀胱周围的结缔组织所形成，对膀胱起固定作用。

1. 膀胱鞘　由围绕膀胱下部的结缔组织所形成，其下部与盆膈上筋膜相续，在女性较为明显，男性膀胱颈部无明显的管状鞘。

2. 侧韧带　膀胱鞘由膀胱基部向外跨过骨盆底，延伸至骨盆侧壁，与围绕膀胱下动脉、膀胱输精管动脉、阴部静脉丛至骨盆壁的静脉、输尿管下端以及男性输精管等结构周围的结缔组织相延续。膀胱侧韧带有固定膀胱基部的作用。

3. 耻骨膀胱韧带　此韧带亦称**耻骨前列腺韧带**。内侧的韧带由盆筋膜增厚而形成，内有平滑肌，厚而坚韧，由耻骨盆面下部紧靠耻骨联合处起始，向后与围绕前列腺基部、膀胱颈部的筋膜融合。两侧的韧带形成耻骨后间隙底的内侧份，位于两侧肛提肌前缘之间裂隙的上方。在耻骨后方，两侧的内侧耻骨膀胱韧带之间，有阴茎背深静脉走行。

除上述韧带外，还有脐正中韧带及脐内侧韧带，使膀胱的前部固定，当膀胱充盈上升至腹腔后，使之紧贴腹前壁。

三、膀胱的血管、淋巴及神经

膀胱上动脉约于耻骨上缘平面发自脐动脉，向内下方走行，分支至膀胱上部及中部。通常每侧膀胱上动脉的分支有 2～3 支，与膀胱壁其他动脉分支有广泛吻合。膀胱上动脉有分支与腹壁下动脉的分支吻合，可能成为髂内动脉结扎后的重要侧支循环。

膀胱下动脉多起于髂内动脉，走行于闭孔动脉的后下方，继则转向内，分支至膀胱底、精囊腺、前列腺及输尿管盆部下份等处。

供应膀胱的动脉在膀胱壁上形成膀胱周围丛，再分支进入黏膜。由于血液供给丰富，膀胱病变时常易发生血尿，膀胱壁的任何手术切口均不会影响其血液供给。

膀胱的静脉不与动脉伴行，向下走向膀胱颈部，围绕膀胱下部及前列腺的两侧形成膀胱前列腺静脉丛，最后汇集成与动脉同名的静脉注入髂内静脉。

膀胱的淋巴：一般认为，膀胱的毛细淋巴管起自黏膜固有层的深侧，注入黏膜下层的毛细淋巴管网。后者发出的淋巴管走向肌层，与肌层的淋巴管汇合。

由膀胱各面发出的集合淋巴管注入不同的淋巴结（图 5-24-19）：①膀胱前面发出的集合淋巴管，注入膀胱前淋巴结，然后沿脐动脉索走行，注入髂内淋巴结或髂间淋巴结；②膀胱外侧面发出的集合淋巴管，沿膀胱下动脉及阴部内动脉走行，经过膀胱外侧淋巴结或直接注入髂内淋巴结及髂间淋巴结；③膀胱上面发出的集合淋巴管，多沿脐动脉索走行，注入髂内淋巴结；一部分集合淋巴管，向外侧越过髂内动、静脉，注入髂外淋巴结。

膀胱的神经：支配膀胱的神经在膀胱两侧构成膀胱丛 plexus vesicalis，由交感、副交感和感觉三种纤维成分构成。自此丛发出膀胱上神经和膀胱下神经，伴随膀胱上、下动脉走行，分布于膀胱上部及下部。

膀胱丛的交感神经纤维来自胸下部和腰上部的节段，行经腰部椎旁神经节、肠系膜间丛、上腹下丛和下腹下丛，换神经元后发出副交感节后纤维再经膀胱丛，分布于膀胱壁平滑肌（逼尿肌），使逼尿肌松弛；分布于膀胱括约肌（尿道内括约肌），使其收缩以贮存尿液。膀胱丛的副交感神经纤维自脊髓第 2～4 骶节发出，经盆神经至膀胱丛，换神经元后，节后纤维分布于膀胱逼尿肌，使其收缩，分布于膀胱括约肌，使其松弛。倘脊髓第 2～4 骶节及其发出的副交感神经纤维受损时，即不能维持正常排尿。虽然膀胱壁平滑肌受交感和副交感神经的双重支配，但是膀胱的正常充盈和排空主要由副交感神经控制。尿道膜部括约肌（尿道外括约肌）由阴部神经分布，有随意管理排尿作用。

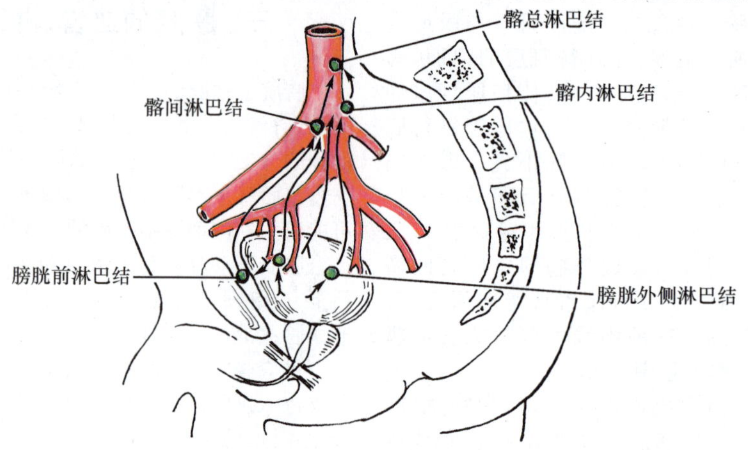

图 5-24-19 膀胱的淋巴引流

膀胱的感觉神经含有痛觉和本体感觉等纤维。痛觉纤维来自胸、腰、骶多节段的脊神经节，伴随交感和副交感神经走行，分布于膀胱。一般认为，传导膀胱痛觉的纤维，经脊髓丘脑束上行，本体感觉纤维经脊髓后索上行。如果为减轻膀胱疼痛而进行脊髓前外侧索，主要是脊髓丘脑束切断术以后，病人仍有膀胱充盈感和尿意。

（一）关于膀胱破裂

膀胱排空时位于盆腔内，因保护较好而受伤的机会较少。膀胱充盈上升至腹腔以后，在外伤中发生破裂的机会较多。按损伤的部位可分为腹膜内和腹膜外两型。有腹膜覆盖的部分破裂称为腹膜内型，常发生在膀胱的顶部及后上部，尿液外渗入腹膜腔内。无腹膜覆盖的部分破裂称为腹膜外破裂，尿外渗至腹膜外间隙中。

膀胱破裂之症状取决于破裂的部位及尿流向何处渗出。一般X线造影可确定诊断及部位。腹膜外型多用非手术治疗，尿道内置导尿管充分引流尿液。腹膜内型多用手术修补，在缝合时应将腹膜及膀胱分次缝合，同时做好尿外渗的引流。

（二）关于膀胱造瘘术

因尿道损伤、尿道狭窄、前列腺增生症等引起的尿潴留，导尿失败时需做膀胱造瘘术。耻骨上膀胱造瘘有两种术式，即耻骨上膀胱穿刺造瘘和耻骨上膀胱切开高位造瘘术。

1. 耻骨上穿刺膀胱造瘘术　在膀胱亢盈的状态时，膀胱上部的腹膜覆盖部被推向上方，耻骨上膀胱为无腹膜区，由此处穿刺造瘘则可避开经过腹膜腔的危险。从体表看选择耻骨联合上方 2cm 的正中线处进行膀胱穿刺造瘘，安全可靠。穿刺点不宜过低，因为膀胱颈和前列腺前面及两侧均有静脉丛而易引起出血。穿刺的方向应垂直，达到膀胱腔时则有落空感（图 5-24-20）。

2. 耻骨上切开膀胱造瘘术　做下腹正中切口，从耻骨联合上方 2cm 向上 4～5cm。暴露膀胱向上推移腹膜时，必须辨认周围界线，因此处血运丰富易出血，应仔细小心。切开膀胱时应以利刀一举切开，扩大切口时以两手指牵开为宜，能减少出血。造瘘管位置应达高位，从体表看以耻骨联合至脐的中点为好。在缝合切口时膀胱要做悬吊，这样能使腹膜位于造瘘口之上，为下次手术创造条件，易更换造瘘管，亦能保持膀胱一定容量（图 5-24-21）。

（三）关于膀胱全切除术

膀胱全切除，选择下腹正中切口（耻骨联合至脐或绕脐）。有时可选择下腹弧形切口，横断腹直肌起点。

首先分离膀胱前壁，将耻骨联合后与膀胱间疏松组织分开，下达膀胱颈部，向上分离出腹膜反折部与膀胱壁界线。再向上分离腹膜返折部，使膀胱前壁及顶部同腹膜分开，直达膀胱底。膀胱侧韧带内有膀胱动脉、静脉丛、输尿管、男性输精管等结构，分离结扎时应准确、细致。在处理膀胱后壁及膀胱颈后部时，应注意防止直肠（女性阴道）损伤，要求层次清晰、准确（图 5-24-22）。输尿管切断后应将近膀胱端结扎线不予剪断，以其为牵引线，向下分离可顺利将直肠（女性阴道）分开达膀胱颈部。

游离、切断、结扎耻骨前列腺韧带（女性为耻骨膀胱韧带），两侧韧带以小直角钳钳夹切断，缝合结扎为宜，因静脉丛丰富易出血（图 5-24-23）。

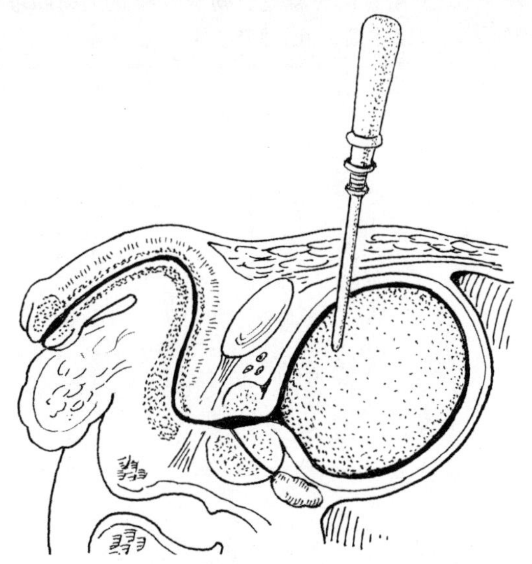

图 5-24-20　用套管针行耻骨上膀胱穿刺造瘘

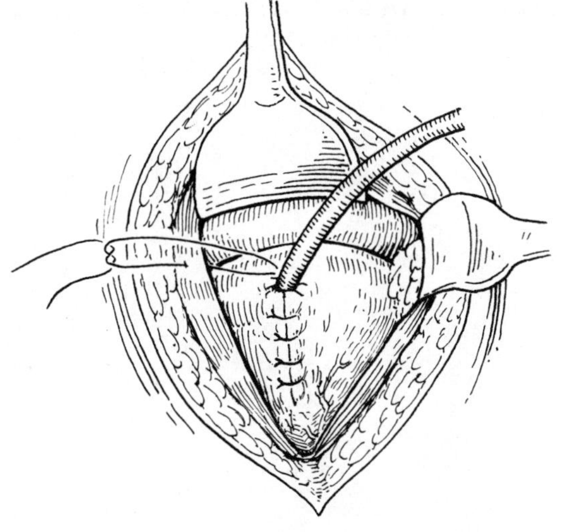

图 5-24-21　耻骨上切开膀胱造瘘，将膀胱悬吊于腹直肌上

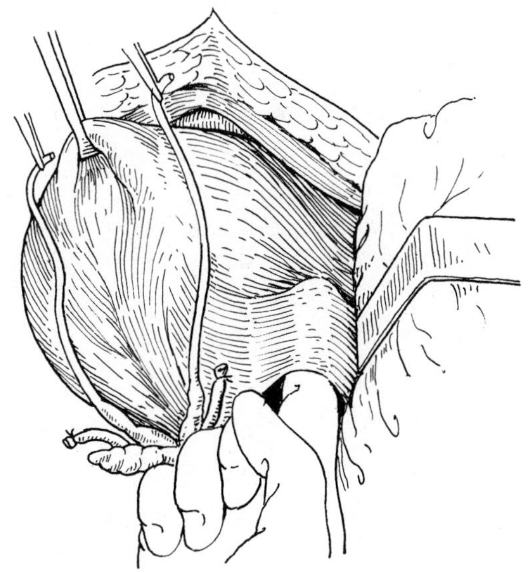

图 5-24-22　膀胱全切除术钝性剥离膀胱后侧韧带

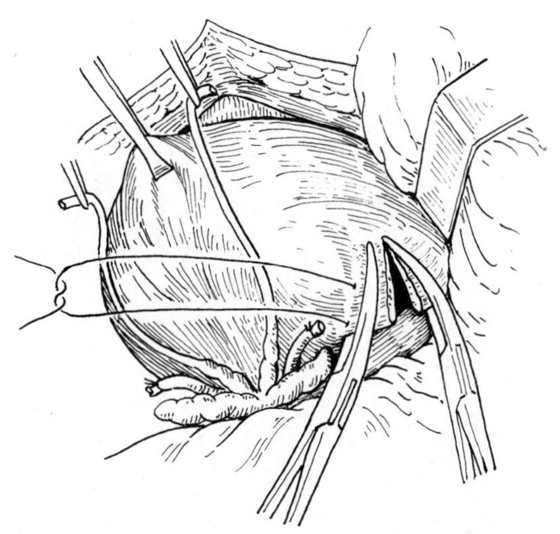

图 5-24-23　膀胱全切除术贯穿缝合结扎后侧韧带

膀胱血供及与膀胱切除术有关解剖

膀胱属血供多源性器官，其血供有来自脐动脉的膀胱上动脉，分布于膀胱上部；膀胱下动脉分布于膀胱底、膀胱颈，前列腺和尿道上 1/3，此外，尚有来自阴部内动脉、直肠下动脉、臀下动脉、输精管动脉、闭孔动脉和髂外动脉等的分支分布于膀胱，故膀胱血供十分丰富，尤以膀胱颈更甚。膀胱的动脉同侧和对侧之间有广泛吻合，因此，术中结扎某一动脉后不致造成局部坏死。膀胱上、下动脉在其走行中与其他结构的位置关系，对术中游离膀胱和其他结构均有一定意义。膀胱上动脉行于输精管内侧，可借以作为膀胱与腹膜的分界线标志，游离膀胱时沿此标志线，从其两侧游离腹膜较为理想；膀胱上动脉与输尿管同行走向膀胱，动脉位于输尿管之上，游离膀胱后壁时须先切断动脉和输尿管，方能同直肠分离。膀胱上动脉入膀胱前，先从其外侧经过输尿管再进入膀胱，游离输尿管末段时，必须注意保护膀胱上动脉。膀胱下动脉沿膀胱侧韧带进入膀胱底，位置深在，不易显露，切断膀胱侧韧带时必须牢固结扎，以免引起术后出血。

第二十五章　女性盆腔内脏

第一节　子　　宫

一、子宫的形态及大小

成年未孕妇女的子宫 uterus，如小鸡卵大，上宽下窄，似倒置的鸭梨状。子宫可分为四部分，即子宫底 fundus uteri，子宫体 corpus uteri，子宫峡部 isthmus uteri 及子宫颈部 cervix uteri。**子宫底**为子宫之顶端，呈凸圆形。两侧输卵管子宫入口处的连线为子宫底、体部之分界线。自此分界线向下达最窄部位的上缘为子宫体部，是子宫最大部分，前后稍偏似球形，厚约 1cm。子宫体部向下约有 1cm 高的最窄段称**子宫峡部**，厚约 0.5cm；此段虽最短窄，但随着妊娠月数的增加可变宽变长，妊娠足月时可达 10cm 高，称**子宫下段** lower uterine segment 。自子宫峡部下缘至子宫外口的细长部分称**子宫颈部**。子宫颈下部与阴道连接，其最下段进入阴道，因此，子宫颈本身又可分为三部分，即从下向上依次为子宫颈阴道部、子宫颈中间部及子宫颈阴道上部。有的文献将子宫颈分为 2 个部分，即子宫颈阴道部及子宫颈阴道上部(图 5-25-1)。

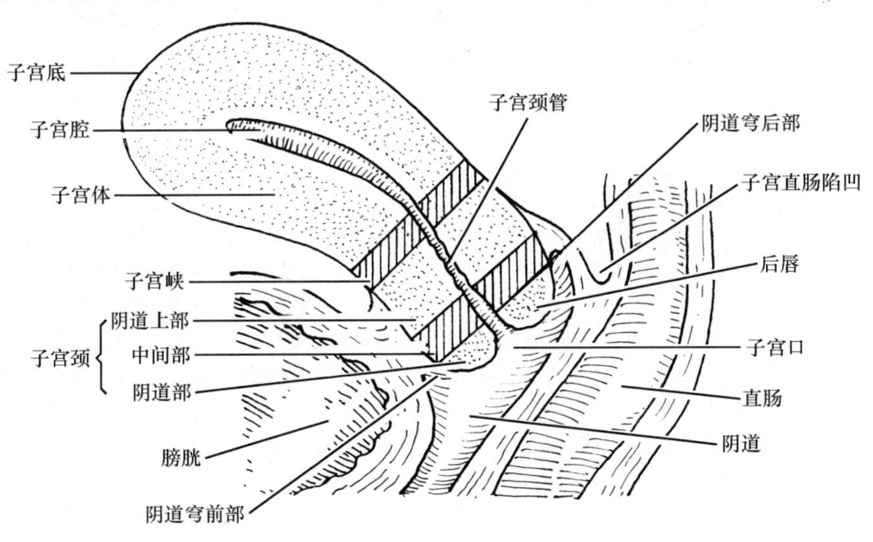

图 5-25-1　子宫(矢状面)

子宫的大小不仅随妇女的不同生理阶段而异，而且与妊娠、分娩有关。妊娠足月胎儿的子宫如成人小指腹大，儿童期的子宫如鸽卵大，青春期子宫如细长的小鸡卵大(体颈比例为 1∶1)，成熟期子宫如小鸡卵大(体颈比例为 2∶1)，分娩过一次的子宫如大鸡卵大，分娩过 5 次以上的多产妇子宫如鸭卵大。经绝后子宫逐渐缩小，如小鸡卵大，但体颈比例不变，授乳期子宫为生理性萎缩，大小与授乳时间的长短成正比，授乳一年以上可缩至卵黄大。总之子宫随年龄的增加由小到大，又由大到小(图 5-25-2)，这是生理现象。反映子宫的大小与不同年龄的雌激素水平有密切关系。此外，还有其他因素影响子宫的大小。此外，子宫的大小也与月经周期有关，如月经前期，子宫内膜处于分泌期，润软肥厚可达 0.5cm，子宫肌处于充血状态，整个子宫可达鸭卵大，易与早孕子宫相混淆，月经过后则恢复正常大小。

临床常见的子宫一致性增大，而无结节，并非子宫肌瘤。有两种可能：第一，子宫一致性增大并稍软，包括子宫肌肥大症及子宫内膜增殖症。这两种子宫均可达到鸭卵大以上，前者是子宫肌层一致性增厚，体部肌层断面可达 2～3cm 厚，后者为子宫内膜过度增生、肥厚，可达 1.0cm 以上。这两种变化常并发月经过多，

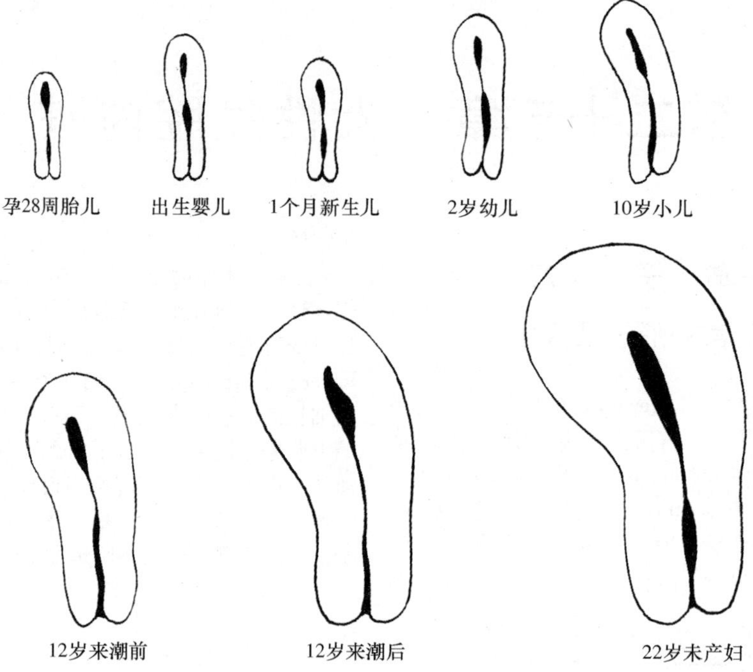

图 5-25-2 不同年龄子宫形态

易误诊为子宫肌瘤。第二，是慢性子宫肌炎，子宫也可达鸭卵大，子宫壁增厚也可达 2cm，主要是纤维组织增生，因此子宫增大且硬，也常并发月经失调，易误诊为子宫肌腺症，但后者多为前或后一侧壁球形增厚。

子宫颈部的形态，大小以及表面是否光滑也随着年龄及孕产情况而不同。未孕成熟期妇女的子宫颈如圆锥形。宫颈阴道部约为 $2.0cm^3$ 大，宫颈表面多光滑。分娩过的成熟期子宫颈变肥大，宫颈阴道部约 $3.5cm^3$ 大，产次越多宫颈越大，宫颈表面常并发糜烂。经产妇子宫颈常因微小的创伤引起子宫颈炎症，一般无明显症状不易发现。慢性子宫颈炎宫颈变大变硬，常为正常宫颈的 2 倍，临床上以子宫颈直径 2～3cm 作为正常大的界限。经绝后子宫颈伴随整个子宫萎缩而缩小。宫颈前后唇的大小有的不一致，多见后唇长于前唇，有时可见后唇的外口边缘处向上长一小舌样突起，颜色与正常黏膜一致，不是肿瘤，也不是畸形，是炎性赘生物。

子宫颈管外口的形态与孕产有关，未孕妇女的子宫颈外口基本是圆形，有刮宫史的子宫外口及流产过的均是椭圆形，有分娩史的子宫颈外口横裂，呈扁圆形，多产妇子宫外口则成横裂口状。子宫外口的大小在未孕情况下直径约 0.3cm，分娩后的直径约 0.5～0.7cm。

子宫颈管表面常出现糜烂，性成熟已婚妇女的子宫颈糜烂发病率高达 50%～70%。子宫颈糜烂与妇女的卵巢功能有关，成熟期妇女处于雌孕激素高水平时期，子宫颈管的柱状上皮增生旺盛，往下向颈管外口移行，形成糜烂面。经绝后妇女卵巢功能低下，雌激素水平下降，子宫颈外口处的柱状上皮自然向颈管内退缩，则糜烂面消失，因此，儿童期及老年期妇女子宫颈表面较光滑(图 5-25-3)。

二、子宫腔的形态

子宫腔额状面宽、矢状面窄，内壁平滑为子宫内膜。子宫腔长度与孕产有关，未孕妇女宫腔长 6.5cm 左右，流产过妇女的宫腔长约 7cm，分娩过妇女的宫腔随产次而异，初产后宫腔可达 7.5cm 左右，多产妇宫腔可达 8～9cm。

子宫腔又分为**子宫内膜腔**(又称**子宫体腔**)及**子宫颈管腔**。子宫内膜腔的容积约 5～8ml，其长度为 2.6～4.5cm，即子宫底至子宫内口距离。内膜腔的最宽横径称第 2 横径，在宫底下 1.0cm，即输卵管入口平面的横径为 2.1～3.5cm。子宫内膜的面积随宫腔的形态而异。

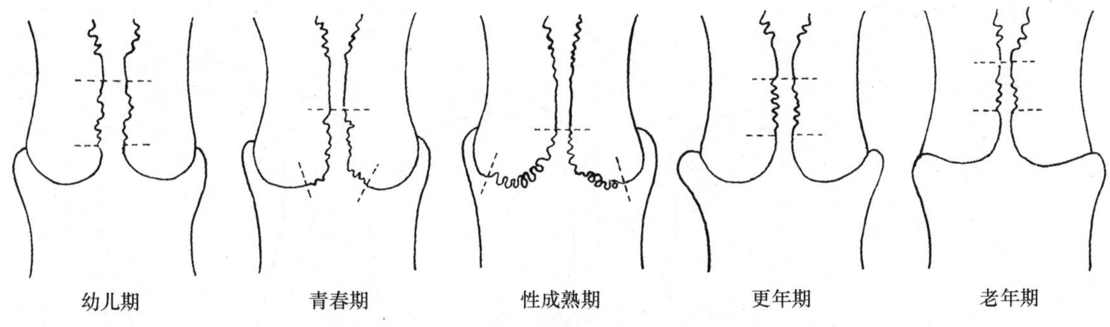

图 5-25-3 年龄与子宫颈管上皮变化的关系

子宫腔的形态基本呈倒三角形，但根据开展频脱环（宫内节育器）的研究，发现子宫内膜的形态是多种多样的。宫腔碘油造影发现，宫腔大致有六种形态：等腰三角形为最多，其次为正三角形及狭长三角形（图 5-25-4），三种三角形之总和占 2/3 以上，其余 1/3 为鞍形、三棱形、扇形、梯形及杯形等（图 5-25-5）。当放置宫内节育器时应考虑，选择适合宫腔形态的宫内节育器类型，才能提高宫内节育器的避孕成功率。临床上虽不能对每例都做宫腔造影，但也可根据妇科检查到的宫体外形，判定其形态。如宫体部呈典型的鸭梨状，宫腔为三角形。

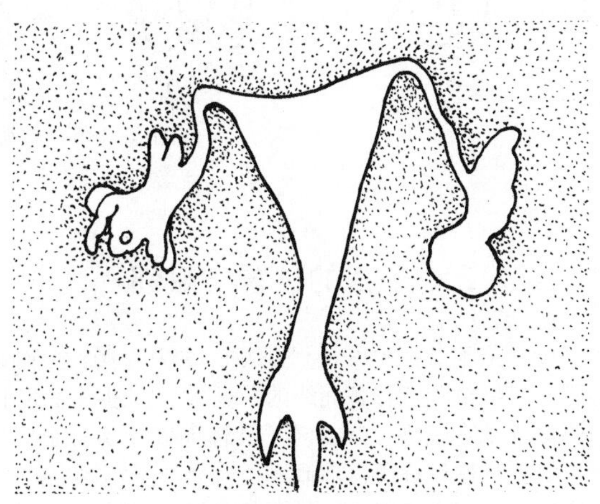

图 5-25-4 碘油造影子宫内膜腔形态

子宫颈管腔的形态：子宫内膜腔下部相通的部分为子宫颈管腔，呈棒状，子宫颈管腔下端称**子宫颈管外口** external cervical os，上端称**子宫颈管内口** enternal cervical os。颈管黏膜面形如棕榈襞。

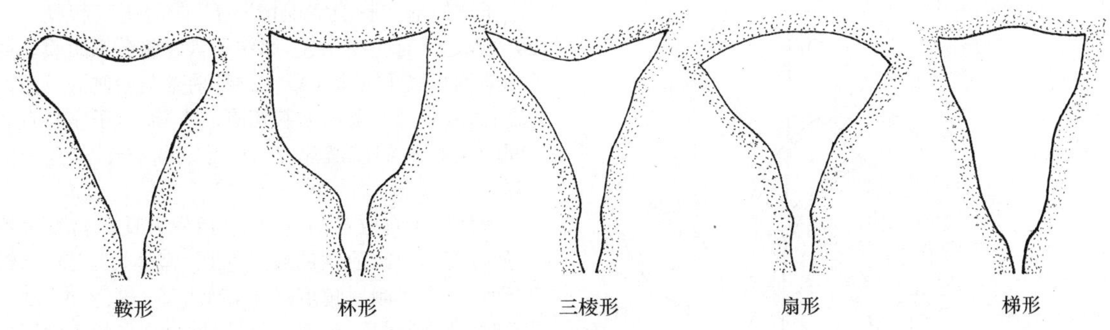

图 5-25-5 子宫内膜腔各种形态

子宫峡管：位于子宫内膜腔与子宫颈管腔之间。峡管呈漏斗状，长 1cm，其上口称峡管内口，即**解剖学内口或子宫内口**，下口称**峡管外口**，即**组织学内口或颈管内口**。子宫峡管与子宫颈管相连。峡管自妊娠 16 周起，由于胎儿逐渐发育宫体变大，峡管也随之变宽变长，至临产时其高度可达 7～10cm，称为**子宫下段** lower uterine segment（图 5-25-6）。

分娩第二期子宫下段变薄，厚度可达 0.5cm 左右，相反子宫体部（子宫上部）变厚，可达 2.5cm 左右。两者之间形成一个生理性缩复环。

据子宫腔造影形态学研究，有一种梯形宫腔，其峡管呈宽大松弛形态。此种形态对带宫内节育器者不利，易发生环下移或脱环。

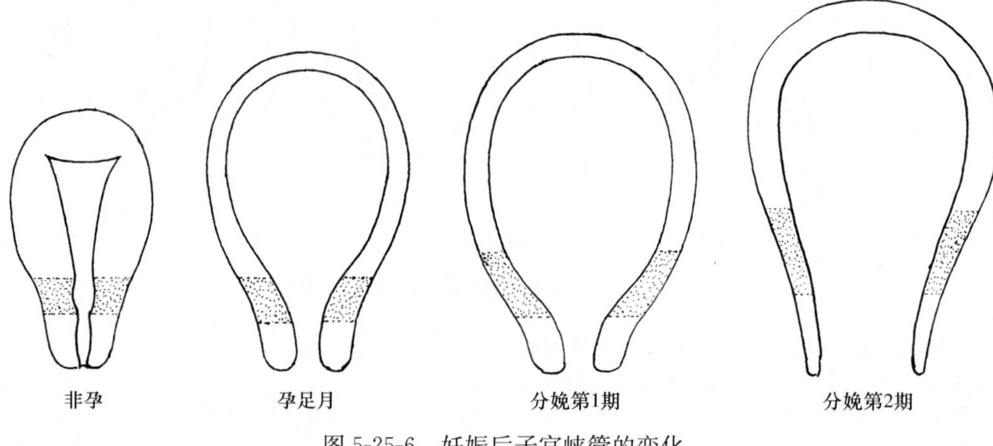

图 5-25-6 妊娠后子宫峡管的变化

三、子宫的位置与毗邻

子宫位于盆腔中央，前为膀胱，后为直肠，最下端宫颈外口恰位于坐骨棘间线的平面上。宫颈低于此平面则称为**子宫脱垂**。站立时子宫体向前下方倾斜，与躯干纵轴相比较称**子宫前倾**。子宫体与子宫颈之间有一弯曲，呈 100°～130°角，即子宫体部的倾斜度大于子宫颈部，子宫体纵轴与子宫颈纵轴延长线向前相互交叉称**子宫前屈**(图 5-25-7)。

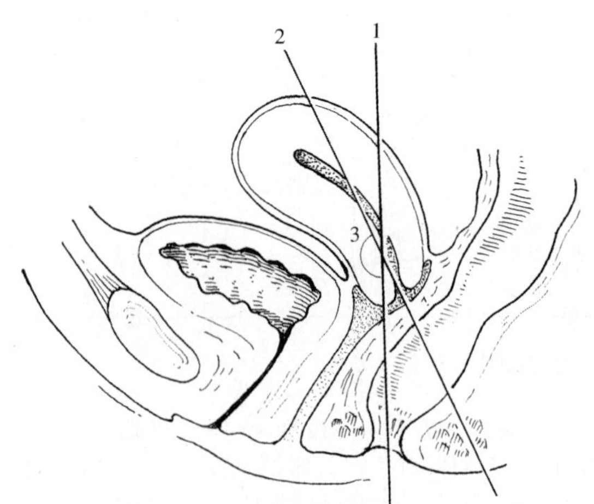

图 5-25-7 子宫前倾前屈关系示意图

1. 躯干纵轴；2. 子宫颈管延长线；3. 子宫体与子宫颈夹角

一般，以前倾屈的子宫为正常的子宫位置，但临床实际上发现，生育过妇女的子宫以后倾的位置占多数。所以，对已生育过的妇女具有轻度后倾的子宫也不能作为异常。经产妇子宫后倾多的原因是产妇习惯于仰卧位，产褥期盆底组织及子宫各韧带处于松弛状态，刚产后子宫重 500 克左右，产后十天恢复近于正常大，重量较大，因此，易形成后倾位。子宫的位置受邻近器官状态的影响，如膀胱充盈、直肠胀满，均可改变子宫的位置，因此，妇科内诊检查之前，必须使其首先排空膀胱。

子宫体部在膀胱空虚情况下，向前俯于膀胱顶上面，两者之间有腹膜相连，称作**子宫膀胱游离腹膜**。此处凹陷称**膀胱子宫窝**。子宫颈部前壁与膀胱底三角区紧密相邻，其间有盆内筋膜相隔。实际上，子宫与直肠之间的关联不如膀胱密切，两者之间有子宫直肠窝相隔。

病理性子宫位置的变化，包括先天性子宫发育不良，如过度的子宫前倾屈或后倾屈（宫体、颈之间呈锐角弯曲）。由于倾屈角度过小，手法又不能矫正，刮宫手术时应特别注意，否则，刮宫器械很易自锐角倾屈处造成穿孔。

子宫后倾是指子宫纵轴与躯干纵轴向后交叉，临床上分三度：子宫底在骶岬平面之上者称Ⅰ度；低于骶岬平面者称Ⅱ度，宫底低于骶岬平面并与宫颈呈锐角向下弯曲，与宫颈平行者称Ⅲ度(图 5-25-8)。

临床上以Ⅲ度子宫后倾作为异常状态。此外，子宫的位置还受盆腔疾患的影响，如子宫颈峡部较大肌瘤可使子宫底超出盆腔而进入腹腔，单侧慢性宫旁结缔组织炎可将子宫底压向对侧；盆腔内子宫内膜移位症可与子宫体粘连形成不能活动的子宫后倾屈。

子宫颈前壁的下 1/4 段及子宫颈后壁下 1/2 段与阴道穹隆连接，此处无浆膜。

子宫颈两侧下方有输尿管通过，斜跨髂总动脉后进入盆腔，沿阔韧带后叶斜向内走行，临近子宫颈旁 2cm 左右在子宫动脉下方通过膀胱子宫韧带两叶之间，进入膀胱底(图 5-25-9)。

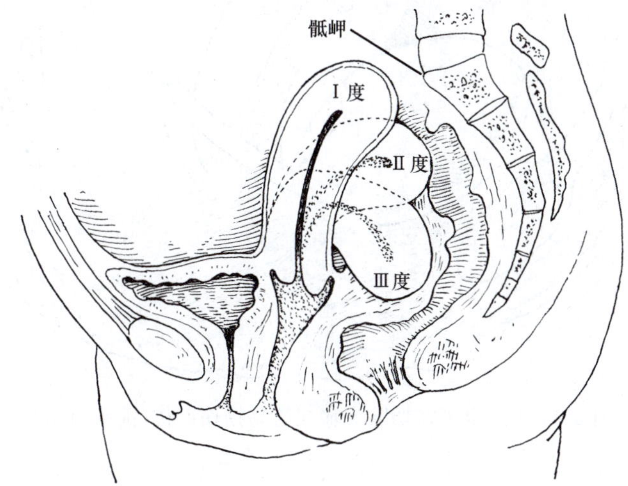

图 5-25-8　子宫后倾后屈分度

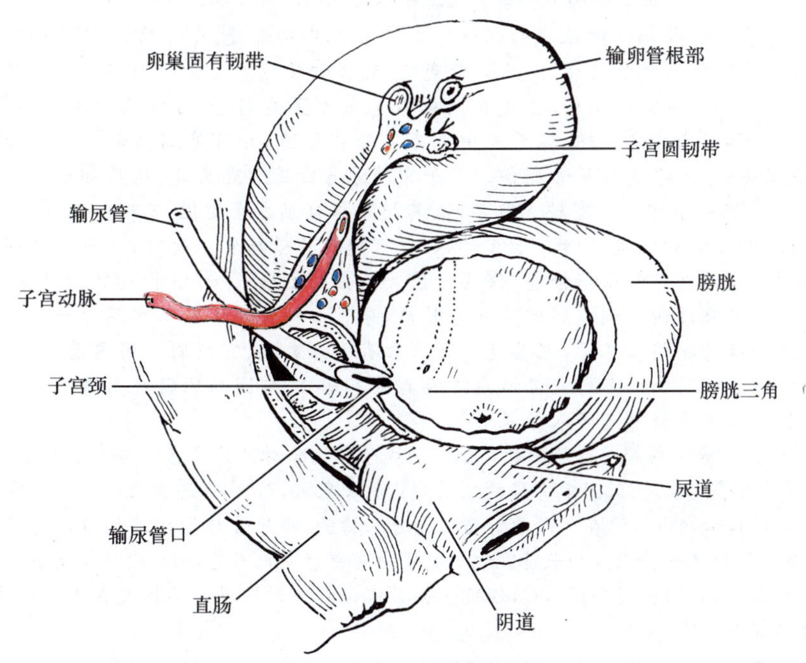

图 5-25-9　输尿管与子宫颈及膀胱的关系

在子宫颈部大小正常情况下，全子宫切除手术靠宫颈两侧切断主韧带时不易损伤输尿管。实际上，容易损伤输尿管的部位是输尿管进入膀胱的部位，即在膀胱子宫韧带及膀胱没有充分推开的情况下钳夹阴道角时，可能损伤输尿管(图 5-25-10)。

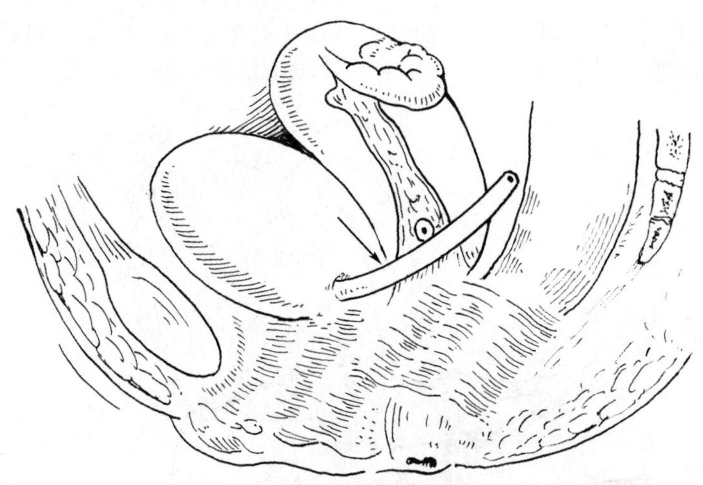

图 5-25-10　全子宫切除术输尿管易损伤部位(箭头所示)

全子宫切除术容易发生输尿管损伤的部位及其预防

1. 腹式全子宫切除易损伤输尿管的部位　①骨盆漏斗韧带处:全子宫加附件切除时,必须切断骨盆漏斗韧带。子宫体部肌瘤较大时,此韧带变短,钳夹韧带越靠近盆壁则距入盆部的输尿管越近,有钳夹损伤的可能。为了防止损伤,可先在阔韧带无血管区造洞,然后以两指扩大再向旁转向骨盆漏斗韧带并提起,再用两指尖捏转,体会其中是否有较粗管道,并可见到韧带内的静脉丛,不清楚前不可贸然大块钳夹,方能避免输尿管损伤。②子宫动脉与输尿管交叉处:从局部解剖关系上,此交叉在宫颈旁 2cm 处,但在子宫颈部有较大肌瘤时,其间距离自然发生变化,有时输尿管在肿瘤的侧壁或前壁走行,因此,即或沿肿瘤边缘钳夹子宫动脉,也可能损伤输尿管。此时,必须分开阔韧带,从阔韧带后叶找出输尿管,沿输尿管走行检查、证实输尿管的去向之后,方可缝扎切断子宫动脉。③输尿管入膀胱角处:当沿子宫颈向下剥离膀胱不充分时,输尿管入膀胱处紧贴子宫颈管与阴道角交界部位,当钳夹阴道角时,很易损伤输尿管,尤其是子宫颈管有慢性炎症、宫颈肥大时更易发生。此处是膀胱子宫韧带前叶,不能唯恐出血不作充分游离。游离得不充分,则因两侧膀胱角位置高,子宫颈两旁不能充分暴露,钳夹阴道角时即可带入输尿管。

2. 阴式子宫全切除时易损伤输尿管的部位　阴式子宫切除对象为子宫脱垂。子宫发生脱垂后,宫体宫颈下降,阴道前穹隆上翻,实际上前穹隆的底层为膀胱三角区,因此,尿道向上膀胱三角区上翻倒置达子宫前面(图 5-25-11),两侧输尿管在宫颈旁折叠向上进入膀胱,输尿管与子宫颈之间的局解关系发生了根本性改变,术者应了解这一特点。如果膀胱返折腹膜向两侧游离的不充分时,输尿管反折部分恰好位于主韧带中段的上缘宫旁组织内(图 5-25-12),钳夹主韧带偏向外侧时即可将其钳夹在内。预防方法,应将膀胱向上及两侧作充分游离。

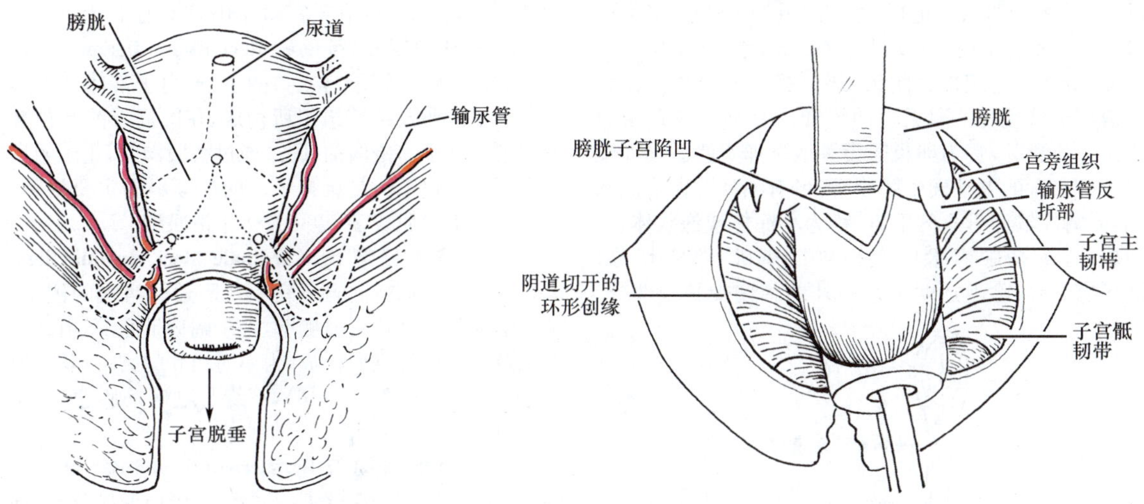

图 5-25-11 膀胱倒置,输尿管变位示意图

图 5-25-12 输尿管反折部位与子宫颈及宫旁组织的关系

四、子宫的结构

子宫壁分为三层,外层为腹膜(脏层),也称浆膜,子宫的两侧壁及子宫颈前壁无浆膜覆盖。中层为肌层,其厚约 0.8～1.0cm,由平滑肌及弹性纤维组成,按其走行特点又分为三层:外层纵行,内层环行,中层为各方向肌纤维交错走行,此层最厚并含有丰富的血管。非妊娠状态子宫三层肌肉不易分清,妊娠足月剖宫产手术时可看清肌纤维的层次。一般所谓的**子宫筋膜**即为子宫肌的外层。所谓筋膜内子宫切除术,即指在子宫肌外层下进行。子宫壁内层为黏膜层,亦称子宫内膜。子宫内膜厚度随着月经周期而变化,子宫内膜增殖期厚约 0.3cm,分泌期可达 0.5～0.8cm 厚,子宫内膜的功能层随着月经期呈周期性地脱落更新。

子宫肌纤维的分布并不一致,子宫体前后壁的肌纤维多于两侧壁,子宫体部多于子宫颈部。子宫颈部的肌纤维只占 1/10,环形走行。因此,子宫颈部比子宫体部硬,在正常情况下,宫颈的硬度如鼻尖样硬,宫颈内注药不易成功。

子宫体部的肌纤维在甾体激素作用下可产生生理性收缩,在雌激素的作用下,每秒钟可产生两次收缩,腔内压力可达 2mmHg(0.267kPa)在孕激素作用下,每 2 秒钟可产生一次收缩,子宫腔内压力上升,可达 10mmHg(1.33kPa)。

五、子宫的固定结构

子宫在盆腔内维持一定的位置,有赖于盆底组织的衬托、宫旁组织及子宫诸韧带的支持。子宫的韧带共有五对。

1. 子宫阔韧带 lig. Latum uterl, Broad ligament 此韧带最宽,起自子宫两侧缘,向外侧伸展达骨盆侧壁,形成两片双层的腹膜皱襞。上缘为游离缘,包有输卵管,下缘附着于盆底,移行于盆底腹膜。

阔韧带上缘两层腹膜之间包裹着输卵管,前面有圆韧带,后面有卵巢,卵巢内侧有卵巢子宫韧带,外侧有卵巢悬韧带;此外,两层韧带内尚含有疏松的宫旁结缔组织、输尿管、血管、淋巴以及神经等组织。子宫阔韧带可控制子宫向两侧倾斜,如一侧阔韧带内有占位性病变,子宫向对侧倾斜。

宫旁结缔组织 parametrium 在子宫颈周围尤为发达,向下延续为阴道旁组织,向前至膀胱底两侧,向后达直肠旁组织。这些疏松结缔组织互相连接,分娩过程中阴道侧穹隆发生裂伤时,子宫旁组织可形成血肿,血肿能直接蔓延到整个阔韧带内。一旦产后发生感染,如宫旁结缔组织炎,可在阔韧带内形成大片浸润块,炎症向下浸润可达阴道侧穹隆,向旁达盆壁。

子宫阔韧带有 3 个系膜:①**输卵管系膜**:为卵管与卵巢系膜根之间的一段系膜,内有如"四字排列的输卵管血管"(图 5-25-13)。②**卵巢系膜**:自卵巢前缘与阔韧带后叶之间的一段系膜,其间有卵巢动、静脉走行(图 5-25-14)。卵巢系膜内尚有附属于卵巢的胚胎残余器官,也称为卵巢附属器,卵巢门上方有一排短管,称**卵巢上体** epophoron 或**卵巢冠**、**副卵巢**。于卵巢系膜内侧近子宫角处也有少数短管,称**卵巢旁体** paraphoron 。卵巢上体与卵巢旁体上缘有一条横行管道相连通,称**卵巢冠纵管**。此管自外向内走行,并沿宫体侧缘下行,至颈峡部后此管进入子宫颈管肌层内走行，直至阴道侧穹隆壁内停止。进入子宫颈管壁内的一段称为Gartner管(图 5-25-15)。当 Gartner 管管腔部分闭锁，部分腔内分泌物贮留可形成阴道壁囊肿。卵巢冠的短臂内有分泌物贮留时也可形成囊肿，称为**卵巢冠囊肿**或**副卵巢囊肿**。卵巢冠外侧小管的下端发生闭锁时，可有液体贮留形成水泡，附着在输卵管伞的下方，称为**小泡体**或**泡状体**，一般较小，不是肿瘤术中发现可以刺破，不必切除。③子宫系膜：除上述两个系膜外的阔韧带其余部分称子宫系膜，系膜内有子宫动、静脉及输尿管走行。

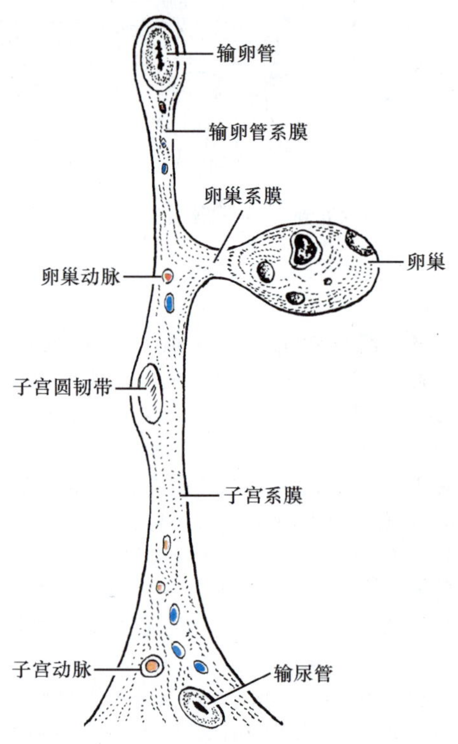

图 5-25-13 子宫阔韧带(矢状面)

2. 子宫圆韧带 lig. teres uteri, Round ligament 起自子宫角部输卵管子宫入口的下方，由子宫体部延续而来的平滑肌及结缔组织所构成，在阔韧带前叶包裹下逐渐离开子宫走向前外方，通过腹股沟管，止于阴阜及大阴唇的皮下。是维持子宫向前倾斜的主要韧带。圆韧带内平滑肌较多，也可发生平滑肌瘤。

3. 子宫主韧带 lig. Cardinale uteri, cardinal ligament 子宫主韧带起自子宫颈及阴道侧穹隆的侧缘，呈扇形向外展开达骨盆侧壁，位于阔韧带底部，由结缔组织及平滑肌纤维所构成，为一对粗壮的韧带，其间血管丰富呈网状(图 5-25-16)，下缘与盆底筋膜愈着，手术时可使其游离。

4. 子宫骶骨韧带 lig. sacrouteri, uterosacral ligament 起自子宫颈后壁下段，"八"字形向两侧分开，向后绕过直肠，抵止于第 2、3 骶椎前面筋膜。韧带由平滑肌和结缔组织构成，外有盆腔腹膜覆盖，短厚有力；将子宫颈向后上方牵引，对保持子宫的前倾位置起一定作用。实质上，子宫骶骨韧带是阔韧带后叶下端在子宫颈后壁形成的两个腹膜皱襞，带构成子宫直肠窝的两侧壁。此韧带内主要为结缔组织、少量平滑肌纤维、部分腹下神经丛及盆神经丛的神经纤维。炎症时增厚，正常状态下，子宫骶骨韧带较薄，约 2mm，子宫全切除术时，可与宫旁主韧带一同钳夹切断。

5. 膀胱子宫韧带 lig. vesicouteri，或称**膀胱子宫襞 plica vesicouterina** 此韧带短而薄，起自子宫颈前壁两侧，向下达两侧膀胱底的输尿管入口处，由结缔组织构成，其中有输尿管通过，将此韧带分成前、后两叶，前叶富有静脉丛。此韧带保持子宫位置的作用不大，但在子宫全切除术的处理上非常重要：一是向下游离膀胱时，如碰破此韧带的静脉丛可引起大出血，二是此韧带前叶如未彻底分离，当子宫全切，切断阴道角时，可能损伤输尿管。

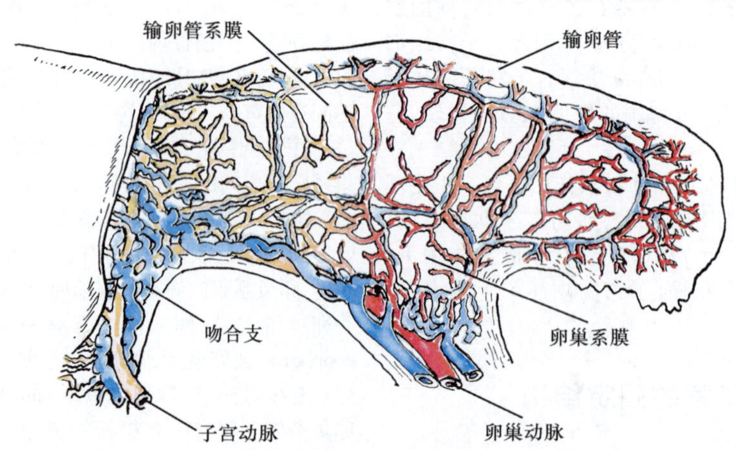

图 5-25-14 输卵管系膜及卵巢系膜内血管走行

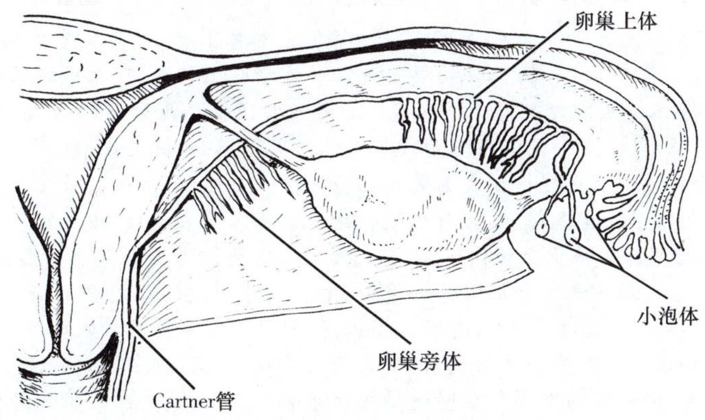

图 5-25-15 Cartner 管走行

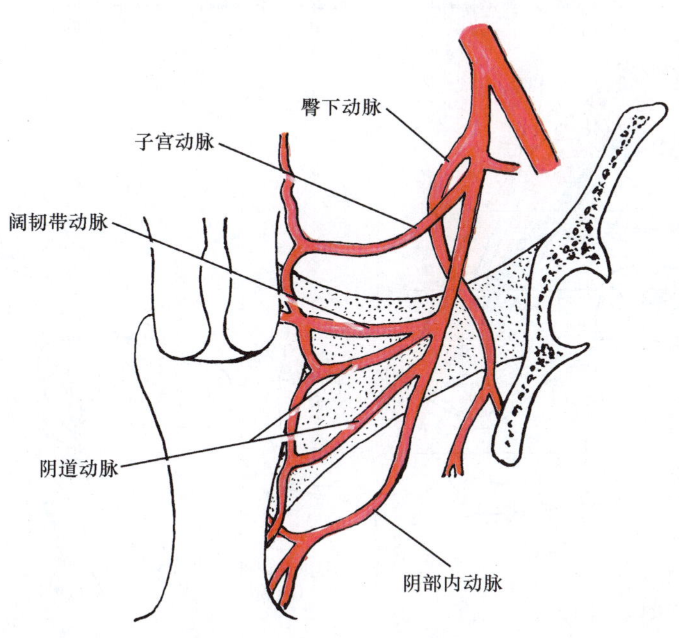

图 5-25-16 子宫主韧带内动脉走行

容易发生输尿管损伤的其他妇产科手术

1. 阔韧带卵巢囊肿切除术 卵巢囊肿向阔韧带内扩大时，逐渐向盆壁侧发展。肿瘤有新生儿头大时已占满半侧盆腔，此时切除囊肿有两处容易损伤输尿管。一处是切断骨盆漏斗韧带时，因阔韧带内有囊肿占据，此韧带明显缩短(肿瘤越大相对韧带越短)，有时只能容下两把止血钳，如做大块钳夹切割，则可能连同输尿管一并钳夹在内而切断，因输尿管恰好在此韧带外侧向盆内走行(图 5-25-17)。预防损伤的方法，首先将此韧带浆膜切开，然后用弯止血钳将韧带内血管束挑起，看清其中有无较粗的管状物，如有可沿其向盆侧寻找来源，找到髂总血管时即可证实是否为输尿管的入盆部分，证实后将其游离后再钳夹韧带并切断。另一处是剥离肿瘤后壁及其基底部时要注意输尿管，有时可紧贴肿瘤表面，防止剥离时损伤(图 5-25-18)。因输尿管附于阔韧带后叶上，与肿瘤后壁或底部关系密切。

2. 子宫颈峡部肌瘤次全切除术 子宫颈峡部肌瘤越大，输尿管越靠近肿瘤，当肌瘤达新生儿头大以上时，输尿管可能经肌瘤侧壁表面走行。不可轻易切断子宫动脉上行支，应首先辨认清楚输尿管，输尿管触之有蠕动，管壁上有血管走行，将其游离后，再行处理子宫动脉上行支，可防止输尿管损伤。

3. 腹膜外剖宫产手术　腹膜外剖宫产手术实际上是子宫下截弧形切开的术式，因子宫下段暴露在腹膜外，子宫切口位置较低，尤其是当子宫下段形成不良的情况下，切口低又窄，当娩出胎头困难时往往将切口向旁撕裂扩大，缝合切口时有可能将扩大撕裂侧的输尿管一并缝合，造成输尿管子宫颈阴道瘘。因输尿管在子宫颈旁的走行越往下距宫颈越近，此时必须将输尿管暴露出来，才能防止损伤。

4. 子宫全切除术后阴道断端出血经阴道缝合止血　子宫全切术后断端出血常发生在两侧阴道角的部位，因阴道角的动脉分支术中未做专门缝扎而造成，术后由于阴道断端缝合的肠线松弛，此小动脉开口部血栓脱落反复出血。有的术者直接经阴道缝扎止血，缝针即可贯穿输尿管入膀胱的部分，造成输尿管阴道瘘。从局解关系应知阴道角外侧恰是膀胱角，输尿管入膀胱处，阴道断端顶部恰是膀胱底部，因此，从阴道缝合阴道断端出血时，缝针容易贯穿损伤膀胱壁或输尿管壁，是最危险的。拆线后出现漏尿现象时应做肾盂静脉造影确诊。预防方法：自阴道缝合止血时，缝针不可超过阴道壁的厚度(0.3cm)，如自阴道缝扎止血不成，不可勉强缝合，应经腹直视下分离盆腔腹膜闭锁端，找出出血点确切缝扎。

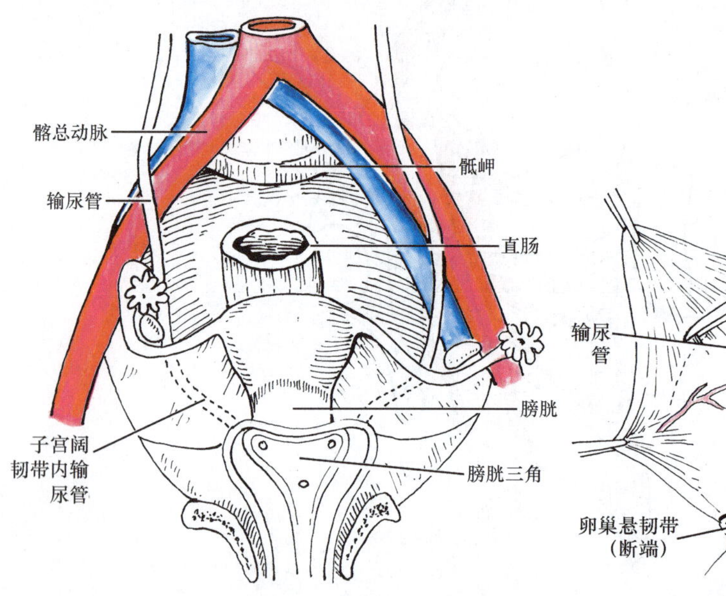

图 5-25-17　输尿管与卵巢悬韧带(骨盆漏斗韧带)的关系

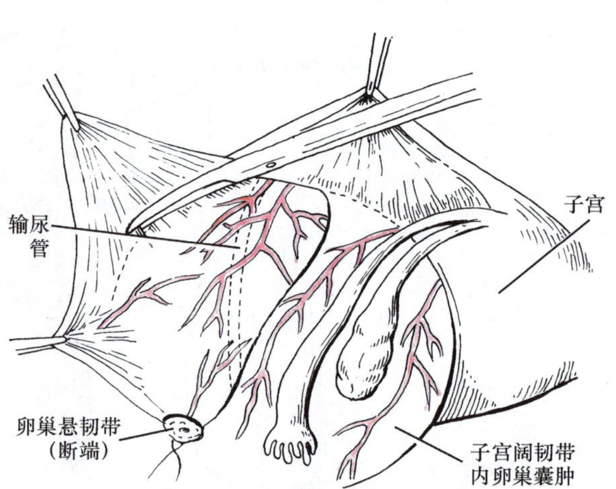

图 5-25-18　输尿管紧贴囊肿侧后壁走行

六、子宫的血管、神经及淋巴

1. 子宫动脉 a. uterina　为髂内动脉前干的分支，沿骨盆侧壁向前内下方走行，经子宫阔韧带的下半两叶之间，达子宫颈峡部外侧约 2cm 处斜跨输尿管，至子宫颈阴道上部侧缘，分为上、下两支，即子宫动脉上、下行支。子宫动脉上行支较粗，沿子宫颈峡部侧缘迂曲上升，至子宫体部后进入宫体称子宫体支，上行支继续向上于子宫角处分出子宫底支、卵巢支及输卵管支。卵巢支与卵巢动脉的分支于宫角旁输卵管系膜内相吻合。子宫动脉下行支较细，分布于子宫颈部及阴道穹隆部。

子宫动脉的子宫体支自宫体侧缘向子宫前后壁发出多数分支，称**弓状支**。弓状支又分出许多细小分支，称**周边支**及**放射状支**(图 5-25-19)。两侧弓状支于宫体正中相互吻合。子宫动脉于子宫下段的分支基本与体部分支相似，但放射状支较体部多而且密集。子宫动脉下行支于子宫颈部的分支与宫体部分支不同，无弓状支。

2. 子宫静脉 v. uterina　子宫各部静脉均与同名动脉伴行，但支数较多，并形成许多静脉丛，根据子宫微细血管的构筑造形研究，子宫角、宫体旁及宫颈旁均有静脉丛存在(图 5-25-20)。上述 3 个部位静脉丛的血液回流经子宫静脉流入髂内静脉。子宫静脉共有两支，一支伴行子宫动脉，称**浅子宫静脉**；另一支走行于阔韧带基底部，称**深子宫静脉**。两支静脉均回流于髂内静脉。

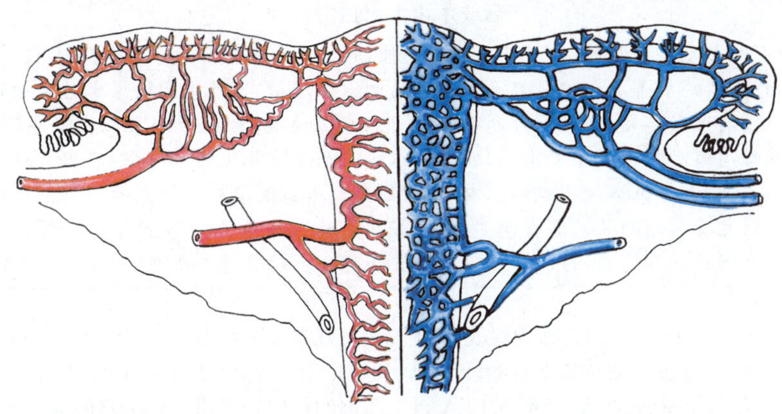

图 5-25-19　子宫动、静脉及其分支

全子宫切除术的出血部位及其预防

全子宫切除术容易发生出血的部位有四处：①子宫角部：多因用于提起子宫的两把钳子钳夹位置过于靠近子宫角，将宫角钳碎而引起静脉丛出血。一旦发生出血应立即行“8”字缝合止血，有时缝合后仍有渗血，应以热盐水纱布压迫或缝扎出血点。防止出血的方法是将止血钳距宫角 1.5cm 之外钳夹。为了钳夹牢固，应将卵巢子宫韧带及圆韧带一同钳夹在内。②子宫体部边缘：当全子宫切除保留卵巢时，沿宫旁两把止血钳之间切断宫旁组织，如果切缘过于靠近宫旁止血钳，断端易于退缩滑脱，引起静脉丛出血。虽为切除子宫，但静脉出血影响手术操作，因此，勿过分靠近宫体旁切断，以防断端过短退缩。③膀胱子宫韧带处：当沿子宫颈向下推离膀胱时，有的术者以手指尖卷纱布沿子宫颈向下大片剥离，常常将两侧膀胱子宫韧带内的静脉丛剥破，造成出血。因是静脉丛，缝扎止血无效，应立即用热盐水纱布压迫止血。④子宫骶骨韧带处：有的术者处理子宫骶骨韧带时不是先缝扎后切断，而是直接剪断，因为韧带内含有数条静脉支，直接剪断后，上下断端均有出血，必须缝扎后剪断。

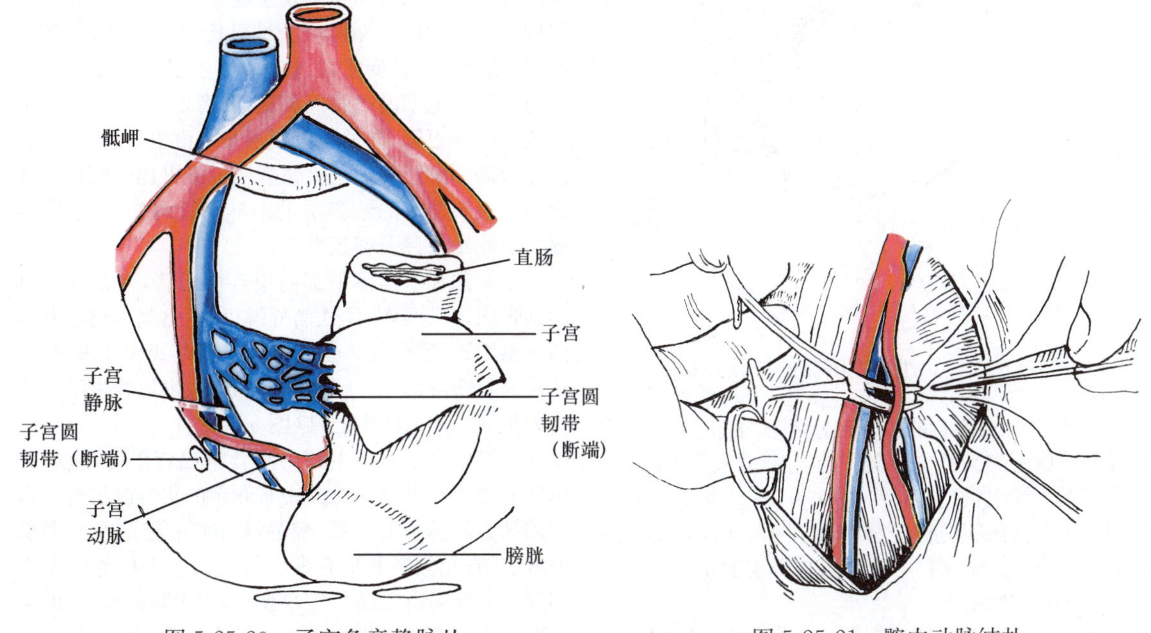

图 5-25-20　子宫角旁静脉丛

图 5-25-21　髂内动脉结扎

产后或术中大出血的处理

产后大出血有时是无法控制的，为了保存生育功能，可进行髂内动脉结扎(图 5-25-21)，可以达到较好的止血目的。妇科有些癌瘤手术也可引起无法控制的大出血，如广泛性子宫切除术时主韧带断端的滑脱、闭孔动静脉的损伤，均可引起大出血，虽可利用温热大纱布压迫，有时也难以止血。绒癌子宫旁转移灶手术切除时，切断病灶周边时即可发生大出血，因癌组织脆弱无法缝扎止血，有时越缝出血越多，均须结扎髂内动脉进行止血。产科大出血须结扎双侧髂内动脉，妇科大出血仅须结扎出血的一侧。文献资料证明，结扎后子宫不能坏死(尤其一侧结扎)，因有侧支循环，如卵巢动脉与子宫动脉上行支有吻合支，可供应宫体部，膀胱下动脉及直肠下动脉均有阴道分支，可与子宫动脉分出的阴道支吻合，供应子宫下段及宫颈。

3. 子宫的神经 主要由交感、副交感神经及感觉神经纤维构成。交感纤维自腹主动脉丛下行的纤维分为两个部分，一部分构成卵巢神经丛，经卵巢门入卵巢，并有分支进入输卵管。另一部分沿腹主动脉下行，分出上腹下神经丛及下腹下神经丛。上腹下神经丛于相当第 1 骶椎部位形成网状，构成骶前神经丛，自此进入盆腔，达直肠壶腹部后方分为左、右下腹下神经丛，其中四部分神经纤维直接进入子宫，大部纤维于阔韧带底部、宫颈旁形成盆神经丛，是一对大神经丛，包括**腹下神经节**，即**Frankerhauser 神经节**。

盆神经丛内除交感神经纤维外，尚有来自第 2、3、4 骶神经的副交感神经纤维(图 5-25-22)，并有向心传导的感觉神经纤维。

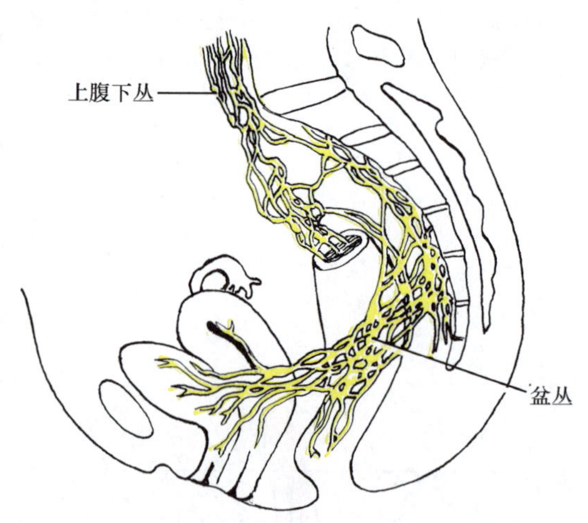

图 5-25-22 女性内生殖器的神经分布

盆神经丛大部纤维分布于阔韧带内，上行于子宫动脉与输尿管交叉部位伴随子宫血管进入子宫峡部，部分纤维继续上行达宫体旁进入子宫壁，支配子宫及输卵管。子宫内膜的神经分布在底 1/3 层，外 2/3 层缺乏神经分布。子宫颈阴道部的神经支配是来自鳞状上皮乳头的神经终末。

关于子宫活动的神经支配，交感神经的作用可能是使妊娠子宫收缩及子宫壁内血管收缩，使非妊娠子宫抑制。副交感神经的作用可能使子宫血管舒张，对子宫肌肉的作用尚不明了。子宫的活动经感觉神经纤维向心传入，传入途径经盆神经丛→腹下神经丛→腹主动脉丛→腰内脏神经和内脏最下神经到达胸 11～腰 3 的脊髓后角，以及来自子宫颈的感觉神经纤维经盆神经丛→骶 2、3、4 脊髓后角，均经脊髓神经传入中枢。由于子宫的感觉神经纤维的脊髓节段分布较广，因此，当做广泛性子宫切除术时，如达到理想的无痛，必须做上下两段硬膜外插管才能控制住手术的牵引痛和鼓肠。

子宫活动除受上述神经控制外，感觉小体 sensory corpuscles 参与分娩期子宫的调节，位于宫颈旁的瓦特小体 vater-pacini corpuscles 及位于子宫颈管内的克劳斯小体 Dogiel-Krause corpuscles，于分娩过程中负责调节子宫对刺激产生的宫缩，免于过度紧张。

4. 子宫的淋巴 在子宫内膜有毛细淋巴管网。该网的形态及构筑与年龄及生理关系密切。如在性成熟期以后，可分浅、深两层毛细淋巴管网，妊娠期的子宫，其毛细淋巴管变粗，且较密集。内膜的毛细淋巴管网与肌层的毛细淋巴管网相通，后者发出的淋巴管，汇合成集合淋巴管，向外与浆膜层集合淋巴管吻合，或直接注入局部淋巴结。子宫浆膜层毛细淋巴管网可与邻近衬有腹膜器官的浆膜层毛细淋巴管网吻合，子宫癌瘤可经此直接侵及邻近器官。

子宫颈和子宫体下部的集合淋巴管，多是在子宫阔韧带内走向两侧，注入髂外淋巴结、髂间淋巴结及髂内淋巴结；一部分先入子宫颈旁淋巴结或闭孔淋巴结，然后再至髂淋巴结。子宫颈部的少数淋巴管可沿骶子宫韧带向后注入骶淋巴结(图 5-25-23)。

子宫底和子宫体上部的集合淋巴管沿卵巢动、静脉向上注入腰淋巴结。其中右侧半的集合淋巴管注入主动脉腔静脉间淋巴结、腔静脉外侧淋巴结及腔静脉前淋巴结；左侧半的集合淋巴管注入主动脉外侧淋巴结及主动脉前淋巴结。实验表明，当阻断沿卵巢动、静脉上行的集合淋巴管以后，可见到沿子宫圆韧带走行的1～2条集合淋巴管，注入腹股沟浅、深淋巴结及闭孔淋巴结（图5-25-24）。这在功能上可能是属于潜在性通路，当主要的回流途径受阻后，可能起到代偿循环的作用。

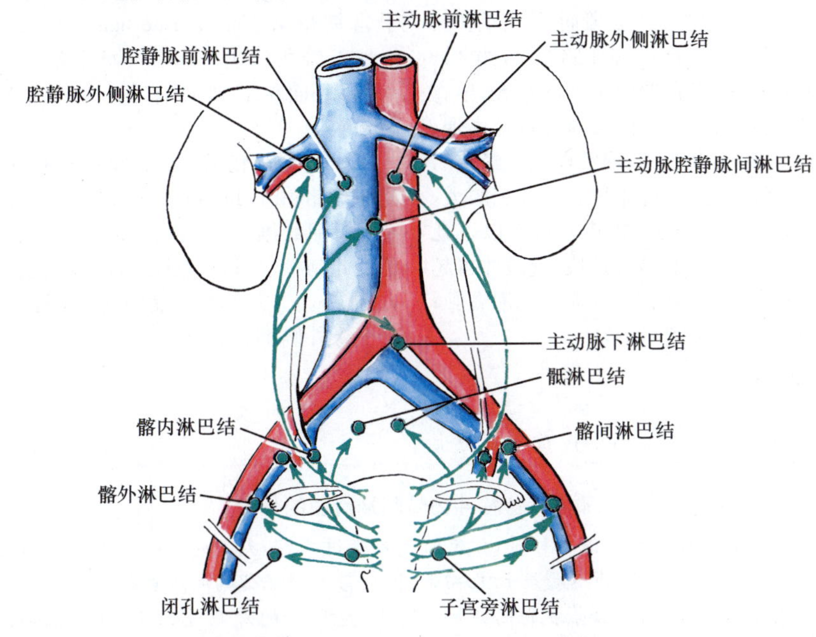

图5-25-23　子宫的淋巴引流

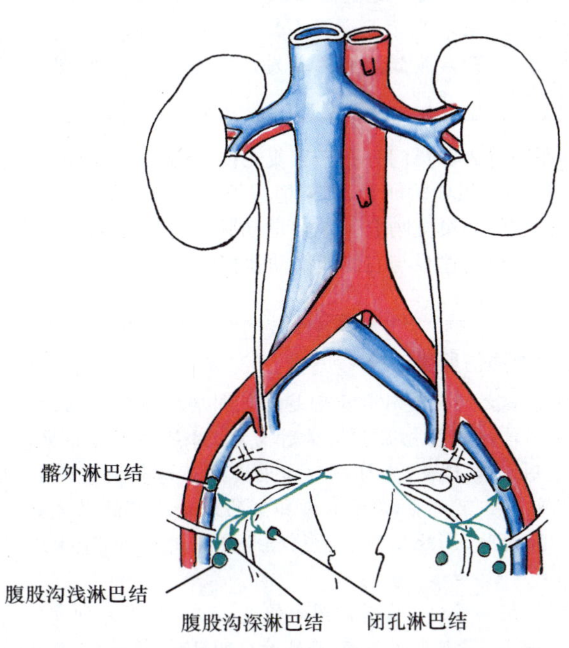

图5-25-24　子宫的淋巴引流（结扎两侧卵巢悬韧带）

第二节　子宫附件

子宫附件包括卵巢和输卵管。

一、卵　　巢

是位于子宫两侧成对的实质性器官，为女性的生殖腺，产生卵细胞，周期性地排出成熟卵细胞，分泌卵泡素（雌激素）、黄体素（孕激素）及少量的雄激素，妊娠晚期可分泌松弛素，所以卵巢也是一个内分泌器官。

（一）卵巢的形态及位置

卵巢呈稍扁的卵圆形，表面灰白色。性成熟期妇女卵巢因多次排卵引起表面结瘢，形成许多小的陷窝而不平。卵巢分为内、外侧面，前、后缘与上、下端。外侧面贴靠骨盆侧壁的卵巢窝内，由卵巢悬韧带与骨盆侧壁相连。**卵巢窝**位于髂内、外动脉分叉的起始部之间，后面为输尿管及髂内动脉，内侧面朝向盆腔。卵巢上端与输卵管相接，又名**输卵管端**；下端借卵巢固有韧带与子宫相连，又名**子宫端**。卵巢后缘游离，前缘有卵巢系膜附着，中部有血管及神经出入，称为**卵巢门**。卵巢由其系膜与阔韧带后叶相连。卵巢位于输卵管的后下方，体内观察输卵管覆盖在卵巢之上，两者密切相连。妇科内诊检查时两者难以分清，因此，临床上统称**附件**。两侧附件与子宫角之间的角度，约为45°，故两侧附件在子宫体部的后下方，并非像解剖图谱所示（与子宫角成直角横列两侧）。

（二）卵巢的大小

卵巢的大小随妇女不同的生理阶段而异，所谓正常大小指性成熟期妇女而言，一般形容如鸽卵大，约4cm×3cm×2cm，重约5～6g。青春期卵巢如鸽卵大，生育过的妇女卵巢则如卵黄大。更年期妇女卵巢功能衰退，无周期性排卵，卵巢开始逐渐萎缩，如鸽卵大。经绝后仍逐渐缩小，绝经5年后卵巢变成扁小，约有小指腹大。

卵巢的生理性增大（可达鸡卵大小），可有以下几种情况：①妊娠后卵巢内有妊娠黄体形成，此黄体可超卵黄大；②无排卵性子宫出血病常合并卵巢滤泡囊肿；③继发性闭经妇女常伴有多囊性卵巢。

（三）卵巢的韧带

卵巢有两条韧带，借其维持正常的位置并可防止发生扭转。

1. 卵巢固有韧带 lig. ovarii proprium 或称**卵巢子宫韧带** ovarian-uterine ligament，由结缔组织和平滑肌纤维所构成。起自卵巢下端，抵于子宫底的宫角部，表面覆盖阔韧带后叶的一部分，形如一条腹膜皱襞。

2. 卵巢悬韧带 lig. suspensorium ovarii 或称**骨盆漏斗韧带** infundibulopelvic ligament，由少量结缔组织及平滑肌纤维构成，含有卵巢的血管、淋巴管及神经丛。此韧带较粗，松软，表面呈紫蓝色。起自输卵管下方，向外上方延伸达骨盆侧壁。实际上，此韧带为阔韧带上缘外侧1/3部分。

卵巢骨盆漏斗韧带断端滑脱的处理

子宫附件切除时必须切断骨盆漏斗韧带，但有时因韧带过短，如大型的阔韧带内卵巢瘤或输卵管卵巢囊肿，虽为防止损伤输尿管而不靠近盆壁钳切此韧带，因韧带过短保留的断端也短，缝线易于滑脱，造成卵巢动脉缩回引起大出血。此外，切除蒂扭转的卵巢囊肿时，也因蒂的外侧过短且组织较脆弱，断端缝线也易滑脱，引起大出血。对这种大出血的处理，应迅速找出卵巢动脉进行缝扎出血。因卵巢静脉在囊肿侧已缝扎不成问题，不要勉强反复钳夹残存断端，一是组织脆弱容易钳破使之更短，二是有可能钳住输尿管。

寻找卵巢动脉断端，必须切开囊肿同侧的腰椎旁后腹膜，而不是靠近盆壁去找，因卵巢动脉是来自腹主动脉（右）或肾动脉（左），其断端缩回即向上退至腰椎旁，剪开后腹膜后可立刻发现喷血的小动脉，缝扎止血。有的术者以大纱布压迫断端的盆壁，是无济于事的。

（四）卵巢动脉

右卵巢动脉自腹主动脉前壁分出（右肾动脉稍下方），沿腰大肌前面斜向外下行走，至盆腔跨过输尿管与右髂总动脉下段，经骨盆漏斗韧带向内横行，经卵巢系膜进入卵巢门分布于卵巢，并在输卵管系膜内分出3～5支供应输卵管，其末梢在子宫角旁与子宫动脉上行支的卵巢支吻合。左卵巢动脉多自左肾动脉分出，其走行的途径与右侧卵巢动脉相同。

卵巢冠囊肿切除时注意勿损伤卵巢动脉

卵巢冠囊肿也称副卵巢囊肿，生长于卵巢与输卵管系膜之间。囊肿越大则越靠近卵巢门距卵巢动、静脉越近。此囊肿实际上是在阔韧带内发育，但手术操作比单纯的阔韧带卵巢囊肿为难，因需要保留卵巢，避免损伤卵巢门的血管。有的术者不切开阔韧带，将囊肿游离起来，直接在副卵巢囊肿下缘钳夹卵巢系膜，切除囊肿，似乎未切断卵巢血管，但实际上已损伤了部分卵巢血管，影响正常卵巢的血供。有的术者直接钳夹卵巢骨盆漏斗韧带，由外向内钳夹囊肿下系膜切除囊肿，如此切断法必然损伤卵巢的血管，等于同时切除了正常的卵巢，更是错误的。

正确的做法是，于输卵管及圆韧带之间剪开阔韧带上缘，经韧带内沿囊肿周围向卵巢门方向游离阔韧带前后叶，当接近卵巢门时注意其中的静脉丛。此时可向上提起囊肿，牵扯卵巢系膜，暴露清楚卵巢动、静脉之后，再沿囊肿下缘避开卵巢血管钳夹切断，切除囊肿，才能避免损伤正常的卵巢血供。

（五）卵巢静脉

卵巢静脉起自卵巢经卵巢门于卵巢系膜内形成卵巢静脉丛，或称**蔓状静脉丛** plexus pampiniformis，再经骨盆漏斗韧带汇成卵巢静脉上行，右侧者以锐角注入下腔静脉，左侧以直角注入左肾静脉，故左侧盆腔静脉曲张较多见。

（六）卵巢的神经

来自交感神经纤维的腹主动脉神经丛分出的卵巢神经丛，以及少量来自子宫阴道丛的纤维，与动脉共同经卵巢门进入卵巢，并有分支分布于输卵管。

（七）卵巢的淋巴管

一般认为，在卵巢皮质，仅成熟卵泡的卵泡膜外层有毛细淋巴管网；该网与髓质的毛细淋巴管网相通。髓质的淋巴管伴随血管走向卵巢门，在卵巢系膜内与子宫及输卵管发出的集合淋巴管相吻合；因此，当淋巴回流受阻时，一个器官的淋巴有可能通过上述的吻合而逆流至另一器官。这也是盆部感染和肿瘤扩散的一个途径。

右侧卵巢的集合淋巴管沿卵巢动、静脉上行，注入主动脉腔静脉间淋巴结、腔静脉外侧淋巴结及腔静脉前淋巴结。左侧卵巢的集合淋巴管向上注入主动脉外侧淋巴结及主动脉前淋巴结（图 5-25-25）。实验证明，当卵巢的上行淋巴流路受阻之后，有些卵巢的集合淋巴管可注入盆部的髂间淋巴结、髂内淋巴结或髂外淋巴结（图 5-25-26），临床对卵巢癌淋巴结转移情况的观察，也证明卵巢的一部分淋巴可进入盆部的淋巴结。

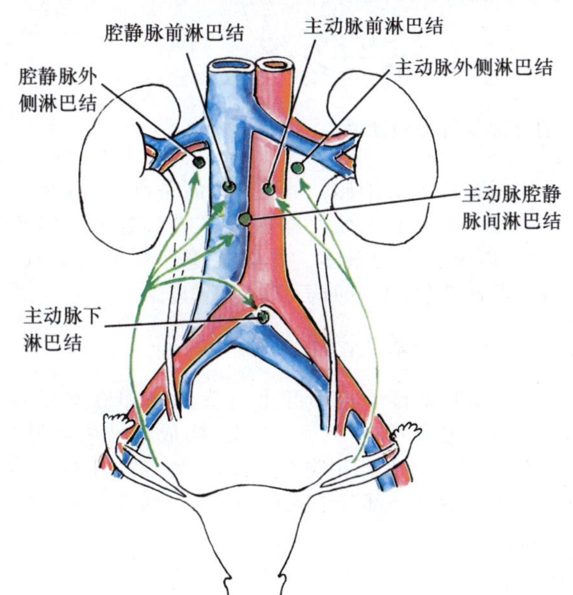

图 5-25-25 卵巢的淋巴引流

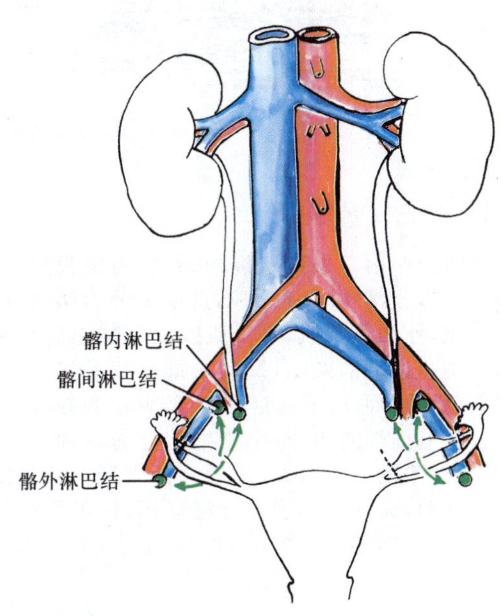

图 5-25-26 卵巢的淋巴引流（右侧结扎卵巢悬韧带，左侧结扎卵巢悬韧带和卵巢固有韧带）

二、输 卵 管

输卵管为一对细长弯曲的管状器官，位于阔韧带的上缘，内侧与子宫角相连，外端游离，以伞端与卵巢靠近，长约 8～14cm。

（一）输卵管的形态

输卵管由外向内分为 4 个部分（图 5-25-27）：①**漏斗部**infundibulium：或称**伞部** fibria，为输卵管的末端，开口于腹腔，游离端呈漏斗状，边缘有许多穗状突起称输卵管伞。输卵管伞的长度为 1～1.5cm。其中有一最长者称为**卵巢伞**，与卵巢表面相接触，有拾卵入输卵管的作用；②**壶腹部** ampulla：此段较长，约 5～8cm，呈“S”状弯曲，为输卵管较宽大的部分，卵子多在此处受精，经输卵管向宫腔运送，在输卵管经过中受精卵发生卵裂，到达宫腔后植入。如果运送过程受阻，受精卵在输卵管内植入发育，即形成输卵管妊娠；③**卵管峡部** isthmic portion：长约 2～3cm，为壁厚腔窄较细的部分，内端与子宫角部相接；④**输卵管子宫间质部** interstitial portion：或称**壁内部**，是输卵管通过子宫角肌壁部分，窄而短（长约 1cm），以细漏斗状开口于子宫内膜腔的两底角。

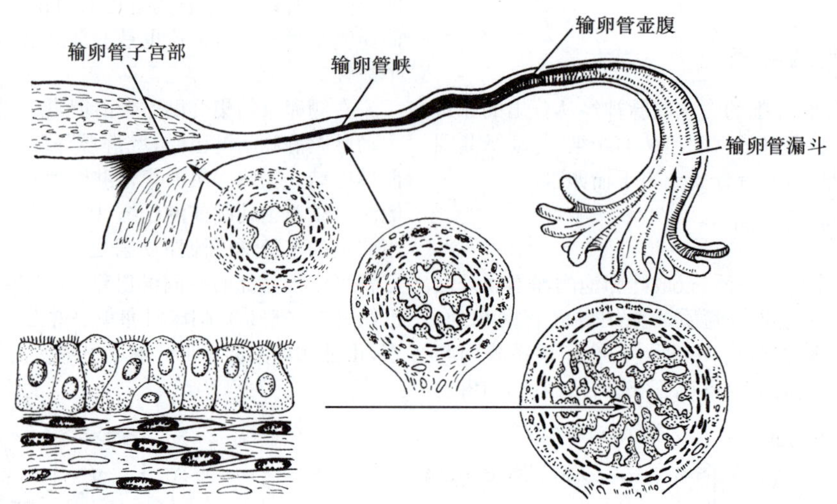

图 5-25-27　输卵管的分部及各部横切面

（二）输卵管结构

输卵管壁由三层组织构成，外层为浆膜层，即腹膜的一部分，中层为平滑肌，此层又分为两层，内为环行肌，外为纵行肌，平滑肌收缩时能引起输卵管由远端向近端的蠕动，蠕动在排卵期最强，妊娠期最弱，推动孕卵向子宫腔内运行；内层为黏膜层，由高柱状上皮细胞组成，上皮细胞分为四种，有纤毛的、无纤毛的、楔状的及未分化的细胞。纤毛细胞可以摆动，无纤毛细胞有分泌作用，楔形细胞为无纤毛细胞的前身，两者随月经周期而变化。未分化细胞称游走细胞，为上皮的储备细胞，其他上皮细胞可能由它产生。输卵管黏膜层有多数纵行皱襞，以壶腹部为最多。黏膜层受性激素的影响，有周期性变化，但不如子宫内膜明显。

（三）输卵管的血管

动脉来自子宫动脉上行支的输卵管支及卵巢动脉的输卵管支，约 5～6 支，构成输卵管动脉（图 5-25-28），两者互相吻合后发出 20～30 小分支布于管壁。静脉一部分汇入卵巢丛，一部分汇入子宫旁静脉。

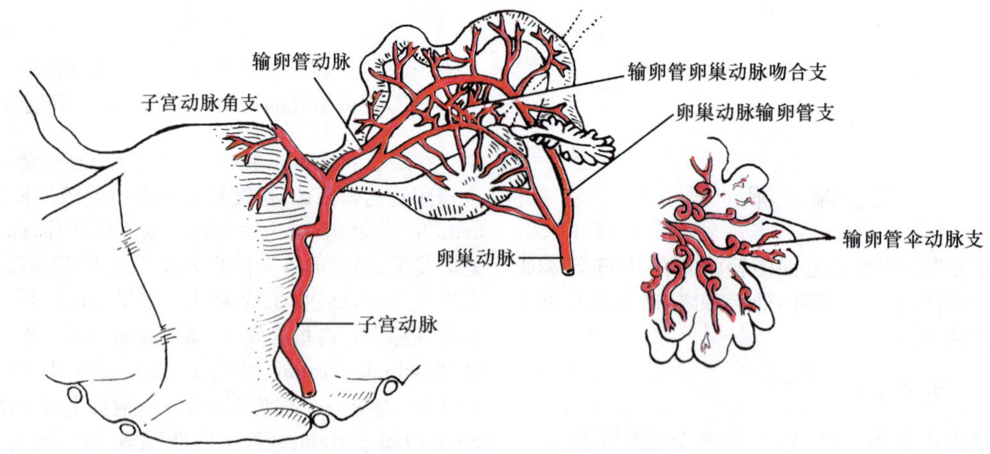

图 5-25-28　输卵管与卵巢的动脉

输卵管结扎或输卵管切除术时注意勿损伤卵巢动脉

输卵管的血供来自卵巢动脉的输卵管支，以及子宫动脉上行支的输卵管分支。虽然输卵管动脉在输卵管系膜内走行，卵巢动脉在卵巢系膜内走行，但实际上两个系膜铺平展开后实为一个，因此，输卵管与卵巢动脉紧密相邻。输卵管结扎术如采用中段折叠缝扎，尖端剪断的术式时，如折叠段较长，输卵管系膜折入的也较深，可能带入卵巢动脉支并被缝扎，造成术后卵巢血供障碍，引起卵巢功能失调月经紊乱。因此，做折叠式输卵管结扎时必须选择系膜内无血管区，折叠段不可过长，缝扎部分不可过低，可防止损伤卵巢动脉。当做输卵管妊娠切除术时，应自伞端向内沿输卵管下缘分段钳切（图 5-25-29），然后自内向外分段缝扎，如此可防止两把止血钳大块钳切输卵管时损伤卵巢动脉支。此外，分段切断和分段缝扎的方法也可避免缝成一个大的集束断端将卵巢动脉支包裹在内。

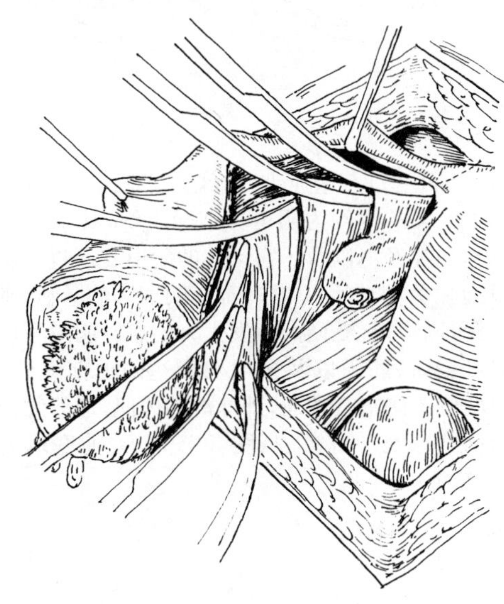

图 5-25-29　输卵管分段切除法

（四）卵巢和输卵管的神经

分布于卵巢和输卵管的神经来自卵巢神经丛。卵巢神经丛来自腹主动脉丛，其纤维成分有交感、副交感和感觉神经。卵巢丛的大部分纤维包绕卵巢血管，伴随血管由卵巢门进入髓质，在髓质内再形成神经丛，由此丛再发出神经纤维进入皮质。支配输卵管的神经来自卵巢神经丛和盆神经丛的神经纤维。卵巢与输卵管的感觉神经纤维，多数与交感神经伴行，向心传导，进入胸 11～腰 3 的脊髓段。

（五）输卵管的淋巴

在输卵管黏膜层有毛细淋巴管网，与肌层毛细淋巴管网相通。后者发出的淋巴管与浆膜层的淋巴管吻合。

输卵管的集合淋巴管有 3 个去向：①输卵管的集合淋巴管多是沿卵巢动、静脉上行，注入腰淋巴结。其中左侧输卵管的集合淋巴管注入主动脉外侧淋巴结及主动脉前淋巴结；右侧输卵管的集合淋巴管注入主动脉腔静脉间淋巴结、腔静脉前淋巴结及腔静脉外侧淋巴结；②输卵管的一部分集合淋巴管，经阔韧带走向盆侧壁，注入髂间淋巴结；③起自输卵管壶腹部的一条集合淋巴管，注入位于髂内动脉干后方的髂内淋巴结。

第三节　阴　　道

阴道 vagina 是由黏膜、肌层和外膜构成的肌性管道，富于伸展性，上接子宫颈，下连外生殖器，为生殖道的一部分，平时为性的交接器官，经血排出的通道。分娩期为胎儿娩出的通路，称为产道。

一、阴道的形态和位置

阴道位于小骨盆腔的中央线上，子宫颈的下方，阴道呈管状，前壁短约 7cm，后壁较长，约 9cm。全长的 3/4 在尿生殖膈以上，1/4 在会阴体前方。阴道前后壁均有横行的皱襞，自然状态下阴道前后壁靠近。阴道上端较宽大，围绕在子宫颈周围，形成环形腔隙，称**阴道穹隆** fornixvagmae，宫颈前方的阴道穹隆称**前穹**，后方为**后穹**，两侧为侧穹。阴道后穹较宽深，与子宫直肠窝只隔一层阴道肌层及腹膜。盆腔内积液可经后穹穿刺吸出，进行输助诊断，如为积脓，可自此切开引流排出。阴道下端开口于阴道前的庭部，称为**阴道口** orifece vagmae。阴道口周围有一环形黏膜皱襞，为**处女膜** hymen。此膜中心是开放的，称**处女膜孔**，其形态、大小、厚薄因人而异。处女膜孔的形态常见的有圆形、杯形及伞状，少见的有筛状（图 5-25-30）。处女膜中心无孔的，称先天性处女膜闭锁，此种妇女青春期月经来潮后，经血不能排出则贮积在子宫腔及阴道腔内，称**经血贮留**，产生严重的痛经症状，需手术切开治疗。有的人处女膜比较肥厚硬韧，称**处女膜硬韧**，婚后不能进行性生活者，也须手术切开。有的人阴道下段生来即为盲管状，称为**先天性阴道部分闭锁**；有的人出生后即无阴道，称**先天性无阴道**，两者均为先天性生殖器官发育异常。

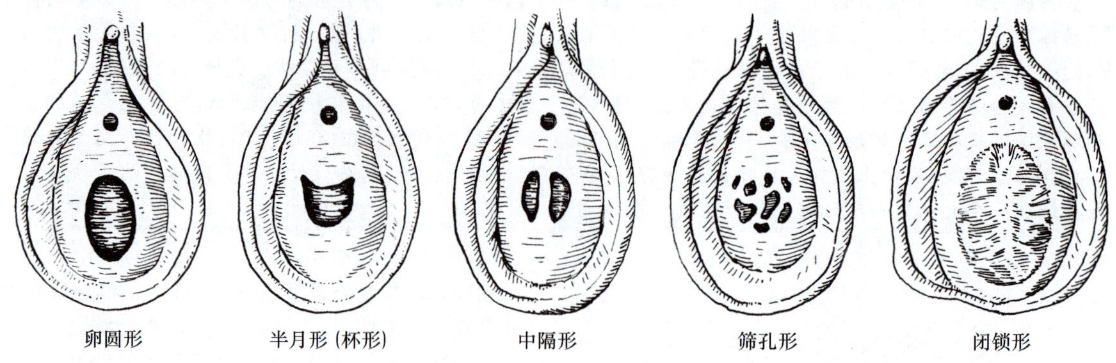

图 5-25-30　处女膜的形态

二、阴道的毗邻

阴道前方与膀胱相邻，其间有疏松结缔组织相隔，即膀胱阴道隔 septum vesicovaginale，内含有静脉丛。阴道下 1/3 部分的前方与尿道之间也有结缔组织，形成**尿道阴道隔**septum urethrovaginale。阴道壁与直肠之间，除阴道后穹隆部分外，中段与直肠前壁邻接，其间也有疏松结缔组织形成的**直肠阴道隔**septum rectovaginale。阴道口与直肠肛管部分之间有会阴体相隔。阴道上段的两侧为阴道旁结缔组织，其中有丰富的静脉丛和神经丛以及子宫动脉的阴道支通过。阴道壁上段囊肿手术时，因其基底部有阴道旁静脉丛，剥离不可过深，以免损伤静脉丛，发生大出血。阴道下段穿过盆底肛提肌、筋膜以及尿生殖膈达阴道前庭开口。阴道口两侧有阴道括约肌，即球海绵体肌，球海绵体的深层为前庭球及前庭大腺（图 5-25-31），前庭球为静脉球样结构。

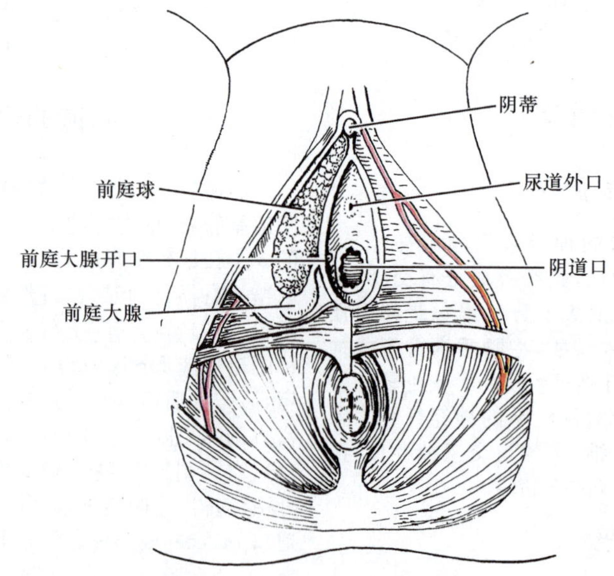

图 5-25-31　前庭球和前庭大腺

关于膀胱阴道瘘的手术

术式的选择决定于尿瘘的大小及部位，不能一律从阴道修补。膀胱阴道瘘多发生在阴道前穹隆或阴道中段膀胱颈部，阴道前穹隆紧邻膀胱三角区，此区内3个开口的相互距离很近并与宫颈及阴道关系较密切。当膀胱空虚时，约呈2.5cm的等边三角形(图5-25-32)，因此瘘孔小于3cm直径者可经阴道修补，直径超过3cm的尿瘘须经腹经膀胱进行修补。因经阴道修补有一定的危险性，剥离瘘孔周边建立新创面时，易将输尿管开口部损伤，或修补时易将输尿管口缝合闭锁，发生尿闭。

膀胱颈阴道瘘为膀胱颈部括约肌的损伤，即或修补，愈合后括约肌也无法恢复功能，卧位时不漏尿，但站立时也有尿失禁的现象。膀胱颈阴道瘘手术之难，在于膀胱颈的部位恰在耻骨联合的后壁，瘘孔发生后由于瘢痕的形成，且紧贴耻骨联合骨膜上，即不能充分暴露瘘孔，又牵引不动瘘孔边缘的瘢痕，因此，不易进行剥离，建立新创面。勉强进行剥离，也不够充分，修补缝合时困难也很大。此时可利用球海绵体肌脂肪垫充填(做成有蒂的，从上向下切割成瓣状，根部保留血源)，沿阴道侧壁黏膜下造洞，将其送至瘘孔表面并缝合固定(图5-25-33)，然后再修补阴道黏膜瘘孔。

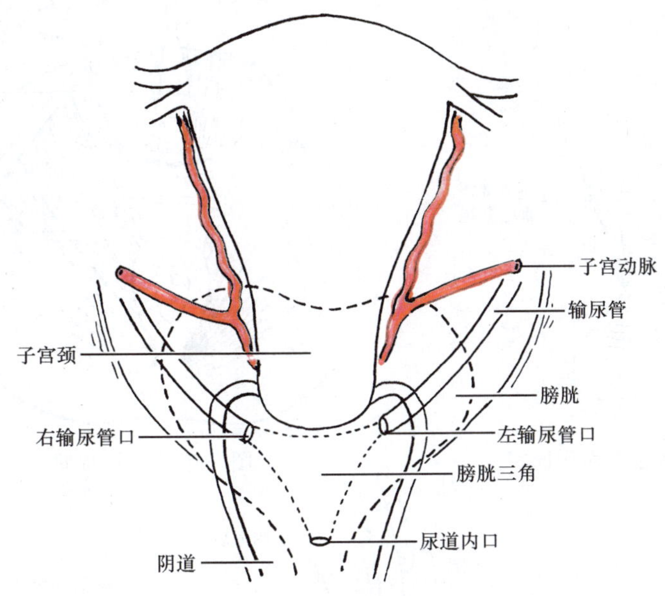

图5-25-32 膀胱三角3个开口与子宫颈和阴道的部位关系

直肠阴道瘘修补的要点

此瘘多在阴道后壁中段，既往多由意外挫伤或暴力性交所造成，现在多见于因低位直肠癌骶前切除术应用双吻合器技术操作时所致并发症。直肠阴道瘘与膀胱阴道瘘不同，瘘道感染较重，日久则形成瘘管，修补的愈合率较膀胱阴道瘘为低。当修补直肠阴道瘘时，不论瘘管大小，必须直肠与阴道之间充分分层游离，逐层关闭。如低位瘘孔较大可应用股薄肌或大网膜充填，这是增加修补愈合的重要环节，然后再游离瘘孔边缘，建立新创面，逐层缝合修补。高位直肠阴道瘘可经腹操作。对于瘘口微小的亚临床瘘，部分可通过保守治疗获愈。

关于阴道后壁膨出的修补术

阴道后壁膨出，实为直肠膨出。主要发生在产褥期、重度会阴二度裂伤、肛提肌撕裂、生殖裂孔扩大等。有的术者修补阴道后壁膨出时，仅将膨出部分的后壁黏膜做三角形黏膜片切除，单纯缝合两侧的直肠阴道隔，及对阴道黏膜的边缘进行修补，结果术后仍有轻度直肠膨出。未能根本解决问题的原因是，没有将已经裂开的两侧肛提肌内侧缘加以修补，达不到缩小生殖裂孔的目的，起不到加固盆底的作用。肛提肌的内侧缘，即耻骨尾骨肌，其寻找方法是，沿已游离切除阴道后壁黏膜的切缘下，在与直肠侧壁之间，以示、中两指向直肠侧壁轻轻剥离露出间隙，约深达3cm左右，即可向外侧触知有弹性的肌束感，然后用组织钳将两侧肌束内侧缘牵至直肠前壁中心，覆盖在膨出的直肠部位，结节缝合三针(图 5-25-34，图 5-25-35)。

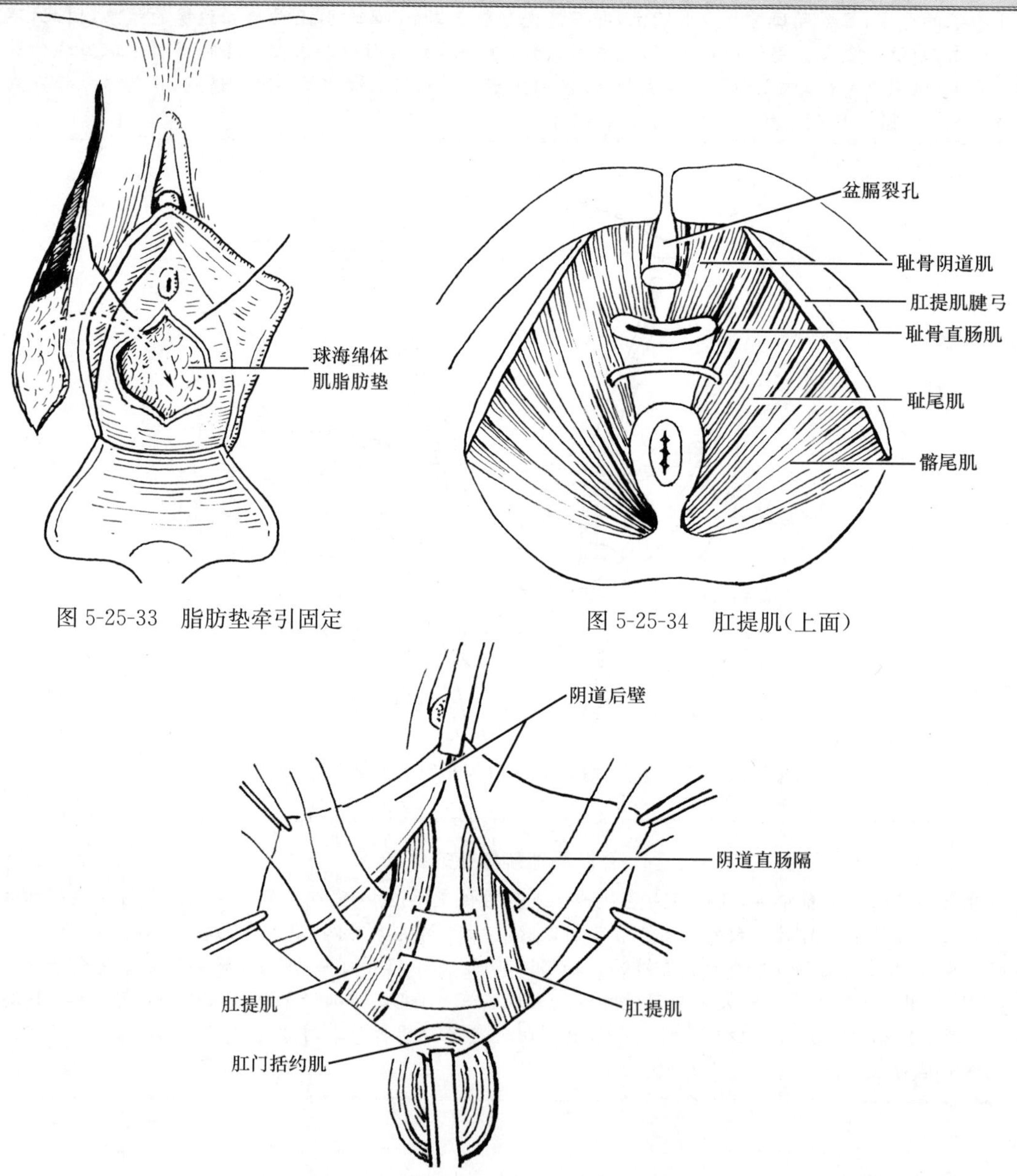

图 5-25-33 脂肪垫牵引固定

图 5-25-34 肛提肌(上面)

图 5-25-35 肛提肌的修补缝合方法

三、阴道的淋巴

阴道黏膜层的毛细淋巴管注入黏膜下层的毛细淋巴管网，由网发出的淋巴管穿过肌层，与肌层的淋巴管汇合。阴道的淋巴管与尿道、直肠、子宫及外阴部的淋巴管之间均相互交通。

阴道上、中、下部的集合淋巴管注入不同的淋巴结(图 5-25-36)：①阴道上部前壁的集合淋巴管，经过子宫颈旁淋巴结及阴道旁淋巴结，或是直入髂外淋巴结及髂间淋巴结；后壁的集合淋巴管向后入骶淋巴结及主动脉下淋巴结。②阴道中部的集合淋巴管均入髂内淋巴结。③阴道下部的集合淋巴管与外阴部的淋巴管汇合，向外上方注入腹股沟浅淋巴结。

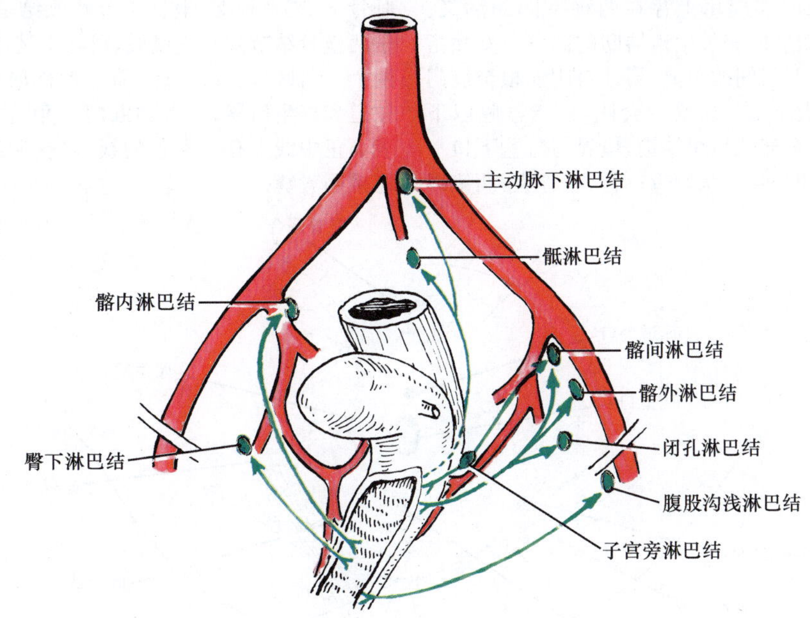

图 5-25-36 阴道的淋巴引流

第二十六章　会　　阴

会阴 perineum 在应用上存在两种不同的涵义。狭义的会阴，是指肛门和外生殖器间的部分。女性指阴道前庭后端至肛门间的距离，男性自阴囊根至肛门的距离，范围男大于女。广义的会阴，是指盆膈以下封闭骨盆出口的全部软组织结构，境界与骨盆下口一致，前为耻骨弓和耻骨弓状韧带；后为尾骨尖；两侧以耻骨下支、坐骨支、坐骨结节及骶结节韧带为界。若于两坐骨结节间作一横线，可将上述菱形的会阴分为两个三角区（图 5-26-1）：前方者称**尿生殖三角**，内有尿道和外生殖器；后者称**肛门三角**，内有肛门。会阴表面正中线上有一深色的线，名会阴缝，男性此缝向连接阴囊缝。

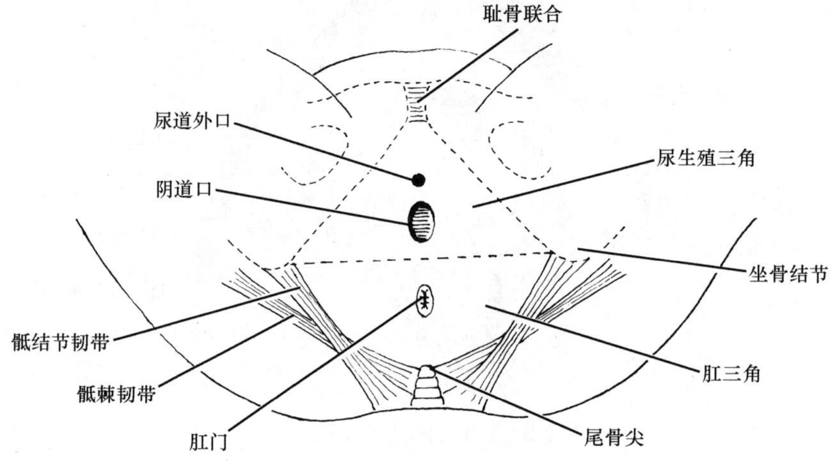

图 5-26-1　女性会阴的境界和分部

第一节　肛门三角

肛门三角 anal triangle 内，肛门周围的皮肤呈放射状皱襞，富有汗腺及皮脂腺，成年男子长有肛毛，因此，局部皮肤易形成感染。皮肤皱襞也可因粪便干燥或内镜检查而致裂伤，但愈合较快。肛门三角的皮下组织（即会阴筋膜浅层）脂肪较多，尤其在坐骨直肠窝内填充大量脂肪。围绕肛管下端有肛门外括约肌。

一、肛门外括约肌

为环形横纹肌，随意识控制，围绕肛管下端约有2cm，自肛提肌下方伸展达肛门缘（肛皮线）。该肌上侧大部分包围着肛门内括约肌，而肛管的联合纵肌（肛提肌与直肠纵肌的纤维在肛管上端汇合而成）向下行介于肛门内、外括约肌之间。**肛门外括约肌 m. sphincter ani externus** 在内括约肌下缘下方的一小部分，直接与肛管的皮肤相贴。肛门外括约肌一般按其纤维所在部位可分为三部分：皮下部、浅部及深部。

1. 皮下部　主要由环形肌束构成，前方少量肌纤维附着于会阴中心腱，后方有一些肌纤维附着于肛尾韧带。皮下部肌束的上缘与肛门内括约肌的下缘相邻，两者之间有肛门肌间隔，由直肠纵肌和肛提肌及其筋膜合成，向内穿行至肛门皮下，以手指触诊相当于肛管白线处，可摸到一沟，称**括约肌间沟**。直肠的联合纵肌肌间隔向远侧的纤维分成9～12个弹性纤维小隔，分散成扇形，主要穿肛门外括约肌皮下部，附着于肛门周围角化的皮肤。这种隔主要由黄色弹力纤维组成，最外侧部分在皮下部和浅部之间穿入坐骨直肠窝，消失于脂肪中。止于皮肤的纤维形成肛门皮肤皱襞，称为**肛门皱皮肌** corrugator cutis ani 。有人认为，这种纤维全是黄色弹力纤维，有人认为，内有平滑肌，也有人提出未见到平滑肌，而认为肛门皮皱是由于直肠联合纵肌上拉纤维束与肛门外括约肌皮下部的张力共同作用形成的。手术时切断皮下部肌束不发生括约肌功能障碍。

2. 浅部 位于皮下部的外侧深层，在肛门外括约肌皮下部与深部之间，与肛门内括约肌隔以联合纵肌形成的肌间隔，与皮下部之间也有小隔。浅部与肛管的关系不如其他两部那样密切紧贴，显示为扁平肌束，起于尾骨下部后面及肛尾韧带，分两束经肛管两侧至会阴中心腱。在肛管后侧肛门外括约肌浅部两外侧的肌束与皮下部环形肌束之间，是**Minor 三角间隙**，肛瘘常于此处开口。此间隙经肛门外括约肌上方向后伸达尾骨，并与两侧的坐骨直肠窝有脂肪和结缔组织相连。这种潜在性间隙称**后括约肌下间隙**，它是后马蹄形瘘的解剖学基础。

3. 深部 为厚的环形肌束，紧密环绕肛门内括约肌及联合纵肌层的外面。深部一般认为是肛门外括约肌最大和最重要部分，但其明确界限有时不易肯定。

关于肛门外括约肌的结构有不同认识(图 5-26-2)，一般教科书分三部分，亦有人分深、浅两组，深组包括肛门外括约肌深部与耻骨直肠肌，浅组包括肛门外括约肌浅部及皮下部。亦有人认为，肛门外括约肌的深、浅部之间没有明显界限，而皮下部有较多分隔可以辨认。肛门外括约肌发育程度个体差别很大，有的呈薄带状，有的呈肥大的圆索状，可分成三部者仅占7.5%，余者仅皮下部可辨认，深、浅部则不易分开。

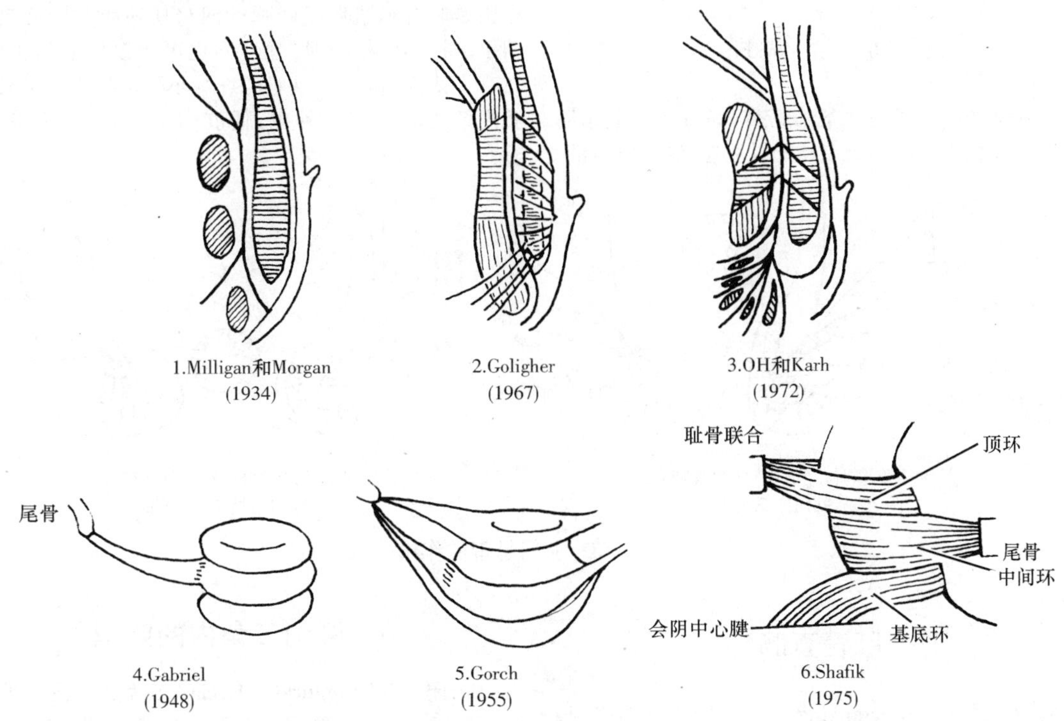

图 5-26-2 肛门外括约肌分层(1～3)及其附着情况(4～6)的不同见解

肛门外括约肌由第 4 骶神经的会阴支及阴部神经的肛门(直肠下)神经支配。肛门外括约肌的功能为平时闭合肛门，排便时舒张，帮助排便，排便后又立即使肛门闭合。有人(Shafik1975)认为，肛门外括约肌像 3 个"U"形环，顶环由耻骨直肠肌与肛门外括约肌深部混合形成，此环包绕肛管后上端，向前上附着于耻骨联合下缘，故肌束稍向下后方倾斜。中间环为肛门外括约肌浅部，绕肛管中部前方，向后与尾骨末端相连。基底环是皮下部包围肛管下部后方，向前附着于近中线的皮肤。顶环及基底环受肛门神经支配，中间环受第 4 骶神经支配。肛门外括约肌随意收缩时三环各按自己的方向收缩，顶环与基底环拉肛管向前，中间环则拉向后，各环的作用既是分开，又是互相代偿，使肛管压迫和扭曲，这样可用最小的肌力使肛管闭锁得最完全，维持大便的自控。并认为任一肌环均能独立执行括约作用，除非三环全被破坏，只留一肌环即不会大便失禁。

二、肛门内括约肌

肛门内括约肌 m. sphincter ani internus 是直肠壁

环行肌向下延伸增厚所形成，外面完全被直肠纵肌包围，其上缘与肠壁环行肌层混合，下缘游离，与肛门外括约肌皮下部之间有联合纵肌形成的肛门肌间隔使之分开，肛门指诊可触得括约肌间沟。肛门内括约肌统计高度为 1.7～3.5cm，厚度为0.15～0.8cm。内括约肌下缘距肛皮线(肛缘)约 0.9cm。

肛门内括约肌下部 1.5～2cm，被外括约肌深部围绕，内括约肌的下缘以下有外括约肌的皮下部。但在排便或麻醉时，内括约肌则向下移，可与原来处于外下方的外括约肌皮下部平齐，甚至越出肛门外。因在活体上的内括约肌向下移位，故治疗肛裂手术时，被切断的是肛门内括约肌的一部分，以减轻或消除其痉挛。

三、联 合 纵 肌

乙状结肠的纵肌是 3 条结肠带，而直肠 3 条结肠带扩展形成包围直肠四周完整的纵肌层，结肠袋也消失。纵肌层向下穿经盆膈，与肛提肌的纤维混合，该肌腱组织及被覆的筋膜组织也有部分混杂一起，形成一层盆膈以下的所谓联合纵肌，包围在肛门内括约肌的外面，行于内、外括约肌之间。**联合纵肌** combined longitudinal muscle 向下纤维分散成放射状，可分为三份：内侧份向内经内括约肌缘与外括约肌皮下部之间止于白线；外侧份经外括约肌浅部与皮肤部之间，达坐骨直肠窝；中间份向下分成小隔穿皮下部，将其分成7～9条环形肌束，止于肛门外皮肤。联合纵肌的放射状纤维将肛管各部及内、外括约肌连成为一个整体，有固定肛管的作用。如果联合纵肌发育不良，内、外括约肌容易发生分离或滑动。联合纵肌纤维在括约肌内成网络与肌纤维粘连。有人认为，肛门的括约作用是联合纵肌形成的弹性网与括约肌共同活动的结果。括约肌松弛时，弹性网也可协助使肛门扩张。亦有人认为，排便时纵肌的纤维小隔可拉皮下部移位至内括约肌下端的外侧，使肛门外口开放(图 5-26-3)。

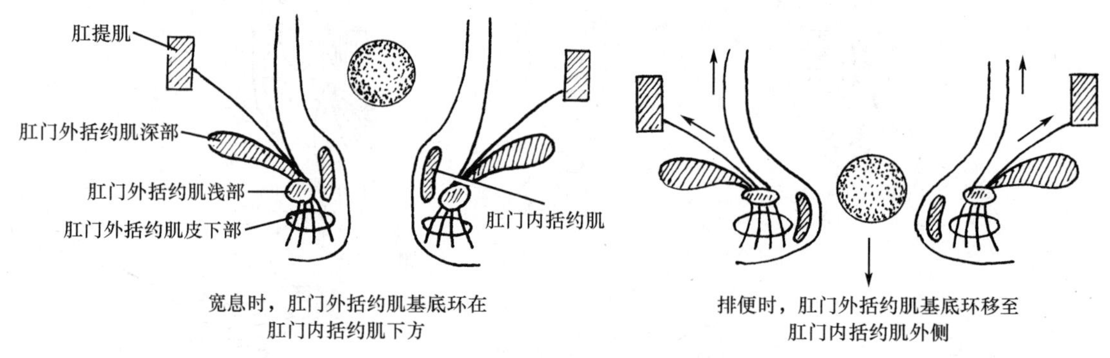

图 5-26-3 肛门悬带的作用

四、肛管直肠环

肛管直肠环 anorectal ring 是由肛门外括约肌深、浅两部围绕直肠纵肌及肛门内括约肌，并联合肛提肌的耻骨直肠肌，在肛管直肠结合处(肛直肠线)所形成的肌性环。此肌性环在直肠指诊时常可触及。环的后方及两侧较发达，因耻骨直肠肌起于耻骨盆面，向后止于肛管侧壁和后壁以及肛尾韧带，与对侧相应肌束形成“U”形襻，故肛管直肠结合处的前方，该肌纤维较少。外科手术时应注意，不慎切断此环，可引起肛门失禁。国人肛管直肠环的上下宽度平均为 2.4cm(1.5～3.4cm)。

五、肛门三角内的筋膜

1. 闭孔筋膜 obturator fascia 覆盖于闭孔内肌盆面。在闭孔血管神经穿入闭孔管处，筋膜在其下侧呈弓状越过。肛提肌覆着于闭孔筋膜形成腱弓，腱弓下方的该筋膜部分为坐骨直肠侧壁，并与**盆膈下筋膜** fascia diphragmatis pelvis inferior 相混合。

2. 会阴筋膜深层 **会阴筋膜**fasciaperinei 深层为臀筋膜向会阴的延续，覆盖于闭孔筋膜内面。肛提肌及尾骨肌的下面即为盆膈下筋膜。在闭孔筋膜内面覆盖部分，两者相互愈合，而在坐骨结节下缘上方 2～4cm 处两者分离，构成管状的血管神经鞘，称**阴部管** canalis pudendalis，或称**阿尔科克(Alcock)管**，其中通过阴部内血管及阴部神经(图 5-26-4)。会阴筋膜深层进入尿生殖三角区贴于盆膈下侧。

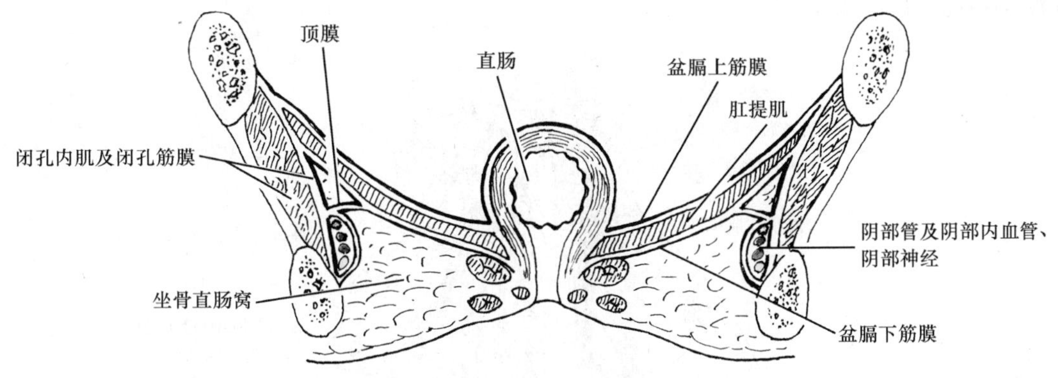

图 5-26-4　会阴深筋膜(经坐骨结节冠状面)

六、坐骨直肠窝

坐骨直肠窝 fossa ischiorectalis 又称**坐骨肛管窝** ischioanal fossa，位于肛管两侧，为成对的楔状潜在性腔隙，在肛门三角皮肤的深部，盆膈的下方，每侧容积约 60～90ml，在肛管的后方，左右可以相通。窝尖向上，由盆膈下筋膜与闭孔筋膜汇合而成；窝底为肛门三角区的皮肤和浅筋膜；内侧壁呈斜坡状，为肛门外括约肌、肛提肌、尾骨肌及盆膈下筋膜；外侧壁较垂直，为坐骨结节、闭孔内肌及筋膜；后壁是臀大肌和骶结节韧带；前壁为尿生殖膈。坐骨直肠窝的后端有后隐窝，在尾骨肌、骶结节韧带和臀大肌之间；前端有前隐窝，位于肛提肌与尿生殖膈之间，前伸至此两结构结合处。坐骨直肠窝尖成锐角，由一顶膜与窝本部分隔，在顶膜上方的小三角腔，有时标名为**被盖上隐窝** suprategmental recess 。坐骨直肠窝内充填大量脂肪，称**坐骨直肠窝脂肪体**，脂肪中有许多纤维隔。脂肪体起弹性垫作用，排便时肛管可充分扩张。阴部神经和阴部内血管位于窝外侧壁的阴部管内，分支由外向内横过此窝，分布至肛门及肛管，窝内尚有淋巴管及淋巴结。

坐骨直肠窝脓肿可通过肛管前、后方到达对侧，形成马蹄状脓肿；亦可穿过肛提肌蔓延至骨盆腹膜外间隙，成为骨盆脓肿。手术时应注意勿损伤窝内阴部内动脉、肛动脉、阴部神经及肛神经等。

坐骨直肠窝内的血管、神经和淋巴：

(1) 动脉：**阴部内动脉** a. pudenda interna　自梨状肌下孔穿出骨盆，绕坐骨棘外面，穿坐骨小孔入坐骨直肠窝，在窝侧壁阴部管内前进至尿生殖三角后缘，分为会阴动脉 a. perinealis 及阴茎动脉 a. penis(女为阴蒂动脉 a. clitoridis)。阴部内动脉在阴部管内分出2～3支肛动脉 a. analis，穿筋膜向内横过坐骨直肠窝，分布于肛门周围和肛管(图 5-26-5)，与直肠下动脉吻合。

(2) 静脉：齿状线以下的直肠下静脉丛向下汇入肛静脉 v. anales，肛静脉注入阴部内静脉，与同名动脉伴行，汇于臀下静脉。

(3) 神经：**阴部神经** n. pudendus，起于第 2、3、4(也可能起自 2、3 或 3、4)骶神经的前股，自梨状肌下孔穿出盆腔至臀部，跨过坐骨棘，在阴部内动、静脉的内侧，穿坐骨小孔入阴部管内，分为三支；即肛神经、会阴神经及阴茎背神经。

肛神经 nn. anales 自阴部管穿出，与肛动脉伴行横过坐骨直肠窝(图 5-26-6)，分布于肛门外括约肌，支配该肌的运动；其感觉纤维至肛管及肛门周围皮肤。肛神经有时直接起于骶丛。阴部神经的会阴神经发支至肛门外括约肌前部。此外，第 4 骶神经的会阴支穿肛提肌与尾骨肌之间的裂隙，或穿尾骨肌，至坐骨直肠窝后部，支配肛门外括约肌后部，其皮支分布于肛门至尾骨间的区域。有人认为，肛门外括约肌的皮下部与深部受肛神经支配，而浅部则受第 4 骶神经会阴支支配。**肛尾神经** nn. anococcygei 穿骶结节韧带，分布于尾骨附近的皮肤。故肛门周围局部浸润麻醉，应沿周围注射，特别是两侧及后方要充分浸润。

(4) 淋巴：直肠齿状线以上淋巴引流除向上至肠系膜下淋巴结，向外侧至髂内淋巴结外，尚可向下穿肛提肌至坐骨直肠窝内的肛淋巴结，伴肛门血管、阴部内动脉入髂内淋巴结。齿状线以下的淋巴及肛门括约肌、肛门周围皮下淋巴网，汇入腹股沟淋巴结，然后至髂外淋巴结。因齿状线上、下淋巴网有吻合支相沟通，因此，直肠癌有时也可转移到腹股沟淋巴结。根据淋巴回流，直肠癌的主要转移方向是向上沿直肠上动脉和肠系膜下动脉至肠系膜下淋巴结(图 5-26-7)。直肠下部癌常向两侧转移到髂内淋巴结，肛管和肛门周围皮肤癌常向腹股沟淋巴结及髂外淋巴结转移。

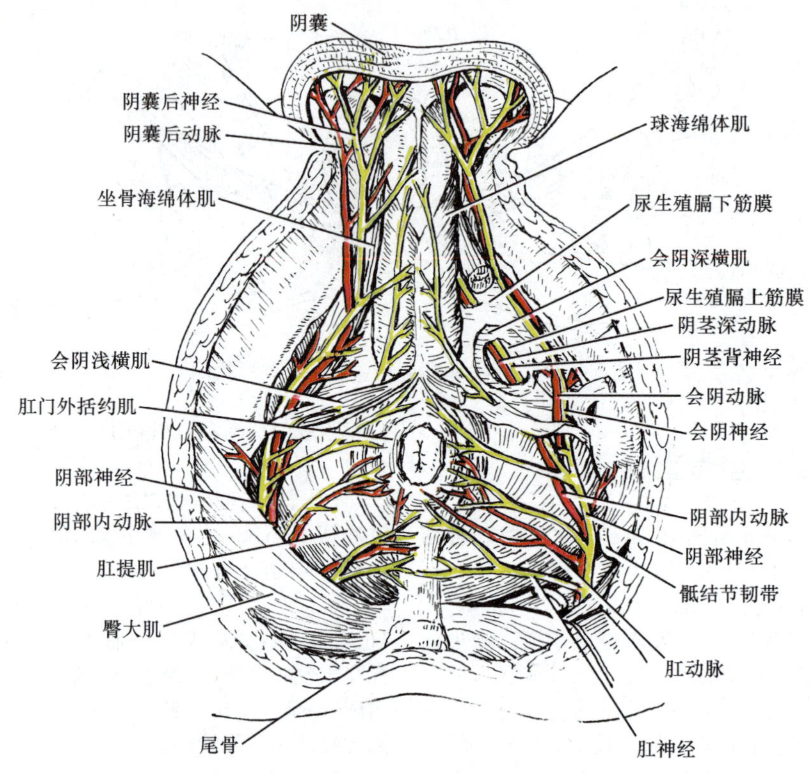

图 5-26-5　男性会阴浅隙的结构

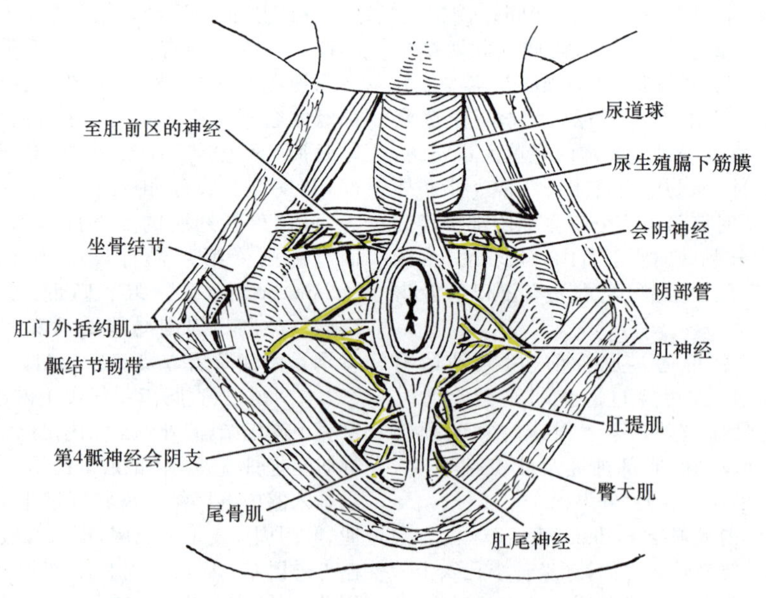

图 5-26-6　男性肛三角的神经

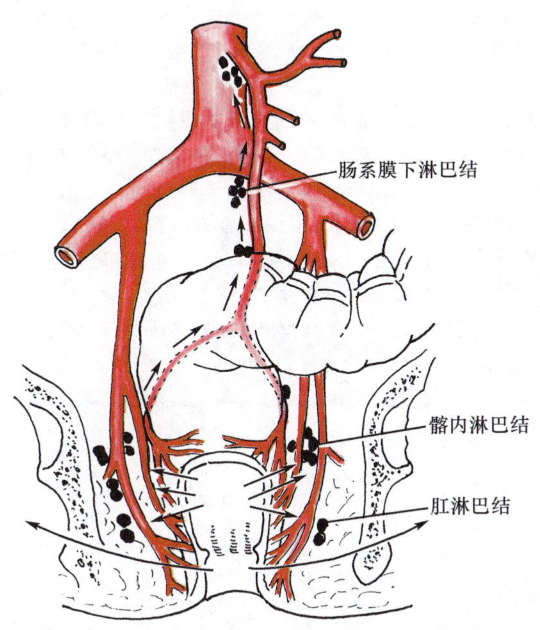

图 5-26-7 直肠及肛管的淋巴引流

肛管直肠周围容易发生感染，大多数因肛管直肠壁内的感染直接蔓延或经淋巴管向外传播所致。感染病灶常来自肛门腺，也可来自其他肛肠疾患。除肛门旁毛囊或皮脂腺感染形成的小脓肿外，所谓肛管直肠周围脓肿 perianal and perirectal abscess，系指深部组织感染而言。肛管直肠周围，因肛提肌和盆筋膜分为不同间隙(图 5-26-8)，感染和脓肿也常限于间隙区域内。如未及时治疗，感染也可穿入其他间隙，形成广泛感染。

(一) 肛提肌上间隙及脓肿

1. 骨盆直肠间隙　位于腹膜与盆膈之间，外侧为耻骨尾骨肌，内侧为直肠，后为直肠及直肠侧韧带。男性前方为膀胱及前列腺，女性有子宫和阔韧带。此间隙的脓肿容积可以很大，若不及时引流治疗，可以穿入直肠、膀胱或阴道，也可穿破肛提肌，进入坐骨直肠窝。

2. 直肠后间隙　此间隙前为直肠，后为骶骨及骶前筋膜(图 5-26-9)，故亦称骶前间隙。下方为肛提肌，上方是腹膜，在骶岬处直接与腹膜后间隙相通。两侧借直肠侧韧带与骨盆直肠间隙相隔。此间隙的感染可向腹膜后间隙扩散。直肠后脓肿很少见，大多为坐骨直肠窝脓肿引流不及时，向上穿通肛提肌所致。

3. 黏膜下间隙　位于直肠黏膜和内括约肌之间，即黏膜下层，内有痔内静脉丛和淋巴管，与内痔发生有关。

(二) 肛提肌下间隙及脓肿

1. 坐骨直肠间隙　即坐骨直肠窝，在肛提肌与坐骨之间，呈楔形。窝内脂肪感染坏死后，形成大的坐骨直肠窝脓肿，较为常见。如未能及时切开引流，一侧的脓肿可通过肛管后方或前方的深间隙蔓延至对侧，形成“蹄铁形”脓肿，向下穿皮肤，则形成肛瘘。在切开排脓时，脓汁流量若超过 90ml 以上时，应注意脓肿范围可累及对侧坐骨直肠窝，或已扩散向上经肛提肌达骨盆直肠间隙。

2. 肛周皮下间隙　上界为肛门外括约肌皮下部，下界为肛旁皮肤，内侧为肛缘的上皮。向外侧此间隙与坐骨直肠间隙相通，向上与中央间隙连续。此间隙感染发生肛周皮下脓肿是常见的，多由肛门腺感染向外穿过外括约肌皮下部扩散形成。如不及时切开排脓，可破溃成低位肛瘘，也可扩散至坐骨直肠窝。

3. 中央间隙　上面为联合纵肌的终末部分，下面为外括约肌的皮下部，其中，夹有联合纵肌分散的小隔(图 5-26-10)。中央间隙是重要的肛周间隙，与其他间隙相互沟通：感染常向下扩散成为肛周皮下脓肿；

向外扩散可形成坐骨直肠窝脓肿；向上扩散至括约肌间间隙，则产生高位肌间脓肿。

4. 括约肌间间隙　在肛门内、外括约肌之间，联合纵肌层处，是中央间隙向上延伸的间隙。此间隙的感染多来自肛门腺，也可向外、上、下方扩散成各不相同的肛周脓肿及肛瘘(图 5-26-11)。

还有人提出，肛管后深间隙，在肛门外括约肌深部的后侧，尾骨的前面，两侧与坐骨直肠间隙相通，一侧脓液可通达对侧，形成后马蹄形瘘管。肛管后浅间隙位于肛门外括约肌浅部与皮肤之间，可常因肛裂形成皮下脓肿。肛管前深间隙前为尿生殖膈(图 5-26-12)，后为肛门外括约肌深部，下为肛门外括约肌浅部。在会阴中心腱处，此间隙向后通坐骨直肠窝；向上伸展，女性到直肠阴道隔，男性达直肠膀胱间隙，向前可沿会阴浅筋膜深层延伸。肛管前浅间隙，在肛门前皮下，感染也限于皮下。

肛管直肠周围脓肿若来自肛门腺感染，常形成肛瘘，否则不易发生肛瘘。肛管直肠周围脓肿也可因此分为瘘管性和非瘘管性脓肿(图 5-26-13)。

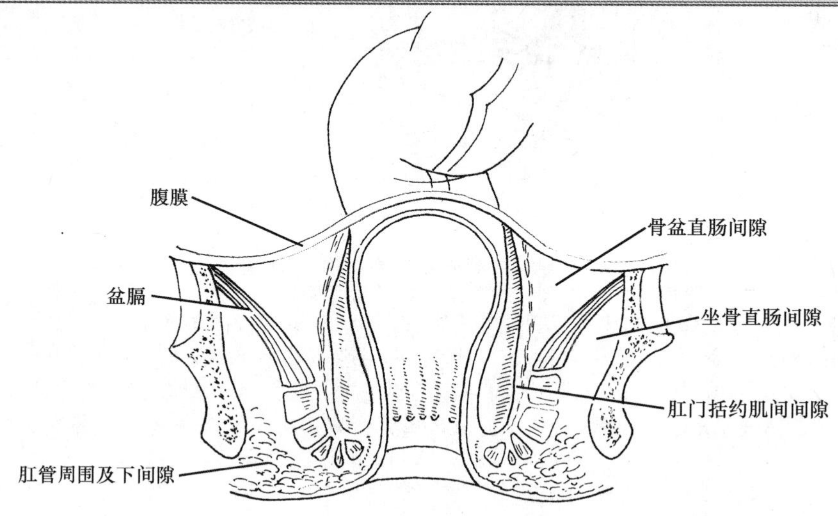

图 5-26-8　直肠及肛管的周围间隙

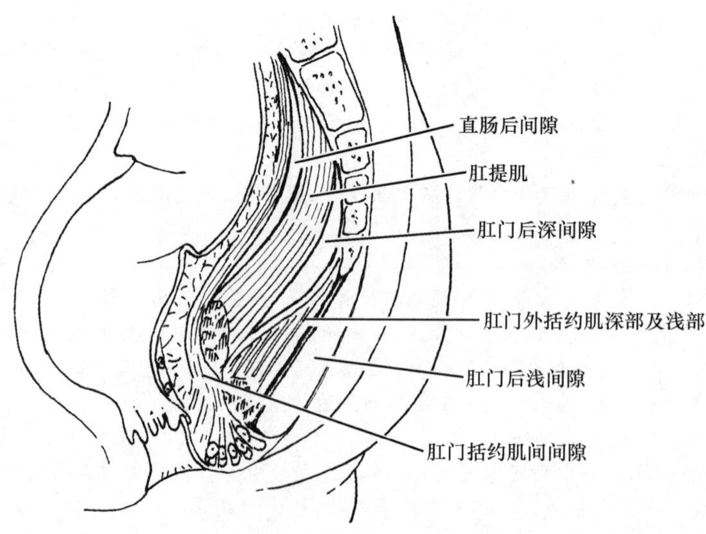

图 5-26-9　直肠及肛管后面的间隙

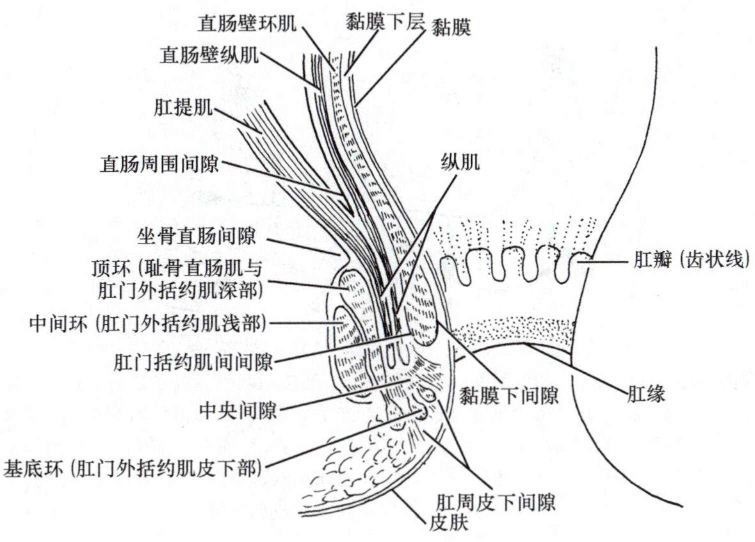

图 5-26-10 肛提肌下周围间隙

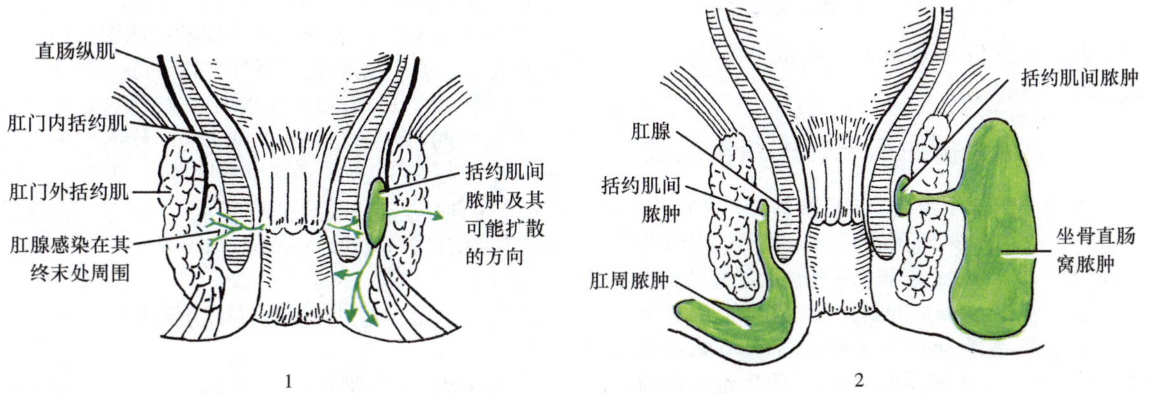

图 5-26-11 肛门周围脓肿

1. 来自肛腺感染的括约肌间脓肿及其扩散方向；2. 由括约肌间脓肿而致的肛周脓肿及坐骨直肠窝脓肿

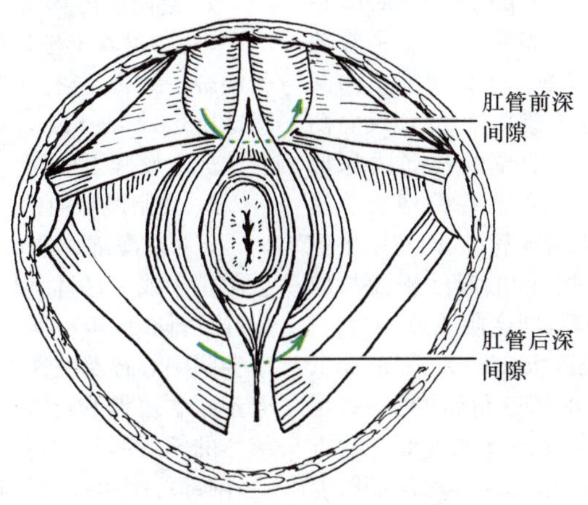

图 5-26-12 肛管前、后深间隙

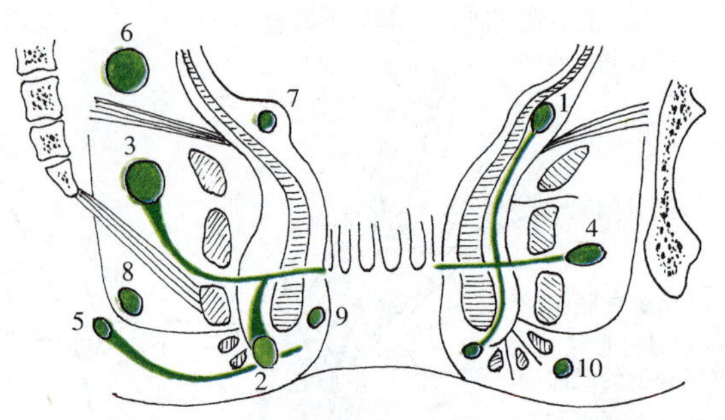

图 5-26-13 瘘管性及非瘘管性脓肿

原发性急性隐窝腺肌间瘘管性脓肿：1. 高位肌间瘘管性脓肿；2. 低位肌间瘘管性脓肿(占 85%)；3. 后方经括约肌坐骨直肠窝马蹄形瘘管性脓肿；4. 前方经括约肌坐骨直肠窝瘘管性脓肿；5. 后方低位肌间单侧表浅坐骨直肠窝马蹄形瘘管性脓肿；急性非隐窝腺非瘘管性脓肿；6. 肛提肌上骨盆直肠脓肿；7. 黏膜下脓肿(常来自痔药物注射治疗后)；8. 坐骨直肠窝异物性脓肿(如尖锐鸡骨片或鱼刺所致)；9. 黏膜或皮肤边缘性脓肿(常由感染性血肿所致)；10. 皮下或肛门周围脓肿(常来自肛周皮肤疖肿)

第二节 尿生殖三角

尿生殖三角 urogenital triangle 男女结构有所不同，以下分别介绍。

一、男性尿生殖三角的结构层次

1. 皮肤及皮下组织 有丰富的汗腺和皮脂腺，被以阴毛。会阴的皮下脂肪向前经耻骨连续于腹壁的浅筋膜浅层，即Camper 筋膜。向外侧为股部的皮下浅筋膜，向后与坐骨直肠窝的脂肪和结缔组织融合。

2. 会阴浅隙 spatium perinea superficialis 和会阴深隙 spatium perinei profundum 尿生殖三角内的浅会阴筋膜、尿生殖膈下筋膜及尿生殖膈上筋膜 3 层，形成会阴浅、深两个袋隙。

(1) 浅层：即**浅会阴筋膜** fascia perinei superficialis 或称Colles **筋膜**，实为皮下浅筋膜的深层，为一较薄弱的纤维层，在皮下脂肪层的深侧。浅会阴筋膜向两侧附着于坐骨支和耻骨下支的下缘及坐骨结节；向前续于阴囊肉膜、阴茎浅筋膜及腹前壁的浅筋膜深层(Scarpa 筋膜)；向后在尿生殖三角的后缘跨经会阴浅横肌的后侧，向深部附着于尿生殖膈后缘，即与尿生殖膈上、下筋膜相愈着。于是在浅会阴筋膜的深面与尿生殖膈之间形成一潜在性的袋隙，即**会阴浅隙**。

(2) 中层：为**尿生殖膈下筋膜** fascia diaphragmatic urogenitalis inferior，被覆在尿生殖三角肌的下面，呈三角形，两侧附着于坐骨支和耻骨下支的内面。后方与浅会阴筋膜相愈着，形成会阴浅隙，并与深层筋膜愈着，成为会阴深隙的腹侧层。

(3) 深层：即**尿生殖膈上筋膜** fascia diaphragmatis urogenitalis superior，覆盖于尿生殖三角肌的上面，两侧附着于坐骨支和耻骨下支。该筋膜的前后缘均与尿生殖膈下筋膜结合，构成完全封闭的会阴深隙。尿生殖膈上筋膜亦构成坐骨直肠窝前隐窝的底。尿生殖膈上、下筋膜愈合的前、后缘特别增厚，前缘紧张于两耻骨下支之间，名会阴横韧带 lig. transversum perinei。该韧带与耻骨弓之间有阴茎背静脉通过。后缘紧张于左、右坐骨结节之间，作为肛门三角与尿生殖三角的界限，称**会阴横膈** septum transversum perinei。

二、会阴浅隙内的结构

会阴浅隙是一潜在性间隙，向前上方连续于腹壁浅筋膜深层下侧的潜在性间隙，与阴囊和阴茎的筋膜间隙也相通连。

1. 会阴浅隙内有阴茎根固定于此。阴茎海绵体的左、右脚附着于坐骨支及耻骨下支的边缘，两脚在耻骨联合下结合，移行于阴茎体。尿道海绵体后端为**尿道球**bulbus urethrae，位于左、右阴茎海绵体脚中间，附着于尿生殖膈下筋膜。

2. 会阴浅隙内的肌肉

(1) **球海绵体肌**m. bulbocavernosus：在肛门前方会阴正中线上，男性以腱性中缝相连接，覆盖尿道球，肌纤维排布成半羽状，为对称的一对肌。肌纤维起始于会阴中心腱及腱性中缝。该肌后部纤维绕至背侧附着于尿生殖膈下筋膜；中部纤维包绕尿道球及阴茎海绵体的邻近部分，附着于阴茎海绵体上面的强韧腱膜上；前部纤维超过阴茎海绵体的侧旁，部分终止于阴茎体、坐骨海绵体前部，有时可达耻骨，部分终止于覆盖阴茎背血管的腱膜。

球海绵体肌的作用为协助尿道排空。在排尿过程中，该肌是松弛的，仅在排尿的最后，此肌收缩起压迫作用，逐出尿道内最后一滴尿，也有称其为**排尿肌** accelerator urinae。中部肌纤维帮助阴茎勃起。前部肌纤维也有使阴茎勃起作用。由于其腱扩张附着和连续于覆盖阴茎背血管的腱膜，可压迫阴茎背深静脉使阴茎勃起。射精时该肌反复收缩，所以也称其为**排尿及射精肌** m. accelerator urinae et ejaculator seminalis。

（2）**坐骨海绵体肌** m. ischiocavernosus：成对，起于坐骨结节内面、坐骨支和耻骨下支阴茎海绵体脚的附着部。向前内侧行，抵止于阴茎海绵体下面及外侧面的白膜，达两阴茎海绵体脚相并拢处。亦有腱束达阴茎海绵体背面，两侧相互交织。此肌收缩压迫阴茎海绵体脚，对阴茎勃起有协助作用，故又名**阴茎勃起肌** m. erector penis。但阴茎勃起主要靠阴茎内螺旋动脉 helicine arteries 速使海绵体间隙充血，肌收缩只是压迫静脉减少回流，起辅助作用。

（3）**会阴浅横肌** m. transversus perinei superficialis：成对小肌，肌纤维薄弱。有时只一侧存在，或完全缺如。此肌位于肛门前方，尿生殖膈后缘的表面。浅会阴筋膜自该肌表面至后缘转向深侧，附着于尿生殖膈后缘。此肌起于坐骨结节前部内侧，向内抵会阴中心腱，部分纤维越正中线，与对侧同名肌或与肛门外括约肌、球海绵体肌相连续。两侧的该肌共同收缩时，可固定会阴中心腱。

会阴浅隙内的三对肌均受阴部神经的会阴神经分支支配。每侧球海绵体肌、坐骨海绵体肌与会阴浅横肌之间各形成一三角形间隙，底为尿生殖膈下筋膜，阴囊后血管、神经及股后皮神经的会阴支，由后向前经过此间隙，会阴横动脉在间隙后缘沿会阴浅横肌向内走行。

3. 会阴浅隙内的血管 阴部内动脉在阴部管的前部发出会阴动脉 a. perine，该动脉向前穿入会阴浅隙，当入浅隙以后，立即分成**会阴横动脉** transverse perineal artery 及**阴囊后动脉** aa. scrotales posteriores。阴囊后动脉一般可有两支，经会阴浅横肌的浅面或深面走行，经坐骨海绵体与球海绵体之间，分布于阴囊的皮肤及肉膜（图 5-26-14）。会阴横动脉分出后向内侧沿会阴浅横肌的下面走行，与对侧同名动脉及阴囊后动脉、肛动脉相吻合。会阴横动脉供给肛门及尿道球之间组织的血液。

自阴囊及尿道球来的静脉注入阴部内静脉。

4. 会阴浅隙内的神经 阴部神经的会阴神经在阴部管前部分出深支和浅支。浅支为**阴囊后神经** nn. scrotales posterior，又分成内、外两支（图 5-26-15）。这两支穿浅会阴筋膜后缘，经会阴浅横肌的上侧或下侧，或穿经该肌入会阴浅隙，与阴囊后动脉伴行。阴囊后神经的外侧支较内侧支表浅，向前穿出浅会阴筋膜至皮下脂

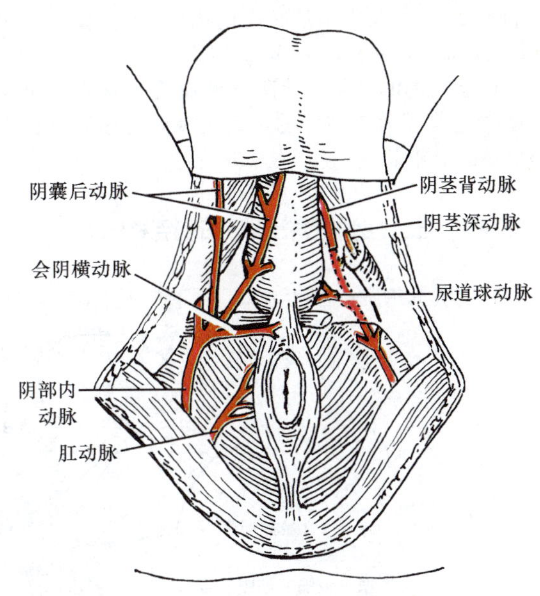

图 5-26-14 男性会阴浅隙的动脉

肪层，分布于阴囊后、外侧及前下部的皮肤。会阴神经深支分散成数支，离开阴部管，在尿生殖膈后缘处，有几支分布于肛门外括约肌及肛提肌。其他支穿浅会阴筋膜后缘入浅隙，也有支穿尿生殖膈后缘入会阴深隙。入浅隙的神经支支配球海绵体肌、坐骨海绵体肌及会阴浅横肌，一般至少有一支分布于尿道球至海绵组织及尿道海绵体部的黏膜，也有的支至阴茎海绵体。

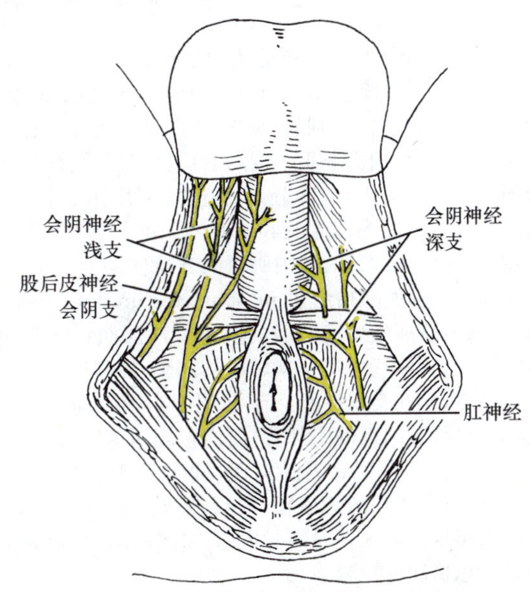

图 5-26-15 男性会阴浅隙的神经

此外，浅隙内还有来自股后皮神经的会阴支

rr. perineales，此支发出后转向前内侧，经坐骨结节的前面，向前至会阴的前部，分布于阴囊。

5. 会阴的淋巴管 伴阴部外血管至腹股沟浅淋巴结，故会阴及外生殖器的炎症或癌瘤转移易引起此部分淋巴结肿胀。

三、会阴深隙内的结构

尿生殖三角肌被尿生殖膈上、下筋膜包裹，共同组成尿生殖膈，即会阴深隙。此外，还有血管、神经、尿道球腺及尿道膜部等结构存在于会阴深隙内（图5-26-16）。会阴深隙在性质上与浅隙有明显不同。浅隙是真正潜在间隙，在肌肉与血管、神经间夹以疏松结缔组织，而深隙则完全被其内容物充满，筋膜紧贴在肌上，两侧附着于耻骨下支和坐骨支，形成一封闭的囊袋。

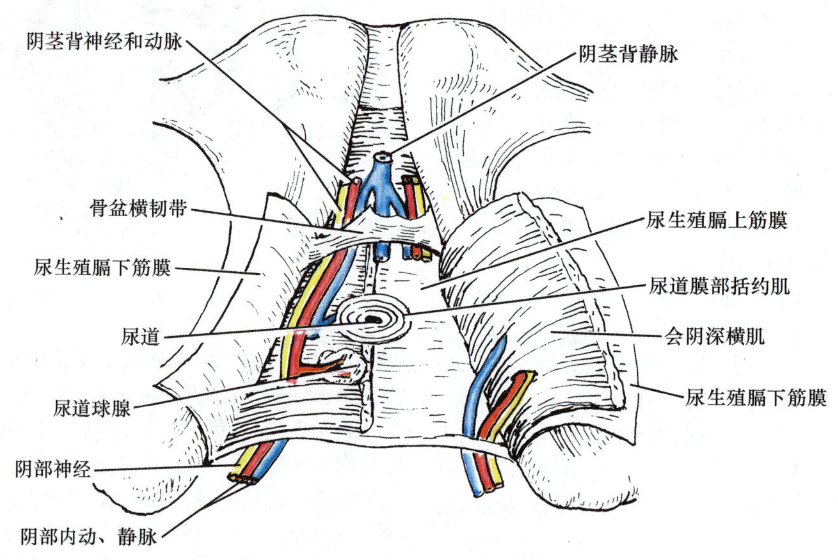

图 5-26-16 男性会阴深隙结构及内容

1. 尿生殖三角肌 可分为两部分。

（1）**会阴深横肌** m. transversus perinei profunda：为成对肌，在会阴浅横肌深侧的深隙内。起自坐骨支及阴部管附近，向内至正中线与对侧同名肌连接，一部分肌纤维相互交织，一部分则抵止于会阴中心腱。尿道球腺即在此肌内。此肌收缩时，可加强会阴中心腱的稳固性，增加此区对盆内脏器的支持作用。

（2）**尿道膜部括约肌** m. sphincter urethrae membranaceae：在尿生殖三角肌的前部。浅层肌纤维起自耻骨下支、骨盆横韧带及其邻近的筋膜，经尿道两侧至尿道后方，相互交织后抵止于会阴中心腱。深层肌纤维起于坐骨支附近的阴部管，向内包绕尿道膜部，并伸延到前列腺下部。此为随意肌，通常处于收缩状态。排尿时，尿道膜部括约肌松弛，仅在排尿临终时收缩，排挤出最后一滴尿。射精时也起一定作用。该肌收缩时也可压迫尿道球腺。

2. 尿道球腺 glandula bulbourethralis 一般左右各一，但也有只有一个或两个以上者。尿道球腺分**尿道球腺体** corpu glandulae bulbourethralis 及**尿道球腺管** ductus glandulae bulbourethralis。体为圆形，大小与豌豆相似，直径 0.5～0.8cm，老年人的较小，质坚实，黄褐色，有的表面呈结节状。该腺体位于尿道膜部的后外侧，尿道球的后上方，包埋在尿生殖膈内尿道膜部括约肌中。两侧尿道球腺相距约 5～6cm。尿道球腺管为细长的排泄管，长约 3cm，向前下方穿入尿道球，在黏膜下斜行，开口于尿道壶腹的后下壁。尿道球腺由几个小叶组成，每小叶含有许多柱状上皮形成的腺泡，其分泌物构成精液的一部分。

3. 血管、神经 阴部内动脉分出会阴动脉后，终末支穿入会阴深隙称**阴茎动脉** a. peres。在深隙内分出：

（1）**尿道球动脉** a. bulbi urethrae 为一短支，内行穿出尿生殖膈下筋膜，进入浅隙，穿尿道球分布于尿道海绵体勃起组织，亦有分支分布到阴茎海绵体后部及尿道球腺。

（2）**尿道动脉** a. urethralis 在尿道球动脉的前方发出，经深隙入浅隙，在阴茎脚结合处的附近穿入尿道海绵体达阴茎头，分布于尿道及其周围的勃起组织，与阴茎背动脉、阴茎深动脉相吻合。

（3）**阴茎背动脉** a. dorsalis penis 是阴茎动脉的终末支之一。从深隙进入浅隙，穿过阴茎悬韧带两脚之间，达阴茎背面至阴茎头，营养阴茎的皮肤、被膜及阴茎海绵体，并与阴茎深动脉吻合。

（4）**阴茎深动脉** a. profunda penis 为阴茎动脉的另一终末支。由深隙进入浅隙，斜穿阴茎海绵体脚，行于阴茎海绵体的中央，达其尖端。血液供给阴茎海绵体勃起组织，与尿道动脉、阴茎背动脉及对侧的同名动脉有吻合。

静脉与同名动脉伴行，汇入阴部内静脉。阴茎背浅静脉向后分左、右支，注入阴部外浅动脉。阴茎背深静脉穿过会阴横韧带与耻骨弓状韧带之间进入盆腔，分左、右支入阴部丛和前列腺丛，并在耻骨联合下缘附近与阴部内静脉吻合。

阴茎背神经 n. dorsalis penis：阴部神经在阴部管内分出阴茎背神经。该神经位于阴部内血管的上方，继而向前穿入会阴深隙，与阴茎背动脉伴行，沿坐骨支及耻骨下支走行于生殖膈下筋膜及阴茎悬韧带，经耻骨弓状韧带下侧至阴茎背部。

四、男性会阴中心腱

会阴中心腱亦称**会阴体** perineal body。有人认为，中心腱的名称不恰当，因会阴体是实质性结构，不是腱组织，而是肌肉和纤维形成的结节状中隔。男性会阴体不如女性发育得好，女性会阴体更有弹性，肌纤维多，在分娩中有更重要意义。男性会阴体在会阴中线上，距肛门前 1.25cm，在尿道球的后侧。有 9 块肌肉在中心腱会合附着，纤维交织，即会阴浅横肌（2 块）、会阴深横肌（2 块）、肛门外括约肌、球海绵体肌（2 块）、肛提肌（2 块）前部的纤维。此外，还接受来自直肠壶腹及肛管纵行的平滑肌纤维。会阴体对盆底的加固有重大作用，也是会阴部手术的重要标志。

会阴解剖与尿外渗的关系

会阴部常因外伤而发生尿道的全层破裂，除出血、疼痛及肿胀外，可并发尿外渗。

尿道不同部位的损伤，尿外渗的临床表现也有不同：

1. 骨盆骨折时，骨折断端可刺破膀胱或尿生殖膈以上尿道（尿道前列腺部）。膀胱破裂，尿液可达盆腔及腹腔内或腹膜外间隙内，如膀胱前间隙、膀胱周围间隙和直肠周围间隙等。尿道前列腺部的穿通，或前列腺尖和尿生殖膈之间的尿道断裂，引起腹膜外盆内尿外渗，向下因受盆底所限，尿液不能向下蔓延（图 5-26-17）。

2. 尿道膜部破裂，尿液只限于会阴深隙内，该处筋膜坚强，且无裂隙与周围相通，因此，尿液不易向外扩散。

3. 尿道如在尿道球部，或尿生殖膈下筋膜与尿道球连接的薄弱处破裂，尿液即渗入会阴浅隙内。由于浅会阴筋膜（Colles 筋膜）向上连续于阴囊肉膜、阴茎浅筋膜及越过耻骨联合，与前腹壁下部浅筋膜深层（Scarpa 筋膜）相连，因此，浅隙内的尿液，可向上扩散至阴囊、阴茎及腹前壁。因前腹壁的浅筋膜深层在腹股沟韧带下一横指处附着于阔筋膜，所以尿液不再蔓延至股部。

4. 如尿道在海绵体部破裂，由于阴茎筋膜包裹所有的海绵体，故渗出的尿液可仅限于阴茎的范围内。但如阴茎筋膜也破裂，则尿液可随阴茎浅筋膜蔓延至阴囊和腹前壁（图 5-26-18）。

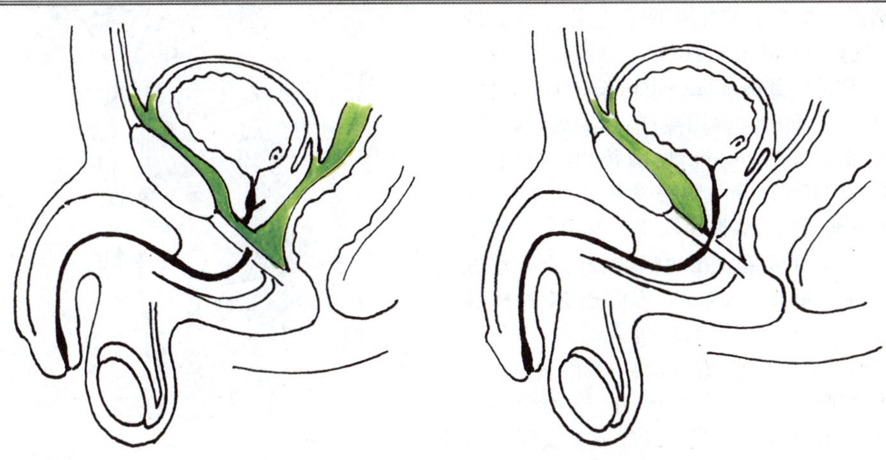

图 5-26-17　盆内腹膜外尿外渗

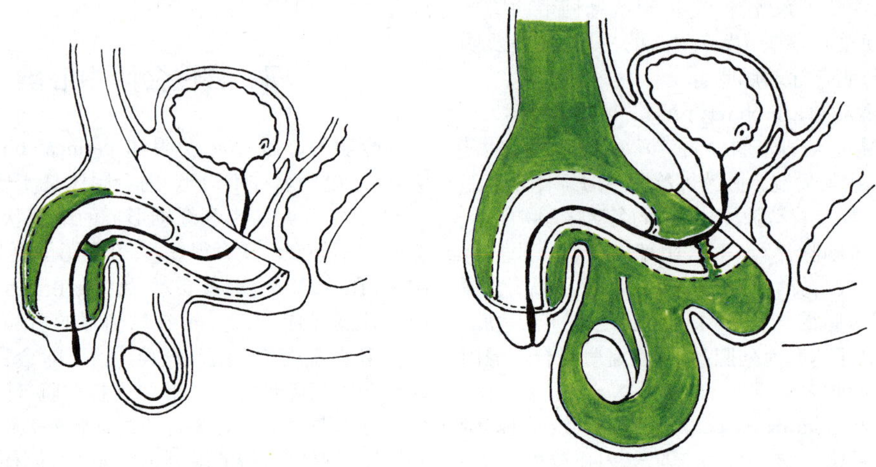

图 5-26-18 尿道海绵体部破裂尿外渗

五、女性尿生殖三角

女性尿生殖三角的基本结构与男性相似，也可分浅隙与深隙，因有阴道、尿道通过，以致在结构上发生某些变化。

在浅隙内有左、右阴蒂海绵体 corpus cavernosum clitoridis 的阴蒂脚 crus clitoridis，分别附于两侧的耻骨下支和坐骨支，呈圆柱形，向内上方至耻骨联合下侧，左、右阴蒂海绵体于中线联合成阴蒂体 corpus clitoridis，中间夹有不完全的结缔组织中隔，名**梳状隔 septum pectiniforme**。阴蒂体长约 2.5cm，急剧弯向下后方，以阴蒂系带（浅面）以及阴蒂悬韧带（深面）固定于耻合联合。阴蒂海绵体的游离端为**阴蒂头** glans clitoridis，呈圆形小结节状突出于阴蒂包皮下面。两阴茎脚之间为**前庭球bulbus vestibuli**，呈蹄铁形，位于阴道口两侧者，称**外侧部pars lateralis**，长约 3cm，宽约 1cm，其后端钝圆，与前庭大腺相接；前端尖锐，与对侧者联合为**中间部**pars intermedia，居阴蒂和尿道之间，并借两条细弱的勃起组织束与阴蒂头密接。前庭球深部与尿生殖膈下筋膜相接。阴蒂海绵体和前庭球皆是勃起组织，可以充血而勃起。在前庭球后内端有**前庭大腺 glandula vestibularis major**，又称**巴尔多林腺** glandula Bartholini，位于阴道口两侧，左右各一，似黄豆大圆形或卵圆形腺体，为复泡管状腺，呈红黄色。腺体各有一细小排泄管长约 1.5～2cm，开口于处女膜缘中下 1/3 交界处阴道口的两侧、处女膜或处女膜痕附着部和小阴唇之间的沟内，分泌碱性黏液，以润滑阴道口和阴道。腺体深部依附于会阴深横肌，其表面盖以球海绵体肌（阴道括约肌）。正常情况下，不易触及此腺，但感染时可肿胀甚至形成脓肿而膨起。如单纯为腺管开口闭塞，使分泌物潴留，可形成前庭大腺囊肿。阴蒂脚上有**坐骨海绵体肌m. ischiocavernosus**（又名**阴蒂勃起肌m. ereclorclitoridis**）覆盖（图 5-26-19），成对，较男子同名肌薄弱。以腱和肌束起于坐骨支及坐骨结节的内面，抵止于阴蒂脚的侧面和下面，收缩时可压迫阴蒂脚，阻止阴蒂内的静脉血回流，协助阴蒂勃起。**球海绵体肌 m. bulbocavernosus**，亦称**阴道括约肌 m. sphincter vaginae**，也是成对肌，与男子同名肌有较大差异。起始于会阴中心腱，其部分肌纤维与肛门外括约肌直接连接，沿阴道前庭两侧围绕阴道，覆盖前庭

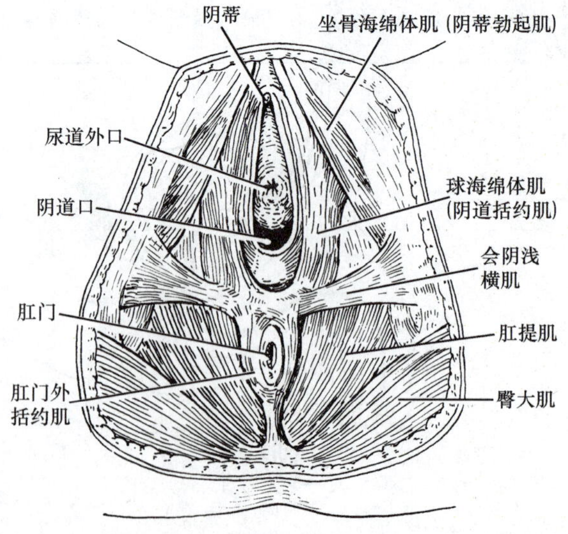

图 5-26-19 女性会阴浅隙的 3 对肌

大腺、前庭球外侧部，附着于阴蒂海绵体及尿生殖膈下筋膜。有部分纤维跨越阴蒂体的背侧。此肌收缩，可压迫前庭球，缩小阴道口，前部纤维可压迫阴蒂背静脉，引起阴蒂勃起。亦有人认为，有部分纤维围绕尿道口，有括约尿道口的作用。**会阴浅横肌** m. transversus perinei superficialis，类似男子同名肌，有时缺如。起自坐骨结节的前部，向内抵止于会阴中心腱。

会阴深隙内有**会阴深横肌** m. transversus perinei profundus。该肌与男子的同名肌相当，但较薄弱。起自阴部管的筋膜鞘及坐骨支，横向内经阴道后侧，与对侧同名肌相会合。该肌前部肌纤维消失于阴道壁内，其作用可能是协助固定会阴体。**尿道阴道括约肌** m. sphincter throvaginalis 与男子尿道膜部括约肌相当，可分为深、浅两层：浅层起于会阴横韧带和耻骨下支，沿尿道和阴道两侧后行，其中有一部分肌纤维经过阴道和尿道之间，两侧相互交织，围绕尿道和阴道周围，最后抵于会阴中心腱；深层环绕尿道下端周围，有一部分肌纤维消失于阴道壁，并与会阴深横肌交织。该肌功能为括约阴道及尿道，并可压迫前庭大腺。

会阴中心腱或称**会阴体**，产科医生简称为**会阴**，即狭义的会阴。为肛门三角和尿生殖三角内各肌共同的附着点，对后方的肛管和前方的阴道起固定、支持作用。女性会阴体是肌纤维隔，较男性的会阴体有更多的肌纤维，在肛管与阴道间的矢状位上，此肌纤维隔呈楔形，尖向上（向盆底），底向下（向皮肤），深约 3～4cm。于此处附着的肌肉，有肛门外括约肌及成对的球海绵体肌、会阴浅横肌、会阴深横肌、阴道尿道括约肌及肛提肌。这些结构有加固盆底的作用，在分娩时此处受到很大张力，故易于破裂，所以要注意保护会阴。

女性尿生殖三角内的血管、神经和淋巴：

1. 动脉 阴部内动脉在阴部管前端，发出会阴动脉穿入浅隙，其本干入深隙。会阴动脉分出会阴横动脉及阴唇动脉 aa. labiales posteriors。**阴唇后动脉**一般分为内、外两支，分布于大、小阴唇。阴部内动脉穿入深隙后，分出**前庭球动脉** a. bulbi vestibuli，穿尿生殖膈下筋膜至前庭球；**阴蒂背动脉** a. dorsalis clitoris 由深隙经浅隙至阴蒂背面；**阴蒂深动脉** a. profunda clitoridis 穿尿生殖膈下筋膜入阴蒂海绵体。

2. 静脉 与同名动脉伴行，汇入阴部内静脉。在会阴横韧带与耻骨弓状韧带之间阴蒂背静脉入盆内阴部丛。

3. 神经 来自阴部神经，在阴部管的前部该神经分出会阴神经（图 5-26-20），穿入浅隙分成**阴唇后神经** nn. labiales posteriores，分布于大阴唇；肌支分布于球海绵体肌、坐骨海绵体肌、会阴浅横肌、会阴深横肌及阴道尿道括约肌。阴部神经在阴部管内又分出**阴蒂背**

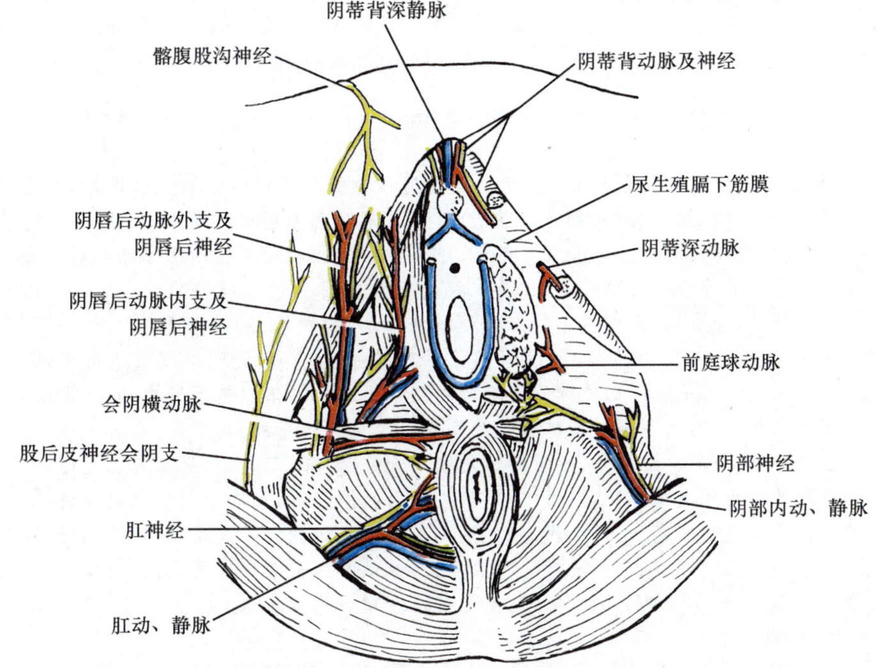

图 5-26-20 女性会阴浅隙的神经、血管

神经，入会阴深隙，沿坐骨支及耻骨下支前行，经耻骨弓状韧带下侧至阴蒂的背部。

4. 淋巴 阴唇及阴蒂的浅淋巴管沿阴部外浅血管注入腹股沟浅淋巴结（图 5-26-21）。阴蒂的深淋巴管至腹股沟深淋巴结，但有少数沿阴蒂背静脉与尿道上部和膀胱的淋巴管汇集后，注入髂内淋巴结。阴道下部及阴唇的淋巴管注入腹股沟淋巴结，但也有入盆部，至骶淋巴结及髂总淋巴结者。

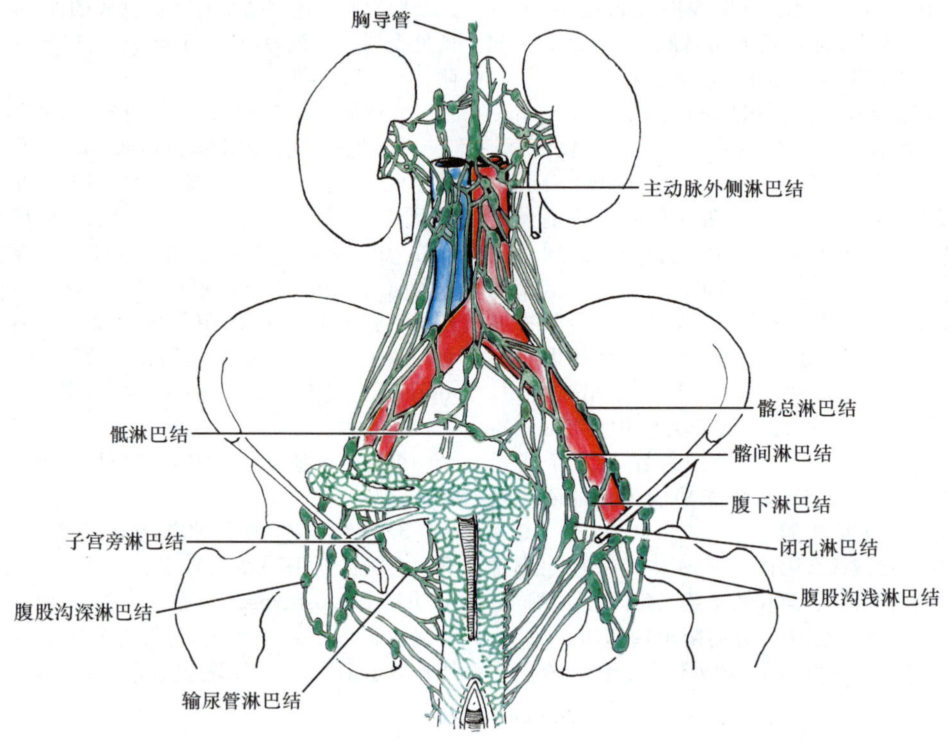

图 5-26-21 女性生殖器的淋巴引流

（一）关于外阴癌的手术

1. 外阴癌手术时淋巴结廓清的范围 外阴癌发生转移时首先侵犯腹股沟浅淋巴结，然后至腹股沟深淋巴结。如果腹股沟浅淋巴结无转移，则不能发生腹股沟深淋巴结转移。目前，对外阴癌淋巴结清除范围，首先是腹股沟浅淋巴结及大隐静脉旁的淋巴结，选其中较大较硬的淋巴结送冰冻病理检查。病理证实为阴性时将股管内的腹股沟深淋巴结摘出，但要以指尖触到后用小弯钳轻轻进行分离，以防损伤股静脉。如冰冻病理报告为阳性，即有转移，则应进行经腹腹膜外髂总、髂内外、闭孔及腹股沟深淋巴结一并清除。

2. 外阴癌手术后下肢淋巴肿（橡皮病）的预防 外阴癌手术后，常发现单侧下肢出现淋巴回流障碍，下肢肿胀，皮肤肥厚，实际上是淋巴回流障碍。既往外阴癌手术切除不仅范围较广，而深度较深，为防止其周围淋巴管内残留癌细胞，乃将下腹壁及扩大的股三角区范围的皮下脂肪组织完全自皮肤切剥下来，基底达阔筋膜，造成术后股三角区皮肤单薄，既破坏了皮肤的血液循环通路，也破坏了淋巴管道。其后果是，术后常常发生切口局部大面积皮肤坏死，以瘢痕组织修复。两种情况的结局阻断了患侧下肢淋巴回流，发生淋巴肿。为了防止此并发症的发生，结合我们的多年实践经验，过分紧贴皮肤将脂肪组织大片切除是多余的，事实上很少将每一块脂肪组织全部进行病理检查，而且选择性检查也少见淋巴管内有瘤细胞者，因此，目前我们仅将皮肤 1cm 以下的脂肪层切除，即靠近皮肤保留一薄层脂肪，维持其部分血液循环及淋巴通路，可预防下肢淋巴肿的发生。

（二）关于会阴切开及会阴裂伤缝合

会阴中心腱（会阴体）在加固盆底、支持盆内器官有重大作用，所以分娩时要注意保护会阴。会阴撕裂如不及时缝合，易发生出血、组织坏死、感染或造成阴道壁膨出、子宫脱垂，甚至大便失禁等不良后果。

会阴撕裂易发生在初产妇，因会阴紧、胎头过大，或会阴有水肿、弹性较差时；有的由于会阴体长而厚，会阴和阴道组织有瘢痕者；有的因胎位异常，如枕后位；骨盆出口狭窄，致使胎儿利用出口的后三角区娩出者；行臀位助产或臀牵引术和产钳术时，牵拉胎儿过快。此外，急产或产妇用力过猛产力过大，致使会阴和阴道过度和过快扩张，这些都是使会阴和阴道撕裂的原因。

第三节 阴囊与精索

1. 阴囊 scrotum 为一皮肤囊袋，位于阴茎根部与会阴之间。阴囊由阴囊中隔 septum scroti 将其分为两个腔隙。各腔分别容纳睾丸、附睾和精索始段（图 5-26-22）。

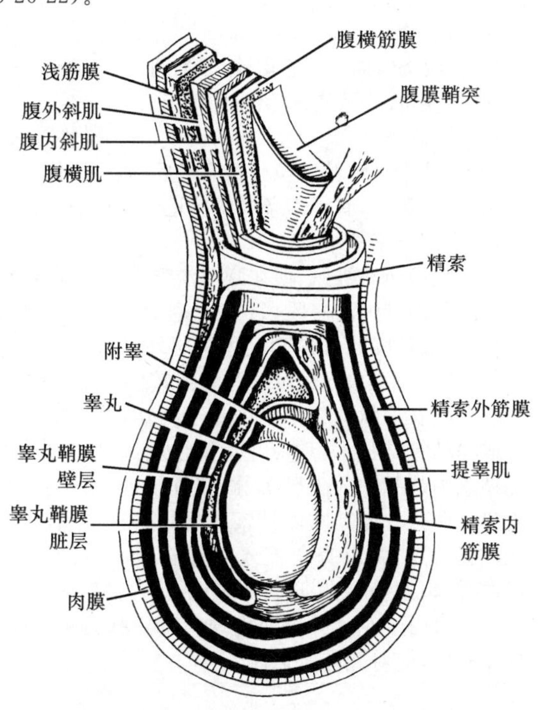

图 5-26-22 阴囊结构及内容模式图

阴囊壁由皮肤、肉膜所组成。阴囊的皮肤薄而柔软，富有弹性，愈合力强，损伤后易于愈合。**肉膜** musculus dartos 是阴囊的浅筋膜，含有平滑肌纤维，能随外界温度的改变呈反射性的舒张和收缩，以调节阴囊内的温度，有利于精子的发育。由于肉膜的收缩，阴囊的皮肤可见多数皱襞。

在胚胎发育过程中，阴囊是腹壁的延续，因此，阴囊的层次与腹前壁各层相当（表 5-26-1）。

表 5-26-1 腹前壁与阴囊各层次比较表

腹前壁各层次结构	阴囊的各层次结构
皮肤	皮肤
浅筋膜浅层（Camper 筋膜）	肉膜
浅筋膜深层（Scarpa 筋膜）	会阴浅筋膜（Colles 筋膜）
腹外斜肌腱膜	精索外筋膜
腹内斜肌、腹横机	提睾肌
腹横筋膜	精索内筋膜
腹膜	睾丸固有鞘膜

阴囊的层次虽多，手术中可视为三层。其中，皮肤与肉膜为一层，睾丸固有鞘膜壁层为一层，两者之间的其他各层视为一层。鞘膜积液手术时，即按此三层切开。

睾丸 testis 具有产生精子、分泌男性激素的功能。睾丸表面被有一层坚厚而无弹性的纤维膜，称**白膜**。由于缺乏弹性，并有丰富的神经分布，急性睾丸炎时常引起剧烈疼痛。睾丸鞘膜来自胚胎的腹膜鞘突，出生后其上端闭锁，下端包绕睾丸及附睾，形成睾丸鞘膜，分为壁、脏两层。其间为鞘膜腔，由于某种原因，使腔内积液过多，称为**睾丸鞘膜积液**（图 5-26-23）。

附睾 epididymis 紧贴睾丸的上端和后缘，并略偏于外侧。可分三部，即附睾头、体和尾。附睾头由睾丸输出小管弯曲蟠绕而成，输出小管的末端汇入一条附睾管。附睾管形成许多弯曲，构成附睾体和尾。管的末端急转向上，成为输精管。附睾除储存精子外，还分泌液体，供给精子营养，以促成精子更加成熟。附睾的炎症，多因输精管感染所致，故结核病变多见于附睾。同时，常累及输精管，以致管壁增厚变硬。附睾头和尾与睾丸紧密愈着，附睾体与睾丸不连接，此部分称为附睾窦（图 5-26-24）。故在附睾切除时，除头与尾部外，体部则易于剥离。

睾丸在下降时如未达到正常位置，未进入阴囊，称为隐睾。隐睾大部停在腹股沟管内，其出现率达

75%。下降不全的睾丸，易发生损伤、扭转、发育不全，特别是恶性变，故应做睾丸固定术。如腹股沟管内未发现睾丸，则应切开内环，在内环的深面，于腹膜外寻找。若为双侧隐睾，手术更应提前施行。

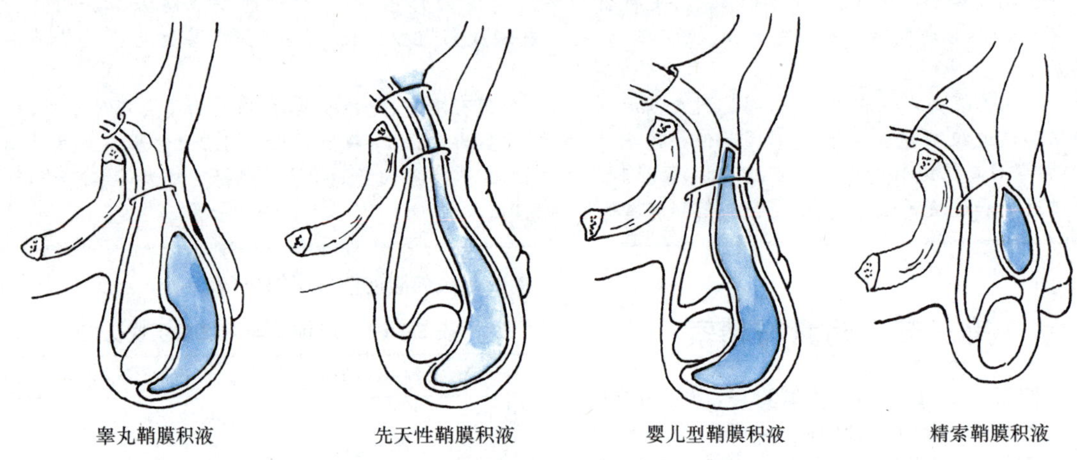

图 5-26-23　各种类型的鞘膜积液

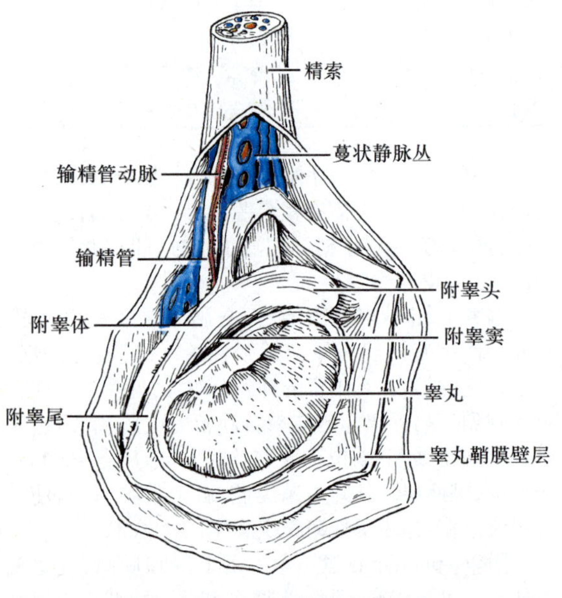

图 5-26-24　睾丸及附睾(右侧)

2. 精索 funiculus spermaticus　自睾丸后上缘开始，终于腹股沟管内环。它由输精管、精索内动脉(或称睾丸动脉)、蔓状静脉丛、鞘突剩件等组成。

精索在皮下环以下至睾丸的一段，其活动性较大，易于摸到，特别是输精管位于精索最后部，在活体上可用拇指、示指触摸，有硬索条样的感觉。在行输精管结扎时，多在阴囊根部结扎。

精索表面包有被膜，但在腹股沟管内、外两段各有不同。腹股沟管内的一段，只有精索内筋膜和提睾肌，而在皮下环以外的一段，除上述两层外尚有精索外筋膜。在精索手术中，要经过这些筋膜，但术中不必要去分清它。蔓状静脉丛在手术中易于损伤，故无论疝修补术或输精管结扎术，均应注意钝性剥离，以免出血。右侧精索内静脉注入下腔静脉，路程较远，无瓣膜，易发生静脉曲张。尤其左侧精索内静脉路程更远，且被乙状结肠跨过，并以直角汇入左肾静脉，再入下腔静脉，故左侧精索静脉曲张更为多见，约占总数的95%以上。有时由于左肾肿瘤而出现精索静脉曲张，故在诊断过程中，应对此有所估计。

关于睾丸、附睾、输精管、精索静脉曲张手术问题

睾丸切除术时，从解剖学考虑，如睾丸恶性肿瘤，切口应超过外环以上，先结扎精索血管，再游离睾丸，以减少肿瘤扩散的机会。若睾丸和附睾结核，因常与阴囊皮肤粘连，甚至形成瘘孔。为了避免切口受到感染，先通过腹股沟切口处理精索，然后将切口缝合。再于阴囊上做围绕瘘孔或粘连处皮肤的梭形切口，以切除睾丸。如进行睾丸、附睾结核或肿瘤以外睾丸切除，例如前列腺癌行去势术时，也可经阴囊前外侧切口，先将精索于外环下方处理，然后连同睾丸一并切除。睾丸固定术时，应直视下将精索血管从后腹膜上向上方剥离，以达足够的长度，以便牵引固定。但精索血管并不都能延长，有时将睾丸牵引至外环或阴囊的较高位置上则再不下降。此时，不应勉强牵引，可就地固定。此种位置比睾丸停留腹内为好，可维护睾丸的功能，又便于观察日后有无恶变。如果成年人精索过短，而睾丸呈现萎缩，或有可疑的病变时，需放弃固定而行睾丸切除。如腹股沟管内未发现睾丸，则应切开内环，在内环的深面腹膜外寻找，甚至可达肾下极。若能找到可试行牵引。如睾丸虽已找到，但已经萎缩，应予以切除。

附睾切除术时，由于睾丸动脉在附睾头稍下方进入睾丸，游离附睾头及体部时，应紧贴附睾进行，以免损伤睾丸动脉，而引起睾丸缺血萎缩。附睾结核时，应将输精管残端经另一皮肤戳口拉出，固定于皮肤上，以免残端引起感染。由于附睾结核病变多位于尾部，有时形成结核性脓肿，术中应注意，切勿切破，以免污染切口，故游离附睾尾时，应紧贴睾丸白膜进行。

输精管结扎术时，最关键的步骤是隔着皮肤将其摸清、捏住，以便固定输精管，以免滑脱。游离输精管时，应将其外膜剥离干净。在剪断、结扎时，在两钳之间将输精管剪除 1cm，以防其再生连接。

腹股沟管内精索静脉高位结扎术时，在游离精索内静脉之前，从解剖学考虑，应先找出有搏动的精索动脉和较硬的输精管，则余下的血管均为精索内静脉，可一并结扎。但不要先挤捏精索，否则将引起精索内动脉痉挛、精索内静脉空虚，以致无法辨认，而将动脉误扎。

第四节 阴 茎

阴茎 peris 由两个阴茎海绵体、一个尿道海绵体组成。**阴茎海绵体** corpus cavernosum penis 位于阴茎的背侧，构成阴茎体的基础。前端尖锐，嵌入阴茎头底面的陷凹内，后端以阴茎海绵体脚附着于两侧耻骨下支。**尿道海绵体** corpus cavernosum urethrae 位于阴茎的腹侧，内有尿道通过，前端膨大形成阴茎头 glans penis，顶端有尿道外口。阴茎头的周缘隆起为阴茎头冠，冠的边缘有一环形的冠状沟，沟内有皮脂腺开口，排出皮脂并形成包皮垢。后端膨大为**尿道球** **bulbus urethae**，附着于尿生殖膈上。在每个海绵体的外面，分别由白膜包绕，并在两阴茎海绵体之间形成**阴茎膈** septum penis。3 个海绵体的外面，又共同包有阴茎筋膜 fascia penis。**阴茎筋膜**，又称**Buck 筋膜**，起于尿生殖膈，末端融合于冠状沟处，背侧与阴茎悬韧带相连接。**阴茎悬韧带** lig. suspensorium penis 系三角状的弹力纤维束，起于腹白线，在耻骨联合处附着于阴茎根部，具有悬吊阴茎的作用，故在施行阴茎全切除术时，应将其切断。在阴茎筋膜外面，为皮下疏松结缔组织。此层无脂肪，具有显著的伸缩性，因此阴茎的皮肤活动性较大。阴茎外伤在做清创术时，应尽量保存皮肤，切除不宜过多，如术后有必要，可用于阴茎的整形。若阴茎海绵体损伤，不论为裂伤或断裂(一侧或双侧完全断裂)，只要阴茎皮肤血运尚好，均应缝合修补，不宜切除。阴茎皮肤在冠状沟处折叠为包皮，其内、外层分别为包皮的内、外板。冠状沟的腹侧正中有一皱襞与包皮内板相连，称为**包皮系带**frenulum praeputii，在行包皮环切时，注意勿伤此系带。新生儿的包皮不能上翻，长至 3 岁后，阴茎头逐渐发育，并与包皮之间的轻度粘连可自行松解。青春期阴茎头逐渐露出，包皮自行上翻，露出冠状沟。有的包皮长，阴茎在常态下并不露出冠状沟，倘若包皮口大，包皮可以上翻。倘若包皮口不发育，甚至小如针孔，以致包皮不能上翻，阴茎头不能外露，称为**包茎**。由于这种情况，可影响排尿，并引起包皮阴茎头反复感染，因此，必须手术，切除过长的包皮。有的包茎，包皮孔较大，可勉强将包皮上翻。但若不及时将其复位，包皮紧箍在阴茎冠状沟处，形成嵌顿性包茎，如时间长久可使阴茎头缺血、坏死，故急需手法复位，或做包皮背侧切开，以便松解嵌顿。

阴茎的血管非常丰富，主要由**阴茎背动脉** a. dorsalis penis 和**阴茎深动脉** a. profunda penis 供应。前者走行于阴茎背侧，在阴茎筋膜与白膜之间。后者经阴茎脚进入阴茎海绵体，走行于海绵体之中。在行阴茎切除术时必须妥善结扎，以免造成出血。阴茎的静脉分为浅、深两组。**阴茎背浅静脉** v. dorsales penis superficialis，为阴部外静脉的属支，走行于会阴浅筋膜与阴茎筋膜之间。**阴茎背深静脉** v. dorsalis penis profunda，只有一支，行于阴茎背侧，在阴茎筋膜与白膜之间。在阴茎背深静脉的两侧为**阴茎背动脉**和**阴茎背神经**(图 5-26-25)。

阴茎有感觉神经和运动神经分布。感觉神经主要为**阴茎背神经**n. dorsalis penis 和**会阴神经** **n. perineales**。阴茎背神经走行于阴茎背动脉的两侧，分布于阴茎头、阴茎海绵体、阴茎外侧及背侧的皮肤。会阴神经分布于阴茎腹侧皮肤、包皮系带，故在行包皮手术时，应在阴茎根部分别自背侧与腹侧进行阻滞麻醉。运动神经由交感、副交感神经组成。交感神经来自盆丛，副交感神经来自第 2～4 骶神经，它们伴随动脉进入海绵体，为阴茎的勃起神经。

阴茎的淋巴管可分为浅、深两组。浅组收集阴茎皮肤、皮下组织的淋巴，起于包皮的淋巴管网，在阴茎背侧形成一主干，沿阴茎浅静脉走至阴茎根部，向两侧注入腹股沟下浅淋巴结。深组收集阴茎头、阴茎海绵体的淋巴，随阴茎背深静脉行走。其中，一部分通过耻骨弓下方进入骨盆，注入髂淋巴结；另一部分向外至两侧腹股沟深淋巴结，然后经股管再注入髂外淋巴结。故阴茎癌必须检查腹股沟淋巴结是否有癌转移增大，如有转移，在根治手术中应彻底将两侧腹股沟淋巴结切除。

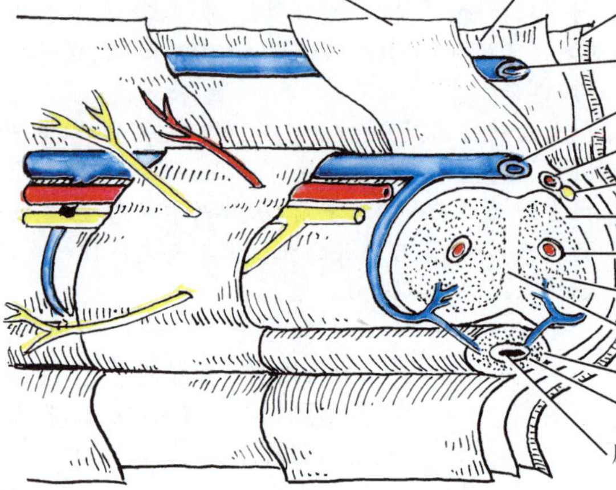

图 5-26-25 阴茎的被膜、血管和神经

关于阴茎癌的手术

从解剖学考虑，阴茎癌是长期包皮垢积聚在包皮内刺激所引起，如能及时清洗和早期包皮环切，是可以预防的肿瘤。有的民族新生儿或在幼年即施行包皮环切，几无阴茎癌。

由于阴茎筋膜和白膜坚韧，除晚期病例外，阴茎癌很少浸润尿道海绵体，亦不影响排尿。

阴茎癌以手术治疗为主，其方式依病情而异。如包皮癌而无阴茎头转移者，可行包皮环切并用放射治疗。若阴茎头癌、冠状沟癌，而阴茎海绵体正常，可行阴茎部分切除术。肿瘤表现虽然局限，但阴茎海绵体已有转移，达阴茎一半以上，残留的阴茎很短，应行阴茎全切除术，以免残留癌的可能。

术中由于阴茎血液丰富必须控制出血。在切开筋膜时，显露阴茎背动、静脉，给予切断、结扎。在横行切断阴茎海绵体时，注意结扎阴茎背深动、静脉。尿道口会阴部移植时，将尿道残端剪成鱼口状，并置于自然的位置以免过高或过低。如有淋巴结转移，应廓清腹股沟淋巴组织，并越过腹股沟韧带，直至卵圆窝以下。仔细解剖卵圆窝，必要时结扎大隐静脉及其属支。同时，大块的皮下组织与淋巴组织一并切除，并进一步检查深淋巴结，若已肿大应扩大淋巴结清除。廓清髂、股动脉周围淋巴结，可将腹股沟韧带向上翻转，推开腹膜，沿髂外动脉向下，将髂、股动、静脉周围淋巴脂肪组织全部剥除。

第五节 男性尿道

男性尿道 urethra virilis 为排尿、排精液的管道。起于膀胱的尿道内口，止于阴茎头的尿道外口，长度为 16～20cm，管径为 5～7mm。尿道为一狭而长的管道，故尿道损伤须正确处理，以免发生狭窄。

由于尿道穿过的结构不同，可将它分为 3 部，即前列腺部、膜部和海绵体部。

前列腺部 pars prostatica 为尿道穿过前列腺的部分，长约 3cm。后壁有一纵嵴，称为**尿道嵴**。嵴的中部纺锤状突起，称为**精阜**。精阜中央有前列腺小囊，囊的两侧有射精管的开口。精阜两侧的沟内，尚有前列腺排泄管的开口。由于上述解剖关系，尿道炎症可通过各开口的扩散，而引起输精管炎、附睾炎或前列腺脓肿。

膜部 pars membranacea 为尿道穿过尿生殖膈的部分，长约 1.2cm。周围有尿道膜部括约肌环境，为尿道最固定的部分。此段在排尿过程中，可受意识控制。由于这种解剖特点，当骨盆骨折时，尿生殖膈移位或撕裂后，常在此处发生尿道断裂。

海绵体部 pars spongiosa 为尿道穿过尿道海绵体的部分，长约 15cm。此段的起始处位于尿道球内，称为**尿道球部**，其管腔扩大，亦称**尿道壶腹**，有尿道球腺的导管开口于尿道球部的后壁上。在连接尿道外口处，管腔又复扩大，称为**尿道舟状窝**（图 5-26-26）。此部与膜部相接连的管壁最薄，尤其是前壁只有疏松结缔组织包绕，故此薄弱处极易发生损伤。

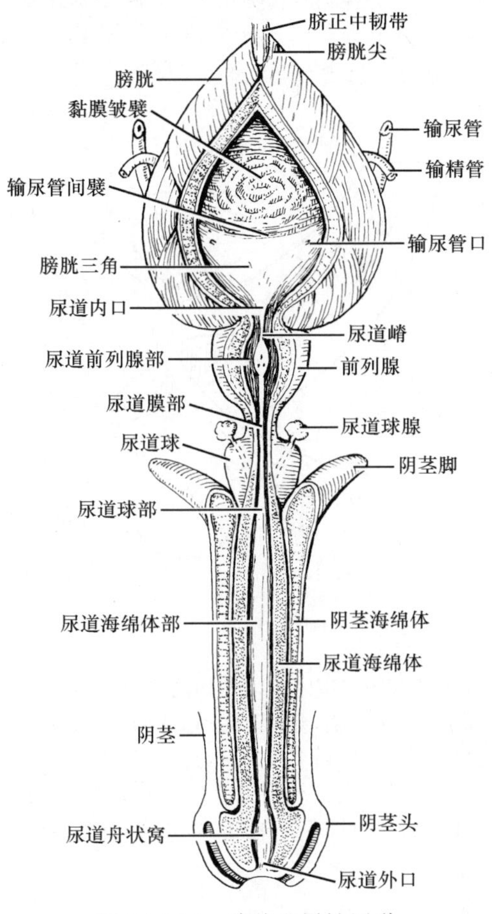

图 5-26-26　膀胱和男性尿道

尿道全长粗细并不一致，有 3 个狭窄和 3 个扩大部。

3 个狭窄部，分别在尿道内口、尿道膜部和尿道外口。其中，尿道外口最为狭窄，纵裂口长 6mm，但通常可通过 10mm 的导尿管。

3 个扩大部，分别为尿道前列腺部、尿道球部和舟状窝。其中，以舟状窝为最大，尿道球部次之，这些扩大部常为结石停留的部位。

尿道在行程中，尚有两个弯曲。

一为**耻骨下弯** curvatura infrapubica，从尿道内口至耻骨联合前方，凹面向上。此弯曲不受阴茎的位置移动而改变，故此弯曲恒定。

另为**耻骨前弯** curvatura praepubica，位于阴茎体和根移行处，凹面向下。如将阴茎提起贴近腹前壁时，此弯曲即可消失，但耻骨下弯不能拉直，故行尿道扩张时，扩张器应顺此弯曲轻轻插入，切勿用暴力推进，以免造成尿道损伤或形成假道。临床上常将尿道前列腺部和膜部称为**后尿道**，尿道海绵体部称为**前尿道**。

在胚胎时期，阴茎腹侧的尿道沟，应自后向前闭合，最后达阴茎头的尿道外口。如果发育障碍，闭合不完全则形成尿道下裂 hypospadias。下裂的程度有所不同，轻者仅是阴茎头尿道下裂，不影响正常生理功能。严重的下裂，可直达阴囊和会阴部，将影响正常的排尿等功能。会阴尿道下裂时，生殖器外形可近似女性，如合并两侧隐睾，则成为男性假两性畸形。尿道下裂时，应在幼年做成形手术。如阴茎背侧出现缺损，亦可形成尿道上裂 epispadias，如发生此种情况，常伴有膀胱外翻。

在极少数情况下，尿道可出现畸形，如双尿道 double urethra 或副尿道 accessory urethra。这些尿道变异可无任何症状，但有的则需手术治疗。

关于尿道损伤尿外渗的途径及其处理

尿道位于会阴部尿生殖三角处，该三角区除皮肤、皮下组织外，尚有三层筋膜，即会阴浅筋膜 fascia superficialis perinei 或称为科利斯筋膜 Colles fascia、尿生殖膈下筋膜 fascia diaphragmatis urogenitalis inferior、尿生殖膈上筋膜 fascia diaphragmatic urogenitalis superior（图 5-26-27）。此三层筋膜的外缘均附于耻骨弓，后缘在尿生殖三角后缘处彼此愈着。三层筋膜形成两个间隙，即会阴浅隙和会阴深隙。前者由会阴浅筋膜与其深面的尿生殖膈下筋膜围成。在会阴浅隙中有尿道球、尿道海绵体等。后者由尿生殖膈下筋膜与其深面的尿生殖膈上筋膜围成。在会阴深隙中有会阴深横肌、尿道膜部等。同时，尿生殖膈上、下筋膜与会阴深横肌三者共同组成尿生殖膈。如果尿道外伤在尿生殖膈上方时，尿液可外渗于腹膜外间隙。如尿道膜部破裂，尿液渗入会阴深隙内，由于会阴深隙与周围不相交通，尿液不易向其他部位扩散。若尿道球部损伤，尿液可渗入会阴浅隙内。由于会阴浅筋膜包绕阴囊、阴茎，并与腹下部浅筋膜深层相延续，故尿液将向阴囊、阴茎及腹前壁扩散。当尿道海绵体部损伤时，尿液渗出仅限于阴茎范围之内。

从尿外渗的情况来看，前尿道损伤的尿外渗，其部位比较表浅，可于尿外渗区域内的皮下，做多个长

1cm、间距也为1cm的小切口引流。后尿道损伤的尿外渗，多位于膀胱的周围，应在尿外渗区域切开，并充分钝性分离，也须置多根烟卷式引流。

关于尿道连续性的恢复，从尿道解剖学考虑，如采用尿道会师术，尿道的缺损部位主要依靠瘢痕而连接。这样，术后易形成尿道狭窄，常需再次手术及尿道扩张。若采用尿道吻合术，尿道断端可充分游离，使其在无张力情况下，并应用能扩大管腔的缝合方法，愈合后瘢痕较少，可减少术后狭窄，也不需经常扩张尿道。

尿液的引流问题，可采用耻骨上膀胱造瘘或经尿道留置导尿管。后尿道的损伤，以行膀胱造瘘为宜。

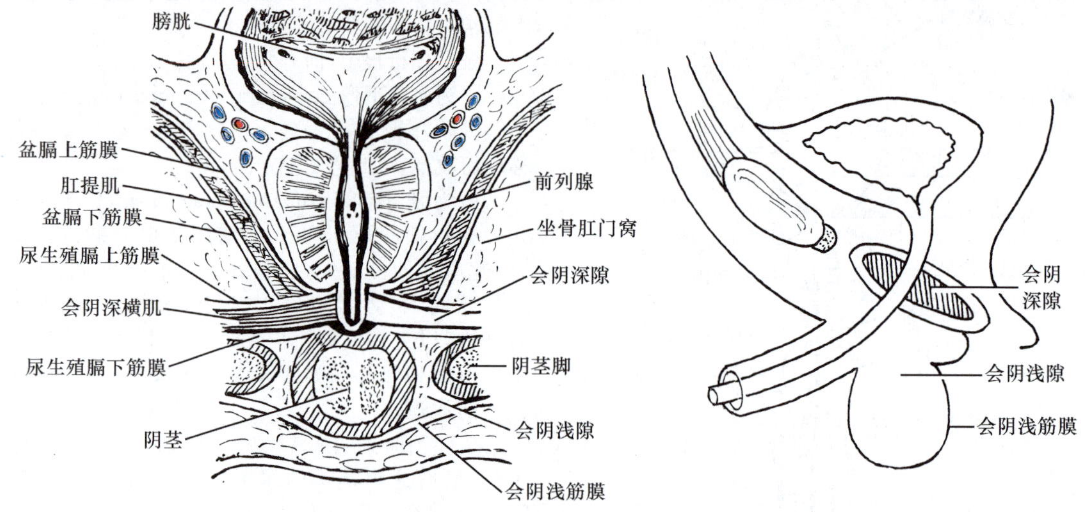

图5-26-27 会阴浅筋膜和尿生殖膈上、下筋膜及会阴浅、深隙

第六节 女性尿道

女性尿道 urethra feminina 为膀胱颈的接续部分，排尿的肌性管道，较男性尿道短而直，长约3～5cm，直径0.6cm。起于尿道内口，在阴道下段的前面向前下方走行，穿过尿生殖膈，开口于阴道前庭上部，阴道口与阴蒂之间。尿道与阴道下段邻接，其间有结缔组织形成的尿道阴道膈。尿道括约肌包括有膀胱尿道的平滑肌及肛提肌部分纤维(图5-26-28)。后者为骨骼肌，受意识

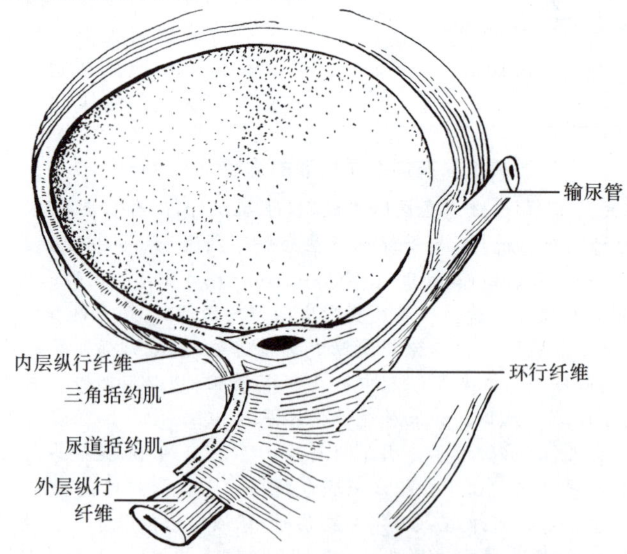

图5-26-28 女性尿道括约肌

控制。尿道外口后壁两侧各有一个小的腺体，即**尿道旁腺**。腺开口平时看不到，当发生炎症时，于尿道口两旁可见一对约 0.2cm 红色的腺开口。腺管内常为病原菌隐藏的场所。

第七节　女性外生殖器

女性外生殖器，又称**女阴**pudendum femininum，包括：①**阴阜**mons pubis 是位于耻骨联合前面，隆起的皮肤脂肪堆，性成熟期表面生长阴毛；②**大阴唇**labium majus pudendi 是围绕阴道口外侧的一对纵行隆起的皮肤脂肪皱襞，两侧大阴唇的上、下两端互相连接，形成阴唇前联合与阴唇后联合；③**小阴唇** labium minus pudendi 位于大阴唇内侧，如一对突起的皮瓣。小阴唇外侧面为皮肤本色，内侧面与阴道黏膜相连呈粉色。小阴唇上端形成两对小皱襞，外侧两片在阴蒂背表面联合形成阴蒂包皮，内侧两片在阴蒂下方相连形成阴蒂系带；④**阴蒂** clitoris 由两侧附于耻骨下支和坐骨支的阴蒂海绵体，向上在耻骨弓下会合成阴蒂体。阴蒂突出表面的部分如豆大，为阴蒂头，富有感觉神经末梢，触碰时感觉敏锐；⑤**阴道前庭** vestibulum 是位于两侧小阴唇之间的空间，呈叶状，上方为尿道口，下方为阴道口。于小阴唇与处女膜之间的交界沟内，中下1/3交界处两侧各有一个前庭大腺开口部，平时为黏膜本色，不易发现，当前庭大腺发炎时，此两腺开口呈红色而易见；⑥**前庭大腺** glandula vestibularis major 位于大阴唇的中下 1/3 交界处，球海绵体肌的后方，如豌豆大小，有腺管与前庭大腺开口相连；⑦**前庭球** bulb vestibule 可称**球海绵体**，其中含有勃起性组织及静脉丛(图 5-26-29)，位于球海绵体肌后方。前庭球上端为细小相连的部分，称中间部，位于阴蒂与尿道外口之间；由中间部向两侧大阴唇下方分布，称外侧部。此部较大，相当于大阴唇的上中部，前庭球下端与前庭大腺相邻。

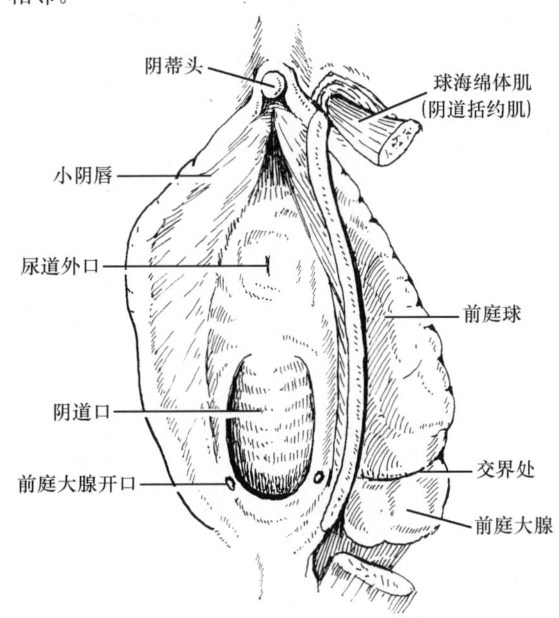

图 5-26-29　阴道前庭毗邻关系

(一) 关于前庭大腺囊肿剥除术

本为小手术，但往往在囊肿剥出后创腔出血不止，实际上是剥离囊肿基底时损伤了前庭球中的静脉丛所致。因此，当剥离至囊肿基底上端时不宜过深，因为前庭大腺基底的上端恰为前庭球的下极。如果剥出确有困难，则不必勉强向深层进行，可自囊壁基底切断、缝扎，因本囊肿为炎症性的，不致再发。

(二) 关于会阴侧切开缝合的要点

会阴侧切开，实际是切开一侧的阴道侧后壁，包括阴道口黏膜、黏膜下组织、肛提肌的部分。修补缝合的要点是，严密对齐解剖层次，创底缝合严密，不留死腔。缝合的第一针必须超过阴道内切口尖端 1.0cm，以防尖端遗留死腔。其次是，每一缝针必须自切口的基底部通过。虽缝合简单，因阴道内操作活动范围受限，唯恐缝合过深贯穿直肠等原因，往往造成侧切基底部遗留死腔，可引起出血蓄积，血肿形成，继发感染，乃致创口从里向外裂开。为使创口彻底愈合，切口两侧创面要对齐，即肌层、黏膜下组织及黏膜，以及侧切外侧的皮下组织、处女膜缘以及皮肤两侧的同类组织对齐。为使切创两侧缘对齐，应以处女膜切口的两侧缘对准为标志，进行修补。侧切修补完毕应进行肛诊，如缝线已贯通直肠前壁，应拆掉重新修补，否则可经线道引起侧切感染。

第六篇 脊柱和脊髓

第二十七章 脊 柱

第一节 脊柱的构成

一、脊 柱

脊柱 columna vertebralis 位于背部的中央，在全身骨骼中占主要地位，是身体的支柱。由 24 个椎骨、1 个骶骨和 1 个尾骨借椎间盘、关节和韧带紧密连接而成。颅骨与四肢均直接或间接附着在脊柱上。脊柱的功能是保护脊髓，参与胸腔、腹腔及盆腔的构成，支持体重；同时也是许多骨骼肌的附着点，又可进行广泛的活动。颈椎、胸椎和腰椎单个椎骨的活动范围虽然很小，如全部椎骨联合动作，其活动范围就会增加很多。上述椎骨称可动椎或真椎 vertebrae verae；骶椎和尾椎因分别愈合成骶骨和尾骨，不能活动，故称不动椎或假椎 vertebrae spuriae。成人脊柱长约 70cm，约 3/4 由椎体构成，1/4 由椎间盘构成(图 6-27-1)。

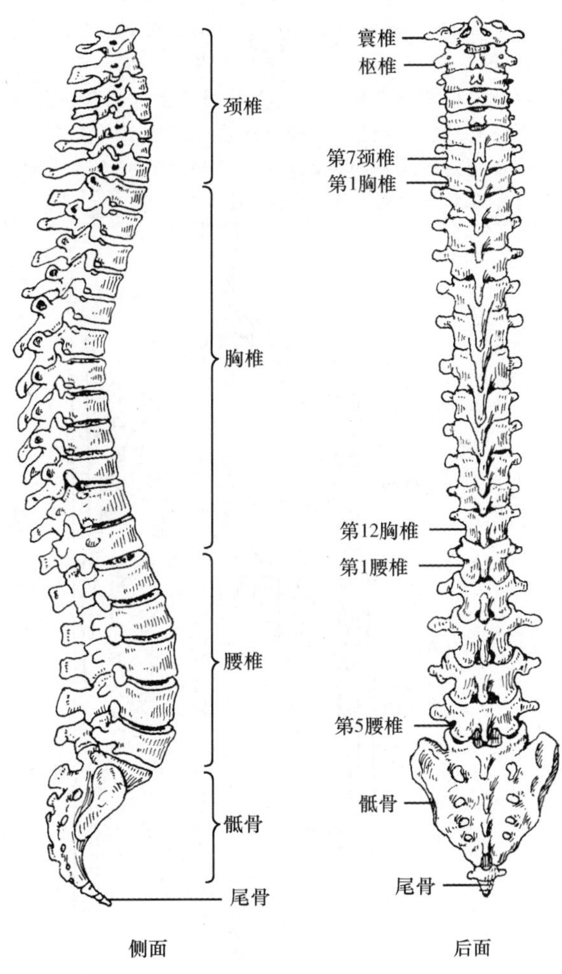

图 6-27-1 脊柱

二、椎 骨

幼年时，椎骨 vertebrae 总数共有 33 个，即颈椎 7 个，胸椎 12 个，腰椎 5 个，骶椎 5 个及尾椎 4 个。颈椎、胸椎及腰椎终生不愈合，随着年龄增长，5 个骶椎愈合成 1 块骶骨，尾椎也合成 1 块尾骨。因此，成年人椎骨应为 26 个。椎骨的形态基本相似，由于所在部位不同，承受压力各异，邻近结构也不相同，各椎骨遂出现了不同的形态，因从颈椎到骶椎形状变化是逐渐的，所以上下相邻两椎骨的形态是相似的。

三、典型椎骨的形态

(一) 椎骨的构成

椎骨主要由前方的**椎体** corpus vertebrae 和后方的**椎弓** arcus vertebrae 所构成，椎体和椎弓之间围成**椎孔** foramen vertebrae 。全部椎骨的椎孔，共同连成**椎管** canalis vertebralis ，容纳脊髓及其被膜等。椎体略呈短圆柱状，主要由骨松质组成，表层的密质较薄，上下面平坦而粗糙，周围稍隆起，有椎间盘附着。椎体是椎骨最大、负重最多的部分，由第 1 颈椎至第 1 骶椎因负重程度逐渐增加，椎体亦逐渐变大，至第 5 腰椎处，椎体显得最大，亦最坚固，自此向下，因负重力线转向髋骨和下肢，椎体又逐渐变小。椎体的前面圆凸，有许多小孔，有滋养血管通过，后面亦即椎管的前面上下平坦，左右凹陷，也有数个静脉通过的小孔。椎体如受暴力外伤时，可被压成楔状，形成压缩性骨折。

关于椎弓板切除术

椎弓板切除术，根据切除范围的大小，有部分椎弓板切除、半椎弓板切除及椎弓板切除术三种。而切除椎弓板的数目，可由1个到数个。

因脊柱压缩性骨折，并发脊髓损伤，X线片上证明椎管内有骨片刺入，或椎管内肿瘤和颈椎病等疾病，均可做椎弓板切除术。以病变为中心切开皮肤、浅筋膜及深筋膜后，沿棘突两侧自骨膜下将背部肌肉剥离，显露椎弓板至两侧关节突。如行脊柱融合术，切口显露至此为止，即可进行植骨。如需探查椎管，按手术部位需要，切断棘上韧带和棘间韧带，用咬骨钳咬断棘突，切除椎弓板及其间的黄韧带，椎弓板成叠瓦状，而黄韧带上方附着于上位椎弓板下缘的前面，下方附着于下位椎弓板上缘的后面，故剥开黄韧带时，必须先在椎弓板下缘从下向上做剥离才能剥开。然后用咬骨钳仔细逐步地咬除椎弓板即可达椎管(注意勿伤脊髓)。打开椎管后如有血块、骨片、肿瘤及异物等进行适当处理。如须切开硬脊膜探查脊髓时，往往同时可能切破蛛网膜，故蛛网膜下腔内的脑脊液可立即流出。手术结束时，要小心缝合硬脊膜，将两侧肌肉瓣按层复回原位(图6-27-2，图6-27-3)。

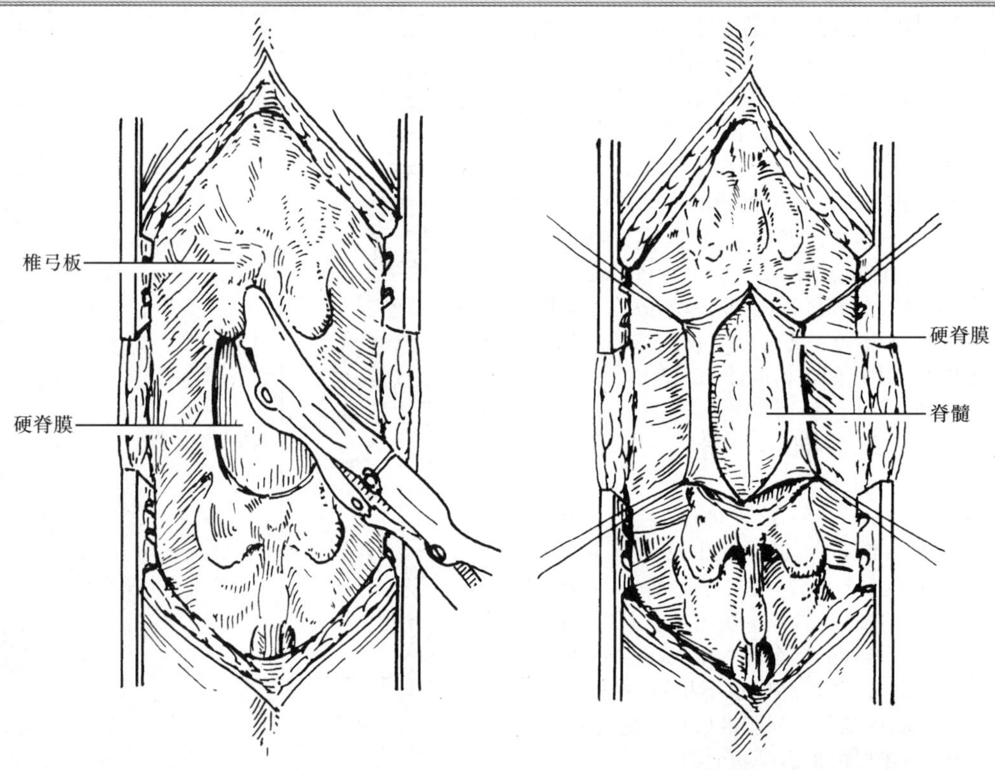

图6-27-2 椎弓板切除术　　图6-27-3 切开硬脊膜探查脊髓

(二) 椎弓

椎弓呈弓形，由椎体后面两侧上端发出。由一对椎弓根、一对椎弓板、一个棘突，一对横突及上、下各一对关节突构成。椎弓构成椎孔或椎管的侧壁和后壁。椎弓根短而细，连结椎体的后外侧。上下缘各有小切迹，称为椎骨上、下切迹。上位椎骨的下切迹与下位椎骨的上切迹共同围成椎间孔，有脊神经及血管通过。椎弓根的后面是椎弓板，呈板状，上下相邻椎弓板之间有黄韧带附着。棘突位于椎弓的后方正中，向后下方突出，为肌肉与韧带的附着部，各棘突之间有棘间韧带和棘上韧带相连。横突起自椎弓根与椎弓板相连结处，向两侧突出，也是肌肉、韧带的附着部。关节突有一对上关节突及一对下关节突，均起自椎弓根和椎弓板相连结处，为相邻椎骨之间的主要关节，称关节突关节(原名为椎间关节)。关节突周围有关节囊及肌肉的附着部。

四、各段椎骨的构造

（一）颈椎

颈椎 vertebrae cervieales 中第 1、2 及第 7 颈椎，因形状特殊，单独叙述。其余 4 个颈椎形状相似。特点为棘突分叉，横突具有前后两个结节，其内有横突孔，横突孔内有椎动脉通过。第 6 颈椎横突的前结节高而粗大，前方有颈总动脉通过，称为**颈动脉结节**，颈部血管出血，急救时可在此处做暂时性压迫止血。颈椎关节突的方位便利于前屈后伸运动，下关节突呈圆形，关节面的方向朝前下方；上关节突的关节面向后上方。由于关节面近似水平位，当颈椎受外伤时，易导致向前、后及左、右脱位。

1. 第 1 颈椎又名**寰椎** atlas，位于脊柱上端，与枕骨相连，呈环状。没有一般椎骨所具有的椎体、棘突和关节突，主要由前、后弓及侧块构成。前弓的前面突隆，中央有前结节，为颈长肌及前纵韧带的附着部；后面有齿突凹，与第 2 颈椎齿突相关节。后弓连于两侧侧块后面，较前弓为大，后面正中处有粗糙的隆起，称为后结节，为棘突的遗迹。侧块介于两弓之间，两侧块上面各有一个肾形的上关节凹，与枕骨髁相关节，其下面也有一对下关节面，与第 2 颈椎上关节面相关节。上关节凹与下关节面的周缘，分别为寰枕关节囊与寰枢关节囊的附着部。侧块的内侧面，有一粗糙的结节，为寰椎横韧带的附着部。横突末端肥厚而粗糙，横突孔较大（图 6-27-4）。

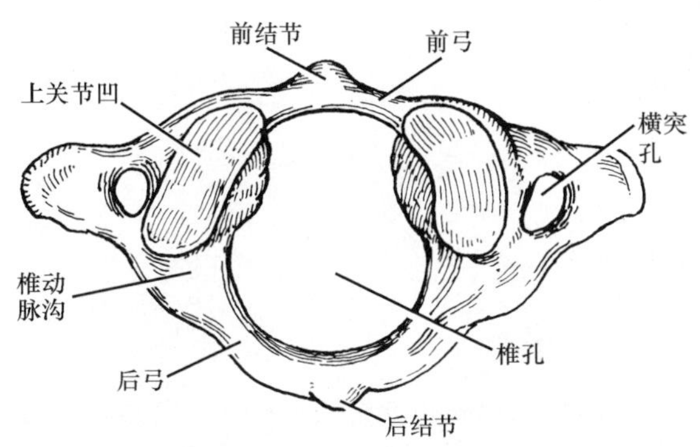

图 6-27-4 寰椎（上面观）

2. 第 2 颈椎又名**枢椎** axis，其特点为自椎体向上发出一指状突起，称为齿突。齿突长约 1.5cm，齿突的前、后面有前关节面与后关节面，分别与寰椎的齿凹及寰椎横韧带相接。齿突原来是寰椎椎体的部分，发生中与枢椎的椎体融合，以适应头部的旋转运动。枢椎椎体比其他颈椎小，上面在齿突两侧有上关节面，与寰椎下关节面相关节。椎弓根短粗，椎弓板较厚，横突短小，棘突粗大，末端分叉（图 6-27-5）。有些情况下，第 1 颈椎与第 2 颈椎锥体可融合（图 6-27-6）。

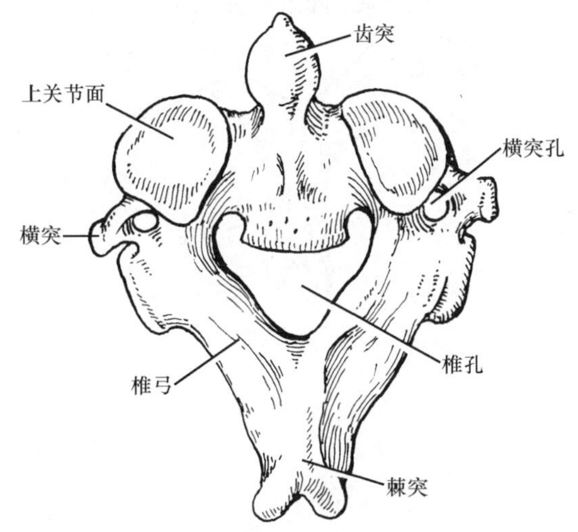

图 6-27-5 枢椎（上面观）

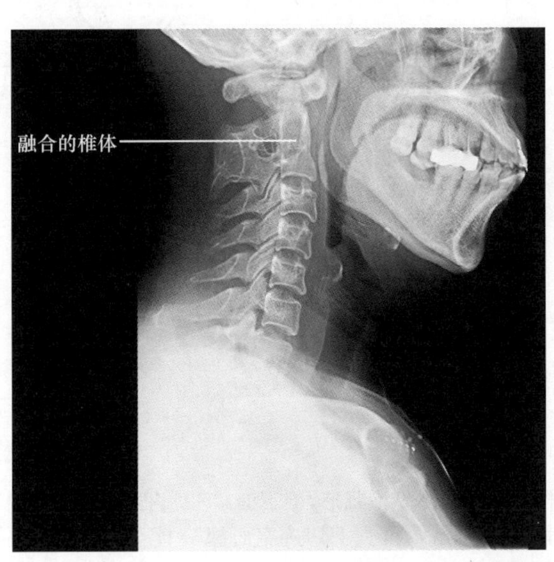

图 6-27-6 颈椎 X 线片示椎体融合

3. 第 7 颈椎又名**隆椎** vertibra promineus（图 6-27-7），形状及大小与上位胸椎相似，其特点为棘突特别长且不分叉，为鉴别椎骨序数的标志。横突长而坚固，横突孔小，仅通过椎动脉。

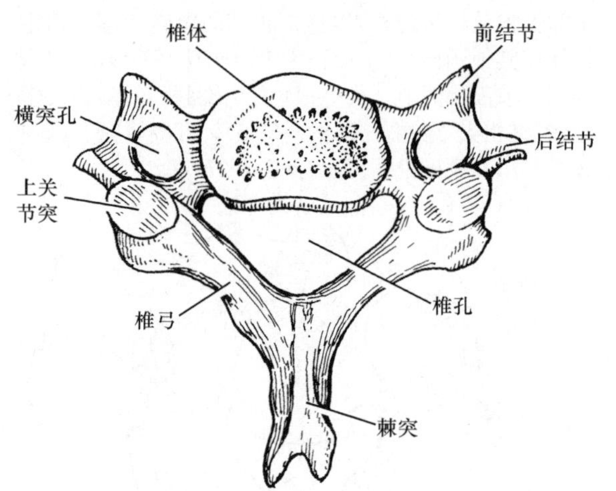

图 6-27-7　颈椎(上面)

(二) 胸椎

胸椎 vertebrae thoracales 共 12 个,有支持肋骨的作用,参与胸廓的构成。胸椎以中间位者形状最为典型,上位胸椎近似颈椎,而下位胸椎又类似腰椎;椎体外侧面后份接近椎体上缘和下缘处各有一半圆形的肋凹,与肋骨小头相关节。横突短粗,伸向后外方,末端前方有横突肋凹,与肋结节相关节。上关节突的关节面朝后外,下关节突的关节面方向朝前内,略呈冠状位。因此,胸椎的运动范围较小。棘突细长,指向后下方(图 6-27-8)。

(三) 腰椎

腰椎 vertebrae lumbales 椎体因负重关系,为所有椎骨中最大的,第 3～5 腰椎前高后矮,以适应腰段脊柱前凸。椎体呈横肾形,上下面扁平。椎弓根粗大,椎骨上切迹较浅,椎骨下切迹宽而深。上下关节突的关节面正常时是矢状位,可以增加腰椎的屈伸动作(图 6-27-9,图 6-27-10)。若一个或多个,一侧或两侧的关节面不对称,呈斜形或扭转时,容易使韧带遭受损伤,引起腰痛。上关节突的后缘,有一卵圆形隆起,称乳状突。横突薄而长,以第 3 腰椎横突最长。棘突为长方形骨板,呈水平位,伸向后方,末端膨大。临床上常在第 3、4 腰椎之间进行腰椎穿刺。

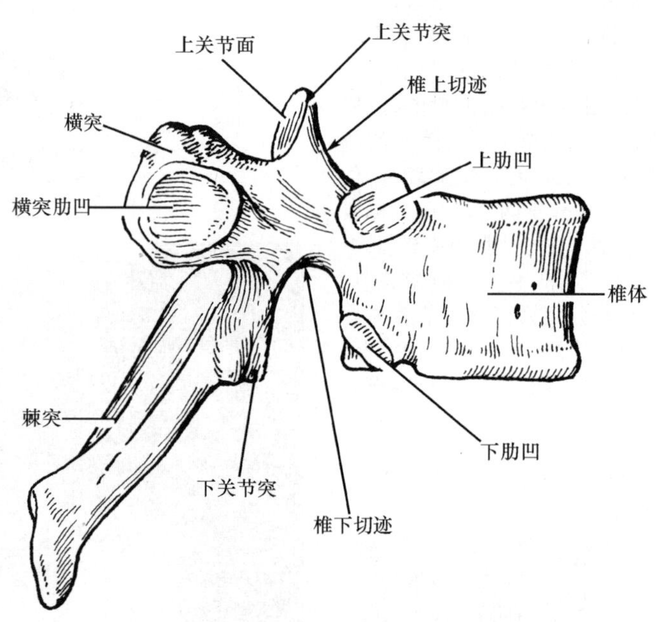

图 6-27-8　胸椎(侧面)

(四) 骶骨

骶骨 os sacrum 由 5 个骶椎愈合而成,略呈扁平三角形,稍向后方弯曲,两侧与左右髋骨相关节,构成骨盆。骶骨底朝上与第 5 腰椎借椎间盘相连结,前缘向前凸出,成为骶岬,骶骨尖向下与尾骨相连。骶骨有前后两面,前面又称盆面,光滑凹陷,有扩大盆腔容积的作用,中部有四条平行横线,是椎体融合的痕迹。横线两侧有四对骶前孔,与骶管相通,有骶神经及血管由骶前孔出入。骶骨后面粗糙而隆起,中线处有由棘突融合而成的骶中嵴，嵴下方接骶管裂孔，临床上可经此管进行骶管麻醉。骶中嵴的侧方也有四对骶后孔，有骶神经后支和血管通过(图 6-27-11，图 6-27-12)。

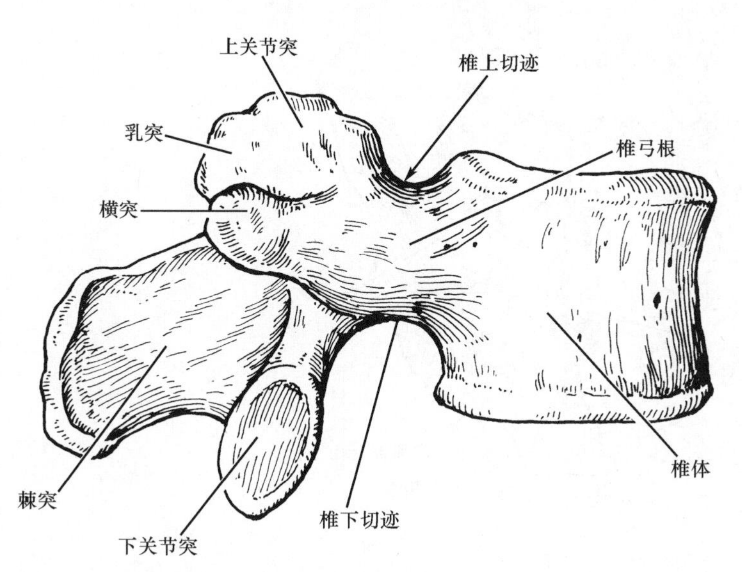

图 6-27-9　腰椎(侧面观)

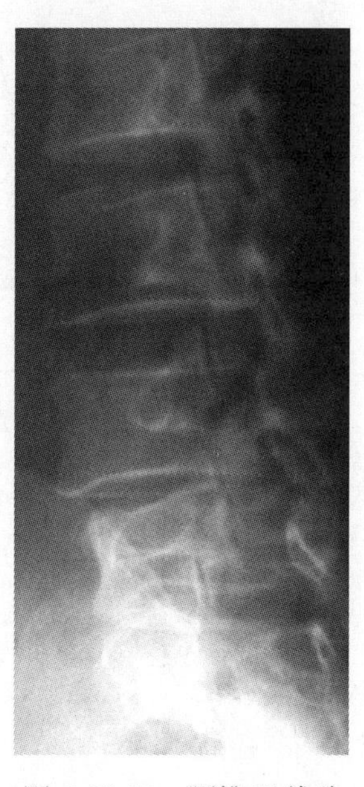

图 6-27-10　腰椎 X 线片

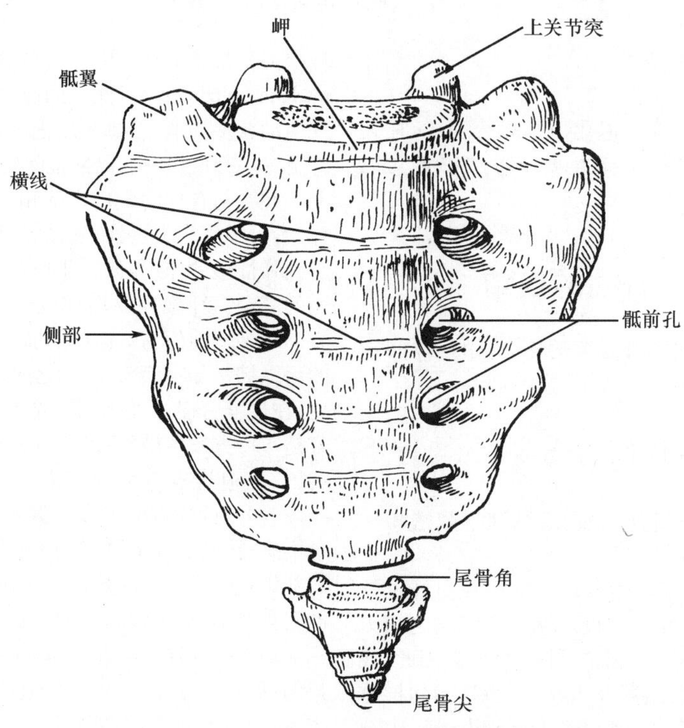

图 6-27-11　骶骨和尾骨(前面观)

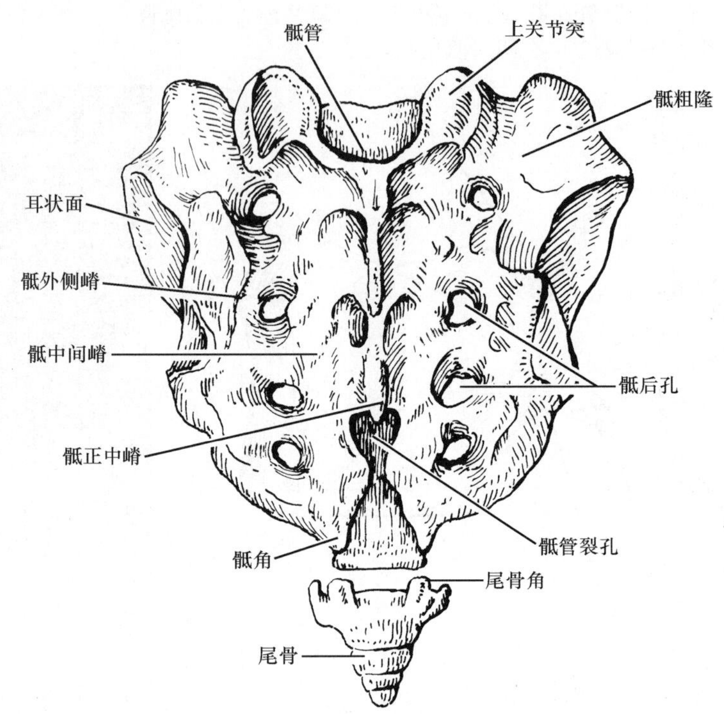

图 6-27-12 骶骨和尾骨(后面观)

(五) 尾骨

尾骨 os coccygis 由四块退化尾椎融合而成,在人类属退化的结构,在生理上不起重要作用,必要时可以切除。

第二节 脊柱的连结

脊柱的连结是人体中较复杂的连结,由椎体间连结和椎弓间连结所组成。

一、椎体间的连结

各椎体之间,借椎间盘及前、后纵韧带紧密相连(图 6-27-13)。

1. 椎间盘 disci intervertebrales 椎间盘由纤维软骨构成,连结上、下两个椎体之间。第 1、2 颈椎之间无椎间盘,但第 5 腰椎与第 1 骶椎之间有椎间盘,因此,成人共有 23 个。椎间盘的形状及大小,与所连结的椎体相似。椎间盘的周围部称**纤维环 annulus fibrosus** 由纤维软骨构成。纤维环的纤维在椎体间斜行,排列成同心环状,其前部浅层纤维与前纵韧带的纤维融合在一起,后部的浅层纤维与后纵韧带的纤维融合在一起。纤维环中部稍后方,为白色而有弹性的胶样物质,称**髓核 nucleus pulposus**。椎间盘的厚薄,视其所在部位不同,凡运动较多的地方,如在颈、腰部椎间盘较厚,前部较后部更厚。相反,在胸、骶部椎间盘较薄,但前方比后方更薄。此乃与脊柱的生理弯曲相适应。椎间盘坚固而有弹性,可承受压力、吸收震荡、缓和外力对脊柱的冲击,起到弹性垫的作用,如跑步或跳跃时,可以减少脑及脊髓的震动。纤维环的后部较薄,髓核的位置又偏于后方。纤维环前面与宽而厚的前纵韧带紧密相连,其后方的后纵韧带却窄而薄弱,加之成年人可因椎间盘退行性变,在过度劳损,体位骤变,或在外伤的情况下,纤维环容易在后方发生破裂,以致破裂的纤维环和髓核向后方突出,压迫脊髓或脊神经根,形成椎间盘突出症(图 6-27-14)。此病有时发生在颈椎 5~6 的椎间盘,称为颈椎病;在胸部和上腰部的椎间盘突出很少见,最常见的部位是腰椎 4~5、腰椎 3~4 或腰椎 5 骶椎 1 之间的椎间盘突出,称为腰间盘突出症。

2. 前纵韧带 lig. longitudinale anterius 为全身最长的韧带,位于椎体的前面,很坚韧,上起枕骨底的咽结节,向下经寰椎前结节及各椎体的前面,下达第 1 或第 2 骶椎的前面,与椎间盘及椎体边缘连结牢固,但与椎体之间则连结疏松。前纵韧带有防止脊柱过度后伸的作用。

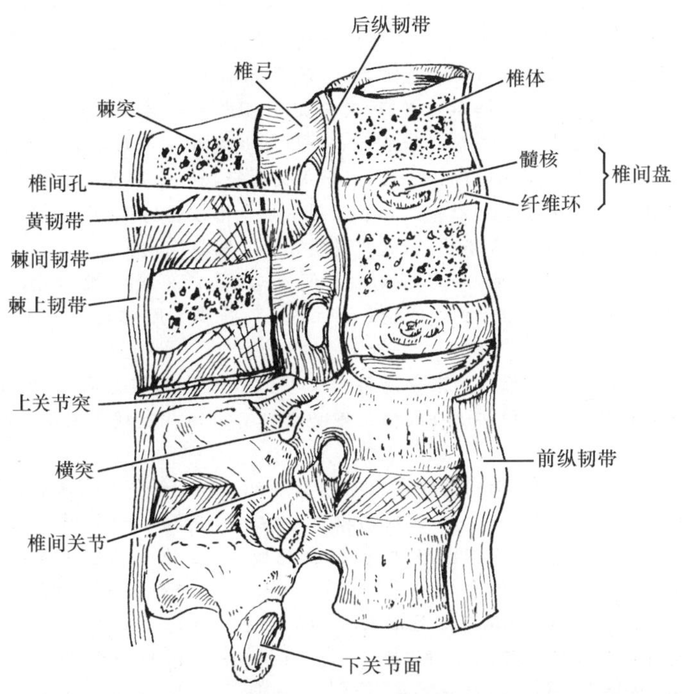

图 6-27-13　椎骨间的连结

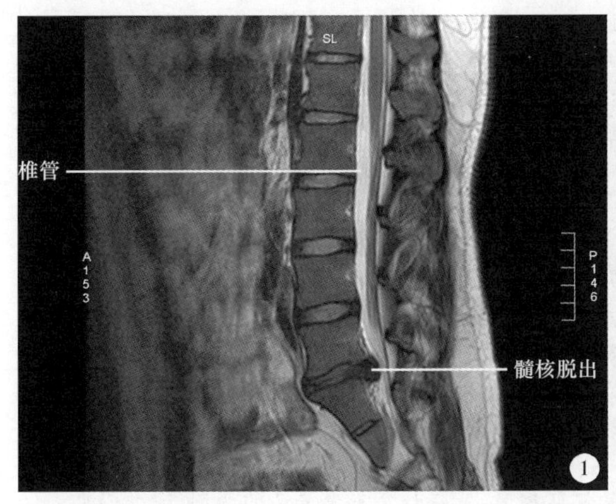

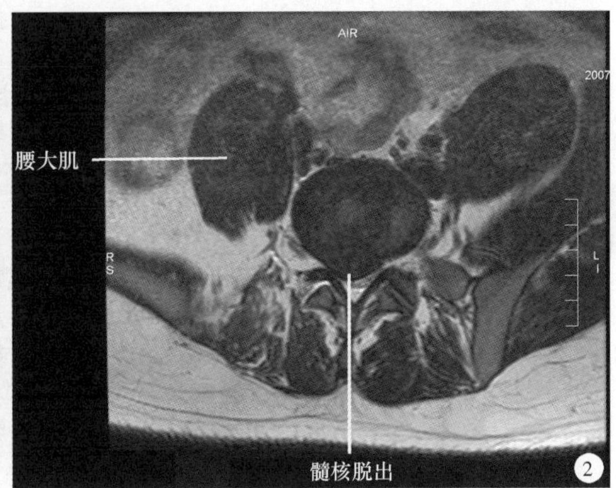

图 6-27-14　MRI 示椎间盘突出

1. 矢状面；2. 冠状面

关于腰椎间盘髓核摘除术

根据腰椎间盘突出的解剖部位和压迫脊神经的情况，有“开窗”式髓核摘除术及经全椎板切除髓核摘除术。前者适用于椎间盘后外侧突出压迫神经根，即所谓神经根型者，后者适于后中央型腰椎间盘突出压迫马尾神经的病例。

（一）“开窗”式髓核摘除术（以第 4 腰椎间盘突出，用局麻手术为例）

切口：应由第 3 腰椎棘突至第 1 骶椎棘突之间做一正中纵切口，切开皮下组织后，沿棘突稍偏向患侧切开背阔肌筋膜，向患侧剥开竖脊肌，显露上位骶椎和第 4、5 腰椎椎板及它们之间的黄韧带。必须熟习局部解剖特点，术中才容易识别骶椎及腰椎椎板：前者为整块厚大的骶椎骨，棘突较小，由上向下呈向后倾斜状（即坡度较大），为组成骨盆的一部分，用器械叩之有实音感，而后者椎板较窄且较平，不倾斜，椎板上、下缘有黄韧带附着，叩之有钝空音感。根据上述解剖情况，即可确定第4或第5腰椎椎板或骶椎及它们之间的黄韧带。又由于解剖毗邻关系，可在术中进一步确知是哪一个椎间盘突出。一般后外侧突出恰将一个神经根压迫挺起，这种情况适在相应的黄韧带深面的椎管内，因而用钝器轻轻叩压该黄韧带即可引起明显的放射性疼痛，甚而比术前叩打末腰部的放射痛更加严重。如果叩压第4、5椎板间的黄韧带有上述疼痛，而叩压第5腰椎板与第1骶椎间的黄韧带没有疼痛或不明显，这即说明是第4腰椎间盘突出。

切除黄韧带、部分椎板及摘除髓核：确定好突出的间盘后，进行下一步操作时，常引起神经根痛。因此，在切开黄韧带前，穿经黄韧带向椎管内（硬膜外）注入1%普鲁卡因溶液3～5ml，即可麻醉该神经根，消除疼痛。

仔细切除该黄韧带并咬除上位椎板的下部或再咬除下位椎板的上部边缘，达到开窗足够显露突出物与神经根及手术操作的范围。小心勿伤及神经根及硬脊膜。有时须在直视下用细针头向神经根鞘内注入少许麻醉药以止痛。

将神经根与硬膜轻轻牵向内侧，彻底清除突出的间盘组织，并刮除椎间隙内的髓核。此时，应注意刮匙插入椎间隙不可过深（一般为3～4cm），以免刺伤椎体前方的大血管。放松神经根及硬脊膜，可见突出物已经消失，神经根得以解放。若纤维环已经破裂，髓核已脱出，压迫或粘连于神经根上，应彻底仔细清除，并刮除椎间隙内残余髓核。在操作中，常有椎管内静脉丛出血，应彻底止血才能进行手术。

（二）全椎板切除髓核摘除术（以第5腰椎间盘中央型突出为例）

本手术切口途径与显露椎板过程，基本与“开窗”式髓核摘除术相同，但要剥开棘突两侧的竖棘肌。适用于中央型腰椎间盘突出症。

切除椎板：如确定为第5腰椎间盘髓核突出，应切除第5腰椎椎板，即切断第5腰椎上下的棘上及棘间韧带，咬除第5腰椎棘突及椎板。若显露的不够，须再咬除第4腰椎椎板下部和第1骶椎椎板的上部。

切开硬脊膜与摘除髓核：剥开硬脊膜外脂肪组织，充分显露硬脊膜。若突出物较大，常可见该处的硬脊膜隆起，手指扪之较硬。常规纵行切开背侧硬脊膜及蛛网膜，有脑脊液流出，为防止流出较多的脑脊液，而用棉片堵塞或并采取头稍低位。可见马尾神经被突出物挤向背侧，轻轻牵开马尾神经，切开腹侧硬脊膜、后纵韧带及椎间盘，刮除髓核及纤维环的破裂部分。若椎体后缘有向椎管内增生肥大骨刺，亦应将其切除。

关于颈椎间盘髓核后路摘除术

手术方法一般有两种。一是经前路显露椎间盘，并做椎体钻孔后切除椎间盘（详见颈部）；另一方法是经后路切除部分椎板或全椎板，以显露椎间盘。对仅有神经根刺激症状者，可行部分椎板切除，如突出物较大或有脊髓压迫症状的，应尽早行全椎板切除，摘除椎间盘及髓核。

在颈后正中做一纵切口（以第5颈椎间盘突出为例），以能显露3～4个椎板为宜。在显露颈椎椎板时要注意以下解剖特点：①第7颈椎棘突较长，可作为标志进行计算椎体或椎板的数目；②第2至第6颈椎棘突尖端均呈不同程度的分叉状，故切开项韧带及剥开两侧肌肉时，应在棘突尖部分叉的两侧进行，以免剥离子误入棘突分叉当中而阻碍剥离。

由于颈椎椎板的间距较窄而不易切除椎板，可先用颅钻在预定的椎板间隙进行钻孔。当病人感到上肢有放射性疼痛时，即表示钻头已达黄韧带，然后小心切开黄韧带并连同黄韧带一起逐块地咬除部分椎板或半椎板，显露突出的椎间盘和被挤压的神经根。髓核摘除的操作同腰椎间盘突出症的“开窗”式髓核摘除术。

若突出的椎间盘较大，难以切除，或为后中央型突出压迫脊髓，可用经硬膜内切除法。即常规切开背侧硬脊膜，显露神经根、硬脊膜和突出的椎间盘。在椎间盘突出明显侧切断其上、下各一个齿状韧带，以便将脊髓轻轻牵向对侧，然后切开腹侧的硬脊膜，彻底清除髓核及纤维环的破裂部分，达到解除压迫脊髓、神经根的目的。彻底止好椎管内静脉的出血。

3. 后纵韧带 lig. longitudinale anterius　细长而坚韧，位于椎体的后面，上起枢椎，下沿各椎体后面至骶管，各部韧带的宽窄与厚薄有所不同，于颈椎、上部胸椎及椎间盘的部分较宽；而下部胸椎、腰椎及各椎体的部分较窄，它与椎体的上下缘之间紧密相连，与椎体后面之间仅疏松连结，其间有椎体的静脉通过。有限制脊柱过度前屈的作用。

二、椎弓间的连结

椎弓间连结包括关节突关节(原名椎间关节)、椎弓间韧带、横突间韧带和棘间韧带等。

(一) 关节突关节

关节突关节 artlculationes zygapophysiales 由上位椎骨的下关节突和下位椎骨的上关节突连结组成。关节面覆盖一层透明软骨，关节囊附着于关节软骨的周缘，关节囊在颈椎部较松弛，胸椎部较紧张，而腰椎部增厚。关节突关节属于平面关节，可以做轻微的运动。

(二) 黄韧带

黄韧带 lig. flava 位于相邻两椎弓板之间，由弹力纤维构成，坚韧而富有弹性，在后正中线上，两侧黄韧带之间有少许脂肪，有小裂隙，有静脉通过。黄韧带的侧缘作成椎间孔的后壁，因此，除后正中部和椎间孔有小裂隙外，黄韧带几乎充满整个椎弓板之间。脊柱屈曲时，黄韧带变为紧张，有限制脊柱过度前屈，同时也有维持身体直立姿势的作用。黄韧带由于外伤或劳损常常增厚，变为坚硬增厚的纤维组织。这种增厚过度增大时，可能有压迫马尾或脊神经根的症状，通常多发生在腰椎 4～5 椎弓板之间。

(三) 棘上韧带

棘上韧带 lig. supraspinale 细长而坚韧，起自第 7 颈椎棘突，向上移行于项韧带，向下沿各椎体的尖部，抵止于骶中棘，是一条坚强连结棘突的韧带。前方与棘间韧带融合，各部的宽窄与厚薄不同，在腰部发育良好，宽而肥厚，较坚强，胸部呈细索状较细弱。它和棘突间韧带都有限制脊柱前伸的作用。

(四) 棘间韧带

棘间韧带 lig. interspinalia 不如棘上韧带坚韧，连结相邻两个棘突之间，前方与黄韧带愈合，后方移行于棘上韧带。棘间韧带的厚度由下胸部至下腰部逐渐增加，因此，腰椎部宽而较厚，对腰椎的稳定起一定作用。

(五) 横突间韧带

横突间韧带 lig. intertransversaria 连结相邻的两个横突之间，颈部纤维较少，有时缺如，由横突间肌纤维所替代；胸椎部呈细索状，腰部发育较好，呈膜状。

(六) 项韧带

项韧带 lig. nuchae 为颈后部的一片三角形弹力纤维膜。功能上同肌间隔相似，上方附着于枕骨外面，后缘游离而肥厚，为斜方肌的起始部，向下前与颈椎棘突的尖部相连。从位置和功能上看，它相当于胸部和腰部的棘上韧带和棘间韧带。项韧带于四足动物很发达。在人类直立后，项韧带已属退化结构，但对维持头颈部的姿势有关。

腰骶连结：第 5 腰椎与骶椎之间的连结与其他椎骨间的连结基本相似，但椎间盘较厚，前部比后部更厚，黄韧带发育良好，后纵韧带薄弱，无横突间韧带。

骶尾联合：为第 5 骶椎体与第 1 尾椎体借薄而较软的椎间盘相连所构成。

第三节　椎　　管

椎管 canalis vertebralis 是由各部椎骨的椎孔连结而成。上端与枕骨大孔相接，下至尾骨背侧面。在骶椎内的一段称为**骶管** canalis sacralis 。椎管前壁由椎骨体的后面、椎间盘及其表面的后纵韧带构成。其后壁由椎弓及其间的黄韧带组成。两侧为椎弓根和椎间孔，后者是脊神经进出椎管的通路。

椎管的上端接近圆形，经枕骨大孔与颅腔相通。椎管的颈段和腰段，适应脊髓的颈、腰膨大而相应地增大，略呈三角形。胸椎的椎管一般较窄，其容积也较小，所以此部的椎体结核或椎管内肿物以及椎体骨折等容易压迫脊髓和神经根而发生截瘫。骶管内椎管变为宽大而扁平。椎管内容纳脊髓并被硬脊膜、蛛网膜和软脊膜包绕。椎管壁与三层膜间分别形成下述的 3 个腔(图 6-27-15，图 6-27-16)。

硬膜外腔：位于椎管壁与硬脊膜之间，其中充满富有脂肪的疏松结缔组织、淋巴管及椎内静脉丛，并有脊神经根通过。椎内静脉丛接受椎骨和脊髓回流的静脉血，向上可流入颅内静脉窦，向两侧可经椎间静脉流入肋间后静脉，最后汇入奇静脉和半奇静脉。椎内静脉无瓣膜，奇静脉和半奇静脉内为负压(图 6-27-17)。

硬脊膜下隙：位于硬脊膜与脊髓蛛网膜之间的潜在性腔隙。

蛛网膜下隙：位于蛛网膜与软脊膜之间，其中含有脑脊液。在脊髓末端与第 2 骶椎水平之间的腔隙称为终池。终池内无脊髓，仅有马尾浸泡在脑脊液中，故临床上常在第 3、4 或 4、5 腰椎之间进行腰椎穿刺，而不会伤及脊髓。

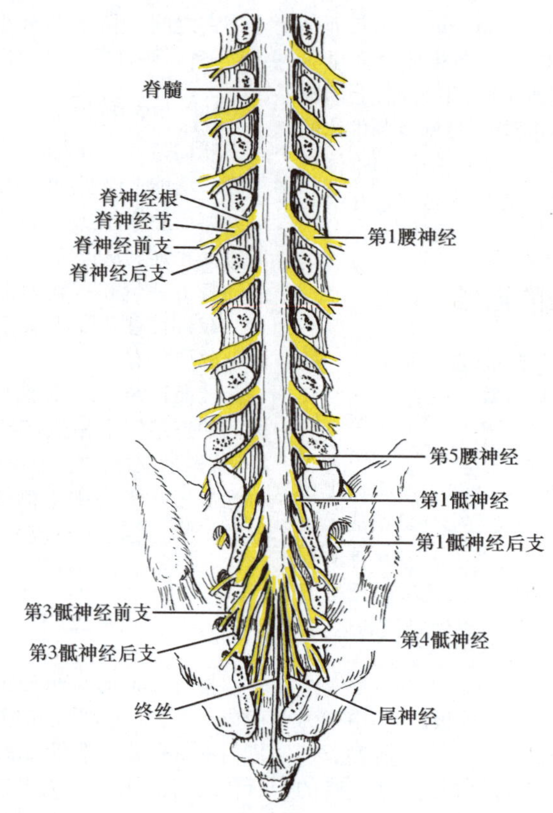

图 6-27-15　椎管的内容

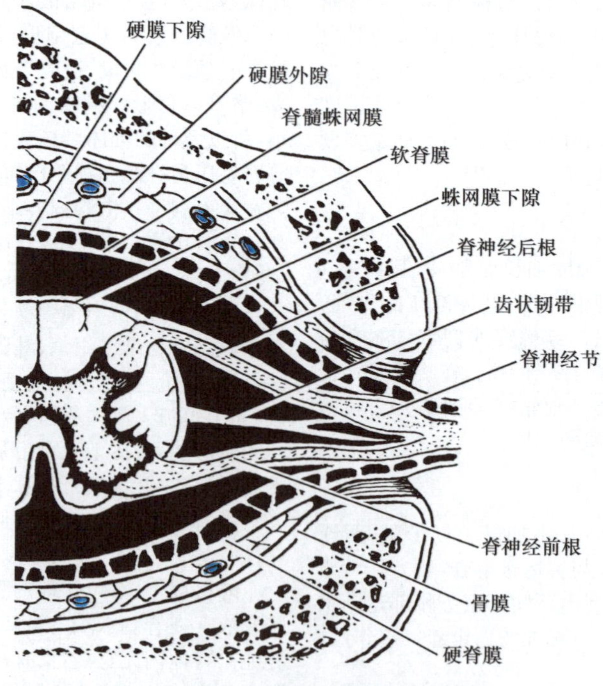

图 6-27-16　脊髓的被膜和脊膜腔

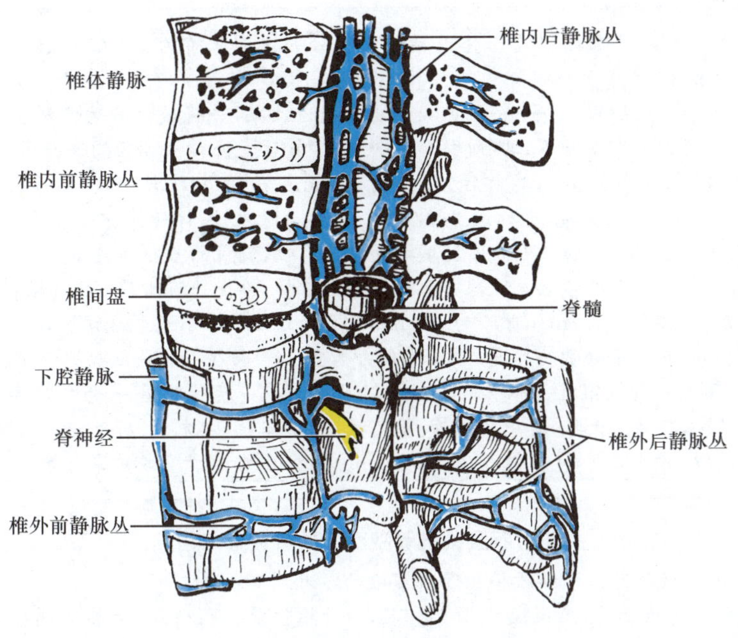

图 6-27-17　椎内及椎外静脉丛

颈椎管和颈椎间管

颈脊柱的运动轴相当于髓核中心点的连线。因此，颈脊柱前屈时椎管变长，脊髓也拉长，后伸时，椎管和脊髓都略变粗短。颈段脊髓受压的原因，除了退变造成的椎间盘突出、黄韧带肥厚和骨赘等外，与先天和发育造成的椎管原始大小也有重要关系。大量研究证明，颈椎病病人颈椎管的前后径小于正常人，差异有显著意义。为此，许多解剖、放射和临床学者测量了大量颈管的管径，以提供正常值标准。颈脊髓横断面为椭圆形，而下颈椎的椎管的横断面接近三角形，与下部腰椎管相似，也有侧隐窝。但颈神经根不同于腰神经根，前者沿水平方向行走，故几乎不存在侧隐窝内受压的可能。颈部侧隐窝的意义在于作为蛛蛛膜下隙内脑脊液畅流的通道。颈椎管前后径狭窄，可以压迫脊髓及其血管，但不压迫脊神经根，也可以不造成脊髓造影的梗阻征象。因颈椎间孔较长，应称“椎间管”。钩突横突和上关节突复合体形成了横突上方的颈脊神经沟，并以横突孔为界，内侧称“根沟”，容纳脊神经根；外侧称“前支沟”，容纳脊神经前支。有文献指出颈椎管长约 2cm，分内、中、外三段。内侧段称根管段，四壁以骨性组织和椎间盘为主，主要容纳脊神经根、脊神经节和节段动静脉；中间段称椎动脉段，纵向的椎动脉占据前半；外侧段称前支管段，为一个三角形的肌性裂隙。椎间盘突出，骨质增生和椎间失稳等，主要影响内侧段，压迫脊神经根及其伴随结构；而颈部深肌的痉挛，则主要影响外侧段，使脊神经前支受压。颈脊神经根走在颈椎间孔的下半，上方被疏松结缔组织和血管等充盈。

从解剖学角度观察，侧位 X 线片易测得骨性颈椎孔的前后径和估计钩突向后增生压迫脊髓的可能性；斜位片则可观察椎间孔(管)有无变形狭窄和估计钩突增生压迫脊神经根的可能性；正位片则可测得椎孔的横径和估计钩突横向增生压迫椎动脉和椎动脉丛等的可能性。由于颈椎间管方向与矢状面约成 55°角，故颈椎斜位像应采取 55°，优于 45°。

关于腰椎椎管与腰椎椎管狭窄症

腰椎椎管的前后直径和侧方直径比正常者狭窄，而出现以间歇跛行为特征的腰部疾病，临床上称腰椎椎管狭窄症。据统计国人成人男性的腰椎椎管横径＜20mm，前后径＜15mm，即可考虑为腰椎椎管狭窄。

也有的学者认为，椎管前后径乘横径与椎体前后径乘横径的比例正常为1∶4.5。如椎管径比例小于此数，即可考虑为椎管狭窄。

关于腰椎椎管狭窄症的分类：1954年，Verbiest首先报道此病，并将该病分为两种类型：一为发育性狭窄，也称原发性狭窄，是因早期发育不正常所引起。一般，其前后直径和侧方径均比正常小。整个腰椎椎管形成均匀一致的狭窄，在髓腔造影中，其前后直径小于14mm。在89例统计中，其前后径在5～14mm范围内，平均为10mm。另为退行性狭窄，也称继发性狭窄。本身呈阶段性，伴脊椎骨关节炎，其狭窄最明显的部位是在椎间盘及后关节突相应部位。在狭窄区域之间，前、后位、侧位的直径可能正常。退行性狭窄的病例中，其棘突的长、宽均膨大。有些学者发现棘突基底可突向椎管，椎板并有增厚。Spuvling在93例尸体中测量，椎板的平均厚度，在腰3为7.2mm，腰4为7.3mm，腰5为6.5mm。有些学者认为，椎板厚度超过5mm即属不正常。于中线部位正常黄韧带的厚度为4mm，侧方为2mm。而在椎管狭窄病例中发现黄韧带的厚度可达7～8mm。目前，腰椎椎管狭窄症并非少见，在国际上也将该病分两种类型：一为先天性，其中又分为：①特发性；②软骨发育不全；二为后天性，其中又分为：①变性；②复合性，即先天、后天、变性、髓核脱出等的复合因素存在；③脊椎滑脱、骨质溶解；④医源性；⑤损伤性；⑥其他，如畸形骨炎或氟中毒等。

关于诊断腰椎椎管狭窄症的有关解剖指标

经X线测定，以下数值可供诊断腰椎椎管狭窄症的参考指标：

A为椎管横径；B为椎管前、后径；C为椎体横径；D为椎体前、后径；AB为椎管横径乘前、后径；CD为椎体横径乘前、后径；E为椎体上切迹宽度（椎弓根长度）。

部位	A	B	CD∶AB	E	D∶E
腰1	≤23	≤17	>4.5	≤7	>6
腰2	≤23	≤17	>4.5	≤7	>6
腰3	≤23	≤17	>4.5	≤6	>7
腰4	≤25	≤17	>4.5	≤5	>8
腰5	≤27	≤17	>4.5	≤4	>9

女性平均比男性小1.3mm。　　（以上单位为mm）

关于椎管内麻醉

椎管内麻醉包括蛛网膜下隙麻醉、硬脊膜外腔麻醉和骶管麻醉等三种方法。

1. 蛛网膜下隙麻醉，简称腰麻（图6-27-18）。根据习惯，麻醉平面在平脐线（胸10）（图6-27-19）以上者称高平面麻醉；脐以下称低平面麻醉；麻醉范围仅限于肛门、会阴区的称鞍区麻醉；全部或绝大部分脊神经被阻滞者称全脊髓麻醉。腰麻具有止痛完全、肌肉松弛等优点，但麻醉药对脊髓和神经根可能有刺激作用，高平面麻醉的麻醉平面不易控制，故近年来除下腹部、下肢、肛门会阴区手术外，已被硬膜外麻醉所替代。

2. 关于硬脊膜外麻醉　硬脊膜外腔麻醉简称硬膜外麻醉，是将麻醉药注入硬膜外腔而使一部分脊神经阻滞的方法。由于硬脊膜外腔充填以疏松的蜂窝组织，从而限制了麻醉药的自由扩散，故可产生节段性阻滞，即可根据手术需要选择性地阻滞若干对脊神经。又因穿刺针不刺破硬脊膜，不致损伤脊髓，故在颈、胸、腰、骶各段间隙均可进行穿刺。硬膜外麻醉止痛完善，肌肉松弛良好。采用连续注药法时，麻醉药的剂量可灵活掌握，既可提高麻醉的安全性，又可随意延长麻醉时间，麻醉后并发症又少见，故已成为应用较广的麻醉方法。

3. 关于骶管麻醉　骶管麻醉属硬膜外麻醉，目的是麻醉药浸润骶神经，而使骶神经支配区域得到麻醉。成人的骶管长约9～12cm，容积为15～20ml，需要注入一定量的麻醉药方能产生良好的麻醉效果。骶管的内腔呈等腰三角形，内有脂肪、结缔组织和血管以及5对骶神经在骶管内穿过。硬脊膜囊从腰段向下延伸，其下端止于骶1或骶2水平，离骶管裂孔不超过47mm，故穿刺骶管时如进针太深，可误入蛛网膜下腔而造成意外，应引起注意。骶管的前、后径由上而下逐渐缩小，上端约12～15mm，下端仅2～6mm。另有2%的病例小于2mm，有1%的病例其骶管裂孔闭塞，有1%～2%的病例其骶管腔堵塞不通，以上是造成骶管麻醉穿刺困难或失败的主要原因。

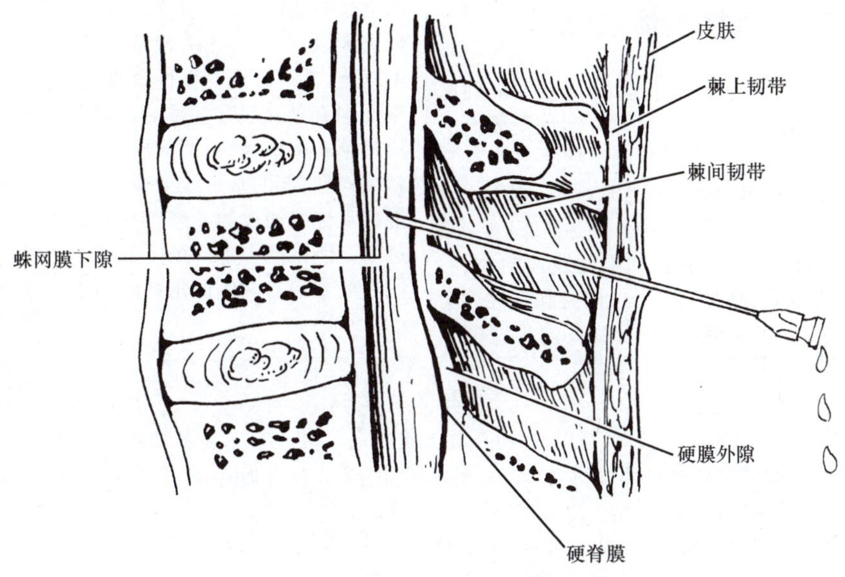

图 6-27-18 蛛网膜下隙麻醉腰椎穿刺的层次

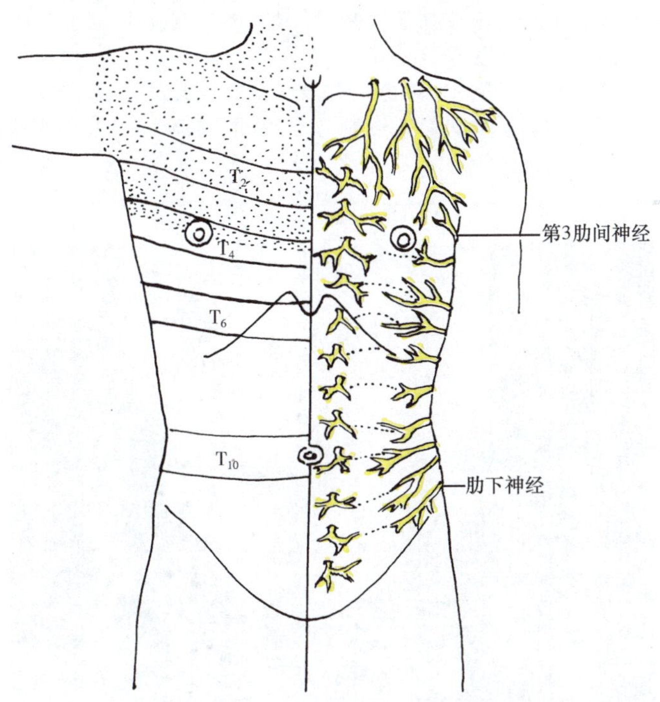

图 6-27-19 脊神经的体表分布与麻醉平面

第四节 脊柱的体表标志

在检查脊柱疾病及手术进行定位时，必须准确区别每个椎骨的体表标志。颈椎1～6棘突，因受肥厚的项韧带所掩盖，不易摸到。自第7颈椎棘突以下直至脊柱下端，所有棘突均可摸到。正常情况下，它们应当位于后正中线上，因此，从第7颈椎棘突向下作一垂线，应当通过两臀部中间之沟内，如果此线偏向左、右或前后弯曲，便可形成脊柱侧突、脊柱前突和脊柱后突等畸形。在棘突连线的两侧各有一沟，其内为背部纵行的肌肉。在脊柱胸段，此纵行肌外界的肋角所在处即为竖脊肌的外缘，躯体向前弯腰时，棘突彼此间的距离加大，每个棘突均清楚显出，任何一侧肋角连线如过度隆突，都可以证明脊柱弯曲或旋转。

当直立并双臂下垂时，两侧肩胛冈内缘之连线应通过第3胸椎棘突；两肩胛骨下角连线通过第7胸椎棘突；经脐部的水平线可通过第3腰椎棘突，两侧髂嵴最高点连线通过第4腰椎棘突，两侧髂后上棘连线通过第2骶椎的中部。第5骶椎的下关节突形成骶角，骶中嵴末端与两侧骶角共同围成骶管裂孔。

脊柱X线片

脊柱X线摄片，一般应采用正、侧位，即两个相互垂直的位置以显示脊柱较完整的影像。若为检查椎间孔、上下关节突关节和腰椎峡部应摄斜位片。摄颈椎1～2正位片时，应采用张口位，通过口腔投照，方可避免下颌骨的遮盖(图6-27-20)。

在正位的X线片上，成人脊柱成一直线，椎体轮廓清楚，各椎体呈方形，由颈椎至腰椎依次增大，椎体主要为骨松质，周围密质很薄，椎体内部的骨小梁纵横排列整齐。椎体之间有一密度减低的透亮区，即椎间隙，为椎间盘所在之处。每个椎间隙宽度与其上、下相邻的椎间隙比较，几乎等宽，但腰椎5与骶椎1之间的间隙较窄。椎弓根呈卵圆形，与椎体侧方重叠。棘突呈卵圆形在椎体的中间相互重叠，由于各椎体棘突的倾斜度不同，可与本椎体、椎间隙或下位椎体中部上端的阴影相重叠，横突位于椎体的两旁。在腰椎可见到矢状位的关节突间隙。

在侧位片上，可看到4个生理弯曲。除颈椎1～2外，各椎体呈方形，上、下几乎呈平面，在椎体的后面，有脊髓通过的腔道，显示密度减低的阴影。胸椎12和腰椎1可能有轻度的楔状变形(图6-27-21～图6-27-23)。

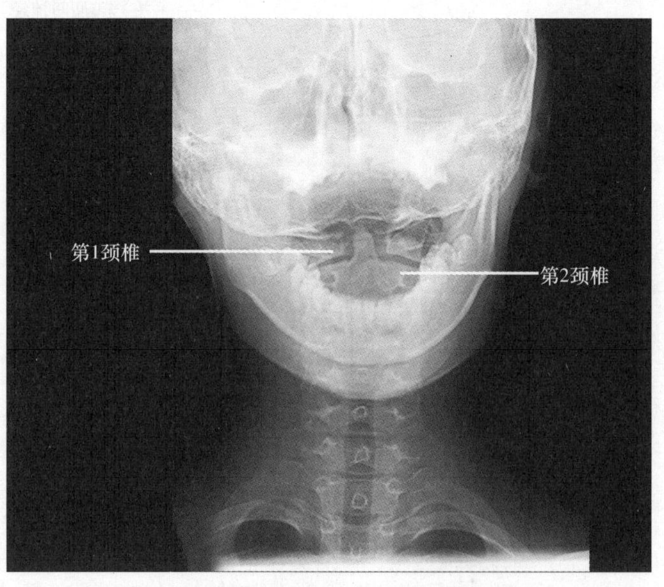

图6-27-20 颈椎X线片(张口位)

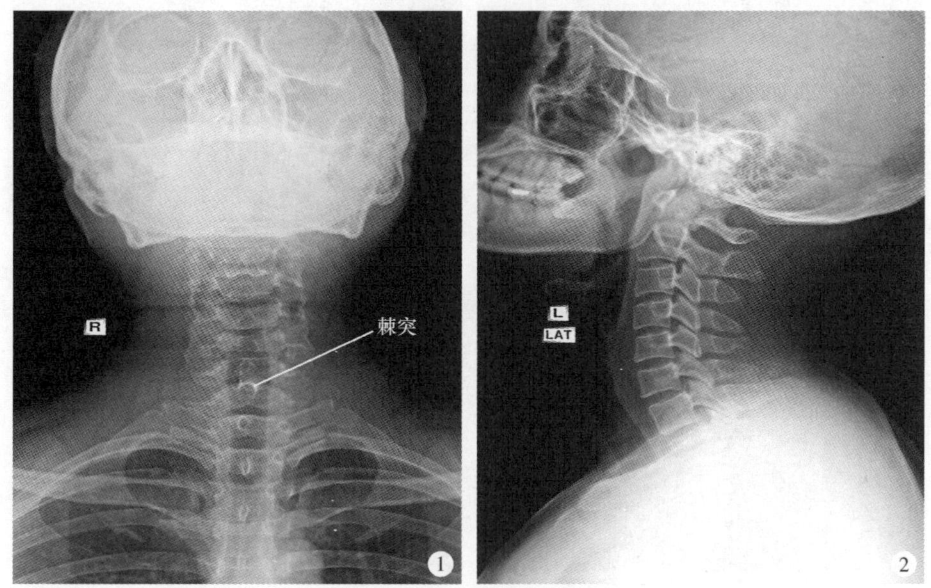

图 6-27-21　颈椎 X 线片
1. 正位片；2. 侧位片

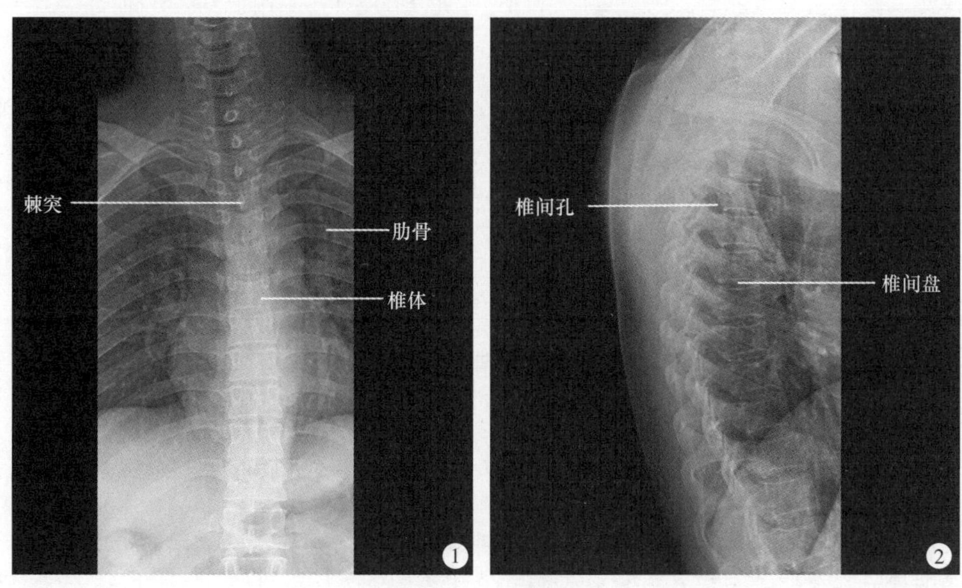

图 6-27-22　胸椎 X 线片
1. 正位片；2. 侧位片

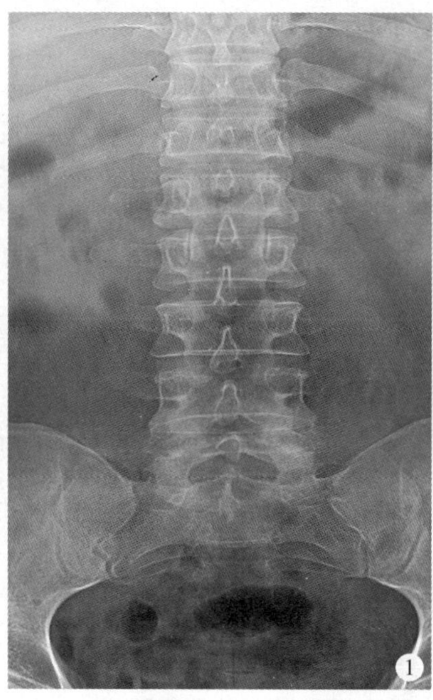
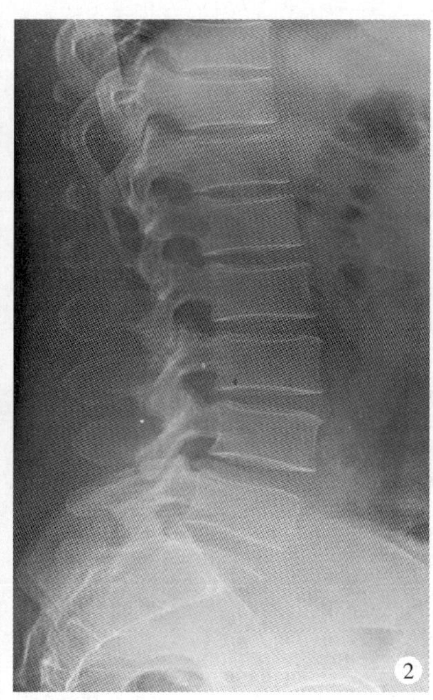

图 6-27-23 腰椎 X 线片

1. 正位片；2. 侧位片

第五节 脊柱的正常曲度

正常的脊柱从背部看，成一直线，从侧面看有颈、胸、腰、骶 4 个生理性弯曲。其中颈段和腰段向前突，胸段和骶尾段向后突。胸段脊柱和骶尾段脊柱向后弯曲，可增加胸腔、盆腔的容积。颈段脊柱和腰段脊柱向前弯曲有代偿作用，增加了脊柱对外力和震荡的缓冲能力，扩大了重心基底的面积，使躯干重力在站立时更容易经髋关节向下肢传达，加强了直立姿势的稳定性。

因年龄上的差异，脊柱的正常曲度有所不同。新生儿全脊柱只有一个向后突的弯曲，呈"C"字形，当婴儿开始坐直并能抬头的时候，颈段脊柱就形成了向前突的曲度。婴儿能站立并开始走路时，髋关节开始伸直，由髂腰肌将腰段脊柱向前牵拉，就形成了腰段脊柱向前突的曲度。因此，颈段和腰段脊柱向前突是次发的。随年龄的增长脊柱的曲度有所改变，老年人多患有骨关节炎、椎间盘萎缩，胸椎向后的曲度显著增加，形成驼背和降低身高。

关于脊柱曲度异常

脊柱可能有过度向前后弯曲或向左右弯曲的畸形，其中向前后弯曲者多为正常曲度的增大。

引起这些畸形的基本原因为体态姿势不佳或外伤与疾病。身体虚弱的儿童和青年，其身体生长太快，以致其肌肉的支持作用不足。病人本能地会以种种姿势去使过度疲劳的肌肉得以松弛，并转而使椎间关节周围的韧带受力过大，在经常采取代偿性姿势的情形下，其对侧韧带随即变短，如此便逐渐将不良的姿势保持下来。脊柱的对缘不正时，某一肌群便胜过与其相对应的对抗肌群，结果使后者过度伸张。

1. 脊柱后凸 一般为脊柱结核所致，最常发生于脊柱胸段。由于椎体被破坏，椎体则被压缩，而棘突则向后膨出。脊柱压迫性骨折时也发生同样畸形变化。

2. 脊柱前凸 腰椎过度向前弯曲可出现脊柱前凸，通常是髋关节异常前屈或固定于非功能的前屈角度过大时脊柱代偿的结果。两侧髋关节先天性脱位的情况下，骨盆接受下肢的支持力不在髋臼而在髋臼的后方，这样就增加了骨盆的倾斜度，并使腰段脊柱异常前凸。

3. 脊柱侧凸(图 6-27-24) 脊柱侧凸的名称来自希腊文，由公元二世纪 Galen 开始使用，指脊柱的侧向弯曲畸形。由于脊柱侧凸不是单一疾病，许多因素可引起这种畸形。脊柱侧凸的分类方法较多，而且意见也不统一。美国脊柱侧凸学会按病因和解剖进行如下分类：①非结构性脊柱侧凸中，主要有姿势性、神经根刺激性，如椎间盘后突、肿瘤、下肢不等长、髋关节挛缩等；②结构性脊柱侧凸中有特发性、神经肌肉性、先天性、类风湿疾病、外伤、脊椎外挛缩（如脓胸、灼伤后瘢痕挛缩）、代谢性疾病（如佝偻病、成骨不全）、脊柱肿瘤等。按解剖部位即曲线顶端所占的脊柱部位可分为：①颈椎侧凸：顶端在颈1～6之间；②颈胸侧凸：顶端在颈7～胸1之间；③胸椎侧凸：顶端在胸2～11之间；④胸腰侧凸：顶端在胸12～腰1之间；⑤腰椎侧凸：顶端在腰2～4之间；⑥腰骶侧凸：顶端在腰5～骶椎1之间。

4. 体格检查　除局部检查，还应注意身体其他部位有否畸形。通过临床体格检查可初步明确有否脊柱曲度的异常，属于哪一种的曲度异常，异常的程度如何等。

5. X线检查　这是了解脊柱曲度异常的不可缺少的重要步骤。它不但可以直接了解脊柱曲度异常的性质和范围，还有助于确定治疗方案和预后，并可用来作随访的对比。常规摄片应包括直立位的脊柱正、侧位和卧位的左、右侧屈位。此外，还应拍摄两侧髂嵴正位片，以确定脊柱生长是否停止；拍摄手和腕的正位片，以确定骨龄。

6. 功能性侧凸与非功能性侧凸的鉴别　功能性侧凸多位于胸腰段，凸向左，常为单个，无代偿曲线，也无旋转畸形。于平卧、悬吊、前屈和屈向凸侧，畸形可消失，也无其他结构性所见。非功能性侧凸多位于胸椎或胸腰椎，多凸向右侧，常为多个，且有代偿性曲线，经常向凸侧旋转，平卧、悬吊、前屈或向凸侧弯曲，畸形不消失。

7. 脊柱发育程度的估计　脊柱发育是否成熟或停止，对指导脊柱侧凸的治疗，确定预后很重要。一般可用以下3个方法确定：①椎体的环状骨骺：椎体上下缘各有一块软骨生长板，即环状骨骺。开始时是一个分离的骨化区，以后形成一个完全的骨环，最后与椎体融合。环状骨骺与椎体完全融合，表明脊柱的生长发育已完成。②髂嵴骨骺：髂嵴骨骺最先出现于髂前上棘，逐渐沿髂嵴向后伸延，直至髂后上棘。骨化完成后，即与髂骨融合。Risser将髂嵴骨骺分为四等分，骨化完成25%，为+；完成50%，为++；完成75%，为+++；完全出现，为++++。如与髂骨完全融合，说明生长停止。待髂嵴骨骺完全形成，即所谓“戴冠”，表明脊柱的发育也已成熟，称为Risser征。③骨龄：骨的生长发育年龄与实际年龄不一致。对于年龄小于20岁的病人，可摄左手，包括腕关节的正位X线片，与Greulich和Pyle的骨龄图对照，求得骨龄。脊椎生长停止的骨龄，女性约16岁，男性约18岁。

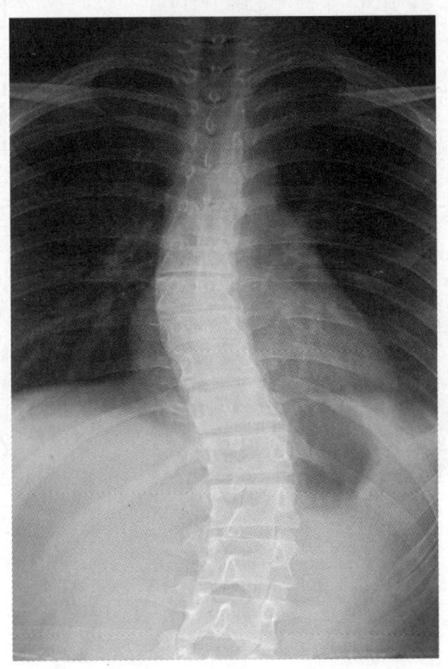

图6-27-24　X线片示脊柱侧凸

脊柱的畸形

脊柱畸形特别在腰骶部多有发生,均由于发育过程中障碍所致。

（一）腰椎骶化及骶椎腰化

椎骨的总数很少发生变化,一般均为各椎骨之间互相移行,如腰椎有时为六块,而此时骶椎往往为四块,在X线片上经常可以看到腰椎骶化和骶椎腰化等畸形。

腰椎骶化为第5腰椎横突一侧或两侧增大成翼状,与第1骶椎形成关节或互相融合;骶椎腰化为第1骶椎和第2骶椎之间仍有软骨分离,类似第6腰椎,称为骶椎腰化。以上两种畸形常可以引起慢性腰痛。

（二）脊柱裂和脊膜膨出

两侧椎弓板在胚胎发育时未愈合,即形成脊柱裂,多发生在腰椎5和骶椎1～2处,其次在颈部,脊柱裂可以为一窄缝,亦有骶骨后部全部裂开者。在此种畸形中,椎弓板变形,棘突短小或成游离棘突,或缺如(图6-27-25)。因为棘突为肌肉、韧带附着点,故使脊柱稳定性减弱。

隐性脊柱裂覆盖有纤维组织而无硬脊膜或脊髓膨出,一般多无症状。隐性脊柱裂处的表面皮肤常有凹陷、脂肪瘤、色素沉着或生有毛发。

显性脊柱裂是椎管的内容物经裂隙疝出,形成硬脊膜膨出或硬脊膜脊髓膨出。由于疝出的脊髓组织有发育不全,与硬脊膜有粘连,或随身体成长而受到牵引,因而可并发下肢畸形、尿失禁和瘫痪等。

（三）半椎体

脊柱先天发育不良,可引起脊椎骨前半部未发生,以致楔状变形,形成后突畸形;侧半椎也可能成楔状,严重时可发生脊柱侧弯(图6-27-26)。

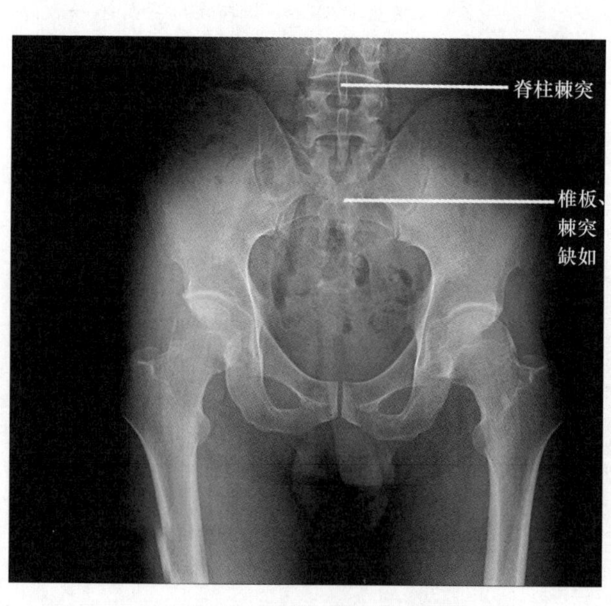

图6-27-25　腰椎X线片示脊柱裂

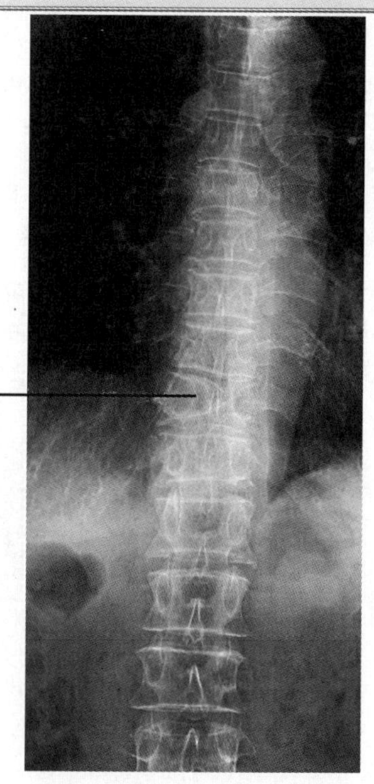

图6-27-26　X线片示半椎体

第六节 脊柱的运动

脊柱相邻两椎骨之间运动范围很小，但整个脊柱连接起来运动范围则很大，可以有3个方向的活动。即可沿额状轴做屈、伸运动；沿矢状轴做侧屈运动；沿垂直轴做回旋运动，也可以做旋转活动。各部脊柱的运动性质和活动范围有所不同，主要取决于关节突关节面的方向和形状、椎体的形态和宽窄以及椎间盘的厚薄等因素。年龄、性别与锻炼等也有关系。其中颈部和上腰部活动范围大，在颈胸交接处和胸腰交接处活动范围最大。因此，脊柱骨折最易在此处发生。

颈椎病的解剖学和力学基础

因颈椎间盘退行性病变所致失稳和压迫邻近组织，而引起一系列症状和体征者，临床称为颈椎病。其发生的解剖学和力学基础是由于颈段脊柱所处的位置特殊，既要有高度的灵活性，又要有一定的稳定性。随着年龄的增长和长期劳损，以椎间盘变性为先导的颈段脊柱的退变，会产生一系列临床症状和体征。颈部前屈活动以颈4～5和颈5～6为中心，后伸运动以颈4～5为中心，而且下颈段在颈部活动时所受的应力最大和较集中，故临床上以颈4～5、颈5～6、颈6～7的椎间盘变性最早和最常发生。钩椎关节是适应颈椎活动而后天才出现的“半关节”，它不是退变才产生的，但它的退变会造成钩突的骨赘形成，从而压迫周围邻近组织，其中包括椎动脉和椎动脉神经丛以及颈神经等，从而引起症状。颈椎的光弹性和电测法生物力学研究已经证明，骨赘增生最常见的部位正是应力最大之处。所以骨赘是适应应力的改变而发生的，既是生理的，又可转变为病理的。它可以使由于椎间盘变性而不稳的颈脊柱变得较为稳定，但也可造成压迫邻近的组织。因此可以提出，先天性和发育性颈椎椎管狭窄，在颈椎病特别是在脊髓型颈椎病的发病中起着重要作用。

第七节 脊柱区的软组织

一、皮肤和浅筋膜

项部皮肤和浅筋膜致密，向上与颅顶的皮下浅筋膜移行，并有纤维束与深筋膜相连。腰部的浅筋膜可分为两层，两层之间有丰富的蜂窝状脂肪组织。

项部的皮神经主要由枕大神经和第3枕神经分布。枕大神经是第2颈神经后支的皮支，约在上项线水平处，穿出斜方肌的附着点和深筋膜，分支司颅后部的皮肤感觉，并有小支与枕小神经和耳大神经交通。第3枕神经是第3颈神经后支的皮支，分布至项部和枕外隆凸附近的皮肤。

背部的皮神经由胸神经后支分布。上位6～7对胸神经后支的内侧支，沿正中线两侧穿出斜方肌至皮下，其中第2胸神经后支的内侧支较大，约平肩胛冈穿出，分布于附近皮肤。下位5～6对胸神经后支的外侧支，穿出的部位距离中线较远，分布至背部的皮肤。

腰部的皮神经来自1～3腰神经后支的外侧支，自骶棘肌外侧缘穿出筋膜，越过髂嵴至臀部皮下，因此，称这组皮支为臀上神经(图6-27-27)。

背部和腰部的皮肤血管较小，动脉主要来自肋间动脉和腰动脉的后支，与相应的皮神经伴行。

二、深 筋 膜

项部深筋膜包绕项部的浅层和深层肌，与颈部的深筋膜相连续。

腰部的深筋膜即**腰背筋膜**fascia lumbodorsalis，分为浅、中、深三层。腰背筋膜浅层是三层筋膜中最厚的一层，位于背阔肌和下后锯肌的深侧，骶棘肌的表面，向上与项部深筋膜连续，向下附着在髂嵴和骶外侧嵴。腰背筋膜中层位于骶棘肌与腰方肌之间，在骶棘肌外侧缘与浅层愈合，构成腹肌起始的腱膜，此层筋膜的上部特别增厚，称**腰肋韧带**lig. 1umbocostale，手术时切断此韧带，可增加最下肋骨的活动度，便于显露肾脏。腰背筋膜深层是三层中比较薄弱的一层，位于腰方肌的前面，是腹内筋膜的一部分，也称为**腰方筋膜**(图6-27-28)。

三、肌 层

脊柱区的骨骼肌可分为四层。第一层为斜方肌和背阔肌；第二层，在项部有夹肌、肩胛提肌和菱形肌，在背部有上后锯肌；第三层为骶棘肌；第四层，在项部是位于第1～2颈椎与枕骨之间的椎枕肌、腰部的腰方肌和腰大肌以及脊柱两侧的诸短肌等。以下简单描述骶棘肌和腰上三角和腰下三角。

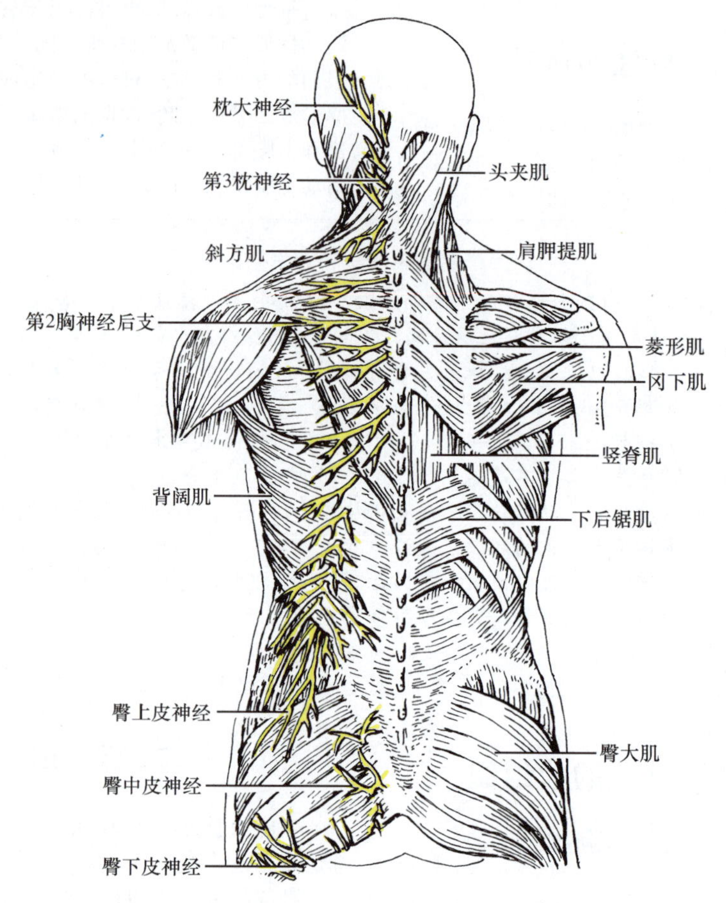

图 6-27-27 背肌和皮神经

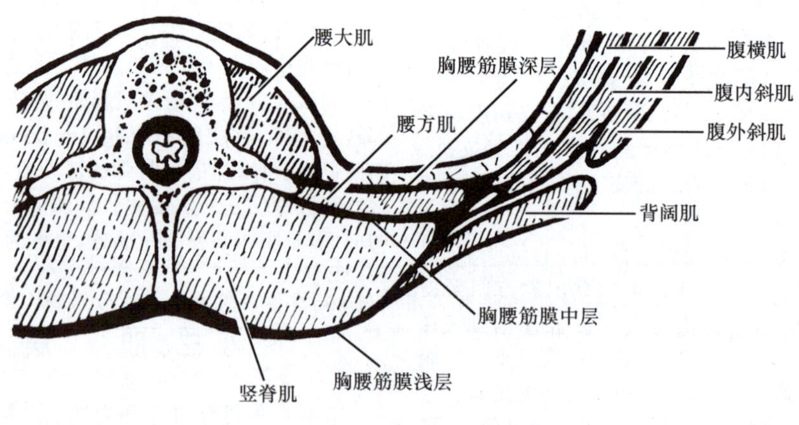

图 6-27-28 胸腰筋膜

骶棘肌 m. sacrospinalis 是一对强大的纵肌，位于脊柱棘突纵嵴的两侧，下端起自骶骨背面、髂嵴背面、骶结节韧带、下部胸椎和全部腰椎的棘突以及腰背筋膜等，向上延伸分为三组，即内侧的**棘肌** m. spinalis 、外侧的**髂肋肌** m. iliocostalis 、中间的**最长肌** m. longissimus 。骶棘肌向上可分别抵止于肋骨、椎骨的横突和棘突以及颞骨乳突等。两侧骶棘肌收缩，使脊柱后伸，对维持身体直立有重要关系。一侧肌收缩可使脊柱侧屈。骶棘肌由脊神经后支支配。

腰上三角 trigonum lumbalis superior 由下后锯肌、腹内斜肌与骶棘肌所围成。如果下后锯肌与腹内斜肌在第12肋的附着点未相接触，第12肋亦参与构成三角的一边。三角的底为腹横肌腱膜，表面由背阔肌覆盖。肋下神经、髂腹下神经和髂腹股沟神经在腹横肌的浅面经过，故经腰部切口进行肾切除时，需注意避免损伤这些神经。

腰下三角 trigonum lumbalis inferior 由背阔肌、腹外斜肌及髂肌围成。三角的底为腹内斜肌，表面无肌层覆盖，为腹后壁的另一个薄弱区，腹膜后脓肿可从此处穿破，但形成疝的机会较少。

关于脊柱结核

1. 发病情况　脊柱结核的发病率在全身的骨与关节中最高。在脊柱结核中，又以椎体结核最多，约占99%，单纯的椎弓结核约占1%。椎体结核的发病率为什么最高，可能与椎体的解剖生理有关：①椎体的负重大，容易劳损；②椎体内以松质骨为主；③椎体上肌肉附着；④椎体的滋养动脉多为终末动脉。在整个脊柱中，每个椎体的受患次数差别很大。如按区段划分，则以腰椎最多，占39.6%；胸椎次之，占30.3%；胸腰段占第3位；腰骶段占第4位。在每一个区段内的发病也有差别，胸椎的上段与下段的发病数也有显著差别，胸椎1、2的发病数与颈椎相似。胸椎8开始，发病数迅速增加，胸椎12的发病数最高，与腰上段相似。

2. 脓肿的形成和发展　椎体病灶所产生的脓液先汇集在椎体的骨膜下，形成局限性脓肿。局限性脓肿可出现在椎体的前方、后方或两侧，根据病变位置而定。椎体后方的局限性脓肿可造成脊髓或神经根压迫。脓肿继续增加时，其后果可能：①脓肿继续剥离椎体骨膜，不但病椎的骨膜被掀起，邻近椎体的骨膜也被掀起；不但一侧的椎体骨膜被掀起，椎体前方和对侧的骨膜也被掀起；最后形成一个广泛的椎旁脓肿。②脓液突破椎体骨膜，沿组织间隙向远向流动，在较远的部位形成脓肿。脓液因重力而向身体下方流动，称为下坠性脓肿。巨大的脓肿可产生各种不同的压迫症状，有时脓液可达1000ml以上。脓肿若向外溃破，则形成脓肿窦道。脓肿若向口腔、食管、胸腔、肺及肠道穿破，则形成内瘘。对邻近椎体来讲，广泛的椎旁脓肿比流注脓肿有更大的危险性。这是因为椎体的骨膜经广泛剥离后，严重地损坏椎体的血运。使椎骨的抗感染和修复能力下降，甚至造成椎体的大块坏死。各段椎体结核脓肿发展常各有其规律性，如颈椎体结核所产生的脓肿，常突破椎体前方骨膜和前纵韧带，汇集在颈长肌及其筋膜的后方。颈椎4以上病变的脓肿多位于咽腔后方，故称为咽后脓肿。颈椎5以下病变的脓肿多位于食管后方，故称为食管后脓肿。巨大的咽后脓肿使咽后壁和舌根靠拢，以致睡眠时鼾声大作，甚至引起呼吸与吞咽困难。颈椎体侧方病变的脓肿可出现在颈部两侧，或沿椎前筋膜及斜角肌向锁骨上窝流注。这种寒性脓肿应与颈淋巴结结核所形成的脓肿作鉴别，因淋巴结结核往往与颈椎结核同时存在。颈胸段的脓肿可沿颈长肌下降到上纵隔两侧，使上纵隔阴影扩大，易误认为纵隔肿瘤或胸骨后甲状腺肿。胸椎1～3病变的脓肿可沿颈长肌上行，在颈根部两侧形成脓肿。胸腰段椎体结核脓肿可同时存在椎旁脓肿和腰大肌脓肿。下胸椎病变的脓肿也可沿膈肌脚下降到腰椎1～3前方。腰椎病变的脓肿不形成广泛的椎旁脓肿，脓液穿破骨膜后，汇集在腰大肌鞘内。若椎体的一侧破坏，只有该侧的腰大肌内脓肿；若椎体两侧破坏，则两侧腰大肌鞘内可形成脓肿。腰大肌脓肿有浅深之分。脓肿可因重力而沿腰大肌流至小转子，再绕过股骨上端后方，转移到大腿外侧，进而沿阔筋膜流到膝关节附近。腰大肌深层脓肿如穿破腰肌膜可流入两侧腰三角。腰骶段病变可同时具有腰大肌脓肿和髓前脓肿。骶前脓肿可腐蚀骶骨前方，也可向乙状结肠或直肠内穿破。骶椎结核形成的脓肿可沿梨状肌经坐骨大孔流注到大转子附近，或经骶管流到骶骨后方，或下坠到坐骨直肠窝及肛门附近。

关于胸椎结核经肋骨横突切除手术入路

胸椎结核经肋骨横突切除做病灶清除术的手术入路，为常用方法之一。病人取侧卧位，患侧在上，以病变椎体为中心，在棘突旁约二横指处做纵行切口或弯向外侧的弧形切口。切开皮肤、浅筋膜和深筋膜，将皮肤拉向两侧，按切口方向切开第一层肌肉，即上方的斜方肌和下方的背阔肌。然后切开第二层肌肉，上方的大、小菱形肌和下方的下后锯肌，即露出竖脊肌(骶棘肌)。将竖脊肌的骨骼附着点剥离牵开，深面即露出肋骨，自肋角至横突部行骨膜下肋骨剥离，在肋角处切断肋骨，近横突处切开肋横突关节囊及其韧带(图 6-27-29)。随之咬掉大部分横突，即可显露肋骨小头，沿肋骨颈方向剥离至肋椎关节处，将整个肋骨小头取出即可达椎体病灶，处理此处为抵达椎体的重要步骤(图 6-27-29)。按病灶情况有时须切断 2～3 个肋横突，肋间血管神经束可切断结扎。术中应小心，不要损伤胸膜。对胸椎结核并发截瘫，奎肯试验有梗阻时，应在病灶清除的同时切开椎管的侧前方减压(图 6-27-29)。

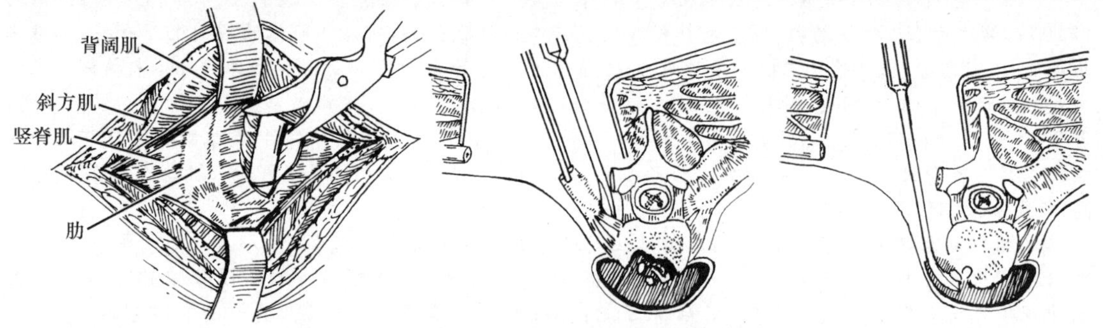

图 6-27-29 胸椎结核经肋骨横突切除手术入路

关于经胸腔胸椎病灶清除的手术入路

对胸椎 4～11 结核病人，病灶在椎体前方和两侧，或病灶与肺、食管相通的病例，为了便于术中清除椎体病灶的同时，处理肺和食管的病变，可经胸做病灶清除手术。以胸椎 7～8 结核经右侧开胸为例，查到肩胛骨下角、竖脊肌前缘开始沿第 7 肋走行，越过腋中线至右锁骨中线为止。切开皮肤、浅筋膜，在肩胛骨下角附近向前切断背阔肌和前锯肌。向后切断斜方肌和菱形肌，沿第 7 肋行骨膜下肋骨切除。在肋骨骨膜床上及其深方的胸内筋膜和壁层胸膜切一小口，待肺萎陷后，将切口向前、后方向延长，如壁、脏层胸膜粘连时，可轻轻剥离分开后，用肋骨牵开器撑开创口。将肺牵向前正中线侧，即可显露椎旁脓肿。应充分认清肋间后动、静脉和肋间神经予以结扎，以防出血，然后按病灶清除原则清除病灶(图 6-27-30)。术后关闭胸腔时要留置引流。如遇壁、脏层胸膜粘连太重，不易剥离时，可做经胸、胸膜外入路，行病灶清除术(图 6-27-31)。

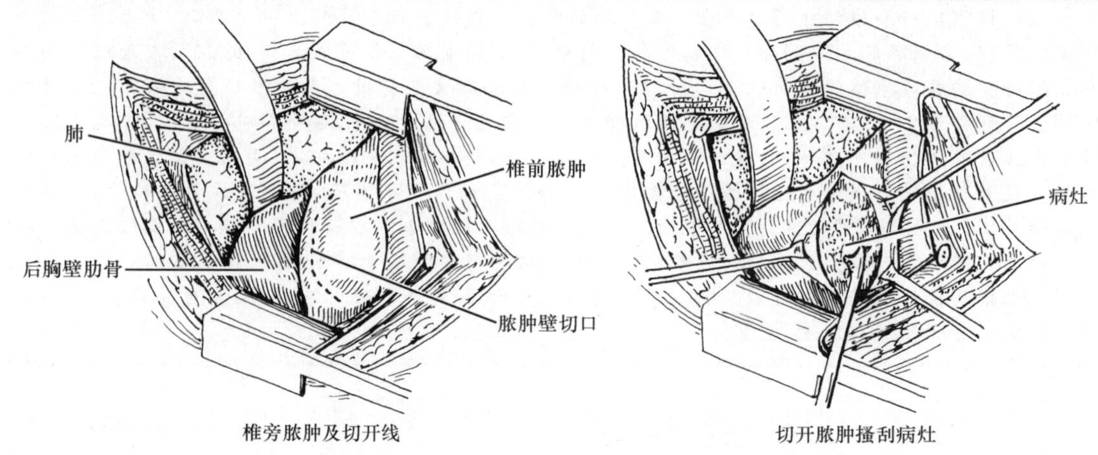

图 6-27-30 经胸腔胸椎病灶清除手术入路

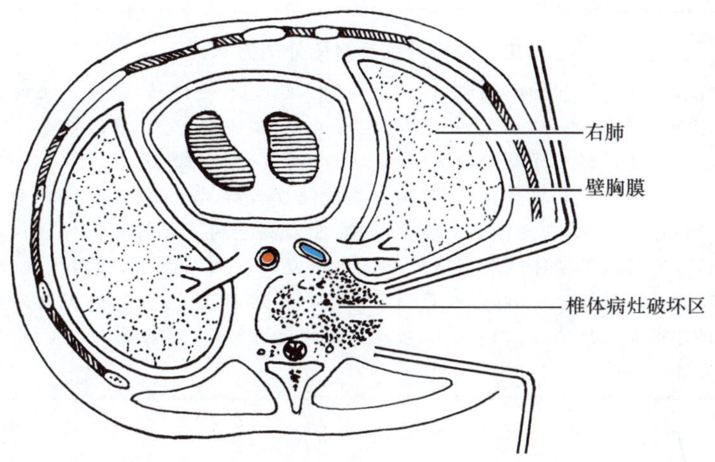

图 6-27-31 经胸、胸膜外病灶清除手术入路

关于胸腰段椎体病灶清除手术入路

胸椎11～12、腰椎1～2结核常伴有椎旁脓肿及腰大肌脓肿。适合做胸腰联合切口进入病灶。以右侧切口为例，自胸椎11棘突右侧2～3cm处开始沿十二肋下缘呈"S"状经腋前线下达髂前上棘两横指前方为止，切开皮肤、浅筋膜，露出后方的背阔肌及前方的腹外斜肌，切断上述肌肉，沿十二肋做骨膜下肋骨切除，切断腰肋韧带，在切口前下方切开腹内斜肌及腹横肌，将腹膜连同输尿管剥离至腰大肌内侧缘，即可显出腰大肌脓肿。胸段病灶按肋骨横突切除式样；腰段按腹膜外入路进行病灶清除(图6-27-32)。

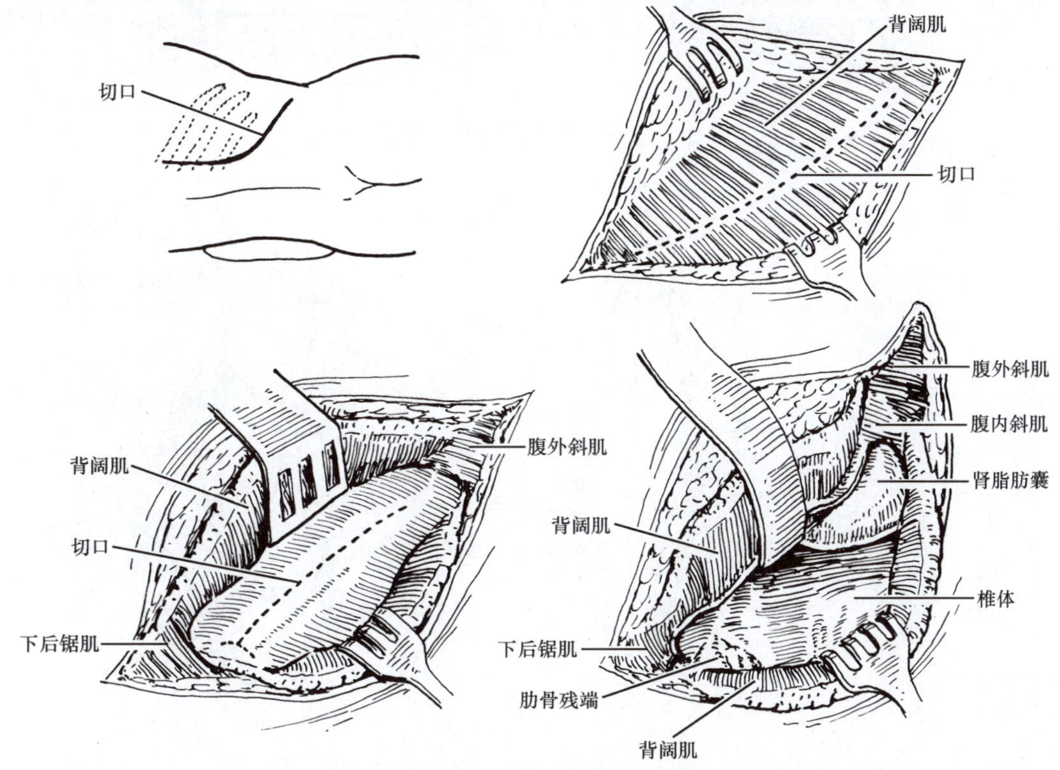

图 6-27-32 胸腰段椎体病灶清除椎体侧前方手术入路

关于腰椎结核经腹膜外前方入路

病人取仰卧位,后腰部垫高,切口自腋中线与十二肋下缘交点处开始,经髂前上棘前方两横指处向下内至耻骨结节连线上做长约15～20cm长斜切口。切开皮肤、浅筋膜,沿腹外斜肌走行切开肌肉及其腱膜,切断腹内斜肌及腹横肌,此二肌中间有支配腹肌的下位肋间血管和神经通过。切开腹横筋膜,即露出腹膜下筋膜和壁层腹膜,于腹侧壁找到腹膜反折部,向中线行钝性剥离,找到输尿管,与后腹膜一同剥离至腰大肌内侧缘和椎体外侧缘。如手术在左侧见到腹主动脉,在右侧见到下腔静脉,则应小心切开脓肿壁,经窦道即可找到椎体病灶,可按病灶清除术原则清除病灶。对病灶在腰5骶1时,因位置较深,必须在两侧髂总动、静脉之间进入病灶。因此,有人主张经腹膜腔入路打开后腹膜直达病灶,尤其对双侧有腰大肌脓肿的病人,一次手术即可完成病灶清除,但须小心勿损伤骶中动、静脉。本入路有污染腹膜腔的可能,故应慎重使用(图6-27-33,图6-27-34)。

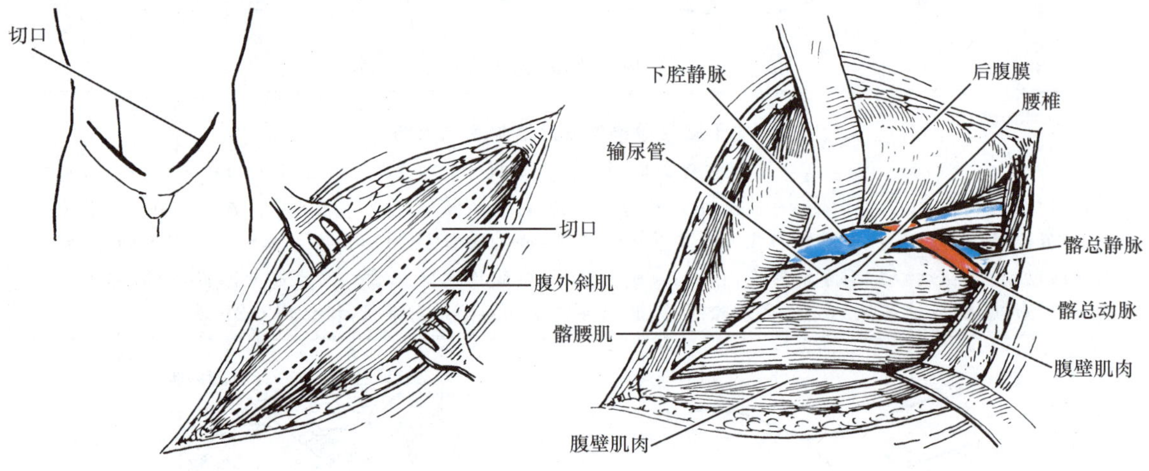

图6-27-33 下部腰椎椎体腹膜外前方手术入路

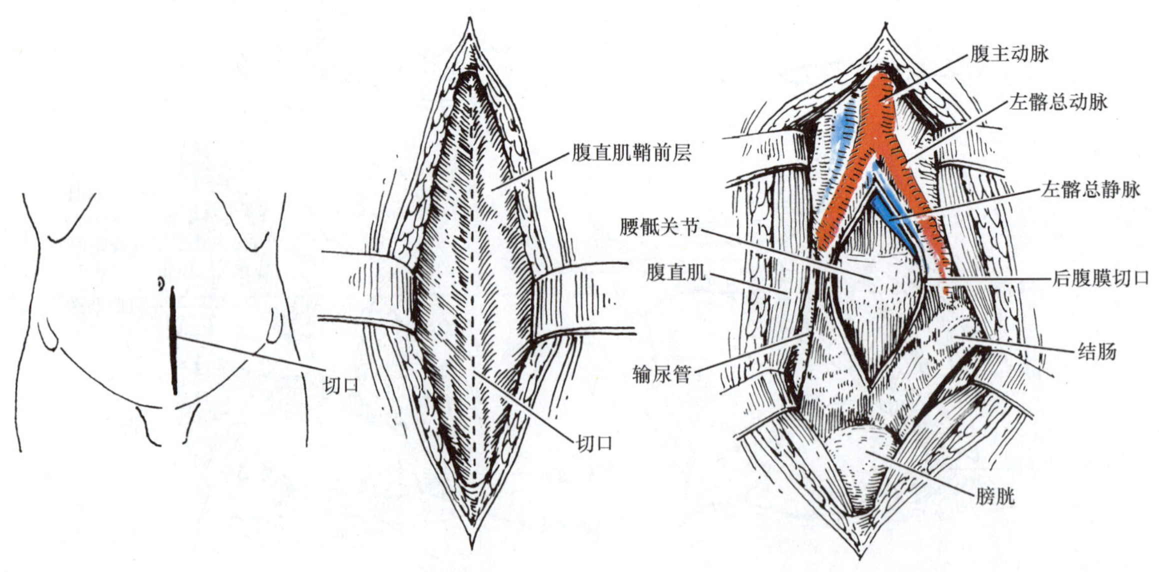

图6-27-34 腰骶关节经腹前方手术入路

四、深部神经和血管

项部诸肌主要由脊神经后支支配。椎枕肌由第1颈神经后支(枕下神经 n. suboccipitalis)的分支支配。此神经穿过寰椎后弓与椎动脉之间进入枕下三角,分支至头后大直肌、头后小直肌、头上斜肌和头下斜肌。

项部的深层血管有枕动脉、颈横动脉升支、颈深动脉和椎动脉等。**枕动脉 a. occipitalis** 是颈外动脉分支,经颞骨乳突与寰椎横突之间进入项部,位于胸锁乳突肌和夹肌附着点的深侧。**颈横动脉 a. transversacolli** 是甲状颈干的分支之一,向外至斜方肌前缘的深侧分为升、降两支,其升支供给头夹肌和肩胛提肌血液,降支下行主要营养菱形肌。**颈深动脉 a. cervicalis profunda** 是锁骨下动脉肋颈干的分支,在颈深部上升与枕动脉分支吻合。**椎动脉 a. vertebralis** 是锁骨下动脉第一段的分支,其全程可分为四段:①自发出点至进入第6颈椎横突孔以前的部分为第一段;②椎动脉穿经颈椎横突孔的部分为第二段,在这段经过中,其内侧与颈椎体相邻,后面与颈神经前支邻接,全程被椎静脉丛包绕;③椎动脉自枢椎横突孔穿出后,至进入椎管以前为第三段,此段椎动脉首先向外、向后,穿过寰椎横突孔,经寰椎后弓的上方,呈水平方向转向后内侧,当接近正中线时,穿寰枕后膜进入椎管;④椎动脉进入椎管后为第四段(图 6-27-35)。

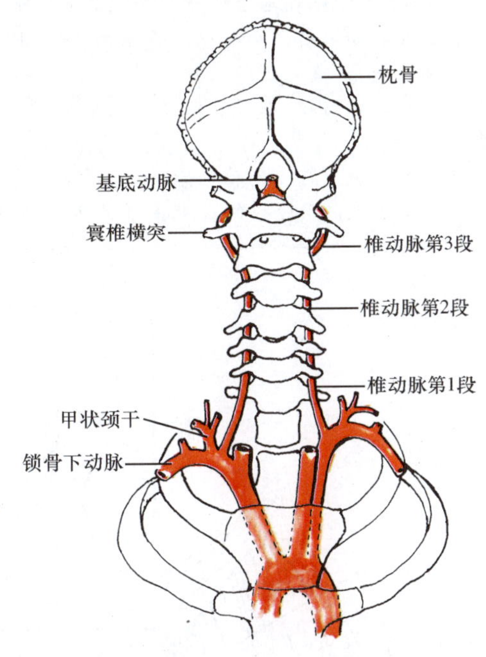

图 6-27-35 椎动脉的走行和分段

关于颈椎手术入路

1. 颈椎结核手术入路 颈椎1~2结核伴有咽后壁脓肿时,可经口腔入路切开脓肿壁直达病灶,行病灶清除。颈椎3~7结核病灶清除术可采用前外侧入路。切口自乳突至胸骨颈静脉切迹连线上,以椎体病变为中心,沿胸锁乳突肌前缘走行做8~10cm长的切口。切开皮肤、浅筋膜及其深部的颈阔肌。颈外静脉斜经切口上方,将其游离向后上方牵开或将其结扎切断。当游离胸锁乳突肌时,其后缘上中1/3交界处有副神经由该处穿出,应注意保护。在该肌下1/3处将肌肉切断,肌肉断端向上、下翻转,即露出颈动脉鞘,内有颈内静脉、颈总动脉和迷走神经(图 6-27-36,图 6-27-37)。

在颈动脉鞘的浅面有肩胛舌骨肌通过,于中间腱部将其切断,至此锁骨上窝的脂肪纤维组织、甲状颈干及其分支、前斜角肌及其表面的膈神经均清楚可见。细心观察颈动脉鞘表面有颈襻在舌骨下肌群中下1/3处进入该肌。进入颈椎椎体有两种途径,对上位颈椎,在颈动脉鞘后方入路,将颈动脉鞘向中线牵引,在其后侧进入椎体。即可在前斜角肌和头长肌、颈长肌之间显露脓肿。采用此法可避免切断颈外动脉的分支或误伤舌下神经和喉上神经外支等。对下部颈椎可采用内侧途径,将颈动脉鞘向外侧牵开,牵引时不要时间过长,以免影响血液循环,引起脑缺氧。将舌骨下肌群及其深面的喉、甲状腺、气管和食管向中线牵引,牵引时应避免过度用力以防产生呼吸困难。在颈动脉鞘内侧间隙内进入,须结扎切断甲状腺中静脉或甲状腺下动脉,注意勿伤及喉返神经。切开椎前筋膜,在颈长肌内缘切开前纵韧带即可显露颈椎椎体。如有结核性脓肿,则切开脓肿进入病灶更容易,可在直视下清除病灶。当牵拉颈动脉鞘时要注意其深部的交感神经链和神经节,一旦受刺激或损伤可出现霍纳(Horner)综合征。

2. 关于颈椎病前方横切口入路 颈椎病多发生于颈椎5~6和颈椎6~7之间。如经非手术治疗无效时,可采用手术治疗。常做右侧颈前外侧横切口。在锁骨和胸骨颈静脉切迹上方两横指处,切口自胸锁乳突肌后缘开始,切开皮肤、浅筋膜和颈阔肌。在该肌深面与颈深筋膜浅层之间,即颈深筋膜前间隙,将其向上方游离至甲状软骨上缘(相当于第4颈椎高度),下至锁骨。然后剪开包被胸锁乳突肌的颈深筋膜浅层,在该肌起始部稍上方切断胸骨头和锁骨头，翻向上方，深面可见斜过的肩胛舌骨肌，在其中间腱部切断牵开，在颈动脉鞘与舌骨下肌群之间（即颈内脏外侧间隙）进入，结扎切断甲状腺中静脉（此静脉约有半数人缺如），将颈动脉鞘牵向后方；喉、甲状腺、气管、食管和舌骨下肌群牵向前方。注意喉返神经三角的关系，要靠近颈动脉鞘结扎切断甲状腺下动脉（图 6-27-38），以防损伤喉返神经。再向深处依次切开椎前筋膜，在头长肌及颈长肌的内方进入并切开前纵韧带，分离颈椎骨膜即可达到下位颈椎椎体（图 6-27-38）。手术时根据临床体征，正、侧位 X 线片及术中所见，结合局部解剖标志，再用腰穿针穿入可疑有病变的椎间盘内，在手术台旁摄 X 线侧位片，则对椎体定位更为准确。

本入路适用于颈椎间盘脱出症前方髓核摘除、颈椎前方融合术及颈椎椎体结核病灶清除术等。

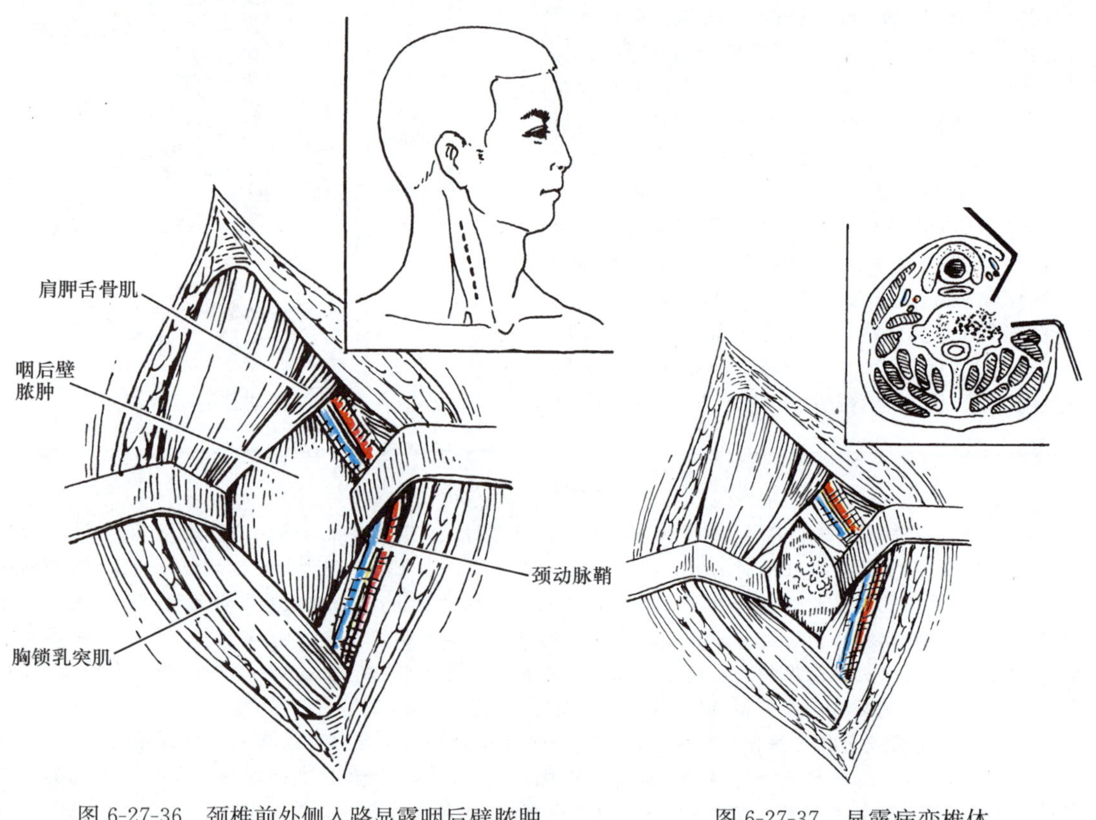

图 6-27-36　颈椎前外侧入路显露咽后壁脓肿

图 6-27-37　显露病变椎体

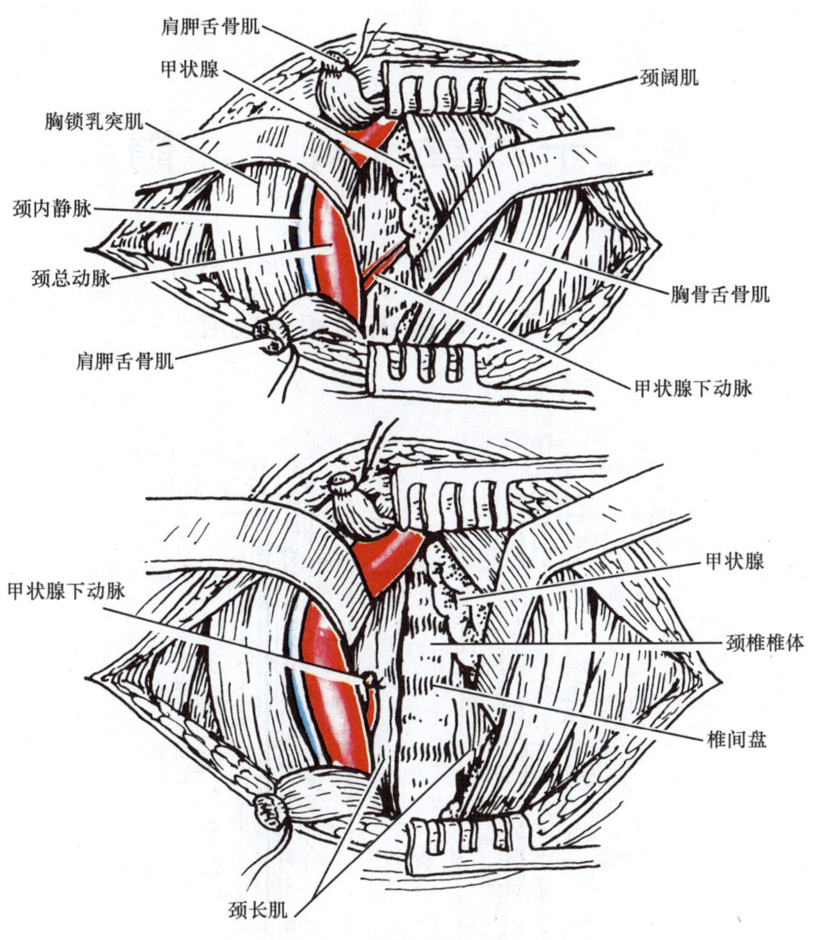

图 6-27-38 颈椎椎体前方手术入路

第二十八章 脊 髓

第一节 脊髓被膜和脊膜腔

脊髓被膜和脊膜腔见图 6-28-1,图 6-28-2。

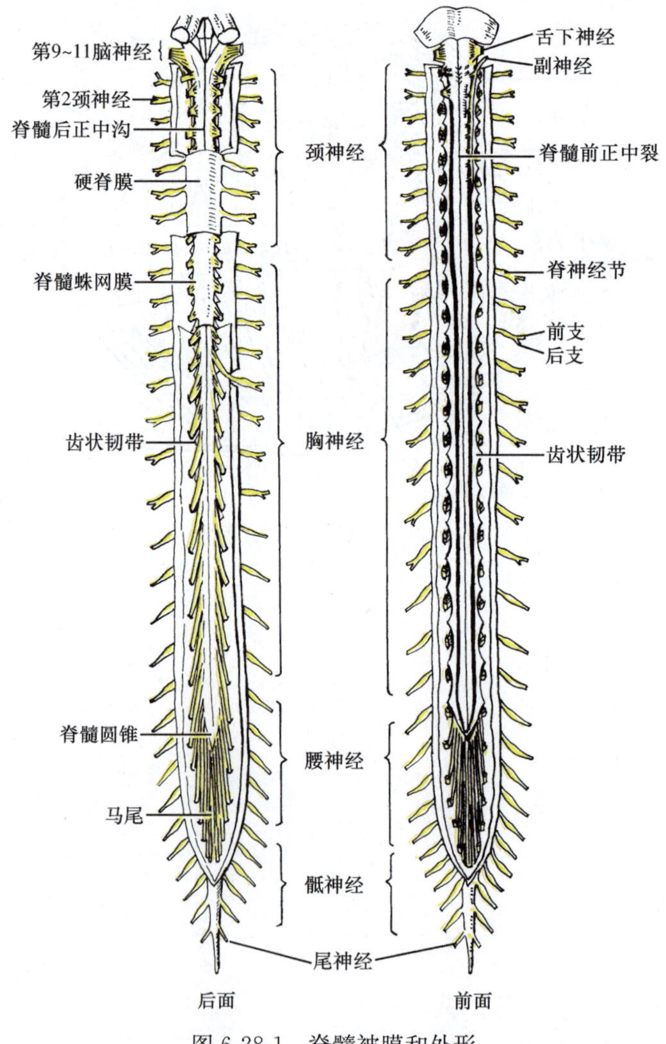

图 6-28-1 脊髓被膜和外形

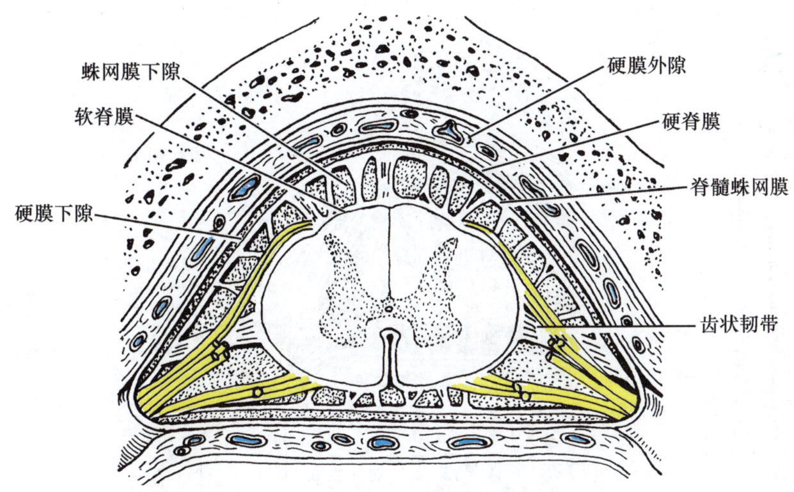

图 6-28-2　蛛网膜下隙

一、硬　脊　膜

硬脊膜 dura mater spinalis 相当于硬脑膜的内层，在枕骨大孔处与枕骨紧密相连，并与硬脑膜相续。硬脊膜囊向下至第 2 骶椎水平，其末端包被终丝，附着于尾骨。硬脊膜与椎骨骨膜之间的间隙为**硬脊膜外腔**，其中充满富有脂肪的疏松结缔组织，内含淋巴管和静脉丛，并有脊神经根通过。如在硬脊膜下发生占位性病变时，此层脂肪组织可受压变薄或消失。

二、脊髓蛛网膜

脊髓蛛网膜 arachnoidea spinalis 是一层薄而透明的无血管膜，向上与脑的同名膜相续。脊髓蛛网膜与软脊膜之间有一较大的腔隙，称**蛛网膜下隙** cavum subarachnoidale（图 6-28-2），腔内含有脑脊液。脊髓蛛网膜下隙向上与颅内同名腔隙相通，相当于第 1、2 腰椎平面以下的蛛网膜下隙较大，形成终池 cisterna terminale。成人的脊髓下端，可达第 1 腰椎椎体下缘，所以终池内无脊髓，只有终丝和马尾。脊髓蛛网膜与软脊膜之间借少许纤细的结缔组织小梁相连，沿脊髓背面中线尚有一薄层纵行隔膜。

三、软　脊　膜

软脊膜 pia mater spinalis 由内、外两层结缔组织构成，比颅内软脑膜发育较好。软脊膜与脊髓紧密相连，其中含有动脉和静脉。在脊髓两侧和前、后根之间，有由软脊膜外层组织构成的纵行**齿状韧带** lig. denticulatum 。齿状韧带向外伸出 18～24 对齿状突起，该突起的齿尖附着于脊髓蛛网膜和硬脊膜的内侧面，对脊髓起固定作用。

> **关于脊髓损伤手术减压**
>
> 手术的主要目的是清除压迫脊髓的游离碎骨片和血块等。如脊椎骨脱位显著，脊髓严重受压，除骨科处理外，也可将硬脊膜沿背侧正中线广泛剪开，并切断脊髓两侧的齿状韧带，使脊髓向背侧移位，以缓解压迫。如脊髓有明显挫伤水肿，为了防止脊髓的进行性、中心性和出血性坏死的发展，在伤后 6～7 小时内，可将伤处脊髓背正中部纵行切开，以兹减压。

第二节　脊髓的动脉和静脉

一、脊 髓 动 脉

脊髓动脉 a. spinalis 来源于椎动脉或小脑下后动脉以及伴随脊神经而至脊髓的根动脉（图 6-28-3）。

脊髓前动脉起始于椎动脉颅内段的脊前支，左右脊前支向下行至延髓锥体处汇合成一支脊髓前动脉。该动脉沿脊髓前正中裂下降，在其行程中还有前根动脉汇入，并在根动脉汇入处变粗。脊髓前动脉除发出分支至延髓下段外，还陆续发出沟动脉，经前正中裂进入脊髓，主要营养脊髓灰质。

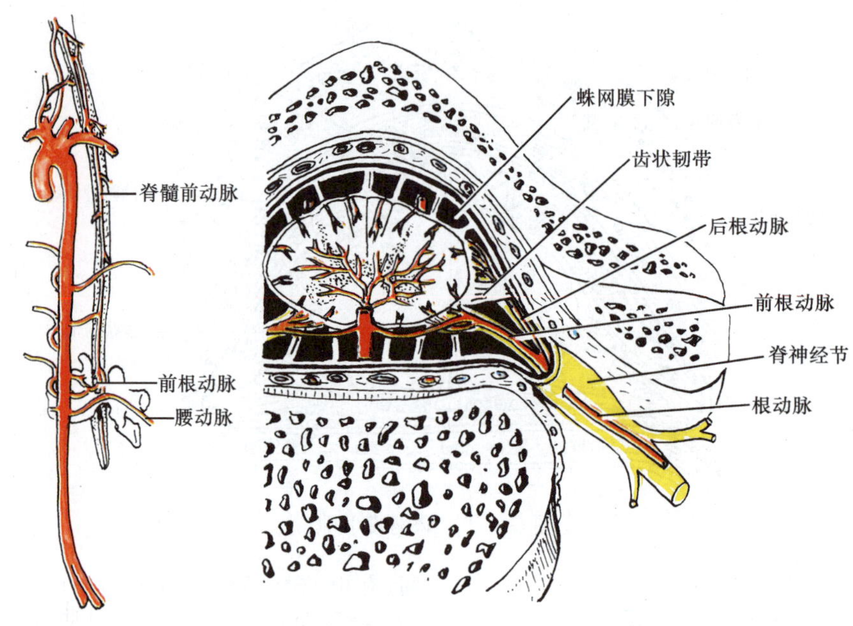

图 6-28-3 根动脉的分支分布

脊髓后动脉多为两条粗细不均的血管，起始于椎动脉颅内段的脊后支或小脑下后动脉，在脊髓两侧后外侧沟内迂曲下行，在其行程中还有后根动脉汇入。脊髓后动脉的管径，平均 0.2～0.3mm，约为脊髓前动脉的 1/3。该动脉发出许多小支进入脊髓，供应脊髓的后 1/3 部分。

根动脉在颈部发自甲状颈干或肋颈干等动脉，而在胸腰部来自肋间后动脉和腰动脉，沿脊神经根走行，通过椎间孔时在硬脊膜外又分为前、后根动脉。胚胎早期，每一神经根都有一相应的根动脉，出生后则减少 2/3。有人证实，直径为 0.5mm 的前根动脉，1 支可供应全段颈髓；直径为 0.25mm 的后根动脉，1 支可供应 3～4 个颈髓节段；但直径小于 0.25mm 的前根动脉和小于 0.15mm 的后根动脉，仅能营养与其伴行的神经根。国外有人记述，前根动脉一般较粗，总数为 2～15 支；后根动脉较细，总数为 14～20 支。颈髓两侧的根动脉可呈对称性分布，胸、腰髓的根动脉多分布于脊髓的左侧。胸腰髓根动脉中的最大者称**大前根动脉**或 Adamkiewcz 动脉。大前根动脉 85% 分布于胸 8～腰 4，其中 60%位于脊髓左侧。大前根动脉的下方有 30%～50%可出现副腰动脉，在腰髓也可出现较大的后根动脉，又称**大后根动脉**。国内有人对 24 例脊髓血管标本进行了研究，结果为：前根动脉平均为 5 条，后根动脉为 10 条；颈膨大动脉 70%位于颈 6～颈 7，54%位于脊髓左侧，成人其管径平均为 0.57mm；大前根动脉 75%位于胸 8～胸 12 间，70%位于脊髓左侧，成人其管径平均为 0.65mm；颈髓的前、后根动脉数目大致相等，胸髓的后根动脉数目约为其前根动脉的 2.5 倍，腰、髓的后根动脉数目约为其前根动脉的 4 倍。但经统计学处理后认为，脊髓左右两侧的根动脉平均数目、数目总和及其平均管径、管径总和皆无明显差异。前、后根动脉与脊髓前、后动脉皆互相吻合，在脊髓表面形成软脊膜动脉丛并发出分支进入脊髓。

关于脊髓胸、腰段根动脉结扎

从动物实验和人的解剖研究了解脊髓有丰富的血管吻合和血液供应，另外，也见到供应胸、腰段脊髓的根动脉都来源于肋间动脉和腰动脉，而且这些根动脉的粗细又是变异较大，所以，在结扎不同部位的肋间动脉和腰动脉，尤其多条被结扎时，对脊髓供血将会产生影响。从总的方面来看，根动脉多位于脊髓的左侧，因此，在切除胸主动脉瘤和腹主动脉瘤时，不应过多地游离和结扎左侧肋间动脉或腰动脉，以免术后造成脊髓缺血而发生瘫痪。在条件允许时可临时阻断要结扎的肋间动脉或腰动脉，以脊髓诱发电位来监测脊髓的功能状态，如出现 P 波振幅下降和 A 波潜伏时延长，则说明结扎后有可能引起不良结果，此时须谨慎进行。

脊髓内部的动脉可分为两个系统，一是来自脊髓前动脉的沟动脉，构成中央动脉系，主要分布于脊髓灰质；二是来自脊髓后动脉和软脊膜动脉丛的分支，构成周围动脉系，主要分布于脊髓白质。有人观察，全脊髓共有沟动脉 146～348 支，平均 234 支。颈髓平均 11 支/cm，胸髓为 9.8 支/cm，腰骶髓为 14 支/cm。该动脉在前正中裂底部呈水平方向和交替的形式分别转向左侧和右侧(图 6-28-4)，到达灰质连合、前柱、侧柱、前索和侧索等，并且与其本身的分支以及由脊髓后动脉、软脊膜动脉丛发出的分支互相吻合。其所形成的血管网密度是灰质明显高于白质。

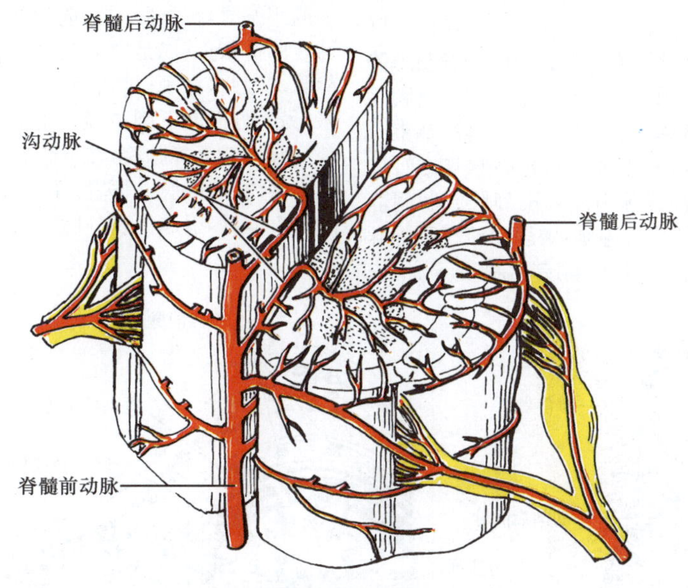

图 6-28-4　沟动脉的分支分布

另外，一般认为脊髓存在两个动脉交界区，即横向的交界区位于灰质外侧和白质内侧 1/4 处；纵向的交界区位于胸 4 和腰 1 节段，是脊髓缺血的易患区。但笔者依据根动脉的所在部位不甚恒定，而脊髓内部还有丰富的血管吻合，因此考虑，脊髓有可能不存在固定的动脉交界区。

关于选择性脊髓血管造影

要获得造影成功的基本因素包括：对脊髓血管解剖的详细了解；良好的放射诊断条件和以适当的压力将造影剂注入到所选择的血管内。为了达到所要选择的血管，造影过程中应不断地调整导管的角度和位置。一般认为，使用硬度较大、弹性较好的导管，则便于操作。经皮股动脉穿刺，置入导管，在电视监视下，近脊髓碘油造影或临床体征所提示的病变部位，分别选择两侧椎动脉、甲状颈干、肋颈干、肋间动脉和腰动脉。肋间动脉的开口位置个体差异较大，但第 12 肋间动脉的开口与椎弓根间的关系相对恒定，故可以此作为标志。可先将导管插入左侧第 12 肋间动脉，然后由下向上逐个选择左侧肋间动脉，直至需要选择的最高点，再由上而下选择右侧肋间动脉。腰动脉造影的选择方法同肋间动脉。腰动脉的开口近腹主动脉前壁的中央，有时两侧腰动脉仅有一共同开口，如有动脉硬化，会使腰动脉的选择发生困难，或误入肾动脉和肠系膜动脉。若能仔细分析各血管开口的相对解剖位置，并正确控制导管角度，一般多可避免。当导管进入要选择的血管后即可进行造影，必要时可采用快速换片法拍摄，每秒 1 张，共 6 张。如欲了解脊髓静脉，快速换片至少要延续 20～30 秒。放大摄影、电视录像及消影摄片等皆有助于对脊髓血管病的诊断。

二、脊髓静脉

脊髓静脉 v. spinalis：脊髓静脉系统由沟静脉、前根静脉、后根静脉、脊髓前静脉和脊髓后静脉组成。沟静脉汇入脊髓前静脉，脊髓内的周围毛细静脉汇入软脊膜静脉丛。各静脉间有较丰富的吻合。脊髓的静脉血通过为数较少的根静脉回流入椎管内的硬脊膜外静脉丛。根静脉多出现于颈3～颈5，其次为上、中胸段和腰段。**硬脊膜外静脉丛**是由几条横行的静脉丛汇合成4条纵行的静脉组成，并通过椎间孔静脉与椎管外静脉丛相连，即颈段脊髓静脉引流入椎静脉或肋间静脉，胸段引流入奇静脉或半奇静脉，腰段引流至腰静脉（图6-28-5）。脊髓的前、后静脉，除有明显变异者外，一般乃是从颈段到腰段形成一纵行的静脉，当椎管内静脉压增高时，整个脊髓静脉皆可表现迂曲扩张；因静脉血回流受阻，也会引起脊髓功能障碍。此时，切不可误诊为脊髓血管畸形而手术。总之，脊髓静脉向外引出的通道有二，一是硬脊膜外静脉丛，在脊髓的上胸段和胸腰段表现比较明显，若硬脊膜外静脉有先天性缺如或闭塞时，在脊髓动脉造影就可见全部脊髓引流静脉迂曲扩张；其二是向上或向下引流，向上可汇入延髓静脉。因此，在颅后窝血管畸形时，也可致脊髓静脉扩张，另一方面向下则可经终丝静脉汇入骶静脉丛。脊髓静脉一般无静脉瓣，在下腔静脉异常时，血液可分流入椎管内、外静脉。再者，在左肾静脉狭窄时血液可通过肾椎静脉，引起脊髓静脉扩张。

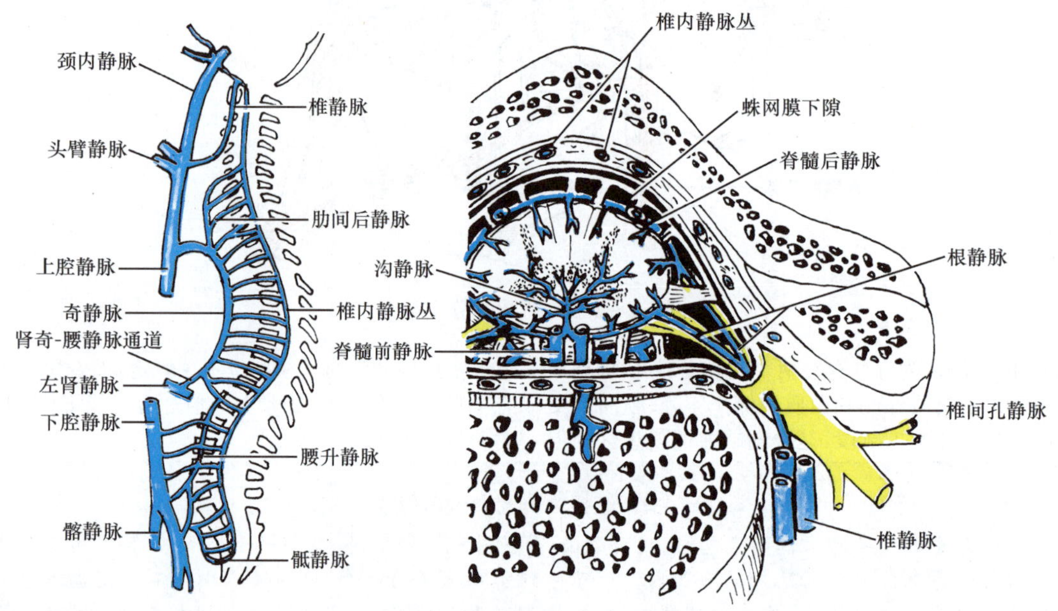

图6-28-5 脊髓静脉与椎管内外静脉的吻合

> **关于椎管内血管瘤手术**
>
> 局限性海绵状血管瘤的全切除多无困难。对脊髓动静脉畸形，为了消除其血液分流而引起的脊髓供血障碍及由畸形血管团而引起的继发性脊髓压迫是外科治疗的目的。术前需行选择性脊髓血管造影，以了解畸形血管的分布范围，以及供血和回流血管的特点。有人认为脊髓实质内的静脉和毛细血管内压长期增高是神经组织受损的原因。为了解除作用于脊髓的高静脉压，所以不主张只剥除其异常的回流静脉，而是在手术显微镜下单独钳闭通向脊髓的静脉动脉化的血管。静脉动脉化的血管外观鲜红，在胸、腰段手术时，应注意与大前根动脉（Adamkiewcz动脉）相鉴别，如误将其钳闭，多数可引起瘫痪。

第三节　脊髓内部结构

白质在脊髓周边部，而灰质在中央部。在横切面上灰质呈“H”形（图 6-28-6），其中央有一细管称**中央管**，成人此管常闭锁，仅 7% 贯通脊髓全长。脊髓的白质，被前、后根纤维分隔成前索、侧索和后索。

一、灰　　质

灰质主要由神经细胞组成，分为前角（图 6-28-6）、后角、中间带和连接两侧中间带的灰质连合等。中间带在脊髓胸腰段向外突出而成侧角。

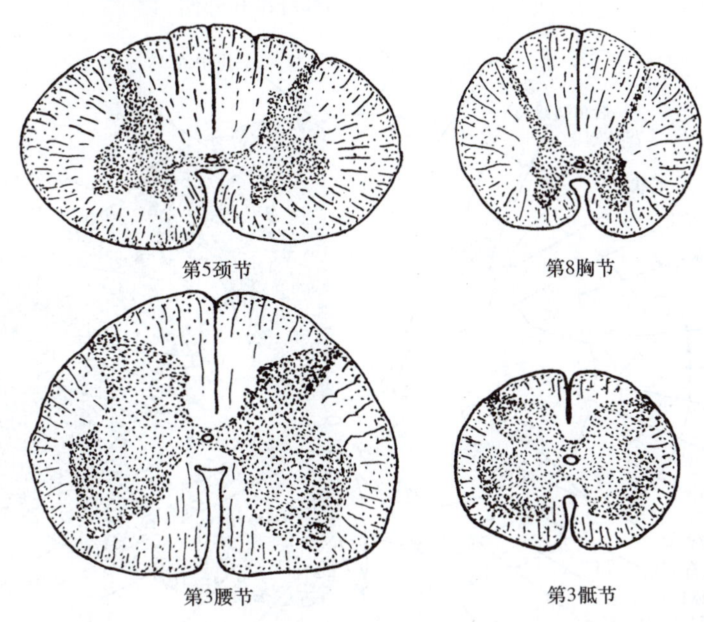

图 6-28-6　各脊髓节段灰质前角的形态

1. 前角　在颈、腰段较宽大，在胸段较狭小（图 6-28-6），其中的运动神经元分 α 和 γ 两类（图 6-28-7），α 运动神经元支配一般骨骼肌纤维，γ 运动神经元支配肌梭内肌纤维，以调节肌梭对刺激的敏感性。

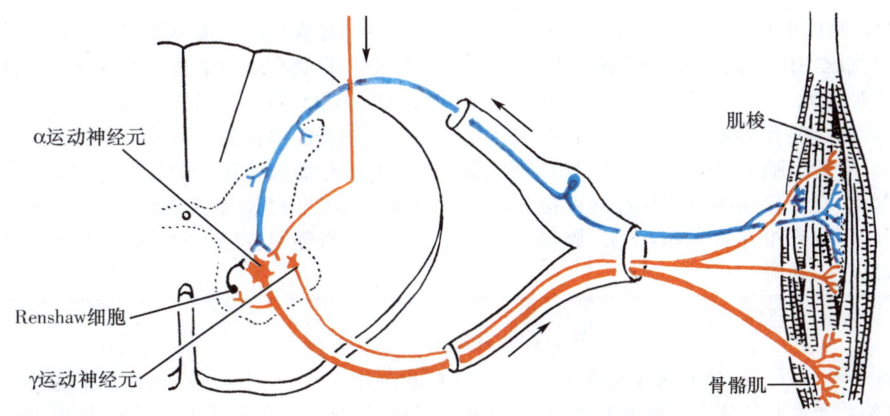

图 6-28-7　脊髓灰质前角中的 α、γ 运动神经元

2. 后角　由感觉神经元组成。后根感觉纤维进入脊髓，在此中转后发出二级神经纤维传向丘脑。

3. 中间带　与前、后角之间无明确分界。向外突出的侧角外侧区内有中间带外侧核，脊髓胸 1 或颈

8～胸 12至腰 1～腰 3 为交感神经核(是脊髓交感神经的低级中枢),脊髓骶 2～骶 4 为副交感神经核(是脊髓副交感神经的低级中枢)。

二、白　　质

白质主要为上行的感觉束和下行的运动束组成(图 6-28-8)。

1. 上行束

(1) **薄束**、**楔束**是传递肌肉、肌腱和关节的意识性本体感觉和辨别触觉的神经束。后根内侧部的纤维进入脊髓后不在后角内形成突触,而是在后索上升。胸 6 以上的纤维组成楔束,所以胸 6 以下仅有薄束,胸 6 以上才有薄束和楔束。在后索内来自不同体节的纤维有一定排列顺序,骶部纤维在内侧,腰、胸部在中间,颈部纤维在外侧。

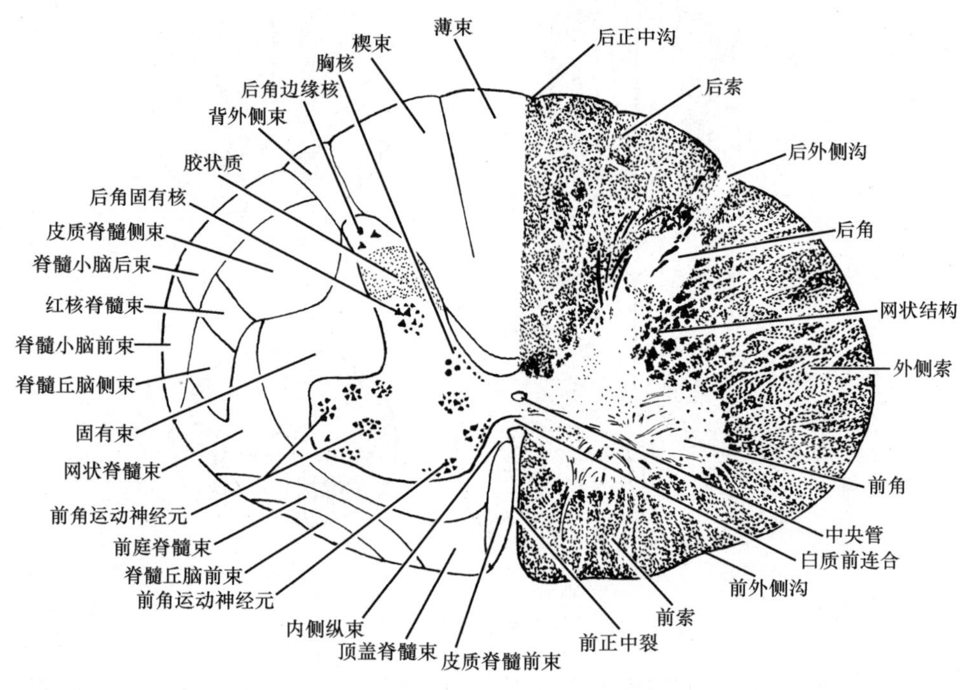

图 6-28-8　脊髓颈部水平面(示上、下行纤维束)

(2) **脊髓丘脑侧束**是传导痛觉和温度觉的神经纤维束。后根节细胞的中央突进入脊髓灰质Ⅰ、Ⅴ、Ⅶ、Ⅷ层内换二级神经元,二级神经纤维经灰质前连合交叉到对侧、集合成脊髓丘脑侧束。该束在脊髓中位于齿状韧带前方、脊髓小脑束的腹侧、皮质脊髓侧束的腹外侧。在颈髓中,脊髓丘脑侧束的神经纤维排列次序是,传导骶部的感觉纤维在背外侧,下肢、腰部、胸部、上肢、颈部依次在腹内侧。

(3) **脊髓丘脑前束**位于前索中,与轻触觉有关。

(4) **脊髓小脑前束**和**后束**,主要传递肌肉、肌腱和关节的非意识性本体感觉冲动。

(5) **脊髓顶盖束**将感觉传向视、听反射中枢。

(6) **脊髓橄榄束**为脊髓与小脑联系通路之一,可能参与非意识性本体感觉反射。

(7) **脊髓网状束**为网状结构的传入束路之一。

关于切断脊髓的痛觉传导束

恶痛是一种难以忍受的剧烈性顽固性疼痛,如经药物治疗无效,可考虑外科治疗。止痛的手术种类较多,现就常用的脊髓丘脑侧束切断术叙述如下。切断一侧脊髓丘脑侧束和前角外侧小部分内脏传入纤维,以使手术的髓节以下的对侧躯体痛觉消失,但不影响触觉和深部感觉。例如,疼痛区域为肩部或上肢、胸部时,多于第 2 颈神经上方处切断脊髓丘脑侧束,而不在颈髓中段和下段进行,原因是:避免造成膈肌和上肢瘫痪;有些传导痛的纤维在脊髓交叉前可于同侧上升 5～6 个髓节,如果手术部位较低时,则切不断这部分纤维,术后仍有疼痛。一般切断颈髓上段的脊髓丘脑侧束后,其痛觉消失区常在颈 5 以下。如疼痛区域在腹部以下时,手术多在胸2～胸3间进行,术后痛觉消失区常在胸7～胸8以下。当疼痛区域为双侧时,亦可行双侧脊髓丘脑侧束切断。手术时应在上下两条后根间进行,先切断齿状韧带的齿尖,牵拉齿状韧带,使脊髓稍向后方旋转,露出脊髓的前外侧部,在齿状韧带的脊髓附丽点前方1mm处,选一无血管区,将尖刀刺入脊髓,深达4～4.5mm,横行向前切割,使刀尖在前根内侧1～2mm处穿出。术中注意:齿状韧带的脊髓附丽点是选择切口部位的重要标志(图6-28-9),应予妥善保留,切割范围不可过于偏向背侧,以免损伤皮质脊髓侧束而引起瘫痪。

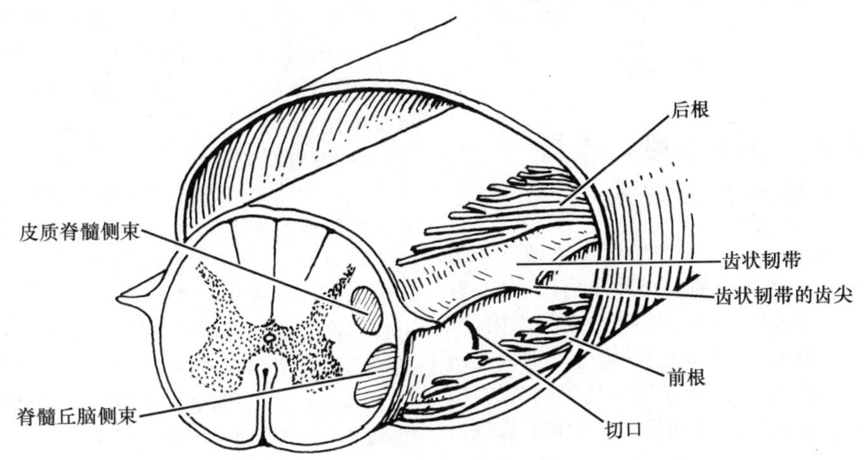

图6-28-9 齿状韧带与脊髓丘脑侧束的内外关系

2. 下行束

(1) **皮质脊髓侧束**主要由大脑皮质中央前回及皮质其他区域的大锥体细胞发出的纤维组成。皮质脊髓侧束在侧索中下降,位于脊髓丘脑侧束的背内侧。在皮质脊髓侧束中,分布于颈部和上肢的神经纤维,以及分布于躯干和下肢的神经纤维则是依次由内向外排列的。皮质脊髓侧束多管理对侧半身的随意运动,但两侧同时运动的较多肌肉,如躯干肌和会阴等肌肉都接受双侧支配,而四肢的近侧端也部分地接受双侧纤维支配,所以当锥体束受损时,偏瘫肢体的远侧端重于近侧端。

(2) **红核脊髓束**与肌张力调节有关。

(3) **顶盖脊髓束**与视、听反射有关。

(4) 其他还有网状脊髓束、橄榄脊髓束等。

关于脊髓内肿瘤手术

术中经脊髓穿刺证实为实质性肿瘤,而脊髓膨大的形状又提示肿瘤的所在部位较局限(图6-28-10),以及肿瘤在胸段以下,神经功能已有明显障碍者,此时可借手术显微镜对肿瘤施行切除。即在脊髓背面中线旁,或在肿瘤表面脊髓最薄的部位选择切口,纵行切开脊髓,切缘必须整齐,并与脊髓纵轴平行,否则,可致髓内的长束纤维多处损伤,其后果与在一处脊髓横断相似。当找到肿瘤分界线后,应紧贴肿瘤表面进行剥离,因脊髓本身较细,其中上、下行神经纤维束排列密集,过多的损伤,便可造成脊髓功能严重缺失,所以,在操作上更应耐心、细致和轻柔。如肿瘤较为韧硬,最好用丝线贯穿肿瘤一端缝合几针,用作牵引,以使肿瘤易于从瘤床脱出。肿瘤的供应血管可为沟动脉或其分支,较小的出血以棉片或明胶海绵压迫多可止血。对其中较大的血管,应以双极电凝器靠肿瘤侧烧灼后剪断,切不可在脊髓实质上进行电灼,亦不可用银夹伸入其实质内止血,因沟动脉分布稀疏,而且还有一定的供血范围,如损伤较多或术后又有逆行性血栓形成等,皆可使脊髓中央动脉系发生循环障碍,引起脊髓灰质大片缺血软化,影响治疗效果。对质地软、分界不清的胶质细胞瘤只能做大部切除。

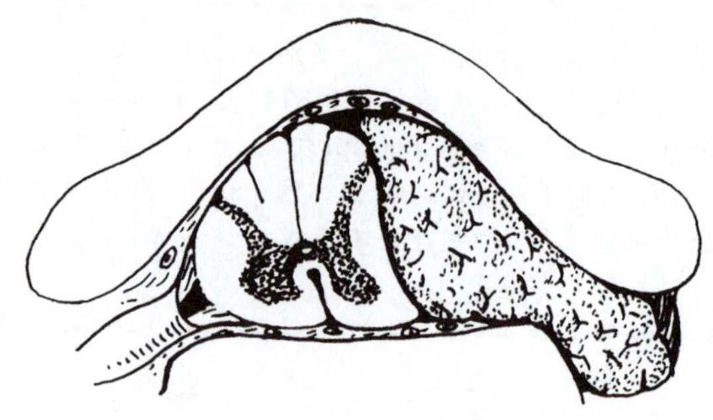

图 6-28-10　脊髓内肿瘤

第四节　脊髓节段与椎骨位置的对应关系

脊髓上端在枕骨大孔处与延髓相续，下端终于第1腰椎椎体下缘。脊髓各部的直径并非均匀一致，有两个纺锤状膨大，即颈膨大(颈5～胸1)和腰膨大(腰2～骶2)。支配上肢和下肢的神经纤维皆分别从这两个膨大处发出。脊髓是不分节的，为一连续的结构，由于31对脊神经从脊髓出入，从而使其在外观上表现出分节状。每对脊神经所属的一段脊髓即称为一个脊髓节。这样，脊髓全长共有31个髓节，分别是：颈髓8节；胸髓12节；腰髓5节；骶髓5节；尾髓1节。脊髓各节的长度不一，颈节较短，胸节较长，而腰节以下则越来越短。

胚胎早期脊髓与椎管的长度是相等的。因此，每对脊神经都是呈水平方向抵达与其相应的椎间孔，每个髓节也与其相应的椎体在一平面上。从胚胎的第4个月开始，脊椎骨的生长速度快于脊髓，随时间的推移，两者的对应关系逐渐发生变化。所以，在新生儿期，脊髓的下端与第3腰椎椎体相平；成人则位于第3腰椎椎体下缘，个别者可至第12胸椎。临床上为了定位诊断和选择手术切口部位，了解髓节与椎体的对应关系乃是十分必要的。叙述如下：由于髓节的位置多比其同序数的椎体位置为高，以及脊髓各部的髓节长度不一，从一般情况来看，在颈上部的髓节位置与其同序数的颈椎位置基本是在同一平面上，但颈下部和胸上部需将其某一髓节序数减1，方能等于与其相平的颈椎或胸椎序数，而胸中部须减2，胸下部应减3，腰髓位于第10～12胸椎至第1腰椎间，骶髓位于第12胸椎至第1腰椎的水平(图 6-28-11)。

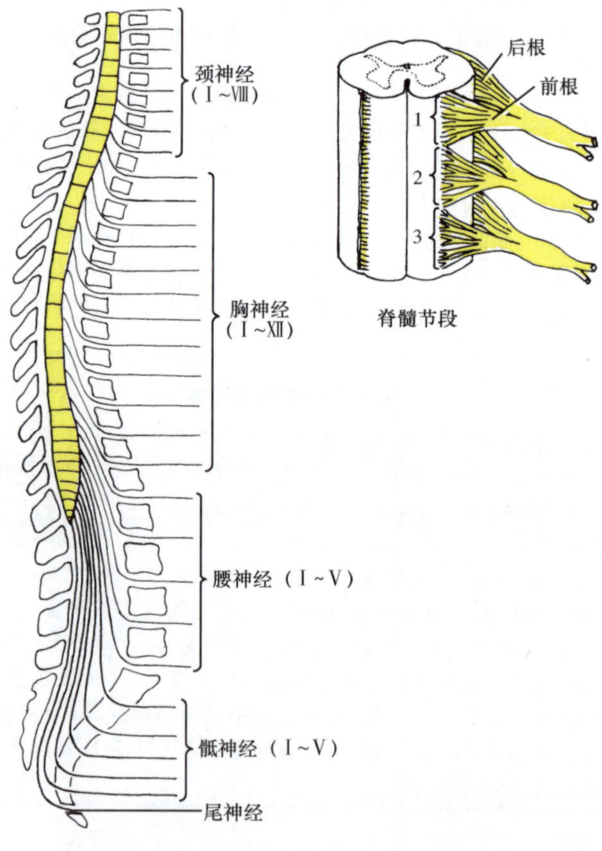

图 6-28-11　脊髓节段与椎骨对应关系模式图

关于椎管内神经纤维瘤切除

神经纤维瘤，为髓外硬脊膜下最常见的肿瘤，由脊神经根长出，少数可位于硬脊膜外，或沿椎间孔伸向椎管外，位于脊髓腹侧者较少。肿瘤皆有一脊神经与之相连，其血液供应主要来自此脊神经的根动脉，肿瘤与脊髓和硬脊膜多有轻微粘连，一般为雀卵大，表面光滑有包膜，绝大多数可完整切除。切除时先剥开肿瘤表面和上下极部的蛛网膜，在其游离度较大的一端，贯穿缝一牵引线，边轻轻提起，边轻轻剥离其四周，待肿瘤脱出瘤床后，钳闭、剪断与之相连的脊神经和血管。如肿瘤偏向脊髓腹侧面，或肿瘤较大时可将其上下的齿状韧带剪断1～2个，增加脊髓的移动度，以便游离和切除肿瘤。在此情况下也有人借切断的齿状韧带将脊髓向背侧翻转，以扩大局部的显露范围。据作者的观察，该韧带的游离缘较厚，形似网络，比较结实，如牵拉齿状韧带的力量过大，就有可能扭伤髓内与其相对应的皮质脊髓侧束而造成瘫痪。另外，对一个较大的肿瘤来说，即使是采取上述的措施，有时也难以在如此窄小的区域内进行操作，一不小心，很容易加重被其压扁的脊髓损伤。为了避免或减少某些副损伤，此时可切开肿瘤包膜，先从包膜内分块切除大部瘤组织，待腾出空隙后，再切除其残余部分。对哑铃形神经纤维瘤，可先切除其椎管内部分，然后横行剪开瘤颈处的硬脊膜，将伸入椎间孔内的部分瘤组织剥除或分块切除(图6-28-12)。在切除颈段的哑铃形肿瘤时要注意横突孔中的椎动脉，以往也有因椎动脉损伤大出血，措手不及，而造成病人死亡的教训。若遇到此种情况，可用填塞法止血，一侧椎动脉闭塞，不会引起脑供血障碍。对少数椎管内只是肿瘤的一小部分，而大部位于颈部或胸腔、腹腔者，须与普通外科、胸外科医生共同进行，必要时应采取另外的手术入路，如颈部、胸部或腹部，这样，既可达到充分显露，又可在直视下控制出血和根除肿瘤峡部(颈部)，因该部最易残留，且可引起复发。

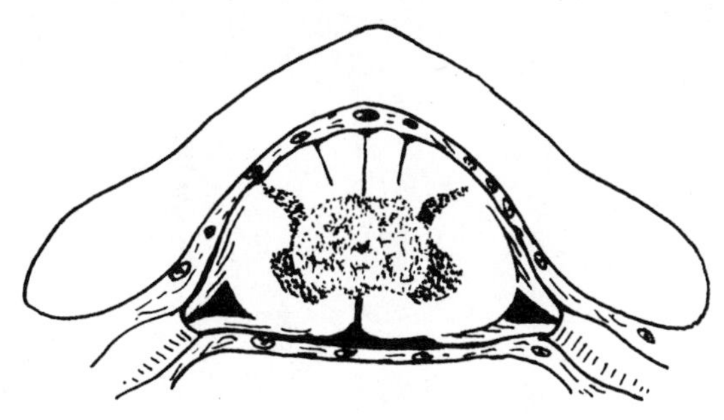

图6-28-12　哑铃型神经纤维瘤

主要参考文献

北京医学院. 1981. 颈椎病. 北京：人民卫生出版社

曹献庭、徐恩多. 1984. 局部解剖学. 第2版. 北京：人民卫生出版社，141

常义. 1987. 椎管内肿瘤的若干问题探讨. 中华神经外科杂志，3：20

丁美修. 1986. 选择性脊髓血管造影51例报告. 中华神经外科杂志，2：205

哈尔滨医科大学编写组. 1974. 外科解剖与手术图解. 哈尔滨：黑龙江人民出版社

何家亮译. 1961. 腹部外科手术学. 上海：上海科学技术出版社

颈椎病座谈会纪要. 1984. 中华外科杂志，22(9)：719

李同兴. 1978. 腰椎管狭窄症的现代概念. 天津医药(骨科副刊)，2：89

李兴亚. 1980. 腰椎椎管狭窄症61例分析. 中华外科杂志，12(2)：148

凌锋，Merland JJ. 1985. 椎管内静脉高压引起的脊髓病变. 中华神经外科杂志，1：139

刘永吉，翟允昌. 1965. 各型脊髓瘤的诊断治疗要点. 中华神经精神科杂志，9：11

彭裕文. 1984. 颈段脊柱特点与颈椎病. 中华外科杂志，22(12)：767

裘法祖，孟承伟. 1979. 外科学. 第2版. 北京：人民卫生出版社，100

沈阳医学院. 1975. 实用手术学矫形外科分册. 沈阳：辽宁人民出版社，602、604、605、576

侍德. 1980. 矫形外科手术进路图解. 上海：上海科学技术出版社

天津医学院编. 1972. 骨科讲义脊柱解剖. 内部资料

天津医学院编. 1972. 骨科讲义下肢解剖. 内部资料

王大玫. 1964. 外科手术学与局部解剖学. 北京：人民卫生出版社

王永宁. 1986. 脊髓节段性缺血对脊髓诱发电位的影响. 中华神经外科杂志，2：209

王占立. 1981. 腰椎椎管狭窄症的X线诊断. 中华放射学杂志，1：52

王忠诚. 1983. 神经外科学(3)脊髓疾患. 人民卫生出版社，116～284

相克勤，过邦辅. 1986. 矫形外科学. 上海：上海科技出版社，595～686

肖剑秋. 1958. 国人正常成人椎弓根间距离的测量. 中华放射学杂志，3：185

叶宗典译. 1965. 血管外科手术图谱. 北京：人民卫生出版社

翟允昌. 1966. 脊髓内肿瘤诊断和治疗的某些问题. 中华神经精神科杂志，10：155
张查理. 1954. 实用外科解剖学. 北京：人民卫生出版社
中国解剖学会体质调查组. 1986. 中国人体质调查. 上海：上海科学技术出版社，409、407、372
中国人民解放军总医院. 1978. 脊髓髓内肿瘤切除术. 中华神经精神科杂志，11：33
中国医科大学. 1979. 局部解剖学. 北京：人民卫生出版社
中国医科大学 . 1981. 人体解剖学. 北京：人民卫生出版社
周怀伟，张文萃. 1984. 脊髓动脉的临床解剖学研究. 解剖学通报，7：211
祝波. 1983. 国人颈椎椎管矢径的观察. 中华外科杂志，21(9)：542
祝曙明. 1982. 钩突关节的形态研究与骨原性颈椎病的关系. 上海医学院学报，9：326
草场昭. 1981. 血管外科に必要な血管露出法と局所解剖. へるす出版
神田喜三郎. 昭和 58 年現代の整形外科学. 东京：金原出版社
森优. 1951. 临床应用解剖学. 东京：南山堂，496
Neison MA. 1973. Lumbar spinal stenosis. J Bone&Joint Surg(B)，55：506
Paine KW. 1972. Lumbar disc symdrome. J. Neurosurg，37：75

第七篇　上　　肢

第二十九章　上肢解剖概述

上肢借肩部与颈部、胸部相连，与下肢相比有如下特点：骨骼形体细短而轻巧，肌肉数多，排列复杂，运动灵活。手又是上肢中重要部分，其运动功能轻巧精致，由于其神经分布特别丰富，又是重要的触觉器官。

第一节　境界和分区

上肢与颈部和胸部的分界线：上为锁骨、肩峰；前为三角肌前缘；后为三角肌后缘；下为通过腋前、后皱襞在胸壁上的连线。

上肢可区分为肩部、臂部、肘部、前臂部、腕部和手部。为了局部描述方便，又将上肢各部分为前、后若干区。

第二节　体表标志

上方可摸到锁骨全长，其外侧端连接肩峰，沿肩峰向后内可摸到肩胛冈。在锁骨外、中 1/3 交界的下方 2.5cm 处，向后外可触及喙突(图 7-29-1)。

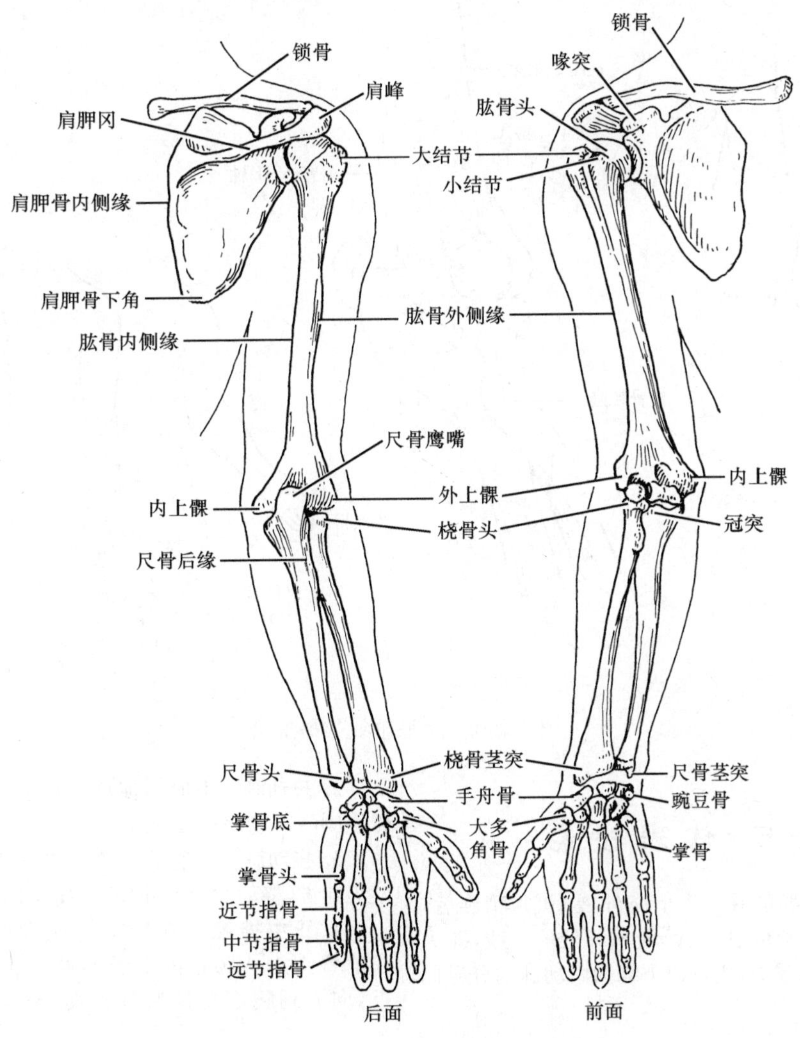

图 7-29-1　上肢的骨性标志

臂部前面纵行的肌隆起为肱二头肌，其两侧形成肱二头肌内、外侧沟。三角肌粗隆位于臂中份外侧。在臂部下端两侧和后方可摸到肱骨内、外上髁和尺骨鹰嘴。在肱骨内上髁与尺骨鹰嘴之间有一深沟，称**肘后内侧沟**。从肩峰到肱骨外上髁的距离为臂部相对长度。当前臂旋转时在肘后外方，肱骨外上髁两横指处可摸到桡骨头的转动。当上肢处于旋后位伸直时，臂与前臂并非呈一直线，在肘关节处前臂偏向外侧10°～15°角，称为**提携角**（外偏角），＞20°为肘外翻；＜0°～10°为肘内翻；0°～10°时为直肘（图 7-29-2）。屈肘时肱骨内、外髁与鹰嘴呈一等腰三角形，肘关节脱位时可改变这种关系。

握拳并屈腕时，在腕部可见数条肌腱的隆起：掌长肌腱位于正中，较明显，掌长肌腱的桡侧为桡侧腕屈肌腱，掌长肌的尺侧依次为指浅屈肌腱及尺侧腕屈肌腱。在腕部桡侧可摸到桡骨茎突，尺侧可见尺骨小头，其远侧可摸到尺骨茎突。从肩峰到桡骨茎突或到中指尖的距离，为上肢的相对长度。手掌的中部呈尖端朝向近侧的三角形凹陷，称为掌心，其桡侧的肌隆起为大鱼际，尺侧的肌隆起为小鱼际。

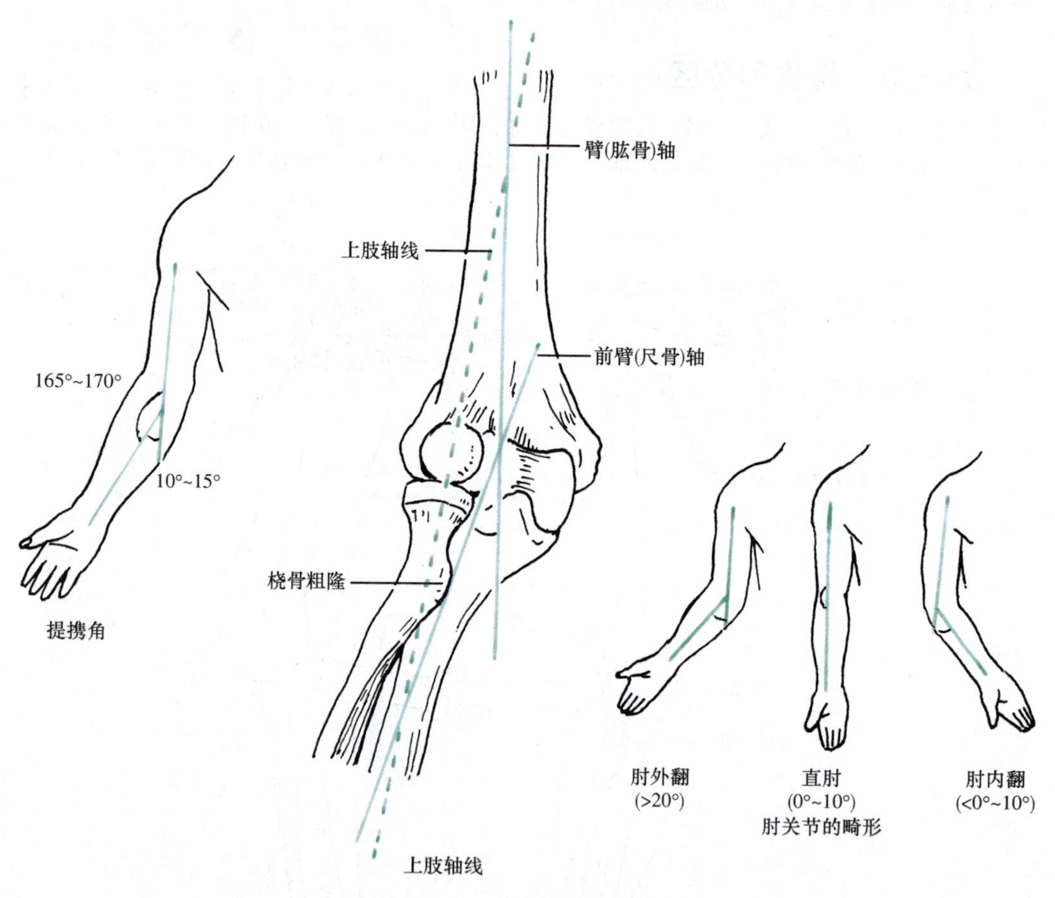

图 7-29-2　上肢轴线与提携角

第三节　体表投影

1. 腋动脉和肱动脉　当上肢外展 90°并稍旋后，由锁骨中点到肘前横纹中点远侧 2cm 处的连线，即为腋、肱动脉的体表投影，大圆肌下缘为两动脉的分界标志（图 7-29-3）。

2. 尺动脉　由肘前横纹中点远侧 2cm 处到豌豆骨桡侧的连线（图 7-29-3）。

3. 桡动脉　由肘前横纹中点远侧 2cm 处到桡骨茎突前方（桡动脉搏动处）的连线（图 7-29-3）。

4. 正中神经　在臂部与肱动脉的投影相同；在前臂部为从肱骨内上髁与肱二头肌腱连线的中点，向下到腕部桡侧腕屈肌腱与掌长肌腱之间的连线。

5. 尺神经　在臂部为从腋窝顶至肱骨内上髁与鹰嘴之间的中点(肘后内侧沟)的连线;在前臂部为从肱骨内上髁与鹰嘴连线的中点(肘后内侧沟)至豌豆骨桡侧缘的连线。

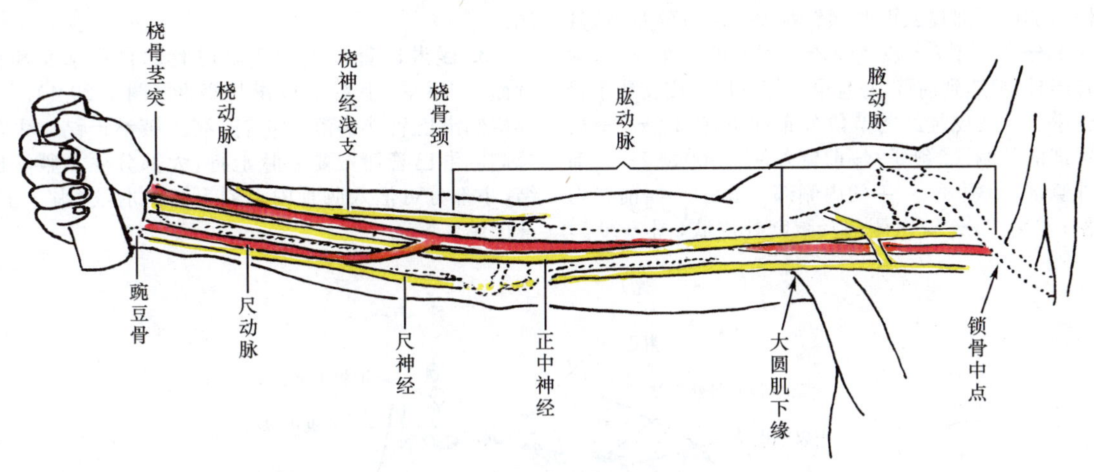

图 7-29-3　上肢动脉与神经的体表投影

6. 桡神经　在臂部为自腋后皱襞的下方经臂部后方至臂部外侧中、下 1/3 处,再从该处至肱骨外上髁的连线;在前臂部为自肱骨外上髁至桡骨茎突的连线,为桡神经浅支的投影;自肱骨外上髁至前臂背侧中线的中、下 1/3 交界处的连线,为桡神经深支的体表投影。

第四节　上肢的浅层结构

上肢结构的分配是以骨骼为轴,关节为枢纽,肌肉按关节运动轴分群,分层排列;并有深筋膜包绕。在深筋膜的浅面为浅层结构,其中包括皮肤、浅筋膜(皮下组织)和其内的浅静脉、皮神经和浅淋巴等。皮肤及浅筋膜,在各部、区的厚薄不一,一般伸侧厚,屈侧薄,将在各区叙述。

1. 浅静脉　浅静脉分为 3 层:第一层在皮下,为小静脉网。第二层为皮下脂肪组织中的贵要静脉和头静脉:**贵要静脉**起于手背静脉网尺侧,在肘窝接受肘正中静脉后,沿肱二头肌内侧沟上升到臂近侧端汇入肱静脉。**头静脉**起于手背静脉网的桡侧,然后在肘窝与贵要静脉有交通,头静脉到达臂部后沿肱二头肌外侧沟、三角胸大肌间沟上行,于锁骨下方直接注入腋静脉。当肱静脉有血栓性静脉炎时,头静脉则成为上肢唯一的血液回流通路,手术时应加以保护。头静脉类型,见表 7-29-1。第三层为较大的静脉属支,位于浅、深筋膜之间。一般浅静脉较深静脉回流为多。因而浅层组织受伤后的出血较多。

表 7-29-1　头静脉末端注入不同静脉的分析

例数	Ⅰ型(腋静脉型)	Ⅱ型(颈外静脉型)	Ⅲ型(锁骨下静脉型)	Ⅳ型(混合型)*	Ⅴ型(缺如型)**
成人 134 例	(118 例) 88.06%±2.08%	(3 例) 2.24%±1.27%	(5 例) 3.73%±1.63%	(7 例) 5.22%±1.92%	(1 例) 0.75%±0.74%
儿童 140 例	(128 例) 91.44%±2.41%	(7 例) 5.0%±1.84%	(3 例) 2.11%±1.21%	(2 例) 1.43%±1.90%	—

注:* 混合型是指头静脉以两条分别汇入腋静脉、颈外静脉、锁骨下静脉中的任何两条。

** 缺如型是头静脉前臂段正常,上臂段细小,在走行中逐渐消失。

临床上测量中心静脉压时，常用贵要静脉插管，通过该静脉即可进入上腔静脉（图 7-29-4）。

2. 皮神经 上肢的皮神经一般行于浅静脉干的浅层。除肩部上份由颈丛的锁骨上神经（$C_{3,4}$）和臂部上段内侧份小部皮肤由肋间臂神经（$T_{2,3}$）分布外，其余大部分均由臂丛各皮支支配。臂丛的 5 个终支，除腋神经外，都达到前臂，并且最后都发出掌皮支或手背支到手。上肢皮神经的节段分布如下：①颈 5——肩及臂部的外侧；②颈 6——前臂外侧部；③颈 7——前臂外侧部；④颈 8——手的内侧部；⑤胸 1——前臂内侧部；⑥胸 2——臂内侧部及腋窝处皮肤（图 7-29-5，图 7-29-6）。

由于肋间臂神经不是臂丛的分支，因此，当臂丛遭受外伤而致上肢绝大部分的皮肤感觉消失时，肋间臂神经常可幸免。当乳腺癌有淋巴结转移时，由于压迫肋间臂神经，疼痛可放散到臂内侧。

3. 浅淋巴管 上肢浅淋巴管起自指掌面和指背面，于手掌、手背汇成淋巴管网（图 7-29-4）。手部桡侧淋巴管伴头静脉走行，注入腋淋巴结。手部尺侧的淋巴管伴贵要静脉走行，大部分注入腋淋巴结，小部分可汇入肱骨内上髁上方的肘浅（滑车上）淋巴结。

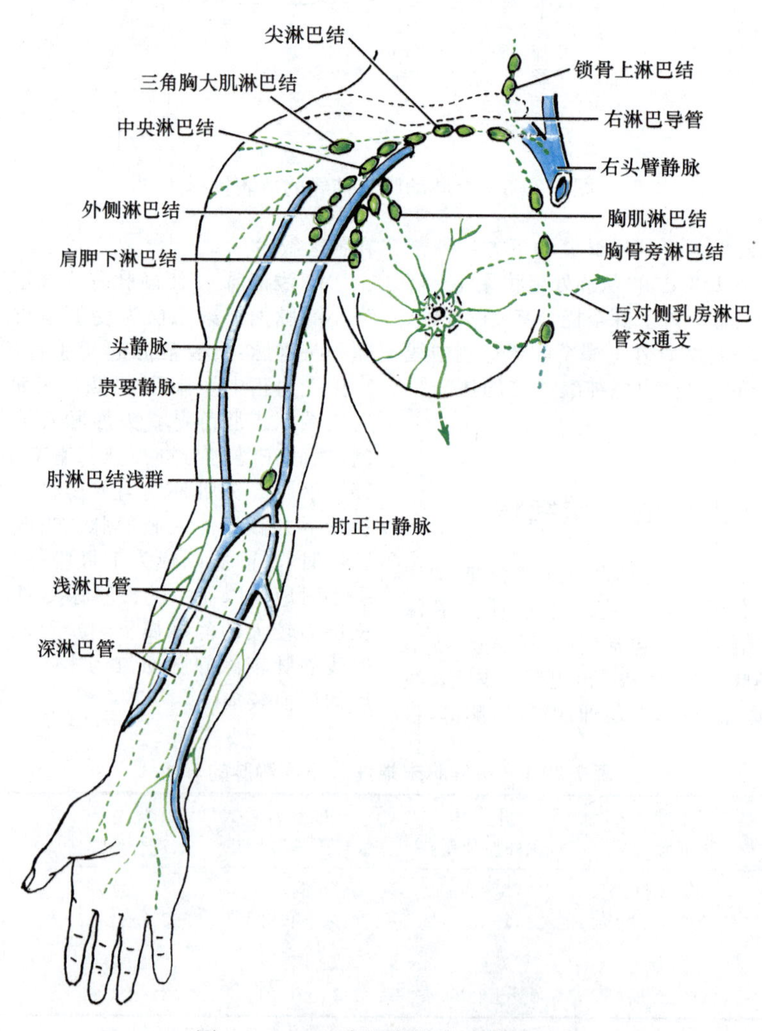

图 7-29-4 上肢的浅静脉及淋巴引流

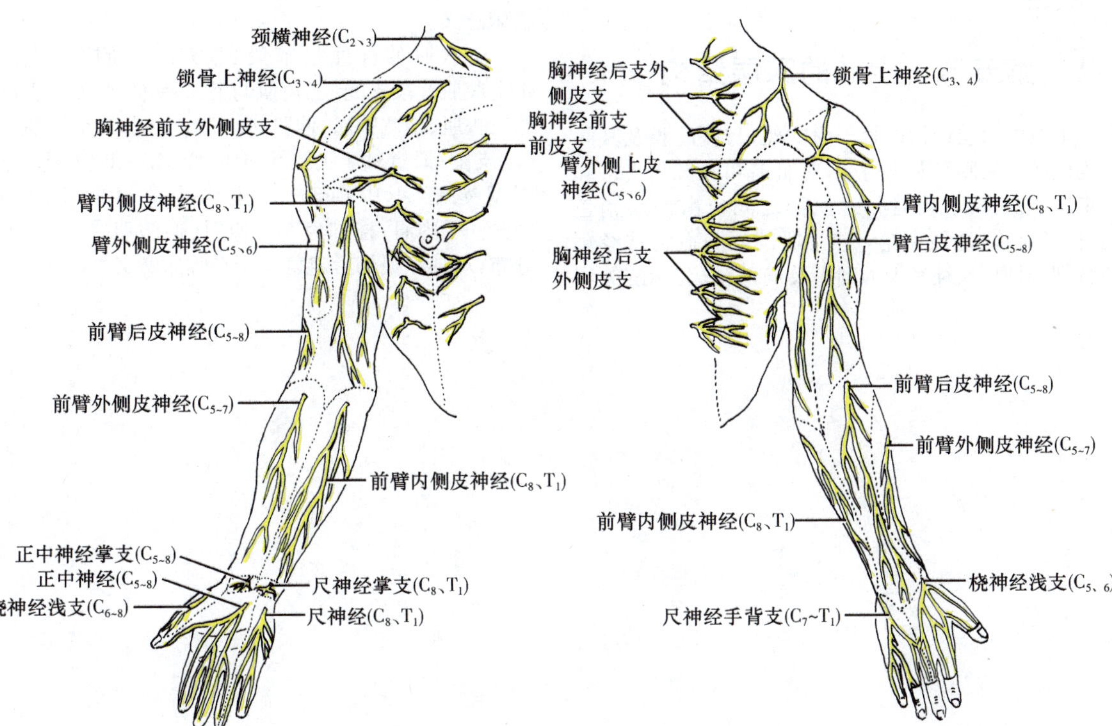

图 7-29-5　上肢的皮神经

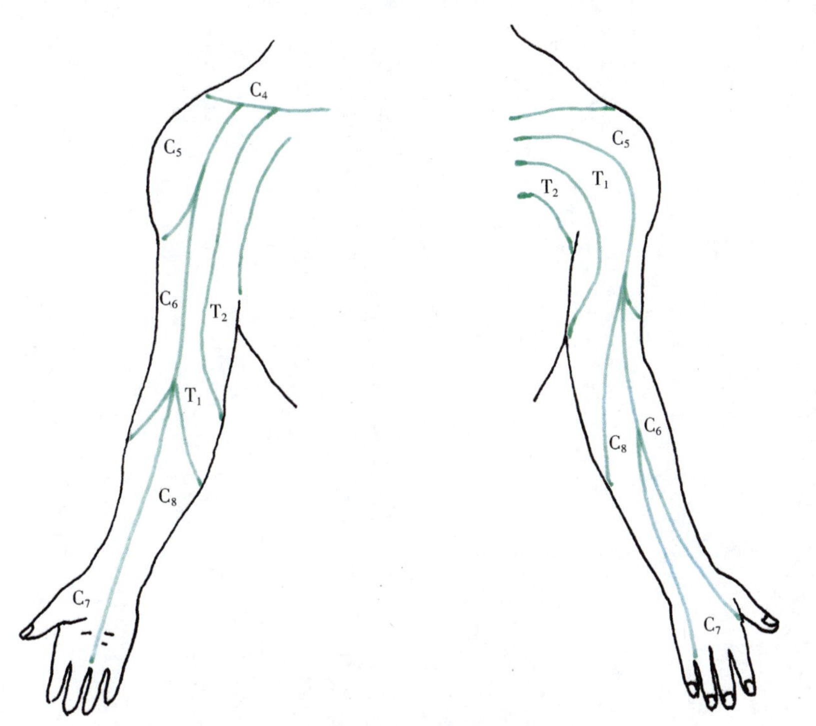

图 7-29-6　上肢皮神经的节段性分布

第五节　上肢的深层结构

上肢的深层结构以骨干为支架，与深筋膜及其间隔构成的骨筋膜鞘及支持带，对肌肉和肌群起支持和约束作用。神经、血管行经肌群之间也由筋膜鞘包绕，构成血管、神经束鞘。熟悉肌间隔与血管神经鞘的解剖，对血管、神经干的剖露及局部鞘、套麻醉等有临床意义。

上肢肌的神经呈节段（根）型和周围型支配。①上肢肌节段支配：三角肌与肱二头肌，受 $C_{5,6}$ 支配；肱三头肌、桡侧腕屈、伸肌，受 $C_{6\sim8}$ 支配；旋前圆肌，受 $C_{6,7}$ 支配；拇指对掌肌及骨间肌，受 $C_8\sim T_1$ 支配；②周围型支配：正中神经——主要为前臂屈肌；尺神经——手内肌；桡神经——伸肘、伸腕肌。了解上述分布，对神经损伤后定位诊断有临床意义。

第三十章　肩　　部

肩部分为腋区、三角肌区和肩胛区，腋区有的划归胸部，肩胛区属背部。

第一节　腋　　区

腋区位于肩关节下方，臂和胸上部之间。

一、浅 层 结 构

（一）皮肤

当上肢外展时，腋区向上呈穹隆状凹陷，因此，称为**腋窝** fossa axillaris。腋窝表面皮肤较薄，成人生有腋毛，皮肤内含有大量的皮脂腺和汗腺，后者多属于大汗腺，在少数人可以分泌臭味汗液，称为腋臭。

（二）浅筋膜

浅筋膜不明显，与深筋膜紧密相连，有纤维束将其隔为许多独立的小窝，内含有脂肪。

二、深　筋　膜

深筋膜又称**腋筋膜** fascia axillaris，与胸肌筋膜、喙锁胸筋膜、背阔肌筋膜、前锯肌筋膜以及臂部筋膜相连续，腋筋膜与喙锁胸筋膜相连接的部分（胸小肌下缘以下的筋膜）称为**腋悬韧带** lig. suspensorium axillaris（图 7-30-1）。腋筋膜中央部较薄弱，且有许多浅血管、皮神经和淋巴管穿过而呈筛状，故称**筛状筋膜**。在腋筋膜深面的腔隙，叫做腋腔。

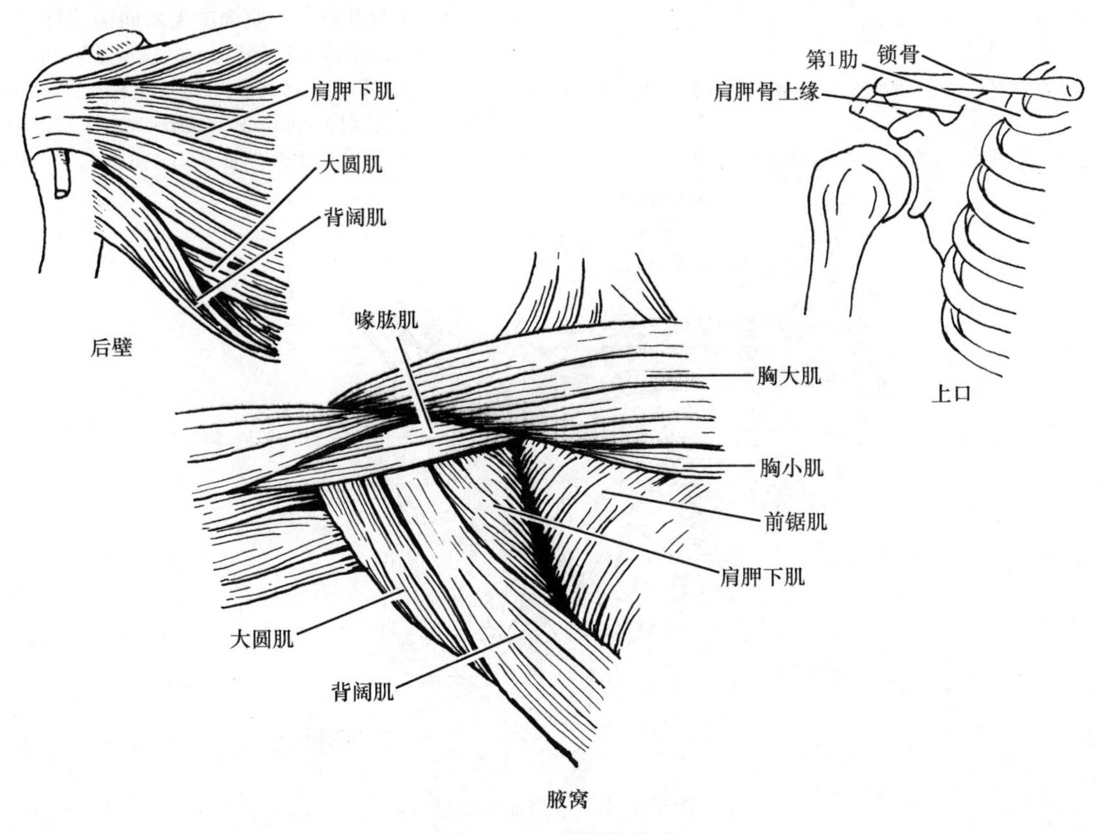

图 7-30-1　腋窝的构成

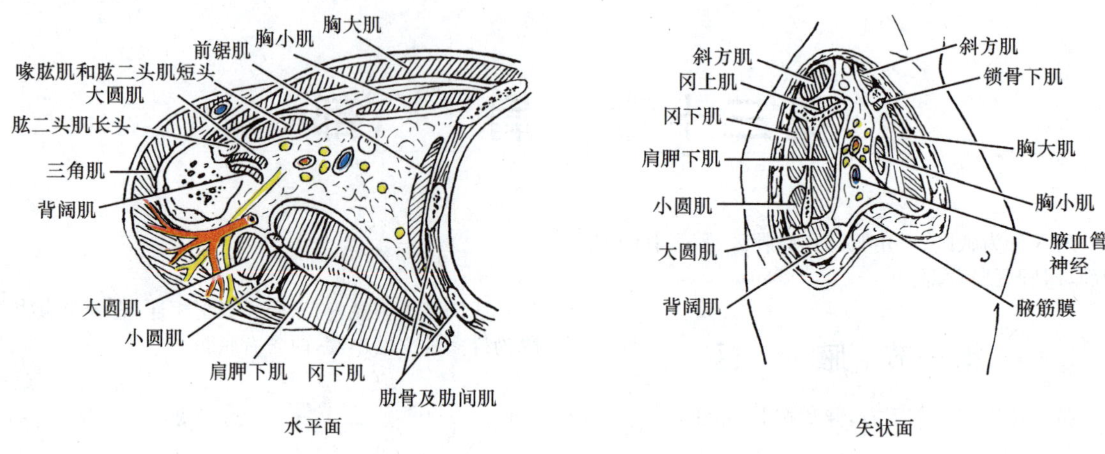

图 7-30-1 腋窝的构成(续)

三、腋　　腔

腋腔 cavum axillaris 是位于胸上部与臂之间由肌肉围成的腔隙，其内充满疏松结缔组织，为颈部与上肢血管、神经的通路。

(一) 腋腔的构成

当上肢外展时，腋腔呈四棱锥体形，具有底、顶和四壁。

1. 底朝下外，被腋筋膜和皮肤所封闭。

2. 顶为腋腔上口，由第 1 肋外缘、锁骨中 1/3 和肩胛骨上缘所围成，向上与颈根部相通。

3. 四壁分为前、后、内、外侧壁(图 7-30-2)。

前壁：由浅入深为皮肤、浅筋膜、胸大肌、胸小肌及喙锁胸筋膜。该筋膜呈三角形，在喙突与锁骨下肌和胸小肌上缘之间，内有头静脉、胸肩峰动、静脉及胸前神经通过。头静脉沿三角肌和胸大肌间沟走行，在锁骨下方穿喙锁胸筋膜入腋静脉。在乳癌根治术时需加以保护。胸大、小肌及其筋膜间为一疏松的结缔组织间隙，称为**胸肌间隙** spatium interpectorale。当锁骨下淋巴结感染时可发生胸肌脓肿，应在胸大肌下的外

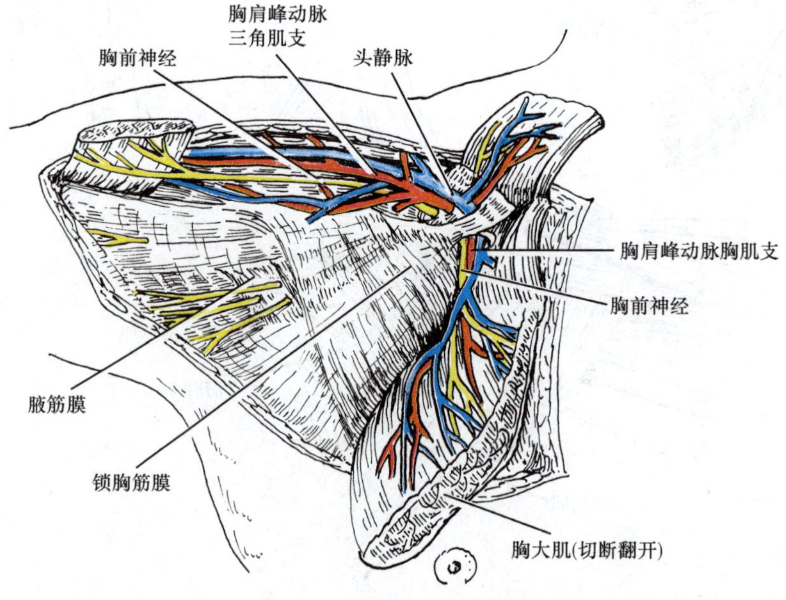

图 7-30-2 腋窝前壁的层次

侧缘进行切开引流。

后壁：有肩胛下肌、大圆肌和背阔肌以及其前方的胸背神经和血管(图 7-30-3)。后壁肌肉构成两个孔，内侧一个为**三边孔** foramen trilaterum，其境界是：上为肩胛下肌和小圆肌，下为大圆肌、背阔肌，外侧为肱三头肌长头，旋肩胛动脉由此孔通到肩胛区。外侧一个为**四边孔** foramen quadrilaterum，其境界是：上为肩胛下肌和小圆肌，下为大圆肌、背阔肌，内侧为肱三头肌长头，外侧界为肱骨外科颈，腋神经和旋肱后动、静脉由此孔通过(图 7-30-4)。

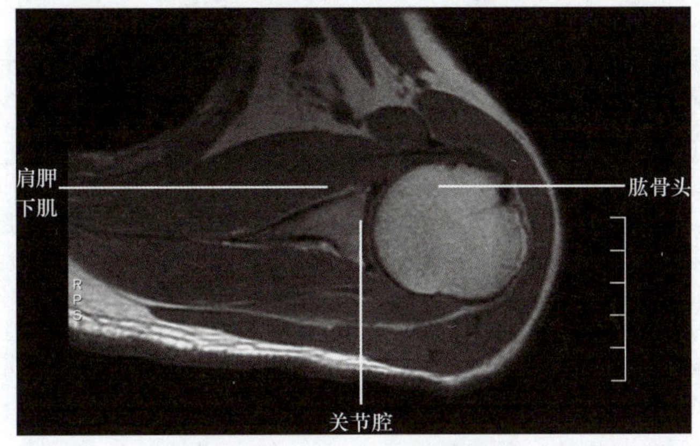

图 7-30-3 MRI 横断面示肩关节

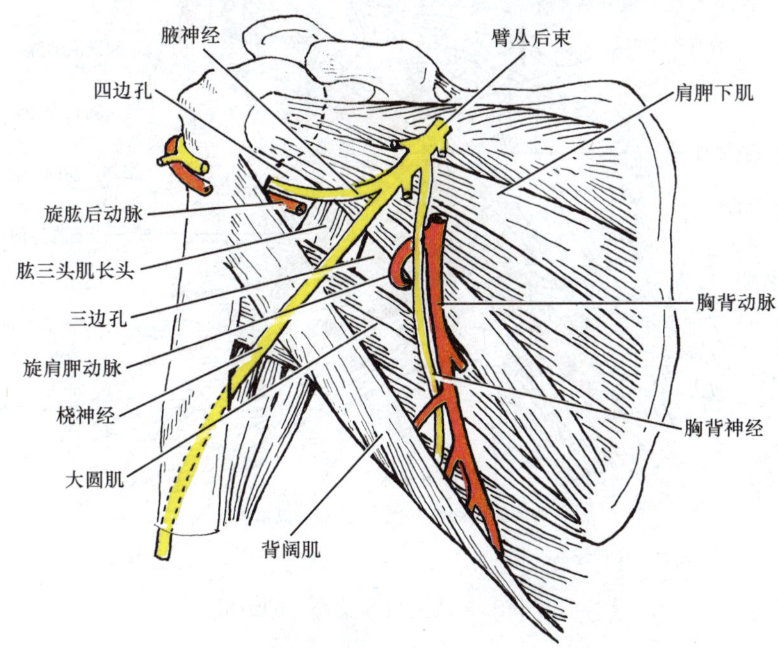

图 7-30-4 三边孔与四边孔

关于腋窝脓肿

腋窝脓肿发生于腋腔或靠近腋腔的胸部。因前胸淋巴结受牵连而引起的胸肌脓肿(胸肌间脓肿)，由于它被局限于两层筋膜(两者均附着于锁骨)之间，故不能蔓延至颈部。脓肿通常不大，并且在锁骨下窝内或腋前皱襞处渐向表面蔓延。

腋腔内的脓肿一般是附近的感染(特别是手指)沿淋巴管传染所致。肩关节内或上部某一肋骨的感染也可引起腋窝脓肿,原因是感染沿腋窝的毛囊向下传布。如果不及时处理其化脓性病变,则全部腋窝可变成一个脓肿腔。腋窝内存有脓肿时,本来凹陷的腋窝底便向下突起。腋窝尖部与锁骨上窝本来相通,故脓肿随时可向上蔓延至锁骨后颈根部。但由于肩胛骨上前锯肌附着部的阻碍,脓肿不会向后发展。不过,偶尔可沿大血管蔓延到臂部。

腋窝脓肿的治疗应早期排脓,并采用通畅排液法。切口应与腋前、后两皱襞平行,并切于两皱襞之间,其目的是避免损伤胸外侧动、静脉及肩胛下动、静脉。腋尖淋巴结感染所致的脓肿,位于喙锁筋膜之后,排脓时的切口与自锁骨下结扎腋动脉第一段的切口相同。

(二)腋腔的内容

腋腔的内容包括腋动脉及其分支、腋静脉及其属支、臂丛 plexus brachialis 的分支、腋淋巴结群和疏松结缔组织等。腋动脉沿腋腔外侧壁进入臂部。腋静脉位于腋动脉的前内侧并略有重叠。臂外展时,重叠更甚,腋静脉可位于腋动脉的前面(图 7-30-5)。

1. 腋腔的血管神经束　腋动脉 a. axillaris 以胸小肌为标志将其分为三段,一般共发出 6 个分支。据统计,成人腋动脉各段的长度、分支及分支类型等见表 7-30-1～表 7-30-3。

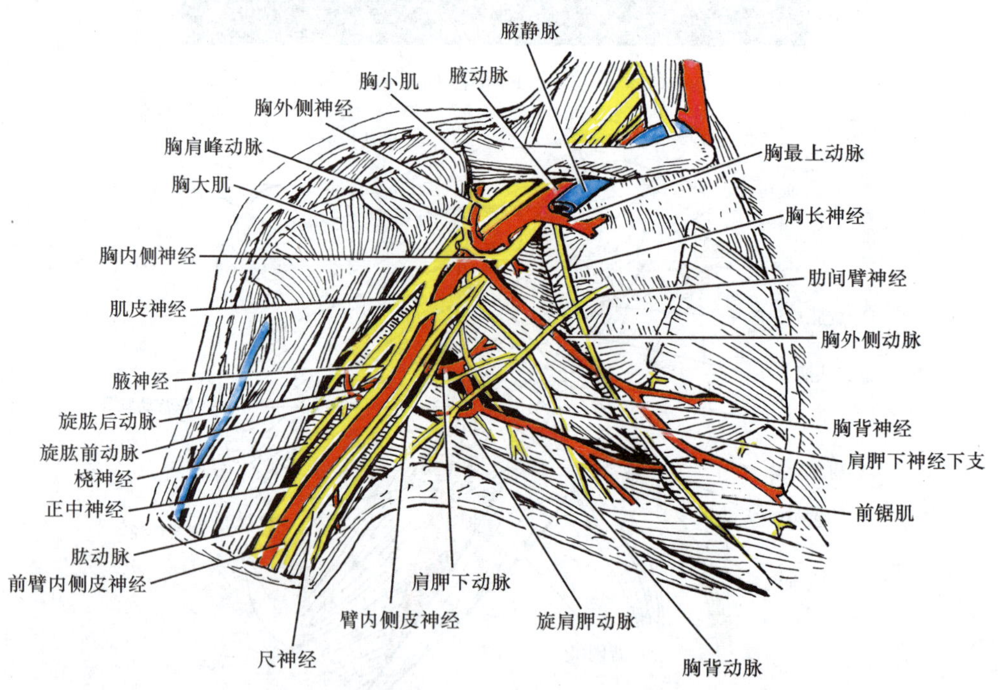

图 7-30-5　腋窝内容及臂丛的组成

表 7-30-1　腋动脉及其各段的平均长度(cm)

例数	最小值	最大值	全长	第一段长度	第二段长度	第三段长度
88	8.0	14.7	11.4±0.9	1.3±0.7	2.7±0.6	7.4±0.9

表 7-30-2　腋动脉分支的起始部位

分支名称	第一段	第二段	第三段	其他
胸最上动脉 (381 例)	(357 例) 93.70%±1.24%	(14 例) 3.67%±0.96%	—	(10 例) 2.62%±0.82%

续表

分支名称	第一段	第二段	第三段	其他
胸肩峰动脉(626例)	(404例)64.53%±1.91%	(222例)35.46%±1.91%	—	—
胸外侧动脉(380例)	(60例)15.78%±1.87%	(263例)69.21%±2.37%	(40例)10.52%±1.57%	(17例)4.47%±1.06%
肩胛下动脉(495例)	(1例)0.20%±0.20%	(83例)16.77%±1.68%	(387例)78.18%±1.86%	(24例)4.85%±0.97%
旋肱前动脉(249例)	—	(4例)1.61%±0.8%	(238例)95.58%±1.30%	(7例)2.81%±1.05%
旋肱后动脉(609例)	—	(14例)2.30%±0.61%	(595例)97.70%±0.61%	—

表 7-30-3 腋动脉的分支类型

例数	Ⅰ型(8支)	Ⅱ型(7支)	Ⅲ型(6支)	Ⅳ型(5支)	Ⅴ型(4支)	Ⅵ型(3支)	Ⅶ型(2支)	Ⅷ型(高位分支)
1412	(1例)0.07%±0.07%	(17例)1.21%±0.29%	(332例)23.51%±1.13%	(653例)46.24%±1.33%	(362例)25.64%±1.16%	(41例)2.91%±0.45%	(4例)0.28%±0.14%	(2例)0.14%±0.09%

腋动脉的第一段:位于锁骨和胸小肌上缘之间(锁骨胸肌三角),前方被胸大肌和喙锁胸筋膜覆盖;后方邻近胸长神经和臂丛内侧束以及前锯肌第一、二肌齿;内侧有腋静脉伴行;外侧与臂丛的后束和外侧束紧密相邻。该动脉分出**胸最上动脉** a. thoracalis suprema,沿胸小肌上缘走向前内,主要分布于腋腔内侧壁的上部。

腋动脉的第二段:相当于胸小肌覆盖的一段(胸肌三角)。该段动脉的前方有胸小肌和胸大肌;后方、内侧和外侧分别包绕以臂丛的后束、内侧束和外侧束,腋静脉仍居其内侧,中间隔以臂丛的内侧束。该动脉分出:①**胸肩峰动脉** a. thoracoacromialis,为一短干,与胸前神经伴行,共同穿出喙锁胸筋膜,分布于胸大、小肌和三角肌等处;②**胸外侧动脉**a. thoracalis lateralis,沿胸小肌下缘向下,分布于胸廓侧面的肌肉。在女性该动脉较大,分支布于乳房。在胸外侧动脉的后方有胸长神经 n. thoracalis longus,在腋中线胸小肌下缘下行于胸廓的侧面,支配前锯肌。

腋动脉第三段:位于胸小肌下缘与胸大肌下缘之间的一段(胸肌下三角),该段动脉位置较浅,为臂丛的主要分支所包绕,前方为正中神经内侧根和肌皮神经;后方有腋神经和桡神经,肩胛下肌下部以及背阔肌和大圆肌;外侧为正中神经外侧根和肌皮神经;内侧为臂内侧皮神经。腋动脉在第三段分出:①**肩胛下动脉** a. subscapularis,沿肩胛下肌下缘向后下方走行约 2~3cm 分出**旋肩胛动脉** a. ircumflexa scapulae 和**胸背动脉** a. horacodorsalis 。旋肩胛下肌下缘下行,到冈下窝。胸背血管和胸背神经 n. horacodorsalis 伴行,腋血管沿肩胛下肌下缘下行,到肩胛下角附近,胸背神经于腋后皱襞中点处进入背阔肌。②**旋肱后动脉** a. ircumflexa humeri posterior 起自肩胛下动脉的下方,与腋神经伴行绕肱骨外科颈,向后穿四边孔分布于三角肌和肩关节。③**旋肱前动脉**a. ircumflexa humeri anterior 较小,起点与旋肱后动脉同高,向前绕过肱骨外科颈与旋肱后动脉吻合。

关于腋动脉瘤和腋动脉损伤

腋动脉瘤之所以比较常发生,是由于腋动脉有较大的活动范围,并与心脏的距离较近。腋窝内有动脉瘤存在时,腋窝内便出现有波动性肿胀,如动脉瘤发生在腋动脉的上段,肿瘤便经锁骨下窝向前突出。当肿瘤牵连腋动脉第三段时,腋前皱襞便被推起,腋窝消失,并出现一软而搏动的肿块。由于腋动脉周围组织松弛,所受阻碍不大,故动脉瘤可迅速增大。动脉瘤压迫臂丛诸神经可引起疼痛,继之可出现上肢某部分的皮肤知觉减退或消失。如运动神经受压迫,上肢便出现运动功能障碍,而腋静脉受压迫时,则可引起手和臂部的水肿。

对陈旧性肩关节脱位的病人,当进行手法复位时,因腋动脉与脱位的肱骨头周围组织之间的粘连物质受到破坏,故有时可发生腋动脉损伤,须注意。

关于腋动脉结扎术

当外科手术需要结扎腋动脉时，可以结扎胸小肌以上的第一段腋动脉，或者结扎背阔肌腱处的第三段腋动脉（胸小肌下缘与胸大肌下缘之间的一段）。自锁骨下结扎腋动脉第一段很不容易，因该段动脉在深层，附近又有较多小血管，而且施行手术的间隙也很窄小。进行该腋动脉第一段结扎时，首先将肩部向后上方牵引，然后自喙突内侧至胸锁关节紧下方之间做一曲形切口。显露胸大肌锁骨部，并沿切口方向切断胸大肌。从而便可见到胸小肌，并将胸小肌向下牵开以显露喙锁筋膜。在喙突附近切断喙锁筋膜，但需注意切勿伤及此处的胸肩峰动脉和外侧胸前神经。见到筋膜后面的腋静脉时，便将其向内侧牵开以显露腋动脉。结扎动脉时，使臂下垂对手术更方便些，因臂呈外展位时尤其与躯干呈直角时，静脉容易将动脉覆盖而影响结扎。

腋动脉第三段在浅层，便于结扎。在腋窝外部与动脉平行做一切口，然后切断浅层诸组织以便显露喙肱肌，并将该肌和肌皮神经一起向外牵开。腋动脉位于切口的深部，周围有大的臂丛神经。在肩胛下动脉与旋肱前、后动脉之间结扎腋动脉或在紧靠肩胛下动脉起始部的近侧将腋动脉结扎。在后一情况下，侧支循环的形成要借结扎部近位端肋间动脉、胸外侧动脉、颈横动脉、肩胛上（肩胛横）动脉与胸肩峰动脉之间的吻合，同时结扎部远位端的肩胛下动脉和旋肱前、后动脉之间也可形成侧支循环。如果在肩胛下与旋肱前、后动脉之间结扎腋动脉时，旋肱前、后动脉与胸肩峰动脉和肩胛上动脉诸分支之间的吻合便使循环再度通畅。当肩胛下动脉和旋肱前、后动脉起于同一动脉干时，若在腋动脉远位端结扎，则此时的侧支循环的路径便与肱深动脉起始处以上结扎肱动脉的侧支循环相同，即血液可经近位端的旋肱动脉和腋动脉经吻合支而流至远位端的肱深动脉上行支（图 7-30-6）。

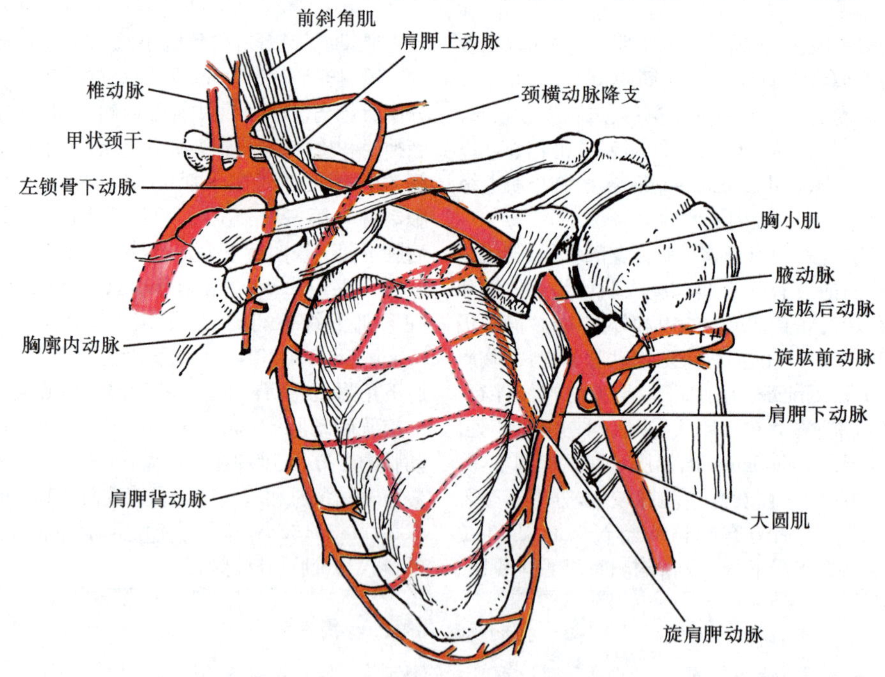

图 7-30-6　肩胛动脉网（前面观）

2. 腋淋巴结 lymphonodi axillares（图 7-29-4）

1）前群（胸肌群 lymphonodi pectoralii）位于腋腔内侧壁前锯肌浅面，胸大肌深面，胸小肌下缘，胸外侧动脉和胸长神经的周围，收纳乳房大部、上肢和胸前外侧壁以及脐平面以上的淋巴。

2）外侧群（臂群 lymphonodi brachii）沿腋静脉远侧段排列，收纳上肢的淋巴，手和前臂感染首先侵及该群。

3）后群（肩胛下群 lymphonodi subscapulares）位于肩胛下动脉以及胸背神经周围，收纳背上部、颈后部及胸后壁的淋巴。乳癌根治术清扫前群淋巴结时，勿伤及胸长神经，以免发生前锯肌麻痹而造成患侧上肢不能高举过头。当患侧上肢做前推动作时，由于前锯肌麻痹可使肩胛骨不能紧贴于胸廓，故肩胛下角及肩胛骨内侧缘可显得特别突出，称“翼状肩胛”。当清扫后群淋巴结时，应注意保护胸背神经。

4）中央群 lymphonodi centrales 位于腋腔底部中央的疏松结缔组织内，收纳前、后、外侧群的淋巴。

5）尖群（锁骨下群 lymphonodi subclaviculares）又称内侧群，位于喙锁胸筋膜深面，沿腋动脉近侧段排列，有的包埋于腋鞘内。收纳乳房上部和腋腔外、前、后以及中央群的淋巴，并有输出管与颈深下淋巴结相交通，最后汇成锁骨下干。内侧群淋巴结肿胀时，锁骨下窝可消失不见。

3. 脂肪组织在腋窝内有大量的疏松结缔组织充填于血管之间，并沿血管周围与邻近各区相通连；向上通过腋腔上口至颈后三角；向后通过三边孔、四边孔至三角肌下间隙和肩胛区。因此，这些区域患蜂窝组织炎时均会互相蔓延。

4. 臂丛 plexus brachialis 的组成分 5 根、3 干、6 股、3 束和 5 大支。根、干、股为锁骨上（颈）部：由 $C_{5,6}$ 脊神经前支合为上干，C_7 为中干，C_8、T_1 合成下干；3 干均分成前、后股。入腋腔后为臂丛的锁骨下部：3 个后股成为后束，上、中干的前股合成为外侧束，下干前股合成为内侧束。3 束位于腋动脉第一段的后外侧；继而排列于腋动脉第二段的周围。然后围绕腋动脉第 3 段分为 5 大终支。

腋鞘 vagima axillaris 或称颈腋管，由椎前筋膜延续包绕腋血管和臂丛而成。锁骨下臂丛麻醉需将药液注入此鞘内。

第二节　三角肌区和肩胛区

三角肌区是指相当于三角肌范围的区域；肩胛区是指位于肩胛骨范围的区域，两区之间有密切的关系（图 7-30-7）。

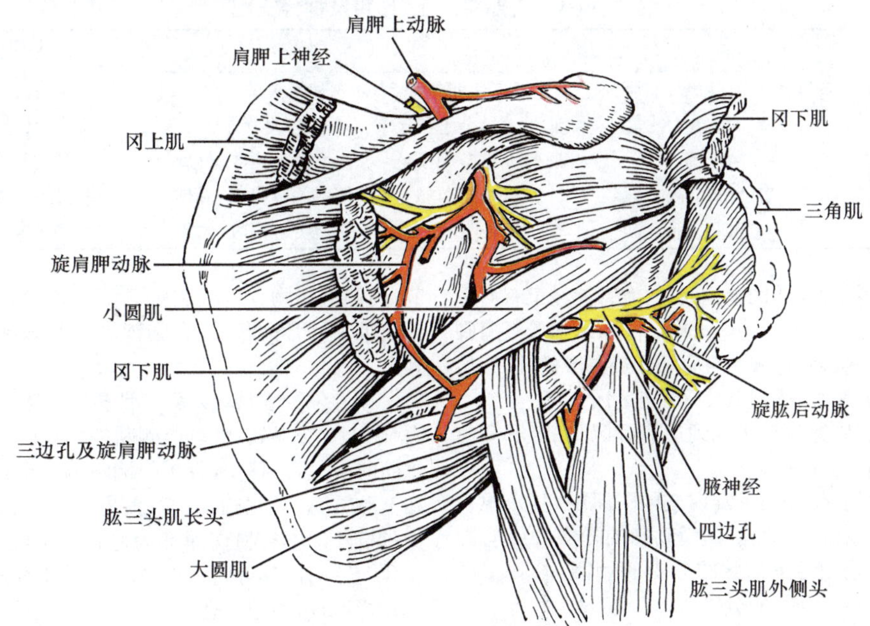

图 7-30-7　三角肌区及肩胛区的结构

一、浅层结构

该区皮肤较厚，与致密的浅筋膜紧密相连。浅筋膜内有锁骨上神经和腋神经的皮支分布。

二、深筋膜（肩带筋膜）

该深筋膜覆盖于肩带肌表面，其中包被于三角肌深、浅面者为三角肌筋膜；被于冈上肌表面者为强厚的腱质性的冈上筋膜；覆盖于冈下肌和小圆肌表面的为强厚的腱质性的冈下筋膜；被于肩胛下肌表面的为薄弱的肩胛下筋膜。三角肌筋膜向下延续为臂筋膜。

三、深层结构

1. 浅层肌及血管神经束浅层肌有**三角肌** m. deltoideus、**大圆肌**m. teresmajor 和**小圆肌** m. teresminor（表 7-30-4）。三角肌前部覆盖肱二头肌长、短头和喙肱肌，后部覆盖冈上肌、冈下肌、小圆肌的止点和肱三头肌的起点，从前、外、后包绕着肩关节。三角肌在外表上呈圆形隆起，当肩关节脱位时则呈方形肩。该肌深面与肱骨大结节之间有一黏液囊，称为**三角肌下囊** bursa subdeltoidea，一般与关节囊相通。

三角肌深面的血管神经束有旋肱前、后血管和腋神经。旋肱后动脉与腋神经伴行，绕过肱骨外科颈的后面，它有一降支与肱深动脉吻合，另有一支向前与旋肱前动脉吻合。

旋肱前动脉经三角肌深面，绕过肱骨外科颈的前面，向后与旋肱后动脉的分支吻合。肱骨外科颈骨折时，可能损伤旋肱前、后动脉。

腋神经 n. axillaris 为臂丛后束的分支，与旋肱后动脉一起通过四边孔，在三角肌后缘中点紧靠肱骨外科颈后面走行。腋神经分支有：肌支、皮支、关节支。肌支支配三角肌、小圆肌。皮支（臂外侧皮神经 n. cataneus brachii lateralis）分布于三角肌区的皮肤。此外尚有 1～2 支关节支，由肩关节下方进入肩关节。

> 肱骨外科颈骨折或肩关节脱位以及使用腋杖不当的情况下，都可能损伤腋神经而导致三角肌麻痹和三角肌区域感觉消失。如三角肌麻痹时间较长，特别是引起该肌萎缩时，则肩部隆起的外形消失而成方形肩。

2. 深层肌和血管神经束深层的肌肉有冈上、下肌 m. supraspinatus et infraspinatus 和肩胛下肌 m. subscapularis，分别位于冈上、下窝以及肩胛下窝内，它们的腱性部分分别经肩关节的后方和前方至肱骨大小结节（表 7-30-4）。

表 7-30-4　肩部肌起止、作用及神经支配

名称	起点	止点	作用	神经支配
三角肌	锁骨外 1/3、肩峰、肩胛冈	肱肌三角肌粗隆	使肩关节外展	腋神经($C_{5、6}$)
冈上肌	冈上窝	肱骨大结节上压迹	使肩关节外展	肩胛上神经(C_5)
冈下肌	冈下窝	肱骨大结节中压迹	使肩关节内收、外旋	肩胛上神经($C_{5、6}$)
大圆肌	肩胛下角背面	肱骨小结节嵴	使肩关节内收、后伸	肩胛下神经($C_{5、6}$)
肩胛下肌	肩胛骨前面	肱骨小结节	使肩关节内收、内旋	肩胛下神经($C_{5、6}$)

血管神经束：分布于冈上、下肌的血管神经束有肩胛上血管和肩胛上神经 vas. etn. suprascapularis，血管经肩胛横韧带的上方，神经穿过韧带与肩胛切迹围成的孔，然后进入冈上窝，再绕过肩胛颈至其后方进入冈下窝。

旋肩胛动脉：穿过三边孔到达肩胛区，在冈下窝与肩胛上动脉吻合。

肩胛动脉网：位于冈下窝内或冈下肌中，其来源有三（图 7-30-6）：肩胛上动脉、颈横动脉的降支和旋肩胛动脉。前两者是锁骨下动脉的分支，后者为肩胛下动脉（发自腋动脉第三段）的分支。

在肩胛下动脉发出点以上结扎腋动脉时，该动脉网对侧副循环的建立有重要意义。

第三节　骨与关节

一、锁　　骨

锁骨 clavicula 细长，其外侧端与肩峰形成肩锁关节，内侧端与胸骨构成胸锁关节。该骨是肩胛带和躯干间唯一的骨性联系，有胸锁乳突肌和胸大肌附着于其上。

锁骨位置表浅，易发生骨折，一般多见于骨干的内、中 1/3 交界处；骨折内侧断端因受胸锁乳突肌的牵拉而向上、后方移位，骨折外侧断端由于胸大肌的收缩和上肢重力的影响而向下、前方移位。锁骨下肌可保护骨折断端不致损伤深部的血管和神经，但粉碎性骨折片向下向内移位时可伤及臂丛和腋血管。锁骨血管丰富，骨折后易于愈合。

二、关　　节

就功能解剖学和临床实践而言，肩关节应包括肩肱、肩锁、胸锁以及肩胛胸壁间等 4 组关节，而肩关节系指其中的肩肱关节（图 7-30-8）。但事实上如无肩锁、胸锁和肩胛骨与胸壁间的关节参与，肩关节的运动将受到很大限制。

肩关节 art. humeri 的关节盂浅，其周围边缘有纤维软骨环所构成的关节盂缘使之加大、加深，但肱骨头的关节面还较关节盂约大 2 倍，因此，肩关节在全身关节中的活动范围最广。

肩关节囊很松弛，适应范围大的关节运动，附于关节盂周缘和肱骨的解剖颈。所以，肱骨大、小结节和外科颈的骨折均为囊外骨折。肱骨上端骨骺线的一部分包于关节囊内，因此，肱骨上端骨髓炎常可蔓延至关节腔内。关节囊上方增厚形成喙肱韧带；关节囊前方增厚形成盂肱上、盂肱中、盂肱下韧带（图 7-30-9）。

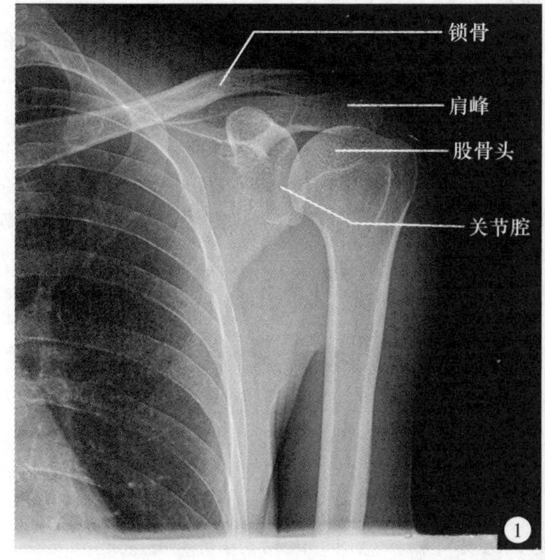

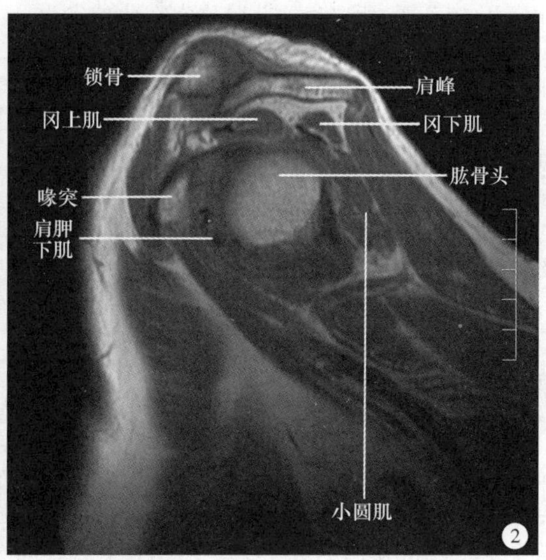

图 7-30-8 X 线片、MRI 示肩关节

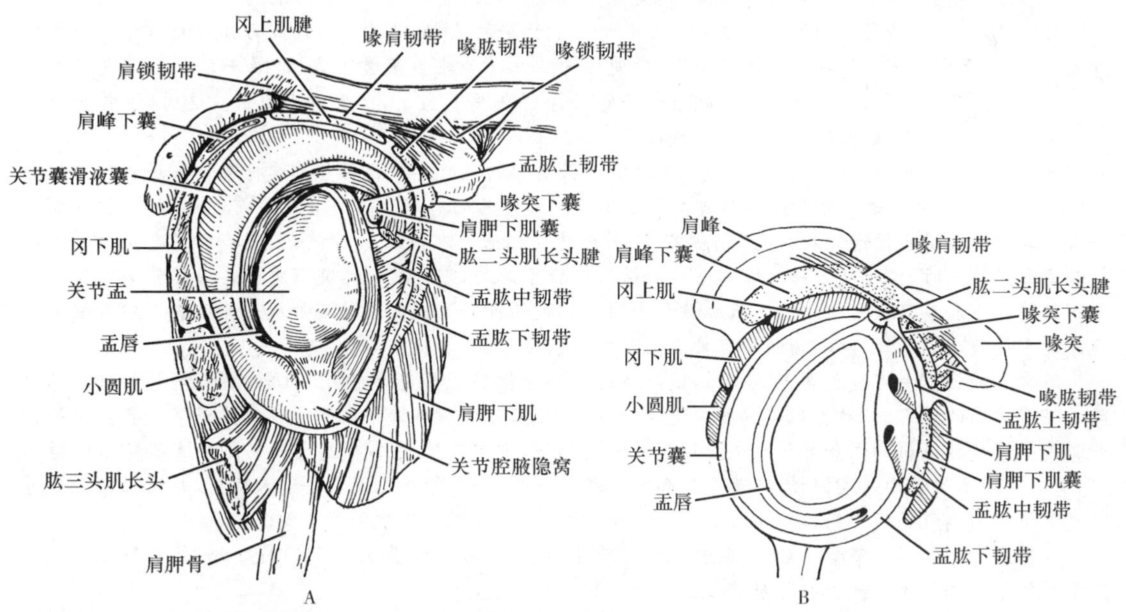

图 7-30-9 肩袖

喙突、肩峰、喙肩韧带和喙肱韧带在肩关节的上方形成坚强的弓状骨韧带结构，可防止肱骨向上方移位，而紧贴关节周围的肌肉亦增强了关节的稳定性。在关节的前方有肩胛下肌、喙肱肌、肱二头肌短头和胸大肌，上后方有冈上肌、冈下肌和小圆肌，上外方有三角肌。但在关节的下方无肌肉和韧带，因而比较薄弱，所以肩关节脱位常在此处发生。其中常见的是肱骨头移至喙突下方，因而可能伤及腋部的神经和血管。

冈上肌、冈下肌、小圆肌和肩胛下肌的腱组成一层厚而彼此相连续的腱板，分别止于肱骨的大、小结节，围绕肩关节的上方、后方和前方，并与关节囊愈着，加强了关节囊，对肩关节活动起着重要的稳定作用。这些腱在临床上称为**腱袖**(肩袖)(图 7-30-9)。

当肩部受到剧烈创伤后，由于肌肉牵拉，有时可致肱骨大结节骨折或肩袖断裂。

肩关节的滑膜，除贴附在关节囊的内面外，还有两个伸展部，即**肩胛上肌囊** bursam. subscapularis 位于肩胛下肌下缘、关节囊与喙肱肌之间；**结节间滑液囊** vagina synovialis intertubercularis 在肱骨结节间沟，沿肱二头肌长头腱伸展，止于外科颈平面。

肩关节滑膜的两个伸展部在形态结构上较为薄弱，在化脓性肩关节炎时，脓液常可经此穿破而蔓延至邻近部位。肩关节积液或积脓在前部较为明显，一般自肱骨小结节和喙突间做垂直穿刺。

肩关节固定时应采取肩关节的功能位，一般是使臂外展 45°左右，肩关节前屈 45°左右为宜。

关于肩关节脱位

肩关节虽属稳定，但也容易发生脱位(图 7-30-10)。其原因是：当跌倒时伸出的手着地，或者是肘或肩部着地，从而使暴力沿肱骨纵轴向前冲击，肱骨头处的外力必然冲向关节囊；肩关节的关节盂小而浅，肱骨头的面积又大于关节盂，关节结合不够牢固；在不能预料的突然暴力下，关节囊周围的肌肉来不及发挥加强作用。如肩胛骨与胸壁间的运动不灵活，而且肩锁关节也没有相当范围的运动时，则肩关节更易发生脱位。

在儿童时代，关节囊和起着加强作用的组织比骺与骨干之间的结合更有力，所以骺分离较脱位发生多。随年龄的增长，关节由稳定而变为活动，关节的力量靠肌肉支持，并常发生脱位。

当臂外展时，肩峰便成为脱位的支点。肱骨干形成杠杆的长臂，肱骨上端则成为杠杆的短臂。当发生脱位时，肱骨干的杠杆长臂向上冲击至肩峰，致使肱骨头向下冲击关节囊下方(即唯一缺少肌腱支持的部分)。于是，关节囊破裂，而肱骨头穿过破裂部而暂时停留在关节盂下，产生盂下脱位。这时，肱骨头便压迫腋窝外间隙而累及腋神经，可能被压伤或破裂。

虽然大多数的脱位，在最初都是关节盂下脱位，但肩部的屈肌和内收肌却常牵拉肱骨头而成前内侧脱位(图 7-30-11)。也就是说肱骨头在肩胛下肌之下穿通关节囊的前部。因关节囊的前部较薄弱，故常发生一小裂孔。关节滑膜便通过此裂孔与肩胛下肌下的滑囊相通。在前脱位时，肱骨头的位置有几种。当肱骨头离开关节盂时，便稍向下移至喙突下。如果移位止于此处，则称之为喙突下脱位。而肱骨头便位于肩胛下肌腱之下和肩胛颈之前。冈下肌肌腱和小圆肌肌腱的伸张可促使肱骨头外旋。关节囊之后部被紧张地牵附于关节盂的后缘，解剖颈的后部紧靠关节盂的前缘。

肱骨头的位置也可能更向内侧牵拉，因而头的大部分便移至喙突的内侧。此时，解剖颈靠肩胛颈的前面或关节盂缘的前部，但肱骨内旋的程度更大一些。同时，肱二头肌腱也显著地偏离其正常位置。臂的外旋肌发生过度伸张，此时，如外旋肌未能撕脱肱骨大结节，亦可能肌腱本身发生撕裂。在这些脱位的情形下，肩胛下肌被肱骨牵张或撕裂，偶可见到向内侧移位。此时，肱骨头几乎完全进入腋窝，并向上接近锁骨而至前锯肌与胸肌的间隙内。发生锁骨下脱位时，必将广泛撕裂关节囊和关节囊诸肌。

如果肱骨头穿通关节囊的后部，则移位于关节盂的后缘，或者紧靠肩峰下的肩胛颈，或者移位于冈下肌前的冈下凹内。这种情况亦称肩关节后脱位，但极为罕见。

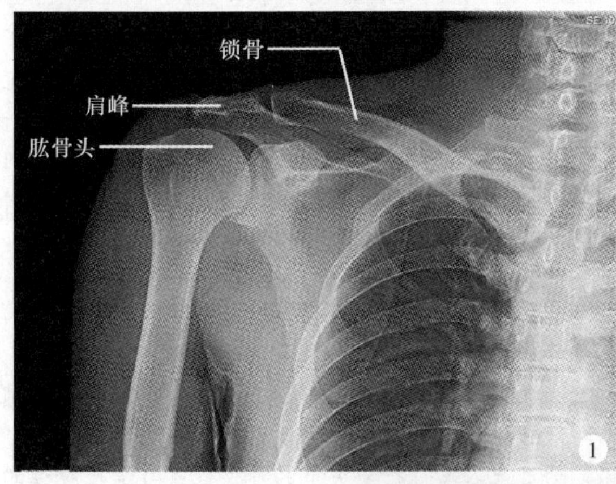

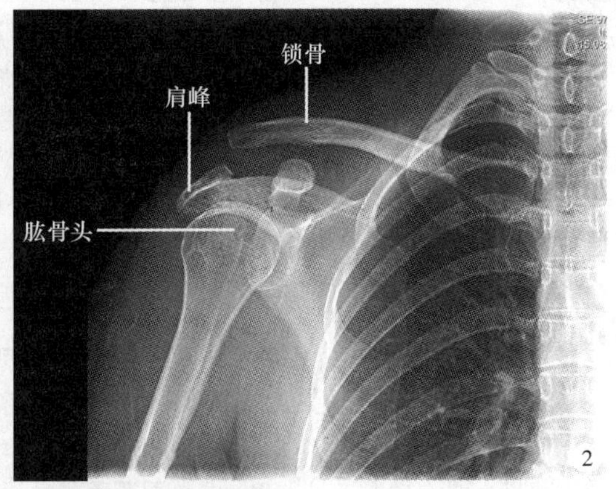

图 7-30-10 正常肩关节和肩关节脱位

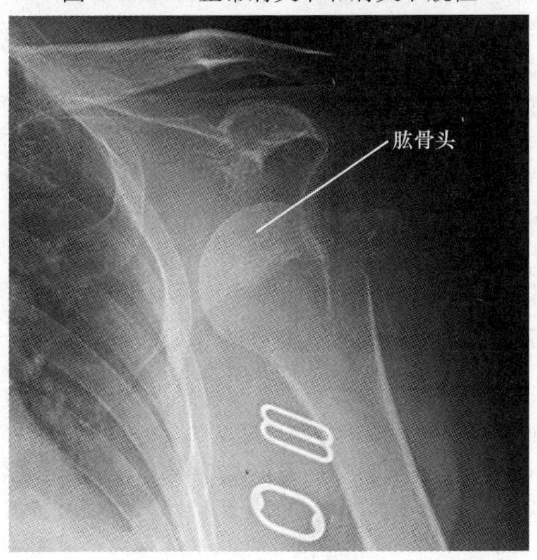

图 7-30-11 肩关节向前脱位

关于肩关节脱位的复位法

无合并症的肩关节脱位时，可行直接复位法，即直接牵引患臂，并同时一面将自己的一足放在病人的腋窝，一面在病人的肱骨上施以手法。第一步是轻轻外展，并缓慢而稳定地将肱骨头牵离肩胛骨，使三角肌和冈上肌弛缓，并拉紧肩胛下肌腱和关节囊的下部。如关节囊前部破裂，则不需进一步施以手法即能复位。如关节囊下面破裂，使肱骨头内旋便能复位。长时间牵引上臂，可使肩胛下肌腱紧绷在肱骨头上，并能将肱骨头挤过关节囊的裂孔。为防止足部过紧压迫腋窝内的神经血管束，最好左肩关节脱位时，术者用左足，并尽量使足跟向胸壁方向施加外力。

间接复位法(科克 Kocher 法)分为四步。第一步尽可能使上臂紧贴体侧并向下牵拉，这样在固定了肱骨远端之后，便可充分地在肱骨头上施以手法。第二步握紧病人腕部，以屈曲的前臂为杠杆以引出肱骨的外旋活动。此时，必须将前臂牵开胸廓，直至前臂与身体额平面相合时才发生作用。进行这一动作时须缓慢，逐渐超过臂内收肌的痉挛。这一步可将肱骨解剖颈从关节盂缘提起，并将大结节后面带近关节盂的关节面(两者之间尚隔着关节囊的一部分)。此时，如果撕裂关节囊前部，则因轻度外旋而紧张的肩胛下肌腱便迫使肱骨头复回原位。如未能复位，可再施第三步，即将肘关节向内侧拉过胸前，由前臂的位置来保持上臂的外旋位。这种上臂的屈曲与内收运动因使大结节后倾，故关节囊即随之紧张起来。因而便能使肱骨头复位。如果尚不能复位，则须进行第四步，即迅速地使前臂压在对侧的肩上使肱骨内旋。在此动作过程中稍提起肘关节，肱骨头便在内旋位下降，并穿过关节囊下部的裂口。

合并肱骨大结节撕脱的肩关节脱位，一般骨折片和肱骨仍有软组织相连。当肱骨头复位后，骨折片即可随之复位。因而治疗这种合并大结节撕脱骨折的肩关节脱位并不困难，而是如何使臂保持外展位而使骨折能得到早期愈合。使臂外展显然又不利于撕裂的关节囊的修复，为了两者兼顾，先使臂保持一相当时间的内收位以修复关节囊；然后再逐渐开始外展以恢复肩关节的运动。少数完全撕脱者不易手法复位。合并外科颈骨折的肩关节脱位几乎必须手术方能复位，因为小的近位端骨折片所在的位置，不可能用手法复位。

关于肩关节的手术入路

1. 肩关节前内侧或前上内侧手术入路　切口起自喙突或肩锁关节前方，如系后者，可使切口向内沿锁骨外1/3前缘弯转向下外，然后同起自喙突的切口一致，即沿三角肌前缘至三角肌起点与止点间的中、下1/3交界处为止。此入路对三角肌和三角肌的神经损伤甚微。通过此入路可行肩关节的外伤性或习惯性脱位的切开复位术、肩关节结核病灶清除术、肱骨上端肿瘤切除术、人工肱骨头置换术、肩关节融合术和肩关节成形术等。65.7%左右的头静脉沿三角肌胸大肌间沟内走行，当向两侧牵拉三角肌和胸大肌之前，应先找到头静脉。头静脉周围常有少许脂肪组织，须将其剥开。游离头静脉的同时应结扎其几个属支，以便于向内侧牵拉头静脉。剥离头静脉时要注意切勿使其损伤，特别在肱深静脉已有阻塞性病变时更不应损伤头静脉，因肱深静脉有阻塞时，头静脉就成为上肢唯一的血流通路。在一些情况下，头静脉埋于三角肌前缘的肌纤维之中，为了保护头静脉，可将该处的部分肌纤维分开，连同头静脉一起牵向内侧。另外，也应注意有一少部头静脉在臂和肩部缺如，或过细，或走行异常。

腋神经为臂丛后束的一终支，沿肩胛下肌表面向下外斜行，然后伴随旋肱后血管进入四边间隙。腋神经行于肩胛下肌下缘时，距该肌的肱骨抵止处仅有一横指左右的距离。肩前内侧或前上内侧入路手术，如需切断肩胛下肌附着腱时，宜妥善保护腋神经。若抬起上臂并外旋时，则绷紧的腋神经变为松弛，与肩胛下肌的止点距离即增宽。

肌皮神经距喙突尖4～5cm处进入喙肱肌深面，从喙突处切断肱二头肌短头和喙肱肌的共同起始腱并向下翻转时，应注意避免损伤肌皮神经，否者将招致臂屈肌群的麻痹(图7-30-12)。

2. 肩关节前上后方手术入路　切口的前半部与肩关节前上内侧切口相同，其后半部绕过肩峰沿肩胛岗的外1/2或1/3做切开(图7-30-13)。先将三角肌前缘按肩关节前上内侧的手术入路方法分开三角肌，后将示指伸到三角肌下，沿肩胛冈、肩峰及锁骨下缘切断三角肌附着处，并将其翻向外下，但应避免损伤腋神经和旋肱后血管。此时附着于肱骨大、小结节上的冈上、下肌、小圆肌、肩胛下肌、肱二头肌长头、喙突尖部、大部分关节囊等均被显露。再沿大、小结节的后上方，即冈上、下肌、小圆肌的附着处0.5cm处做皮肤切口(图7-30-13)。这时切断冈上、下肌、小圆肌，并向两侧牵开，关节囊即可显露。该手术入路除将三角肌自锁骨与肩峰的附着处切断并向下翻转外，又切断了附着在肱骨大、小结节处的冈上肌和冈下肌及小圆肌。因而该手术不仅充分地暴露了肩关节的前方，同时又能充分地显露肩关节的后方和上方。该手术入路适用于肱骨头或肩胛盂后上方的病变。但因该手术尽管切断了很多肌肉，但不能充分显露肱骨外科颈。另外，由于切断了冈上、下肌和小圆肌，虽然术终给予缝合，但对其肩袖的外展功能将受到影响。为此在临床上该入路的应用受到了很大限制。

3. 肩关节外侧手术入路　于肩关节外侧上方做一短的纵行切口，即自肩峰顶端开始向下直线延长约4～5cm。切开皮肤后，纵行切开三角肌，但不易过长，只能在肩峰下5cm以内，钝性剥离三角肌下方，否则容易损伤三角肌深面的旋肱前动脉和腋神经。该手术入路只适用于三角肌滑囊切除、钙化切除、肱骨大结节病变的手术(图7-30-14)。

4. 肩关节后方手术入路　该手术入路比较难，但可广泛显露肩关节。切口起自肩峰后角，沿肩峰及肩胛冈下缘向内，达肩胛冈中点或中、内1/3点，然后呈弧形转向腋后襞上方约两横指处。如不需要从前、后、左、右进入肩关节时，可不必斜行锯开或凿开肩胛冈。该手术适用于肩关节后部病变或肩胛骨的骨肿瘤切除等。当自肩胛冈1cm左右处切断三角肌的腱性起始部，并将其向外翻转后即可显露出冈下肌、小圆肌和肱三头肌长头，在翻转时应注意避免损伤腋神经和旋肱后动静脉(图7-30-15)。

5. 肩关节上方弧形手术入路　切口呈倒“U”字形，起自肩锁关节下方6～7cm，向上经三角肌前1/3

和肩锁关节，继向后下过三角肌后1/3，达肩锁关节下5～6cm。此切口又称军刀式切口，适用于肩锁关节、肩峰下囊、肩袖、肩关节等病变。依手术需要可将肩峰做骨膜下部分或全部切除，或仅用线锯将肩峰切断。在分离三角肌前、后1/3的肌纤维时，要注意避免损伤腋神经和肩胛上神经和血管。

6. 肩关节腋窝手术入路　臂外展90°，做一与腋中线平行并稍向前方，且以腋窝底部中心为中点的长约10～15cm的切口。腋窝处皮肤较薄，而且皮下组织不明显，因此，皮肤切开后即显出腋筋膜。深筋膜中央处较薄，注意避免损伤其下方的血管神经束。钝性分离腋动、静脉和臂丛神经等，并牵向内侧。在肩胛下肌的止点处即肱骨小结节内侧1cm左右处切断肩胛下肌，并向内侧翻转。此时即可显出关节囊前壁，切开关节囊后，肱骨头即可露出。该入路可达腋血管和神经束及肩关节。适用于做上述结构病变的手术，但因容易损伤腋窝处的血管和神经，一般很少采用此入路。因手术瘢痕不外露，尚有一定临床应用意义。

7. 肩锁关节手术入路　平卧位，肩后部垫高枕。在肩锁关节前下缘做一弧形切口，以肩锁关节下缘为标志向外沿肩峰下缘向后延长约4cm，向内沿锁骨肩峰端延长约3cm(图7-30-16)。沿切口切开皮肤、皮下组织，将皮瓣适当地向上、下分离，切开深筋膜，用拉钩向上、下牵开，显出肩锁关节囊前方，按切口方向切开关节囊，肩锁关节即可显出。

该切口系Roberts切口，可直接显出肩锁关节、喙锁韧带和喙肩韧带，必要时可将锁骨外侧的骨膜切开，将斜方肌向上剥离，三角肌向下方剥离。使肩峰、锁骨外侧得到充分显露。注意不可损伤由上臂外侧沿三角肌与胸大肌联合处进入锁骨下静脉的头静脉。一旦损伤，其近端回缩，不易止血。

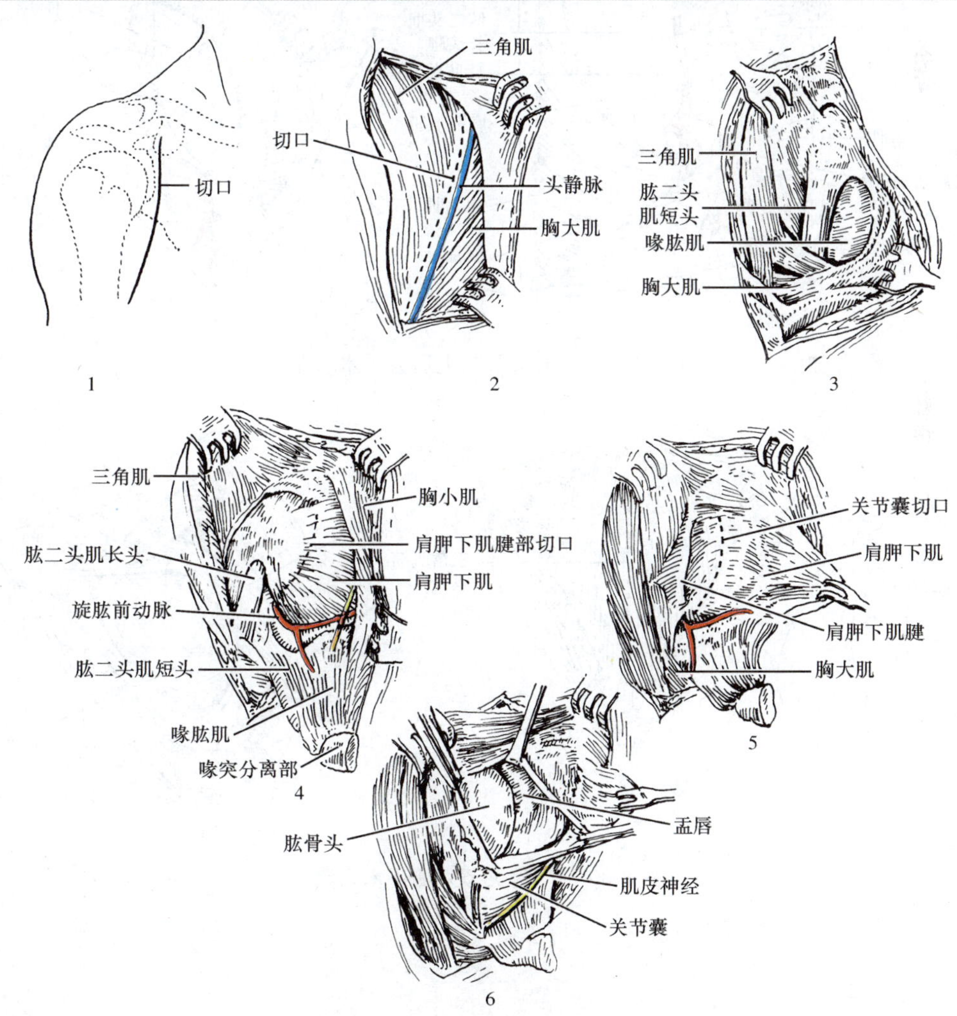

图7-30-12　肩关节前内侧手术入路

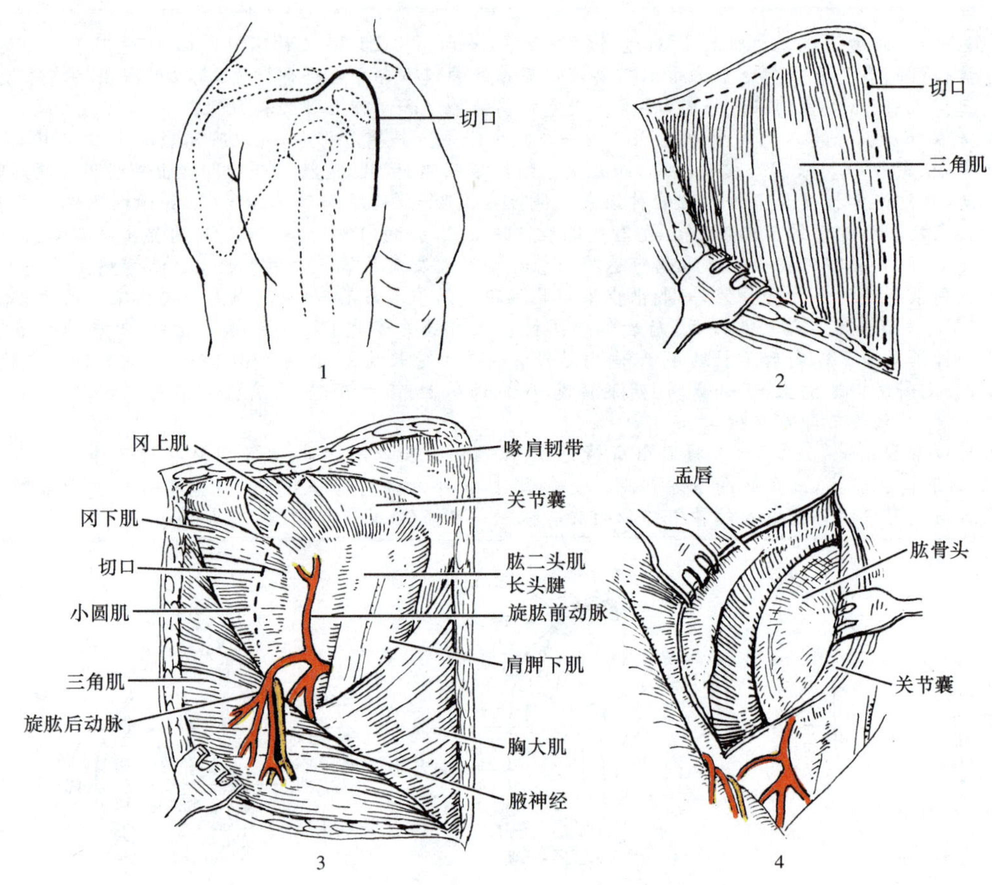

图 7-30-13　肩关节前上后方手术入路

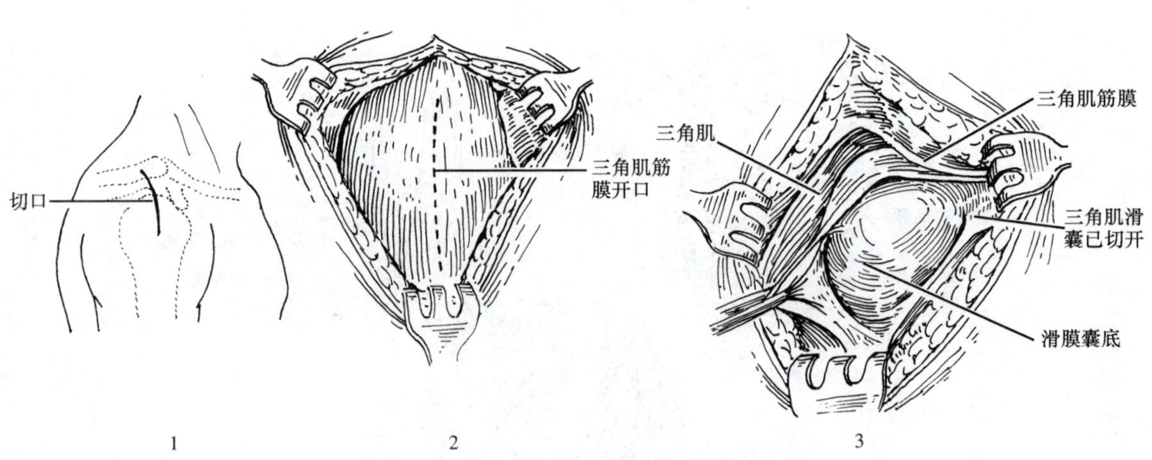

图 7-30-14　肩关节外侧手术入路

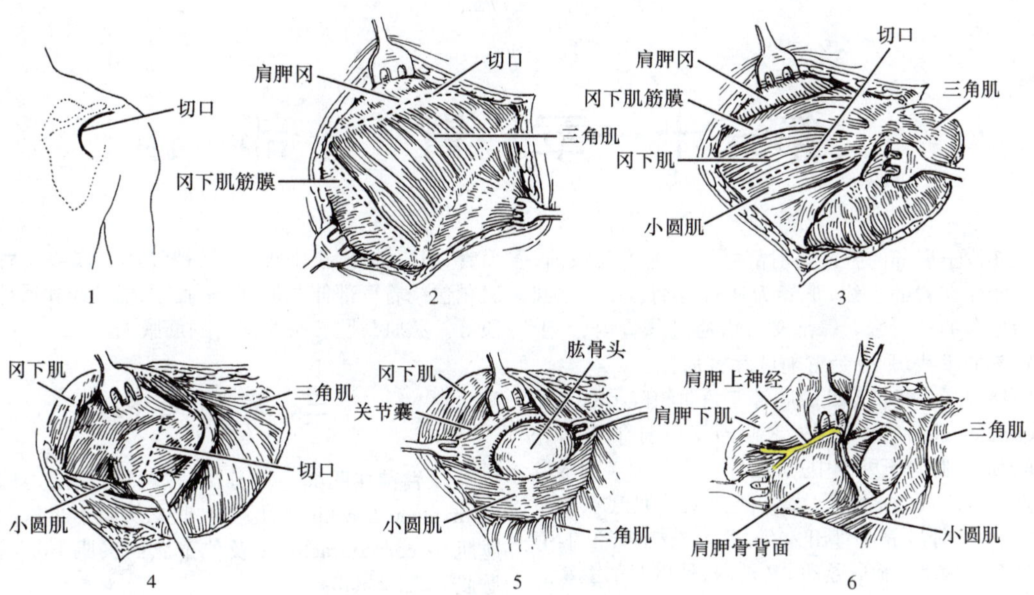

图 7-30-15 肩关节后方手术入路

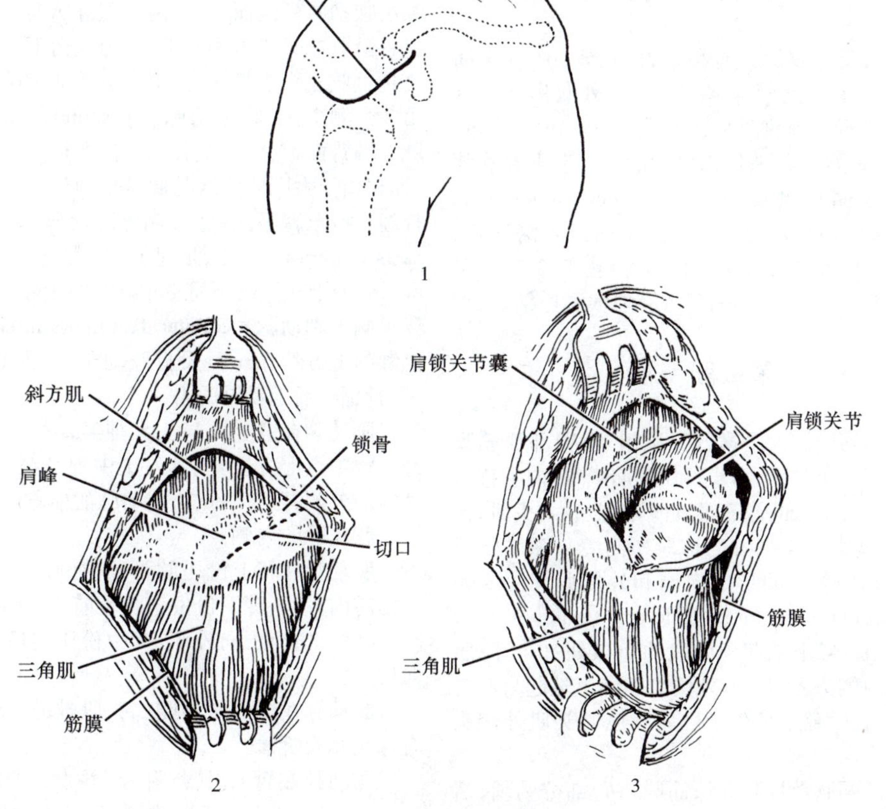

图 7-30-16 肩锁关节手术入路

第三十一章 臂 部

臂部位于肩部的腋区与肘部之间。上界为腋前、后襞外侧端在臂的连线；下界为通过肱骨上、外上髁近端两横指的环行线。臂部又可借通过肱骨内、外上髁向臂部的垂线，划分为臂前区和臂后区。

臂外侧三角肌止点处的肱骨三角肌粗隆 tuberositas deltoidea 是个明显标志，它相当于肱骨干中份外侧，其尖适平肱骨干外侧中点；肱骨干内侧中点为喙肱肌止点。这两点的平面标志，其前面是肱肌起点的上缘，内侧有肱骨滋养血管出入孔；后方是桡神经沟，有桡神经和肱深动脉血管绕行；又是内、外侧肌的上缘。

第一节 臂 前 区

一、浅 层 结 构

臂前区的皮肤较薄且有移动性，皮下组织（浅筋膜）薄而疏松。在浅筋膜深部肱二头肌外侧沟下部有头静脉和其伴行的前臂外侧皮神经 n. cutaneus antebrachii lateralis，于肱二头肌内侧沟的下半有贵要静脉和其伴行的前臂内侧皮神经 n. cutaneus antebrachii medialis，静脉和神经在臂部的中点平面出入深筋膜。贵要静脉注入肱静脉或直接续腋静脉（占 2.8%）。在肱骨内上髁上方，贵要静脉的附近有肘浅淋巴结。

二、深 筋 膜

臂部的深筋膜由大量横行纤维组成，臂部深筋膜向上方移行于三角筋膜、胸筋膜和腋筋膜等，向下移行于前臂筋膜。臂前区的深筋膜较薄，遮盖肱二头肌；伸侧的较厚，遮盖肱三头肌并为该肌所附着。深筋膜还在臂部屈肌和伸肌之间形成内侧和外侧肌间隔 septum intermusculare brachii mediale et laterale。

臂内侧肌间隔上端起于肱肌的止点处，位于肱肌和肱三头肌内侧头之间。臂外侧肌间隔上端起自肱三头肌止点处，在臂部中份位于肱肌和肱三头肌外侧头之间。

肌间隔连同肱骨骨膜和深筋膜将臂部分为前、后两个骨筋膜鞘（图 7-31-1），前者包绕臂部的屈肌群、肱血管、肌皮神经、正中神经、尺神经的一段等。后骨筋膜鞘包绕着臂部伸肌群、肱深血管、桡神经和尺神经一段等。肱肌与肱二头肌间有一筋膜隔。

三、深 层 结 构

1. 臂前屈肌群 可分深、浅两层：浅层为**肱二头肌** m. bicepsbrachii；深层有在肱二头肌上半深面的**喙肱肌** m. coracobrachialis 及位于肱二头肌下半深面的**肱肌** m. brachialis。

肱二头肌两侧各有一沟，即肱二头肌内侧沟与肱二头肌外侧沟。臂部的血管神经束沿肱二头肌内侧沟走行，束内有肱血管、正中神经和尺神经等（图 7-31-2）。

2. 血管神经束 **肱动脉** a. brachialis 在背阔肌下缘由腋动脉延续而来，与两条肱静脉及正中神经伴行，三者沿肱二头肌内侧沟下行，由上而下先越喙肱肌，继之越过肱三头肌长头，然后行至肱肌的前方。沿途发出 3 个侧支：①**肱深动脉** a. profundabrachii 起自肱动脉上端背面，与桡神经伴行，于臂上、中 1/3 交界平面（即相当于大圆肌下缘与肱骨交角处），进入肱骨肌（桡神经）管，至臂后区；②**尺侧上副动脉** a. collateralis ulnaris superior 平肱肌起点处发出后，与尺神经 n. ulnaris 伴行，向下穿过内侧肌间隔，转向臂后区；③**尺侧下副动脉 a. collateralis ulnaris inferior** 平肱骨内上髁的上方约 5cm 处发自肱动脉，分为前、后两支，分别与尺前、后返动脉吻合。

肱动脉在臂上部与三大神经伴行。尺神经、桡神经于臂中点上方入臂后区；正中神经在臂上部位于肱动脉的外侧，至臂中点跨越动脉的前方（或后方），向下行于肱动脉的内侧。

肱动脉在臂上份居肱骨的内侧；于臂中份位于肱骨的前内方；至臂下份位于肱骨前方。因此，手压止血时，在臂上份应压向外侧，臂中份压向后外，臂下份压向后方。

肱动脉在肘前紧靠肱二头肌腱的内侧，测量血压时常在此处听诊。

肱动脉在臂部中点附近，并发出肱骨滋养动脉 a. nutriciahumeri，向下外方斜行，进入肱骨滋养孔。

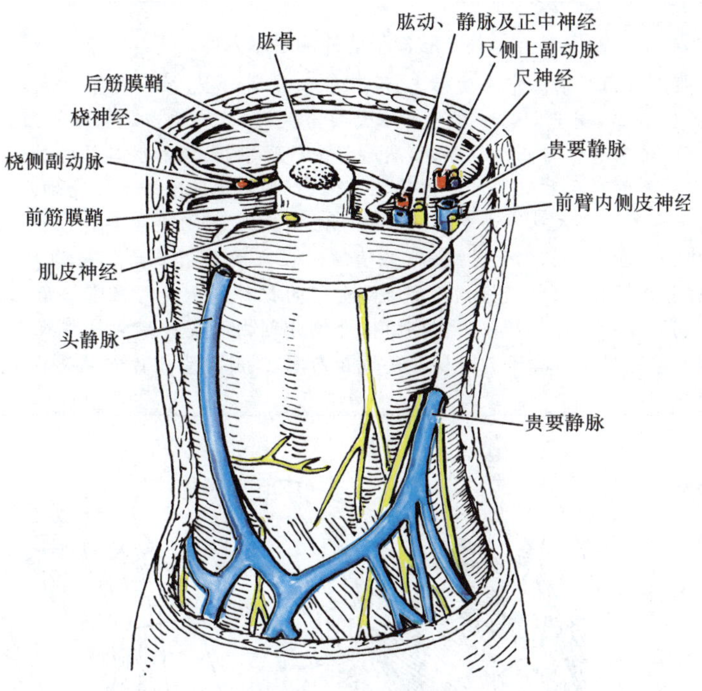

图 7-31-1 臂部筋膜鞘

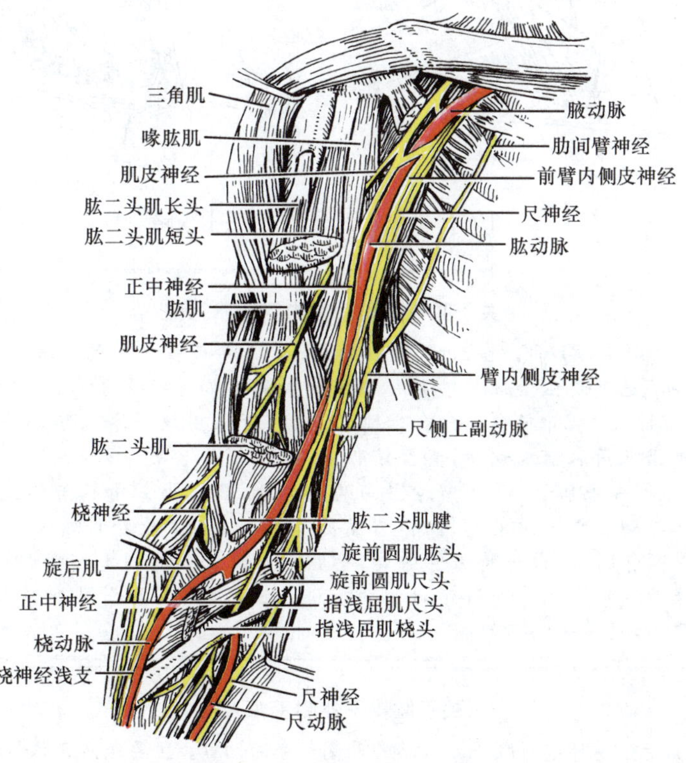

图 7-31-2 臂前区深层结构

关于肱骨干前外侧手术入路

该手术入路一般以三角肌前缘中点为标志，沿三角肌前缘向下，经三角肌止点处，再沿肱二头肌外侧缘向下，直至肘上 8cm 左右(图 7-31-3). 根据手术需要，皮肤切口可适当延长或缩短。近端应小心解剖出三角肌与头静脉间隙，使头静脉与三角肌分开，然后将头静脉、胸大肌和肱二头肌外侧缘向内牵开；三角肌向外牵开，肱骨干前外侧骨膜和肱肌即可显出，从三角肌和胸大肌的附着交界处切开骨膜。该入路实际上系肩前内侧或肩前上内侧手术入路。由于显露肱骨干比较广泛，而且无主要神经和血管在入路内走行，因此，临床上较常应用。但在剥离肱骨干骨膜时，必须注意在上端要沿三角肌与胸大肌附着处的交界部进行，并应严格紧贴肱骨干进行，以免损伤肱骨干后面走行的桡神经。如需显露三角肌止点以下肱骨干时，必须沿肱二头肌外侧缘纵行分开肌纤维，因该肌内、外侧分别由肌皮神经和桡神经支配，故不致引起术后肌肉萎缩。该手术入路适用于肱骨干骨折切开复位和内固定、肱骨干慢性骨髓炎、肱骨干肿瘤切除术等。

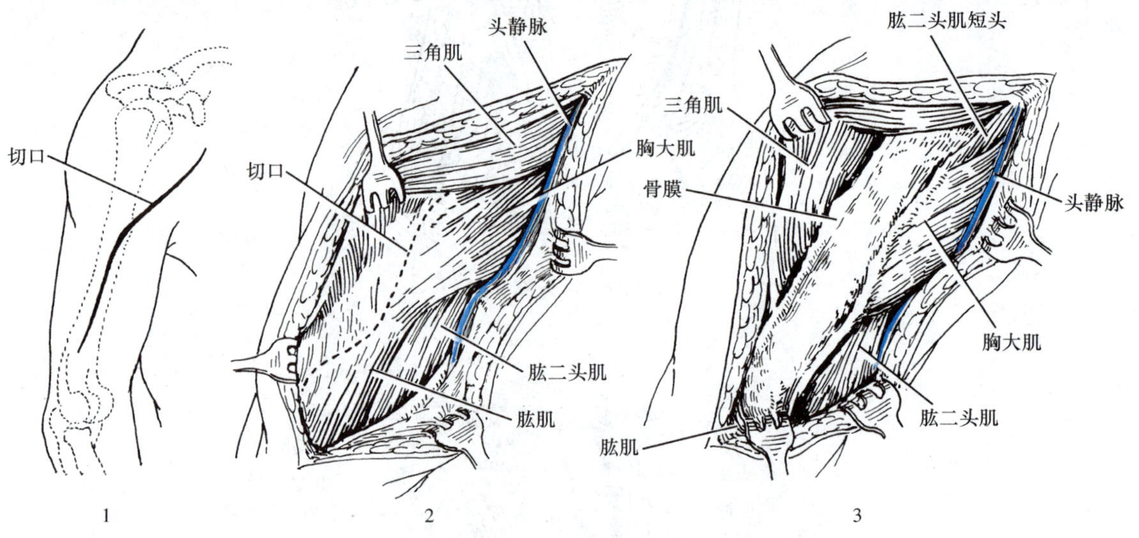

图 7-31-3 肱骨干前外侧手术入路

关于肱骨外科颈前内侧手术入路

肱骨外科颈位于解剖颈以下 2～3cm，相当于大、小结节与肱骨干的交界处，为松、坚质骨相邻之处，常易发生骨折，也可发生慢性骨髓炎和肿瘤等疾病。如骨折需手术复位和内固定，肿瘤需切除，慢性骨髓炎需摘除死骨，骨折畸形愈合需矫正等时，可采用该手术入路。一般从肩锁关节前方开始，切向喙突，再沿三角肌前缘切下，直至该肌前缘中、下 1/3 交界处止(图 7-31-4)。沿上方向，切开皮肤、皮下组织和深筋膜，并将皮瓣适当向两侧牵开，显露出三角肌与胸大肌间沟内走行的头静脉。分离头静脉与胸大肌一同牵向内侧，三角肌牵向外侧，肱骨外科颈及肱二头肌长头即可显出。如需切开外科颈骨膜时，最好将上臂内旋，于肱二头肌长头外侧 1cm 处切开骨膜，并严格施行骨膜下剥离。因腋神经紧靠肱骨外科颈内侧向后进入三角肌，还有臂丛和腋动静脉经过，以免损伤腋神经和旋肱前、后动脉等。

关于肱骨干外侧手术入路

该手术入路实际系肱骨干前外侧手术入路的外侧部分的切口。主要是显露肱骨干中段的桡神经和肱骨干的中、下部。如显露桡神经时，切口以肱二头肌外侧缘中点为标志，向上沿肱二头肌外侧缘至三角肌止点处稍上方，向下沿肱二头肌外侧缘至肘关节前皱襞稍上方。切口长度可根据手术需要决定(图 7-31-5)。沿皮肤切口方向切开皮下组织、深筋膜，并将皮瓣适当向两侧游离。在切深筋膜时，为了避免损伤桡神经，可先在肱肌与肱桡肌上方纤维处先切开一小口，在此处即可显出桡神经，然后再由此沿桡神经束向上延长和探查桡神经。如需探查桡神经沟处时，则应再向前显露外侧肌间隔，并向后切开肱三头肌。如只暴露肱骨干的外侧时，切口下端应向后延止于肱骨外上髁。向前牵开肱肌和桡神经，向后牵拉肱三头肌和肱桡肌，此时，肱骨干的中、下部即可显出。如需显露肱骨干的整个周径时，必须沿骨膜下剥离，以免损伤紧贴肱骨干后方走行的桡神经。用橡皮条牵拉桡神经也不可过力，用拉钩向两侧拉开肌肉时，要时刻注意桡神经有否受压现象。该手术入路适用于探查桡神经或肱骨干中段桡神经的手术；肱骨干中、下段骨折的手术；肱骨干中、下段病损的手术等。因该手术完全由肌间隙进入显露桡神经和肱骨干，故对肌肉的损伤较小，但显露肱骨的范围受到一定限制，特别是向近侧延长时，受到三角肌的影响。

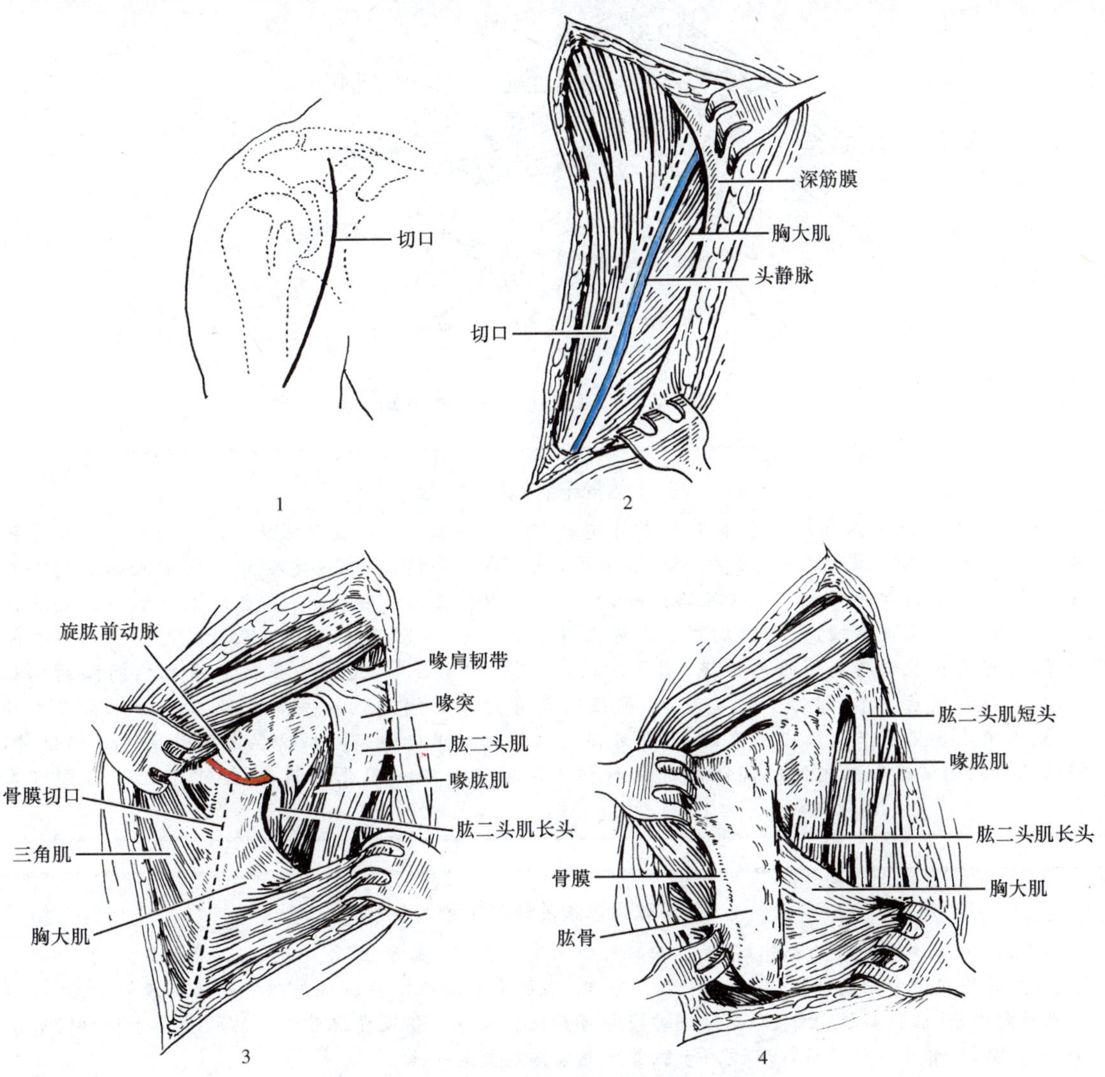

图 7-31-4 肱骨外科颈前内侧手术入路

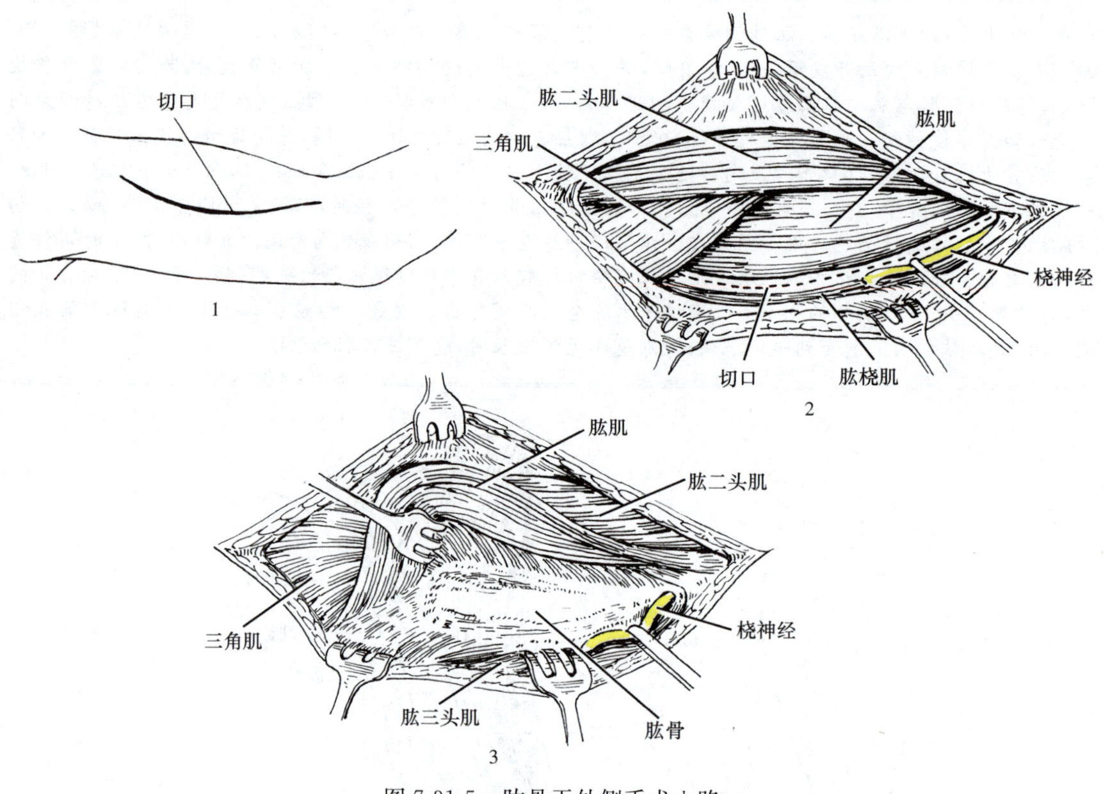

图 7-31-5　肱骨干外侧手术入路

关于肱骨干内侧手术入路

肱骨干内侧手术入路一般在临床上应用较少。因该手术入路不仅涉及尺神经、桡神经和正中神经，也接近肱动、静脉，故容易引起副损伤。为此，只有在个别情况下，一定要经臂内侧入路达到手术目的时，方可适用该手术入路。该入路皮肤切口，一般以肱骨内上髁为标志，自内上髁沿肱三头肌内缘直线向上，可至腋窝顶。因此，切口起止可根据手术决定，沿肱三头肌内侧缘与肱内侧肌间隔之间切开，即可露出肱动脉内侧的尺神经(图 7-31-6)。在臂中 1/3 部，尺神经正位于内侧肌间隔的起始处，或正位于其后方；在臂部下 1/3 处，尺神经则紧靠内侧肌间隔之后。如需显露肱动脉和正中神经，则在臂内侧沿肱三头肌内侧缘切开，即可显出肱动脉和正中神经。如需显露肱骨上 1/3 部位时，将肱三头肌内侧缘和肱内侧肌间隔之间的桡神经和肱三头肌一同牵向后方，肱骨干上 1/3 即可露出。

关于肱骨远端前外侧手术入路

以肱二头肌外缘中点为标志，沿肱二头肌外缘向下直至肘窝皱襞止(图 7-31-7)。沿切口方向，切开浅深筋膜，并将皮瓣牵向两侧后，即可露出肱二头肌、肱肌和肱桡肌。将肱肌与肱桡肌的筋膜切开后，并将肱肌拉向内前、肱桡肌拉向外后，此时桡神经即可露出。注意勿伤及支配肱桡肌的肌支。于桡神经和肱肌之间显露肱骨干下端。该入路适用于肱骨下端前方病变的手术。

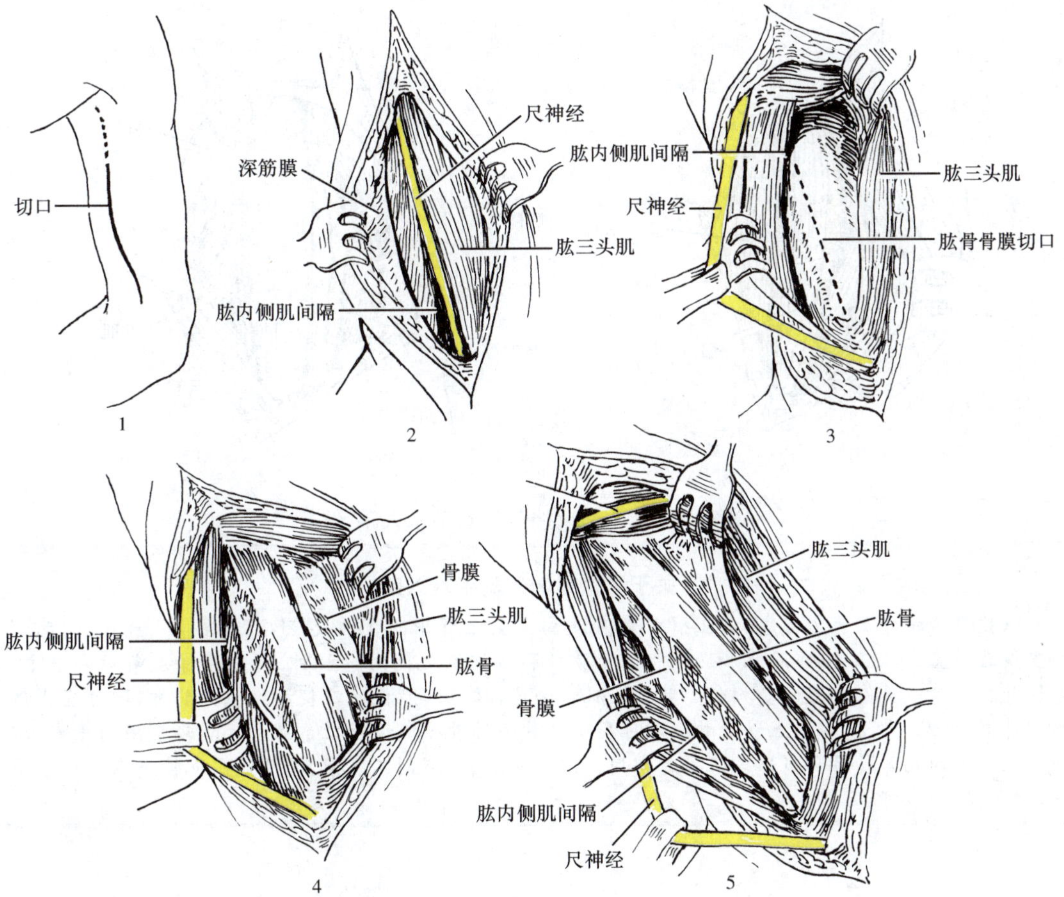

切口
深筋膜
尺神经
肱三头肌
肱内侧肌间隔
肱内侧肌间隔
肱三头肌
尺神经
肱骨骨膜切口
1
2
3
骨膜
肱三头肌
肱内侧肌间隔
尺神经
肱骨
肱三头肌
肱骨
骨膜
肱内侧肌间隔
尺神经
4
5

图 7-31-6 肱骨干内侧手术入路

切口
肱桡肌
肱肌
肱二头肌
切口
1
2

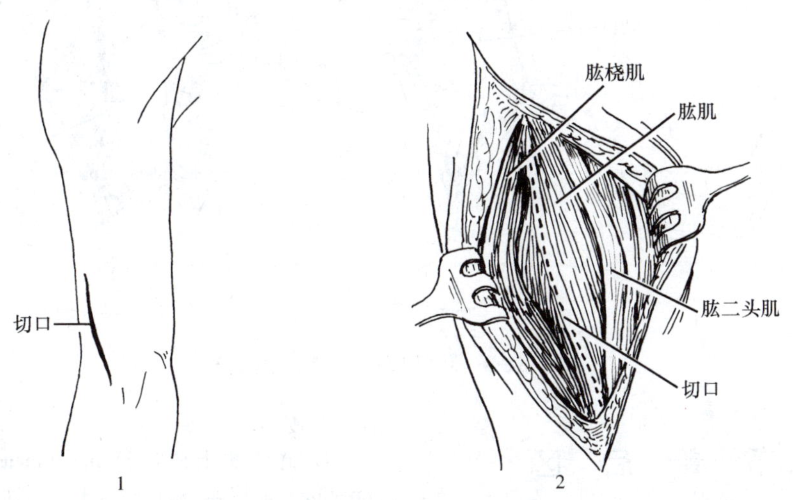

图 7-31-7 肱骨远端前外侧手术入路

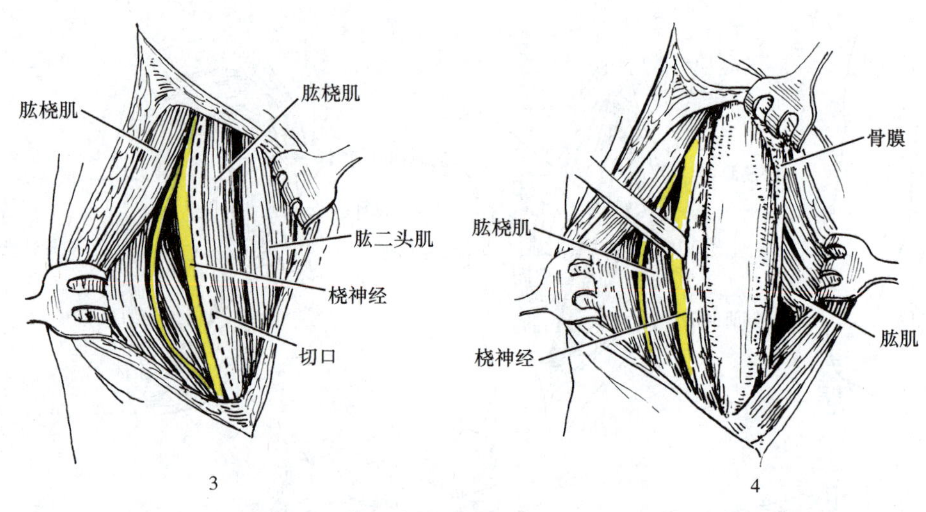

图 7-31-7　肱骨远端前外侧手术入路(续)

关于肱骨远端外侧手术入路

以肱骨远端外上髁为标志，沿上臂外侧直线向上至上臂中下 1/3 交点处止(图 7-31-8)。向两侧牵开皮瓣后即显出肱三头肌、肱肌和肱桡肌。于肱肌和肱桡肌之间游离桡神经，并用橡皮条拉向前方，以免切开肱骨远端外侧骨膜时受损伤。肱三头肌拉向后，肱肌和肱桡肌及桡神经拉向前方，即可显出肱骨远端外侧，沿肱骨外上髁向上切开骨膜即可显出肱骨远端骨干。该切口系肱骨远端较常用的手术入路，特别在骨折的切开复位和畸形矫正等时常用。因入路浅表，解剖不复杂，而且显露也较满意。但也要注意，切勿损伤桡神经。

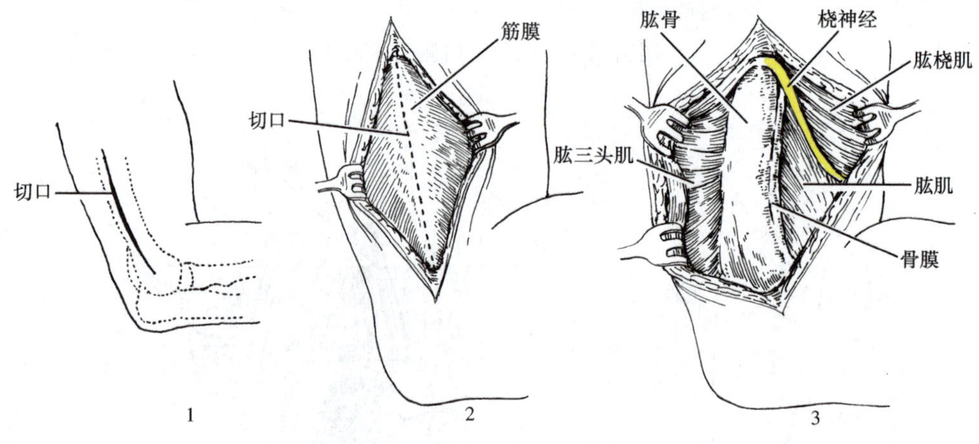

图 7-31-8　肱骨远端外侧手术入路

第二节　臂　后　区

一、浅层结构

皮肤较厚，移动性相当大。浅筋膜比前区致密，有三条皮神经分布。

1. 臂外侧上皮神经 n. cutaneus brachii lateralis superior　是腋神经的分支，于三角肌后缘中点下方穿出深筋膜，分布于三角肌区及臂部上外侧的皮肤。

2. 臂外侧下皮神经 n. cutaneus brachii lateralis inferior　平三角肌粗隆起自桡神经，分布于相应部分的皮肤。

3. 前臂后皮神经 n. utaneusante brachii posterior 也是桡神经的分支,行于肱桡肌与肱三头肌的间隙中,约在臂中、下 1/3 交界处穿出深筋膜,分布于前臂后面皮肤。

二、深层结构

臂后区的深筋膜较前区厚而坚韧,借内、外侧肌间隔与肱骨骨膜共同围成臂后区骨筋膜鞘,包绕肱三头肌。

1. 臂后伸肌臂后区只有一块强大的**肱三头肌 m. tricepsbrachii**。其长头和外侧头在表面,内侧头大部分隐藏在外侧头的深面(表 7-31-1)。该肌的内、外侧头及长头与肱骨桡神经沟,形成一个旋绕肱骨中份后面的管道,即**肱骨肌管** canalis humero muscularis,由于桡神经和伴行的肱深动脉血管通过,故又名桡神经管。

2. 血管神经束由桡神经和肱深血管组成(图 7-31-9)。**桡神经** n. radialis 在臂上部位于肱动脉后方,在大圆肌下缘与肱骨交界处,斜向下外,于肱骨干的后方,与肱深动脉及其两条伴行静脉,经肱骨肌管至肱骨中、下 1/3 交界处,与肱深动脉的前支,即桡侧副动脉 a. collateralesradialis,共同穿过外侧肌间隔进入肱肌与肱桡肌之间。后者与桡侧返动脉吻合。肱动脉的后支即**中副动脉** a. collateralis media 在臂后区下行,与骨间返动脉吻合。

> 桡神经穿经肱骨肌管时,紧贴骨面而行,故在肱骨中段骨折时,容易并发桡神经损伤。另外,在该处不适当地使用止血带,或全身麻醉时,将臂部紧压于手术台边缘过久等,常可损伤桡神经,而导致伸肌群麻痹,引起腕下垂。

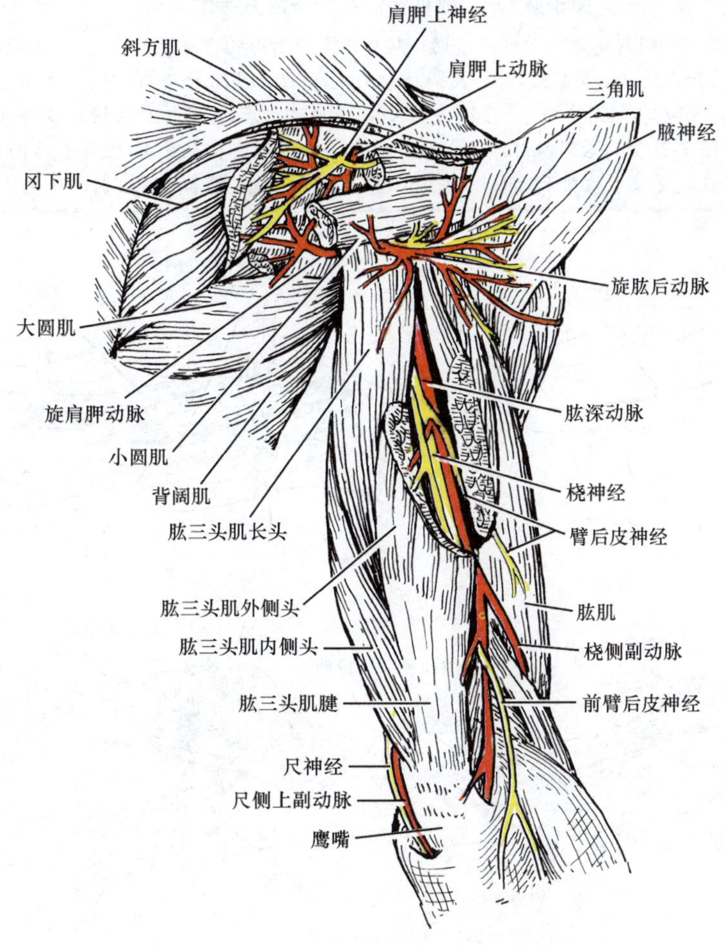

图 7-31-9 臂后区深层结构

3. 尺神经 n. ulnaris 与尺侧上副动脉伴行,于臂中份以下行于内侧肌间隔后方,经肘后内侧沟入前臂。

表 7-31-1 臂部肌起止、作用

肌群	名称	起点	止点	作用	神经支配
前(屈肌)群	肱二头肌	长头:肩胛骨盂上粗隆 短头:肩胛骨喙突	桡骨粗隆	屈肘、前臂旋后	肌皮神经($C_{5\sim7}$)
	喙肱肌	肩胛骨喙突	肱骨中份内侧	肩关节内收、前屈	
	肱肌	肱骨前面下半	尺骨粗隆	屈肘	
后(伸肌)群	肱三头肌	长头:肩胛骨盂上粗隆 内侧头:肱骨后面(桡神经沟以下) 外侧头:肱骨后面(桡神经沟以上)	尺骨鹰嘴	伸肘	桡神经($C_{5\sim8}$)
	肘肌	肱骨外上髁	鹰嘴、尺骨后面1/4处		

关于肱骨干、桡神经的肱骨干后方手术入路

该入路可探查刚离开腋窝走行的桡神经。切口起自三角肌后缘的中点至尺骨鹰嘴上 5cm,根据手术需要也可直到鹰嘴尖处。切开皮肤、浅、深筋膜,并将皮瓣拉向两侧,沿肱三头肌长头与外侧头之间分离,桡神经和肱深动脉便经此间隙而离开腋窝,然后走行于神经沟内。切断外侧头之后,可沿神经沟拨到桡神经;于肱三头肌长头深面游离出尺神经(图 7-31-10),后沿肌纤维方向分开肱三头肌内侧头直至骨膜,肱骨干后面即可露出。该入路与内侧入路一样,只在病变位于肱骨干后面,或暴露肱骨干后面的桡神经和尺神经时才选用。

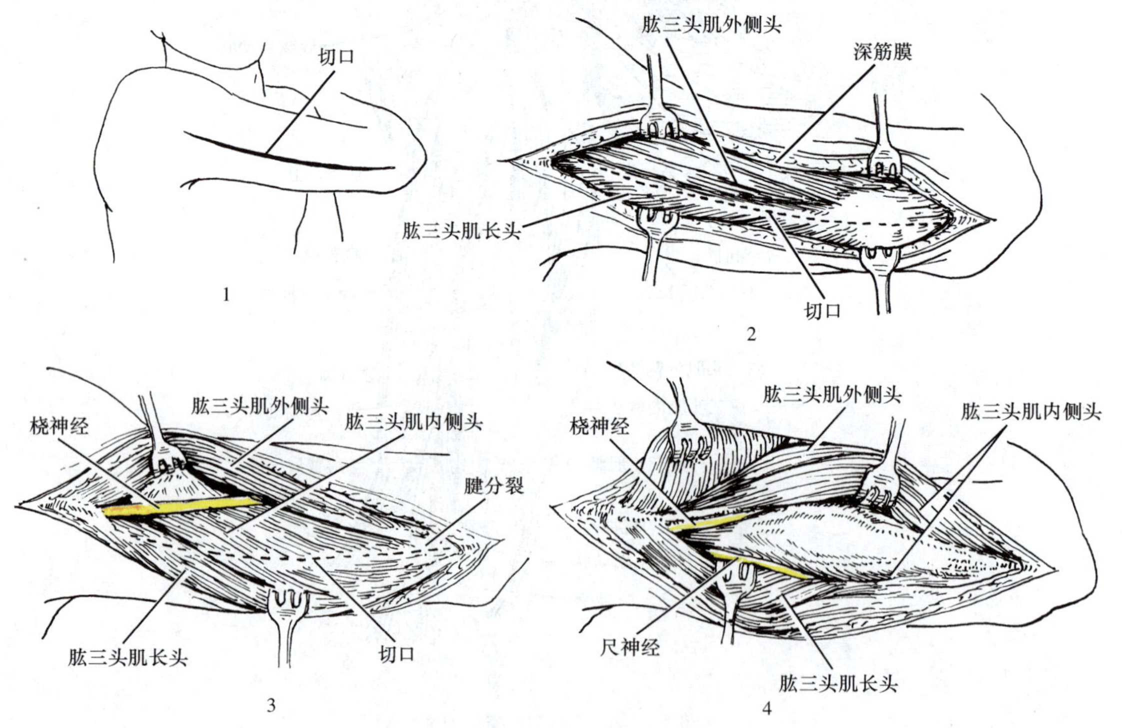

图 7-31-10 肱骨干、桡神经的肱骨干后方手术入路

关于肱骨近端三角肌后方手术入路

该手术入路的皮肤切口要距三角肌内侧缘约 2～3cm，并与三角肌内侧缘平行方向切开，直至肱骨缘外上侧肌间隙的附着处。当三角肌拉向外方后，肱三头肌长头的纵行纤维和腋窝外间隙即可露出。腋动脉和旋肱后动脉紧靠肱骨外科颈经此间隙向后走行。肱三头肌外侧头起始处与三角肌附着处之间，无任何肌肉附着，可以从此处直接显露肱骨近端。

关于肱骨远端后方手术入路

该入路以尺骨鹰嘴为标志，自鹰嘴沿上臂后方正中线向上约 10～12cm 处止(图 7-31-11)。皮瓣拉向两侧后，在肱三头肌内侧缘尺神经沟内游离出尺神经，妥善保护后，在肱三头肌与腱移行部做“V”形切开。远侧的肱三头肌腱翻向远端，近端肌瓣牵向近端，此时，肱骨远端后方即可显出。该手术入路临床应用不太普遍，其缺点是要切断肱三头肌的下部。主要适用于肱骨远端而又位于后方的病变，而且不显露肘关节。术中除注意避免损伤尺神经外，尚需注意在翻转肱三头肌腱切断时，不可损坏肘关节囊，特别是炎症性病变时，更应小心，以免污染肘关节腔。

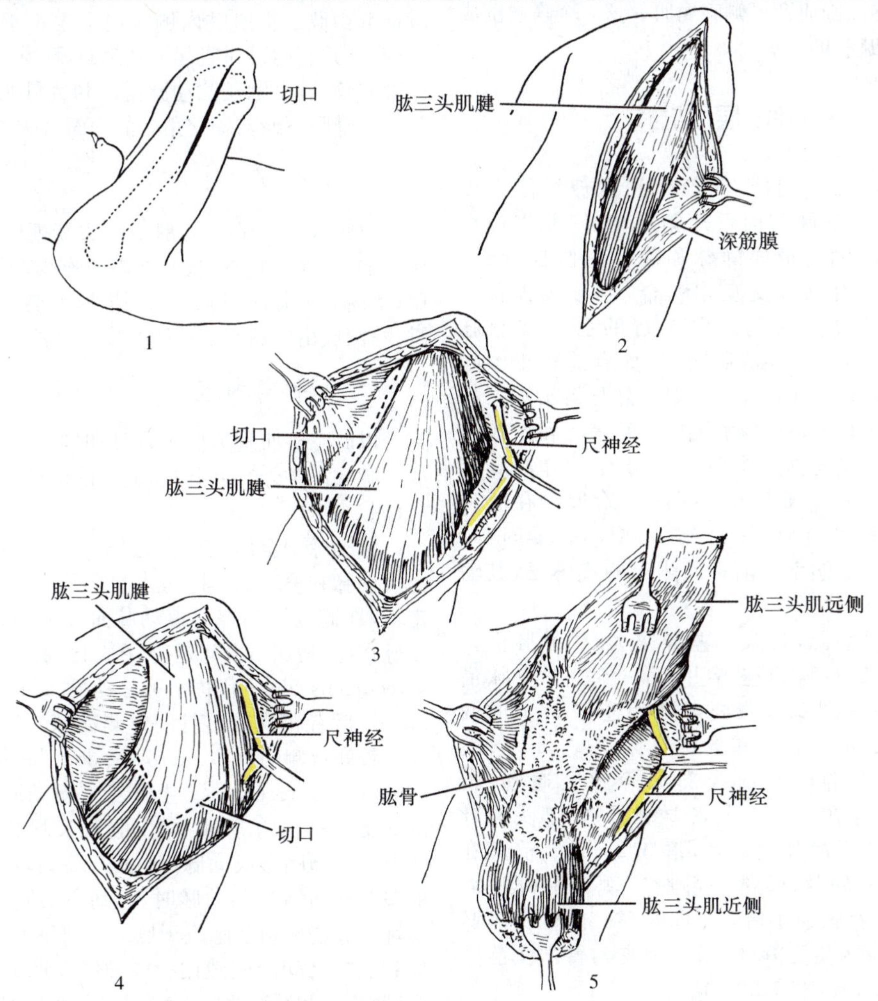

图 7-31-11　肱骨远端后方手术入路

第三十二章 肘　部

肘部界于臂与前臂之间，其上、下界为通过肱骨内、外上髁上、下各两横指的环行线，又以通过两上髁的垂直线，划分为肘前与肘后区。

第一节 肘 前 区

肘前区在肘伸直时可出现3个肌隆起，上正中隆起为肱二头肌，下外侧隆起为肱桡肌和桡侧腕伸肌，下内侧隆起为旋前圆肌及尺侧腕屈肌。这3个隆起围成一个三角形凹陷，即肘窝。

一、浅层结构

肘前区的皮肤较薄，浅静脉和皮神经位于皮下，在外侧有**头静脉**和前臂外侧皮神经（肌皮神经的分支），在内侧有**贵要静脉**和前臂内侧皮神经。两条静脉之间有吻合支互相吻合，但形式各有不同。头静脉通过向内侧斜向走行的肘正中静脉 v. mediana cubiti 与贵要静脉吻合，如有前臂正中静脉 v. mediana antebrachii 存在，则此静脉借头正中静脉、贵要静脉吻合。这些吻合因位置表浅和比较固定，管径较大，又无神经伴行，临床上常用作静脉穿刺。位于肱骨内上髁上方贵要静脉附近存在肘浅淋巴结，又称滑车上淋巴结 nodi lymphatici supratrochleares，收纳手与前臂尺侧半的浅淋巴，其输出管注入腋淋巴结。

肘窝的浅静脉，各人的差异很大，头静脉借正中静脉与贵要静脉相连者占47.6%。头静脉借"Y"形的肘正中静脉与贵要静脉相连，"Y"形的两臂分别称为头正中静脉和贵要静脉者，占30.0%。头静脉与贵要静脉在肘浅部无静脉交通者，占5.8%。头静脉在肘前直入贵要静脉，臂部头静脉来源于肘浅部无静脉交通者，占5.8%。头静脉在肘前直入贵要静脉，臂部头静脉来源于肘部深静脉，或臂部头静脉细小者，占13.5%。前臂头静脉主干斜过肘窝入贵要静脉，但有细支与臂部头静脉相连者，占3.1%（图7-32-1）。

二、深层结构

（一）筋膜

肘前区深筋膜是臂筋膜的延续，下方与前臂筋膜相连，其内侧因有肱二头肌腱膜纤维的参与而增厚。在筋膜的浅面，肱二头肌腱的内侧可以摸到肱动脉的搏动。肱二头肌腱膜 aponeurosis musculi bicipitis brachii 由肱二头肌腱内侧缘向下内止于前臂筋膜的内侧份，并有前臂屈肌起于其深面，腱膜上缘与肱二头肌腱交角处，是触及肱动脉搏动和测量血压的听诊部位。该腱膜下缘与腱交角处的深面为肱动脉的末端。

（二）肘窝

肘窝 fossa cubiti 是肘前区尖端朝向远侧的三角形凹陷，上界为肱骨内、外上髁的连线；下外界为肱桡肌；下内界为旋前圆肌。窝顶即肘前筋膜及肱二头肌腱膜；窝底由肱肌与旋后肌组成，再后方为关节囊。

（三）肘窝内容

以肱二头肌腱为标志，屈肘时明显。腱的内侧有肱动脉和两条伴行静脉，在血管的内侧有正中神经通过（图7-32-1）。

肱动脉干至肘窝中点远侧2cm处约平桡骨颈分为**尺动脉**和**桡动脉**。桡动脉在旋前圆肌和肱桡肌之间走行，在此处分出桡侧返动脉 a. recurrens radialis；尺动脉在深、浅屈肌群间走行，在此区内发出尺侧返动脉 a. recurrens ulnaris 和骨间总动脉 a. interossea communis，后者相继分出骨间掌侧动脉 a. interossea volaris、骨间背侧动脉 a. interossea dorsalis 和骨间返动脉 a. interossea recurrens。上述三支返动脉与肱深动脉的终支（桡侧副动脉和中副动脉）、尺侧上、下副动脉等在肘关节周围形成动脉网（图7-32-2），此动脉网对在肘关节前面结扎肱动脉时，起到主要侧支循环作用。桡神经和桡侧副动脉位于肱二头肌腱的外侧，在肱桡肌和肱肌之间的间隙内。**桡神经**在肱骨外上髁的前方，肱桡肌和肱肌之间，分为深、浅两支，浅支进入前臂的桡侧沟中，深支穿旋后肌转到臂后面。浅支是感觉支，经肱桡肌深面达前臂，深支为混合神经，穿出旋后肌后改为骨间后神经支配前臂诸伸肌。**正中神经**走在旋前圆肌二头之间，离开肘前区进入前臂。在肘窝内肱动脉两终末支的分叉处，有 2～3 个淋巴结，为肘深淋巴结 lymphonodi cubitales profundi，收纳手和前臂深部的淋巴管。

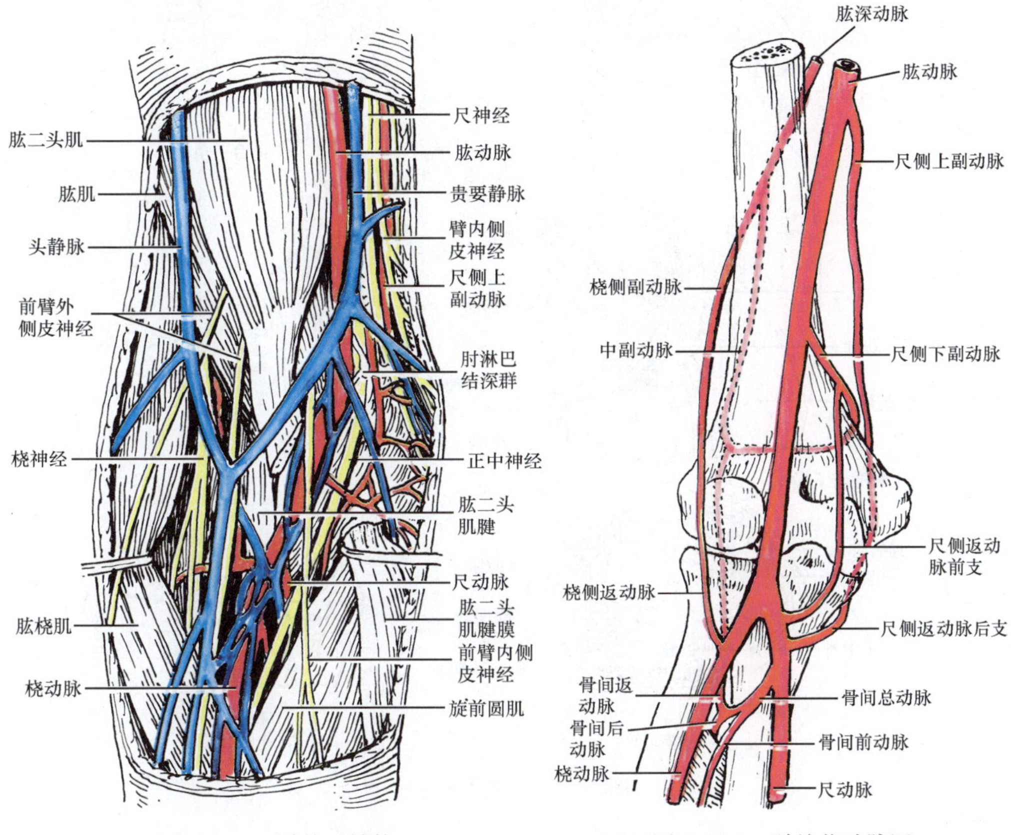

图 7-32-1　肘前区结构

图 7-32-2　肘关节动脉网

第二节　肘　后　区

一、浅层结构

肘后区皮肤较厚，移动性很大，皮下结缔组织不甚发达。在皮肤深面，相当于鹰嘴高度处，有黏液囊，称**鹰嘴皮下囊** bursa subcutanea olecrani，囊与关节腔并不交通，在炎症或有出血性损伤时可肿大。

二、深　筋　膜

在肱骨内、外上髁和鹰嘴及尺骨后缘处与骨膜紧密结合。

三、深层结构

肱三头肌肌腱抵止于鹰嘴，腱下有**鹰嘴腱下囊** bursa subtendinea olecrani。外侧有起始于外上髁的伸肌，内侧在内上髁与鹰嘴之间可摸到尺神经。尺神经通过尺侧腕屈肌两头之间而达前臂。

在肘部可摸到肱骨内、外上髁和鹰嘴。当肘关节伸直时，这 3 个隆起位于一条直线上，如屈肘至 90°时，则三者成一尖朝下的等腰三角形（**肘后三角**即指此三角）（图 7-32-3）。

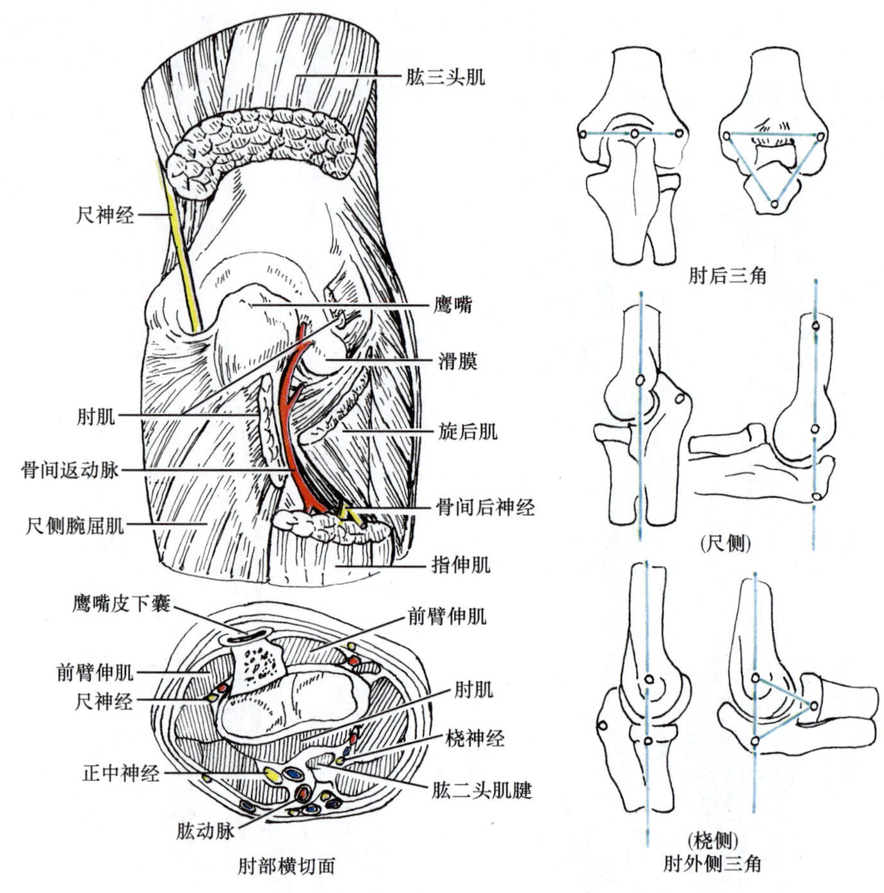

图 7-32-3 肘后区结构

此三点的位置关系有助于鉴别肘关节脱位和肱骨髁上骨折,即在肘关节后脱位时,三点关系常呈尖朝上的三角形,而在肱骨髁上骨折时三点关系不改变。

肘外侧三角是指肘屈 90°时,肱骨外上髁、桡骨头与鹰嘴后角,三点成一尖向前的三角形。其中央点是肘关节穿刺的进针部位。伸肘时,在鹰嘴、桡骨头及肱骨小头间所形成的凹陷称为**肘后窝**。当前臂做旋转活动时,在该处可摸到桡骨头也随着活动。当肘关节积液时,此窝因肿胀而消失。

关于肘关节手术入路

1. 肘关节外侧手术入路 患肢肘关节屈曲置胸前或上肢手术台上。以肱骨外上髁为标志,根据手术目的,切口选用适当的起止点和进入的肌间隙,如单纯桡骨头骨折切开复位、肘关节外侧游离体摘除等手术时,切口从肱骨外上髁开始,沿指伸肌群后缘向远端伸延至尺骨上端外侧缘(图 7-32-4)。如为肱骨外髁骨折开放复位,则将切口上延 2cm。肌膜切开后,将肘后肌与尺侧腕伸肌拉向两侧,向上达肱骨外髁,向下达尺骨上端外缘。该入路是按肌肉间隙进入,避免通过附近的神经和血管,故术中很少发生副损伤,而且术中能充分地显露出桡骨头和肱骨外髁。如果是较为复杂的肘关节切除术或肘关节成形或肘关节融合术等,仍以肱骨外上髁为标志,向上延 2～4cm,向下沿指伸总肌后缘向下延长 6～8cm,于尺骨上端外缘弯向尺侧(图 7-32-5)。切开深筋膜,显出肱骨外上髁、肘后肌及尺侧腕伸肌,于肱三头肌与肱桡肌间隙、肘后肌与尺侧腕伸肌间隙进入,显露肱骨下端外侧、肱骨外上髁、肘关节囊外侧。切开关节囊即可进入肘关节,肱骨下端、肱骨小头、桡骨头和尺骨鹰嘴等均可显出。该手术入路一般可做较复杂的肘关节手术,但因其不能做肱三肌腱的延长，故不适用于陈旧性肘关后脱位的开放复位术。不论分离肘后肌与尺侧腕伸肌的间隙或肱三头肌与肱桡肌的间隙，均应注意识别各肌间隙，以避免损伤桡神经的深支（图7-32-5）。

2. 肘关节内侧手术入路 切口以肱骨内上髁为标志，向上延长4～5cm，向下至肱骨内髁下3～4cm。于尺神经沟中解剖出尺神经，在切口的前方，肱肌与肱二头肌间解剖出正中神经，以肱骨内上髁屈肌群附着部上方和尺神经沟为凿断肱骨内上髁的切开线。用锐利骨刀于切开线处内上方向内下方向切断肱骨内上髁，连同附着于内上髁的屈肌群一同翻向前下方。须注意，勿过度牵拉，以免损伤正中神经进入旋前圆肌的分支（内髁骨折时不必凿断内上髁）。纵行切开关节囊、肱骨内髁、尺骨鹰嘴以及两者之间的关节面，即可部分显出。该手术入路系Camphell切口，术中须露出尺神经和前方的正中神经，以及凿断屈肌群的附着部，即肱骨内上髁，而且显露也不够广泛，故临床上仅适用于肱骨内上髁骨折，肘关节内游离体偏于内侧者（图7-32-6）。

3. 肘关节后方手术入路 以尺骨鹰嘴尖端为标志，向近侧沿肱骨下端后方正中延长8cm，向远侧鹰嘴尖端下方延长3cm。皮瓣游离应达内外上髁处，以便更好地显露肱骨远端和尺、桡骨的近端。尺神经干尺神经沟内游离适当长度后，应以橡皮条牵向尺侧。然后方可从尺骨鹰嘴突两侧开始向肱三头肌腱近端做舌形切口。舌形瓣的中部要厚于其边缘部分，而且同时切开关节囊，方可连同关节囊的后侧一同翻向远端，直至肘关节腔及尺骨鹰嘴突均获得充分显露后，正中纵行切开肱骨下端后侧骨膜，向两侧作骨膜下剥离。如为了视野更宽广，可将肘关节囊的附着处及肱骨内、外上髁的肌腱点作锐性剥离，并于骨膜下剥离直至肱骨下端前方，使整个肱骨下端充分显出（图7-32-7）。该切口其优点是，可将肘关节完全显于切口中，而且局部解剖又不复杂，对伴有肱三头肌挛缩者尚可同时做肱三头肌腱延长术。闭合创口时，将肘关节屈曲90°，远侧舌瓣的位置向远侧移位，近侧的缺损可将三头肌两侧纤维向中线牵拉缝合即可。但如病变在前方，从显露看尚不够充分，因此，不能完全代替其他肘关节的入路。该切开由于具有上述优点，临床上多适用于陈旧性肘关节后脱位切开复位术及肱骨髁部"T"、"Y"形骨折内固定术等。如肱三头肌腱未伴有挛缩者，切口仍以鹰嘴尖为标志，向上延伸6～8cm，绕鹰嘴外缘向下距鹰嘴尖5cm处止。游离尺神经及分离皮瓣等要求同前。但肱三头肌腱的切开形式不采用舌形，而用纵行切开法切开肱三头肌腱直达骨膜下，并向下延伸至鹰嘴和尺骨背缘（图7-32-8）。然后根据手术需要切开或切除后方关节囊。该入路亦系Camphell切口，解剖亦不太复杂，但因纵行切开肱三头肌腱显露肘关节时，不做肱三头肌的舌形切口，故肱三头肌不能延长。对肱三头肌有挛缩者，不宜采用，且有利于肘关节术后的稳定。该入路适用于肘关节成形术、肘关节融合术等手术。改良的MacAusland手术入路，须距尺骨鹰嘴顶点7.2cm处将鹰嘴尖端凿断，然后沿肱三肌内、外缘切开游离肱三肌腱，连同凿断的尺骨鹰嘴一同翻向近端并切开肘关节囊后方（图7-32-9）。该入路由于要切断尺骨鹰嘴，故增加了闭合伤口的麻烦，加之显露不够满意，因此，临床上应用不多。

4. 肘关节前方手术入路 以肘横纹为标志，起自肘横纹内侧端向上延长5cm，然后沿肘横纹向下伸延5cm，呈"S"形。切开浅筋膜即可显露出肘窝部的浅静脉，即内侧的贵要静脉、外侧的头静脉、中间的肘正中静脉和前臂正中静脉，肱二头肌腱和肱二头肌腱膜在视野中可充分显出。

前臂内侧皮神经位于肱二头肌内缘并伴行于贵要静脉。前臂外侧皮神经从肱二头肌外缘穿出后与头静脉伴行。切断并结扎肘正中静脉后，依次从肱二头肌腱内缘游离肱动脉、肱静脉和正中神经。如果切断肱二头肌腱膜，向内侧牵拉前臂屈肌，肱动、静脉和正中神经可更进一步显出。此时，应避免损伤由正中神经发出的旋前圆肌支、桡侧腕屈肌支和指浅屈肌支等。为了显露关节囊前壁、向内牵拉肱二头肌，向外牵拉肱桡肌即可于肱肌和肱桡肌之间显出桡神经干。桡神经干在桡骨头平面或稍上方分出浅支和深支，浅支行于桡侧返动脉的浅面，沿肱桡肌前缘深面下降，深支行于桡侧返动脉深面，并潜入旋后肌中。牵开桡神经和肱肌并切开关节囊前壁即可显出肱骨小头、桡骨头和肱桡关节。该切口由于解剖关系复杂，在临床上较少应用。但如儿童肱骨髁上骨折伴有血管损伤或受压病例，或正中神经合并有损伤的病例，为了结扎和吻合损伤的肱动脉或进行肱二肌腱膜减压术，或正中神经修复术等可采用此入路，同时，行开放整复肱骨髁上骨折或进行内固定术（图7-32-10）。

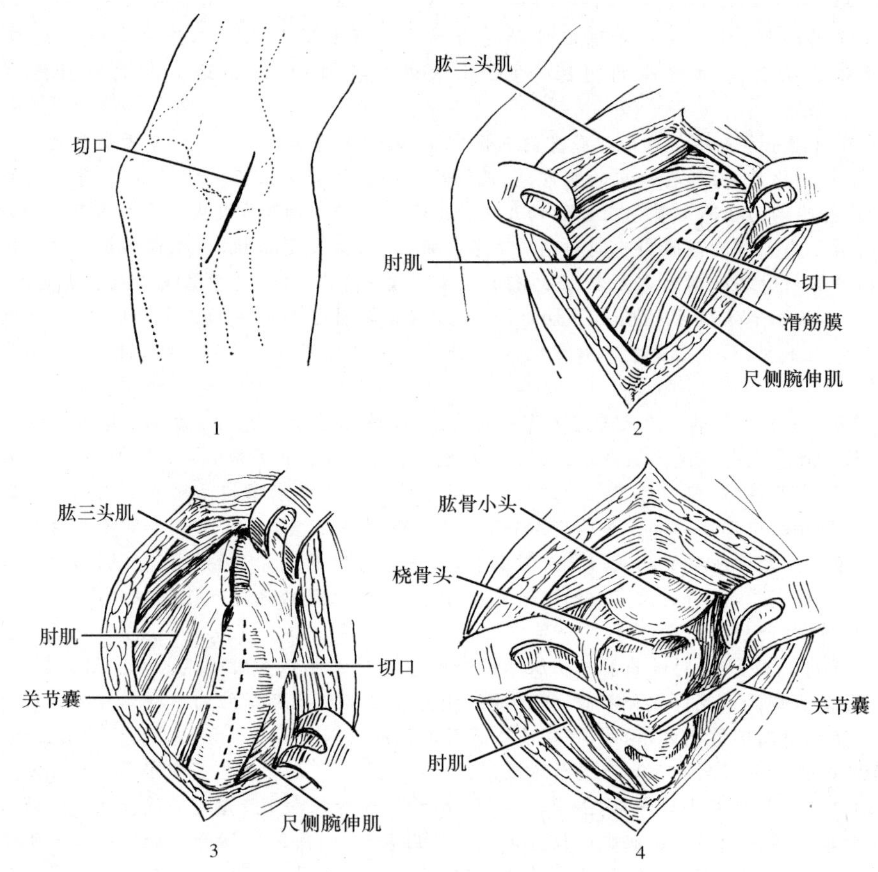

图 7-32-4 肘关节外侧手术入路(一)

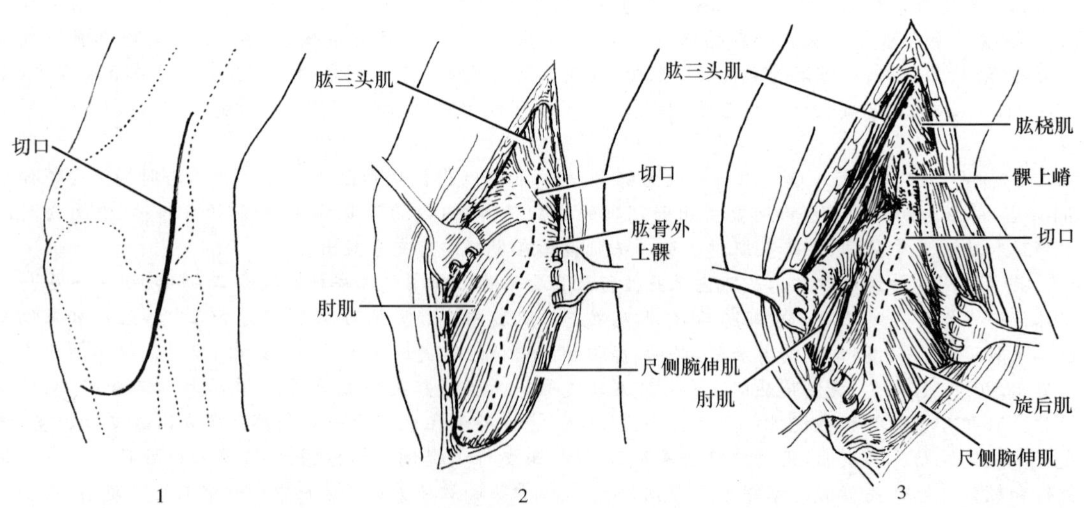

图 7-32-5 肘关节外侧手术入路(二)

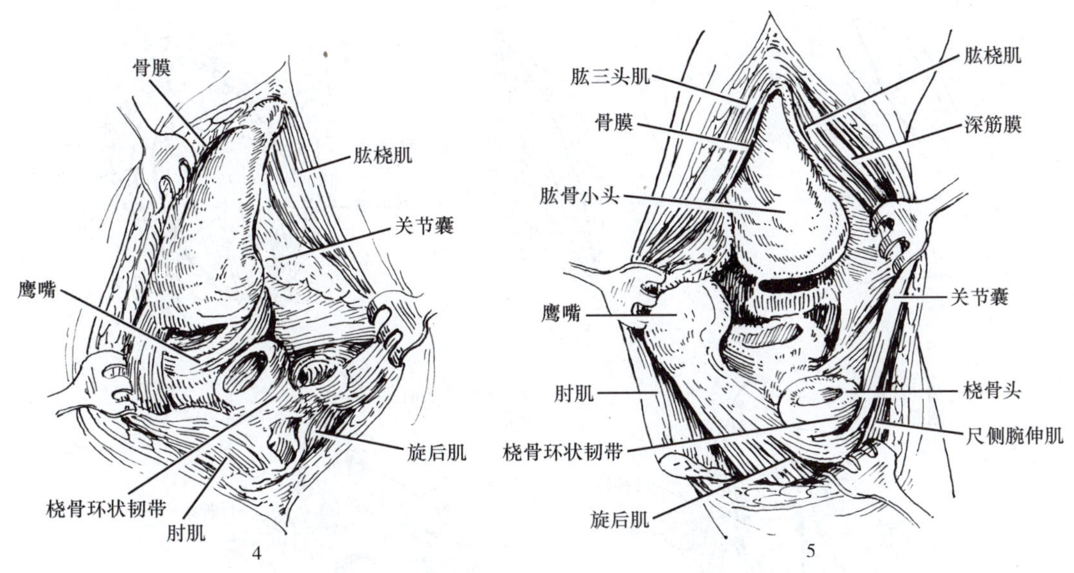

图 7-32-5 肘关节外侧手术入路(二)(续)

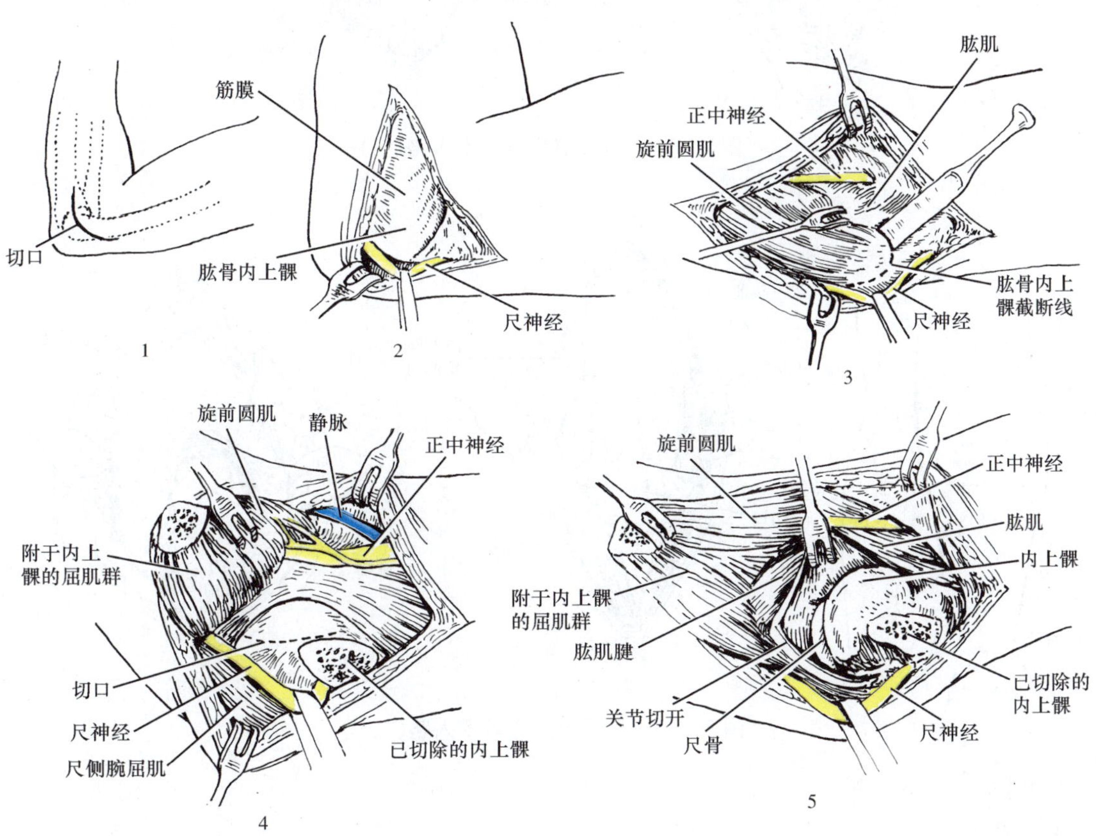

图 7-32-6 肘关节内侧手术入路

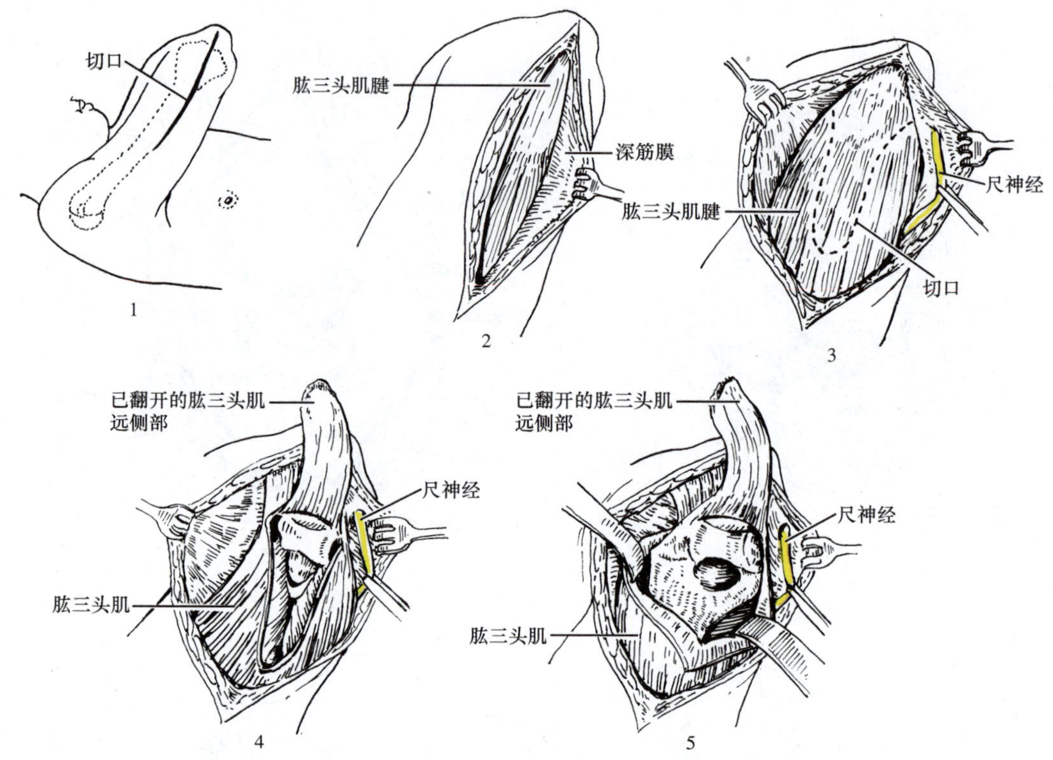

图 7-32-7 肘关节后方手术入路(一)

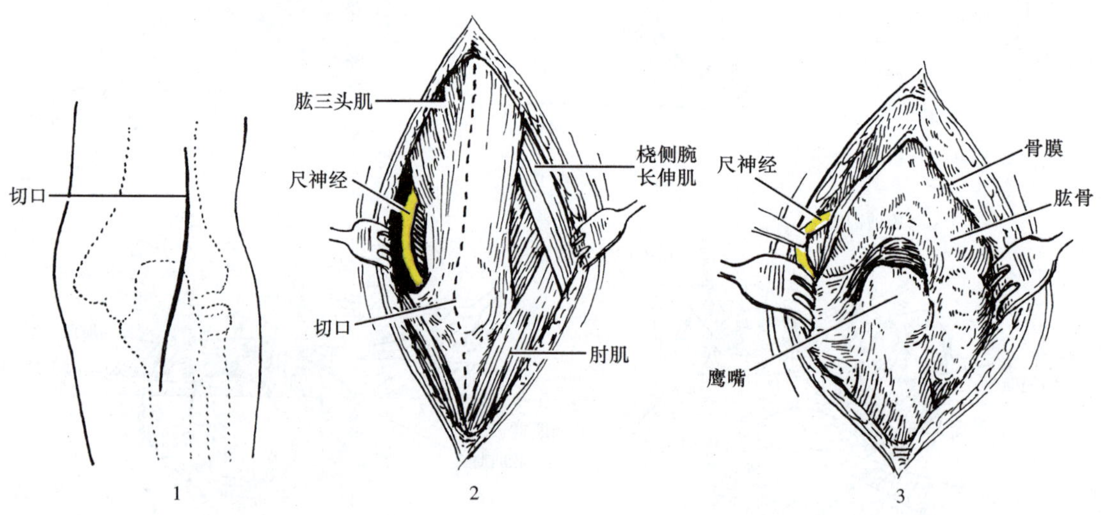

图 7-32-8 肘关节后方手术入路(二)

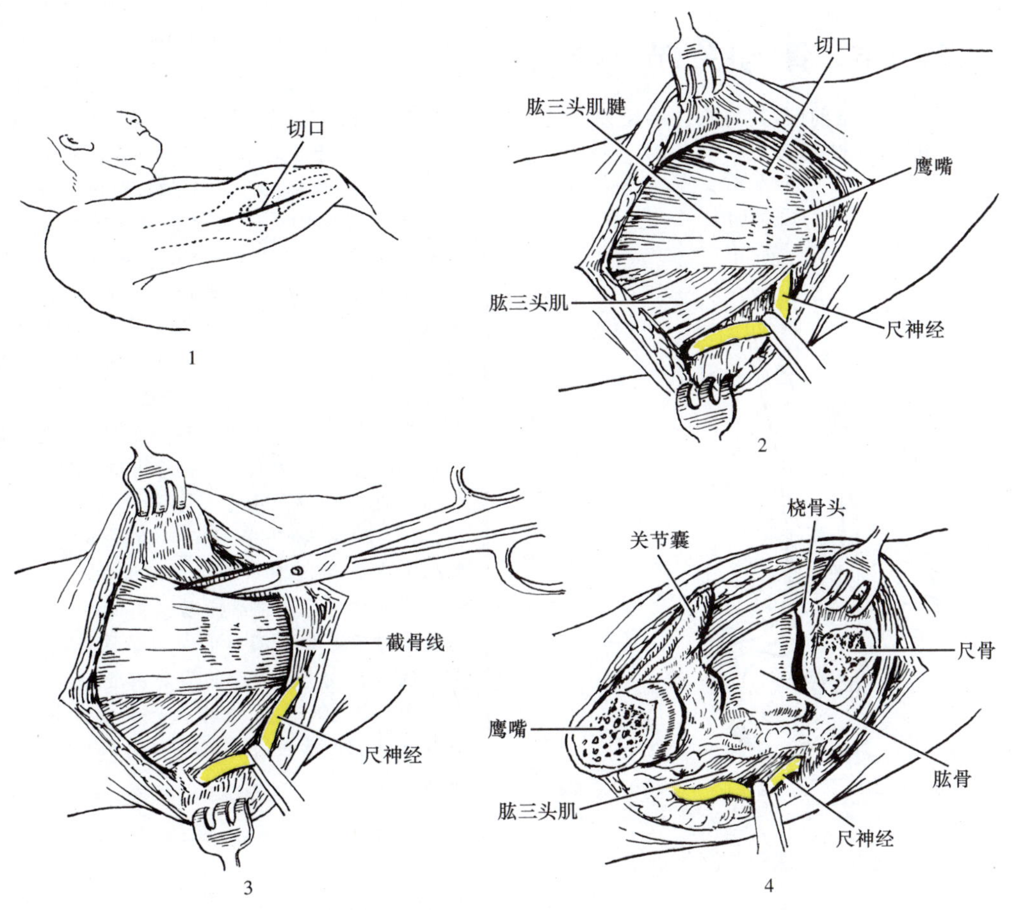

图 7-32-9 肘关节后方手术入路(三)

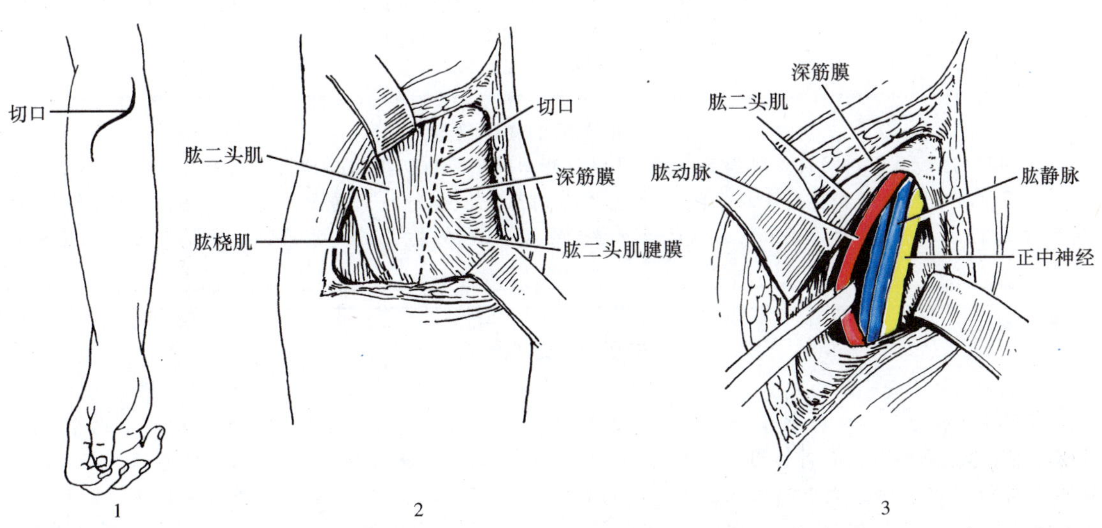

图 7-32-10 肘关节前方手术入路

第三节 骨与关节

肱骨下端扁干而略前倾，其与肱骨干长轴形成一约 30°的前倾角（图 7-32-11）。

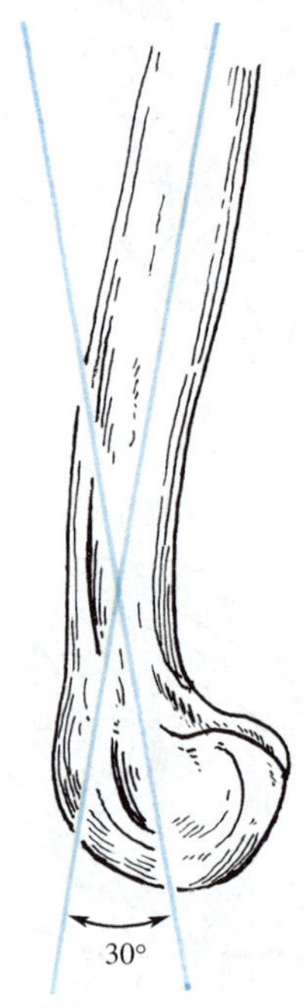

图 7-32-11 肱骨前倾角

提携角（肘外偏角）一般为 10°，在女性和小儿较大。当肘关节周围骨折，如肱骨髁上骨折行复位固定时，应注意恢复正常的提携角。提携角增大时，称肘外翻；减小时，称为肘内翻。肘外翻或肘内翻不但影响上肢功能，且可使肘后内侧沟的尺神经受累，造成摩擦性尺神经炎。

肘关节的关节囊前、后比较松弛，尤以后部为甚，由于幼儿的冠（喙）突较小，故容易发生肘关节后脱位（图 7-32-12，图 7-32-13）。

关于肱骨远端骨骺分离

肱骨远端骨骺分离系幼儿期和青年期最常见的肘关节损伤之一。骨骺分离常伴有肱骨远位端骨折，可发生于 16～17 岁之前，此时分离的骨片包括滑车、肱骨小头和外上髁。而内上髁则因发生于另一成骨中心，故与骨骺本身无关，而且又位于关节之外。5 岁前，整个肱骨软骨端及 4 个次级骨化中心可能从骨干撕脱，其病变所形成的畸形、肿胀、脱位和骨片的活动等均与髁上骨折相似。有时骨骺也带下一小部分肱骨干。在 16～17 岁以前，骨骺分离可伴发后脱位。

骨骺分离最常见的一种移位情形，是骨骺随着前臂两骨向后移位。因而所出现的畸形同前两骨的后脱位相像。由于骨膜与骨骺软骨坚固相接，从骨干后部撕下长短不定的一部分骨膜。如复位不准确，撕下的骨膜便在肱骨之后重生新骨，并妨碍前臂的完全伸展活动。复位和保持各部分的准确对位是非常困难的。为了保持复位准确，常须使前臂成完全屈曲的不动状态。

由于软骨端在 X 线片上是半透明体影，所以当 3 岁以下儿童的次骨化中心尚未发生之时，很难判断骨骺是否分离。

关于肘关节的物理检查

肘部损伤后，由于周围缺少肌肉的包绕，很快即开始肿胀，因此，很容易掩盖肘关节各骨突出部分的标志。为了早期明确诊断和鉴别诊断，肘关节伤后应及时系统检查肘关节周围的 4 个骨隆凸，即两个上髁、鹰嘴和桡骨头。并应试验肘关节的自动运动和被动运动。这样，对骨折或关节脱位的早期整复则有重要意义。

关于肱骨远端骨折

跌倒时肘关节是半屈曲或全伸，手掌着地。暴力经前臂向上传递而达肱骨下端，将肱骨髁推向后上方。同时由上向下的体重和冲力，将肱骨干下部推向前下方，使肱骨髁上最薄弱处发生骨折。此外，因该处有鹰嘴、喙窝和桡骨窝而对外力作用表现无力状态，尚且因上髁接近表面等因素，使肱骨髁上部引起各种类型骨折，但最多见者是骨折线从前下方斜向后上方（图 7-32-14），亦有呈横形或粉碎性者。远侧骨折段向后上方移位，又可因暴力来自肱骨前、内或前、外而同时伴有向桡侧或向尺侧移位。近侧端向前移位，可压迫或损伤肱动脉、正中神经或桡神经。

跌倒时肘关节屈曲，肘后着地，暴力由肘部传至肱骨下端。骨折线同上述骨折线相反，由后下方斜向前上方，远折段向前上方移位，有时合并向外侧或内侧移位，也可有旋转移位，但合并血管及神经损伤者也较少见。此外，该型骨折同上述伸直型肱骨髁上骨折相比也比较少见。

关于桡骨小头半脱位

桡骨小头半脱位常见于5岁以下的小儿。以前认为，5岁以下小儿桡骨小头的直径较桡骨颈的直径小，因而在被牵拉时桡骨小头容易自环状韧带下脱出的观点是错误的。解剖学通过测定，不同年龄小儿桡骨小头的直径均大于桡骨颈的直径30%～60%。在小儿尸体上的检查表明，由于5岁以下小儿环状韧带前下方的附着点较薄弱；桡骨小头关节面的平面略向后方远端倾斜，与桡骨干的纵轴不完全垂直；且略呈卵圆形，在旋后位的矢状径较长；在极度旋前位，桡骨小头略离开尺骨的桡骨切迹，其前外侧的边缘较低平而位于偏远端；当小儿因穿衣、行走时跌倒，或上阶梯、过马路等被他人握住其手于前臂旋前位用力向上牵拉时，环状韧带容易向桡骨小头前外侧的近端滑移，其薄弱点易被横行撕破，桡骨小头前方即在环状韧带前下方脱出，形成半脱位。

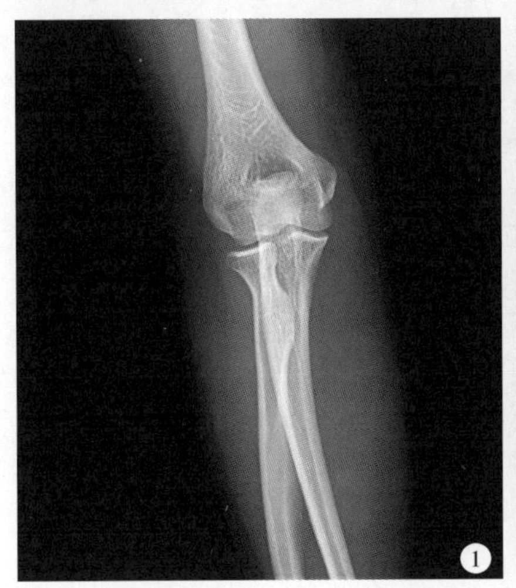

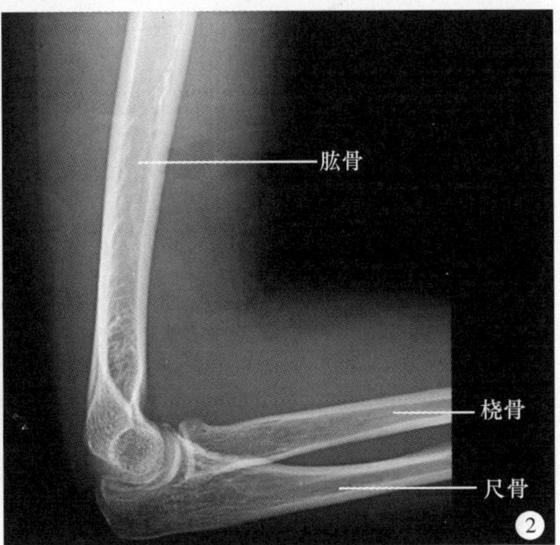

图 7-32-12　伸直位和屈曲位肘关节

1. 伸直位；2. 屈曲位

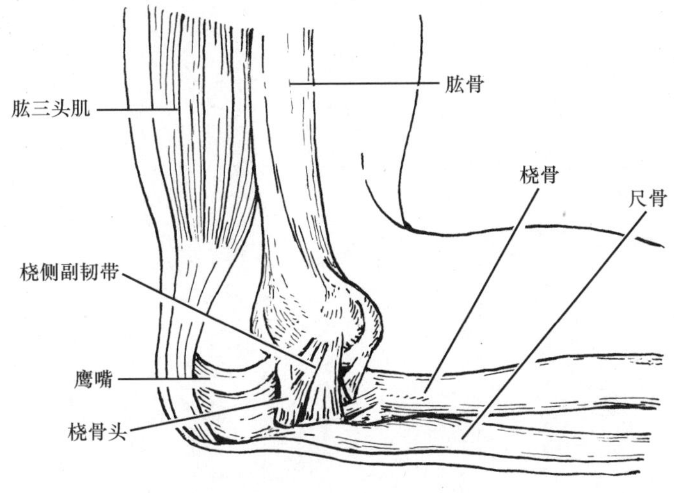

图 7-32-13　肘关节后脱位

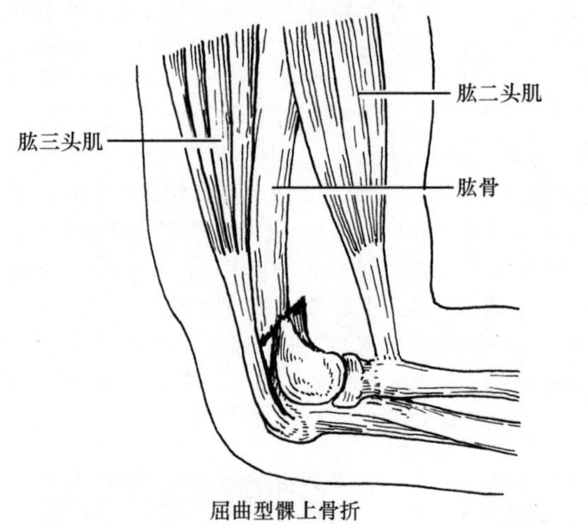

屈曲型髁上骨折

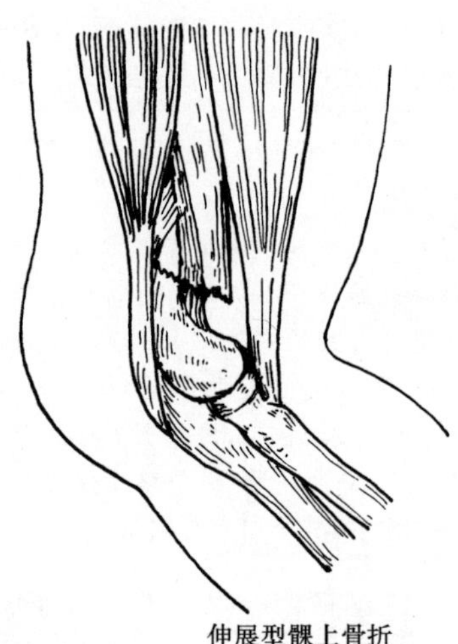

伸展型髁上骨折

图 7-32-14　肱骨髁上骨折

第三十三章　前　臂　部

前臂位于肘部与手部之间，上界为肘部的下界，下界为桡、尺骨茎突以上两横指的环形线。外侧界为自肱骨外上髁至桡骨茎突的连线，内侧界为自肱骨内上髁至尺骨茎突的连线。前臂部分为前臂前区和前臂后区。

第一节　浅层结构

一、皮　　肤

前臂前区皮肤较薄，移动性较大，前臂后区皮肤较厚，移动性较小。在整形外科手术中前臂部常作为切取皮瓣的部位。

二、浅　筋　膜

此处浅筋膜含脂肪的多少因人而异。浅筋膜中有浅静脉和皮神经，浅静脉变化甚多，有时，丰富的皮下脂肪增加寻找浅静脉的困难。

三、浅　静　脉

1. 头静脉 v. cephalica　起自手背静脉网的桡侧，向上行于前臂背侧面桡侧，在前臂远侧 1/3 与近侧2/3 交界处的附近绕至前臂掌侧面。

2. 肘正中静脉 v. medianacubiti　在肘窝处连接头静脉和贵要静脉，变异甚多。有时为两支或者缺如，有时很粗大，因而头静脉上段消失或很小。

3. 贵要静脉 v. basilica　起自手背静脉网的尺侧，沿前臂背侧面的尺侧上行，逐渐转向掌侧面，在肘窝处接受肘正中静脉。

4. 前臂正中静脉 v. intermedia antebrachii　起于手掌静脉丛，沿前臂掌侧面上行，注入肘正中静脉或贵要静脉。前臂正中静脉可见 1～4 支，有时缺如。如果前臂正中静脉呈分叉状，分别注入贵要静脉与头静脉，此种连通形式称为“M”型，其出现率为 30%～40%左右，临床上进行输血、输液或插入心导管应当注意。

四、皮　神　经

前臂前区靠尺侧有前臂内侧皮神经分布，靠桡侧有前臂外侧皮神经分布，其远侧份有肌皮神经与尺神经的掌皮支分布。前臂后区有前臂后皮神经分布，靠尺侧有前臂内侧皮神经分布，靠桡侧有前臂外侧皮神经分布，其远侧份还有桡神经浅支和尺神经手背支分布。

第二节　深筋膜和筋膜间隙

前臂深筋膜发达，向上续连臂筋膜，向下与手部筋膜连续。前臂掌侧面近肘窝处通过肱二头肌的腱膜加强，成为前臂浅层屈肌的起始。前臂背侧面筋膜特别发达，并且附着于尺骨鹰嘴和肱骨上髁，成为前臂浅层伸肌的起始。在前臂的远端，腕关节附近筋膜增厚，形成**腕掌侧韧带** ligamentum carpi palmare 和**腕背侧韧带** lig. carpidorsalis 以及深层的**屈肌支持带** Retinaculum flexorum（腕横韧带 ligamentum carpi transversum）。腕背侧韧带向深面发出数个间隔，与桡、尺骨骨膜共同形成骨性纤维管，管内衬以腱滑液鞘壁层，通过为腱滑液鞘脏层所覆盖的前臂伸肌腱。在腕部的尺侧，腕背侧、掌侧韧带构成腕尺侧管，尺动脉和尺神经通过该管。腕横韧带与腕骨共同构成腕管，管内通过各指屈肌腱和正中神经。腕横韧带在桡侧分两层，附着于大多角骨构成腕桡侧管，桡侧腕屈肌及其腱滑液鞘通过该管。

前臂深筋膜发出两个肌间隔连于桡骨与尺骨，与桡尺骨的骨间膜（前臂骨间膜 membrana interossea antebrachii）共同构成前后两个筋膜间隙（图 7-33-1）。前筋膜间隙内有旋前圆肌和屈肌群，后筋膜间隙内有旋后肌和伸肌群。前筋膜间隙又分为深、浅两部。在前臂远侧端，指深屈肌深面，旋前方肌和前臂骨间膜浅面之间，有一个疏松结缔组织间隙，称**屈肌后间隙** spatium flexor posterior 。此间隙有重要临床意义，当手部感染蔓延到该间隙，常在尺骨茎突以上约 4cm 处，沿桡、尺骨纵行切开引流。当断肢再植术后，肢体发生肿胀，必要时可切开深筋膜减压，以利改善肢体的血液循环。

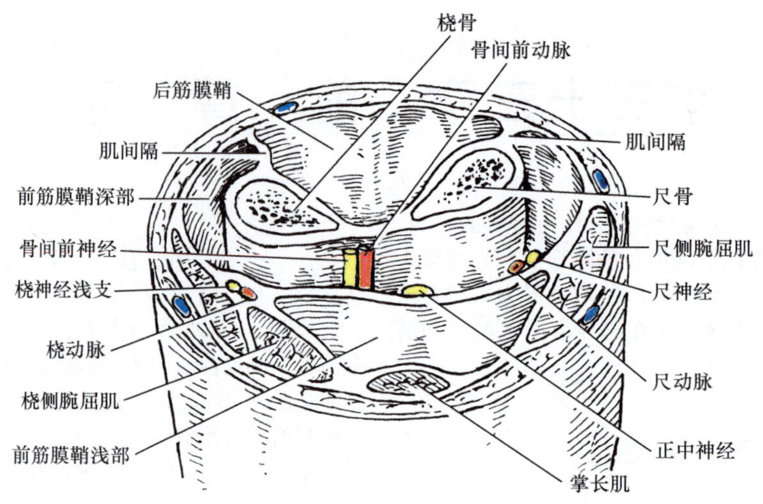

图 7-33-1 前臂筋膜鞘(右侧远端)

第三节 前 臂 肌

前臂肌位于桡、尺骨的周围，主要作用于肘关节、腕关节和手关节。前臂肌多为长梭形，肌肉的肌腹靠近侧端，向远侧端逐渐移行为长腱，因此在外形上前臂近端粗，远端细。前臂肌按功能分为伸肌、屈肌和旋转肌，按解剖位置分为前群和后群。前群主要为屈肌和旋前肌，共有 9 块，多数起于肱骨内上髁，按其位置浅、深可分为四层(表 7-33-1)。

表 7-33-1 前臂前群肌的起止和作用

层次	名称	起点	止点	作用	神经及脊髓节段
第一层	肱桡肌	肱骨外上髁上方	桡骨茎突	屈肘、前臂旋前	桡神经($C_{5,6}$)
	旋前圆肌	肱骨内上髁	桡骨中部前外侧面	屈肘、前臂旋前	正中神经($C_{6,7}$) 尺神经($C_{7,8}$，T_1)
	桡侧腕屈肌		第 2 掌骨底前面	屈肘、屈腕、手外展	
	掌长肌		掌腱膜	屈腕、紧张掌腱膜	
	尺侧腕屈肌		豌豆骨	屈腕、手内收	
第二层	指浅屈肌	肱骨内上髁	第 2～5 指中节指骨底	屈近侧指关节、屈掌指关节、屈腕	正中神经 ($C_{7,8}$，T_1)
第三层	拇长屈肌	桡骨中 1/3、骨间膜前面	拇指末节指骨底	屈拇指	
	指深屈肌	尺骨及骨间膜	第 2～5 指末节指骨底	屈远侧指关节、屈掌指关节、屈腕	
第四层	旋前方肌	尺骨下 1/4 前面	桡骨下 1/4 前面	前臂旋前	

1. 第一层由桡侧向尺侧依次是**肱桡肌**、**旋前圆肌**、**桡侧腕屈肌**、**掌长肌**和**尺侧腕屈肌**。

2. 第二层**指浅屈肌**。

3. 第三层**拇长屈肌**位于桡侧，**指深屈肌**位于尺侧。

4. 第四层**旋前方肌**位于桡、尺骨下 1/4 前面。

前臂前群肌中，掌长肌的肌腱由于其形态的细长，常可用作肌腱移植的材料，切取后对功能无任何影响。指浅、深屈肌共有 8 条肌腱，主要功能是屈指。

前臂后群肌主要为伸肌和旋后肌，共有 10 块，多数起自肱骨外上髁。依其位置可分为浅层与深层，浅层由外侧向内侧有**桡侧腕长伸肌**、**桡侧腕短伸肌**、**指总伸肌**、**小指固有伸肌**、**尺侧腕伸肌**。深层有 5 块，上部为**旋后肌**，下部由桡侧至尺侧排列是**拇长展肌**、**拇短伸肌**、**拇长伸肌**和**示指固有伸肌**(表 7-33-2)。

> 手术缝合断裂的肌腱时，如何辨认肌腱是很重要的。固定掌指关节和近侧的指间关节，牵拉断裂肌腱远侧端，如末节手指屈曲，可确定为指深屈肌腱。

表 7-33-2　前臂后肌群的起止和作用

层次	名称		起点	止点	作用	神经支配
浅层	外侧群	桡侧腕长伸肌	肱骨外上髁	第 2 掌骨底背面	伸腕和腕外展伸腕	桡神经($C_{6\sim8}$)
		桡侧腕短伸肌		第 3 掌骨底背面		
	后群	指总伸肌		第 2～5 指中节和末节指骨底	伸腕、伸指	
		小指固有伸肌		小指指背腱膜	伸腕、伸小指	
		尺侧腕伸肌		第 5 掌骨底	伸腕、腕内收	
深层	上部	旋后肌	肱骨外上髁和尺骨	桡骨上部	前臂旋后	桡神经($C_{6\sim8}$)
	下部	拇长展肌	桡、尺骨背面	第 1 掌骨底	外展拇指及腕关节	
		拇短展肌		拇指近节指骨底	伸拇指掌指关节	
		拇长伸肌		拇指末节指骨底	伸拇指	
		示指固有伸肌		示指中节指骨	伸示指	

第四节　前臂的血管和神经

一、前臂血管和神经的体表投影

1. 桡动脉 a. radialis　由肘窝中点稍下方到桡骨远端掌侧面桡动脉搏动处的连线。

2. 尺动脉 a. ulnaris　由肘窝中点稍下方到豌豆骨桡侧的连线。

3. 正中神经 n. medianus　由肱骨内上髁与肱二头肌腱连线的中点到腕部桡侧腕屈肌腱与掌长肌腱之间的连线。

4. 尺神经 n. ulnalis　由肱骨内上髁与鹰嘴连线中点到豌豆骨桡侧缘的连线。

5. 桡神经 n. radialis　浅支的投影为肱骨外上髁到桡骨茎突的连线；深支的投影为肱骨外上髁到前臂背侧中线的中、下 1/3 交界处的连线。

二、前臂前区的血管和神经

1. 桡动脉和桡神经　浅支桡动脉在前臂上1/3的位置深行于肱桡肌与旋前圆肌之间的间隙内；在下2/3位于肱桡肌和桡侧腕屈肌之间，桡动脉远侧 1/3 位置表浅，位于桡骨及桡侧腕屈肌腱的外侧，可摸到动脉的搏动。桡神经浅支在肱桡肌深面与桡动脉伴行，在前臂中 1/3 以下神经更偏向外侧，至前臂下 1/3 神经离开动脉穿过深筋膜转向手背(图 7-33-2)，管理桡侧手背手指的皮肤感觉。据文献报道，桡神经浅支还可发出桡侧腕长、短伸肌支，桡侧腕短伸肌支的出现率为 15%～56%。因此，在采取前臂带血管蒂的肱桡肌肌皮瓣或带桡动脉的神经移植体时，要保留桡神经浅支外侧发出的两个肌支，以免影响伸腕的功能。还有 5%～6%的桡神经浅支缺如，如果采取带桡动脉的桡神经浅支移植时，术前要考虑变异的可能性。

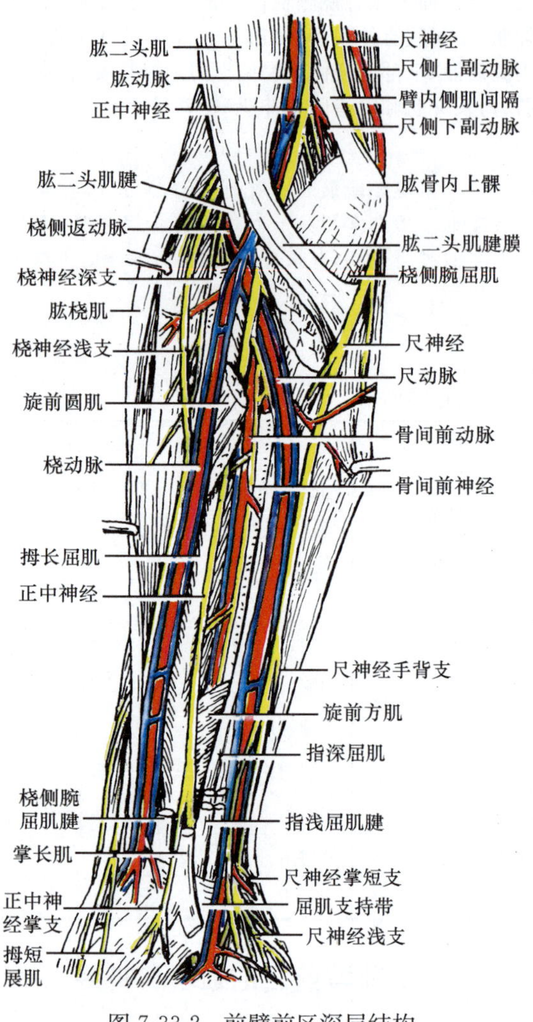

图 7-33-2 前臂前区深层结构

2. 尺动脉和尺神经 尺动脉是肱动脉两个端支中比较大的，穿旋前圆肌的深面，沿指浅屈肌深面下行，在前臂前区中 1/3 以下，行于尺侧腕屈肌深面垂直下降至豌豆骨的桡侧。尺神经自尺神经沟向下，穿尺侧腕屈肌达前臂内侧，在前臂上 1/3 处离尺动脉较远，然后逐渐靠近尺动脉，伴内侧垂直下降。尺神经在前臂上部发出肌支至尺侧腕屈肌和指深屈肌尺侧半，在前臂中、下 1/3 交界附近发出手背支，向后下经尺侧腕屈肌深部转向手背。

3. 骨间前动脉和正中神经 尺动脉平桡骨粗隆发出骨间总动脉，该动脉经指深屈肌和拇长屈肌之间达前臂骨间膜掌侧面，分为骨间前动脉和骨间后动脉。骨间前动脉紧贴骨间膜下行，达桡腕关节上方进入旋前方肌深面，沿途发出分支，在前臂中部还发出桡、尺骨的滋养动脉。正中神经穿旋前圆肌，在前臂中 1/3 行于指浅、深屈肌之间，达到前臂下 1/3 位于桡侧腕屈肌腱与掌长肌腱、指浅屈肌腱之间，然后进入腕管。正中神经在腕部上方位置浅表，仅有皮肤和前臂筋膜覆盖。此处行正中神经阻滞麻醉时，可在掌长肌腱的桡侧进行。正中神经支配旋前圆肌、桡侧腕屈肌、指浅屈肌和掌长肌的分支，大都在前臂近侧发出。正中神经穿旋前圆肌处，发出骨间前神经和骨间前动脉伴行，其分支支配拇长屈肌、旋前方肌及指深屈肌的尺侧半。

三、前臂后区的血管和神经

1. 桡神经深支一般又称为**骨间后神经** n. interosseus posterior，在肱桡肌与肱肌之间由桡神经分出后走向背侧，从桡骨颈外侧穿旋后肌至前臂后区，在浅、深层伸肌之间下行至腕背，分细支至关节和韧带(图 7-33-3)。前臂伸肌支除桡侧腕长伸肌支 94% 自桡神经主干发出外，其余均由桡神经深支发出。至桡侧腕短伸肌和旋后肌的分支，深支穿旋后肌间隙之前发出，穿旋后肌间隙后发出肌支支配其余所有前臂伸肌。

2. 骨间后动脉 a. interosseus posterior 发自骨间总动脉，穿过前臂间膜上缘，经旋后肌和拇长展肌之间达到前臂背侧，伴骨间后神经沿前臂伸肌浅、深层之间下行，至前臂下部与骨间前动脉吻合，参与构成腕背动脉网。

关于桡管综合征

桡管的组成有四个壁和两个口：内侧壁由肱桡肌和旋后肌组成；外侧壁是肱桡肌和桡侧腕长、短伸肌的近侧端，还有旋后肌起始部位于外侧壁的深面；前壁(顶壁)的近侧端是肱桡肌和桡侧腕长、短伸肌，远侧端是旋后肌浅部；后壁(底壁)从近侧端起依序为肱肌、肱二头肌腱、肱桡关节和旋后肌深部。上口位于肱桡肌和肱肌之间；下口位于旋后肌间隙远侧。桡管中有桡神经深支及其分支、桡侧返动脉及其分支等。桡管前壁的旋后肌浅部和桡侧腕短伸肌呈弓状跨过骨间后神经前方(图 7-33-4)。如果旋后肌弓呈腱性弓，称为 FrÖhes 弓，桡侧腕短伸肌弓呈腱性弓，则称为桡侧腕短伸肌腱弓(图 7-33-5)。该两弓可造成骨间后神经的压迫症状，临床上称为桡管综合征。

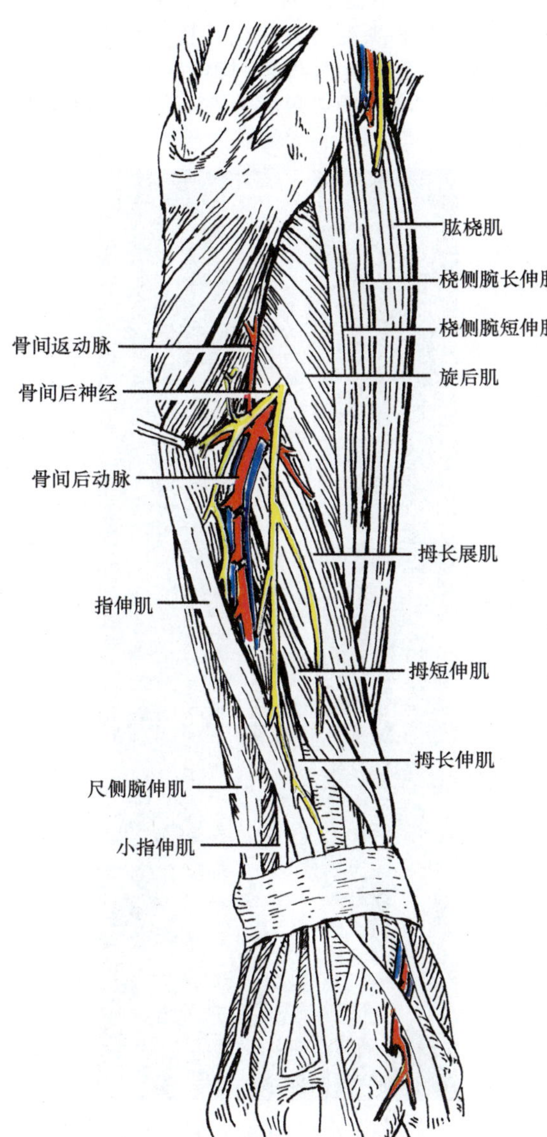

图 7-33-3　前臂后区深层结构

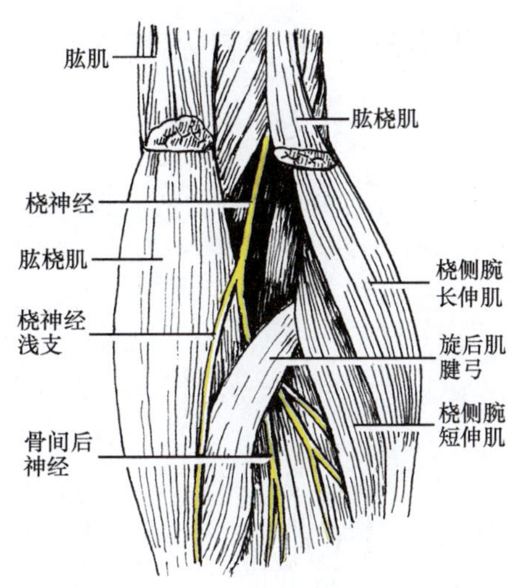

图 7-33-4　骨间后神经与旋后肌腱弓的毗邻关系

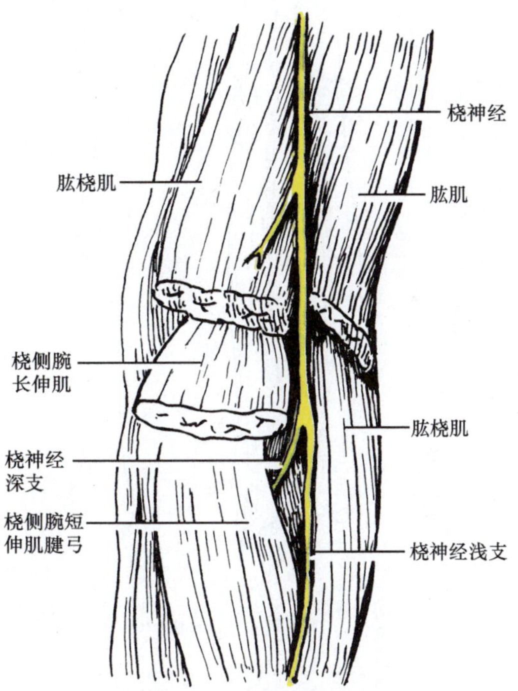

图 7-33-5　骨间后神经与桡侧腕短伸肌腱弓的毗邻关系

第五节 前臂骨及其连结

一、桡 骨

桡骨是前臂两骨位于外侧的一根，分为一体两端。上端细小，其顶部稍膨大，称为桡骨头。头以下略细，称为桡骨颈，颈下份的内后侧有一粗糙突起，称为桡骨粗隆。下端粗大，其内侧面有尺切迹，其外侧份向下突出，称茎突。桡骨体呈三棱柱形，其内侧缘是薄锐的骨间缘。桡骨体有两个生理性弯曲，一个向背侧凸起，其角度平均为6.4°，一个向外侧凸起，平均角度为9.3°（图7-33-6，图7-33-7）。

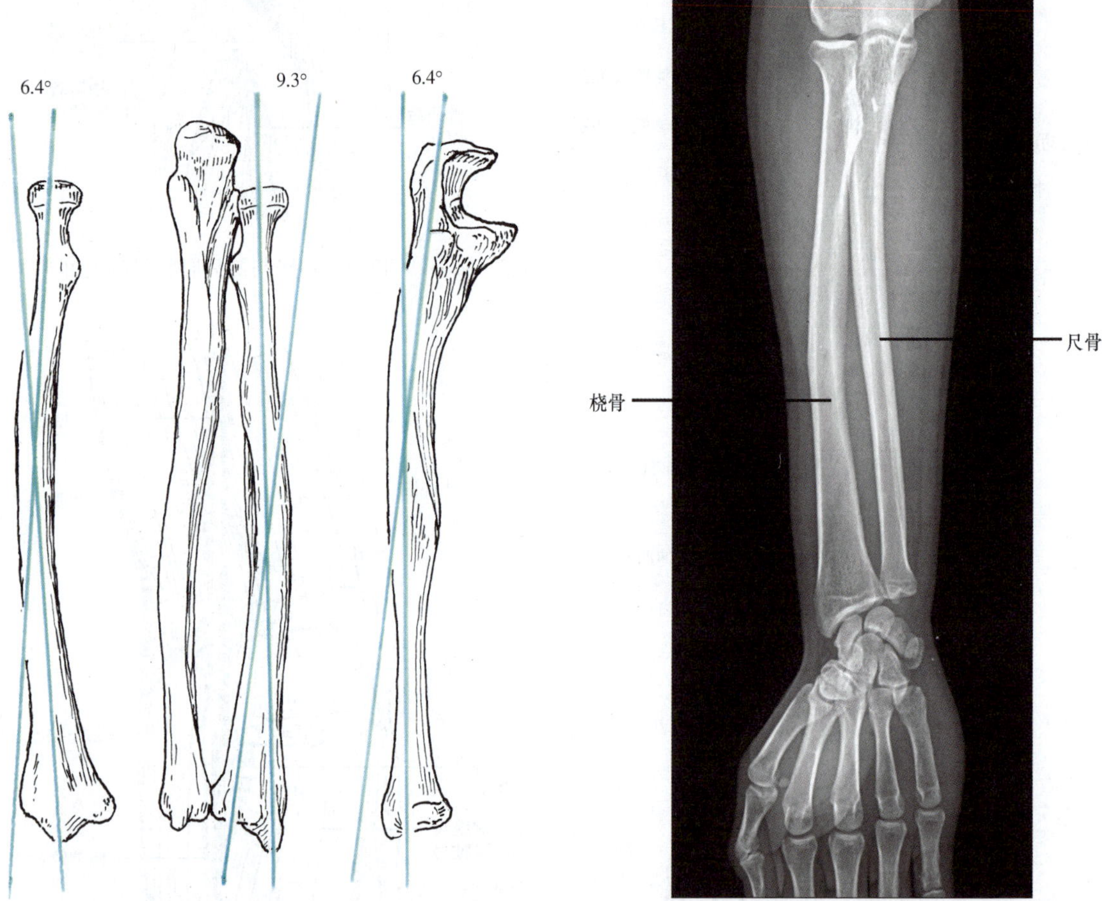

图7-33-6 桡、尺骨的生理性弯曲

图7-33-7 前臂正位片

关于桡骨干中上2/3前外侧手术入路

于前臂掌面桡侧做一纵行切口，自肘前横纹沿肱桡肌尺侧缘直线向下至前臂中下1/3交界处（图7-33-8）。沿皮肤切口切开皮肤、皮下组织和深筋膜，并将皮瓣适当向两侧游离，再沿肱桡肌与桡侧腕屈肌之间做一切口。沿肌间切口切开肌膜，小心分开肌间隙，注意勿损伤间隙内的桡动脉，并将桡动脉连同桡侧腕屈肌向尺侧牵开。将肱桡肌向桡侧牵开，游离出该肌深面的桡神经浅支，用橡皮条向桡侧牵开，显出旋后肌与旋前圆肌。再沿旋后肌与旋前圆肌交界处，即旋前圆肌附着处桡侧缘做作为桡骨骨膜切口，为了避免损伤穿过旋后肌的桡神经深支，必须严格遵守骨膜下剥离这一操作技术。在一般情况下不剥离旋前圆肌的附着部，如手术需要可将其同骨膜一起剥离，但术后缝合时，要准确恢复原位，给予缝合为佳。该入路通用于桡骨中上段的骨折切开复位、骨折不愈合的手术、肿瘤切除术和慢性骨髓炎死骨摘除术等。该切口局部解剖比较复杂,除需显露桡动脉和桡神经浅支外,肌间隙的关系也比较烦琐,故临床应用不多,仅限于病变在桡骨干前上方时。由于该入路能直接显露,故仍有一定选用价值。

关于桡骨干中下段前外侧手术入路

在前臂中下掌面桡侧做纵行切口。由桡骨茎突前方,沿肱桡肌腱与桡侧腕屈肌腱之间直线向上至前臂中点(图 7-33-9)。

沿皮肤切口切开皮下组织,将皮瓣适当向两侧游离,并小心从肱桡肌腱与桡侧腕屈肌腱之间切开深筋膜。避免损伤位于该两肌腱之间的桡动脉,向后方牵开肱桡肌,并找出该肌深面的桡神经浅支,妥善保护后,将桡动脉连同桡侧腕屈肌向尺侧牵开,显露指浅屈肌。同时牵向尺侧,拇长屈肌和旋前方肌即被露出。前臂由旋后位改为旋前位,于拇长屈肌和旋前方肌附着部的外侧缘与桡侧腕长伸肌腱之间做桡骨外侧骨膜切口。桡骨干中下段即可在骨膜下剥离,充分显出。

该切口系 Henry 切口,由于完全从肌间隙显露桡骨干中下段,而且显露比较充分,故应用比较满意。在手术进路中应注意位于桡侧腕屈肌深面的桡动脉及肱桡肌深面的桡神经浅支,以免受损。

关于桡骨干上 1/3 后侧手术入路(前臂背桡侧)

于前臂背面上端外侧做一纵切口,起自肱骨外上髁稍后下方或桡骨头稍下方,沿桡骨后缘向远侧延伸 8cm 左右,即沿桡侧腕短伸肌与指总伸肌之间向远侧伸延,可达前臂中点附近(图 7-33-10)。将皮瓣向两侧适当牵开后,显出指总伸肌和桡侧腕短伸肌。将指总伸肌牵向后,桡侧腕短伸肌拉向前方,即可显出旋后肌和由该肌下缘穿出的桡神经深支(骨间后神经)和其肌支。为了进一步显出桡骨近端,将前臂旋后,即可显出旋后肌桡骨的附着部。沿旋后肌的附着部前缘或桡骨干的外侧缘作为桡骨近端骨膜的切口。沿桡骨外侧缘剥离骨膜时,应特别注意桡神经深支由指伸总肌深面进入旋后肌深面后,从该肌下缘穿出并发出多数肌支,计有指伸、小指伸、尺侧腕伸、拇长屈、拇短伸、拇长伸、示指伸等肌支。如稍有疏忽,即会造成桡神经深支损伤,故临床上选用该手术入路时,多限于病变在桡骨干近端后方的病变。如须进一步显露桡骨中段,可以沿拇长展肌附着处的桡侧缘切开骨膜。

关于桡骨干下 1/3 后侧手术入路(背侧)

于前臂背侧面的桡侧做一纵行切口,自腕关节平面,沿桡骨背侧中线直线向上延长至前臂后侧(背侧)中点(图 7-33-11)。

沿皮肤切口切开皮下组织、深筋膜和腕背韧带,并将皮瓣向两侧游离,显露出拇长伸肌与斜行于桡骨下 1/3 背面的拇长展肌和拇短伸肌。于拇长展肌上缘和拇短伸肌下缘处分别做切口。

沿拇长展肌和拇短伸肌下缘向深面游离,用纱布条将其提起,使其深面的桡侧腕长伸肌、腕短伸肌腱得以显露,后于桡侧腕短伸肌腱的尺侧缘做桡骨背侧骨膜切口。

沿骨膜切口切开骨膜,做骨膜下剥离,并将骨膜与桡侧腕长、短伸肌一同向桡侧牵开,将拇长伸肌与骨膜向尺侧牵开,桡骨下 1/3 即可显出。

该切口是桡骨下端显露较为满意的一个切口,因为局部解剖不太复杂,副损伤很少,故常为临床应用。但显露桡骨下段前方较不方便,因此,它尚不能完全取代桡骨下端的其他入路。术中应时刻注意,切勿损伤走于深筋膜处的桡神经浅支。必要时应将拇长展肌和拇短伸肌作适当的游离,并用纱布条将其提起,便于下一步的手术进行,在游离拇长展肌上缘时,注意勿伤及进入该肌的桡神经肌支。

关于桡骨远端后侧(背侧)手术入路

沿桡骨背侧中线,下起自腕关节平面,上延 6~8cm(图 7-33-12)。

该入路适用于桡骨远端骨折开放复位、桡骨远端肿瘤切除等手术。皮肤、皮下组织、深筋膜和腕背韧带等沿皮肤切口方向切开后,将皮瓣向两侧游离,拇长伸肌与拇长展肌和拇短伸肌被显露后,同桡骨干下 1/3 背侧入路不同之处是仅于拇短伸肌下缘做一切口。

沿拇短伸肌下缘切开肌膜,于拇短伸肌下缘将该肌和拇长展肌一同剥离,并将其牵向上方。桡侧腕长、短伸肌腱显出后,于桡侧腕短伸肌腱的尺侧缘做桡骨背侧骨膜切开。从骨膜下将桡侧腕长、短伸肌腱牵向桡侧，拇长伸肌与骨膜牵向尺侧后，桡骨远端背侧即被显出。

该入路同桡骨干下1/3后侧(背侧)入路不同之处是，皮肤切口较短，拇长展肌上缘不需切开，露出的桡骨仅限于桡骨远端。也因其解剖不复杂，副损伤很小，故临床上常用以进行桡骨远端病变的手术入路。该入路不足之处仍然是不能在直视下显露桡骨远端的掌侧面的病变，因而也不能取代桡骨远端的前外侧手术入路(即桡骨中下段前外侧入路)。

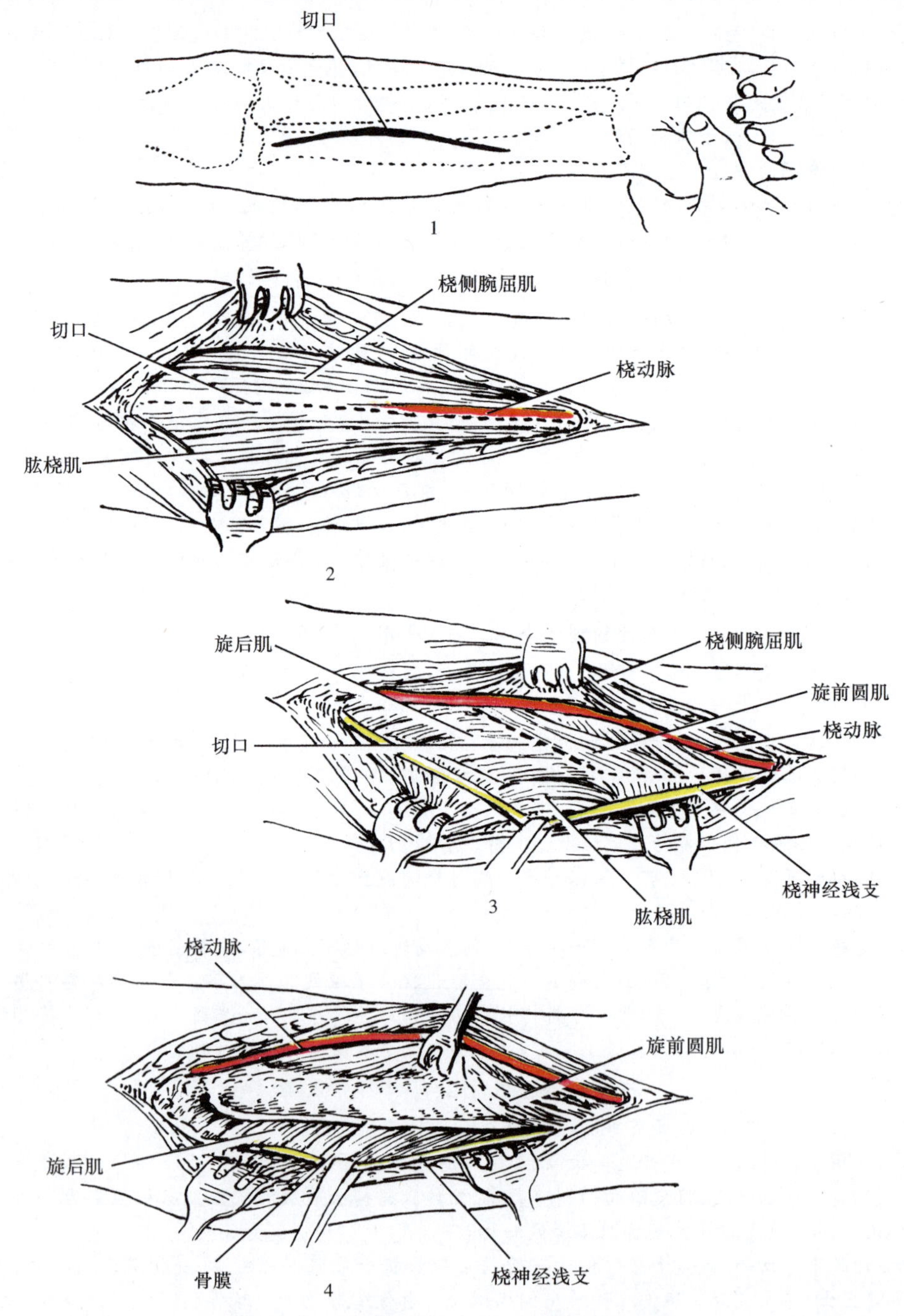

图7-33-8 桡骨干中上2/3前外侧手术入路

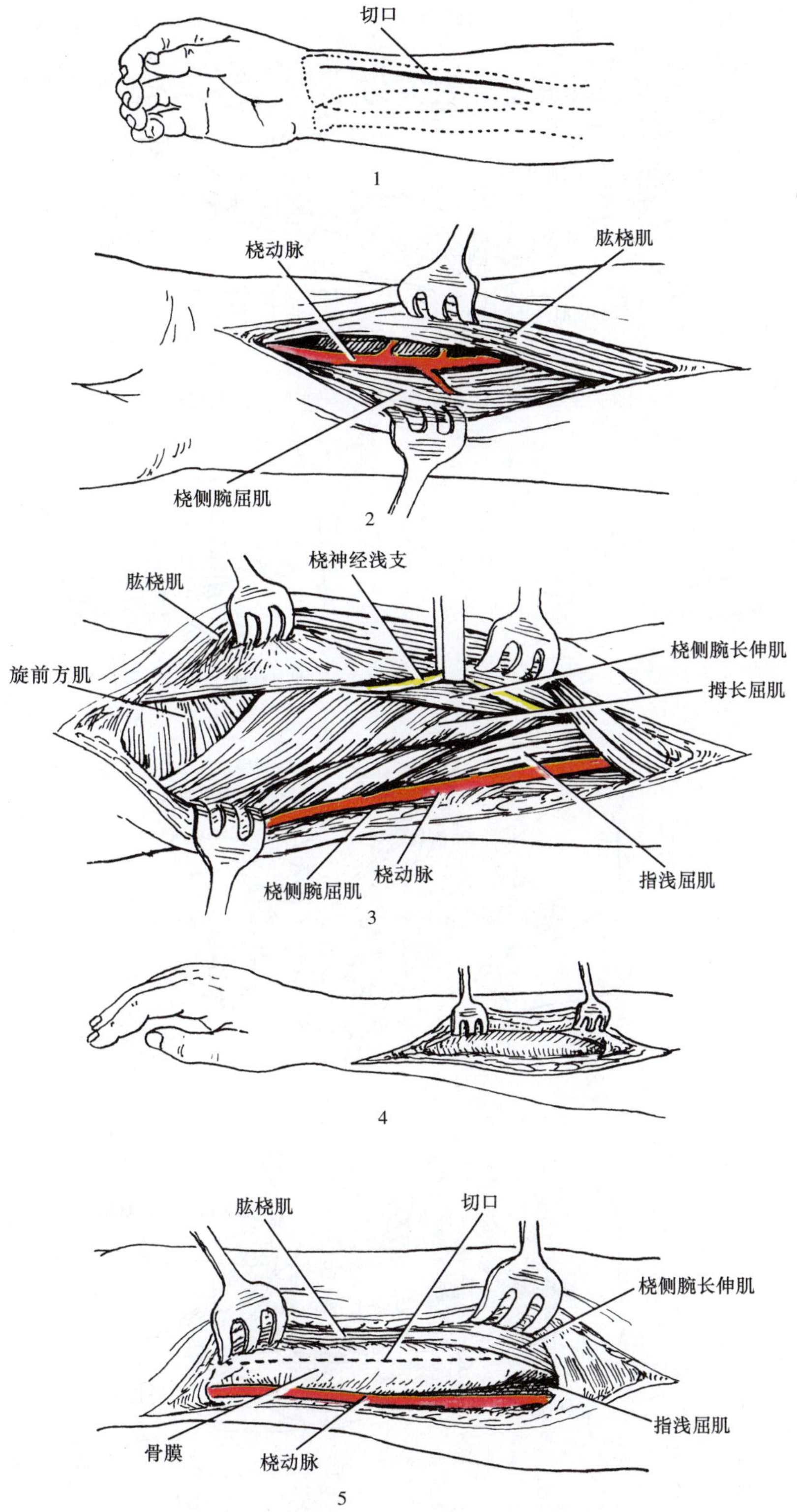

图 7-33-9 桡骨干中下段前外侧手术入路

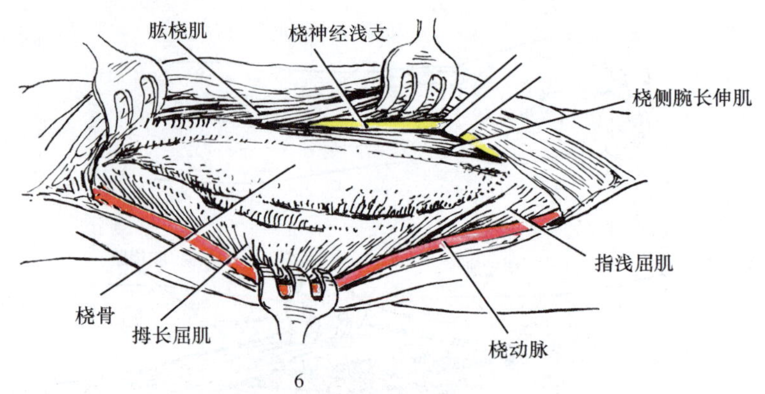

图 7-33-9 桡骨干中下段前外侧手术入路(续)

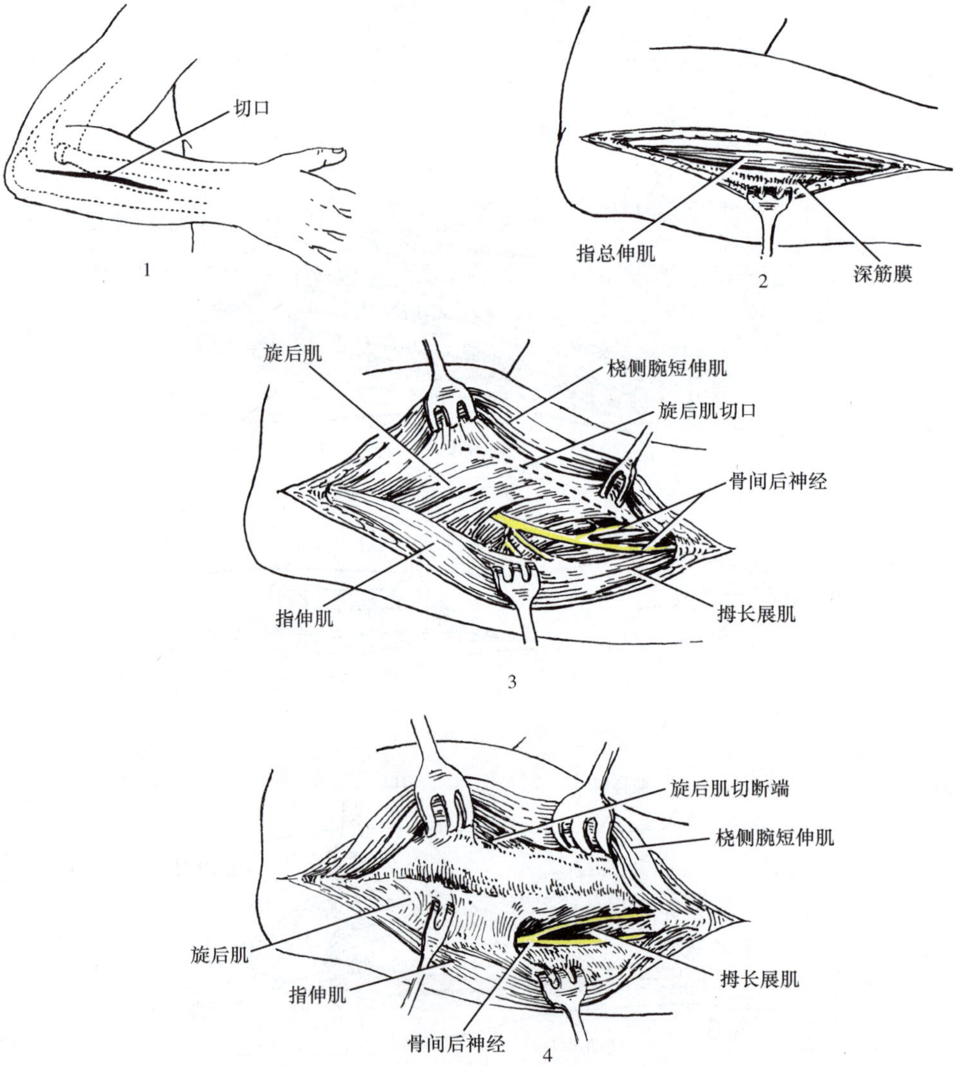

图 7-33-10 桡骨干上 1/3 后侧手术入路

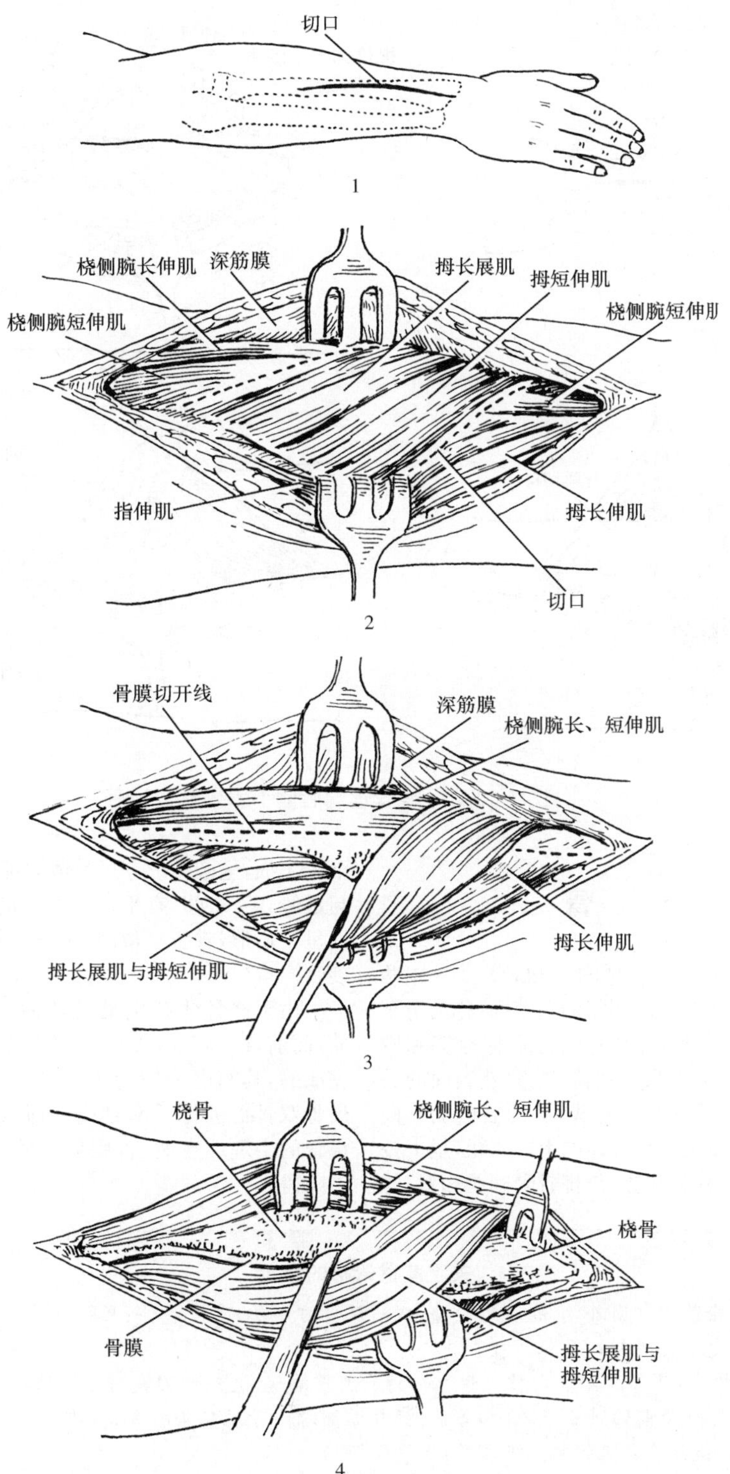

图 7-33-11　桡骨干下 1/3 后侧手术入路

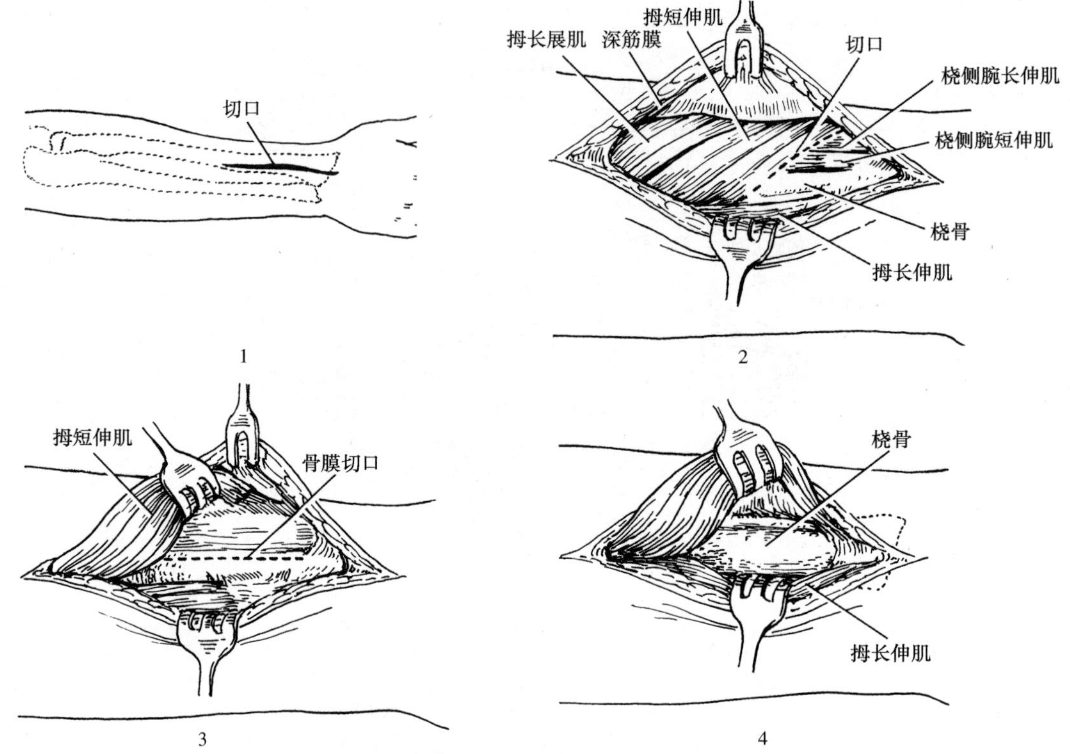

图 7-33-12 桡骨远端后侧手术入路

二、尺　　骨

尺骨是前臂两骨位于内侧的一根，分为一体两端。上端较粗大，前面有大的凹陷的关节面，称为滑车切迹。在切迹前上、前下方的突起，分别称冠突和鹰嘴。冠突前下面的粗隆是尺骨粗隆，冠突外侧面的关节面是桡切迹。尺骨下端称尺骨头，头的后内侧有向下的突起，称为尺骨茎突。尺骨体的上 3/4 粗，呈三棱柱形，其外侧缘锐利，称骨间缘，与桡骨骨间缘相对，体下 1/4 细，呈圆柱形。尺骨体大部分是直的，近侧 1/4 与远侧 3/4 之间，有平均为 6.4°的弯曲。尺骨体横断面呈三角形，骨折复位时，根据此特点，可防止骨折端旋转。

由于桡骨体有生理性弯曲，尺骨体大部分是直的，而前臂的旋前、旋后主要由桡骨围绕尺骨运动而完成的，其幅度一般为 180°左右。在桡骨骨折或桡、尺骨双骨折进行手术复位、内固定时，必须注意恢复桡骨的生理性弯曲，否则前臂的旋前、旋后运动将发生障碍。

关于前臂骨折的移位

前臂骨折时，除暴力作用外，骨折端的重叠、成角及侧方移位，主要受伸、屈肌群的影响。上、下骨折段的旋转畸形，主要受旋转肌群的牵拉所致。

1. 尺骨中份骨折：尺骨近侧端由肱肌牵引而向前上方举起，远侧端因旋前方肌的作用而偏向桡侧。

2. 桡骨干上 1/3（旋前圆肌止点以上）骨折：桡骨近侧端由于肱二头肌和旋后肌的作用而屈曲并旋后，远侧端因旋前圆肌和旋前方肌的作用而旋前（图 7-33-13）。

3. 桡骨干中 1/3 或下 1/3（旋前圆肌止点以下）骨折：桡骨近侧端因旋前圆肌的作用与旋后肌、肱二头肌的旋后作用互相抵消，因而移位较小，基本上处于正中位；远侧端因旋前方肌的作用而处于旋前位置（图 7-33-13）。

4. 桡、尺骨干双骨折：两骨完全骨折后，断端间可发生重叠、旋转、成角和侧方移位四种畸形。旋转运动是前臂特有的运动，旋转移位也是前臂骨折中的特有表现，控制旋转移位，其他移位畸形才能获得矫正。前臂骨间膜在骨折整复和固定中有一定的作用。手法复位时要按照骨折平面，旋转肌对骨折远、近端的牵拉作用，在相应的旋转位进行牵引。并在骨折部位的骨间隙施行“夹挤分骨”手法，使骨折各自分开，使骨间膜处于紧张状态下，牵动桡、尺骨间缘相互对峙，骨折远、近端就会自动地旋转到中立位。骨折整复成功后，利用前臂的这个解剖特点，以分骨垫及局部夹板外固定，即可防止发生不利于骨折愈合的旋转运动。

三、前臂骨间膜

前臂骨间膜是一坚韧的纤维膜，附着于桡、尺骨的骨间缘，其纤维方向由桡骨斜向内下抵于尺骨，其上、下端也有少许纤维呈相反的方向走行。膜的近侧份位于桡骨粗隆的远侧 2.5cm，远侧份与桡、尺远侧关节囊相融合。骨间膜除供前臂肌肉附着外，对稳定桡尺近、远侧关节和维持前臂旋转功能起重要作用。当前臂在中间位时，骨间隙最大，骨体中部距离最宽，约为1.5～2cm，骨间膜上、下一致紧张，且桡、尺骨的骨间缘相互对峙。当前臂旋前或旋后时，骨体间隙缩小，两骨的骨间缘不相对峙，骨间膜上下松紧不一致，两骨间的稳定性消失。因此，当前臂骨折时，应将前臂固定于中间位，以防止骨间膜挛缩，影响前臂的旋转功能。

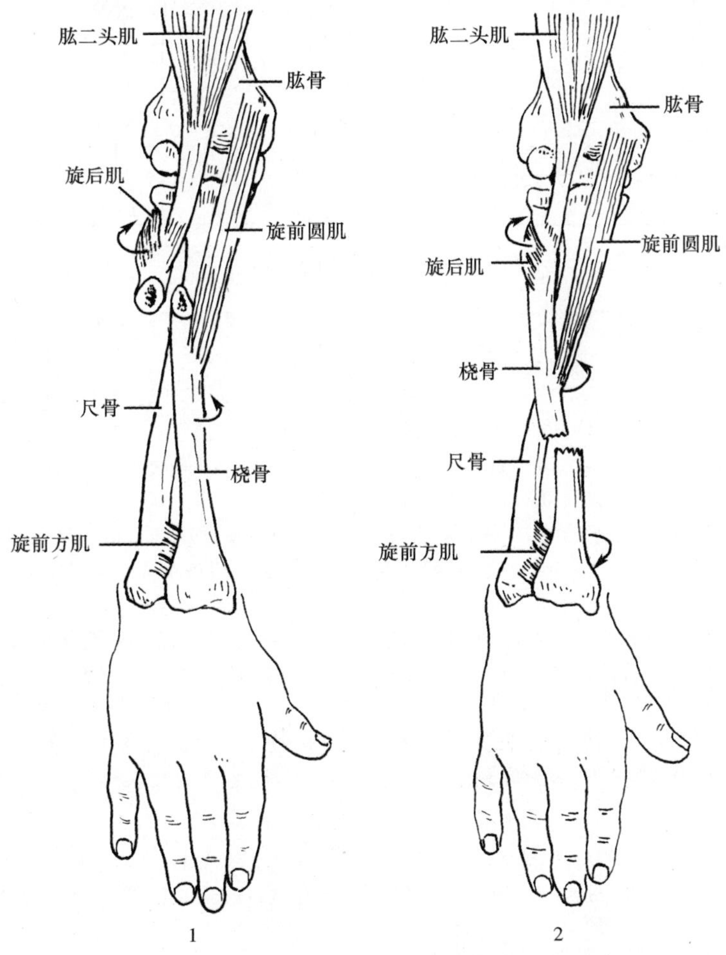

图 7-33-13　桡骨干骨折

1. 旋前圆肌止点以上　2. 旋前圆肌止点以下

四、桡尺近侧、远侧关节

桡尺近侧关节由桡骨环状关节面和尺骨切迹构成。在桡骨环状关节面周围有桡骨环状韧带附着尺骨切迹的前、后缘。桡尺远侧关节由尺骨头环状关节面与桡尺骨切迹构成。桡尺近侧和远侧关节为联合车轴关节(图 7-33-14),允许前臂产生旋转运动,其运动范围包括旋前和旋后,以旋后运动的幅度为大。

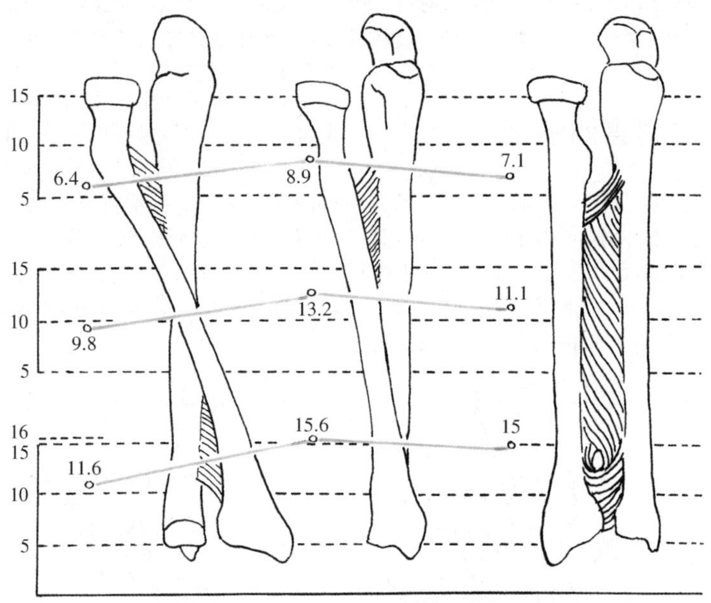

图 7-33-14 前臂骨的旋转运动

关于尺骨干上 1/2 前外侧手术入路

于前臂掌面,上方起自肘关节前横纹,沿尺侧腕屈肌前缘直线向下可达前臂中点。更确切的定位是从肱骨内上髁至尺骨茎突作一连线,在此线偏内侧做平行纵切口。

沿切口方向切开皮下组织,游离出前臂内侧皮神经并同皮瓣一同牵向尺侧,沿尺侧腕屈肌前缘切开深筋膜,再沿尺侧腕屈肌前缘与指浅屈肌内缘之间向深部剥离。

指浅屈肌牵向桡侧,即可显出自尺神经沟穿过尺侧腕屈肌的肱骨头和尺骨头之间,进入前臂并走行于指浅屈肌与指深屈肌之间的尺神经。妥善保护尺神经后,再从尺侧腕屈肌前缘与指深屈肌之间进入(图7-33-15)。

沿尺侧腕屈肌前缘的间隙,分离指深屈肌与尺侧腕屈肌,并将指深屈肌拉向桡侧,这样可以分开指深屈肌与尺侧腕屈肌相邻肌纤维的交界处。用两个骨膜剥离器置于尺骨桡侧面的深部,这样尺骨上段即充分显出。

该入路由于局部解剖比较复杂,涉及的神经与肌肉层次较多,因此,临床上不太常用。但位于尺骨上段前方病变,如尺骨前方肿瘤等,如由后方进入不能满意显露时,也考虑此入路。

关于尺骨干中 1/3 前外侧手术入路

以尺侧腕屈肌前缘中点为标志,向上、下延长,其长度根据手术决定。

皮肤、皮下组织、深筋膜等切开后,适当将皮瓣向两侧游离,即显出尺侧腕屈肌,再从尺侧腕屈肌桡侧缘进入(图 7-33-16)。

沿切口方向小心分开尺侧腕屈肌膜,将尺侧腕屈肌向尺侧牵拉,显出尺神经及其深面的指深屈肌。妥善保护尺神经,于指深屈肌的尺侧缘做尺骨骨膜切口。

沿切口采用骨膜下剥离法将尺骨显出。

该手术入路由于局部解剖比较复杂，显露不如后方入路满意，因此，临床上不常采用。但尺骨病变在前方时，采用后方入路不能在直视下进行手术时也可考虑采用尺骨干中 1/3 前外侧入路。手术前要熟悉该部位的局部解剖，显露尺神经时应找出尺侧腕屈肌与指浅、深屈肌间隙，方能显露尺神经和伴行血管。

关于尺骨干上 2/3 后侧手术入路

于前臂背面尺骨后缘做纵行手术切口。该手术切口起自尺骨鹰嘴，沿尺骨背(后)侧缘直线向下，至前臂中、下 1/3 交界处为止(图 7-33-17)。

沿手术切开方向将皮肤切开。皮下组织和深筋膜适当向两侧游离时，即可显出内侧的尺侧腕屈肌和外侧的肘肌及尺侧腕伸肌。沿尺骨背(后)侧缘纵行切开尺骨骨膜，并于骨膜下剥离，将尺侧腕屈肌拉向内，肘肌和尺侧腕伸肌拉向外侧，即可显露尺骨干的全部。

该切口由于局部解剖比较容易，在入路内又没有主要神经和血管，故显露方便，临床上较为常用。但不能在直视下显露尺骨上段的前方，故尺骨前方病变不宜采用。

关于尺骨干中下 2/3 后(背)侧手术入路

于前臂背面尺骨后(背)缘做纵行切口，由尺骨茎突沿尺骨后(背)缘直线向上至前臂中上 1/3 交界处(图 7-33-18)。

沿切口方向切开皮肤、皮下组织、深筋膜，即见到内侧的尺侧腕屈肌和外侧的尺侧腕伸肌，沿尺骨后缘纵行切开骨膜，将尺侧腕屈肌拉向内侧，尺侧腕伸肌拉向外侧，即可显出尺骨。

该入路由于尺骨后(背)侧在皮下即可摸到，故定位较容易，局部解剖也较简单。皮下即是尺骨后(背)面，手术显露方便、充分，可在直视下做尺骨后(背)侧手术。由于尺骨前方显露不够满意，故尺骨中下 2/3 前方病变则不宜选用。术中注意点是，皮肤切口与尺后(背)侧骨膜切口不宜在一条线上，以免术后发生骨膜与皮肤粘连，影响皮肤滑动。

关于尺、桡骨近端后(背)侧手术入路

于肘关节后方及前臂近端后(背)侧做一弧形切口。自肘关节上方 2～3cm，沿肱三头肌外缘向下经尺骨鹰嘴外缘、尺骨后(背)侧缘止于尺骨中上 1/3 交界处或稍向下方。

切开皮肤、皮下组织，将皮瓣适当向两侧游离后切开深筋膜(如需用前臂背侧深筋膜条做环状韧带重建术，则尺骨背侧的深筋膜切口需距尺骨背侧缘 0.5～1.0cm，以便取深筋膜条)，即显出尺骨鹰嘴外侧缘、肘肌、尺侧腕伸肌和内侧的尺侧腕屈肌等(图 7-33-19)。

纵行切开尺骨后(背)缘的骨膜，于骨膜下剥离其外侧缘，则肘肌与尺侧腕伸肌被分开，并拉向桡侧，即可显出附着于尺骨上 1/3 处的旋后肌和环状韧带以及肘关节囊的后方。为了避免损伤桡神经深支，应靠近尺骨切断旋后肌，并将其与肘肌、尺侧腕伸肌一起牵向桡侧，则桡骨上 1/4 即充分显露。

该切口系 Boyd 切口，临床应用不多。仅适用于尺骨上端骨折合并桡骨头脱位以及桡骨上端骨折。此切口的优点是，在一个切口内可以完成尺骨上端骨折和桡骨头脱位的手术，并可妥善地保护桡神经深支，以防止损伤。

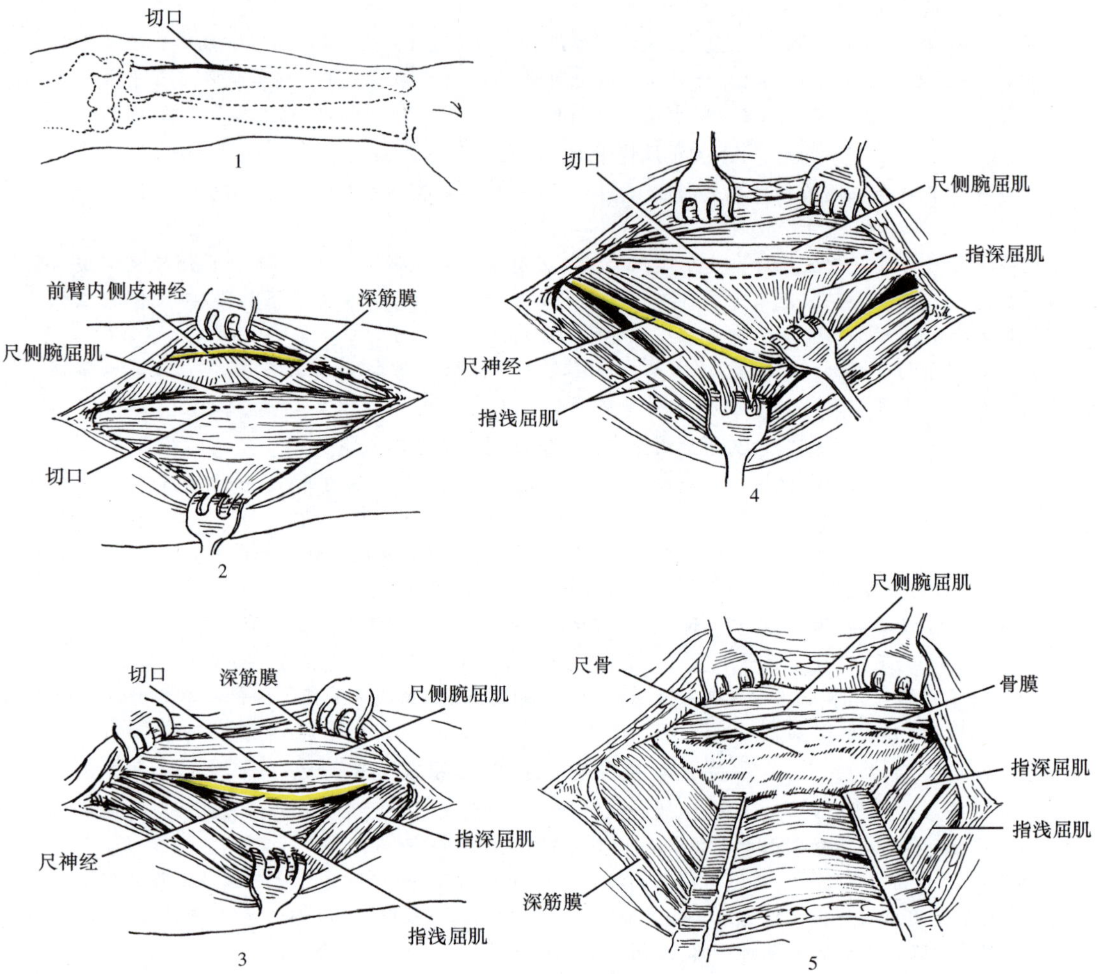

图 7-33-15　尺骨干上 1/2 前外侧手术入路

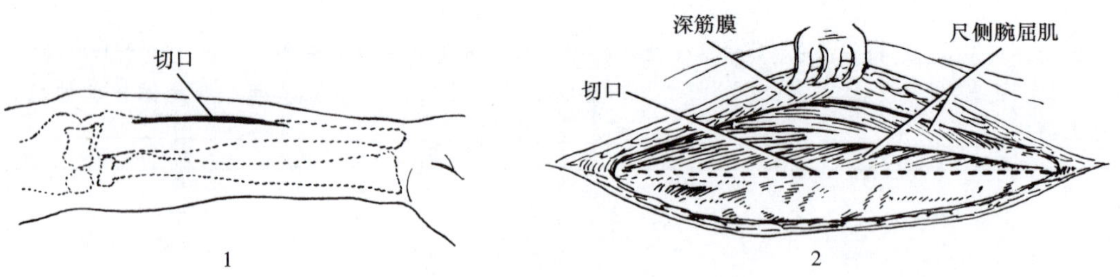

图 7-33-16　尺骨干中 1/3 前外侧手术入路

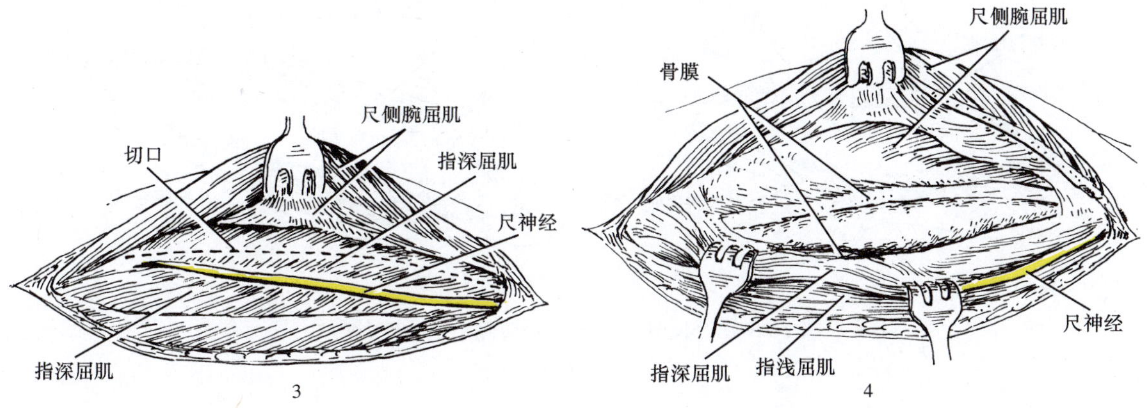

图 7-33-16 尺骨干中 1/3 前外侧手术入路(续)

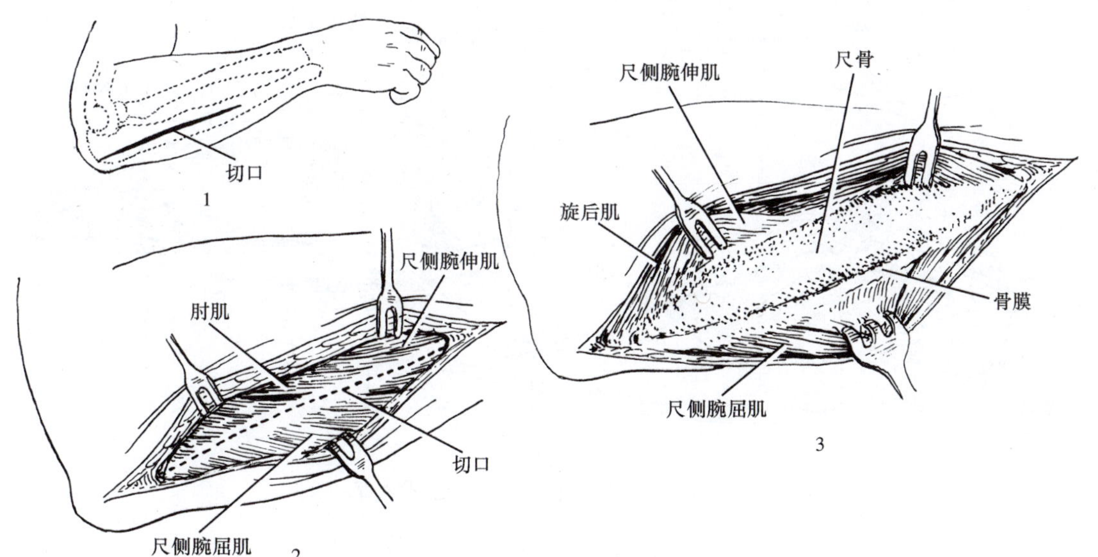

图 7-33-17 尺骨干上 2/3 后侧手术入路

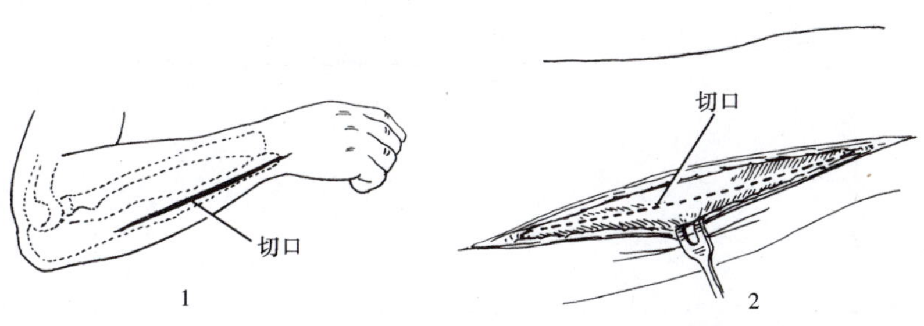

图 7-33-18 尺骨干中下 2/3 后侧手术入路

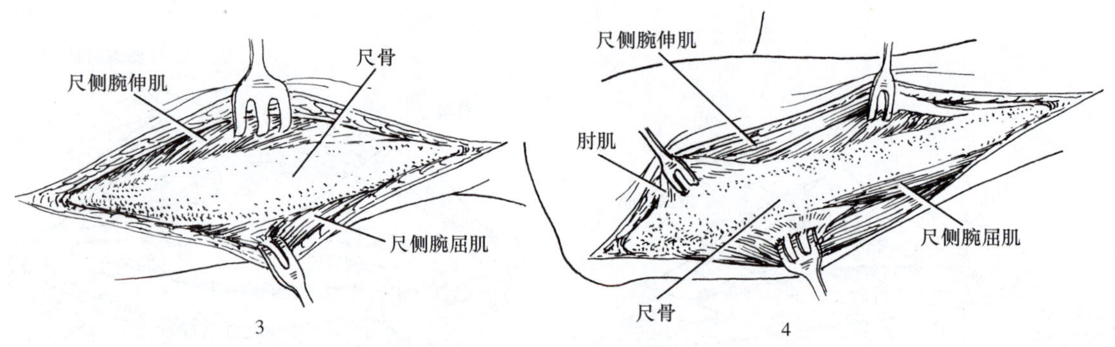

图 7-33-18 尺骨干中下 2/3 后侧手术入路(续)

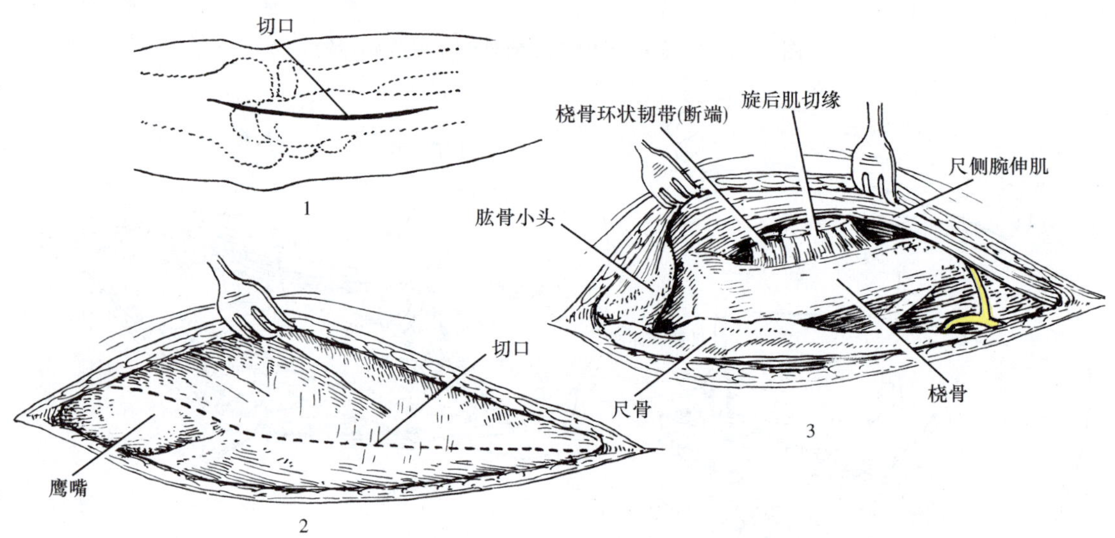

图 7-33-19 尺桡骨近端后侧手术入路

第三十四章　腕　　部

腕部为前臂与手之间可动的连接部分。腕部包括软组织、腕骨、尺骨、桡骨远侧端和掌骨基底，以及桡腕关节、腕中关节和腕掌关节。前臂肌肌腱及其滑膜鞘通过腕部或抵止于腕部，腕部深筋膜变厚形成韧带约束肌腱与血管、神经等，使腕完成各种运动，以适应手的各种复杂功能。

第一节　腕部软组织

一、体 表 解 剖

腕部前面的主要肌腱、血管和神经的相对位置极为重要。用力屈腕时，肌腱便显著隆起。自桡骨茎突尺侧摸得桡动脉脉搏处，依此向尺侧扪到桡侧腕屈肌腱、掌长肌腱、指浅屈肌腱及尺侧腕屈肌腱，后者抵止于豌豆骨。正中神经位于桡侧腕屈肌腱与掌长肌腱之间。尺动脉与尺神经则位于尺侧腕屈肌腰的桡侧。

腕部前面有 2～3 条横行皮肤皱纹。其中远侧横纹，最为明显，约与深部腕横韧带上缘相对应，于该纹外、中 1/3 交点处，可摸到舟骨结节；此纹尺侧端的突起为豌豆骨，在豌豆骨的桡侧可摸到尺动脉的搏动。故豌豆骨为腕前部重要骨性标志之一。

腕部背侧可摸及桡骨背侧结节(Lister 结节)，其桡侧有桡侧腕短伸肌腱，尺侧为拇长伸肌腱通过。该结节可作为桡骨下端骨折髓内针固定进针的标志。

腕桡侧窝(或称“解剖学鼻烟窝”)位于腕后区的外侧部，当拇指背伸、外展时，在桡骨茎突的远侧可见一三角形凹陷，为腕桡侧窝。窝的桡侧界为拇长展肌腱和拇短伸肌腱，尺侧界为拇长伸肌腱，窝底为桡骨茎突尖及舟骨。当舟骨骨折时，因肿胀此窝消失并有压痛。此外，桡动脉和桡神经浅支也经此窝到手背，因此，该窝可作为寻找桡动脉和桡神经浅支的标志。

二、腕部浅层结构

腕前区的皮肤和皮下组织比较薄而松弛，有前臂正中静脉的属支、尺神经和正中神经的掌皮支，以及前臂内、外侧皮神经的末支分布。

腕背部的皮肤和浅筋膜比掌侧厚且松弛。桡侧有桡神经浅支和头静脉起始部伴行，在“鼻烟窝”处桡神经分为内、外两支、尺侧有尺神经手背支和贵要静脉起始部伴行。腕正中有前臂背侧皮神经的末支分布。

三、腕部深筋膜

腕部的深筋膜，上方与前臂筋膜相续，下方与手部深筋膜相连。在腕部增厚形成韧带。

1. 腕掌侧韧带 lig. carpivolarc　位置表浅，包被腕掌侧的诸结构，远侧连于腕横韧带(图 7-34-1)。

2. 腕背侧韧带 lig. carpidorsalis　由腕后区的深筋膜增厚而成。两侧附着于桡骨、尺骨和腕骨。从韧带深面发出 5 个筋膜间隔，止于桡、尺骨下端背侧面的骨嵴上，因此，将腕后区分成 6 个骨性纤维管道。分别通过由前臂背侧经腕到手背和手指的 12 条肌腱，它们从桡侧到尺侧依次为：①拇长展肌腱与拇短伸肌腱；②桡侧腕长、短伸肌腱；③拇长伸肌腱；④指总伸肌腱与示指固有伸肌腱；⑤小指固有伸肌腱；⑥尺侧腕伸肌腱。它们又分别被 6 个滑液鞘所包绕，各滑液鞘的长度又比腕背侧韧带的近侧缘和远侧缘各长出 2.5cm 左右。滑液鞘有利于各肌腱的运动。腕背侧韧带对伸肌腱起保护、支持和约束的作用，同时有利于肌腱的运动(图7-34-2)。

3. 腕横韧带 lig. carpitransversum　位于腕掌侧韧带的远侧，位置较深，厚而坚韧，长、宽各约 2.5cm，厚约 0.1～0.2cm。横架于两列腕骨的桡、尺两侧。其桡侧端分为两层，附着于舟骨结节和大多角骨结节等处，共同围成**腕桡侧管 canalis carpiradialis**。尺侧端附着于豌豆骨和钩骨钩，并与腕掌侧韧带形成腕尺侧管 canalis carpiulnaris。腕横韧带与腕骨沟腕管 canalis-carpi，其后壁为腕关节囊前面的筋膜，上方延续旋前方肌筋膜(图 7-34-2)。

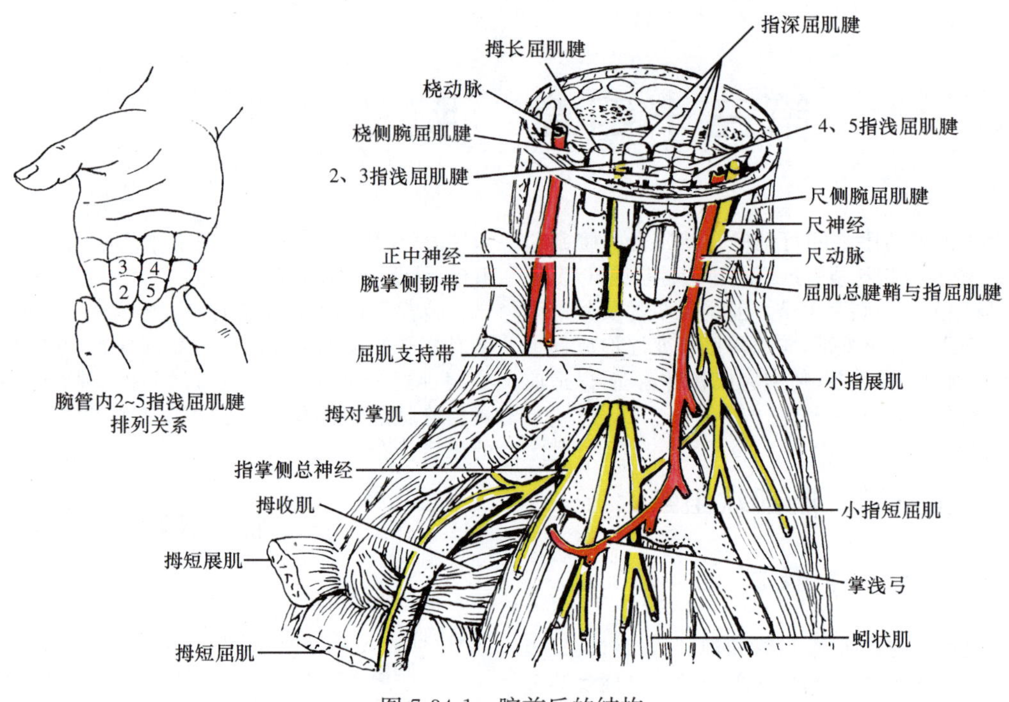

图 7-34-1　腕前后的结构

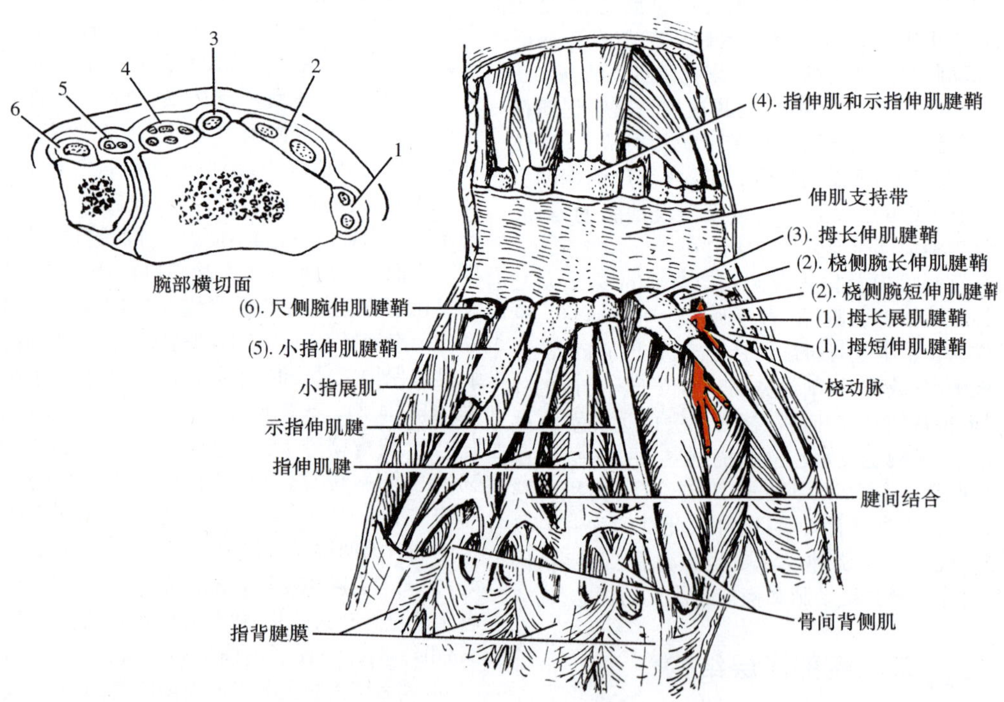

图 7-34-2　腕后区的结构

四、腕部的血管、神经

1. 桡动脉　及其伴行静脉位于肱桡肌与桡侧腕屈肌腱之间。桡动脉在平桡骨茎突处发出掌浅支向下行入手掌。桡动脉本干绕过桡骨茎突的远侧，经腕桡侧副韧带和拇长展肌腱之间，到腕后区。

2. 尺动脉　及其伴行静脉和尺神经，尺血管位于尺神经的桡侧，它们走在尺侧腕屈肌的深面，经腕尺侧管下行，尺动脉和尺神经均发出深支入手掌。尺动脉本干与尺神经浅支伴行，经钩骨钩的尺侧，弯向下外进入手掌，尺动脉参加掌浅弓的构成。

3. 正中神经　先位于指浅屈肌腱的深面，向下行走在该腱的桡侧，在掌长肌腱的深面，经腕管到手掌，位置表浅，易受损伤。

关于腕部软组织损伤

1. 关于桡骨茎突部狭窄性腱鞘炎　狭窄性腱鞘炎在桡骨茎突部，即拇长展肌腱和拇短伸肌腱的共同腱鞘病变为多见。由于腱沟浅而狭窄，底面突出不平，沟面又覆盖着腕背韧带，两条肌腱紧密地通过这一坚硬的鞘内，经常持久地外展拇指，可引起腱鞘损伤性炎性水肿，腱鞘内外层逐渐增厚，以致腔道变窄。因病变在桡骨茎突部，故称为桡骨茎突狭窄性腱鞘炎。拇指主动内收、外展引起疼痛。拇指内收、屈曲，置掌心面握拳，再使腕部向尺侧倾斜，可引起狭窄部剧烈疼痛。

2. 关于腕管综合征　又称腕正中神经挤压症。由于腕管内正中神经受到压迫所引起的手指麻木等神经症状，临床上并不少见。正中神经与9根肌腱通过腕管，在正常情况下，因腕管有一定的容积，指浅屈肌腱在腕管内滑动，不会妨碍正中神经，但当局部骨折脱位，韧带增厚时，即引起腕管狭窄。临床上特别多见的是，当指浅屈肌腱发生炎性变化时，由于肌腱的肿胀膨大，可致腕管相对变窄。此时腕管内仅有的正中神经即被挤压而发生神经压迫症状。如患手桡侧三个半手指有感觉异常、麻木、刺痛等。严重的，拇指外展肌力差。病程长者，可见大鱼际萎缩。

第二节　腕　　管

腕管是腕掌侧的结构，它是由腕横韧带与两列腕骨的掌侧面形成的管道。

一、腕横韧带

两列腕骨排列成弓状，凹面朝向掌侧。弓的桡尺两端各有两个骨突，尺侧为豌豆骨与钩骨钩，桡侧为舟骨结节与大多角骨嵴，因此，在腕掌侧即构成一腕沟。在沟的两端附着一条厚而致密的纤维带，横跨腕沟的掌面，形成腕横韧带。该韧带的近侧缘续于前臂深筋膜，远侧与掌腱膜相连。腕横韧带呈梯形，其面积约为3.9cm^2，平均厚度为0.2cm（0.1～0.3cm）（图7-34-3）。

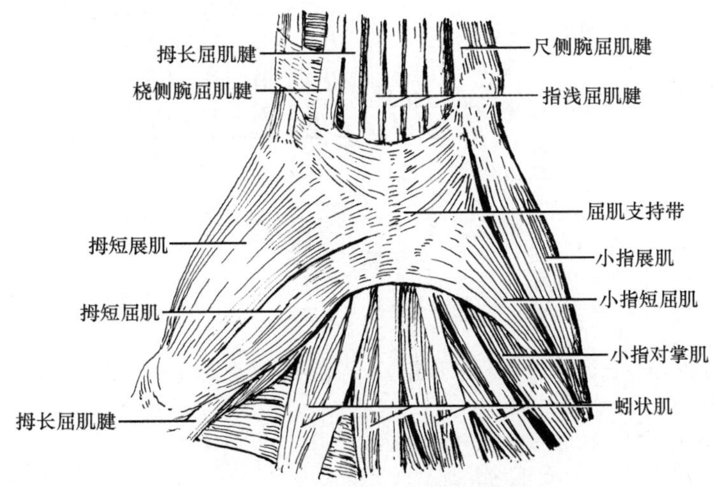

图7-34-3　屈肌支持带（腕横韧带）

二、腕　　管

由腕沟与腕横韧带围成一骨韧带隧道，称为腕管。管内通过指屈肌腱和正中神经。各屈指肌腱，彼此靠拢，排为深浅两层。拇长屈肌腱和指深屈肌腱在深层，指浅屈肌腱位于浅层，正中神经位于浅层肌腱掌面，稍偏桡侧。由于①腕横韧带含弹力纤维仅占15%～20%；②腕管面积与9肌腱1神经的面积之比为3.3∶1；③腕横韧带与正中神经接触局部关系恒定，有时可导致神经受压。

三、腕管前面通过的主要结构

尺神经不穿过腕管，而是从钩骨的钩状突和豌豆骨之间的腕尺侧管通向手掌。在腕管前面正中部位有掌长肌腱通过，其桡侧为桡侧腕屈肌腱，穿经腕桡侧管（图7-34-4）。

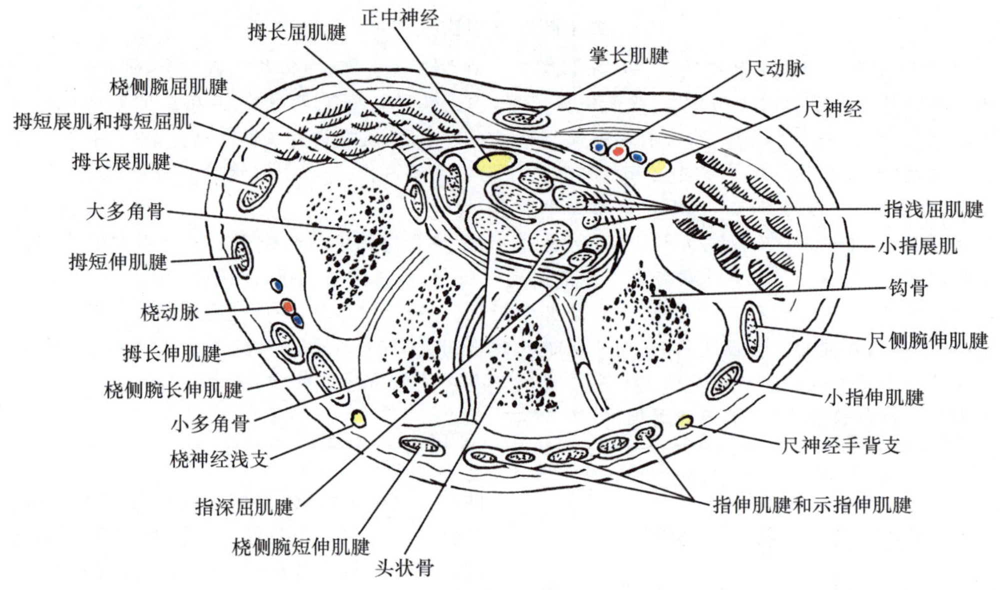

图7-34-4　腕管部横切面（右侧）

第三节　腕部骨与关节

一、腕　　骨

腕部掌侧皮肤有两条横纹，此两横纹之间即相当于腕骨的位置。

腕骨共有8块，排为两列。近侧列由桡侧起为舟骨、月骨、三角骨和豌豆骨。远侧列为大多角骨、小多角骨、头状骨和钩骨。在近侧列，舟骨与月骨的桡侧半同桡骨远端关节面相对；月骨的尺侧半与三角骨隔三角形软骨盘与尺骨小头相对。在远侧列，第1掌骨隔大多角骨，第2掌骨隔小多角骨与舟骨相对；第3掌骨隔头状骨与月骨相对。当腕骨因外伤骨折或病变时，叩击相对应的掌骨可产生疼痛。

关于腕部骨折

1. 桡骨远端骨折　桡骨远端骨折及骨骺分离较常见。按损伤机制及暴力方向可分为伸直型及屈曲型损伤。

伸直型损伤：Colles骨折、桡骨远端骨骺分离、桡骨远端背缘骨折合并腕关节脱位、桡骨茎突及尺骨茎突骨折。

屈曲型损伤：Smith骨折、桡骨远端掌侧缘骨折合并腕关节掌侧脱位。

1）科利斯（Colles）骨折（即桡骨下端骨折）：大多数是由于失足时，手直伸地触地所致。由于外力将腕骨向着桡骨推动的结果，桡骨下端2～3cm以内发生骨折。远位端骨折片向后或向后上方移位，还可能围绕横轴旋转，手被推成桡侧偏斜位。此畸形如银叉状，有时可合并尺骨头脱位或尺骨茎突撕脱骨折(图7-34-5)。

2）史密斯(Smith)骨折：腕成屈曲而手背受击时常引起史密斯骨折。骨折部位与Colles骨折相同。远位端骨片向掌侧移位，近位端骨片向背侧伸出。骨折的移位与Colles骨折移位相反，故也称为反Colles骨折。畸形复位后，固定位置维持腕关节在轻度背伸尺偏位，以保持骨片的正确对位。

关于腕骨损伤：手掌受击时的外力主要经第3掌骨传至头状骨，到达舟骨和月骨，故这种外力可造成多种腕骨的损伤。如伸张的手是桡侧屈曲位，则舟骨恰好带到桡骨之下，同时因受头骨的直接撞击而造成舟骨骨折。如手为尺侧屈曲位，因而月骨于桡骨和头状骨之间受到外伤，造成月骨脱位。

2. 舟骨骨折(图7-34-6) 舟骨隔大、小多角骨与第1、2掌骨相对，当向前扑跌倒手撑地时，常易发生骨折。在腕骨中，舟骨骨折最为多见。舟骨的血液来源是通过结节部及腰部的韧带进入供应，舟骨于尺侧半被关节软骨包绕，没有韧带附着。因此，根据骨折部位可分为三种：

1）结节部骨折：舟骨远端骨折，由于血液供给没有离断，一般均可自行愈合。

2）腰部骨折：最为常见。由于血液来源离断而致尺侧折段缺血，使骨折延迟愈合或不愈合，甚而由于缺血使尺侧折段坏死，或并发骨关节炎。

3）近端骨折：近端骨块血循受损，易发生骨折不愈合及骨缺血坏死。

由于上述特点，舟骨骨折多需手术治疗。

3. 月骨脱位 月骨在全部腕骨中是附着最不稳固的一块骨，故可发生月骨脱位。月骨的前后面均以韧带与桡骨远端关节缘相连，手过度伸展时月骨脱位，通常是向前脱位，同时韧带也发生断裂，因此，易发生月骨缺血性坏死。月骨远位面的切迹正扣着头状骨，故当月骨前脱位时，X线的侧面观显示月骨在头状骨的掌侧，其鞍状凹陷或新月形阴影非常清晰。月骨向前移位进入腕骨引起骨膜损伤而妨碍月骨血运，而且压迫正中神经。月骨脱位很难以闭合法复位和固定，故可采用切开复位术、月骨摘出术或月骨与头状骨融合术。

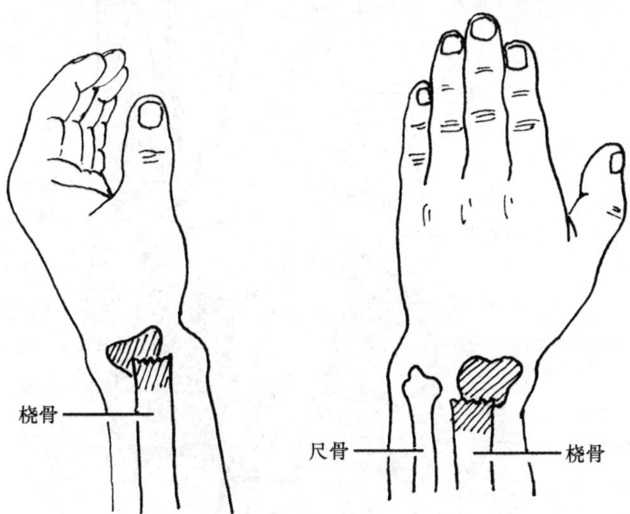

图7-34-5 Colles骨折

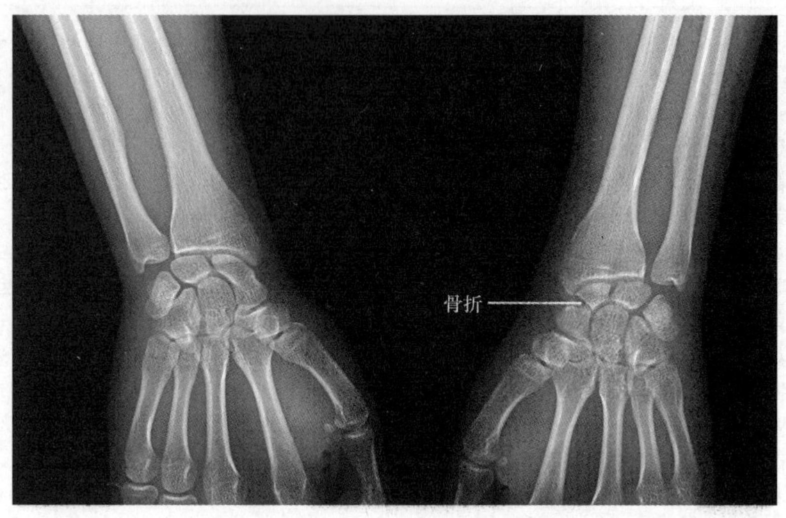

图 7-34-6 舟骨骨折

二、腕 关 节

腕部关节共有三部分：一部分是桡腕关节，即桡尺骨下端与近侧列腕骨之间的关节，一部分是腕掌关节，即远侧列腕骨与掌骨底之间的关节；一部分是腕骨间关节，即腕骨与腕骨之间的关节。腕关节中以桡腕关节最重要。尺骨小头以三角软骨盘及韧带与近侧列腕骨相连，不直接形成关节。桡骨茎突较尺骨茎突长出 1～1.5cm，而且桡骨茎突比尺骨茎突位置偏前。桡骨远端关节面向尺侧倾斜20°～25°，向掌侧倾斜 10°～15°(图 7-34-7，图7-34-8)。

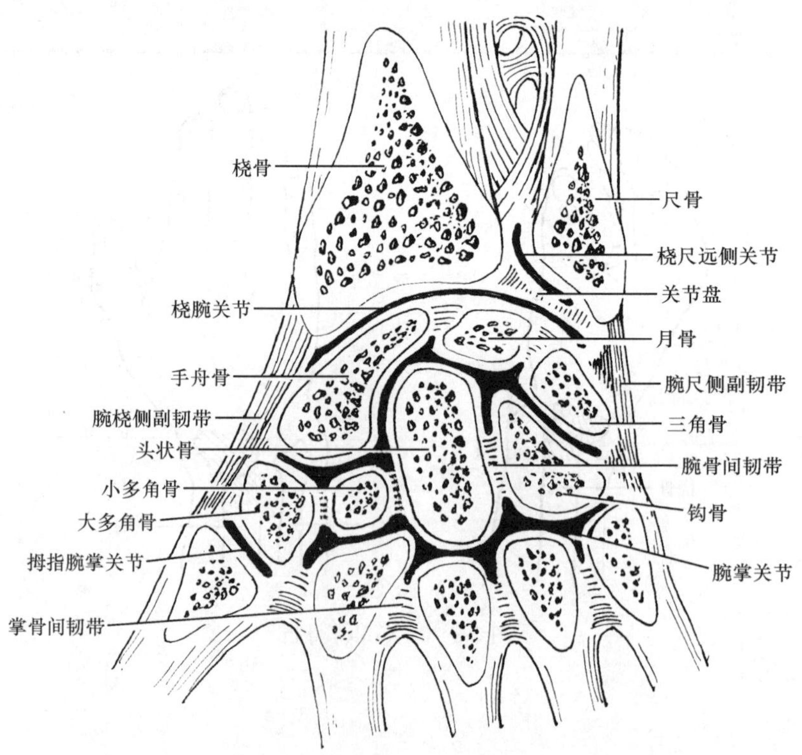

图 7-34-7 腕关节纵切面(背面观)

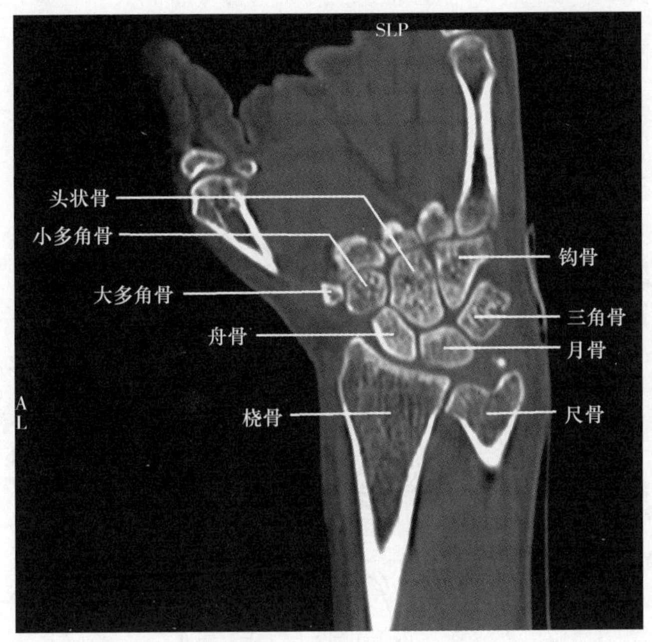

图 7-34-8　CT 示腕关节

三、关节囊与韧带

腕关节囊以桡腕关节为最大，与桡尺远侧关节及腕骨间关节均不相通。在腕关节的两侧有腕桡侧、腕尺侧副韧带。在掌侧有桡腕掌侧韧带、尺腕掌侧韧带及连接腕骨间的诸韧带。在背侧有桡腕背侧韧带、腕掌骨背侧韧带、掌骨基底背侧韧带及连接腕侧间的诸韧带等。腕掌侧韧带远比腕背侧韧带坚韧强厚(图 7-34-9,图 7-34-10)。

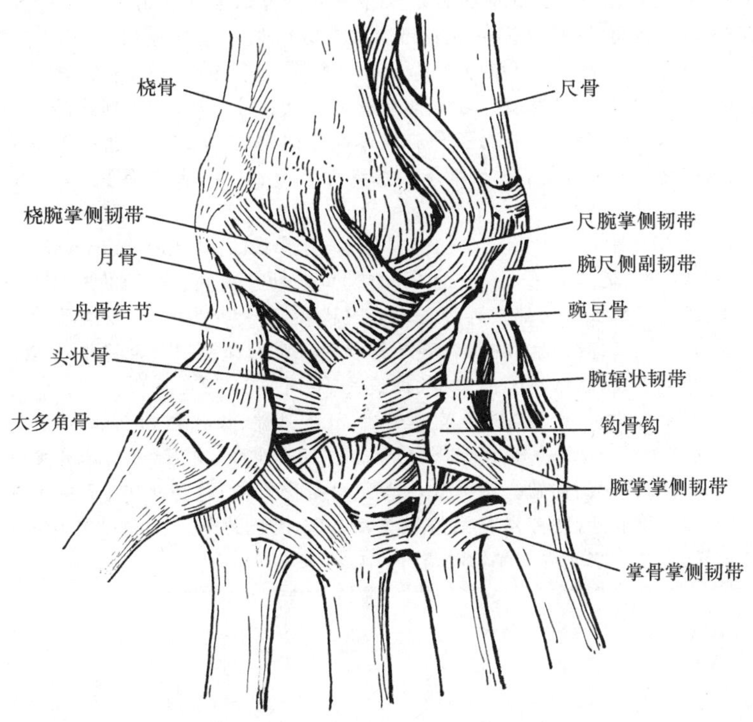

图 7-34-9　腕部的韧带(掌面)

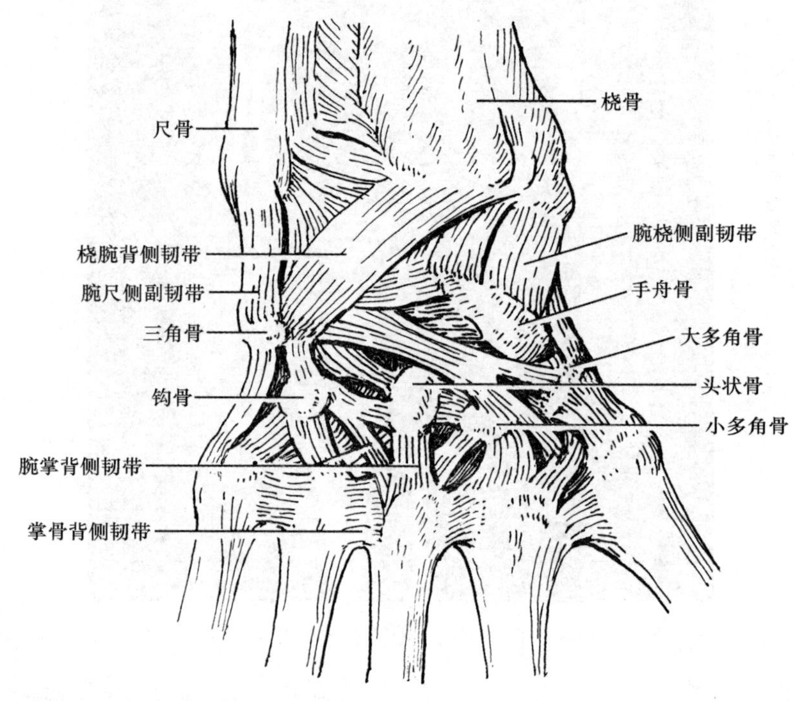

图 7-34-10 腕部的韧带(背面)

关于腕部的手术入路

1. 腕桡侧切口 此切口应用于舟骨骨折迟延愈合或不愈合的手术。由第 1 掌骨基底部远侧 1cm 处开始,经腕桡侧窝底部,稍斜向背侧,做长约 5cm 的切口。切开皮肤、皮下组织,可见头静脉、桡神经浅支的拇指支及示指支。在桡神经拇指支与拇短伸肌腱之间切开深筋膜,显露出三条肌腱。由桡侧到尺侧依次为拇长展肌腱、拇短伸肌腱及拇长伸肌腱。在后两肌腱之间做钝性分离,可找到桡动、静脉及其分支,结扎切断动脉分支。将头静脉、桡神经浅支及拇长伸肌腱牵向背侧,将桡动、静脉、拇短伸肌腱及拇长展肌腱拉向掌侧。切开腕桡侧副韧带及关节囊,即可部分显露桡骨茎突、舟骨、大多角骨、小多角骨及其间的关节(图 7-34-11)。

2. 腕掌侧切口 该切口应用于月骨脱位切开复位术、月骨摘除术、腕管切开术等。切口位置,由大小鱼际间皱纹处开始,向腕横纹近侧做 6~8cm 的"S"形切口。切开皮肤、皮下组织、深筋膜及腕掌侧韧带,剥离并牵开掌长肌腱即可显露腕横韧带。再纵行切开腕横韧带,打开腕管,显露腕管内容。将正中神经分离后保护之,用小拉钩将掌长肌腱、桡侧腕屈肌腱及拇长屈肌腱拉向桡侧。再将指浅、深屈肌腱牵向尺侧,即可显露关节囊。切开关节囊,显露腕骨间关节、桡腕关节(图 7-34-12)。

3. 腕背侧切口 这种切口应用于桡腕关节、全腕关节及月骨、头状骨融合术等。切口部位,由第 3 掌骨基底远侧 2cm 处,向腕上做一长 6~8cm 的"S"形切口。切开皮肤、皮下组织,牵开皮下静脉及前臂背侧皮神经,纵行切开深筋膜及腕背侧韧带。将拇长伸肌腱牵向桡侧,指总伸肌腱、示指固有伸肌腱牵向尺侧即可显露腕关节囊。切开关节囊,即可清楚显露腕掌关节及桡腕关节。必要时可切断桡侧腕长、短伸肌腱,以充分显露腕关节、第 2、3 掌骨近侧端与桡骨下端(图7-34-13)。

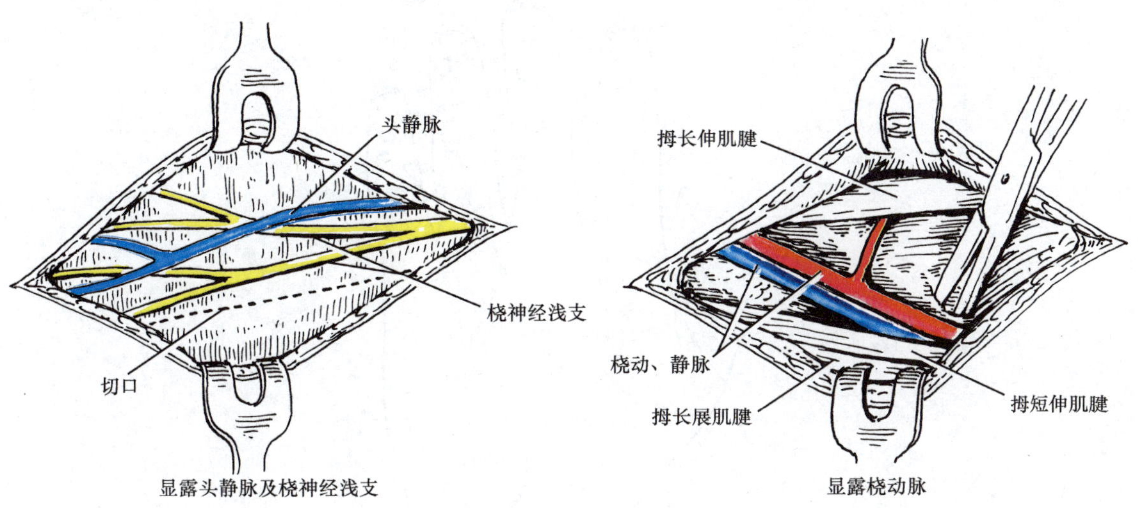

图 7-34-11 腕桡侧切口手术入路

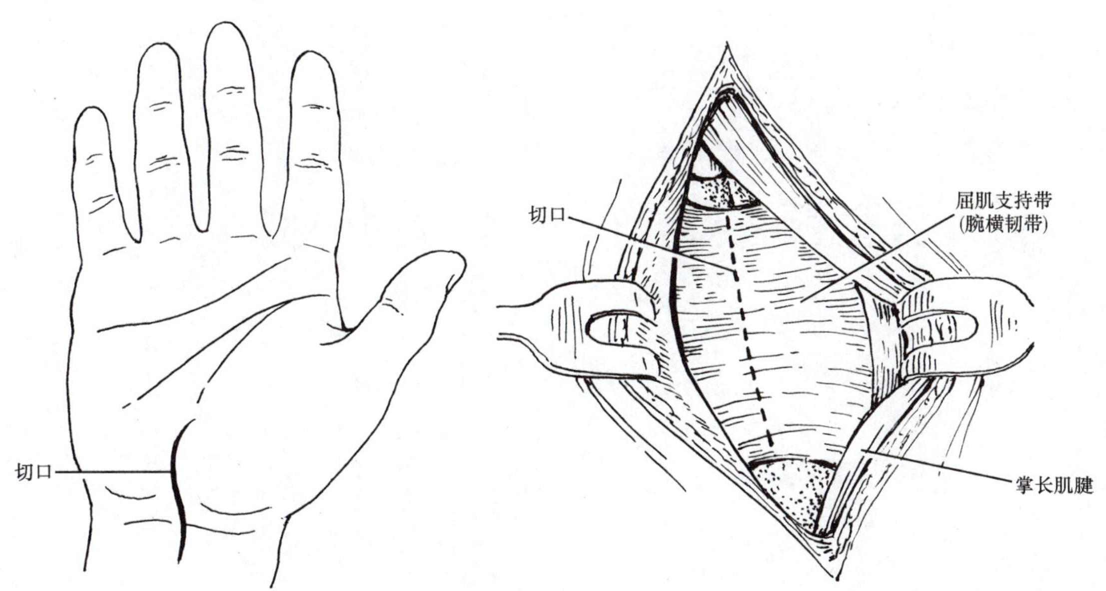

图 7-34-12 腕掌侧切口手术入路

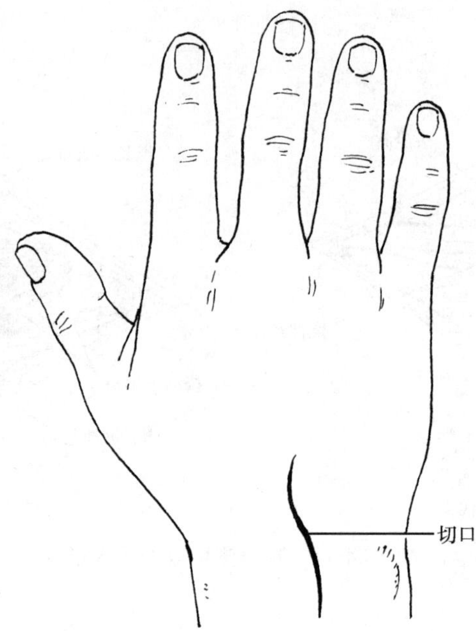

图 7-34-13　腕背侧切口

第三十五章　手　　部

手是人们从事生产劳动、工作学习以及维持日常生活的重要器官，所以受伤的机会较多。它不仅是一个运动器官，也是一个十分灵敏的触觉器官。受伤后必须尽全力恢复其正常生理及解剖功能。手部可分为：掌侧区、背侧区、骨与关节和手指四部分。

第一节　掌　侧　区

手掌呈四边形，是腕和指的过渡区。手掌的中央呈尖向近侧的三角形凹陷，称**掌心**。其两侧呈鱼腹状隆起，分别叫**鱼际** thenar 和**小鱼际** hypothenar 。

一、表 面 解 剖

手掌表面常见的有三条自然掌纹：

1. **鱼际纹**斜行于鱼际尺侧，近端与腕远纹中点相交，其深面有正中神经通过；该纹远端弯向外侧达手掌的桡侧缘，适对第 2 掌指关节(图 7-35-1)。

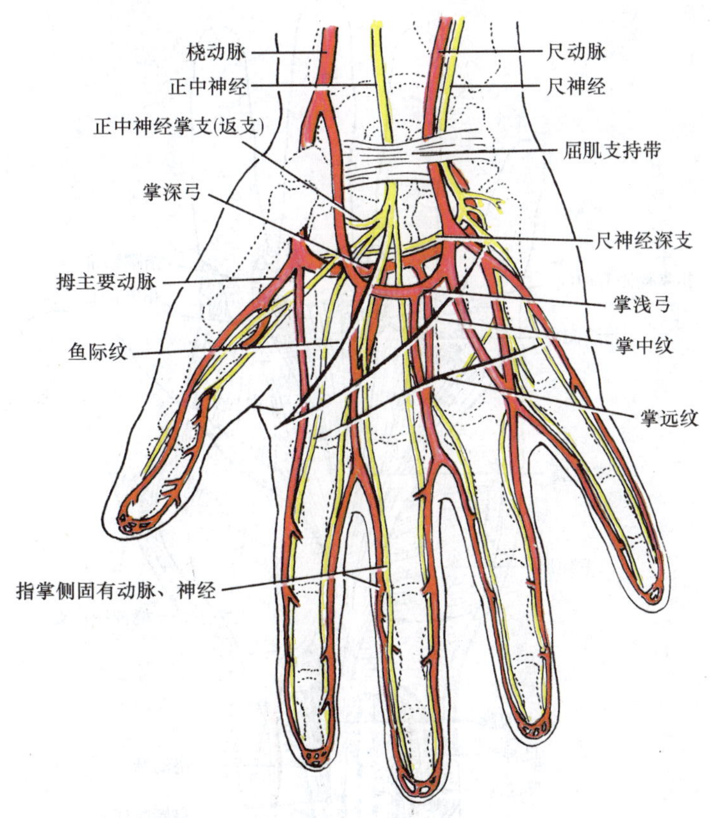

图 7-35-1　手掌纹与手部血管、神经投影

2. **掌远纹**横行，从手掌尺侧缘向桡侧达第 2 指蹼处，适对第 3～5 掌指关节线。

3. **掌中纹**斜行，形式不一，其桡侧端与鱼际纹重叠，尺侧端止于第 4 指蹼向近侧的延长线上，有的人缺如，该纹与掌正中线即腕远纹中点至中指近侧横纹中点连线的交点，标志掌浅弓的顶点。掌深弓位于掌浅弓近侧约 1～2cm 处。另外，腕尺侧囊的远侧端，也与掌中纹相对，即与拇指尽量外展时的远侧缘相平齐。

二、浅层结构

手掌的皮肤厚而坚韧，缺乏弹性，角化层较厚，无毛也无皮脂腺，但汗腺丰富。皮下组织在鱼际和小鱼际处比较疏松，而手心部的皮下组织非常致密，由纤维隔将皮肤与掌腱膜紧密相连，分隔皮下组织成无数小叶，浅血管、浅淋巴管以及皮神经等行于其间。

手掌的浅血管和皮神经：浅动脉分支细小数多，且无静脉伴行。浅静脉及浅淋巴管多吻合成细网。由于手的握持功能，手掌的血液和淋巴（浅静脉和浅淋巴），除正中小部分流向前臂外，其两侧部分均流向手背；并经指蹼间隙与深静脉、深淋巴管相交通。

手掌的皮神经：内侧 1/3 为尺神经掌皮支所分布，外侧 2/3 由正中神经掌皮支分布。另外，桡神经浅支分布于鱼际外侧部的皮肤，其分布互有重叠。

掌短肌 m. palmarisbrevis 位于小鱼际近侧部的浅筋膜内，属于退化的皮肌，可使皮肤皱缩，由尺神经浅支发支支配。

三、深层结构

1. 手掌的深筋膜可分为三部分。两侧部分比较薄弱，分别覆盖着鱼际肌和小鱼际肌，称为**鱼际筋膜**。中央部分为致密的腱性组织，厚而坚韧，由纵横纤维构成，称为**掌腱膜** aponeurosis palmaris（图 7-35-2）。呈尖端朝向近侧的三角形，其尖端经屈肌支持带浅面与掌长肌腱相续；远端展开，纵形纤维居于浅层，分为四束走向第 2～5指，横层纤维位于深层。在掌骨小头处，由位于指蹼深面的掌浅横韧带与四条纵束、横束，围成 3 个**指蹼间隙** foramina commissuralia，是手指血管、神经等出入的门户。

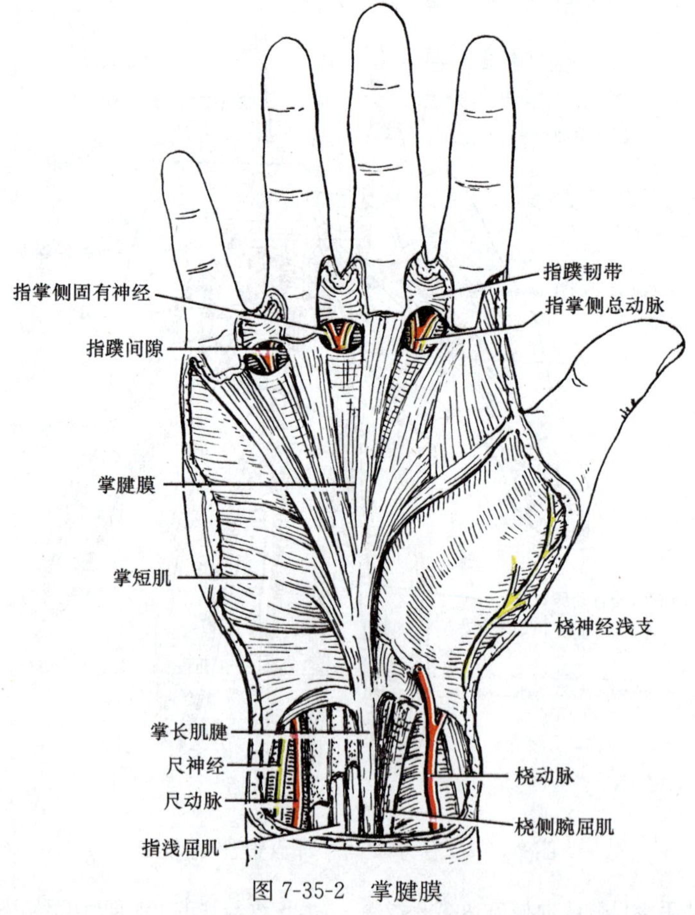

图 7-35-2　掌腱膜

掌腱膜的作用可协助屈指。外伤或炎症时，可引起掌腱膜挛缩，影响手指运动。

手掌深筋膜的深层称为**骨间掌侧筋膜**，覆于掌骨和骨间肌的前面。其外侧部与拇收肌前面的筋膜共同构成**拇收肌鞘**（图 7-35-3）。

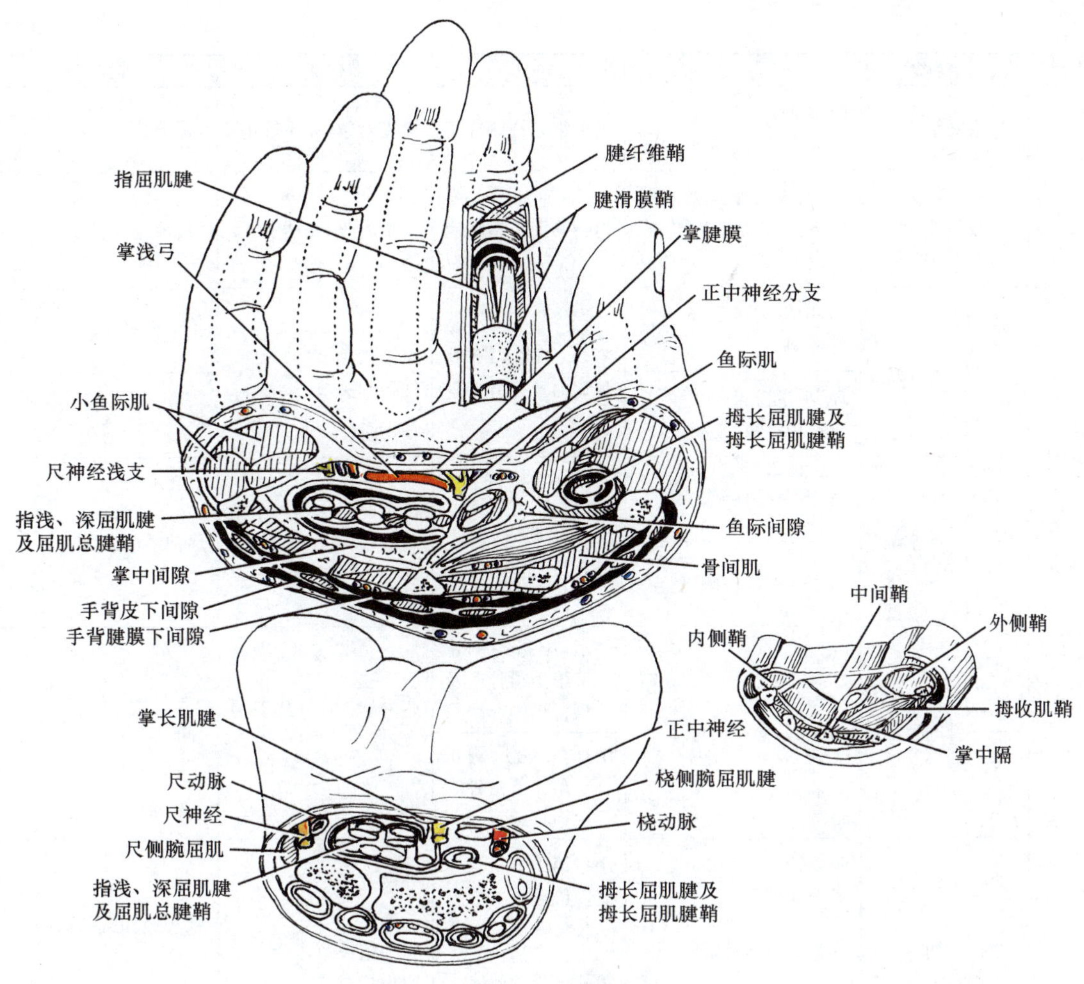

图 7-35-3 手筋膜鞘及内容

2. 手掌筋膜鞘 也称筋膜格或手掌骨筋膜鞘，由深筋膜浅（掌腱膜、鱼际筋膜）、深（骨间掌侧筋膜）层和内、外侧肌间隔围成，分为外侧鞘、内侧鞘和中间鞘。

1）外侧鞘：也称**鱼际鞘**，由鱼际筋膜、外侧肌间隔和第 1 掌骨围成，内有鱼际肌（拇收肌除外）、拇长屈肌腱及其腱鞘和血管神经等。

2）内侧鞘：亦名**小鱼肌鞘**，由小鱼际筋膜、内侧肌间隔和第 5 掌骨围成，内有小鱼际肌、小指屈肌及其腱鞘以及小指的血管、神经等。

3）中间鞘：位于掌腱膜、骨间掌侧筋膜和内、外侧肌间隔之间。鞘内包有指浅、深屈肌的 8 条肌腱、4 块蚓状肌和屈肌总腱鞘，以及位于它们和掌腱膜之间的掌浅弓及指血管、神经等（表 7-35-1）。

表 7-35-1 手内肌的起止、作用

肌群	名称	起点	止点	作用	神经支配
外侧群	拇指展肌	腕横韧带 舟骨结节	拇指第 1 节指骨底外侧缘及外侧籽骨	外展拇指	正中神经($C_{6,7}$)
	拇指屈肌	浅头：腕横韧带 深头：腕横韧带 小多角骨	拇指第 1 节指骨底及两侧籽骨	屈拇指掌指关节	正中神经($C_{6,7}$) 尺神经(C_8)

续表

肌群	名称		起点	止点	作用	神经支配
外侧群	拇指对掌肌		腕横韧带 大多角骨	第1掌骨桡侧缘	拇指对掌(屈+旋前)	正中神经($C_{6、7}$)
	拇收肌		斜头:头状骨、腕横韧带 横头:第3掌骨掌侧面	拇指第1节指骨底	拇指内收、屈曲	尺神经(C_8)
中间群	1 2	蚓状肌	示、中指指深屈肌腱桡侧	第2～5指第1节指骨背面及指背腱膜	屈掌指关节 伸指间关节	正中神经($C_{6、7}$)
	3 4		环、小指指深屈肌腱相对缘			尺神经深支(C_8)
	1	骨间掌侧肌	第2掌骨尺侧缘	经示指尺侧止于指背腱膜	使示、环、小指向中指靠拢屈掌指关节,伸指间关节	尺神经深支(C_8)
	2 3		第4、5掌骨桡侧缘	经环、小指桡侧止于指背腱膜		
	1 2	骨间背侧肌	第1～5掌骨相对缘	经示、中指桡侧止于第1指骨底及指背腱膜	使示、环指离开中指(外展)屈掌指关节,伸指间关节	同上
	3 4			经环、中指尺侧止于第1节指骨底及指背腱膜		
内侧群	小指展肌		豌豆骨 豆钩韧带	小指第1节指骨底内侧缘	外展及屈小指	尺神经深支(C_8)
	小指短屈肌		钩骨及腕横韧带	同上	屈小指关节	
	小指对掌肌		同上	第5掌骨内侧缘	使小指对掌	

关于大鱼际斜纹手术入路

正中神经外侧股断裂吻合,内收肌挛缩松解,第1蚓状肌挛缩松解等手术时,于手掌大鱼际斜纹做一弧形切口。自第2掌骨头桡侧大鱼际斜纹起,沿大鱼际斜纹到手腕止。

沿切口切开皮肤、皮下组织,并将皮瓣做适当的游离后,切开掌腱膜桡侧的大鱼际肌膜,并结扎切断位于大鱼际浅面的掌浅弓,然后切断部分腕横韧带。将大鱼际肌膜、腕横韧带连同皮瓣小心向外侧解剖,并向外侧牵开。手掌皮瓣向内侧牵开,则正中神经及其分支——正中神经鱼际肌支、正中神经拇指桡侧固有神经、正中神经第1指掌侧总神经,以及拇内收肌、拇长屈肌腱皆可以显出(图7-35-4)。

该切口系显露手掌正中神经外侧股的入路。同时可以松解内收肌与第1蚓状肌的挛缩以及进行屈拇长肌的吻合或移植。由于局部解剖结构较精细,一般需在无血下进行,方可避免损伤正中神经外侧股分支。手术过程中,如需显露内收肌、第1蚓状肌和拇长屈肌时,要留心保护走在上述三块肌肉表层的正中神经外侧股及其分支。

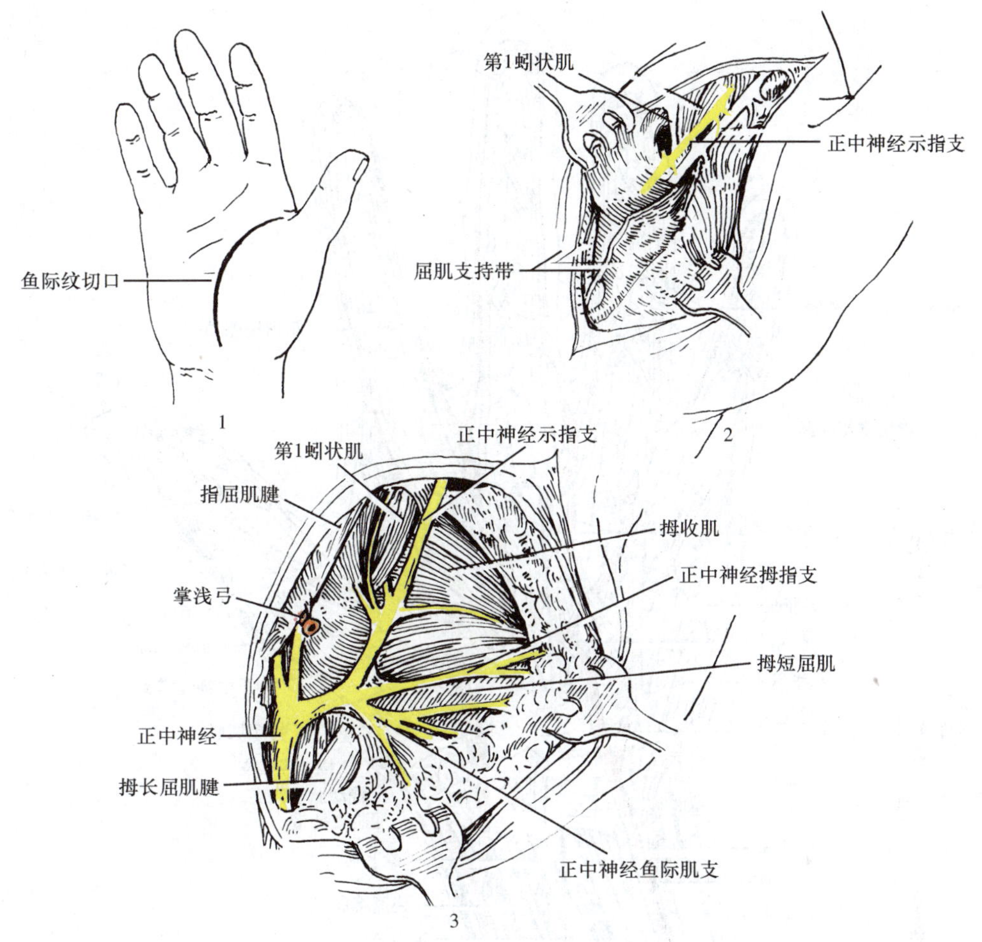

图 7-35-4 大鱼际斜纹的手术入路

四、掌心部的深层结构

由掌腱膜到掌骨，分五层叙述如下：

1. 掌浅弓、正中神经指支和尺神经浅支

1）**掌浅弓** arcus palmaris superficiaris：一般由尺动脉终支与桡动脉掌浅支吻合而成，并与静脉伴行，位于掌腱膜和指掌侧总神经之间。从弓的远侧发出四支：尺侧的一支是小指掌侧固有动脉；桡侧的三支称指掌侧总动脉 aa. digitales volares communes，在蚓状肌浅面向远侧达掌骨小头平面，各分为两支指掌侧固有动脉，分布于相邻两指相对缘的皮肤（图 7-35-5）。据 1400 例国人资料，掌浅弓分为四种类型。以尺动脉型和桡尺动脉型居多，各为 49.93％和 43.97％。此外，在多数人（78.0％）呈弓状吻合；少数人（22.0％）呈鞍状、线状或无吻合（图 7-35-5，图7-35-6）。

2）**正中神经**指支：位于掌浅弓深面。通常先发一浅支，绕屈肌支持带远侧缘，行向近侧，有桡动脉掌浅支伴行，后者是识别返支的标志，支配除拇收肌以外的鱼际诸肌，损伤时丧失拇指的对掌功能。3 支**指掌侧总神经** nn. digitales volares communes 与同名动脉伴行于同一筋膜鞘（蚓状肌管）中，平掌骨小头处，各分为两支指掌侧固有神经，分布于桡侧 3 个半指掌侧及其中、远节背侧的皮肤；并发出分支支配第 1、2 蚓状肌。

3）**尺神经浅支** r. superficialis n. ulnaris：伴行于尺血管的尺侧，经掌短肌深面，分为两支。一支为小指尺侧固有神经，另一支为指掌侧总神经。后者再分为两支指掌侧固有神经，三支分布于尺侧一个半指掌侧的皮肤。

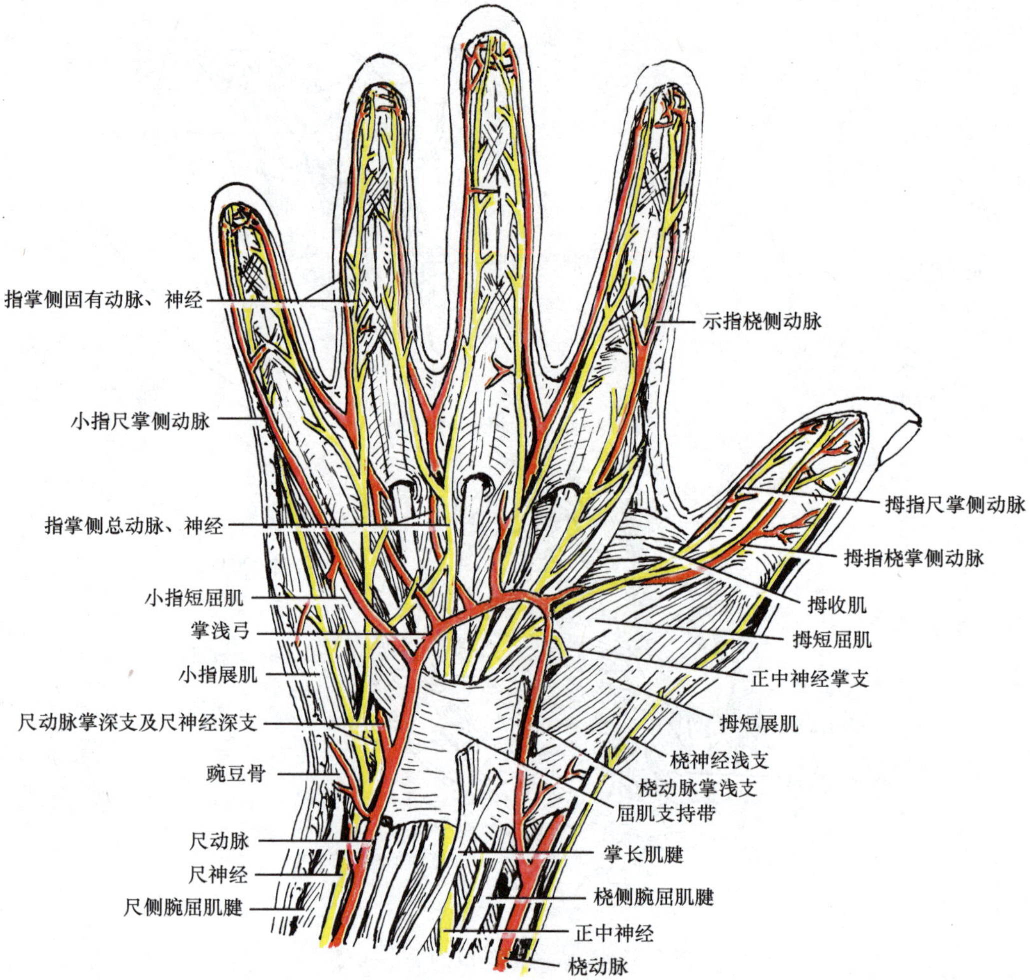

指掌侧固有动脉、神经
示指桡侧动脉
小指尺掌侧动脉
拇指尺掌侧动脉
指掌侧总动脉、神经
拇指桡掌侧动脉
小指短屈肌
拇收肌
掌浅弓
拇短屈肌
小指展肌
正中神经掌支
尺动脉掌深支及尺神经深支
拇短展肌
桡神经浅支
豌豆骨
桡动脉掌浅支
屈肌支持带
尺动脉
掌长肌腱
尺神经
尺侧腕屈肌腱
桡侧腕屈肌腱
正中神经
桡动脉

图 7-35-5　手掌深层结构

尺动脉型
(699例,49.93%)
桡尺动脉型
(610例,43.57%)
正中尺动脉型
(77例,5.50%)
桡正中尺动脉型
(14例,1%)

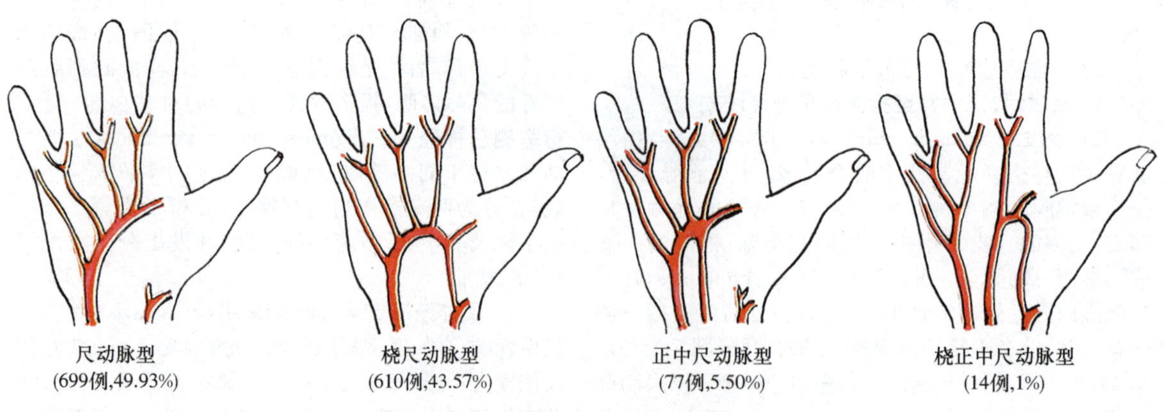

图 7-35-6　掌浅弓的类型(1400 例)

2. 屈指肌腱与蚓状肌

1）**拇长屈肌腱** tendom. fiexoris pollicis：由桡侧囊包绕，与至拇指的神经、血管伴行，进入鱼鞘，经拇短屈肌和拇收肌之间至拇指，为拇指腱鞘所包绕，止于末节指骨底。

2）**指浅、深屈肌腱** tendines mm. flexoris digitorum superficiali et profundi：两肌的四对肌腱，为尺侧囊及腱旁系膜所包绕，走向第 2～5 指，呈扇状展开，深浅各一，分别位于掌腱膜四条纵束与相对应的掌骨之间，平掌远纹处，进入各指腱鞘。其中，至示、中、环指的腱，于第 2～4 掌骨中 1/3 处，无腱鞘包绕。指血管和指神经以及蚓状肌，均位于各腱之间。

3）**蚓状肌** mm. lumbricales：是四条细长的小肌，从桡侧到尺侧分别为第 1～4 蚓状肌，各被肌鞘包绕，与指掌侧总动脉和神经伴行。经掌深横韧带之前、第 2～5 指的桡侧，参与指背腱膜的构成，可屈掌指关节，伸指间关节。

3. 手掌的间隙是位于掌中间鞘深部的疏松结缔组织间隙。它由掌中隔分为鱼际间隙和掌中间隙。掌中隔由掌外侧隔发出，斜向尺侧，经示指的屈肌腱和第 2 蚓状肌之间，附于第 3 掌骨的前缘。此隔近掌骨的部分，与拇收肌筋膜相贴，因此，两个间隙彼此稍有重叠，但鱼际间隙并不在鱼际鞘内。

1）**掌中间隙**：位于手心的内侧半。前界为中、环、小指的屈肌腱及第 2～4 蚓状肌。后界为第 3～5 掌骨及骨间肌前面的骨间掌侧肌膜。外侧以掌中隔与鱼际间隙为界；内侧是掌内侧间隔。掌中间隙的近侧经腕管与前臂屈肌后间隙相通；远侧经蚓状肌鞘（管）与指背相交通；经指蹼间隙与皮下组织相通（图 7-35-7）。

2）**鱼际间隙**：位于手心的外侧半，呈三角形；前界为示指的屈肌腱、第 1 蚓状肌及掌中隔；后界为拇收肌筋膜；内侧以掌中隔与掌中间隙为界；外侧是掌外侧间隔。鱼际间隙的近侧是密闭的，远侧经第 1 蚓状肌鞘（管）与示指背侧相交通。

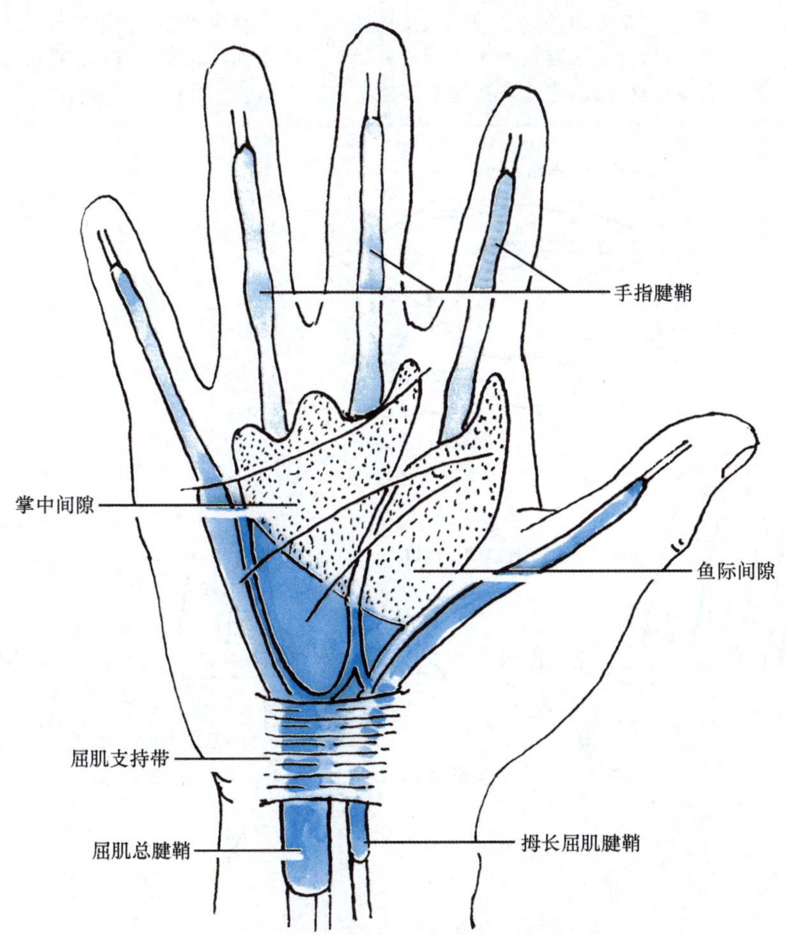

图 7-35-7 手的腱鞘和筋膜间隙

关于急性化脓性腱鞘炎和手掌深部间隙感染

手掌面腱鞘炎多因深部刺伤感染后引起，亦可由附近组织蔓延而发生。手背伸指肌腱鞘的感染少见。

手的5个屈指肌腱在手指掌面，各被同名的腱鞘所包绕。在手掌处，小指的腱鞘与尺侧滑液囊相沟通。拇指的腱鞘则与桡侧滑液囊相通。尺侧滑液囊与桡侧滑液囊有时在腕部经一小孔互相交通。因此，拇指和小指发生感染后，感染可经腱鞘、滑液囊而蔓延到对方，甚至蔓延到前臂的肌肉间隙。示指、中指和无名指的腱鞘则不与任何滑液囊相沟通。因此，当示指、中指和无名指的腱鞘发生感染时，常局限在各自的腱鞘内，虽有时可扩散到手掌深部间隙，但不易侵犯滑液囊（图7-35-8）。

手掌屈指肌腱和滑液囊深面之间存有两个疏松组织间隙。其前方为掌腱膜和肌腱，后方为掌骨和骨间肌表面的筋膜，内界为小鱼际肌，外界为大鱼际肌。此间隙被掌腱膜与第3掌骨相连的纤维中隔分为尺侧和桡侧两个间隙。尺侧的称为掌中间隙，桡侧的称为鱼际间隙。示指损伤或示指腱鞘炎的脓汁穿破后，可延蚓状肌蔓延而引起鱼际间隙感染；中指与无名指腱鞘感染，则可沿各蚓状肌蔓延至掌中间隙。

手指和掌部淋巴毛细管网与淋巴管，除极少数引流到前臂外，大部分经指蹼间隙引流到手背部。因此，手掌部感染常使手背部肿胀严重，而手掌部本身反而不易发生肿胀波动。

治疗可用大剂量抗生素。如短期内无好转，应及时早期切开引流。如为鱼际间隙感染，一般在大鱼际和拇指指蹼处肿胀明显，并有压痛，但掌中心凹陷仍存在。其引流的切口可直接做在大鱼际最肿胀和波动最明显处。亦可在拇指、示指间指蹼（“虎口”）处做切口，或在手背第2掌桡侧做纵形切口（图7-35-8）。

如掌中间隙感染，手掌心正常凹陷消失、隆起、皮肤紧张、发白，压痛明显，手背部水肿严重。应纵行切开中指与无名指间的指蹼，切口不应超过手掌远侧横纹，以免损伤动脉的掌浅弓；亦可在无名指相对位置的掌远侧横纹处做一小横切口，进入掌中间隙进行引流（图7-35-8）。

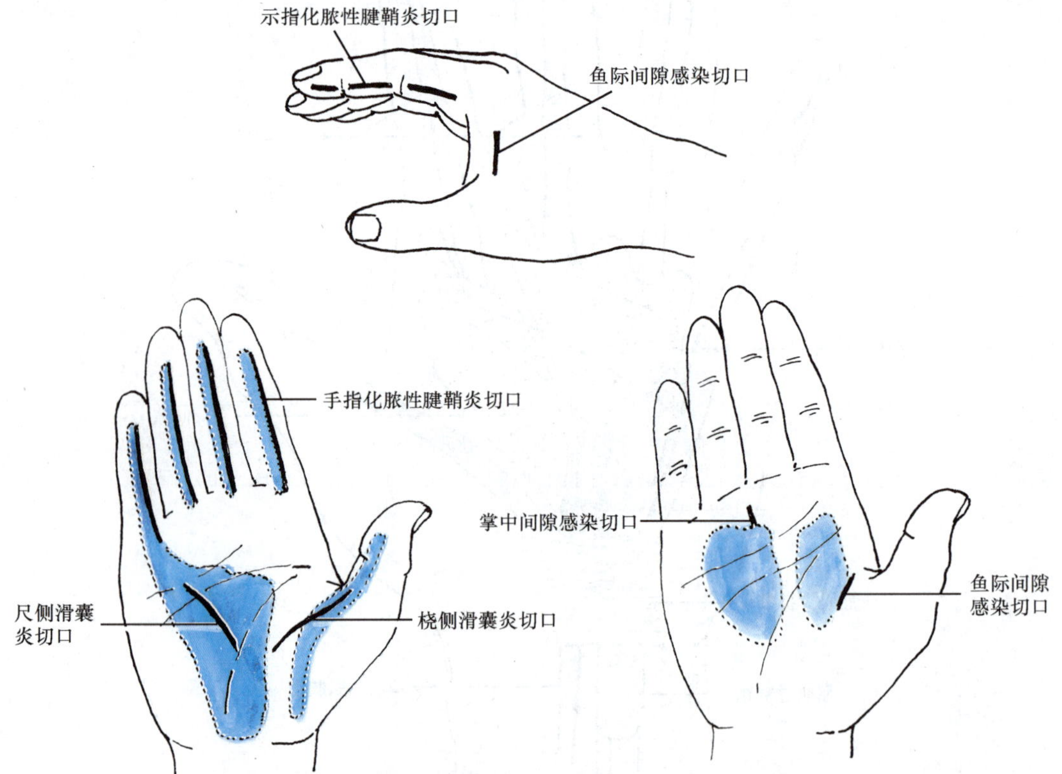

图7-35-8 急性化脓性腱鞘炎和手掌深部间隙感染手术切口

4. 掌深弓及尺神经深支 位于骨间掌侧筋膜与骨间肌之间。

1) **掌深弓** arcus volaris profundus：桡动脉发出拇主要动脉之后，经拇收肌的横、斜两头之间，进入掌深层，位于掌深筋膜的深面，弯向钩骨钩，与尺动脉的掌深支吻合成掌深弓，有静脉伴行。弓顶平掌浅弓近侧 1～2cm。从弓的凸侧发出三条掌心动脉 aa. Metacarpeae volares，沿骨间掌侧肌前面下行，达掌深横韧带处，汇入相应的指掌侧总动脉。掌深弓另发出 3 个穿支，经第 2～4 掌骨间隙与掌背动脉相交通。从弓的凹侧发出返支，参与腕掌网的构成（图7-35-9）。

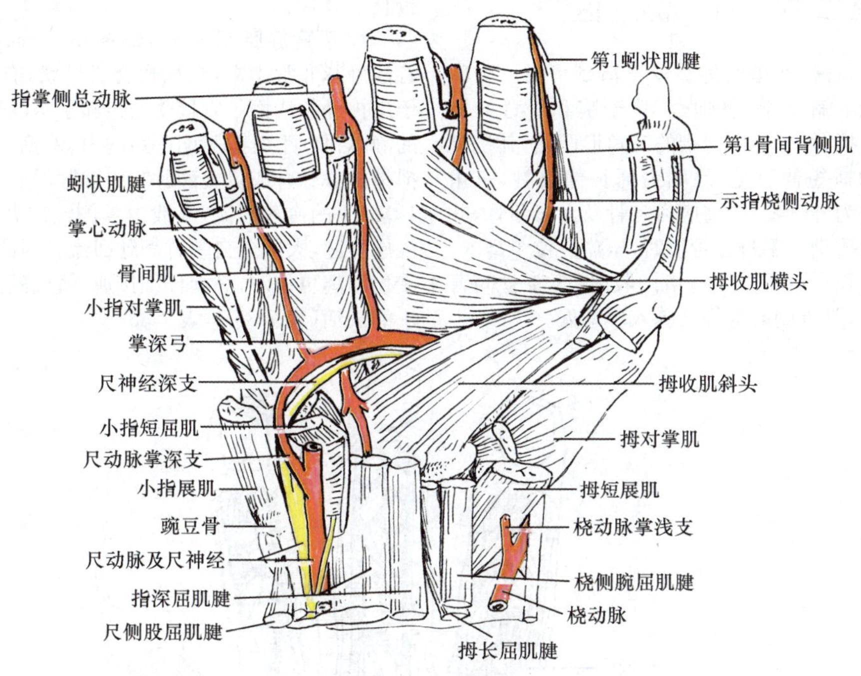

图 7-35-9 掌深弓及尺神经深支

2) **尺神经深支** r. proundus n. ulnaris：平钩骨钩的上内方，起自尺神经，立即发出分支支配小鱼际诸肌；然后与同名动脉伴行，穿小指展肌与小指短屈肌之间，进入骨间掌侧筋膜的深面，沿掌深弓的凸侧（或凹侧），弯向下外，分支支配第 3、4 蚓状肌（从肌的深面进入该二肌）、全部骨间肌、拇收肌和拇短屈肌的深头。

5. 拇收肌与骨间肌

1) **拇收肌** m. adductor pollicis：呈三角形，位于第 1～3 掌骨及骨间肌之前，肌纤维横行走向拇指。该肌的远侧缘紧位于第 1 掌间隙的皮肤和筋膜的深面，切开浅层结构后，很易暴露。

2) **骨间掌侧肌** mm. Interossei volares：共三块，**骨间背侧肌** mm. Interossei dorsales 共四块，皆位于掌骨间隙内，其前面有掌深弓及尺神经的深支，共同被骨间掌侧筋膜所覆盖。所有 7 块骨间肌在掌间隙下行，经掌深横韧带的背侧，止于指背腱膜。掌浅弓发出指掌侧动脉的状态及掌深弓的类型见表 7-35-2 和表 7-35-3。

表 7-35-2 掌浅弓发出指掌侧动脉的情况

例数	拇指掌侧动脉		示指桡侧	指掌侧总动脉			小指尺侧
	尺侧	桡侧	动脉	Ⅱ	Ⅲ	Ⅳ	动脉
652	（118 例） 17.33%±3.6%	（156 例） 23.93%±3.4%	（261 例） 40.03%±3.0%	（610 例） 93.55%±1.0%	（640 例） 98.16%±0.5%	（642 例） 98.47%±0.5%	（639 例） 98.01%±0.5%

表 7-35-3 掌深弓的类型

例数	完全型	不完全型	尺动脉型
290	（279 例） 96.20%±1.1%	（10 例） 3.45%±1.1%	（1 例） 0.34%±0.3%

第二节 背 侧 区

手背皮肤较薄，伸指肌腱在皮下清楚可见。全部掌骨均可触及。解剖学“鼻烟壶”位于腕和手背的侧面，当伸、展拇指时，呈尖向拇指的三角形凹陷，其桡侧为拇长展肌和拇短伸肌腱，尺侧为拇长伸肌腱，三角的近侧界（底）为桡骨茎突，窝底为舟骨及大多角骨，并可触及桡动脉搏动。手舟骨骨折时，压痛点位于窝内。

伸指肌腱隔皮可见。当拇指内收时，第 1 骨间背侧肌形成隆起，其近侧端为桡动脉入手掌处。

一、浅层结构

手背皮肤和皮下组织薄而松弛，有毛和皮脂腺，富有弹性，只有张力线而无皮纹。握拳时皮肤紧张，伸指时也不过于松弛，故易致撕脱伤。皮肤缺损时，可以牵拉直接缝合。

1. 手背静脉网 rete venosum dorsale manus 手背浅静脉非常丰富，互相吻合成网状，有的呈弓形，位于皮神经的浅面。它接受手指和手掌浅层以及手深部的静脉血。手背静脉网（弓）的内、外侧，分别与小指和拇指的静脉合成贵要静脉和头静脉的起始部（图 7-35-10）。手的血液回流，一般由掌侧流向背侧，由深层入浅层静脉，大部分自手背静脉回流。因此，当腕部以下受伤断离再植时，必须仔细接通手背静脉，才能保证断手的成活（表 7-35-4，表 7-35-5）。

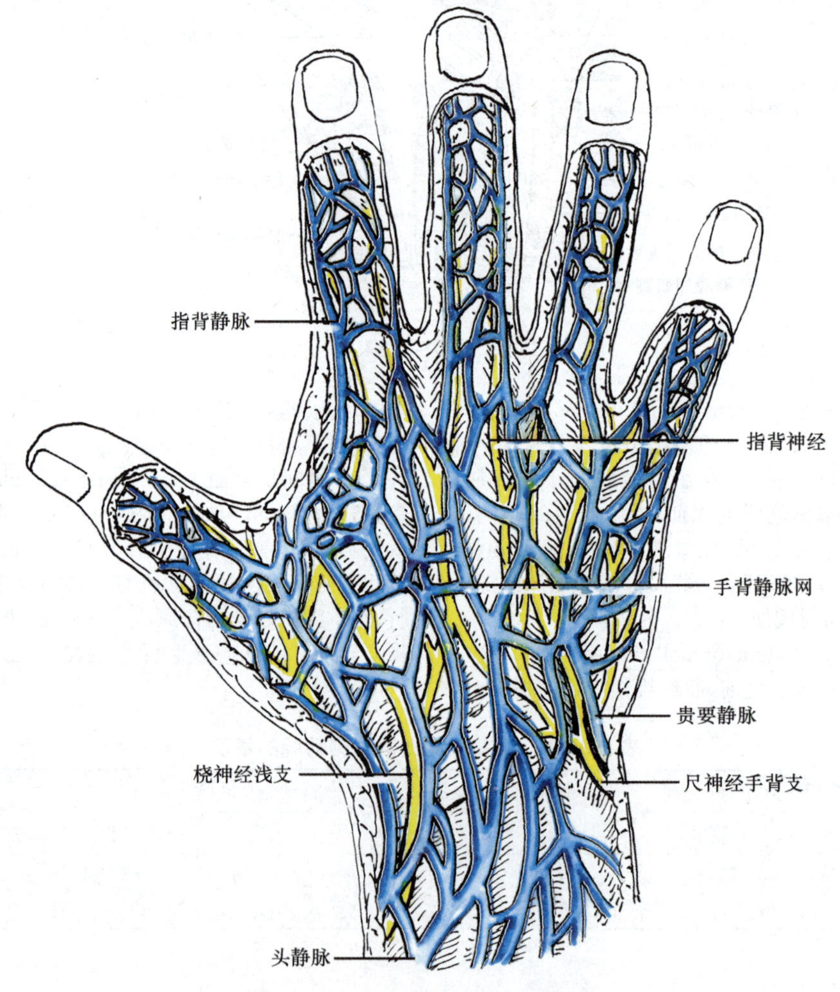

图 7-35-10 手背浅静脉及皮神经

表 7-35-4 头静脉各型的出现率

例数	Ⅰ型	Ⅱ型	Ⅲ型	Ⅳ型
活体 1900 例	(349 例) 18.36%±0.88%	(230 例) 12.11%±0.74%	(741 例) 39.00%±1.11%	(580 例) 30.53%±1.05%
尸体 100 例	(5 例) 5.0%±2.17%	(28 例) 28.0%±4.48%	(61 例) 61.0%±4.87%	(6 例) 6.0%±2.37%

表 7-35-5 手背静脉网与手背静脉弓的出现率

例数	手背静脉网	手背静脉弓
活体 760 例	(441 例) 58.03%±1.79%	(319 例) 41.97%±1.79%
尸体 100 例	(65 例) 65.0%±4.77%	(35 例) 35.0%±4.77%

2. 手背的浅淋巴管与浅静脉伴行，收集手指掌侧和手掌两侧部的浅淋巴管；手掌远侧的浅淋巴管网，经指蹼处也汇入手背的浅淋巴管。因此，当手指和手掌感染时手背肿胀比较明显，切不可错误地在手背切开引流。

起自手背静脉网或弓的桡侧端，由第 1 掌背静脉(5.6%)或第 1 掌背静脉与第 2 掌静脉的汇合处(36.3%)起始。

3. 手背的皮神经有桡神经浅支和尺神经手背支，在手背分别分布于桡侧半和尺侧半的皮肤后各分为五条指背神经 nn. digitales dorsales，分别布于桡侧和尺侧两个半指近节指背的皮肤。手背皮神经的分布有各种形式，尺、桡神经之间有交通支。

二、深筋膜及手背的间隙

第 2～5 指伸肌腱在手背部由斜行腱束相连，称**腱间结合** connexus intertendineus，指伸时，协同动作，互相牵扯，尤以中、环、小指联合更为明显。故当某一指伸肌腱在腱间结合的近侧断裂时，并无伸指功能障碍。

手背深筋膜的浅层较厚，是腕背侧韧带的延续部分，它与指伸肌腱结合，共同形成手背腱膜，其两侧附着于第 2～5 掌骨。手背深筋膜的深层覆盖于第 2～5 掌骨和第 2～4 骨间背侧肌的背侧。该层筋膜在指蹼处与手背腱膜相结合，在掌骨底处，两层筋膜以纤维隔相连。因此，手背皮下组织、手背腱膜和手背深层筋膜三层之间形成两个筋膜间隙：即手背皮下间隙和腱膜下间隙。两者常彼此交通，感染时常互相扩散，使整个手背肿胀。

伸肌支持带 retinaculum extensorum 又称腕背侧韧带 lig. carpi dorsalis，两侧附于桡、尺骨茎突和腕骨，由腕背深筋膜增厚所形成。其深面发出 5 个间隔，附于尺、桡骨远端背侧，形成 6 个骨纤维性管道，有前臂 9 块伸肌的肌腱及其腱鞘通过。各滑膜鞘均超过韧带上、下缘各约 2.5cm。从桡侧至尺侧，穿过 6 个管道的肌腱及其腱鞘，依次为：①拇长展肌与拇短伸肌腱；②桡侧腕长、短伸肌腱；③拇长伸肌腱；④指伸肌与手指伸肌腱；⑤小指伸肌腱；⑥尺侧腕伸肌腱。

关于手部手术的切口原则

由于手部的结构细致而复杂，为了保持或恢复手的功能，在手术时必须精细、确切，尤其选择皮肤切口，如选择的部位不当，将会影响手的功能。一般皮肤切口，按皮纹方向做切开。手指部多采用侧方(相当指横纹的两端)纵行切口；手掌部、按鱼际纹，掌远纹和掌中纹的方向做切口，分离至深层时，再沿血管、神经、肌腱的走行切开。如切口需越关节时，要切成弧形或“S”形，以避免由瘢痕挛缩而致关节的功能障碍(图7-35-11)。

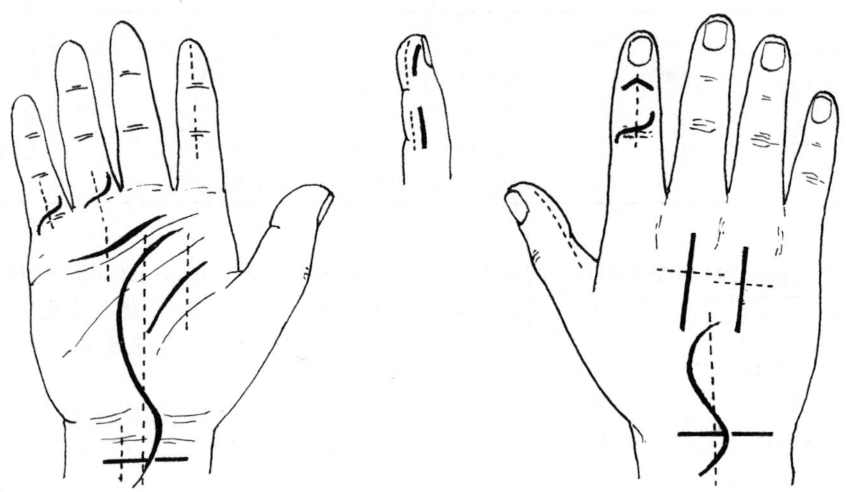

图 7-35-11 手部手术的切口原则

第三节 手 指

手指借掌指关节与手掌相连，运动十分灵活。拇指短粗，由两节指骨构成。由于拇腕掌关节为鞍状关节，运动范围最大，它与示、中、环、小指处于对立位置，完成手的握、持、捏、掌功能。

一、浅 层 结 构

1. 皮肤手指掌侧皮肤比背侧厚，富有汗腺与指纹，但没有毛和皮脂腺，故不易生疖肿。指掌侧皮纹有三条：近侧纹适对近节指骨的中部；中、远纹与指关节相当。其两端是指掌侧与背侧的分界标志。在指腹处，神经末梢非常丰富，触觉特别灵敏，可辨别物体的质地和形态。在指掌侧横纹处，因无皮下组织，故皮肤直接与腱鞘相连：刺伤感染时，常导致腱鞘炎。指背皮肤较薄，皮下脂肪较少，活动度较指掌侧为大。手指皮肤血运丰富，外伤或烧伤时，应尽量保留，尤以拇指理应尽最大努力保存其长度。

2. 指甲 unguis 是指背皮肤的衍生结构，由真皮增厚而成。指甲下真皮为甲床；甲根部的表皮生发层是指甲的生发点，手术时应注意保护。围绕甲根及其两侧的皮肤皱襞称甲廓，常因刺伤感染形成甲沟炎；如蔓延至甲下，形成甲下脓肿，需及时手治疗。

关于甲沟炎和化脓性指头炎

甲沟炎系指甲沟或其周围组织发生感染，多因轻微刺伤、挫伤、逆剥（倒抢刺）或剪指甲过深等损伤而引起。一般甲沟炎无全身症状，局部多在一侧的皮下组织发生红、肿、痛。有的可自行消退，有的却迅速化脓。脓汁自甲沟一侧蔓延到甲根部的皮下及对侧甲沟，形成半环形肿胀。如不切开引流，脓肿可向甲下蔓延，成为指甲下脓肿（图 7-35-12）。

指甲下脓肿如不及时处理可引起慢性甲沟炎或慢性指骨骨髓炎。手术引流时可在甲沟处做纵形切开。感染已累及指甲基部皮下周围时可在两侧甲沟各做纵行切口，将甲根上皮翻起，切除指甲根部，置一小片凡士林纱布条或乳胶片引流。如甲床已积脓，应将指甲拔去，或将脓腔上的指甲剪去。拔甲时应注意避免损伤甲床，以免新生指甲畸形。脓性指头炎需手术切开时，应在患指侧面做纵形切口，尽可能长些，但不可超过末节和中节交界处，以免伤及腱鞘（图 7-35-13）。

3. 皮下组织指掌侧的皮下脂肪积聚成球状，有纤维间隔界于其间，将皮肤连于指骨骨膜和腱鞘，故当刺伤感染时，多向深层扩散（图 7-35-14）。

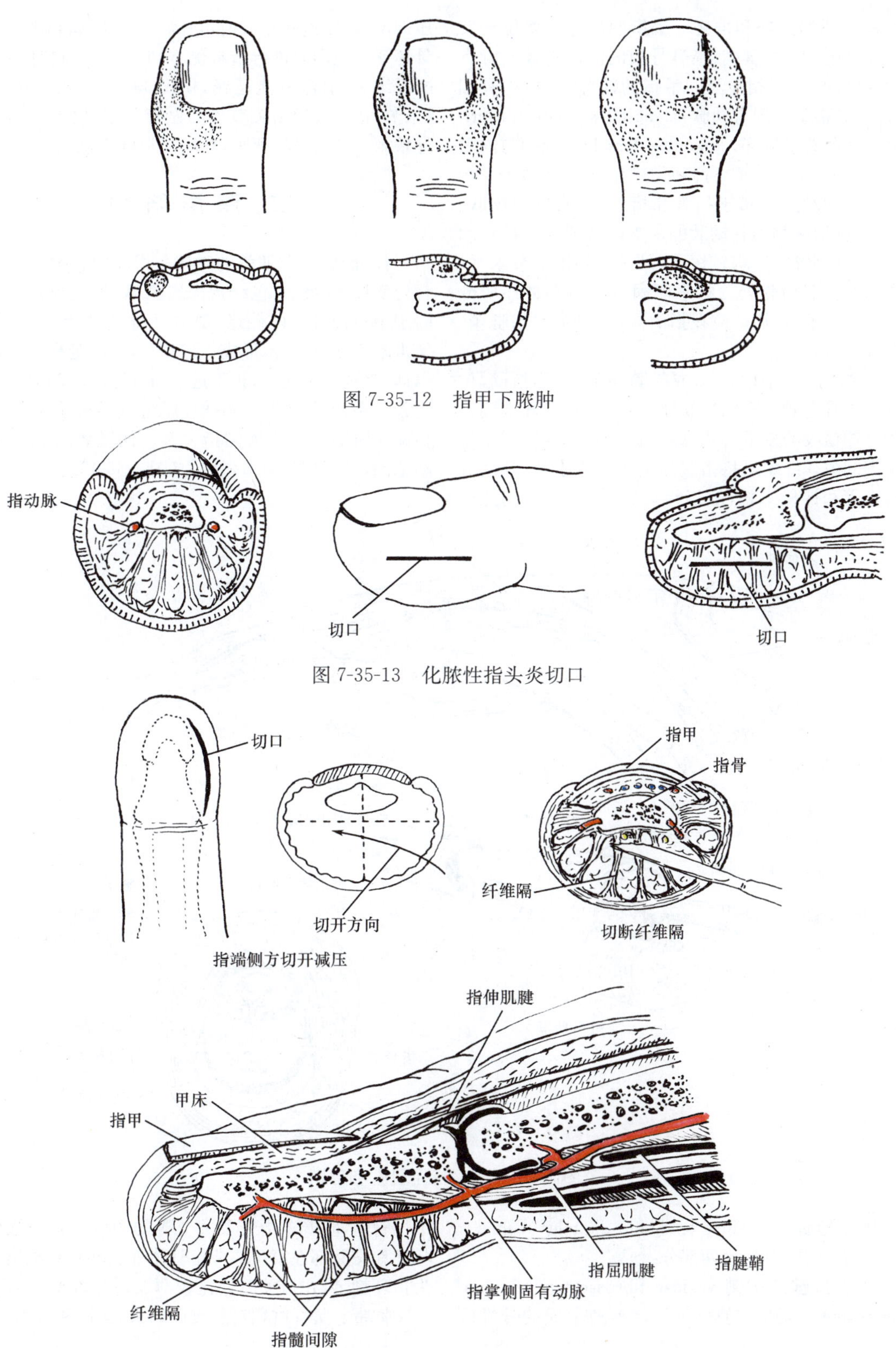

图 7-35-12 指甲下脓肿

图 7-35-13 化脓性指头炎切口

图 7-35-14 指端解剖

4. 手指的血管和神经　手指的静脉主要位于背侧。浅淋巴管与指腱鞘、指骨骨膜的淋巴管彼此皆有交通，感染时可互相蔓延。手指的动脉，每指均有四条，即两条**指掌侧固有动脉** aa. digitales volares propriae 和两条**指背动脉** aa. digitales dorsales，分别与同名神经伴行，均位于指掌、背侧面与侧面的交界线上。指掌侧固有动脉分支布于指骨和指关节、肌腱和皮肤。在指端处，指掌侧固有动脉的末支吻合成网。指背动脉与伴行同名神经，均较短小，只达近侧指关节水平。指背第2、3节指骨处为指掌侧固有动脉和神经所分布。手指手术时，切口应在指的侧面，以免损伤腱鞘、神经和血管。

5. 指端　“密闭间隙”或**指髓间隙**，又称指髓，位于远节指骨远侧4/5的皮肤和骨膜之间，有纤维隔连于指远侧横纹的皮下和指深屈肌腱的末端，形成一指端密闭间隙。纤维隔将指腹的脂肪分成小叶，其间分布有血管和神经末梢，故当指端感染肿胀时，间隙内压力增高，压迫神经末梢和血管，引起剧痛和第3节指骨坏死。应即时进行指端侧方切开减压，同时必须切断纤维隔，引流方能通畅（图7-35-14）。由于第3节（末节）指骨底部由关节囊的血管分布，故当指端感染导致第3节指骨坏死时，其底部常可幸免。

二、深层结构

1. 指浅、深屈肌腱的附着　指浅屈肌腱在近节指骨处变扁，并覆盖、包绕指深屈肌腱；向远侧分为两股附于中节指骨的两侧缘，部分纤维紧贴骨面，彼此交叉也附于该节指骨，形成一腱裂孔，容深腱穿过。自此以远，深腱位于浅层，止于远节指骨底的掌侧面。这种附着关系，四指皆同。指浅屈肌腱主要屈近侧指关节；指深屈肌腱主要屈远侧指关节。两腱各有独立的滑动范围，又互相协同增强肌力（图7-35-15）。

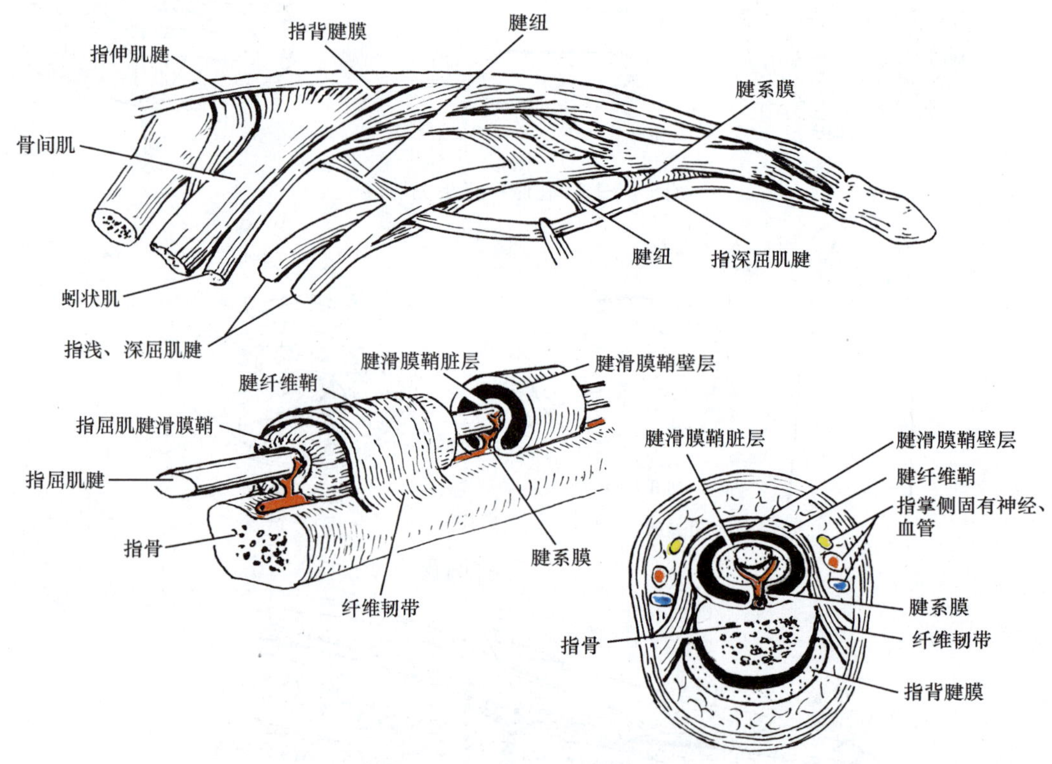

图7-35-15　手指屈肌腱和腱鞘

2. 手指腱鞘 vaginae tendinum digitales manus 包绕浅、深屈指肌腱，由两部分组成。

1）**手指腱纤维鞘** vaginae fibrosae tendinis digitorus manum：是指掌侧深筋膜增厚所形成的骨性纤维性管道，附着于指骨及关节囊的两侧。其纤维分环状部和交叉部在第1、2节指骨体处。环状纤维增强名为指环韧带，在指关节处比较薄弱。纤维交叉名为指十字韧带。腱纤维鞘对肌腱起约束、支持和滑车作用，并加强肌的拉力，手术时应尽量避免损伤。

2）**手指腱滑膜鞘** vaginae synovialis tendinis digitales manus：是包绕肌腱的双层套管状的滑膜鞘，分脏层与壁层。两端密闭，脏层包绕肌腱，壁层紧贴纤维鞘的内面。在肌腱紧贴骨面的一侧，犹如肠的系膜，彼此移行，构成腱系膜，保护出入肌腱的血管和神经。由于肌腱经常运动，腱系膜大部消失，仅在血管、神经出入处保留下来，故称为**腱纽** vinculum tendinum。可分两种：长腱纽呈细带状，从第1节指骨连于指浅、深屈肌腱；短腱纽呈三角形，分别连于两腱上端与指骨之间。

第2～4指的腱鞘从第3节指骨底，向近侧延伸，均越过3个关节，达掌指关节的上方。但是，拇指及小指的腱滑膜鞘，分别与桡侧囊、尺侧囊相连续（图7-35-16）。

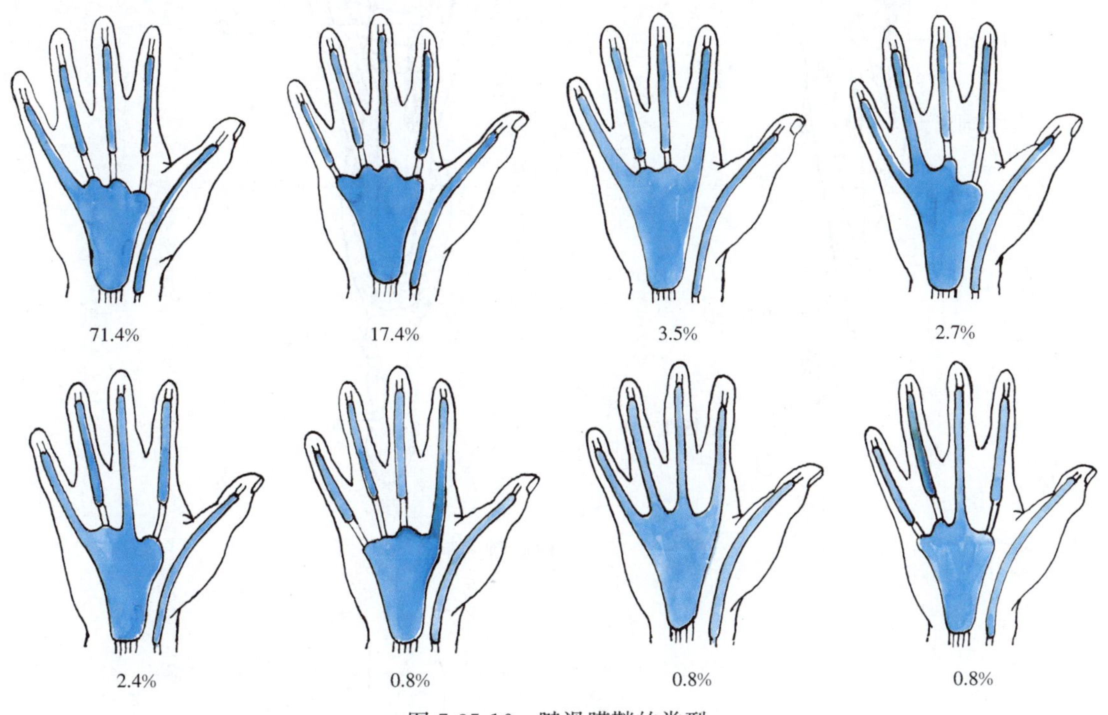

图 7-35-16　腱滑膜鞘的类型

3. 伸指肌腱的附着及其特点　伸指肌腱越过掌骨小头后，向两侧扩展，包绕掌骨小头和近节指骨的背面，称**指背腱膜**（外科常称为伸肌腱帽）aponeurosis digitalis dorsalis。它向远侧分成三束：中间束止于中节指骨底；两条侧束在中节指骨背侧合并后，止于远节指骨底（图7-35-17）。侧束的近侧部，有骨间肌腱参加，远侧部有蚓状肌腱加强。伸指肌腱可伸全部指关节；在骨间肌和蚓状肌协同下，尚可屈掌指关节，伸指间关节。当中间束断裂时，不能伸近侧指间关节；两侧束断裂时，远侧指间关节不能伸直，呈“锤状指”畸形；三束全断时，全指呈屈曲现象。

4. 手的功能位如手握网球的姿势　①桡腕关节伸30°；②掌指关节屈30°～45°，指间关节半屈位；③拇指微屈，对掌位；④手指分开。当指骨骨折固定时，多取此姿势。当掌骨或指骨骨折需要牵引时，应以舟骨结节为中心向远侧做放射状牵引，以保持手和指的功能（图7-35-18）。

三、指　关　节

掌指关节 art. Metacarpophalangeae 除拇指掌指关节外，均为球窝关节，运动十分灵活。各掌指关节囊，除背侧较薄弱外，都有侧副韧带加强。掌侧副韧带也称掌板，于第2～5掌骨小头之间，有掌深横韧带相连，拉紧手的横弓，增加手的握力和稳固性。侧副韧带呈三角形，当关节伸直时松弛，屈曲时紧张（图7-35-19）。如伸直过久，可导致侧副韧带挛缩，丧失屈曲功能。所以，手指固定时，应取半屈曲位置。

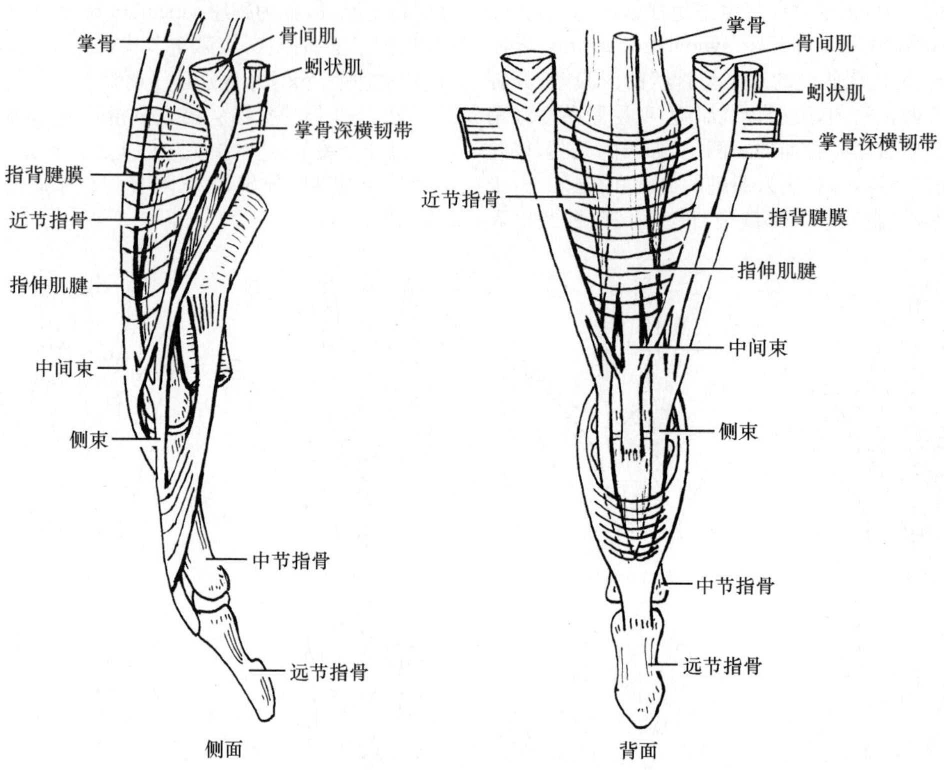

图 7-35-17　指伸肌腱的附着

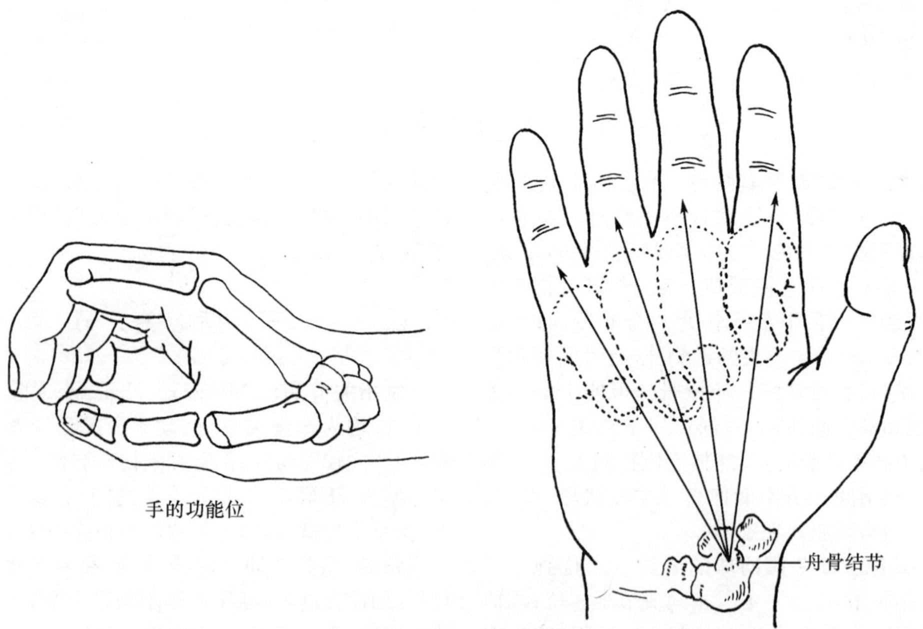

图 7-35-18　手的功能位

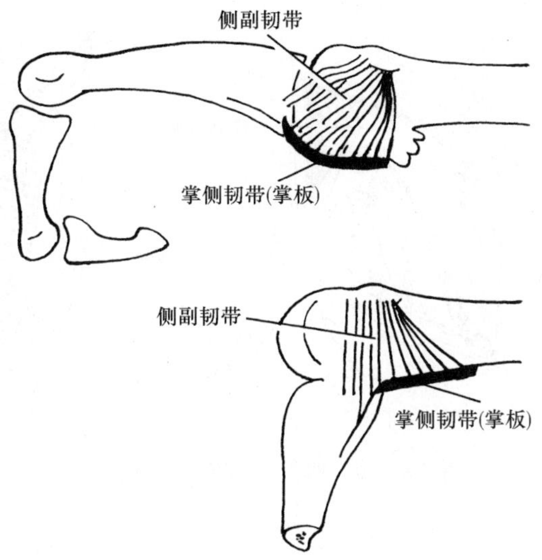

图 7-35-19　掌指关节的韧带

关于手部急性化脓性感染

手部急性化脓性感染比较常见。即便是轻微的损伤，如刺伤、擦伤、逆剥和切伤等，有时也可引起手的严重感染，甚至造成不同程度的病残，以致影响手部功能。

手的解剖结构特点决定了手部感染的特殊性。与手部感染有关的解剖特点是：

1. 手的掌面皮下有很致密的纤维组织隔，与皮肤垂直。一端连接真皮层，另一端在末节手指部位固定在骨膜上。在近节、中节手指部位固定在腱鞘上。在掌心部位则与掌腱膜紧密相连。这些纤维隔将掌侧皮下组织分隔成无数坚韧密闭的小腔。因此，感染化脓后很难向四周扩散，往往向深部组织蔓延，引起腱鞘炎；在手指末节则直接延及指骨，形成骨髓炎。

2. 手的掌面皮肤角化层较厚，因此，皮下脓肿穿入皮内层后，一般不易从表面溃破，而形成哑铃状脓肿。

3. 手的掌面组织致密，手的背面皮下组织较松弛。淋巴引流大部分从手掌到手背，故手的掌面感染时，手背部常出现明显肿胀，易误诊为手背感染。

4. 手部尤其是手指，组织结构致密，感染后组织内压很高，神经末梢受压明显，因此，疼痛剧烈。

5. 手的腱鞘、滑囊与筋膜间隙互相交通，发生感染后常可蔓延全手，甚至累及前臂。

在脓肿切开引流时，除表浅的脓肿外一般不用局部浸润麻醉，因该种麻醉可使感染扩散。应用手指基部的指神经阻滞时，剂量不应过多，也不可加用肾上腺素，以免因肿胀压迫或血管痉挛而引起手指末端血液循环障碍。当炎症开始消退时，即应开始活动患处附近的关节，以尽早恢复其功能。

关于拇指掌指关节手术入路

行拇指掌指关节脱位切开复位、拇指掌指关节内骨折切开复位内固定、拇指掌指关节融合、拇指掌指关节成形等手术时，常用拇指掌指关节手术进路。可于拇指掌指关节背侧做一纵行切口，其长度以前节为中心，上下延长 2cm。皮瓣向两侧游离，即可显出拇指背侧的拇长展肌腱、拇短伸肌腱和外侧拇短展肌，以及伸腱扩展部。再于拇短展肌和伸腱扩展部的外侧切开关节囊和指骨骨膜，这样可以避免影响拇长伸肌腱、拇短伸肌腱、拇长展肌腱、拇短展肌腱和伸腱扩张部(伸指腱帽)的功能(图 7-35-20)。

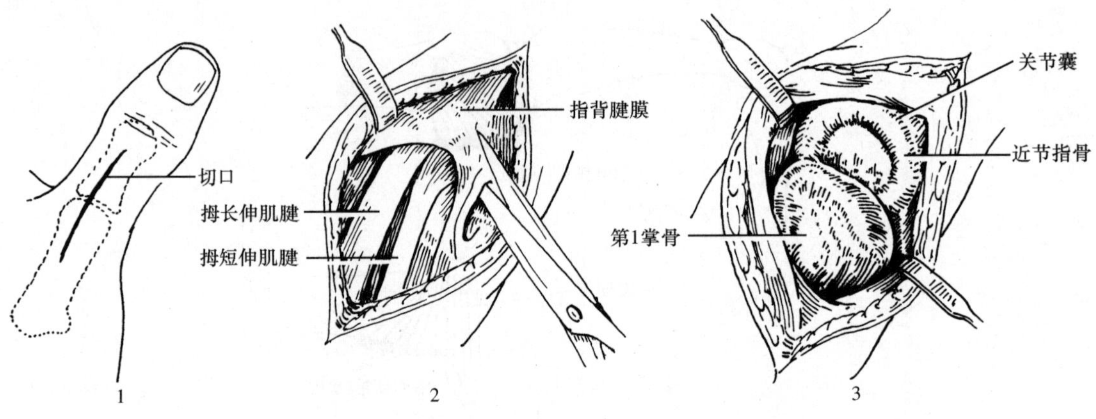

图 7-35-20 拇指掌指关节手术入路

第三十六章　上肢的皮瓣

第一节　臂外侧皮瓣

臂外侧皮瓣 lateral brachial flap 的皮肤质量较好，供皮部位较隐蔽，属于间接皮动脉血供类型皮瓣。血管蒂较长，易于分离。虽其上部皮瓣较厚，仍不失为皮瓣游离移植的良好供区。根据皮瓣血管蒂的解剖学基础，臂外侧皮瓣可分为臂外侧上部皮瓣、臂外侧中部皮瓣和臂外侧下部皮瓣。

一、臂外侧上部皮瓣

血管蒂为旋肱后动脉皮支。

旋肱后动脉多数起自腋动脉，与腋神经伴行，在肱骨外科颈后方，穿过四边孔，进入三角肌深面。在走行中发出许多肌支，营养三角肌，其终末支即旋肱后动脉皮支，一般在三角肌止点后上方 78mm 处穿出深筋膜，分布于三角肌表面的皮肤及皮下组织内。皮动脉穿出深筋膜的外径为 0.8～1.0mm，如手术需要较粗的吻接血管，可沿三角肌后缘向深部分离，追寻至皮动脉与旋肱后动脉肌支共干处，外径可达 1.5～2.5mm。皮瓣内有与皮动脉伴行的臂上外侧皮神经，可供利用。伴行静脉的外径略粗于动脉。

二、臂外侧中部皮瓣

血管蒂为肱外侧皮动脉 lateral humeral cutaneous a，出现率为 88%，在腋前襞下方 22mm，附近起自肱动脉，走行于肱二头肌和肱肌之间，分布于三角肌止点附近的皮区。皮动脉穿深筋膜处外径为 1.6mm。皮瓣的静脉可利用浅层粗大的头静脉。小皮瓣移植时，可以考虑选择这个部位作为供区。

三、臂外侧下部皮瓣

（一）臂外侧下部皮瓣的动脉

臂外侧下部皮瓣的动脉血管蒂为肱深动脉的桡侧副动脉后支或桡侧副动脉（图 7-36-1，图7-36-2）。

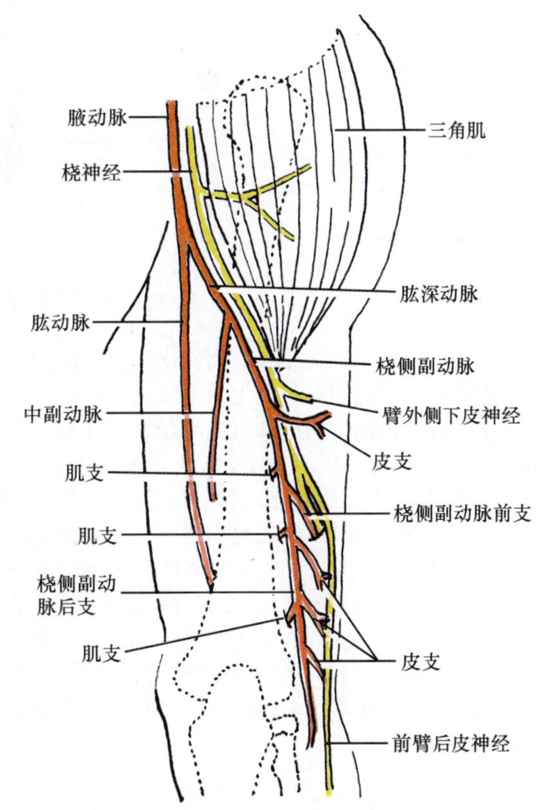

图 7-36-1　臂外侧皮瓣血供示意图

1. 肱深动脉 a. profunda brachii　多数以一个总干（60%），少数（40%）则以其分支——桡侧副动脉 a. collatecralisradialis 及中副动脉的形式起自肱动脉。该动脉 79.2%在大圆肌下缘下方 10mm 起自肱动脉，起端外径 2.3mm。在有肱深动脉例子中，多数（37.5%）在三角肌 11 点位置下 18mm 处分为中副动脉和桡侧副动脉。肱深动脉或桡侧副动脉起始后，与桡神经伴行进入桡神经沟，通常在桡神经沟的后外或后内方下行（占 60%），但沿桡神经前方下行者亦不少见（占 40%）。

2. 桡侧副动脉　在三角肌下方约 4cm 处，分出前支和后支。①桡侧副动脉前支穿过臂外侧肌间隔，向前进入臂前部，位置较深，与桡神经伴行，行于肱肌和

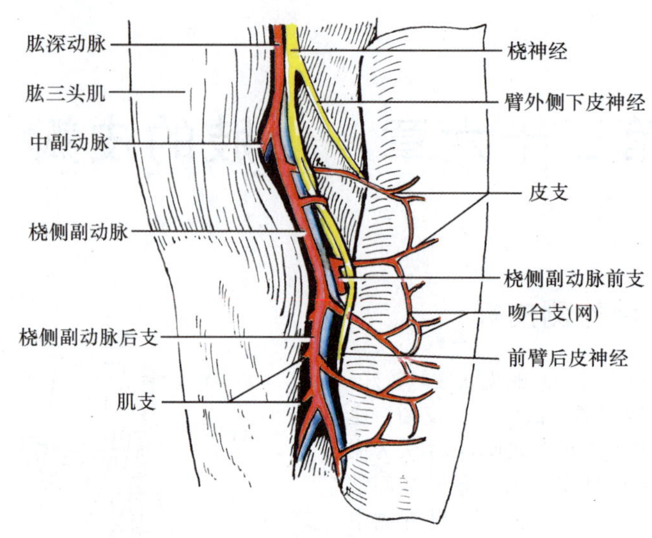

图 7-36-2 臂外侧下部皮瓣的血供

肱桡肌之间，外径平均 0.8mm，其发出的分支主要是肌支和关节支，有时前支与皮支共干发出（占 13.8%）（图 7-36-1）。当截取血管蒂时，只可结扎共干后的桡侧副动脉前支，应保留其皮支，以免影响皮瓣血运。②桡侧副动脉后支从桡侧副动脉分出后，贴附臂外侧肌间隔后方（图 7-36-1），在肱桡肌与肱二头肌之间下行，位置逐渐浅出，其末支进入肱桡肌和桡侧腕长伸肌。在走行中发出 1～6 个皮支，两支者较多（占 34.1%），布于臂外侧皮肤，外径为 0.1～1.4mm，其中 0.8～1.4mm 者约占1/3。桡侧副动脉的肌支有 6～19 支，平均 12.5 支，皮瓣游离移植截取血管蒂时，这些肌支皆应切实结扎。

（二）臂外侧下部皮瓣的静脉

该皮瓣的静脉分浅、深两组。浅组是头静脉，沿肱二头肌外侧沟上行，进入三角胸大肌沟，其外径在三角肌止点处和三角肌中部分别为 3.1mm 和 3.3mm。有少数头静脉下端或副头静脉与肱深静脉间有1.0～2.0mm外径的吻合支。深组是肱深静脉或桡侧副静脉，有 1～2 条与同名动脉伴行。在三角肌止点处其外径为 1.9mm，稍粗于伴行的动脉。皮瓣移植时，浅、深组的静脉依据受区的条件和需要，分别或同时与受区的静脉吻合。

（三）臂外侧下部皮瓣的神经

桡神经在三角肌止点下方 48mm 处穿臂外侧肌间隔至臂前骨筋膜鞘。它除发出肌支外，还发出臂外侧皮神经和前臂后皮神经（图 7-36-2），分别在三角肌止点下 26mm 和 43mm 处穿臂外侧肌间隔，布于臂外侧和前臂背侧皮肤。前臂后皮神经本干或其分支位于桡侧副动脉后支及其皮支的浅面或深面，有的与动脉伴行，或与其交叉（图 7-36-2）。如神经位于皮动脉深面，能将皮神经留在供区，术后不致造成前臂背面皮肤感觉丧失。如位于皮动脉浅面，则可随皮瓣一并取下。皮瓣移植时可吻接臂外侧皮神经，成为有感觉的皮瓣。

（四）臂外侧下部皮瓣的微血管网

桡侧副动脉后支与旋肱后动脉皮支、肱外侧皮动脉、桡侧返动脉皮支、臂内侧皮动脉以及与肱三头肌的肌皮动脉穿支相互吻合，在皮及皮下组织内形成丰富的微血管网。因此，臂外侧下部皮瓣移植时，可以上延至臂的上、中部，也可越过臂的前、后正中线，超出臂外侧皮瓣的界限，即超出桡侧副动脉皮支供应的范围，向内扩展切取皮瓣更为适宜。根据臂外侧皮瓣血管构筑的研究资料证明，在臂外侧皮瓣的后下部，皮瓣各层内血管的分布密度远较其他部位高，因此，移植该部位皮瓣更有利于皮瓣的成活。

臂外侧皮瓣的临床应用

臂外侧皮瓣的主要血液来源是肱深动脉及桡侧副动脉后支、肱外侧皮动脉和旋肱后动脉皮支，但以前二者为主。属于间接皮动脉的肌间隔和肌间隙血供类型。

1. 臂外侧皮瓣的血供来源特点及皮瓣分布范围　肱深动脉起始后，伴桡神经干走行于桡神经沟内，和桡神经共同被一筋膜鞘包绕。如显露此动脉，需仔细分离开桡神经，然后沿臂外侧肌间隔搜寻桡侧副动脉后支。其发出的皮支，分布于皮及皮下组织内。依据受区的条件和需要，该皮瓣的血管蒂可任选其长度。如获得较长的血管蒂，需将肱三头肌外侧头从骨面上掀起，向上内追寻肱深动脉干，一一结扎从肱深动脉干两侧发出的肌支，直至三角肌止点上方 4cm 处。在切取血管蒂的过程中，注意从肱深动脉干和桡侧副动脉发出的皮支，尽量保持这些皮支的完整性。

研究表明，肱深动脉及其分支在臂外侧皮瓣的分布范围，上至三角肌中部，下至肘部，向后越过后正中线，向前几乎达前正中线，最大可达 20cm×13cm。

2. 皮瓣的切取　先在臂后正中线做一纵行切口和上方切口，沿深筋膜深面剥离至臂外侧肌间隔。注意保留贵要静脉，小心分离桡神经及前臂后皮神经。切开部分肱三头肌外侧头附着点，显露并分离肱深动脉近端至适宜部位，必要时结扎中副动、静脉。做下方切口，切断、结扎头静脉及桡侧副动脉的每个肌支，并结扎桡侧副动脉前支，只暂时保留肱深动、静脉及头静脉的岛状皮瓣状态，观察皮瓣的血运情况，等待断蒂。如移植的皮瓣血运正常，即分别结扎肱深动、静脉及头静脉近端，闭合臂外侧肌间隔。

第二节　臂内侧皮瓣

臂内侧皮瓣 medialbrachial flap 的范围，上界是腋窝，有毛皮边缘，下界是内外上髁的连线，前后界可达臂部的正中线。臂内侧皮肤纹细，皮薄，皮下脂肪少，富有弹性，部位较隐蔽，是修复颌面部较为理想的供皮区。属于间接皮动脉血供类型的皮瓣。

一、臂内侧皮瓣的动脉

臂内侧皮瓣血供是多源性的。皮动脉可来源于尺侧上副动脉、肱动脉、肱深动脉、腋动脉、尺侧下副动脉、肩胛下动脉和旋肱后动脉等(图 7-36-3)。

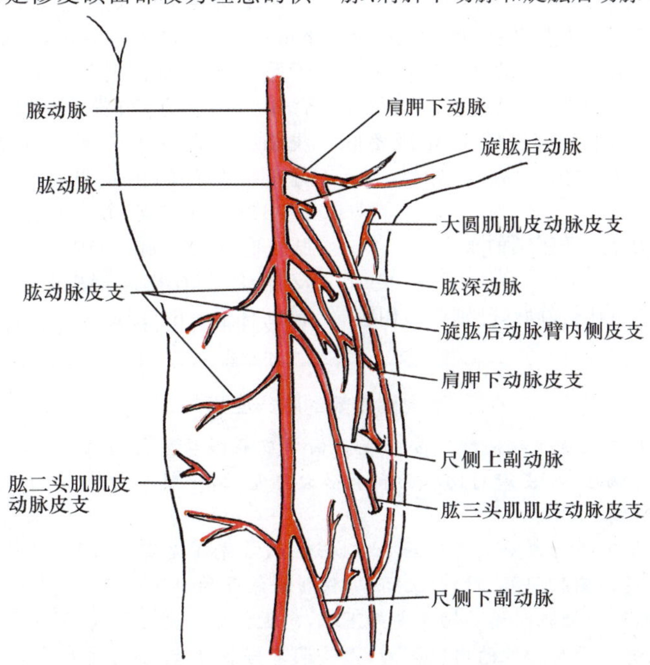

图 7-36-3　臂内侧皮瓣的动脉来源模式图

1. 尺侧上副动脉 是臂内侧皮瓣的主要血管蒂，多起自肱动脉(89%)，少数起自肱深动脉(8.6%)以及肩胛下动脉 a. subscapularis(2.8%)或旋肩胛动脉 a. circumflexa scapulae。尺侧上副动脉发出后，逐渐向尺神经靠拢，贴附在尺神经内侧深面。在其起始段位置较深，在臂中下1/3交界处穿过臂内侧肌间隔，到达臂的后方位置变浅。其沿途发出许多肌支(5～14条)。多数情况下(87%)发出1～4条皮支，参加臂内侧皮瓣的血管网；少数(13%)不发皮支，在这种情况下，臂内侧皮区其他来源的皮动脉就变得粗大，此粗大的皮动脉亦可作为血管蒂。尺侧上副动脉起端外径较粗，平均1.7mm(1.0～2.5mm)，血管蒂较长(80～140mm)。

2. 臂内侧皮动脉 起自肱动脉各段，出现率为83%。多数(76.0%)有1～3支，最多可达7支，皮动脉的长度50～60mm。平均外径为1mm，此动脉亦可作为臂内侧皮瓣的血管蒂。

3. 肱深动脉皮支多起于肱深动脉的起段，外径约1.5mm，分布于臂内侧皮瓣的上部。

4. 肱浅动脉 a. superficialis brachii 多起于肱动脉中段，外径在2.0～2.5mm左右，出现率为11%。

5. 腋动脉皮支多数起于肱动脉中段，外径在2.0～2.5mm，出现率为11%。

6. 尺侧下副动脉 a. collateralis ulnaris inferior 多于胸大肌下缘下方约180mm处，自肱动脉的内侧发出，外径为1.5mm，长度13.5mm。该动脉发出的皮支，分布于臂内侧下部的皮肤。

除上述皮支外，还有肱三头肌动脉、肱二头肌动脉、大圆肌动脉、肩胛下动脉、旋肱后动脉及尺侧返动脉亦发出皮支，分布于臂内侧皮肤。这些分支均很细小，外径在0.5～1.7mm之间，滋养区较小，出现率低(2.5%～10.0%)，应用意义不大。

二、臂内侧皮瓣的静脉

臂内侧皮瓣的动脉均有伴行静脉，分别注入相应的静脉。臂内侧皮瓣的主要皮静脉是贵要静脉及其属支，其外径粗，收集范围广。该皮瓣大部分静脉血由贵要静脉导出，手术时常以贵要静脉为皮瓣的血管蒂。贵要静脉在肘窝前方穿前臂内侧皮神经分支之间，沿肱二头肌内侧缘上行至臂中点稍下方、穿浅筋膜、循肱静脉内侧上升，约距肱动脉上端63mm处注入肱静脉，也有少数注入腋静脉。末端外径为4.8mm，有1～6条属支。这些属支在皮下组织内互相吻合成弓状或网状。贵要静脉和头静脉之间有交通支。

三、臂内侧皮瓣的微血管网

臂内侧皮瓣有多条皮动脉，在手术显微镜和肉眼观察下，可见皮动脉分支间呈弓状或网状吻合。在X线片上亦能清楚地显示出微血管遍布整个皮瓣。

四、臂内侧皮瓣的神经

1. 臂内侧皮神经 n. cutaneus brachii medialis 起自臂丛内侧束，经腋动、静脉之间达腋静脉内侧，沿肱静脉和贵要静脉的内侧向远侧走行，至臂中点处穿深筋膜入浅筋膜内，分布于臂内侧的皮肤。在肱动脉上端横径1.2mm。

2. 前臂内侧皮神经 n. cutaneus ante brachii medialis 起自臂丛内侧束，经腋动静脉之间达臂部，于肱动脉前面转至其内侧，行于贵要静脉内侧，在臂中点稍下方，与贵要静脉共同穿过深筋膜，进入浅筋膜内即分为两支，分别沿贵要静脉两侧下行，分布于前臂内侧皮肤。该皮神经在其近侧段发1～3条上臂皮支，分布于臂下部肱二头肌表面的皮肤。它在肱动脉上端的横径为2.3mm。上述两条皮神经，如在皮瓣移植时与受区皮神经吻接，则可制成有感觉的皮瓣。

臂内侧皮瓣的临床应用

1. 臂内侧皮瓣的切取范围可按实际需要而定。由于皮瓣微动脉之间有丰富的网状吻合及粗大的弓状吻合，血供丰富，血流畅通，故皮瓣的切取面积有很大可塑性，一般可切取80mm×200mm，必要时可向上及向后外扩延至臂外侧。

2. 皮瓣的切取 皮瓣的切口应从前后两个方向进行，首先在皮瓣后缘做一纵行切口，然后向前连同深筋膜一起游离皮瓣，达内侧肌间隔。切开肌间隔，保护好深面的血管神经束。相继在皮瓣前缘做纵行切口，向内后方游离皮瓣，达内侧肌间隔。切开皮瓣下缘，向近侧端游离皮瓣，找到血管神经蒂。在切取皮瓣过程中，因尺侧上副动脉位于尺神经的内侧深面，须将两者仔细分离，切忌过度牵拉而误伤尺神经和正中神经。吻接血管时不可将贵要静脉瓣开放的方向逆置，以保证皮瓣血运畅通。

3. 动脉蒂的截取　皮瓣血管蒂以选用尺侧上副动脉为佳，因其位置恒定，口径较粗，滋养范围大，易于切取。如果该动脉的皮支细小或缺如，则可选用肱内侧皮动脉、肱浅动脉、肱深动脉皮支和腋动脉皮支等。究竟以哪个动脉作为血管蒂，应按皮瓣内动脉分布的具体情况灵活掌握。

4. 神经的吻接　为切取有感觉的皮瓣，可在皮瓣上端找出臂内侧皮神经，并向上游离出神经蒂，以备与受区的感觉神经吻接。

第三节　前臂(掌侧)皮瓣

前臂皮瓣 skin flap of forearm 主要位于前臂掌侧面，或称前臂掌侧皮瓣。该皮瓣的皮肤质量好，供皮面积大，血管口径粗，解剖变异少，易于切取，适于修复颌面部烧伤畸形及其他部位的缺损。虽然也存在供皮部位不隐蔽，不能直接拉拢缝合，必须进行厚层植皮，植皮后遗留有可见的痕迹缺点，但仍不失为一个较好的吻合血管游离皮瓣供区。

前臂皮瓣属于动脉干网状血管的血供类型，通常以桡动脉干和头静脉(或桡静脉)作为吻合的血管蒂。

一、前臂皮瓣的动脉

桡动脉是前臂皮瓣的主要动脉干，桡动脉依具与肱桡肌的位置关系可分为两部：掩盖部在前臂上部，被肱桡肌掩盖，平均长 11.7cm；显露部在前臂下部，位置表浅，直接位于皮下，只被浅、深筋膜覆盖，平均长 10.1cm(图 7-36-4)。桡动脉的外径在前臂上部桡侧返动脉起点下方平均为 2.7mm，在前臂中部掩、显两部交界处为 2.3mm，在前臂下端掌浅支发出上方为 2.4mm。桡动脉的两端皆可与受区的动脉吻接。

桡动脉的分支　桡动脉一般从干上发出两个较大的分支，桡侧返动脉和掌浅支，偶尔从其起端发出一较粗的骨间总动脉。此外，桡动脉在前臂行程中从两侧发出许多皮支和肌支。

1. 桡侧返动脉 a. recurrens radialis　多数在肱动脉分支部下方 9mm 处起自桡动脉干。依其起始状态分为四种类型：即单干、双干、共干和无干型。其中单干型占多数(77.0%)，干较短，分上、下两支，其起端外径为 1.8mm。其他各型均不多见。

2. 掌浅支 ramus palmaris superficialis　在桡动脉本干转向腕背侧前，与拇长展肌腱交叉的上方 11mm 处，起于该动脉的尺侧，行向下内方，经鱼际浅面或深面进入手掌。其起端外径为 1.4mm，从该支两侧多发出 1～2 个肌支或皮支，分布于邻近的浅、深部结构。

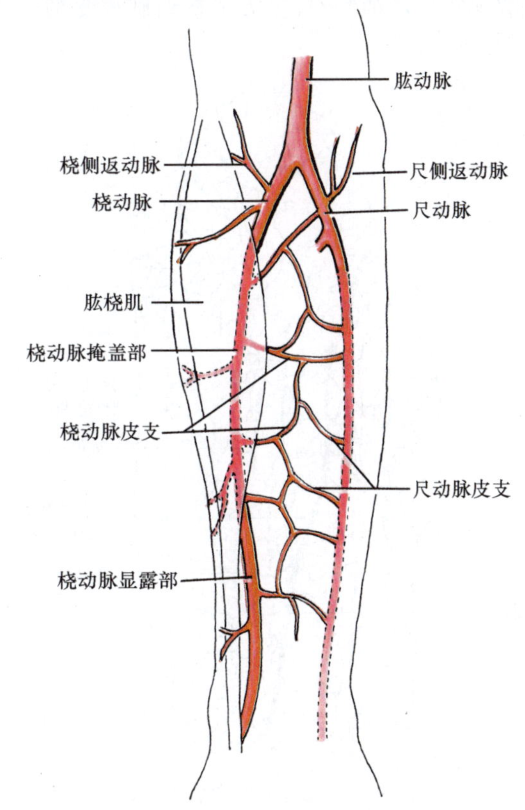

图 7-36-4　桡动脉的分布及皮支

3. 桡动脉皮支和肌支

(1) 皮、肌支的数目：从桡动脉干两侧各发出若干皮支和肌支，分别称为桡侧皮、肌支和尺侧皮、肌支。

显露部的皮支数在 4～18 支之间，平均 9.6 支，以 7～12 支最多，占 67.0%。掩盖部的皮支数在0～10支之间，平均 4.2 支，其中 1～6 支最多，占 80.0%。可见显露部的皮支多于掩盖部的皮支数。掩、显两部的肌支数几乎相等，平均支数各为 7.7 支和 8.8 支。

(2) 皮、肌支的外径：**桡动脉**掩、显两部皮支的外径变动在 0.1～1.1mm 之间，其中 0.2～0.5mm 者占多数。桡动脉掩、显两部肌支的外径无甚差异，以 0.2～0.5mm者占多数。

在前臂皮瓣内，桡动脉皮支与尺动脉皮支，骨间后动脉皮支、肱动脉下端皮支有广泛的吻合(图 7-36-5)，在皮及皮下组织内形成丰富的微血管网。根据临床皮瓣移植的实践证明，皮瓣切取范围最长可延至臂的下1/3，其面积最大为 35cm×15cm。皮瓣的切取范围已远远超过于桡动脉皮支所供应的范围，但移植后皮瓣血液供应良好。这主要是桡动脉皮支与邻近动脉的皮支有广泛的吻合，扩大了桡动脉皮支的供应范围。

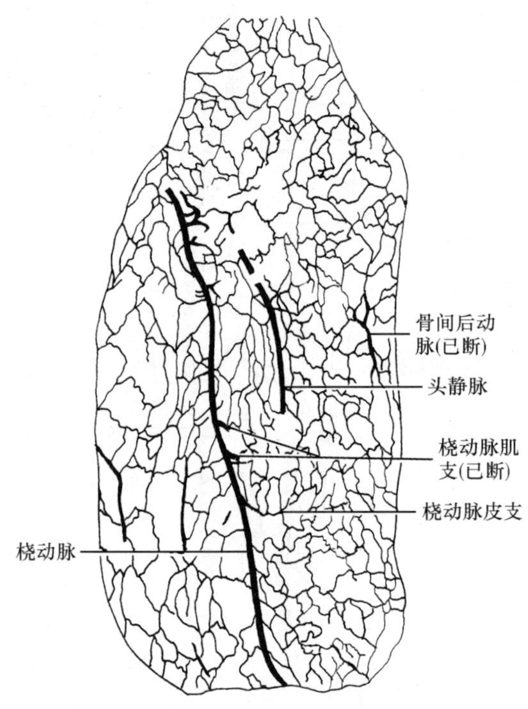

图 7-36-5 前臂皮瓣内的血管网(X线造影)

从**尺动脉** a. ulnaris 下部两侧亦发出口径细小的皮支，桡侧皮支平均 4.8 支，尺侧皮支平均 2.3 支。这些皮支与桡动脉皮支、骨间后动脉皮支存在着丰富的吻合。在皮瓣切取时，这些皮支与尺动脉干的联系虽被切断，但其留在皮瓣的部分却构成前臂皮下微血管网，成为从桡动脉皮支导血进入前臂皮瓣尺侧半的桥梁。

前臂皮瓣游离移植时，若全部结扎被截取的桡动脉肌支，而其肌支所供应的前臂部分肌肉的血供，将通过尺、桡动脉在肌肉内的吻合支供应。另外，前臂大部分肌肉由尺动脉肌支(占 67.7%)供应，只有小部分肌肉由桡动脉肌支(26.8%)供应。由肱动脉发出肌支供应部分(占 5.5%)前臂肌肉的营养，并且由桡动脉肌支供应的肌肉同时有尺动脉肌支或肱动脉肌支供应。可见，桡动脉供应的肌肉皆为双重血供来源。一般在桡侧返动脉发出的下方截取桡动脉蒂，则可保留下桡动脉的主要肌支。

基于上述桡、尺动脉的血供特点，施行前臂皮瓣游离移植术时，在桡侧返动脉起点下方截取桡动脉干，术后不会影响前臂肌肉的血液供应。

二、前臂皮瓣的静脉

前臂皮瓣的静脉有浅、深两组：浅组是**头静脉** v. cephalica，起于手背桡侧，沿前臂桡侧上行，在肘窝处分别注入**肘正中静脉** v. medianacubiti 或头静脉。在前臂中部，头静脉的外径平均为 2.8mm。前臂皮瓣游离移植时，多以头静脉作为静脉血回流的主干，与受区静脉缝接。依据静脉缝接的需要，可向上延长静脉蒂的长度，将前臂头静脉和肘正中静脉一并取下，直至浅、深静脉交通支处，保留肘正中静脉与桡静脉上端的交通支，以便使深部静脉血顺利回流。前臂的贵要静脉则应尽量保留，以便使来自手背和前臂部分浅、深层的血液充分回流。深组为**桡静脉** v. radlalis 有两条，即尺侧桡静脉和桡侧桡静脉，在两条静脉之间存在着数量不等的吻合支。在前臂中部，尺、桡侧静脉平均外径各为 1.3mm，其皮肤属支有的与动脉伴行。此静脉在腕部和前臂部，有的与头静脉属支吻合。皮瓣移植时可吻合桡静脉作为血液回流通路，以增加静脉血回流量。

三、前臂皮瓣的神经

前臂外侧皮神经是肌皮神经一个终支，在肘窝肱二头肌腱外侧穿出深筋膜，居头静脉深面。该皮神经分布于前臂皮瓣外侧，其上端横径平均 2.4mm。前臂内侧皮神经前支沿贵要静脉下降至前臂，分布于前臂皮瓣内侧，其上端横径平均 2.1mm。上述两条皮神经均较粗大，可以作为有感觉皮瓣的吻接神经。

前臂皮瓣的临床应用

1. 桡动脉的解剖特点与皮瓣的切取范围　桡动脉干分为两部，下部表浅为显露部，约在前臂中点距腕上约10cm，从肱桡肌深面浅出，只被浅、深筋膜覆盖。上部位置较深，被肱桡肌掩盖。从掩、显两部的两侧各发出若干皮支，分布于皮及皮下组织，并与尺动脉及骨间后动脉皮支吻合。因此，前臂皮瓣游离移植时，既可采用桡动脉显露部做血管蒂，亦可只采用桡动脉显露部做血管蒂。桡动脉灌注实验表明，其皮支供应范围向下至腕部，向上至臂下1/3，向桡、尺侧均扩延至前臂背侧。因此，皮瓣切取范围可以上延至臂的下1/3，可以包括整个前臂皮肤。虽血管位于皮瓣远端，但通过丰富的吻合支(网)，足以供应较大范围的皮肤。临床上曾截取过35cm×15cm的前臂皮瓣。皮瓣的大小依解剖学特点，已采取五种前臂皮瓣，即前臂长皮瓣、前臂超长皮瓣、前臂上部皮瓣、前臂短皮瓣、前臂姊妹瓣，无论哪一种皮瓣移植后血运均良好。

2. 皮瓣血管蒂的截取　血管蒂的长短可根据受皮区的情况决定。一般短者只需桡动脉显露部，长者可向上延至桡动脉掩盖部，桡侧返动脉起点的下方。截取血管蒂时，要注意从桡动脉两侧发出的皮支，切勿损伤。桡动脉掩盖部的皮支，经肱桡肌尺侧缘穿至皮下，支数较显露部皮支少，常紧靠肱桡肌内面外行。术中应尽量紧贴肌纤维将肌外膜和皮支同时剥下。但只要桡动脉显露部皮支及整个皮瓣浅筋膜内血管网完好无损，对皮瓣血运就不会产生不良影响，故在截取血管蒂时，不必过多考虑掩盖部皮支的完整性。从桡动脉掩、显两部发出的肌支都要仔细结扎。

3. 前臂皮瓣的切取　按术前设计的切取皮瓣的范围，在皮肤上画好供皮区的轮廓。首先在前臂桡、尺侧做适宜的纵行切口，循深筋膜与肌肉之间行锐性剥离，内侧至桡侧腕屈肌腱，外侧至肱桡肌腱，应小心解剖，切勿损伤自桡动脉发出的微细皮支。切断皮瓣远端的前臂正中静脉、头静脉、桡动脉及其伴行静脉，分别予以确切结扎。从桡动、静脉的深面掀起皮瓣，并逐个结扎由桡动脉发出的肌支，形成只保留头静脉、桡动脉及伴行静脉与近端相联系的岛状皮瓣。待观察供皮部位的血运良好无误时，即切断血管蒂，准备移植。

第四节　肘前部皮瓣

肘前部皮瓣 anteriorcubitalflap 主要指以肘窝为中心，向上、下分别延展40cm和12cm的游离皮瓣移植供区，该皮瓣以桡动脉的主要皮支作为血管蒂，皮肤质量较好，是颌面部损伤整形和修复的理想供皮区。

一、肘前部皮瓣的动脉

肘前部皮瓣的动脉属于直接皮动脉类型，皮动脉的出现率为100%，其中大部分只起自桡动脉，部分同时起自肱动脉、桡动脉或尺动脉。

肘前部皮瓣的血供来源起自桡动脉者，占55.0%；起自桡动脉和肱动脉者，占27.5%，起自桡动脉伴桡返动脉者，占7.5%；起自桡动脉伴桡返动脉和肱动脉者，占5.0%；起自桡动脉伴肱、尺动脉者，占2.5%；起自桡返动脉和肱动脉者，占2.5%。

肘前部皮瓣的直接皮动脉每侧平均出现2.6条。依肘前部皮瓣直接皮动脉的分支数目，可将该皮瓣血供分为五型。其中两支型和三支型较多，占75.0%；一支型和五支型较少，占7.5%(图7-36-6)。

肘前部皮瓣直接皮动脉的起点多数在肱骨髁间线以下4cm的范围内，占82.5%，平均距肱骨髁间线下21.2mm，占90.0%，或该线上6.2mm，占10.0%。皮动脉的起点外径为0.9mm；其游离血管蒂长度为11.7mm。大多数的皮动脉(81.0%)在前臂中线桡侧髁间线上2cm、线下6cm区域穿出深筋膜。

肘前部皮瓣皮动脉的分布范围长可达16cm，宽10cm；皮动脉的分布多向肱骨髁间线下桡侧半集中。通过动脉的灌注实验和皮瓣铅丹乳胶灌注钼靶X线造影所见：该皮瓣内有丰富的血管吻合网。桡动脉的直接皮动脉之间、肌皮动脉之间、直接皮动脉与肌皮动脉之间、桡动脉的分支与尺动脉、肱动脉的分支之间，存在着广泛而丰富的血管吻合网。由于这些微血管吻合网的存在，皮动脉实际滋养范围要远大于肉眼解剖所见皮动脉分支所达的范围。

二、肘前部皮瓣的静脉

肘前部皮瓣有两组静脉：①深组：伴行于桡动脉的两侧，分别称为尺侧和桡侧桡静脉。在距肱骨髁间线下4.0cm处，尺侧和桡侧桡静脉的外径皆为1.6mm。其皮肤属支位置不恒定，外径亦较细(0.4mm以下)。

②浅组：为头静脉，是前臂浅静脉。起于手背静脉网的桡侧，沿前臂桡侧上行，多数经肘正中静脉与贵要静脉相交通，在距离肱骨髁间线下 2.0cm 处，其外径为 3.9mm。

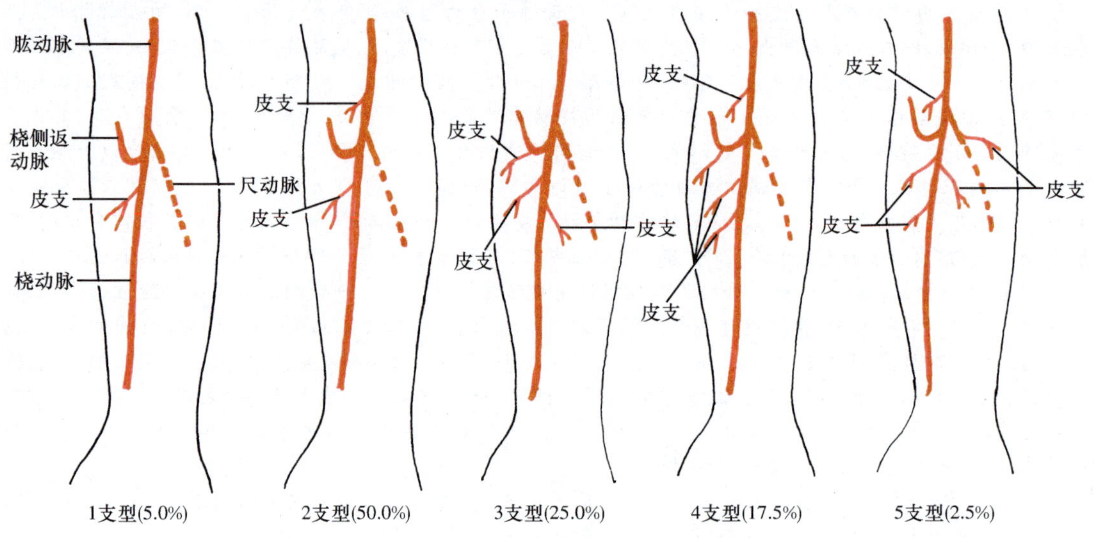

图 7-36-6 肘前部皮瓣的动脉类型

三、肘前部皮瓣的神经

支配该皮瓣的神经是前臂外侧皮神经。在肘前部于肱二头肌腱外侧穿深筋膜潜出皮下，沿前臂外侧下行。在肱骨髁间线下 2.0cm 处，其横径在 1.3～2.5mm 之间，平均为 2.1mm。行程较为恒定。

肘前部皮瓣的临床应用

1. 肘前区皮肤特点　肘前部皮瓣皮肤色泽白皙，质地柔韧，无毛发，皮下脂肪少，全层皮肤厚度适中。供区皮肤较松弛，切取皮瓣经植皮后，不会影响肘关节的功能。因术后残留瘢痕可略影响仪表，故一般适宜作为颌面修复整形的供皮区。

2. 肘前部皮瓣的血供特点　肘前部皮瓣属于直接皮动脉类型，直接皮动脉的出现率为 100%。由于该皮瓣是选取桡动脉的主要皮动脉作为血管蒂，而保留桡动脉本干，因而切取该皮瓣后对上肢的血液供应无任何影响。实验研究，肘前部皮瓣内的微血管吻合网十分丰富，尤以肱骨髁间线下桡侧半微血管网密度较大，手术时应优选此区。

3. 肘前部皮瓣血管蒂的解剖特点及体表定位　直接皮动脉的起点多数在肱骨髁间线下 4.0cm 的范围内。其位置恒定，长度适宜，口径符合显微外科血管吻合的要求。血管蒂的体表定位亦较明确，即将肱骨髁间线中点向下引一条斜线至腕横纹上方桡动脉搏动点，髁间线中点至沿该斜线下方 2.1cm 的范围内即是。

4. 手术入路及切取范围　沿肘前部皮瓣桡侧缘纵行切口，其长度依取皮范围而定，逐一分离寻找皮瓣的神经、静脉及动脉蒂。

皮瓣的切取范围，显微解剖所见为上达肱骨髁间线上 4.0cm，下至肱骨髁间线下 12.0cm，正中线向桡侧 6.0cm，向尺侧 4.0cm，总面积为 16.0cm×10.0cm。由于该皮瓣皮动脉的分布及其微血管吻合网向髁间线下桡侧集中，因而在应用肘前部皮瓣或需要扩大取皮范围时，宜向桡侧延展。

第三十七章 上肢断肢再植的有关断面解剖

由于创伤肢体离断时，大多数创面常参差不齐，破坏了正常解剖关系，各部分的组织结构不易辨清。在此情况下，手术医生必须熟悉局部解剖知识，才能准确进行手术，特别是在断面上主要血管神经束的位置、毗邻关系及其分、属支等，应熟练掌握。下面介绍上肢的部分断面解剖(含通过关节的)，供断肢再植术时参考。

一、肩关节的矢状断面

通过肩关节的断面比较复杂(图 7-37-1)。关节囊因有肩袖增强，故囊的前、上、后壁较厚，但囊的下壁较薄，在关节腔中可见关节盂及肱二头肌长头腱。在关节前下方可见腋血管神经束及组成腋窝后壁的肩胛下肌、背阔肌和大圆肌。腋血管神经束即位于上述诸肌浅面及喙肱肌、肱二头肌短头下缘(肱静脉两条)。在关节下方，有腋神经和旋肱后血管绕关节囊下壁而行。在关节前方，有胸大肌、喙肱肌和肱二头肌短头覆于关节前面。在关节后方，有三角肌后部覆盖。肱三头肌长头居关节的后下方。

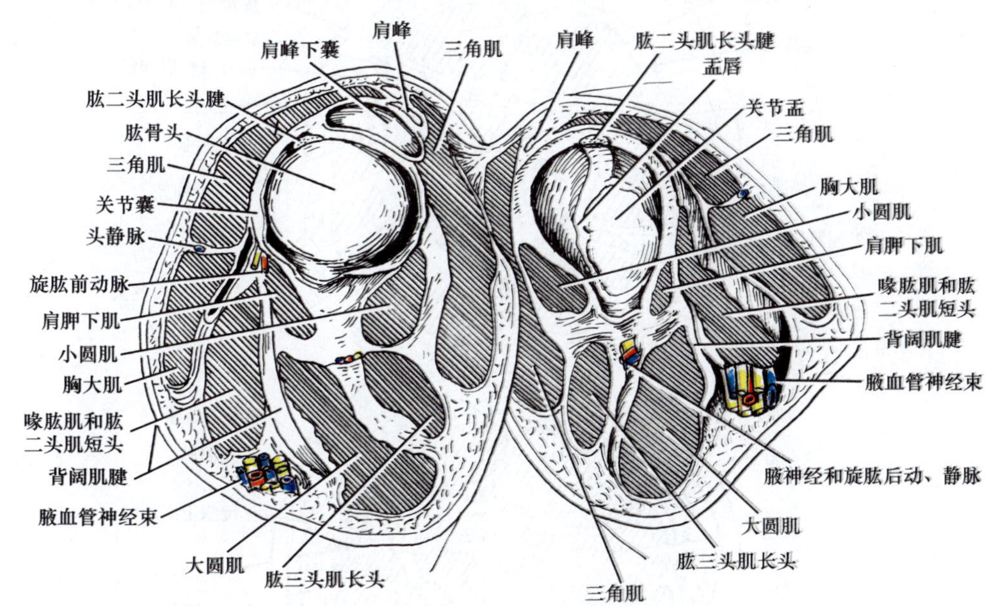

图 7-37-1 经右肩关节纵切面

二、臂部上、中、下 1/3 横断面

通过臂部上、中、下 1/3 横断面(图 7-37-2)，可见臂部的主要血管神经大部均在内前方，内侧肌间隔前面。肌皮神经位于肱二头肌(长、短头)与喙肱肌之间(下 1/3)，断面为肱肌。桡神经在中 1/3、下 1/3 断面可见紧靠肱骨外后侧(桡神经沟)及外侧的肱肌与肱桡肌之间。而头静脉则位于臂部的外前方皮下，贵要静脉位于内前方肌间隔浅层中。手术再植时，在缝接肱动脉以前，应尽可能缝接上述两条以上的主要静脉。

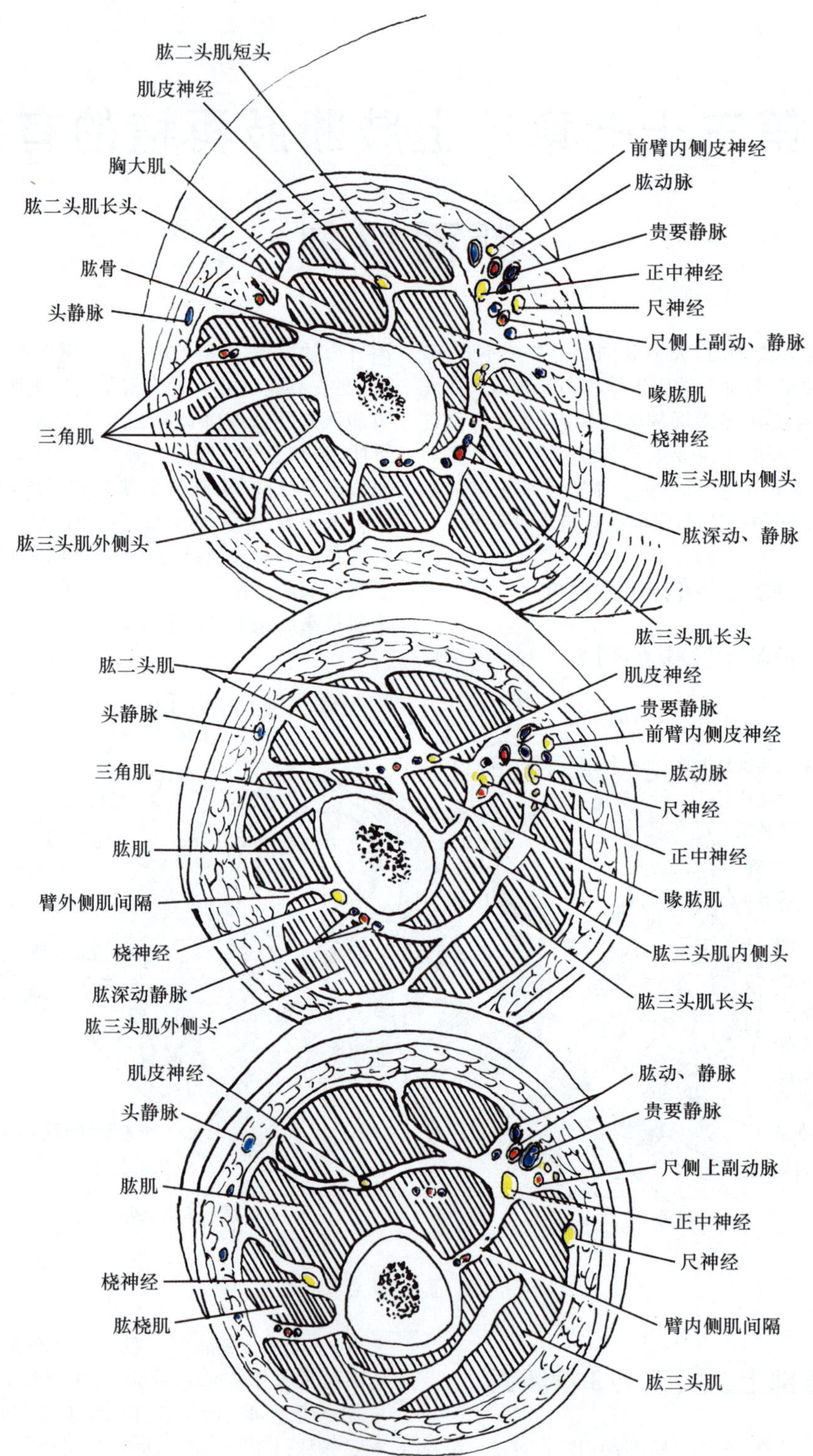

图 7-37-2　经右臂近 1/3、中 1/3、远 1/3 横切面

三、肱骨内上髁上 2cm 的横断面

除尺神经位于肱骨内髁与尺骨鹰嘴间沟部外，主要的血管神经束均位于肱二头肌腱的内、外两侧。肱二头肌腱的内侧为肱动脉及两条伴行的肱静脉。肱动脉的内侧为正中神经，肱二头肌腱的外侧、肱桡肌深面有桡神经。肘部主要的浅静脉位于肘前皮下，外侧者为头静脉，内侧为贵要静脉(图7-37-3)。

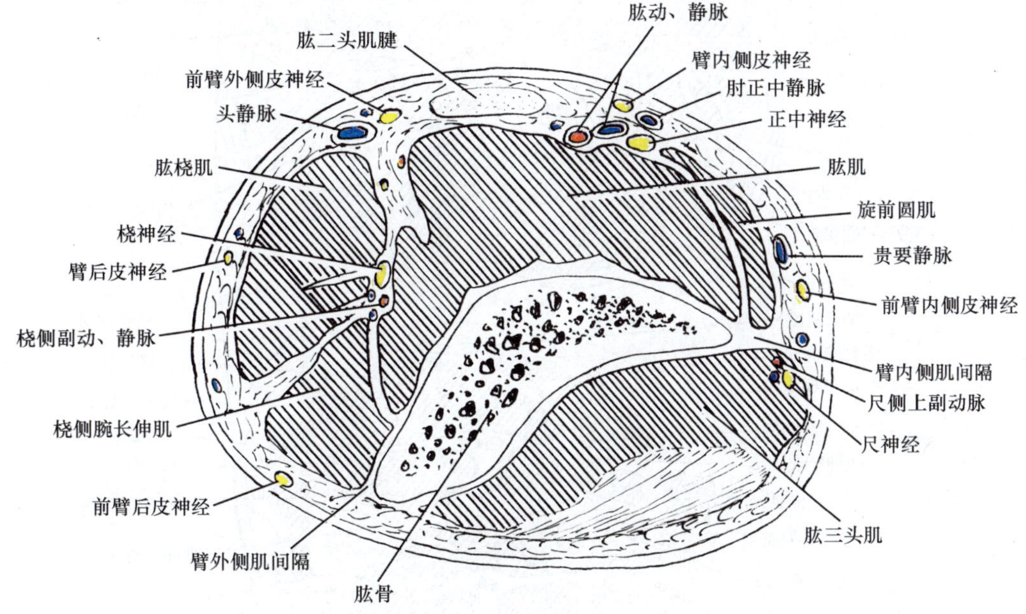

图 7-37-3　经肱骨内上髁上 2cm 横切面

四、前臂不同高度的横断面

前臂的断面结构比较复杂(图 7-37-4)。有尺、桡两骨及骨间膜、血管、神经、肌肉等均较臂部为多而细小。若创伤断肢的断面很不整齐，则缝接再植更较困难。

在前臂上 1/4 与下 3/4 交界处横断面上，可见正中神经和骨间总动脉、尺动、静脉、桡神经深支等均位于旋前圆肌与指浅、深屈肌之间。桡动、静脉、桡神经浅支位于肱桡肌、旋前圆肌及桡侧腕长、短伸肌之间。头静脉在前方皮下，贵要静脉在尺侧皮下。

在前臂中部横断面上，见正中神经与骨间掌侧动、静脉，骨间掌侧神经的位置变化不大，但其周围肌肉的毗邻关系有所改变。正中神经骨间总动脉浅面的旋前圆肌已被指浅屈肌所代替；桡动、静脉及桡神经浅支已很靠近，其深面的旋前圆肌已被拇长屈肌所代替。深部的掌长肌已变为腱性(掌长肌腱)。

在前臂上 3/4 与下 1/4 交界处横断面及手腕上的横断面上，可见桡、尺动、静脉逐变浅表，伸、屈侧肌群已变为窄小，有的已成为腱性或半腱性，但旋前方肌显得宽大并填于两骨之间。桡神经浅支在桡侧皮下，深支在骨间膜背侧伸肌群的深面。头静脉、贵要静脉位于外、内侧皮下。桡、尺骨靠近远端，显得断面较粗大。

五、桡腕关节的横断面

腕部横断面一般可有 3 个，即通过桡腕关节、腕中关节及腕掌关节 3 个横断面。兹介绍桡腕关节横断面(图 7-37-5)，桡腕关节的体表投影是通过桡、尺骨茎突凸向近侧约 1cm 的弧线。在此断面中的结构如下：

1. 在皮下，背桡侧有头静脉及桡神经浅支，背尺侧有贵要静脉及尺神经手背支，掌面有正中神经掌支。贵要静脉和头静脉在此平面为起始部位，多居腕背侧。背侧的静脉较掌侧为多。

2. 在掌侧增厚的深筋膜深面，由桡侧向尺侧可见桡动、静脉、桡侧腕屈肌腱、正中神经、掌长肌腱、指浅屈肌腱、尺动、静脉、尺神经和尺侧腕屈肌腱。较深部位有拇长屈肌腱和指深屈肌腱。各腱均开始有滑液鞘包裹。

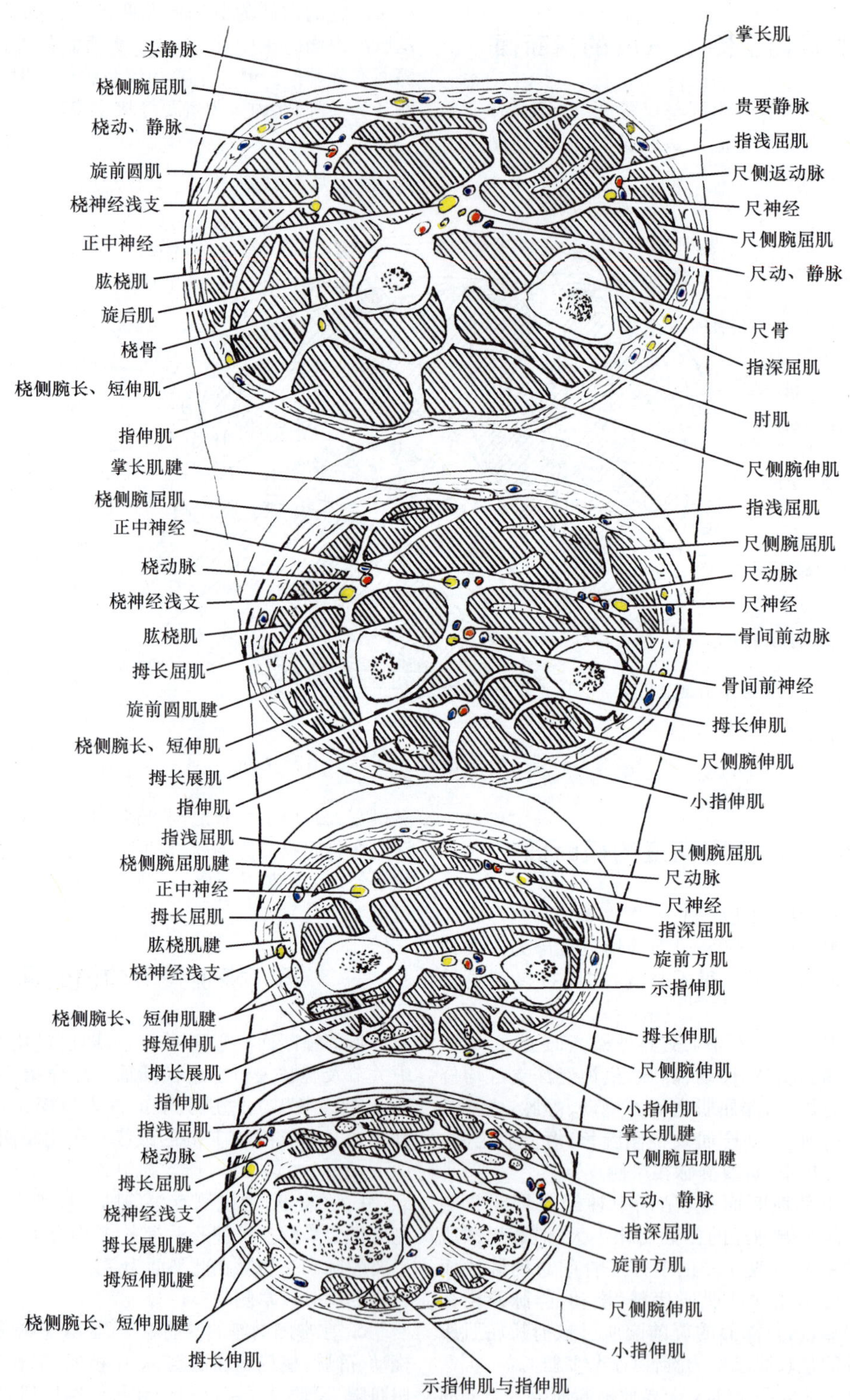

图 7-37-4 经前臂不同高度横切面

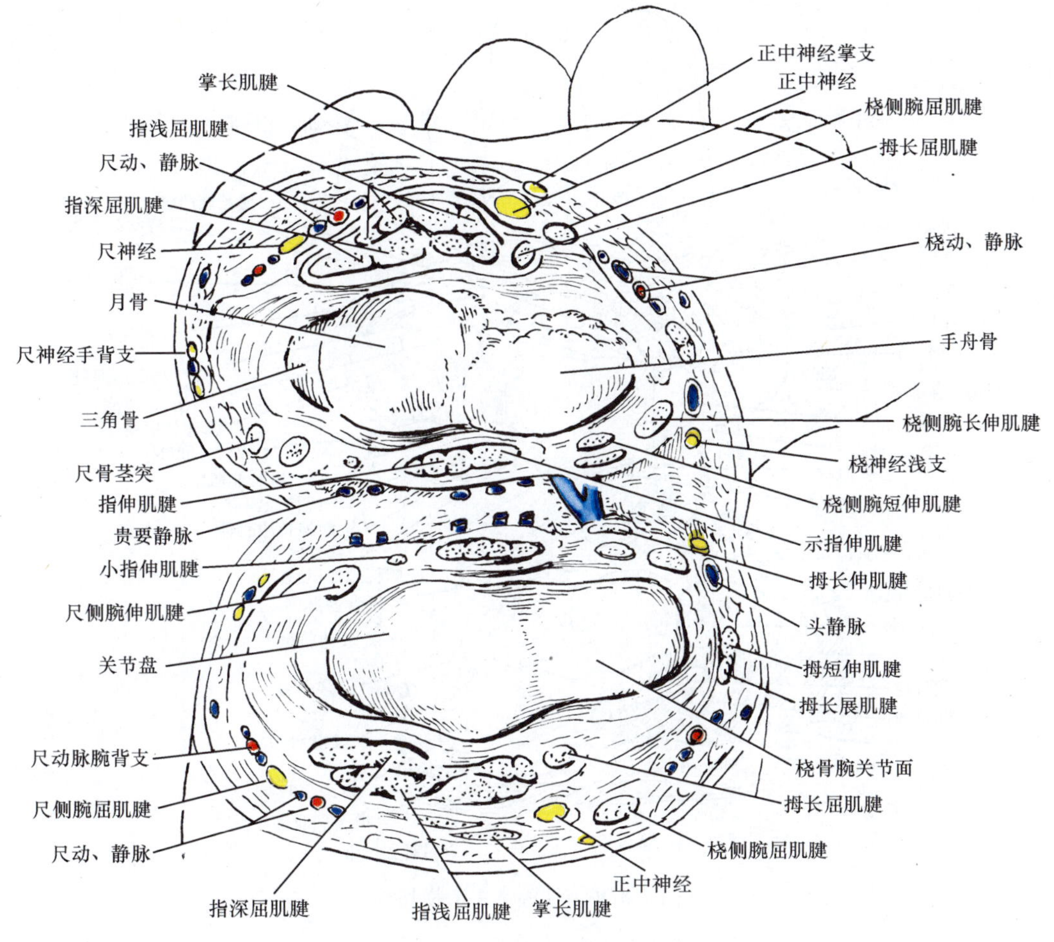

图 7-37-5　经桡腕关节横切面

3. 在伸肌支持带深面，由桡侧向尺侧可见拇长展肌腱和拇短伸肌腱、桡侧腕长伸肌腱和桡侧腕短伸肌腱、拇长伸肌腱、指伸肌和示指伸肌腱。各肌腱均开始有滑液鞘包裹。尺骨茎突尖，也见于此平面中。

4. 关节囊较厚，两侧有腕桡侧副韧带和腕尺侧副韧带增强。前后壁有桡腕掌侧韧带、尺腕掌侧韧带和桡腕背侧韧带等增强。

5. 近侧关节面为椭圆形凹面，由桡骨腕关节面和关节盘所形成。最内侧的半月板与关节囊相连，隐约可见。远侧关节面呈凸面，由外向内为舟骨、月骨、三角骨及其间的舟月韧带、月三角韧带。

六、腕掌关节的横断面

腕掌关节约相当于腕部远侧横纹远方 1.5cm 的横行线。此断面可见如下结构(图 7-37-6)。

1. 见腕掌关节近、远侧关节面。大多角骨与第 1 掌骨底形成拇指腕掌关节，关节面互为鞍状，有独立的关节囊及囊韧带。远侧排腕骨的远侧面与各掌骨底的关节面均参差不平，其间形成的腕掌关节，活动范围很小。第 2 掌骨底与大、小多角骨和头状骨相对应，第 3 掌骨底与头状骨相对应，第 4 掌骨底与头状骨和钩骨相对应，第 5 掌骨与钩骨相对应(图 7-37-6)。

2. 在背侧，由桡侧向尺侧依次可见拇长展肌腱、拇短伸肌腱、拇长伸肌腱、桡侧腕长伸肌腱、桡侧腕短伸肌腱、指伸肌腱、示指伸肌腱、小指伸肌腱和尺侧腕伸肌腱。指伸肌腱已呈扇状散开，示指伸肌腱与指伸肌的示指腱并列。桡动、静脉位于第 1 掌骨间隙的背侧。

3. 此断面接近于腕管的远侧缘出口处。腕管的骨性部分由大多角骨结节、小多角骨、头状骨和钩骨及钩骨钩等围成。正中神经已变为扁平形(即将分支)。蚓状肌开始出现于指深屈肌腱周围。

4. 鱼际和小鱼际已开始出现。在鱼际，拇短展肌

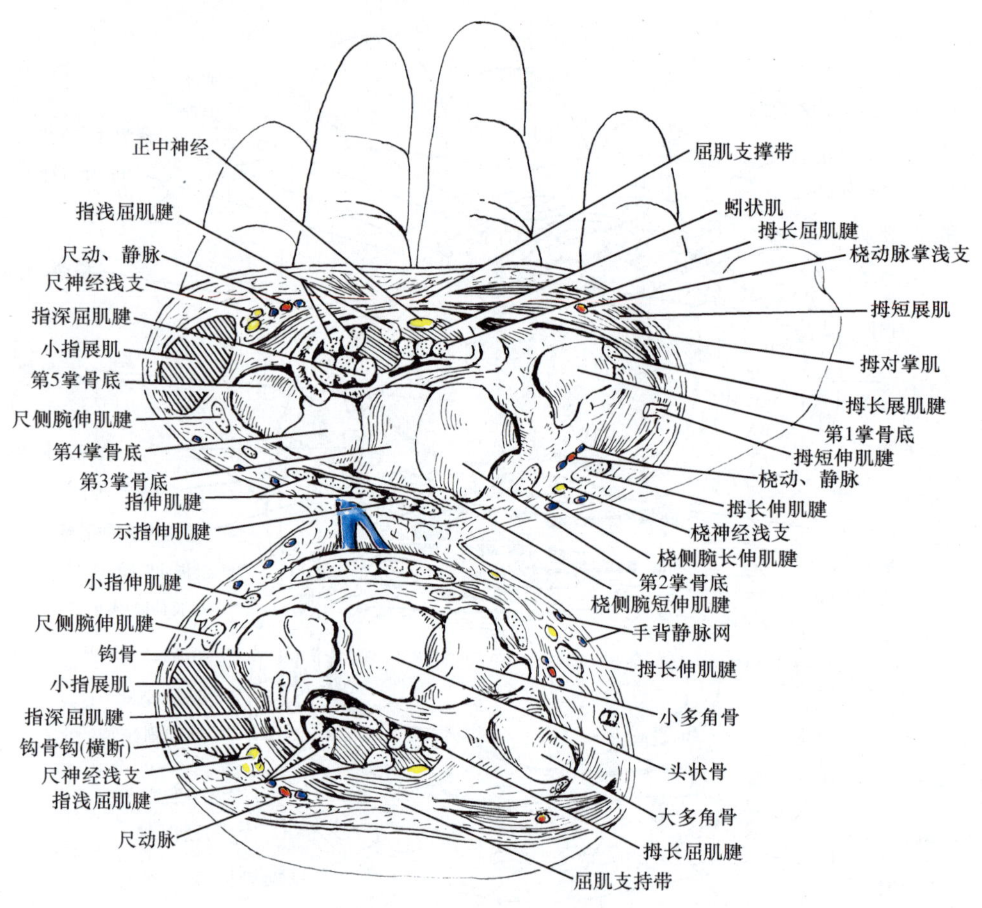

图 7-37-6 经腕掌关节横切面

和拇对掌肌自屈肌支持带起始，在小鱼际，可见皮下的掌短肌和小指展肌。尺神经已分浅、深支，尺神经浅支和尺动、静脉位于掌短肌深面。

5. 在背侧皮下，可见手背多数小静脉和静脉干。它们是头静脉、贵要静脉的起源，还可见桡神经浅支、尺神经手背支和正中神经掌支等。

七、经拇指掌指关节的横断面

此断面相当于手掌的近 1/3 部，可见下列诸结构(图 7-37-7)。

1. 在鱼际处，可见拇短展肌、拇短屈肌浅头和深头及拇收肌。拇长屈肌腱及腱鞘位于第 1 掌骨的掌侧。在小鱼际处，有小指展肌、小指短屈肌和小指对掌肌。在掌中部，掌腱膜深面为掌浅弓，弓的深面有 8 条指屈肌腱和 4 条蚓状肌。在 4 个掌骨间隙中，从桡侧向尺侧，依次为第 1 骨间背侧肌、第 2 骨间掌侧肌、第 2 骨间背侧肌、第 3 骨间背侧肌、第 3 骨间掌侧肌、第 4 骨间背侧肌和第 4 骨间掌侧肌。

2. 在屈肌腱深面，掌骨和骨间肌浅面为手掌的筋膜间隙，借掌中隔分为桡侧的鱼际间隙和尺侧的掌中间隙。

3. 手掌侧的皮下组织较厚，尤其在鱼际和小鱼际形成厚的脂肪垫。小鱼际皮下脂肪中有掌短肌。掌侧的浅静脉不发达。手背侧的皮下组织薄而疏松，皮下静脉粗大。桡、尺神经各发出指背神经，布于手背的桡、尺侧半。

4. 在手背的皮下间隙中，有伸肌腱。由桡侧向尺侧有拇短伸肌腱、拇长伸肌腱、指伸肌腱和示指、小指伸肌腱。

八、经近侧指间关节的横断面

此横断面可见近节指骨头。在指骨头掌侧见有近侧指间关节腔(图 7-37-8)。关节囊侧壁被侧副韧带增强，囊前壁即掌板(掌侧韧带)，再前为屈肌腱和指纤维鞘，鞘两侧有指掌侧固有血管神经束。指掌侧固有神经居指掌侧固有动脉的掌侧，并有指掌侧静脉伴行。

皮系韧带起自囊侧壁和掌板侧缘桡血管神经束背、外侧，达掌侧，终于指掌面皮肤。支持韧带斜束通过皮系韧带位于侧副韧带浅面。指背腱膜覆于指骨头的背外侧。指背静脉明显可见。

九、经中节指骨体的横断面

在此断面，见指骨体掌侧为屈肌腱及纤维鞘，皮系韧带起自指骨掌面侧缘。支持韧带斜束位于皮系韧带的背外方。指掌侧固有神经束，位于指浅、深屈肌及指纤维鞘的两侧(图 7-37-9)。

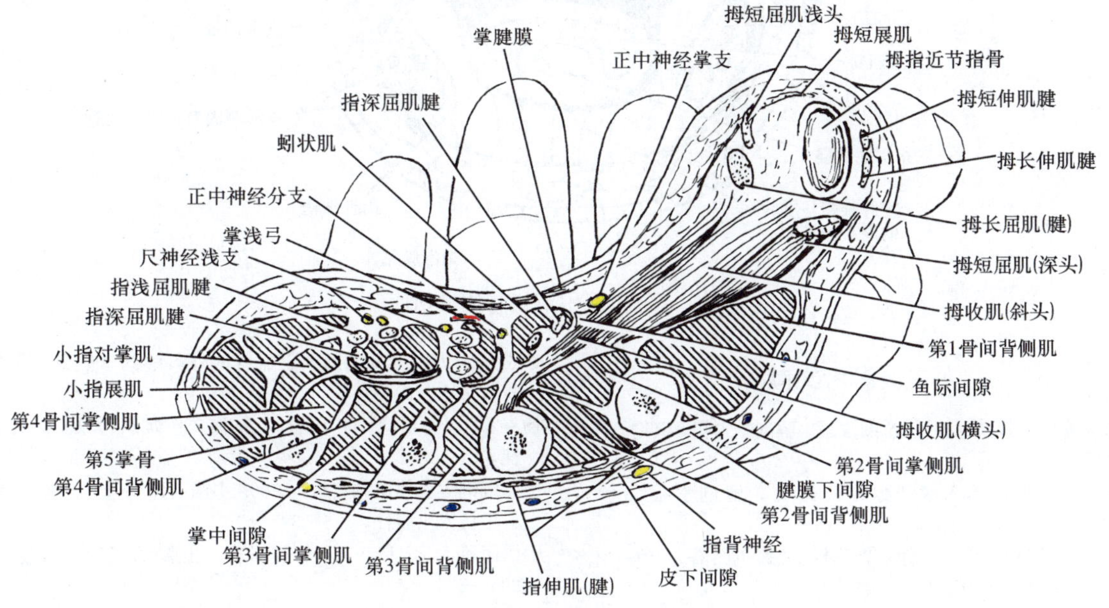

图 7-37-7 经拇指掌指关节横切面

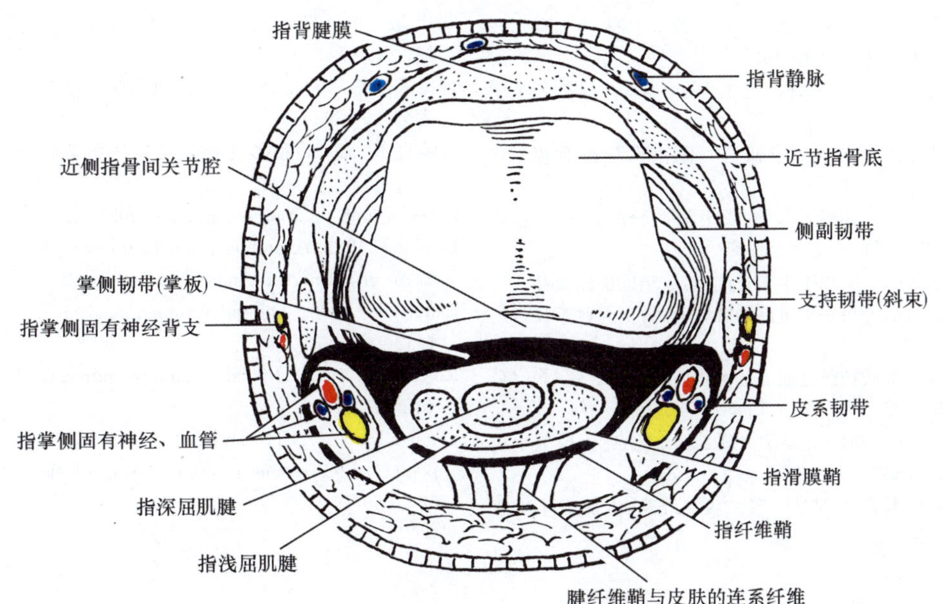

图 7-37-8 经近侧指骨间关节横切面

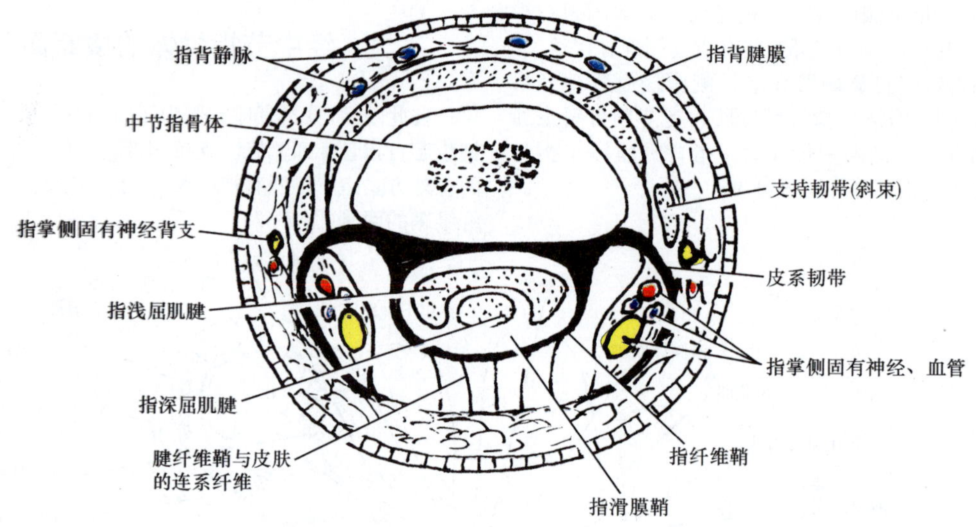

图 7-37-9　经中节指骨体横切面

主要参考文献

陈玉敏．1982. 旋后肌拱桥的观察．解剖学通报，5(增刊 1)：139

高华令．1958. 国人腋动脉分枝类型．解剖学报，3(4)：255～266

高士濂，李春林．1986. 骨关节手术入路彩色图谱．上海：上海科学技术出版社，25～70

高士濂．1980. 实用解剖图谱·上肢分册．上海：上海科学技术出版社，37～199

高士濂．1985. 实用解剖图谱·下肢分册．上海：上海科学技术出版社，9～113，160～192

刘里侯，徐恩多．1984. 前臂伸肌神经的测量．中国医科大学学报，13(2)：21

刘里侯．1985. 桡管的解剖学研究．湖南医学院学报，10(1)：57

沈阳医学院．1972. 实用手术学．矫形外科分册．沈阳：辽宁人民出版社，200～307

沈阳医学院．1975. 实用手术学．沈阳：辽宁人民出版社

侍德．1980. 矫形外科手术进路图解．上海：上海科学技术出版社，59～75

唐竹吾．1963. 上肢神经之肌支的测量及其分布．解剖学报，6(1)：95

吴祖尧，孟承伟．1984. 外科学．第 2 版．北京：人民卫生出版社，744～765

徐恩多．1989. 局部解剖学．第 3 版．北京：人民卫生出版社，184～188

徐恩多．1983. 350 例国人手血管的外科解剖学研究．中华骨科杂志，(6)：377

杨克勤．1981. 骨科手册．上海：上海科学技术出版社，1～368

中国解剖学会体质调查组．1986. 中国人体调查．上海：上海科学技术出版社，393～395

中国医科大学．1979. 局部解剖学．北京：人民卫生出版社，236～283

钟世镇．1981. 桡神经的显微外科解剖学研究．广东解剖学通报，3(2)：165

井上駿一．1979. 標准整形外科学．東京：医学書院，245～253

神田喜三郎．1983. 现代の整形外科学．東京：金原出版式株式会社，529～539

森崎直木．1978. 整形外科学及び外伤学．東京：文光堂，459～461

Atlas of limb prosthetics. London. 1981

Bonnel F. 1982. Anatomical and histological basis of surgery to the radial nerve. Anat Clin，3(3)：229

Lister GD. 1979. The radial tunnel syndrome. J Hand Surg，4：52

Roles NC. 1972. Radial Tunnel Syndrome. J Bone Joint Surg，54B：449

Spinner M. 1968. The arche of Fröhse and its relationship to posterior interosseus nerve paralysis. J Bone Joint Surg，50B：809

第八篇 下 肢

第三十八章 髋 部

第一节 臀 区

一、境 界

臀区为髋骨后面近似方形的区域。上界髂嵴;下界为臀沟;内侧界为骶、尾骨的外侧缘;外侧界为自髂前上棘至股骨大转子的连线。

二、浅层结构

臀区皮肤较厚,有丰富的皮脂腺和汗腺。

浅筋膜 superficial fascia 较发达,富有纤维组织,其厚度个体差异较大,近髂嵴处和臀下部厚而致密,形成脂肪垫,承受身体坐势的压力;中部较薄,内侧在骶骨后面及髂后上棘处最薄,长期卧床,此部易受压形成褥疮。臀部浅筋膜中含有浅动、静脉,淋巴管及皮神经。

臀区皮神经分三组。**臀上皮神经** superior clunial nerves 来自腰1～3脊神经后支的外侧支,由竖脊肌外侧缘穿胸腰筋膜,越过髂嵴至臀上部皮肤。**臀内侧皮神经** medial clunial nerves 为骶1～3脊神经的后支,在髂后上棘至尾骨尖连线的中1/3段穿出,分布于臀内侧和骶骨表面的皮肤。**臀下皮神经** inferior clunial nerves 即股后皮神经的臀支,绕臀大肌下缘向上至臀下部皮肤。此外,臀外侧上部尚有肋下神经和髂腹下神经的外侧皮支,臀外侧下部有股外侧皮神经的后支分布。

> 臀上皮神经在入臀点处,与髂嵴间接触紧密并被骨纤维管所固定。当腰部急性扭伤或静态张力等因素,造成无菌性炎症而使骨纤维管狭窄时,可使皮神经在管内受到卡压而引起腰腿疼痛。

三、深层结构

(一) 深筋膜

臀区的深筋膜称**臀筋膜** gluteal fascia gluteal fascia,向上附于髂嵴,向下延续于股部后面的阔筋膜。臀筋膜分浅、深两层,分别包绕臀大肌和阔筋膜张肌。浅层较薄,但致密,以纤维隔伸入肌肉束内,故不易与肌肉分离。臀筋膜深层外上份坚韧,覆盖臀中肌并有该肌纤维附着于筋膜的深面;臀筋膜深层下份在大转子的外侧面与阔筋膜张肌和臀大肌浅层的腱膜纤维合并,向下构成**髂胫束** iliotibial tract。

(二) 肌肉

臀肌分三层,由浅入深为:

1. 浅层 为**臀大肌** gluteus maximus 和**阔筋膜张肌** tensor fasciae latae,前者呈不规则的四边形,几乎覆盖整个臀部。在臀大肌腱膜与大转子之间有**臀大肌转子囊** sciatic bursa of gluteus maximus,在臀大肌与坐骨结节之间有**臀大肌坐骨囊**。臀大肌深面为臀大肌下间隙,此间隙在坐骨大孔处最为疏松。

2. 中层 由上至下为**臀中肌** gluteus medius、**梨状肌** piriformis 和**股方肌** m. quadratus femoris。梨状肌由坐骨大孔穿出,将坐骨大孔分为梨状肌上、下两孔,此两孔为由盆部至臀部的血管、神经的径路。

3. 深层 为**臀小肌** m. gluteus minimus 和**闭孔外肌**m. obturator(表8-38-1)。

表 8-38-1　臀肌

层次	名称	起点	止点	作用	神经及节段
浅层	臀大肌	髂骨翼外面、骶骨背面	臀肌粗隆和髂胫束	后伸髋关节外旋	臀下神经(L_4～S_2)
	阔筋膜张肌	髂前上棘、髂嵴的一部分	经髂胫束至胫骨外侧髁	紧张阔筋膜、屈髋关节	臀上神经(L_4～S_1)
中层	臀中肌	髂骨翼外面	股骨大转子	外展髋关节前部肌束 内旋髋关节后部肌束 髋关节外旋	臀上神经(L_4～S_1)
	梨状肌	骶骨前面、骶前孔外侧	股骨大转子		骶丛分支($S_{1\sim2}$)
	上孖肌	坐骨小切迹邻近骨面			
	闭孔内肌	闭孔膜内面及其周围骨面	股骨转子窝	外旋髋关节	骶丛分支(L_4～S_2)
	下孖肌	坐骨小切迹邻近骨面			
	股方肌	坐骨结节	转子间嵴		
深层	臀小肌	髂骨翼外面	股骨大转子前缘	与臀中肌同	臀上神经(L_4～S_1)
	闭孔外肌	闭孔膜外面及其周围骨面	股骨转子窝	外旋髋关节	骶丛分支(L_5～S_1)

(三) 血管和神经

梨状肌起自第 2～4 骶椎前面，骶前孔外侧，向外穿坐骨大孔至臀区，止于股骨大转子。此肌将坐骨大孔分为**梨状肌上孔** suprapiriform foramen 和**梨状肌下孔** infrapiriform foramen，两孔中穿行结构的位置关系如下(图 8-38-1)。

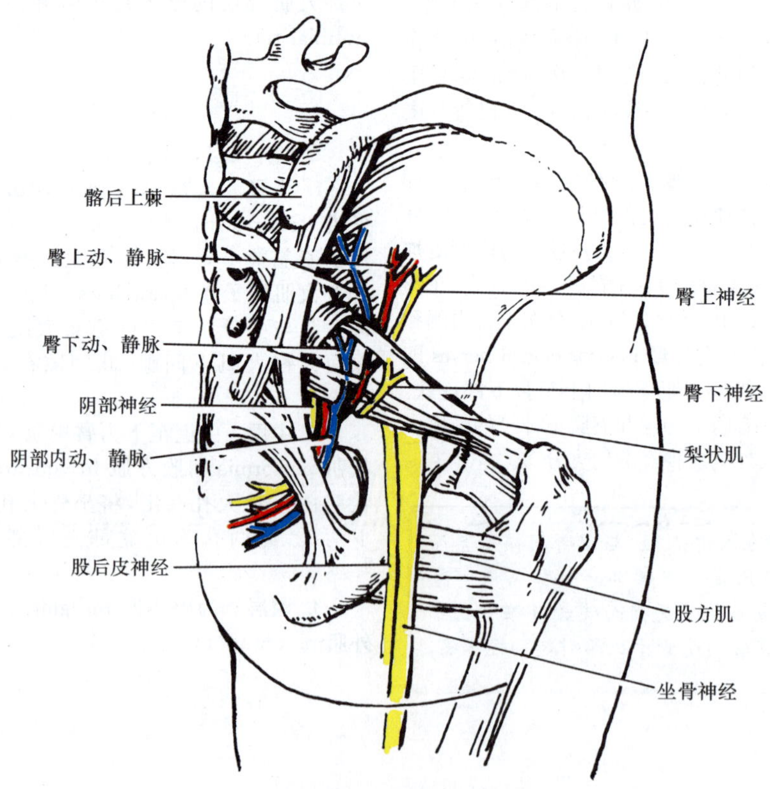

图 8-38-1　臀部的血管神经

1. 通过梨状肌上孔的血管、神经

(1) **臀上动、静脉** superior glutaea a. & v. :臀上动脉分为浅支和深支。浅支行于臀大肌和臀中肌之间,供应臀大肌。深支行于臀中肌和臀小肌之间,供应该二肌,并发出关节支营养髋关节。臀上静脉与动脉伴行。

(2) **臀上神经** superior gluteal nerve 与臀上动脉深支伴行分上、下两支支配臀中、小肌和阔筋膜张肌后部。

2. 通过梨状肌下孔的血管、神经

由外侧向内侧依次有**坐骨神经** sciatic n. ,**股后皮神经** posterior femoral cutaneous n. ,**臀下动、静脉** inferior gluteal a. & v. ,**臀下神经** inferior gluteal n. ,**阴部内动、静脉** internal pudendal a. & v. ,**阴部神经** pudendal n. 。尚有一些肌支,如股方肌神经,其位置较深,在坐骨神经的深面下行,在闭孔内肌深面通过,到达股方肌,并有关节支到达髋关节。

臀下血管神经较浅,主要供应臀大肌。臀下血管向上的分支与臀上动、静脉吻合;向下的分支与股深动脉第一穿支及旋股内、外侧动脉升支吻合;还有分支供应髋关节。

坐骨神经大多数经梨状肌下孔出盆至臀部(60.5%),继之弯向外下,经大转子与坐骨结节之间垂直下行至股后部。在少数情况下,坐骨神经分成两股,其中1股穿梨状肌,1股出梨状肌下孔;或1股出梨状肌上孔,1股出梨状肌下孔;也有分成多股出骨盆者。各种变异类型合占39.5%(图8-38-2)。

> 由于坐骨神经与梨状肌关系十分密切,当梨状肌损伤、出血肿胀时,易压迫坐骨神经引起腰腿痛,称之为**梨状肌损伤综合征** piriformis syndrome 。

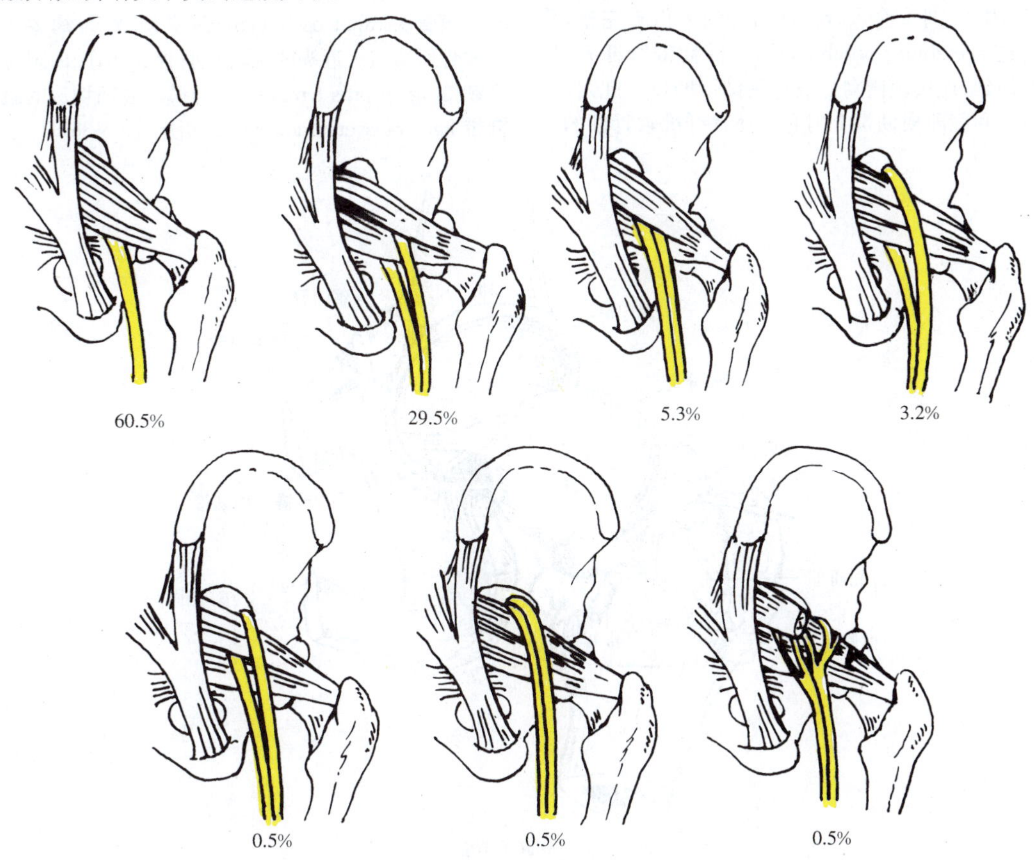

图 8-38-2 坐骨神经与梨状肌的关系

3. 通过坐骨小孔的血管、神经,有阴部内动、静脉和阴部神经。它们自梨状肌下孔出盆,绕过坐骨棘和骶棘韧带,穿坐骨小孔至会阴部。

第二节 髋 关 节

髋关节 art. coxae 为杵臼关节，由股骨头和髋臼组成，适应下肢支持体重和便于行走的功能，其解剖形态特点是臼深，头呈球形，关节囊坚韧厚实，周围有强大的肌肉覆盖。因此，髋关节既稳定又较灵活，可做屈、伸、收、展、内旋和环转等各种运动。

一、组 成

（一）髋臼

髋臼 acetahulum 为半球形的深窝，关节软骨为马蹄形，没有关节软骨覆盖的底部称**髋臼窝** fossa acetabuli。髋臼由耻、坐、髂三骨共同组成，在初生时以"Y"形软骨板相隔。这些软骨板约在12岁开始骨化，16～17岁时三骨完全愈合。髋臼缘的下份不完整，称**髋臼切迹** acetabular notch，为髋臼横韧带所补充，切迹向上伸延，连接髋臼窝。股骨头韧带即位于此窝内。在髋臼缘和髋臼横韧带上附有一环状纤维软骨性的关节盂缘，使髋臼加深，得以容纳整个股骨头，而且盂缘的口径较髋臼缘小。因此，即使关节囊外伤破裂，股骨头也不易脱出。髋臼窝内尚附有纤维脂肪，当关节内压力增大或减少时，这些纤维脂肪可被挤出或压入，以维持关节内、外压力的平衡。

髋臼缘平面与身体矢状面之间形成向后开放40°角，与水平面形成向外开放60°角。髋臼中轴为髋臼轴，亦指向前外下方，与水平面形成30°～40°角。因此，髋臼上部覆盖在股骨头上方。髋臼宽度及深度的测量具有一定临床意义。骨性髋臼内缘的直径为49.6～60.1mm，平均为42.8 mm；带有髋臼盂缘的髋臼口内缘直径为42.8～48.2mm，平均为45.5mm，带盂缘的髋臼深度为30.9～34.3mm，平均为32.6mm。其中男性平均为33.3mm，女性为31.7mm。X线平片上髋臼深度平均为34.4mm（32.9～35.9 mm）。

（二）股骨头

股骨头 caput ossis Femoris 类似球形，约2/3为关节软骨所覆盖。近头的顶端有股骨头凹，凹内附有**股骨头韧带** lig. capitis femoris，它与横跨髋臼切迹的**髋臼横韧带** lig. transversum acetabuli 相连（图 8-38-3）。

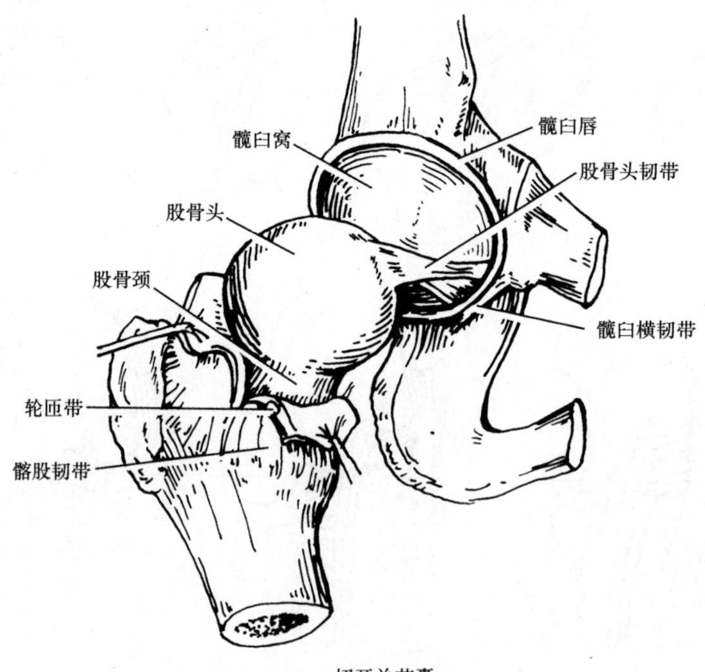

图 8-38-3 髋关节及韧带

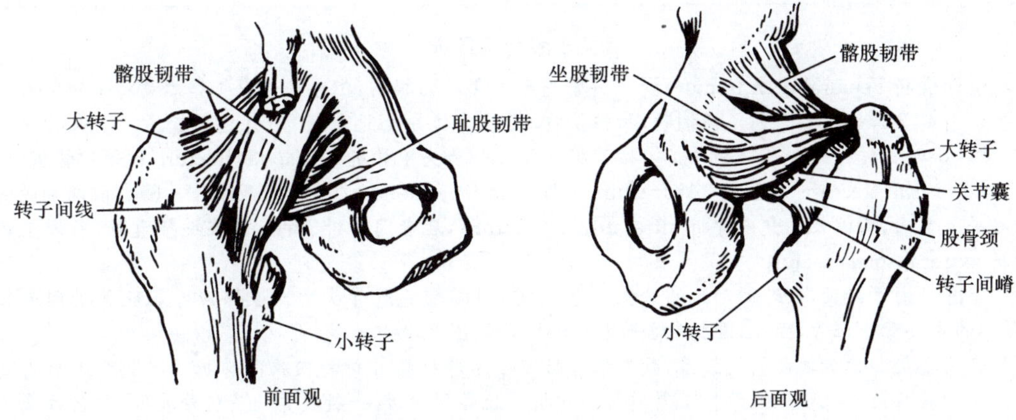

图 8-38-3 髋关节及韧带(续)

股骨颈细长,直径约 2～3cm,有支撑躯干、扩大运动范围的作用。股骨颈与股骨干之间所形成的角度称为**颈干角** angularis truncus(图 8-38-4)。在儿童此角较大,可达 160°。随着体重的增加和下肢运动的不断发展,此角逐渐减少,在成人平均为 125°(120°～130°)。如此角大于 125°称为髋外翻,小于 125°为髋内翻。股骨颈的纵轴线与股骨两髁额状面之间所形成的角度,称为**前倾角** angle of anteversion,在成年人,其正常范围平均为 12°～15°(图 8-38-5)。如前倾角大于此平均数,会使一部分股骨头失去髋臼的覆盖。行走时,为了保持股骨头在髋臼窝内,以致下肢有内旋倾向。步行时与“内八字”步态有关。前倾角小于正常平均数时,步行时下肢会有外旋倾向,其步态与“外八字”有关。前倾和后倾在儿童期常见,但通常会消失。

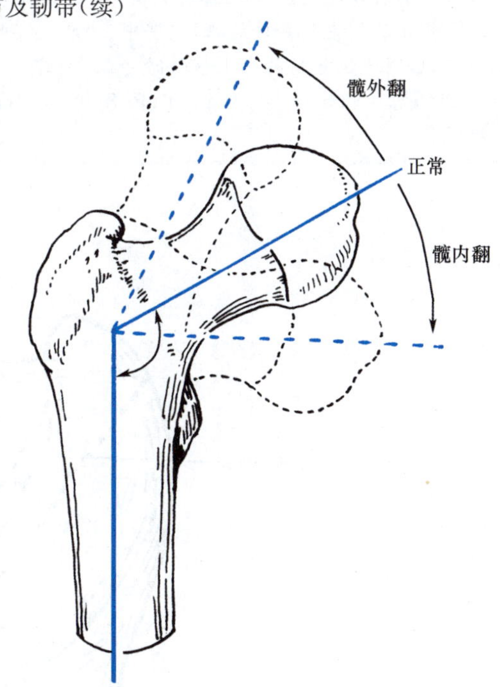

图 8-38-4 颈干角

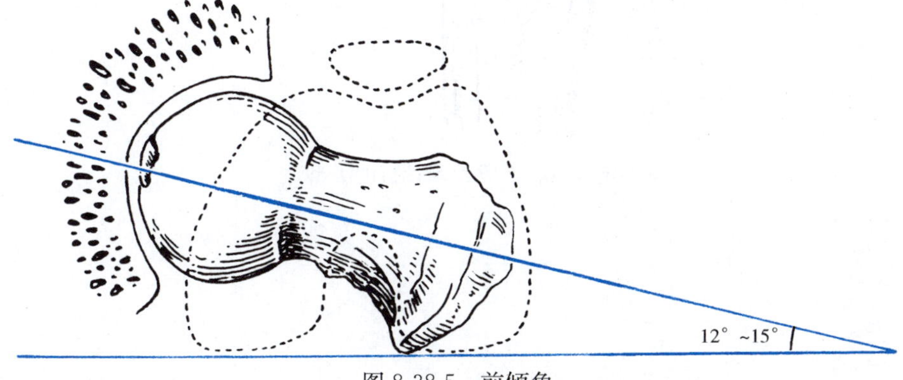

图 8-38-5 前倾角

关于股骨颈骨折

股骨颈骨折 Femoral neck fracture 是一种常见于老年人的损伤，但也见于中年和儿童。老年病人以女性为多。引起骨折的主要原因是摔倒时，扭转伤肢，使暴力传导至股骨颈，而引起骨折。老年人的骨质疏松，只需很小的扭转外力即可引起骨折。按骨折部位可分为**头下骨折** subcapital fracture 和**颈中骨折**（经颈骨折）midcervical fracture 及**基底骨折** fracture of base of femoral neck 3 种类型（图 8-38-6）。前两种的骨折线均在关节囊内，所以又称**囊内骨折** intracapsular fracture，后者因骨折线的后面在关节囊外，所以又称**囊外骨折** extracapsular fracture。

头下骨折由于旋股内、外侧动脉的分支损伤较重，因而影响股骨头的血液供应。基底骨折因未损伤头、颈部的主要营养血管，因此，骨折愈合较快（图 8-38-7，图 8-38-8）。

依受伤姿势和骨折端之间的关系，股骨颈骨折可分为**外展型骨折**和**内收型骨折**两种类型。前者是股骨在急剧外展及内收肌强烈地牵拉下所引起的骨折。此类型骨折，一般股骨头多居外展位，骨折片多无明显移位或呈嵌顿状态。其**Pauwel 角** pauwel angle 小于 30°，因此比较稳定，血液供应较好，愈合率较高。后者是股骨在急剧内收和外展肌群（臀中、小肌）的强烈牵引下产生外旋所引起的骨折。股骨头居内收位，或先内收，后因远位骨折片向上移位时受到牵拉而呈外展位。远位骨折片呈外展、外旋状，肢体可短缩2～3 cm，此种骨折的 Pauwel 角大于 50°（图 8-38-9）。该型骨折由于骨折移位较大，血运破坏较大，因此，其愈合率较低。

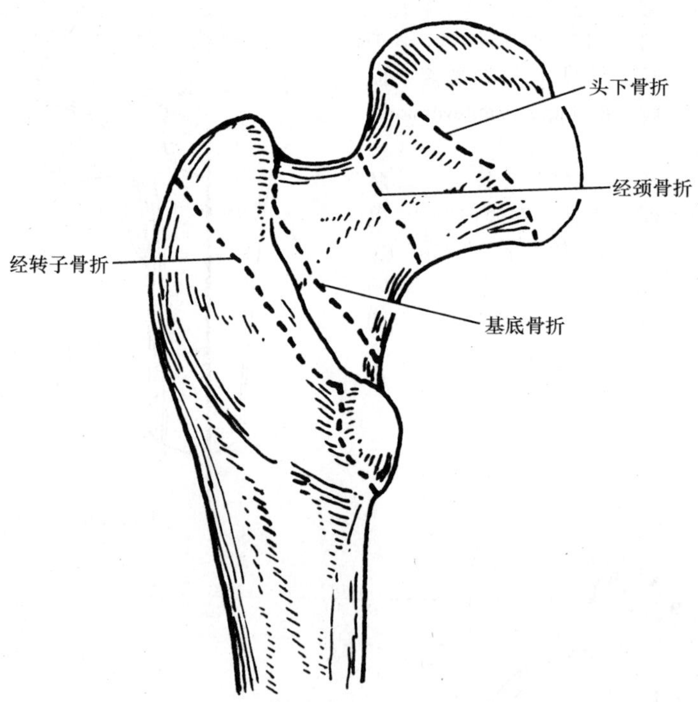

图 8-38-6 股骨颈骨折的类型

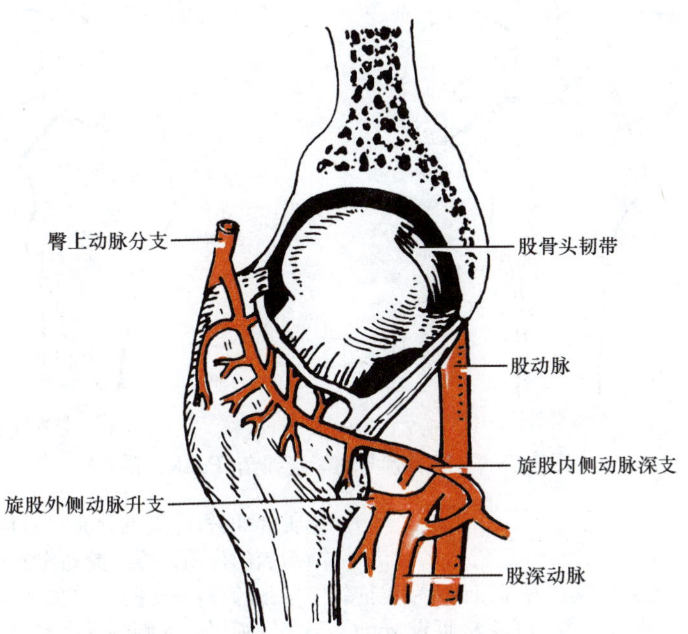

图 8-38-7　股骨头的血液供应(后面观)

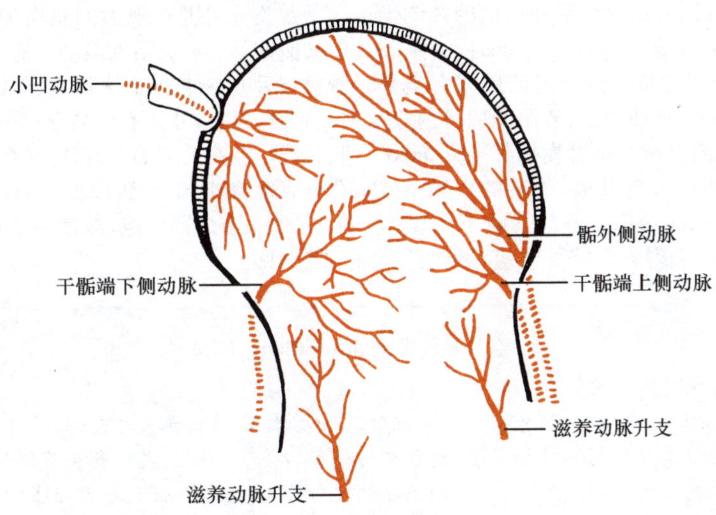

图 8-38-8　股骨头的血液供应

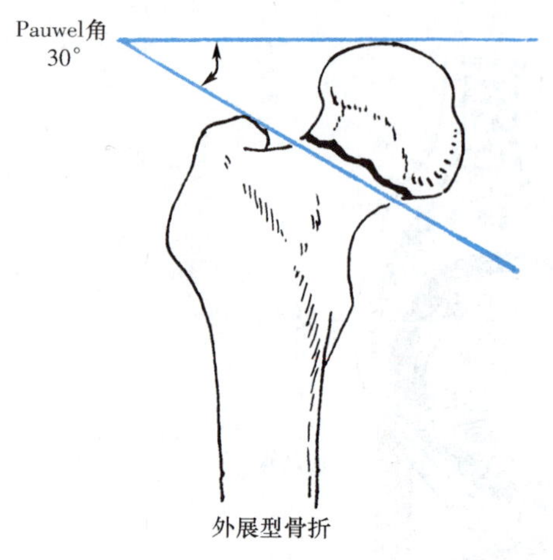

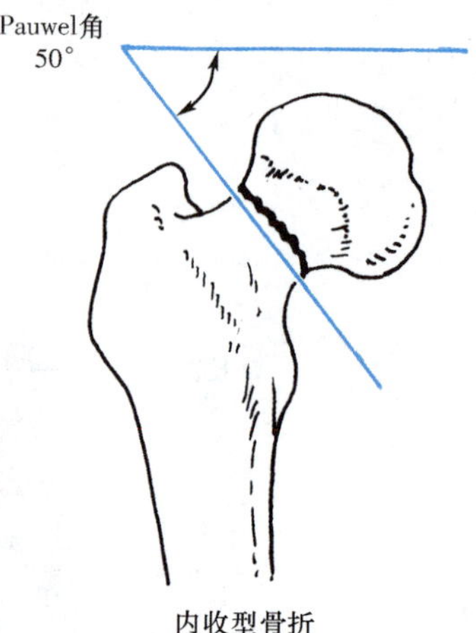

图 8-38-9 股骨颈与髂嵴连线角(Pauwel 角)

（三）关节囊

关节囊十分坚韧,浅层为纵行纤维,深层为横行纤维。部分深层纤维环绕股骨颈,构成**轮匝带** zona orbicularis。囊的近端附着于关节盂缘、髋臼缘及髋臼横韧带;远端在前方附着于转子间线,后方附着于股骨颈的中份,使股骨颈前面的全部和后面的内侧半均包在关节囊内,因而股骨颈外侧份骨折时,常是关节囊内及囊外的混合型骨折。关节囊的后方有**坐骨囊韧带** lig. ischiocapusular 加强,它有限制股骨内收、内旋的作用。关节囊的内侧有**耻骨囊韧带** lig. pubocapsulare 加强,它有限制股骨外展、外旋的作用。前方有**髂股韧带** lig. iliofemorale,它自髂前下棘以倒"Y"形的两条纤维束向下附着于转子间线,是全身最强大的韧带,在人直立时有对抗躯干的重心落在髋关节后面的作用。除屈髋动作外,在其他运动中,它均处于紧张状态,故对防止髋关节脱位有很重要作用。关节囊滑膜层的远侧端反折至股骨颈,直至股骨头关节面边缘,且包绕囊内的股骨头韧带。有时,在髂腰肌深面有一与关节腔相通的滑液囊。

髋关节周围有强大的肌肉加强,使之稳固有力,但又能使其具有灵活性运动。前方有屈肌(髂腰肌、耻骨肌);后方有伸肌(臀大肌)及外旋肌(闭孔内肌、闭孔外肌、股方肌);外侧有外展肌(臀中、小肌);内侧有内收肌群。但在关节的下方,特别是后下方,除部分为闭孔外肌覆盖外,缺少肌肉保护,也缺少坚强的韧带加强,是髋关节的薄弱点,故髋关节后脱位最多见,前脱位较少见。

关节脱位 dislocation

（一）关于外伤性髋关节脱位

髋关节是杵臼关节,由髋臼和股骨头构成。髋臼深而大,能容纳股骨头之大部,两者互相结合,形成真空,能互相吸引。关节囊及周围韧带较坚强,构成相当稳定的关节,因此,发生髋关节脱位的机会较少。唯有当髋关节呈屈曲、内收位时,股骨头的上外侧已超越髋臼后缘,又遇有强大暴力撞击膝前方,方能使股骨头穿破关节囊较薄弱的后壁,脱出髋臼,形成髋关节后脱位。

髋关节前壁有较强的髂股韧带,内上壁有耻骨囊韧带,后上壁有坐骨囊韧带加强。但内下壁和后下壁缺乏韧带,因而此处较薄弱,容易从此处发生脱位。

如当髋关节呈过度外展、外旋位,此时如遇外展暴力,或大转子后方遭受到向前的暴力,可使关节囊前方撕破,即引起髋关节前方脱位。尽管如此,但同后方脱位比较,则非常少见。脱位后,股骨头位于闭孔处者称**闭孔脱位**;股骨头向前上方移位达耻骨处者称**耻骨脱位**。

如暴力直接作用于大转子处,股骨头向内撞击髋臼,可产生髋臼骨折,股骨头则随同骨折片向内移动,即引起髋关节中心脱位。亦可因骨盆挤压伤造成髋臼粉碎性骨折,则股骨头由髋臼粉碎性骨折处脱出,构成中心脱位,此时,常合并有骨盆其他部分的骨折。

脱位的治疗主要应早期复位,其复位方法虽有手术和非手术两种,但除陈旧性脱位外,均应以非手术的手法复位为主。髋关节周围有强大的肌肉加强,因而该关节较稳固有力,故行手法复位时,应在全身麻醉或椎管内麻醉下使髋关节周围的肌肉、韧带等松弛后再进行。否则可使复位失败或造成副损伤。

手法复位的方法较多,但选择时,应以简便易行、成功率大、副损伤可能少、而且施行复位者较熟练的方法更为妥善。

目前,临床上常用的方法有:**Allis 法**和**Bigelow 法**。前者方法简便,即地上放一木板,病人仰卧其上,用宽布带将其骨盆绑在木板上,助手按住两侧髂前上棘协助固定骨盆。术者双手套住患肢腘窝部,使髋、膝关节各屈 90°,徐缓用力提拉及外旋,使股骨头滑入臼内。如听到或感到明显弹响,患肢伸直后畸形消失。经 X 线片证实已复位后,将患肢固定于伸直、外展 30°位,并用持续皮肤牵引保持该位置不改变约3～4周。此间应鼓励病人做股四头肌收缩活动和踝关节屈、伸运动,以防股四头肌发生失用性萎缩和关节僵硬等并发症。

后脱位复位的主要障碍是使下肢保持屈曲和内收的髂股韧带的张力。当肢体受到伸张力时,此韧带的张力很大。如用 Allis 法复位失败,可改用 Bigelow 法,即是为了克服内收的张力障碍。该法的第一步即是屈曲大腿并使全肢内收(图 8-38-10),这样才能使股骨头松脱,股骨头沿髋臼后的斜面带到关节囊的裂口处。然后,使大腿外展、外旋,以便使股骨头对向髋臼窝。髂股韧带因这两个动作而变得紧张,从而起杠杆支点的作用,即股骨干为长臂,股骨颈为短臂。外旋动作的杠杆作用使股骨头越过髋臼后缘而向前行动。在完成环形动作并使全股伸直之后,便使股骨头向内上方而进入髋臼内。该法如施于左髋关节,在运动的过程中犹如画一个问号"?"。如为右髋关节则像反问号"⸮"。股骨头滑入髋臼时,可听到或感到弹响。合并髋臼后缘骨折者,如手法复位后骨折片尚未复位时,须采取手术方法将骨折片复位,并用螺钉将骨折片固定(图 8-38-11)。

髋关节前脱位时,在麻醉成功后,助手按住骨盆固定。术者沿肢体纵轴牵引,片刻后可感到有股骨头突然滑入髋臼的弹跳声。牵引后如不能复位,可在牵引同时外展、屈曲、内收及内旋髋关节,采取这些活动后,大多数都能得到复位。必要时,术者站在病人对侧,一助手固定骨盆,另一助手握患肢小腿,屈膝 90°,沿股骨纵轴方向外展牵引,并作旋转摇晃,术者用双手掌将股骨头从内向外朝髋臼的方向推压,一般都可得到复位。

中心脱位的治疗,如髋臼破裂范围不大,股骨头向内移位不多者,可不必复位。如髋臼破裂范围较大,股骨头向内移位较多者需用骨牵方法进行复位。有时,牵引重量达12～14kg方可达到复位。当然,复位后应逐渐减少其牵引重量,只保持能维持股骨头不再向内脱位的重量即可。复位后,只要髋臼上方尚残留有一定范围的较完善的关节面,并能与股骨头对合,一般仍能恢复一定的髋关节功能。

(二) 关于先天性髋关节脱位

该脱位是小儿中常见的畸形,在我国发病率约为 4‰。其主要病变部位是髋臼、股骨头、股骨颈和关节囊等四部分。其他髋关节周围的肌肉、韧带、神经和血管以及骨盆和脊柱等的病理变化主要是由长时间的脱位而引起的继发性病变。该病如能早期发现和早期治疗,其效果是较满意的。否者其效果可随发病年龄而逐年下降。新生儿和婴儿的先天髋脱位的临床表现与较大儿童有所不同,其主要特点是一部分为髋臼发育不良或不稳定,另一部分虽为半脱位或脱位,但临床表现不明显。为此在此期要做到早期发现,必须进行各种特殊检查。检查方法很多,如 Ortolani 试验(弹进试验)和 Barlow 试验(弹出试验)(图 8-38-12),但只能用于产后 3 周以内的婴儿,因此期前髋臼大部为软骨,不易引起损伤。

产后 4 个月根据双髋关节在内的骨盆正位 X 线平片的测定,即可确定有无半脱位和脱位(图 8-38-13)。平片中的甲、丁、丙或甲′、丁′、丙′角为髋臼角。该角随年龄增长而变化。正常新生儿为 30°～40°,1 岁为 23°～28°,3 岁为 20°～25°,5 岁为 20°。凡大于此年龄范围者,表示髋臼发育不良,这表明髋臼窝浅,即使股骨头仍在髋臼内,日后仍有发生脱位的可能;**颈闭孔线(Shenton 线)**如不成一完整的抛物线形或股骨头的骨化中心不在 perkin 方格的内下区内,可根据程度不同,视为有半脱位和脱位的存在。股骨颈的**前倾角** angle of declination ,又称**扭转角**(angle of antetorsion),表示股骨颈轴线在股骨髁横轴之前。儿童期股骨颈前倾角稍大,平均为 24.4°。出生后随年龄增长而前倾角逐减,大约每增加 1 岁,减少 1°,到 15 岁时则接近成人的前倾角度。成人的前倾角约为 12°～15°。

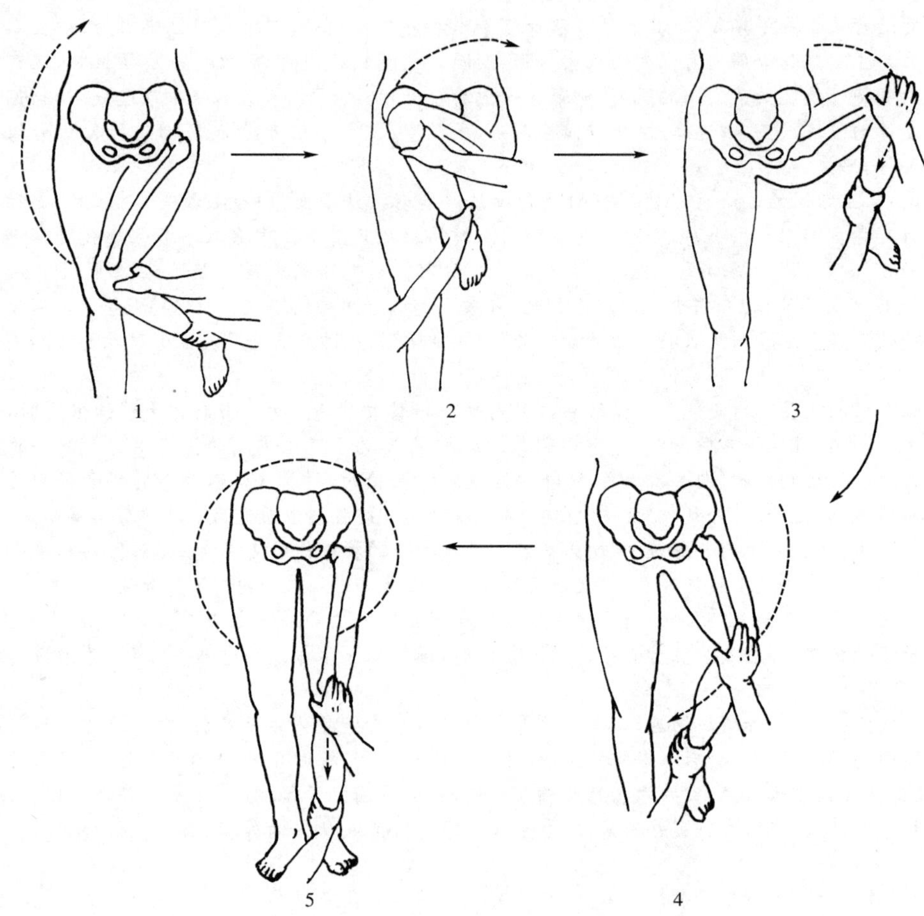

图 8-38-10　左髋关节后脱位 Bigelow 复位法

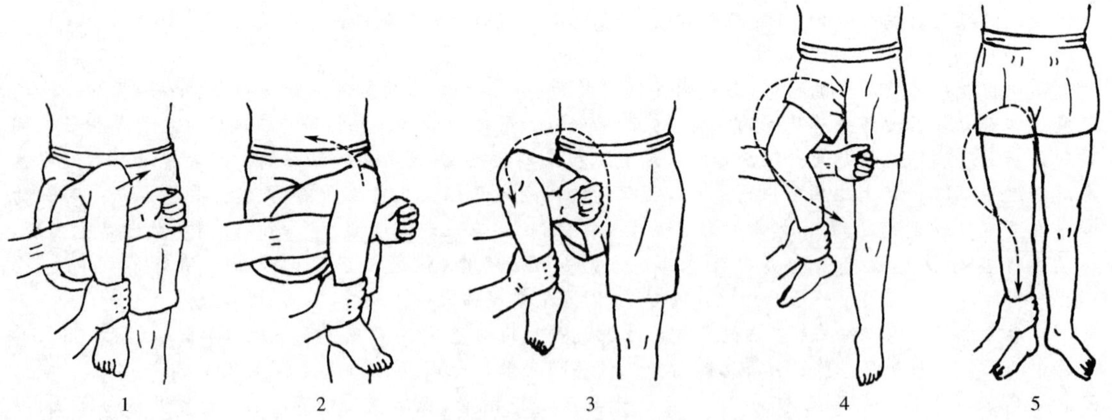

图 8-38-11　右髋关节后脱位 Bigelow 复位法

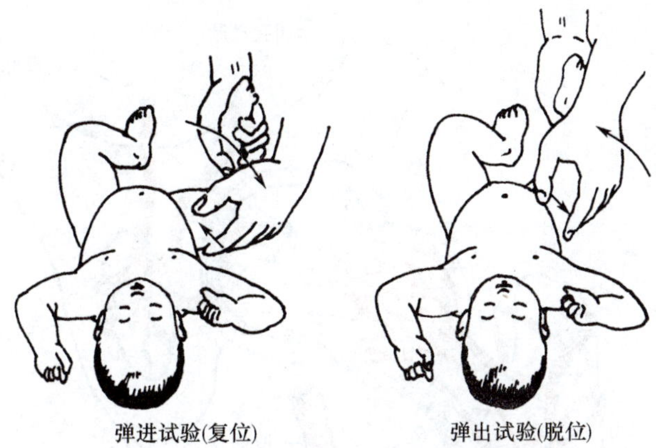

图 8-38-12 髋关节弹进弹出试验检查法

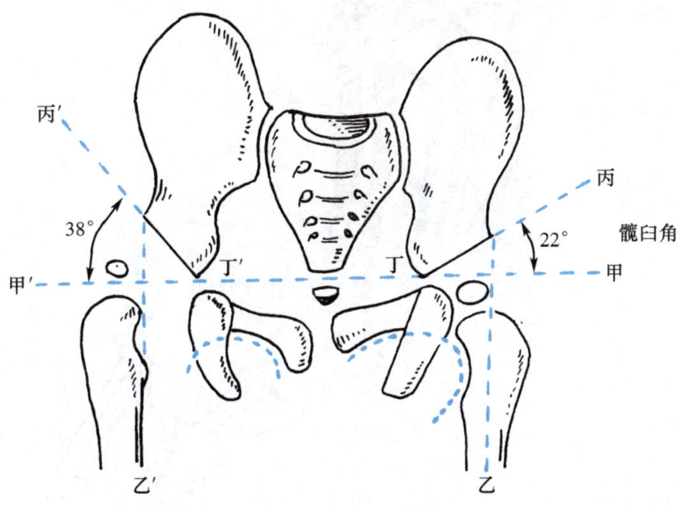

图 8-38-13 先天性髋关节脱位 X 线征象

二、血管和神经

(一) 动脉

髋关节由闭孔动脉、旋股内、外侧动脉、臀上、下动脉和股骨滋养动脉所供应(图 8-38-14)。

1. 闭孔动脉 obturator a. 的后支在髋臼下方走行,发出髋臼支,经髋臼横韧带下方入髋臼窝,营养滑膜及髋臼窝内的脂肪组织等,并有分支入股骨头韧带,营养股骨头部。

2. 旋股内、外侧动脉 medial & lateral femoral circumflex a. 的升支环绕股骨颈基底部,形成一动脉环,发出关节支自关节囊远端附着处进入关节囊,沿囊的反折纤维到股骨颈,在股骨颈的滑膜与股骨颈之间行向股骨头,是滋养股骨头的主要血管。

3. 臀上动脉 superior gluteal a. 深支和**臀下动脉** inferior gluteal a. 发出的若干髋臼支,经关节囊近端附着处进入,滋养髋臼缘、关节囊和关节盂缘。

4. 股骨滋养动脉 femoral nutrient a. 自骨髓上行,于股骨颈部与上述动脉相互吻合。因此,股骨颈在关节囊内骨折,或因髋关节脱位而伤及上述血管,以致股骨头供血不足时,可引起股骨头坏死或股骨颈骨折愈合困难或不愈合。

(二) 神经

髋关节由坐骨神经的股方肌支、股神经的股直肌支和闭孔神经的前支发出的关节支所支配。由于膝关节也接受股神经与闭孔神经的支配,所以当髋关节发生病变时,有时在膝部出现疼痛,应注意问诊和详细检查,避免误诊(图 8-38-15)。

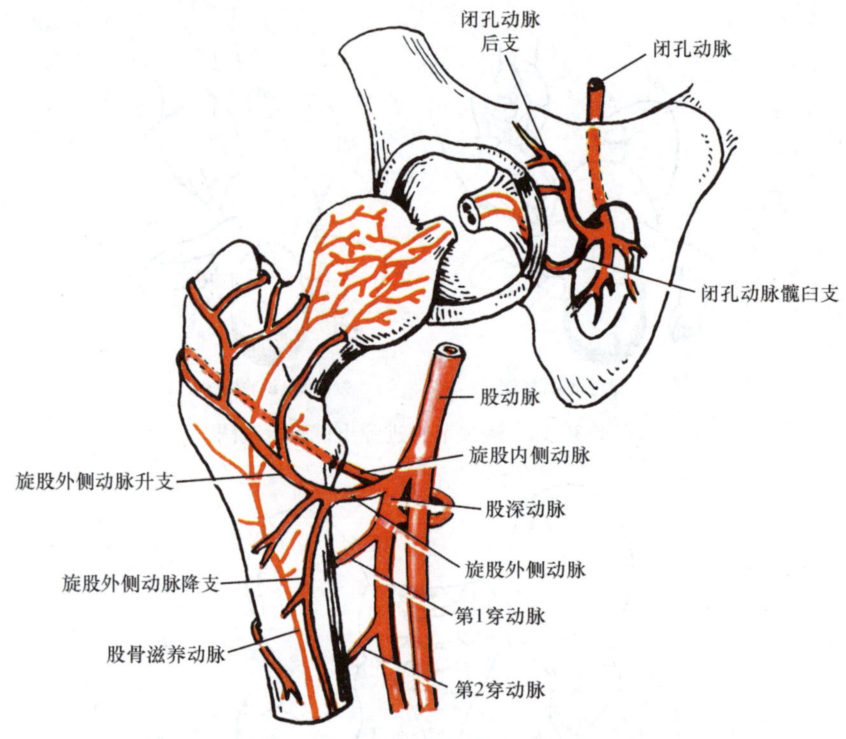

图 8-38-14　髋关节周围动脉网

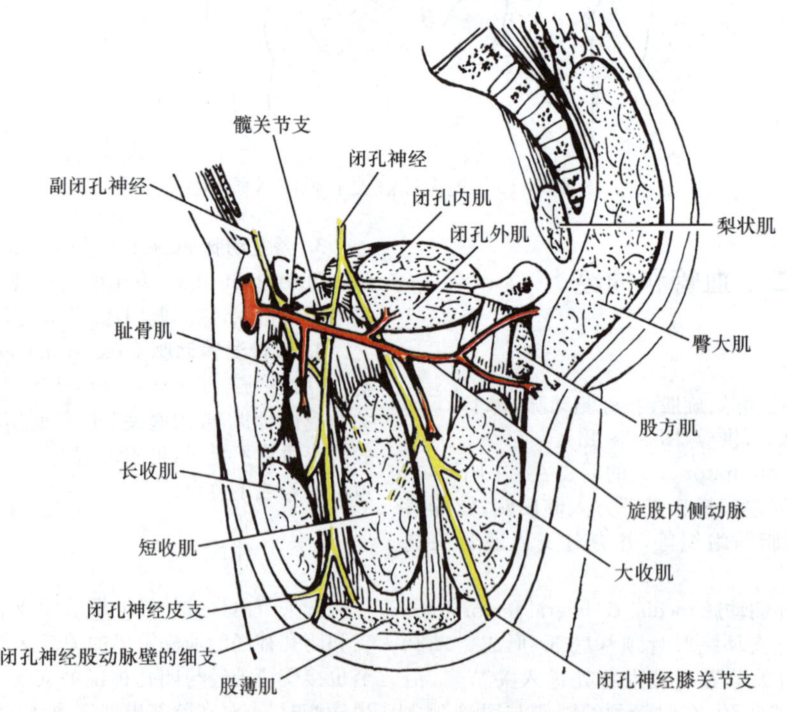

图 8-38-15　闭孔神经的分布和大腿肌内侧群的排列

髋关节手术入路

（一）关于髋关节、股骨粗隆下部前方手术入路

皮肤切口，起自髂前上棘，沿阔筋膜张肌前和缝匠肌之间，直线向下约 12cm 再向外侧弯曲约 4～6cm（图 8-38-16）。切开皮下组织，将皮瓣向两侧牵开。于阔筋膜张肌与缝匠肌之间切开阔筋膜，将缝匠肌向内侧牵拉，并于阔筋膜张肌下端横行切断该肌。当拉向外侧后即可显露出股骨粗隆下部，切断结扎位于切口中部的旋股外侧动脉升支。将臀中肌牵向外侧，缝匠肌、股直肌拉向内侧，清除髋关节前方的脂肪垫，使髋关节前方暴露更清楚。于关节囊前方做"T"形切开，其横行切口沿髋臼缘，纵行切口沿股骨颈走行方向，即可显出股骨头和股骨颈。如需再显露股骨上端大粗隆下部时，可在股外侧肌上端附着处沿大粗隆下缘做弧形切开，直达骨膜下，用骨膜剥离器将股外侧肌在骨膜下向内下方剥离后即可显出股骨粗隆下部。

该入路的特点是，既能显露出髋关节，同时又可暴露股骨上端大粗隆部。因髋关节显露不够充分，一般适用于股骨颈骨折的手术复位和三刃钉内固定术。术中应注意切口的定位，使其能显出阔筋膜张肌的下端，以便在肌腹与肌腱的交界处做切断。另外，在向外翻转阔筋膜张肌时，应注意切断并结扎旋股外侧动脉的升支，以免拉断该支而出血。

（二）关于髋关节前外侧手术入路

皮肤切口起自髂嵴前、中 1/3 交界处，沿髂棘外缘向前到髂前上棘，然后转向髌骨外缘的方向，直线向远端，延伸至大腿中、上 1/3 交界处（图 8-38-17）。

切开皮肤、皮下组织和筋膜，并将皮瓣向两侧游离。首先沿髂嵴切口切开髂嵴骨膜，将附着于髂嵴上外侧唇的肌肉从附着部用锐的骨膜剥离器进行剥离。继之用钝剥离器将附着于髂骨翼前 1/3 外侧面的肌肉剥离至髋臼上缘，用干纱布做充填止血。然后解剖出阔筋膜张肌与缝匠肌之间的间隙，缝匠肌牵向内侧，阔筋膜张肌拉向外侧。最后将髂骨翼外侧面的剥离间隙与阔筋膜张肌和缝匠肌的间隙加以沟通。至此，髋关节囊和股直肌得以显出。为了更充分显露髋关节的内侧，可切断股直肌的髂前下棘和髋臼的附着处，并将该肌向远侧反转。该手术具有手术显露充分的优点，目前临床应用较多。

（三）关于髋关节、股骨粗隆下部外侧手术入路

皮肤切口起自髂前上棘向后 2.5cm、髂嵴外缘下 2.5cm 处，沿阔筋膜张肌后缘呈弧形向下，经大粗隆后缘达大粗隆基底远端 6～8cm 处止（图 8-38-18）。沿皮切方向，切开皮下组织和阔筋膜，并将皮瓣向两侧游离，解剖出阔筋膜张肌。于该肌后缘做游离切开并将其牵向前方，髋关节和大粗隆以及股外侧肌附着处即可露出。沿股骨颈纵轴方向切开关节囊，于大粗隆基底部下缘沿股外侧肌附着处做弧形切开，关节内股骨头及大粗隆下部外侧即可显出。该入路系 Watson-Jones 切口，能直接显出股骨大粗隆下部和股骨颈基底部，故对股骨颈骨折特别是股骨颈基底部与粗隆间骨折的切开复位和内固定较为理想。因对髋臼和股骨头显露不够充分，故髋关节内病变的手术不宜采用。

（四）关于髋关节后侧手术入路

切口起自髂后上棘外下方 5cm 处，沿臀大肌纤维方向斜行至大粗隆后上方，再沿大粗隆后缘向远侧延长 6～8cm（图 8-38-19）。沿切口切开皮下组织和深筋膜并将皮瓣向两侧适当牵开。沿臀大肌前缘间隙切开肌膜，分开臀大肌与臀中肌，沿臀大肌于阔筋膜的附着处切开臀大肌的附着部，并向两侧牵开，显出臀大肌深面的组织。再沿臀中肌和大粗隆后缘切开脂肪层显出臀小肌、梨状肌、上孖肌和该组肌群浅面内侧的坐骨神经。再沿大粗隆后缘 1cm 处切断梨状肌、上孖肌、闭孔内肌和下孖肌，并将该组肌群向后牵拉，臀小肌和臀中肌向外上方牵开，即可充分显出髋关节囊后面。如将关节囊切开，则髋臼后缘、股骨颈后面即可显出（图 8-38-20）。

该切口系改良的 Gibson 切口，手术是沿臀大肌前缘到大粗隆，再沿大粗隆后缘向远侧延长。不需从髋骨上剥离臀肌，又不分开臀大肌纤维，故对臀大肌损伤较小，亦不损坏髂胫束的功能，因此，术后恢复较快。但该入路需切断梨状肌、闭孔内肌、上孖肌和下孖肌等在大粗隆处的附着点，并从后方切开关节囊，因而早期减弱了髋关节后方的稳定性。但该入路能充分显出髋关节的后方，为此便于切除股骨头及颈部和便于人工股骨头的安装。故该入路适于做人工股骨头置换术。该手术入路的定位要准确，皮切后要显出臀大肌纤维前缘和臀中肌后缘的间隙，并沿此间隙分开臀大肌和臀中肌。在分离臀大肌深面时，要注意避免损伤由梨状肌下缘穿出的坐骨神经，以及由梨状肌上、下缘穿出的臀上动脉和臀上神经以及臀下动脉和臀下神经。

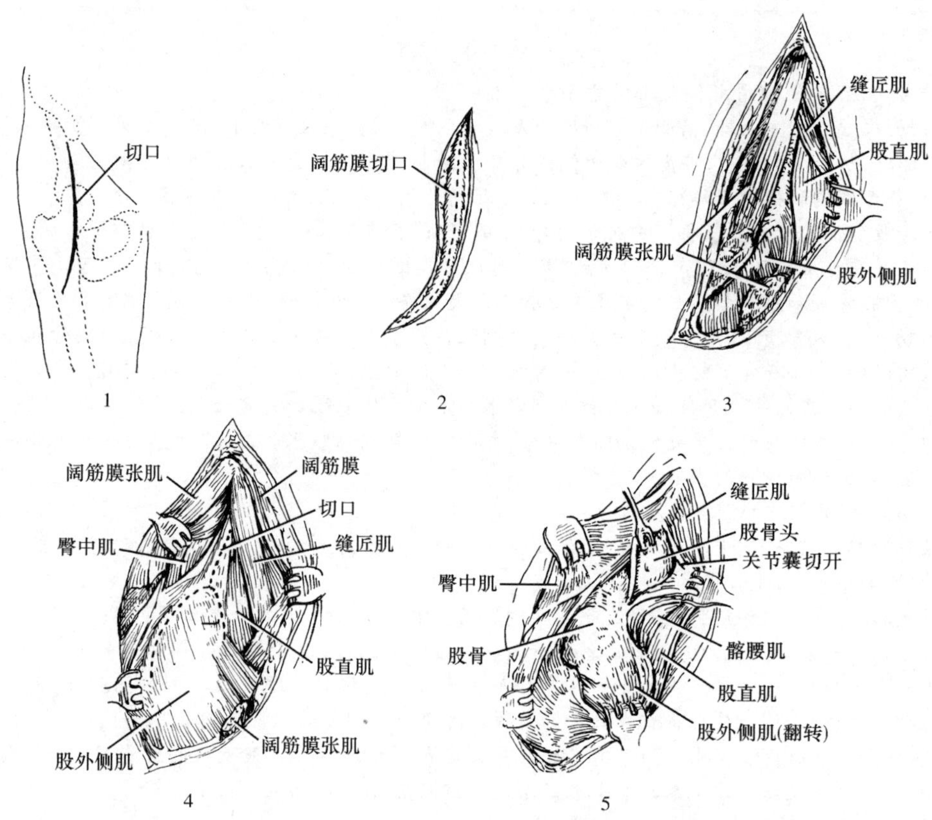

图 8-38-16 髋关节、股骨粗隆下部前方手术入路

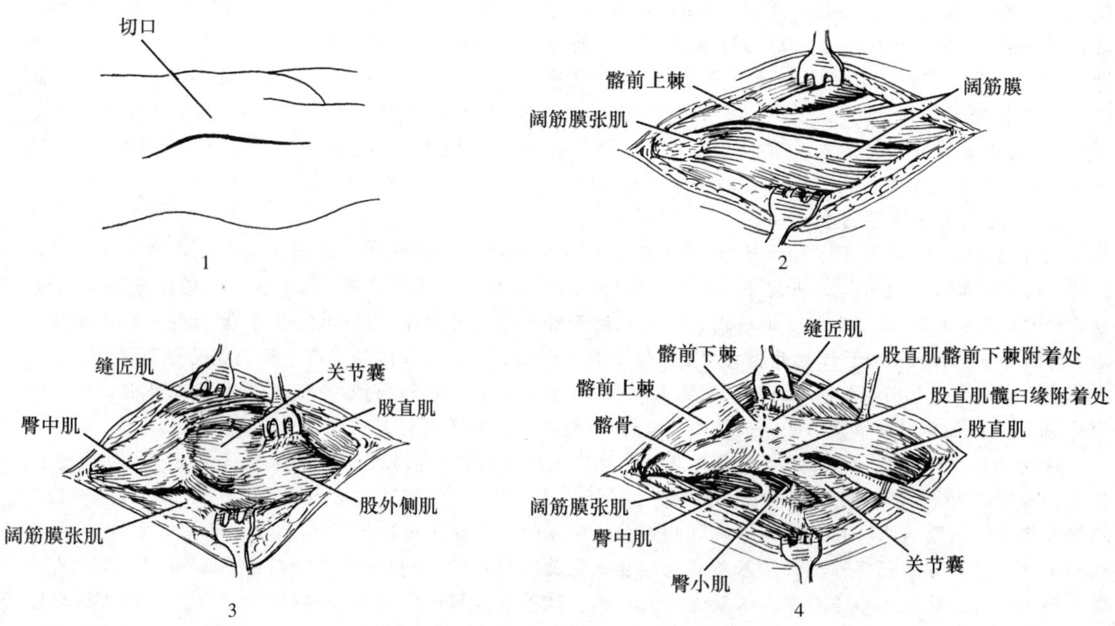

图 8-38-17 髋关节前外侧手术入路

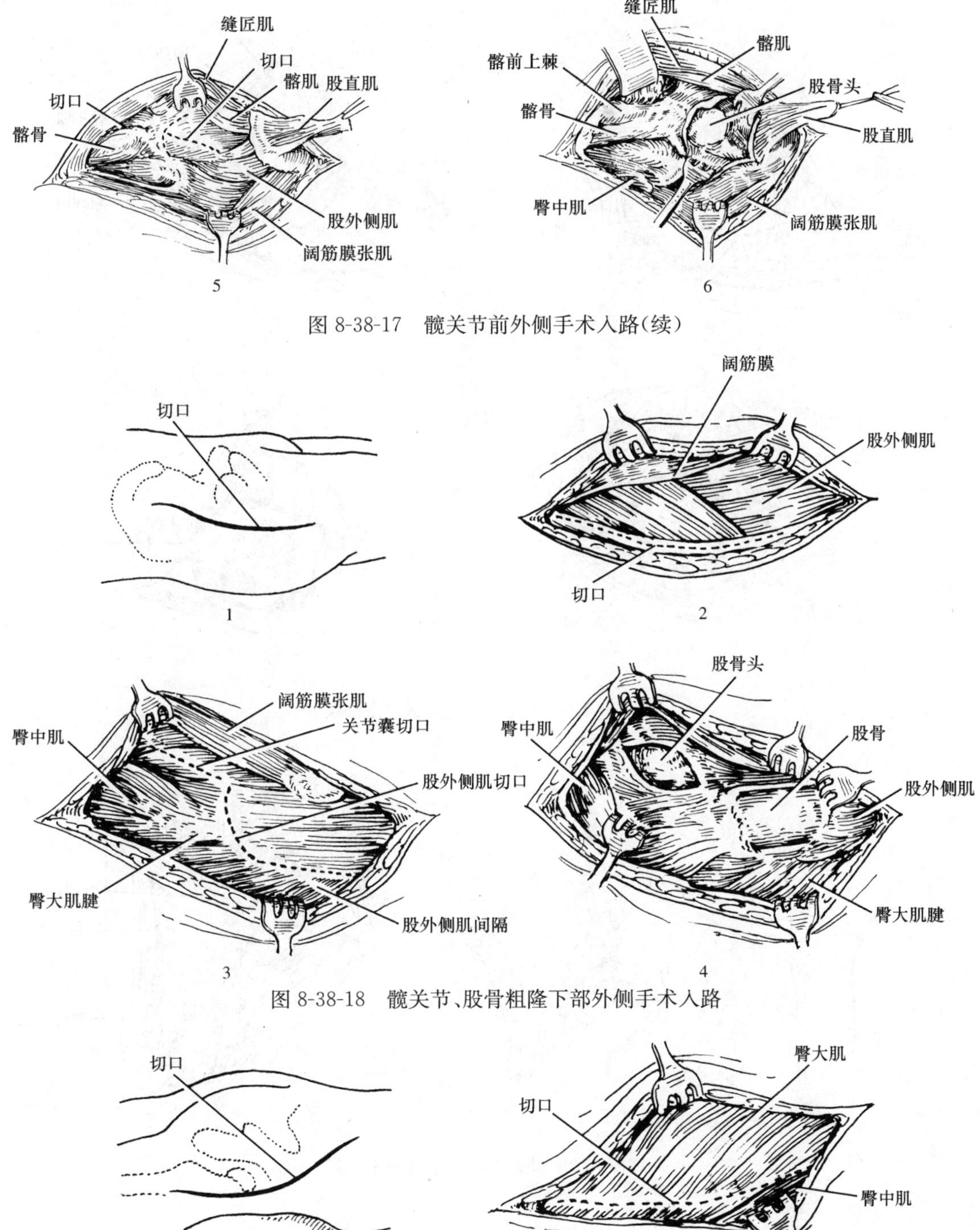

图 8-38-17　髋关节前外侧手术入路(续)

图 8-38-18　髋关节、股骨粗隆下部外侧手术入路

图 8-38-19　髋关节后侧手术入路

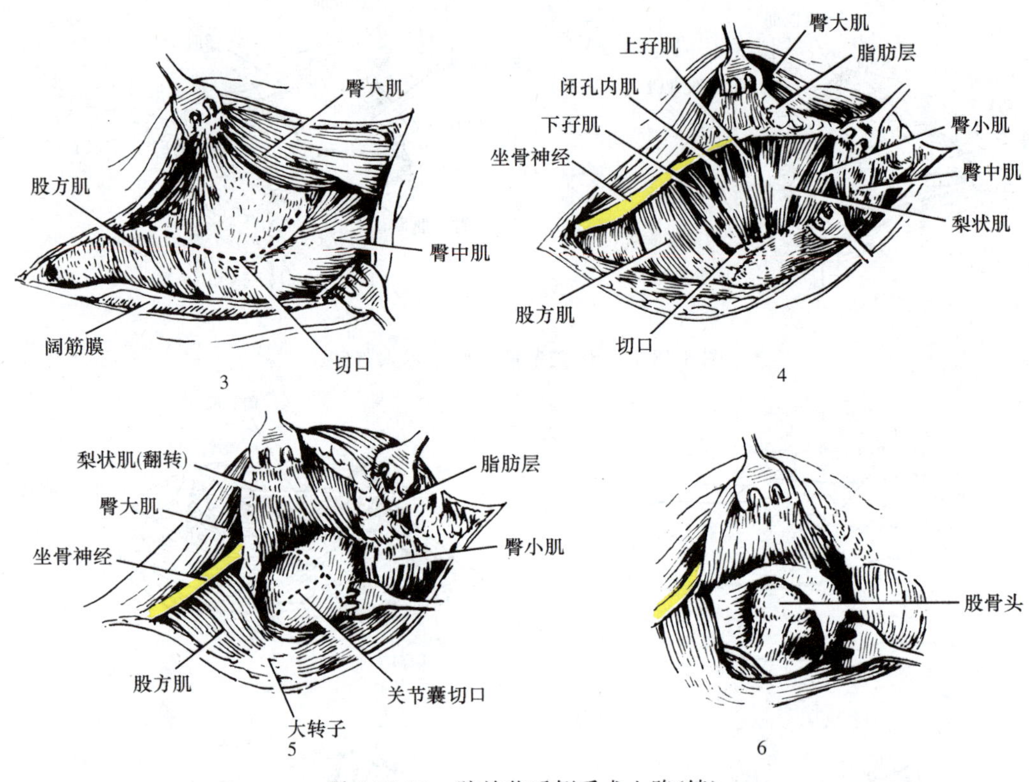

图 8-38-19　髋关节后侧手术入路(续)

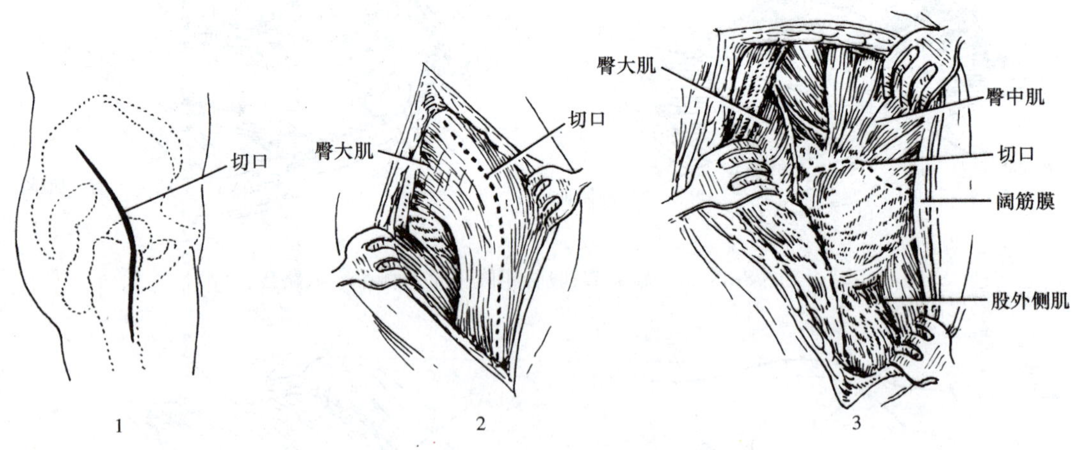

图 8-38-20　髋关节后外侧手术入路

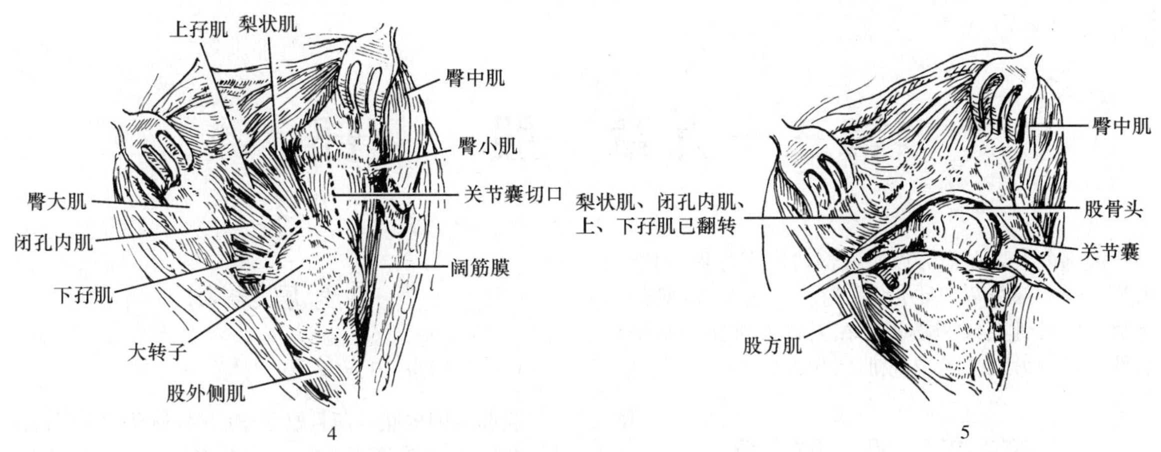

图 8-38-20 髋关节后外侧手术入路(续)

第三十九章 股 部

股部的上界在前方以腹股沟与腹部分界，内侧以股沟与会阴部分界，后方以臀沟与臀区分界，股部的下界为沿髌骨上缘两横指处在大腿上所作的水平环行线。可分为股前区、内收肌区和股后区。

第一节 股 前 区

股前区包括大腿根部的软组织。此区上界为腹股沟韧带，内侧界为耻骨肌，外侧界为阔筋膜张肌，其下面达髌骨上缘两横指处(图 8-39-1)。

一、浅层结构

(一) 皮肤和浅筋膜

股部内侧皮肤较薄且富于皮脂腺，移动性大，外侧及后侧皮肤较厚，移动性小。当植皮手术时常选用外侧皮肤作供皮区。股部前面浅筋膜内含脂肪较多，内含有浅血管、皮神经、浅部淋巴管和淋巴结等，在腹股沟韧带下方的浅筋膜分为浅、深两层，浅层含有脂肪，深层为膜性层，向上分别与腹前壁的浅筋膜浅层(Camper

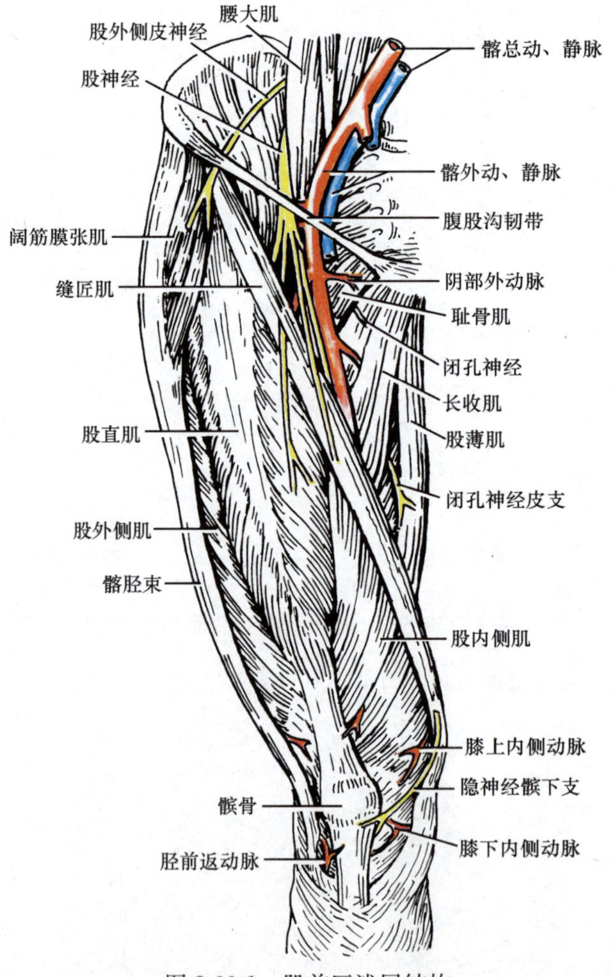

图 8-39-1 股前区浅层结构

筋膜)和浅筋膜深层(Scarpa 筋膜)相续。股部膜性层菲薄,在腹股沟韧带下方约 2cm 处与阔筋膜相融合。由于腹壁浅筋膜深层与会阴浅筋膜(Colles 筋膜)、阴茎浅筋膜及阴囊肉膜相续为一层,故当骨盆骨折同时合并有尿生殖膈以下尿道损伤时,如合并阴茎筋膜同时破裂,血肿和外渗的尿液可在会阴部会阴浅筋膜的深面或阴茎及阴囊皮下扩散,亦可能沿耻骨联合前方至腹前壁在浅筋膜深层的深面下行,但不能下降至股部。

(二)深筋膜

深筋膜 fascia profunda 又称**阔筋膜** fascia lata,是人体最厚的筋膜,呈筒状,包裹整个股部,上端附着于髂嵴与腹股沟韧带,并延续于臀筋膜,下方与小腿深筋膜延续,并附着于胫骨内、外侧髁、胫骨粗隆和膝关节周围的其他韧带和肌腱。不同部位的阔筋膜的强度和厚度是不同的,在内侧部和大腿前下部比较薄,但外侧部因接受臀大肌及阔筋膜张肌来的纵行纤维显得特别发达,呈腱膜样结构,它向下止于胫骨上侧髁,称**髂胫束** tractus iliotibialis。临床上常用其作为修补材料,以修补体壁薄弱处和缺损之用。

(三)隐静脉裂孔

隐静脉裂孔 hiatus saphenous 原名为**卵圆窝**。在腹股沟韧带中内 1/3 交界点下方约 2.5cm 处,由阔筋膜形成一个卵圆形的凹陷。其表面覆盖一层疏松的筋膜,上有很多小孔,称为**筛筋膜** fascia cribrosa。隐静脉裂孔的外下缘明显而锐利,称为**镰缘** margo falciformis。此处有大隐静脉及其他小血管等穿过。

(四)骨筋膜鞘

阔筋膜向深部发出 3 个肌间隔,分隔股部各肌群并附着于股骨体后方的粗线,形成 3 个**骨筋膜鞘**。在股内侧肌和内收肌群之间为股内侧肌间隔,在股外侧肌和股二头肌之间为股外侧肌间隔,此隔比股内侧肌间隔清楚。内、外侧肌间隔前方为骨前筋膜鞘;后肌间隔不甚明显,介于大收肌和半膜肌之间,内侧肌间隔和后肌间隔之间为内侧骨筋膜鞘。外侧肌间隔和后肌间隔之间为后骨筋膜鞘(图 8-39-2)。

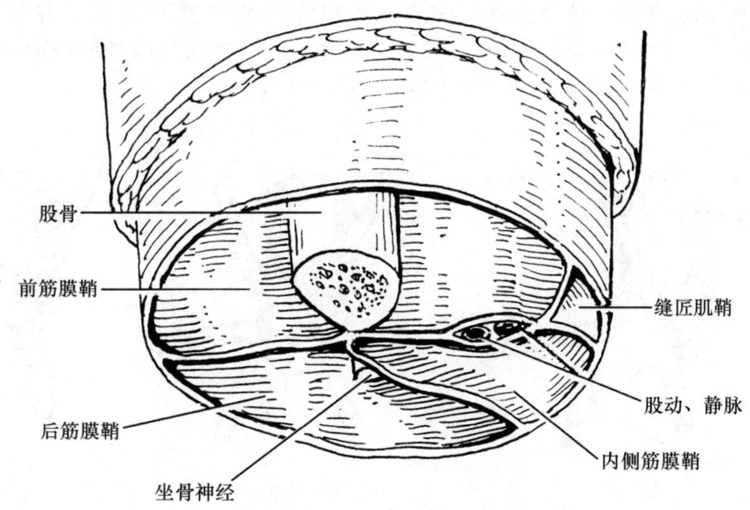

图 8-39-2 右股部中 1/3 筋膜鞘

1. 前骨筋膜鞘的内容 包绕缝匠肌和股四头肌、股动、静脉、股神经及腹股沟深淋巴结等。

2. 内侧骨筋膜鞘的内容 包绕耻骨肌、长收肌、股薄肌、短收肌和大收肌、闭孔动、静脉和闭孔神经等。

3. 后骨筋膜鞘内容 包绕股二头肌、半腱肌和半膜肌、坐骨神经等。

> 此 3 个骨筋膜鞘基本上互不相通,当有化脓性感染时,脓液常局限于某一个鞘内,但因血管神经束的周围富有疏松结缔组织,故当发生脓肿时,脓液可沿血管神经束的通路向上、下蔓延,例如,后骨筋膜鞘内的脓液可延坐骨神经向上经臀大肌深面,继而可入盆腔,向下可达腘窝。

（五）股前区浅动脉

该区小动脉均起源于股动脉，有腹壁浅动脉、旋髂浅动脉及阴部外动脉。

1. 腹壁浅动脉 a. epigastrica superficialis　在腹股沟韧带内侧稍下方自股动脉发出，穿出隐静脉裂孔的筛筋膜，越过腹股沟韧带前面上升至腹前壁约达脐水平，分布于浅筋膜和皮肤。并与腹壁上动脉的分支及对侧腹壁下动脉和腹壁浅动脉相吻合。

2. 旋髂浅动脉 a. circumflexa ilium superficialis　在腹股沟韧带下方自股动脉发出，或与腹壁浅动脉共干发出，较细小，穿出阔筋膜沿腹股沟韧带下方向外上方斜行，在髂前上棘附近分布于浅筋膜和皮肤。

3. 阴部外动脉 a. pudendae externae　有2～3支，起于股动脉的内侧壁，横行向内，经耻骨肌和长收肌的表面。其分支穿出阔筋膜或筛筋膜，越过精索或子宫圆韧带的前方，分布于外阴部的皮肤。

（六）股前区浅静脉

大隐静脉 v. saphena magna 起自足背静脉网内侧份，经内踝前方沿小腿内侧伴随隐神经上行，绕股骨内侧髁后方，再沿股内侧上行，并逐渐转向前方，最后于耻骨结节下外方3～4cm处，穿隐静脉裂孔注入股静脉。在接近注入处一般有五条浅静脉汇入大隐静脉。

（1）腹壁浅静脉：引流腹壁下部的浅静脉血。

（2）旋髂浅静脉：收纳腹壁下部和股上部、外侧部的浅静脉血。

（3）阴部外静脉：引流外阴部的浅静脉血。

（4）股内侧浅静脉：来自股内侧的浅静脉支。

（5）股外侧浅静脉：来自股外侧的浅静脉支。

上述五条属支相互之间有侧支吻合。

当大隐静脉曲张行高位结扎术时，须将隐静脉裂孔附近的所有属支分别切断结扎，否则易导致术后复发。此五条属支注入大隐静脉有各种类型，有单独一支静脉注入者，或其中2～3支静脉合干后注入大隐静脉等。

据文献统计，207例大隐静脉属支的类型，按出现共干多少为顺序：①旋髂浅、腹壁浅和股外侧浅静脉共干者53例，占25.6%；②旋髂浅、腹壁浅和阴部外静脉均为单干者38例，占18.36%；③旋髂浅与股外侧浅静脉共干；腹壁浅与阴部外静脉共干者21例，占10.14%；④旋髂浅与腹壁浅静脉共干者共20例，占9.66%；⑤腹壁浅与阴部外静脉共干者18例，占8.7%；⑥旋髂浅与股外侧浅静脉共干者16例，占7.33%（图8-39-3）。

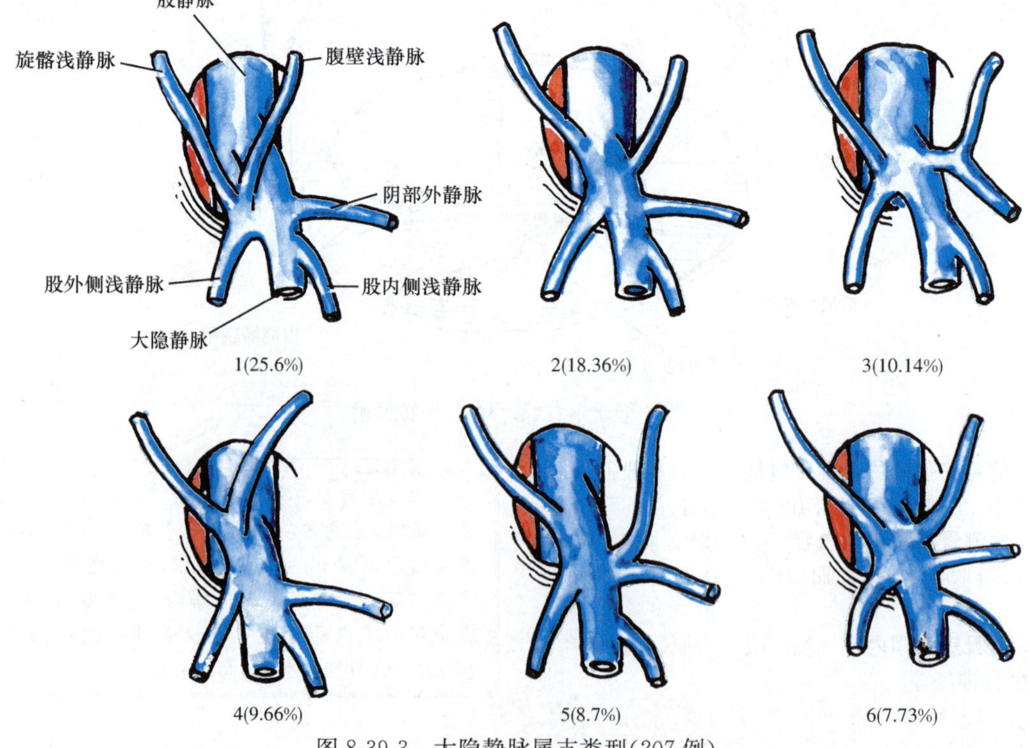

图8-39-3　大隐静脉属支类型（207例）

大隐静脉内有较多静脉瓣。据文献记载，128 例从内踝至隐股结合点一段，大隐静脉的瓣膜数为 4～15 个，平均为 8 个，其中以大隐静脉注入股静脉开口处的最为恒定，共 115 例，占 89.80%。静脉瓣呈二瓣型袋状，通常两瓣相对，以保证静脉血向心流动。瓣膜能防止血液向末梢部逆流。大隐静脉与深静脉之间有许多交通支，以大腿下 1/3 和小腿上、中 1/3 处最为多见。这些交通支皆具有瓣膜，引导浅静脉血流入深部静脉。当大隐静脉因某种原因扩张、伸长、弯曲时，引起静脉瓣膜闭锁不全，因此，下肢静脉血回流发生困难。在站立时血液则由上向下、由深向浅逆流。由此，血柱压迫静脉壁的强度加大，从而加重大隐静脉曲张的程度。

关于大隐静脉曲张的手术

在进行大隐静脉曲张手术治疗时，必须了解大隐静脉及其属支的局部解剖，更应了解浅组静脉以及浅、深组静脉间的瓣膜功能是否健全，深组静脉是否畅通。只有在大隐静脉的瓣膜闭锁不全，而浅、深组静脉间的交通支的瓣膜健全时，才可行高位大隐静脉结扎术，或者采取部分切除术。切口应以隐静脉裂孔为中心与腹股沟韧带平行的斜切口或直切口，长约 6～8cm，寻找大隐静脉及其属支，并将大隐静脉主干分离至入股静脉处。分别结扎大隐静脉各属支，即腹壁浅静脉、旋髂浅静脉、阴部外静脉、股内侧浅静脉和股外侧浅静脉(图 8-39-4)。

手术要注意大隐静脉属支的类型，切不可遗漏。应距股静脉 0.5cm 处结扎、切断大隐静脉。如功能不全的大隐静脉主干及其属支未予彻底结扎切断，或部分留于皮下，则可能要在曲张静脉的远、近端形成广泛的侧支循环，从而使血流再行沟通，常为术后复发的主要原因；此外，如果下肢深、浅静脉之间的交通支瓣膜障碍而未予结扎、切断，则深静脉血仍可逆流，亦为术后静脉曲张复发的原因。深部静脉瓣膜功能不全是高位结扎切除术的禁忌证。根据上述原因，大隐静脉曲张的手术术式，应根据病理解剖的具体情况而定。手术术式有高位结扎术，分段结扎切除术和大隐静脉抽除术(图 8-39-5)。抽除术可以将瓣膜功能不全的曲张静脉全部彻底切除，并可使深、浅静脉交通支血液逆流完全中断，因而手术后复发较少，是一种比较理想的手术方法。

大隐静脉曲张有时合并小隐静脉曲张，需同时进行分段结扎切除术(图 8-39-6)。

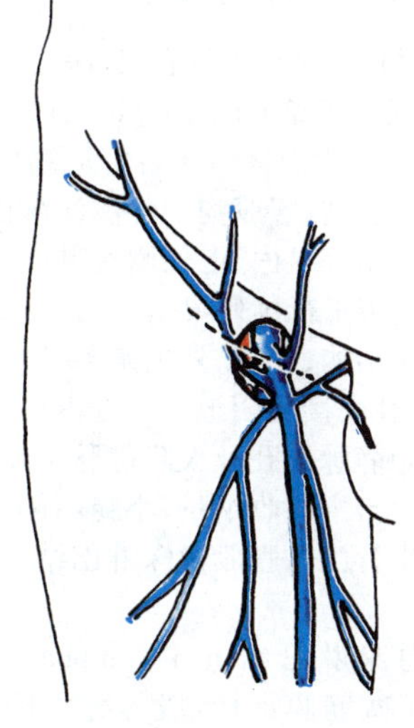
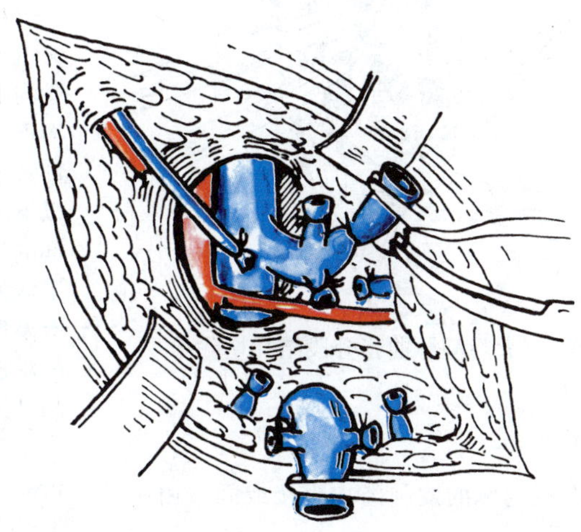

图 8-39-4　大隐静脉曲张高位结扎术

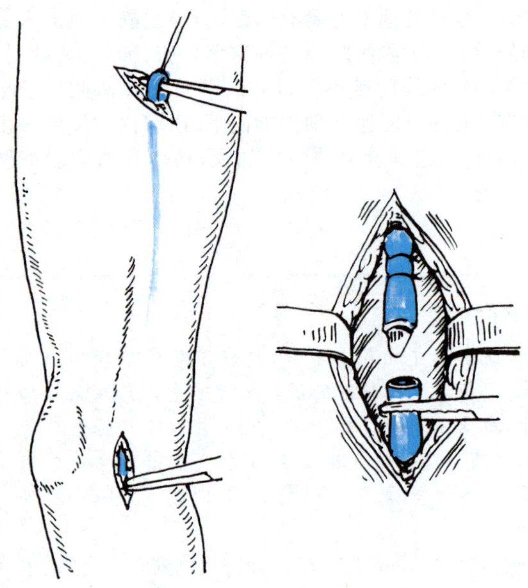

图 8-39-5 大隐静脉曲张抽除术

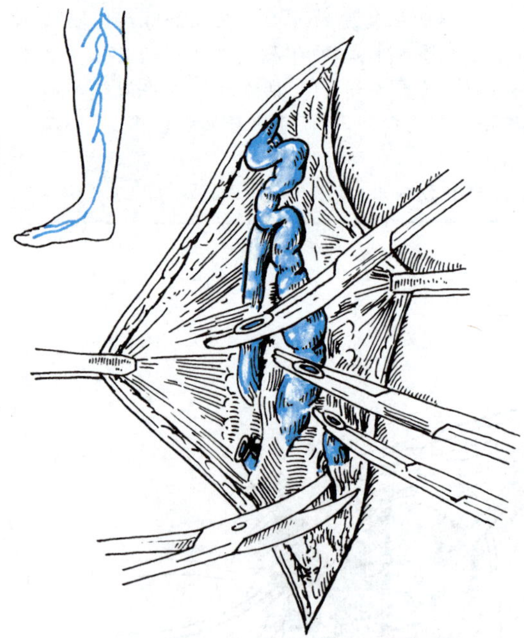

图 8-39-6 大隐静脉曲张分段结扎切除术

（七）皮神经

股前区和股内侧的皮神经均直接或间接由腰丛发出(图 8-39-7)。

1. 髂腹股沟神经 n. ilioinguinalis 自腹股沟浅(皮下)环处穿出，沿精索(或子宫圆韧带)的外侧下降至浅筋膜，分布于股上部内侧的皮肤。

2. 生殖股神经股支 ramus femoralis n. genitof emoralis 自腹股沟韧带中点下方约 2.5cm 处穿出深筋膜，分布于股上部的皮肤。

3. 股外侧皮神经 n. cutaneus femoris lateralis 在髂前上棘下方 5cm 处穿出深筋膜，分前后两支。前支分布于股前、外侧部皮肤，后支分布于臀部外侧皮肤。在施行髋关节手术切口时注意切勿损伤。股外侧取皮时常在髂前上棘下方 2cm 处做该神经阻滞麻醉。

4. 股中间皮神经 n. cutaneus femoris intermedialis 在股三角近侧部，分为内侧及外侧两支，约在腹股沟韧带下 7～10cm 处穿过缝匠肌及阔筋膜至浅筋膜内，分布于股部前面下 1/3 部皮肤，其终末支直达膝关节前面。

5. 股内侧皮神经 n. cutaneus femoris medialis 股内侧皮神经分前、后两支，在股内侧下 1/3 处穿出深筋膜，沿大隐静脉前方下行，分布于股内侧下 1/3 的皮肤。

6. 隐神经 n. saphenus 隐神经的上部位于深处，它是股神经的终支，在收肌管内下行至膝内侧，在缝匠肌与股薄肌之间穿出深筋膜，沿大隐静脉之前下行至小腿。

7. 闭孔神经皮支 n. cutanrus obturatorius 于股内侧上 1/3 处穿出深筋膜，分布于股内侧中上部的皮肤。

（八）腹股沟部淋巴结与淋巴管

腹股沟部淋巴结和淋巴管有浅、深之分。

1. 腹股沟浅淋巴结 nodi lymphatici inguinales superficiales 位于腹股沟韧带下，阔筋膜浅面，分为腹股沟上内侧浅淋巴结、腹股沟上外侧浅淋巴结和腹股沟下浅淋巴结三组。上内、上外侧浅淋巴结在腹股沟韧带下方与该韧带平行排列，有淋巴结5～6个，接受脐以下的腹壁浅层结构、臀区、外生殖器、肛门和肛管下部的淋巴；在女性尚接受阴道下 1/3 淋巴管。腹股沟下浅淋巴结沿隐静脉裂孔及大隐静脉末端两侧排列，有淋巴结 4～5 个，主要收纳足、小腿内侧及大腿浅部的淋巴管。输出管注入腹股沟深淋巴结，故下肢感染易波及此处。

2. 腹股沟深淋巴结 nodi lymphatici inguinales profundi 位于阔筋膜深面，股静脉内侧，有淋巴结 3～5个。其中最上的一个位于股环处，并且较大。低位的淋巴结可在大隐静脉注入股静脉处。此群淋巴管除收纳腹股沟浅淋巴结的输出管外，尚收纳下肢深淋

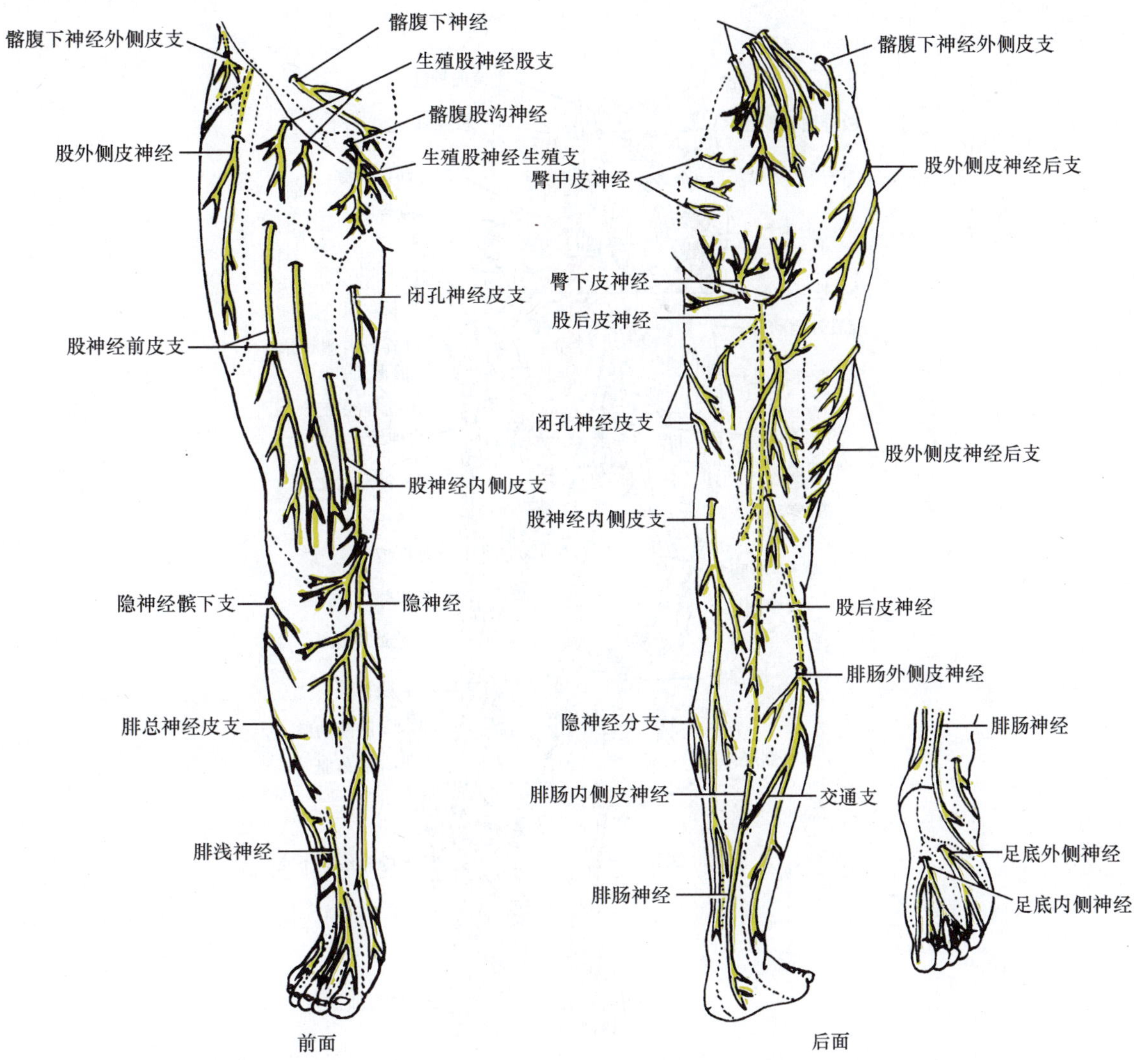

图 8-39-7 下肢的皮神经

巴管、阴茎、阴囊及肛管下部的淋巴管。在女性尚接收阴唇、阴道下部及沿子宫圆韧带走行的淋巴管。其输出管入髂外淋巴结。

下肢、腹壁浅层脐以下部分及会阴部等的感染和肿瘤也可引起腹股沟淋巴结肿大，故应仔细在相应部位检查各群淋巴结。下肢淋巴管如因患丝虫病、复发性丹毒或其他疾病而阻塞后，可引起淋巴管回流障碍，形成淋巴水肿，以致皮肤和皮下大量纤维结缔组织增生，发生下肢及阴囊象皮病。

二、深层结构

深层结构见图 8-39-8。

（一）股前部肌肉

1. 阔筋膜张肌 m. tensor fasciaelatae 位于大腿的前外侧，起自髂前上棘，肌腹在阔筋膜两层之间，向下通过髂胫束止于胫骨外侧髁。该肌可紧张髂胫束，协助屈髋关节，对维持人体的直立姿势颇为重要。受臀上神经支配。

2. 髂腰肌 m. iliopsoas 髂腰肌包括腰大肌和髂肌。腰大肌起自第 12 胸椎横突和腰椎体的侧面，与起自髂窝的髂肌会合，穿过腹股沟韧带深面下行，止于股骨小转子。髂腰肌表面覆以筋膜，在股部髂腰肌筋膜构成股鞘的后壁。当腰椎结核有寒性脓肿时，脓液可沿髂腰肌筋膜深面至髂窝部，再经腹股沟韧带深面的

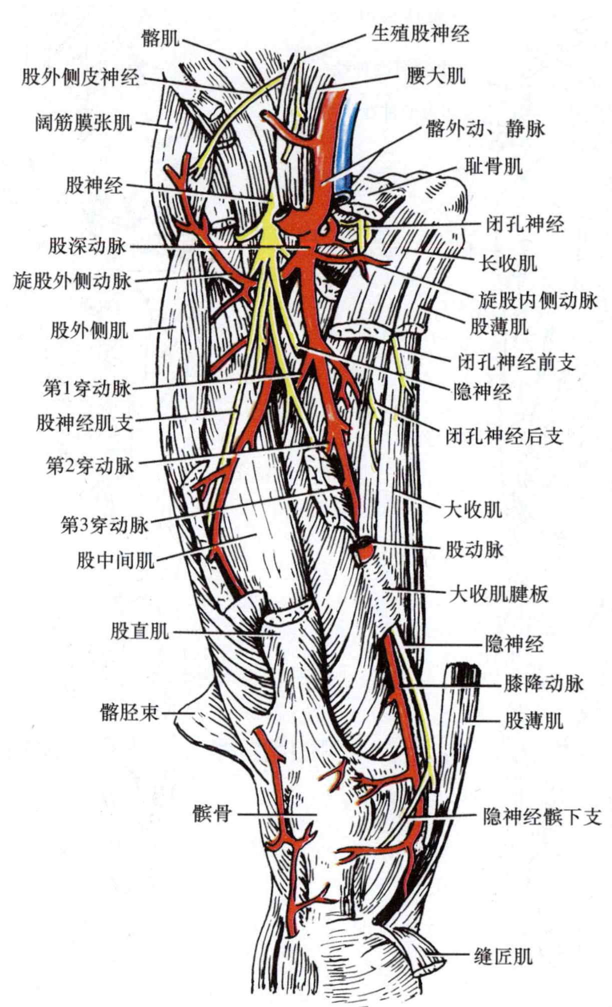

图 8-39-8 股前区深层结构

肌腔隙达大腿内侧，并可经小转子转向臀区。在腹膜后间隙淋巴结发炎时，因髂腰肌受刺激可使患肢髋关节成屈曲姿势。髂腰肌受腰丛前支支配。

3. 缝匠肌 m. sartorius 是狭长扁带状肌，位于大腿前面及内侧，起自髂前上棘。肌纤维自外上方斜行向内下方，越过股薄肌及半腱肌的浅面，绕过内收肌结节的后方至小腿，止于胫骨粗隆的内缘。缝匠肌受股神经支配，收缩时使大腿及小腿屈曲，并使已屈曲的小腿内旋。

4. 股四头肌 m. quadriceps femoris 股四头肌为全身最大的肌肉，位于大腿的前外侧皮下，由股直肌、股内侧肌、股外侧肌和股中间肌四肌组成，起点由 4 个头组成，其中股直肌起自髂前下棘及髋臼上缘。其余 3 个头均起自股骨，在下部互相融合成一坚韧的股四头肌腱，附着于髌骨的上缘及内、外侧缘。更由髌骨往下借髌韧带止于胫骨粗隆。股四头肌有强大的伸小腿作用，其中股直肌因起、止点越过髋、膝两关节，故还有屈大腿的作用。股四头肌受股神经支配(表 8-39-1)。

表 8-39-1 股前区肌肉起止、作用及神经支配

名称		起点	止点	作用	神经支配
阔筋膜张肌		髂前上棘	下移行于髂胫束止于胫骨外侧髁	紧张阔筋膜，并屈髋关节	臀上神经
髂腰肌	腰大肌	第12胸椎体及第1～4腰椎体侧面及横突	股骨小转子	屈曲及外旋髋关节	腰丛($L_{1\sim4}$) 股神经($L_{2\sim4}$)
	髂肌	髂凹			
缝匠肌		髂前上棘	胫骨上端内侧面	屈髋关节，屈、内旋膝关节	股神经($L_{2\sim4}$)
股四头肌	股直肌 股中间肌 股外侧肌 股内侧肌	髂前下棘 股骨体前面上1/4 股骨脊外侧唇 股骨脊内侧唇	通过髌骨和髌韧带止于胫骨粗隆	屈髋关节，伸膝关节	股神经($L_{2\sim4}$)

股前区的肌肉在治疗股骨慢性骨髓炎时，常用作填充骨腔。根据病灶部位可用股内、外侧肌和缝匠肌，后者更常使用。当剪取缝匠肌肌肉瓣时，应使其基底部位于上部，以保证肌肉瓣有良好的血流供应。

（二）收肌管

收肌管 canalis adductorius 又名股腘管或亨特(Hunter)管，位于大腿中部，长约5～6cm，管的前壁为大收肌腱板，由大收肌与股内侧肌之间的坚韧腱膜板构成，其前方覆以缝匠肌，内侧壁为大收肌，外侧壁为股内侧肌。管的上口由长收肌与大收肌腱板上缘围成，下口又称**腱裂孔**，由大收肌、股内侧肌与股骨下端的内侧缘围成，向下开口于腘窝。管内有股动脉、股静脉及隐神经通过。

（三）肌腔隙和血管腔隙

肌腔隙、血管腔隙是位于腹股沟韧带深面与髋骨之间的腔隙。两腔隙之间隔以髂耻弓（弓起自腹股沟韧带，止于髂骨隆起），分为两部。肌腔隙位于外侧，略成卵圆形，较血管腔隙为大；血管腔隙较小，位于内侧（图8-39-9）。

1. 肌腔隙 lacuna musculorum 前上界为腹股沟韧带，后外界为髂骨，内侧界为髂耻弓，肌腔隙有髂腰肌和股神经通过。

2. 血管腔隙 lacuna vasorum 其前界为腹股沟韧带，后界为耻骨梳韧带，外界是髂耻弓，内侧界为**腔隙韧带 lig. lacunare**（原名陷窝韧带）。血管腔隙通过股动、静脉，股静脉内侧为股管，尚有股深淋巴结。

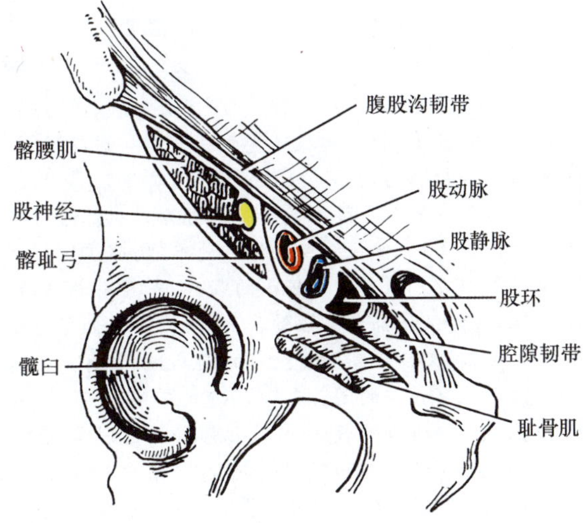

图 8-39-9 肌腔隙与血管腔隙

（四）股鞘

股鞘 vagina vasorum femoris 是腹膜后隙下方的腹膜外脂肪和疏松结缔组织围绕髂外动、静脉向下形成的一漏斗形囊，继而包绕股动、静脉上部，鞘长约3.75cm，其前壁由腹横筋膜延伸而来，后壁由髂腰肌筋膜所构成。股鞘分为三格，外格容纳股动脉，中格容纳股静脉，内侧格形成股管。

（五）股管

股管 canalis femoralis 位于股鞘内侧格，为一狭长漏斗形间隙，略前曲成角状，长约1～1.5cm，内含脂

肪、疏松结缔组织和股深淋巴结。股管有上下两口，上口称为**股环 femoral ring**，直径约 1.25cm，有4个边，前上方为腹股沟韧带，后下方为耻骨肌筋膜和耻骨，内侧界为腔隙韧带，外侧界为股静脉。实际上上口遮以疏松的腹横筋膜，称为**内筛板**，并形成一个小窝，称为**股凹**。股管的下口为盲端，相当于隐静脉裂孔处，被筛筋膜封闭。有时腹腔内容物如小肠和大网膜可经股管上口脱出至股部，形成股疝(图 8-39-10)。股疝的发生常见于中年以上的妇女。因为妇女骨盆较宽阔，联合腱和腔隙韧带发育薄弱，以至股管上口宽大松弛，为形成股疝的主要因素。由于肌环的前、内、后三面均为韧带性结构，不易延展，因此，股疝易发生绞窄。

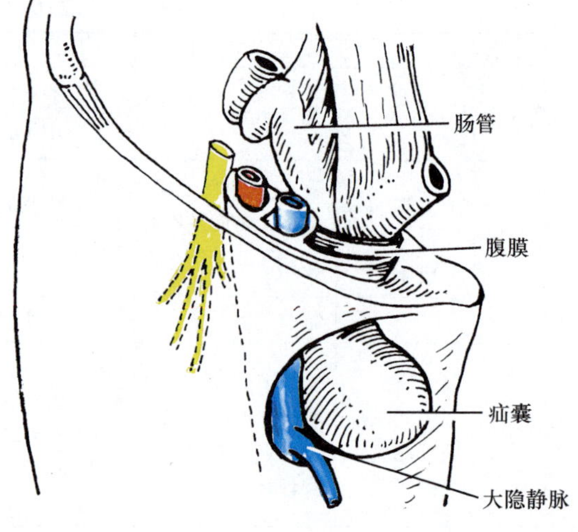

图 8-39-10 股疝

关于股疝的手术

覆盖股疝疝囊的结构从外向内有皮肤、浅筋膜、筛筋膜、腹横筋膜、腹膜下筋膜(腹膜外脂肪)和腹膜。疝囊颈口较小，而疝囊底部宽大。当股疝的内容物进入股管时，几乎垂直向下。出隐静脉裂孔后，立即转向前方，构成锐角，容易发生嵌顿，同时受到前、后、内侧韧带的压迫，可迅速发展为绞窄性股疝，故应及时地施行手术治疗。股疝的修补术可分为高位修补法(腹股沟韧带上方修补法)和低位修补法(腹股沟韧带下方修补法)。低位修补法操作简单，局部组织损伤小，术后反应轻微。但行高位结扎疝囊却有困难，故有时效果较差。但适用于较小的股疝，或因年老体弱不适长时间手术者。高位股疝修补法，虽然手术操作较复杂，但能保证疝囊高位结扎，疗效较好。如果是嵌顿性股疝，股环较紧，疝内容物复位困难，则可剪开腔隙韧带，扩大股环。对有绞窄的股疝，肠管有坏死需做肠切除吻合时，应剪开腹股沟韧带，扩大手术野，但应注意如有异常的闭孔动脉，不可切断。如不慎将其切断，血管断端两侧均有出血，更需在血管两端彻底结扎止血。所以一般认为，高位修补法适用于较大的或嵌顿性股疝。

根据局部解剖和病理解剖情况(图 8-39-11)，有高位(经腹壁)修补法和低位(经股部)修补法两种。

高位(经腹壁)修补法概要:切口入路与腹股沟斜疝相同。继而将子宫圆韧带(或精索)、腹内斜肌、腹横肌及联合腱牵向上外方，显露腹股沟管后壁。在腹壁下动脉内侧按皮肤切口方向切开腹横筋膜，消除腹膜外脂肪组织，显露疝囊及其颈部(图 8-39-12)。继将疝囊颈周围行钝性分离，分离时要特别注意保护好其外侧的股静脉。若疝囊较大且有粘连不易分离时，可将切口下缘向下方牵开，经腹股沟韧带浅面向股部皮下层分离，切开覆被于疝囊表面的筛筋膜和股筋膜而显露疝囊。切开疝囊底或前壁，处理疝内容物。如需切开腔隙韧带时，要注意该韧带表面有无异常解剖的闭孔动脉，如有，应先结扎后切断。然后高位处理缝闭疝囊颈。修补股环前，应首先缝合腹横筋膜，不留孔隙，以免日后形成直疝。修补股环的方法有数种，如将联合腱、耻骨梳韧带及腹股沟韧带缝合在一起(图 8-39-13)，或将腹股沟韧带缝合于耻骨梳韧带上等。

低位(经股部)修补法概要:切口经疝的表面做纵行切开，上端起自腹股沟韧带上方约 3cm，向下纵行切开，切口的总长度依具体情况而定，一般长约 7～9cm。根据解剖层次切开浅、深筋膜，达卵圆窝处筛筋膜，分开筛筋膜即达疝囊。分离疝囊时要特别注意勿损伤其外侧的股静脉及大隐静脉(图 8-39-14)。继而轻柔地向下牵拉疝囊，并分离疝囊颈高达疝囊颈以上的腹膜为止。然后处理疝囊及内容物，并高位结扎疝囊颈。修补股环是将腹股沟韧带与腔隙韧带和耻骨梳韧带缝合(图 8-39-15)。此时，应特别注意局部解剖关系，不可伤及股静脉，应用手指将其牵向外。然后，缝合镰状韧带与耻骨肌筋膜以闭锁股管(图 8-39-16)。

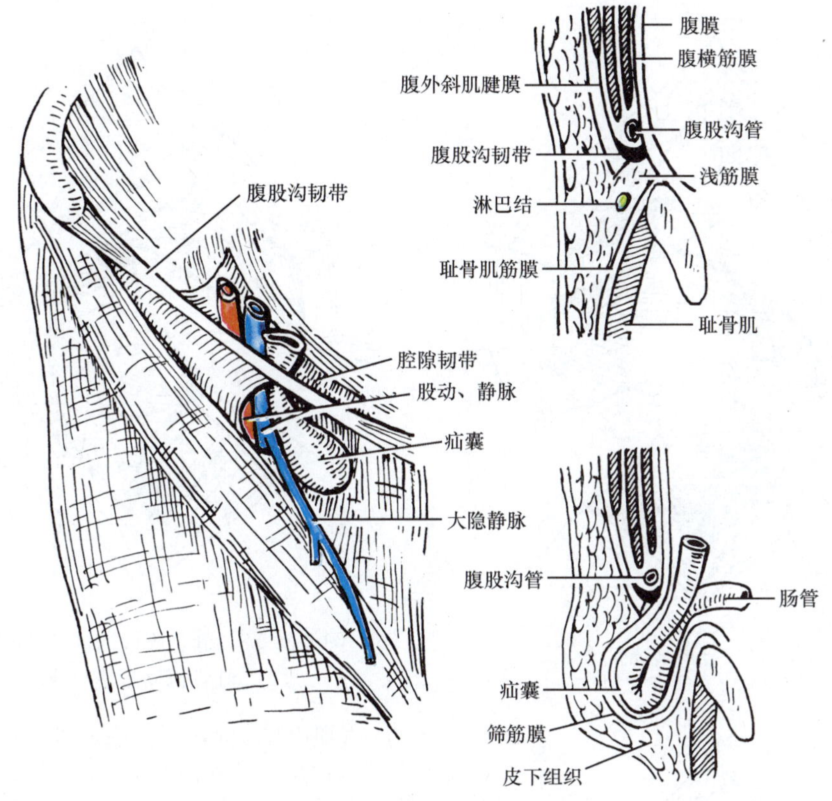

图 8-39-11 股疝的解剖关系

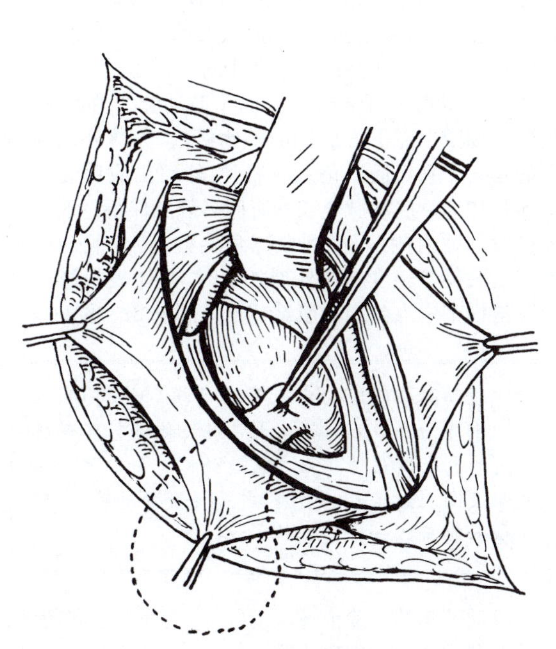

图 8-39-12 切开腹横筋膜显露疝囊颈

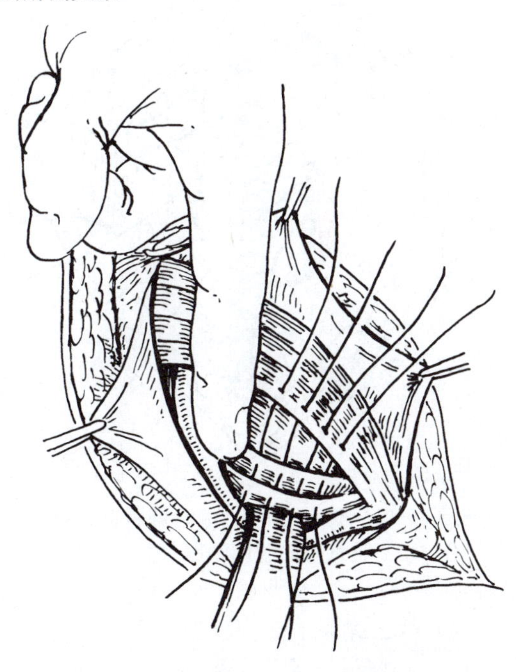

图 8-39-13 缝合联合腱、耻骨梳韧带和腹股沟韧带修补股环

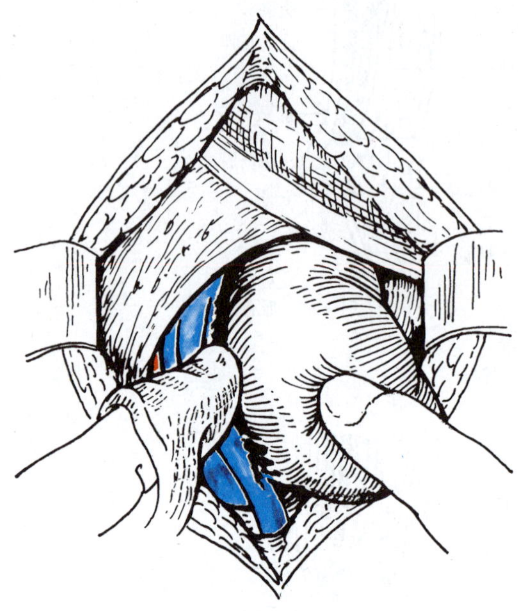

图 8-39-14 分离显露疝囊

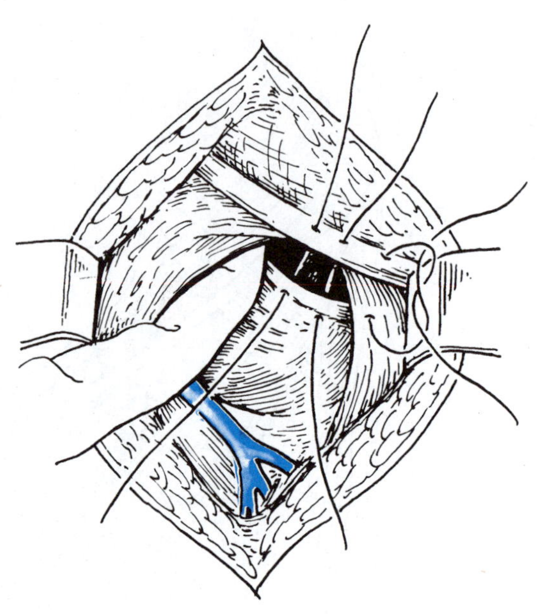

图 8-39-15 缝合腹股沟韧带、腔隙韧带和耻骨梳韧带修补股环

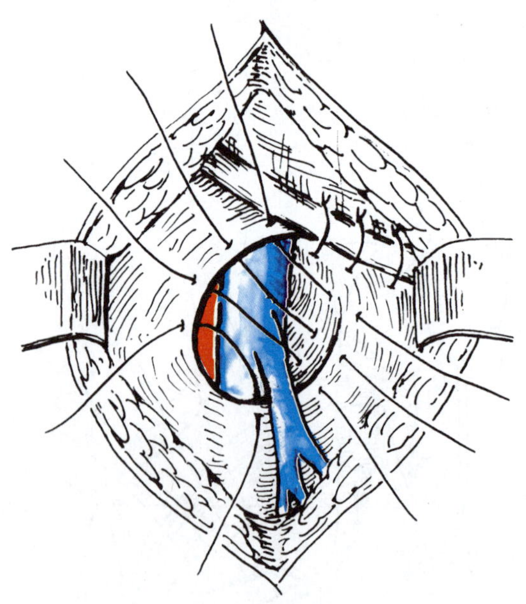

图 8-39-16 股环已缝合，缝合镰状韧带与耻骨肌筋膜闭锁股管

(六) 股三角的组成及其内容

股三角 trigonum femorale 位于大腿前上部，为底朝上、尖向下的三角形区。上界是腹股沟韧带，外侧界为缝匠肌内侧缘，内侧界为长收肌内侧缘。前壁是阔筋膜，后壁凹陷由肌肉组成。从外侧向内是髂腰肌、耻骨肌和长收肌。股三角向上经腹股沟韧带深面的肌腔隙与血管腔隙和盆腔相通。下方缝匠肌内缘与长收肌内缘交界处为股三角尖，向下与收肌管相通。在股三角内有股神经、股动脉及其分支、股静脉及其属支，还有股管中的腹股沟深淋巴结及脂肪组织等。

1. 股动脉 a. femoralis 是下肢动脉的主干，位于腹股沟韧带中点下方股鞘的外侧格内，为髂外动脉向下的延续。它经股三角入收肌管，然后出收肌裂孔与腘动脉相续。股动脉全长均有同名静脉伴行。股静脉先在股动脉内侧，而后到股三角尖处，转到股动脉后面。当髋关节轻度屈曲外展外旋时，其体表投影为从腹股沟韧带中点到内收肌结节连线的上 2/3 的一段。

> 股动脉在腹股沟中点下方可摸到其搏动，其管径平均为 0.95cm，临床上常在此处进行股动脉穿刺和急救时压迫止血。在此处也可行小腿动脉造影或向上做主动脉造影，或选择做肾动脉、腹腔动脉和肠系膜动脉造影等。

股动脉起始部除前述浅动脉外，还分出股深动脉、膝最上动脉和沿途发出诸肌支。

(1) **股深动脉**：a. profunda femoris：为股动脉最

大的分支，在腹股沟韧带下约2～5cm处，自股动脉发出。据文献1275例统计，股深动脉发自股动脉后外侧壁的有530例，占41.57%；发自后壁的497例，占38.98%；其他为248例，占19.45%。股深动脉初在股动脉的后外侧，以后行在股动脉的深部，经股内侧肌与收肌群之间，其末段至长收肌与大收肌之间。股深动脉沿途发出以下分支：

1）**旋股内侧动脉** a. circumflexa femoris medialis：自股深动脉发出（或单独起于股动脉，占18.80%；或与旋骨外侧动脉共干），穿经髂腰肌和耻骨肌之间向后至深部分支至邻近的肌肉，并与臀下动脉、旋股外侧动脉和第1穿动脉相吻合。

2）**旋股外侧动脉** a. circumflexa femoris lateralis：起自股深动脉外侧壁，或与旋股内侧动脉共干。此支动脉较粗大，外行经缝匠肌和股直肌深面分为升支和降支，升支转向臀部与旋骨内侧动脉相吻合，降支分布于股四头肌下部和膝关节。

3）**穿动脉** aa. perforans：1条至6条不等，多为3条。据文献记载261例，3条者145例，占55.55%；4条者68例，占26.05%；2条者33例，占12.64%；5条者12例，占4.60%；1条者2例，占0.76%；6条者1例，占0.40%。穿动脉穿过短收肌、大收肌至股后部，营养该部肌肉。第1穿动脉走向股后，与旋股内、外侧动脉和臀下动脉在髋关节周围形成侧支循环。第3穿动脉发出降支，下行与腘动脉的肌支相吻合。

（2）**膝最上动脉**：a. genu suprema：在收肌管的前壁，经缝匠肌深面伴隐神经下行，除分布附近诸肌及皮肤外，并参与膝关节网的组成。

股深动脉主要供血给股部，而小腿与足部血供主要来源于股深动脉发出处以下的股动脉。因此，股深动脉损伤可致股部软组织缺血坏死，而小腿与足部的血供正常。相反，如股深动脉发出处以下的股动脉损伤，则仅小腿与足部发生血供障碍。临床上偶可遇到此类病例。

关于股动脉结扎术

由于血管外科的发展，股动脉结扎术已很少施行，但亦偶有应用。根据局部解剖和动脉侧支循环情况，股动脉结扎术有三种不同部位。

1. 股三角上部股动脉结扎　自腹股沟韧带中点上方1～1.5cm处切开浅筋膜，可见到腹壁浅静脉和旋髂浅静脉，可以结扎切断。在隐静脉裂孔处剪开阔筋膜，在股鞘内钝性分离出股动脉，遇到旋髂浅动脉时也可结扎切断。注意，动脉内侧的股静脉和外侧的股神经切勿损伤。在分出股深动脉的近侧端结扎股动脉（股总动脉）（图8-39-17），侧支循环借臀上、下动脉与旋股外侧动脉相吻合；阴部内动脉、闭孔动脉与旋股内侧动脉和第1穿动脉等支间建立吻合。但这种高位结扎术，术后下肢坏死率约在80%。

2. 股三角内股动脉结扎　在股动脉体表投影线的中、下部做切口。将缝匠肌内缘向外侧牵拉，即露出进入内收肌管以前的一段股动脉。动脉前方有隐神经，股动脉后侧有股静脉（图8-39-18）。注意分离出股动脉（勿伤及上述结构），可行结扎。侧支循环依靠结扎点以上股深动脉的各分支与腘动脉各分支相互吻合。这种结扎下肢的坏死率约占10%。

3. 股动脉收肌管手术入路　本术式切口入路是通过缝匠肌与股薄肌的间隙显露收肌管，并将其切开以显露股动脉，符合按肌间隙显露血管的解剖原则，并可充分显露股动脉。

本手术常用于股动脉修补术、股动脉瘤切除术或血管移植术。

根据解剖股动脉在股部的投影，在大腿的中下内侧做一纵切口，上起自缝匠肌中点内侧缘，沿该肌的内侧缘向远侧至股骨内髁稍上方止（图8-39-19）。

切开皮下组织和深筋膜将皮瓣向两侧游离，后沿缝匠肌内缘切开股薄肌，向外前侧牵开缝匠肌，将股薄肌牵向后内侧，则收肌管及股血管鞘得以切开（图8-39-19）。

仔细切开收肌管后，再小心切开股血管鞘膜，露出股动脉及股静脉并分别轻轻牵开（图8-39-19）。

2. 股静脉 v. femoralis　是腘静脉的延续，由收肌管裂孔进入收肌管，先居股动脉后侧，上升至股三角处行于股动脉内侧，经腹股沟韧带深面易名为髂外静脉。股静脉在其行程中接受相当多股动脉分支的同名静脉。股静脉在隐静脉裂孔处接受大隐静脉。

3. 股神经 n. femoralis　经腹股沟韧带深面、髂腰肌浅面由肌腔隙进入股三角，位于股动脉的外侧，与动脉之间，隔以髂耻弓。股神经在股三角发出许多分支，其终支隐神经伴随股动脉入收肌管，穿过收肌管内侧壁行至膝关节内侧。股神经是股前肌群的运动神经，也是股前、内侧皮肤的感觉神经。股神经的肌支支配耻骨肌、缝匠肌和股四头肌，并有分支至髋关节和膝关节。

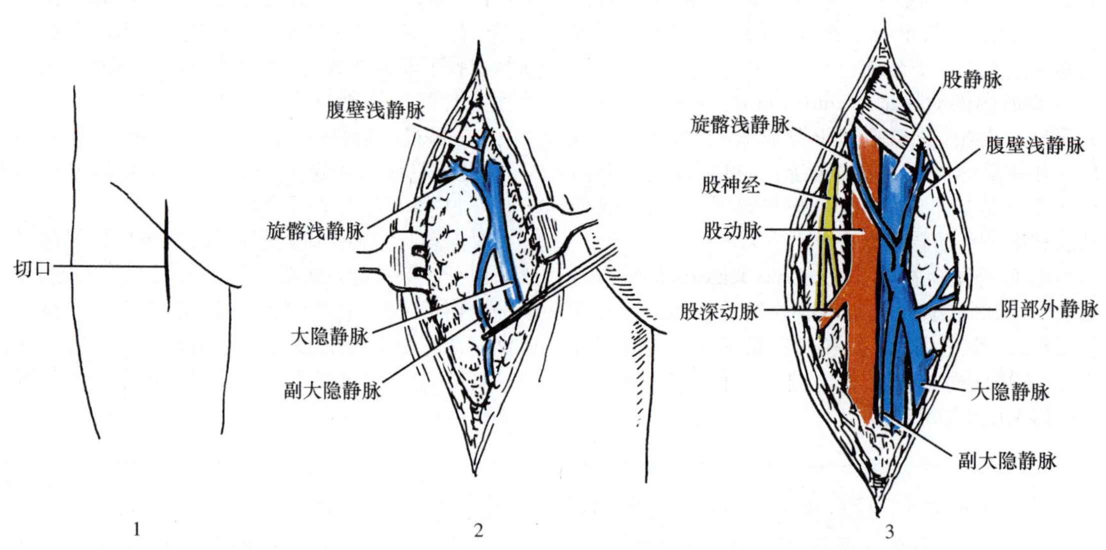

图 8-39-17　股三角上部显露股动脉

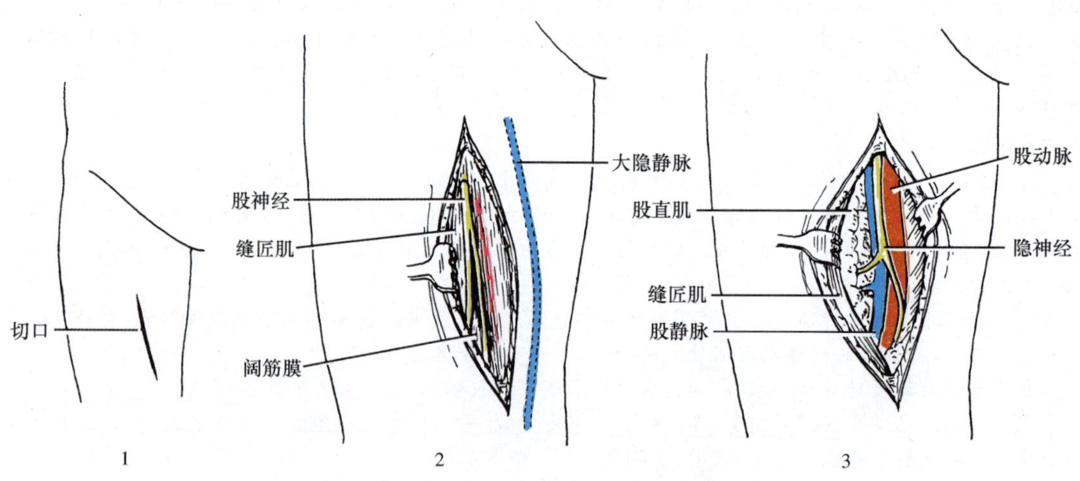

图 8-39-18　股三角内显露股动脉

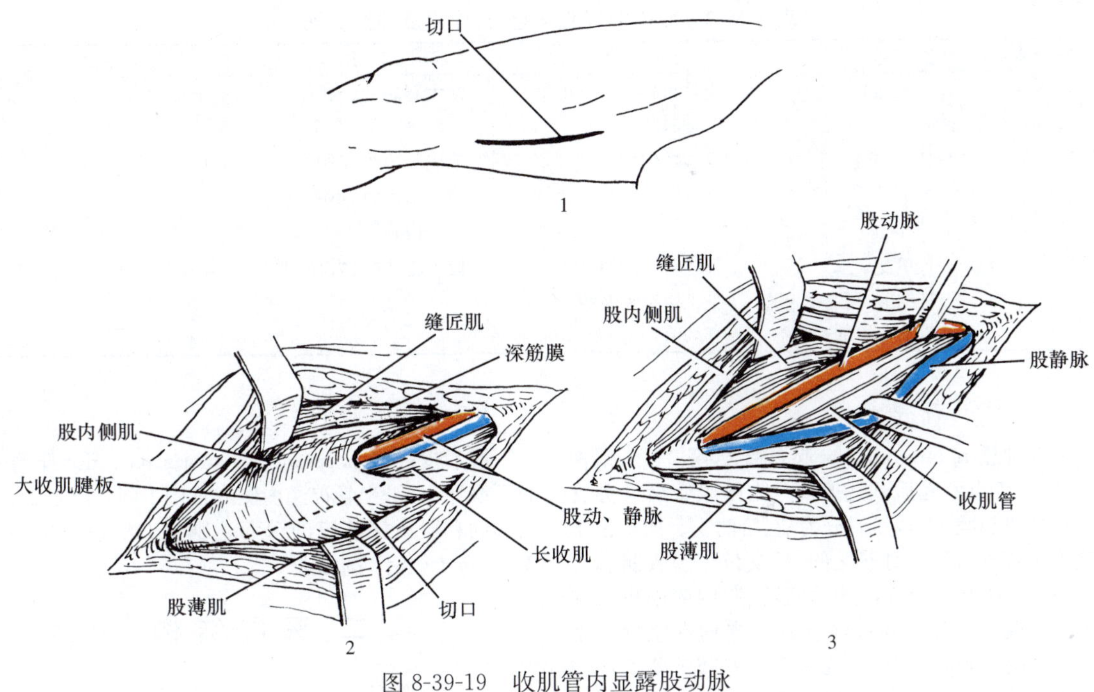

图 8-39-19 收肌管内显露股动脉

第二节 内收肌区

内收肌区为大腿前面伸肌群与后面屈肌群之间的部分。

一、股内侧肌群

(一) 耻骨肌

耻骨肌 m. pectineus 为长方形短肌,位于大腿上部的前面,髂腰肌的内侧,长收肌的上外侧,起自耻骨梳和耻骨上支,向下外斜行,止于股骨小转子以下的耻骨肌线(linea pectinea)。

(二) 长收肌

长收肌 m. adductor longus 位于大腿前内侧,耻骨的内侧,上部居短收肌前面,下部位于大收肌前面,起于耻骨体前面,止于股骨粗线内侧唇中 1/3。

(三) 股薄肌

股薄肌 m. gracili 位于大腿的内侧,起于耻骨弓,下端细薄,位于缝匠肌与半膜肌之间,止于胫骨内髁。该肌与诸内收肌作用一致,如缺少此肌,对大腿运动影响不大。故有时用作重建肛门外括约肌的材料。

(四) 短收肌

短收肌 m. adductor brevis 起于耻骨体及耻骨下支的前面,止于股骨粗线内侧唇。短收肌在耻骨与长收肌之后,大收肌之前。

(五) 大收肌

大收肌 m. adductor magnus 为内收肌中最宽大的三角形肌。起自坐骨结节、坐骨下支和耻骨下支的前面,止于股骨粗线全长及内上髁(内收肌结节)。

内收诸肌除耻骨肌受股神经支配外,其余均由闭孔神经支配。其功能主要是使大腿内收和内旋(表 8-39-2)。

二、股内侧区血管和神经

(一) 闭孔动脉

闭孔动脉 a. obturatoria 为髂内动脉的分支,与同名静脉和神经伴行,经闭膜管出盆腔,分为前、后两终支。前支营养内收肌群,后支经过股骨头韧带分布于股骨头。闭孔动脉有时非常细小,而腹壁下动脉的闭孔支及其与闭孔动脉之间的吻合却明显增粗,形成异常的闭孔动脉。其出现率在 1008 例中有 181 例,约占 18.0%。其本干经股环的外侧或紧贴腔隙韧带的后方,或斜过股环中部,下降至闭膜管。故股疝手术时,勿损伤此动脉。

表 8-39-2 股内侧群肌肉起止、作用及神经支配

名 称	起 点	止 点	作 用	神经支配
耻骨肌	耻骨梳和耻骨上支	股骨小转子以下的耻骨肌线	使大腿屈曲、内收和外旋	股神经、闭孔神经($L_{2\sim4}$)
长收肌	耻骨体和耻骨上支	股骨嵴内侧唇 1/3	使大腿内收并外旋	闭孔神经($L_{2\sim4}$)
股薄肌	耻骨下支前面	胫骨上端内侧	使大腿内收,小腿屈曲并内旋	
短收肌	耻骨下支	股骨嵴内侧唇上 1/3	使大腿屈曲、内收	
大收肌	坐骨结节、坐骨支和耻骨下支前面	股骨嵴全长及收股结节	使大腿内收	

（二）闭孔神经

闭孔神经 n. obturatorius 起自腰丛第 2～4 腰神经,经闭膜管出盆腔后到达股部。出闭膜管后有分支到闭孔外肌和髋关节,然后分为前、后两支。前支位于短收肌及长收肌和耻骨肌之间,后支位于短收肌和大收肌之间。闭孔神经支配内收肌群、股内侧面皮肤和膝关节。股神经和闭孔神经及其分支均有感觉纤维分布到髋关节和膝关节,故临床上常有髋关节疾病表现为膝关节疼痛的病例。闭孔神经前支发出支配股薄肌的分支,此支先进入长收肌,穿出后再进入股薄肌。在用股薄肌代替肛门外括约肌的手术中,应注意保留此神经。老年妇女,当发生急性肠梗阻时,少数病例有闭孔神经压痛,因而引起内收肌群压痛,并伴有大腿内侧皮肤区的感应痛,此时应想到有闭孔疝的可能。

第三节 股 后 区

股后区(图 8-39-20)即指后骨筋膜鞘的软组织。此区的内侧界为后侧肌间隔,外侧界为外侧肌间隔,上以臀沟为界,下以腘窝的上部为界。

一、浅 层 结 构

（一）皮肤、浅筋膜和深筋膜

股后区的皮肤较股内侧区为厚。浅筋膜很发达,深筋膜为阔筋膜。

（二）股后皮神经

股后皮神经 n. cutaneus femoris posterior 于臀大肌下缘穿出,沿坐骨神经内侧或背侧下降,在股二头肌的浅面和股后深筋膜的深面达腘窝。沿途发出小分支,分布于股后部的皮肤。

二、深 层 结 构

（一）肌肉

股后区的肌肉即股后内侧的**半腱肌** m. semitendinosus、**半膜肌** m. semimembranosus 和股后外侧的**股二头肌** m. biceps femoris。临床上常称上列肌肉为腘绳肌。这些肌肉除股二头肌短头起自股骨嵴外侧唇外,其余均起自坐骨结节。股二头肌长、短头会合后,均移行为肌腱,止于腓骨小头,构成腘窝的上外侧界。半腱肌位于半膜肌的浅面,分别止于胫骨上端内侧面(表 8-39-3)。

此二肌腱向下构成腘窝的上内侧界。以上三肌的主要功能为屈小腿、伸大腿,受坐骨神经支配(表 8-39-3)。

（二）神经

坐骨神经 n. ischiadicus 是全身最粗大的神经(图 8-39-20),自梨状肌下缘出盆腔后在股骨大转子与坐骨结节间连线的中点处垂直下降进入股后部,临床上常用此点作为检查坐骨神经的压痛点。在股后部位于

表 8-39-3 股后群肌肉起止、作用及神经支配

名 称	起 点	止 点	作 用	
股二头肌	长头:坐骨结节 短头:股骨端	腓骨小头	伸大腿,屈小腿并稍外旋	坐骨神经($L_4\sim S_2$)
半腱肌	坐骨结节	胫骨粗隆内侧		
半膜肌	坐骨结节	腘斜韧带、胫骨内侧髁下缘和腘肌筋膜	伸大腿、屈小腿并内旋	

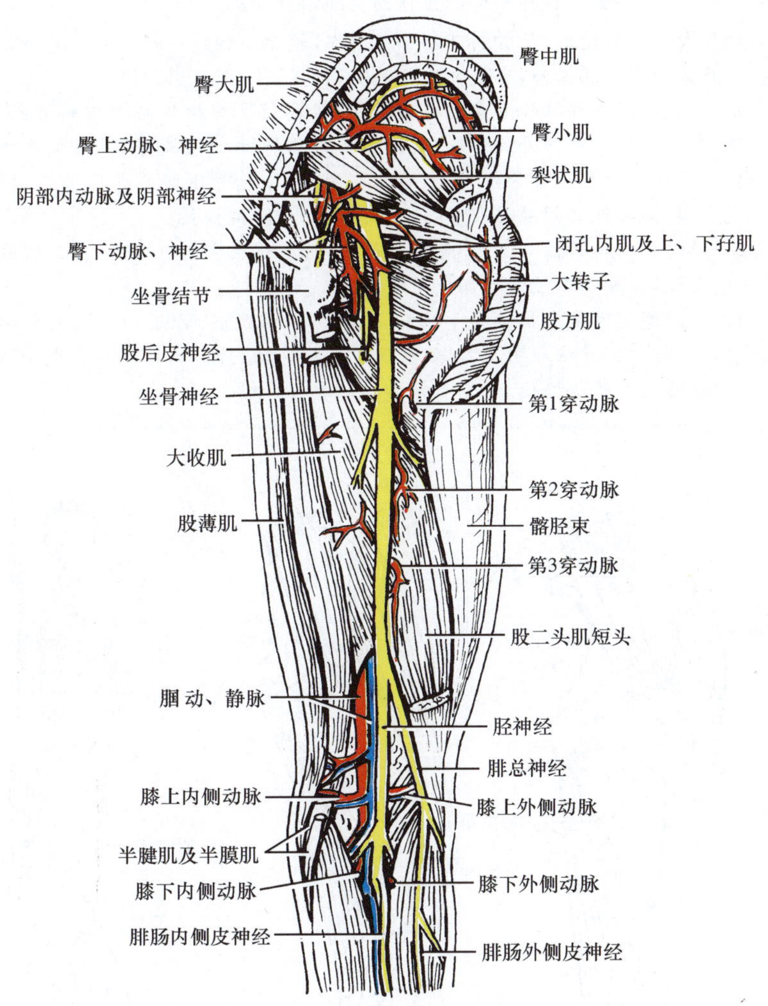

图 8-39-20 臀部及股后部深层结构

大收肌和股二头肌长头之间，到股后部中 1/3 与下1/3 交界处分为胫神经与腓总神经。坐骨神经沿途发出肌支到股二头肌长头、半腱肌和半膜肌，只有股二头肌短头受来自腓总神经的肌支支配。

（三）股骨干

股骨干是全身最长、最坚硬的管状骨，其长度约占身高的 1/4。股骨干有轻度向前突出的弧线，从外表观察，它并不完全成圆柱状，其后面有纵行的股骨嵴，为肌肉附着处。股骨嵴上方分叉，形成内侧唇和外侧唇，向内接转子间线，向外上连臀肌粗隆。股骨嵴的下方也分叉成内、外侧唇，分别连股骨下端的内、外上髁。股骨干骨折手术复位时股骨嵴是对位的良好标志。两下唇之间的骨面称**腘平面**。在股骨嵴内侧近中点处有滋养孔，开口向下。当滋养动脉在骨内向上斜行约 5cm 后便进入髓腔。股骨的密质为环绕中央骨髓腔的厚致密骨，向下逐渐变薄，至内、外侧髁部变为一薄层。股骨的骨髓腔自小转子底部开始，向下至股骨下端关节面上约 10cm 处移为松质骨。股骨下端的骨骺愈合时间较上端为迟。股骨干周围有很多肌肉，特别以前上部及后部较多，故通常从外表不易触到股骨。由于股部外侧面和前外侧面无重要神经、血管，且肌肉层较薄，故在股骨手术切口时往往选择由外侧进入。

关于股骨不同部位骨折与肌群作用的关系

股骨干骨折多由强大暴力所造成，故骨折断端移位明显，软组织损伤也较严重。骨折断端因受暴力的影响、肌群的收缩、下肢本身重力的牵扯，可能发生各种不同的移位(图 8-39-21)。

股骨上 1/3 骨折时，近侧断端移位的方向比较有规律，断端因受髂腰肌的收缩向前屈曲，同时因受附着于大转子的臀中肌、臀小肌的影响而外展外旋，近侧骨折断端越短，移位越明显；远侧断端因受内收肌群的牵扯而向上、向内、向后移位。在此种骨折，因上端不易固定，行股骨下端骨牵引复位固定时，下肢必须采取外展位置以迁就上端，同时也必须屈髋及屈膝，使大腿伸、屈肌群松弛。

股骨中 1/3 骨折时，骨折上端移位与上1/3骨折相似；骨折下端虽受内收肌牵引，但因股骨粗线的肌止点很多，骨折端不能完全分离，断端多呈向外侧成角畸形。

股骨下 1/3 骨折时，近侧端因受内收肌的牵拉向前、内方移位(图 8-39-21)。远侧断端因受腓肠肌牵扯向后屈曲移位，远侧断端越短，移位越明显，以致有压迫或损伤动、静脉的可能。其中动脉与股骨下端后面极为邻近，整复时宜屈膝使腓肠肌松弛。

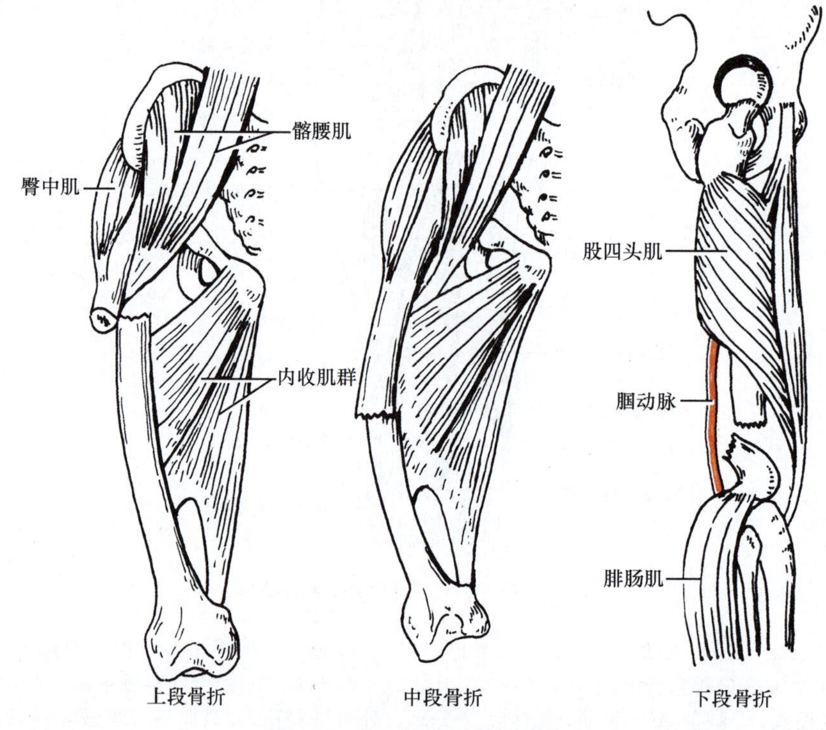

图 8-39-21　股骨干骨折移位

关于股骨干手术显露途径

股骨干手术是骨科较大的手术。因股骨前、后、内侧有许多肌肉，且位置较深，手术时容易出血。根据股部的解剖特点，显露股骨时，多采用前外侧、外侧和后外侧入路，尽可能从肌间隙入路，这样可以减少出血(图 8-39-22)。

1. 前外侧手术入路　病人仰卧，自髂前上棘至髌骨外缘的连线上做一切口，长度按手术需要来决定。切开皮肤和浅筋膜，剪开阔筋膜，在股直肌和肌外侧肌之间进入，将二肌向前后两侧牵开，深面即露出股中间肌的外侧部分。按肌纤维走行切开股中间肌直达骨膜，切开骨膜，剥离后即可显露股骨(图 8-39-23)。此方法在股骨中下部手术可采用。术中在切口上部时可遇到旋股外侧动脉降支和股神经的股外侧肌支。前者可切断结扎，后者应牵开，以避免损伤。此切口由于肌肉粘连或瘢痕机化等原因，术后有可能影响股四头肌的运动及膝关节的功能。

2. 外侧手术入路　自股骨大转子至外上髁连线上做需要长度的切口。切开皮肤、浅筋膜和髂胫束，显露股外侧肌和股中间肌的外侧部，顺肌纤维走行方向切开肌肉直达骨膜。切开骨膜，剥离后即显露股骨(图 8-39-24)。切口上、下方可遇到旋股外侧动脉的分支和膝上外侧动脉，需分别止血结扎。此切口有可能出血较多，但手术入路方便。

3. 后外侧手术入路　切口同外侧入路。从外侧肌间隔，即沿股外侧肌后缘与股二头肌之间进入。将上述二肌向前、后拉开，显露股骨粗线附近的肌外侧肌后缘，所遇到的穿动脉分支分别结扎，将肌肉自骨膜下向前、后剥离，即可显露股骨干前面和外侧面。此切口对股骨上、中1/3部手术最合适，故多采用(图 8-39-25)。

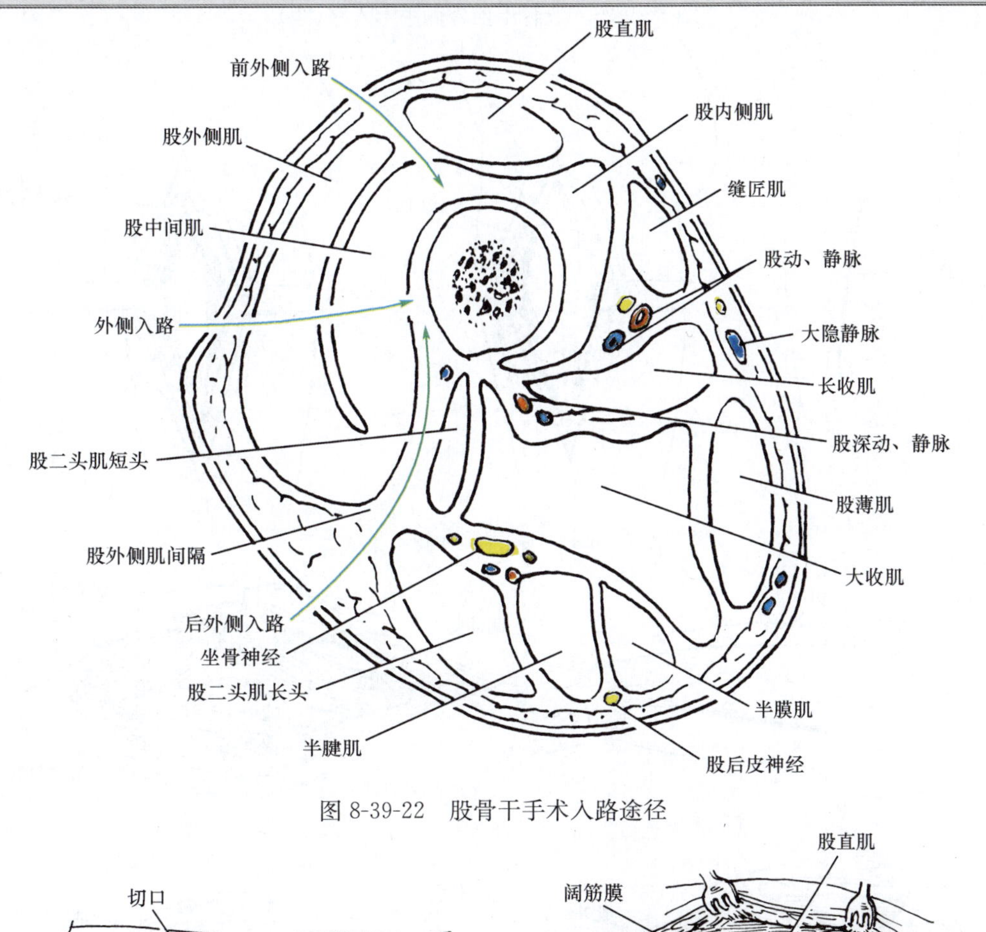

图 8-39-22　股骨干手术入路途径

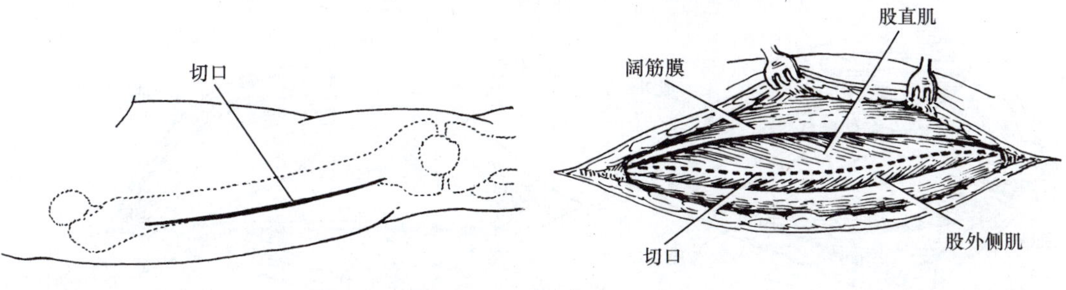

图 8-39-23　股骨干前外侧手术入路

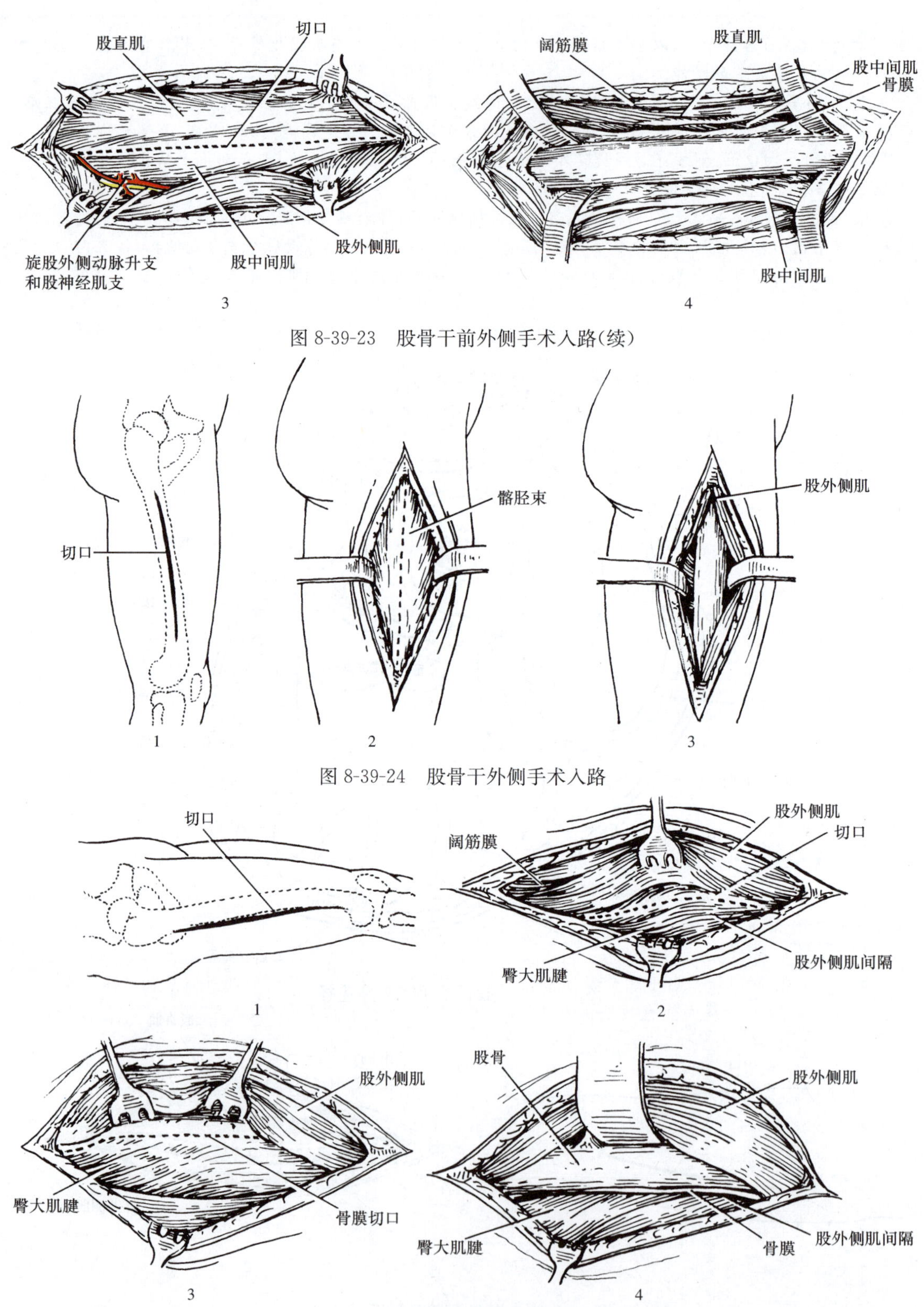

图 8-39-23 股骨干前外侧手术入路(续)

图 8-39-24 股骨干外侧手术入路

图 8-39-25 股骨干后外侧手术入路

第四十章 膝 部

膝部界于股部与小腿之间，其上界为股部下界，下界为平胫骨粗隆的环线。通过股骨内外上髁的垂线，将膝部分膝前和膝后区，本章分为膝前、后区和膝关节三部分。

第一节 膝 前 区

伸膝时，膝前区可扪到髌骨及其上方的股四头肌腱和下方的髌韧带。韧带两侧的隆起为脂肪垫，屈膝时此处呈两凹陷，为膝关节腔较浅表的部位。髌骨与髌韧带为膝前区的主要标志。

一、浅层结构

膝前区的皮肤薄而松弛，皮下脂肪少，移动性大，故深部结构的轮廓在表面清楚可见，且易于触摸。皮肤与韧带之间有髌前皮下囊。此区的皮神经有股神经前皮支、隐神经及腓肠外侧皮神经。浅静脉为大隐静脉的属支。

二、深层结构

膝前区的深筋膜为阔筋膜的延续，与深部的肌腱相融合。膝外侧部与髌胫束加强，内侧部有缝匠肌及股薄肌腱加强，中间部有股四头肌附着于髌骨基底及两侧缘，其中份纤维经过髌骨前面延伸成髌韧带 lig. patellae，止于胫骨粗隆。由于髌骨及髌韧带集中股四头肌各方向的牵力，从而能有效地完成其伸膝功能。部分股内侧肌和股外侧肌的腱纤维由髌股两侧向下斜行，止于胫骨内，外髁的前面，即形成**髌内侧、外侧支持带** retinaculum patellae medialeet laterale。膝部深筋膜和支持带均有防止髌骨移位和加强关节囊前部的作用。在股四头肌腱的深面与肌骨之间，有一大滑膜囊，称**髌上囊**。此囊约有 80%的人同关节腔相通。髌韧带是膝反射的叩击部位。在髌韧带的两侧凹陷处，向后可扪及膝关节隙，此处相当于半月板的前份。当膝关节有积液时，凹陷消失，髌骨内侧或外侧的中点是关节腔穿刺点。

第二节 膝 后 区

膝后区主要解剖结构系**腘窝** fossa poplitea，是血管和神经通行之处。腘窝界限在伸膝时不明显。屈膝时由于深筋膜放松，腘窝界限清楚，尤其是上内、外侧界特别明显。

一、浅层结构

皮肤薄，易移动。股后皮神经、隐神经及腓肠外侧皮神经均分布于此。小隐静脉经腓肠神经内、外侧头之间穿深筋膜上行，然后注入腘静脉。

二、深层结构

膝后区的深筋膜又称**腘筋膜** fascia poplitea，比较坚韧。上续阔筋膜，有很多深部的肌腱与其融合。下与小腿深筋膜相续。

（一）腘窝的境界

腘窝呈菱形，分四壁、一顶和一底。上外侧为股二头肌，上内侧壁为半腱肌和半膜肌，下内侧壁为腓肠肌内侧头，下外侧壁为腓肠肌外侧头和趾肌。窝底的上份为股骨腘面，中份为膝关节囊后部（腘斜韧带），下份为腘肌及其筋膜。顶为腘筋膜。

（二）腘窝的内容

腘窝内有 4 个重要结构，由浅入深为胫神经、腓总神经、腘动脉和腘静脉及其分支。血管的周围有淋巴结，窝内主要结构之间充满脂肪性疏松结缔组织（图 8-40-1）。

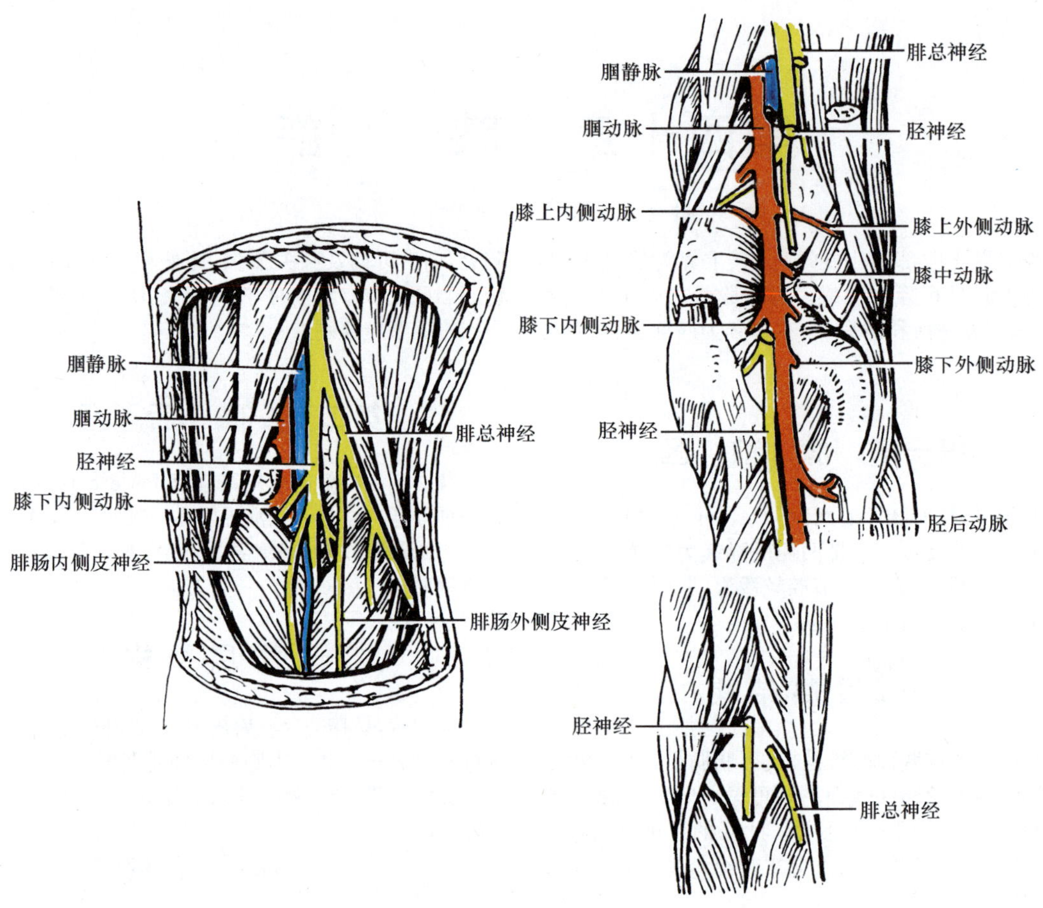

图 8-40-1 腘窝及其内容

1. 胫神经n. tibialis 为坐骨神经的直接延续，沿股部后面垂直下行，自腘窝上角到下角，经腓肠肌内、外侧头之间，继而过其深面，到腘肌下缘穿比目鱼肌腱弓，进入小腿浅、深两层肌肉之间。腘动脉系由内上略向下倾斜，因此，胫神经上段位于腘动脉的外侧，中段经腘动脉的浅面，下端居其内侧。腘静脉介于两者之间。胫神经分出肌支至腓肠肌、趾肌、比目鱼肌与腘肌；皮支为腓肠内侧皮神经，与小隐静脉伴行，分布于小腿后面的皮肤；关节支至膝关节，经常有三支，即膝上内、膝下内和膝中支，与腘动脉同名的关节支伴行，支配膝关节。

2. 腓总神经n. peronaeus communis 约在股后部中份自坐骨神经分出，沿股二头肌腱的内侧下行，至腓骨颈的外侧，分为两个终末支，即**腓浅神经** n. peronaeus superficialis 和**腓深神经** n. peronaeus，分布于小腿前外侧面。腓总神经在腘窝的分支有：①皮神经，有**腓骨外侧皮神经** n. cutaneus surae lateralis 和腓肠神经吻合支；②关节支，有两支，即膝上外支和膝下外支，与同名动脉伴行，分布于膝关节。

关于腓总神经压迫综合征

腓总神经穿行腘窝外侧沟内。其前内侧，在腓肠肌外侧头常有籽骨存在，出现率为10%～30%，其中70%～80%为双侧，这种结构可能成为压迫腓总神经的因素之一。在腓总神经前外侧的股二头肌腱为坚硬的索状结构，可因体位肌肉收缩而挤压腓总神经，此处有股二头肌囊肿形成时，也可挤压神经。神经的后外侧有坚厚的筋膜直接覆盖，当膝关节后外侧有瘢痕挛缩，亦可导致对神经的直接压迫。腘窝外侧沟的结构特点,有可能成为腓总神经压迫综合征的形态学基础,但只有在非正常的姿势或局部病理状态下才表现出神经受压的症状。

Kopell 将腓骨长肌与腓骨颈之间所形成的 J 形拱桥称为腓骨长肌纤维拱。拱分为直形与倒"Y"形。直型占 75.8%,多为腓深神经在其间穿行,受压时出现腓深神经征;倒"Y"形占 24.2%,多为腓总神经及腓深、浅神经征。拱的入口距腓骨头尖为 1.8cm±0.5cm,拱的出口距腓骨头尖为 3.0cm±0.7cm。拱长即自入口至出口的间距,为 2.4cm±0.5cm。拱的长轴与腓骨纵轴所成的夹角平均为 20.3°±4.7°。拱的结构性质:混合性占 90.3%,全腱性者为 8.1%,全肌性者 1.6%。入口与出口为腱性者各占 14.5%。结构为腱性者易出现对神经的压迫。拱的体表投影即由腓骨头尖到腓骨外侧缘,相距 1.8cm,距前缘 3.0cm,其前缘与外侧缘之间两点距离即拱的投影线。

3. 腘静脉 v. poplitea 与腘动脉伴行,共同包于一个血管鞘中。它位于动脉的浅面,先略偏于动脉的内侧,至股骨两髁间,居于胫神经与腘动脉之间。腘静脉接收腘动脉各分支的浅行静脉及小隐静脉。

4. 腘动脉 a. poplitea 位置最深,自收肌腱裂孔入腘窝,斜行向外下,初在胫神经内侧,在股骨两髁间处,居于神经、静脉的深面,至腘肌下缘分为**胫前、后动脉** a. tibialisanterior etposterior 两支,分别进入小腿前、后筋膜。腘动脉上段与股骨紧邻,当股骨下部骨折向后移动时,可伤及腘动脉。腘动脉发出的分支有:①肌支,供应邻近肌肉;②关节支,有五支:**膝上内动脉** a. genusuperior medialis、**膝下内动脉** a. genu inferior medialis、**膝上外动脉** a. genu superior lateralis、**膝下外动脉** a. genu inferior lateralis 和**膝中动脉** a. genu media,参加构成膝关节动脉网。

5. 腘淋巴结 lymphonodi poplitei 在腘窝中央,位于血管鞘附近,常有 5~6 个,收集足部、小腿和膝关节等部的淋巴回流。可因上述诸部感染而发生肿大,由于腘筋膜坚韧而紧张,故腘窝脓肿不易向浅层发展。脓液可随血管神经周围的疏松组织而向股后部、臀部或小腿蔓延。

第三节 骨与关节

膝关节 art. genu 为人体中最复杂和最大的关节,由股骨下端、胫骨上端、髌骨和半月板等所构成。关节面虽不相适应,但有半月板和较多坚强的韧带和肌肉、筋膜等包绕其周围,故膝关节既稳定又有较好的灵活性。主要运动是屈曲和伸直,但在膝关节呈半屈曲位时,尚有少许的内旋和外旋运动。由腓骨小头和胫骨外髁构成的胫腓关节不参加膝关节的组成(但有时可与膝关节腔相通)。

一、构 成

(一) 髌骨

髌骨 patella 是股四头肌腱中的籽骨,呈前后扁、不规则的三角形。前面粗糙,为腱纤维所覆盖。后面除下端外,均光滑并覆有关节软骨,与股骨的髌面构成关节。由于髌骨位置表浅,故很容易触及,在外力打击下可发生粉碎性骨折。间接暴力,如滑倒时关节突然屈曲,股四头肌急剧收缩,可使髌骨发生横折。

(二) 股骨下端

股骨下端向两侧膨大,形成内、外髁。两髁的前后径长,呈椭圆形,其下方的关节面与胫骨相关节。两髁关节面的前端相连,在股骨下端的前面形成一浅凹,与髌骨相关节,称**髌面**。两髁的后方以**髁间窝** fossa intercondyloidea 相分开。

(三) 胫骨上端

胫骨上端扩大成为内、外髁。髁的上面各有一浅卵圆形关节窝,与股骨的内、外髁相关节。两关节窝之间有一粗隆区,其中突出的部分称为**髁间前窝** fossa intercondyoidea anterior 和**髁间后窝** fossa interocondyloidea posterior。胫骨上端前面的**胫骨粗隆** tuberositas tibiae 为髌韧带附着处。

(四) 关节囊和韧带

关节的纤维层松弛菲薄,作用很小。关节的稳定主要依靠囊内、外韧带加强。关节囊的纤维层附着于股、胫和髌骨关节面的周缘。它的前面不完整,为股四头肌腱、髌骨和髌韧带所代替,并有周围的肌腱予以加强,例如,髌内、外侧支持带。囊的后面有腘斜韧带，它是半膜肌上点的腱纤维自胫骨内髁后面斜行返向上外，止于股骨外上髁；还有**腘弓状韧带** lig. popliteum arcuatum，为自腓骨小头向上行至股骨外上髁的纤维，它与腘斜韧带相连，有约束腘肌腱于胫骨外髁的功能。膝关节重要的囊外韧带有胫侧副韧带；重要的囊内韧带有膝前交叉韧带和膝后交叉韧带（图 8-40-2）。

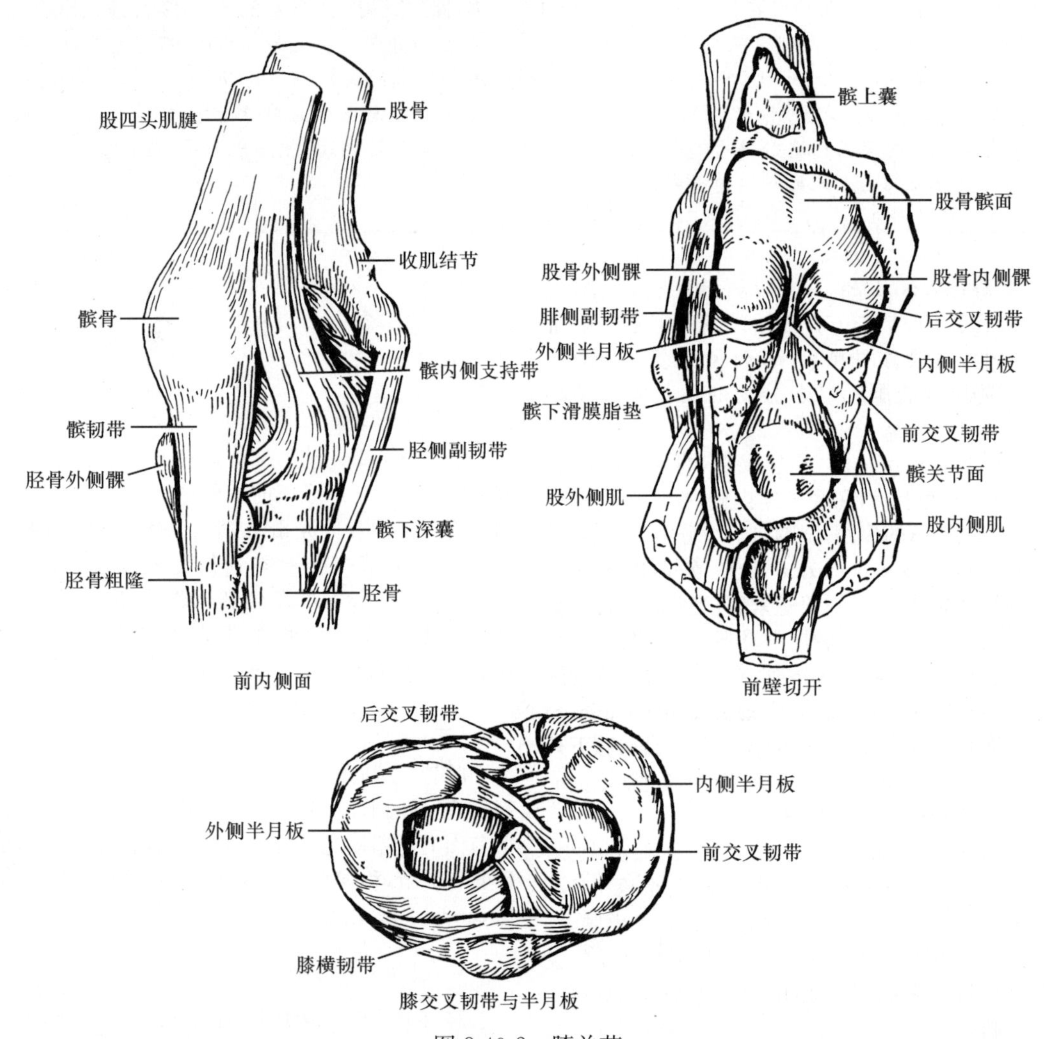

图 8-40-2 膝关节

1. 胫侧副韧带 lig. collateralletibiale 居膝关节内侧。过去将此韧带分为浅、深两层。近年来，胫侧副韧带专指浅层而言，深层则称为内侧关节囊。

胫侧副韧带起自股骨内上髁收肌结节下方，止于胫骨内面关节缘下方 4～5cm 处（图 8-40-3）。此韧带很坚强，呈扁宽三角形，基底向前，尖向后。基底部纤维纵行，长约 10cm，向下稍前，称为前纵部。前纵部与胫骨上端之间有膝下内动脉和神经通过，并常有一滑液囊。关节屈曲时，韧带可向后滑动 4mm。鹅足斜跨其下部，并有鹅足囊介于其间。后部位于关节线上下，由短纤维构成，分为后上斜部和后下斜部。后上斜部起于前纵部下端后缘，斜向后上，越过半膜肌腱，止点与后上斜部相同。因此，胫侧副韧带在内侧半月板表面的部分最宽。胫侧副韧带与深面的关节囊韧带似乎紧密融合，但一些地方彼此分开，损伤时它们可在不同平面撕裂。胫侧副韧带在保持膝关节内侧的稳定性和调节关节的活动上起重要作用。其松紧度随关节屈、伸变化而异。当膝关节全伸位即中立位为 0°时，韧带全部绷紧，膝关节屈曲 120°～150°时（即全屈曲位），韧带前纵部紧张，后上斜部松弛；膝半屈曲位时

(60°～75°)韧带大部松弛，此时，小腿可有少许外展和旋转活动。由于它和内侧半月板密切相连，可稍限制半月板的活动范围。胫侧副韧带处于紧张状态时，其传入神经冲动可促使膝关节周围的肌肉呈现反射性收缩，增强膝关节的稳定性。

2. 内侧关节囊韧带 medial capsular ligament　较短，构成关节囊的一部分。起自股骨内侧髁，止于胫骨内侧髁内面和关节边缘，可分为前、中、后三部。前部伸膝时略松弛，屈膝时紧张。中部与内侧半月板相连，可分半月板股部和半月板胫部。前者稍紧张，使半月板与股骨紧密联系，后者稍松弛，可使半月板与胫骨平台之间产生活动。

3. 后斜韧带 posterior oblique lig.　(Hughston & Eilers)后斜韧带近端附于收肌结节，远端附于胫骨和关节囊的后面。有 3 个臂：上臂与后关节囊和腘斜韧带相续，中央臂附于胫骨后关节缘及半膜肌上缘中点。下臂不明显，附着于半膜肌腱鞘。后斜韧带对膝关节起静力和动力稳定作用。膝屈曲时，半膜肌收缩，使后斜韧带紧张，尤其是中央臂，可稳定膝于屈曲姿势，并向外牵拉内侧半月板后角，使其避免嵌于两骨髁中间。

胫侧副韧带较腓侧副韧带容易损伤的原因，是由于正常人的膝关节有约 10°的外翻角，而且膝部外侧容易招致外力的撞击，使膝关节过度外展，以致损伤胫侧副韧带。外力较轻时可发生韧带劳损或部分纤维撕裂，严重时可发生完全撕裂或合并内侧半月板撕裂或撕脱，甚至可影响前交叉韧带。

4. 腓侧副韧带 lig. collaterale fibulare　腓侧副韧带为一长约 5cm 的强韧圆索，位于股骨外上髁与腓骨小头之间，上端紧靠腘肌腱沟上方(图 8-40-3)。全长不与关节囊相连，在韧带与关节囊之间，隔以腘肌腱及其滑液囊，并有膝下外侧动、静脉和神经通过。伸膝时此韧带紧张，与髂胫束共同限制膝关节内收和胫骨的旋转活动。在屈膝时松弛，允许小腿做少许内收和外旋运动。

腓侧副韧带对膝的稳定不像胫侧副韧带那样重要，因膝关节内侧面突然招致外力撞击的机会也较少，故腓侧副韧带的损伤机会也较少见；但如果膝关节过度内收，也可造成腓侧副韧带的撕脱或撕裂。

5. 髂胫束 tractus iliotibialis　位于股二头肌腱和腓侧副韧带前方，与之平行。当膝关节于伸直状态时，该束呈紧张状态。膝关节屈曲时，髂胫束与腓侧副韧带交叉，并借抵止于其后缘的股二头肌腱纤维的帮助，亦较紧张。所以髂胫束是膝关节外侧的重要动力稳定结构。髂胫束与腓侧副韧带在功能上有相互补充作用。膝关节是 10°～30°屈曲状态时，髂胫束最紧张，腓侧副韧带稍松弛；膝关节呈伸直状态时，腓侧副韧副最紧张，而髂胫束则稍为放松。

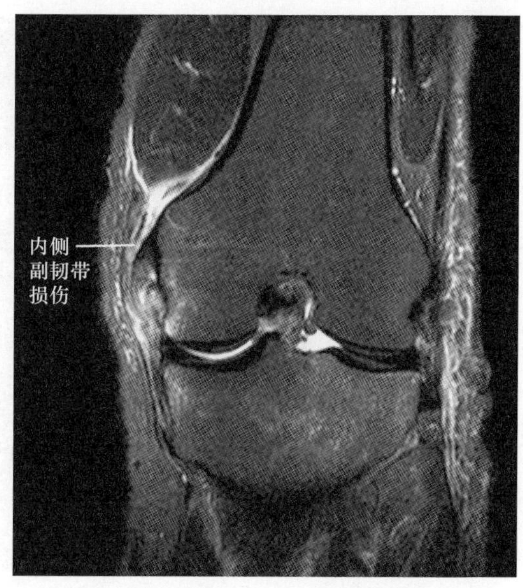

图 8-40-3　MRI 示膝关节

6. 腘肌腱 m. popliteus　起自股骨外侧髁压迹，向后下内行，经股二头肌腱和腓侧副韧带深面，并有纤维与外侧半月板相连，抵于胫骨上端后面。腘肌除使股骨外旋和胫骨内旋作用外，可保持膝关节稳定。当膝关节呈下蹲动作时，腘肌腱通过后交叉韧带和板股后韧带的牵拉，可防止股骨向前脱位。

7. 膝交叉韧带 lig. cruciata genu　有前后两条，互相交叉呈“X”形(图 8-40-4)。前交叉韧带 lig. cruciatum anterius 起自股骨外髁的内侧面，向前下内斜行，止于胫骨的髁间前窝，其作用是限制胫骨向前移位。后交叉韧带 lig. cruciatum posterius 起自股骨内侧髁的外侧面，向后下外斜行，止于胫骨的髁间后窝，其作用是限制胫骨后移。

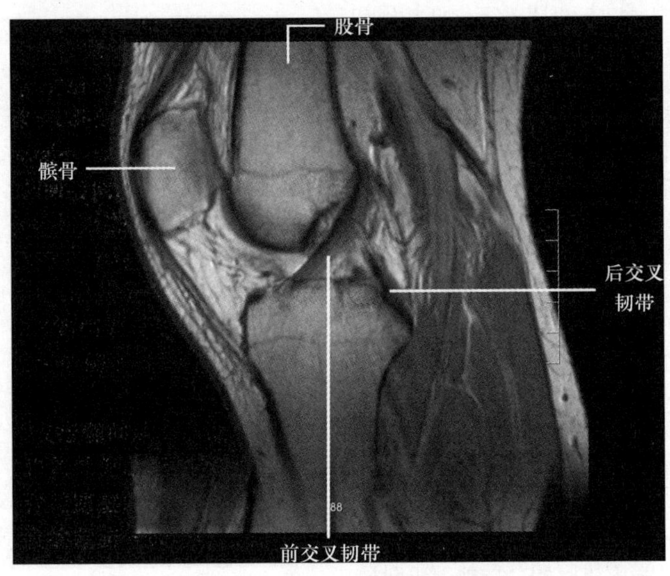

图 8-40-4 MRI 示膝交叉韧带

8. 半月板 meniscus 系由致密环状纤维所组成。其中含少量软骨组织，具有一定弹性，在关节运动时有缓冲作用。半月板有两块：介于股骨、胫骨的内髁之间者称**内侧半月板** meniscus medialis（图 8-40-5）；介于股骨、胫骨的外髁之间者称**外侧半月板** meniscus lateralis。半月板周缘较厚，中心较薄，切面上呈楔形，上凹不平，加深了胫骨内、外髁上方的关节窝，使之与股骨内、外髁的关节面能更好地配合，发挥了关节盘的作用。由于胫骨的内髁大于外髁，故内侧半月板较大，呈"C"形，前窄后宽，开口很大，比外侧半月板薄。前角附着于胫骨髁间前窝，前交叉韧带的前方；后角附着于髁间后窝，恰在后交叉韧带的前方，其周缘与胫侧副韧带相连。外侧半月板形似环形（呈"O"形），前后宽度相似，前、后两角之间有一较小的开口，各附着于胫骨的髁间隆起的前、后方，其外缘不与腓侧副韧带相连。两半月板的周缘与胫骨内、外髁之间有冠状韧带 lig. coronarium 相连，两半月板的前缘间有膝横韧带 lig. transversum genu 相连。

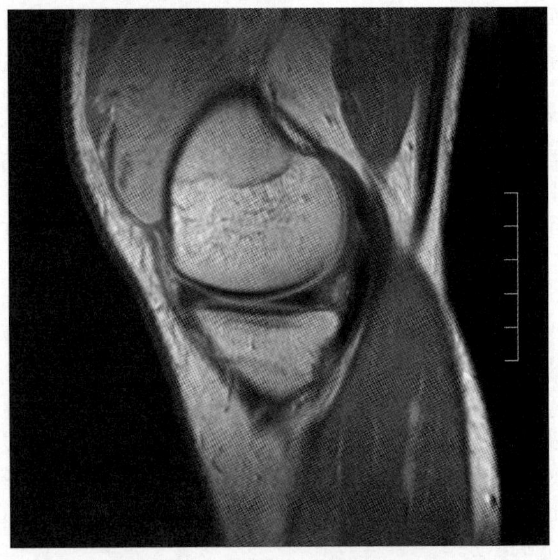

图 8-40-5 MRI 示内侧半月板

关于膝关节运动时的半月板移位与半月板损伤

半月板将膝关节腔分为上、下两部分。膝关节屈伸时，半月板固定在胫骨上，随胫骨一起对股骨髁运动。股骨髁沿半月板上面向前后滚动，其运动发生于膝关节上部；膝关节屈曲位旋转时，半月板与股骨一起对胫骨运动。半月板在胫骨上面滑动，运动发生于膝关节腔下部。膝关节由伸直位屈曲时，股骨髁与胫骨平台的接触点向后移位，半月板亦向后移位，半月板前后半部压于股骨髁和胫骨平台后部之间。内侧半月板后移范围较小，一般约 6mm。外侧半月板后移范围较大，一般为 12mm。这是因外侧半月板前后角在胫骨髁间的附着点互相靠近，内侧半月板后角附着点距离较远；外侧半月板与腓侧副韧带有处分离，因而外侧半月板活动度大，内侧半月板与胫侧副韧带紧密相连，故活动度较小。膝关节刚开始屈曲时，半月板不动，当屈曲20°后，半月板才开始后移；屈曲90°时，半月板后部即夹于股骨髁与胫骨平台之间。膝关节由屈曲位伸直时，股骨髁和胫骨髁接触点向前移位，半月板亦随股骨髁被动向前移位，其前半正好嵌入股骨髁与胫骨平台前部之间。小腿外旋时，外侧半月板移至胫骨平台前部，内侧半月板移至胫骨平台后部；小腿内旋时，内侧半月板移至前部，外侧半月板移至后部。外侧半月板较内侧半月板的活动范围广。根据上述半月板的解剖特点和移动状态，当膝关节呈半屈曲位时，关节周围肌肉及韧带均处于弛缓状态，半月板即很容易移向股骨髁和胫骨平台之间。如同时，突然旋转或伸直膝关节时，即可产生半月板损伤。因内侧半月板大，与胫侧副韧带紧密相连，其活动范围又受限制，故其损伤机会较外侧半月板多(图8-40-6)。

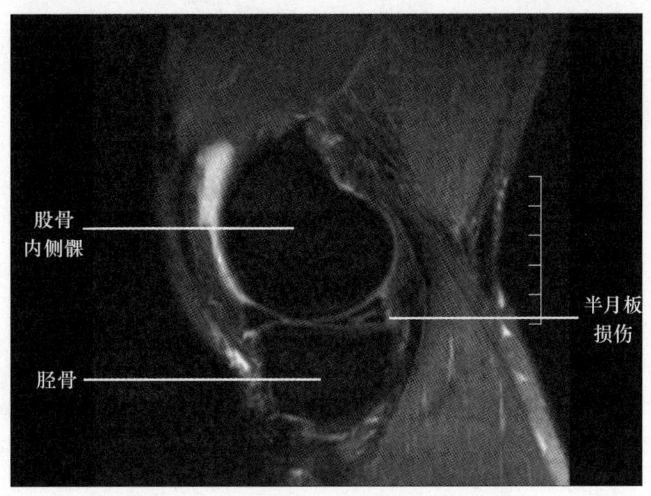

图8-40-6 MRI示内侧半月板损伤

9. 膝关节腔 the knee joint cavity 膝关节腔由股骨、胫骨、髌骨的关节面和周围的滑膜围成。膝关节的滑膜是全身关节中面积最大者，本身形成一些皱襞和绒毛，分泌滑液。滑膜中分布有丰富的感觉神经末梢，受到刺激时可引起痛感。

(1) 膝关节腔的分布：成人膝关节腔可分三部，即内、外髁部和一个髌部。内、外髁部以髁间隔为界，髌部与髁部之间借髌下滑膜襞和翼状襞上方的裂隙相通。因此，内、外髁部之间也借髌部和髁间隔上的裂隙相通。除此之外，两髁部没有别的通路。

(2) 内、外髁部：内、外髁部因有半月板介于其间，每部又分为上、下两部。上、下部只能借半月板凹游离缘相交通。半月板外缘则有冠状韧带附着于胫骨关节缘下方约6 mm处。内、外髁部在股骨髁后方也存有两个隐窝。即后上内侧隐窝和后上外侧隐窝，两窝借后交叉韧带和板股后韧带分开。有炎症时，该两部分可以分隔。

(3) 髌部：髌部除髌上囊外，尚包括前上内侧隐窝、前上外侧隐窝、前下内侧隐窝和前下外侧隐窝。髌上囊从髌底向上延伸6～7cm，约80%以上的人，髌上囊与膝关节腔交通。髌股关节的4个隐窝由髌股关节的滑膜形成，滑膜从髌骨侧缘和股四头肌扩张部移行于股骨髁前面。此处滑膜最易暴露，膝关节镜检查和膝关节穿刺常于膝前外侧髌韧带部进行。

10. 膝关节周围的滑液囊 膝关节周围有较多滑液囊(图8-40-7)，这主要是由于膝关节负重大，运动量较多，关节周围肌肉和肌腱布满四周的关系。滑液囊的存在对肌腱运动起缓冲作用。与关节腔相通的滑液囊同时可扩大滑膜分泌和散热面积，滑液囊也常是病变发生的部位。滑液囊较多，可分为：

(1) 膝前侧滑液囊：位于髌骨及髌韧带周围有4个：

1) **髌上滑液囊** bursa suprapatellaris：为膝部最大的滑液囊，位髌底上方及股四头肌腱深面，儿童时为独立囊，成年后则与关节腔相交通，可视为膝关节滑膜腔的部分。

髌上囊高出髌底6～7 cm，位于股四头肌腱与股骨前面之间。囊前壁紧密与腱的中央部相黏附，两侧

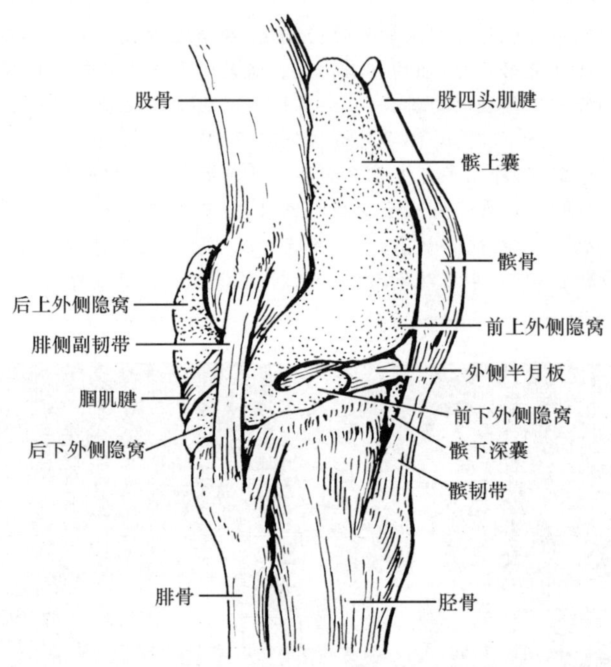

图 8-40-7 膝关节滑膜囊

借少量脂肪与股内、外侧肌相贴，后方靠脂肪垫覆于股骨前面。囊的上缘和两侧接受少许来自股四头肌的迷离肌束，称**膝关节肌** m. articularis genu，或称**滑膜张肌** tensor synovialis，由该肌作用可向上牵引髌上囊。80％的人髌上囊下方与膝关节腔相交通，有 20％的人此通路被一残留的胚胎隔或完整的膜与膝关节腔分开。此纤维环称为**髌上滑膜襞** plica synovialis suprapatellaris，在髌上囊的两侧特别显著，距髌底侧缘约有 1.5cm。

2）**髌前皮下囊** bursa subcutanea praepatellaris：位于髌最前方的深层皮下组织内，在髌韧带上半与髌骨下半和皮肤之间。有时可超出髌骨，位于股四头肌腱前方。髌前皮下囊的存在可使膝前皮肤自由滑动，免受摩擦。由于囊位置表浅，膝前面如经常遭受压迫和摩擦，皮下囊可肿大。

髌前皮下囊的位置浅、深不一。位于阔筋膜的深面与股四头肌腱之间者，称**髌前筋膜下囊** bursa subfascialis praepatellaris；位于股四头肌腱覆盖髌骨上的部分与髌骨骨膜之间者，称**髌前腱下囊** bursa subtendinea praepatellaris。

3）**髌下皮下囊** bursa subcutanea infrapatellaris：在胫骨粗隆下半与皮肤之间，跪位时与地面接触者即为胫骨粗隆、髌韧带及髌尖等部位。此时，髌下皮下囊可减少摩擦。

4）**髌下深囊** bursa infrapatellaris profanda：位于髌韧带深面与胫骨之间，是恒定的较大的滑液囊，在胚胎期即出现，不与关节腔相通。

（2）膝外侧滑液囊

1）**股二头肌下（腱下）囊** bursa (subtendinea) m. bicipitis femoris inferior：位于股二头肌腱附着点与腓侧副韧带之间，通常于新生儿期即出现。

2）**腓肠肌外侧头腱下囊** bursa subtendinea m. gastrocnemii lateralis：在腓肠肌外侧头起始处的深面，出现率为 1/6，有时与膝关节腔相通。

3）**腘肌下隐窝** recessus subpopliteus：常为膝关节滑膜的延伸。此囊介于腘肌起始部、外侧半月板、胫骨外侧髁和胫腓关节之间。恰靠半月板边缘，与关节腔相交通。该囊可使膝关节腔在半月板上下相通。腘肌腱借伸展的滑液囊与外侧半月板、胫骨上端及胫腓关节相隔。有时此囊与胫腓关节腔相通。

4）腓侧副韧带与腘肌腱之间的滑液囊。

（3）膝内侧滑液囊

1）**鹅足囊** bursa anserine：位于缝匠肌腱、股薄肌腱、半腱肌腱与胫侧副韧带之间。由于该三肌腱的附着处借致密的纤维膜相连，形似鹅足，故名。此囊大而恒定，胎儿时即出现。

2）**半膜肌囊** bursa m. semimembranosi：位于半膜肌腱附着点与胫骨内侧髁和腓肠肌内侧头之间，有时与膝关节腔相交通，或与腓肠肌内侧头腱下囊相通。

3）**腓肠肌内侧头腱下囊** bursa subtendinea m. gastrocnemii medialis：位腓肠肌内侧头深面与覆盖股骨内侧髁的关节囊之间，与膝关节腔的内髁部相通，还与半膜肌囊相通。

4）胫侧副韧带深面与关节囊之间，胫骨副韧带与内侧半月板之间，胫侧副韧带与胫骨之间有一些小囊存在。

5）腓肠肌内侧头浅面与半膜肌腱之间，有时也存在滑液囊。

膝关节滑液囊的数量依人有所不同，记述也不一致。此与肌肉发达程度、囊的相互交通融合等情况不一有关。

关于膝关节前内侧手术入路

膝前纵切口一般需绕过髌骨。如绕髌骨内缘，称为膝前内侧纵切口；如切口沿髌骨外缘绕过，称为膝前外侧纵切口。前内侧纵切口，起自髌骨内上角上方 6～10cm，沿股直肌内缘直线向下，弧形绕过髌骨内缘，然后沿髌韧带内缘达胫骨粗隆内缘（图 8-40-8）。沿切口切开皮肤、皮下组织，并将皮瓣向内外游离，其外侧须超过髌骨外缘。再沿股直肌的腱性部做纵行切开，向下沿髌骨内缘切开髌内侧支持带及关节囊，即可进入关节腔。向外推拉髌骨至股骨外髁的外侧，并稍屈曲膝关节，即可充分显露关节腔。该切口因膝前无重要的神经和血管，故比较安全，同时，显露范围也较广泛。但不能满意的显露膝关节的后方。同时对一些诊断明确的半月板损伤和膝关节游离体等，该切口又显得过大，影响术后功能恢复。故能用小切口即可达到手术目的时，均不用此种切口。切开皮下组织后，在切口内侧有隐神经的髌下支，应向旁侧牵开，予以保护。切开的关节囊，术终要妥善予以缝合。该切口适用于膝关节滑膜切除术、膝关节融合术、膝关节成形术、膝关节前交叉韧带修补术等。

关于膝关节前方弧形手术入路

从股骨内髁起到外髁止做“U”形弧状切口。其凸侧向下，经过中线时“U”形底缘的部位在胫骨粗隆处。将皮肤向近侧牵开以显露髌骨、髌韧带及前侧关节囊（图 8-40-9）。按皮切方向切开关节囊并切断髌韧带，使关节充分显露，便于做膝关节的各种手术。该切口由于接近于膝前皮纹平行，故避免了术后瘢痕挛缩对关节功能的影响。但要切断髌韧带，减少了该韧带的稳定性，故目前多用于髌骨骨折及膝关节融合术等，其余膝关节病变很少采用该切口。

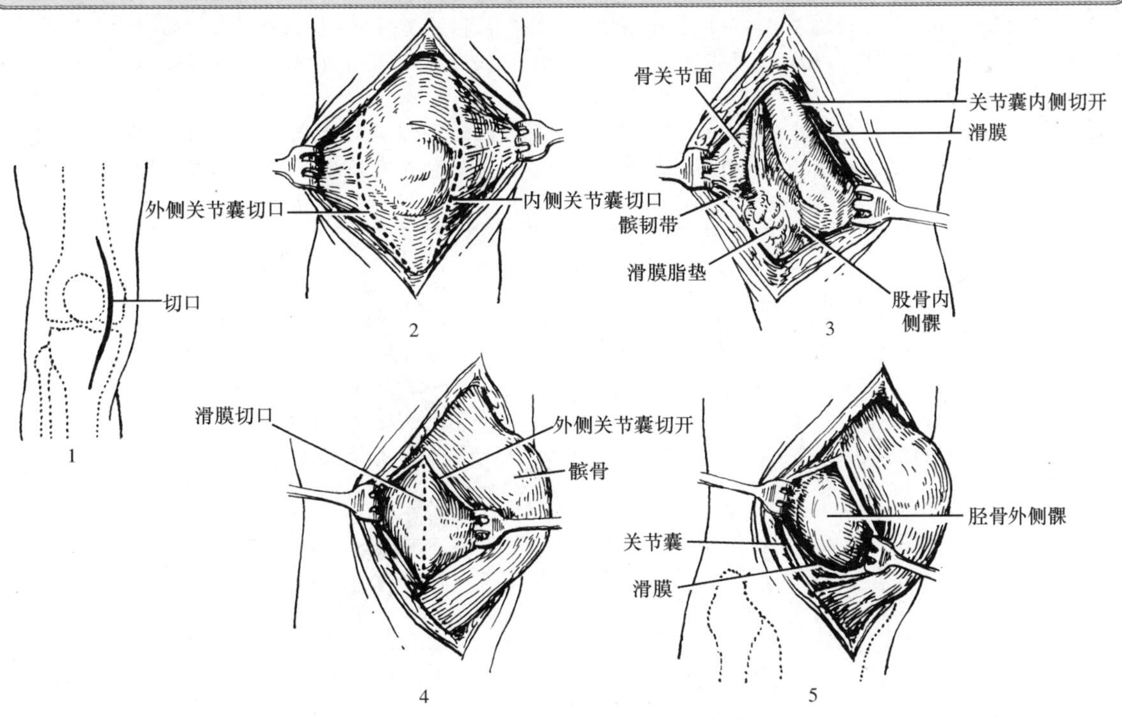

图 8-40-8 膝关节前内侧手术入路

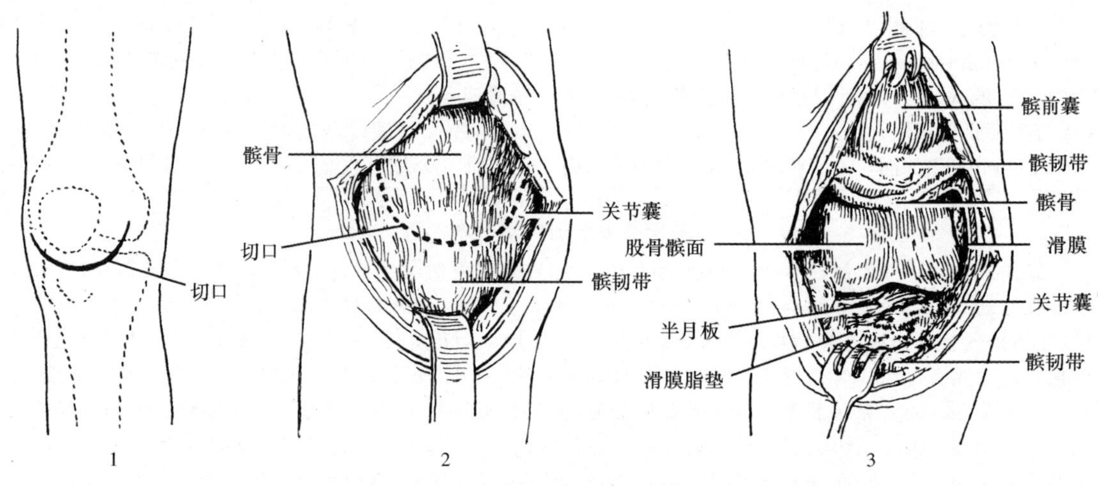

图 8-40-9 膝关节前方弧形手术入路

关于 Coonse 与 Adams 手术入路

该手术皮肤切口的起、止点与皮下切开等同膝关节前内侧手术入路。其所不同点是从股四头肌的肌肉与肌腱交界处起，将其肌腱在中线上向下分离，在髌骨上缘的 1～2cm 处将切口分为内、外两个方向沿髌骨内、外缘与髌韧带两侧向两侧伸延，将髌骨与髌韧带向下翻转，以使膝关节显露。该入路的适应证同膝关节前内侧手术入路。但如遇有髌骨不能翻向股骨外髁时，可使用该法。

关于膝关节前外侧斜行手术入路

切口起自膝部股骨外髁上缘，沿外侧副韧带的前方向下，稍向前弯曲至髌韧带外缘，再向下至胫骨粗隆下方 2cm 处止。

沿皮切方向切开皮肤及皮下组织和筋膜，将皮瓣适当游离，并牵向两侧。切开关节囊的壁层和胫骨外髁的骨膜，再沿关节囊壁层切口做滑膜切开。将关节囊向前、后游离，股骨外髁、外侧半月板、胫骨外髁、髌韧带等即可显出（图 8-40-10）。

该切口能较充分地显出外侧半月板、胫骨外髁和股骨外髁。不需通过下肢的主要神经和血管，亦不损伤膝关节外侧副韧带。对处理胫骨外髁或股骨外髁部位的骨折合并有半月板损伤者，用该切口能较满意地同时得到处理。

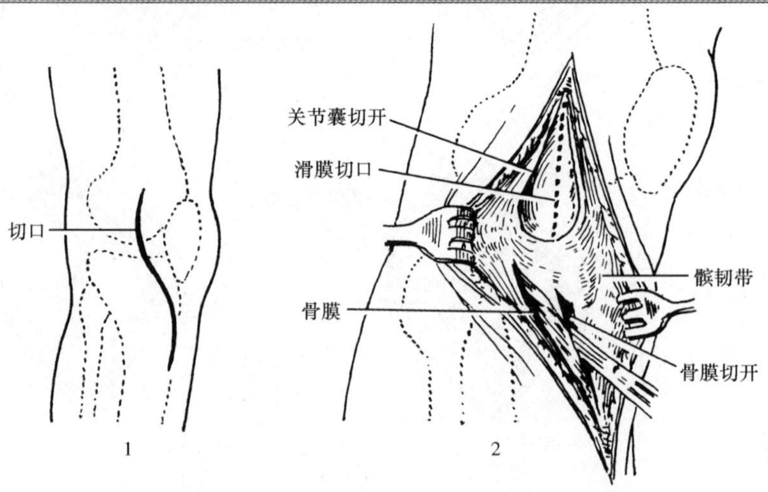

图 8-40-10 膝关节前外侧斜行手术入路

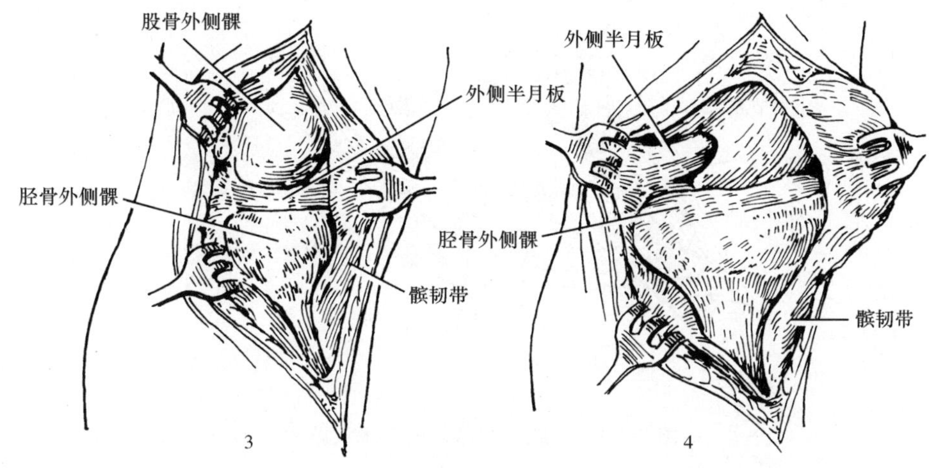

图 8-40-10　膝关节前外侧斜行手术入路(续)

关于膝关节后外侧手术入路

起自股骨外上髁上 4cm,沿股二头肌前缘(髂胫束后缘),至腓骨小头前缘止。

沿切口方向切开皮下组织、筋膜,将皮瓣向两侧适当牵开,于髂胫束与股二头肌之间进行分离。髂胫束被牵向前方,股二头肌被拉向后方。切断并结扎外侧膝上动脉,显出腓肠肌外侧头、膝关节外侧副韧带。在膝关节外侧副韧带与腓肠肌之间切开关节囊,显露关节腔(图 8-40-11)。此切口可在避免腓总神经损伤的情况下,达到膝关节腔的后外侧,便于处理膝关节腔后外侧病变和游离体。该切口定位要准确,皮切后要在股二头肌的前缘与髂胫束之间向深部分离,否则容易损伤位于股二头肌后缘的腓总神经。

关于膝关节内侧小弧形手术入路

此切口病人取平卧位,小腿下垂于手术台端或膝关节下方垫一高枕。切口起自髌骨中心的内侧 2.5cm 处,向前下方呈小弧形伸延,直达髌韧带的内侧缘。分离皮瓣时要注意避免损伤隐神经的髌下支,将皮瓣牵向两侧后即显出膝部的内侧关节囊。沿关节囊纵行方向做两个切口,间距约 1.5~2.5cm。向前、后牵开关节囊,即可显露内侧半月板的前后侧面(图 8-40-12)。此切口能同时在内侧副韧带的前方与后方各做一个纵切开,因此,能同时处理半月板的前角和后角。切除半月板的手术切口较多,如估计后角有困难时,可选用此切口。

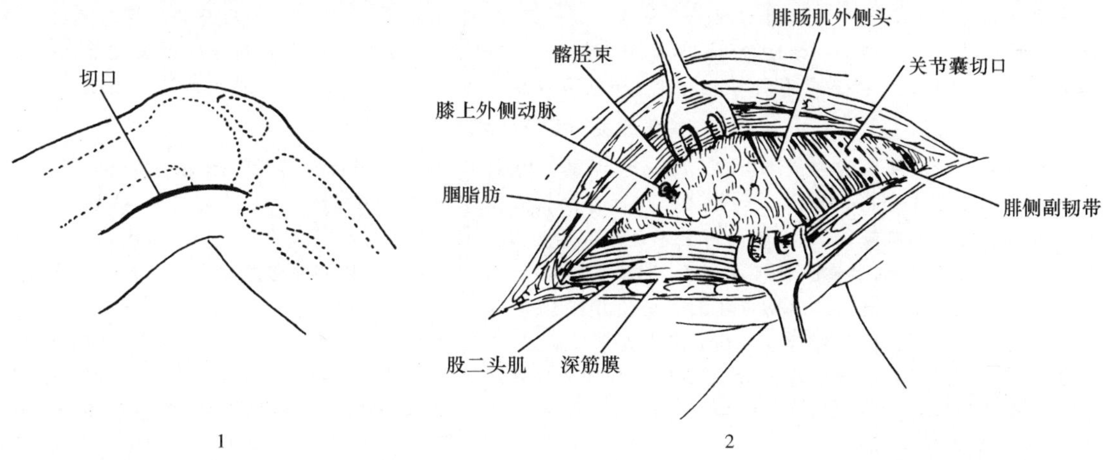

图 8-40-11　膝关节后外侧手术入路

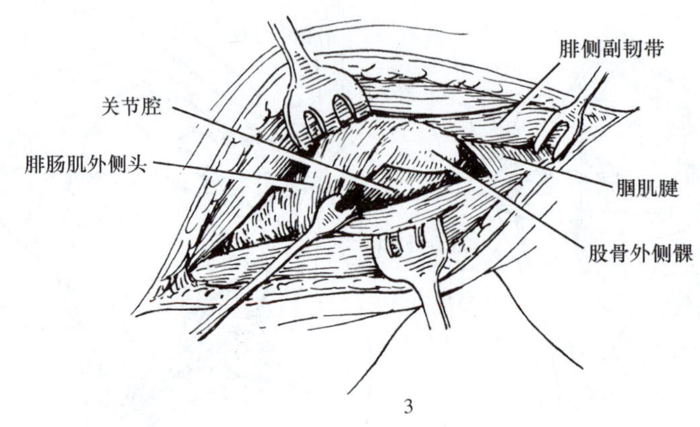

图 8-40-11 膝关节后外侧手术入路(续)

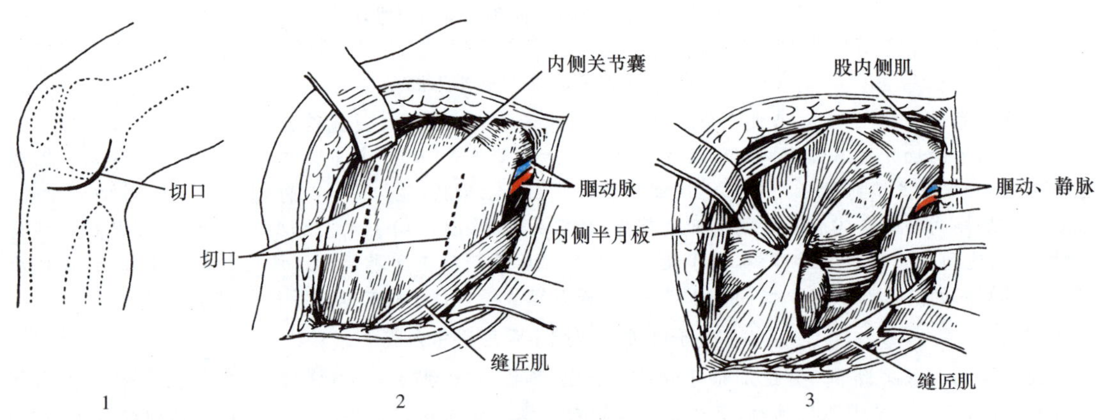

图 8-40-12 膝关节内侧小弧形手术入路

关于膝关节后内侧手术入路

切口起自股骨内髁上 4cm,沿缝匠肌前缘向远端延长,至缝匠肌附着点止(图 8-40-13)。游离皮瓣时注意勿损伤皮下的大隐静脉和隐神经。适当游离缝匠肌腱、股薄肌腱、半膜肌腱等后并将其牵向后方,即可显露膝关节腔的后内侧。该切口能在股薄肌、缝匠肌、半腱肌、半膜肌的前方顺利地达到膝关节内侧后方,并不经过下肢的主要血管和神经。对膝关节后方病变或内侧半月板后角切除,选用该切口较理想。

关于膝关节后方手术入路

切口起自股二头肌腱内侧缘上 5~7cm 处,沿其内缘向下伸延,再沿腘窝后横纹越关节后面再沿腓肠肌内侧头向远端 4~6cm 呈"S"状切开。沿切口方向切开皮下组织和深筋膜,适当游离皮瓣后,切开半腱肌与腓肠肌之间的肌膜,将半腱肌向内上方牵开。再沿腓肠肌内侧头与半膜肌的间隙切开肌膜,将半膜肌进一步向内上方牵拉,游离腓肠肌内侧头,并将其牵向外侧,膝关节囊后内侧即可显出。纵行切开关节囊,关节腔的后内侧得到显露。该切口在腘窝处按皮纹切开,因而可避免由瘢痕挛缩所致的关节功能障碍。其缺点是不能显露膝关节外后方。如需露出关节外后方,则切口要同前者呈相反方向,即沿半腱肌内侧缘向下至腘窝横纹再沿皮纹横越腘窝,沿腓肠肌外侧头的外缘弯向远侧约 6~8cm。将股二头肌和腓肠肌外侧头牵向外侧,半腱肌和腓肠肌内侧头牵向内侧。切开腘血管周围的鞘膜,将腘动、静脉和胫神经向内侧牵拉,即可显露膝关节后方。

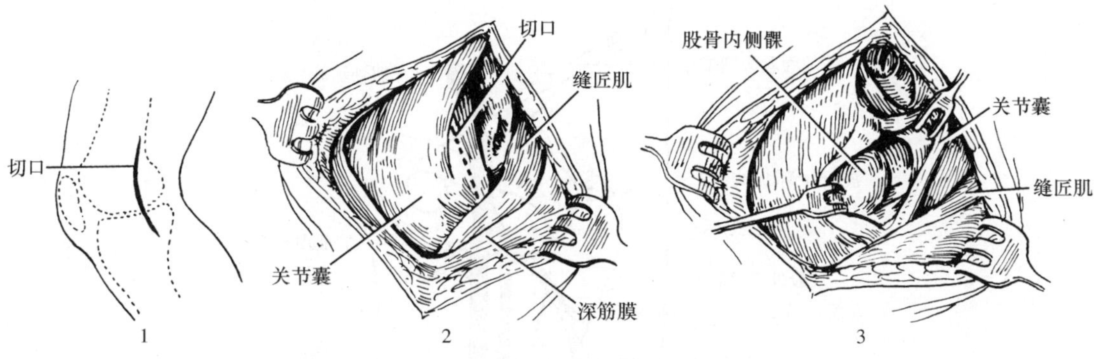

图 8-40-13 膝关节后内侧手术入路

二、血管和神经

（一）血管

膝关节的血液供应来自膝关节动脉网（图 8-40-14）。主要由腘动脉的 5 个关节支、股动脉的膝最上动脉、旋股外侧动脉降支以及胫前返动脉组成。膝上内动脉和膝上外动脉在股骨内髁水平以上处由膝动脉发出，紧贴骨面，转至股骨前面，在髌骨上方及其周围互相吻合，并向上与膝最上动脉、旋股外侧动脉降支吻合。向下与膝下内、下外动脉吻合。膝中动脉从膝关节囊后韧带进入关节腔，供应囊内韧带等。膝下内动脉和膝下外动脉分别穿过胫侧副韧带的深面，转至膝前方，在髌下方互相吻合，并向上与膝上内、膝上外动脉，向下与胫前返动脉吻合。在这些吻合支中，膝最上动脉最重要，当腘动脉上段即当关节支发出以前被阻断时，可由膝最上动脉建立副循环，供应小腿。如这些关节支有部分阻塞，则可经过膝关节动脉网维持循环通畅。

（二）神经

膝关节的神经支配有：

（1）胫神经的 3 个关节支。

（2）腓总神经的 2 个关节支。

上述关节支，详见膝后区内容。

（3）股神经的关节支，通过股四头肌的肌支分布至膝关节，其中以股外侧肌的肌支分布到膝关节为最常见，股中间肌肌支和股内侧肌肌支有时也发出关节支，支配膝关节。

（4）闭孔神经的关节支通过大收肌的肌支，经腘动脉随膝中动脉由关节囊后进入膝关节。

关于腓总神经腘窝手术入路

自膝关节平面上 5cm 处沿半腱肌内缘向远端延长，横越腘窝再沿腓肠肌外侧头外缘伸向远侧 5cm。沿股二头肌内缘做深筋膜切开后腓总神经即可显出。该切口因系沿腘窝横纹的“～”形切开，故可以避免由直线瘢痕而影响关节屈伸功能。直接从股二头肌后缘解剖腓总神经，可不显露小隐静脉、腘动脉和胫神经。该入路近端切口偏向内侧，如于股二头肌后缘开始，在腓骨小头下方转向腓骨前方。再向远侧延长 4～5cm，腓总神经同样可显出（图8-40-15）。

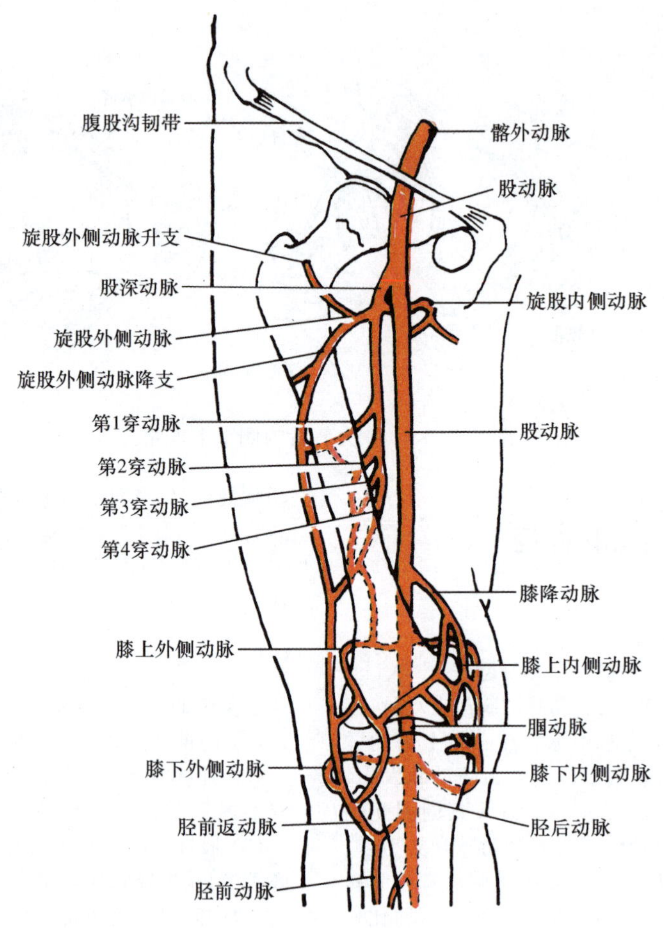

图 8-40-14 膝关节动脉网

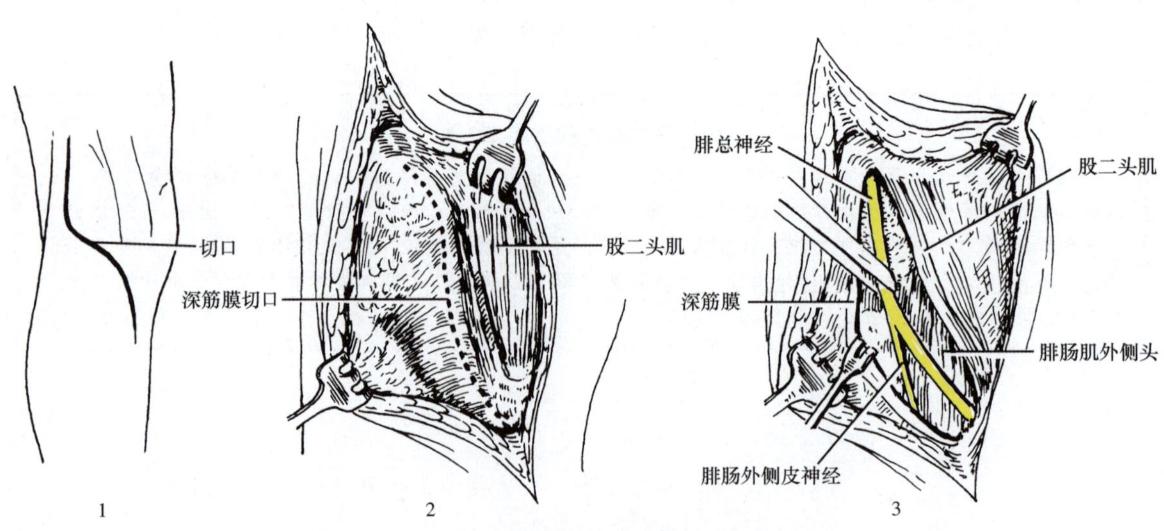

图 8-40-15 腓总神经腘窝手术入路

第四十一章　小　腿　部

小腿骨包括胫骨和腓骨。

胫骨形体构造粗壮，承受体重，连接于股骨和距骨之间。腓骨细弱，位于胫骨后外侧，上下两端借韧带与胫骨相连。两骨之间借骨间膜相连。

小腿两骨上端有大腿诸肌的抵止部，在骨体部有足肌的起始部。经膝关节和踝关节的诸肌主要使两关节做屈伸运动。因而当小腿骨骨折时，骨折端不能保持于原位而上下前后移位，故必须固定大腿和足部，才能使小腿骨固定。

小腿的上界为通过胫骨粗隆下部的水平面；下界为通过内外踝基底的平面。

第一节　骨性标志

发育完全的小腿呈圆锥形，儿童和女性的小腿呈浑圆，而成年男性小腿因肌肉发育好而不平坦。

胫骨粗隆是一个显著的骨性标志，位于胫骨上端前面。胫骨内侧面，仅由皮肤和浅筋膜覆盖，故可摸到胫骨内侧面全长，而且可以触及不平坦的表面。胫骨前缘即胫骨嵴，为一明显的骨性标志，起于胫骨粗隆，呈微曲下行至踝关节。下 1/3 的胫骨嵴逐渐移行为浑圆的骨干。胫骨骨干内侧缘虽不如前缘锐利，但也能摸出其全长。

腓骨骨干的上 3/4 由小腿的前群肌和外侧群肌所遮盖，不能直接摸出，但能触及深部隐约的骨性抵抗力。腓骨下 1/4 的外侧面位于皮下，在小腿前群肌与外侧群肌之间可清楚地摸到腓骨。腓骨下端为外踝，腓骨头也是一个显著的骨性标志。

第二节　体表划分和肌肉标志

小腿表面可依其自然的标志而分为一骨部及 3 个各具特种功能的肌部。3 个肌部的界限在肌肉发达而脂肪较少的小腿上是很清楚的。体表的界限就是前正中线上的胫骨嵴和小腿前外侧面的两条垂直沟（即前沟和后沟）。前后两沟表示前、后肌间隔的体表投影。前、后肌间隔是由包裹小腿肌肉的深筋膜伸至腓骨骨干的前缘和后缘，分别隔开前骨筋膜间隙与外侧骨筋膜间隙和后骨筋膜间隙的界限，以保证各群肌肉的正常功能。

小腿表面分为 4 个部分：前正中部，即在浅表的胫骨干的部分；前外侧部，位于胫骨嵴与前肌间隔之间；外侧部，位于前、后肌间隔之间；后部（最大的一部分），包括后肌间隔和胫骨干的内侧缘之间的部分。

一、前 正 中 部

皮肤紧贴胫骨内侧面，大隐静脉走在皮下，有时能经皮肤看出其走行。在静脉曲张情况下，大隐静脉异常隆起，在皮下形成扩张的盘曲状态。

二、前 外 侧 部

在上部由胫骨前肌和趾长伸肌的肌腹形成一圆形的肌肉隆起，由于肌表面包被致密的深筋膜，故显得强厚有力。当踝关节背屈时，胫骨前肌形成一显著隆起，向下触摸可辨别出肌腱向下越过踝关节背面，沿着胫骨前肌的外侧缘有胫前动脉走行。

三、外　侧　部

也是腓骨部，此部为一狭窄长条状，以腓骨前、后沟为界。当足外翻时，附着于腓骨干外面的腓骨诸肌形成一肌隆起。此隆起的上部为腓骨长肌，其下部包括腓骨长肌肌腱及腓骨短肌肌腹。

腓总神经走在该区内，位于腓骨头后和腓骨颈的外侧。在腓骨颈处，腓总神经分为两支，即腓浅神经和腓深神经。由于腓总神经走行表浅紧靠腓骨，故小腿外侧受伤或腓骨骨折容易伤及该神经。应避免过度压迫腓骨上端外侧。

四、后　　部

后部的上半部，由于腓肠肌和比目鱼肌强厚宽大，故体表呈现一宽厚隆凸。至小腿中部，上述小腿三头肌迅速移行为狭窄的肌腱，附着于跟结节，称为跟腱。跟腱的两侧为踝后沟。后上部的正中沟为腓肠肌两头之间的部分，是小隐静脉上段的体表投影。小隐静脉为皮下浅静脉，起自足背外侧，经踝上部向外上方行至后部中线附近，最后注入腘静脉。

第三节 深筋膜、筋膜间隙和肌群

小腿深筋膜与大腿深筋膜相互连接。小腿深筋膜的上部附着于胫骨髁、胫骨粗隆及腓骨头。深筋膜与胫骨内侧面粘连较薄弱，而其他部分粘连较为坚韧。深筋膜深面有胫骨前肌与趾长伸肌的起点。深筋膜向腓骨前、后缘分出前、后肌间隔，与胫腓骨间膜共同构成 3 个骨筋膜间隙。前骨筋膜间隙包绕小腿前面诸肌；外侧骨筋膜间隙包绕腓骨长、短肌，后骨筋膜间隙包绕小腿三头肌、胫骨后肌及跗、趾长屈肌。其中后骨筋膜间隙上通腘窝，下通足底。一旦感染可沿血管、神经鞘相互蔓延。

小腿下端前面的深筋膜部分形成有力的韧带束，保持各个伸肌腱的位置，名为伸肌上支持带。

第四节 小腿前区深层结构

小腿前区的横断面呈不规则的四边形。前界筋膜，后界骨间膜和腓骨前面，内侧以胫骨外侧面为界，外侧以前肌间隔为界。该区包括有胫骨前肌、趾长伸肌、踇长伸肌、第 3 腓骨肌，胫前动、静脉和腓深神经。腓动脉前支于外踝上方进入前区。

一、肌　　肉

小腿前区肌肉共有三块：

1. 胫骨前肌 m. tibialis anterior　起于胫骨上 2/3 的外侧面、小腿骨间膜及小腿深筋膜的深面。其肌腱向下内方穿经伸肌上支持带及伸肌下支持带的深面，抵止于第 1 跖骨底及第 1 楔骨内侧面，其作用使足背伸并内翻。

2. 趾长伸肌 m. extensor digitorum longus　起于胫骨上端外侧面、腓骨小头、小腿骨间膜、小腿筋膜及前肌间隔。向下穿经伸肌上、下支持带深面，止于第 2～5趾的趾背腱膜。另分出一腱，止于第 5 跖骨底，称为**第 3 腓骨肌**（m. peronaeus tertius）。趾长伸肌作用，可伸第 2～5 趾，并使足背屈。第 3 腓骨肌还可提起足外侧缘，使足外翻。

3. 踇长伸肌 m. extensor hallucis longus　位于上述两肌之间，起于小腿骨间膜和腓骨内侧面的中 2/3 部，向下穿经伸肌上、下支持带的深面，向前止于踇趾第 1 节趾骨底，其作用可伸踇趾，并使足背屈。

前区诸肌均由第 4～5 腰神经和第 1 骶神经形成的腓深神经支配。

二、血管和神经

小腿前区为胫前动脉供应，胫前动脉伴行两条同名静脉，并与腓深神经同行，分支支配小腿前肌群。

1. 胫前动脉 a. tibialis anterior　在胫骨粗隆水平起自腘动脉，穿过骨间膜上孔，沿骨间膜前面下行于趾长伸肌、踇长伸肌与胫骨前肌之间，直至踝部。继经踇长伸肌的深面，向下外方至足背，延续为足背动脉。

胫前动脉在小腿上部发出**胫前返动脉** a. recurrens tibialis anterior 和**胫后返动脉** a. recurrens tibialis posterior，参与膝关节血管网的形成。在小腿下部发出**内踝前动脉** a. malleolaris anterior medialis 和**外踝前动脉** a. melleolaris anterior lateralis。沿途分出肌支到附近各肌。

2. 腓深神经 n. peronaeus profundus　为腓总神经绕过腓骨颈的外侧面，走在腓骨长肌深面时分出，穿前肌间隔和趾长伸肌。它与胫前动脉伴行，先行在其外侧，继之绕其前方而到内侧，向下到足背，途中发出分支支配前肌群。

第五节 小腿外侧区深层结构

外侧区最小，位于腓侧前、后肌间隔之间。该区内有腓总神经的末端、腓浅神经、腓骨长肌和腓骨短肌。

一、肌　　肉

1. 腓骨长肌 m. peronaeus longus　起于腓骨小头、腓骨外上 2/3、小腿筋膜及肌间隔，向下走在踝后沟中，借伸肌上支持带而贴于腓骨。自踝以下，则向前斜行于跟骨外侧面，肌腱斜行横过足底而止于第 1 楔骨外侧面及第 1 跖骨底。其作用使足跖屈和外展、外翻。

2. 腓骨短肌 m. peronaeus brevis　起于腓骨外下 1/3 及肌间隔，与腓骨长肌一起走行，止于第 5 跖骨粗隆及小趾伸肌腱。其作用使足跖屈和外翻。

两肌均由第 4～5 腰神经及第 1 骶神经组成的腓浅神经支配。

二、神　　经

腓浅神经由腓总神经在腓骨颈外侧发出，向下走在腓骨长、短肌之间，发出肌支，其终支穿前肌间隔下行于趾长伸肌外侧。于小腿中、下 1/3 交界处穿出深筋膜，成为皮支，分布于小腿下部外侧及足背皮肤。

第六节 小腿后区深层结构

后区最大，近踝部显著变细。

一、肌 肉

小腿后区肌群分浅、深两层，共 7 块。

浅层肌群中有腓肠肌、比目鱼肌和跖肌三块；深层肌群中有腘肌、趾长屈肌、䠂长屈肌和胫骨后肌四块。

1. 腓肠肌 m. surae 具有两个头，起于股骨内、外侧髁与腘平面，在小腿中部两头合并为一肌腱，止于跟结节。

2. 比目鱼肌 m. soleus 宽而扁，起于腓骨上端后面、胫骨腘线及比目鱼肌腱弓，位于腓肠肌深面。比目鱼肌腱及腓肠肌腱结合一起，止于跟结节，称为**跟腱**（Achillis 腱）。比目鱼肌与腓肠肌的肌腹形成"小腿肚"，合称为**小腿三头肌 m. triceps surae**。两肌结合在一起可抗拒腓肠肌从股骨髁到跟骨的收缩，加强足跖屈的力量。

3. 跖肌 m. plantaris 很小的一块肌腹，而肌腱却非常细长，是紧靠腓肠肌外侧头内侧缘的一条肌肉。起于腘下面外下部及膝关节囊后面，肌腱走在跟腱内侧缘，止于跟结节。

以上 3 肌的作用皆使足跖屈，其中腓肠肌和跖肌有助于膝关节屈曲。3 肌都受第 4～5 腰神经及第1～2 骶神经组成的胫神经支配。

关于跟腱断裂

小腿后面的浅层肌肉为小腿三头肌，即腓肠肌、比目鱼肌和跖肌。三肌向下合并成为较宽厚的腱膜，止于跟骨的后侧，即跟腱。膝关节伸直，踝关节背屈时，跟腱将拉紧；若超过拉力限度，可以发生断裂（图 8-41-1）。引起跟腱断裂的原因可分为三种：①直接暴力，跟腱挫伤而断裂；②间接拉伤，小腿突然收缩，拉断跟腱；③切割伤。有时跟腱本身已有退行性变。跟腱断裂可发生在三处：①在肌腹与肌腱交接处；②在肌腱中央；③在跟骨附着处。前两处撕裂端呈乱麻状，不整齐，后一处撕裂端呈横位。

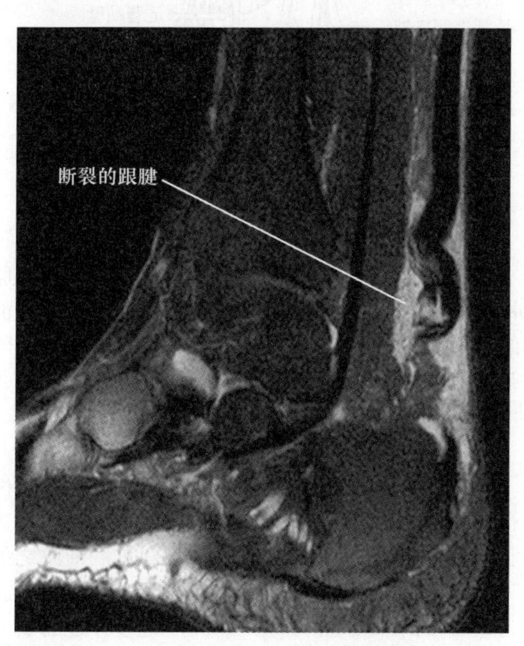

图 8-41-1 MRI 示跟腱断裂

4. 腘肌 m. popliteus 为深层一块小肌。起于股骨外侧髁外侧面上缘，止于胫骨腘肌线，作用为屈小腿并内旋。从膝关节结构看，膝关节只在屈曲状态方可内旋。

5. 䠂长屈肌 m. flexor hallucis longus 起于腓骨后面下 2/3、后肌间隔及小腿筋膜深面，止于䠂趾末节趾骨底。作用使䠂趾跖屈，足跖屈。

6. 趾长屈肌 m. flexor digitorum longus 起于胫骨后面中 1/3、小腿筋膜深面，止于第 2～5 趾末节趾骨底。其作用是屈第 2～5 趾末节趾骨，使足跖屈和内翻。

7. 胫骨后肌 m. tibialis posterior 起于胫骨腓骨后面及小腿骨间膜，止于足舟骨粗隆和第 1～3 楔骨基底部，其作用使足跖屈并内翻。

后面深层 3 块肌均以肌腱通过内踝后方，分裂韧带内的单独间隙，䠂长屈肌与趾长屈肌间隔以胫神经和胫后动、静脉。三肌作用均使足跖屈和内翻。

二、血管和神经

小腿后区由胫后动脉、腓动脉所供应，它们各与两条同名静脉伴行。胫神经分支支配全部小腿后区肌群。

1. 胫后动脉 a. tibialis posterior 和**胫神经** n. tibialis 在腘窝，由浅入深依次排列的有胫神经、腘静脉、腘动脉。在腘肌表面下缘处，腘动脉分为胫前动脉与胫后动脉。胫后动脉与胫神经伴行，穿经比目鱼肌腱弓，走在小腿后面浅、深层肌之间。胫神经上段位于胫后动脉的内侧，下行越至其外侧。两者经内踝与跟结节之间的踝管，各分为两支到足底。

据胫后血管蒂的测量，自起点至内踝上缘长为23.5cm±2.1cm，其起点体表投影多数在胫骨粗隆下缘平面下方2.0cm。同时观察到胫后静脉在踝部与浅层静脉交通丰富，是重要的回流途径。故利用小腿内侧皮瓣逆向移位时，皮瓣分离至内踝上缘作为支点，逆行皮瓣的静脉血回流可得以保证。

2. 腓动脉 a. fibularis　由胫后动脉的起始处以下约3cm处分出，约在腓骨上1/3段起自胫后动脉的约占97%，紧贴腓骨的后内侧，走在腓骨与踇长屈肌之间，向下至外踝后方，终于外踝后动脉 a. melleolaris posterior laleralis。腓动脉与胫后动脉之间以交通支相连，它们各有两条同名静脉伴行。

腓动脉在下行过程中，分别发出腓骨滋养动脉、弓状动脉和肌支，呈节段性均匀排列，分布于骨膜表面及肌肉。骨膜支有6～8支，骨膜支前支与后支紧贴骨膜，呈“丫”形环抱骨体。分支疏密不等，近侧段密，远侧段疏。分支与主干的夹角，近侧段大于远侧段。腓骨骨膜支发自腓动脉者占90%±3.8%，而在腓骨上1/4段，尚有胫后动脉肌支分布骨膜，占10%±3.8%。

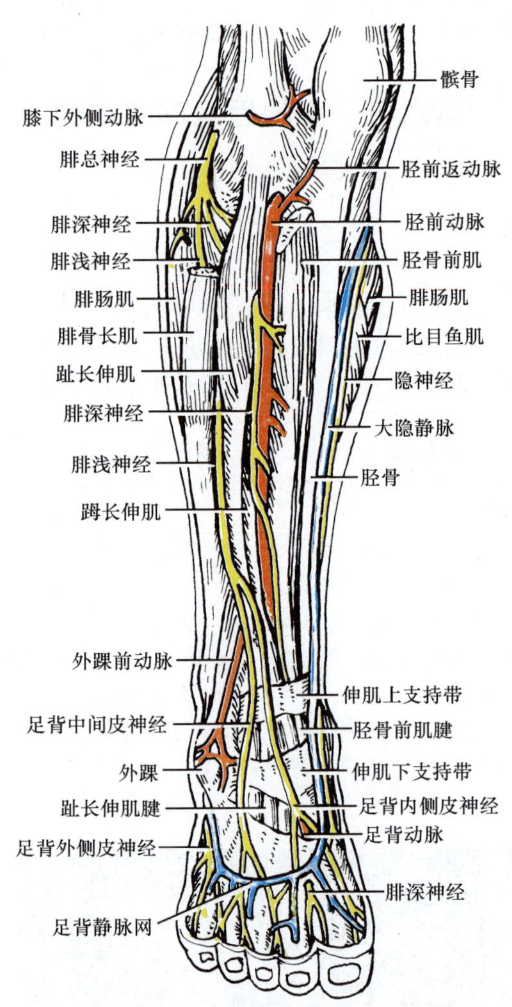

图 8-41-2　小腿前区深层结构

第七节　小腿浅层结构

一、小腿前区

皮肤活动性小，多与骨体密接，血液供应较差，皮肤损伤后愈合较慢。浅筋膜内含少量脂肪，浅静脉为大隐静脉及其属支。在小腿上段，隐神经位于大隐静脉的后方，近小腿中、下段则越过静脉绕行至前方，分布于小腿内侧及足内侧缘的皮肤。腓浅神经于小腿外侧中、下1/3交界处，穿出深筋膜，分布于小腿下外侧及足背的皮肤(图8-41-2)。

二、小腿后区

皮肤包被肌肉，柔软较厚。浅筋膜内有小隐静脉、腓肠内、外侧皮神经等结构。小隐静脉位于小腿后区中线，其下段有腓肠内侧皮神经和腓肠神经伴行。在小腿上部，小隐静脉属支间吻合以及大、小隐静脉间的交通支多。浅、深静脉的穿静脉也多位于小腿上份，故此部多发生静脉曲张。腓肠外侧皮神经发交通支于小腿中、下1/3交界处与腓肠内侧皮神经会合成腓肠神经，伴随小隐静脉向下外方行至足背外侧缘。曲张的小隐静脉与伴行的皮神经反复交叉，当手术切除曲张的静脉时，应避免损伤皮神经。

（一）小隐静脉

小隐静脉自足背静脉外侧开始，在小腿后、外侧上行，在腘窝穿过深筋膜而注入腘静脉。小隐静脉进入腘静脉的体表投影位置，多位于腘窝皮肤横纹之上2.5cm处。深、浅静脉交通在小腿部，以踝交通静脉最为重要。内踝交通静脉有三支，均直接穿过筋膜而进入胫后静脉。外踝交通静脉是较粗的一支，直接进入腓静脉。大、小隐静脉之间最主要的一支交通支位于膝部附近。

（二）腓肠神经

腓肠神经分吻合型与非吻合型。吻合型的由腓肠内侧皮神经与腓神经交通支结合而成。非吻合型的单独由腓肠内侧皮神经、腓神经交通支或腓肠外侧皮神经形成。其中吻合型者又可分为四型。Ⅰ型为腓神经交通支与腓肠外侧皮神经以共干发自腓总神经，其出现率为 49.3%±3.4%；Ⅱ型为腓肠外侧皮神经由腓总神经发出，而腓神经交通支为腓肠外侧皮神经终末支之一，其出现率为 21.9%±2.8%；Ⅲ型为腓神经交通支直接由腓总神经发出，而腓肠外侧皮神经仅由腓神经交通支发出，其出现率为 16.0%±2.5%；Ⅳ型为腓神经交通支和腓肠外侧皮神经均由腓总神经发出，其出现率为 12.8±2.3%。其中腓肠外侧皮神经的支数有 1 支的占 8.2%～3.3%；2 支的占 14.1%±2.8%；3 支的占 0.7%±0.4%；缺如的占 2.8%±0.8%。腓肠内侧皮神经的支数为 1 支的有 98.6%±0.8%；2 支的有 1.4%±0.8%。腓肠内侧皮神经的走行不一，部分埋藏于腓肠肌质内的占 52.6%±4.5%；走在腓肠肌二头之间表面或沟中的占 47.4%±45%。

（三）小腿外侧区

腓浅动脉在腓骨小头下 4.7cm 处发出，分布于皮肤，起点恒定，位于趾长伸肌与腓骨长肌之间，其血管外径为 0.8mm，有腓浅神经伴行。腓浅血管为小腿外侧皮肤的轴心血管。

（四）小腿内侧上部

皮肤有膝降动脉隐支，属肌间隔型血管。它从收肌腱裂孔上方发出，动脉外径为 1.1～1.7mm。伴行同名静脉及大隐静脉，其外径为 3～4mm。血管蒂长 3.9～11.6cm。该区有隐神经，为股神经的分支，平均长度为 34.1cm(30～37cm)，血管和神经在平膝关节处穿出，浅露于小腿内上部皮下。

（五）小腿内侧中、下部

皮肤以胫后动脉的内侧皮动脉为主。该动脉有 2～7 条，平均外径为 0.9mm。伴行等粗的同名静脉及大隐静脉。血管蒂平均长度为 12.6mm(2～41mm)。该区隐神经的横径为 2.3mm，长度为 34.1cm。

关于小腿静脉曲张

静脉曲张的特征是静脉扩张和静脉瓣功能失常。继而引起静脉淤血和静脉血回压均可使静脉壁纤维性变、过度伸张、变长，甚而成囊。大隐静脉和小隐静脉常常发生曲张。静脉曲张的结果，小腿下内侧的皮肤可发生慢性湿疹或显著变硬，颜色变深，并与深层组织粘连。曲张的静脉常发生慢性溃疡，典型的静脉曲张溃疡发生在小腿下半部。曲张的静脉有时发生剧痛，这是静脉接近感觉神经的缘故。静脉曲张的治疗可行静脉注射凝固剂或行曲张静脉切除手术。

第八节 胫、腓骨骨干及骨间膜

胫骨与腓骨的两端以近位胫腓关节与远位胫腓关节结合在一起，两骨骨干之间连以骨间膜，借此传导间接冲击力。

胫骨上端与股骨下端相关节，支持体重，经踝关节传至足部。胫骨下端与距骨相关节。胫骨骨干为一粗壮的密质骨，内有髓腔。胫骨嵴密质变厚，故骨移植可切胫骨嵴骨片。胫骨骨干上半段向内侧突出，下半段向外侧突出，这种内外扭曲在保持骨折的复位上是很重要的。

胫骨的滋养孔位于胫骨上 1/3 段的后面，如胫骨骨折在滋养管处则易造成骨不连。

腓骨较为细长，两端与胫骨连接，可加强胫骨力量，使胫骨能抵抗极度弯曲和扭曲。腓骨骨干上 3/4 有大量肌肉附着，腓骨滋养孔开口于中 1/3 者，约占 93%。腓骨下端参加组成踝关节，并与胫骨一起形成承接距骨的关节窝。

胫、腓骨间的小腿骨间膜为一层坚韧的纤维膜，附着于胫、腓骨的骨间嵴。大部分纤维起自胫骨，斜向下外方，止于腓骨；小部分纤维自胫骨斜向上外方，止于腓骨。当胫骨骨折时，腓骨与骨间膜起一定的固定作用；当腓骨骨折时，胫骨与骨间膜也起一定的夹板作用。但由于骨间膜也能使外力从先被折断的胫骨传导至腓骨，间接作用使腓骨干骨折，此时胫、腓两骨骨折部位不在同一平面上。如因直接暴力所致的胫、腓两骨双骨折时，则两骨骨折部位基本在同一平面上。

膝、髁关节正常是在两条互相平行的运动轴上活动，故当矫正胫、腓骨骨折时，必须防止成角和旋转移位。

至于腓骨的功能，各家观点不同。有的认为，必要时腓骨可以部分切除，切除后并不影响下肢的功能，视腓骨功能可有可无。有的认为，腓骨虽不负重，但有支持胫骨的功能。也有的认为，腓骨与胫骨不同，它不是负重骨，主要是起作为肌肉起止点的支柱作用。

Lambert(1971)研究了腓骨的负重功能并指出，经膝传到踝的部分压力是经腓骨传递的。在踝关节包括腓骨的静力模型中测出约1/6的小腿负荷由腓骨承担，并经腓骨关节面传到距骨上。他发现，腓骨上的力发源于近位胫腓关节，并发现通过骨间膜传递的负荷很小。

关于胫骨平台骨折

胫骨上端呈两个微凹面，中央为胫骨隆突。这两个微凹面又称为平台，与股骨髁形成关节。胫骨平台主要是骨松质，容易被股骨髁撞击，造成塌陷。胫骨髁两侧各有侧副韧带与股骨髁相连。平台塌陷骨折时，可造成内侧副韧带断裂或外侧副韧带断裂，或见胫骨外侧平台或内侧平台塌陷骨折。严重暴力可使侧副韧带、膝关节内交叉韧带和半月软骨一起损伤。根据暴力作用的不同，胫骨平台可发生塌陷、粉碎和(或)劈裂骨折：

1. 塌陷骨折　胫骨平台向下向外倾斜，平台可无损伤，可伴有腓骨颈骨折。

2. 粉碎骨折　多见于胫骨平台中央髁间隆起部位，呈粉碎和骨块凹入骨松质内，关节失去平整面，多伴有腓骨颈骨折。

3. 劈裂骨折　暴力沿股骨向下撞击胫骨关节面，使胫骨干插入股骨髁间窝。

关于胫腓骨干骨折

胫骨是连结股骨下方支持体重的主要骨骼，腓骨是附着小腿肌肉的重要骨骼，并承担1/6的重量。通过近、远侧胫腓连结和骨间膜将胫、腓骨结合成为一个整体，增强了下肢的持重力量。胫骨的横断面呈三棱形，而下1/3呈四方形，故在中1/3与下1/3交接处，骨形转变，是容易发生骨折的原因之一。胫骨的前内侧面直接位于皮下，故骨折端极易穿破皮肤而形成开放性骨折。胫骨虽有生理弯曲，但膝、踝两关节面是相互平行的，故两关节仍能均匀持重。两关节的平行关系是作为胫腓骨干骨折复位是否符合要求的一个标准。

腘动脉分出胫前、后动脉，胫前动脉跨越骨间膜上缘而进入小腿前方。当胫骨上1/3骨折时，由于下骨折段向上移位，腘动脉分叉处受压，将造成小腿下段的严重缺血或坏死，如不及时处理，特造成严重危害。

胫骨中1/3骨折时，如严重挤压伤，淤血可淤积于小腿的骨筋膜间隙内，增加间隙的压力，造成缺血性肌挛缩或坏死。此时，必须尽早切开深筋膜，打开骨筋膜腔，解除压力，才能挽救肢体。

胫骨中下1/3交接处骨折时，很容易发生骨折延迟愈合，甚至不愈合。这主要是由于胫骨的滋养动脉从胫骨上、中1/3交接处后侧的滋养孔进入骨内，在胫骨皮质内下行3～4cm后，进入髓腔。在中、下1/3处发生骨折时，滋养动脉容易发生断裂；由于骨干下1/3处无肌肉附着，从骨膜来的血液供应又不足，所以容易引起骨折延迟愈合，骨折固定时间要延长。

腓总神经由坐骨神经分出后，自腘窝绕过腓骨颈向前下行，所以腓骨上端骨折很容易伤及腓总神经。

造成小腿骨折的原因可分为直接暴力与间接暴力，引起不同的小腿骨折。

直接暴力如重物直接撞击或车轮碾轧，可引起横骨折、短斜骨折或粉碎骨折，而骨折往往在同一水平。由于胫骨部分处于皮下，容易发生开放性骨折。

间接暴力如高处跌下、强烈扭转或滑跌，可引起长斜骨折或螺旋骨折。两骨均骨折时，腓骨的骨折面往往高于胫骨的骨折面。骨端尖锐，很容易刺破皮肤，造成开放性骨折。由于不是直接暴力，故软组织损伤较小，出血也少。

关于小腿截断术

小腿分为上、中、下3部分，是选择标准截肢方法的依据。残肢长度的测量要从胫骨上端内侧大腿后面诸肌肌腱的抵止点量起，量至残肢骨端为止，计算长度。

小腿中1/3截断术是膝与跖骨基底间最好的截断部位。残肢长度要有15cm长，作为锯线部位。常用的截断术是：小腿后面的皮瓣要比前面的皮瓣长，才能遮盖残肢的下端，并能和前面皮瓣会合。锯断二骨，腓骨要比胫骨短2.5cm，胫骨嵴要锉成斜面。这种截断术关键在于有足够的肌腱、筋膜包裹截断的骨端，而且瘢痕线位于前面。为了防止屈曲收缩，在切口愈合以前施行小腿后夹板或进行牵引。

小腿上1/3段截断，所留残肢的杠杆作用不及在下部截断者大，但较膝上截断则有较多较好的功能。术后安装假肢需保留残肢10cm长。

在上1/3段截断术方法基本与中1/3段截断术同。唯在上1/3段截断腓骨断端有更突出的趋向，甚至与胫骨成某种角度，腓骨常是造成残肢疼痛的原因，故一切小腿上1/3段截断术均应切除腓骨。另外，小腿上1/3段有强大的小腿后群肌与前外侧肌群，主要包括腓肠肌、比目鱼肌、胫骨前肌和腓骨长肌。上述肌肉除腓肠肌与跖肌外，均附着于骨和深筋膜，故当切开时不会退缩。各肌切断后所留长度不等，原则上表层肌留长些，深层肌留短些，以便表层肌包裹深层肌。胫骨前肌所留的长度要足以越过胫骨断端。前部肌群的其他肌肉要在切断后回缩至锯线；切腓肠肌时要使肌肉后面回缩到锯线以上。

关于胫骨和腓骨手术入路

切除或探查的胫骨外科手术入路是沿胫骨内侧面切开。注意，切勿伤及内踝前面的隐神经和大隐静脉。显露胫骨的切口时，应避开腓浅神经。

上、中1/3段的外科入路，是沿着后肌间隔的皮肤线切开。骨干上1/3段的切口应于比目鱼肌与腓骨长肌之间，但需避免伤及绕腓骨颈的腓总神经。骨干中1/3段的切口应在腓骨长肌与踇长屈肌之间做一外侧切口。下1/3段切口，应在前肌间隔之后沿腓骨短肌和第3腓骨肌之间切开。

关于小腿常用手术入路

1. 前方入路　切口起自胫骨结节的下端，向外向下延伸至胫骨下端正中为止，做弧形切开。向内翻开皮瓣，将胫骨前肌向外牵引即露出胫骨干的外侧面与内侧面(图8-41-3)。

2. 内侧入路　切口起自胫骨上端内侧至距内踝顶点为止，纵行而下。在切口上部应注意避免切断隐神经。将胫骨前肌向前牵引，后侧肌肉向后牵引，即显露出胫骨嵴、胫骨干的内侧面与后侧面(图8-41-4)。

3. 外侧入路(Henry)　切口起自腓骨头以上4cm处(图8-41-5)，沿腓骨外侧缘直至腓骨外踝顶点为止，纵行而下。分开浅层与深层筋膜，在切口上部股二头肌腱后方游离腓总神经，将腓骨长肌自腓骨头的外侧面剥开，腓总神经则可全部自腓骨头拉向前方。将比目鱼肌及腓骨短肌分别自腓骨剥离，比目鱼肌拉向后方，腓骨短肌与腓骨长肌一起拉向前方，腓骨干即行露出(图8-41-5)。

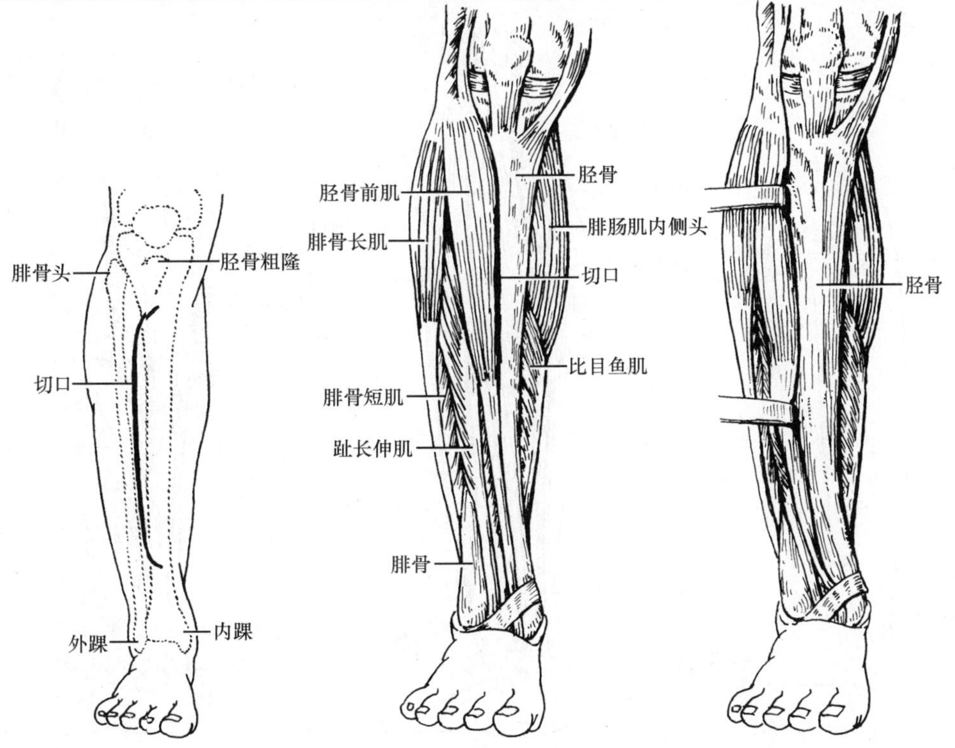

图8-41-3　小腿前方手术入路

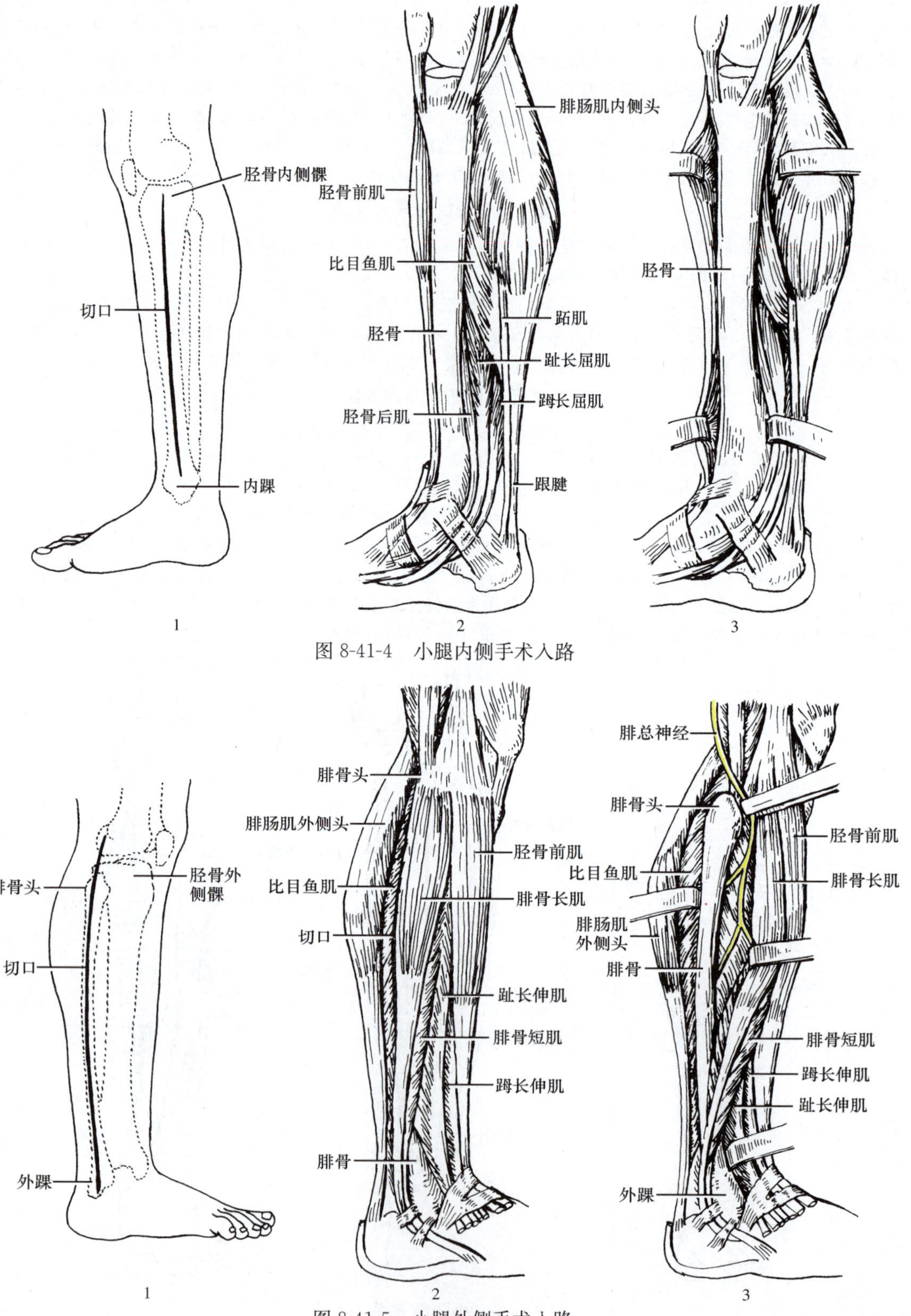

图 8-41-4 小腿内侧手术入路

图 8-41-5 小腿外侧手术入路

第四十二章　踝　　部

踝部的体表界限，上界为通过内、外两踝基底的环形线，下界为自两踝尖端经足底和足背的连线；踝部的近侧接小腿，远侧连足部。

踝部皮下组织少，皮肤紧贴在软组织上，踝部各骨的轮廓及主要肌腱方向都可分辨清楚。踝前自内向外可摸到胫骨前肌腱、跗长伸肌腱和趾长伸肌腱，在后者两肌腱间能触及足背动脉的搏动。内踝和外踝是最显著的骨性标志，也是踝部手术的重要标志。外踝后侧可摸到腓骨长、短肌腱，踝部后方可清楚摸到跟腱，跟腱与内踝之间可触到胫后动脉的搏动。

一、体 表 标 志

踝前部的标志在外科相当重要。外踝小，内踝较大；外踝尖在内踝尖平面之下约 0.5～1cm，外踝比内踝位置偏后约 1cm。外踝尖以上约 7.5cm 的一段，腓骨紧贴皮下，故易触摸。踝关节平面位于内踝尖部上方约 1cm；在外踝前方与第 3 腓骨肌腱的外侧有一浅凹，亦相当于踝关节平面。在内踝与胫骨前肌腱之间也有一陷凹。在上述两陷凹之间，踝关节接近表面，故当关节积液可因关节囊膨胀而使踝关节前方明显隆凸。当踝关节跖屈时，距骨向前滑动而形成一显著隆起，外踝前方最为明显。

内踝扁平而隆凸，内踝前面正对距骨头和颈的内侧面。内踝下方一横指处深压可摸到载距突。载距突跖面深沟经过跗长屈肌腱。

踝后部的明显结构为跟腱。跟腱与内踝及外踝之间的跟骨形成两个深沟。外侧沟内有小腿外侧肌腱通过；内侧沟内有小腿后群深肌腱及血管、神经通过。

二、浅 层 结 构

皮肤活动性较大。浅筋膜中组织疏松，脂肪很少，但跟腱两侧较多。

三、深　筋　膜

深筋膜在踝前侧、内侧和外侧肌腱通过的部位增厚，形成肌支持带 retinaculum musculus，并向其深处骨骼发出间隔，形成骨性纤维性管，具有约束肌腱和保护其深部血管神经的作用。

1. 小腿横韧带 lig. Transversum cruris　亦称伸肌上支持带，位于踝部前上方，附着于胫骨前嵴与腓骨前嵴之间，为小腿筋膜的横向纤维向下增厚而成（图 8-42-1、图 8-42-2）。

2. 小腿十字韧带 lig. Cruciatumcruris　呈“丫”形，位于踝前小腿横韧带的下方。其外侧端附着于跟骨前部，内侧端分为上、下两束，上束止于内踝，下束与足内侧缘的深筋膜及跖腱膜相续（图 8-42-3）。此韧带向深面发出间隔，形成 3 个骨纤维性管，为包有滑液囊的伸肌腱和血管神经所通过。其内侧管内有胫骨前肌腱，中间管内有跗长伸肌腱、胫前动、静脉和腓深神经，外侧管内有趾长伸肌的 4 条肌腱和第 3 腓骨肌 m. peronaeus tertius。

3. 腓骨肌支持带 retinaculum mm. peronaeus　分上、下两部；腓骨肌上支持带约束腓骨长、短肌于外踝后方与跟骨之间；腓骨肌下支持带约束二肌于跟骨的外侧面（图 8-42-3）。

4. 分裂韧带 lig. Laciniatum　又称为**屈肌支持带 retinaculum flexorum**，由踝内侧深筋膜增厚所形成（图 8-42-3）。呈带状（四边形），斜行于内踝与跟骨内侧面之间，并与跟骨内面共同构成**踝管 canalis malleolaris**。自韧带深面向跟骨发出间隔，形成 4 个骨纤维性管道，通过包有滑液囊的肌腱和被有筋膜鞘的血管神经束。在踝管内自前向后排列有：①胫骨后肌腱；②趾长屈肌腱；③胫后动、静脉和胫后神经；④跗长屈肌腱。血管神经在管内或出管时分为足底内、外侧血管和神经。管内有较多的疏松结缔组织，是小腿后区和足底区的通路，感染可经踝管互相蔓延。踝管综合征可能是由胫神经或其终支或分支在踝管内直接或间接受压所致。

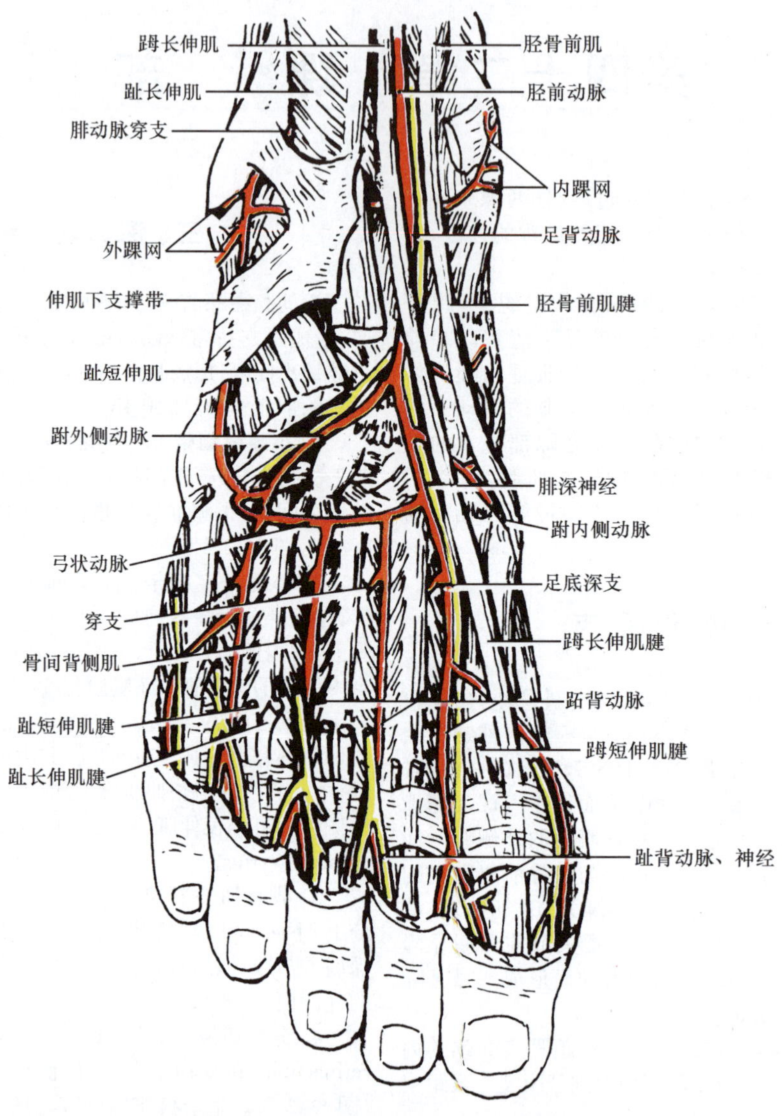

图 8-42-1 踝前部和足背结构

踝管的纤维隔只有两片从内踝和屈肌支持带发出，形成分别包绕胫骨后肌腱和趾长屈肌腱的腱纤维鞘。䠴长屈肌腱的腱纤维鞘连于跟骨载距突和跟骨内侧面，与屈肌支持带无关。

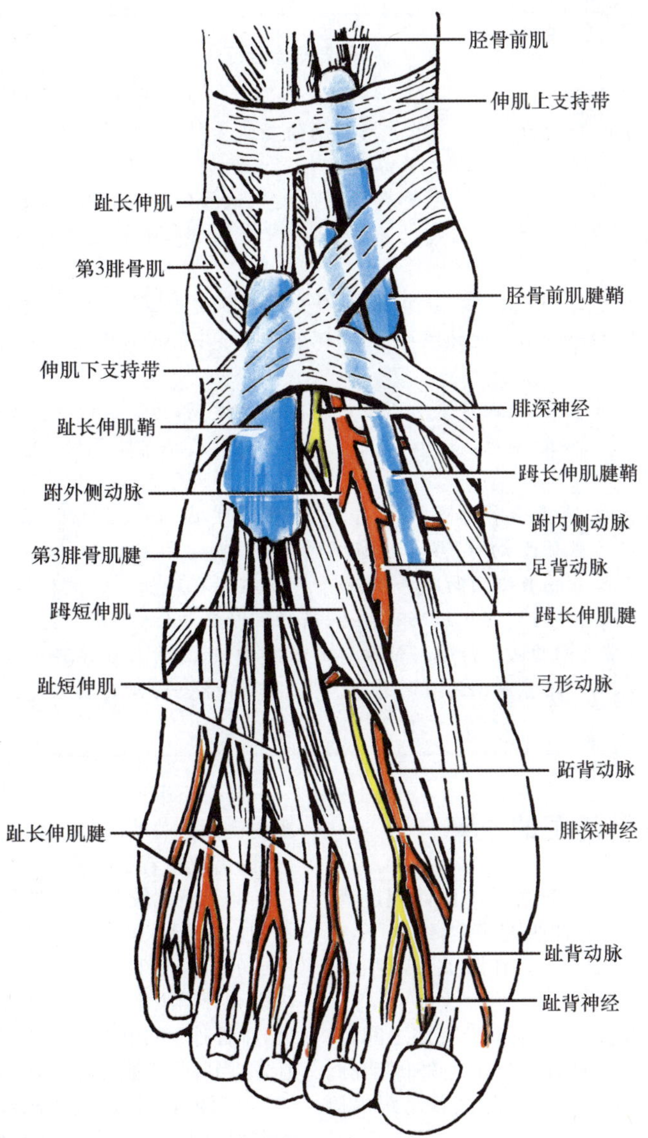

图 8-42-2 足的深筋膜及腱滑膜鞘

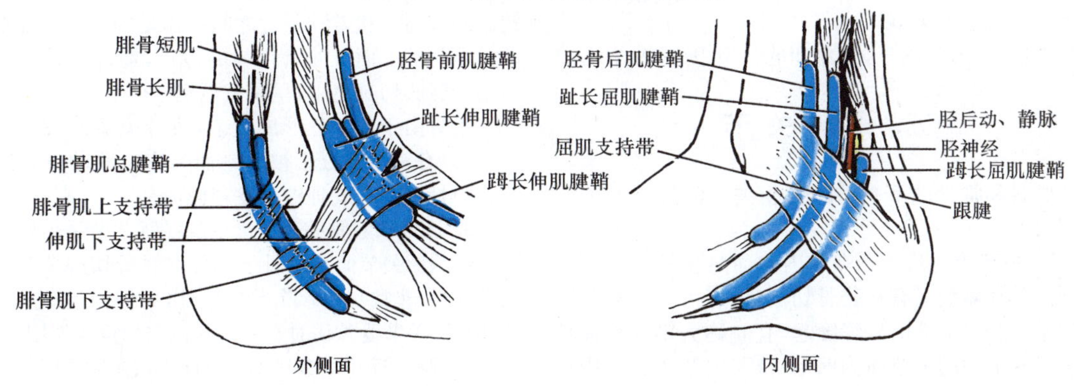

图 8-42-3 足的腱滑膜鞘

关于踝管综合征

踝管亦称跖管(见图 8-42-3),位于踝关节内侧,是小腿后区和足底深部蜂窝组织间隙的骨纤维组织形成的一条通道,其浅面是跨于胫骨内踝和跟骨结节间的屈肌支持带,亦称分裂韧带。深部为跟骨、距骨和关节囊。屈肌支持带宽约 2～2.5cm(踝管长亦为 2～2.5cm),厚约 0.1cm。

管内有肌腱(胫骨后肌腱、趾长屈肌腱和䟰长屈肌腱)、血管(胫后动、静脉)和神经(胫神经)通过。胫神经在出踝管时分出跖内、外侧神经,前者为感觉支,支配足底部和部分足趾的皮肤;后者为运动支,供应足部内在肌。

由于足部活动的突然增加或踝关节反复扭伤,使踝管内肌腱因摩擦而发生腱鞘炎。腱鞘肿胀,踝管内容体积增加,但踝管为骨纤维管,缺乏伸缩性,因而踝管相对狭窄。于是管内压力增高,由此产生胫神经受压症状。

该征早期常在多行走、久站立或劳累后出现内踝后部不适感,休息后改善。如上述症状反复出现,持续时间长久,跟骨内侧和足底麻木感,或如蚁走感,重者可出现足趾皮肤干燥、发亮、汗毛脱落及足部内在肌的萎缩。

检查时轻叩内踝后方,足部针刺感可加剧。足过度背伸时,症状亦可加剧。用一般疗法无效时可采用手术治疗。在内踝后下方做弧形切口,显露屈肌支持带(一般增厚至 0.2～0.3cm,个别者可达 0.5cm)。切断屈肌支持带时应防止损伤其深面的胫神经、血管和肌腱。在趾长屈肌腱和䟰长屈肌腱之间显露胫神经,神经常呈苍白水肿状态并与周围组织稍有粘连;有的因受压迫,神经外形变扁,宽可达 1cm 以上;在踝管远端的胫神经膜上,常有小的曲张静脉。仔细游离松解神经、血管。如在胫神经深面有骨疣隆起,顶压神经,则需切开关节囊,切除距骨内侧结节的骨疣。手术不再缝合切开的屈肌支持带,反而需切除部分支持带,以防症状复发。

四、踝关节周围的血管

1. 胫前动脉 由小腿越过踝关节前面而到足背。在踝关节处,胫前动脉与䟰长伸肌腱相交,继向下,位于䟰长伸肌腱与趾长伸肌腱之间。在踝关节周围,胫前动脉分出踝分支。

2. 胫后动脉 位于内踝与足跟最隆突部之间,在分裂韧带下缘分为足底内侧动脉与足底外侧动脉。胫后动脉的跟骨分支和足底外侧动脉供养足跟内侧面的组织。

3. 腓动脉的前支 在胫腓两骨下端之间的骨间韧带前面越过踝关节。

上述 3 条动脉的分支在踝和足跟周围形成吻合网。

五、骨与关节

胫骨和腓骨的下端与距骨相关节的部分共同形成踝关节。

1. 关节端 胫骨下端的内侧面是呈钝锥体形的内踝。其外侧面上有一腓骨切迹,切迹上附着有骨间下韧带。胫骨下端的后缘隆起,有时称为**第 3 踝或后踝**。胫骨下端的关节面为凹形,覆盖关节软骨向内侧与内踝关节面的软骨相连。

腓骨下端形成外踝,外踝的位置较内踝为低。外踝内侧面为关节面与距骨相关节,其上方为粗糙的凸起部,借此附着于胫骨。

腓骨下端较胫骨下端为低,故骨骺线的位置高低不同。由于胫、腓骨的成骨中心在第 2 年左右出现,其所成的骨骺在 16～19 岁间与骨干相接。胫骨骨骺形成内踝和骨干下端的一部分;腓骨骨骺仅形成外踝。因此,腓骨骨干的下端与胫骨骨骺和远位端胫腓关节腔相连,故当胫骨骨骺外移位时,伴有腓骨较高位的横骨折。

2. 距骨分体、颈、头三部分 体部上面的滑车面与胫骨和腓骨相关节;颈部前伸,头部与舟状骨相关节。距骨体下面连结在跟骨的上面,其间可作轻微旋转。距骨与舟状骨和跟骨之间可作足的内翻和外翻运动。距骨的上面成前后均匀的弓形,前部宽、后部窄。活动于胫腓切迹之中,呈屈戌运动。

距骨由于与各骨形成关节,故各关节面被有关节软骨,只有一小部分不被软骨而为有血管的骨膜所包盖。距骨由一个成骨中心发育而成。

3. 远位端胫腓关节 远位端胫腓关节是由腓骨下段内侧凸形关节面与胫骨下端外侧腓骨切迹关节面的韧带联合,非常有力。除有弹性外,无任何运动。这种特性在踝关节受外伤时有保持其稳定的重要作用。

胫、腓骨远位端韧带有骨间韧带、下横韧带及胫、腓前后韧带。骨间韧带为骨间膜向下延长的部分。下横韧带为从外踝内侧面的后部到胫骨远位端的后缘附着的韧带。

胫腓前、后韧带增强这个关节。偶而有一胫腓关节腔，被有滑膜，与踝关节腔相通。

4. 踝关节 由距骨上面滑车关节面与胫骨下端关节面及距骨两侧与内、外踝相关节。两踝环绕距骨两侧，故侧向运动极为轻微。外踝较内踝位置低下，外踝关节面比内踝关节面大。这种结构是腓骨下端骨折的一种因素。

距骨上面前部宽，后部窄，所以当足呈跖屈时，距骨上面后部位于胫腓窝臼内较宽松，可于两踝之间作轻微的运动；但当足呈背屈时，距骨上面前部紧紧填充在胫腓窝臼之内。踝关节只能作使足跖屈或背屈的屈戌运动。但其运动轴是经过距骨体前后稍斜的一个轴线，所以当足跖屈时足尖微向内侧，而足背屈时足尖微指外侧。

5. 踝关节的关节囊和韧带 关节囊的前壁和后壁薄而松弛。囊壁的近位缘附着于胫腓骨骺关节面的边缘，其远位缘附着于距骨上关节面的边缘。关节渗液可使关节囊的前后面肿起。行关节抽液时，可在内踝或外踝与其相对的距骨关节面之间进行穿刺。

踝关节韧带有前、后、内侧、外侧韧带（图8-42-4～图8-42-6）。前韧带为一薄膜，附着于两踝前面和胫骨下端，向下附着于距骨颈的上面。

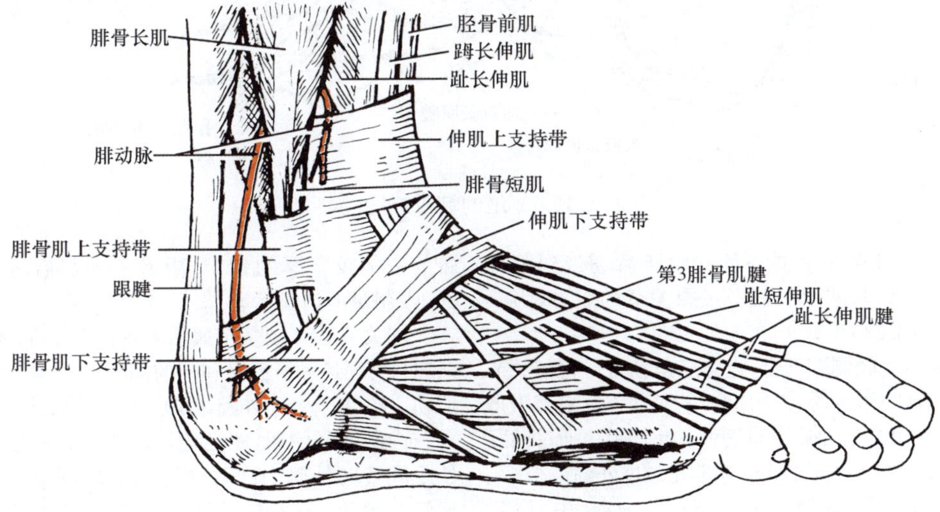

图 8-42-4 踝与足外侧面结构

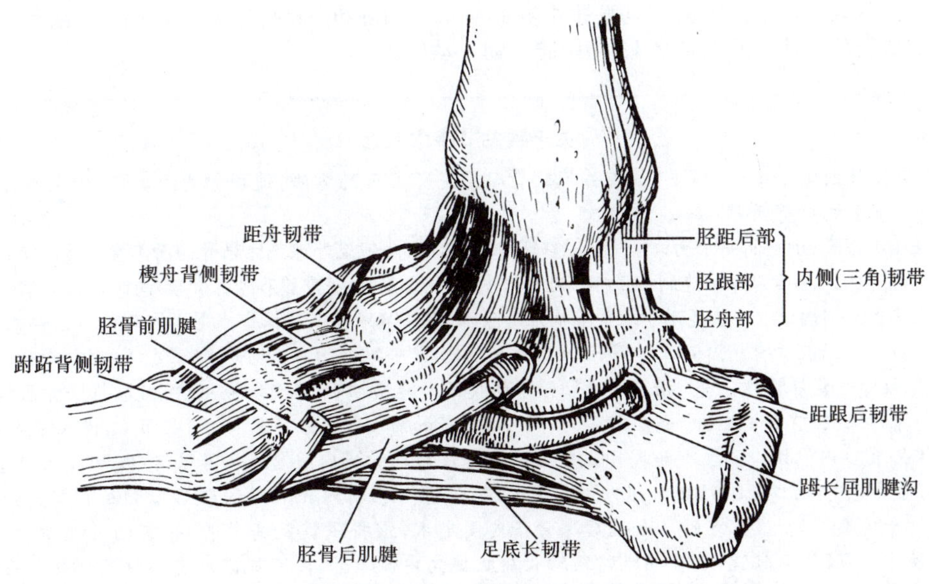

图 8-42-5 足的韧带（内侧面）

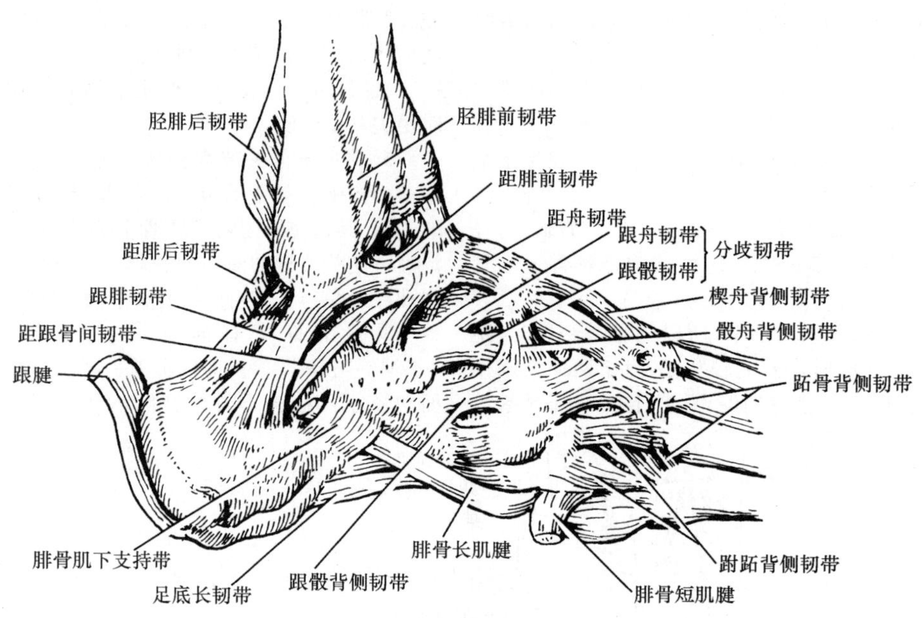

图 8-42-6 足的韧带(外侧面)

后韧带为几条从胫骨下面和胫腓后韧带到距骨后面的韧带。踇长屈肌肌腱通过踝关节的后方,为一条有力的后侧支持带。

内侧韧带为**胫侧副韧带**,也称**三角韧带**。它与关节囊紧密相连,韧带尖端附着于内踝,基底部连续附着于舟状骨、距骨、载距突和足底跟舟韧带。此韧带由通过的胫骨后肌和趾长屈肌的肌腱加强,限制足过度外翻。

外侧韧带为**腓侧副韧带**,较弱,分为前、中、后三束:①距腓前韧带附着于外踝前缘与距骨颈的外侧面;②跟腓韧带从外踝向下后方斜行至跟骨外侧面,腓骨长、短肌肌腱位于该跟腓韧带之上;③距腓后韧带为一条较坚厚的韧带,附着于外踝后缘与距骨后面,限制足的内翻运动。

踝关节运动:踝关节属屈戌关节,可做屈、伸运动,即跖屈与背屈运动。但足和踝的侧方运动,则属联合关节运动。如足的内翻、外翻,内收、外展,旋后、旋前。

内翻或胫侧屈,使足底转向内侧;外翻或腓侧屈,使足底转向外侧。这两种运动是足围绕一前后轴而旋转的运动。这种运动受内、外侧韧带所限制。

内收和外展运动就是使足尖转向内侧和外侧的运动。

内翻和内收联合运动称旋后;外翻和外展联合运动称旋前。

关于踝关节手术入路

关于踝关节固定手术的入路 截除关节软骨而固定踝关节的方法,使距骨变小,同时增大承接距骨的窝臼。该项手术切口有两种入路。

1. 经外侧"J"形切口(科霍尔切口) 切口起始于腓骨后面,向下至外踝下方跟骨的滑车突。然后又向前弯而终止于第3腓骨肌在第5跖骨粗隆的抵止部。沿曲形皮瓣(包含皮肤、深筋膜和外踝骨膜)向前剥离腓骨和外踝。

2. 踝关节前侧切口 一般适用于踝关节病灶清除术、踝关节融合术及探查术等。在踝关节前侧正中,自踝关节线上5cm处,沿胫骨嵴稍内侧纵行向下,至距舟关节处,做一纵行切口。切开皮肤、皮下组织,牵开腓浅神经皮支,结扎、切断足背静脉弓分支。沿胫骨嵴切开深筋膜及小腿横韧带,不可损伤胫骨骨膜,将胫骨前肌腱牵向内侧,将腓深神经、胫前血管及趾长伸肌腱牵向外侧,踝关节的前侧即充分显露。切开关节囊,进入踝关节。

3. 踝关节后内侧切口 主要适用于做跟腱的手术及后踝骨折内固定术。沿跟腱内缘纵行切开,切口的中心应正对关节线,切口长8～10cm。切开浅、深筋膜,注意勿损伤内踝后方的胫后血管及神经。如做跟腱手术,可切开跟腱外鞘,显露跟腱。如做后踝骨折内固定术,需将跟腱及腓骨长、短肌向外侧牵开,并将胫后血管、胫神经、胫骨后肌腱、趾长屈肌腱及踇长屈肌腱向内侧牵开,即可显露胫骨下端及踝关节后部。

第四十三章　足　　部

足部体表解剖：

1. 足背　皮肤较薄，皮下组织松弛，隐约可见淡蓝色的足背静脉弓，从弓的内外两端发出大、小隐静脉走向踝部。当足做背伸或内翻动作时，在足背由内侧到外侧可显示胫骨前肌腱、踇长伸肌腱及趾长伸肌腱。在足背的后外侧，外踝的前方可见到趾短伸肌的肌腹隆起。足背动脉的体表投影可在两踝尖连线中点至第1趾间隙的后端划一直线表示之，在其外侧为腓深神经。

2. 足底　皮肤较厚，皮下组织致密，尤其中央部分的深筋膜坚韧，组成跖腱膜。足底外形似呈三角形，内侧凹陷，外侧缘平直。跟结节、第1跖骨头和第5跖骨头处是足底的3个着力点，由于负重该三处皮肤增厚，甚至角化。

3. 足内侧面　呈一弓形，皮肤薄而软，隔皮可见许多小血管。在内踝下方约2.5cm处可摸到跟骨载距突。在内踝前方2.5cm处，可摸到舟骨粗隆。在内踝后方可扪到胫后动脉。舟骨粗隆是胫骨后肌腱主要抵止处，也是足部手术中的一个有利标志。粗隆的下后方凹陷为距舟骨关节处，为施行Chopart关节离断术的部位。

4. 足外侧面　足的外侧缘较薄，全部与地面接触。该缘的中点即第5跖骨基底，标志为跗跖骨关节的位置。

第一节　足的软组织

一、足底的软组织结构

（一）足底的浅层组织

足底的浅层组织包括皮肤及皮下组织。皮肤厚，持重部分常呈角化状态。足底其他部分则薄而又敏感，并与手掌的皮肤一样含有许多汗腺。皮下组织与颅顶盖及手掌同样由于许多纤维隔贯穿其中与皮肤连接致密。这种坚韧和具弹力的组织因中央部分有坚强的跖腱膜而加强，负重的部位最厚。

（二）跖腱膜

趾腱膜是足底的深筋膜，包括3个部分：①中央部在后方附着于跟骨粗隆，前方分为数条与五趾的纤维性屈肌鞘及跖趾关节的侧面相连，有力地支持足的纵弓；②内侧部很弱，附着于跟骨粗隆与跖趾近位节趾骨的基底，敷在外展跖肌下面；③外侧部为坚强的纤维带，附着于跟骨与第5跖骨粗隆之间。

在跖腱膜的3部分之间形成的足底内、外侧沟处，自足底腱膜的深面发出2个肌间隔，分别止于骨间跖侧筋膜。将足底中间肌隆起与两侧肌隆起隔开，在足底形成3个(肌膜间隙或)肌纤维鞘，即**跖内侧间隙**、**跖外侧间隙**和**跖中间隙**(图8-43-1)。

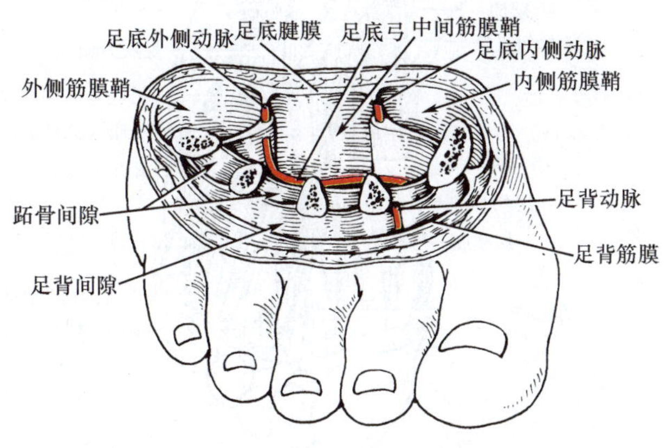

图8-43-1　足底3个筋膜鞘

（三）足底第 1 层肌

1. 踇展肌 起自屈肌支持带及跟结节内侧部，止于踇趾第 1 节趾骨底。可使踇趾外展，受足底内侧神经支配。

2. 趾短屈肌 起自跟骨结节的内侧部及足底腱膜的后部。在足底中部分为 4 腱，分别止于第2～5趾。作用跖屈第 2～5 趾，受足底内侧神经支配（图 8-43-2）。

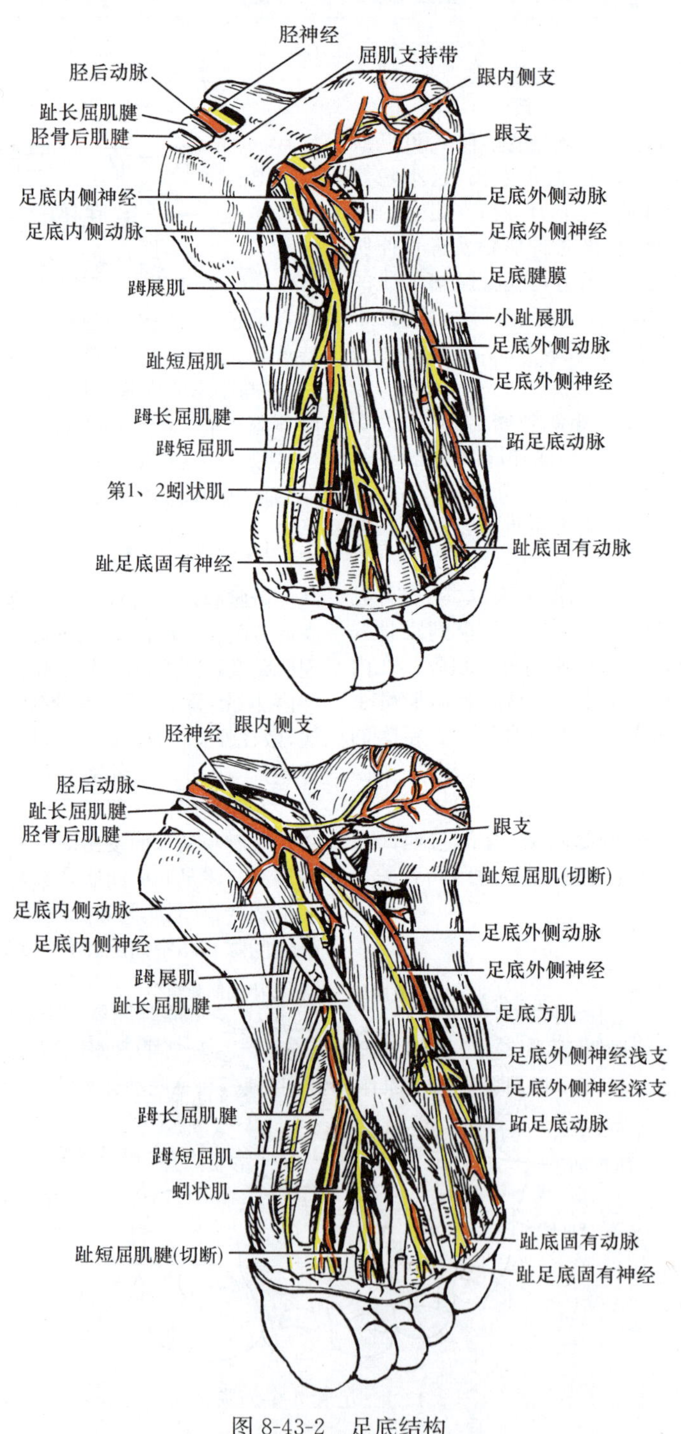

图 8-43-2 足底结构

3. 小趾展肌　起自跟结节，止于小趾第1节趾骨底，也有部分纤维止于第5跖骨底。使小趾外展，受足底外侧神经支配(图8-43-2)。

（四）足底的动脉和神经

1. 足底内侧动脉　在屈肌支持带深面由胫后动脉分出(图8-43-2)，伴行同名静脉，经跗展肌的深面，至趾短屈肌与跗展肌之间，再经跗展肌浅面至跗趾的内侧缘，分布于足内侧的肌肉、关节及皮肤。

2. 足底外侧动脉　自胫后动脉分出后，伴行同名静脉斜向前外方，穿经趾短屈肌与足底方肌之间，至第5跖骨底处，分为浅、深两支，浅支直接分布于小趾外侧缘；深支经小趾短屈肌与趾长屈肌腱及蚓状肌之间转入深层，参加足底弓。

3. 足底内侧神经　由胫神经分出，经屈肌支持带及跗展肌深面而至足底，行在跗展肌与趾短屈肌之间，位于足底内侧动脉的外侧(图8-43-2)，沿途分支支配跗展肌、跗短屈肌、趾短屈肌及第1蚓状肌，并发出关节支至跗跖关节。皮支分布于足底中部的皮肤，最后分为4支，分布于跗趾内侧缘及跗趾至第4趾各相邻缘的皮肤。

4. 足底外侧神经　经屈肌支持带和跗展肌深面至足底，多在足底外侧动脉的内侧伴行，穿经趾短屈肌与足底方肌之间，至第5跖骨底分为浅、深两支。浅支除分支至小趾外侧缘及第4、5趾相邻缘的皮肤外，也分支至小趾短屈肌及第4跖骨间隙内的骨间肌。深支与足底外侧动脉伴行转入深层。足底外侧神经还分出肌支至跗收肌、足底方肌、小趾展肌、第2～4蚓状肌及其余的骨间肌。

（五）足底第2层肌

1. 足底方肌　以2个头分别起自跟结节及足底长韧带，向前止于趾长屈肌腱的上面及外侧缘。其作用为协助趾长屈肌屈趾，受足底外侧神经支配。

2. 蚓状肌　为4条小肌(图8-43-2)，分别起自趾长屈肌腱的侧缘，向前止于第2～5趾背腱膜。该肌作用为伸趾，受足底内、外侧神经支配。

（六）足底第3层肌

足底第3层肌位于足底前半部，自跗趾侧向小趾侧依次为：

1. 跗短屈肌　起自第1楔骨的跖面，止端分为两腱，拥持跗长屈肌腱，分别止于跗趾第1节趾骨底部的两侧。其作用为屈跗趾，受足底内侧神经支配。

2. 跗收肌　有斜头与横头。斜头起自腓骨长肌的纤维鞘及第2～4趾骨底；横头起自第2～5跖趾关节囊的跖侧面。两头在近跗趾处聚集，止于跗趾第1节趾骨底的外侧部。该肌作用为斜头屈和内收跗趾，横头内收跗趾。受足底外侧神经支配。

3. 小趾短屈肌　起自第5跖骨底及腓骨长肌的纤维鞘，止于小趾第1节趾骨底的外侧部。其作用屈小趾，受足底外侧神经支配。

（七）足底动脉弓

足底外侧动脉自第5跖骨底处在趾长屈肌肌腱和蚓状肌与骨间肌之间转向内行，继则进入跗收肌斜头与骨间肌之间，至第1趾、第2跖骨底间隙处，与足背动脉的足底深支吻合成足底弓。自足底弓的凸侧发出4条**跖足底动脉**，向前经跗收肌横头的深面至跖趾关节处，每条跖足底动脉又分为两支，营养第1～5趾的相邻缘。此外，4条跖足底动脉尚发出穿支与足背动脉的分支相交通。

（八）骨间跖侧肌

骨间跖侧肌为数3条，起自第3～5跖骨的内侧，止于第3～5趾底的内侧，其作用为内收第3～5趾，受足底外侧神经支配。

二、足背软组织结构

1. 趾短伸肌　为一薄而短小的肌，起自跟骨外侧面和上面的前部及伸肌下支持带的下缘。该肌收缩可伸跗趾及第2～4趾，受腓深神经支配。

2. 骨间背侧肌　位置较深，有4条，填充在第1～5跖骨间。每条肌以两头起自第1～5跖骨底的相邻缘。第1骨间背侧肌止于第2趾的内侧缘，其他3条分别止于第2～4趾的外侧缘。其作用为外展第2～4趾，受足底神经支配。

3. 足背动脉及其分支　**足背动脉**为胫前动脉在踝关节前方的直接延续。在跗长伸肌腱的外侧，经趾短伸肌第1肌腱的深面，走向第1跖骨间隙的近侧端，穿向足底，与足底动脉吻合，形成足底弓。足背动脉的变异：起始变异者，有起自腓动脉的为3.3%，也有起于胫前动脉和腓动脉穿支者，占1.7%。走行变异位于跗长伸肌腱深面者，占3.3%，也有行在趾长伸肌腱深面者，占6.7%；穿第2跖骨间隙者，占3.3%；足背动脉缺如或细小型者，占5%。足背动脉外径：近侧端为2.6mm±0.06mm；中间处为2.1mm±0.07mm；远侧端为1.6mm±0.05mm。

在踝关节处，足背动脉与腓深神经位置关系：神经在前、动脉在后者，占70.0%±5.9%；神经在内、动脉在外者，占6.7%±3.2%；神经在外、动脉在内者，占

21.7%±5.3%；神经在后、动脉在前者，占 1.7%±1.7%。

足背动脉在足背的分支有：

1）**跗内侧动脉**：为数小支，于足背动脉起始的附近自其内侧发出，绕足内侧缘至足底。

2）**跗外侧动脉**：比跗侧动脉粗大，于伸肌下支持带的下缘发自足背动脉，穿经趾短伸肌深面向外下行，参加足背动脉网。

3）**弓形动脉**：在第 1 跖骨底处发自足背动脉，在各趾短伸肌腱的深面呈弓状向外行。由弓形动脉分出 3 条动脉，分别走向第 2～4 跖骨间隙，供给各趾的相邻部位，且与足底弓所发出的穿经跖骨间隙的穿支吻合。弓形动脉的终支分布于足外侧缘及小趾的外侧部。

4）**足底深支**：为足背动脉较大的终支，穿第 1 骨间背侧肌两头之间至足底，与足底外侧动脉吻合，形成足底弓。

5）**第 1 跖骨背动脉**：为足背动脉较小的终支，沿第 1 骨间背侧肌的表面前行，至第 1、2 跖骨头附近分为两支：一支穿过蹲长伸肌腱的深面，分布于蹲趾背面内侧缘；另一支分为两条趾背动脉，至蹲趾和第 2 趾的相对缘。

第 1 跖骨背动脉的类型分为七型：①浅型，起于足背动脉，走在第 1 跖骨骨间肌浅面者，占 54.0%；②深支型，起于足底深支，其近侧段走在第 1 跖骨骨间肌中，而远侧段稍凸向背侧，达骨间肌浅面或骨间肌中者，占 24.0%；③足底弓型，起于足底弓起始处，其近侧段走在第 1 跖骨骨间肌深面，其远侧段走行同②者，占 14.0%；④一跖底型，起于第 1 跖骨底动脉，走在第 1 跖骨骨间肌中或其深面者，占 3.5%；⑤纤细型，第 1 跖骨背动脉纤细者，占 2.5%；⑥足背、底弓型，起于足背动脉和足底弓者，占 1.0%；⑦缺如型占 1.0%。

第 1 跖骨背动脉内径，最大 2mm，最小 0.4mm，平均 1.2mm。

第 1 跖骨背动脉的远端的连接分三型：①连于蹲趾底腓侧动脉者，占 49%；②连接蹲趾底腓侧动脉与第 2 趾底胫侧动脉的分叉处者，占 24%；③连于第 2 趾底胫侧动脉者，占 27%。

6）**第 2 跖骨背动脉**起源于足底弓的后穿支者，占 74.0%；起源于弓型足背动脉的弓上者，占 23.0%；直接起源于足背动脉者，有 3%。其内径平均为 1.0mm。

7）**第 2 跖骨底动脉**：起源于足底弓者，占 90.0%；该动脉很细，被足底动脉的外侧支所代替者，占 6%；起于足底弓而与第 3 跖骨背动脉共干者，占 2.0%；与第 2 跖骨背动脉共干而起于后穿支者，占 1.0%。其内径平均为 0.82mm。

8）**足背动脉皮支**：将足背动脉分为三段：近侧段（足背动脉起始点以下 2cm 内）；远侧段（足背动脉末端向上 2cm）；中间段（近、远侧段的中间部分）。

近侧段出现皮支的有 98.0%；远侧段有 91.8%出现皮支；中间段有 48.9%出现皮支。近侧段发 2～3 支；远侧段发 1～3 支；中间段发 1～2 支。

足背动脉的分支如内、外踝前动脉，跗内、外侧动脉及第 1 跖骨背动脉等也发有皮支。

4. 足背静脉　有二：大隐静脉在内踝前方，外径为 3.7mm±0.1mm，至内踝最突点长度为 13.3mm±0.7mm；小隐静脉至外踝最突点长度为 22.7mm±0.06mm。

足背静脉形成单弓型者，为 92%；双弓者，占 8%。

足背深、浅静脉的交通支：有浅弓支吻合浅或深静脉者，占 70%；其余 30%缺乏浅弓，必须吻合浅及深静脉。沟通浅、深两套静脉系统的关键性交通支为浅弓支。

第二节　骨与关节

一、足　骨

足骨包括跗骨 7 块、跖骨 5 块及趾骨 14 块。

（一）跗骨

跗骨 ossa tarsi 有 7 块，即跟、距、骰、舟及第 1、2、3 楔骨等（图 8-43-3）。

1. 跟骨 calcaneus　是跗骨中最大的一块，位于足的下后，略呈立方，其长轴向前外方，分为六面。上面有朝前上方的卵圆关节面名**后关节面**，接距骨下面的后关节面。其前有深凹名**跟骨沟**，与距骨下面的沟合成一管名**跗骨窦** sinus tarsi，以容纳距跟骨间韧带，沟的前内方有两关节面，接距骨下面的两关节面。上面的前外份粗涩，附以韧带及趾短伸肌。下面后份有跟粗隆。其外侧突起小趾展肌；内侧突附着蹲展肌、趾短屈肌及跖腱膜；两突之间起小趾展肌。跟粗隆前有一涩面附着跖长韧带及跖方肌外侧头，再前附有跟骰足底韧带。外侧面平阔，居皮下，中央附以跟腓韧带，前份有上下两沟，通过腓骨短、长肌腱，两沟之间有一小结节名**滑车突**。内侧面深凹，通过到足底的血管神经，并有跖方肌一部分附着。其前上部分成一突起名**载距突** sustentaculum tali，附着胫骨后肌腱的一部分，突下面有沟通过蹲长屈肌腱，突前缘附着跟舟足底韧带，内侧缘附着三角韧带的一部分。后面凸而涩，可分三份：下份粗涩，有足跟的脂肪组织及结缔组织遮盖；中份有

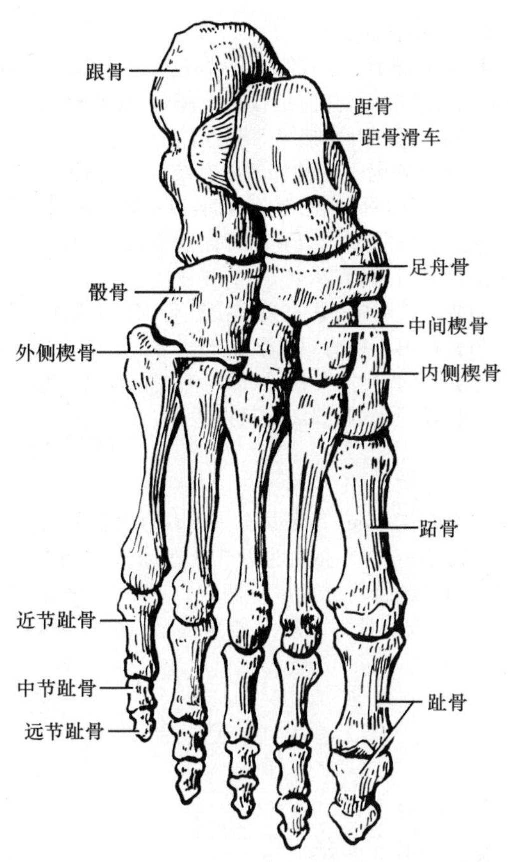

图 8-43-3 足骨(上面观)

跟腱及跖肌腱附着;上份光滑,有黏液囊居跟腱与骨之间。前面呈三角形,接骰骨,其内侧缘附着跟舟足底韧带。

跟骨上连距骨。前接骰骨,形成关节,附以韧带。

2. 距骨 talus 位于跗骨的中上,上托胫骨,下倚跟骨,两侧接内外二踝,前接舟骨。距骨分头、颈、体三部:

头向前内。前面有卵圆形大关节面,以接舟骨。下面有两关节面,内侧呈三角形,接跟舟足底韧带,外侧的接跟骨的关节面。

颈向前内,为头体间的窄部。前内面附有韧带,外面凹陷,接续距骨沟。

体分为五面,位距骨后大部。上面后份有距滑车面,横凹而纵凸。后阔前窄,连接胫骨。下面有前后两关节面:前关节面接跟骨载距突上的关节面;后关节面接跟骨上面的后关节面,两关节面间有一斜向前外的深沟,名为**距骨沟**,与跟骨沟合成**跗骨窦**,容纳距跟骨间韧带。内侧面上份有梨形关节面,与滑车面相续,接连内踝;下份有涩凹,附着三角韧带的深部。外侧面有三角形大关节面,与滑车面相续,接连外踝,前份附着距腓前韧带,后份附着距腓后韧带。后面较窄,有斜向下内的沟,通过䠀长屈肌腱,沟外侧有一突起,名为后结节,附有距腓后韧带,有时该突独立,故名**三角骨** os. trigonum。

距骨连接胫、腓、跟、舟四骨(图 8-43-4)。

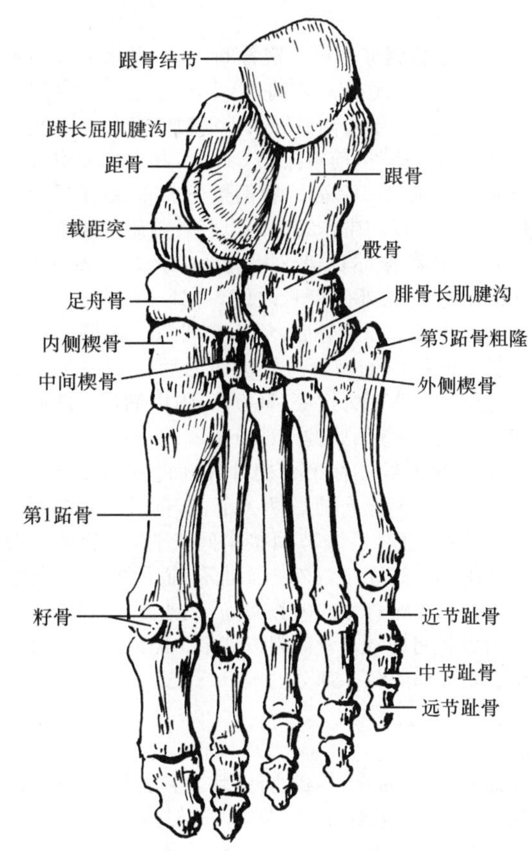

图 8-43-4 足骨(下面观)

3. 骰骨 os. cuboideum 位于跗骨外侧,跟骨前方,第 4、5 跖骨后方(图 8-43-4)。呈棱锥体,具有 3 个关节面与 3 个非关节面。前面又分 2 个关节面,内侧的方形,接第 4 跖骨;外侧为三角形,接第 5 跖骨。后面三角形,接连跟骨。内侧面方形,在中上份有一关节面接第 3 楔骨,其后另有一关节面接舟骨。背面粗涩附着韧带。跖面有通过腓骨长肌腱斜向深沟,沟后有嵴附着跖长韧带,嵴外端有小结节附以腓骨长肌腱内的籽骨。沟后的骨面粗涩,附着跟骰跖侧韧带及胫骨后肌腱的一部分。外侧面有深切迹以续下面的深沟。

骰骨连接四骨,即跟、第 3 楔及第 4、5 跖等骨,或与舟骨相接。

4. 舟骨 os. naviculare 位于跗骨的内侧,距骨前方,三楔骨的后方(图 8-43-4)。前面有横凸的关节面,被两直嵴分为 3 个小关节面,由内侧而外侧依次接内侧、中间、外侧楔骨。后面有卵圆凹关节面接距骨头。背跖两面粗涩,附着韧带。内侧面有圆结节,附着胫骨后肌腱的一部分。外侧面粗涩,附以韧带。有时有小关节面接骰骨。

舟骨连接四骨,即距骨及内侧、中间、外侧楔骨,或与骰骨连接。

5. 内侧楔骨亦称**第1楔骨** os. cuneiforme mediale,位足内侧,列于舟骨之前,第1跖骨之后。内侧面粗涩,居皮下,前下角附着胫骨前肌腱一部分。外侧面的后端接第2楔骨,前端接第2跖骨,其余部分附着韧带及腓骨长肌腱一部分。后面接舟骨前关节面的内侧份。背面附以韧带。跖面附以胫骨前后两肌腱。

6. 中间楔骨亦称**第2楔骨** os. cuneiforme intermedium,位于内、外侧楔骨之间,舟骨之前,第2跖骨之后。前面接第2跖骨底,后面接舟骨。内侧面的上后部关节面接内侧楔骨。外侧面的后份有一关节面接外侧楔骨。背面为楔底,呈方形,附以韧带。跖面附以韧带,且有胫骨后肌腱一部分附着。

7. 外侧楔骨亦称第3楔骨,前面接第3跖骨,后面接舟骨。内侧面有前后两关节面,前关节面接第2跖骨底的外侧面,后关节面接中间楔骨,前后两关节面之间附以骨间韧带。外侧面也有前后两关节面,前关节面接第4跖骨底的内侧面,后关节面接骰骨,其余部分附以骨间韧带。背面附以韧带。跖面附以胫骨后肌腱及踇短屈肌各一部分。

(二) 跖骨

跖骨 ossa metatarsale 有五块,各分为一体两端,近侧端为底,远侧端为头。底,形式似楔,近侧面接跗骨,两侧面接邻跖骨,背跖两面粗涩有韧带附着。体,形似三棱,后段粗,前段渐细,上面形凸,下面形凹。头即跖骨前端,有长方形的凸关节面,连接趾骨。

1. 第1跖骨 较厚而短。底的两侧无关节面,其近侧的关节面较大,形似肾,接内侧楔骨。底的下面有卵圆形涩面,附以腓骨长肌腱,内侧面附以胫骨前肌腱一部分。头较大,其下面有两沟形关节面,每有籽骨附着于此。

2. 第2跖骨 为跖骨中最长者,位置较其他跖骨往后,容纳于三块楔骨所成的凹处。底上宽下窄,有4个关节面,一位近侧,形呈三角,接中间楔骨;一位内侧面上份,接内侧楔骨;二位外侧面,一上一下,间隔以涩面。各被直嵴分为前后两份,两前份接第3跖骨,两后份接外侧楔骨,或于底的内侧面另有一关节面以接第1跖骨。

3. 第3跖骨 底有4个关节面,一位近侧面,接外侧楔骨;二位内侧面,接第2跖骨,一位外侧面的上份,接第4跖骨。

4. 第4跖骨 底的近侧面有方关节面,以接骰骨;侧面有关节面,其前份接第3跖骨,后份接外侧楔骨;外侧面有关节面,接第5跖骨。

5. 第5跖骨 底的外侧面有结节;近侧面有斜三角面,以接骰骨;内侧面有关节面,以接第4跖骨;背面附着第3腓骨肌腱。结节的背面附着腓骨短肌,跖面有小趾短屈肌起始。

跖骨连接:各跖骨的头均接趾骨,各底均接跗骨。第1跖骨接第1楔骨(即内侧楔骨),第2跖骨接3块楔骨,第3跖骨接第3楔骨(即外侧楔骨),第4跖骨接外侧楔骨及骰骨,第5跖骨只接骰骨。

(三) 趾骨

趾骨 phalanges 每足共有十四块,踇趾骨有二节,其余各趾都有三节,依次为近节趾骨、中节趾骨与远节趾骨。每节趾骨均分为一体两端。近端为底,远端为滑车,而远节趾骨的远端背侧为远节趾骨粗隆,以载趾甲。

二、足骨连结

(一) 跗间关节

跗间关节可分7种:

1. 距跟关节 该关节分为前后两部分,前份为距跟舟关节,后份即距骨下面的后关节面与跟骨上面的后关节面形成(图8-43-5)。关节属摩动关节。其韧带有关节囊、前韧带、后韧带、外侧韧带、内侧韧带及骨间韧带。

关节囊极薄,围绕关节,其滑膜层独立,与其他跗间关节不连。距跟前韧带起于距骨颈,止于跟骨上面。距跟后韧带起于距骨后面的外侧结节,止于跟骨上面。距跟外侧韧带,为一短韧带,起于距骨外侧面的下份,止于跟骨外侧面,位跟腓韧带前方。距跟内侧韧带,起于距骨后面的内侧结节,止于载距突后面,与跟舟跖侧韧带相续。距跟骨间韧带,强厚有力,位于跗骨窦内,密切附于距跟二骨,最为重要。该关节行前后左右稍微摩动运动。

2. 距跟舟关节 该关节为较灵活的摩动关节。由舟骨后关节面、跟骨前关节面与跟舟跖侧韧带,三者共同与距骨头而成。包有关节囊及距舟韧带。

关节囊很薄,围绕关节,后份增厚,连续距跟骨间韧带。距舟韧带,为阔薄一束,起于距骨颈,向前止于舟骨上面。

3. 跟骰关节 由跟骨前端与骰骨后面形成。有

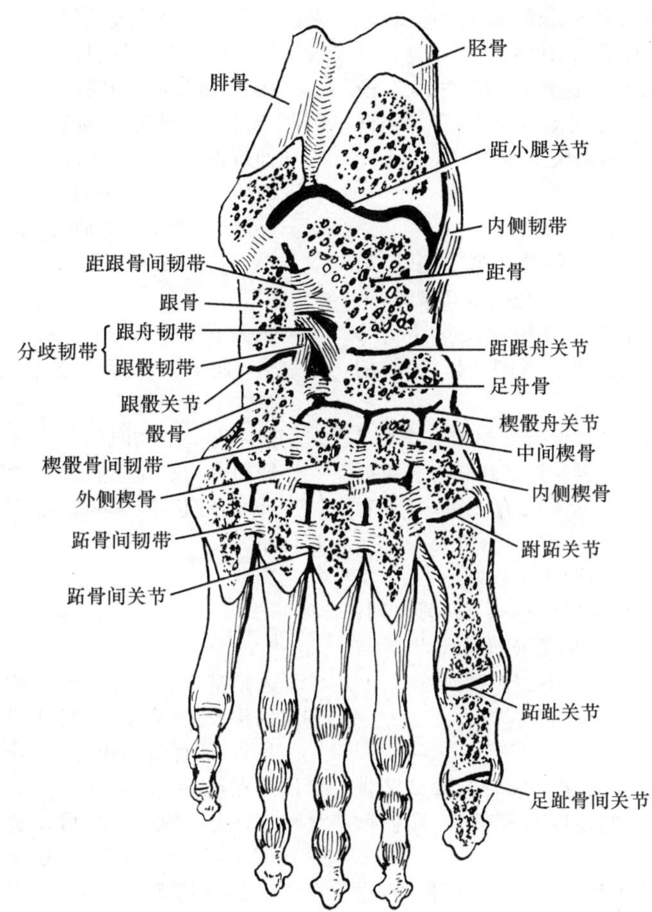

图 8-43-5 足关节冠状面

关节囊及四条韧带，即跟骰背侧韧带、分歧韧带的跟骰部、跖长韧带及跟骰跖侧韧带。

关节囊围绕关节，但不很完全，其滑膜层独立。**跟骰背侧韧带**，联合跟骰二骨背面的边缘。**分歧韧带** lig. bifurcatum 坚厚，由跟骨上面深凹起始，向前分歧，一束附着于骰骨内侧称**跟骰韧带**，一束附着于舟骨外侧称**跟舟韧带**。**足底长韧带** lig. plantare longum 为跗骨足底韧带中最长的，位于跟骰足底韧带浅面，起于跟骨下面结节之前，向前附于骰骨跖面的粗隆及第 2、3、4 跖骨之底。该韧带过骰骨跖面之沟，使沟成管，以容纳腓骨长肌腱。**跟骰足底韧带** lig. calcaneocuboideum plantare 为跖短韧带，位跖长韧带深面，阔而有力，起于跟骨跖面的前结节，止于骰骨跖面沟的后方。

跟骰关节与距舟关节共同形成**跗横关节** articulatio tarsi transversa，此关节运动较其他跗关节略微灵活，主足内翻与外翻。

4. 跟舟之间韧带 跟舟二骨虽不直接相连，但有分歧韧带的跟舟韧带部分及跟舟足底韧带使之相连。

跟舟足底韧带 lig. calcaneonaviculare plantare 起于跟骨载距突的前缘，向前内止于舟骨的跖面。此韧带有扶托距骨头的作用，韧带的背面有一纤维软骨关节面助成距跟舟关节，韧带的跖面托以胫骨后肌腱，维持足的纵弓，作用至为重要。

5. 楔舟关节 舟骨前面接三块楔骨组成。其韧带有背侧韧带及跖侧韧带。

楔舟背侧韧带 lig. cuneonavicularia dorsalia 系三条小束，起于舟骨，止于 1、2、3 楔骨。

楔舟足底韧带 lig. cuneonaviculare plantare 与背侧韧带相同，并有胫骨后肌腱所分纤维加入增加其韧力。

楔舟关节为摩动关节。

6. 舟骰关节 该关节的韧带有背侧韧带、跖侧韧带、骨间韧带。

舟骰背侧韧带附于关节面之上。**骰舟足底韧带**附于关节面之下。**骨间韧带**为坚韧纤维，将舟骰二骨相邻的粗涩处相连。该关节有微摩动作用。

7. 楔间关节及**楔骰关节** 这些关节即1、2、3楔骨彼此互接及第3楔骨与骰骨相接所组成，有背侧韧带、跖侧韧带及骨间韧带，与舟骰关节相同。

（二）跗跖关节

跗跖关节为摩动关节。由蹞跖骨接第1楔骨，第2跖骨在第1、第3两楔骨之间，而其底接第2楔骨，第3跖骨接第3楔骨，第4跖骨接第3楔骨及骰骨，第5跖骨接骰骨组成。该关节的韧带有背侧韧带、跖侧韧带及骨间韧带。

背侧韧带较为有力，使跗骨与跖骨相连。在第1跖骨与第1楔骨之间有一关节囊。第2跖骨有3束纤维；第3跖骨背侧有1束；第4者跖骨有2束；第5者跖骨只有1束。

跖侧韧带使跗骨与跖骨相连，很不规则。

骨间韧带有三：一连于第1楔骨与第2跖骨之间；二连于第3楔骨与第2跖骨之间；三连于第3楔骨与第3跖骨之间。

（三）跖骨间关节

跖骨间关节为摩动关节，除第1跖骨与第2跖骨无关系外，其余跖骨底均彼此连以背侧韧带、跖侧韧带及骨间韧带。

跖骨头横韧带系一窄束韧带，连接诸跖骨头，也和跖趾关节的跖侧副韧带相延续。其跖面形凹，通过屈肌腱。

跗跖关节滑膜腔不是分割独立的，有的互相联系，形成6个腔隙：①位于距跟关节；②位于距跟舟关节；③位于跟骰关节；④为一大而复杂的腔，包括楔舟关节、楔间关节、楔骰关节，第2、3楔骨接第2、3跖骨关节及2、3、4跖骨间关节等在内；⑤位于第1楔骨接第1跖骨关节；⑥位于骰骨接第4、5跖骨关节。

（四）跖趾关节

跖趾关节系髁状关节，即由跖骨圆头纳于趾骨底的浅凹所组成。其韧带有足底韧带及两侧副韧带：①足底韧带为厚且密的纤维片，两缘相续两侧副韧带，一端与跖骨连接松弛，另一端紧连趾骨底，其跖面成沟，通过屈肌腱；②侧副韧带，每个跖趾关节有左右两圆束纤维，起于跖骨头内外两侧的结节，止于趾骨底的两侧。无背侧韧带，有伸趾肌腱通过。

跖趾关节主屈、伸、收、展及环转运动。

运动跖趾关节的肌肉：

屈肌：趾长屈、短肌、跖方肌、蚓状肌、骨间跖侧、背侧肌、蹞长、短屈肌、小趾屈肌。

伸肌：趾长、短伸肌、蹞长伸肌。

内收肌：骨间跖侧肌、蹞收肌、趾长屈肌。

外展肌：骨间背侧肌、蹞展肌、小趾展肌。

（五）趾关节

趾关节系屈戌关节。每个关节有足底韧带及两侧副韧带，排列位置与跖趾关节相同。

趾关节主屈伸。

运动趾关节的肌肉：

屈肌：趾长、短屈肌、跖方肌、蹞长屈肌。

伸肌：蚓状肌、骨间跖侧、背侧肌、蹞长伸肌、趾长、短伸肌。

三、足　弓

人是唯一有足弓的脊椎动物。足弓由足骨、韧带和肌肉构成，分有纵、横两弓。

足骨：除籽骨和距骨外，足骨的形态都具有背宽跖窄的特点，故足骨借韧带连结，就形成了上凸下凹的整体形态。分为**纵弓**与**横弓**。横弓位于跖骨头之后，舟骨和骰骨之前。纵弓可分为**内纵弓**和**外纵弓**（图8-43-6，图8-43-7）。内纵弓由跟骨和距骨组成后臂，三楔骨和内侧的三跖骨组成前臂。舟骨位于内纵弓的最高顶点，为内纵弓的关键足骨。外纵弓由跟骨单独组成后臂，第4、5跖骨组成前臂，骰骨位于外纵弓的顶点。外纵弓比较低，骨与骨间的韧带联结比较强，前后臂长短相差不悬殊，因此，外纵弓比较稳定，有较大的弹性，有缓冲震荡作用，也称弹性足弓。内纵弓比外纵弓高，第1跖骨和楔骨与其他跖骨、楔骨的韧带联结比较弱，弹性较差，与维持直立有关，也称支撑足弓，在重力压力下，容易移位。

> **关于足部损伤**
>
> 足是负重、步行和吸收震荡的结构。足骨中的跟骨和距骨组成纵弓的后臂，以负重为主。通过跟距关节可使足部有内收内翻和外展外翻的作用，以适应步行在不平道路上的活动。跟骨结节上缘及后关节突的连线与前后关节突的连线交角，称**跟骨结节关节角**，约为40°。

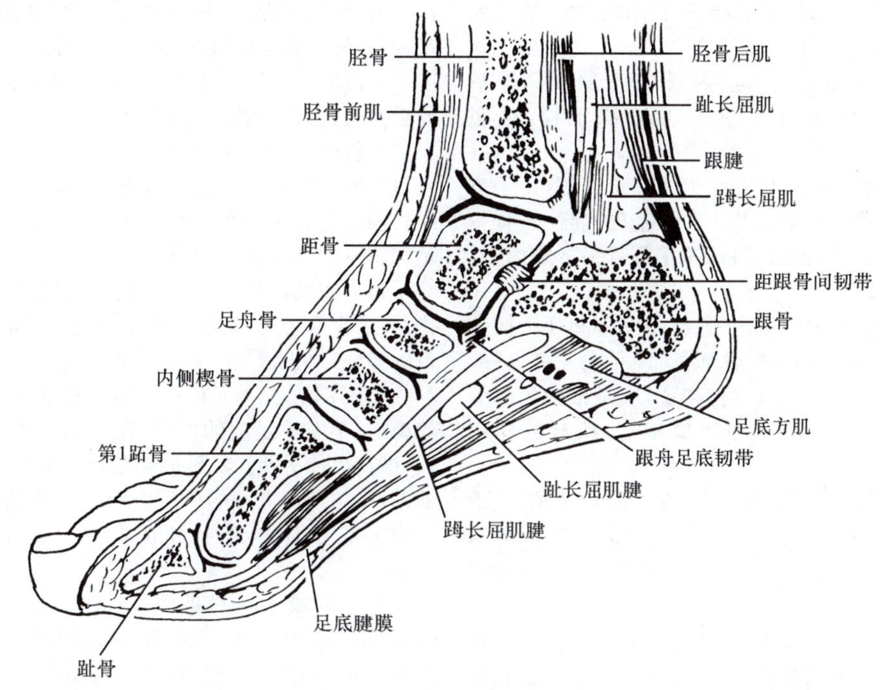

图 8-43-6 右足矢状面

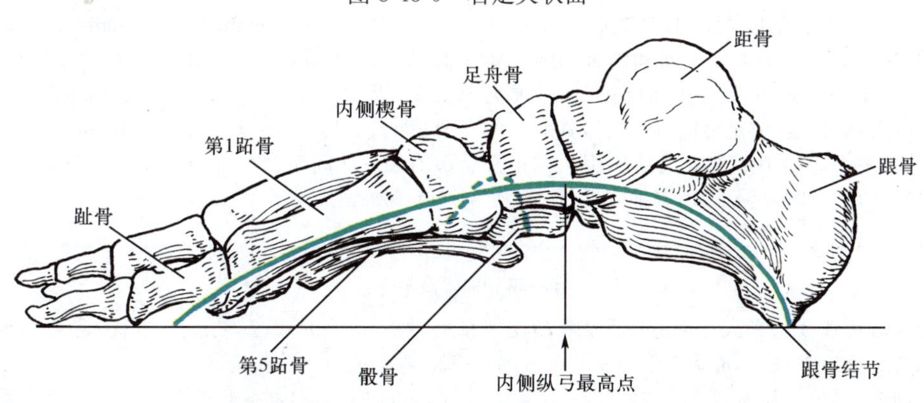

图 8-43-7 足弓(示内侧纵弓与横弓)

韧带:韧带和关节囊是连结足骨,形成足弓的重要组织。骨与骨之间有很多长短不等的韧带。有的韧带形成关节囊的一部分,其中主要的有跟舟韧带、跖韧带、三角韧带和跖筋膜。

跟舟韧带起于跟骨载距突,止于舟骨底部,为弹性和软骨纤维所组成,坚强而具弹性,支持距骨头,为预防下陷或内倾的主要结构,故也称为**弹簧韧带**。

跖韧带分为**跖长韧带**与**跖短韧带**。跖长韧带起于跟骨内外结节的前部,止于骰骨嵴和第 2、3、4、5 跖骨的跖侧基部。跖短韧带起于跟骨前部,止于骰骨嵴的后侧,其部位较跖长韧带为深。跖韧带的主要作用在于连结跟骰和跟跖的关系。

三角韧带起于内踝,向下分为三股:前、后股均止于距骨;中股止于跟骨载距突。三角韧带的作用一方面稳定胫距关节,同时向内向上拉紧跟骨,使其不向外翻,间接地防止距骨下陷或内倾。

跖筋膜不是韧带,而是保护跖侧肌肉的筋膜,它起于跟骨内结节之前,止于跖骨头。但实际上它又起着维持足弓的韧带作用。

肌肉:足部的肌肉是维持和加强足弓,并防止足弓塌陷的最主要结构,分为内在肌和外在肌两种。内在肌对维持足弓已不起决定性作用。对足弓起重要作用的是外在肌，有胫前肌、胫后肌、踇长屈肌、腓骨长肌和腓肠肌等。

胫骨前肌通过踝关节前内侧，止于第1跖骨基底内侧和第1楔骨内侧，能使足内缘上提，足底内翻。

胫骨后肌通过内踝后方和弹簧韧带底部，止于舟骨结节、楔骨、骰骨和第2、3、4跖骨基底，能使舟骨紧紧抱住距骨头，加强弹簧韧带，防止距骨头下陷内倾，并使前足内收。

踇长屈肌通过内踝后内侧、载距突下和弹簧韧带的底面，终止于踇趾中节趾骨基底部。它像弓弦一样，位于内纵弓的底部。按其地位来说，应是维持足弓最有利的肌肉，但由于止点骨不够稳定，所起的作用不大。

腓骨长肌通过外踝后外侧、骰骨沟和足底，止于第1跖骨基底和内侧楔骨跖侧，能使前足外展，足外缘向上；与胫骨前肌同时作用，可以加强横弓，支持或提高纵弓。

腓肠肌由胫骨后侧直下，止于跟骨的后底部。该肌收缩能使跟骨前端下倾，破坏纵弓。所以，跟腱发生挛缩后，可以引起扁平足症。

足弓的生理：足弓的主要作用，是吸收人在行动时所产生的震荡，借以保护人体平衡和内脏功能。要达到此目的，并不在于足弓的高低，而在于足弓弹力的大小。足弓高，韧带紧，或足弓低，韧带松，其弹力均不强，在缓冲震荡力方面不能起很大的作用。在正常足弓的人，足着地负重时，足弓即适当地降低，使重力传至韧带；当韧带达到一定的紧张度，通过神经反射，足的内、外在肌立即收缩，辅助韧带维持足弓的最低限度。通过上述的生理过程，人体足弓着地，由地面产生的震荡力大部已被缓冲而减少。

步行时，首先足跟着地，其次外纵弓着地，最后内纵弓着地。所以，步行是一个足由后向前、向外、向内、向后的旋转画圈动作。各组有关肌肉交迭收缩，维护足部韧带的弹力，足弓无不良影响。

跑步或跳跃时，足跟不着地，仅前足着地。跑跳动作，要求全部足的内、外在肌都须紧张地收缩，发挥韧带的弹性，对正常足弓有益无损。

端正直立时，体重的中心通过两足的中间，位置比较稳定，不需要足部的内、外在肌强力收缩来对抗颠覆，维持机体平衡。足部的韧带因无肌肉强力收缩的辅助，必须承担大部的体重。所以，长期站立工作，易造成韧带劳损和足内、外在肌的萎缩，以致产生平足症。

据中国成人足弓的测量：足长：男 250.10mm±0.51mm，女 231.74mm±0.44mm；最大宽：男 100.10mm±0.28mm，女 91.82mm±0.25mm；最小宽：男 67.43mm±0.18mm，女 62.55mm±0.19mm；内侧弓高：男 47.27mm±0.25mm，女 40.81mm±0.29mm；外侧弓高：男 22.68mm±0.10mm，女 21.02mm±0.08mm；内踝高：男 82.78mm±0.24mm，女 73.95mm±0.22mm；外踝高：男 68.77mm±0.23mm，女 63.62mm±0.21mm；踝间宽：男 73.10mm±0.17mm，女 66.00mm±0.16mm。

关于平足症(扁平足)

每个人的足弓可能有很大的差异。足弓的发育程度不一，有高度发育，有发育不良，甚至几乎完全缺如。婴儿的足弓发育极小，足底几乎扁平。足弓的发育随着全足的生长而进行。

足部韧带、肌腱受损伤、足弓塌陷称为平足症。平足症分病理性与功能性两种。病理性平足症不仅足底扁平，而且足的各个关节的运动受到限制，走、跑、跳的能力减弱、不能持久，足底肌和小腿肌易疲劳，甚至产生疼痛。功能性平足症，由于足底肌肉发达，软组织较肥厚，足底外形似平足症，但足的各关节仍具有良好的运动性。走、跑、跳的功能不减。

测定足弓最简单的方法是印迹法。方法是在足底涂上白粉或有色颜料，然后踏印在地面或纸上。

四、足部肌肉及其作用

控制足部运动的肌肉有起止于足骨的短小的内在肌和起于小腿骨，止于足骨外在的长肌。足背和足底的诸块小肌不如手上的小肌重要，因为足的主要功能是稳固地支持体重，每趾的运动均属次要。按足底肌肉走行方向，大部分是纵行加强足的长弓，仅有少数横行以支持横弓。

足的长肌在运动中担负体重的大部分，并行使足的运动。长肌兼有3个主要功能：支持足弓、使足作背侧屈和跖侧屈，以及使足外展、内收、外翻和内翻，每一肌的作用不是单纯的，而是对足的各部关节各有不同的作用。对踝关节、跗骨间关节及距跟舟(即距骨下)关节都有作用。如踝关节不动，则诸肌运动可使足外展和外翻，以及内收和内翻。如距跟舟关节不动，则可使足背侧屈、跖侧屈、外展和内收。如果上述两关节都参与活动，则各长肌与各小肌联合起作用。

足的一切运动中，各关节虽然都有一些作用，但是主要动作，必须通过某一关节。下面列表说明各种动作所通过的关节及所作用的肌肉（表 8-43-1）。

表 8-43-1　足的运动及其关节、作用肌肉的关系

动作	通过的关节	作用的肌肉
背侧屈	踝关节	胫骨前肌、伸趾及伸拇长肌、第 3 腓骨肌
跖侧屈	踝关节	腓肠肌、胫骨后肌、比目鱼肌、跖肌、腓骨长、短肌、屈趾及屈拇长肌
内收	跗骨间关节	胫骨前、后肌
外展	跗骨间关节	腓骨长、短肌及第 3 腓骨肌
内翻	距骨下关节	胫骨前、后肌
外翻	距骨下关节	腓骨长、短肌及第 3 腓骨肌

关于畸形足

使足各部结构的正常解剖关系发生变化的原因很多。足部肌肉平常的张力是相等的，肌肉的任何扭曲和畸形都会使肌肉平衡出现紊乱。损伤、骨折、脱臼和麻痹皆可能打乱肌肉的平衡。骨和韧带受牵连时，足弓变形，也可造成畸形。足部有时没有明显的原因而变弱。

常见的畸形足的患部，其正常运动的方向超过普通的程度。大部分畸形足是先天的，也有是后天的，发生的时期不定。畸形足有四种简单形式：马蹄足、仰趾足、外翻足和内翻足。常有 2 种或 3 种合并发生的。

1. 马蹄足　是跟腱不能收缩，使足不能平放于地面上。各趾球与地面接触，走路时趾与足成直角。跖腱膜常续发挛缩，使足背更加突起，而足底更加向上方凹陷。如马蹄足再加上内收和内翻，则名为马蹄内翻足；如加上外展和外翻，则名为马蹄外翻足。

先天性的马蹄足，小腿后侧肌群及跖腱膜都续发短缩。在获得性马蹄足中，由于小腿前侧诸肌发生轻瘫或麻痹，而致小腿后侧诸肌失去对抗力而发生挛缩。治疗主要是牵伸腓肠肌或行跟腱切开术。

2. 仰趾足　很少见，通常是在牵连腓肠部诸肌的婴儿麻痹后续发。在较常见的仰趾足类型中，对足起作用的肌肉全部发生局部或完全麻痹（平足症）。跟距两骨呈背侧屈，其余各跗骨及足的前部皆因足底的结构挛缩而呈跖侧屈。仰趾足可能伴发外翻或内翻，而足弓或有或无变化。仰趾足造成足功能丧失最大。要纠正这种畸形，则需对跗骨施行手术。

3. 外翻足　足外侧缘提高而内侧缘着地。先天性的腓骨长、短肌缩短，而胫骨前、后肌过度伸长。后天性者则由于胫骨前、后肌麻痹所致。

4. 内翻足　这种畸形是足内收和内翻。内翻足的跗间关节自身扭转，足内侧缘往上转而足弓增大，其背侧和外侧缘则更加突出。病人走路时，足背向前而足底向后，内侧缘向上而外侧缘着地。先天性的病例，其胫骨前、后肌腱和三角韧带缩短；后天性者，因腓骨长、短肌麻痹，故胫骨前、后肌过度收缩。

第四十四章　下肢的皮瓣

大腿部皮瓣的分区(部)大腿前部皮瓣分为四区：即大腿前部、大腿后部、大腿外侧部和大腿内侧部皮瓣。前部皮瓣的外侧界是从髂前上棘至髂外缘的连线，其内侧界是从耻骨结节至髌内缘的连线。后部皮瓣的外侧界是从大转子至腓骨头的连线，内侧界从坐骨结节至股骨内上髁的连线。内侧皮瓣的前界是前部皮瓣的内侧界，后界是大腿后侧皮瓣的内侧界。大腿外侧皮瓣的前界是大腿前部皮瓣的外侧界，后界是大腿后部皮瓣的外侧界。

第一节　大腿前部皮瓣

大腿前部皮瓣 anterior femoral flap 供区隐蔽，皮肤质量好，色泽适宜，皮动脉位置恒定，口径较粗，因而适宜于作为游离皮瓣的供区。

一、大腿前部皮瓣的动脉

(一) 大腿前上区的皮动脉

皮动脉全部自股三角区发出，其主要动脉是阴部外动脉和股动脉第1皮支，次要动脉是第2皮支和第3皮支(图 8-44-1)。

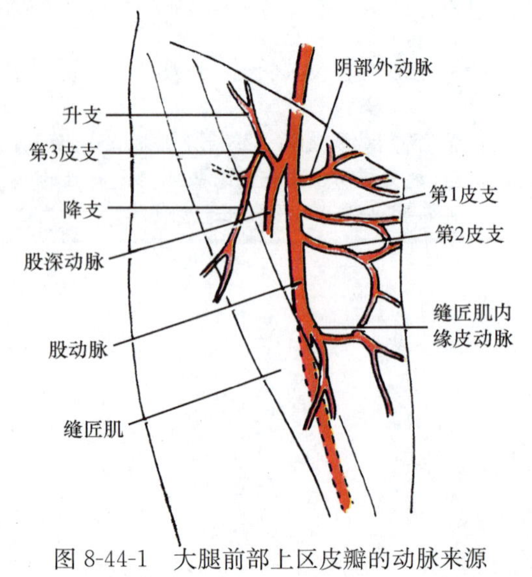

图 8-44-1　大腿前部上区皮瓣的动脉来源

1. 股动脉　在股三角区发出阴部外动脉，出现率为100%，该动脉常分为上、下两主支，同时具有两主支的占82%，其中66%两主支同时起源于同一动脉干。当阴部外动脉干或其上下主支与大隐静脉相遇时，动脉干和下主支多经过静脉的深面，上主支多经过静脉的浅面。阴部外动脉干或其上、下主支穿过筛筋膜进入浅层，穿出点皆在大隐静脉末端的内侧缘和外侧缘，多集中在股动脉起点内侧 10mm，向下 50mm 处为中心，半径为 15mm 的圆圈内。阴部外动脉的起点外径为 1.7mm，游离血管蒂长 21.5mm，穿过筋膜处外径为 1.3mm。阴部外动脉的下主干及其次级分支主要进入大腿前上部内侧区和大腿上内侧区。

2. 在股三角区从股动脉内侧发出的到达大腿前上部皮瓣的第1皮支出现率为93.3%，其发出点距阴部外动脉的起点下1～2cm，起点外径为1.6mm，游离血管蒂长23.5mm，穿过深筋膜处外径平均为1.1mm。

3. 股动脉第2皮支从第1皮支的下方，在股三角区自股动脉的内侧发出，其出现率为76.7%，起点外径平均为1.5mm，游离血管蒂长为36.3mm，穿深筋膜处的外径为1.0mm。

4. 第3皮支在股三角区自股动脉或股深动脉的外侧发出，该动脉出现率低，只占46.7%，其中有18.7%从股动脉外侧发出，28.0%自股深动脉的外侧部发出。其起点外径为1.6mm，游离血管蒂长平均为32.1mm，穿过深筋膜处的血管外径平均为1.0mm。该皮支发出后走向大腿前上区中线外侧部，在走行中发出升支、横支和降支，其中降支最长，可达15cm。

(二) 大腿前中区的皮动脉

该区主要皮动脉是缝匠肌外缘皮动脉，其次是缝匠肌内缘皮动脉(图 8-44-2)。

1. 缝匠肌外缘皮动脉　有2/3起自股动脉，1/3起自股深动脉。起始部位在大腿前部中、上1/3交界处，从缝匠肌的外侧缘浅出。按照动脉血供类型，将缝匠肌外缘皮动脉分为两型。

Ⅰ型为直接皮动脉型：80%的缝匠肌外缘皮动脉属于Ⅰ型，其特点是皮动脉从主干发出后不发肌支，在肌间隙内走行一短距离，然后穿出深筋膜直至皮下组织内，再分支到浅、深筋膜和皮肤。

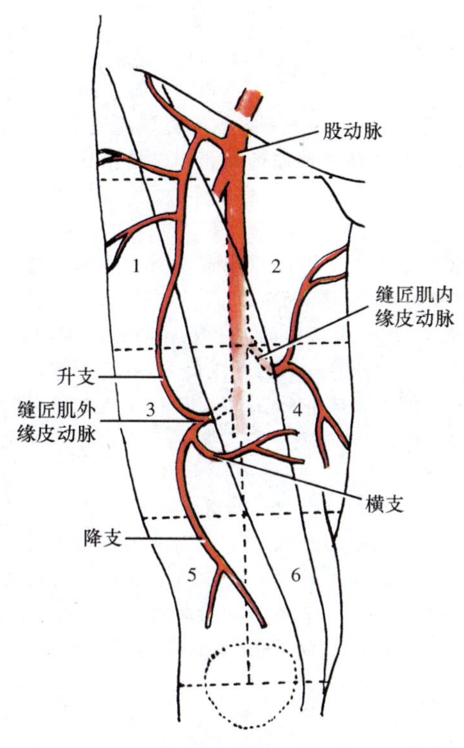

图 8-44-2　大腿前部中区皮瓣的动脉来源
1. 上外区；2. 上内区；3. 中外区；
4. 中内区；5. 下外区；6. 下内区

Ⅱ型为间接皮动脉类型：供应皮瓣的动脉从主干发出后，在行程中发出肌支供应邻近的肌肉。其皮支穿过肌间隔或肌间隙，分布至皮肤。此型缝匠肌外缘皮动脉较少，皮动脉从主干发出后，发出一些肌支。行皮瓣游离移植截取血管蒂时，需要结扎肌支才能切取较长的动脉蒂。

缝匠肌外缘皮动脉起始点在耻骨结节与髌骨内侧缘中点的连线上；在耻骨结节下平均 121.6mm，并水平向外 33.7mm 处。其起点处外径平均为 2.2mm(0.8～3.9mm)，其穿深筋膜部位在耻骨结节与髌骨内侧缘中点连线上，在耻骨结节下平均 171.4mm，并水平向外 33.7mm 处，其穿深筋膜处的外径平均为 0.92mm，游离血管蒂长达 5.9cm。

2. 缝匠肌内缘皮动脉　供应大腿前中区皮肤的动脉，少数来自缝匠肌内缘的皮动脉，其出现率为20%，该动脉主要起自股动脉（占 83.3%），其起点在耻骨结节与髌骨内侧缘中点连线上，距耻骨结节平均 100.7mm，水平向外 23.7mm 处，其起点外径平均为 1.4mm；该动脉在耻骨结节与髌骨内侧缘中点连线距耻骨结节平均 133.0mm；水平向外 21.6mm 处穿过深筋膜，在深筋膜处其外径平均为 0.9mm；其游离血管蒂长度平均为 3.3cm。

缝匠肌内、外缘皮动脉穿出深筋膜后，即分为升支、侧支和降支，其中降支出现率最高，行程最长，分布较广。缝匠肌外缘皮动脉起点多位于大腿前部中外区（占 59.0%），其分支主要分布到大腿前部中内区（占 50.8%）。而缝匠肌内缘皮动脉起始于大腿前部上内区和中内区，其分支也主要分布到大腿前部中内区。

总之，缝匠肌外缘皮动脉出现率比内缘皮动脉高，起点及穿深筋膜位置均较内缘皮动脉低，而两者的分支都主要分布到大腿前部中内区。

二、大腿前部皮瓣的静脉

大腿前上部皮瓣的引流静脉有两种来源，即大隐静脉和伴行静脉。

（一）大隐静脉

大隐静脉起自足内缘，绕经内踝前方、小腿内侧部、膝内侧，再经大腿前内侧上行，注入隐静脉裂孔内的股静脉。其注入点的外径在 3mm 以上，是该区的引流静脉之一。

（二）伴行静脉

大腿前上部皮肤动脉的伴行静脉常为两条，在注入点处多为一条，其外径>1.8mm。

1. 缝匠肌外缘皮静脉　在注入点处均为一支，在穿过深筋膜部位一支者占 72.7%，两支者占 27.3%，皮静脉在注入处的外径，平均为 2.4mm，在穿过深筋膜处外径平均为 1.4mm。

2. 缝匠肌内缘皮静脉　在注入点处同样亦为一支，这些皮静脉的注入处外径平均约为 1.8mm，而在穿过深筋膜处的外径平均为 1.3mm。

大腿前部皮瓣的临床应用

（一）大腿前部皮瓣的特点

大腿前部皮瓣供区隐蔽，术后瘢痕不会影响仪容。皮肤色泽良好，毛发少，全层皮厚度适中，质地柔韧，用途广泛。其中大腿前上区皮瓣皮下脂肪多，适于修复需要较多填充组织的缺损。而前中区皮瓣适于修复包括面部损伤在内的许多常见缺损。

（二）大腿前部皮瓣的血管蒂特点及体表定位

1. 大腿前上部皮动脉的血管特点　大腿前上区皮动脉血管蒂长度均在 20mm 以上。动脉的起始部位恒定，起点外径均在 1.5mm 以上，能满足作为游离皮瓣移植对血管口径的要求。

2. 大腿前上部皮动脉的体表定位　股三角为寻找大腿前上部皮动脉的定位区。在股动脉点内侧 10mm，向下 50mm 处为中心，半径为 15mm 的圆圈内可以找到阴部外静脉的主干或降支，在其下方依次可找到第 1、2 皮支和第 3 皮支的起始部位。唯一值得注意的是，由于大隐静脉在注入点处可能走行在阴部外动脉的浅面，并与第 3 皮支的起点相交叉，如果不取大隐静脉为引流静脉，需保护大隐静脉的末段免受损伤。此外，该区皮下脂肪一般较丰富，亦为皮动脉的寻找带来不便。

3. 缝匠肌外缘皮动脉的体表定位　缝匠肌外缘皮动脉出现率高，位置恒定，寻找方便。在大腿前部中、上 1/3 交界处，在耻骨结节与髌骨外侧缘中点连线上偏外 3cm 的范围内，就是该动脉的起始部位。切开皮肤及皮下组织，寻找缝匠肌，将缝匠肌向内牵开，即可显露出该动脉的起点处及血管蒂部分。该皮动脉有时发出肌支到缝匠肌，因此，在切取血管蒂时需要切断并结扎肌支。血管蒂一般较长，可超过 5cm。

4. 缝匠肌内缘皮动脉起点位置一般高于外缘皮动脉起点 20mm 左右，将缝匠肌游离并牵向外侧，即可显露该皮动脉的起始点。

（三）大腿前部皮瓣的切取面积

根据我们的实验观察，大腿前上区皮动脉为游离皮瓣的血管蒂，其切取面积可达 10cm×7cm；而以缝匠肌外缘皮动脉为游离皮瓣的血管蒂，皮瓣的供区面积可达 20cm×10cm。

（四）手术入路

切取大腿前部皮瓣，可采取顺行剥离法和逆行剥离法。

1. 顺行剥离法　先找到血管及其起点，暂不切断血管蒂的起点。按取皮范围大小切开周围皮片，向血管蒂方向游离，最后断蒂。

2. 逆行剥离法　按所需皮瓣大小，先用龙胆紫划出取皮境界，从周围切取皮瓣向血管蒂所在部位游离，直至血管蒂附近，寻找血管蒂并切断，再进行与受区血管吻合。

根据临床实践的观察，进行皮瓣血管吻合时，应先吻合静脉，数量宜多不宜少，首选伴行静脉，对皮瓣的成活会更为有利。

第二节　大腿后部皮瓣

大腿后部皮瓣 posterior femoral flap 部位隐蔽，血供丰富，皮肤质量好，适于作为游离皮瓣的供区。但是，供应该区的皮肤动脉多呈分段供应，不同节段的皮动脉之间以臀下动脉发出的股后皮神经伴行动脉为轴，在大腿后部皮肤及浅、深筋膜内形成广泛的血管网。

一、大腿后部皮瓣的动脉

大腿后部皮瓣的供应动脉，依其出现率的多少和其支配范围的广泛程度可分为两种类型：

1. 大腿后部皮瓣的主要动脉　来源于股深动脉的穿支、第 1、2、3 穿动脉 aa. perforantes 和腘动脉 a. poplitea 的股后上升支。如果把大腿后部从臀股沟与股骨内外上髁连线之间等分为四等分，那么各段间的血液供应主要来源如下(图 8-44-3)。

(1) 大腿后部皮瓣的上 1/4 区主要供应动脉是第 1 穿动脉和股后皮神经的伴行动脉，以第 1 穿动脉的皮支为主，分支数量多，血管干较细小。该部皮肤的真皮层较厚，皮下脂肪最为丰富，供应血管支又不恒定，所以单取该部分作为游离皮瓣的小皮瓣供区并不理想。

(2) 大腿后部皮瓣的中间 1/2 区主要供应血管来

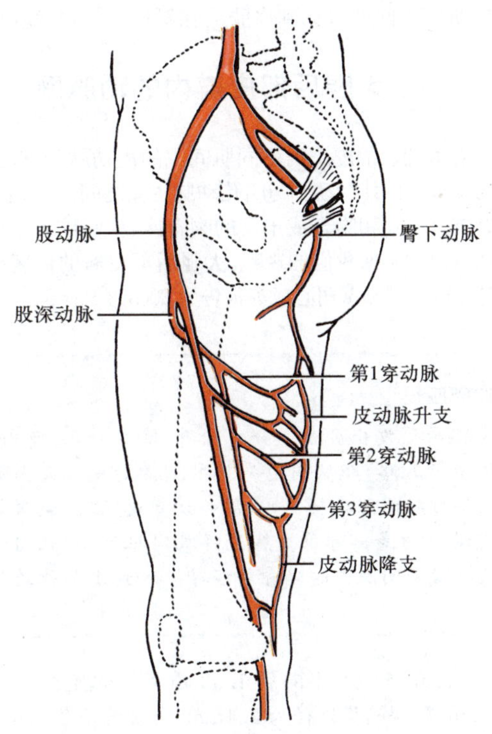

图 8-44-3 大腿后部皮瓣的动脉来源

自第 2 和第 3 穿动脉，也有第 1 穿动脉的分支加入。该段皮肤动脉恒定，出现率达 92.4%，其中有一条动脉干进入该区者为最多，占 72.5%；有两条动脉干进入该区者次之，占 22.5%；有三条者最少，占 2.5%。这些皮肤动脉的起始部外径平均为 2.1mm，可游离的血管蒂长平均为 35.3mm；其起始部位多数在股骨髁间线上方 10～15cm 的范围内，其穿过深筋膜部位多数在股骨髁间线上方 7～8cm 处，穿过深筋膜处的外径平均为 0.81mm。

穿动脉的大腿后部皮支从穿动脉发出后，部分从股二头肌与股外侧肌之间向外下方行，并在肌间结缔组织中发出小分支至股二头肌和股外侧肌，一些研究者认为，穿动脉股后皮支大多数(95.5%)沿着股二头肌的外缘穿出肌间隙到皮下。在同一肢体上，各穿动脉股后皮支的穿出点(显露点)自上而下基本排列在股后皮瓣外侧部与中间的交界线上，皮支的主干稍向外下方下降，然后穿出深筋膜。我们认为，这是大腿后部皮瓣穿动脉分支走行的第一种方式。

穿动脉的大腿后皮支到达大腿后部皮瓣的另一条途径是走行在股二头肌与半膜半腱肌间沟中，从坐骨神经的内侧发出者较多，占 88.0%，而从其外侧发出者较少，占 12.0%。这些皮肤动脉从坐骨神经的外侧，沿半膜、半腱肌的外缘斜行上升到大腿后部中线上，穿出深筋膜并发出升支、横支和降支。其中升支多与股后皮神经伴行动脉的主降支相吻合，从而使该皮动脉变粗变长；降支和横支也与股后皮神经的伴行动脉分支吻合，形成股后中线区的动脉网。

(3) 大腿后部下 1/4 区的主要动脉供应来源：该区除第 3 穿动脉的皮支进入并发降支供应外，还有来自腘动脉的大腿后上支皮支。这些升支在根部发出细的肌支到半腱肌、半膜肌和股二头肌，主干沿股后部中线上升，末端与股后皮神经伴行动脉相吻合。其出现率为 100%，起始外径平均 0.99mm，长度平均 35.2mm(4～71mm)，主要滋养大腿后下 1/4 区皮瓣。

2. **大腿后部皮瓣的次要动脉** 闭孔动脉后皮支从闭孔动脉发出，多数在股后部皮瓣的第一段中、下区穿大收肌显露于皮下。皮支的主干沿股后部皮瓣的内侧 1/3 部下降进入深筋膜，与股后皮神经伴行动脉，穿动脉股后皮支相吻合，其出现率为 100%。显露点外径平均为 0.7mm，长度平均 17.5mm，滋养大腿后部皮瓣的上 1/2 区。

二、大腿后部皮瓣的静脉

1. 从股二头肌与股外侧肌间隙浅出的穿动脉股后皮支伴行静脉、闭孔动脉股后皮支伴行静脉、股后皮神经伴行静脉皆以双支型占多数，分别为 55.4%、66.7%、55.8%；静脉的外径多数大于伴行动脉的外径或与之基本相等。

2. 从股二头肌与半腱、半膜肌间隙浅出的大腿后部皮瓣的皮动脉伴行静脉，平均 1.4 条，静脉多数注入股深静脉的穿支，出现率为 63.8%。其中注入第 1、2、3 穿静脉的出现率分别为 5.2%、25.9%、32.8%，注入其他静脉者占 36.2%。静脉的外径均大于伴行动脉。

三、大腿后部皮瓣的神经

带神经的大腿后部游离皮瓣可以用股后皮神经 n. cutaneus femoris posterior 作为游离皮瓣的神经蒂。该神经通过臀大肌下间隙进入股部时，主干尚在深筋膜的深面，在臀大肌下缘中点其横径是 2.9mm(司心成等报告为 3.2mm，钟世镇等报告为 2～3mm)，该皮神经出现率为 100%。出臀大肌下间隙后穿出深筋膜，沿股后部中线下降，长度平均可达 200mm 以上(司心成等报告为 257.9mm)。

四、大腿后部皮瓣的动脉定位

根据皮动脉的两种不同浅出部位，皮动脉的定位可根据如下办法。

1. 来源于股二头肌与股外侧肌之间间隙浅出的大腿后部皮瓣的皮动脉，较有规律地沿股二头肌外侧缘自上而下显露于皮下，然后分多支进入皮肤。

2. 来源于股二头肌与半膜、半腱肌之间的间隙浅出的皮动脉，多从坐骨神经的外侧，半腱肌的外侧缘上升，其分支主要集中在大腿后部正中线上浅出。牵开股二头肌，仔细分离肌间隙，看到坐骨神经时应注意加以保护。在该间隙的结缔组织膜中与半腱、半膜肌的肌膜之间即可见到皮肤动脉斜行上升，并浅出。

五、大腿后部皮瓣内的动脉网

在大腿后部皮瓣内不同肌间隙的皮动脉分支之间，股后皮神经的伴行动脉与闭孔动脉皮支之间以及腘动脉上升支之间互相吻合成丰富的吻合网，从而扩大了皮瓣的切取范围。据我们的观察，大腿后部皮瓣的供区范围可达 25cm×10cm(司心成等报告为 20cm×10cm)。

大腿后部皮瓣的临床应用

由于这些皮肤动脉从肌间隙浅出后均在深筋膜外向大腿后区发出分支。分支除升、降支外，还有内、外侧的分支，分支之间有密切的吻合网。因此，手术宜选用逆行入路，即从周边先将要选择的皮区大小定位后，分别以股二头肌与肌外侧肌间隙和股二头肌与半膜、半腱肌间隙为轴心，从周边切开皮肤及浅、深筋膜，连同深筋膜一起向轴心处游离，最后在轴心线上找到皮动脉的浅出部位。然后将肌肉拉开，向肌间隙深处分离。注意保护一些重要组织，如在股二头肌和半腱、半膜肌间隙内的坐骨神经等。找到皮动脉的起点后，即可切断血管蒂。

第三节 大腿内侧部皮瓣

大腿内侧皮瓣 medial femoral flap 是 Baek 医师于 1983 年 3 月首次报道的。关文辉等将大腿内侧皮瓣应用于 6 例晚期烧伤病例，修复手部烧伤虎口区瘢痕挛缩畸形也获得成功。

一、大腿内侧部皮瓣的动脉

供应大腿内侧皮瓣的动脉皆是由缝匠肌外侧缘和内侧缘肌间隙浅出的一些直接皮动脉和间接皮动脉。

在缝匠肌内侧缘肌间隙浅出的皮动脉，由上至下依次为(图 8-44-4)：

(一) 缝匠肌内缘上皮动脉

该动脉恒定地起于股动脉内侧壁。其中直接皮动脉型占 39.3%，从股动脉发出的分支直接分布于大腿内侧上部的皮肤和皮下组织。间接皮动脉型占 60.7%，该型即为肌支与皮支共干。肌支主要分布到缝匠肌、股薄肌、长收肌，皮支分布到大腿内侧上部的皮肤和皮下组织。肌支一般比皮支细小。

该皮动脉出现率为 93.3%，其发出部位在耻骨结节与髌内缘连线上，耻骨结节下方平均 13.1cm，连线水平向前 1.34cm 处。其穿深筋膜部位在耻骨结节下方 15.1cm，连线水平向后 1.33cm 处。起始部外径为 1.6mm，穿深筋膜外径为 1.1mm，血管蒂长 3.7cm。

(二) 缝匠肌内缘中皮动脉

该动脉起于股动脉内侧壁，在股动脉进入收肌管的上方或进入收肌管的起始处发出，出现率为 93.3%。直接皮动脉型占 10.7%，间接皮动脉型占 89.3%，其分支分布于大腿内侧中部皮肤和皮下组织。其起始部位在耻骨结节下方 19.97cm，耻骨结节与髌内缘连接水平向后 1.95cm 处。穿深筋膜部位在耻骨结节下方 21.71cm，连线后方 3.90cm 处，起始处外径为 1.7mm，穿深筋膜处外径为 1.1mm。血管蒂长 3.3cm。

(三) 缝匠肌内缘下皮动脉

该动脉起于股动脉内侧壁，穿收肌管前壁腱板而发出，有时有两支，其出现率为 43.3%。其分支分布于大腿内侧下部后半皮肤和皮下组织。起始部位在耻骨结节下方 25cm，耻骨结节与髌内缘连线水平向后 4.0cm 处。穿深筋膜部位在连线后方 6cm 处，在耻骨结节下方 26.7cm，起始处外径为 1.8mm，穿深筋膜外径为 1.2mm。血管蒂长 3.8cm。

(四) 膝降动脉内侧皮支

该支由膝降动脉分为隐支和关节支以前发出，出现率为 20.7%，其分支分布于大腿内侧下部后半皮肤和皮下组织。起始部位在耻骨结节下方 29.2cm，耻骨结节与髌内缘连线水平向后4.3cm处。穿深筋膜部

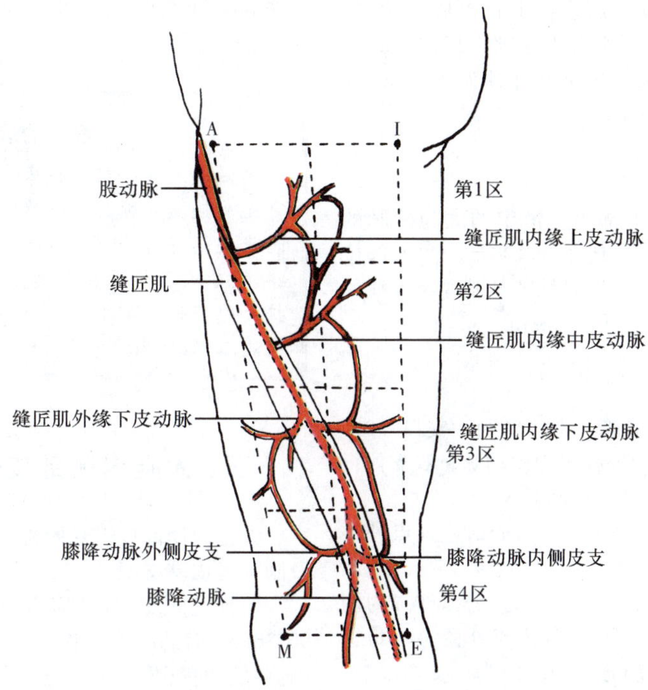

图 8-44-4　大腿内侧部皮瓣的动脉来源

A. 耻骨结节下 10cm；I. 坐骨结节；M. 髌内缘；E. 股骨内上髁后缘

位在连线后方 7.0cm 处，在耻骨结节下方 28.7cm。起始处外径为 1.3mm，穿深筋膜处外径为 1.1mm。血管蒂长 2.4cm。

在缝匠肌外侧缘肌间隙浅出的皮动脉由上至下依次为：

(一) 缝匠肌外缘下皮动脉

缝匠肌外缘下皮动脉起于股动脉外侧壁，穿收肌管前壁腱板而发出。有时为两支，出现率为 66.7%。直接皮动脉型占 26.9%，间接皮动脉型占 71.3%，其分支分布于大腿内侧中、下部前半皮肤和皮下组织。肌支分布到缝匠肌、股内侧肌。其起始部位在耻骨结节下方 25.7cm，耻骨结节与髌内缘连线水平向后 3.7cm 处。穿深筋膜部位在连线后方 2.9cm 处，在耻骨结节下方 27.3cm。起始处外径为 1.8mm，穿深筋膜处外径为 1.0mm。血管蒂长 2.7cm。

(二) 膝降动脉外侧皮支

由膝降动脉分为隐支和关节支以前发出的直接皮动脉出现率为 79.3%，其分支分布于大腿内侧下部前半皮肤和皮下组织。起始部位在耻骨结节下方 30.4cm，耻骨结节与髌内缘连线水平向后 4.8cm。穿深筋膜部位在连线后方 4.3cm 处，在耻骨结节下方 31.4cm。起始处外径为 1.4mm，穿深筋膜处外径为 0.9mm。血管蒂长 1.5cm。

其他供应该部位的皮动脉还有阴部外动脉皮支、闭孔动脉皮支、股后部的皮动脉、终末支等。前两者分布的部位过高，实际上属于腹股沟区皮瓣，而股后部皮动脉分布于大腿内侧的终末支太短，都不适于用作大腿内侧皮瓣的动脉蒂。

总的看来，供应大腿内侧皮瓣的皮动脉数量多，口径粗，血管蒂长。该皮瓣是一个良好供区。各皮动脉穿出深筋膜后均有升支、横支和降支。有的其降支很长，最长者达 14cm，一直到膝关节内侧。各分支之间互相吻合，在皮肤内形成广泛的密集的血管网，因此，皮动脉实际分布的范围远大于肉眼解剖所能见到的皮动脉分支分布范围。

二、大腿内侧皮瓣的静脉

大腿内侧皮瓣的引流静脉有大隐静脉及其属支，股内侧浅静脉和各皮动脉的同名伴行静脉。

(一) 大隐静脉

在膝关节内侧近缝匠肌上端外缘处由小腿内侧

上升到大腿内侧部，循缝匠肌表面上行至股三角，最后穿过阔筋膜隐静脉裂孔注入股静脉。其在大腿内下部外径为 2.8mm，在大腿内中部外径为 3.1mm，在大腿内上部外径为 3.1mm。

（二）股内侧浅静脉

在大腿内侧中部和上部出现恒定的大隐静脉的属支——股内侧浅静脉，出现率为 100%。注入部位在耻骨结节的下方 14.2cm，耻骨结节与髌内缘连线的后方 1.9cm 处，注入处的外径为 2mm。

（三）同名伴行静脉

1. 缝匠肌内缘上皮静脉　82.1%为一支，17.9%为两支。单支伴行静脉的外径粗于皮动脉。双支伴行者，每一支皮静脉的外径细于皮动脉。

该皮静脉穿深筋膜处外径为 1.1mm，注入点外径为 1.6mm。

2. 缝匠肌内缘中皮静脉　80%为一支，20%为两支。穿深筋膜处的外径为 1mm，注入点外径为 6mm。

3. 缝匠肌内缘下皮静脉　84.6%为一支，15.4%为两支。穿深筋膜处的外径为 1mm，注入点外径为 1.7mm。

4. 缝匠肌外缘下皮静脉　84%为一支，16%为两支。穿深筋膜处外径为 1.2mm，注入点外径为 1.8mm。

5. 膝降动脉外侧皮支和内侧皮支静脉　87.5%为一支，12.5%为两支。穿深筋膜处外径分别为 0.96mm 和 0.93mm，注入点外径分别为 1.4mm 和 1.2mm。

静脉的选择

根据皮瓣移植的临床实践经验，我们认为，应首先吻接皮动脉的伴行静脉，如果条件允许，可同时将大隐静脉或股内侧浅静脉与受区的静脉吻接，鉴于大隐静脉在大腿部属支较少的特点，只吻接大隐静脉而不吻接伴行静脉，有导致皮瓣静脉引流不畅的危险。

三、大腿内侧部皮瓣的神经支配

大腿内侧部皮瓣受股神经前皮支、闭孔神经皮支及隐神经皮支支配。

股神经前皮支：平均横径为 1.6mm，长度平均为 96.3mm。有的前皮支沿缝匠肌深面斜向内下至缝匠肌内侧缘肌间隙下行，穿深筋膜分布于大腿内侧中 3/5 区域。有的前皮支穿缝匠肌，在缝匠肌表面下行，分布至大腿前部皮肤，并发分支支配缝匠肌。

闭孔神经皮支：平均横径为 1.4mm，平均长度为 61.4mm。皮支多数自股薄肌或内收肌穿出，分布于大腿内侧中 2/5 区域。

隐神经皮支：主要分布于大腿内侧皮瓣下 2/5 区域。

大腿内侧部皮瓣的临床应用

根据解剖学的观察，做大腿内侧皮瓣游离移植时，可采取如下步骤：

病人取仰卧位，下肢外展 30°，并轻度外旋，膝关节微屈。于腹股沟区股动脉搏动最明显处至股骨内侧髁的连线，取连线的中 1/3 外侧约 2cm 处做与连线平行的皮肤切口。切开皮肤、皮下组织及阔筋膜，将皮瓣由外向内掀开，显露缝匠肌。在缝匠肌外侧缘处沿肌间隙可分离寻找缝匠肌外缘下皮动脉、膝降动脉外侧皮支及其伴行静脉。在缝匠肌内侧缘处沿肌间隙可分离并寻找缝匠肌内缘上、中、下皮静脉、膝降动脉内侧皮支及其伴行静脉。

保护好大腿内侧的主要皮动脉及伴行静脉，参照皮动脉支数、走向和分支范围，根据皮瓣供区的大小来设计和切取皮瓣。切开皮瓣上界、下界和内侧界，直达阔筋膜。鉴于阔筋膜上微血管的吻合十分丰富，所以应把阔筋膜包括在大腿内侧皮瓣内，但一定要注意防止阔筋膜与皮下脂肪组织剥离。

大隐静脉及股内侧浅静脉是该皮瓣的过路引流静脉，可选择作为辅助引流静脉。鉴于大隐静脉在大腿内侧中下区属支较少，所以应以伴行静脉作为主要引流静脉。

如果要选取带感觉的大腿内侧部皮瓣时，可选取沿缝匠肌内缘下降的股神经前皮支，留长些切断，与受区的神经吻接。

第四节 大腿外侧皮瓣

大腿外侧皮瓣 lateral femoral flap 为 Back 医师于 1983 年 6 月首次报告。关文祥等人依 Back 的解剖观察和临床经验，应用此皮瓣共 11 例，获得良好效果。

一、大腿外侧皮瓣的动脉

大腿外侧皮瓣的动脉主要来自股外侧皮动脉、膝上外皮动脉。其他来源的动脉如旋髂浅动脉的浅、深两个主支。由髂胫束浅出的皮肤动脉供应范围也很广泛，但其出现率和血管外径都相对较小。

(一) 股外侧皮动脉

旋股外侧动脉升支发出肌支后，延续为股外侧皮动脉(图 8-44-5)。它从阔筋膜张肌后缘穿出深筋膜后，立即发出升支、横支和降支，其中以横支和降支的出现率为高。股外侧皮动脉的出现率高达 100%，并全部由旋股外侧动脉升支发出。动脉起始处外径平均为 1.5mm，可供吻合的血管蒂长度超过 3cm，在阔筋膜张肌后缘穿过深筋膜处其平均外径为 1.1mm。该皮动脉供应大腿外侧上 2/3 区域的皮肤营养。

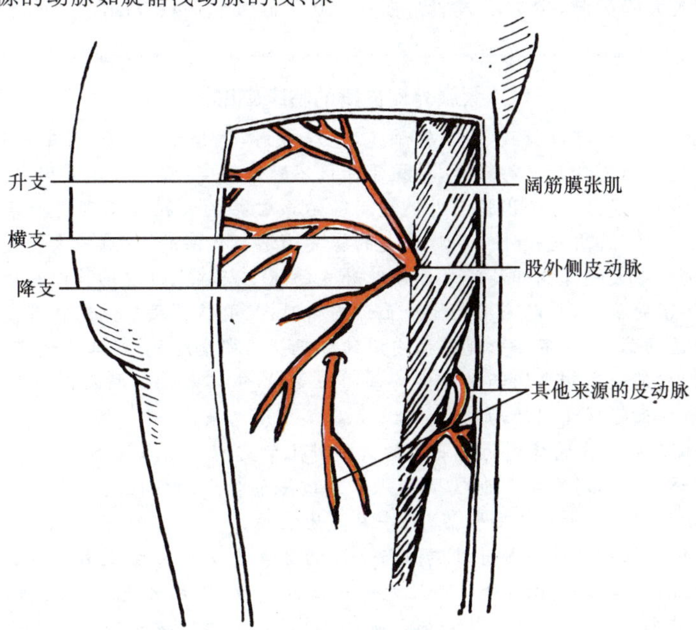

图 8-44-5 大腿外侧皮瓣的动脉来源

(二) 旋髂浅动脉的皮支

此皮支主要起自腹壁旋髂浅动脉干或股动脉，它可分为浅、深两个主支。浅主支出现率为 53.3%，多数距缝匠肌内侧缘内侧 10mm 以上(平均 11.5mm)穿出阔筋膜。其起始处外径平均 0.8mm，主要分布于腹股沟区外侧半。深主支出现率 100%，在髂前上棘附近穿出深筋膜，其起始处外径平均 1.0mm。其深支的皮支多数穿过阔筋膜进入浅层。深主支的皮支外径比浅主支粗，主要分布于股外侧部上份和部分臀部皮肤。

(三) 长股皮支

此皮支为主要来自旋髂浅动脉深主支的皮支，出现率为 66.7%，分布于股外侧部，下端多数到达髂前上棘以下 10cm 处，最远可达 23cm 处，几乎达大腿的下 1/3 段。

(四) 髂胫束皮动脉穿支

此穿支主要来源于旋股外侧动脉降支或股外侧肌支，分支穿经髂胫束至皮下组织，出现率为 33.3%。动脉外径为 1.0mm，长度 19.6mm，穿出髂胫束的位置在阔筋膜张肌移行于髂胫束处，主要分布于髂胫束所在部位的皮肤及浅、深筋膜。

(五) 其他来源的皮动脉

旋股外侧动脉的少数横支及降支、第 2、3 穿动脉向大腿外侧区发出的皮支，也形成了大腿外侧皮瓣的动脉来源的一部分,但为数较少,它们在构成大腿外侧皮瓣的吻合血管网中也起一定的作用。

二、大腿外侧皮瓣的静脉

1. 有1～2条与股外侧皮动脉伴行,其注入点平均外径为1.9mm,穿深筋膜处平均外径为1.5mm。

2. 膝上外皮静脉 与膝上外皮动脉伴行,其注入点的平均外径为1.6mm,穿深筋膜处外径平均为1.2mm。

3. 大隐静脉的属支 包括**股外侧浅静脉和旋髂浅静脉**。股外侧浅静脉多数为单支,占86.4%,双支者占10.3%。多数注入大隐静脉,少数汇入股静脉。旋髂浅静脉虽然在走行中不与旋髂浅动脉完全一致,但与动脉的一个主支相伴行。此静脉多数汇入大隐静脉或与腹壁浅静脉吻合后汇入大隐静脉。

三、大腿外侧皮神经

大腿外侧皮神经主要为**股外侧皮神经** n. cutaneous femoris lataralis,分为主干型(由主干分支),约占42.5%;有2～3个独立的分支,占57.5%。该神经在穿出深筋膜处的横径平均为4.4mm(2.2～6.3mm),主干平均长18.4mm(4.7～52.4mm)。前支平均长为84.8mm(12.7～257mm);中间支为93.3mm(42.0～215.0mm);后支为30.0mm(4.8～141.0mm)。

大腿外侧皮瓣的临床应用

大腿外侧区皮肤质量好,部位隐蔽,皮肤较细腻,色泽较好,适合于作为游离皮瓣的新供区。此外,同阔筋膜张肌皮瓣相比较,大腿外侧皮瓣较薄,移植于受区不臃肿,更适宜于修复需用皮瓣较薄的部位。

对于应用皮瓣较小的受区,可选用膝上外侧皮动脉为血管蒂的大腿外下部皮瓣来修复缺损。对于应用较大范围的皮瓣受区,可选用旋股外侧动脉升支的缘支为游离皮瓣的血管蒂,来取大腿外上部的皮瓣去修复受区的缺损。由于在大腿外侧部旋股外侧动脉升支的缘支与膝上外皮动脉以及第1、2和第3穿动脉的皮支之间互相有丰富的吻合,所以应用大腿外上侧皮瓣时,只要将旋股外侧动脉升支的缘支吻接到口径较粗、压力较大的受区动脉上,就不会出现移植皮瓣的坏死。为安全起见,在选用大腿外侧全长皮瓣时,如果可能在受区找到适宜的距离相当的两个可供吻合的血管时,也不妨同时将旋股外侧动脉升支的缘支和膝外上皮动脉分别吻接到受区适宜的动脉血管上。

(一) 以旋股外侧动脉升支的缘支为血管蒂的大腿外上侧皮瓣的手术入路

如前所述,由于该动脉出现率为100%,其起点和穿过深筋膜点的外径均在1mm以上,所以可先用多普勒超声探测仪查出皮动脉的大体走行位置,使手术更为准确。

动脉起点的定位:将髂前上棘与髌骨外侧缘与上缘的交点连成一线,旋股外侧动脉升支的缘支即起于该线髂前上棘78.9mm,向后33.9mm处。在此处做一小纵行切口,切开皮肤及浅筋膜和深筋膜,找到阔筋膜张肌,在其后缘稍向深部分离,即可找到该动脉的起始部位,然后按受区大小选择切取范围。有人认为,以旋股外侧动脉升支的缘支为蒂的大腿外上部皮瓣供区范围可达20cm×10cm。

(二) 以膝上外皮动脉为移植动脉蒂的手术入路

膝上外皮动脉绝大多数由膝上外动脉发出。其动脉起点在腓骨小头下缘中点与大转子下缘中点连线上,距腓骨小头下缘中点95.6mm的前方29.6mm处。在该处切开皮肤、皮下组织和深筋膜,将髂胫束向外拉,将股外侧肌向前拉开,即可见到从股外侧缘潜出的膝上外皮动脉,自此向深部追踪,即可见到该动脉的起始部位。

(三) 吻合静脉与神经的选择

1. 在选取大腿外侧皮瓣时,由于旋股外侧动脉升支的缘支以及膝上外皮动脉的伴行静脉都在1条以上,其伴行静脉的外径均在1mm以上,所以皮瓣的引流静脉应首选伴行静脉。只吻合大隐静脉的属支而不吻合伴行静脉,有可能因引流不充分而产生供区皮瓣的坏死。当然,如果在吻合伴行静脉的同时又吻合1支或几支大隐静脉的属支,这对游离皮瓣的引流会更充分,成活率会更高。

2. 如果需要选取带神经蒂的大腿外上侧皮瓣,可选择股外侧皮神经的主干或其一个分支为神经蒂。在髂前上棘内10～15mm附近腹股沟韧带的下缘处,可寻找股外侧皮神经的主干及分支,其主干距髂前上棘10mm,而在无主干型股外侧皮神经中,前支距髂前上棘平均13.8mm,中间支距髂前上棘为12.2mm,后支距髂前上棘平均9.3mm。

第五节　小腿前部皮瓣

根据胫前动脉分支走行的特点，1983 年提出了小腿前部皮瓣 anterior flap of leg 这一新供区。小腿前部皮瓣皮肤质量较好，供皮部位隐蔽，适于修复中等程度的损伤，但血管蒂较深，切取时有一定困难。皮瓣的血供属于动脉干网状血管类型。

一、小腿前部皮瓣的动脉

小腿前部皮瓣的血供来自胫前动脉的皮支。胫前动脉从腘动脉发出后，穿过小腿骨间膜，进入小腿前区。它首先走行于胫骨前肌和趾长伸肌之间，后经䠅长伸肌与胫骨前肌之间，被趾长伸肌所掩盖，再下行经䠅长伸肌深面，在踝关节上方，又转至䠅长伸肌与趾长伸肌之间移行于足背动脉。在小腿前区内，胫前动脉平均长 29cm，其上、中、下部的外径分别为 3.6mm、2.9mm 和 1.4mm。在走行过程中，胫前动脉共发出 1～5个皮支（图 8-44-6），其中 3 支者为最多（37.5%），皮支的平均外径 1.2mm（0.2～2.6mm），其中外径在 1.0～1.6mm 者出现最多，占 65.3%。皮支的发出部位主要在小腿的中 1/3 区，占 51.3%，小腿上 1/3 区，占 23.6%，而下 1/3 区，只占 16.0%。

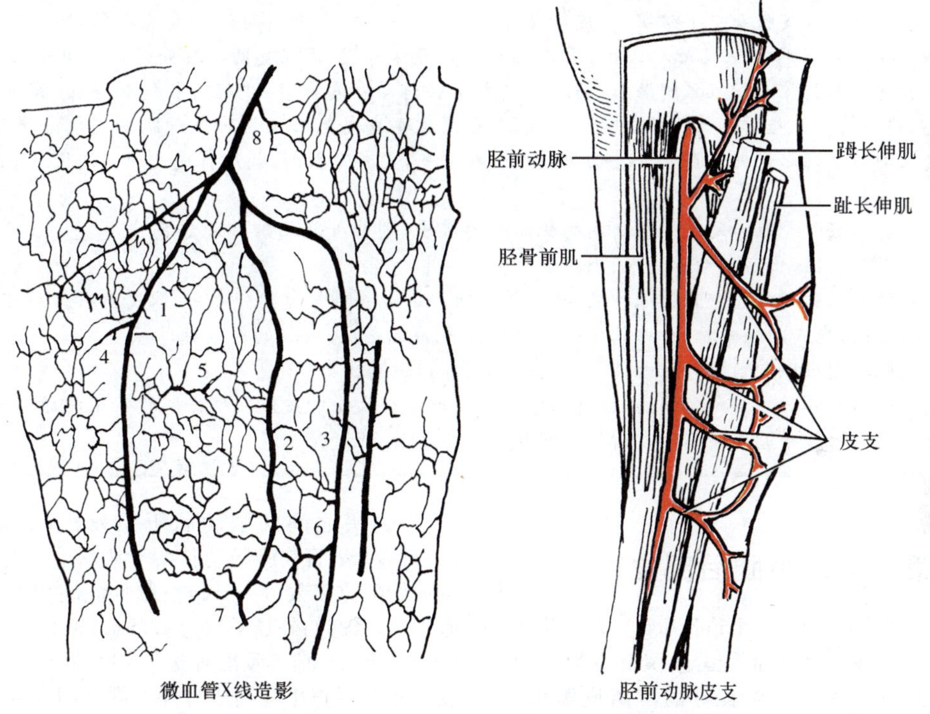

图 8-44-6　小腿前部皮瓣微血管 X 线造影及动脉来源

1. 胫前动脉；2. 腓动脉；3. 胫后动脉；4. 胫前动脉皮支；5. 肌皮支；6. 胫后动脉皮支；7. 腓动脉皮支；8. 腘动脉

在做小腿前部皮瓣游离移植时，也可以截取胫前动脉主干作为血管蒂，以保护胫前动脉干发出来的皮支。通过这些皮支供应皮瓣的血运，可能会减少血管吻合中的困难。

二、小腿前部皮瓣的静脉

此静脉包括胫前静脉及胫前动脉皮支的伴行静脉。胫前静脉多数为两条，位于胫前动脉的两侧，其外径比胫前动脉粗，在小腿前部上、中、下区内侧胫前静脉外径分别为 3.3mm、2.0mm 和 2.0mm，而外侧胫前静脉的外径则分别为 3.3mm、2.0mm 和 2.1mm。

胫前动脉皮支的伴行静脉通常为 1～2 条，以 2 条者居多占 64.5%，伴行静脉的外径平均 1.2mm（0.2～2.4mm）。

三、小腿前部皮瓣的神经

小腿前部皮瓣无皮神经主干，但有细小的皮神经，即腓浅神经皮支。该神经于小腿中下 1/3 处穿出深筋膜，行于皮下，经踝前分布于足背。因该皮支短，不能作为皮瓣的感觉神经，如皮瓣外移，可选用腓肠外侧皮神经作为该皮瓣的神经蒂。

与胫前血管伴行的腓深神经主要含有支配小腿前群的运动神经纤维。该神经在腓骨小头后下方由腓总神经分出，与胫前动脉伴行，走行于小腿前群肌之间。该神经与胫前动脉的位置关系变化很大，先走在胫前动脉的外侧，后移至其前方，以后又转移至胫前动脉的内侧，属于外前内型；另一种走行情况为外前外型，两型约各占半数。鉴于腓深神经主要是小腿前群肌肉的运动神经，以及它与胫前动脉多变的走行位置关系，在做小腿前部皮瓣游离移植术，截取胫前动脉为游离皮瓣的动脉蒂时，应特别注意，切勿损伤腓深神经，应沿其走行方向与血管分离开，以免造成小腿前群肌瘫痪。

小腿前部皮瓣的临床应用

沿胫骨前缘切开皮肤及皮下组织，将皮瓣向外侧做锐性剥离，在剥离时注意穿出深筋膜的皮支，因这些皮支半数在腓骨头下方 8～15cm 之间穿出深筋膜。切开深筋膜，沿皮支的行程分开肌肉间隙，其中大多数是在趾长伸肌与腓骨长短肌之间潜出，而这些皮支从胫前动脉发出后，先经踇长伸肌深面，穿该肌的起点，再进入到趾长伸肌与腓骨长短肌之间。因此，在分离这些皮支时必须把踇长伸肌向内侧分离开，才能追踪皮支至动脉干的起始处。在分离时切勿损伤这些皮支，更不可拉断，最后将皮支连同周围的肌膜一起剥下。

如果皮支由胫骨前肌和踇长伸肌之间的肌间隙内潜出，则分开肌间隙即能游离出皮支。只将踇长伸肌向外牵拉，即能显露出胫前动脉的中、上段。

在截取胫前动脉时注意避开腓深神经，将该神经从胫前血管神经鞘内分离出，依皮支从肌间隙穿出的情况，可将神经向内或向前牵拉，并结扎从胫前动脉发出的肌支，将截取的胫前血管及其皮支从趾长伸肌和腓骨长短肌之间或胫骨前肌与趾长伸肌之间的肌间隙内游离出来。

保护好胫前动脉的皮支免受损伤，按着临床需要截取适当大小的皮瓣。根据实验研究的结果表明，以胫前动脉主干为血管蒂的小腿前部皮瓣切取面积最大可达 30cm×8cm。

第六节　小腿后部皮瓣

小腿后部皮瓣 posterior flap of leg 具有皮肤质量好，供区面积大，皮肤动脉血管恒定，又具有恒定的可供吻合的神经，不失为一个良好的游离皮瓣供区。1981 年 Haertsch 曾对此皮瓣的解剖学进行过描述。

一、小腿后部皮瓣的动脉

小腿后部皮瓣的皮肤动脉主要来源于由腘动脉发出的直接皮动脉，以及胫后动脉分支，经小腿内侧进入小腿后面的胫后动脉干网状血管。

（一）小腿后部皮瓣的直接皮动脉

此皮动脉有三条：称为腓肠外侧、中间和内侧皮动脉（图 8-44-7，图 8-44-8）。

1. 腓肠外侧皮动脉　主要从腘窝上角，腓肠肌内、外侧头之间的腘动脉干上发出，其出现率达 82.5%，余者皆与腓肠动脉共干从腘动脉发出。动脉的起始部位多数（72.5%）在股骨髁间线上方 1～2cm 范围内，其起始外径平均为 1.5mm（0.4～2.8mm），皮动脉发出后一般不发出肌支。该皮动脉穿深筋膜部位在以小腿后正中线与股骨外上髁之间为圆心，1.5cm 为半径所画的圆内。其穿出深筋膜处的外径约在 1mm 以上。穿出深筋膜后，该皮动脉与腓肠外侧皮神经相伴行并位于腓肠外侧皮神经的深面和深筋膜之间，沿腓肠外侧头的肌腹表面，在小腿的后外侧下降，在走行过程中，腓肠外侧皮动脉分别发出升支、侧支和降支，其中降支为最长，平均为 142.3mm，最长者可达 20cm 以上。

2. 腓肠中间皮动脉　其出现率为 60.0%，多数从腘动脉发出（47.5%）；少数（12.5%）从腓肠肌动脉干上发出，其中 4/5 来自外侧腓肠肌动脉，1/5 则来自内侧腓肠肌动脉。虽出现数少，一旦在术中遇到这种类型皮动脉，就可以大胆地截取腓肠肌动脉主干为游离

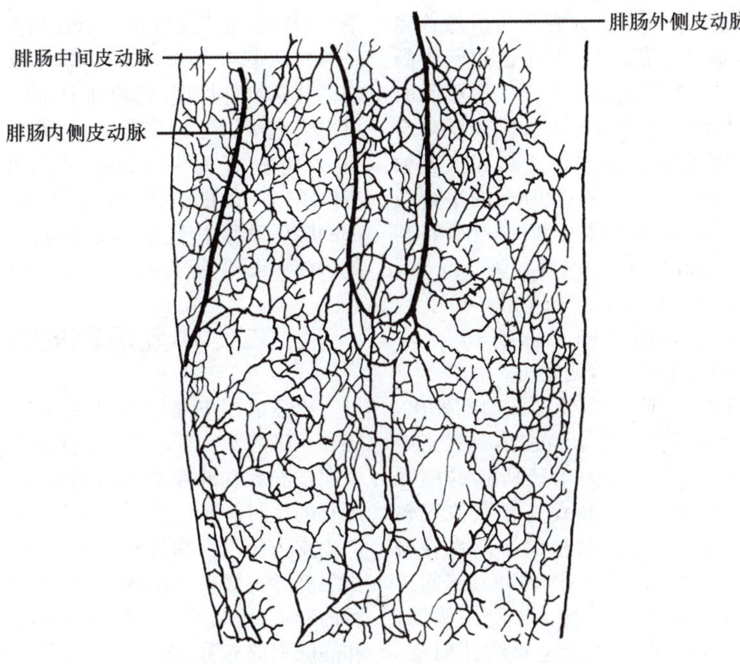

图 8-44-7 小腿后部皮瓣微血管 X 线造影

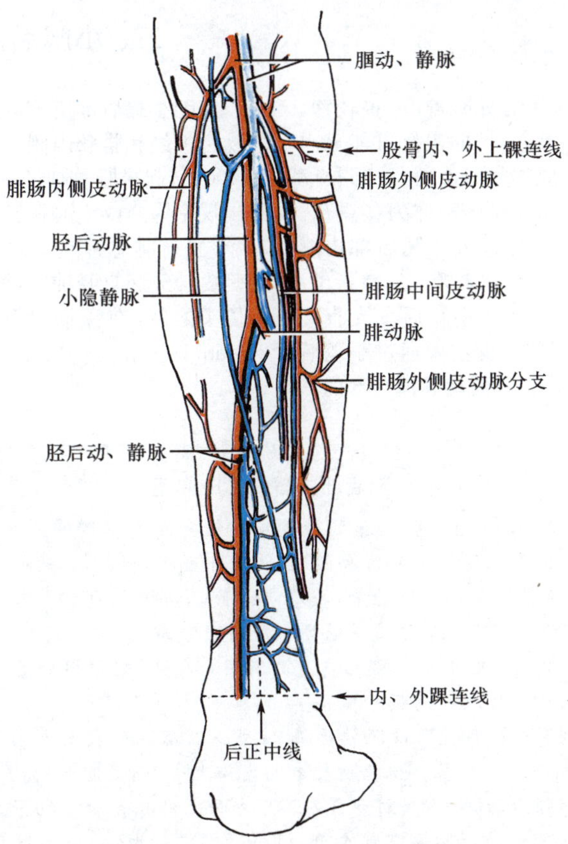

图 8-44-8 小腿后部皮瓣的动脉来源

皮瓣的血管蒂，从而使手术操作更为容易。虽然该侧腓肠肌的主要供应动脉被阻断，但这并不会引起腓肠肌的坏死，这是因为除了腓肠肌动脉主干供应腓肠肌以外，来自比目鱼肌表面的穿支动脉进入腓肠肌内与其动脉支互相吻合供给营养。该皮动脉的起点多数在以股骨髁间线与小腿后正中线外侧 1cm 的平行线之间的交点为圆心，1.25cm 为半径所画的圆圈内，其起点的外径在0.4～0.8mm之间，平均外径为 1.5mm，游离血管蒂长平均为 23.9mm。该动脉大多数(87.5%)在小腿后正中线的外侧穿深筋膜，余者(12.5%)从小腿后正中线上或其内侧发出。

3. 腓肠内侧皮动脉 该动脉全部由腘动脉发出，一般均为一支，动脉起点多数(85.4%)在小腿后正中线上方 2.5cm 处为圆心，0.8cm 为半径所画的圆圈内。该动脉起点外径平均为 1.4mm，其起点位置较深，被半腱半膜肌腱所掩盖，可供移植的游离血管蒂长 24.1mm。但是也有少数(15.0%)该动脉属于间接皮动脉类型，在起点附近发出肌支到达半腱半膜肌，故手术中截取该动脉为血管蒂时一定要结扎肌支。该动脉的降支较短，走行方向斜向下内方，故该动脉供血范围较小。

(二) 胫后动脉干的小腿后皮支

胫后动脉的上端为比目鱼肌所掩盖，位置较深，必须将比目鱼肌从胫骨内缘掀起，拉向内侧方能显出胫后动脉的这一部分，所以称之为掩盖部，该部长度为 137.6mm。胫后动脉下端走行浅表，称为显露部。从胫后动脉干发出的小腿后皮支进入小腿后部皮瓣内，成为小腿后部皮瓣的第 2 种动脉来源。应该指出，胫后动脉在掩盖部主要是由较长的小腿后皮支直接进入小腿后部皮瓣内，而显露部皮支主要通过小腿后部动脉网进入小腿后部皮瓣内。胫后动脉掩盖部的小腿后皮支较长，为 32.1mm，支数在 1.7 支，皮支起点的外径平均为 1.4mm，可以单取 1 支皮支作为皮瓣的动脉蒂，也可以胫后动脉干为蒂，通过干发出的小腿后皮支直接供应该皮瓣。显露部皮支多，平均为 3.3 条，外径小，平均为 0.9mm，行程短，平均为 11.5mm，所以单取一条皮动脉为血管蒂则困难较多，而取显露部的胫后动脉主干为蒂，通过侧支的网状血管供应小腿后部皮瓣更为合理。

二、小腿后部皮瓣的静脉

小腿后部皮瓣的静脉主要为同名动脉的伴行静脉和小隐静脉。伴行静脉包括腓肠外侧皮静脉、腓肠中间皮静脉和腓肠内侧皮静脉以及胫后静脉小腿后皮支的伴行静脉。伴行静脉的外径均大于 1mm；掩盖部皮支的伴行静脉外径为 1.8mm，显露部为 1.1mm。小隐静脉贯穿整个小腿后部，由远端的后外到近端的后内侧走行，其外径始终在 2mm 以上。为了移植供区和静脉引流充分，在吻接伴行静脉的同时，再吻合小隐静脉，对皮瓣的成活是安全可靠的。

三、小腿后部皮瓣的神经

支配小腿后部皮瓣的皮神经有**腓肠外侧皮神经**、**腓吻合神经**和**腓肠内侧皮神经**。腓肠外侧皮神经出现率 100%，起自腓总神经主干，横径 2.1mm。腓吻合神经出现率为 90%(其中 85%与腓肠外侧皮神经共干，5%单独自腓总神经干发出，神经横径 2.2mm。腓肠内侧皮神经起自胫神经，横径 1.4mm，位于腓肠肌内、外侧头之间，在深筋膜深面。可游离的神经蒂长达 200mm 以上。

小腿后部皮瓣的临床应用

1. 如果用腓肠外侧皮动脉、伴行静脉和腓肠外侧皮神经为游离皮瓣的血管神经蒂，可以小腿后正中线与股骨外上髁之中间为圆心，1.5cm 为半径画圆，在圆内即可找到该动脉的起始点。然后再根据其与腓肠肌动脉的关系来决定是单独切断该动脉为蒂，还是以腓肠肌动脉干为蒂。根据所需皮瓣大小确定切取范围，并连同腓肠肌的肌外膜一并取下，防止深筋膜与浅筋膜分离。

2. 如果拟以胫后动脉掩盖部较长的小腿后皮支为游离血管蒂，则步骤如下：

1) 沿胫骨上端后缘切开皮肤及浅筋膜。

2) 向后牵开并钝性剥离出比目鱼肌及胫骨后肌，注意保护从肌肉表面走向小腿后部的掩盖部发出的长皮支，在长皮支的发起处切断并结扎。根据所要求的皮瓣大小，确定皮瓣的切取范围。

3) 如果想利用显露部胫后动脉主干，则可自内踝后方向上沿胫骨后缘切开皮肤。注意保护进入皮下组织内的侧支血管，仔细游离胫后动脉显露部主干，根据所需皮瓣大小，决定胫后动脉干的切取长度。将向前方发出的分支予以结扎，游离出胫后动脉干，然后将主干与受区血管吻合。注意，将深筋膜保留在皮瓣内，对游离皮瓣的成活至关重要。

3. 小腿后部皮瓣内的吻合血管网和皮瓣的切取范围，在小腿后部皮瓣内，来自腓肠外侧皮动脉、腓肠中间皮动脉和腓肠内侧皮动脉的细小分支与来自胫后动脉主干发出的小腿后部皮支血管的细小分支互相吻合成网。这些血管网与来自腓肠肌、比目鱼肌的肌皮动脉分支间也互相吻合成网，从而扩大了皮动脉供应范围。

根据我们的观察，小腿后部皮瓣的动脉网亦分五层：乳头层网、乳头下层网、真皮深层网、浅筋膜层网及深筋膜层网。根据动脉染料灌注实验，我们估计小腿后部皮瓣的切取范围可达 20cm×30cm。

第四十五章　下肢断肢再植的有关断面解剖

一、股部上 1/4 与下 3/4 交界处的横断面

此断面相当于股三角中部与阔筋膜张肌的下部。在此断面上，具有 3 个肌间隔，即股内侧、外侧和股后肌间隔，将此部分分为 3 个间隙(图 8-45-1)。前间隙中有股动、静脉和股神经，位于长收肌浅面，神经居外侧，静脉居内侧，动脉居中间。前间隙中有缝匠肌，位于股动、静脉、股神经的外前侧，再外侧有股直肌、股中间肌及股内侧肌、股外侧肌及阔筋膜张肌。内侧间隙中有长收肌、短收肌、大收肌及股薄肌，闭孔神经位于长收肌与大收肌之间。后肌间隙中有臀大肌、股二头肌长头、半膜肌和半腱肌。坐骨神经在股二头肌长头和臀大肌深面。股内前方浅筋膜中的大隐静脉紧靠股静脉，上行汇入股静脉中。

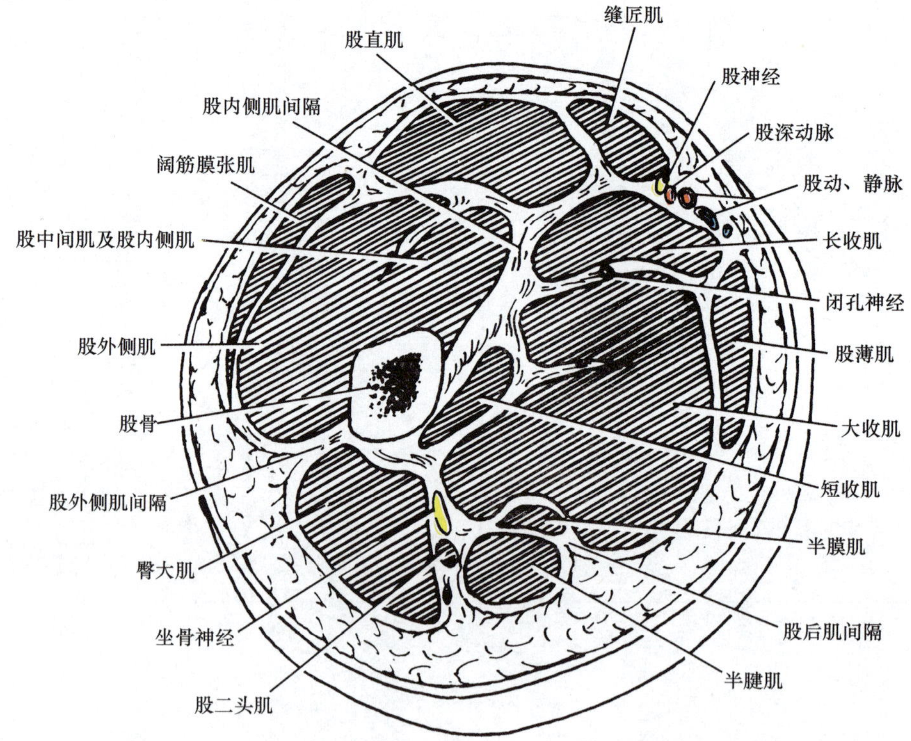

图 8-45-1　经股部上 1/4 与下 3/4 交界处横切面

二、股部上 1/3 横断面

此断面相当于股三角下部、臀大肌止点下方。在此断面上，可见股内侧肌间隔、股外侧肌间隔和股后肌间隔，将此部分分成 3 个间隙(图 8-45-2)。前间隙中有股动静脉、隐神经、股四头肌及缝匠肌。内侧间隙中有长收肌和大收肌、股薄肌、股深动、静脉和闭孔神经。

后间隙中有半膜肌、半腱肌、股二头肌、坐骨神经及其营养血管。股后皮神经位于股二头肌、半膜肌浅面。大隐静脉位于内侧皮下。

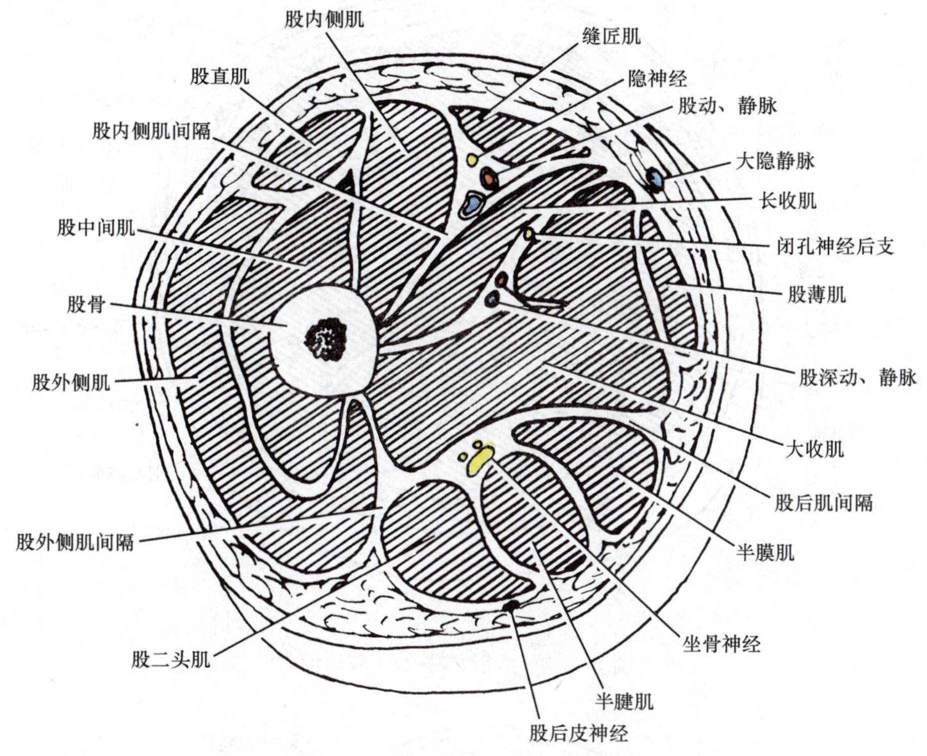

图 8-45-2　经股部上 1/3 横切面

三、股部中 1/3 横断面

此断面相当于股三角尖部以下至收肌管的水平。股动、静脉位于长收肌浅面，动脉在前，静脉在后，隐神经在外侧。股深动、静脉在长收肌与大收肌之间并靠近股骨（图 8-45-3）。短收肌在此断面消失。前、中、后 3 个间隙内的肌肉、血管、神经基本与上一个断面相同。

四、股部上 2/4 与下 1/3 交界处横断面

此断面相当于腘窝上界。由于大收肌已变狭小及股二头肌短头已经出现，股后肌间隔的位置也移向内侧。前间隙中的股直肌已移行为腱性，股四头肌已接近融为一体。内侧间隙中只余大收肌腱和股薄肌，缝匠肌已位于股内侧，而居股薄肌前方。股动、静脉已穿过收肌管进入腘窝，靠近股骨后面。在后间隙中，股二头肌短头已出现，坐骨神经居腘血管浅面。大隐静脉仍在股内侧皮下。股后皮神经位于半腱肌、股二头肌长头的浅面（图 8-45-4）。

五、平小腿胫骨粗隆的横断面

在此断面上可见胫骨紧贴在前方皮下，腓骨在外侧及两者间的骨间膜；附着于腓骨前、后缘的小腿前、后肌间隔，将小腿分成前、外、后 3 个间隙（图 8-45-5）。

在前间隙中，靠内侧为胫骨前肌，靠外侧为趾长伸肌。𧿹长伸肌在此平面尚未出现。

在外侧间隙中，只有腓骨长肌起始部（较窄小）。腓总神经已分为腓浅、深神经，位于腓骨长肌与腓骨之间。

在后间隙中，又分为深、浅两层。深层为胫骨后肌与腘肌（胫骨后肌起始于骨间膜和胫骨后面，腘肌抵止于胫骨腘线上方），腘肌浅面有腘动、静脉和胫神经，浅层有比目鱼肌和腓肠肌内、外侧头。

胫骨粗隆内侧有缝匠肌、股薄肌与半腱肌所形成的鹅足抵止于胫骨上部内前侧。鹅足与骨面之间有鹅足囊。

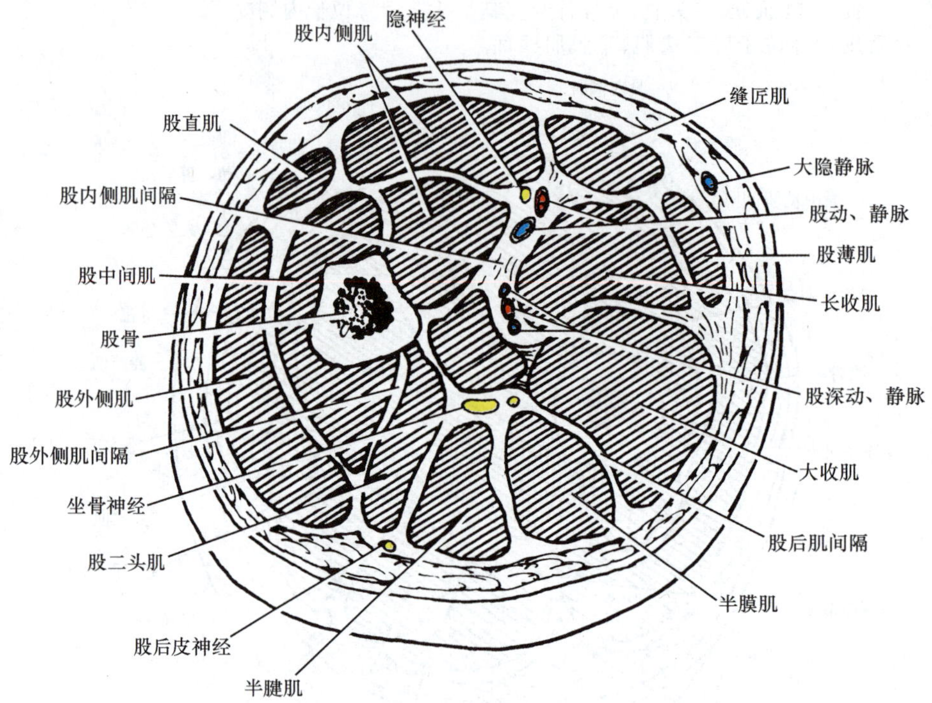

图 8-45-3 经股部中 1/3 横切面

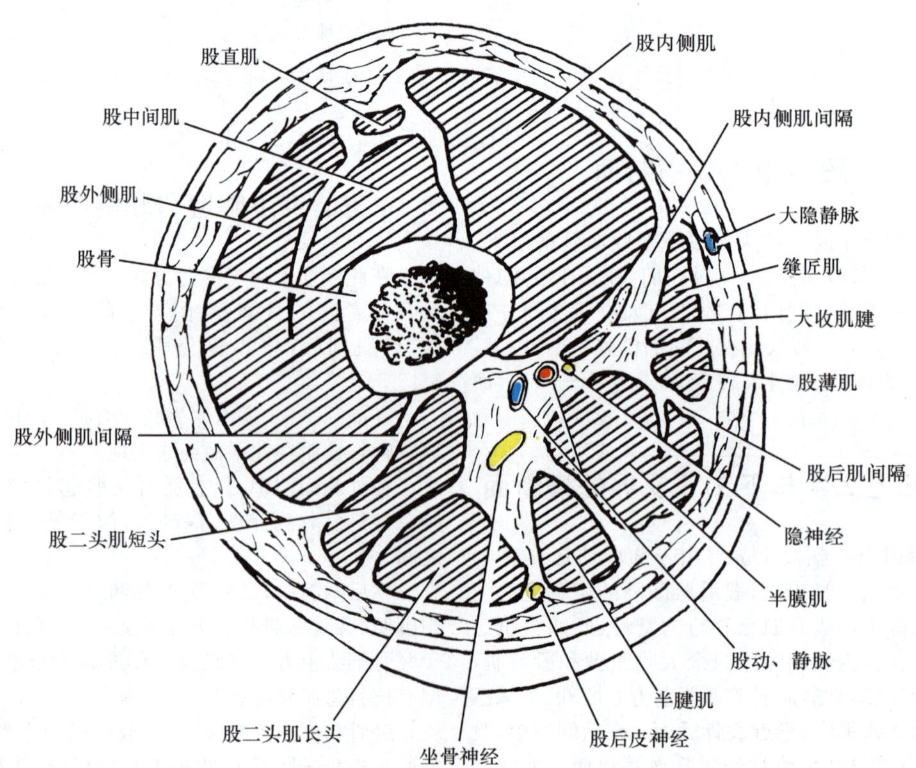

图 8-45-4 经股部上 3/4 与下 1/4 交界处横切面

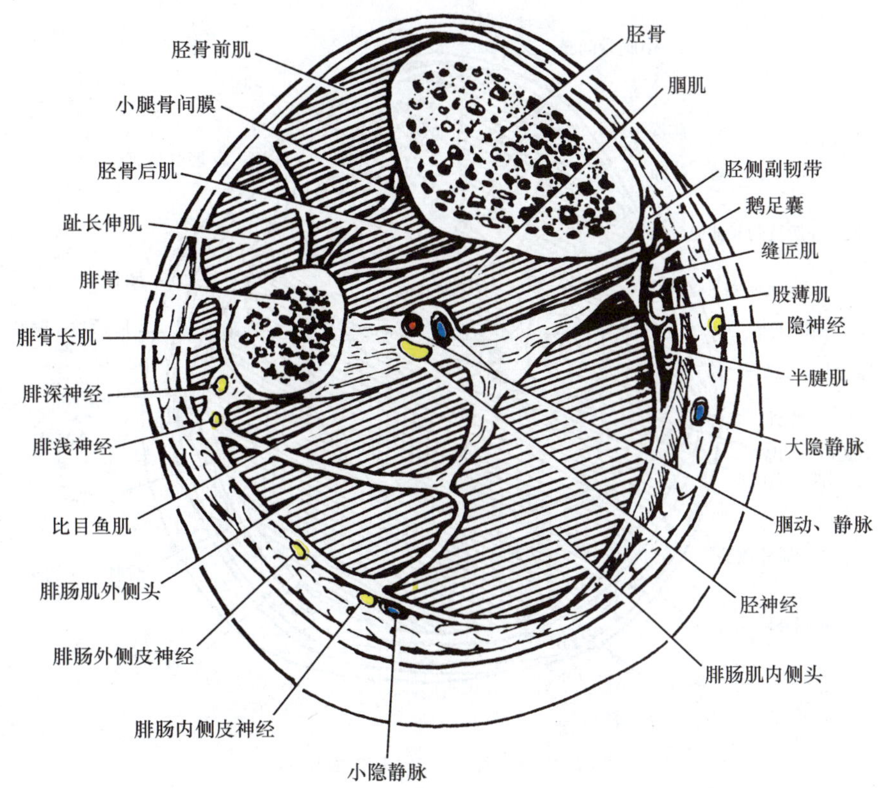

图 8-45-5　经小腿胫骨粗隆横切面

在浅筋膜中，断面的内侧有大隐静脉和隐神经，断面的后侧有小隐静脉及腓肠内、外侧皮神经。

六、小腿上 1/3 横断面

在此断面中，可见在小腿前间隙中，内侧为胫骨前肌，外侧为趾长伸肌，中间为䠀长伸肌，胫前动、静脉与腓深神经紧靠骨间膜前方(图 8-45-6)。

在小腿外侧间隙中，不仅有腓骨长肌、腓骨短肌开始出现。在胫骨后肌浅面，比目鱼肌深面有胫神经。小腿前、后肌间隔明显。

在小腿后间隙中，深层中部为胫骨后肌，腘肌已变窄薄(仅于上端的最下部)，在外侧有䠀长屈肌上端(起于腓骨)。胫后动、静脉和胫神经位于深、浅层肌之间。浅层为比目鱼肌和腓肠肌内、外侧头肌腹最宽厚的部位。

在浅筋膜中，断面的内侧大隐静脉和隐神经，后外侧有小隐静脉和腓肠内、外侧皮神经。胫骨前面与皮肤仅以薄层疏松组织相隔。

七、小腿中 1/3 横断面

此断面的小腿前间隙中，在内侧有胫骨前肌，外侧有趾长伸肌，中间有长伸肌(图 8-45-7)。胫前动、静脉及腓深神经在肌肉的深部骨间膜的前方。在外侧间隙中，有腓骨长、短肌。在后间隙中，深层有胫骨后肌；浅层有比目鱼肌和腓肠肌，腓肠肌已变扁薄，而比目鱼肌肌腹变为厚大。胫后动、静脉、胫神经和腓动、静脉在深浅两层之间。

大隐静脉、隐神经位于内侧浅筋膜，小隐静脉和腓肠内、外侧皮神经位于后侧浅筋膜内。

八、小腿下 1/3 横断面

在此断面中，各间隙中的结构基本同小腿中1/3横断面，不同之处，仅腓骨长肌已变为腱性，腓肠肌亦延为腱膜(图 8-45-8)。

九、小腿上 3/4 与下 1/4 交界处横断面

小腿上 3/4 与下 1/4 交界处由于各肌肉肌腹变小，逐渐移行肌腱和腱膜，其断面明显缩小。腓肠肌已变为肌腱，比目鱼肌已变窄小，并与腓肠肌紧融合在一起，形成小腿三头肌。胫后动、静脉、胫神经移向内后方。大隐静脉、小隐静脉与腓肠内侧皮神经的位置大致同前(图 8-45-9)。

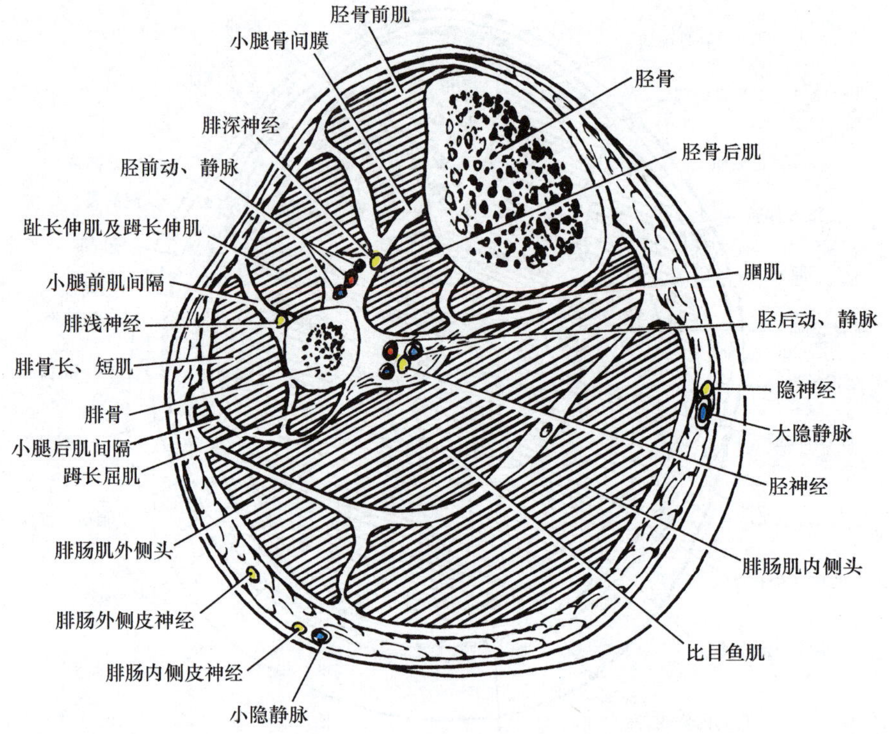

图 8-45-6 经小腿上 1/3 横切面

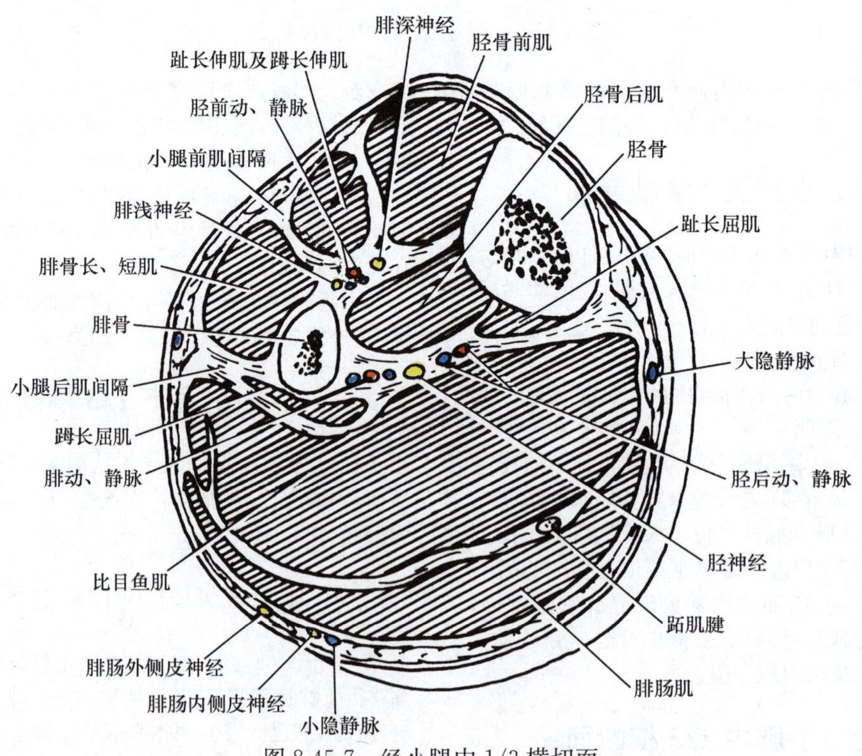

图 8-45-7 经小腿中 1/3 横切面

胫骨前肌
趾长伸肌及踇长伸肌
小腿骨间膜
腓深神经
小腿前肌间隔
胫骨
胫骨后肌
腓骨
腓骨长、短肌
胫前动、静脉
趾长屈肌
大隐静脉
踇长屈肌
小腿后肌间隔
胫后动、静脉
腓动、静脉
胫神经
腓肠内侧皮神经
小隐静脉
比目鱼肌
腓肠肌

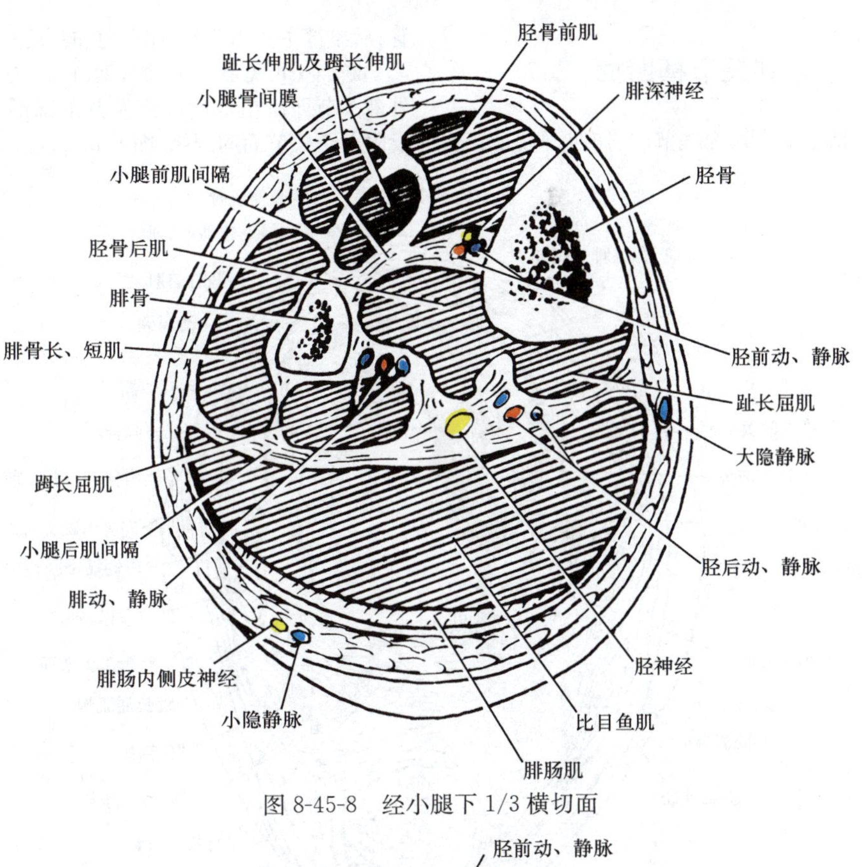

图 8-45-8 经小腿下 1/3 横切面

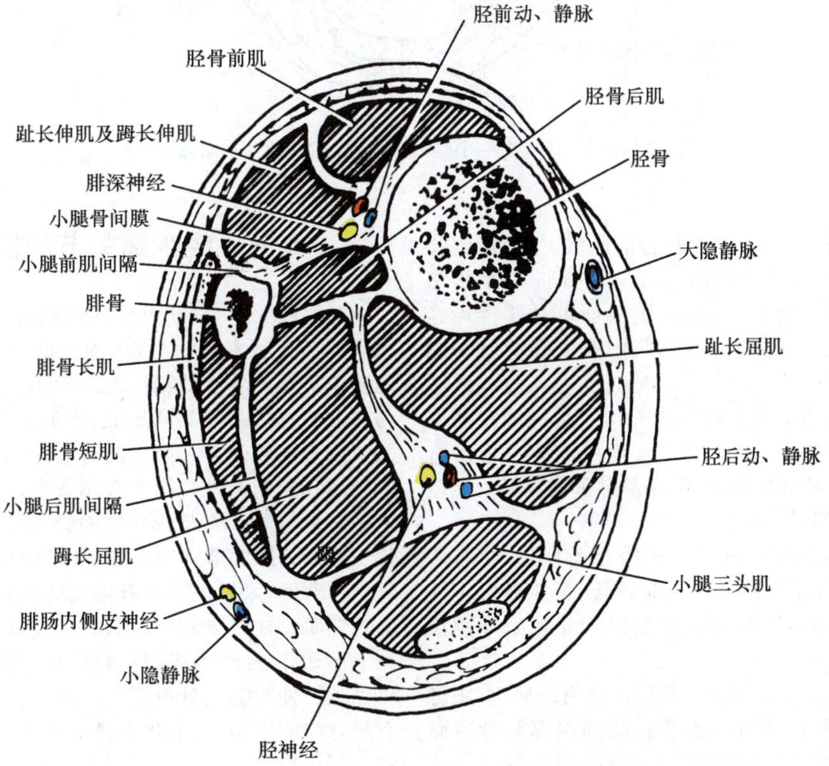

胫前动、静脉
胫骨前肌
胫骨后肌
趾长伸肌及踇长伸肌
胫骨
腓深神经
小腿骨间膜
大隐静脉
小腿前肌间隔
腓骨
趾长屈肌
腓骨长肌
腓骨短肌
胫后动、静脉
小腿后肌间隔
踇长屈肌
小腿三头肌
腓肠内侧皮神经
小隐静脉
胫神经

图 8-45-9 经小腿上 3/4 与下 1/4 交界处横切面

十、踝关节横断面

此断面的前半部大体为关节腔、伸肌群和足背血管；后半部主要为跟腱、屈肌组和胫后血管。

断面中可见胫骨下关节面、内踝关节面及腓骨的外髁关节面所组成的踝穴及其前部的滑膜襞。关节囊附着于关节面周围缘(图 8-45-10)。

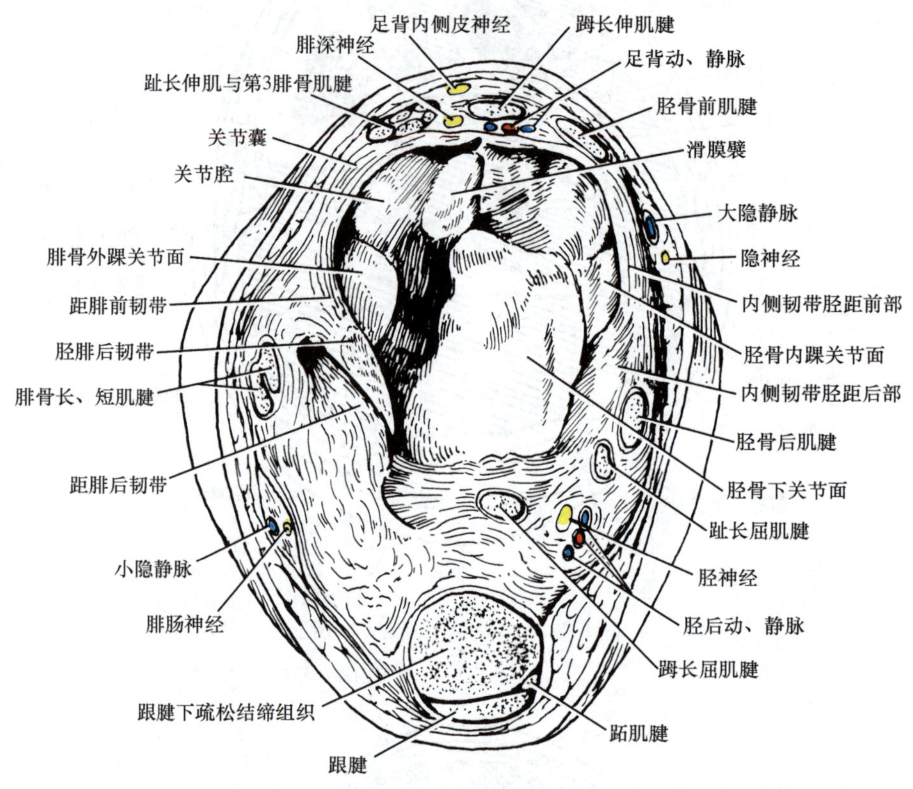

图 8-45-10　经距小腿(踝)关节横切面(下面观)

在关节的前方有内侧的胫骨前肌腱、中部的踇长伸肌腱和内侧的趾长伸肌腱(含第 3 腓骨肌)。肌腱深面有足动、静脉和腓深神经，肌腱浅面可见腓浅神经位于浅筋膜中。内踝前方浅筋膜中有大隐静脉和隐神经。

关节内侧，关节囊内侧壁被三角韧带的胫距前部及胫距后部所增强。三角韧带浅面由前向后依次有胫骨后肌腱、趾长屈肌腱，胫后动静脉和胫神经。上述结构再向远侧即位于踝管中。

关节外侧，关节囊外侧壁被距腓前韧带、胫腓后韧带和距腓后韧带等所增强。腓骨长、短肌腱位于外踝后外方。小隐静脉和腓肠神经位于外踝后外侧浅筋膜中。

关节后方，主要有跟腱。跟腱内缘有跖肌腱，跟腱深面有蜂窝脂肪组织和小血管。跟腱深部胫骨后面紧靠踝关节处有踇长屈肌腱。

十一、经跗跖关节的横断面

经跗跖关节(Lisfranc)的横断面(图 8-45-11)，可见靠近足背侧主要为骨骼，而足底侧主要为软组织。跗跖关节是由后方的四块跗骨(三块楔骨和一块骰骨)与前方的五块跖骨共同组成，实为 3 个关节。第 1 个关节位于内侧楔骨与第 1 跖骨底之间；第 2 个关节位于中间和外侧楔骨与第 2、3 跖骨底之间；第 3 个关节位于股骨与第 4、5 跖骨底之间。跗跖关节的关节线，位于踇趾跗跖关节到第 5 跖骨粗隆的连线上。

在背侧，紧靠关节的有内侧的踇短伸肌和外侧的趾短伸肌。在第 2 跖骨背面有足背动脉和腓深神经。在上述动脉、神经的浅面有踇长伸肌腱和趾长伸肌腱，可见趾长伸肌腱已分散成 4 个腱。在足背浅筋膜中，有足背内侧皮神经、足背中间皮神经、足背外侧皮神经和一些小静脉。

在跖侧，肌肉分为三群。内侧群有䠖展肌、䠖短屈肌、䠖长屈肌腱和䠖收肌。中间群有足底腱膜、趾短屈肌、趾长屈肌腱、足底方肌、腓骨长肌腱和足底内、外侧血管和神经。外侧群有小趾展肌和小趾短屈肌。

在内侧，于内侧楔骨的内侧，有胫骨前肌的抵止。

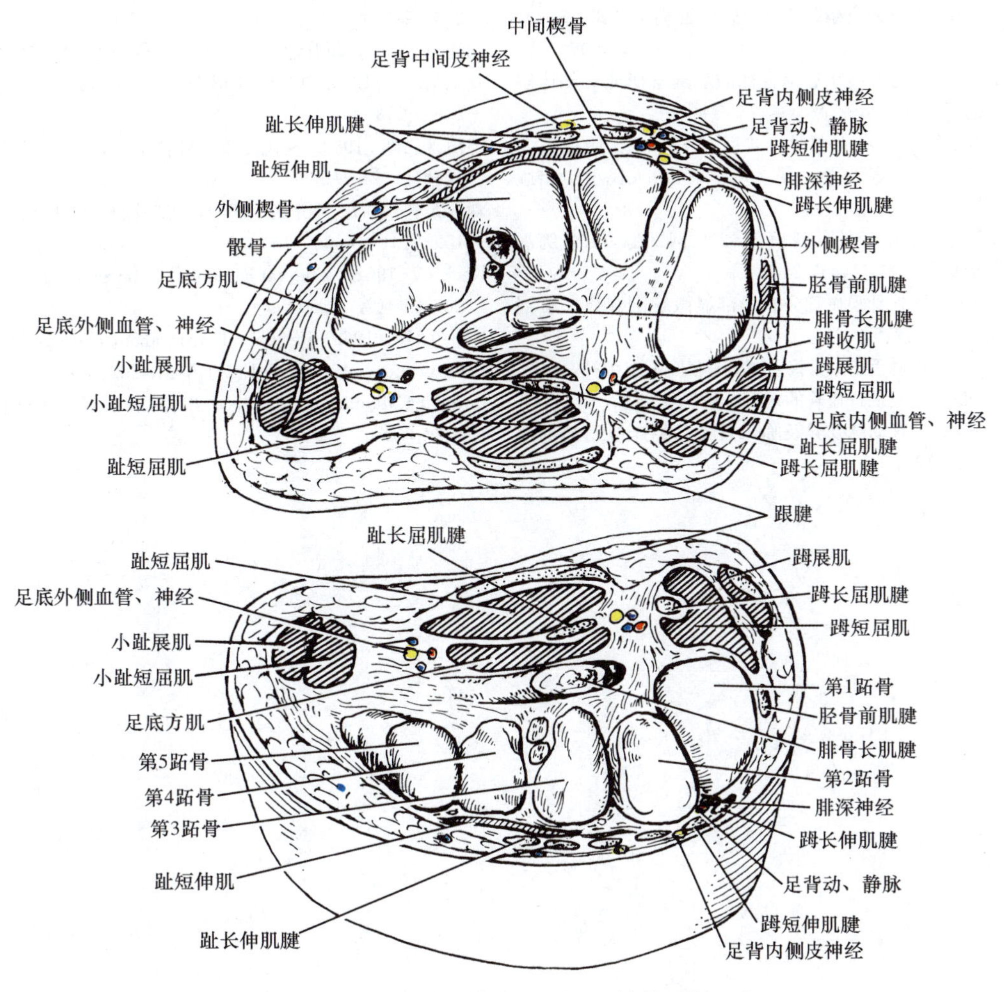

图 8-45-11　经跗跖关节（Lisfranc 关节）横切面

主要参考文献

高华令．1958．国人腋动脉分枝类型．解剖学报，3(4)：255～266

高士濂，李春林．1986．骨关节手术入路彩色图谱．上海：上海科学技术出版社，25～70

高士濂．1980．实用解剖图谱：上、下肢分册．上海：上海科学技术出版社，37～179，49～133

黄瀛．1981．腓肠神经的观察、测量与显微解剖．解剖学通报，4(1)：82

李洪恩．1987．踝管的应用解剖与临床分析．中华外科杂志，4：218

林耀晨．1962．腓肠交通神经的研究．解剖学报，5(3～4)：357

刘牧之．1987．小腿皮瓣．临床解剖学杂志，5(3)：181～187

卢义锦．1984．腓骨具有一定的负重机能．临床应用解剖学杂志，2(4)：250～251

孟宪玉．1986．吻合血管的腓骨骨膜移植的应用解剖．解剖学杂志，9(增)：111

裘法祖，孟承伟．1984．外科学．第2版．北京：人民卫生出版社，594

上海第二医学院．1964．腓肠神经的合成．上海市解剖学会·1964年年会论文摘要集，31

沈阳医学院．1975．实用手术学：矫形外科分册．沈阳：辽宁卫生人民出版社，200～307

侍德．1980．矫形外科手术进路图解．上海：上海科学技术出

版社，59～75
孙博．1985. 小腿内侧皮瓣逆向移位及其静脉回流的解剖学研究．临床应用解剖学杂志，3
王宝春．1981. 腓肠神经合成的观察．解剖学通报，4(1)：56
王启华．1987. 腕管的应用解剖学．临床解剖学杂志，5(3)：145～147
魏锡云．1987. 腓总神经压迫综合征的解剖学研究．临床解剖学杂志，5(4)：196～198
吴祖尧，孟承伟．1984. 外科学．北京：人民卫生出版社
徐恩多．1989. 局部解剖学．第3版．北京：人民卫生出版社，217～224
徐恩多．1981. 足血管的外科解剖(200例动脉，100例静脉). 中华骨科杂志，1(4)，240
薛兴文．1982. 腓骨骨膜血管分布局部显微解剖观察．解剖学通报，5(增)：275
杨克勤．1981. 骨科手册．上海：上海科学技术出版社，282
岳少英．1986. 国人足背血管的观测．解剖学杂志，9(1)：77
张巧德．1985. 足背动脉变异及临床意义．临床应用解剖学杂志，3(2)：128
张源亮．1985. 踝管的应用解剖．解剖学杂志，8(3)：229
中国解剖学会体制调查组．1986. 中国人体制调查．上海：上海科学技术出版社，393～395
中国医科大学．1979. 局部解剖学．北京：人民卫生出版社，236～284
周连圻．1965. 跖管综合征．中华外科杂志，4：321
井上駿一．1979. 標准整形外科学．東京：医学書院，245～253
神田喜三郎．1983. 现代の整形外科学．東京：金原出版式株式会社，529～539
森崎直木．1978. 整形外科学および外科学．東京：文光堂，459～461
Keck C. 1962. The tarsal-tunnel syndrome. J Bone Joint Surg，44(A)：180
Kepell HP. 1960. Peripheral entrapment neuropathies of the lower extremity. New Eng J Med，262：56
Latimer Callander C 著．1953. 冯培，林汉译．中华医学会，476～551

索　　引

C

E

F

G

K

N

R

S

X

Y

其他